L'examen clinique

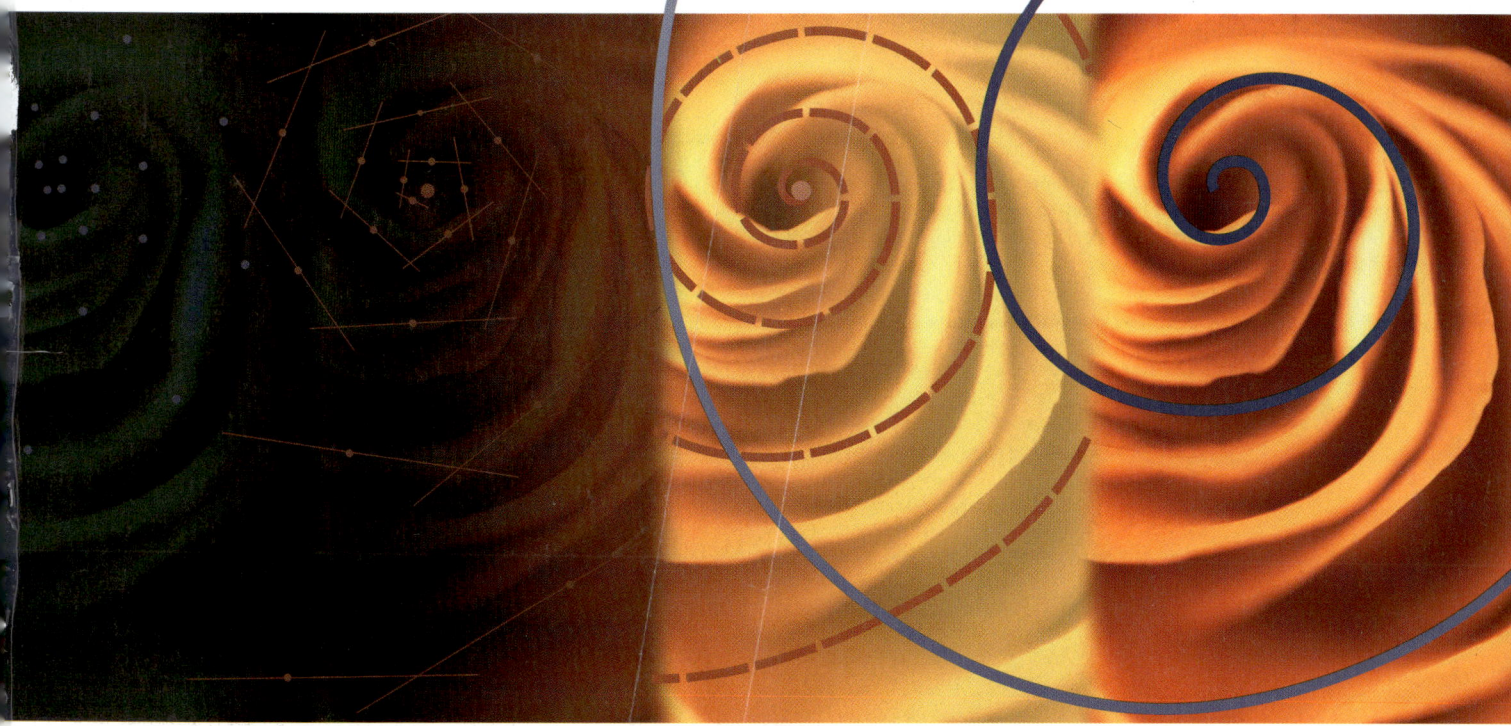

dans la pratique infirmière

Sous la direction de (par ordre alphabétique)
Mario Brûlé et Lyne Cloutier

Avec la collaboration de Odette Doyon

ERPI
ÉDITIONS DU RENOUVEAU PÉDAGOGIQUE INC.

5757, RUE CYPIHOT, SAINT-LAURENT (QUÉBEC) H4S 1R3
TÉLÉPHONE: (514) 334-2690   TÉLÉCOPIEUR: (514) 334-4720
COURRIEL: erpidlm@erpi.com   www.erpi.com

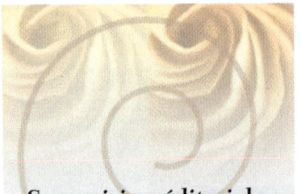

Supervision éditoriale:
Sylvie Chapleau

Charge de projet:
Daniel Marleau

Révision linguistique:
Jacqueline Gendrot et Pauline Gill

Correction d'épreuves:
Renée Léo Guimont

Édition électronique:
Caractéra

Conception graphique et couverture:
ERPI

Les auteurs et l'éditeur tiennent à remercier, pour le prêt de matériel, l'Université du Québec à Trois-Rivières (Département des sciences de la santé) ainsi que Dufort et Lavigne ltée.

Dans cet ouvrage, le terme infirmière *a valeur de générique et s'applique aux professionnels des deux sexes.*

© 2002, Éditions du Renouveau Pédagogique Inc.
Tous droits réservés

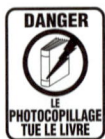

On ne peut reproduire aucun extrait de ce livre sous quelque forme ou par quelque procédé que ce soit – sur machine électronique, mécanique, à photocopier ou à enregistrer, ou autrement – sans avoir obtenu au préalable la permission écrite des Éditions du Renouveau Pédagogique Inc.

Dépôt légal: 2ᵉ trimestre 2002
Bibliothèque nationale du Québec
Bibliothèque nationale du Canada
Imprimé au Canada

ISBN 2-7613-1162-0   234567890   II   098765432
                        20131ABCD   LHM-9

À mon fils Ismaël, à tous mes collègues et patients.
Mario

Aux deux hommes de ma vie, Denis et Simon.
Lyne

À la mémoire de mon père, Bertrand Doyon.
Odette

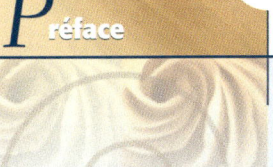

Préface

L'évolution des systèmes de santé fait en sorte que les infirmières et infirmiers sont de plus en plus appelés à prendre une part très active dans le rôle d'évaluation et de surveillance de l'état de santé des personnes de tous âges et qu'ils sont imputables de leur jugement professionnel. Les changements structurels en cours font en effet largement appel à l'interdisciplinarité et à une autonomie professionnelle accrue pour les infirmières et infirmiers dans divers contextes de soins, tels les services de soins de première ligne, et dans les services de soins en situation critique, dont l'urgence. Notre rôle professionnel doit s'adapter à ces nouvelles réalités. Nous participons plus activement à la prise de décision concernant les soins et les traitements. L'interdisciplinarité et l'autonomie professionnelle vont de pair. Elles nécessitent une relation égalitaire, réciproque et collégiale, une confiance mutuelle entre les membres de l'équipe multidisciplinaire. Elles exigent en somme maturité et compétence professionnelle.

L'évaluation adéquate de la situation de santé d'une personne est cruciale, car elle détermine le plan d'action que préparent les divers membres de l'équipe de soins afin de résoudre le ou les problèmes de santé identifiés. Les décisions qui découlent de l'évaluation peuvent avoir des conséquences importantes, bénéfiques ou néfastes; elles peuvent en effet améliorer ou détériorer l'état de santé de la personne et parfois aussi des membres de sa famille. Le rôle d'évaluation n'est pas l'apanage des soins infirmiers mais, en raison de leur position stratégique dans les systèmes de santé, les infirmières et infirmiers sont appelés à l'exercer quotidiennement, à toutes heures du jour dans divers contextes de soins, plus ou moins complexes.

L'exercice optimal de ce savoir-faire professionnel que constitue l'examen clinique dans le contexte du rôle accru de l'évaluation de la situation de santé exige des connaissances scientifiques diversifiées et plus poussées facilitant le raisonnement diagnostique, la pensée critique, le jugement clinique et la prudence. Pour la clientèle, une conséquence directe de la pratique compétente de l'examen clinique est une prise de décision sûre et sécuritaire fondée sur les données subjectives et objectives pertinentes. Ce savoir-faire fait aussi appel à des habiletés techniques spécifiques permettant de recueillir, de consigner et de communiquer les informations recueillies de façon claire, concise et précise à l'ensemble des membres de l'équipe interdisciplinaire.

Le voici enfin ce volume très attendu, cet outil d'apprentissage indispensable, en français, traitant de l'examen clinique dans la pratique professionnelle des soins infirmiers. Cet ouvrage collectif d'infirmières et d'infirmiers experts détenant une formation scientifique et pratique nous guide habilement dans l'apprentissage des notions théoriques et pratiques qui sous-tendent le jugement clinique dans l'exercice de la fonction d'évaluation et de surveillance de la situation de santé chez des clientèles diversifiées. L'ensemble des chapitres offre un contenu présentant toutes les connaissances générales requises pour l'examen clinique : entrevue et examen physique.

Cet ouvrage se distingue parce qu'il permet de faire l'apprentissage des notions théoriques essentielles de l'examen clinique en les situant dans le contexte spécifique de l'exercice des soins infirmiers. Dans cette perspective, l'approche utilisée est systémique et intégrée à la démarche des soins infirmiers. *L'examen clinique dans la pratique infirmière* constitue donc un outil d'apprentissage de grande valeur tant pour la formation initiale que pour la formation continue des infirmières et infirmiers francophones.

Louise Hagan, inf., Ph.D.
Professeure titulaire
Faculté des sciences infirmières
Université Laval, Québec

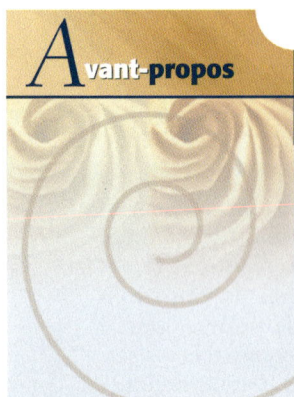

Avant-propos

La personne, à l'image de cette magnifique fleur qu'est la rose, se révèle peu à peu comme un être complexe, dont les diverses facettes, apparaissant au premier coup d'œil fort simples, forment un tout indissociable et harmonieux, un tout beaucoup plus grand que la somme de ses parties.

La couverture du manuel illustre à merveille le processus de l'examen clinique. Les informations émergent tout d'abord distinctement, comme des points sur une grille. Par sa pensée critique, l'infirmière établit ensuite des liens préliminaires entre ces différentes informations. Elle recueille à la fois les données transmises par la personne et toutes les informations qu'elle perçoit par ses sens. Ensuite, dans une démarche tout d'abord linéaire puis circulaire, elle relie entre elles les diverses données lui permettant d'émettre des hypothèses. Elle va de l'avant, mais fait de fréquents retours en arrière pour valider des données, pour en recueillir d'autres, pour formuler des hypothèses et pour vérifier ces hypothèses dans le but de tenir compte de la complexité des dimensions de la personne, de la santé, de l'environnement et du soin qui influent les unes sur les autres tout au long de la vie. Il s'agit d'un processus qui s'illumine graduellement, au fur et à mesure que le jugement clinique s'affine. C'est dans cette perspective que ce manuel a été construit et chacune de ses parties vise à renforcer les attitudes, les connaissances et le savoir-faire dont a besoin l'infirmière pour développer son jugement clinique.

L'examen clinique est défini au premier chapitre de la **première partie** du manuel. Ce chapitre permet également de situer l'examen clinique dans le contexte de la pratique infirmière. Les autres chapitres de cette partie s'attardent à l'entrevue, à la description détaillée de tous les éléments qui composent l'examen clinique ainsi qu'à l'évaluation nutritionnelle. Un des aspects innovateurs de cet ouvrage est le chapitre trois, qui aborde l'évaluation du risque d'agression.

La **deuxième partie** traite de tous les aspects de l'examen clinique réalisé chez un adulte. Les grands classiques, comme les fonctions neurologique, respiratoire et cardiaque sont présentés, mais également les thèmes incontournables comme l'état mental, la fonction tégumentaire, la tête et le cou, la fonction vasculaire périphérique, l'abdomen, la fonction locomotrice, les seins et l'appareil génital.

La **troisième partie** est consacrée aux clientèles particulières. Le premier chapitre de cette partie traite de l'examen clinique de la femme enceinte tandis qu'un autre s'attarde plus particulièrement au nouveau-né, au nourrisson, à l'enfant et à l'adolescent. Enfin, pour la première fois dans un ouvrage sur l'examen clinique, un chapitre entier est consacré à la personne âgée.

Dans tout le manuel, la **présentation des chapitres** a été uniformisée afin de faciliter le passage d'un chapitre à l'autre. L'ordonnancement et le choix des éléments sont abordés dans la logique même de la réalisation de l'examen clinique. Chaque chapitre débute avec les **objectifs** à atteindre. On retrouve ensuite les notions **d'anatomie et de physiologie** les plus utiles à l'examen clinique. Sans avoir la prétention de se substituer à des ouvrages spécialisés, cette section aborde, au moment opportun, les notions permettant la compréhension de l'examen clinique et des observations recueillies. De nombreuses illustrations et photographies sont ajoutées afin de faciliter l'apprentissage de ces notions. Les auteurs se sont inspirés de **déterminants de santé**, soit les facteurs biologiques, l'environnement, les habitudes de vie et le soin, dans le but de préciser les éléments relatifs à l'évaluation d'une fonction ou d'une clientèle. Une liste des **motifs courants de consultation** les plus fréquemment rencontrés en clinique est ensuite présentée avec, pour chacun d'eux, une définition, des questions s'y rattachant ainsi que leurs

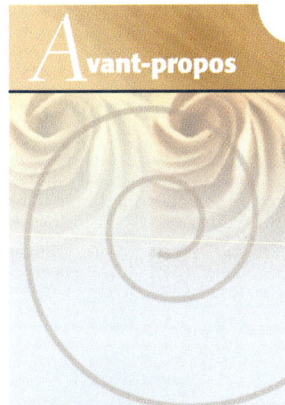

Avant-propos

justifications décrites selon le moyen mnémotechnique « PQRST ». La section touchant l'histoire de santé se termine par un **tableau** qui détaille le **symptôme le plus fréquent** selon les diverses origines, en utilisant toujours le « PQRST ».

La section regroupant l'examen physique débute par une liste du **matériel requis** pour procéder à l'examen. Chaque **test** est subséquemment décrit et, dans la majorité des cas, une photographie ou une illustration permet au lecteur de le visualiser afin d'assurer une meilleure compréhension. Pour chacun des tests, les **observations courantes** sont mises en parallèle avec les **particularités** afin d'en faciliter l'identification par l'infirmière. Des exemples de **notes au dossier** concernant les observations courantes et les particularités sont présentés. Chacun des chapitres se termine par une description de quelques **affections courantes** selon la fonction ou la clientèle faisant l'objet du chapitre.

Cet ouvrage est destiné à toutes les infirmières de la francophonie. Qu'elles soient novices ou expertes, les infirmières de tous les milieux trouveront écho à leur questionnement quant à la pratique de l'examen clinique. Les auteurs, spécialistes dans leur domaine respectif et, surtout, constamment en contact avec les milieux de pratique, d'enseignement et de recherche, se sont attardés à maintenir un juste équilibre entre la théorie et la pratique.

Grâce à cet ouvrage, l'infirmière soucieuse de parfaire ses compétences sera en mesure de maintenir à jour ses connaissances et ses habiletés de manière à agir en tout temps avec prudence. La pratique de l'examen clinique fait partie des exigences de la pratique de l'infirmière et, en ce sens, le manuel lui permet d'assumer les responsabilités liées à tous les aspects de son exercice en assurant l'exactitude et la pertinence de la collecte des données nécessaire à la réalisation et à l'évaluation de toute démarche systématique.

Les directeurs

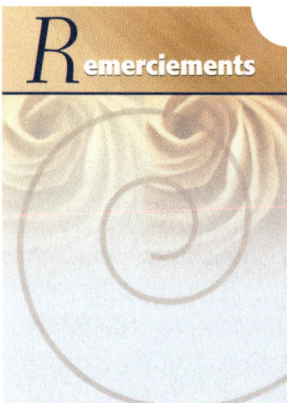

Remerciements

Nous souhaitons d'abord remercier tous les auteurs pour le travail exceptionnel qu'ils ont réalisé. De nombreuses étapes ont été nécessaires afin de mener à bien un ouvrage collectif écrit par plusieurs spécialistes, tout en conservant une trame suffisamment uniforme pour que le lecteur perçoive le fil conducteur d'un chapitre à l'autre. Nous saluons donc l'expertise des auteurs, mais aussi le temps et les efforts qu'ils ont déployés pour réaliser avec autant d'attention cet ouvrage. Nous remercions également Sophie Longpré, professeure en Sciences infirmières à l'Université du Québec à Trois-Rivières pour son apport considérable dans la révision scientifique du livre.

Toute l'équipe des Éditions du Renouveau Pédagogique mérite nos plus sincères remerciements. En premier lieu, Jean-Pierre Albert, qui nous a appuyés du début à la fin de cette aventure. Également, Sylvie Chapleau, éditrice chevronnée, qui a déployé des efforts inestimables pour arrimer le travail de notre très nombreuse et pointilleuse équipe. Que d'imagination pour un casse-tête aussi imposant! Un merci très sincère à Daniel Marleau, chargé de projet, pour l'immense travail que représente la préparation des manuscrits en vue de l'étape de production. Son humour aura souvent réussi à nous dérider même dans les moments où la fin nous semblait trop loin! Merci aussi à l'équipe d'infographie et de révision.

En terminant, soulignons que cet ouvrage se distingue entre autres par des centaines de photos originales sur lesquelles les auteurs sont en action! Ce magnifique résultat, nous le devons en très grande partie à Claude Demers, photographe de l'Université du Québec à Trois-Rivières. Nous saluons sa patience, son professionnalisme et son œil artistique, qui ont permis que les photos soient réalisées selon les règles de l'art.

Enfin, un grand merci à vous toutes et tous, collègues, étudiantes, infirmières, cliniciennes et professeures pour l'enrichissement professionnel que votre présence nous a apporté. Dans cet ouvrage, il y a un peu… beaucoup, de vous toutes et tous!

Les directeurs

J'aimerais remercier principalement mon fils Ismaël et sa mère Chantale pour leur patience, leur tolérance et leur soutien. Ils ont fait preuve d'une grande loyauté durant toutes ces années de travail. Que soient remerciés spécialement Pascal Côté, infirmier, et Jacques Godin, pneumologue, pour la révision scientifique du chapitre portant sur la fonction respiratoire.

Mario

Quatre années se sont écoulées depuis le début de ce projet, et c'est sans compter que mon compagnon de vie s'y est investi. Il connaît tous les aspects du projet pour m'avoir écouté avec une patience infinie. Ses encouragements, sa compréhension et son assistance ont largement contribué à l'achèvement de ce travail! Pour tout cela et encore plus je lui dis merci d'être là…

Lyne

Je désire remercier sincèrement ma fille et mon fils, Catherine et Alexandre, qui ont assisté à la naissance de ce projet. Merci également à tous les patients de la clinique de fonction cardiaque de l'Institut de cardiologie de Montréal qui m'ont permis de raffiner à chaque jour un peu plus cet art de l'examen clinique.

Odette

Cet ouvrage a été réalisé

sous la direction de

Mario Brûlé, inf., M.Ed.
Professeur, Collège André-Laurendeau
Chargé de cours (Université du Québec
à Trois-Rivières, Université de Sherbrooke)

Lyne Cloutier, inf., M.Sc.
Professeure, Université du Québec
à Trois-Rivières

avec la collaboration de

Odette Doyon, inf., M.Ed., candidate Ph.D.
Professeure, Université du Québec
à Trois-Rivières

et des auteures et auteurs suivants

Éric Ahern, inf., M.Sc. candidat Ph.D.
Professeur, Université du Québec
à Trois-Rivières

Jacqueline Bergeron, inf., M.A.P.
Chef d'équipe, CLSC-CHSLD
de la Vallée de la Batiscan
Chargée de cours, Université du Québec
à Trois-Rivières

Robert Breton, médecin, M.Sc.Anatomie

Sylvie Cardinal, inf., M.Sc.
Responsable de la formation clinique,
Université de Montréal

Jean-Guy Daniels, médecin,
C.M.C., C.M.F.C.
CLSC-CH-CHSLD de la MRC d'Asbestos

Sonia Heppell, inf., M.Sc.
Infirmière clinicienne spécialisée,
Institut de cardiologie de Montréal
Chargée de cours, Université du Québec
à Trois-Rivières

Claude Leclerc, inf., Ph.D.
Professeur, Université du Québec
à Trois-Rivières

Hélène Lefebvre, inf., Ph.D.
Professeure adjointe et chercheure,
Université de Montréal

Sophie Longpré, inf., M.Sc.
Professeure, Université du Québec
à Trois-Rivières

Kim Ostiguy, inf., M.Sc.
Professeure, Collège du Vieux-Montréal

Céline Plante, inf., M.Sc.Clinique
(sciences infirmières)
Chargée de cours (Université du Québec
à Trois-Rivières, Université de Sherbrooke,
Université Laval)
Consultante en formation

Isabelle Reeves, inf., Ph.D.
Professeure adjointe,
Université de Sherbrooke

Pauline Roy, inf., M.A., M.Ed., DESS Sc.Inf.
Professeure, Collège Lévis-Lauzon

Michel Sanscartier, Dt.P., B.Sc., Cert. Gér.,
candidat M.Sc.
Nutritionniste clinicien,
Institut Universitaire de Gériatrie
de Montréal

Isabelle Taillefer, inf., B.Sc.,
candidate M.Sc.Inf.
Infirmière, Hôpital St-Justine

Philippe Voyer, inf., Ph.D.
Professeur adjoint, Université Laval

Sommaire

PRÉFACE *par Louise Hagan* V

AVANT-PROPOS VI

REMERCIEMENTS VIII

TABLE DES MATIÈRES XI

PREMIÈRE PARTIE — Introduction à l'examen clinique

Chapitre 1 Les fondements de l'examen clinique
par Odette Doyon, Mario Brûlé et Lyne Cloutier 1

Chapitre 2 L'entrevue *par Hélène Lefebvre et Sylvie Cardinal* 15

Chapitre 3 L'évaluation du risque d'agression *par Éric Ahern* 29

Chapitre 4 Les éléments de l'examen clinique *par Lyne Cloutier, Mario Brûlé et Odette Doyon* 43

Chapitre 5 La nutrition et l'évaluation clinique nutritionnelle
par Michel Sanscartier 57

DEUXIÈME PARTIE — L'examen clinique chez l'adulte

Chapitre 6 L'état mental *par Claude Leclerc* 87

Chapitre 7 La fonction tégumentaire *par Isabelle Reeves* 107

Chapitre 8 La tête et le cou *par Jacqueline Bergeron* 141

Chapitre 9 La fonction neurologique *par Lyne Cloutier* 207

Chapitre 10 La fonction respiratoire *par Mario Brûlé* 249

Chapitre 11 La fonction cardiaque *par Odette Doyon* 295

Chapitre 12 La fonction vasculaire *par Sonia Heppell* 341

Chapitre 13 L'abdomen *par Céline Plante et Jean-Guy Daniels* 383

Chapitre 14 La fonction locomotrice *par Robert Breton et Isabelle Reeves* ... 433

Chapitre 15 Seins et aisselles chez la femme et chez l'homme
par Sophie Longpré 465

Chapitre 16 Appareil génital et rectum chez la femme
par Sophie Longpré 485

Chapitre 17 Appareil génital et rectum chez l'homme
par Sophie Longpré 511

TROISIÈME PARTIE — L'examen clinique auprès des clientèles particulières

Chapitre 18 La femme enceinte *par Pauline Roy* 537

Chapitre 19 Le nouveau-né, le nourrisson, l'enfant et l'adolescent
par Kim Ostiguy et Isabelle Taillefer 555

Chapitre 20 La personne âgée *par Philippe Voyer* 635

BIBLIOGRAPHIE B-1

SOURCES DES PHOTOGRAPHIES ET ILLUSTRATIONS S-1

INDEX I-1

Table des matières

PRÉFACE V

AVANT-POPOS VI

REMERCIEMENTS VIII

SOMMAIRE X

PREMIÈRE PARTIE
Introduction à l'examen clinique

Chapitre 1 — Les fondements de l'examen clinique

IMAGINEZ-VOUS DANS CETTE SITUATION… 2

TERMINOLOGIE UTILISÉE 3

BUTS DE L'EXAMEN CLINIQUE 4
Déterminer les besoins de santé d'une personne .. 4
Assurer la surveillance clinique requise 4
Évaluer les soins et les traitements
reçus tout au long du processus thérapeutique ... 4
Contribuer aux activités
de l'équipe interdisciplinaire 5

**DÉMARCHE SYSTÉMATIQUE
DANS LA PRATIQUE INFIRMIÈRE** 5
Première étape : la collecte des données 6
Deuxième étape : l'analyse 7
Troisième étape : la planification 7
Quatrième étape : l'intervention 8
Cinquième étape : l'évaluation 8
Processus linéaire et circulaire 8

**DIFFÉRENTS TYPES
D'EXAMEN CLINIQUE** 9
Examen clinique complet de la tête aux pieds ... 10
Examen clinique partiel 10
Examen clinique centré
sur un symptôme en particulier 10
Examen clinique effectué
dans une situation d'urgence 10

EXERCICE INFIRMIER AU QUÉBEC 11
La *Loi sur les infirmières
et infirmiers du Québec* 11
Notion de prudence
dans la pratique infirmière 11

**LE PASSÉ, LE PRÉSENT ET L'AVENIR
DE L'EXAMEN CLINIQUE DANS
LA PRATIQUE INFIRMIÈRE** 12
Le passé 12
Le présent 12
L'avenir 13

CONCLUSION 13

Chapitre 2 — L'entrevue

PRINCIPES GÉNÉRAUX DE L'ENTREVUE 16
Qualités et habiletés de l'infirmière 16

COMMUNICATION 16
Facteurs biologiques 17
Facteurs psychologiques et socioculturels 17
Comportement verbal et non verbal 18
Habiletés de relation d'aide 19

ENTREVUE 19
Principes fondamentaux 20
  NEUTRALITÉ 20
  CIRCULARITÉ 20
  FORMULATION D'HYPOTHÈSES 21
Phases de l'entrevue 21
  INTRODUCTION 21
  ENTRETIEN 21
  ÉVALUATION/INTERVENTION 22
  CONCLUSION DE L'ENTRETIEN 22
Types d'entrevues 22
Art de poser des questions 23
  QUESTIONS OUVERTES ET FERMÉES 23
    Questions à éviter 23
  SILENCES 23
  QUESTIONS SYSTÉMIQUES 24
  ENTREVUE SELON L'ENDROIT 24
  ENTREVUE SELON LE STADE DE
  DÉVELOPPEMENT DE LA PERSONNE 24
    Nourrisson 24
    Enfant d'âge préscolaire 24
    Enfant d'âge scolaire 25
    Adolescents 25
    Personnes âgées 25
    Personnes ayant une déficience 25
Situations particulières 25
  Personne loquace 25
  Personne colérique 25
  Personne inquiète ou anxieuse 26

ENTREVUE ET COMMUNAUTÉS CULTURELLES 26
Particularités 26
Communication verbale et non verbale 27
Toucher 28

Chapitre 3 L'évaluation du risque *d'agression*

INTRODUCTION 30
Agressivité 30
AGRESSION ET VIOLENCE 30
HOSTILITÉ 32
COLÈRE 32

ÉTUDES SCIENTIFIQUES SUR LA VIOLENCE : FACTEURS DE RISQUE 33
Facteurs liés à l'individu 33
FACTEURS STATIQUES 33
FACTEURS ACTUELS 34
Facteurs liés à l'environnement 35
FACTEURS LIÉS À L'ORGANISATION 35
FACTEURS LIÉS À LA SITUATION 36
FACTEURS LIÉS AU MILIEU DE SOINS 36

DÉMARCHE CLINIQUE 37
Indicateurs du risque imminent et à court terme ... 37
LA COURBE D'AGRESSIVITÉ 37
INDICATEURS D'UN RISQUE IMMINENT 38
Démarche systématique et questionnaire d'évaluation 39

Chapitre 4 Les éléments *de l'examen clinique*

COMPOSANTES DE L'EXAMEN CLINIQUE 44
Histoire de santé 44
IDENTITÉ 44
RAISON DE LA CONSULTATION 44
HISTOIRE DES PROBLÈMES DE SANTÉ ACTUELS .. 45
ANTÉCÉDENTS LIÉS À L'ÉTAT DE SANTÉ 45
HISTOIRE FAMILIALE 46
ENVIRONNEMENT SOCIAL ET PHYSIQUE 46
REVUE DES SYMPTÔMES 47
Examen physique 47
INSPECTION 49
PALPATION 50
PERCUSSION 53
AUSCULTATION 54

Chapitre 5 La nutrition et l'évaluation *clinique nutritionnelle*

BASES DE LA NUTRITION 58
La nutrition, une science 58
Énergie 58
Éléments présents dans le corps humain 58
Composés organiques : glucides, protéines et lipides 58
GLUCIDES 59
PROTÉINES 59
LIPIDES 59
Vitamines 59
Minéraux 59

BESOINS NUTRITIONNELS 59

GUIDE ALIMENTAIRE CANADIEN : POUR MANGER SAINEMENT 60

MALNUTRITION 61

DÉNUTRITION 62
ÉTIOLOGIE 62
Facteurs extérieurs (exogènes) conditionnant la malnutrition 62
Facteurs internes (endogènes) favorisant la malnutrition 62
Situations particulièrement à risque 62
CONSÉQUENCES DE LA DÉNUTRITION 62

DÉPISTAGE DE PROBLÈMES NUTRITIONNELS 63
DÉFINITION 63
TYPES DE DÉPISTAGE 64

ÉVALUATION NUTRITIONNELLE 65
DÉFINITION 65
FACTEURS DE RISQUE 65
Facteurs de risque associés à l'alimentation et à l'apport en nutriments 65
Facteurs de risque psychologiques et environnementaux 65
États de santé à risque 66
Examens complémentaires qui déterminent le niveau de risque 66
Mesures anthropométriques associées à des risques 66
Médication associée à des risques de déficiences nutritionnelles 66

MOTIFS COURANTS DE CONSULTATION (SYMPTÔMES)	66
Perte de poids non désirée ou maigreur	66
Gain de poids non désiré ou obésité	67
HISTOIRE MÉDICALE	68
HISTOIRE PHARMACOLOGIQUE	68
EXAMENS COMPLÉMENTAIRES	68
HISTOIRE DIÉTÉTIQUE	69
Méthodes de relevés alimentaires	69
MESURES ANTHROPOMÉTRIQUES	70
Poids	70
Taille	71
Indice de masse corporelle (IMC)	72
Considérations pour les personnes âgées	72
Mise en garde	72
Rapport tour de taille sur tour de hanches	72
Procédures	73
Pli cutané tricipital	73
Procédures	74
EXAMEN PHYSIQUE (SIGNES)	74
Interprétation des signes cliniques de malnutrition	75
Matériel requis	75
Peau	75
Muscles	76
Cheveux	76
Yeux	76
Ongles	77
Cavité buccale	77
ANNEXE 1 – ÉLÉMENTS PRÉSENTS DANS LE CORPS HUMAIN	78
ANNEXE 2 – ESTIMATION DE LA TAILLE OU DU POIDS ACTUELS À PARTIR DE LA HAUTEUR DU GENOU (DE 6 À 80 ANS)	79
ANNEXE 3 – INDICE DE MASSE CORPORELLE (IMC)	82
ANNEXE 4 – PERCENTILES POUR LE PLI CUTANÉ TRICIPITAL, LA CIRCONFÉRENCE BRACHIALE ET LA SURFACE DU MUSCLE BRACHIAL	83
ANNEXE 5 – PLI CUTANÉ TRICIPITAL CHEZ LA PERSONNE ÂGÉE	84

DEUXIÈME PARTIE
L'examen clinique chez l'adulte

Chapitre 6 L'état mental

INTRODUCTION	88
NOTIONS FONDAMENTALES	88
Santé mentale	88
Troubles mentaux	88
EXAMEN CLINIQUE	89
Repères de l'examen clinique	89
REPÈRES PHYSIOLOGIQUES	89
REPÈRES COGNITIFS	90
REPÈRES PERCEPTIFS	90
REPÈRES D'ORDRE MENTAL	90
REPÈRES ÉMOTIFS (HUMEUR ET ÉMOTIONS)	90
REPÈRES RELATIONNELS (PSYCHOSOCIAUX ET ENVIRONNEMENTAUX)	91
MÉDICAMENTS ET SYMPTÔMES DE TROUBLES MENTAUX	91
Effets secondaires des neuroleptiques	91
SYMPTÔMES RELIÉS À LA MALADIE DE PARKINSON	91
Examen extrapyramidal	92
Autres effets secondaires	92
Effets secondaires des médicaments prescrits contre la maladie de Parkinson	92
PARTICULARITÉS ASSOCIÉES À L'ÉTAT MENTAL	93
Stress	93
Anxiété	93
SUGGESTIONS POUR L'EXAMEN CLINIQUE ET L'ENTREVUE	94
Peur	95
SUGGESTIONS POUR L'EXAMEN CLINIQUE ET L'ENTREVUE	96
Dépression et désespoir	96
SUGGESTIONS POUR L'EXAMEN CLINIQUE ET L'ENTREVUE	97
Culpabilité	97
SUGGESTIONS POUR L'EXAMEN CLINIQUE ET L'ENTREVUE	97
Méfiance	97
SUGGESTIONS POUR L'EXAMEN CLINIQUE ET L'ENTREVUE	99
Retrait	100
SUGGESTIONS POUR L'EXAMEN CLINIQUE ET L'ENTREVUE	101
Hyperactivité	101
SUGGESTIONS POUR L'EXAMEN CLINIQUE ET L'ENTREVUE	102

Manipulation	102
SUGGESTIONS POUR L'EXAMEN CLINIQUE ET L'ENTREVUE	102
Tendances suicidaires	103
SUGGESTIONS POUR L'EXAMEN CLINIQUE ET L'ENTREVUE	103
Notes au dossier	104

Chapitre 7 — La fonction tégumentaire

ANATOMIE ET PHYSIOLOGIE ... 108
Fonction tégumentaire	108
PEAU	108
Phanères	109
POILS	109
ONGLES	109
GLANDES SUDORIPARES	110
GLANDES SÉBACÉES	110
Lexique des lésions primaires et secondaires	110

EXAMEN CLINIQUE ... 111
DÉTERMINANTS DE SANTÉ	111
Facteurs biologiques	111
Facteurs environnementaux	115
Habitudes de vie	115
Soins	116
MOTIFS COURANTS DE CONSULTATION (SYMPTÔMES)	116
Éruption d'une lésion	116
Changement de coloration	117
Détails sur le symptôme le plus fréquent: le prurit	118
EXAMEN PHYSIQUE (SIGNES)	119
Matériel requis	119
Peau	120
Inspection	120
À l'odeur	120
Palpation	121
Test de la lame de verre	121
Notes au dossier	121
Follicules pileux et cuir chevelu	121
Inspection	122
Palpation	122
Notes au dossier	122
Ongles	122
Inspection	122
Palpation	123
Notes au dossier	123
Tests spécifiques des téguments	123

PARTICULARITÉS ... 123
Lésions cutanées primaires	124
DERMITE/ECZÉMA	124
Lésions cutanées secondaires	133
BRÛLURES	135
LÉSIONS INTENTIONNELLES	136
Affections systémiques	136
AFFECTIONS CARDIOVASCULAIRES ET PULMONAIRES	136
AFFECTIONS HÉPATIQUES	136
AFFECTIONS ENDOCRINIENNES	137
AFFECTIONS RÉNALES	137

AFFECTIONS COURANTES ... 138
Plaies	138
ÉVALUATION D'UNE PLAIE	138
PHASES DE LA CICATRISATION D'UNE PLAIE	138
Phase 1 – Coagulation	138
Phase 2 – Inflammation	138
Phase 3 – Granulation	138
Phase 4 – Contraction et remodelage	138

Chapitre 8 — La tête et le cou

ANATOMIE ET PHYSIOLOGIE ... 142
Tête	142
Cou	142
Œil	146
STRUCTURES ANNEXES DE L'ŒIL	146
STRUCTURE MÊME DE L'ŒIL	147
Oreille	148
Nez	149
Bouche	150

EXAMEN CLINIQUE ... 152
DÉTERMINANTS DE SANTÉ	152
Facteurs biologiques	152
ANTÉCÉDENTS PERSONNELS	152
ANTÉCÉDENTS MÉDICAUX	152
Facteurs environnementaux	153
Habitudes de vie	153
Soins	154
MOTIFS COURANTS DE CONSULTATION (SYMPTÔMES)	154
Tête et cou	154
MASSE CERVICALE	154
Œil	155
ŒIL ROUGE	155
Oreille	157
OTALGIES	157
Nez	158
ÉCOULEMENTS NASAUX	159
Bouche	160
ULCÉRATIONS	160

EXAMEN PHYSIQUE	161
Matériel requis	161
Tête	161
Inspection	161
Palpation	162
Notes au dossier	163
Cou	163
Inspection et palpation	163
Chaîne ganglionnaire	164
Glande thyroïde	166
AUSCULTATION	167
Notes au dossier	167
Œil	167
MATÉRIEL REQUIS	167
EXAMEN GÉNÉRAL	167
Acuité visuelle de loin	167
Technique d'examen pour l'acuité visuelle	168
INSPECTION ET PALPATION DES STRUCTURES EXTERNES DE L'ŒIL	169
Sourcils, cils, paupières	169
Glandes lacrymales	170
INSPECTION DES STRUCTURES INTERNES DE L'ŒIL	170
Conjonctive et sclérotique	170
Cornée, cristallin, iris et chambre intérieure	171
Glaucome	173
Pupilles	173
Inspection	173
Réaction pupillaire ou réflexe photomoteur	173
Accommodation	174
PHYSIOPATHOLOGIE DE LA VISION	175
Champ visuel	175
Motricité oculaire	177
Test de convergence	179
Reflet cornéen ou test de Hirschberg	179
Tests de l'écran	180
Test de l'écran unilatéral	180
Test de l'écran alternatif	180
Acuité visuelle de près	181
Test de la vision des couleurs	181
Fond d'œil	181
Technique d'examen	183
Notes au dossier	184
Oreille	184
MATÉRIEL REQUIS	184
Inspection et palpation	185
Inspection du conduit auditif externe	185
Examen otoscopique	186
ÉVALUATION DE L'AUDITION	189
PHYSIOPATHOLOGIE DE L'AUDITION	189
Audiométrie vocale ou épreuve de la voix	190
Acuité auditive	190
Test de Weber	191
Test de Rinne	191
OREILLE INTERNE	192
Physiopathologie de l'équilibre	192
Notes au dossier	192
Nez et sinus	192
MATÉRIEL REQUIS	192
Inspection et palpation des structures externes du nez	193
Inspection des structures internes du nez	194
Palpation et transillumination des sinus	195
Transillumination	195
Transillumination des sinus maxillaires	196
Notes au dossier	196
Bouche et gorge	197
MATÉRIEL REQUIS	197
INSPECTION ET PALPATION DES STRUCTURES EXTERNES	197
Lèvres	197
INSPECTION ET PALPATION DES STRUCTURES INTERNES	198
Muqueuses buccales	198
Palais dur et palais mou	199
Gencives et dents	200
Langue	200
Inspection	200
Palpation	201
PRINCIPALES GLANDES SALIVAIRES	202
Glande parotide	202
Glande sous-maxillaire	202
Glande sublinguale	202
Notes au dossier	203
GORGE	203
Oropharynx	203
Larynx	204
Notes au dossier	204
AFFECTIONS COURANTES	205

Chapitre 9   La fonction neurologique

ANATOMIE ET PHYSIOLOGIE	208
Système nerveux central	208
ENCÉPHALE	208
Cerveau	208
Cervelet	209
Tronc cérébral	209
Moelle épinière	209
Transmission de l'influx nerveux	210
VOIES AFFÉRENTES SENSITIVES	210
VOIES EFFÉRENTES MOTRICES	210
MOTONEURONES SUPÉRIEURS ET INFÉRIEURS	211
Système nerveux périphérique	211
NERFS CRÂNIENS	212
NERFS RACHIDIENS	212
ACTIVITÉ RÉFLEXE	214
EXAMEN CLINIQUE	214
Déterminants de santé	214
Facteurs biologiques	214

Environnement	216
Habitudes de vie	216
Soins	216

MOTIFS COURANTS DE CONSULTATION (SYMPTÔMES) ... 216
- Faiblesse musculaire ... 216
- Convulsions ... 217
- Vertiges/étourdissement ... 217

EXAMEN PHYSIQUE (SIGNES) ... 218
- Matériel requis ... 219
- État mental ... 219
  - ÉTAT DE CONSCIENCE ... 219
  - ÉCHELLE DE COMA DE GLASGOW ... 219
    - Ouverture des yeux ... 220
    - Réponse verbale ... 220
    - Réponse motrice ... 220
- Nerfs crâniens ... 221
  - I Olfactif ... 222
  - II Optique ... 222
  - III Moteur oculaire commun ... 223
  - III Moteur oculaire commun IV Pathétique VI Moteur oculaire externe ... 223
  - V Trijumeau ... 223
  - VII Facial ... 224
  - Auditif (cochléo-vestibulaire) ... 226
  - IX Glosso-pharyngien et X Vague ... 226
  - XI Spinal ... 227
  - XII Grand hypoglosse ... 227
  - Notes au dossier ... 228
- Fonctions motrice et cérébelleuse ... 229
  - Volume musculaire ... 230
  - Tonus musculaire ... 230
  - Force musculaire ... 230
  - Mouvements involontaires ... 230
  - *Coordination* ... 231
  - Épreuve du doigt sur le nez ... 231
  - Mouvements alternatifs rapides ... 232
  - Démarche ... 232
  - Manœuvre de Romberg ... 234
  - Notes au dossier ... 234
- Fonction sensitive ... 235
  - Toucher ou tact superficiel ... 236
  - Douleur ... 236
  - Température ... 237
  - Vibration (pallesthésie) ... 237
  - Sens de la position et du mouvement ... 238
  - Stéréognosie ... 238
  - Graphesthésie ... 238
  - Discrimination tactile ... 239
  - Stimulation simultanée ... 240
  - Notes au dossier ... 240
- Réflexes ... 241
  - RÉFLEXES D'ÉTIREMENT (OSTÉOTENDINEUX) ... 241
  - Réflexe bicipital (C5 et C6) ... 242
  - Réflexe tricipital (C6 à C8) ... 242
  - Réflexe stylo-radial (C5 et C6) ... 243
  - Réflexe rotulien (L2 à L4) ... 243
  - Réflexe achilléen (S1 et S2) ... 243
  - RÉFLEXES SUPERFICIELS ... 244
  - Réflexe abdominal (T8 à T12) ... 244
  - Réflexe crémastérien (L1 et L2) ... 244
  - Réflexe cutané plantaire (L4 à S2) ... 244
  - Notes au dossier ... 245

AFFECTIONS COURANTES ... 246
- Méningite bactérienne ... 246
  - Signe de Brudzinski ... 246
  - Signe de Kernig ... 246
- Hypertension intracrânienne ... 246

Chapitre 10 — La fonction respiratoire

ANATOMIE ET PHYSIOLOGIE ... 250
- Poumons ... 250
- Trachée ... 250
- Bronches ... 251
- Alvéoles ... 251
- Plèvre ... 252
- Repères osseux ... 252
  - LIGNES DES REPÈRES DE SURFACE ... 252
    - *Face antérieure du thorax* ... 252
    - *Faces latérales du thorax* ... 254
    - *Face postérieure du thorax* ... 254
- Muscles de la fonction respiratoire ... 255
- Types de thorax ... 255
- Mécanismes de défense ... 258
- Ventilation pulmonaire ... 258
- Respiration externe ... 258
- Respiration interne ... 258
- Transport des gaz respiratoires ... 258
- Régulation de la respiration ... 258

EXAMEN CLINIQUE ... 258
- DÉTERMINANTS DE SANTÉ (QUESTIONS GÉNÉRALES) ... 258
- Facteurs biologiques ... 258
- Environnement ... 259
- Habitudes de vie ... 259
- Soins ... 259

MOTIFS COURANTS DE CONSULTATION (SYMPTÔMES) ... 260
- Dyspnée ... 260
- Toux ... 262
- Expectorations ... 264
- Douleurs thoraciques ... 264

EXAMEN PHYSIQUE (SIGNES) ... 266
- Matériel ... 266

Salle de consultation	266
Déroulement	266
Inspection	266
⚘ Inspection générale	266
Notes au dossier	267
⚘ Respiration	268
Notes au dossier	268
⚘ Inspection de la tête et du cou	270
Notes au dossier	271
⚘ Inspection du thorax	271
Notes au dossier	272
⚘ Inspection des membres	272
Palpation	272
⚘ Mobilité de la trachée	273
Notes au dossier	273
⚘ Symétrie des mouvements thoraciques	273
Notes au dossier	274
⚘ Transmission du frémissement vocal	274
Notes au dossier	276
⚘ Détermination et évaluation des zones sensibles au toucher	276
Notes au dossier	277
Percussion	277
⚘ Types de sons	278
Notes au dossier	279
Auscultation	279
BUTS	279
GÉNÉRALITÉS	279
TECHNIQUES D'AUSCULTATION	279
⚘ Bruits respiratoires normaux	280
Notes au dossier	282
⚘ Bruits bronchiques anormaux (BBA)	282
Notes au dossier	283
⚘ Bruits surajoutés	283
Notes au dossier	286
⚘ Bruits extrapulmonaires : frottement pleural et stridor	286
⚘ Bruits vocaux	288
Notes au dossier	289
Autres mesures d'évaluation	289
Synthèse de l'examen de la fonction respiratoire	289

AFFECTIONS COURANTES ... 290

Chapitre 11 — La fonction cardiaque

ANATOMIE ET PHYSIOLOGIE ... 296

Position et repères anatomiques	296
Configuration interne	297
Système de conduction de l'activité électrique	297
Cycle cardiaque	298
Débit cardiaque	300
VOLUME D'ÉJECTION	300
FRÉQUENCE CARDIAQUE	301

EXAMEN CLINIQUE ... 301

DÉTERMINANTS DE SANTÉ	301
Facteurs biologiques	301
Environnement	302
Habitudes de vie	302
Soins	302
APPROCHE DES SYMPTÔMES	303
Observation directe	303
TENSION ARTÉRIELLE	303
FRÉQUENCE CARDIAQUE	303
RESPIRATION	303
TEMPÉRATURE	303
Questionnaire	303
MOTIFS COURANTS DE CONSULTATION (SYMPTÔMES)	304
Douleur thoracique	304
Dyspnée	306
Palpitations	306
Syncope et lipothymie	308
Fatigue	309
Œdème des membres inférieurs	309
EXAMEN PHYSIQUE (SIGNES)	309
Matériel requis	309
Techniques d'examen utilisées	310
Installation de la personne	310
Inspection	310
IDENTIFICATION DE LA DÉTRESSE CIRCULATOIRE	310
INSPECTION SYSTÉMATIQUE	310
Notes au dossier	311
Mesures des paramètres vitaux	311
MESURE DE LA PULSATION ARTÉRIELLE	311
⚘ Fréquence et rythme cardiaques	312
⚘ Amplitude du pouls	313
⚘ Morphologie du pouls	315
Notes au dossier	316
MESURE DE LA TENSION ARTÉRIELLE (TA)	316
Technique de mesure de la tension artérielle	317
Méthode de mesure	318
⚘ Mesure de la tension en orthostatisme	320
Définition des niveaux de la tension artérielle	320
Particularités	320
Particularités associées aux divers âges de la vie	321
Notes au dossier	321
EXAMEN DE LA VEINE JUGULAIRE INTERNE DROITE	321
⚘ Mesure de la pression veineuse jugulaire	323
⚘ Reflux hépato-jugulaire	324
Notes au dossier	325
⚘ Palpation	325

Notes au dossier 327
♣ Percussion 327
AUSCULTATION 328
  Sites d'auscultation 329
  Méthode d'auscultation du cœur 329
  Bruits cardiaques normaux 330
  Particularités 331
  Bruits pathologiques 331
  Souffles 333
Notes au dossier 338
MESURES 339

AFFECTIONS COURANTES 339
Angine de poitrine 339
Infarctus du myocarde 339
Insuffisance cardiaque 340

Chapitre 12 La fonction vasculaire

ANATOMIE ET PHYSIOLOGIE 342
Réseau artériel 342
  ARTÈRES DU MEMBRE SUPÉRIEUR 342
  ARTÈRES DU MEMBRE INFÉRIEUR 343
  ARTÈRES DU CERVEAU ET DE LA FACE ... 343
  ATHÉROSCLÉROSE 343
Réseau veineux 344
  VEINES DU MEMBRE SUPÉRIEUR 345
  VEINES DU MEMBRE INFÉRIEUR 345
  VEINES JUGULAIRES 347
Réseau lymphatique 347

EXAMEN CLINIQUE 349
DÉTERMINANTS DE SANTÉ 349
Facteurs biologiques 349
Environnement 349
Habitudes de vie 349
Soins 349

MOTIFS COURANTS DE
CONSULTATION (SYMPTÔMES) 350
Œdème 350
Douleur et engourdissements 351
Modifications de la peau 355

EXAMEN PHYSIQUE (SIGNES) 356
Matériel requis 356
  TECHNIQUES D'EXAMEN ET APPLICATION .. 356
  MEMBRES SUPÉRIEURS 357
    Inspection 357
    ♣ Coloration 357
    ♣ Forme 357
  Notes au dossier 357
    Palpation 358

♣ Dimensions 358
♣ Texture et douleur 358
♣ Température 358
Notes au dossier 359
♣ Pouls radial 359
♣ Pouls brachial 360
Notes au dossier 360
♣ Ganglions lymphatiques épitrochléens 361
Notes au dossier 361
  Tests spécifiques 361
♣ Test d'Allen 361
Notes au dossier 362
♣ Temps de remplissage capillaire 362
Notes au dossier 362
MEMBRES INFÉRIEURS 363
  Inspection 363
♣ Coloration 363
Notes au dossier 363
♣ Forme 364
Notes au dossier 364
♣ Réseau veineux 364
Notes au dossier 364
♣ Pilosité 365
Notes au dossier 365
♣ Lésions 365
Notes au dossier 365
  Palpation 366
♣ Dimensions 366
Notes au dossier 366
♣ Texture et douleur 367
Notes au dossier 367
♣ Température 367
Notes au dossier 367
♣ Pouls fémoral 368
Notes au dossier 369
♣ Pouls poplité 369
Notes au dossier 370
♣ Pouls de l'artère tibiale postérieure .. 370
Notes au dossier 370
♣ Pouls pédieux 370
Notes au dossier 371
♣ Ganglions lymphatiques inguinaux .. 371
Notes au dossier 372
  Auscultation 372
♣ Artères fémorales 372
Notes au dossier 372
  Tests spécifiques 372
♣ Mesures 372
Notes au dossier 373
♣ Signe de Homan 373
Notes au dossier 374
  Compétence des valvules veineuses .. 374
♣ Test de compression manuelle 374
Notes au dossier 374
♣ Test de remplissage
  rétrograde ou de Trendelenburg 374
Notes au dossier 375
  Évaluation de la circulation artérielle ... 375
♣ Test de coloration : étape 1 375
Notes au dossier 375
♣ Test de coloration : étape 2 375

Notes au dossier	376
ARTÈRES CAROTIDES	376
Inspection	376
Auscultation	376
Notes au dossier	377
Palpation	377
Notes au dossier	377

AFFECTIONS COURANTES ... 378

Chapitre 13 L'abdomen

ANATOMIE ET PHYSIOLOGIE ... 384
Points de repère anatomiques ... 384
Trajet digestif ... 384

EXAMEN CLINIQUE ... 389
DÉTERMINANTS DE SANTÉ ... 389
Facteurs biologiques ... 389
Facteurs environnementaux ... 389
Habitudes de vie ... 389
Soins ... 389

MOTIFS COURANTS DE CONSULTATION (SYMPTÔMES) ... 389
Nausées et/ou vomissements ... 389
Diarrhée ... 391
Constipation ... 393
Douleur abdominale ... 394

EXAMEN PHYSIQUE (SIGNES) ... 398
Matériel requis ... 398
Précautions à prendre avant un examen médical ... 399
  CAS PARTICULIERS ... 400
Techniques d'examen abdominal et leurs applications ... 400
  INSPECTION ... 400
    Peau ... 400
    Ombilic ... 400
    Contour de l'abdomen ... 400
    Physionomie générale ... 401
    Peau ... 401
    Détermination de la direction du flux sanguin ... 403
    Ombilic ... 404
    Détermination du diamètre aortique et de la direction de la pulsation ... 404
    Contour abdominal ... 405
  Notes au dossier ... 407
  AUSCULTATION ... 408
    Bruits intestinaux ... 408
    Présence d'une succussion ... 408
    Présence de souffles ... 408
    Présence de frottement péritonéal ... 408
    Bruits intestinaux ... 408
    Bruits de succussion ... 410
    Bruits vasculaires abdominaux ... 410
    Frottement péritonéal ... 411
  Notes au dossier ... 412
  PERCUSSION ... 412
    Tympanisme et matité dans les quadrants abdominaux ... 412
    TAILLE DU FOIE ... 414
    Test de grattage ... 415
    Ébranlement hépatique ... 416
    Taille de la rate ... 416
    Percussion de la vessie ... 417
    Ébranlement des angles rénaux ... 418
  Notes au dossier ... 418
  PALPATION ... 419
    Palpation superficielle ... 419
    Palpation profonde ... 420
    Détermination de la présence d'une péritonite ... 421
    Palpation de structures abdominales spécifiques ... 422
      Foie ... 422
      Vésicule biliaire ... 424
      Vessie ... 424
  Notes au dossier ... 425
    Recherche de signes suggestifs d'une appendicite aiguë ... 425
      Test de la décompression brusque ... 426
      Tests de contraction contrariée du psoas ... 426
      Test de la contraction contrariée de l'obturateur ... 428
      Toucher rectal ... 428
  Notes au dossier ... 429
    Recherche de signes de la présence d'ascite ... 429
      Test de l'onde liquide ... 429
      Test de mobilité de la matité ... 430
  Notes au dossier ... 431

AFFECTIONS COURANTES ... 432

Chapitre 14 La fonction locomotrice

ANATOMIE ET PHYSIOLOGIE ... 434
Repères anatomiques et anatomie de surface ... 435
Termes relatifs à l'orientation ... 435
Cou ... 437
Membre supérieur ... 438
  ÉPAULE ... 438
  COUDE ET POIGNET ... 438
  MAIN ... 438
Dos ... 440
Membre inférieur ... 441
  GENOU ... 441
  CHEVILLE ... 441

EXAMEN CLINIQUE ... 441
Contexte de l'examen ... 442

DÉTERMINANTS DE SANTÉ ... 442
Facteurs biologiques ... 442
Environnement ... 442
Habitudes de vie ... 442
Soins ... 442

MOTIF COURANT DE CONSULTATION (SYMPTÔMES) ... 443
Douleur ... 443

EXAMEN PHYSIQUE (SIGNES) ... 444
Technique de l'examen ... 444
Échelle d'évaluation de la force du mouvement articulaire ... 444
- **Cou** ... 445
- **Notes au dossier** ... 446
- **Membre supérieur** ... 446
  - Épaule ... 446
- **Notes au dossier** ... 447
  - Coude et poignet ... 447
- **Notes au dossier** ... 448
  - Main ... 448
- **Dos** ... 449
- **Notes au dossier** ... 450
- **Membre inférieur** ... 451
  - Hanche ... 451
  - Genou ... 451
- **Notes au dossier** ... 453
  - Cheville ... 453
  - Pied ... 454

AFFECTIONS COURANTES ... 455
Nomenclature générale des lésions de la fonction locomotrice ... 455
- COU ... 455
- ÉPAULE ... 456
- COUDE ET POIGNET ... 456
- MAIN ... 456
- DOS ... 456
- GENOU ... 459
- PIED ... 459

Brève description de la fibromyalgie, de l'arthrose, de l'arthrite et de l'ostéoporose ... 461
- FIBROMYALGIE ... 461
- ARTHROSE ... 462
- ARTHRITE ... 462
- OSTÉOPOROSE ... 462

Chapitre 15 — Seins et aisselles chez la femme et chez l'homme

ANATOMIE ET PHYSIOLOGIE ... 466
Anatomie de surface ... 466
Anatomie interne ... 466
Ganglions lymphatiques ... 467
Stades de maturation sexuelle ... 468

EXAMEN CLINIQUE ... 469

DÉTERMINANTS DE SANTÉ ... 469
Antécédents personnels ... 469
Antécédents familiaux ... 469
Environnement ... 469
Habitudes de vie ... 470
Soins ... 470

MOTIFS COURANTS DE CONSULTATION (SYMPTÔMES) ... 470
Masse ... 470
Douleur ... 470
Écoulement mamelonnaire ... 471

EXAMEN PHYSIQUE (SIGNES) ... 471
Matériel requis ... 471
Environnement et préparation à l'examen ... 471
Techniques d'examen ... 472

INSPECTION DES SEINS ... 472
- **Dimensions, symétrie et forme des seins** ... 472
- **Couleur de la peau** ... 472
- **Topographie veineuse** ... 472
- **Texture de la peau** ... 473
- **Contour des seins** ... 473
- **Notes au dossier** ... 474

INSPECTION DES ARÉOLES ET DES MAMELONS ... 474
- **Dimensions, symétrie et forme des aréoles et des mamelons** ... 474
- **Direction dans laquelle les mamelons pointent** ... 474
- **Couleur des aréoles et des mamelons** ... 475
- **Aspect ou texture des aréoles et des mamelons** ... 475
- **Notes au dossier** ... 475

INSPECTION DES SEINS : MANŒUVRES PARTICULIÈRES ... 475
- **Manœuvres particulières** ... 476
- **Notes au dossier** ... 477

INSPECTION ET PALPATION DES AIRES GANGLIONNAIRES ... 477
- **Couleur et texture de la peau des aisselles** ... 477
- **Palpation des ganglions** ... 477
- **Notes au dossier** ... 478

PALPATION DU TISSU MAMMAIRE ET DU MAMELON ... 479
- **Présence de masses ou de nodules** ... 480
- **Consistance et sensibilité des seins** ... 481
- **Notes au dossier** ... 481
- **Compression du mamelon** ... 481
- **Notes au dossier** ... 482

EXAMEN DU SEIN CHEZ L'HOMME ... 482

AFFECTIONS COURANTES 482
Maladie fibrokystique 482
Fibroadénomes 482
Tumeur maligne 482

Chapitre 16 Appareil génital et rectum chez la femme

ANATOMIE ET PHYSIOLOGIE 486
Anatomie de surface 486
Anatomie interne 486
Physiologie 486
Stades de maturation sexuelle 488

EXAMEN CLINIQUE 489

DÉTERMINANTS DE SANTÉ 489
Cycle menstruel 489
Histoire obstétricale 489
Antécédents personnels 490
Antécédents familiaux 490
Environnement 490
Habitudes de vie 490
Soins 490

MOTIFS COURANTS DE CONSULTATION (SYMPTÔMES) 491
Saignement vaginal anormal 491
Dysménorrhée 491
Masse ou lésion 492
Écoulement vaginal 492
Prurit vaginal 492
Douleur abdominale 493
Dyspareunie 493
Modification de la fonction urinaire . 493
Stérilité 494
Symptômes les plus importants 494

EXAMEN PHYSIQUE (SIGNES) 496
Matériel requis 496
Environnement et préparation à l'examen . 496
Techniques d'examen 497
  EXAMEN EXTERNE 497
    Inspection 497
      Peau 498
      Pilosité pubienne 498
      Grandes lèvres 498
      Périnée 498
      Petites lèvres 499
      Clitoris 499
      Méat urétral 499
      Ouverture du vagin 499
      Relâchement pelvien 500
    Notes au dossier 500
    Palpation 500
      Glandes de Skene 500
      Glandes de Bartholin 501
    Notes au dossier 501
  EXAMEN INTERNE 501
    Inspection 501
      Couleur du col 503
      Position du col dans le vagin .. 503
      Diamètre du col 503
      Surface du col 503
      Ouverture du col 504
      Prélèvements 504
      Test de Papanicolaou 504
      Inspection du vagin 505
    Notes au dossier 505
  PALPATION BIMANUELLE 506
    Première étape 506
      Palpation du vagin et des régions de l'urètre et de la vessie ... 506
      Localisation du col 506
      Consistance du col 506
      Contour du col 507
      Mobilité du col 507
    Notes au dossier 507
    Deuxième étape 507
      Dimensions, forme, consistance, mobilité et sensibilité de l'utérus . 507
      Dimensions, forme, consistance, mobilité et sensibilité des ovaires . 508
    Palpation recto-vaginale 509
    Notes au dossier 509

AFFECTIONS COURANTES 510

Chapitre 17 Appareil génital et rectum chez l'homme

ANATOMIE ET PHYSIOLOGIE 512
Anatomie de surface 512
Anatomie interne 512
Physiologie 513
Stades de maturation sexuelle 514

EXAMEN CLINIQUE 515

DÉTERMINANTS DE SANTÉ 515
Antécédents personnels 515
Habitudes de vie 516
Soins 516

MOTIFS COURANTS DE CONSULTATION (SYMPTÔMES) 516
Douleur 516
Dysurie 517
Changements relatifs à la miction ... 517

Changement de la couleur des urines
(urines rouges) 518
Écoulement urétral 518
Lésions 519
Hypertrophie du scrotum 519
Masse à l'aine 519
Impuissance 520
Stérilité ou infertilité 520
Symptôme le plus important 521

EXAMEN PHYSIQUE (SIGNES) 522

Matériel requis 522
Environnement et préparation à l'examen 522
Techniques d'examen 522
   PILOSITÉ PUBIENNE ET PÉNIS 522
      Inspection 522
     Pilosité pubienne – maturation
     sexuelle 522
     Intégrité de la pilosité pubienne 523
     Pénis – maturation sexuelle 523
     Peau du pénis 523
     Prépuce 523
     Gland 524
     Méat urétral 524
      Palpation 525
     Sensibilité 525
     Induration 525
     Masse 525
   Notes au dossier 526
   SCROTUM 526
      Inspection 526
     Maturation sexuelle 526
     Peau du scrotum 526
     Configuration du scrotum 526
      Palpation 527
     Évaluation de la forme, de la taille
     et de la consistance du scrotum 527
      Auto-examen des testicules 529
     Cordons spermatiques
     et canaux déférents 530
   Notes au dossier 530
   HERNIE À L'AINE 530
      Inspection 530
     Présence d'une masse, d'un gonflement 531
      Palpation 531
     Présence ou non d'une hernie inguinale ... 531
   Notes au dossier 531
   GANGLIONS INGUINAUX 532
     Inspection 532
     Palpation 532
   Notes au dossier 532
   ANUS, RECTUM ET PROSTATE 532
      Inspection 533
     Régions sacrococcygienne et périanale 533
      Palpation 533
     Régions sacrococcygienne et périanale 533
   Notes au dossier 534
     Rectum 534

Notes au dossier 534
     Prostate 535
Notes au dossier 535

AFFECTIONS COURANTES 536

TROISIÈME PARTIE
L'examen clinique auprès des clientèles particulières

Chapitre 18 — La femme enceinte

ANATOMIE ET PHYSIOLOGIE 538

EXAMEN CLINIQUE 542

DÉTERMINANTS DE SANTÉ 542

MOTIFS COURANTS DE
CONSULTATION (SYMPTÔMES) 543

EXAMEN PHYSIQUE (SIGNES) 544

Matériel requis 544
Particularités de l'examen et
correspondances physiologiques 544
   Paramètres fondamentaux 544
   Masse 545
   Tête et cou 545
   Thorax et poumons 545
   Cœur 546
   Seins 546
   Dos 546
   Abdomen 546
     Inspection 546
     Palpation 547
     Mesure de la hauteur utérine 547
     Auscultation 548
   Organes génitaux externes
   et région anale 549
   Organes génitaux internes 549
   Membres supérieurs et inférieurs 550
   Palpation abdominale,
   manœuvres de Léopold (modifiées) 551

Chapitre 19 — Le nouveau-né, le nourrisson, l'enfant et l'adolescent

ANATOMIE ET PHYSIOLOGIE 556

Fonction tégumentaire 556
Tête 556
Fonction pulmonaire 556

Fonction abdominale 557
Fonction locomotrice 557
Fonction neurologique 557

EXAMEN CLINIQUE 557

DÉTERMINANTS DE SANTÉ

Facteurs biologiques 557
Environnement 558
Habitudes de vie 559
Soins 560

MOTIFS COURANTS DE CONSULTATION (SYMPTÔMES) 560

Fièvre 560
Difficulté respiratoire 562
Diarrhée 563
Vomissements 564

EXAMEN PHYSIQUE (SIGNES)

Matériel requis 565
Approche et particularités
selon les groupes d'âge 566
    NOUVEAU-NÉ 566
    NOURRISSON 566
    TROTTINEUR 568
    ENFANT D'ÂGE PRÉSCOLAIRE 570
    ENFANT D'ÂGE SCOLAIRE 570
    ADOLESCENT 570
Croissance et développement 571
    TAILLE 573
    POIDS 573
    PÉRIMÈTRE CRÂNIEN 579
Signes vitaux 579
    TEMPÉRATURE 579
    POULS 581
    RESPIRATION 582
    TENSION ARTÉRIELLE 583
Peau 586
    Couleur 586
    Lésions 587
    Texture 587
    Turgescence 588
Notes au dossier 588
Cheveux et poils 588
Ongles 589
Tête 589
Notes au dossier 591
    Transillumination des os du crâne 591
    Palpation de la glande parotide 591
Cou 591
Ganglions lymphatiques 592
Œil 593
    Structures externes 593
    Structures internes 594
    Acuité visuelle 594

    Test du jouet miniature 595
    Test de la carte des « E » de Snellen 596
    Reflet cornéen ou test de Hirschberg 596
    Test de l'écran unilatéral 597
    Champ visuel 597
Oreille 597
    Structures externes 597
    Structures internes 598
    Acuité auditive 598
Nez 599
    Perméabilité des fosses nasales 599
Bouche 600
    Gencives et langue 601
    Dents 602
Notes au dossier 603
Sinus, amygdales et adénoïdes 603
Fonction pulmonaire 604
Notes au dossier 605
Seins 605
Fonction cardiovasculaire 606
    Circulation fœtale et néonatale 606
    Cardiopathies congénitales 607
    Souffles cardiaques 607
Abdomen 610
Notes au dossier 613
    Test de détection de la sténose du pylore 613
Organes génitaux externes et rectum 614
    Organes génitaux externes masculins . . . 614
    Pénis 614
    Scrotum et testicules 614
    Organes génitaux externes féminins 615
    Anus et rectum 617
Fonction locomotrice 617
    Membres supérieurs 618
    Membres inférieurs 619
    Manœuvre de Barlow 621
    Manœuvre d'Ortolani 622
Notes au dossier 622
    Signe de Trendelenburg 622
    Colonne vertébrale 623
    Test de dépistage de la scoliose (a) 625
    Test de dépistage de la scoliose (b) 625
    Caractéristiques neuromusculaires 625
Fonction neurologique 626
    Réflexes 626
Développement de l'enfant 629

AFFECTIONS COURANTES 630

Chapitre 20   La personne âgée

INTRODUCTION 636

EXAMEN CLINIQUE 636

DÉTERMINANTS DE SANTÉ 636

Facteurs biologiques 636
Environnement 637

| Habitudes de vie | 638 |
| Soins | 640 |

MOTIFS COURANTS DE CONSULTATION (SYMPTÔMES) ... 641

Confusion	641
Douleurs abdominales	642
Perte de poids	643
Dépression	644
Chutes	645
Faiblesse	646

EXAMEN PHYSIQUE (SIGNES) ... 648

Matériel, installation de la personne et autres considérations ... 648
    RECOMMANDATIONS GÉNÉRALES POUR L'ÉVALUATION DE L'AÎNÉ ... 648

Fonction tégumentaire ... 650
  Modifications anatomo-physiologiques ... 650
  Sécheresse de la peau ... 651

Tête et cou ... 651
  Œil ... 651
  Oreille ... 652
  Nez ... 653
  Bouche ... 653

Fonction neurologique ... 654
  Modifications anatomo-physiologiques ... 654
  État cognitif ... 654
  État émotif ... 656
  Nerfs crâniens ... 657
  Fonction motrice ... 659
  Démarche ... 659
  Équilibre ... 659
  Fonction sensitive ... 661
  Conclusion sur l'examen neurologique ... 662

Fonction respiratoire ... 662
  Modifications anatomo-physiologiques ... 662
  Auscultation ... 663

Fonction cardiovasculaire ... 663
  Modifications anatomo-physiologiques ... 663
  Fréquence cardiaque ... 664
  Tension artérielle ... 665
  Palpation ... 665
  Auscultation ... 665

Abdomen ... 666
  Modifications anatomo-physiologiques ... 666
  Inspection ... 667
  Auscultation ... 667
  Palpation ... 668
  Percussion ... 668
  Affections courantes ... 668

Fonction locomotrice ... 669
  Modifications anatomo-physiologiques ... 669
  Indice de masse corporelle : IMC ... 669
  Estimation de la taille ... 670
  Amplitude des mouvements ... 670

Seins ... 670
  Chez l'homme âgé ... 670
  Chez la femme âgée ... 671
  Palpation ... 671

Organes génitaux féminins ... 671
  Modifications anatomo-physiologiques ... 671

Organes génitaux masculins ... 672
  Modifications anatomo-physiologiques ... 672

AFFECTION COURANTE ... 674

Démences ... 674

BIBLIOGRAPHIE ... B-1

SOURCE DES PHOTOGRAPHIES ET ILLUSTRATIONS ... S-1

INDEX ... I-1

Les fondements
de l'examen clinique

*par Odette Doyon, Mario Brûlé
et Lyne Cloutier*

chapitre 1

À la fin de ce chapitre,
vous serez en mesure:

De définir l'examen clinique ainsi que la terminologie couramment utilisée;

D'énumérer les buts de l'examen clinique;

D'expliquer les liens entre l'examen clinique, la démarche systématique ainsi que les modèles conceptuels;

D'énumérer les types d'examen clinique;

De décrire la pertinence de l'examen clinique dans l'exercice infirmier au Québec;

De comprendre l'évolution historique de l'examen clinique dans la pratique infirmière.

Imaginez-vous dans cette situation...

Mme Jolin, une personne de 68 ans, atteinte d'une bronchopneumopathie obstructive chronique, a subi une cholécystectomie il y a cinq jours. Lors de la première visite à domicile de l'infirmière, Mme Jolin lui déclare qu'elle ressent une douleur dans le côté droit de la poitrine lorsqu'elle respire, qu'elle a le souffle court et qu'elle a l'impression de ne pas reprendre ses forces. La douleur est si vive qu'elle l'empêche de dormir. L'infirmière commence son examen clinique par des questions ouvertes, ce qui permet à Mme Jolin de lui décrire l'histoire de son problème de santé, la douleur qu'elle ressent et la dyspnée qui l'accompagne, mais aussi la façon dont elle explique l'origine de ses symptômes. L'infirmière poursuit le questionnaire selon la méthode PQRST concernant le symptôme rapporté par Mme Jolin. À l'inspection, elle note que celle-ci appuie sa main sur le côté droit de son thorax lorsqu'elle tousse, qu'elle présente une diminution de l'amplitude pulmonaire droite, une tachypnée à 32 respirations/minute et une respiration régulière et superficielle. Elle décèle également la présence de sécrétions dans l'arbre trachéo-bronchique. Elle constate que Mme Jolin est pâle. À la palpation du thorax, elle ne note aucune douleur. À la percussion du thorax, l'infirmière entend une légère zone de submatité au lobe inférieur antérieur droit. Elle observe une diminution des murmures vésiculaires dans cette même région, et elle ausculte des crépitants fins inspiratoires et expiratoires. La plaie opératoire est propre, exempte d'écoulement et semble se cicatriser adéquatement. L'infirmière ne remarque aucune rougeur, induration ou chaleur. La température buccale de Mme Jolin est à 37,8 °C depuis plus de trois jours. L'infirmière apprend d'autre part que la fille de Mme Jolin, qui habite l'appartement voisin, lui laisse toute la journée la garde de son fils, Charles, 4 ans, pendant qu'elle est au travail. L'infirmière remarque chez l'enfant une rhinorrhée, un érythème autour du nez ainsi que des éternuements fréquents.

Dès cet instant, le processus de la démarche systématique est amorcé. À partir des informations transmises par Mme Jolin et de la première partie de l'examen clinique, l'infirmière émet l'hypothèse de la présence d'un phénomène inflammatoire ou infectieux à la plèvre ou au poumon. Elle prévoit déjà les données qu'elle doit recueillir également auprès de Charles, le petit-fils de Mme Jolin. L'infirmière qui négligerait de faire le lien entre l'état de santé de l'enfant et celui de la grand-mère, qui la rend plus vulnérable aux infections, risquerait de compromettre la qualité de la convalescence de Mme Jolin ainsi que sa réadaptation. L'infirmière procède par la suite à l'examen clinique complet de la grand-mère et de l'enfant. Lorsqu'elle demande à Mme Jolin de répondre au questionnaire, elle constate qu'elle dort très peu la nuit. Elle apprend aussi qu'elle doit se lever souvent durant la journée pour satisfaire les besoins de son petit-fils. Quand l'infirmière interroge Mme Jolin sur l'aide dont elle peut disposer ainsi que sur la participation de sa fille aux soins durant la convalescence, elle comprend que Mme Jolin croyait que cette opération, faite en une seule journée, aurait peu d'incidence sur sa santé et qu'elle pourrait reprendre rapidement ses activités quotidiennes. Lors de l'examen physique, l'infirmière note des signes de déshydratation et questionne Mme Jolin sur son alimentation. Elle apprend qu'elle a perdu l'appétit à cause de sa difficulté à respirer. Elle n'observe pas d'œdème des membres inférieurs ni aucune autre particularité. L'infirmière examine ensuite l'enfant. Elle note chez lui une rhinorrhée, mais elle n'observe aucun signe d'infection à la gorge ni aux tympans. À l'auscultation, le murmure vésiculaire s'avère symétrique et sans particularité. Charles est enjoué, participe bien à l'examen et sa température rectale est de 37,5 °C. Après avoir prévu de prendre rapidement un rendez-vous avec le médecin traitant de Mme Jolin pour son affection pulmonaire, l'infirmière montre à l'enfant, sous la forme d'un jeu, comment se servir d'un mouchoir puis comment se laver les mains. Elle recommande à Mme Jolin d'avoir une hydratation et une nutrition adéquates. Elle lui suggère de prendre un congé de garde de l'enfant de quelques jours afin de favoriser sa convalescence et elle lui propose de rencontrer sa fille pour en discuter avec elle. L'infirmière prévoit une relance téléphonique pour s'informer du traitement médical entrepris et planifie un horaire de visites régulières pour les prochaines semaines.

Cet exemple illustre la pertinence et l'importance de l'examen clinique effectué par l'infirmière dans le cadre de la démarche systématique. Dans un premier temps, en raison de la présence de dyspnée et de la nécessité de répondre au besoin de la personne, c'est-à-dire l'effet de cette infection ou de cette inflammation sur la réadaptation et sur le recouvrement optimal de la santé, l'infirmière a d'abord utilisé un examen centré sur un symptôme en particulier. Elle a appliqué la notion de prudence en posant un jugement clinique exigeant de référer la grand-mère à son médecin de famille le plus rapidement possible afin d'éviter une complication pulmonaire grave. Par la suite, l'examen complet de la dame et de l'enfant permet de regrouper les données subjectives et objectives sur l'expérience de santé que vit la famille, y compris la fille de Mme Jolin. L'infirmière a rassemblé de l'information sur les stratégies d'adaptation utilisées après l'intervention chirurgicale et pendant la période de réadaptation qui s'ensuit. Elle a utilisé une approche circulaire lors de l'examen clinique afin de relier entre elles des données provenant de sources différentes. Dans toute situation clinique, cette circularité du processus assure une collecte des données complète et la réalisation d'une démarche systématique répondant aux besoins et aux attentes des personnes. Enfin, l'infirmière a planifié des interventions susceptibles d'aider cette famille et a prévu un horaire de visites subséquentes afin de suivre l'évolution de la situation et d'évaluer les résultats des interventions de soins.

Ce chapitre a pour objet de définir l'examen clinique et de prendre conscience de son importance dans l'exercice infirmier en expliquant les liens existant entre l'examen clinique et la démarche systématique ainsi que les modèles conceptuels utilisés par l'infirmière. Ce chapitre vise également à préciser l'apport de l'examen clinique dans le champ de pratique professionnelle de l'infirmière au Québec tout autant que dans la compréhension de la notion de prudence. Enfin, le chapitre s'achèvera sur une perspective historique de l'usage de l'examen clinique dans l'exercice infirmier.

TERMINOLOGIE UTILISÉE

Dans le milieu de la santé, on utilise couramment les termes suivants : examen clinique, examen physique, examen complémentaire ou paraclinique et examen de santé. Certaines différences existent entre ces termes et il semble donc justifié d'en donner la définition.

Un *examen* consiste en une observation attentive et en une étude minutieuse de la personne ou d'une réaction de la personne. Le terme *physique* se rapporte au corps humain, à sa morphologie et à sa topographie. Le terme *clinique* qualifie une observation notée auprès d'une personne, sans appareils spécialisés, à partir d'un examen direct utilisant les sens suivants : la vue, l'ouïe, l'odorat et le toucher.

EXAMEN CLINIQUE L'examen clinique est effectué auprès de la personne et comprend l'histoire de santé (symptômes ou données subjectives) et l'examen physique (signes ou données objectives). Dans le cadre du présent ouvrage, les symptômes et les signes sont définis ainsi :

SYMPTÔMES Les symptômes sont des **données subjectives** qui se rapportent à ce que la personne exprime à l'infirmière. Ils représentent la perception et l'évaluation que donne la personne à propos de son propre fonctionnement structurel et personnel, ainsi que son jugement au sujet de ce qu'elle considère comme étant normal ou anormal. Quand une personne mentionne qu'elle ressent de la douleur, mais que l'infirmière ne peut voir ni palper ou mesurer cette douleur, il s'agit d'un symptôme. La nausée et la peur en sont d'autres exemples.

SIGNES Les signes sont des **données objectives** recueillies à partir des différentes techniques de l'examen physique : l'inspection, la palpation, la percussion et l'auscultation. Ils révèlent la présence évidente chez la personne d'une altération structurelle ou fonctionnelle, ou du moins indiquent la possibilité d'une telle altération. À l'inspection, l'infirmière peut, par exemple, noter un faciès crispé ou une rougeur au talon. À la palpation, elle détectera éventuellement une masse superficielle dans la région inguinale droite.

Il n'est pas toujours aussi facile de savoir à quelle catégorie appartiennent les diverses manifestations d'un problème de santé. Certaines d'entre elles peuvent se classer dans les deux catégories. Par exemple, si une personne rapporte qu'elle a vomi la veille, il s'agit d'un symptôme ; par contre, si elle vomit en présence de l'infirmière, il s'agira alors d'un signe. Il en est de même pour la dyspnée. La personne qui se plaint d'avoir de la difficulté à respirer exprime un symptôme ; l'infirmière doit chercher alors à déceler des signes qui confirmeraient ce symptôme, tels que la tachypnée, l'orthopnée, le tirage, la présence de bruits surajoutés ou la diminution des murmures vésiculaires à l'auscultation ou encore l'altération de la coloration.

EXAMEN PHYSIQUE L'examen physique consiste à faire l'examen du corps par les techniques d'inspection, de palpation, de percussion et d'auscultation en vue d'apprécier l'état structurel ou fonctionnel normal ou de détecter des signes inhabituels qui peuvent être systémiques (réponse fébrile) ou localisés (rougeur et chaleur à un doigt).

EXAMEN COMPLÉMENTAIRE L'examen complémentaire (appelé aussi examen paraclinique) nécessite d'avoir recours à du matériel pour obtenir diverses données objectives. L'électrocardiogramme, la glycémie capillaire, la saturométrie pulsatile en oxygène ainsi que les examens biochimiques, hématologiques et radiologiques sont des exemples d'examens complémentaires ou paracliniques utilisés pour préciser un diagnostic médical ou pour permettre de suivre l'évolution d'un problème de santé.

EXAMEN DE SANTÉ L'examen de santé est effectué en trois temps et en continuité. Il se présente d'abord sous la forme d'un questionnaire, puis de l'examen physique et enfin d'examens complémentaires dans un but de dépistage, de prévention, d'évaluation, de traitement ou de surveillance clinique d'une situation de santé chez une personne dans divers contextes de soins (santé scolaire, santé et sécurité au travail, soins à domicile, soins d'urgence, clinique externe, services de santé courants, soins hospitaliers de courte et de longue durée, centres de jour).

Chacun des trois temps de l'examen de santé est essentiel et contribue à l'élaboration du jugement clinique de l'infirmière en présence d'une personne qui requiert des soins de santé. Le questionnaire qui concerne l'histoire de santé et la collecte des données subjectives compose la partie la plus importante de l'examen. Il permet de recueillir environ 70 % de l'ensemble des informations et constitue la base de données qui oriente la suite de l'examen. L'examen physique proprement dit permet de recueillir entre 20 et 25 % des informations. Cependant, l'objectivité des informations obtenues leur confère une place stratégique essentielle dans le processus. Enfin, l'examen complémentaire permet de recueillir environ 10 % des informations (voir la figure 1.1).

Chacune des parties de l'examen de santé doit être effectuée avec précision et rigueur afin que les informations recueillies soient valides. Cependant, il existe des liens entre les parties de l'examen qui permettent d'orienter celui-ci dans une direction ou de préciser certaines informations tout au long de son déroulement en fonction de l'accumulation des données. Le questionnaire permet à l'infirmière de choisir judicieusement le type d'examen physique requis dans une situation particulière.

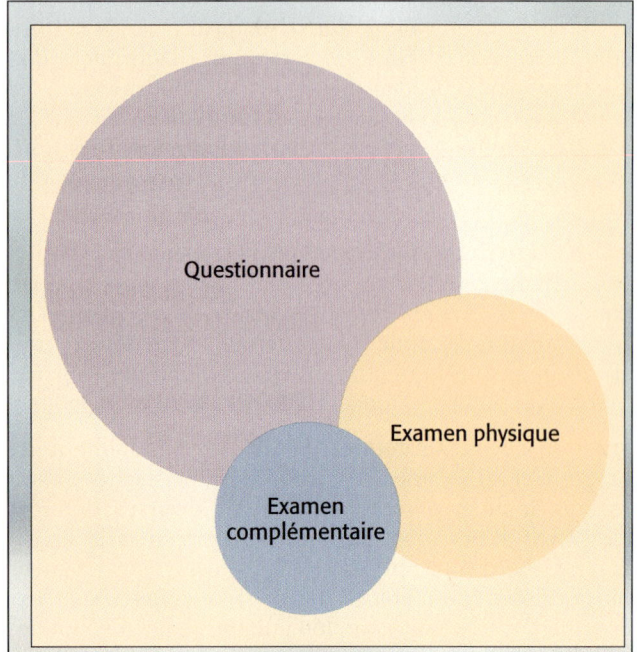

Figure 1.1 Les trois temps de l'examen de santé

Faut-il procéder à un examen complet ou partiel? Les observations recueillies lors de l'examen physique peuvent indiquer le retour au questionnaire ou encore l'utilisation d'un examen complémentaire précis. Par exemple, une information obtenue lors du questionnaire concernant l'apparition d'un engourdissement de la jambe gauche pendant une activité de marche suggérera à l'infirmière de procéder à une évaluation de l'irrigation artérielle des membres inférieurs au cours de l'examen physique. De la même manière, l'observation à l'auscultation de la présence de sibilants justifiera un retour au questionnaire concernant la fonction respiratoire afin d'en préciser certains éléments. Cette même information pourrait également être complétée par l'utilisation d'un test du débit expiratoire de pointe afin d'estimer le degré d'obstruction des voies aériennes.

BUTS DE L'EXAMEN CLINIQUE

L'examen clinique, élément essentiel de la collecte des données, a pour objet d'évaluer l'état de santé de la personne ainsi que son adaptation à cette situation en recueillant des données subjectives et objectives. L'examen clinique est réalisé dans les différents contextes où l'infirmière peut intervenir, soit la prévention et la promotion de la santé, le traitement, la réadaptation ainsi que l'éducation pour la santé. Il doit être intégré à la démarche systématique. Il détermine les assises du jugement clinique de l'infirmière ainsi que les choix effectués en regard de la planification, de l'application et de l'évaluation des interventions. La réalisation de l'examen clinique poursuit des buts spécifiques que différents types d'examen permettent d'atteindre. Ces buts seront définis dans les paragraphes suivants.

Déterminer les besoins de santé d'une personne

La collecte et l'analyse des données subjectives et objectives permettent: de déterminer les besoins de santé exigeant une intervention infirmière propre, ceux qui appellent une approche interdisciplinaire ainsi que ceux qui requièrent de consulter un autre professionnel. Ces méthodes permettent également de prioriser les problèmes de santé présentés par la personne et d'identifier les alertes cliniques menaçant ses fonctions vitales; de dépister la présence de certains facteurs de risque qui seraient susceptibles de causer un nouveau problème de santé; d'établir des objectifs de soins appropriés; et, enfin, d'identifier les ressources dont dispose la personne ainsi que les stratégies qu'elle déploie pour s'ajuster au problème de santé.

Assurer la surveillance clinique requise

Tout au long d'un épisode de soins, l'examen clinique est nécessaire pour évaluer la stabilité de l'état clinique de la personne. L'examen clinique permet d'identifier tout signe ou symptôme de déséquilibre affectant l'état de santé; de relever des observations précises et uniques lorsqu'une situation clinique évolue subitement ou lorsque tout nouveau signe ou symptôme inattendu apparaît; de colliger en profondeur des observations longitudinales sur l'évolution d'un problème de santé; de dépister la présence de certains facteurs de risque de complications; et enfin de contribuer aux méthodes diagnostiques en décelant certaines indications requérant des examens complémentaires supplémentaires au moment le plus approprié en fonction de l'état clinique.

Évaluer les soins et les traitements reçus tout au long du processus thérapeutique

Les données recueillies lors de l'examen clinique serviront concrètement à l'évaluation des résultats obtenus à la suite du plan de soins et de traitements. L'examen clinique permet de déceler tout signe manifeste d'amélioration et de détérioration; de repérer rapidement des effets secondaires ou des signes d'intolérance apparaissant après certains traitements ; et, enfin, d'évaluer les réactions de la personne aux interventions réalisées.

Contribuer aux activités de l'équipe interdisciplinaire

En pratique clinique, chaque professionnel interprète les problèmes de santé et les besoins de la personne du point de vue de sa propre discipline. Dès que l'on reconnaît qu'un problème de santé exerce un impact sur plusieurs composantes d'un être humain et plusieurs facettes de sa vie, le travail en collaboration avec d'autres professionnels devient impératif. L'interdisciplinarité élargit la capacité des intervenants de résoudre des problèmes complexes, ce que ne leur permet pas la vision réductionniste de leur discipline. L'interdisciplinarité est la caractéristique d'une véritable équipe intégrée, au sein de laquelle chacun contribue, selon ses propres capacités, à une démarche commune en vue d'un objectif commun. De façon plus spécifique, la collaboration évoque le partage de la résolution de problèmes, le choix des buts et la prise de décision à l'intérieur d'une structure de collégialité et de confiance mutuelle, basée sur le partage des connaissances et de l'information. On assiste ainsi à l'utilisation combinée des savoirs scientifiques et du processus d'action à partir de l'évaluation globale jusqu'à l'application du plan d'interventions.

Dans cette perspective, l'examen clinique constitue un instrument de communication permettant aux professionnels de transmettre et de partager les informations cliniques concernant la personne soignée tout au long d'un épisode de soins. Ainsi, les professionnels partageront le langage de l'examen physique, c'est-à-dire de l'évaluation des signes objectifs, et ils s'enrichiront mutuellement de leurs différents points de vue sur la compréhension de la personne, de sa situation de santé, c'est-à-dire l'histoire de santé. L'infirmière occupe une position stratégique au sein d'une équipe interdisciplinaire et ce dans divers contextes de soins. Elle collabore au dépistage et à l'évaluation des besoins de santé et assure la continuité de la surveillance clinique lors d'un épisode de soins. L'utilisation adéquate de l'examen clinique, incluant l'examen physique, permet à l'infirmière d'apporter une contribution importante à l'équipe interdisciplinaire.

DÉMARCHE SYSTÉMATIQUE DANS LA PRATIQUE INFIRMIÈRE

Lors d'une situation de consultation clinique, chaque professionnel utilise une démarche systématique en vue de répondre aux besoins et aux attentes de la personne qui requiert des soins et des services de santé. Cette démarche découle de la méthode de résolution de problèmes. Il s'agit d'un processus intellectuel faisant appel à la fois à la réflexion et à l'action dans le but de trouver une solution satisfaisante à un problème. Davantage structurée sur le plan stratégique, la démarche systématique comprend cinq étapes successives qui sont la collecte des données, l'analyse, la planification, l'intervention et l'évaluation. Pendant chacune de ces étapes, le professionnel de la santé applique de manière simultanée ou successive ses capacités de réflexion et d'action en vue de répondre aux besoins de la personne. Par exemple, l'étape de la collecte des données requiert une attention et une réflexion approfondies ainsi que la capacité d'agir en utilisant de manière appropriée les diverses procédures de l'examen physique afin de recueillir le plus d'informations subjectives et objectives possibles.

Chaque professionnel entreprend une collecte ou rassemble des données afin de soutenir sa démarche systématique et a recours à un corpus de connaissances propre à sa discipline pour interpréter les problèmes de santé de la personne, ainsi que ses besoins. Par exemple, le médecin conduira l'examen clinique de la personne à la recherche des signes et des symptômes qui lui permettront d'établir un diagnostic et de traiter une affection ; le nutritionniste clinique portera une attention particulière aux mesures anthropométriques, ainsi qu'à l'évaluation de l'état nutritionnel de la personne ; de son côté, le physiothérapeute sera préoccupé davantage par l'évaluation de l'appareil locomoteur, l'amplitude des mouvements et la force musculaire. À la lumière des informations recueillies lors de l'examen clinique, chaque professionnel prend la décision d'intervenir lui-même pour résoudre le problème, de recourir à une approche interdisciplinaire ou encore de demander une consultation par un professionnel d'une autre discipline.

Dans l'exercice de sa profession, l'infirmière adopte également une démarche systématique, appelée aussi démarche de soins. Les valeurs qui orientent l'exercice infirmier sont liées à une façon particulière de considérer la personne, la santé, l'environnement et le soin. Ces concepts constituent les assises de l'exercice de la profession d'infirmière et ont été définis par l'Ordre des infirmières et infirmiers du Québec (1996) comme suit. La **personne** est un tout indivisible, unique et en devenir agissant en conformité avec ses choix, ses valeurs et ses croyances ainsi que ses capacités. La **santé** est un processus dynamique et continu dans lequel une personne aspire à un état d'équilibre favorisant son bien-être et sa qualité de vie. L'**environnement** est un ensemble d'éléments constitutifs d'un milieu qui entre en interaction circulaire avec la personne. Cet ensemble comprend les dimensions physique, psychosociale, politique, économique, spirituelle, culturelle et organisationnelle. Le **soin** est un processus dynamique visant la promotion, le maintien ou l'amélioration de la santé d'une personne, la prévention de la maladie et la réadaptation. Ce processus englobe les activités liées au traitement médical ainsi que l'enseignement et le soutien à la personne. Ces quatre concepts ne sont pas spécifiques aux soins infirmiers ; cependant, les multiples relations qui existent entre eux et l'étude de leurs interactions constantes constituent un centre d'intérêt du domaine des soins infirmiers et orientent la pratique infirmière. Dans le présent ouvrage, ces concepts ont servi de guide à l'élaboration des questionnaires généraux dans tous les chapitres qui l'exigeaient.

Dans le but de relier les étapes de la démarche systématique et la perspective infirmière des concepts de la personne, de la santé, de l'environnement et du soin, l'infirmière se réfère à un modèle conceptuel. Un modèle conceptuel constitue une conception claire et explicite de la discipline. Il s'agit d'une image de la profession et, en cela, il représente une vision structurée du service rendu à la société.

Par exemple, selon le modèle de Virginia Henderson, les soins infirmiers ont pour objet de rétablir l'indépendance de la personne dans la satisfaction de ses besoins fondamentaux. Le modèle de Dorothea Orem explicite la théorie de l'autosoin et propose le développement de la capacité d'autosoins dans les phases de décision et d'exécution. Le modèle de Callista Roy est orienté vers les effets souhaités chez la personne et s'intéresse aux modes d'adaptation et aux mécanismes régulateurs et cognitifs, alors que le modèle McGill de Moyra Allen est orienté vers la famille et vise la promotion de la santé dans la famille par le « Situation-Responsive Nursing ».

Les éléments d'un modèle orientent la pratique professionnelle, lui donnent un sens et déterminent les activités de l'infirmière en décrivant les liens qui existent entre les concepts de la personne, de la santé, de l'environnement et du soin. Ils influent ainsi directement sur toutes les étapes de la démarche systématique depuis la phase de l'évaluation initiale jusqu'à la réalisation et l'évaluation des interventions. Cette démarche comprend cinq étapes qui sont la collecte des données, l'analyse, la planification, l'intervention et l'évaluation. Dans cette perspective, le modèle conceptuel utilisé fournira à l'infirmière un cadre d'interprétation particulier de la collecte des données, lequel se traduira par la construction d'un questionnaire spécifique inspiré de celui-ci. Le recours à un modèle assure la cohérence de la démarche individuelle et facilite la communication, ainsi que la continuité des soins auprès des membres de l'équipe soignante.

Première étape : la collecte des données

La collecte des données amorce le processus de la démarche systématique ; cependant, tout au long de la démarche, la collecte est alimentée par de nouvelles informations. La collecte des données vise à rechercher des informations permettant de décrire et de comprendre pourquoi une personne requiert des soins de santé ; les données continuellement recueillies permettent ainsi au personnel soignant de s'ajuster en permanence à la situation.

Cette phase est cruciale. En effet, c'est à partir des informations recueillies que les étapes subséquentes de la démarche, soit l'analyse, la planification, l'intervention et l'évaluation, seront établies. Une collecte des données incomplète ou superficielle pourrait entraîner un jugement clinique inadéquat et, par la suite, une intervention inappropriée. Deux types de données sont recueillies, soit les données subjectives ou symptômes et les données objectives ou signes. Ces données sont généralement consignées à l'aide d'un questionnaire portant sur l'histoire de santé antérieure et actuelle de la personne et d'un formulaire d'observations cliniques.

> **PERSPECTIVE CONCEPTUELLE INFIRMIÈRE**
>
> **Données subjectives.** À cette étape, les modèles conceptuels orientent la nature des informations requises et le type de questions qui seront posées à la personne. Par exemple, le modèle de Henderson détermine le niveau d'indépendance de la personne dans la satisfaction de ses quatorze besoins fondamentaux ; le modèle d'Orem évalue la relation entre la capacité d'autosoin et les exigences d'autosoin ; le modèle de Roy évalue les comportements adaptés ou non adaptés du client, ainsi que les stimuli ; le modèle McGill évalue la situation en termes d'effets sur l'organisation de la famille, sur les rôles et sur les relations familiales, ainsi que sur le processus d'apprentissage.
>
> **Données objectives.** Cette partie de la collecte des données n'est pas soumise à l'interprétation que reflètent les modèles conceptuels, puisque les données sont fondées sur des connaissances anatomiques et physiologiques. Les informations sont recueillies directement à partir de « l'individu biologique », par organe, par système, par fonction ou par région topographique. Cette partie objective de la collecte des données, que constitue l'examen physique, est effectuée de manière similaire par différents professionnels de la santé.

Lors de la collecte des données, l'infirmière cherche à établir des liens entre les concepts de la personne, de la santé, de l'environnement et du soin. Il existe des relations entre ces concepts et ils s'influencent mutuellement. Par exemple, la personne interagit avec son environnement ; l'environnement peut offrir du soutien ou imposer des contraintes qui se répercuteront sur la santé de la personne ; l'état de santé joue un rôle sur les capacités de la personne ; les capacités de la personne facilitent ou non sa collaboration aux soins et la nature des soins prodigués aura des conséquences sur la personne, sur son état de santé et sur son environnement. Il est possible d'établir ainsi de multiples relations circulaires entre ces concepts, d'où l'importance pour l'infirmière de se pencher sur eux. L'identification de ces relations constitue une caractéristique unique du domaine des soins infirmiers. L'infirmière détermine les besoins en matière de santé non seulement à partir des manifestations subjectives et objectives mais également à partir de l'expérience actuelle de la santé telle qu'elle est vécue par la personne.

Deuxième étape: l'analyse

Cette étape consiste à interpréter et à analyser les données recueillies en vue de déterminer la nature du problème. L'infirmière prend, au cours de cette étape, la décision d'intervenir elle-même pour résoudre le problème, de recourir à une approche interdisciplinaire ou encore de demander une consultation à un professionnel d'une autre discipline. L'analyse permet également de détecter des problèmes de santé qui menacent les fonctions vitales.

Cette étape fait appel à l'aptitude de l'infirmière à raisonner, à penser, à réfléchir, à rendre plus claire et plus précise la situation de santé soumise à l'analyse. Tout au long de la démarche systématique, l'infirmière exerce son jugement clinique mais, à l'étape de l'analyse, le raisonnement critique prend une importance particulière, car il construit véritablement le socle sur lequel l'intervention infirmière sera élaborée. Le raisonnement critique est un processus qui permet d'affiner le jugement clinique de l'infirmière et, en cela, il comporte une séquence d'actions particulières. Selon Rubenfeld et Schiffer (1999), cette séquence débute lors de la collecte des données et se poursuit lors de l'analyse. Les informations subjectives et objectives sont d'abord recueillies en vue de les interpréter. Afin de leur donner un sens, ces données sont soumises à un processus d'interprétation composé des phases successives suivantes.

- L'infirmière clarifie d'abord ses premières impressions. Son impression générale de la situation de santé la guidera dans le raffinement de la collecte des données.
- Puis, elle fait appel aux connaissances bio-psycho-sociales précédemment acquises pour comparer les données recueillies aux normes connues en vue de déterminer les observations courantes et les particularités.
- Ensuite, elle formule des premières hypothèses en utilisant à nouveau ses connaissances cliniques préalables dans divers domaines reliés aux sciences infirmières.
- Par la suite, elle recherche des associations de signes et de symptômes en regroupant et en catégorisant les données subjectives et objectives. Elle sélectionne des données recueillies à l'examen clinique, en élimine certaines, en explore d'autres ou les valide par de nouvelles questions ou par un examen physique complémentaire. Une fois encore, elle catégorise ces nouvelles informations.
- Ensuite, elle réfléchit aux conclusions plausibles. Elle consulte à nouveau les données initiales, confronte certaines données entre elles, s'interroge sur ses intuitions cliniques et compare ses hypothèses. Cette partie de l'analyse peut susciter de nouvelles hypothèses cliniques qui seront interprétées, distinguées les unes des autres, justifiées et validées à nouveau en tenant compte des connaissances scientifiques ainsi que de l'unicité de la personne qui consulte.
- Enfin, elle émet ses conclusions sur la situation de santé en vue de les valider auprès de la personne et d'enclencher l'étape de planification des soins.

Tout au long de sa démarche, l'infirmière doit être consciente des liens qui existent entre la collecte des données et l'analyse. En effet, la collecte d'informations subjectives et objectives de qualité et l'analyse permettant de leur donner un sens sont complémentaires et constituent la base d'un jugement clinique sûr.

Troisième étape: la planification

Cette étape consiste à décrire ce que l'infirmière doit mettre en œuvre pour répondre aux besoins ou aux attentes de

---

PERSPECTIVE CONCEPTUELLE INFIRMIÈRE

Selon les divers modèles utilisés, la formulation du résultat de l'analyse peut varier. Les modèles orientés vers les besoins de la personne, ceux de Henderson ou d'Orem par exemple, adopteront la terminologie du diagnostic infirmier ou celle des problèmes actuels, potentiels et possibles, ou encore celle des problèmes infirmiers ou traités en collaboration. Le modèle de Roy énonce le résultat de l'analyse comme étant un problème d'adaptation dans un mode particulier alors que le modèle McGill décrit le problème en termes d'adaptation, «coping», aux événements de la vie, y compris la maladie. Les modèles orientés vers la famille utilisent de préférence le terme d'hypothèse à celui de diagnostic, puisque le résultat de l'analyse de l'infirmière est une proposition présentée au client et non une décision: en effet, il est convenu que la situation de santé peut changer, car elle est en relation simultanée avec l'environnement; ainsi, le client agit comme un partenaire tout au long du processus.

> **PERSPECTIVE CONCEPTUELLE INFIRMIÈRE**
>
> Les modèles conceptuels proposent des façons uniques d'envisager la planification des interventions. Par exemple, pour Henderson, il s'agit de conserver ou de rétablir l'indépendance du client dans la satisfaction de ses besoins fondamentaux ou de lui procurer une mort paisible; pour Orem, il s'agit de soutenir la capacité d'autosoin de la personne selon un système entièrement compensatoire, partiellement compensatoire ou de soutien-éducation; dans le modèle McGill, l'infirmière aide la famille à reconnaître son potentiel et ses forces, à analyser les solutions possibles au problème et à développer un plan en tenant compte de ses forces.

la personne, tels qu'on les a préalablement identifiés. La planification comprend l'établissement des priorités de soins, la détermination des objectifs ou des résultats attendus ainsi que l'élaboration des interventions infirmières requises pour surveiller, prévenir, atténuer ou corriger les problèmes décelés ou répondre aux attentes de la personne.

Quatrième étape: l'intervention

L'intervention consiste à appliquer les soins qui ont été planifiés.

> **PERSPECTIVE CONCEPTUELLE INFIRMIÈRE**
>
> Les modèles conceptuels déterminent la prestation des soins infirmiers. Par exemple, pour Henderson, l'infirmière ajoute, augmente, complète, remplace, renforce ou substitue certains éléments en vue de satisfaire les besoins fondamentaux. L'infirmière qui utilise le modèle d'Orem accomplit l'autosoin, compense les incapacités de la personne à s'engager dans l'autosoin, soutient et protège la personne, enseigne. L'intervention infirmière dans le modèle McGill privilégie la collaboration et l'apprentissage, ce qui amène l'infirmière à collaborer, à être une personne-ressource, à guider et à enseigner.

Cinquième étape: l'évaluation

L'évaluation, dernière étape de la démarche, est nécessaire à l'appréciation de l'atteinte des objectifs de soins. À cette étape du processus, les données recueillies lors de l'examen clinique sont très précieuses, puisqu'elles deviennent des indices d'évaluation permettant de mesurer le changement, soit l'amélioration ou la détérioration de l'état de santé. Cette étape d'évaluation finale recoupe la collecte de données initiale de façon circulaire pour amorcer une nouvelle démarche systématique.

> **PERSPECTIVE CONCEPTUELLE INFIRMIÈRE**
>
> Les éléments caractéristiques de la collecte des données subjectives et objectives s'appliquent à nouveau lors de l'évaluation. Selon le modèle utilisé et la situation, l'infirmière choisit certaines observations pour établir les indicateurs de l'évaluation de la qualité des soins lors de l'étape de planification.

À cette dernière étape de la démarche systématique, il est pertinent d'évaluer de manière rétrospective chacune des étapes individuellement afin de déceler certains oublis ou encore des interprétations erronées qui pourraient expliquer les résultats négatifs obtenus lors de l'évaluation ou encore faire ressortir les éléments qui expliquent le succès de la démarche.

L'infirmière utilise donc dans sa pratique une démarche systématique, découlant de la méthode de résolution de problème, dont le processus intellectuel, qui mobilise à la fois la réflexion et l'action, est guidé par le choix d'un modèle conceptuel. Le modèle donne un sens à la démarche et détermine les activités de soins infirmiers depuis la phase de l'évaluation initiale jusqu'à la réalisation et l'évaluation des interventions.

Processus linéaire et circulaire

La pratique courante de l'examen clinique peut être abordée selon une perspective linéaire et circulaire. L'approche est d'abord linéaire au cours de la consultation pour permettre une identification préliminaire du problème. En effet, lors d'une demande de soins, l'examen clinique fournit les informations de base qui serviront d'assises à l'analyse ainsi qu'au plan d'interventions. L'infirmière utilise successivement les quatre premières étapes de la démarche systématique, soit la collecte des données, l'analyse, la planification et l'intervention, afin de préciser le problème et l'intervention appropriée. Chacune des étapes de la démarche de soins est tributaire de l'exactitude de l'étape qui la précède. La cinquième étape, soit l'évaluation, est prévue lors de la planification des soins mais elle est généralement effectuée plus tard, selon le délai prévu. Par la suite, cette approche doit être circulaire pour assurer un processus constant d'analyse entre les différentes phases de la démarche durant celle-ci et lors de l'évaluation (voir la figure 1.2).

Dès que l'infirmière entreprend sa collecte de données, la démarche d'analyse et la production d'hypothèses s'enclenchent et lui permettent de sélectionner les données les plus pertinentes. L'infirmière doit garder à l'esprit que la personne soignée elle-même, ou un membre de l'équipe interdisciplinaire, peut ajouter à tout moment de nouvelles informations, que la situation peut évoluer de façon soudaine et inattendue et que les résultats des examens paracliniques peuvent susciter des questionnements. Cette réalité justifie donc le retour à une étape précédente de la démarche afin d'en assurer l'exactitude. Enfin, les résultats de l'évaluation doivent non seulement mesurer les effets de l'intervention, mais également aider à apprécier l'exactitude et la précision des étapes successives de la démarche, puisque chacune d'elles compte dans les résultats obtenus. Des boucles de rétroactions évaluatives se succèdent et l'approche devient alors circulaire (voir la figure 1.2).

L'apport de l'examen clinique dans l'approche circulaire de la démarche systématique est primordial. L'examen clinique sert à recueillir des données initiales lors de la première étape de la démarche systématique. Puis, il permet, tout au long de l'épisode de soins, d'évaluer les résultats obtenus par les différents traitements entrepris, soit la présence de tout indicateur d'amélioration ou de détérioration de l'état de la personne. Il est donc essentiel de procéder régulièrement à un réexamen clinique pendant et après chacune des phases de la démarche systématique afin d'évaluer l'évolution clinique et de s'assurer de l'exactitude et de la pertinence des décisions prises. L'examen clinique n'est jamais terminé et il demeure en évolution tout au long de l'épisode de soins. Ce processus constant de réexamens cliniques contribue à la réalisation de l'approche circulaire de la démarche systématique et assure l'exactitude de la phase d'évaluation.

DIFFÉRENTS TYPES D'EXAMEN CLINIQUE

Il existe quatre différents types d'examen clinique. Ce sont :
– l'examen clinique complet de la tête aux pieds ;
– l'examen clinique partiel ;

Figure 1.2 Processus linéaire et circulaire de la démarche systématique

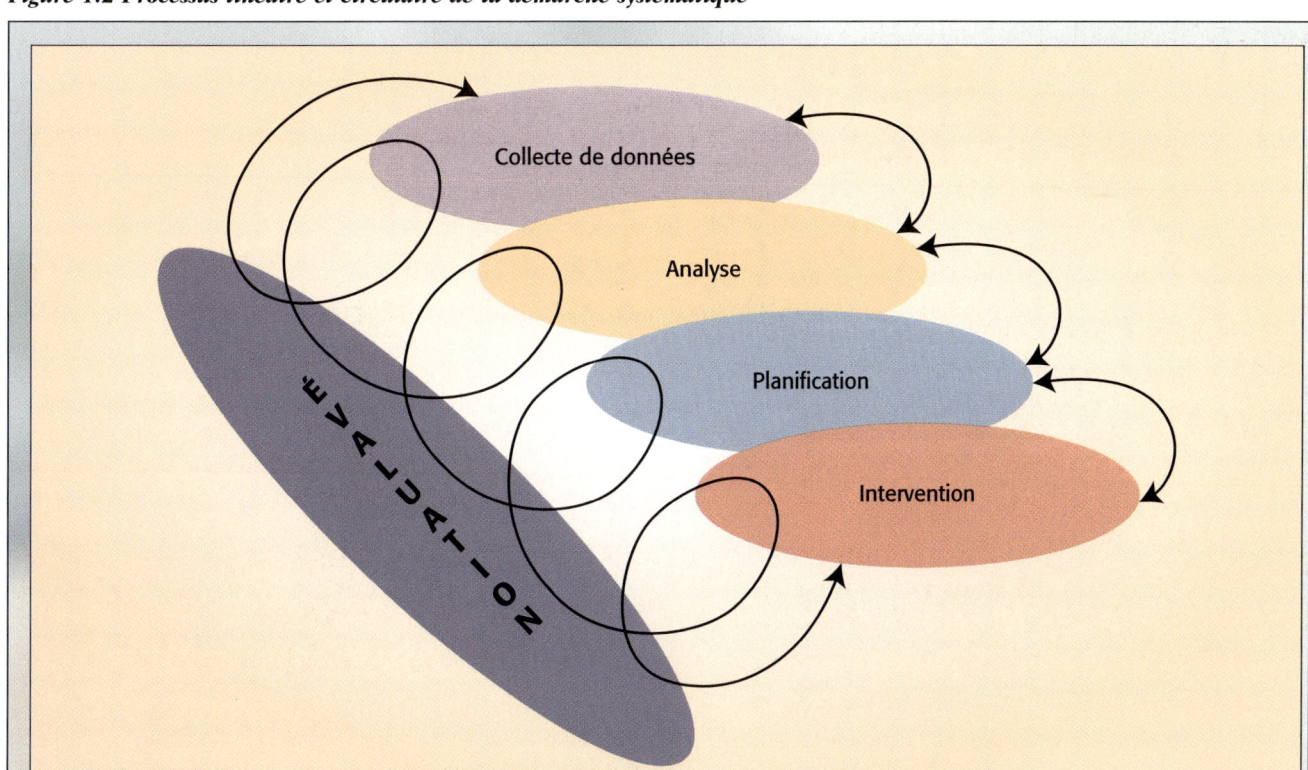

- l'examen clinique centré sur un symptôme en particulier ;
- l'examen clinique réalisé dans une situation d'urgence.

Le choix du type d'examen clinique que l'infirmière doit effectuer lors de la phase de collecte des données dépend de plusieurs facteurs en jeu chez la personne et, en particulier :
- de son état de santé antérieur et actuel ;
- de son âge ;
- de son intérêt et de sa capacité à collaborer ;
- de la présence de facteurs de risque d'une complication ou de perte de l'autonomie ;
- de ses habitudes de vie et de promotion de la santé ;
- de son environnement ;
- de l'urgence de ses besoins de santé.

Examen clinique complet de la tête aux pieds

Un examen clinique complet est nécessaire la première fois que la personne vient en consultation ou est admise dans un établissement de santé. L'examen complet permet d'obtenir des données de base nécessaires à la détermination des besoins actuels et à la planification des soins ; il permet aussi de suivre l'évolution de la situation en facilitant la comparaison. Un examen clinique complet peut également être fait périodiquement avec un objectif de prévention et de promotion de la santé, dans un contexte de soins primaires, par exemple.

L'examen clinique complet comprend les données subjectives et objectives descriptives de l'ensemble de l'état de santé d'une personne ainsi que de toutes les fonctions de son organisme. Il peut être entièrement réalisé par une infirmière dans certains contextes, notamment dans les cliniques de soins de santé de première ligne, lors des soins à domicile, ou dans des dispensaires de services de santé établis en régions éloignées ou isolées du Québec. Dans d'autres situations, comme lors d'une admission dans un centre hospitalier, il est courant que l'infirmière réalise une évaluation de l'ensemble des besoins perçus par la personne en plus d'un examen physique sommaire incluant essentiellement l'inspection globale et les paramètres vitaux.

Examen clinique partiel

Au cours d'un épisode de soins ou lors d'une visite de relance, l'infirmière réalise, après avoir terminé la collecte de données, un examen partiel chaque fois qu'elle est en contact avec la personne. Cet examen regroupe différents type de données, selon le problème de santé ou le stade de son évolution. Par exemple, si la personne admise à l'hôpital à la suite d'un problème d'arythmie cardiaque a besoin d'une anticoagulothérapie, l'infirmière devra non seulement procéder au minimum à la mesure des paramètres vitaux et à une inspection pour rechercher tout site éventuel d'hémorragie mais également vérifier régulièrement les résultats des différents prélèvements sanguins effectués pour surveiller la coagulation. Ce type d'examen sert donc notamment à évaluer les réponses d'une personne à un traitement quelconque. Dans une autre situation, notamment lors de la planification d'un retour à domicile, l'infirmière veillera à procéder à un examen clinique partiel pour pouvoir estimer les besoins éventuels de la personne et de sa famille après son départ du centre hospitalier. Une infirmière pratique également au quotidien ce type d'examen auprès des personnes dont elle supervise les soins. Cependant, elle doit demeurer à l'affût de toute condition justifiant de recourir à un examen clinique complet.

Examen clinique centré sur un symptôme en particulier

L'infirmière procède à l'examen clinique centré sur un symptôme ou sur un problème lorsqu'elle connaît déjà la personne et qu'elle peut consulter des données préalablement consignées au dossier. Il s'agit alors pour elle de recueillir des données subjectives et objectives circonscrites autour du problème ou du symptôme présenté. Citons par exemple le cas suivant : une infirmière accueille en clinique externe une personne venue faire changer son pansement. Cette personne a subi un drainage d'abcès deux jours auparavant. L'infirmière, à l'aide d'un court questionnaire, pourra déterminer si la personne contrôle sa douleur, si elle a noté éventuellement des signes d'infection ou si elle est préoccupée par un problème particulier. Elle procédera ensuite à la mesure de la température corporelle puis à l'inspection et à la palpation du site de l'abcès ainsi que des ganglions lymphatiques présents dans cette zone. Ce type d'examen peut également être effectué lors d'une hospitalisation si la personne signale à l'infirmière qu'elle a des étourdissements depuis le matin. Dans ce cas-là, un questionnaire permettra non seulement à l'infirmière de cerner l'ensemble du phénomène d'étourdissement mais également d'évaluer les effets possibles à court terme sur la santé de la personne (le risque de chute, par exemple) et finalement de déterminer si elle doit demander conseil à un autre professionnel de la santé sur ce symptôme ou si elle peut agir seule.

Examen clinique effectué dans une situation d'urgence

L'examen clinique effectué dans une situation d'urgence doit être essentiellement centré sur l'évaluation de l'état des fonctions vitales de la personne. En quelques secondes, l'infirmière évalue l'état des voies respiratoires, la respiration, la circulation et l'état de conscience. Cet examen sert uniquement à assurer à court terme la survie de la personne en lui procurant dans les plus brefs délais les soins requis pour la sauvegarde des fonctions vitales. La méthode mnémotechnique la plus courante utilise les lettres A,B,C et D. La lettre **A,** qui correspond à la première lettre de *airway,* signifie l'évaluation de la perméabilité des voies respiratoires ; **B,** pour *breathing,* signifie l'évaluation de la respiration ; **C,** pour *circulation,* signifie l'évaluation de l'hémodynamie, et finalement la lettre **D,** pour *deficit,* désigne l'évaluation de l'état neurologique de la personne.

EXERCICE INFIRMIER AU QUÉBEC

La *Loi sur les infirmières et infirmiers du Québec*

Au Québec, l'exercice infirmier est encadré légalement par la *Loi sur les infirmières et infirmiers du Québec (1973),* dont les articles 36 et 37 précisent le champ d'exercice de la profession.

> Art. 36. Constitue l'exercice de la profession d'infirmière ou d'infirmier tout acte qui a pour objet d'identifier les besoins de santé des personnes, de contribuer aux méthodes de diagnostic, de prodiguer et contrôler les soins infirmiers que requièrent la promotion de la santé, la prévention de la maladie, le traitement et la réadaptation, ainsi que le fait de prodiguer des soins selon une ordonnance médicale.

> Art. 37. L'infirmière et l'infirmier peuvent, dans l'exercice de leur profession, renseigner la population sur les problèmes d'ordre sanitaire.

L'examen clinique, y compris les techniques d'examen physique, fait partie des exigences de la pratique infirmière. Nous avons préalablement vu, dans la partie consacrée aux buts de l'examen clinique, que chaque élément de l'exercice infirmier est tributaire de l'utilisation adéquate de l'examen clinique. En effet, l'infirmière doit savoir évaluer correctement et au complet l'état de santé afin d'être en mesure d'assumer les responsabilités suivantes liées à tous les aspects de son exercice :
– identifier les besoins de santé des personnes ;
– contribuer aux méthodes de diagnostic ;
– prodiguer et contrôler les soins infirmiers que requièrent la promotion de la santé, la prévention de la maladie, le traitement et la réadaptation ;
– prodiguer des soins selon une ordonnance médicale ;
– renseigner la population sur des problèmes d'ordre sanitaire.

L'infirmière doit constamment se préoccuper d'effectuer l'examen clinique avec diligence et précision. Celui-ci constitue un des déterminants les plus importants de la qualité de ses interventions. En cela, il lui permet d'assumer les responsabilités liées à tous les aspects de son exercice en assurant l'exactitude et la pertinence de la collecte des données nécessaire à la réalisation et à l'évaluation de toute démarche systématique.

Notion de prudence dans la pratique infirmière

L'infirmière est responsable, en tout temps, des soins qu'elle prodigue aux clients. Elle est imputable des décisions prises dans l'exercice de ses fonctions et elle est tenue d'utiliser des processus de décision et des pratiques de soins conformes aux connaissances scientifiques actuelles. Dans cette perspective, l'action professionnelle de l'infirmière doit être empreinte de la notion de prudence qui sous-tend l'exercice infirmier et assure la sécurité des personnes.

La notion de prudence en soins infirmiers a été ainsi décrite par Dorothea Orem (1987) :

> La prudence consiste à poser tel ou tel acte à des moments particuliers, à la lumière de ce que l'on sait de la situation. La prudence en matière de soins infirmiers est l'aptitude qui habilite les infirmières à demander conseil dans des situations nouvelles ou difficiles, à porter des jugements adéquats sur ce qu'il faut faire ou éviter quand des conditions spécifiques se produisent ou évoluent subitement en clinique, à décider d'agir d'une certaine façon et à passer à l'action.

Cette définition de la notion de prudence met en évidence la responsabilité qu'a l'infirmière de procéder à une collecte de données complète et précise incluant les éléments subjectifs et objectifs. La pratique pertinente et adéquate de l'examen clinique est un déterminant de la notion de prudence, puisqu'elle permet d'évaluer correctement la condition de santé des personnes, d'établir des priorités et des objectifs de soins appropriés, de surveiller l'évolution d'une situation et de transmettre aux membres de l'équipe interdisciplinaire des renseignements écrits et verbaux précis et complets. L'examen clinique assure à l'infirmière la capacité de justifier en tout temps son processus de jugement clinique. En ce sens, l'exercice infirmier empreint de prudence est nécessaire pour la protection du public tout autant que pour la protection de l'infirmière elle-même.

Enfin, l'application de la notion de prudence renvoie au souci de compétence qui caractérise la pratique professionnelle, c'est-à-dire à l'engagement professionnel de l'infirmière de maintenir à jour ses connaissances et ses habiletés de manière à agir en tout temps avec prudence.

LE PASSÉ, LE PRÉSENT ET L'AVENIR DE L'EXAMEN CLINIQUE DANS LA PRATIQUE INFIRMIÈRE

Le passé

L'évaluation des besoins de santé d'une personne ainsi que la surveillance constante de ses réactions lors d'un problème de santé sont des composantes du rôle de l'infirmière depuis longtemps. En effet, dès 1859, Florence Nightingale insistait sur l'importance de l'observation pour améliorer les soins. Elle soulignait la nécessité pour l'infirmière d'observer le faciès et le corps de la personne afin de noter la coloration, la température, l'état musculaire, l'état nutritionnel, l'hydratation, ainsi que le rythme des pulsations artérielles. L'infirmière devait également examiner attentivement l'utérus gravide chez les parturientes.

Au début du vingtième siècle, on assiste à l'amorce du développement des services de santé au Québec. À cette époque, les soins médicaux et hospitaliers ne relevaient pas des services publics et les infirmières prodiguaient à la population la majeure partie des soins de santé. Dans certaines villes ou dans certaines régions, l'infirmière était souvent la seule professionnelle de la santé qui assurait le suivi de patients et de familles entières. Ainsi, les infirmières de l'Ordre de Victoria dispensaient des soins à domicile après une hospitalisation ou après une intervention chirurgicale. Les premières unités sanitaires ont vu le jour en 1926 au Québec; les infirmières y exerçaient principalement des activités de prévention primaire pour les enfants. À la fin des années 30, au moment de l'essor de la colonisation en Abitibi et en Gaspésie, des infirmières assuraient, seules, un ensemble de soins de santé dans des dispensaires. Peu d'écrits relatent cette période de l'histoire des soins infirmiers, mais on peut formuler l'hypothèse que l'examen clinique occupait une place importante dans la pratique de ces infirmières puisqu'elles soignaient, en toute autonomie, des bébés et leur mère, des enfants, des travailleurs, des malades et des blessés, des familles et des villages entiers. Elles avaient également pour charge de diriger les malades vers les médecins et de faire le suivi du traitement.

La mise en place d'un régime universel et accessible de soins de santé et de services sociaux, en 1965, a modifié cette situation en augmentant le nombre de centres hospitaliers et de cliniques médicales et en créant un réseau de Centres locaux de services communautaires (CLSC). À partir de ce moment, la pratique infirmière fut davantage encadrée dans des centres hospitaliers limitant malheureusement l'examen clinique à la surveillance des signes vitaux, ainsi qu'à la collecte de données subjectives. En 1985, l'Ordre des infirmières et infirmiers du Québec précisait, dans le document intitulé *Normes et critères de compétence pour les infirmières et les infirmiers* (OIIQ, 1985), que l'examen physique devait s'intégrer dans la démarche de soins. À cet égard, la norme 1.2 établissait que : « L'infirmière utilise les méthodes d'observation en fonction des buts qu'elle poursuit, méthodes telles que : auscultation, palpation, percussion, inspection. » (OIIQ, 1985, p.12) Elle soulignait ainsi la nécessité de procéder à un examen physique afin d'évaluer les signes que présente la personne. De plus, en octobre 1996, l'OIIQ précisait, dans un document intitulé *Perspectives de l'exercice de la profession infirmière*, que l'infirmière devait procéder à la surveillance clinique du client et être à l'affût de tous signes de déséquilibre. Néanmoins, les divers programmes d'enseignement des soins infirmiers, tant au niveau collégial qu'universitaire, accordaient davantage d'importance à la collecte de données subjectives et à l'évaluation des variables psychosociales qu'aux techniques de l'examen physique. Cependant, il faut noter tout de même que les infirmières exerçant leurs activités dans les centres de santé situés en régions éloignées, dans les CLSC, au domicile des patients, dans les écoles ou dans les services de pédiatrie, ont souvent intégré dans leur pratique professionnelle un examen clinique composé d'un bilan de santé et d'un examen physique.

Le présent

Depuis les dix dernières années au Québec, deux facteurs ont modifié de manière importante les modes de prestation de soins dans le réseau de la santé et, par suite, l'exercice de la profession d'infirmière : le développement scientifique et technologique et la Réforme du système de soins de santé et des services sociaux (1990). Les découvertes scientifiques importantes et les innovations technologiques ont rendu accessibles des traitements médicaux plus efficaces et des interventions moins invasives. Ces percées ont soutenu la réforme du système de soins de santé et la mise en place du virage ambulatoire. Ce virage fait en sorte que diverses clientèles soient davantage soignées en dehors des centres hospitaliers, notamment dans les cliniques externes et ambulatoires, les centres de jour, les unités d'hospitalisation d'un jour, les CLSC et à domicile. On note également, dans ce contexte, que les durées d'hospitalisation sont écourtées et limitées surtout aux soins requis en phase aiguë de l'épisode de soins.

Ces changements ont modifié l'exercice infirmier. En effet, l'augmentation de l'intensité des soins durant les hospitalisations jointe à la complexité des soins à dispenser dans les cliniques ambulatoires et à domicile requièrent de la part de l'infirmière une plus grande qualification pour évaluer l'état de santé des personnes ainsi que pour assurer la surveillance clinique associée à l'évolution de la situation. La réduction de la durée des hospitalisations a suscité le développement des suivis systématiques de clientèles permettant de suivre les malades de manière intégrée, tout au long d'un épisode de soins quel que soit l'endroit où ils se trouvent (clinique, hôpital ou domicile). Là encore, la contribution de l'infirmière est importante.

En effet, c'est elle généralement qui assure la coordination du suivi en amont et en aval de la phase d'hospitalisation. Enfin, la complexité des besoins de santé des personnes, la spécialisation des savoirs et les exigences en matière d'efficience et d'efficacité des soins de santé, que ce soit en gériatrie, en santé mère et enfant, en soins médicaux et chirurgicaux, en santé mentale ou en santé communautaire et scolaire, ont favorisé l'émergence d'une collaboration étroite entre les divers professionnels de la santé et la création de véritables équipes interdisciplinaires.

Tous ces changements supposent de la part de l'infirmière la capacité d'exercer en toute autonomie et, simultanément, celle de travailler dans un contexte interdisciplinaire, ce qui requiert la capacité d'effectuer un examen clinique complet pour être en mesure d'identifier correctement, en tout temps et quel que soit le contexte, les besoins de santé des personnes dont elle est responsable et d'en communiquer les observations aux autres membres de l'équipe. Cette exigence a fait en sorte que les programmes de formation infirmière ont intégré dans leur curriculum l'apprentissage de l'examen clinique et physique.

L'avenir

Que nous réserve donc l'avenir ? Il est difficile de prévoir avec précision quelle sera l'évolution des clientèles, du système de santé et de l'exercice professionnel de l'infirmière. Les données épidémiologiques actuelles, ainsi que les progrès constants en sciences de la santé, indiquent que l'espérance de vie s'accroîtra et que les traitements médicaux s'amélioreront encore, ce qui entraînera, en plus du vieillissement de la population, une augmentation de la prévalence des maladies chroniques simples ou multiples. Ces problèmes de santé touchent l'individu, la famille, des groupes particuliers ou des communautés, et ils sont de différentes natures. Mais, de plus en plus, nous notons, dans le cas de plusieurs affections graves, que la mortalité diminue et que la morbidité augmente ; il en va de même pour l'amélioration de la survie lors de traumatismes graves. Cette situation se traduit par l'augmentation des phénomènes de la chronicité et de la co-morbidité ainsi que par la nécessité d'offrir des soins permanents qui évolueront tout au long de la vie. En outre, les soins prodigués en dehors du contexte hospitalier seront en constante évolution. Ainsi, il n'est plus utopique de penser que les développements technologiques, notamment la miniaturisation d'équipements complexes, ainsi que l'apport de l'informatique et des nouvelles technologies de l'information et des communications, permettront à des personnes dont les affections exigent actuellement leur hospitalisation d'être soignées à domicile par l'infirmière et suivies à distance par l'équipe de santé. Il sera également essentiel d'inclure dans tous les plans de soins thérapeutiques des stratégies fort élaborées assurant le soutien à la famille ou aux aidants naturels. Il sera, en plus, nécessaire, compte tenu de la pression financière exercée par les coûts des soins curatifs, d'améliorer les soins orientés vers la promotion de la santé et la prévention afin de diminuer l'incidence de plusieurs maladies physiques et mentales.

Ces éventuels changements auront des répercussions sur les activités professionnelles de l'infirmière. Ainsi, en raison de sa polyvalence, l'infirmière jouera de plus en plus un rôle autonome selon différents modes de prestation de soins. Elle servira également de pivot au sein de l'équipe interdisciplinaire. La coordination des équipes sera un facteur déterminant de la réussite des plans d'intervention thérapeutiques et l'infirmière pourra, de manière prudente, efficace et efficiente, assumer cette délicate fonction. De plus, l'éclatement des lieux d'exercice en dehors des centres hospitaliers ainsi que la constante progression de l'intensité et de la complexité des soins dans les hôpitaux favoriseront le développement de la pratique avancée en soins infirmiers et du rôle de l'infirmière praticienne. L'avenir de l'examen clinique dans la pratique infirmière se traduit notamment par l'accroissement constant de l'autonomie professionnelle de l'infirmière et le développement de sa capacité à poser un jugement clinique solide. Ces infirmières parfaitement autonomes, dont le système de santé, les personnes et la société auront besoin pour répondre à des exigences plus rigoureuses en matière de santé, devront bénéficier d'une formation fortement rehaussée. C'est pourquoi une place encore plus importante sera accordée à l'acquisition de compétences associées à l'examen clinique au sein des programmes d'enseignement. De telles qualifications sont absolument essentielles pour effectuer une collecte de données complète et adéquate, qui demeure la base de toute démarche systématique.

CONCLUSION

En somme, l'infirmière qui intègre l'examen clinique dans sa démarche systématique de soins est davantage en mesure de préciser les besoins d'une personne en matière de santé, de contribuer aux méthodes de diagnostic, de prodiguer et de contrôler les soins infirmiers et enfin de collaborer de manière significative au travail de l'équipe interdisciplinaire. Elle s'assure de planifier les soins requis, car sa démarche systématique repose sur une collecte des données complète en qualité et en quantité ; elle améliore la précision et la pertinence de la surveillance clinique des personnes tout au long de leur épisode de soins ; elle raffine son jugement clinique puisqu'elle demeure en situation d'observation et de réflexion constante ; enfin, elle contribue à assurer la sécurité des personnes dont elle a la responsabilité en développant un exercice infirmier empreint de prudence.

L'acquisition et la mise à jour de connaissances scientifiques ainsi que la maîtrise d'habiletés techniques sont nécessaires pour effectuer un examen clinique solide et appliquer correctement les méthodes de l'examen physique de manière pertinente et prudente.

L'entrevue

*par Hélène Lefebvre
et Sylvie Cardinal*

Objectifs du chapitre 2

À la fin de ce chapitre, vous serez en mesure :

De comprendre l'utilité d'une entrevue ;

De conduire une entrevue et d'établir une relation de confiance avec la personne qui consulte et sa famille, quel que soit le temps dont vous disposez ;

D'appliquer les principes de l'entrevue en démontrant les qualités requises selon chaque situation clinique et en utilisant les bons outils ;

D'effectuer une entrevue avec des personnes de communautés culturelles différentes en tenant compte de certaines de leurs particularités.

L'entrevue, peu importe sa durée, permet à l'infirmière de connaître et de comprendre le contexte qui détermine la situation de santé de la personne qu'elle rencontre. Ce dialogue entre l'infirmière, la personne et sa famille[1] marque la première étape d'une relation de confiance. L'entrevue dépasse la simple technique ; c'est aussi un art qui exige perspicacité, tact, expérience et respect des valeurs et des croyances, quels que soient l'origine culturelle, le statut socio-économique ou le niveau d'instruction. La personne et sa famille doivent se sentir à l'aise et profiter d'une certaine intimité lors de cet entretien. Leur témoigner un intérêt sincère permet d'établir une relation de respect et de confiance mutuelle. Naturellement, les circonstances (une consultation, un accident) et les lieux où se déroule l'entrevue en orientent les objectifs. Cependant, quel que soit le contexte des soins (dans un service hospitalier, dans un centre communautaire, à domicile ou dans une clinique privée), il est important, dans la mesure du possible, que la personne malade et sa famille prennent une part active à l'entrevue. Celle-ci comporte des principes et exige de l'infirmière la maîtrise de certaines habiletés et le respect d'un certain nombre de règles.

PRINCIPES GÉNÉRAUX DE L'ENTREVUE

Les principes que l'infirmière doit suivre pour conduire l'entrevue dans de bonnes conditions sont les suivants :
1) écouter attentivement avec « des oreilles qui entendent » ;
2) observer objectivement et interpréter ce qui est dit ;
3) faire la synthèse en recoupant son interprétation des faits avec la perception qu'elle en a. Il s'agit de valider auprès de la personne et de sa famille les informations recueillies. De plus, l'infirmière doit être apte à instaurer avec la personne et sa famille un climat de confiance mutuelle qui lui permettra d'avoir plus facilement accès aux renseignements nécessaires pour établir un plan de soins.

Une entrevue complète et bien menée donne aux autres professionnels de l'équipe les moyens de dégager les informations pertinentes et d'éviter de faire répéter à la personne l'ensemble de son problème de santé. Cela a pour avantage d'éliminer les désagréments pour la personne et sa famille, d'augmenter l'efficacité des soins à donner et d'éviter une perte de temps pour les autres professionnels.

Qualités et habiletés de l'infirmière

L'infirmière qui excelle dans l'art de l'entrevue est consciente des biais que peuvent induire ses propres convictions et ses attitudes au sujet de la santé. Elle doit faire preuve d'écoute active, d'ouverture et de respect pour la personne et sa famille. Elle doit aussi posséder les habiletés suivantes :
– Mettre l'individu et sa famille à l'aise (physiquement et psychologiquement) ;
– Se présenter et décrire son rôle dans l'équipe ;
– Expliquer ce qu'elle va faire ;
– Favoriser une communication ouverte et empreinte d'un respect mutuel ;
– Permettre à l'individu de s'exprimer librement et ne pas l'interrompre ;
– Répondre aux questions et aux inquiétudes exprimées ;
– Rassurer la personne malade et sa famille et leur montrer qu'elle est consciente de la nature et de l'importance du problème actuel ;
– Se montrer compréhensive et respecter les croyances et les comportements de chacun ;
– S'enquérir des attentes de la personne et de sa famille ;
– Aider la personne et sa famille à trouver des solutions liées à la poursuite d'un but commun.

COMMUNICATION

Pour l'infirmière, l'entrevue est le principal moyen de recueillir des données subjectives sur la personne et sur sa famille. Ces données lui indiqueront la nature des soins à dispenser. La communication joue un rôle de premier plan et se doit d'être efficace. Afin de développer des habiletés en communication, il importe d'en comprendre les principaux éléments.

De nombreux auteurs ont traité du processus de la communication. Tous s'appuient sur un modèle de base comprenant trois éléments essentiels : un émetteur, un récepteur et la transmission d'un message. La communication, réduite à sa plus simple expression, consiste en un émetteur qui transmet un message à un récepteur qui perçoit le signal et rétroagit. Si le récepteur ne réagit pas, ce peut être à cause d'une interférence dans le processus ou d'un désintérêt. Plusieurs facteurs influent sur la façon dont le message est émis et reçu : le contexte et l'expérience antérieure de chaque personne participant au processus de communication ; la santé physique et psychologique de la personne ; ses besoins et ses intérêts ; la nature du problème, sa signification pour la personne et sa famille ainsi que ses conséquences sur la personne et son entourage ; la perception par chacun du problème ; leurs croyances, leurs valeurs et leurs attitudes (voir la figure 2.1).

---
1. Afin d'alléger le texte, le terme famille sera utilisé pour désigner les proches de la personne même s'il n'y a pas de liens de parenté.

L'émetteur, soit l'infirmière, transmet son message à un récepteur, soit la personne et sa famille, dans un but bien déterminé. L'infirmière transmet un message à la personne, qui doit le décoder. Le message passe par un filtre perceptuel, constitué de l'expérience et du vécu de la personne, filtre qui teinte son raisonnement et ses émotions. Lorsque la personne perçoit le message, il est difficile de mesurer directement ce qu'elle pense et ce qu'elle ressent. Ce qui est perçu, c'est la réponse verbale et non verbale de la personne.

L'infirmière, tout comme la personne avec qui elle s'entretient, réagit individuellement aux comportements verbaux et non verbaux de l'autre. La personne verbalisera davantage son expérience de santé si elle a l'impression d'être écoutée, comprise et respectée. Le désir de connaître l'autre, joint aux habiletés de relation d'aide, favorise l'instauration d'un climat de confiance et permet à l'infirmière de mieux comprendre ce que vit la personne.

Certains éléments aident à mieux comprendre l'état de santé de la personne. Ce sont les facteurs biologiques, psychologiques et socioculturels influant sur les modes rationnel et affectif, le comportement verbal et non verbal ainsi que quelques habiletés de relation d'aide.

Facteurs biologiques

Un malaise d'ordre émotif, un inconfort physique, une douleur non soulagée ou une altération de la conscience peuvent diminuer la capacité à comprendre et à raisonner, ce qui accentue les émotions ressenties.

Facteurs psychologiques et socioculturels

– Le stade de développement psychologique, c'est-à-dire l'âge de la personne ou l'âge lié au niveau de développement de la personne, détermine le contenu du message transmis; il est variable en fonction de la compréhension et de l'interprétation qui peuvent en être faites.

Figure 2.1 Schéma de communication

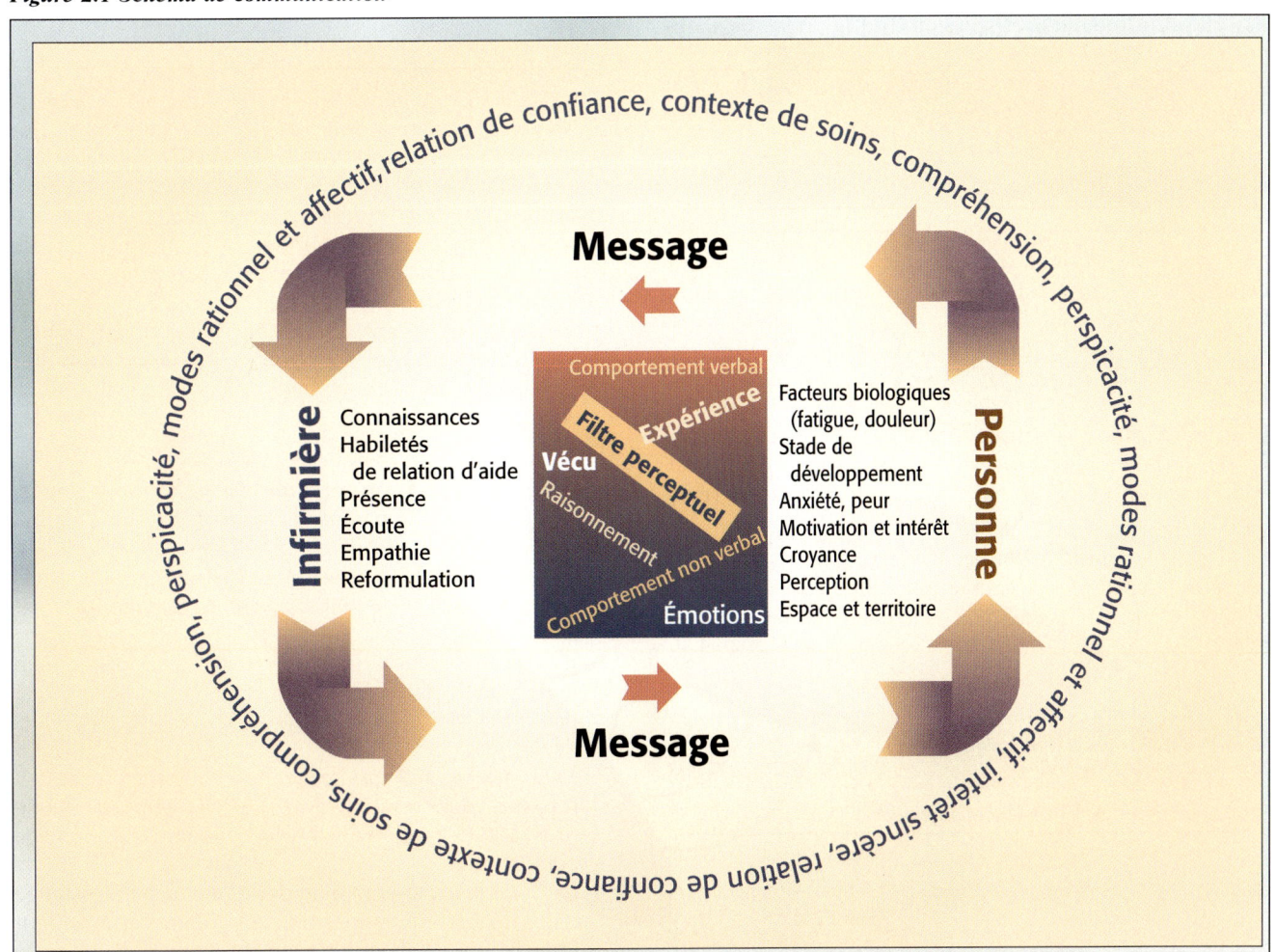

- L'anxiété, la peur et les craintes rendent plus difficiles la concentration ou l'interprétation adéquate de l'information.
- La motivation et les intérêts de la personne augmentent son attention, en particulier lorsque le message transmis sur sa maladie est pertinent.
- Les croyances et les valeurs de la personne sont des facteurs importants à considérer lors de l'évaluation de sa santé. Par exemple, si la personne croit qu'elle prend du poids à cause de ses médicaments, elle sera peu encline à donner des détails sur la composition de ses repas en réponse aux questions concernant son alimentation.
- Chaque personne traduit les événements à sa façon. Par exemple, une infirmière soignante qui présenterait un visage fermé avec des traits durcis pourra être considérée par la personne comme quelqu'un qui ne s'intéresse pas à son cas ; une autre pourrait penser qu'elle est préoccupée par des problèmes personnels et elle sera moins portée à s'exprimer sur l'affection qui perturbe son état de santé.
- Le statut socio-économique ainsi que le niveau d'instruction de la personne doivent être considérés par l'infirmière dans sa manière de communiquer. Par exemple, le vocabulaire utilisé sera différent selon que l'infirmière s'adresse à une personne peu scolarisée ou à une personne plus instruite. Cependant, elle sera toujours respectueuse de la personne à qui elle s'adresse.
- L'espace et le territoire déterminent la nature de la relation entre deux personnes.

L'espace physique ou zone d'intimité est propre à chaque personne et est défini selon ses croyances et sa culture (voir le tableau 2.1). Certaines personnes parleront plus facilement si l'infirmière n'est pas placée trop près d'elles (environ 1 m), d'autres au contraire seront incitées à verbaliser si l'infirmière leur tient la main. L'infirmière, lors de l'examen physique, doit souvent toucher la personne (par exemple : palper l'abdomen) pour obtenir certaines informations sur son état de santé. Elle est consciente qu'elle peut envahir son intimité. Elle prend alors le temps de lui parler, de lui dire ce qu'elle va faire, afin d'aider la personne à mieux vivre cet envahissement de son espace, puis elle procède à l'évaluation doucement et graduellement.

L'espace physique partagé deviendra plus intime tout en demeurant professionnel si une relation de confiance s'établit progressivement entre la personne et l'infirmière.

Tableau 2.1 Distances physiques déterminant le territoire

Distances physiques	
Intime	Moins de 45 cm
Sociale	45 à 125 cm
Publique	360 à 750 cm

Comportement verbal et non verbal

Au moment où l'infirmière transmet un message, la personne le décode à partir de sa propre perception et lui donne une signification qui lui est propre. Par exemple, lorsque l'infirmière déclare à une personne malade : « Je vais soulager votre douleur au dos », la personne peut comprendre que l'infirmière va lui donner un analgésique. Pour une autre personne, cela pourrait vouloir dire que l'infirmière fera appel à un médecin qui lui prescrira un médicament. Enfin, ce message pourrait signifier pour une troisième personne que l'infirmière sait maintenant qu'elle a mal et qu'elle va tenter de trouver un moyen de la soulager. Chaque personne interprète les paroles et le comportement de l'infirmière, ainsi que les événements, en fonction de ce qu'elle est et de son expérience individuelle. La personne qui est observée par l'infirmière envoie ensuite un rétromessage à celle-ci, qui le décode. La personne utilise un comportement verbal qui véhicule le contenu concret du message. L'infirmière porte attention au ton, à l'intensité et au débit de la voix ainsi qu'aux silences et à l'accent mis sur certaines syllabes ou sur certains mots.

On peut observer simultanément un comportement non verbal, une attitude et une expression physique. Ces éléments constituent le contenu implicite du message. Ainsi, une personne transmettra un message contradictoire si elle dit qu'elle n'éprouve aucune douleur mais que son visage est tendu, son corps figé et qu'elle refuse de se mouvoir. L'infirmière doit observer rigoureusement l'expression non verbale, tout en décodant les paroles, afin d'obtenir une compréhension complète du message. L'expression faciale (froncement des sourcils, sourire forcé ou yeux abattus) et la posture (corps penché en avant, recroquevillé ou en retrait) sont aussi porteuses du message. Par la suite, l'infirmière fait le lien entre le message verbal et le message non verbal pour obtenir la signification du rétromessage et le vérifier auprès de la personne.

L'expresssion corporelle est un autre aspect de la communication non verbale à observer. Les mouvements et les gestes de la personne fournissent une bonne indication sur ses sensations physiques, son intérêt, sa motivation, sa compréhension et même ses réactions émotionnelles. L'expression corporelle se manifeste de diverses façons :
- L'hygiène corporelle : un homme frais rasé et bien coiffé paraît plus détendu qu'un homme qui ne s'est pas rasé depuis plusieurs jours et qui a les cheveux décoiffés.
- La tenue vestimentaire : des vêtements propres et repassés dénotent l'estime de soi ; l'inverse laisse présager des difficultés par rapport à son image personnelle.
- La posture : une personne détendue et bien installée dans un fauteuil projette l'image d'un certain bien-être ; la même personne, visiblement tendue et affalée

dans son fauteuil ou assise sur le bout de sa chaise, projette une image d'inconfort.
- Les gestes : bouger les bras, faire un signe de la main pour dire non, entortiller ses cheveux au bout des doigts en ayant l'air de réfléchir ou se frotter les mains constamment expriment un malaise et parlent parfois plus que les mots.
- Le regard : avoir un regard posé ou fuyant, avoir les yeux fixés sur le mur ou sur les mains ou regarder constamment sa montre manifestent un désintérêt.
- Les signes physiologiques : une transpiration excessive ou une respiration rapide caractérisent parfois une détérioration physiologique.

Au moment d'observer les comportements non verbaux, l'infirmière doit vérifier s'ils concordent avec le contenu du discours. Une personne peut déclarer qu'elle n'éprouve plus de douleur, parce qu'elle ne veut pas déranger l'infirmière ou qu'elle ne veut pas prendre d'analgésiques, alors que son comportement non verbal affiche un visage crispé et des yeux larmoyants. En fait, certaines personnes tenteront intentionnellement ou inconsciemment, pour des raisons qui leur appartiennent, de dissimuler des faits ou des sentiments. L'infirmière doit veiller à ce qu'aucun signe ne lui échappe.

Habiletés de relation d'aide

Procéder à une évaluation globale de la santé exige la participation de l'infirmière et de la personne. L'infirmière évalue ce que lui dit la personne et ce qu'elle observe, mais elle doit aussi tenter de comprendre le message véhiculé. La personne est très sensible à l'intérêt et à la compréhension dont fait preuve l'infirmière à son égard. Avant d'établir une relation de confiance, l'infirmière doit tout d'abord prendre conscience de sa façon de percevoir la personne. Si elle reconnaît ses capacités et ses ressources, elle lui déléguera la tâche de certains soins et lui laissera prendre certaines décisions. Elle agira alors comme guide, au besoin, et partenaire dans l'atteinte des objectifs de soins. Ces habiletés de relation d'aide facilitent le développement d'une relation de confiance basée sur la compréhension de l'expérience de santé de la personne. Les principales habiletés de relation d'aide en soins infirmiers sont la présence, l'écoute, le respect, l'ouverture à l'expérience de l'autre, l'empathie et la congruence.

Dans un contexte de relation d'aide, la présence est une forme de soutien primordial. L'infirmière doit être attentive dans toute communication avec la personne. Elle manifeste cette présence par son comportement non verbal, par son expression corporelle et par l'intérêt qu'elle porte à la situation.

L'infirmière se montre réceptive par son comportement non verbal. Elle se place face à la personne ou un peu en diagonale, adopte une position corporelle d'ouverture en évitant de croiser les bras et les jambes, se penche un peu vers elle tout en respectant une certaine distance et maintient un contact visuel sans toutefois fixer la personne. Elle construit un climat de confiance par une expression corporelle dégagée. Elle peut sourire, hocher la tête et signaler son attention par l'expression des yeux.

La présence est un élément important de l'entrevue. Elle s'exprime sous différentes formes : un esprit alerte, une capacité à apprécier l'autre de manière globale et une attitude chaleureuse. C'est le reflet du monde intérieur de l'infirmière. Celle-ci a réfléchi, au préalable, à ses préjugés, à ses sentiments d'agressivité ou d'impatience car, même en contrôlant son discours, l'infirmière reflétera son monde intérieur par son langage non verbal et agira sur l'inconscient de la personne.

La présence seule ne suffit pas à établir une relation satisfaisante avec la personne. L'infirmière doit intervenir verbalement pour inciter la personne à s'exprimer sur son expérience de santé. Elle devra développer d'autres habiletés de relation d'aide. Voici quelques suggestions.

L'infirmière doit transmettre un message clair et bref et adapter son vocabulaire et son langage à chaque personne. Elle doit veiller à sa façon de répondre à une personne qui parle longuement de ses craintes, de ses peurs ou de ses difficultés. Quelques exemples d'erreurs à éviter dans la façon de répondre à une personne sont présentés dans le tableau 2.2.

ENTREVUE

Des changements majeurs sont survenus dans le système de santé. Ils ont pour effet de réduire la durée de séjour dans les établissements hospitaliers et de faire augmenter le nombre de personnes dans les salles d'urgence, de surcharger les cliniques accessibles sans rendez-vous, de susciter l'avènement des unités de soins ambulatoires, de réduire les budgets affectés au domaine de la santé ainsi que d'augmenter les tâches dévolues aux infirmières. Tous ces facteurs limitent le temps dont disposent les infirmières pour s'entretenir avec la personne et sa famille. De plus, la nécessité d'un suivi systématique de plusieurs clientèles oblige les infirmières à acquérir les aptitudes nécessaires pour effectuer une entrevue rapide et précise, afin de dresser l'état de santé exact de la personne à traiter.

Voici quelques lignes directrices pour effectuer une entrevue :
- Se présenter.
- Décrire son rôle.
- Amener l'entretien.
- Centrer la conversation sur le problème.
- Faire participer la personne et la famille dans l'évaluation et les soins.
- Reconnaître les forces et les compétences de la personne et de la famille.
- Répondre aux questions.
- Dresser un court génogramme et une écocarte.
- Conclure l'entretien.

Tableau 2.2 Exemples d'erreurs dans la façon de répondre à une personne

Erreurs à éviter	Exemples
Dire à la personne ce qu'elle doit faire.	«Vous devriez écouter votre conjointe lorsqu'elle vous parle.» «Vous devriez suivre un régime pour vous sentir mieux dans votre peau.»
Donner des solutions.	«Pour résoudre votre problème, changez de conjoint.» «Pour maigrir, vous devriez essayer de suivre le régime à base de protéines.»
Donner des ordres.	«Vous ne devez plus dorénavant parler sur ce ton à votre conjoint.» «Vous devez absolument maigrir, vous n'avez pas d'autre solution.»
Questionner sans laisser le temps de répondre.	«Vos douleurs d'arthrose ont débuté quand? Est-ce que cela fait des semaines? Est-ce qu'elles ont débuté avant le printemps?»
Répéter ce que la personne dit sans essayer de comprendre.	La personne : «Je souffre beaucoup.» L'infirmière : «Comme cela, vous souffrez beaucoup?»
Minimiser la gravité de la situation de santé de la personne.	«Ne vous inquiétez pas, tout va bien aller.» «C'est juste une petite piqûre.»
Adopter un ton moralisateur, juger, critiquer ou blâmer la personne.	«Mais pourquoi avez-vous tant attendu avant de venir vous faire soigner?» «Si vous aviez été plus prudent, vous ne seriez pas aussi malade.»
Humilier ou ridiculiser la personne.	«C'est la première fois que je vois quelqu'un réagir autant à une prise de sang.»
Psychanalyser ou diagnostiquer.	«Votre problème, c'est que vous n'aimez pas assez votre femme.»

Les principes et les règles décrits dans ce chapitre s'appliquent également à une entrevue courte. Il importe de préciser, d'une part, que l'habileté à effectuer rapidement et efficacement une entrevue s'acquiert avec la pratique ; d'autre part, plus une infirmière est expérimentée auprès d'une clientèle spécifique, plus son acuité à déceler les affections et à bien les circonscrire augmente.

Pour l'infirmière, l'entrevue représente un moyen privilégié de recueillir des données subjectives. Un entretien bien conduit repose sur des questions formulées de telle sorte qu'elles tiennent compte de la famille, du contexte, du type de personne, de son âge et de sa culture.

De plus en plus souvent, la famille assiste à la consultation. Il importe d'en tenir compte durant l'entretien. En effet, selon l'état de santé de la personne, la famille peut être une source d'information utile. Ses membres pourraient prendre en charge la personne durant le circuit évaluatif au moment du diagnostic et participer à la planification des soins. Si l'état de santé de la personne le permet, la famille, qui connaît la nature de son affection, pourra contribuer à son bien-être, l'accompagner le cas échéant lors d'un test ou encore prendre soin d'elle à son retour à la maison. La participation de la famille permet d'alléger certaines tâches des infirmières. De plus, une famille bien informée se sentira plus en sécurité et apportera davantage de soutien à la personne malade.

Principes fondamentaux

L'entrevue est un entretien thérapeutique entre l'infirmière et la personne. Elle diffère d'une conversation sociale, d'une discussion ou d'un interrogatoire. La neutralité, la circularité et la formulation d'hypothèses constituent les trois principes importants à respecter durant l'entrevue.

NEUTRALITÉ

La neutralité consiste à ne pas prendre parti pour une personne en particulier ou pour une opinion, mais à tenir compte de chacune des personnes concernées et de chaque opinion émise. Faire preuve de curiosité permet de demeurer neutre, d'entrevoir et d'explorer toutes les facettes d'une situation. Lors de l'examen physique, il arrive qu'une infirmière entende une personne formuler des critiques contre une autre personne concernée par la situation de santé. Il est important, dans cette situation particulière, de rester neutre et d'essayer de comprendre la difficulté sans blâmer la personne.

CIRCULARITÉ

L'expérience de santé est un phénomène dynamique et circulaire. La circularité fait ressortir l'influence réciproque de plusieurs facteurs : la maladie ou l'environnement sur la personne et sur sa famille et inversement. La circularité se traduit par la rotation de l'information entre les personnes participant à la communication. Ce qui est recherché, ce n'est pas seulement la cause du problème mais ce qui peut l'entretenir ainsi que son effet sur la personne, ses proches et son milieu de vie. Quand elle ausculte les poumons d'une personne, l'infirmière peut observer, par exemple, qu'elle a les bronches encombrées et note qu'il y a des ronchi. Par ses questions, elle cherche à savoir de quelle façon la personne entend agir pour prévenir ou diminuer les complications. De plus, elle fait en sorte que les solutions choisies par la personne soient connues des membres de la famille.

FORMULATION D'HYPOTHÈSES

La formulation d'hypothèses, faisant suite à la collecte des données, consiste pour l'infirmière à établir le lien entre les données recueillies auprès de la personne elle-même et de sa famille. L'infirmière tente de trouver des pistes pour aider la personne à vivre sa situation de santé. Par ce moyen, elle essaie de faire ressortir les forces et les limites de la personne. Elle fait, par exemple, le lien entre une douleur abdominale et une constipation. En approfondissant son investigation auprès de la personne, l'infirmière en déduit que la personne ne mange pas suffisamment de fibres ou ne fait pas assez d'activité physique, ou encore que son apport hydrique est insuffisant ou une combinaison de tous ces phénomènes. Elle vérifie ensuite ses hypothèses auprès de la personne. Celle-ci pourra identifier la combinaison qui reflète le mieux son problème et fournir d'autres éléments d'information.

Phases de l'entrevue

Les différentes phases de l'entrevue sont l'introduction, l'entretien proprement dit, l'évaluation/intervention et la conclusion de l'entretien. Ces phases sont plus ou moins longues et approfondies selon la situation clinique de la personne. L'évaluation de la famille et de l'interaction entre ses membres, lorsqu'elle est possible et pertinente, aide l'infirmière à mieux comprendre l'expérience de santé de la personne.

INTRODUCTION

L'infirmière possède habituellement certains renseignements sur la personne et sur sa famille avant la première rencontre, sauf si elle travaille dans un service d'urgence ou dans une clinique accessible sans rendez-vous (nom, raison de sa visite ou de son hospitalisation, antécédents, information recueillie par l'infirmière précédente, etc.). Le chapitre 4 énumère les renseignements à recueillir.

Lors de l'évaluation de santé, l'infirmière pose à la personne et à ceux qui l'accompagnent les questions appropriées à la raison de la consultation ou de l'objet d'intérêt. Durant cette phase, l'infirmière réfléchit et met en parallèle les données prioritaires. Elle doit maintenir une attitude de respect, d'ouverture et d'empathie envers la personne et sa famille. Elle se présente et informe la personne de son rôle, de la raison de l'entretien et de sa durée approximative. Elle lui demande si elle désire que ses accompagnateurs assistent à l'entrevue ou si elle préfère s'entretenir seule avec elle. Cela assure la confidentialité de l'entrevue et répond au souhait de la personne. L'infirmière s'assure que la personne est confortablement installée, son intimité respectée et l'informe de ce qu'elle fera avec elle. « Bonjour. Je suis Daphné Gagné, l'infirmière chargée de l'évaluation de santé des personnes qui se présentent au service d'urgence aujourd'hui. Que puis-je faire pour vous ? » « Bonjour. Je m'appelle André Labelle. Je suis votre infirmier aujourd'hui. Dans quelques minutes, je viendrai changer votre pansement. » Ces quelques paroles montrent à la personne l'intérêt qu'on lui porte. Savoir à qui elle pourra s'adresser, en cas de besoin, la sécurisera et évitera de sa part les questions en rafale. De plus, aviser la personne à l'avance du traitement qu'on va lui faire lui permet de se préparer mentalement et parfois physiquement. Il importe que l'infirmière fasse preuve d'honnêteté et de réalisme avec la personne et qu'elle respecte les délais annoncés.

ENTRETIEN

Les premières questions peuvent être d'ordre général et porter sur les occupations ou les activités de la journée de la personne. Une telle entrée en matière la met en confiance. L'infirmière profite de ce moment pour cerner l'humeur de la personne et amorcer la relation de confiance. « Que comptez-vous faire aujourd'hui ? » « Quoi de neuf depuis notre dernière rencontre ? » Par la suite, des questions concernant la raison de l'entretien et l'examen clinique pourront être abordées de manière plus sereine.

L'infirmière poursuit l'entrevue avec des questions de plus en plus spécifiques (effet d'entonnoir). Tout en recueillant les renseignements sur l'état de santé de la personne, elle procède à l'examen physique et explore les différentes facettes de l'état pathologique. Elle se montre présente, authentique, respectueuse et à l'écoute de la personne. Ses attitudes et ses comportements de « caring » permettent à la relation de confiance de s'installer progressivement au fur et à mesure que l'entretien se déroule.

Tout entretien avec la personne et sa famille, aussi court soit-il, peut être thérapeutique. Le fait de répondre à une question ou simplement d'émettre un commentaire sur la situation pourra modifier la perspective de la personne. Lorsque celle-ci raconte son histoire ou un événement particulier de sa vie, l'infirmière doit intervenir en faisant preuve de compassion. La conversation doit le plus possible être orientée vers le motif de l'entretien, soit obtenir de l'information de la part de la personne ou en échanger avec elle dans un but thérapeutique. « Pouvez-vous me décrire votre douleur à la poitrine ? » « Est-ce la première fois que vous éprouvez une telle douleur ? » « Depuis combien de temps en souffrez-vous ? » « Qu'avez-vous fait pour soulager la douleur ? » L'infirmière donne la parole à la personne en premier, de façon à pouvoir diriger l'échange vers l'objet de son inquiétude. Au cours de la conversation, l'infirmière s'adresse aussi à la famille. Dans la mesure du possible, elle doit prendre l'habitude de sensibiliser et de faire participer les membres de la famille à l'épisode de soins, de les écouter et de répondre à leurs questions, de reconnaître et d'évaluer la compétence de certains d'entre eux à prendre soin de la personne malade à court terme et à son retour à la maison. « Monsieur, que pensez-vous de l'état de santé de votre épouse ? » « Avez-vous remarqué un changement particulier dans les dernières heures ? » Toutes ces questions contribuent à gagner du temps. Effectuer un génogramme, comportant les données essentielles de la situation : identification et particularités propres à la personne (allergie à certains médicaments), numéros de téléphone des personnes à contacter au besoin ; distinguer les personnes les plus susceptibles d'offrir un soutien efficace et celles qui sont les plus perturbées par la situation. Le génogramme fournit une information complète et précieuse pour l'établissement du plan de soins ; de plus, il est rapide à consulter (voir le chapitre 4). L'écocarte peut aussi être rapidement construite en énumérant les ressources les plus importantes susceptibles d'être rapidement mobilisées.

On gagne la collaboration de la personne et de sa famille, tout en augmentant leur sentiment de compétence et d'autonomie, en encourageant la personne à faire elle-même ce qu'elle est capable de faire, en l'initiant à certains soins particuliers et en tenant compte de ses idées et de celles de sa famille au sujet de la situation de santé et des façons de faire en vue du congé.

L'infirmière doit se rappeler que sa présence silencieuse ou un geste de compassion en disent plus long en certaines occasions que les mots qu'elle pourrait prononcer.

ÉVALUATION/INTERVENTION

Après avoir mis la personne en confiance, l'infirmière examine plus en profondeur les difficultés présentes ou potentielles en vue d'identifier le problème réel. Il s'agit de repérer les données prioritaires et de comprendre l'expérience de santé de la personne et de sa famille. Par exemple, si la personne souffre d'une céphalée, l'infirmière lui demandera depuis combien de temps elle éprouve cette douleur, de la décrire et d'expliquer ce qu'elle a fait pour tenter de l'atténuer ; elle voudra savoir si elle prend des médicaments, si elle a vécu une situation stressante ces derniers jours, quand elle a pris son dernier repas et s'il était substantiel, si elle dort suffisamment et si son sommeil est réparateur.

L'infirmière complète son questionnaire par un examen physique. Elle peut alterner les questions subjectives et l'examen physique de chacune des fonctions ou poser toutes les questions subjectives à la personne avant de l'examiner. L'important est de procéder toujours dans le même ordre, de façon systématique, afin d'éviter des oublis qui pourraient s'avérer graves dans la perspective d'un traitement. L'infirmière peut recourir à un aide-mémoire portant sur les points importants à évaluer. Elle peut aussi, au besoin, prendre discrètement de courtes notes sans perdre le fil de l'entretien.

Après avoir fait l'évaluation de santé de la personne, l'infirmière est en mesure d'établir la priorité des soins et de décider avec la personne dans quelle mesure les infirmières pourraient intervenir afin de l'aider et de la référer au besoin à un spécialiste. Ici débute la planification des soins et le choix des ressources nécessaires.

L'infirmière reconnaît les forces et les compétences de la personne et des membres de sa famille. « Ça a dû être difficile pour vous d'amener votre mère jusqu'ici, car elle éprouve de la difficulté à marcher. » « Vous avez très bien expliqué ce qui est arrivé lors de l'accident de votre fils, ça va nous permettre de mieux l'observer. » Selon la situation de santé, témoigner de l'intérêt encourage la famille à continuer à prendre soin de la personne ou incite celle-ci à garder un bon moral. « Ce doit être embêtant pour vous de devoir subir cette chirurgie d'urgence car, d'après ce que vous m'avez dit, vous vous prépariez à partir en voyage d'affaires. » « Madame, vous sentez-vous capable de surveiller votre fils et de m'avertir rapidement par un coup de sonnette s'il se met à somnoler ? Je vais revenir dans une dizaine de minutes, je dois m'occuper d'une personne dans l'autre pièce. »

CONCLUSION DE L'ENTRETIEN

L'infirmière annonce que l'entrevue va bientôt s'achever. Elle donne l'occasion à la personne de poser les dernières questions et d'émettre ses commentaires.

Avant de terminer, l'infirmière prend soin de faire un résumé des renseignements les plus pertinents recueillis au cours de l'entretien. Elle valide sa compréhension et informe la personne de son évaluation.

L'infirmière prévoit, en accord avec la personne et avec sa famille, une rencontre ultérieure si cela est nécessaire. Elle s'assure également que la personne connaît l'existence des ressources disponibles qu'elle pourra consulter au besoin. Même si l'entretien ne dure que quelques minutes, l'infirmière doit toujours y mettre fin soit en résumant les propos tenus ou en validant sa compréhension des éléments d'information échangés, soit en précisant les démarches qui seront entreprises. Elle doit aussi transmettre à la personne, le cas échéant, son évaluation de la situation ou lui dire ce qu'elle fera de ces renseignements.

En résumé, l'entrevue, qu'elle soit courte ou longue, est efficace et réalisable si ces éléments sont respectés : se présenter, décrire son rôle, centrer la conversation sur le problème et faire participer la personne et la famille dans l'évaluation et les soins, reconnaître leurs forces et leurs compétences, répondre à leurs questions et leur faire exercer contrôle et pouvoir sur la situation. De courts génogramme et écocarte bien ciblés constituent des outils précieux qui font gagner du temps.

Types d'entrevues

L'infirmière peut effectuer plusieurs types d'entrevues selon les informations recherchées et les buts visés. L'entrevue prend une forme directive, non directive ou semi-directive. Lors d'une entrevue directive, il revient à l'infirmière de diriger l'entretien. Cette forme d'entrevue s'avère utile lorsque la situation de santé est urgente et qu'une évaluation du degré de gravité s'impose. Par exemple, lorsqu'une personne éprouve une douleur rétrosternale, l'infirmière dirige l'entrevue afin d'évaluer les symptômes et les signes.

L'entrevue non directive permet à la personne d'exprimer ses besoins ou d'expliquer sa situation de santé selon ses priorités. L'infirmière écoute et clarifie les propos de la personne sans l'orienter. Par exemple, lors d'une entrevue avec une personne hospitalisée dans un centre de soins de longue durée à la suite d'un léger accident, l'infirmière peut lui demander de décrire ce qui s'est passé. L'infirmière laisse la personne diriger l'entretien. Néanmoins, la non-directivité en tant que telle n'existe pas, car l'infirmière a habituellement un objectif en tête lorsqu'elle s'adresse à cette personne. L'infirmière, par son vécu et par son expérience professionnelle ainsi que par son comportement non verbal, incite la personne à s'étendre sur certains sujets plutôt que sur d'autres.

La plupart du temps, l'infirmière a recours à l'entrevue semi-directive pour évaluer la personne et atteindre les objectifs qu'elle s'est fixés. Elle pose d'abord des questions d'ordre général, puis de plus en plus spécifiques et centrées sur l'objet de l'entretien. Elle laisse la personne exprimer ce qui est important pour elle, et réoriente l'entrevue au besoin. L'infirmière peut s'aider d'un outil de collecte de données en tant que guide d'entrevue, mais celui-ci ne devrait pas être utilisé comme un questionnaire formel auquel la personne répond systématiquement.

Art de poser des questions

L'infirmière s'investit personnellement lors de l'entrevue et essaie de voir le monde à travers les yeux de son interlocuteur. L'habileté à questionner se développe avec de la motivation et de l'expérience. Une infirmière novice ne peut être aussi compétente qu'une infirmière expérimentée. Vous trouverez ci-dessous quelques exemples de questions d'une infirmière novice et d'une infirmière plus expérimentée.

Infirmière novice	Infirmière expérimentée
L'infirmière : « Comment décrivez-vous votre douleur ce matin ? »	L'infirmière : « Comment décrivez-vous votre douleur ce matin ? »
La personne : « J'ai encore mal au ventre, mais c'est moins douloureux. »	La personne : « J'ai encore mal au ventre, mais c'est moins douloureux. »
L'infirmière : « Alors, ça va mieux ? »	L'infirmière : « C'est normal d'avoir encore mal. Comment vous sentez-vous quand vous bougez ? »
La personne : « Oui, un peu. »	La personne : « J'ai encore mal quand je me retourne sans aide dans mon lit. »

Dans cet exemple, l'infirmière débutante parvient difficilement à obtenir de la personne des renseignements sur sa souffrance réelle et sur son expérience de santé, alors que l'infirmière expérimentée tente de comprendre la situation en demandant à la personne d'expliquer sa condition et les difficultés qu'elle éprouve. L'infirmière novice a tendance à interpréter ce que la personne lui déclare, l'infirmière expérimentée fournit une explication qui rassure tout en explorant davantage la situation.

QUESTIONS OUVERTES ET FERMÉES

La formulation des questions influera sur les réponses possibles de la personne. L'infirmière peut poser deux types de questions : des questions ouvertes ou des questions fermées. Dans certaines situations, il est préférable de formuler des questions ouvertes car elles ne suggèrent aucune réponse. Elles encouragent la personne à verbaliser et à prendre davantage part à l'entretien. Par exemple, l'infirmière demande à la personne de décrire sa douleur. Celle-ci répondra généralement par Oui ou par Non à une question fermée. Voici un exemple de question fermée : « Ressentez-vous votre douleur comme un serrement ? » Si la personne est incapable de décrire ses symptômes, l'infirmière peut, à la limite, lui suggérer plusieurs réponses. Les questions fermées ont leur utilité dans certaines situations. Dans l'entrevue dirigée, elles aident à spécifier ou à éclaircir certains signes ou symptômes. L'infirmière choisit le type de questions en fonction de l'information attendue et de l'objectif visé.

Questions fermées	Questions ouvertes
« Est-ce que vos selles sont noires ? »	« Quelle est la couleur de vos selles ? »
« C'est là que vous avez mal ? »	« Pouvez-vous localiser l'endroit de votre douleur ? »
« Ressentez-vous votre douleur comme un coup de poignard ? »	« Comment décririez-vous votre douleur ? »

Questions à éviter

Les questions utilisant l'adverbe interrogatif « pourquoi » sont à éviter. Ce type de question fait appel à des sentiments parfois difficiles à exprimer (voir l'exemple 1). Une telle question pourrait aussi refléter un jugement de valeur et provoquer un sentiment d'infériorité (voir l'exemple 2).

SILENCES

L'infirmière qui recueille des données pose une seule question à la fois et laisse à la personne le temps de répondre. Il est tout à fait normal qu'il y ait des silences au cours d'une entrevue. La personne prend alors le temps

	Questions à éviter	Questions recommandées
Exemple 1	«Tes parents ne sont pas venus te voir, pourquoi te sens-tu triste?»	«Tu sembles triste, veux-tu me raconter ce qui s'est passé?»
Exemple 2	«Pourquoi avez-vous attendu avant de vous présenter à l'hôpital avec votre enfant?»	«Les symptômes se manifestent depuis une semaine, qu'est-ce qui vous a convaincu de venir aujourd'hui?»

de réfléchir à ce qu'elle vient de dire ou à ce qu'elle veut répondre. Elle tente peut-être de comprendre ce qu'elle vit ou ce qu'elle ressent, ou encore elle peut se préparer à exprimer des sentiments difficiles à verbaliser.

Cependant, si le silence se prolonge, il est opportun d'en identifier la cause. Est-il si difficile pour la personne d'exprimer ce qu'elle ressent? A-t-elle été blessée ou contrariée par quelque chose? Ce long silence est-il une façon pour elle de communiquer? L'authenticité peut aider à comprendre la situation: «Il me semble que vous avez du mal à me répondre aujourd'hui. Voulez-vous me dire le motif de votre silence? Peut-être ne souhaitez-vous pas parler de cela pour le moment? Vous me semblez bien songeuse en ce moment?»

QUESTIONS SYSTÉMIQUES

Lors de l'entrevue, il peut être judicieux d'avoir recours à des questions systémiques. Celles-ci permettent parfois de mieux comprendre la situation ou de faire réfléchir la personne sur ce que les membres de sa famille vivent ou pensent de la situation. Par exemple, l'infirmière peut demander à la conjointe d'une personne souffrant de douleurs angineuses qui se présente pour la troisième fois à l'hôpital depuis le pontage qu'elle a subi 10 mois auparavant comment elle vit cette situation répétitive. Cette façon de procéder permet à chaque personne de connaître ce que vivent ou pensent les autres personnes concernées par la situation de santé, d'éclaircir des incompréhensions ou d'identifier le besoin d'un soutien qui n'avait pas été exprimé. Cette approche permet d'entretenir une relation explicite entre les personnes. Les questions circulaires sont souvent utiles pour mettre à jour les non-dits et faire en sorte que chacun puisse s'exprimer sur la situation.

ENTREVUE SELON L'ENDROIT

L'entrevue peut se dérouler dans toutes sortes de lieux: unité de soins d'un hôpital, service d'urgence, clinique accessible sans rendez-vous, service ambulatoire, CLSC, domicile, école, industrie, bureau, clinique privée, dispensaire et même… dans la rue. Selon l'urgence de la situation de santé, la priorité des données recueillies variera. Par exemple, les données recueillies dans un service de vaccination seront nécessairement différentes de celles qui sont obtenues dans une clinique accessible sans rendez-vous ou auprès d'une personne se présentant à l'urgence pédiatrique d'un centre hospitalier.

L'approche de l'infirmière différera aussi selon le lieu dans lequel s'effectue l'entrevue. Certains endroits sont plus propices à l'échange verbal que d'autres. Il serait bon d'aménager l'espace, le cas échéant, de façon à faciliter cette rencontre. Pour ce faire, il est préférable que l'infirmière se place devant la personne et retire tout objet pouvant faire obstacle à la communication. Les yeux de l'infirmière devraient être à la même hauteur que ceux de la personne. Si la personne est alitée, l'infirmière devra s'asseoir à côté de son lit et lui faire face. Si plusieurs personnes assistent à l'entrevue, l'infirmière se placera au milieu du groupe de façon à ne pas être plus près de l'une que de l'autre ni à l'extérieur du groupe.

ENTREVUE SELON LE STADE DE DÉVELOPPEMENT DE LA PERSONNE

L'infirmière considère le stade de développement de la personne lorsqu'elle procède à l'entrevue. Elle adapte ses questions et son approche à l'âge de la personne et à son niveau d'instruction.

Nourrisson

Si la personne malade est un nourrisson, l'infirmière s'adresse aux parents. Leur présence pendant l'examen physique est recommandée car elle favorise un sentiment de sécurité chez l'enfant. Si celui-ci est endormi ou s'il est calme, l'infirmière tente, avant de l'examiner, de recueillir toutes les données subjectives pertinentes en interrogeant les parents, ainsi que certaines données objectives (coloration de la peau, respiration, forme du thorax) en prenant soin de ne pas réveiller l'enfant.

Enfant d'âge préscolaire

Lorsqu'elle s'adresse à un enfant, l'infirmière l'appelle par son prénom. Des expressions comme «le bébé» ou «l'enfant» sont à éviter. L'infirmière porte une attention particulière au comportement non verbal de l'enfant et à la relation qu'il entretient avec ses parents ou les personnes qui l'accompagnent. Elle débute la collecte de données auprès du parent, pendant que l'enfant observe la situation ou s'amuse avec un jouet. Il peut être assis sur les genoux de sa mère ou de son père. L'infirmière veille à sa façon de formuler les questions afin de ne pas blâmer ou critiquer le comportement du parent et essaie de faire ressortir les forces de celui-ci. Par exemple, si la mère dit que son bébé a de la fièvre, l'infirmière peut lui demander «Comment avez-vous remarqué que votre enfant faisait de la fièvre? Quels moyens avez-vous utilisés pour faire baisser la température de votre enfant?» plutôt que «Avez-vous pris sa température? Lui avez-vous donné un bain tiède?»

Les enfants d'âge préscolaire peuvent répondre à la plupart des questions, mais le parent pourra préciser certaines données. Par exemple, l'enfant est capable de dire s'il éprouve de la douleur et il peut la localiser, mais ce sont les parents qui pourront préciser s'il a été vacciné. Avant d'examiner l'enfant, l'infirmière lui explique en termes simples le but de l'examen et ce qu'elle fera. Elle lui permettra de jouer avec les instruments dont elle se sert pour l'examen afin de le sécuriser. Par exemple, l'infirmière peut laisser l'enfant manipuler le marteau à réflexes. Pour favoriser la collaboration de l'enfant, elle lui propose de jouer, par exemple, à l'examen neurologique, elle lui demande de sauter sur un pied puis sur l'autre ou de marcher sur une ligne tracée au sol.

Au moment de quitter l'infirmière, l'enfant peut refuser de lui rendre l'instrument qu'il estime être son jouet. Il ne comprend pas que cet objet est un instrument médical. Il pense seulement à la perte de l'objet. Il faudra alors essayer de distraire l'enfant et d'attirer son attention sur un autre objet afin qu'il délaisse le premier.

Un enfant d'âge préscolaire est très actif. L'infirmière peut avoir du mal à le tenir en place. La coopération du parent est alors d'une grande utilité. Par exemple, lorsque l'infirmière ausculte l'abdomen de l'enfant, le parent peut lui caresser le front afin qu'il demeure calmement allongé.

Enfant d'âge scolaire

Un enfant d'âge scolaire est capable de répondre à la majorité des questions et de comprendre le point de vue de l'autre. L'infirmière lui explique en termes simples le but de l'examen et ce qu'elle fera.

Adolescents

Certains adolescents s'imaginent que les adultes ne les comprennent pas. Ils sont très sensibles aux jugements des autres et ont tendance à ne pas tout révéler par peur du ridicule ou par méfiance. Au moment de l'entrevue, l'infirmière surveille son attitude, montre de la congruence et respecte l'adolescent à qui elle s'adresse. L'une des façons de détendre l'atmosphère et de favoriser un meilleur échange verbal consiste, dans la mesure du possible, à commencer l'entrevue en posant à l'adolescent des questions générales sur ses amis, ses activités et ses centres d'intérêt.

Personnes âgées

L'infirmière doit vouvoyer les personnes âgées et les appeler par leur nom de famille et non par leur prénom. C'est un signe de respect. Elle peut utiliser un débit verbal plus lent pour leur permettre de lire sur les lèvres lorsque leur capacité d'audition est diminuée. Il n'est pas toujours nécessaire d'utiliser un ton de voix plus élevé, car parfois cela empêche la personne de bien entendre. En général, l'entrevue se déroule plus lentement qu'avec une personne plus jeune ou en plusieurs étapes.

Personnes ayant une déficience

Depuis la désinstitutionnalisation, les personnes présentant une déficience, comme une paralysie cérébrale, une trisomie, la maladie d'Alzheimer ou différents syndromes qui réduisent l'autonomie, vivent de plus en plus avec leur famille ou dans des habitations à appartements supervisés. Lorsque ces personnes se présentent dans une clinique pour obtenir des soins, les infirmières doivent adapter les questions à leur situation cognitive, physique ou neurologique. Par exemple, un parent qui se présente au service des urgences avec son enfant ayant une trisomie 21 ou une déficience motrice cérébrale s'attend à être considéré comme les autres personnes et à ce que l'enfant qu'il accompagne reçoive les soins requis par son état. C'est le cas également pour une personne ayant subi un traumatisme crânien ou une lésion médullaire ou atteinte d'un autre syndrome de dégénérescence. Les professionnels de la santé ont parfois tendance à mettre tous les problèmes de santé sur le compte de la déficience ou de l'état chronique de la personne malade, alors que celle-ci peut éprouver d'autres problèmes de santé communs à la population en général. Il importe alors que l'infirmière soit encore plus attentive à la requête qui lui est faite afin qu'elle puisse distinguer les symptômes d'une maladie aiguë de ce qui appartient à l'état chronique de la personne.

Situations particulières

À l'occasion, l'infirmière rencontre des personnes au comportement particulier. Il importe qu'elle développe certaines habiletés lui permettant de communiquer efficacement avec elles.

Personne loquace

Certaines personnes ont la parole facile et ont tendance à s'écarter du sujet. Elles ont parfois un discours décousu et n'arrivent pas à exprimer les faits systématiquement. En pareilles circonstances, l'infirmière profitera d'un moment de répit, comme la fin d'une phrase, pour réorienter l'entretien afin de faire préciser certains éléments d'information. Parfois, il lui faudra interrompre la personne en prenant soin de demeurer respectueuse et en évitant de montrer des signes d'impatience. L'authenticité peut s'avérer utile. Par exemple : « Monsieur, ce que vous me racontez est très intéressant, mais ce que j'aimerais savoir pour l'instant, c'est… » Périodiquement, durant l'entretien, l'infirmière résumera les propos de la personne afin de s'assurer qu'elle a bien compris ce que celle-ci tente de lui transmettre.

Personne colérique

Il arrive qu'une personne soit mécontente et manifeste sa colère. Pour dénouer la situation et éviter de l'envenimer, l'infirmière tente de se mettre dans la peau de la personne. Elle évite à tout prix de la confronter. Elle prend en considération les connaissances de la personne et respecte ses idées sans montrer ce qu'elle en pense. Elle doit faire de cette personne une alliée. L'infirmière n'est pas obligée d'approuver les idées et les croyances de la personne, mais elle doit les respecter. Si une personne se présente en clinique externe sans rendez-vous et insiste pour avoir une évaluation de sa santé, l'infirmière aura une conversation en aparté avec cette personne. Elle lui dira qu'elle n'a que quelques minutes à lui accorder mais qu'elle est prête à l'écouter. Si elle juge que son cas n'a rien d'urgent, elle lui fixera un rendez-vous ultérieur ou la référera au besoin à un spécialiste. Ainsi, la personne se sera sentie écoutée et aura le sentiment d'avoir été respectée. L'infirmière lui montre qu'elle s'occupe d'elle, même si elle dispose de peu de temps.

De plus, il peut être utile d'expliquer les raisons potentielles de l'objet de la contrariété, mais il faut avant tout faire preuve de présence et d'empathie à l'égard de la personne. Par exemple, si une personne est exaspérée parce qu'elle attend depuis trois heures au service des urgences, l'infirmière peut lui répondre : « Je comprends que cela doit être difficile et pénible d'attendre, surtout quand on souffre, mais le médecin doit soigner tout d'abord des personnes gravement blessées qui viennent d'arriver en ambulance… » L'infirmière évite l'escalade. Elle aurait confronté ou tenu tête à la personne en disant « Vous ne devriez pas vous plaindre, il y a des personnes qui sont bien plus malades que vous » ou « On a seulement deux bras, on ne peut pas tout faire en même temps ».

Personne inquiète ou anxieuse

L'infirmière pourrait être tentée de rassurer une personne qui manifeste de l'anxiété ou de l'inquiétude en lui disant que tout va bien aller et qu'elle peut être tranquille. En général, ces phrases sont peu efficaces pour apaiser la personne. Celle-ci aura l'impression de ne pas être écoutée et se sentira incomprise. Elle pensera que l'infirmière ne fait aucun cas de son problème et qu'elle le minimise. L'infirmière devrait identifier avec la personne la cause de son anxiété ou de son inquiétude et l'aider à la verbaliser. Décrire la situation comme étant normale est aussi souhaitable. L'infirmière qui perçoit un comportement, un sentiment ou une pensée comme étant une réaction « normale » peut le dire à la famille : « Je vous comprends de vous inquiéter pour votre conjoint. » Cela peut avoir un effet apaisant.

ENTREVUE ET COMMUNAUTÉS CULTURELLES

Les sociétés postmodernes sont formées de citoyens dont les origines culturelles sont multiples et évoluent vers des métissages entre les populations. Cette évolution sociale a des répercussions importantes dans le domaine de la santé, en particulier en ce qui concerne les soins infirmiers. En effet, les infirmières doivent désormais prendre en considération les caractéristiques culturelles de la personne qu'elles soignent lors de l'évaluation clinique et lors de la planification des soins. Certains outils ont été construits pour les aider à recueillir les données.

Les croyances entretenues à l'égard de la santé et de la maladie varient selon la culture. Pour certains, la maladie est un fléau envoyé par les dieux en colère afin de punir la personne de ses mauvaises actions. Pour d'autres, elle représente un sacrifice humain offert en action de grâce. Pour d'autres encore, la maladie est la volonté de Dieu ou encore un accident de parcours. Parfois, la personne malade n'accepte pas de recevoir un traitement parce qu'il est interdit par sa religion. Ces croyances placent parfois l'infirmière dans des situations éthiques difficiles qui suscitent encore des controverses.

L'infirmière doit respecter et accepter les valeurs et les croyances des personnes même si elles diffèrent des siennes. Elle doit tenter de les comprendre, ce qui n'est pas toujours facile. Par exemple, l'infirmière comprendra moins difficilement une personne qui soigne son rhume à l'aide de plantes médicinales qu'une autre qui refuse une transfusion sanguine jugée essentielle.

Dans certaines cultures, il est interdit à la femme de regarder les gens dans les yeux. Dans le cas de certaines ethnies orientales, l'infirmière doit s'adresser à l'homme qui accompagne la personne pour obtenir des renseignements sur elle et parfois même pour lui expliquer un examen qu'elle fera. Il appert que l'infirmière qui ne tient pas compte de l'ethnie de la personne peut mal interpréter certains comportements et s'attirer les foudres de la famille. Par exemple, l'infirmière peut penser qu'une personne n'éprouve pas de douleur parce qu'elle ne se plaint pas. Elle doit savoir que, dans certaines cultures, la personne doit se montrer forte et ne pas exprimer sa douleur par des pleurs ou par des gémissements.

Il est intéressant de constater que la culture peut aussi influer sur la compréhension et la perception des manifestations des symptômes ressentis. Selon leurs croyances, certaines personnes consultent un médecin seulement si elles ressentent des douleurs extrêmement fortes, d'autres auront recours à un médecin plus tôt.

Cette section ne se veut pas exhaustive. Elle propose quelques éléments de communication dont l'infirmière doit tenir compte lors de l'entrevue.

Particularités

L'infirmière doit être consciente que certaines personnes ayant la même langue maternelle qu'elle peuvent interpréter les éléments d'information différemment à cause de leur culture. Par ailleurs, elle doit appliquer des techniques particulières aux personnes parlant une langue différente afin de réduire les écarts de perception qui entraînent une certaine confusion, particulièrement au sujet des examens, des traitements à recevoir et des attitudes qui relèvent de l'éthique.

Voici quelques exemples de cas observés fréquemment. Les Nord-Américains ont tendance à peu parler de leurs émotions et n'apprécient pas beaucoup les contacts physiques lorsqu'ils reçoivent des soins. La plupart des Africains expriment plus bruyamment leurs émotions et utilisent le toucher davantage que les Américains. Les Méridionaux, qui ont la réputation d'avoir un caractère expansif, révèlent facilement ce qu'ils ressentent et se touchent fréquemment. Cependant, l'infirmière ne doit pas prendre pour acquis que toutes les personnes d'une culture agissent de la même manière, car les modes de communication sont rarement uniques et proviennent de l'éducation reçue. Il est essentiel, au moment de l'entrevue, que l'infirmière considère la personne non pas uniquement à travers les modèles communs à sa culture, mais en tant que personne et qu'elle ne la catégorise pas en fonction de généralisations d'ordre culturel.

Communication verbale et non verbale

Le rétromessage envoyé par la personne à l'infirmière peut ne pas avoir la signification que cette dernière lui donne. Par exemple, les Orientaux peuvent sourire à l'infirmière qui leur transmet un renseignement, mais ne pas en tenir compte. En effet, ce sourire esquissé ne signifie pas nécessairement qu'ils ont compris le message : il peut servir à éviter la confrontation. Tout comme un hochement de tête peut être utilisé par une personne pour témoigner du respect à l'infirmière et non pas forcément pour lui indiquer qu'elle a compris son message.

Le langage verbal est habituellement assez clair. L'infirmière doit toutefois tenir compte de la qualité de la voix, de son intonation, de son rythme et de son débit ainsi que de l'endroit sur le mot ou dans la phrase où la personne met l'accent tonique. Cela peut faire varier le sens du message. La signification donnée aux mots peut aussi ne pas être identique dans une même culture et d'une culture à l'autre. Les mots utilisés sont parfois spécifiques à un groupe d'individus (adolescents, personnes âgées, groupe ethnique, groupe de pairs, groupe socioculturel). L'infirmière doit s'assurer de sa compréhension du message qui lui est transmis, car les mots évoluent avec le temps et selon les situations. Ils diffèrent aussi selon l'expérience, le niveau d'instruction et la culture.

Les formules de politesse peuvent créer des problèmes de communication. Dans certaines cultures, orientale ou hispanique par exemple, les conversations mondaines sont des préliminaires indispensables à tout échange important. L'infirmière qui désire un renseignement rapide et bref peut se sentir mal à l'aise et avoir l'impression de perdre son temps.

Un élément important à connaître est la signification psychologique et culturelle des noms. L'attribution d'un nom diffère beaucoup d'une culture à l'autre. Chez les Nord-Américains, les enfants portent habituellement le nom de famille de leur père. Toutefois, depuis une vingtaine d'années, le courant féministe a modifié la façon de nommer les enfants : le premier nom de famille est souvent celui de la mère, le second celui du père. Dans « Amélie Chabot Tremblay », « Chabot » est le nom de famille de la mère et « Tremblay », celui du père. En Espagne, les enfants portent en premier le nom de leur mère, en second celui de leur père.

La chaleur humaine est une qualité qui aide au bien-être de la personne au moment de l'entrevue et de l'examen physique. On peut, par exemple, prononcer une parole gentille : « Votre collaboration nous a permis de compléter l'examen plus rapidement et je vous en remercie. » Un grand sourire aurait également pu transmettre le même message. La reconnaissance verbale ou non verbale incite la personne à collaborer et à témoigner sa satisfaction pour les soins reçus.

Le langage non verbal englobe l'utilisation de l'espace ainsi que les mimiques faciales et corporelles. Ce langage est puissant et authentique mais son sens varie beaucoup d'un individu à l'autre. Il est important que les infirmières se familiarisent avec le langage corporel et deviennent habiles à l'évaluer. Celui-ci complète le langage verbal et doit souvent être validé. Regarder une personne dans les yeux n'est pas autorisé par toutes les cultures. Dans la culture américaine, le contact visuel est un signe de confiance et d'honnêteté ; ne pas y avoir recours est souvent interprété comme de la gêne ou de la timidité. Par contre, dans la culture orientale, le contact visuel est interprété comme un envahissement de l'intimité ou une marque d'impolitesse. Le regard masculin posé sur une femme a, dans certaines cultures, une signification différente.

La position corporelle peut aussi comporter des sens différents selon les cultures. En Amérique du Nord, l'intérêt pour une personne est marqué par une position légèrement penchée vers elle. D'autre part, la douleur s'exprime par la rigidité des muscles, un visage fermé et des mouvements prudents.

Les silences peuvent avoir des significations différentes selon les cultures. Ils sont utilisés en tant que marques de réflexion ou de respect ou pour signifier que la personne n'a plus rien à dire. Les silences peuvent aussi exprimer une certaine résistance ou un certain malaise. D'autres personnes chercheront à combler les silences parce qu'ils les rendent mal à l'aise. D'autres encore, les Français ou les Espagnols par exemple, expriment leur accord par un silence. L'infirmière doit décoder le sens des silences lors de l'entrevue afin d'agir de façon thérapeutique.

L'humour est une autre façon de communiquer qui engendre du plaisir, en plus de favoriser la motivation et la collaboration de la personne. Il est toutefois à utiliser avec discernement car, mal compris par quelqu'un qui ne connaît pas suffisamment la langue, par exemple, il peut devenir un obstacle à la communication. Utilisé à bon escient, il peut être un mécanisme de défense constructif, faciliter l'expression de sentiments de colère ou de stress. Certains prescrivent un humour thérapeutique. Celui-ci ne ridiculise jamais et n'est pas cynique.

Toucher

Le toucher peut réduire la distance entre la personne et l'infirmière, mais doit être utilisé avec circonspection. Il peut rassurer, être signe de compréhension et de chaleur humaine. Il est valorisé par certaines personnes mais fui par d'autres qui peuvent l'interpréter comme un signe de pouvoir. Toucher ou ne pas toucher a un sens culturel symbolique et se rapporte souvent à des comportements appris. Chez les Nord-Américains, une poignée de main signe la politesse des salutations et fait partie du protocole de bienvenue. La plupart des cultures donnent des règles et des interprétations particulières au fait d'être touché ou de toucher. Les infirmières doivent faire preuve de prudence dans ce domaine et savoir bien évaluer quand et comment il est indiqué de toucher une personne.

En somme, pour bien entrer en relation avec une personne d'une autre culture, l'infirmière doit connaître les croyances et les valeurs, les particularités liées aux modes de communication d'autres cultures, poser les questions à la personne autorisée à répondre, adopter une attitude non menaçante pour la personne et sa famille, valider sa compréhension de la situation, tenir compte des réticences à parler de certains sujets et utiliser un interprète pour faciliter la communication quand cela est nécessaire.

En plus d'être un outil servant à recueillir les renseignements utiles pour cerner l'état de santé des personnes, l'entrevue effectuée par l'infirmière est un art qui se perfectionne par la pratique.

L'évaluation du risque d'agression

par Éric Ahern

Objectifs du chapitre 3

À la fin de ce chapitre, vous serez en mesure :

De faire la distinction entre différents termes associés à l'agression ;

D'identifier les deux grandes formes d'agression et leurs manifestations ;

De reconnaître les différents facteurs associés au risque d'agression :
- facteurs liés à l'individu :
  - facteurs statiques,
  - facteurs actuels,
- facteurs liés à l'environnement :
  - facteurs liés à l'organisation,
  - facteurs liés à la situation,
  - facteurs liés à la culture des milieux de soins ;

D'entreprendre une démarche systématique d'évaluation du risque ;

D'identifier les signes avant-coureurs d'un risque d'agression dans l'immédiat ou en situation d'urgence ;

De reconnaître le positionnement de la personne sur la courbe d'agressivité ;

De soumettre la personne à un questionnaire spécifique d'évaluation du risque.

INTRODUCTION

La violence dans les milieux de soins est une problématique qui peut grandement affecter le travail de l'infirmière. Lorsqu'elle effectue l'examen clinique, il importe qu'elle soit dans un milieu relativement sécuritaire. Toutes les personnes qui font l'objet d'un examen clinique ne sont pas nécessairement violentes, mais il arrive que l'infirmière soit victime d'agression et qu'elle ne puisse, par conséquent, poursuivre l'examen clinique. Le nombre d'agressions perpétrées dans les milieux de santé de même que la gravité des conséquences qui en découlent justifient que des mesures soient prises pour éviter que de telles situations se produisent et, le cas échéant, pour y remédier le plus rapidement et le plus adéquatement possible. Pour ce faire, il est recommandé de procéder préalablement à une évaluation du risque, d'une part, et à une analyse du profil de la personne violente, d'autre part. Ainsi, l'infirmière veille à sa protection tout en recueillant des informations essentielles à une intervention appropriée. L'évaluation du risque d'agression est primordiale lors du premier contact entre l'infirmière et la personne qui demande des services. L'infirmière possède peu d'information sur la personne et ce manque d'information peut accentuer son anxiété, d'où la nécessité qu'elle fasse preuve de perspicacité dans son jugement et de prudence dans son approche. Elle devra d'abord prendre conscience de sa propre anxiété, si elle en éprouve, tenter d'évaluer celle de la personne qui demande des services et en mesurer les enjeux dans le contexte. Cette évaluation préliminaire vise à déceler la possibilité d'un risque imminent (à court terme) et à prévoir un ensemble d'interventions pertinentes. Cette évaluation du risque imminent s'impose non seulement lors d'un premier contact, mais tout au long du suivi. Une personne calme lors d'une première rencontre peut se désorganiser au moment de son hospitalisation ou lors d'une visite à son domicile. L'évaluation est donc essentielle à chaque nouveau contact.

À l'évaluation du risque imminent s'ajoute celle du risque à moyen et à long terme, principalement pour l'infirmière spécialisée en milieu psychiatrique. Le but premier de cette deuxième évaluation est d'observer et d'inscrire au dossier les informations essentielles à la prise en charge de personnes potentiellement violentes. On vise également à noter avec précision les modalités d'expression de la violence chez la personne qui demande des services et à prévoir un traitement personnalisé. En effet, la violence est une problématique de santé mentale pour laquelle des traitements spécifiques sont offerts. Il va sans dire que l'infirmière doit connaître les différents types de comportements agressifs. Grâce aux informations qu'elle aura recueillies, l'équipe en santé mentale pourra élaborer un plan d'interventions axé sur le profil précis de la personne prise en charge.

L'examen clinique comme l'évaluation du risque d'agression nécessitent la connaissance des repères permettant d'identifier les comportements, les attitudes et tout indice relié à la violence. L'anatomie constitue essentiellement une étude des formes, dispositions et structures. Même si la violence s'exprime sous différentes formes et sous-tend un ensemble de dispositions, ses repères ne sont pas aussi précis que ceux des autres domaines de l'examen clinique. Ils sont plutôt associés à des comportements, à des attitudes et à des émotions. Bien identifiés, ces repères protègent l'infirmière d'une panique injustifiée qui aurait vite fait d'envenimer la situation.

Agressivité

L'agressivité relève d'un état intérieur, d'un potentiel qui prédispose la personne à agir avec vigueur dans différentes situations. Elle peut se définir aussi comme une énergie en attente qui permettra d'imposer une force particulière dans une situation précise et dans un but donné. L'agressivité se manifeste sous deux formes principales : constructive ou destructive (Beauchemin *et al.*, 1987).

L'agressivité constructive fait référence au dynamisme de la personnalité, à la combativité qui permet de survivre sans nécessairement attaquer autrui. On dit par exemple d'un vendeur ou d'un sportif qu'il est agressif. Ainsi, l'agressivité se traduit chez l'adulte normal par des tendances socialement acceptables que l'on reconnaît dans des actes tels que le travail, la création artistique, la compétitivité et l'affirmation de soi.

Par contre, la forme destructive de l'agressivité s'exprime par l'agression et la violence.

AGRESSION ET VIOLENCE

Dans ce chapitre, les termes agression et violence expriment une même réalité. Par contre, dans les faits, la violence est une forme extrême et sévère d'agression. Celle-ci est, comme nous venons de le dire, l'expression destructrice de l'agressivité. De façon plus précise, on parle d'agression lorsque la personne inflige, cherche à infliger ou menace d'infliger un dommage à l'intégrité physique, psychologique, sociale d'autrui ou à sa propriété. L'agression se manifeste sous différentes formes :
– verbale-physique ;
– directe-indirecte ;
– active-passive ;
– symbolique.

L'agression **verbale** se présente sous forme d'insultes, de menaces, de sarcasmes ; elle vise l'intégrité psychologique de la personne. Dans les milieux de soins, la notion d'assaut traduit fidèlement ce que représente l'agression **physique**. Il s'agit ici de **violence.**

L'agression **directe** est exercée par l'agresseur sur la victime, sans intermédiaires. Dans le cas de l'agression **indirecte,** l'agresseur peut se limiter à une agression verbale (médisance), dans le but de nuire à la réputation de sa victime, ou il passera à l'acte en s'attaquant aux biens de la personne dans le but de la déstabiliser.

Néanmoins, on constate que l'agression verbale indirecte suppose des rapports plus intimes entre victimes et agresseurs et n'implique pas nécessairement une détérioration des relations entre eux. Par exemple, il est possible que plusieurs individus sauvegardent leurs rapports amicaux malgré la médisance qui sévit au sein de leur groupe.

Dans les cas d'agression **active,** il y a tentative de blesser l'autre. L'agression **passive,** quant à elle, se reconnaît à l'obstruction et/ou à la négligence, à un refus de prêter main forte ou d'obtempérer.

L'agression **symbolique,** forme d'agression indirecte, ne porte pas réellement atteinte à l'intégrité d'autrui mais elle cache un désir d'y parvenir. On peut imaginer une personne qui néglige intentionnellement de suivre les recommandations de l'infirmière dans les soins à s'accorder afin que cette dernière se sente incompétente.

D'autres formes d'agression, basées cette fois sur les causes de ce comportement et sur la capacité d'adaptation de la personne, méritent notre attention. Chez les animaux, différents types d'agression sont associés à des processus neurochimiques distincts se produisant dans le système nerveux; il s'agit, entre autres, d'agression territoriale, maternelle, prédatrice et défensive. Chez l'humain, ces types d'agression se résument à deux grandes catégories : l'agression **réactive** (aussi appelée affective, hostile, impulsive ou défensive) et l'agression **proactive** (aussi appelée instrumentale ou coercitive).

L'agression **réactive** est accompagnée d'un état émotif négatif : la personne réagit promptement à une menace, à une frustration ou à une situation qu'elle considère comme menaçante, dangereuse ou injuste. Le fait de ne pouvoir atteindre un objectif précis suscite une frustration qui engendre le sentiment d'avoir été lésé. La personne croit que les autres sont responsables de son malheur et doivent, par conséquent, payer pour le tort qu'ils ont causé. Ce type d'agression survient en général chez les personnes qui ont un seuil de frustration bas et une vision irréaliste de la responsabilité respective des personnes en cause dans le conflit. Le caractère impulsif de ce type d'agression provient du fait que la personne qui se croit menacée ou injustement traitée ressent de la colère, perd le contrôle d'elle-même et souhaite porter atteinte à l'intégrité de la personne qu'elle tient responsable de la menace ou de la frustration. Il est d'autant plus important de reconnaître ce type d'agression que le traitement à moyen et à long terme vise la maîtrise des émotions et l'apprentissage de méthodes permettant de faire face aux frustrations de la vie sans agresser autrui.

Dans l'agression **proactive,** le but en soi n'est pas de porter atteinte à l'intégrité d'autrui mais bien d'exercer un contrôle sur autrui pour atteindre un objectif. Cette forme d'agression n'est qu'un moyen et non une fin en soi. L'agression proactive ne fait appel ni à une base émotionnelle agressive (sentiment de colère), ni à un ensemble de pensées à connotation agressive. Essentiellement, elle résulte d'un comportement appris, intentionnel et planifié afin d'atteindre un but précis. Les personnes délinquantes ont tendance à recourir à ce type d'agression

CONSEILS PRATIQUES

En soi, l'agressivité constructive est essentielle à la vie et à la survie. Idéalement, l'agressivité s'exprime de façon constructive. La réalité nous démontre toutefois qu'elle peut se transformer en geste d'agression. À la limite, on peut affirmer que l'agression est inévitable et même nécessaire, dans la mesure où elle résulte d'une fonction fondamentale de survie. Cependant, l'agression se présente sous des formes bénignes et malignes. La violence est donc une forme maligne de l'agressivité, et elle peut justifier la rupture de la relation entre l'infirmière et la personne qui demande des services. En menant à l'établissement d'un rapport de type dominant-dominé, elle rend toute coopération presque impossible. Par contre, les agressions bénignes ou mineures permettent aux individus d'exprimer leurs sentiments négatifs et leurs frustrations sans toutefois compromettre la relation. Il importe que l'infirmière comprenne que la douleur, les besoins non comblés et les conflits éveillent l'agressivité, voire même, chez certaines personnes, le désir et/ou le besoin de poser des gestes agressants. L'infirmière doit se montrer tolérante face à l'agression mineure (bénigne), mais elle doit s'outiller pour éviter que cette agressivité prenne des proportions inacceptables. Ainsi, une personne qui l'invective parce qu'elle attend depuis trois heures à la salle d'urgence ne doit pas être qualifiée de violente. Une réaction calme de la part de l'infirmière, qui explique les raisons d'un tel délai, a pour effet de désamorcer le processus d'agression. L'infirmière peut aussi recourir à la technique du reflet et amener la personne à respecter les droits des autres patients du même service.

Exemple

« Je comprends, monsieur, que vous soyez impatient, mais croyez-vous que c'est en vous montrant agressif que vous obtiendrez de voir un médecin plus rapidement ? »

Si la personne ne se calme pas, l'infirmière peut ajouter :

« Vous rendez-vous compte que, pour vous soulager, vous me blessez par vos insultes ? Est-ce là votre but ? »

Ou

« Est-ce que vous voulez vraiment que nos rapports deviennent désagréables et impossibles ? C'est ce qui va arriver si vous continuez. »

Ou

« Est-il absolument nécessaire de crier dans la salle d'urgence pour vous soulager de votre douleur ? »

Que ce soit à la salle d'urgence ou auprès d'un malade hospitalisé, l'infirmière gagnera à adopter un ton empathique, exprimant ainsi sa compréhension. Elle n'oubliera pas que la maladie demande une période d'adaptation souvent pénible. Tout en aidant la personne à gérer les frustrations inhérentes à son état de santé, l'infirmière devra se montrer tolérante, mais aussi prompte à réagir aux écarts de conduite qui pourraient l'obliger à interrompre la relation existante. L'infirmière doit être capable d'affronter certaines agressions verbales sans que son estime d'elle-même ne soit compromise, mais elle ne doit pas moins prendre les mesures nécessaires pour éviter d'en venir à un rapport de force.

réfléchie et stratégique. Il est faux de prétendre que, dans le cadre de l'examen clinique, la personne n'a pas tendance à recourir à ce type d'agression. Une personne en attente de soins, par exemple, pourrait tenter de forcer l'infirmière à la recevoir plus rapidement.

En résumé, l'agression proactive vise le contrôle de la situation alors que l'agression réactive résulte d'une perte de contrôle de soi par l'individu. Un traitement différent s'impose pour chaque forme d'agression : la maîtrise des émotions pour l'une et la démonstration que « le crime ne paie pas » pour l'autre.

> **CONSEILS PRATIQUES**
>
> Une personne fait preuve d'agression proactive quand elle cherche à exercer un contrôle sur l'autre. Ce type d'agression augmente quand les autres moyens de contrôle utilisés ont échoué. Néanmoins, l'infirmière doit être consciente que nombre de personnes cherchent le contrôle dans leurs relations sans pour autant faire preuve de violence. Ces personnes peuvent vivre de nombreuses insatisfactions, telles que la perte d'amis et le poids excessif des responsabilités ou des contraintes, et manifester leur désarroi sans violence. Pour calmer ces personnes, il suffit généralement de leur expliquer que ce besoin excessif de contrôle leur apporte plus de souffrances que de satisfaction. Le problème identifié, la solution vient d'elle-même : accepter les impondérables de la vie.

HOSTILITÉ

L'hostilité est un sentiment d'opposition à l'autre, l'expression d'une inimitié **sans** passage à l'acte. Elle est basée sur une perception négative des gens et des événements et s'accompagne d'un désir de voir l'autre dans l'embarras. Elle relève plus de l'attitude que du comportement. Ainsi, vous pouvez travailler avec un collègue dont l'attitude est négative et critique envers tout ce qui l'entoure. Ce collègue n'est pas pour autant violent. Il en va de même de certaines personnes, qui ne sont jamais satisfaites des services de l'infirmière et tenteront de le lui faire savoir. Ces personnes peuvent se réjouir du malheur des autres, sans en être responsables.

COLÈRE

La colère est un sentiment négatif qui cache une forme d'impuissance et engendre un besoin de se défendre face à une menace perçue ou à une frustration ressentie. La personne en colère est en état d'activation physiologique. Sur le plan physiologique, elle est disposée à la réaction d'attaque ou de fuite. Sous l'impulsion de la colère, la personne n'est plus capable de lucidité ; elle n'arrive pas à penser à sa situation de façon rationnelle. Ses cognitions sont influencées par l'intensité émotive. Derrière la colère se cache de l'impuissance. On tient autrui responsable de son impuissance. La colère sans objet n'ayant pas sa raison d'être, la personne colérique cherche un bouc émissaire. Les colères vraiment justifiées sont très rares. L'incapacité à s'exprimer verbalement et à gérer sa colère augmente le risque d'agression de type réactif.

> **CONSEILS PRATIQUES**
>
> Un individu hostile ne présente pas nécessairement un risque élevé d'agression. Néanmoins, l'infirmière portera une attention spéciale aux indices lui permettant de distinguer la personne qui s'en tiendra à des sentiments d'hostilité de celle qui risque de passer à l'acte d'agression. Pour y parvenir, il est recommandé de refléter à la personne son insatisfaction et d'observer sa réaction.
>
> *Exemple*
>
> « Ah ! Vous autres les infirmières, vous ne vous occupez pas de nous.
> – Vous êtes insatisfait de vos soins ?
> – Exactement, et j'ai raison.
> – C'est vraiment ce que vous croyez ? Comment réagissez-vous lorsque vous êtes insatisfait ?
> – Je dis ce que je pense.
> – Est-ce que je peux continuer à prendre soin de vous sans courir de risques ? Vous arrive-t-il de devenir menaçant ?
> – Là, vous me décevez encore plus ! Croire que je pourrais être violent, elle est bonne celle-là ! »
>
> Contrairement à ce qu'on croit généralement, discuter ouvertement de ses craintes face à la violence ne renforce pas le désir d'agresser chez l'autre. Au contraire, la personne non violente se sent embarrassée et se demande ce qu'elle a fait pour donner une telle impression. Toutefois, si la personne se met en colère, l'infirmière accueillera cette expression verbale et interviendra de manière à atteindre deux objectifs : faire prendre conscience à la personne de sa façon d'exprimer son impuissance et l'amener à se rendre compte qu'il n'est pas logique d'en faire porter le poids à une personne qui n'est pas en cause.
>
> *Exemple*
>
> « Vous ne comprenez pas quand je vous dis que j'ai mal. Je veux un médicament tout de suite.
> – Vous en avez reçu un il y a une heure. Je dois respecter l'ordonnance de votre médecin, mais je vais l'informer pour qu'il puisse ajuster la dose. Ça vous va ?
> – Ça ne va pas du tout, vous ne vous souciez pas de moi !
> – Croyez-vous vraiment que je suis responsable de votre douleur ? »
>
> Une attitude empathique suffit souvent à désamorcer l'hostilité et la colère.

ÉTUDES SCIENTIFIQUES SUR LA VIOLENCE : FACTEURS DE RISQUE

Il existe deux sources principales de données permettant d'évaluer le risque de passage à l'acte et de tracer le profil de la personne violente :

1. Les études statistiques ont permis d'identifier différents facteurs associés à la violence. Malheureusement, aucune agression n'est prévisible à moyen et à long terme. La connaissance de l'ensemble de ces facteurs permet toutefois de tracer le profil de la personne à risque.
2. Les modèles théoriques permettent d'expliquer l'agression en suggérant des causes possibles. Ces différents facteurs sont liés soit à l'**individu**, soit à son **environnement**.

Facteurs liés à l'individu

Les facteurs liés à l'individu englobent deux autres groupes de facteurs :
- **statiques** : antérieurs à la consultation en cours, tels que les antécédents, l'âge, le sexe, le statut socio-économique, la condition médicale, les habitudes de consommation, une hostilité (comme la misogynie) ou les préjugés sociaux ;
- **actuels** : ceux qui peuvent être atténués par l'intervention de l'infirmière, tels que l'anxiété et les besoins non comblés, la limitation de la capacité à trouver d'autres solutions que la violence, les mécanismes de défense, une hospitalisation imposée, une attribution d'hostilité.

FACTEURS STATIQUES

Voici les principaux facteurs statiques du risque de violence :
- antécédents de violence ;
- agression ;
- dommage à la propriété ;
- pyromanie ;
- victime de sévices ;
- cruauté envers les animaux.

Une agression antérieure constitue sans aucun doute le facteur le plus important de l'évaluation du risque. Les études tendent à démontrer que la majorité des agressions (environ 95 %) commises en milieu psychiatrique le sont par une minorité de personnes (environ 5 %). Le risque de récidive est donc très élevé. C'est pourquoi, dans certains États américains, l'infirmière qui omet de s'enquérir de cette information commet une faute professionnelle. Tout comme dans le cas d'agression antérieure, des antécédents de dommages à la propriété, de pyromanie et de cruauté envers les animaux accentuent le risque de récidive.

ÂGE ET SEXE On constate que les actes violents perpétrés dans les hôpitaux psychiatriques le sont en majorité par des hommes de moins de 30 ans. De plus, le nombre de femmes qui commettent des agressions sévères est de beaucoup inférieur à celui des hommes : il y aurait 100 meurtriers pour une meurtrière. Les études récentes tendent à démontrer que les agressions commises par les femmes sont aussi fréquentes mais moins violentes que celles des hommes.

L'âge représente un mauvais indicateur de risque. Être jeune ne signifie pas être violent. Par contre, les capacités physiques telles la force, la vitesse et l'endurance s'estompent avec le vieillissement, qui est généralement associé à une diminution des agressions.

STATUT SOCIO-ÉCONOMIQUE ET SOUS-CULTURE DE VIOLENCE
Le statut socio-économique représente un facteur que l'on peut difficilement mettre en relation directe avec la violence. On constate que les classes les plus pauvres tendent à exprimer l'oppression qu'elles subissent par des comportements hostiles et agressifs. Cependant, nous parlons ici d'une violence de masse que l'on peut observer, par exemple, lors d'une émeute. Il ne s'agit pas là d'agressions perpétrées entre individus. Lorsqu'il s'agit de violence conjugale et d'agression en milieu psychiatrique, les différences socio-économiques s'aplanissent. En d'autres mots, on ne peut conclure au caractère violent d'une personne uniquement parce qu'elle est issue d'un milieu socio-économique défavorisé. Toutefois, le fait d'appartenir à un groupe social marginalisé et reconnu pour sa violence constitue un facteur de risque important. Posséder un casier judiciaire, appartenir à une organisation criminelle ou à un groupe qui prône des valeurs haineuses ajoutent un facteur de risque additionnel, surtout si la personne a des antécédents de violence.

TROUBLES MÉDICAUX Voici les principaux troubles médicaux associés à des risques de violence :
- diagnostic axe 1[1] ;
- diagnostic axe 2 ;
- déficit intellectuel ;
- atteinte cérébrale ;
- troubles métaboliques.

Les troubles médicaux constituent un autre facteur qui a fait l'objet de nombreuses études. Une confusion persiste lorsqu'il s'agit d'établir un lien entre la violence et le diagnostic médical, particulièrement dans le cas de la schizophrénie, représentée sur l'axe 1. Certains auteurs ont réfuté les affirmations voulant que la violence soit

---

1. Les axes réfèrent à des niveaux de problématiques tels que décrits dans le *Manuel diagnostique et statistique des troubles mentaux* (DSM-4) utilisé par les psychiatres nord-américains. En Europe, la Classification internationale des maladies (CIM-10) est préférée au DSM-4. L'axe 1 fait référence aux troubles cliniques alors que l'axe 2 décrit les troubles de la personnalité. On retrouve trois autres axes qui s'intéressent aux affections médicales générales, aux problèmes psychosociaux et environnementaux, et à l'évaluation globale du fonctionnement.

plus présente chez la personne souffrant de schizophrénie que chez celle qui est atteinte d'autres troubles mentaux. Même le diagnostic de schizophrénie paranoïde demeure insuffisant pour présumer d'un risque d'agression. Plusieurs personnes manifestent une méfiance accrue face à leur environnement sans jamais poser d'acte de violence. Il faut toutefois demeurer vigilant face à la personne chez laquelle on a diagnostiqué une schizophrénie paranoïde.

> **CONSEILS PRATIQUES**
>
> Chez la personne souffrant d'un trouble psychiatrique, une méfiance à la limite de la paranoïa est souvent associée à la violence, mais c'est le **sentiment de menace** qu'il importe d'évaluer. En effet, certaines personnes se sentent persécutées par des voix intérieures mais sont capables de ne pas y répondre. D'autres ont l'impression d'être suivies, observées, sans toutefois craindre pour leur intégrité. La personne qui, à tort ou à raison, craint pour sa vie ou son intégrité tentera de se défendre. Il importe donc de connaître la nature et l'intensité de la menace perçue par la personne. Ainsi, celle qui, par méfiance, refuse de livrer ses sentiments et ses craintes à l'infirmière risque d'agresser pour se défendre ou éliminer la menace. Cela est particulièrement problématique lorsque la menace, c'est l'infirmière !

Les diagnostics reliés à l'axe 1 ne peuvent être directement associés au risque d'agression. On reconnaît que la personne en phase maniaque présente des indices d'agitation ou d'accélération sur le plan psychomoteur. Être agité ne signifie toutefois pas être violent. Il en est ainsi des diagnostics reliés à l'axe 2 (troubles de la personnalité), à l'exception du trouble antisocial associé à des antécédents de violence. Le risque n'est pas tant relié au diagnostic qu'aux antécédents. Mentionnons aussi que la personne atteinte d'un trouble narcissique est sensible à toute critique altérant son image. En conséquence, elle aura généralement recours à une forme indirecte de vengeance : la forme directe lui renverrait une trop mauvaise image d'elle-même. Chez la personne dite « borderline », le risque de violence est directement proportionnel au rejet et à l'abandon ressentis.

La déficience intellectuelle ne peut être associée à la violence, même si certaines études ont présenté des corrélations positives. La déficience intellectuelle augmente le risque uniquement chez les personnes qui possèdent des antécédents de violence. La raison en est fort simple : il est plus difficile pour une personne violente souffrant de déficience intellectuelle de juger d'une situation avec justesse et de réagir adéquatement.

Par contre, les atteintes cérébrales et certains troubles neurologiques augmentent les risques d'agression. Il s'agit essentiellement de lésions au niveau frontal et de l'épilepsie du lobe temporal. Les troubles métaboliques et hormonaux ont aussi fait l'objet d'études, mais ils sont difficiles à évaluer en l'absence d'analyses sanguines.

HABITUDES DE CONSOMMATION (DROGUES) L'intoxication reliée à certaines substances constitue un autre facteur de risque. Mentionnons toutefois que la consommation de stupéfiants n'est pas directement associée à la violence. Par contre, certaines personnes tendent à devenir agressives uniquement lorsqu'elles sont sous l'effet de substances alcoolisées. Il y a peu à faire pour prévenir un comportement agressif chez une personne fortement intoxiquée. L'infirmière doit souvent recourir à des mesures de dernière instance, comme la contention physique et l'isolement thérapeutique, lorsque l'environnement le permet.

MISOGYNIE ET PRÉJUGÉS SOCIAUX Il arrive, lors de l'examen d'une personne (généralement de sexe masculin), que celle-ci se montre hostile envers l'infirmière mais tout à fait aimable envers le médecin, particulièrement s'il s'agit d'un homme. Cette situation peut être due au fait que la personne valorise un statut (médecin) au détriment d'un autre (infirmière). La personne tend à structurer ses relations dans la perspective d'un rapport de force nourri par un préjugé défavorable à l'égard de certaines classes sociales. Plus grave encore, la personne peut éprouver un sentiment généralisé d'agressivité envers les femmes. La misogynie ne peut toutefois être directement associée à un risque plus grand d'agression.

FACTEURS ACTUELS

Il est possible pour l'infirmière d'intervenir sur le plan des facteurs actuels. Le plus prépondérant d'entre tous est certes le niveau d'anxiété. Selon le niveau d'anxiété, la personne n'arrive plus à combler certains besoins, notamment les besoins de communication, d'estime de soi, de sécurité, d'autonomie, de temps personnel, d'identité personnelle, de confort, de compréhension cognitive et les besoins territoriaux.

NIVEAU D'ANXIÉTÉ ET BESOINS NON COMBLÉS Selon le modèle de Boettcher (1983), l'anxiété sévère résulte d'une menace diffuse que ressent l'individu incapable de répondre à ses besoins psychosociaux. Ceux-ci sont habituellement de plusieurs ordres. Lorsque l'anxiété atteint un niveau sévère, la personne n'est plus en état de réagir adéquatement à la situation. Elle a donc parfois recours à la violence. Il revient à l'infirmière d'identifier avec la personne les besoins non comblés et de développer avec elle une stratégie pour y répondre.

L'infirmière doit respecter les différents besoins de la personne. Ainsi, elle :
- évite d'envahir son territoire ;
- permet l'expression de ses pensées et de ses émotions ;
- développe des activités dans le but de l'aider à rehausser son estime personnelle et son sentiment d'identité ;
- lui assure un environnement agréable et sécuritaire ;

- lui permet d'affirmer son autonomie à l'intérieur des différentes activités de la vie quotidienne ;
- répond à ses questions pour l'aider à mieux comprendre sa situation.

Malheureusement, bon nombre d'infirmières croient que la personne doit se conformer aux directives sans en comprendre les fondements. Au contraire, comprendre est associé au besoin fondamental de donner un sens à sa vie.

LIMITATION DANS LA CAPACITÉ DE S'ADAPTER ET DE TROUVER DES COMPORTEMENTS ADÉQUATS L'agression et la violence sont des problèmes d'adaptation. Par conséquent, certaines personnes font preuve d'agressivité destructrice parce qu'elles n'ont pas appris à gérer de façon adéquate les différentes situations de leur vie. Elles éprouvent des difficultés à trouver des réponses qui leur permettront de répondre à leurs besoins sans agresser les autres. La rééducation peut corriger ce problème en proposant à la personne des moyens précis pour résoudre ses problèmes sans recourir à la violence.

MÉCANISMES DE DÉFENSE ET DÉNI DE LA PROBLÉMATIQUE Le déni de la problématique (tendances agressives) accentue le risque de violence : on ne peut régler un problème qui n'est pas identifié et reconnu comme sien. La personne justifie ses gestes d'agression par un processus qui consiste à se dégager moralement ou à nier sa capacité de contrôler ses propres comportements agressifs. Ainsi, elle se soustrait à tout sentiment de culpabilité. Dans sa forme sévère, le déni est un des mécanismes de défense les plus régressifs : la perte de contact avec la réalité. Le processus d'évaluation tel que prévu lors d'un examen clinique permet à l'infirmière d'identifier certains mécanismes de défense utilisés par la personne. Elle ne peut toutefois pas intervenir directement sur ces mécanismes, puisqu'ils sont habituellement inconscients. Les mécanismes de défense, et particulièrement le déni, font donc partie des facteurs statiques, et il serait risqué d'utiliser la technique du reflet dans un tel cas. Seul un contexte psychothérapeutique amènera la personne à une prise de conscience progressive et respectueuse de son fonctionnement psychologique.

HOSPITALISATION IMPOSÉE L'hospitalisation imposée n'est pas un facteur à négliger lors de l'évaluation. Cette situation survient généralement en milieu psychiatrique, mais il est possible de la retrouver aussi dans des cas de refus de traitement malgré une ordonnance légale. La personne se sent lésée dans ses droits fondamentaux et peut, de ce fait, manifester de l'agressivité. Dans le cas d'antécédents de violence, l'hospitalisation imposée accentue considérablement le risque d'agression.

ATTRIBUTION D'HOSTILITÉ Il est humain d'essayer de comprendre pourquoi surviennent certains événements. Dans les temps anciens, certaines sociétés attribuaient à un dieu chaque événement inexplicable : un dieu du vent, un autre pour la pluie, etc. Il en va de même des petits événements de la vie quotidienne. Lorsqu'une situation conflictuelle survient, on tente d'en retracer les causes et on questionne les intentions de l'autre à son égard. Ce que nous faisons alors, c'est de l'attribution. Ce processus d'inférence permet de déterminer les raisons de l'apparition d'un événement. Certaines hypothèses portent à croire que le problème de nombreuses personnes agressives réside dans la difficulté à percevoir l'intention réelle d'autrui face à elles-mêmes. Prenons l'exemple d'une personne qui attend à la salle d'urgence d'un centre hospitalier depuis deux heures. Elle voit défiler des gens qui reçoivent des soins plus rapidement qu'elle, même s'ils ne paraissent pas plus malades. La personne devient agressive, car elle prête à l'infirmière chargée du triage l'intention mesquine de la faire patienter indûment. Peut-être ira-t-elle jusqu'à conclure à l'incompétence de l'infirmière ! Est-ce vraiment le cas ? Des indices lui permettent-ils de faire cette inférence ? Que sait-elle des personnes qui ont été traitées plus rapidement qu'elle ? En d'autres mots, la personne agressive saute aux conclusions sans prendre le temps de valider ses perceptions. Elle accorde difficilement le bénéfice du doute lorsque la situation n'est pas claire. L'infirmière doit exhorter la personne à nuancer et à valider son jugement pour éviter de se méprendre.

Facteurs liés à l'environnement

Nombre d'assauts surviennent lors de conflits avec les professionnels de la santé et/ou lors de mesures d'isolement. La violence est un phénomène interactif. Sont inclus dans l'environnement l'ensemble du personnel, les politiques institutionnelles, la culture de l'établissement et le climat.

Les facteurs liés à l'environnement se divisent en trois grandes catégories : les facteurs liés à l'**organisation**, les facteurs liés à la **situation** et les facteurs provenant du **milieu de soins**.

FACTEURS LIÉS À L'ORGANISATION

Les facteurs suivants comptent parmi les plus importants de ceux qui sont liés à l'organisation :
- surpopulation des unités ;
- manque d'intimité ;
- ratio personnel-client insuffisant ;
- manque d'activités thérapeutiques ;
- déni institutionnel du potentiel dangereux ;
- culture institutionnelle et tolérance de la violence ;
- problèmes institutionnels divers.

Lors d'une évaluation initiale, la personne qui prévoit des conditions de soins désagréables risque de manifester de l'anxiété et de l'irritation. Les facteurs de risque liés à l'organisation ne constituent nullement des indicateurs fiables du risque d'agression. On ne peut affirmer que la surpopulation des unités de soins, le manque d'intimité, le ratio personnel-client insuffisant ni même le manque d'activités thérapeutiques peuvent à eux seuls induire un comportement d'agression. Les salles d'urgence bondées dans un contexte de pénurie d'effectifs et la promiscuité qui en découle nourrissent, certes, l'agressivité et l'irritation chez les personnes qui les fréquentent, mais elles n'engendrent pas nécessairement des gestes violents. L'infirmière doit être attentive aux manifestations d'anxiété afin d'intervenir verbalement auprès de la clientèle: expliquer honnêtement la situation, déplorer les périodes d'attente et le peu de ressources disponibles.

Le déni du potentiel dangereux, de même que la tolérance de la violence, existent dans les établissements de santé et constituent des facteurs qui entraînent une augmentation du risque d'agression en détériorant la qualité de vie du personnel et des personnes en attente de services. D'une part, cette négation laisse croire à la personne soignée qui éprouve des problèmes d'agressivité que la violence est un comportement acceptable. D'autre part, elle entraîne une négation du besoin légitime de protection du personnel. L'infirmière qui ne se sent pas respectée dans son besoin de sécurité ne peut offrir des soins de qualité optimale. Cette situation se répercute sur le bien-être de la personne et provoque des conflits et des problèmes qui ne font qu'alimenter le cercle des insatisfactions.

FACTEURS LIÉS À LA SITUATION

Parmi les facteurs liés à la situation, on compte les suivants:
- co-facteur dans le passage à l'acte;
- présence de hiérarchies chez les personnes qui fréquentent le milieu;
- éléments reliés au stress, au travail et au soutien familial ou autre;
- phénomène de prophétie.

Au-delà des aspects organisationnels du milieu de soins, certains facteurs liés à l'environnement influent sur le risque d'agression. En effet, l'agression survient fréquemment conjointement avec une situation (co-facteur) qui accentue le risque. Un co-facteur est un élément du contexte qui favorise le passage à l'acte, dans la mesure où il éveille les prédispositions agressives. Le co-facteur se présente sous la forme d'objets, d'individus ou de circonstances. Ainsi, la présence d'armes (fourchette, queue de billard) induit chez la personne agressive un sentiment de puissance qui accentue le risque de passage à l'acte. Il en va de même de la présence d'un pair qui encourage le recours à l'agression ou qui, par sa violence, constitue un modèle pour d'autres personnes agressives. Visionner un film violent, regarder un combat de boxe, écouter une musique à contenu violent prédisposent à l'agressivité. Lors de l'évaluation continue, l'infirmière doit noter la présence d'éléments qui accentuent le risque d'agression pour tenter d'en réduire les effets. Au-delà du co-facteur, il faut aussi tenir compte de l'effet néfaste d'un système hiérarchique plus ou moins organisé entre personnes hospitalisées. Particulièrement en milieu psychiatrique, la présence de hiérarchies chez les personnes utilisatrices de soins indique à l'infirmière qu'une structure informelle de pouvoir régit les relations à l'intérieur du groupe. Dans ce cas, le personnel n'est pas aussi visé par les comportements d'agression que ne le sont les personnes situées au bas de la hiérarchie. L'infirmière doit être d'autant plus attentive aux gestes d'agression anonymes et aux blessures invisibles causées aux personnes vulnérables que l'agresseur attaque à l'insu de tous et qu'il inflige des sévices difficiles à percevoir (tirer les cheveux, gifler, etc.). L'intimidation est monnaie courante et elle maintient l'agresseur dans l'anonymat.

Un autre aspect inhérent au milieu de soins concerne le niveau de bien-être du personnel. On remarque que, dans certaines équipes de travail, les membres sont stressés ou fatigués pour des raisons personnelles ou professionnelles. On retrouve d'autres équipes impliquées dans des conflits d'ordre institutionnel (grève, négociation de travail, conflits d'idées quant à la distribution des soins, conflits entre membres du personnel, etc.). Le malaise vécu par ces équipes perturbe le travail, et le personnel ne peut répondre adéquatement aux besoins des personnes qui demandent des services. Le doute s'installe et se généralise quant à la capacité des soignants à gérer les situations de stress. Les personnes en attente se sentent, dans une certaine mesure, laissées à elles-mêmes et en ressentent une grande détresse.

Il n'y a pas que l'anxiété et le stress du personnel qui soient contagieux; le phénomène de prophétie l'est aussi. L'insécurité de certains membres du personnel à l'égard d'une personne agressive peut inciter celle-ci à passer à l'acte. Le processus à la base de ce phénomène est la projection des peurs et fantasmes sur les autres. Le message que la personne perçoit est le suivant: «Nous savons que tu ne pourras pas te contrôler et que, tôt ou tard, tu passeras à l'acte.» L'agression lui est alors subtilement et inconsciemment suggérée.

FACTEURS LIÉS AU MILIEU DE SOINS

La personne qui demande l'aide de professionnels de la santé est en droit de s'attendre à des services dispensés dans le respect de son intégrité physique et psychologique. Malheureusement, dans certains milieux, le personnel soignant adopte des attitudes autoritaires et répressives envers les personnes soignées. Ce constat est particulièrement observé en milieu psychiatrique, où semble régner une véritable tradition ou culture d'autoritarisme et de rudesse axée sur le contrôle des comportements (Morrison, 1990). Lorsqu'une atmosphère de provocation règne dans une unité de soins, la personne se sent menacée, incomprise et brimée dans l'expression de ses besoins. Il n'est pas étonnant alors qu'elle adopte une attitude défensive. Cette situation est particulièrement nocive pour la personne agressive qui, plus que toute autre, a besoin de faire l'expérience d'une autorité qui s'exerce pacifiquement. L'autorité doit être perçue comme un encadrement souple qui sécurise et protège. Lors de l'évaluation initiale, il apparaît pertinent d'interroger la personne sur ses expériences passées en milieu de soins. La personne garde-t-elle un bon souvenir ou craint-elle de revivre des moments désagréables ? Des expériences négatives lui inspirent-elles de l'hostilité envers le personnel ? L'infirmière doit donc inscrire au dossier toute information qui traduit la méfiance et les craintes de la personne en attente de soins.

Il est conseillé à l'infirmière confrontée à une personne agressive de se poser les questions suivantes :
– Son agressivité est-elle réactive ?
– Résulterait-elle d'une provocation ?
– Serait-elle stratégique, dans le but d'intimider l'autre ?
– La personne se sentirait-elle menacée ?
– De quelle façon sa maladie prédispose-t-elle au recours à la violence ?

Il importe ensuite d'interroger la personne sur ce qu'elle pense de la situation. L'agressivité peut résulter d'un malentendu, d'une erreur de jugement qui porte la personne à croire que quelqu'un veut lui faire du mal. Une démarche systématique s'impose afin d'évaluer le risque d'agression.

DÉMARCHE CLINIQUE

Indicateurs du risque imminent et à court terme

Si aucun critère ne permet de prévoir une agression à long terme avec certitude, la présence d'antécédents de violence indique toutefois un risque accru. Mais on ne peut aisément prédire le moment exact où une personne passera à l'acte. La raison en est fort simple : la violence est un phénomène complexe qui prend son sens dans une situation donnée. Or, on ne peut prédire la variété infinie des situations de vie auxquelles chacun doit faire face.

La violence n'apparaît nullement au hasard. Elle dépend d'un ensemble de facteurs liés à la personne, à l'environnement et au contexte relationnel dans lequel se trouve la personne. Dans les faits, cette conjugaison des facteurs évoque le caractère conjectural de la violence. Trop d'éléments s'associent à la violence pour permettre de prédire avec certitude le moment où elle pourra éclater. Néanmoins, on remarque que la prédiction à très court terme est beaucoup plus probante. Il est relativement facile de constater qu'une personne est en perte de contrôle et qu'elle risque d'agresser ; son discours, sa gestuelle et sa physionomie nous en informent. La violence n'apparaît pas soudainement ; elle s'inscrit dans une temporalité et il est recommandé, pour en faciliter la compréhension, de recourir à la courbe d'agressivité.

LA COURBE D'AGRESSIVITÉ

La courbe d'agressivité permet de situer la personne dans son parcours vers la perte de contrôle, c'est-à-dire vers une agression réactive. Dans une étude clinique, Leclerc (1992) a utilisé une courbe du développement de l'agressivité en sept étapes : l'**activation**, le **refus**, la **panique**, l'**intimidation**, le **passage à l'acte**, la **récupération** et la **stabilisation.** Dans la figure 3.1, l'évolution de la crise est placée en abscisse alors que le niveau d'anxiété se retrouve en ordonnée. Si l'anxiété persiste et croît, le risque de passer à l'acte augmente. Pour chaque étape de la crise, des signes annonçant l'imminence de l'acte sont donnés.

Au premier niveau, celui de l'**activation**, l'infirmière est à même de prédire un risque à court terme par les indices suivants : nervosité et excitation (la personne fait les cent pas).

Au niveau 2, le **refus,** la personne éprouve de la difficulté à obtempérer ou à collaborer au processus de soins. Ce stade correspond à une agression dite passive telle que définie en début de chapitre, une forme bénigne qui risque de dégénérer en forme plus sévère faute d'intervention adéquate. On y retrouve le blâme, les joutes d'argumentation et le refus de s'engager dans une communication efficace avec l'infirmière.

Le niveau 3 correspond à la **panique,** forme sévère d'anxiété où la personne n'arrive plus à s'adapter à sa situation. Elle se sent alors coincée, impuissante et, par conséquent, fortement menacée. Elle risque alors de s'engager dans la voie régressive de la violence. De toute urgence, l'infirmière lui proposera des moyens précis de résoudre ses problèmes sans recourir à la violence.

Au niveau 4, l'**intimidation,** l'agression est directe et verbale. Elle vise à faire peur dans l'espoir d'une reddition. Toutefois, la crainte manifestée par l'infirmière peut induire chez la personne un sentiment de puissance qui ne fera qu'alimenter son désir d'aller jusqu'au bout dans une quête éperdue d'un triomphe. L'infirmière exprime à la personne qu'elle a bien saisi son message, qu'elle respectera la distance dont il a besoin. Si l'intervention de l'infirmière échoue, la personne passe alors à un autre niveau.

Au niveau 5, c'est le **passage à l'acte**, une forme de dérapage complet lié à la perte de contrôle.

Les deux autres niveaux, la récupération et la stabilisation, ont une incidence particulière sur la récidive. La personne en **récupération** se sent soulagée du trop-plein d'anxiété. Son corps épuisé ressent une forme de détente, mais elle n'éprouve pas moins de la honte et de la culpabilité. Elle prend conscience de son dérapage et de la destruction causée. La vulgarité de son geste entache son estime personnelle. La détresse s'installe et l'intervention de professionnels capables de pardonner est requise. Toutefois, lorsque le tort est irréparable, que des membres du personnel ont été blessés, la personne ne peut espérer de compréhension de la part du personnel. Se sentant rejetée, elle risque alors de s'enliser dans le cercle de la violence.

Figure 3.1 Développement de l'agressivité

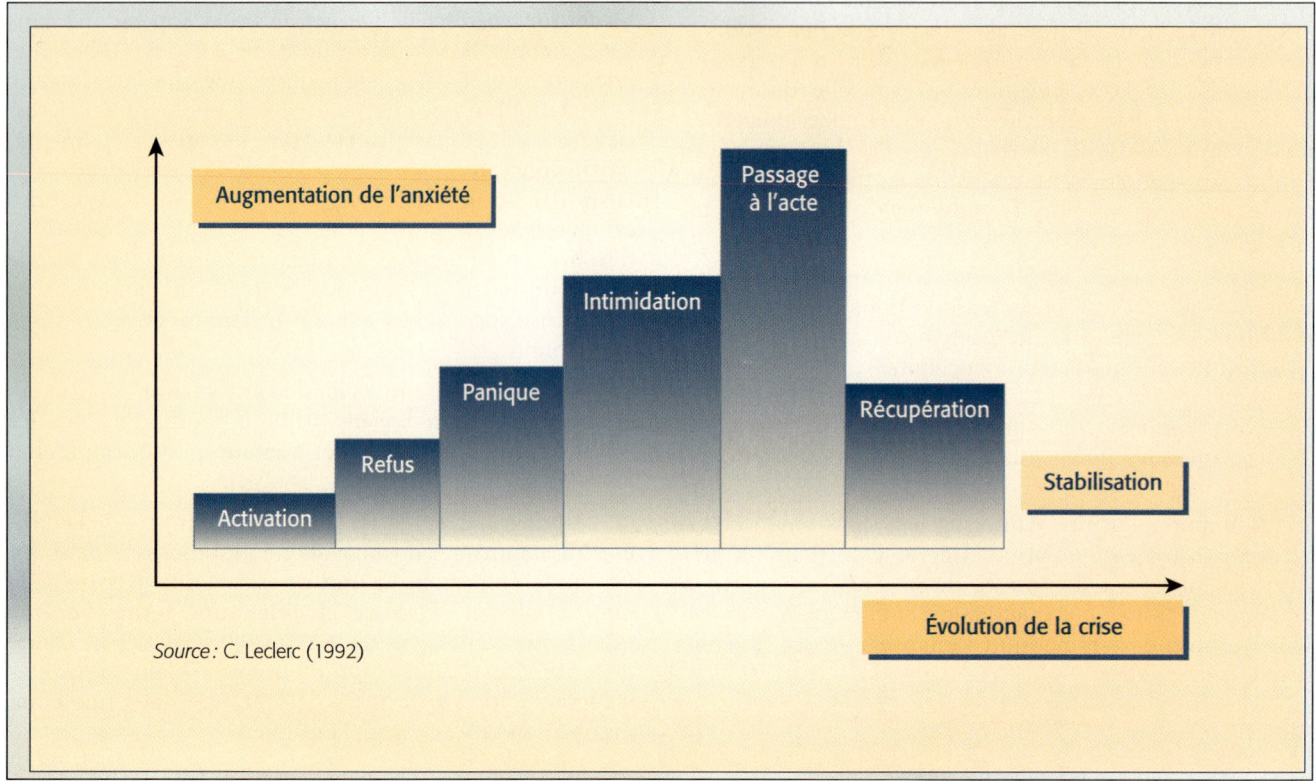

Source : C. Leclerc (1992)

Finalement, la **stabilisation** est la phase où la personne retrouve son calme et son harmonie. Elle se pardonne pour son geste et travaille à développer de meilleurs moyens pour se contrôler. C'est aussi la phase où elle cherche à réparer le tort causé, démarche salutaire en autant que la réparation envisagée soit réaliste, efficace et témoigne d'un sincère regret. Les réparations inspirées de mégalomanie et qui s'apparentent à la pensée magique ne sont pas rares. Par exemple, une personne blesse gravement quelqu'un et clame le désir de vouer le reste de son existence à des causes humanitaires.

Il faut bien comprendre que tout ce que nous venons de dire concernant la récupération et la stabilisation ne s'applique qu'à l'agression réactive. La personne responsable d'agression proactive est fière d'être parvenue, par ses gestes violents, à prendre le contrôle de la situation. Ce phénomène est fréquent chez la personne souffrant d'un trouble de la personnalité antisociale grave. Ainsi en est-il par exemple d'un délinquant qui, encouragé et approuvé par ses pairs, ne perçoit que les gains de ses méfaits.

En terminant, on peut se demander si l'infirmière doit exprimer à la personne agressive sa crainte de la voir accéder au prochain niveau de la courbe. En général, l'expression de souffrance et de peur chez une victime suffit à calmer l'agresseur. Cependant, la peur d'une victime peut induire chez les personnes dénuées de sentiments ou de capacités empathiques un sentiment de puissance et de triomphe qui ne fera qu'alimenter leur désir d'aller jusqu'au bout, dans une quête de pouvoir.

Cette situation se retrouve chez la personne déclarée « psychopathe dangereux » et reconnue pour ses comportements sadiques.

INDICATEURS D'UN RISQUE IMMINENT

Dans la majorité des cas, l'infirmière est en mesure d'observer l'escalade de l'agressivité annonciatrice d'agression. Cette escalade est ponctuée de signes précis associés à chaque phase de la courbe d'agressivité (voir la figure 3.1). À ces indices s'ajoute la perception de l'infirmière expérimentée : elle peut déceler une tension inhabituelle dans l'atmosphère. Une agitation à peine perceptible peut cacher une situation de conflit et de détresse, alors qu'un calme inhabituel évoque généralement une étape de préparation à un éventuel affrontement.

Il importe donc d'identifier rapidement les facteurs de tension. Une personne sur le point d'agresser, par exemple, induit la peur dans un groupe, incitant les autres à adopter une attitude défensive, voire violente, pour se protéger.

Si les points suivants sont présents chez une personne, l'infirmière peut présumer qu'elle passera à l'acte dans quelques minutes (ou quelques secondes) si aucune intervention n'est entreprise (voir la figure 3.2) :
- **poings** et **dents serrés** ;
- **discours hostile** avec **menaces** ;

Figure 3.2 Symptômes avant-coureurs ou imminence d'assaut

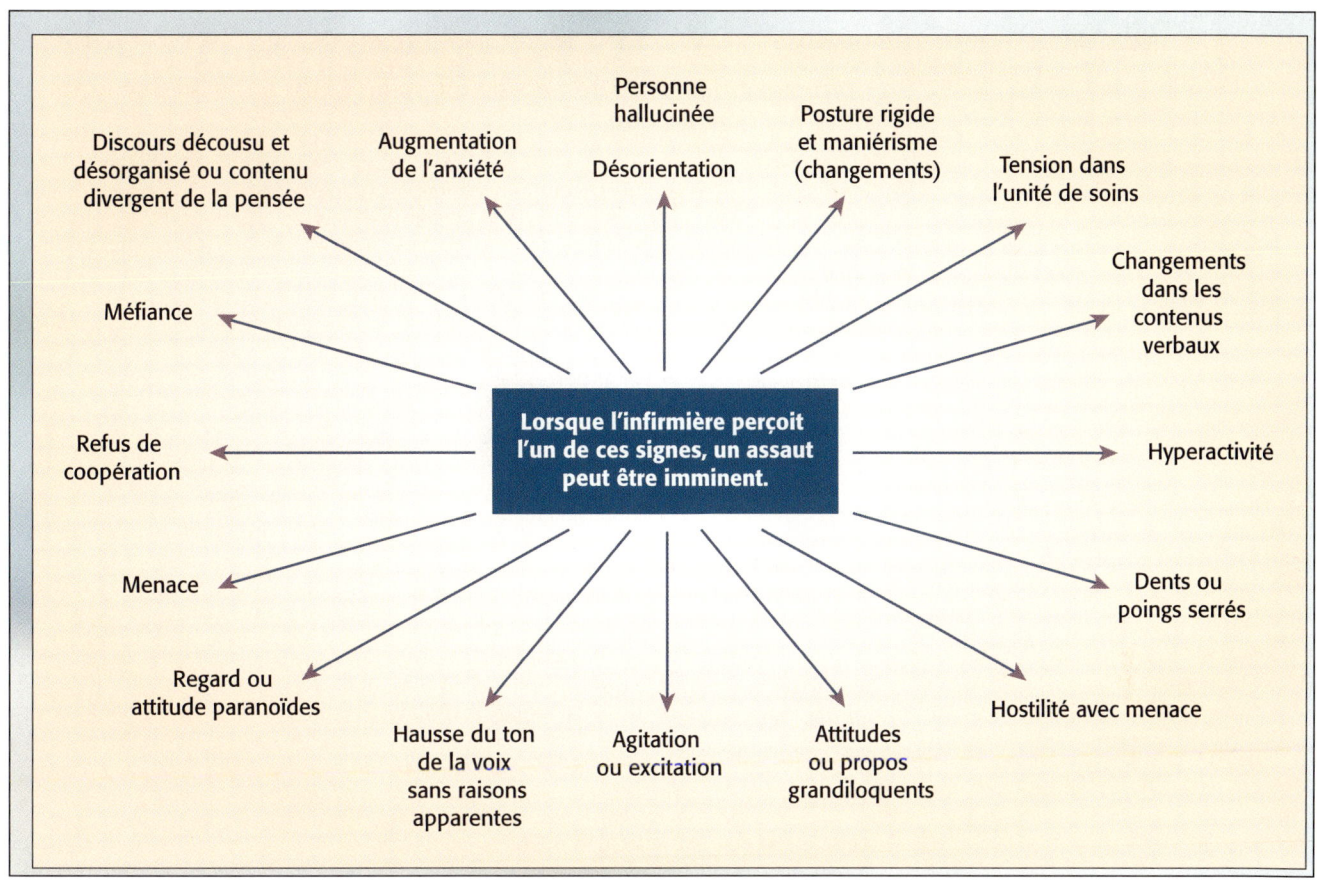

- **regard paranoïde** qui semble vouloir traverser l'autre, ce qui dénote une agressivité retenue mais sur le point d'éclater ;
- **pâleur du visage** traduisant crainte et perte de contrôle ;
- **rougeur** résultant de la colère ;
- **agitation** voire **excitation** ;
- **hausse du ton** de la voix, indice de perte de contrôle ;
- **posture rigide** en signe de malaise et d'anxiété ;
- **attitude et propos arrogants** ;
- **discours décousu et désorganisé** ;
- **refus de coopération** ;
- **culpabilité** intolérable qui incite la personne à s'attaquer à la source culpabilisante ;

En toute circonstance, au-delà de ces indicateurs, l'infirmière doit prendre conscience de sa propre peur, indice fréquent de danger et de nécessité de se protéger. Si elle a été elle-même victime d'agression, il se peut toutefois que sa peur soit mauvaise conseillère : les traumatismes non résolus déforment la perception du présent.

Démarche systématique et questionnaire d'évaluation

Ce guide permettra à l'infirmière d'évaluer, étape par étape, le risque d'agression. Un questionnaire est aussi proposé ; il permettra de décider s'il est indiqué ou non de poursuivre l'investigation. Ce questionnaire* concerne strictement l'évaluation du risque et ne s'intéresse pas aux dimensions spécifiques de l'agression telles que la forme, le type et les causes de celle-ci. Ces dimensions doivent néanmoins faire l'objet d'une analyse minutieuse dans les cas où la violence d'une personne constitue la cause même d'une demande de soins.

---

* Inspiré de «*Violence and Suicide Assessment Form*» (Feinstein et Plutchik, 1990).

ÉLÉMENTS À ÉVALUER

1 Contexte entourant l'admission à une unité de soins ou une visite dans la communauté

Ces informations sont fournies par de tierces personnes (ressources externes, foyers, famille d'accueil, intervenants communautaires, travailleurs sociaux, policiers, etc.) ainsi que par le dossier antérieur : profil de la personne et raisons qui motivent la demande de soins en milieu hospitalier ou communautaire. Toute information indiquant un risque nul ou très faible autorise l'infirmière à passer à l'étape suivante. Dans le cas contraire, il est recommandé d'entrer en contact avec les professionnels qui possèdent les informations pertinentes et de consulter les archives (si elles sont accessibles) pour obtenir le dossier antérieur. Il en va de même en milieu communautaire. Il importe de posséder au préalable un profil de la personne et de bien connaître les motifs qui justifient la visite à domicile.

Points à considérer

La personne manifeste le désir de tuer ou de blesser quelqu'un.
La personne présente des hallucinations l'enjoignant de tuer ou de blesser quelqu'un.
La personne se sent menacée et craint pour sa vie.
La personne présente un délire de persécution avec sentiment de menace à son intégrité.
La personne exprime de façon ambivalente le désir de tuer ou de blesser quelqu'un.
La personne est actuellement sous l'effet de drogues et présente des signes d'agitation.
La personne exprime le désir de mettre fin à ses jours.
La personne possède des antécédents de violence.

2 Évaluation du risque imminent lors du premier contact

Cette étape doit être effectuée même si les raisons de la consultation indiquent qu'il y a peu ou pas du tout de risques de violence. Certains événements ont pu survenir depuis la demande d'admission et rendre la situation critique. Certains membres de la famille, insatisfaits des soins prodigués à leur proche, peuvent aussi se montrer hostiles. L'évaluation du risque imminent est prioritaire et essentielle dès le premier contact avec la personne qui demande des soins.

Points à considérer

Agitation et excitation.
Regard ou attitude paranoïde.
Hallucination menaçante.
Hostilité verbale.
Anxiété en croissance.
Discours décousu et désorganisé ou contenu de la pensée divergent.
Posture rigide et maniérisme.
Méfiance excessive.
Changement soudain du contenu verbal.
Dents et/ou poings serrés.
Refus de traitement et de coopération.
Sentiment de culpabilité intolérable.
Intoxication.
Pâleur ou rougeur du visage.
Refus d'hospitalisation.
Positionnement sur la courbe d'agressivité.
Possession d'une arme.

ÉLÉMENTS À ÉVALUER *(suite)*

3 Pensées ou idéations à connotations agressives, violentes ou suicidaires au moment même de l'entrevue.

Si rien ne laisse croire que la personne risque d'être violente, l'infirmière peut débuter l'entrevue afin de connaître les motifs de la consultation. Si ceux-ci ne concernent pas une situation qui évoque l'agressivité, la violence ou la dépression, elle peut poursuivre l'entrevue afin d'obtenir les informations concernant l'état de santé de la personne (donc laisser tomber le reste du guide). Dans le cas contraire, l'entrevue se poursuit afin d'obtenir des informations concernant les points suivants :

– Expression d'une intention quelconque de tuer ou de blesser quelqu'un (faire spécifier).
– Hallucinations enjoignant de tuer ou de blesser quelqu'un ou délire de persécution avec intention d'utiliser la violence.
– Expression ambivalente d'un désir de tuer ou de blesser.
– Expression d'anxiété croissante.
– Réaction aux différents moments de l'entrevue :
  • refus de collaborer à l'entrevue ;
  • opposition ferme à l'autorité ;
  • tentatives de fuir la personne qui mène l'entrevue ;
  • agitation motrice (fume, tremble, regarde partout, etc.) ;
  • impatience ;
  • affect plat (sans émotivité ou empathie).

4 Pensées suicidaires au moment de l'entrevue

– Expression d'un désir intense de mettre fin à ses jours (avec plan précis).
– Hallucination et/ou délire avec l'idée de mettre fin à ses jours ou de se blesser.
– Désir intense de mettre fin à ses jours sans plan défini pour y arriver.
– Expression d'un désir ambivalent de mettre fin à ses jours.

Si la personne ne semble pas sur le point de passer à l'acte ou de s'en prendre à elle-même et qu'elle est fatiguée, il est conseillé de différer la poursuite du questionnaire. Cette stratégie permet de laisser la personne se reposer sans la surcharger de questions qui risqueraient d'augmenter son anxiété. Toutefois, l'infirmière doit demeurer vigilante et porter une attention soutenue à la personne en repos jusqu'au moment de reprendre l'entrevue. Une personne peut feindre d'être calme alors qu'elle désire se suicider dès que l'infirmière sera absente.

5 Histoire comportementale récente (3 à 5 dernières semaines)

– Assaut sérieux contre une personne.
– Assaut mineur contre une personne.
– Altercation physique avec une personne.
– Atteinte aux biens d'autrui.

6 Antécédents (au-delà de 5 semaines) de violence/comportements antisociaux et dérangeants

– Perpétration d'actes violents contre une personne dans le passé.
– Antécédents d'arrestation policière pour assaut.
– Possession d'armes.
– Casier judiciaire.
– Problème chronique avec l'autorité.

ÉLÉMENTS À ÉVALUER *(suite)*

- Antécédents d'impulsivité et d'imprévisibilité des comportements.
- Instabilité familiale durant l'enfance.
- Expulsion du milieu scolaire.
- Intégration dans un groupe marginalisé reconnu pour sa violence.

7 Comportements et pensées suicidaires récents (les dernières semaines)

- Tentative sérieuse de suicide (arme à feu tournée vers soi, ingestion, pendaison, chute libre, etc.).
- Comportement ou geste suicidaire sans séquelle majeure (coupure superficielle, ingurgitation d'une quantité minime de médicaments, etc.).
- Planification d'un suicide.
- Aveu de l'intention de se suicider à quelques personnes privilégiées.
- Manque d'intérêt ou d'espoir face à l'avenir.

8 Antécédents familiaux et personnels (aspect suicidaire)

- Suicide ou tentative de la part de la mère, du père, des frères ou sœurs.
- Diagnostic de psychose ou de désordre affectif.
- Tentative de suicide à une ou plusieurs reprises.
- Tentative(s) lors d'une date précise (anniversaire).
- Maladie ou handicap sérieux.

9 Réseau de soutien/stress

- Sans famille, amis, professionnel des services sociaux ou de la santé, institution sociale.
- Relation conflictuelle avec famille, ami, professionnel, institution.
- Événements stressants récents (deuil, perte d'emploi, problèmes conjugaux, etc.).
- Famille indifférente et peu motivée à fournir de l'aide.

10 Abus de consommation de substances toxiques

- Présentement en désintoxication.
- Consommation compulsive de drogues (alcool et autres types de drogues) depuis longtemps.
- Consommation occasionnelle de drogues (fortes ou faibles).
- Utilisation de drogues à des fins de divertissement.

Les éléments
de l'examen clinique

*par Lyne Cloutier,
Mario Brûlé et Odette Doyon*

Objectifs du chapitre 4

À la fin de ce chapitre,
vous serez en mesure :

De décrire les deux principales composantes de l'examen clinique ;

D'énumérer et de comprendre les éléments de l'histoire de santé ;

D'utiliser la méthode PQRST ;

De procéder à la revue des symptômes ;

D'expliquer les quatre techniques d'observation utilisées lors de l'examen physique, soit l'inspection, la palpation, la percussion et l'auscultation.

COMPOSANTES DE L'EXAMEN CLINIQUE

L'examen clinique tient compte de deux grandes composantes :

HISTOIRE DE SANTÉ Collecte, lors de l'entrevue concernant la situation de santé, de tous les éléments pertinents tels que perçus par la personne. Certaines informations peuvent également être recueillies auprès de la famille ou dans le dossier.

EXAMEN PHYSIQUE Compilation des données recueillies par l'infirmière à l'aide des techniques d'inspection, de palpation, de percussion et d'auscultation. L'examen physique se déroule normalement dans cet ordre lorsque l'utilisation de la technique est pertinente.

Bien que, de manière générale, l'histoire de santé soit réalisée avant l'examen physique, il est essentiel que l'infirmière établisse des liens concomitants entre ces deux étapes de l'examen clinique. Les informations recueillies au cours de l'histoire de santé guident l'infirmière lors de l'examen physique : elle portera une attention spécifique à une région du corps, à un organe ou à une fonction, et elle posera à la personne les questions propres à compléter les informations recueillies. Comme l'examen clinique vise à obtenir et à utiliser le plus de renseignements possible, il nécessite de l'observation, de l'habileté technique, de la réflexion, de l'analyse et du jugement.

Histoire de santé

L'histoire de santé est la description et le bilan que la personne fait de sa situation de santé et des problèmes s'y rattachant. Elle s'appuie sur les éléments suivants :
- identité ;
- raison de la consultation ;
- histoire des problèmes de santé actuels ;
- antécédents liés à la situation de santé ;
- histoire familiale ;
- environnement social et physique ;
- revue des symptômes.

L'infirmière, en procédant à cette partie de la collecte de données, doit inscrire la date de l'entrevue et mentionner, s'il y a lieu, la présence des personnes qui y ont participé. La personne était-elle seule ? Sinon, est-ce qu'un membre de sa famille ou un étranger (voisin, travailleuse sociale, infirmière) l'accompagnait ? Répondait-on avec elle ? À sa place ?

L'infirmière peut se charger elle-même de cette partie ou offrir à la personne de remplir le questionnaire si elle le souhaite et si le contexte s'y prête.

IDENTITÉ

Les données concernant l'identité doivent être inscrites : le nom, le prénom, l'adresse, le numéro de téléphone, la date de naissance, l'âge, la race, l'ethnie, l'état matrimonial, le lieu de naissance ainsi que le lieu de résidence de la personne interrogée. Ces deux dernières informations peuvent s'avérer utiles, car certaines affections sont endémiques, c'est-à-dire très fréquentes, dans certaines régions ou dans certains pays. Ainsi en est-il du paludisme en Afrique centrale ou encore de la thalassémie, une anémie héréditaire, dans les pays riverains de la Méditerranée.

RAISON DE LA CONSULTATION

Afin de déterminer la raison primordiale qui amène la personne à consulter, l'infirmière aura avantage à utiliser une méthode systématique permettant de cerner précisément le symptôme principal. Le symptôme doit être noté tel que décrit par la personne. L'infirmière ne doit pas le traduire en d'autres termes ; par exemple, il serait erroné d'inscrire « douleur angineuse » lorsque la personne mentionne qu'elle ressent une lourdeur entre les côtes et l'estomac.

Il arrive quelquefois qu'une personne se présente en déclarant d'emblée le diagnostic qu'elle s'est attribué ainsi que les traitements dont elle souhaite bénéficier. L'infirmière demeurera dans une position de neutralité, démontrant ainsi à la personne que sa version est prise en considération, et elle aura recours au questionnaire systématique afin de préciser les symptômes décrits et par le fait même d'en valider ou d'en corriger l'interprétation. Supposons, par exemple, le cas d'une jeune fille de dix-sept ans, sexuellement active depuis un an, qui se présente à la clinique de son école en disant : « J'ai une vaginite. Je le sais parce que mon amie et ma sœur ont eu la même chose. » L'infirmière demandera alors à la jeune fille de préciser les symptômes qui l'amènent à consulter afin de bien cerner la symptomatologie, ce qui la guidera lors de l'examen physique. Après quoi, s'il y a lieu, elle lui recommandera une consultation médicale.

L'infirmière doit, comme avec toute personne qui consulte, établir une relation de confiance avec cette jeune fille, afin qu'elle ne la quitte pas sans avoir compris que son état pourrait être plus sérieux qu'elle ne le croit et qu'il pourrait causer de graves préjudices à sa santé. Ce serait le cas par exemple si elle était atteinte d'une infection à gonocoque ou de l'herpès génital.

Il est quelquefois difficile de discerner la raison exacte pour laquelle une personne consulte un professionnel de la santé. Il est important de laisser à la personne suffisamment de temps pour s'exprimer et, au besoin, l'infirmière peut clarifier et valider l'information. « Vous toussez et vous avez de la fièvre depuis plusieurs jours, mais si je comprends bien c'est l'essoufflement que vous ressentez depuis hier qui vous a fait venir ici ? »

HISTOIRE DES PROBLÈMES DE SANTÉ ACTUELS

MÉTHODE PQRST Très souvent, la personne qui consulte indique plusieurs symptômes avant de préciser le motif principal de sa démarche. Une méthode simple et systématique est proposée afin de réunir de façon organisée les données pertinentes au symptôme principal. Il s'agit de la méthode PQRST, chacune des lettres correspondant à deux notions. Cette méthode, largement utilisée pour évaluer la douleur rétro-sternale, s'avère appropriée lorsqu'on procède au questionnaire sur différents problèmes de santé.

Au tableau 4.1, des questions spécifiques à chacune des notions sont présentées. Dans chacune des situations concrètes rencontrées, l'infirmière doit choisir les questions pertinentes. Si la personne parle d'une céphalée, l'infirmière demandera :
- Qu'est-ce qui, d'après vous, a provoqué cette céphalée ?
- Avez-vous subi un choc ou un accident à la tête ou au cou, récemment ?

S'il y a douleur, l'infirmière invitera la personne à quantifier celle-ci sur une échelle de 0 à 10, 0 étant l'absence de douleur et 10 une douleur insupportable.

On doit se rappeler que la méthode PQRST est un simple moyen mnémotechnique et non pas une fin en soi. Elle n'est donc pas toujours pertinente, et elle pourra s'appliquer différemment selon le cas. Dans chacun des chapitres abordant une fonction spécifique ou une clientèle particulière, cette méthode a été utilisée pour illustrer l'évaluation des symptômes.

EFFET DU SYMPTÔME SUR LA PERSONNE Les symptômes ou les maladies affectent les êtres humains d'une façon propre à chacun. Il est donc recommandé de préciser leur nature et l'intensité de leur effet chez la personne qui consulte, de manière à planifier des interventions adéquates. L'organisation des soins par l'infirmière devra être adaptée à chaque situation. Par exemple, si une femme admise à l'hôpital pour une douleur à l'abdomen doit être opérée dans les heures qui suivent, qu'elle est chef d'une famille monoparentale de trois enfants et n'a aucune ressource extérieure, la planification sera différente de celle mise en place pour un homme célibataire atteint de la même affection. La situation familiale et sociale n'est pas la seule donnée dont l'infirmière doit tenir compte dans l'organisation des soins ; elle doit également prendre en considération la réaction de la personne. En effet, toutes les personnes ne réagissent pas de la même manière à un même symptôme. Une personne anxieuse ayant subi un infarctus du myocarde est susceptible d'éprouver davantage de douleur angineuse si elle ne supporte pas de devoir rester au lit.

ANTÉCÉDENTS LIÉS À L'ÉTAT DE SANTÉ

Les antécédents liés à l'état de santé incluent les éléments suivants ainsi que toute autre information que la personne jugerait important de transmettre.

Tableau 4.1 Questions générales pour la méthode PQRST

	Notion	Explication	Exemples de questions
P	Provoquer	Explorer les éléments qui ont non seulement provoqué l'apparition du symptôme mais aussi ceux qui l'ont aggravé.	Comment la douleur est-elle apparue ? Qu'est-ce qui l'a provoquée ? Quelque chose l'a-t-il aggravée ?
	Pallier	Identifier les éléments qui soulagent le symptôme.	Avez-vous utilisé un moyen ou un traitement quelconque, prescrit ou non, ou une position, pour vous soulager ? Lesquels ? Avez-vous été soulagé ?
Q	Qualité	Décrire qualitativement le symptôme.	À quoi ressemble la sensation que vous avez vécue ?
	Quantité	Quantifier le symptôme.	Quelle est la sévérité du malaise, sur une échelle de 0 à 10 ?
R	Région	Préciser la région où se manifeste le symptôme.	Pouvez-vous montrer avec le doigt ou dire où est le malaise ?
	Irradiation	Déterminer si d'autres régions sont affectées par le symptôme.	Y a-t-il une autre région dans laquelle le malaise est présent ? Le malaise s'étend-il ailleurs ? Où ?
S	Symptômes associés	Mentionner si d'autres symptômes accompagnent le symptôme principal.	Y a-t-il d'autres malaises ou sensations inhabituelles qui accompagnent votre symptôme ?
	Signes associés	Indiquer si d'autres signes accompagnent le symptôme principal.	Y a-t-il d'autres signes qui accompagnent votre malaise ?
T	Temps, durée	Déterminer le moment où le symptôme est apparu, la durée, et dire s'il s'est modifié depuis.	Depuis quand ce malaise est-il présent ? Est-il toujours là ou apparaît-il de façon intermittente ?
		Déterminer le nombre d'apparitions du symptôme par unités de temps (heure, jour, semaine).	Combien de fois l'avez-vous ressenti durant la dernière journée, ou la dernière semaine ?

PERCEPTION QUE LA PERSONNE A DE SA SITUATION DE SANTÉ La perception de la santé est une évaluation subjective que porte la personne sur sa situation de santé. Il arrive quelquefois que, malgré des atteintes graves, certaines personnes se perçoivent comme étant en « bonne santé » alors que l'apparition du moindre malaise en inquiète d'autres. L'infirmière peut donc entamer le questionnaire par une question simple comme : « Comment qualifiez-vous votre état de santé ? »

IMMUNISATION Si la personne possède un carnet de vaccination indiquant les vaccins qu'elle a reçus et la date de leur administration, il peut être utile pour l'infirmière d'en faire une copie. Les vaccins annuels, comme celui de l'influenza, doivent également être notés. Toute réaction particulière ou anormale à un vaccin doit également être inscrite au dossier.

ALLERGIES Les allergies, que ce soit à un médicament, à un aliment ou à un élément de l'environnement, doivent être prises en note, ainsi que les périodes d'apparition au cours de l'année, le type de réaction de la personne et les mesures qu'elle prend pour se soulager. Dans le cas d'une allergie menaçant la vie, comme l'allergie aux arachides ou au venin de guêpe, l'infirmière vérifie si la personne a en sa possession le médicament nécessaire à un traitement immédiat (épinéphrine), si la date de péremption de ce médicament n'est pas dépassée, et si la personne en connaît bien la posologie et la technique d'administration. À l'hôpital, une allergie à un médicament ou à un aliment sera clairement notée au dossier et indiquée sur un bracelet au poignet de la personne.

AFFECTIONS On doit noter par ordre chronologique décroissant toutes les affections physiques ou psychiques dont la personne a souffert ou souffre présentement.

CHIRURGIES Inscrire par ordre chronologique décroissant toutes les chirurgies subies et leurs conséquences sur la santé de la personne.

HOSPITALISATIONS Déterminer par ordre chronologique décroissant toutes les hospitalisations, leurs raisons et les réactions de la personne lors de chacune d'elles.

ACCIDENTS OU TRAUMATISMES Inscrire la date et le type d'accidents et de traumatismes, ainsi que leurs conséquences sur la santé de la personne.

HISTOIRE OBSTÉTRICALE Lorsque l'on s'adresse à une femme, on doit inscrire à son dossier le nombre de grossesses (**G**ravida), le nombre de naissances prématurées (**P**), le nombre de naissances à terme (**T**), le nombre d'avortements, provoqués et spontanés (**A**borta) ainsi que le nombre d'enfants vivants (**V**). Ces données sont inscrites sous la forme suivante : **G**____ **P**____ **T**____ **A**____ **V**____

EXAMENS PÉRIODIQUES La personne est peut-être soumise à différents types d'examens de façon périodique. L'infirmière doit les noter au dossier.

Voici des exemples pertinents à inscrire lors du questionnaire : la tension artérielle, le poids, la glycémie capillaire, la saturométrie pulsatile en oxygène, les taux de cholestérol sanguin, le temps de coagulation sanguine, les électrolytes, l'examen de la prostate, le test de Papanicolaou, le dépistage des MTS, le dosage de certaines hormones telles les hormones thyroïdiennes, le dosage de certains médicaments tels que la phénytoïne et la digoxine.

MÉDICATION ET TRAITEMENTS UTILISÉS Noter tous les traitements en cours quelle que soit leur nature et qu'ils aient été prescrits par un médecin ou non. Il faut inscrire le nom des médicaments, la forme, la posologie et la durée d'utilisation. L'infirmière doit questionner la personne sur sa tolérance et sa réponse aux traitements et, s'il y a lieu, sur sa compréhension de la technique d'administration, comme dans le cas des aérosols-doseurs. Elle évaluera l'observance du traitement et notera les difficultés rencontrées par la personne. Enfin, elle consignera les effets secondaires tels que décrits par la personne.

HISTOIRE FAMILIALE

L'infirmière doit questionner la personne sur l'état de santé des membres de sa famille immédiate, soit ses frères et sœurs, ses parents et ses grands-parents. Ainsi, elle doit noter les décès et leurs causes. L'utilisation d'un génogramme, qui intègre au moins trois générations, est conseillée pour illustrer l'histoire familiale. Les membres de la famille y sont tous inscrits en rangs horizontaux et chacun de ces rangs représente une génération. Par convention, l'homme est représenté par un carré et la femme, par un cercle. La personne qui consulte est identifiée par un cercle ou un carré double. Les frères et les sœurs sont inscrits par ordre chronologique en commençant, à gauche, par le plus âgé. La figure 4.1 illustre les symboles utilisés dans un génogramme.

La figure 4.2 est un exemple de l'utilisation du génogramme lors de la rédaction d'une histoire de santé. Martine (19 ans) consulte pour des céphalées récurrentes qu'elle n'arrive pas à soulager. Elle a deux frères plus âgés (24 et 21 ans), tous deux en bonne santé. Leur mère, Rachèle (49 ans), vient d'apprendre qu'elle a un cancer des ovaires et leur père, Carl (53 ans), est décédé l'année dernière lors d'un accident de voiture. Martine ne connaît pas exactement l'histoire de santé des parents de son père, mais les parents de sa mère sont vivants et en bonne santé.

ENVIRONNEMENT SOCIAL ET PHYSIQUE

De nombreuses études longitudinales ont démontré qu'il existe une corrélation entre l'espérance de vie et divers indicateurs de la position sociale tels que le revenu, le niveau d'instruction, la profession et le lieu de résidence (Wilkinson, 1992). Ainsi, il semble que le niveau de santé suive en escalier le statut socio-économique de la population et que plus une personne est élevée dans la hiérarchie des revenus, plus longue sera son espérance de vie en bonne santé (Evans *et al.*, 1996 ; Renaud, 1994). Il

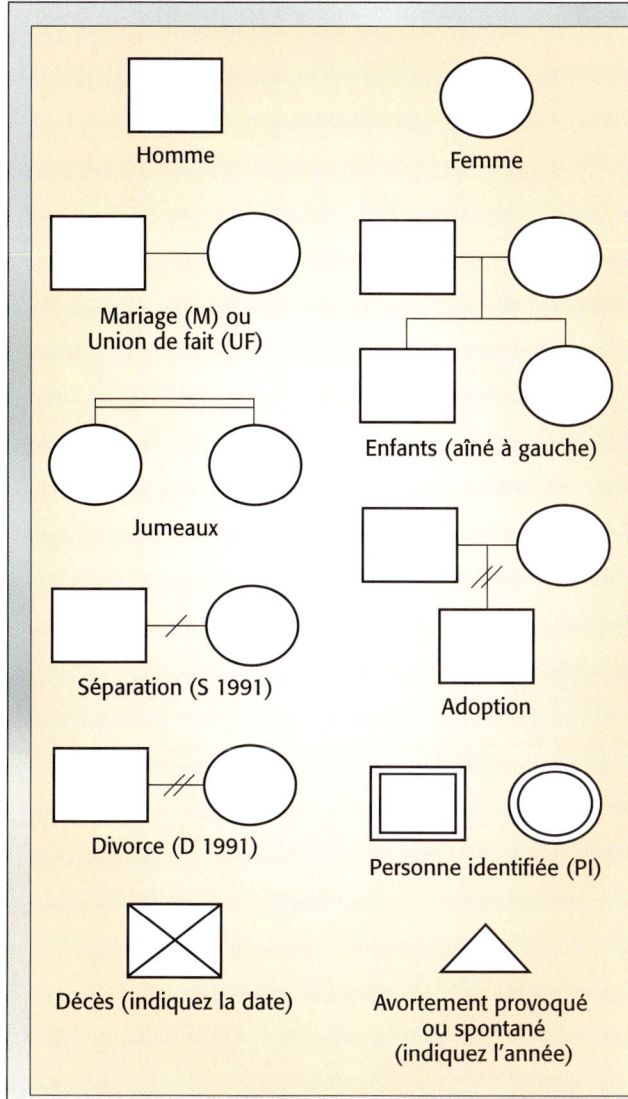

Figure 4.1 Symboles utilisés dans un génogramme

s'avère donc utile de recueillir des informations concernant le travail ou la profession exercée par la personne, son lieu de naissance et de résidence et son niveau d'instruction. Comme la qualité des liens sociaux a une incidence sur la situation de santé, il est pertinent de s'informer du nombre de ceux que la personne côtoie régulièrement, de la fréquence de ces relations et de la nature des liens qui l'unissent à ces personnes.

Il ne faut pas oublier de demander à la personne de préciser le nom et les coordonnées de l'individu qui devrait être contacté en priorité lors d'une situation d'urgence.

REVUE DES SYMPTÔMES

La revue des symptômes a pour objectif de revoir, dans sa globalité, l'état de santé de la personne, tout en s'assurant qu'aucun élément essentiel n'a été omis lors de la description de la maladie actuelle. Cette revue permet également d'évaluer les habitudes de promotion de la santé. Le tableau 4.2 présente les symptômes les plus communs pour chacune des fonctions. La plupart d'entre eux sont définis dans les chapitres correspondants et une liste de questions relevant de la méthode PQRST les accompagne.

Examen physique

L'examen physique sert à objectiver les données recueillies par l'infirmière lors de l'histoire de santé. Les quatre techniques d'observation à la base de l'examen physique sont : l'inspection, la palpation, la percussion et l'auscultation. Généralement, ces techniques sont utilisées dans cet ordre. Ces quatre techniques ne sont pas toutes pertinentes lors de l'examen de chacun des organes ou des fonctions. Cependant, l'infirmière doit penser à l'utilisation de chacune d'elles avant de passer à l'examen d'une autre région.

Les techniques d'examen sont utilisées de manière systématique afin de permettre l'évaluation la plus complète et minutieuse possible de la fonction ou de l'organe examinés. Cette approche est d'abord linéaire. Tout au long de l'examen, l'infirmière établit des liens concomitants entre les informations recueillies lors du questionnaire, ainsi qu'entre chaque technique utilisée lors de l'examen physique. Puis, parce qu'on utilise un va-et-vient continuel, cette approche devient circulaire, de sorte qu'elle permet de relier différentes informations entre elles et d'identifier les nouvelles données fournies par une technique d'examen. Ainsi, les observations recueillies lors de l'histoire de santé guident l'infirmière pendant l'examen physique ; elles l'incitent à porter une attention spécifique à une région du corps, à un organe ou à une fonction, et

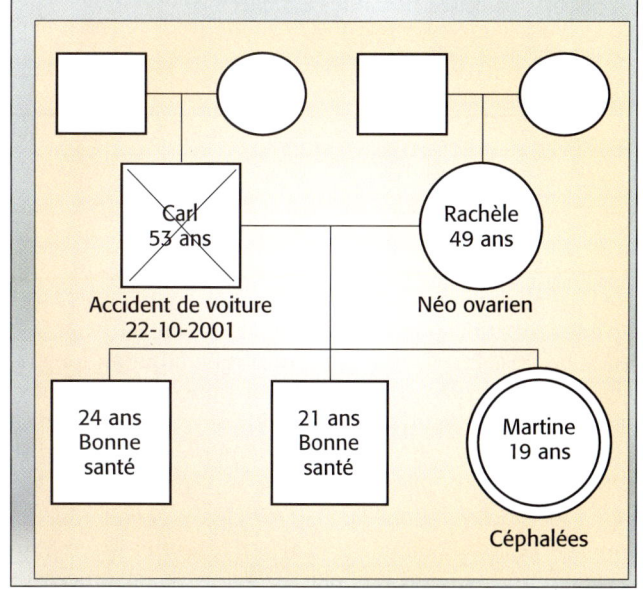

Figure 4.2 Exemple de l'utilisation du génogramme

Tableau 4.2 Revue des symptômes

État mental	
Humeur, processus de la pensée, concentration, délire, hallucinations, idées suicidaires	*Promotion de la santé* : développement d'un réseau de soutien social, connaissance et pratique de moyens pour se détendre
Fonction tégumentaire	
Lésions, prurit, sécheresse de la peau, état des cheveux, état des ongles, changement de coloration de la peau	*Promotion de la santé* : protection solaire, auto-examen de la peau, hydratation
Tête et cou	
Diplopie, vue brouillée, scotomes, œil rouge, otalgie, surdité, acouphènes, épistaxis, rhinorrhée, otorrhée, masse cervicale, dentition, état des prothèses dentaires et lésion à la muqueuse buccale	*Promotion de la santé* : port et entretien d'orthèses, port de lunettes solaires, hygiène dentaire, visites chez le dentiste, le denturologiste et l'optométriste
Fonction neurologique	
Orientation, mémoire, céphalées, étourdissements, vertiges, convulsions, perte de conscience, parésie, paralysie, paresthésie, discours	*Promotion de la santé* : exercices ou jeux de mémoire
Fonction respiratoire	
Dyspnée, toux, expectorations, douleur thoracique, respiration sifflante	*Promotion de la santé* : contrôle des allergies, vaccination, lutte antitabagisme
Fonction cardiaque	
Douleur thoracique, dyspnée, orthopnée, palpitations, syncope, lipothymie, fatigue	*Promotion de la santé* : évaluation de la tension artérielle, mesure du cholestérol, activités physiques, lutte antitabagisme
Fonction vasculaire	
Œdème, douleur, engourdissement, modifications de la peau (coloration, température, texture, pilosité, ulcération), claudication intermittente	*Promotion de la santé* : port de bas-support, activité physique
Fonction digestive	
Alimentation, hydratation, appétit, dysphagie, régurgitation, brûlures, nausées, vomissements, hématémèse, flatulence, intolérance aux graisses, ictère, douleur abdominale, élimination intestinale, selles colorées, hémorroïdes, gain ou perte de poids	*Promotion de la santé* : alimentation saine, hydratation
Fonction locomotrice	
Limitation d'amplitude, crampes, raideur, douleur osseuse, articulaire ou musculaire, œdème	*Promotion de la santé* : port adéquat des orthèses, prothèses, visite chez le podiatre, chaussures confortables, position de travail
Fonction génito-urinaire	
Chez la femme : saignement vaginal, dysménorrhée, écoulement ou prurit vaginal, douleur abdominale et dyspareunie Chez l'homme : écoulement urétral, lésion, hypertrophie du scrotum, masse à l'aine, impuissance Chez les deux sexes : masse ou lésion, douleur, dysurie, élimination urinaire	*Promotion de la santé* : moyens contraceptifs, protection contre les MTS, examen de la prostate, test de Papanicolaou, auto-examen des testicules
Seins	
Masse, douleur, écoulement du mamelon	*Promotion de la santé* : auto-examen des seins

à poser à la personne les questions propres à compléter les informations recueillies. De plus, un signe observé lors de l'auscultation pourrait justifier de refaire la palpation ou la percussion d'une région spécifique. Tout au long de l'examen, le processus de réflexion amène donc l'infirmière à formuler différentes hypothèses qui la guideront vers la recherche de signes complémentaires ou justifieront la poursuite du questionnaire de façon plus précise.

Cette formulation d'hypothèses se poursuit tout au long de l'examen clinique, et il est essentiel qu'en tout temps l'infirmière se rappelle qu'il s'agit d'un processus davantage circulaire que linéaire. L'ordre linéaire dans lequel les différentes composantes de l'examen clinique sont présentées ne doit pas faire oublier le caractère de circularité du processus de la démarche systématique. Ainsi, plusieurs hypothèses seront émises plutôt qu'une seule et, afin de corroborer ou d'invalider l'hypothèse formulée, l'infirmière choisira, si nécessaire, de revenir en arrière pour ajouter une question ou examiner une région précise.

La figure 4.3 illustre ce principe de circularité et de multiplicité d'hypothèses dirigeant l'examen clinique

Figure 4.3 Circularité et formulation d'hypothèses

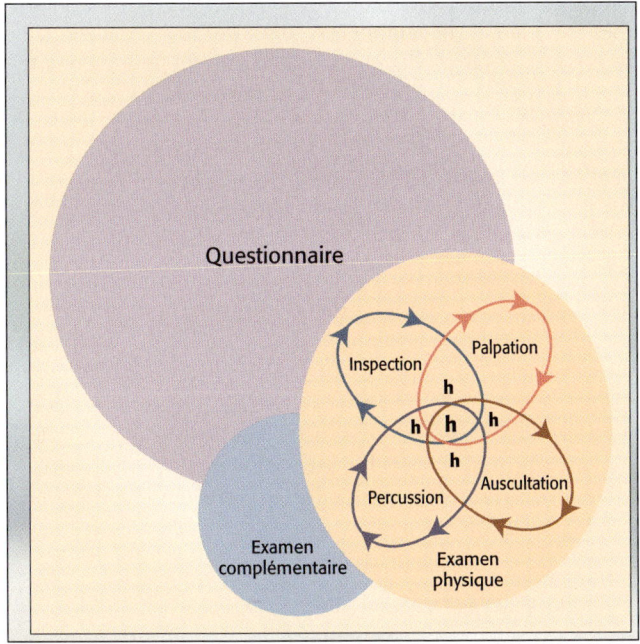

Figure 4.4 Inspection directe

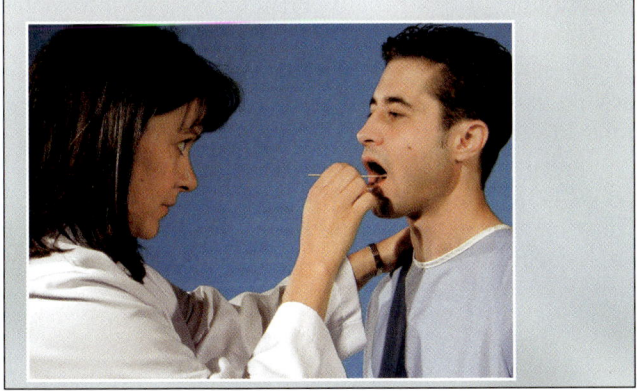

effectué par l'infirmière. Ces hypothèses sont formulées en tenant compte des données recueillies au cours de l'histoire de santé et des résultats des examens complémentaires.

INSPECTION

Inspecter, c'est observer avec soin. Dans le cadre de l'examen physique, l'inspection consiste à examiner la personne attentivement en tenant compte également des messages perçus par l'odorat et l'ouïe. L'inspection est d'abord globale pour ensuite s'attarder systématiquement à chacune des parties du corps. Lorsque l'infirmière n'utilise que ses yeux pour inspecter une personne, on parle d'inspection *directe* (voir la figure 4.4), alors que lorsqu'elle utilise un ophtalmoscope ou un otoscope, on parle d'inspection *indirecte*.

Une inspection adéquate ne se fait pas en un simple coup d'œil. Elle nécessite une grande attention de la part de l'infirmière, qui doit se concentrer sur ce qu'elle voit et éviter d'utiliser d'emblée des instruments spécialisés, comme le stéthoscope.

Lorsqu'une infirmière novice effectue une inspection pour la première fois, des éléments importants peuvent lui échapper. Par exemple, en entrant dans la chambre d'hôpital d'une personne qui demande de l'aide parce qu'elle se sent soudain à bout de souffle, l'infirmière peu expérimentée observe principalement la personne hospitalisée. Elle pense à observer la coloration des téguments et l'état général de la personne, en plus de mesurer la fréquence, le rythme et l'amplitude de la respiration et du pouls. Or, dans le même laps de temps, l'infirmière expérimentée aurait également noté que les visiteurs qui sont arrivés depuis quelques minutes dégagent une forte odeur de cigarette, qu'ils semblent tous très émus et que deux d'entre eux portent d'énormes gerbes de fleurs. Elle a tenu compte de tous les éléments d'observation et elle peut proposer rapidement les interventions appropriées. L'infirmière doit donc développer cette habileté : il faut réellement « apprendre aux yeux à voir ». Plusieurs exercices d'apprentissage devraient donc être utilisés afin de parfaire cette habileté. En voici un : lisez l'encadré suivant d'un seul coup, en comptant le nombre de « t » que vous y trouverez.

> **Tel que mentionné plus tôt,
> le système nerveux parasympathique
> est surtout associé au repos et
> à la digestion.**

Il y a onze « t », comme vous pourrez le constater en relisant la phrase attentivement. Lorsque des personnes font l'exercice machinalement, il arrive fréquemment qu'elles oublient de compter les « t » dans les mots « est » et « et ». Cela se produit simplement parce que le cerveau est habitué de recevoir le message lui indiquant de se concentrer principalement sur les mots les plus significatifs d'une phrase. Malgré le niveau de facilité de l'exercice, les résultats nous démontrent qu'il faut demeurer attentif et réapprendre aux yeux à percevoir l'ensemble des éléments d'une situation avant de commencer à faire le tri de ceux qui seront conservés pour l'analyse.

L'inspection exige de l'infirmière qu'elle s'arrête un instant afin de pouvoir s'attarder aux détails significatifs. La première inspection globale réalisée lors de la rencontre avec la personne permet souvent de recueillir une foule de renseignements pertinents. Par exemple, dès les premières secondes de la rencontre, l'infirmière notera tout signe de détresse en utilisant l'ABCD, soit :

A : (*Airway*) Est-ce que les voies aériennes sont dégagées ? Y a-t-il de la dyspnée ? La personne est-elle capable de terminer ses phrases sans reprendre sa respiration ?

B : (*Breathing*) Est-ce que la fréquence, le rythme et l'amplitude de la respiration se situent dans les limites normales ?

C : (*Circulation*) Est-ce que la circulation sanguine paraît adéquate ? Est-ce que la coloration des téguments est rosée ?

D : (*Deficit*) Est-ce qu'il y a une altération de l'état de conscience ? Est-ce que la personne est consciente et capable de parler avec cohérence ? La personne est-elle léthargique ? Agitée ?

Si les fonctions respiratoire, circulatoire ou neurologique sont perturbées, l'infirmière doit orienter instantanément ses priorités vers les interventions appropriées à cette situation. Par contre, si l'examen ABCD ne révèle aucune particularité, l'infirmière poursuit son inspection afin de recueillir d'autres éléments sur l'état de santé de la personne.

L'APPARENCE GÉNÉRALE Est-ce que la personne s'est coiffée et/ou rasée ce matin ? Est-ce que l'hygiène corporelle générale paraît adéquate ? Est-ce que la personne dégage une odeur particulière ? Est-ce que les vêtements qu'elle porte paraissent convenir à la saison ? Est-ce que l'apparence générale de la personne correspond à son âge ?

LE COMPORTEMENT Est-ce que la personne regarde l'infirmière dans les yeux ou si elle maintient son regard baissé même lorsqu'on lui adresse la parole ? Démontre-t-elle des signes de fatigue, d'anxiété ou d'impatience ? Semble-t-elle souffrante ? Est-ce que le comportement non verbal correspond au verbal ? Par exemple, est-ce qu'elle a l'air euphorique en révélant qu'elle vient d'apprendre qu'elle va mourir bientôt ?

LA DÉMARCHE ET L'ÉQUILIBRE Est-ce que la personne se tient droite ? Y a-t-il une cyphose ou une lordose ? Est-ce que la personne semble affectée par des limitations fonctionnelles dans ses mouvements ? Est-elle en mesure de marcher sans perdre l'équilibre ? Doit-elle s'appuyer pour se lever ou s'asseoir ? Doit-elle avoir recours aux objets de l'environnement pour maintenir son équilibre ? Y a-t-il des mouvements anormaux, des tics par exemple ?

L'ÉTAT NUTRITIONNEL Est-ce que le poids de la personne est proportionnel à sa taille ? Dans quel état sont ses téguments ? Y a-t-il des signes évidents de déshydratation, de fonte musculaire, de cachexie, d'œdème ou d'obésité ?

LE DISCOURS Est-ce que le discours est cohérent ? Le ton sur lequel les paroles sont prononcées est-il approprié à la situation ? Le débit verbal est-il approprié ? Est-ce que l'articulation des mots est correcte ? La personne a-t-elle de la difficulté à trouver ses mots ?

En poursuivant son inspection, l'infirmière ne perd pas de vue les données précédemment recueillies ; elles serviront à compléter les données actuelles, à les rectifier ou à les valider. Elles lui permettront aussi de formuler des hypothèses sur un éventuel problème de santé et détermineront les autres tests à utiliser ou questions à poser.

Les questions et les exemples présentés dans le tableau 4.3 peuvent guider l'infirmière dans son processus de réflexion.

PALPATION

Palper, c'est utiliser le toucher pour déterminer les caractéristiques d'un organe ou d'une lésion. Le tableau 4.4 expose un certain nombre de caractéristiques ainsi que des exemples d'applications concrètes pour les différentes fonctions du corps.

Différents segments de la main peuvent être utilisés pour effectuer la palpation, tel qu'illustré dans le tableau 4.5.

Avant de procéder à la palpation d'une région du corps, l'infirmière doit se laver et se réchauffer les mains. Elle doit également faire part à la personne des étapes à venir et l'informer du malaise que peuvent causer certaines manipulations.

Tableau 4.3 Questions et réflexions inhérentes à l'inspection

Questions	Exemples
L'histoire de santé élaborée avec la personne laisse-t-elle entrevoir des particularités ?	Si, à l'inspection, l'infirmière note une lésion à la malléole droite de la personne alors que cette dernière ne lui en a pas parlé, elle peut émettre des hypothèses telles qu'un problème artériel sous-jacent ou le port de chaussures mal ajustées. L'infirmière posera des questions à cet effet et évaluera la sensibilité de la personne au toucher, à la douleur, aux mouvements et à la mise en charge.
Les données recueillies à l'inspection se situent-elles dans les limites de la normale ?	En inspectant le cou, par exemple, l'infirmière doit se rappeler les différentes structures anatomiques sous-jacentes : la thyroïde est-elle peu, pas ou anormalement visible ? Si l'infirmière note la présence d'un goitre, elle poursuivra son inspection en gardant en tête les autres signes d'un déséquilibre thyroïdien éventuel. Elle fera part de ses observations à la personne, les notera au dossier et en préviendra le médecin traitant.
D'autres examens devraient-ils être ajoutés à l'inspection ?	Une femme de 30 ans, en consultation post-natale, mentionne que ses lochies sont terminées. Elle ne ressent presque plus les douleurs causées par l'épisiotomie et elle effectue régulièrement ses exercices pour le renforcement du plancher pelvien. L'allaitement se déroule bien et le bébé dort plusieurs heures d'affilée, la nuit. Elle résume ces informations en disant que tout va bien. Par contre, elle parle d'un ton monocorde, ne sourit pas, son regard est triste et elle garde les yeux baissés en répondant aux questions. Ces derniers éléments indiquent à l'infirmière que, si tout semble bien se dérouler sur le plan physique, il paraît nécessaire d'explorer davantage les dimensions psychologique et sociale de l'adaptation à la naissance d'un enfant. En effet, cet événement est fréquemment associé à des modifications de l'humeur pouvant évoluer jusqu'à la dépression.

Tableau 4.4 Les caractéristiques perceptibles à la palpation

Caractéristiques	Exemples
Texture	Rugosité de la peau dans l'hypothyroïdie
Température	Augmentation de la chaleur de la peau qui accompagne la fièvre ou l'inflammation d'une région donnée
Humidité	Diminution de la turgescence de la peau par déshydratation ou présence de sudation excessive
Volume d'un organe	Hépatomégalie associée à l'insuffisance cardiaque ou présence d'une masse de selles dans le sigmoïde
Emplacement d'un organe	Hauteur utérine lors de la grossesse
Présence d'œdème	Palpation du genou après un traumatisme
Vibration	Augmentation du frémissement tactile causé par une bronchite
Pulsation	Diminution de la pulsation artérielle, signe d'insuffisance artérielle chronique
Tonus	Flaccidité d'un bras paralysé
Crépitation	Crépitation due à un emphysème sous-cutané
Kystes et tumeurs	Maladie fibrokystique du sein, cancer du sein ou ganglion cervical
Douleur	Paresthésie associée à une neuropathie périphérique

Figure 4.6 Palpation profonde avec une seule main

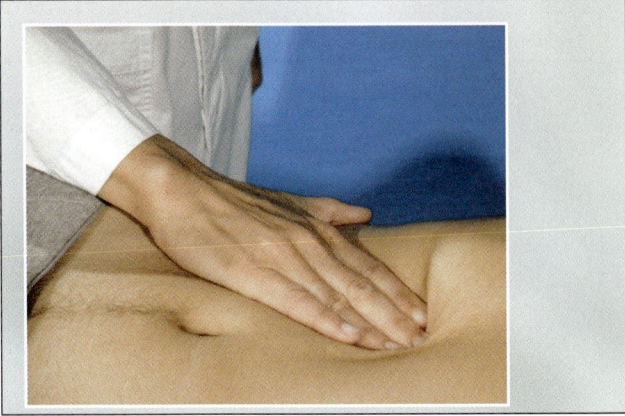

Figure 4.7 Palpation profonde avec deux mains

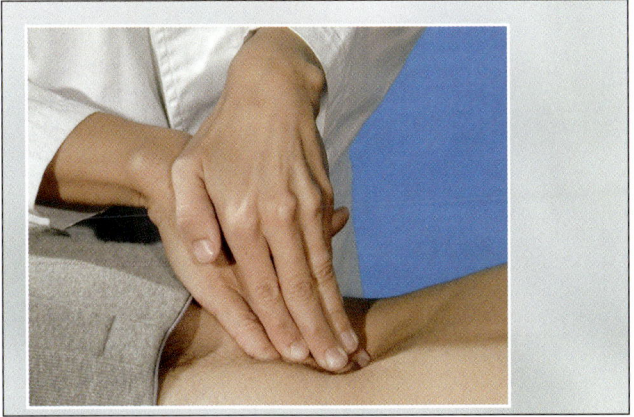

La palpation peut se faire d'une seule main ou à l'aide des deux mains. La palpation est dite *légère* lorsque la dépression obtenue ne dépasse pas 3 cm (voir la figure 4.5). Ce type de palpation permet entre autres d'estimer la pulsation, la température, la texture de la peau et aussi de déceler une douleur superficielle. La palpation *profonde,* c'est-à-dire de plus de 3 cm, permet de situer un organe, d'en déterminer le volume et de percevoir une douleur éventuelle. Elle peut être effectuée avec une seule main (voir la figure 4.6), ou avec les deux mains (voir la figure 4.7). Si l'infirmière utilise ses deux mains,

Figure 4.5 Palpation légère

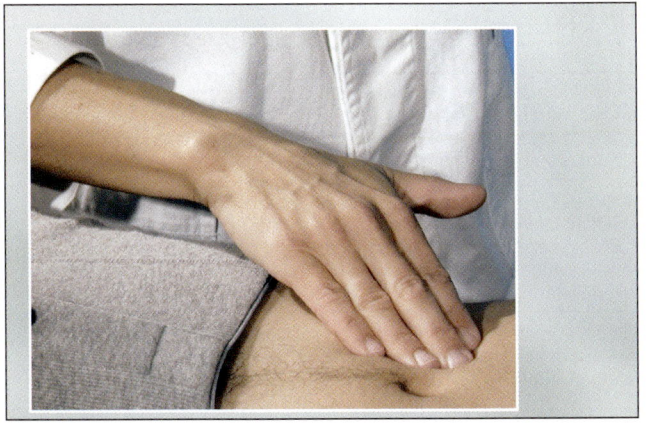

c'est la main placée sur le dessus qui applique la pression. Les doigts placés directement sur la région palpée perçoivent les différents stimuli. Cette main se substitue aux yeux de l'infirmière pour distinguer les formes et en préciser le volume.

Bien que la palpation soit normalement effectuée après l'inspection, elle peut être exécutée à différents moments lors de l'examen physique. L'examen de l'abdomen pouvant modifier le péristaltisme et induire une douleur, la palpation s'effectuera toujours après l'inspection, l'auscultation et la percussion.

Si une masse abdominale est observée à l'inspection et que ni l'auscultation, ni la percussion ne révèlent de particularité, la palpation aidera à en préciser la consistance, la localisation (intra-abdominale ou extra-abdominale), la mobilité. Elle permettra également de détecter une douleur associée. Afin d'éviter la contraction involontaire des muscles abdominaux, ce qui empêcherait alors de percevoir les organes intra-abdominaux, l'infirmière procédera à une palpation légère et progressive.

Les questions et les exemples présentés dans le tableau 4.6 peuvent guider l'infirmière dans son processus de réflexion.

Tableau 4.5 Utilisation de la main pour la palpation

Segment de la main utilisé	Exemples	Illustrations
Le bout des doigts	Texture de la peau, pulsation, présence de tumeur, de nodule, de lésion	**Figure 4.8** Palpation du pouls brachial à l'aide du pouce 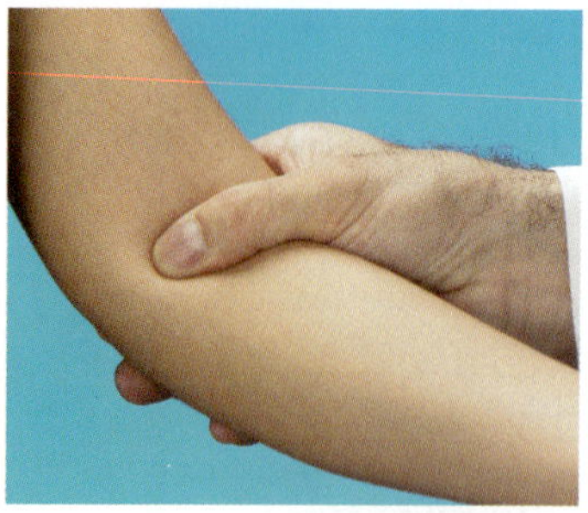 / **Figure 4.9** Palpation du pouls carotidien avec le bout des doigts 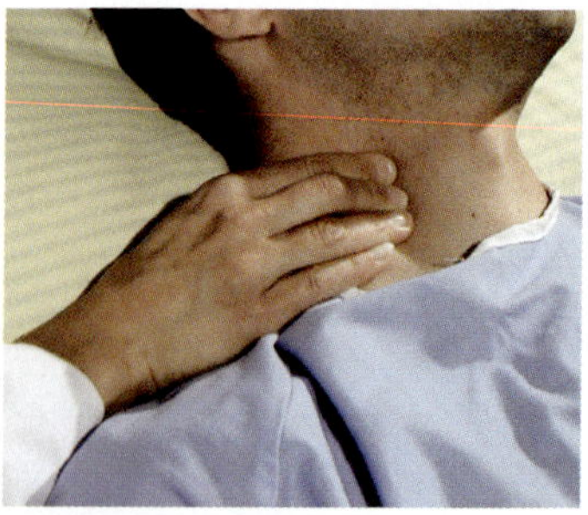
La paume de la main ou le rebord cubital	Vibration	**Figure 4.10** Palpation du frémissement tactile 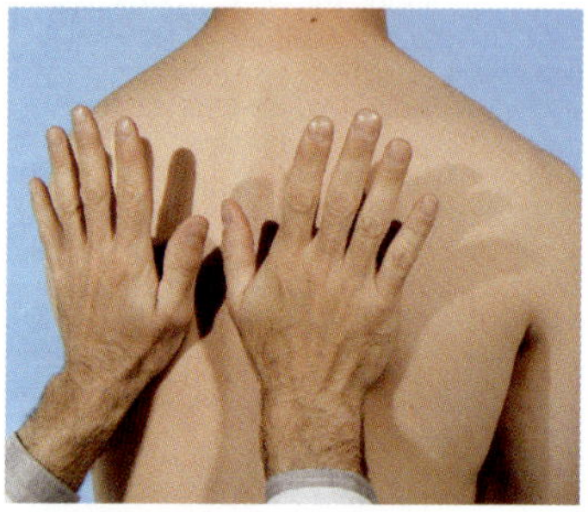
Le dos de la main et des doigts	Température de la peau	**Figure 4.11** Palpation de la température 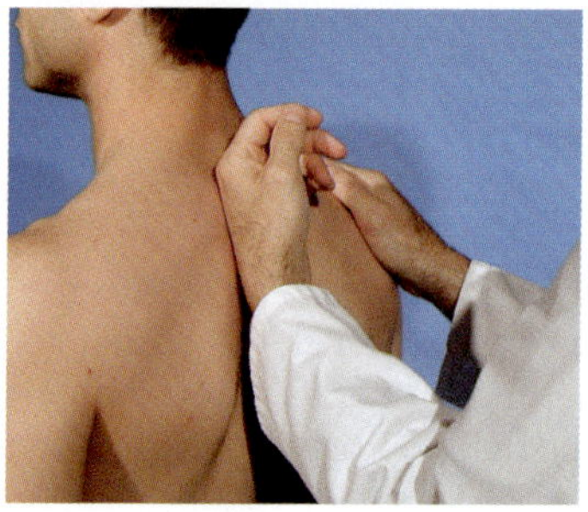

Tableau 4.6 Questions et réflexions inhérentes à la palpation

Questions	Exemples
La palpation laisse-t-elle entrevoir des particularités ?	À la palpation, l'infirmière note une douleur sur la ligne scapulaire droite, dans la région du 7e espace intercostal. L'infirmière peut émettre les hypothèses suivantes : un problème musculaire relié à une toux aiguë, un traumatisme ou une fracture de côte. Un questionnaire complémentaire soumis à la personne examinée permettra de déterminer laquelle de ces hypothèses est valable.
Les données recueillies à la palpation se situent-elles dans les limites de la normale ?	En palpant l'abdomen, après l'avoir préalablement inspecté, ausculté et percuté, l'infirmière note la présence d'une douleur dans le quadrant inférieur gauche (région du sigmoïde). Pour savoir s'il s'agit d'une anomalie, l'infirmière poursuivra son examen en s'enquérant des habitudes d'élimination de la personne, de sa sensibilité usuelle dans cette région et elle verra si un diagnostic médical a déjà identifié la présence d'une diverticulose.
D'autres examens devraient-ils être ajoutés à la palpation ?	En présence d'une douleur à l'abdomen, l'infirmière aura recours aux techniques suivantes : le signe de Murphy, le signe de Rovsing et le test de la décompression brusque ou, encore, le test de contraction contrariée du psoas ou de l'obturateur et le toucher rectal.

PERCUSSION

La percussion est une technique qui consiste à frapper sur une surface du corps afin de provoquer l'émission de sons qui varieront en qualité selon la densité du tissu sous-jacent. La percussion permet d'estimer le volume, l'emplacement et la densité d'un organe ou d'une masse. De plus, elle aide l'infirmière à apprécier avec plus de précision une région douloureuse. Par ailleurs, son efficacité est limitée à une profondeur d'environ 5 à 7 cm et à un diamètre d'environ 2 à 3 cm.

Les vibrations générées par la percussion sont absorbées par les tissus sous-jacents et réfléchies avec plus ou moins de force selon la densité de ces derniers. Lorsque le tissu est très dense, comme dans le cas d'un os long (le fémur), le son émis est d'intensité faible et d'une durée très courte ; on parle alors de matité. Pour un organe creux comme l'estomac, la percussion produira un son de forte intensité et d'une durée très longue, qualifié de son tympanique. La différence de résonance avec le son normalement émis lors de la percussion d'un tissu peut signaler la présence de liquide dans une région qui ne devrait normalement pas en contenir ou encore la présence d'une grande quantité d'air là où il ne devrait pas y en avoir.

Les sons entendus à la percussion peuvent être interprétés différemment par chaque professionnel réalisant l'examen. Cette technique implique donc un aspect subjectif selon les facteurs suivants : l'habileté de l'infirmière à réaliser la technique de percussion proprement dite et l'interprétation des types de sons qui seront entendus. Par ailleurs, compte tenu de la limitation de l'efficacité de cette technique à une profondeur de 5 à 7 cm, son utilisation chez des personnes présentant de l'obésité pourrait s'avérer douteuse. Les percées technologiques actuelles dans le domaine de l'imagerie médicale remettent en cause l'utilité de cette technique. Cependant, bien que les techniques d'imagerie médicale soient plus objectives, la percussion présente certains avantages : elle peut être effectuée là où la personne se trouve et à peu de frais ; de plus, elle alimente la réflexion lors de l'examen clinique et permet d'orienter celui-ci vers des examens paracliniques spécifiques.

Le tableau 4.7 décrit les sons les plus fréquemment entendus à la percussion, les tissus ou organes concernés et leurs particularités.

Il existe deux types de percussion : la percussion directe et la percussion indirecte.

La percussion *directe* se fait sur la partie du corps qu'on désire percuter sans intermédiaire, c'est-à-dire en utilisant les doigts fléchis ensemble (voir la figure 4.12). Ce type de percussion est utile, entre autres, pour percuter les sinus ou encore les structures anatomiques chez le bébé.

Figure 4.12 Percussion à une main

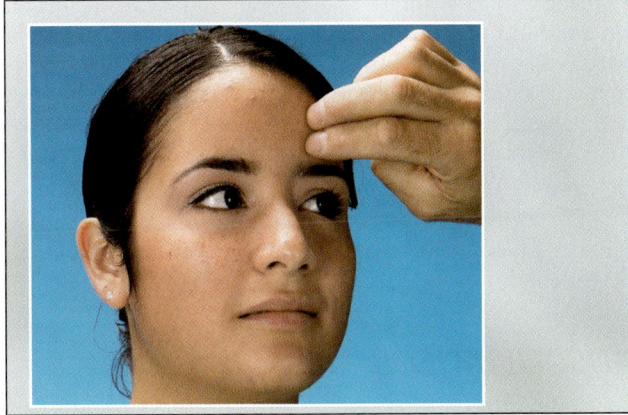

La percussion *indirecte* est efficace pour examiner une partie plus profonde du corps, comme l'abdomen ou le thorax. Cette technique nécessite l'utilisation des deux mains, l'une immobile et l'autre qui percute.

Tableau 4.7 Caractéristiques des sons à la percussion

Sons	Observation	Particularités
Matité (franche) Intensité : faible Durée : très courte	Au-dessus d'un important plan osseux (le fémur) ou d'un plan musculaire (le quadriceps)	En présence d'une masse ou d'une quantité de liquide importante dans une région normalement sonore comme les poumons (hémothorax) ou l'abdomen (ascite)
Submatité Intensité : moyenne Durée : courte	Normalement entendu au-dessus d'une région assez dense (le foie)	En présence d'une accumulation d'exsudat inflammatoire dans le tissu pulmonaire normalement sonore
Sonorité Intensité : forte Durée : longue	Caractéristique du tissu pulmonaire	En présence d'un poumon normal
Hypersonorité Intensité : très forte Durée : très longue	Normalement absent de toutes les régions du corps chez l'adulte. Le tissu pulmonaire du bébé présente cette caractéristique	Présence d'une quantité anormale d'air dans les lobes pulmonaires (emphysème), ou entre les deux plèvres du poumon (pneumothorax)
Tympanisme Intensité : forte Durée : très longue	Normalement entendu dans les régions contenant les viscères creux (l'estomac ou l'intestin)	Dans un abdomen distendu par la présence d'une grande quantité de gaz intestinaux

LA MAIN IMMOBILE La main non dominante est souvent choisie. Seul le majeur doit être appuyé sur la région à percuter. Il est quelquefois appelé doigt plessimètre. Le majeur doit donc être en hyperextension, tandis que les autres doigts ne doivent pas entrer en contact avec la peau de la personne examinée. Un contact risquerait d'assourdir les sons. Normalement, on ne percute pas directement sur des os plats, puisque le son obtenu sera plutôt mat, la plupart du temps. Par ailleurs, dans le cas des sinus, on percutera directement l'os frontal, puisque c'est la sensation douloureuse qui est recherchée plutôt que la reconnaissance de la densité des tissus sous-jacents.

LA MAIN QUI PERCUTE C'est généralement la main dominante qui percute. L'extrémité du majeur frappe fermement, de deux petits coups secs, sur la phalange distale du majeur qui repose déjà sur la partie à percuter. Il s'agit, en fait, de laisser tomber la pesanteur de la main en appuyant le majeur mobile sur le majeur fixe (voir la figure 4.13). Le doigt qui percute sera relevé immédiatement après la percussion pour éviter l'assourdissement du son. L'avant-bras qui percute doit rester complètement immobile, et le poignet décontracté. Il est également possible d'utiliser deux doigts fléchis, soit l'index et le majeur, pour effectuer la même manœuvre (voir la figure 4.14).

Les questions et les exemples présentés dans le tableau 4.8 peuvent guider l'infirmière dans son processus de réflexion.

AUSCULTATION

L'auscultation consiste à écouter les bruits produits par les organes, comme les intestins, le cœur, les poumons ou les vaisseaux, dans le but d'en apprécier la qualité. On devrait toujours ausculter une personne directement sur la peau afin d'exclure les bruits parasites qui pourraient être produits par le frottement des vêtements. La tubulure du stéthoscope peut être placée sous la main ou sur

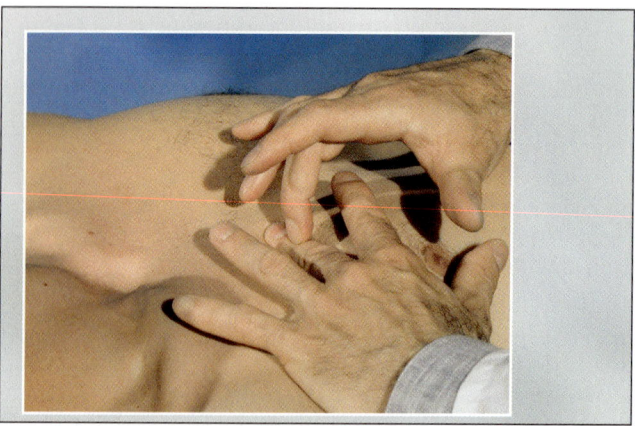

Figure 4.13 Percussion à deux mains, majeur en extension

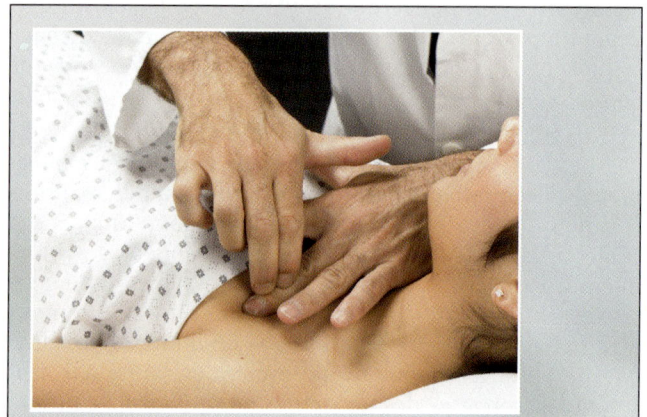

Figure 4.14 Percussion à deux doigts, majeur et index fléchis

la main. Les embouts auriculaires sont toujours placés vers l'avant, de manière à épouser la forme anatomique des conduits auditifs. S'il s'agit d'un stéthoscope possédant

Tableau 4.8 Questions et réflexions inhérentes à la percussion	
Questions	**Exemples**
La percussion laisse-t-elle entrevoir des particularités?	Lorsque l'infirmière note à la percussion une matité sur la ligne axillaire antérieure gauche au dernier espace intercostal, elle suspecte la présence d'une splénomégalie. Il pourrait être pertinent de reprendre certains éléments de l'entrevue et de l'examen clinique afin de s'enquérir, par exemple, si la personne a visité dernièrement un pays où sévit le paludisme ou encore d'explorer la possibilité d'une mononucléose. En outre, il serait pertinent de procéder à une palpation et de porter une attention spéciale à cette région afin de valider cette hypertrophie de la rate.
Les observations recueillies à la percussion se situent-elles dans les limites de la normale?	L'infirmière note la présence d'une grande zone de submatité à la percussion de l'abdomen dans le quadrant supérieur droit. Dans un processus circulaire, l'infirmière poursuivra son examen en gardant en tête la nécessité de palper cette région avec minutie. Elle palpera la région du QSD afin de valider s'il y a hypertrophie du foie.
D'autres examens devraient-ils être ajoutés à la percussion?	Une percussion révélant une matité dans le lobe pulmonaire inférieur droit pourrait être le signe d'un épanchement pleural. Dans un tel cas, l'infirmière procède à l'auscultation attentive de cette région ainsi qu'à une saturométrie.

deux pavillons, soit un diaphragme et une cupule, l'infirmière s'assure que le récepteur est bien tourné du côté du pavillon utilisé. De plus, afin de faciliter l'auscultation, il est recommandé de fermer les yeux, car l'élimination des sensations visuelles améliore la concentration sur les stimuli auditifs. Le tableau 4.9 illustre différents bruits biologiques classés selon leur fréquence.

STÉTHOSCOPE Le stéthoscope est utilisé pour transmettre les sons. Comme il assourdit des sons de haute ou de basse fréquence et bloque les sons extérieurs, il donne souvent l'impression de les amplifier, ce qui est faux. La qualité de l'audition des sons est proportionnelle à la qualité du stéthoscope utilisé. La partie la plus importante du stéthoscope est le récepteur, lui-même composé de deux pavillons : la cupule et le diaphragme (voir les figures 4.15 et 4.16).

Le diaphragme est la partie circulaire et plate du récepteur. Il est muni d'un anneau extérieur (une bague) qui assure son étanchéité en bloquant l'intrusion de bruits externes. Le diaphragme permet l'audition des bruits de haute fréquence et filtre les sons de basse fréquence. Pour obtenir des résultats précis, l'anneau ne doit pas être fissuré et l'infirmière doit le tenir en place fermement.

La cupule est également munie d'un anneau de caoutchouc qui doit demeurer intact. Cette partie du récepteur est utilisée pour capter les bruits de basse fréquence ; elle filtre les bruits de haute fréquence. L'infirmière dépose doucement la cupule sur la surface de la peau avec juste la pression nécessaire pour assurer l'étanchéité de l'anneau de caoutchouc sur la peau, mais sans plus. Si on applique une trop forte pression, la peau réagit de la même manière qu'à un diaphragme.

Les stéthoscopes dont les embouts auriculaires sont fabriqués en caoutchouc souple présentent plusieurs avantages. Ils s'adaptent bien à différentes formes de conduits auditifs, assurent un plus grand confort, permettent une meilleure concentration et offrent une meilleure étanchéité acoustique. Il est essentiel de placer les embouts auriculaires dans le sens naturel des conduits auditifs, c'est-à-dire de placer l'inclinaison des embouts vers le visage de l'infirmière.

La tubulure du stéthoscope est également conçue en caoutchouc souple. Elle doit demeurer souple et sans fissure afin d'offrir une qualité optimale. Plus la tubulure est courte et de gros calibre, meilleure sera la transmission des sons. Une tubulure de gros calibre offre une meilleure qualité d'isolation des sons externes. Une tubulure trop longue peut se tordre ou entrer en friction avec des surfaces adjacentes, transmettant ainsi des sons parasites.

Certains stéthoscopes possèdent un récepteur simple, c'est-à-dire une seule surface munie d'une membrane spéciale pour l'audition des bruits (voir la figure 4.17). Il s'agit alors de modifier la pression exercée lors de l'auscultation pour permettre l'audition des bruits de haute fréquence (avec pression) ou de basse fréquence (sans pression).

Tableau 4.9 Bruits biologiques

Bruits de haute fréquence (sons aigus)	Bruits de basse fréquence (sons graves)
Les bruits respiratoires	Le B3 et le B4 à l'auscultation cardiaque
Le péristaltisme intestinal	Les souffles du rétrécissement mitral
Les pouls	Les bruits de Korotkoff lors de la mesure de la tension artérielle
Le B1 et le B2 à l'auscultation cardiaque	
Les souffles d'insuffisance aortique et mitrale	
Les frottements péricardiques	

Figure 4.15 Diaphragme d'un stéthoscope

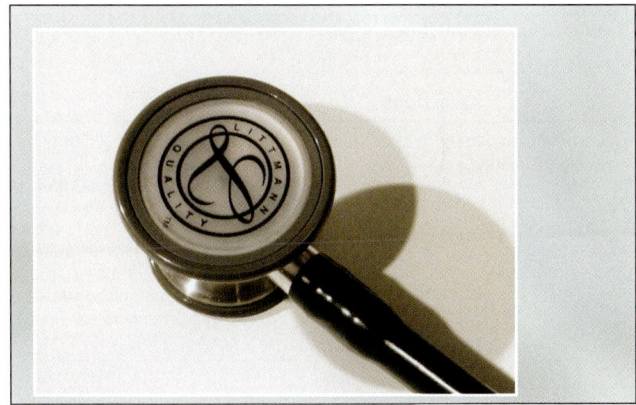

Figure 4.16 Cupule d'un stéthoscope

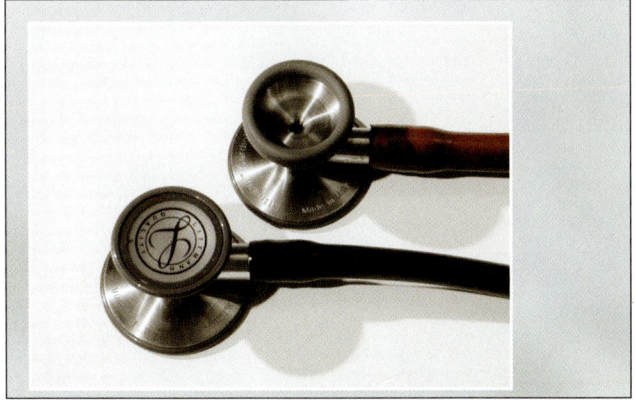

Les questions et les exemples présentés dans le tableau 4.10 peuvent guider l'infirmière dans son processus de réflexion lors de l'auscultation.

PRÉVENTION DES INFECTIONS Une étude (Smith *et al.*, 1996) a démontré que les récepteurs des stéthoscopes utilisés par les infirmières sont contaminés par de nombreuses bactéries. Dans cette étude, 80 % des 200 stéthoscopes

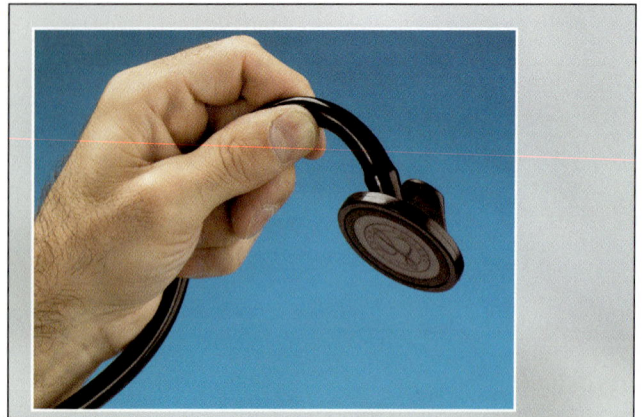

Figure 4.17 Stéthoscope avec un récepteur simple muni d'une membrane spéciale

provenant de quatre hôpitaux différents étaient contaminés par au moins une espèce de bactéries. Les staphylocoques représentaient 83 % des microbes décelés, dont 58 % étaient résistants à la méthicilline. Une autre étude menée précédemment avait démontré qu'en nettoyant le stéthoscope avec de l'alcool, on pouvait éradiquer jusqu'à 98 % des staphylocoques (Breathnach, Jenkins et Pedler, 1992).

L'infirmière doit donc désinfecter, à l'aide d'un tampon imbibé d'alcool, au moins les embouts auriculaires et le récepteur de son stéthoscope, avant et après l'auscultation de chaque personne. De plus, elle doit se laver les mains avant et après l'examen clinique

Tableau 4.10 Questions et réflexions inhérentes à l'auscultation

Questions	Exemples
L'auscultation laisse-t-elle entrevoir des particularités ?	À l'auscultation, l'infirmière n'entend pas les bruits du péristaltisme ; elle pose alors l'hypothèse d'un « abdomen aigu ». Elle procède à un questionnaire complémentaire afin de déterminer si la personne présente une douleur et de s'informer sur ses habitudes d'élimination.
Les données recueillies à l'auscultation se situent-elles dans les limites de la normale ?	Si l'infirmière note la présence de crépitants fins aux bases pulmonaires, elle poursuivra son auscultation en se rappelant les autres signes de surcharge pulmonaire et procédera à l'auscultation des bruits cardiaques de basse fréquence, tels qu'un B3. Elle tiendra compte également des médicaments pris par la personne tels le furosémide et le digoxin. L'infirmière pourra de plus procéder à un questionnaire complémentaire sur un infarctus antérieur, un gain de poids récent, des habitudes de sommeil perturbées (orthopnée).
D'autres examens devraient-ils être ajoutés à l'auscultation ?	Lors de l'auscultation des bruits cardiaques, l'infirmière note la présence d'un bruit de galop, un B3, durant la diastole. Une réévaluation complète de la situation est alors nécessaire. Il serait pertinent de procéder à l'appréciation de l'amplitude des pulsations artérielles, à une palpation minutieuse de la région apexienne et à une mesure de la pression veineuse jugulaire.

La nutrition et l'évaluation *clinique nutritionnelle*

par Michel Sanscartier

Objectifs du chapitre 5

À la fin de ce chapitre,
vous serez en mesure :

De comprendre les bases de la nutrition ;

De reconnaître les composés organiques et de comprendre leur importance pour l'équilibre de l'organisme ;

De comprendre la nécessité de satisfaire les besoins nutritionnels afin de prévenir toute carence ;

De comprendre et de pouvoir expliquer le rôle du *Guide alimentaire canadien* dans la prévention des déficiences nutritionnelles ;

De reconnaître certains des symptômes et signes physiques de malnutrition ;

De saisir le lien qui existe entre la malnutrition et les signes cliniques de déficience nutritionnelle ;

D'énoncer quelques principes validés et reconnus en matière de dépistage des problèmes nutritionnels ;

De définir l'évaluation nutritionnelle et d'énoncer les différents éléments qui doivent être évalués ;

D'énumérer quelques signes cliniques de déficience nutritionnelle et de comprendre leurs impacts sur la santé ;

D'être conscient des limites de l'examen des signes cliniques de malnutrition et de la nécessité de référer la personne aux autres professionnels de la santé dans ce domaine.

BASES DE LA NUTRITION

La nutrition est une **science** complexe et multidisciplinaire : chimie, biochimie, physiologie, anatomie, psychologie, sociologie, etc. Afin d'introduire adéquatement cette science, il est essentiel de bien maîtriser l'anatomie, la physiologie de base et la chimie. Plusieurs thèmes seront abordés dans ce chapitre : les éléments fondamentaux de la nutrition, la malnutrition, le dépistage de problèmes nutritionnels, l'évaluation nutritionnelle où seront définis les besoins nutritionnels, les mesures anthropométriques, l'examen clinique nutritionnel. De plus, puisque ce livre s'adresse spécifiquement aux infirmières, ce chapitre approfondira l'aspect clinique de l'évaluation nutritionnelle chez une personne malade.

La nutrition, une science

On définit la nutrition comme étant l'ensemble des processus par lesquels les organismes vivants utilisent les aliments pour assurer leur vie, leur croissance, le fonctionnement normal de leurs organes et de leurs tissus ainsi que leur production d'énergie. Le terme alimentation est réservé à l'introduction des aliments dans l'organisme. La nutrition englobe l'alimentation, mais les deux termes ne sont pas synonymes. Cette science est consacrée à l'étude des aliments, de leur valeur nutritive, de leurs fonctions dans l'organisme, des réactions du corps à l'ingestion et des variations du métabolisme des nutriments. La nutrition est donc une science pluridisciplinaire. Elle se rattache à la physiologie, à la physiopathologie, à la technologie et à l'économie des aliments, à la psychologie, à la psychosociologie, à la sociologie, à la culture et aux habitudes alimentaires.

La nutrition est en relation constante avec l'équilibre interne du corps. L'organisme perd chaque jour des cellules, de l'eau, des éléments nutritifs qui doivent être remplacés. Cette recherche de l'équilibre se nomme homéostasie.

Énergie

Nous savons que les atomes et molécules sont intangibles, mais l'énergie l'est plus encore. Elle n'a ni masse, ni volume et ne se mesure que par ses effets sur la matière. L'énergie est présente sous quatre formes : chimique, électrique, mécanique et électromagnétique. En nutrition, c'est sous sa forme chimique que nous la retrouvons. Les aliments ingérés sont catabolisés et libèrent une énergie dite cinétique qui nous permet de bouger, qui fait battre le cœur et qui maintient en vie.

SOURCES D'ÉNERGIE L'énergie ne peut être ni créée ni détruite, elle ne peut être que convertie et **sa seule source disponible dans la nature est le soleil.** Comme nous ne pouvons pas manger de soleil, nous ingérons des aliments qui ont, par photosynthèse, transformé l'énergie du soleil en liens chimiques. Voici la réaction chimique de la photosynthèse :

$$6\ H_2O + 6\ CO_2 \xrightarrow{\text{soleil, chlorophylle et ATP}} C_6H_{12}O_6 + 6\ O_2$$
$$\text{eau + gaz carbonique} \longrightarrow \text{glucose + oxygène (sucre)}$$

Cette réaction est réalisée à l'intérieur des végétaux grâce au soleil. Ceux-ci sont capables de transformer la lumière visible du soleil en sucres, principalement, mais aussi en protéines et en graisses. Pas de soleil, pas de photosynthèse, pas de fabrication de sucres, pas de plantes. Donc, sans soleil, il n'y a pas de vie sur la Terre.

Pour briser les liens chimiques et en dégager l'énergie qui s'y trouve, nous avons besoin d'aide. Certains enzymes travaillent dans une réaction en chaîne relativement complexe qui s'appelle le cycle de Krebs. Le glucose est la principale molécule combustible de l'organisme. Voici la formule chimique de cette réaction de combustion du glucose :

$$C_6H_{12}O_6 + 6\ O_2 \longrightarrow 6\ H_2O + 6\ CO_2 + 38\ ATP + \text{chaleur}$$
(**a**dénosine **trip**hosphates)

On remarque que cette réaction est l'inverse de la réaction de la photosynthèse. Chacune des 38 molécules d'ATP entrera dans le cycle de Krebs et produira de l'énergie qui supporte nos muscles en mouvement et maintient notre température corporelle à environ 37 °C.

Éléments présents dans le corps humain

Les besoins nutritifs sont en relation avec tous les éléments présents dans le corps humain. En général, plus un élément est présent dans notre organisme, plus le besoin sera significatif. Par contre, la carence d'un seul nutriment, aussi petit soit-il, pourra également avoir une répercussion sur tout l'organisme. Voir l'annexe 1 pour la présentation des éléments chimiques les plus importants présents dans le corps humain dont l'**oxygène**, le plus important en pourcentage de poids. En effet l'oxygène que l'on retrouve dans l'eau (H_2O), les protéines (CHON), le sucre (CHO) et autres composés organiques et inorganiques compose plus de 65 % du poids de l'organisme.

Composés organiques : glucides, protéines et lipides

Les composés organiques sont les molécules propres aux êtres vivants. Par définition, ils contiennent du carbone alors que les composés inorganiques n'en contiennent pas. Les propriétés physico-chimiques du carbone sont essentielles à la vie. Nous définirons très brièvement les propriétés chimiques des composés organiques spécifiquement associés à la nutrition : les glucides, protéines et lipides.

GLUCIDES

Les glucides ou hydrates de carbone sont composés d'atomes de carbone, d'hydrogène et d'oxygène. Ils forment de 1 à 2 % de la masse cellulaire. Selon le nombre de molécules de glucides, ils sont classés en monosaccharides (1 molécule), disaccharides (2 molécules) et polysaccharides (plus de 2 molécules de sucre). En général, plus la molécule de glucide est grosse, moins elle est soluble dans l'eau. Les glucides fournissent 4 kilocalories (16 kilojoules) par gramme.

PROTÉINES

Les protéines constituent de 10 à 30 % de la masse cellulaire et sont formées d'acides aminés. Elles sont comparables à de longs trains composés de nombreux wagons (acides aminés). Ces acides aminés sont formés, tout comme les glucides, de carbone, d'hydrogène et d'oxygène, mais aussi d'azote. À lui seul, cet atome modifie toutes les propriétés chimiques des acides aminés. Les protéines sont de longues chaînes d'acides aminés : les monoamines, les dipeptides et les polypeptides. Les acides aminés dits non essentiels peuvent être synthétisés par les cellules alors que les acides aminés essentiels doivent provenir de l'alimentation. La fonction principale des protéines est de construire, d'entretenir et de réparer les tissus. L'organisme peut aussi utiliser les protéines comme source d'énergie ; elles fourniront alors 4 kilocalories (16 kilojoules) par gramme. Elles sont donc fondamentales pour l'anabolisme et le catabolisme.

ANABOLISME C'est l'aspect constructif du métabolisme. Par la formation de nouvelles molécules, l'anabolisme contribue au développement de l'enfant, à la croissance et à l'augmentation de la masse musculaire. Par exemple, les protéines alimentaires se transforment et sont métabolisées pour accroître la masse musculaire.

CATABOLISME C'est l'aspect destructif du métabolisme. C'est la dégradation de substances complexes en substances simples. Par exemple, la protéine se dégradera en glucose, eau, gaz carbonique et finalement en énergie.

LIPIDES

Les lipides, comme les glucides, sont composés de carbone, d'hydrogène et d'oxygène. Par contre, l'oxygène est présent en moins grande quantité dans les lipides et les plus complexes contiennent du phosphore et/ou de l'azote. Les graisses neutres comme le gras animal ou l'huile végétale ainsi que le cholestérol, les stéroïdes et les phospholipides sont tous des lipides. Certaines vitamines (vitamines A, D, E et K) se lient aux lipides pour être transportées. Certains lipides comme l'acide linoléique qui entre dans la fabrication des prostaglandines (substances douées d'activités physiologiques très variées) ne peuvent être synthétisés par le foie ; l'acide linoléique est donc un acide gras essentiel qui doit être présent dans l'alimentation. Par ailleurs, les lipides peuvent être transformés en énergie et fourniront 9 kilocalories (37 kilojoules) par gramme.

Vitamines

Les vitamines sont des substances essentielles à la vie mais dont l'organisme a besoin en petite quantité, soit en milligrammes et même en microgrammes. Par contre, la plupart d'entre elles ne peuvent être synthétisées par l'organisme. Elles doivent donc provenir des aliments et/ou des suppléments vitaminiques. Ces nutriments jouent un rôle important dans les réactions chimiques de l'organisme, le métabolisme de l'énergie, la synthèse des protéines, la production de substances essentielles et la protection de l'organisme contre les radicaux libres. Les vitamines essentielles sont : les vitamines A, C, D, E et K et celles du complexe B.

Minéraux

Les minéraux sont des substances inorganiques présentes dans les matières animales, dans l'eau et dans le sol ; ils sont absorbés par les légumes, les fruits et les légumineuses. Certains sont essentiels, d'autres sont toxiques (plomb, mercure, cadmium, etc.) ou dommageables s'ils sont absorbés en trop grande quantité (zinc, cuivre, manganèse, etc.). Les minéraux essentiels sont nécessaires à :
- la formation des os (calcium) ;
- la synthèse d'énergie (magnésium intracellulaire) ;
- l'équilibre électrolytique (sodium, chlore, potassium) ;
- l'activation de certains enzymes (zinc, cuivre, sélénium, manganèse) ;
- la formation de certaines hormones (iode) ou de certaines protéines (fer), etc.

BESOINS NUTRITIONNELS

Une revue exhaustive de la littérature portant sur les besoins en éléments nutritifs et les diverses associations entre la nutrition et la maladie ont permis de formuler certaines recommandations, colligées dans le *Guide alimentaire canadien* (GAC). Ces recommandations facilitent le choix d'un régime alimentaire équilibré et riche en éléments nutritifs essentiels. Les besoins individuels en énergie, protéines, lipides et glucides doivent être satisfaits afin de prévenir les carences en vitamines et de diminuer le risque de maladies chroniques.

BESOINS ÉNERGÉTIQUES Les besoins énergétiques varient en fonction de plusieurs facteurs tels que l'âge, le sexe, la taille, le poids, le métabolisme de base, l'activité (alitement, mobilité), le stress, la qualité de la nutrition et l'état de santé. Par exemple, les besoins énergétiques peuvent doubler chez la personne souffrant de brûlures graves.

BESOINS EN PROTÉINES On estime les besoins en protéines à l'aide de la formule suivante : **0,86 g de protéines par kg de poids** (environ 15 % de l'énergie totale) pour un adulte en santé, non soumis à un stress excessif. Comme les besoins énergétiques, les besoins en protéines sont influencés par l'état de santé et des traumatismes tels qu'une chirurgie ou des brûlures graves.

BESOINS EN LIPIDES Le gras, source d'énergie concentrée, est rarement déficient dans notre alimentation. Environ 30 % ou moins des calories que nous consommons dans une journée devraient l'être sous forme de lipides, dont 10 % en graisses saturées.

BESOINS EN GLUCIDES Notre régime alimentaire devrait fournir environ 55 % de la quantité totale d'énergie sous forme de glucides provenant de diverses sources, principalement des végétaux.

BESOINS EN VITAMINES ET MINÉRAUX Un stress majeur peut augmenter les besoins en minéraux et vitamines. Par exemple, la vitamine C et le zinc seront sollicités pour la guérison d'une plaie de pression.

GUIDE ALIMENTAIRE CANADIEN : POUR MANGER SAINEMENT

Une bonne alimentation est essentielle à une croissance et à un développement équilibrés. Elle réduit le risque de maladies cardiovasculaires, de cancer, d'obésité, d'hypertension, d'ostéoporose, d'anémie, etc. Pour inciter les Canadiens et les Canadiennes à adopter de saines habitudes alimentaires, Santé et Bien-être social Canada (SBEC) a élaboré les recommandations suivantes :

1. Agrémenter l'alimentation par la variété.
2. Accorder une plus grande place aux céréales, pains et autres produits céréaliers ainsi qu'aux légumes et fruits dans notre alimentation.
3. Opter pour des produits laitiers moins gras, des viandes plus maigres et des aliments préparés avec peu ou pas de matières grasses.
4. Atteindre et maintenir un poids-santé en étant régulièrement actifs et en mangeant sainement.
5. Consommer sel, alcool et caféine avec modération.

Le *Guide alimentaire canadien* (GAC) poursuit la démarche amorcée par SBEC. Il donne aux consommateurs une information plus détaillée, qui leur permettra d'acquérir de bonnes habitudes alimentaires, en établissant un menu quotidien. Le GAC s'adresse aux Canadiens et Canadiennes de plus de quatre ans et les conseille dans le choix des aliments, de façon à combler leurs besoins en énergie et en nutriments.

Le GAC classe les aliments en quatre groupes :
- Produits céréaliers
- Légumes et fruits
- Produits laitiers
- Viandes et substituts

Il existe aussi une catégorie Autres aliments (friandises, sucreries, boissons gazeuses, etc.). Le GAC indique la quantité requise pour chaque groupe d'aliments et propose quelques principes directeurs :

- *Savourer chaque jour une grande variété d'aliments tirés de chacun des quatre groupes alimentaires, chaque groupe apportant des nutriments différents et complémentaires (voir le tableau 5.1).*
- *Choisir de préférence des aliments à faible teneur en gras, et/ou prendre de plus petites portions de ces aliments.*

Tableau 5.1 Groupes alimentaires et nutriments*

Produits céréaliers +	légumes et fruits +	produits laitiers +	viandes et substituts =	guide alimentaire
protéines		protéines		protéines
		matières grasses	matières grasses	matières grasses
glucides	glucides			glucides
fibres	fibres			fibres
thiamine	thiamine		thiamine	thiamine
riboflavine		riboflavine	riboflavine	riboflavine
niacine			niacine	niacine
folacine	folacine		folacine	folacine
		vitamine B_{12}	vitamine B_{12}	vitamine B_{12}
	vitamine C			vitamine C
	vitamine A	vitamine A		vitamine A
		vitamine D		vitamine D
		calcium		calcium
fer	fer		fer	fer
zinc		zinc	zinc	zinc
magnésium	magnésium	magnésium	magnésium	magnésium

* *Guide alimentaire canadien*, 1992.

Tableau 5.2 Portions quotidiennes suggérées par le Guide alimentaire canadien

Produits céréaliers
5 à 12 portions

Légumes et fruits
5 à 10 portions

Produits laitiers
2 à 4 portions
Enfants (4 à 9 ans) :
2 à 3 portions
Jeunes (10 à 16 ans) :
3 à 4 portions
Femmes enceintes ou qui allaitent : 3 à 4 portions

Viandes et substituts
2 à 3 portions

Autres aliments
D'autres aliments et boissons ne faisant pas partie des quatre groupes ont une teneur plus élevée en gras et/ou en énergie. Il faut les consommer avec modération.

Tableau 5.3 Qu'est-ce qu'une portion ?

Produits céréaliers
1 tranche de pain
½ tasse de riz ou de pâtes
½ bagel
¾ de tasse de céréales chaudes

Légumes et fruits
1 légume ou 1 fruit de grosseur moyenne
½ tasse de légumes ou de fruits frais, surgelés ou en conserve
125 mL de jus

Produits laitiers
1 tasse de lait
¾ de tasse de yogourt
50 g de fromage

Viandes et substituts
50 à 100 g de viande, volaille, poisson
½ à 1 tasse de légumineuses
1 ou 2 œufs

– *Préférer les produits à grains entiers ou enrichis*. Ces produits (blé, avoine, orge, seigle ou autres) sont préférables parce que riches en amidon et en fibres. Les produits céréaliers enrichis de certains minéraux et de vitamines sont aussi un bon choix.
– *Choisir plus souvent des légumes vert foncé ou orange et des fruits orange*. Ces aliments sont plus riches en nutriments importants comme la vitamine A et la folacine.
– *Préférer les produits laitiers à faible teneur en gras*. Plusieurs d'entre eux ne fournissent pas moins de calories, de protéines de haute qualité et de calcium que les produits plus gras.
– *Choisir de préférence des viandes, volailles, poissons maigres et des légumineuses*. En les variant, on obtient un apport équilibré en nutriments importants.

Chaque groupe alimentaire est essentiel, car chacun fournit une combinaison différente de nutriments. Le GAC tient compte des besoins de toutes les catégories de personnes à différentes étapes de leur vie. La plupart des gens ont des besoins supérieurs aux quantités suggérées par le guide (voir les tableaux 5.2 et 5.3). Cela est particulièrement vrai pour les femmes enceintes ou qui allaitent, ainsi que pour les adolescents et les gens très actifs.

MALNUTRITION

Malgré l'abondance des aliments disponibles, la malnutrition n'est pas rare dans le monde occidental, particulièrement chez les personnes hospitalisées. La malnutrition se présente sous deux formes différentes : l'*obésité* et la *dénutrition*.

La dénutrition se caractérise par un manque d'éléments nutritifs et l'obésité par des apports énergétiques trop importants par rapport aux dépenses. Ce qui ne signifie pas que la personne obèse sera à l'abri de toutes déficiences nutritionnelles, même si son apport énergétique est excessif. Il n'est pas rare de rencontrer des personnes obèses ayant des signes cliniques de déficience en protéines, par exemple, résultat d'une mauvaise alimentation.

Il n'existe actuellement pas de critère universel pour définir la malnutrition (autant pour l'obésité que pour la dénutrition) ni son degré de gravité. Seule une évaluation nutritionnelle complète aidera le clinicien à poser ce diagnostic. Cette évaluation nécessite la synthèse d'informations provenant :
– de l'histoire médicale (antécédents et condition actuelle) ;
– de l'évaluation de l'alimentation ;
– de l'examen physique ;
– des résultats des examens complémentaires ;
– des mesures fonctionnelles et/ou anthropométriques.

OBÉSITÉ Un des signes de malnutrition est le surplus pondéral. L'obésité se définit comme étant une surcharge graisseuse (excès de poids). Ce surplus de masse adipeuse se dépose à deux endroits principaux sur le corps : les hanches (gynoïde) ou l'abdomen (androïde). La définition de l'obésité et la détermination du poids « normal » en fonction de la taille, du sexe et de l'âge ne fait toujours pas l'unanimité. Des experts s'entendent pour dire qu'une personne qui présente un poids de 10 % supérieur au poids idéal est obèse, alors que certains auteurs ne parlent d'obésité que si le tour de taille dépasse 95 cm chez les deux sexes. Même si l'obésité peut être perçue tout simplement à l'œil nu, certaines méthodes ont été élaborées afin de diminuer la subjectivité en la matière.

DÉNUTRITION La dénutrition est caractérisée par le ou les nutriments qui la causent : la dénutrition énergétique est causée par une déficience prolongée en énergie ; la dénutrition protéique est induite par une déficience en protéines. Le terme déficience est aussi utilisé pour définir les carences en vitamines et en minéraux. On emploie le terme cachexie pour désigner une malnutrition ou une dénutrition graves. Les pages suivantes porteront sur la dénutrition, son étiologie, ses conséquences, son dépistage et son évaluation. L'examen clinique nutritionnel, ou dépistage de la dénutrition, n'est qu'une partie de l'évaluation nutritionnelle complète.

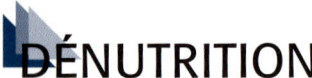 DÉNUTRITION

ÉTIOLOGIE

La dénutrition est causée par une diminution de l'apport nutritionnel provenant de différentes sources. Elle peut être due à des facteurs externes ou internes et elle peut apparaître dans des situations à risque.

Facteurs externes (exogènes) favorisant la malnutrition

- **Inaccessibilité des aliments**
  Mobilité réduite.
  Difficulté à sortir en raison d'un logement situé à un étage supérieur, sans ascenseur.
  Tablettes difficiles d'accès dans les supermarchés.
  Absence de commerces à proximité.
  Conditions météorologiques difficiles.
- **Déficits fonctionnels**
  Troubles visuels.
  Tremblements.
  Mobilité réduite.
- **Troubles psychologiques**
  Démence.
  Anomalies secondaires aux différents types de dépressions.
  Conséquences psychologiques d'un événement grave comme le deuil.
- **Facteurs sociaux**
  Diminution des ressources due à une perte d'emploi, à un problème de santé ou à un deuil.
  Isolement et/ou perte du goût de vivre.
- **Aspects culturels et/ou religieux et tabous**
  Principes interdisant l'ingestion de certains aliments (viande de porc).
  Croyances sur les effets nocifs de certains aliments (tout ce qui a des yeux, dans certaines sectes).

Facteurs internes (endogènes) favorisant la malnutrition

- Diminution des apports ou problèmes d'utilisation des nutriments.
- Augmentation des besoins ou des pertes métaboliques.

Le cancer, la malabsorption, les maladies inflammatoires du tube digestif, l'insuffisance rénale chronique sont des exemples de facteurs responsables de la malnutrition, particulièrement chez la personne âgée.

Situations particulièrement à risque

- Toute affection aiguë (endogène).
- Isolement, deuil récent (exogène).
- Placement en établissement de santé (exogène).

CONSÉQUENCES DE LA DÉNUTRITION

Lorsqu'un déficit énergétique et/ou protéique survient, l'organisme doit aller puiser dans ses réserves pour fournir au corps l'énergie (calories) nécessaire à la survie. Ce phénomène biochimique complexe se produit différemment selon que la personne est active, en perte d'autonomie ou alitée.

Imaginons une personne malade et sédentaire, en état de jeûne ou de semi-jeûne. Le corps vit un stress important. Il suffit de passer plus de cinq heures sans manger pour que les mécanismes biochimiques en réaction au jeûne se mettent en branle. L'organisme va d'abord consommer de petites réserves circulantes (glucose circulant et glycogène). Avec ces quelques centaines de calories disponibles, il permettra au cœur de battre et à la personne de poursuivre ses activités. Si le jeûne se poursuit, l'organisme ira chercher des cellules dans le système immunitaire, dans la paroi intestinale ou d'autres protéines circulantes qui se renouvellent rapidement, dans le but de maintenir, dans la circulation, un taux de protéines et de glucose stable. L'organisme ne commence à dégrader ses plus grandes réserves de protéines, c'est-à-dire celles des muscles, qu'après 12 ou 24 heures de jeûne ou de déficit énergétique grave.

Le muscle est composé principalement d'eau (environ 75 %), de protéines et d'un peu de gras. Pour chaque gramme de protéines dégradées et transformées en énergie, trois grammes d'eau seront libérés. Ceci se traduira par une perte nette de quatre grammes de poids corporel. D'où l'impression qu'ont les gens de perdre de l'eau dans les premiers jours d'un régime amaigrissant. En fait, il ne font que perdre du muscle et de cette eau qui entoure les protéines dans les muscles.

Si le jeûne ou le déficit énergétique important se poursuit pendant plusieurs jours, l'organisme continuera à dégrader les réserves de muscle, car il protégera ses réserves de gras pour des stress encore plus grands. Ce n'est qu'après quelques jours, pour une personne sédentaire et malade, que les réserves de gras commenceront à être dégradées et transformées en énergie. De plus, le corps consommera d'autres protéines comme des transporteurs d'éléments nutritifs (transporteurs du fer) afin de maintenir le taux de protéines circulantes. Après quelques semaines de déficit énergétique (environ 21 jours), l'organisme a déjà commencé à puiser dans ses réserves de protéines viscérales. C'est à ce moment que le foie, les intestins, le cœur et les autres organes importants du corps seront dégradés et utilisés par l'organisme. De façon toujours parallèle, les réserves de gras, s'il en reste suffisamment, seront dégradées et transformées en sucre afin de maintenir le taux de glycémie. Lorsque le déficit ou le jeûne se poursuivent trop longtemps, l'organisme, en train de se manger de l'intérieur, épuisera des organes vitaux comme le cœur et la mort s'ensuivra.

La dénutrition est la cause de plusieurs problèmes. Elle affecte l'immunocompétence, c'est-à-dire la capacité de l'organisme à se défendre contre les infections et les corps étrangers. Elle cause faiblesse, fatigue, nausées et des perturbations de la fonction pulmonaire, par une atrophie de la masse musculaire du diaphragme et des muscles intercostaux et accessoires, qui sont responsables de la respiration. La dénutrition perturbe la fonction cardiaque et réduit l'efficacité de certains médicaments métabolisés par le foie ou transportés par l'albumine (une protéine sérique). D'autres conséquences peuvent également apparaître (voir le tableau 5.4).

DÉPISTAGE DE PROBLÈMES NUTRITIONNELS

DÉFINITION

Le dépistage est un processus d'identification des caractéristiques associées à des problèmes nutritionnels chez les individus qui ont des problèmes nutritionnels ou qui risquent d'en présenter. En relation avec le milieu ou l'établissement, cette activité, qui précède l'évaluation, peut être accomplie par une diététiste, une infirmière ou une autre personne qualifiée en la matière. Par exemple, l'infirmière qualifiée pourrait procéder à un dépistage nutritionnel. Si les résultats du dépistage sont positifs,

Tableau 5.4 Conséquences de la dénutrition

Augmentation des infections due à la diminution de l'immunocompétence

Augmentation des risques de complications postchirurgicales (fistules, infections, rupture des anastomoses, septicémie, mauvaise cicatrisation, etc.)

Plaies de pression

Fatigue et faiblesse

Nausées, satiété précoce

Atrophie de l'intestin grêle, diminution de la fonction gastro-intestinale

Perturbation de la fonction cardiaque par atrophie du muscle cardiaque

Perturbation de la fonction respiratoire par atrophie musculaire du diaphragme, des muscles intercostaux et accessoires (voir la figure 5.1)

Perturbation des effets de certains médicaments métabolisés par le foie ou transportés par l'albumine (protéine sérique viscérale très importante pour l'évaluation des réserves protéiques)

Apathie, irritabilité, perte de mémoire et confusion

Prolongement de la durée d'hospitalisation et accroissement des coûts de santé

Figure 5.1a Fonte musculaire globale

Vous pouvez observer le creux qui se forme entre chacune des côtes, au niveau des épaules et principalement de part et d'autre des clavicules chez ce sujet souffrant de dénutrition protéique sévère secondaire à une malabsorption.

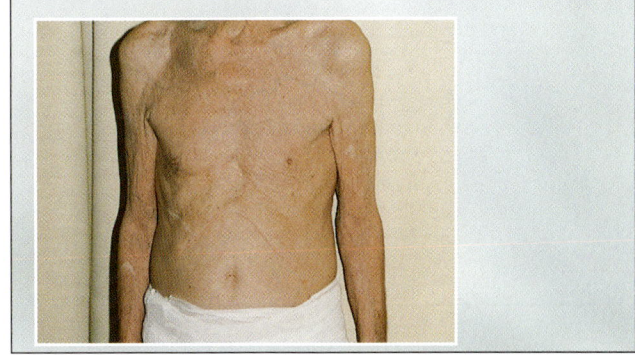

Figure 5.1b

Vous pouvez aussi observer sur le visage la fonte des buccinateurs (muscles des joues) et des temporaux (muscles des tempes).

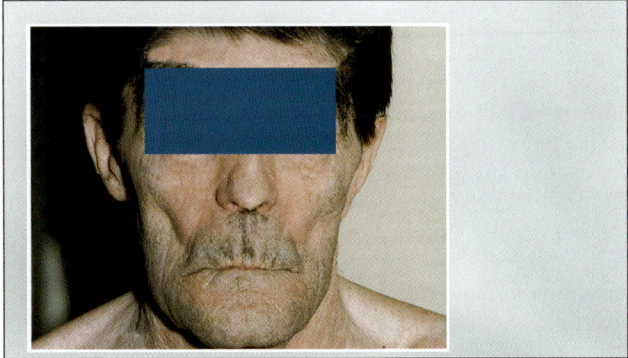

Figure 5.2 Dépistage dans un continuum de soins nutritionnels (Hummeli, 1996)

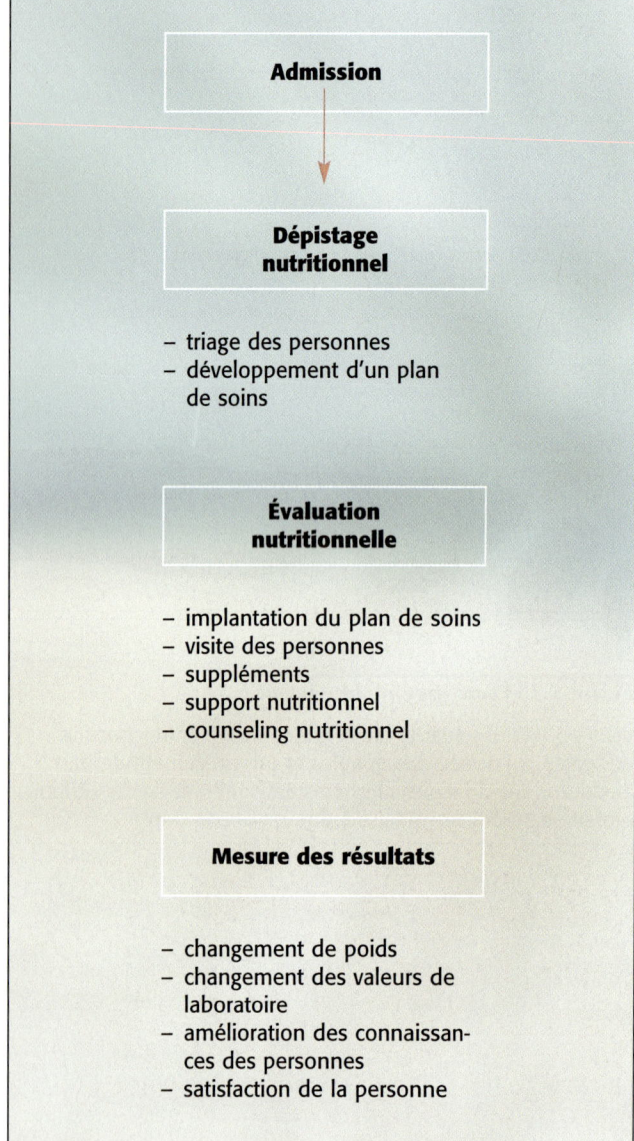

elle référera la personne à une diététiste qui procédera à une évaluation nutritionnelle complète et offrira un traitement personnalisé (voir la figure 5.2).

TYPES DE DÉPISTAGE

Plusieurs facteurs détermineront le type de dépistage à utiliser : le trouble recherché, la capacité de la personne de remplir un formulaire, le niveau de formation de l'utilisateur, etc. Par exemple, il existe au Québec un modèle de dépistage (voir la figure 5.3) validé et très sensible qui a été élaboré pour déterminer si les personnes vivant à domicile risquent de souffrir de malnutrition. Un exemple de modèle américain est également présenté à la figure 5.4.

Figure 5.3 Modèle québécois de dépistage

Dépistage de problèmes nutritionnels chez la personne âgée vivant à domicile (Payette, 1994)

Ce questionnaire doit être rempli par une personne formée et qualifiée pour l'exécuter.

Poids : _____

Taille : _____

Encercler le chiffre correspondant à l'énoncé qui s'applique à la personne.

La personne :

Est très maigre	Oui	2
	Non	0
A perdu du poids au cours de la dernière année	Oui	1
	Non	0
Souffre d'arthrite, assez pour nuire à ses activités	Oui	1
	Non	0
Même avec ses lunettes, a une vue diminuée	Bonne	0
	Moyenne	1
	Faible	2
A bon appétit	Souvent	0
	Quelquefois	1
	Jamais	2
A vécu dernièrement un événement qui l'a beaucoup affectée (ex : maladie personnelle, décès d'un proche)	Oui	1
	Non	0

Son déjeuner habituel :

Fruit ou jus de fruits	Oui	0
	Non	1
Œuf ou fromage ou beurre d'arachide	Oui	0
	Non	1
Pain ou céréales	Oui	0
	Non	1
Lait (1 verre ou plus que ¼ de tasse dans le café)	Oui	0
	Non	1

Total : _____

Interprétation du score obtenu :

Score obtenu		Recommandations
	Risque nutritionnel	
6-13	Élevé	Aide à la préparation des repas et des collations **ET** référence à un professionnel en nutrition
3-5	Modéré	Surveillance alimentaire constante (s'informer régulièrement de l'alimentation, donner des conseils, des encouragements, etc.)
0-2	Faible	Vigilance face à l'apparition d'un facteur de risque (ex. : changement de situation, perte de poids, etc.)

Figure 5.4 Modèle américain de dépistage

Dépistage américain du *Nutrition screening initiative* de l'American Dietetic Association

Ce questionnaire est auto-administré.

Déterminez votre état nutritionnel

Dépistage de problèmes nutritionnels pour les personnes âgées vivant à domicile. Ce dépistage s'adresse à la personne elle-même et peut être posté à domicile sans intervenants.

Les signes avant-coureurs d'un mauvais état nutritionnel passent souvent inaperçus. Servez-vous de ce questionnaire pour découvrir si vous, ou quelqu'un que vous connaissez, présentez un risque nutritionnel.

Lisez les phrases qui suivent et, lorsqu'elles s'appliquent à vous ou à une de vos connaissances, encerclez le nombre de points correspondant dans la colonne de droite. Additionnez ensuite tous les nombres que vous aurez encerclés et vous obtiendrez ainsi votre cote nutritionnelle.

	Oui
Je souffre d'un maladie qui m'a forcé à modifier le type et/ou la quantité d'aliments que je mange.	2
Je mange moins de deux repas par jour.	3
Je mange peu de fruits, de légumes ou de produits laitiers.	2
Je consomme au moins trois boissons alcoolisées presque tous les jours (bière, vin, spiritueux).	2
J'ai de la difficulté à manger en raison de problèmes dentaires ou buccaux.	2
Je n'ai pas toujours suffisamment d'argent pour acheter les aliments dont j'ai besoin.	4
Je mange seul la plupart du temps.	1
Je prends au moins trois médicaments différents (prescrits ou en vente libre) par jour.	1
J'ai perdu ou gagné involontairement 10 livres au cours des 6 derniers mois.	2
Je ne suis pas toujours en état de faire mes courses, de cuisiner ou de m'alimenter.	2

Total : _____

Calculez votre cote nutritionnelle

De 0 à 2   Bravo ! Vérifiez à nouveau votre cote nutritionnelle dans six mois.

De 3 à 5   Vous présentez un risque nutritionnel modéré. Il serait bon d'améliorer vos habitudes alimentaires et votre style de vie. L'association des personnes âgées, le programme d'alimentation à l'intention des personnes âgées ou votre centre de santé communautaire peuvent vous aider. Vérifiez à nouveau votre cote dans trois mois.

6 et plus. Vous présentez un risque nutritionnel élevé. Apportez ce questionnaire lors de votre prochain rendez-vous avec votre médecin, votre nutritionniste ou un autre professionnel de la santé ou des services sociaux. Parlez-leur de vos problèmes. Demandez-leur de vous aider à améliorer votre état nutritionnel.

ÉVALUATION NUTRITIONNELLE

Si le dépistage indique que la personne est à risque, on doit procéder à une évaluation nutritionnelle complète.

DÉFINITION

L'évaluation nutritionnelle définit, à l'aide des données recueillies au dépistage (s'il y a lieu), le statut nutritionnel et/ou le besoin d'une modification nutritionnelle thérapeutique : les antécédents médicaux et chirurgicaux, les facteurs psychosociaux et nutritionnels, l'histoire pharmacologique et les analyses de laboratoire. Des mesures anthropométriques, un examen physique détaillé incluant une évaluation de la déglutition pourront, au besoin, être ajoutés. L'évaluation nutritionnelle complète englobe la collecte de données écrites au dossier ainsi que l'analyse et l'interprétation de l'information afin de poser un diagnostic nutritionnel éclairé.

FACTEURS DE RISQUE

Plusieurs facteurs de risque nutritionnels ont été identifiés. Ils varient selon l'âge et l'état physique de la personne. Toutes les situations suivantes ont été associées à des problèmes nutritionnels nécessitant une évaluation nutritionnelle et un plan de soins nutritionnels. L'infirmière peut dépister des personnes à risque en fonction de ces situations et ainsi référer ces personnes à une diététiste.

Facteurs de risque associés à l'alimentation et à l'apport en nutriments

- *Nil per os* (NPO) ou diète liquide pour plus de trois jours sans alimentation entérale ou parentérale.
- Suppléments non adaptés aux besoins, alimentation entérale ou parentérale inadéquate.
- Perte d'autonomie fonctionnelle ou incapacités physiques.
- Insuffisance ou excès par rapport aux apports nutritionnels recommandés (ANR) (énergie, protéines, eau, vitamines et minéraux) selon l'âge, la taille, le poids, le sexe, le niveau d'activité, les dysfonctions et le métabolisme.
- Dysphagie, problèmes dentaires, lésions dans la bouche.
- Modifications des perceptions sensorielles (goût et odorat).
- Nausées, vomissements, constipation, diarrhée.
- Habitudes alimentaires inhabituelles (pica, coprophagie, etc.) ou régime restrictif.
- Perte d'appétit, anorexie, boulimie.

Facteurs de risque psychologiques et environnementaux

- Barrière linguistique ou facteurs culturels qui font obstacle à la satisfaction des besoins alimentaires de la personne.
- Dépression associée à une diminution de l'apport nutritionnel.

- Déficit cognitif, déficience mentale.
- Désordre dans le comportement alimentaire, abus d'alcool, dyspraxie (difficulté à communiquer ses besoins).
- Ressources réduites (financières, physiques et humaines).
- Motivation et désir de modifier ses habitudes alimentaires.

États de santé à risque

- Perte pondérale involontaire, signes cliniques de déficiences ou d'excès nutritionnels, SIDA et/ou VIH positif.
- Malnutrition, obésité, maladies chroniques inflammatoires, cancer, maladies gastro-intestinales.
- Affections cardiaques, hépatiques, rénales, endocriniennes et leurs complications.
- Ostéoporose, problèmes neurologiques, déséquilibres électrolytiques, allergies alimentaires.
- Hypertension, troubles métaboliques, plaies de pression.
- Âge avancé, vision diminuée, grossesse à risque (en bas âge, multiple ou à un âge avancé), plus de trois grossesses rapprochées.
- Chirurgie majeure, transplantation.

Examens complémentaires qui déterminent le niveau de risque

- Albumine, transferrine, bilan lipidique, hémoglobine, bilan en fer, acide folique, vitamine B_{12}.
- Glucose, hémoglobine glycosylée, urée, créatinine, électrolytes, densité urinaire.

Mesures anthropométriques associées à des risques

- Courbes de croissance anormales (poids, taille).
- Indice de masse corporelle marginal ou en dehors des normales.
- Fonte musculaire et/ou adipeuse.
- Rapport entre le tour de taille et le tour de hanche non équilibré.

Médication associée à des risques de déficiences nutritionnelles

- Interactions entre les médicaments et les nutriments et effets secondaires.
- Prescription de plusieurs médicaments.
- Dépendance à certains médicaments.

MOTIFS COURANTS DE CONSULTATION (SYMPTÔMES)

De nombreuses situations peuvent donc justifier une consultation en nutrition. En voici quelques-unes, pour ne citer que les plus fréquentes :
- Un gain ou une perte de poids non attendue.
- Des symptômes reliés au diabète mal contrôlé.
- Des problèmes gastro-intestinaux (élimination, digestion).
- Des allergies alimentaires.
- L'intention de prendre des suppléments nutritifs ou vitaminés.
- Le désir de prévenir les symptômes reliés aux maladies, ou à la prise de médicaments.

Citons également des problèmes de santé tels que l'hypercholestérolémie, les maladies cardiovasculaires, le diabète, l'obésité, la maigreur, des troubles associés à l'alimentation entérale ou parentérale, des problèmes de déglutition, le VIH positif, l'interaction entre les médicaments et les nutriments, la maladie de Parkinson.

Perte de poids non désirée ou maigreur

DÉFINITION

La maigreur est l'état d'un individu dont le poids est inférieur à son poids habituel et/ou à la norme fixée pour une personne de sa taille et de son âge. Un questionnaire adéquat permettra d'évaluer :
- Les nouveaux états pathologiques.
- Le poids habituel.
- Le poids actuel.
- Le temps, le moment et la vitesse avec laquelle le poids a été perdu.
- Les modifications d'activités.
- Les modifications dans les habitudes alimentaires.
- Un journal alimentaire complet.
- Un relevé des habitudes alimentaires.
- Les symptômes associés à la perte de poids.
- Les raisons qui limitent les apports alimentaires.
- Le degré d'appétit.
- Les modifications dans la médication.
- Les changements dans les habitudes de vie (les éléments stressants).

QUESTIONS

P Qu'est-ce qui, d'après vous, a provoqué votre perte de poids ?
- Est-ce que c'était volontaire ?
- Avez-vous souffert d'anorexie ou de satiété précoce depuis que vous avez perdu du poids ?
- Souffrez-vous de troubles de santé qui auraient un effet sur votre appétit ? Avez-vous modifié quelque chose dans votre vie récemment ? Stress, médication, habitudes alimentaires, etc.
- Avez-vous ajouté à votre menu des aliments plus riches en énergie ?
- Votre appétit est-il plus grand ?
- Avez-vous augmenté vos portions alimentaires ?
- Avez-vous fait quelque chose pour diminuer vos dépenses en énergie ?

Tableau 5.5 La perte de poids ou maigreur

Causes	Apports insuffisants bénins	Cancer ou conditions néoplasiques	Diabète mal équilibré	Malabsorption
Définition	Perte de poids sans impact sur les réserves et/ou les fonctions physiques	Nom générique qui regroupe toutes les formes de néoplasies et de tumeurs malignes	Maladie chronique caractérisée par une glycosurie et une augmentation de la glycémie causée par un problème d'insuline	Malabsorption des nutriments par l'intestin
Effets	Diminution de l'appétit et du plaisir gustatif, augmentation des activités physiques	Accroissement du catabolisme énergétique et des besoins sans augmentation des activités	Augmentation de la glycémie et libération dans le plasma. Carence d'énergie dans les cellules. Résultat : augmentation indirecte des besoins énergétiques	Absorption partielle des nutriments qui passent dans le tube digestif. Perte de poids causée par une augmentation des besoins
Recommandation	Augmentation des apports énergétiques ou diminution des activités physiques	Augmentation des apports de façon à stabiliser le poids	Amélioration des moyens de contrôler le diabète afin de diminuer les hyperglycémies et le surplus pondéral. Maintien de la quantité d'apports	Traitement de la malabsorption et augmentation des apports de façon à stabiliser le poids
Symptômes	Aucune sensation particulière	Nausées fréquentes, vomissements, satiété précoce	Perte d'appétit, nausées, étourdissements	Bon appétit et insuffisance des apports
Région/irradiation	Perte principalement au niveau de l'abdomen	Perte systémique	Perte systémique	Perte systémique
Signes et symptômes associés	Aucun symptôme particulier	Faiblesse, problèmes gastro-intestinaux	Nausées, vomissements, faiblesse	Faim insatiable
Temps/durée	De quelques semaines à quelques mois	En quelques mois	En quelques semaines ou quelques mois	De quelques mois à quelques années

Q Combien de poids avez-vous perdu ?
– Quel est le poids que vous avez maintenu le plus longtemps dans votre vie ?

R Sur quelle partie de votre corps avez-vous perdu du poids (ventre, hanches, jambes, bras) ?

S Est-ce que vous vous sentez faible depuis votre perte de poids ?
– Quels sont les autres symptômes qui sont apparus depuis que vous perdez du poids (constipation, nausées, vomissements) ?
– Ressentez-vous des douleurs qui vous coupent l'appétit ?
– Est-ce que votre perte de poids nuit à votre autonomie ?

T En combien de temps avez-vous perdu ce poids ?
– Avez-vous déjà perdu du poids auparavant ?
– Est-ce que le changement de poids est arrivé subitement ?

JUSTIFICATIONS

Il est très important de définir avec précision la cause d'une perte de poids, son rythme, sa durée et ses conséquences, et de connaître tous les éléments qui ont pu jouer sur les apports et les dépenses d'énergie. Un cancer de l'intestin, par exemple, peut avoir un impact (sténose, pression intra-abdominale) sur la progression et la digestion des aliments. En présence d'un cancer, dans la majorité des cas, les besoins en énergie et en plusieurs nutriments augmentent. Ces problèmes peuvent se traduire par une perte de poids importante (voir le tableau 5.5).

Gain de poids non désiré ou obésité

DÉFINITION

L'obésité est définie comme une surcharge graisseuse et un excès de poids (surcharge pondérale de 10 % ou tour de taille de 95 cm et plus).

Les symptômes de l'obésité sont très variés :
– Augmentation de la masse adipeuse de façon incontrôlée.
– Sensation de faim en tout temps.
– Fatigue continuelle qui limite les déplacements.
– Impression de lourdeur.
– Inconfort lors de la digestion.
– Malaise en société.
– Baisse d'énergie.

QUESTIONS

P Quels sont les plus grands malaises que vous fait vivre votre surplus de poids ?
- Est-ce que cette surcharge pondérale limite vos activités ?
- Avez-vous de la difficulté à marcher, à monter les escaliers, à vous déplacer dans la maison, à participer à des activités sociales ou sportives ?
- Que faites-vous pour remédier à vos difficultés ?
- Tentez-vous quelque chose pour diminuer vos portions alimentaires et augmenter vos dépenses en énergie ?

Q Qu'entendez-vous, au juste, par gain de poids ?
- Cela cause-t-il pour vous des problèmes sur le plan de l'esthétique ou des soucis par rapport à votre santé ?

R Sur quelle partie de votre corps avez-vous gagné le plus de poids ?

S Quels inconvénients votre surplus de poids vous cause-t-il ?
- Ressentez-vous la faim ?
- Mangez-vous à des heures précises sans vous préoccuper de la faim ?
- Est-ce que vous vous sentez toujours fatigué ?
- Est-ce que ce surplus de poids limite vos déplacements ?
- Éprouvez-vous une impression de lourdeur ou de malaise lors de la digestion ?
- Vous sentez-vous mal à l'aise en société ?
- Ressentez-vous une baisse d'énergie ?

T Depuis combien de temps prenez-vous du poids ?

JUSTIFICATIONS

Le gain pondéral est une des raisons de consultation les plus fréquentes, principalement en Amérique du Nord. D'ailleurs, l'obésité est le problème de santé le plus exploité au monde. Qui n'a pas essayé de perdre du poids un jour ou l'autre ? L'obésité ne demeure pas moins un problème complexe et difficile à traiter. Ce n'est qu'après une longue évaluation des causes physiologiques et/ou psychologiques possibles et plusieurs analyses de laboratoire qu'un thérapeute spécialisé en contrôle du poids pourra identifier la cause probable de l'obésité d'une personne et déterminer avec elle une voie thérapeutique personnalisée et des modifications à ses habitudes alimentaires. Les thérapies amaigrissantes ne donnent de résultats durables qu'après un suivi rigoureux et à long terme.

Histoire médicale

L'évaluation nutritionnelle nécessite une étude du dossier afin de prendre connaissance de l'histoire médicale complète de la personne et de déterminer les éléments pertinents à la nutrition.

Le diabète, par exemple, risque d'influencer l'apport en certains nutriments et de modifier le métabolisme de certains autres. La personne dont le diabète est mal contrôlé perd une plus grande quantité de zinc dans son urine. Or, le zinc joue un rôle très important dans la guérison des plaies et dans le fonctionnement du système immunitaire. Il faudra donc prévoir pour cette personne un supplément de ce nutriment adapté à ses besoins si sa consommation alimentaire est jugée insuffisante.

Histoire pharmacologique

Après avoir pris connaissance des médicaments que consomme la personne, la diététiste fera une analyse des interactions possibles entre les médicaments et les nutriments. Ces interactions peuvent se produire de différentes façons et avoir sur le métabolisme différents effets :
- Altération du goût, nausée, réduction de l'appétit.
- Augmentation des portions alimentaires due à une augmentation de l'appétit.
- Malabsorption des nutriments entraînant des déficiences nutritionnelles au niveau de l'estomac ou de l'intestin.
- Modification du métabolisme des nutriments.
- Modification de l'excrétion des nutriments.

Les aliments ou certains nutriments peuvent aussi avoir un impact sur l'absorption et le métabolisme des médicaments :
- Retard dans l'absorption et le métabolisme du médicament.
- Diminution ou augmentation de l'absorption du médicament.
- Incompatibilité entre le médicament et le nutriment.

Malgré toutes ces informations, la science n'a apporté que peu de données quant à une thérapie nutritionnelle associée aux interactions entre les médicaments et les nutriments. Par exemple, il a fallu plusieurs années d'étude pour élucider le phénomène de l'interaction entre les protéines et les glucides alimentaires dans le métabolisme d'un médicament pour le traitement de la maladie de Parkinson. Nous savons maintenant que l'absorption du Sinemet (carbidopa/levodopa) sera réduite si les protéines sont présentes dans l'intestin en même temps que le médicament. Par ailleurs, on a découvert que si les glucides sont consommés en grande quantité, le médicament aura un meilleur effet.

Examens complémentaires

Les analyses de laboratoire sont essentielles à l'évaluation de l'état nutritionnel d'une personne. Elles tracent un portrait fiable des réserves de la plupart des éléments nutritifs présents dans le corps humain. Ces analyses sont complétées par l'examen clinique, l'évaluation des apports en fonction des besoins, l'histoire de santé, l'histoire des

Tableau 5.6 Analyses de laboratoire dans l'évaluation de l'état nutritionnel

Analyses de laboratoire	Nutriments évalués	Compartiment corporel évalué	Demi-vie (fréquence de mesure)
Protéines sériques	Protéines, énergie	Viscères, muscles	Non déterminée mais de 50 à 60 % = albumine
Albumine	Protéines	Viscères	21 jours
Transferrine	Protéines	Viscères	8,8 jours
Créatinine	Protéines	Muscles	
Cholestérol total	Énergie	Tout l'organisme	Production endogène, donc dénutrition avancée
Numération lymphocytaire	Protéines, énergie, zinc	Système immunitaire	1 semaine
Acide folique sérique	Folates	Réserves récentes en folates	3 semaines
RBP (« retinol binding protein »)	Protéines, vitamine A	Réserves de protéines et réserves sériques de vitamine A	10 à 12 heures
Vitamine B_{12} sérique	Vitamine B_{12}	Réserves sériques en vitamine B_{12}	L'organisme peut avoir jusqu'à 8 ans de réserves dans les érythrocytes et le foie

substances médicamenteuses et les signes cliniques actuels. Les éléments les plus généralement analysés en laboratoire sont : l'albumine, la transferrine, la numération lymphocytaire, le bilan azoté, l'hémoglobine, le glucose, le cholestérol (fractions HDL et LDL-cholestérol), les triglycérides, l'urée, la créatinine, les électrolytes, l'analyse d'urine (voir le tableau 5.6).

L'homéostasie de l'organisme est maintenu par plusieurs mécanismes et ce n'est que lorsque cet équilibre est rompu qu'on obtient des valeurs de laboratoire anormales. Celles-ci peuvent mettre au jour les signes de déficiences nutritionnelles à plusieurs stades de leur développement. Comme toute analyse de laboratoire peut être interprétée de plusieurs façons, une seule valeur de laboratoire anormale ne peut donner un diagnostic fiable sur l'état nutritionnel. Elle doit généralement être associée à d'autres analyses ou à d'autres investigations. Le médecin pourra procéder par diagnostic différentiel.

PROTÉINES SÉRIQUES Il existe plusieurs types de protéines dans le sang. Représentant de 10 à 30 % de la masse cellulaire, les protéines transportent des éléments nutritifs et des molécules qui seront métabolisés et ensuite éliminés. Certaines protéines constitueront les réserves à court terme, et d'autres, à moyen ou long termes.

URINE Une analyse d'urine apporte de nombreuses informations sur l'état nutritionnel d'une personne. L'urine contient les métabolites ou déchets qui ont été filtrés dans le sang par les reins et qu'elle élimine, ainsi que l'urée, les phosphates et les sulfates. De plus, elle élimine de l'eau (qui n'est pas un déchet) agissant à titre de solvant.

Une urine très concentrée révèle que la personne ne consomme pas suffisamment de liquides ou encore qu'elle peut souffrir d'une insuffisance rénale. Plusieurs autres causes peuvent être responsables d'une densité urinaire élevée. À l'inverse, si l'urine présente une densité sous la normale, d'apparence comparable à l'eau, elle indique la présence d'anomalies causées, entre autres, par une hydratation extrême ou l'utilisation de diurétiques, ou encore un problème relatif à l'hormone antidiurétique.

Histoire diététique

Cette partie de l'évaluation nutritionnelle se fera après avoir consulté le dossier de la personne, considéré l'histoire de la maladie actuelle, les antécédents, la médication, les analyses de laboratoire disponibles et les examens radiologiques.

Il est plutôt difficile de recueillir de l'information juste et précise sur les apports à domicile, les habitudes alimentaires étant soumises à de nombreux facteurs. Certains prennent trois repas par jour, d'autres cinq, d'autres deux, selon l'horaire de travail, l'état de santé, la saison, le budget, les occasions et les aliments disponibles. À ces facteurs, il faut ajouter les milieux et les conditions de travail. Par exemple, la personne qui travaille pour une compagnie aérienne passe en peu de temps d'un fuseau horaire à l'autre. Des centaines d'études ont tenté de démontrer la pertinence et les modes d'utilisation des relevés alimentaires.

Méthodes de relevés alimentaires

Les méthodes d'évaluation de l'alimentation peuvent être divisées en deux groupes :
– Les relevés quotidiens quantitatifs,
– Les relevés des habitudes alimentaires et/ou de la fréquence de consommation.

Tableau 5.7 Exemple de fréquence de consommation

Faire un crochet vis-à-vis la fréquence de consommation qui vous concerne						
Aliments	Plus d'une fois par jour	Une fois par jour	3 à 6 fois par semaine	1 ou 2 fois par semaine	1 ou 2 fois par mois	Jamais
Viande et hamburger						
Porc et jambon						
Foie						
Poulet						
Œufs						
Autres						

Les premiers consistent à faire soit un rappel de l'alimentation d'une journée (relevé sur 24 heures) précédant l'évaluation nutritionnelle, soit un relevé précis de l'alimentation consommée dans la journée suivant l'évaluation (journal alimentaire).

Le deuxième groupe comprend les relevés des habitudes alimentaires et/ou de la fréquence de consommation. Cette méthode vise les habitudes antérieures à l'évaluation nutritionnelle.

La combinaison de ces deux groupes de relevés donnera le meilleur portrait de l'apport nutritif moyen d'une personne.

RELEVÉS SUR 24 HEURES Pour ce type de relevés alimentaires, on demandera à la personne ou à son répondant de noter tout ce qu'elle a consommé au cours des 24 heures précédant la journée de l'évaluation, ainsi que la quantité, les méthodes de cuisson, les marques de commerce, les suppléments, etc. Pour mesurer les quantités d'aliments consommés, on se réfère aux mesures utilisées au domicile. Pour faciliter la tâche, on peut aussi présenter des modèles d'aliments à la personne.

JOURNAL ALIMENTAIRE Cette méthode quantitative se veut la plus précise possible. On demande à la personne de noter, au moment du repas ou de la collation, tous les aliments et les liquides choisis, de les peser, d'indiquer le nom du fabricant, les méthodes de cuisson, les ajouts, les retraits, les recettes, le cas échéant.

RELEVÉS D'HABITUDES ALIMENTAIRES Les relevés d'habitudes alimentaires, bien que beaucoup moins précis, permettent d'avoir un portrait des aliments consommés sur une plus longue période. Cette méthode vient compléter les relevés faits sur une période de 24 heures.

On peut diviser cette méthode en trois parties:
1. L'énumération des aliments que la personne consomme habituellement dans une journée.
2. La fréquence de consommation de ces aliments ou boissons par jour.
3. Le journal de trois jours de consommation alimentaire.

FRÉQUENCE DE CONSOMMATION Cette méthode a été conçue pour obtenir des informations descriptives qualitatives de l'alimentation habituelle (voir le tableau 5.7). Le questionnaire se divise en deux parties:
1. Une liste d'aliments.
2. La fréquence de consommation de cette catégorie d'aliments.

Mesures anthropométriques

L'anthropométrie sert à évaluer, de façon sommaire, les réserves adipeuses et musculaires, ainsi que le développement et la croissance chez l'enfant. Ce type de mesures, non invasif, vient compléter l'évaluation nutritionnelle et sert de marqueurs pour évaluer l'impact du traitement nutritionnel autant chez l'enfant que chez l'adulte. Les mesures les plus utilisées et les plus adaptées à un contexte de soins hospitaliers sont le poids, la taille, la mesure du pli cutané tricipital et le tour de taille. Ces mesures peuvent être prises sans difficultés.

Poids

Le poids est une mesure très simple mais très révélatrice: elle s'applique à toutes les situations, puisqu'il suffit de monter sur un pèse-personne (idéalement, celui qui est muni de poids, voir la figure 5.5). Pour les personnes présentant des problèmes de mobilité ou de douleurs, on recourt à un pèse-personne placé sur une chaise ou sur un lit approprié (voir les figures 5.6, 5.7 et 5.8).

Figure 5.5 Balance à poids

Cette balance est très précise et on peut à la fois peser et mesurer la personne. Celle-ci doit par contre être mobile et avoir un bon équilibre.

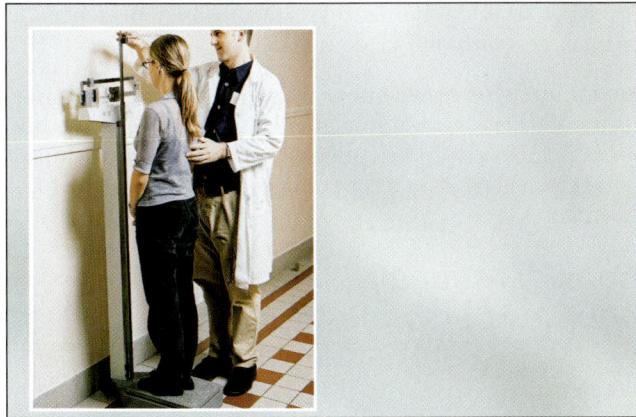

Figure 5.6 Balance avec chaise incorporée

La personne dont la mobilité est réduite peut être assise sur cette chaise.

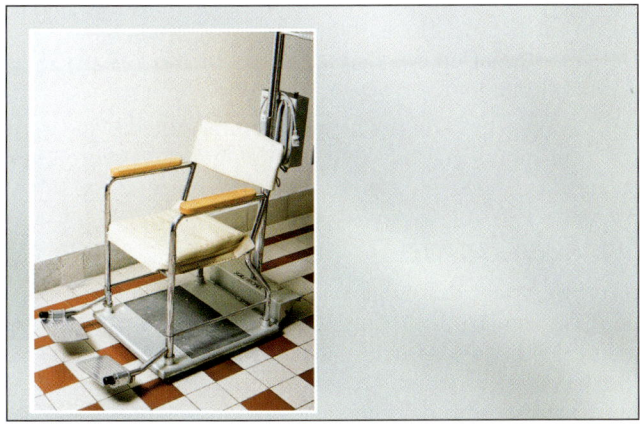

Figure 5.7 Balance avec chaise

Lorsque la mobilité de la personne est très réduite, on pèse d'abord le fauteuil dans lequel elle s'assoit habituellement. Lors de la pesée, il suffit de soustraire le poids du fauteuil. Il faut veiller à ce que les coussins ou objets posés sur le fauteuil soient les mêmes à chaque fois.

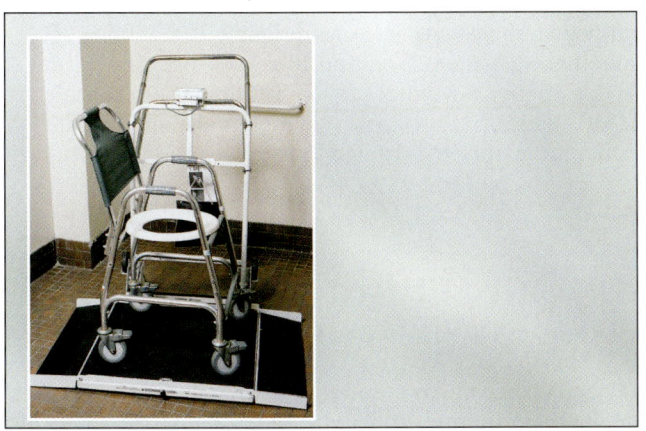

Idéalement, un adulte devrait porter le moins de vêtements possible lors de cette évaluation. On devrait également toujours peser la personne dans les mêmes conditions et à la même période de la journée.

Si la personne ne peut quitter son fauteuil roulant, par exemple, on soustrait alors le poids du fauteuil du poids total et on obtient le poids de la personne. Le pèse-personne doit être vérifié régulièrement.

Figure 5.8 Balance en lit

Lorsque la personne est alitée, on peut déplacer ce type de balance près de son lit. Il faut porter une attention particulière aux vêtements et couvertures dont est couverte la personne. Il suffit de les peser séparément une fois que celle-ci est remise au lit.

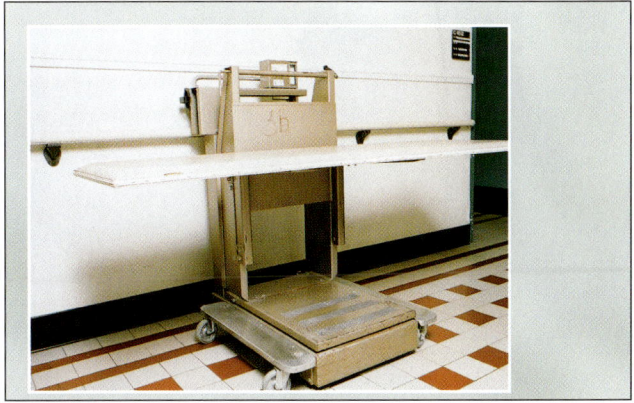

Taille

Pour mesurer la taille d'une personne, il suffit de la placer près d'une mesure collée au mur, de prendre une règle, de la placer sur sa tête et de noter sa position sur le mur. Par contre, pour mesurer la taille d'une personne alitée, présentant une cyphose ou souffrant de contractures, on peut recourir au compas à grand angle, et mesurer la hauteur pied-genou (voir la figure 5.9). Ce chiffre est

Figure 5.9 Compas à grand angle pour calculer la taille (voir l'annexe 2 pour la méthode d'utilisation de cet instrument)

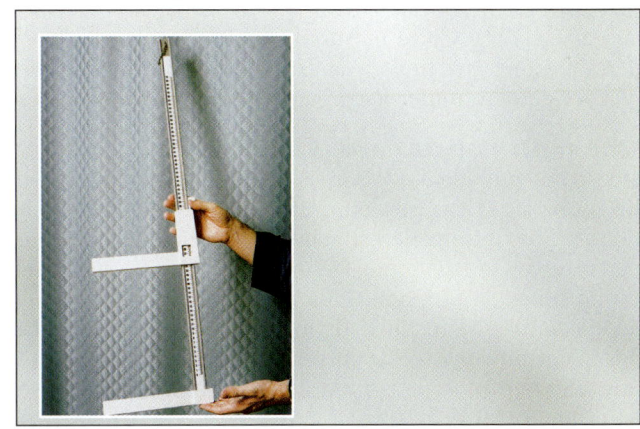

ensuite introduit dans une formule qui varie selon le sexe, la race et l'ossature. On peut également utiliser un ruban à mesurer et suivre les courbes de la personne alitée (voir la figure 5.10). Ces deux dernières mesures ne sont pas très précises mais une erreur de quelques centimètres n'a pas de répercussion dans le calcul des besoins en nutriments.

Figure 5.10 Taille avec un ruban dans un lit

Il suffit de suivre les courbes de la personne alitée. Cette méthode n'est pas très précise, mais il est rare qu'une plus grande précision soit nécessaire.

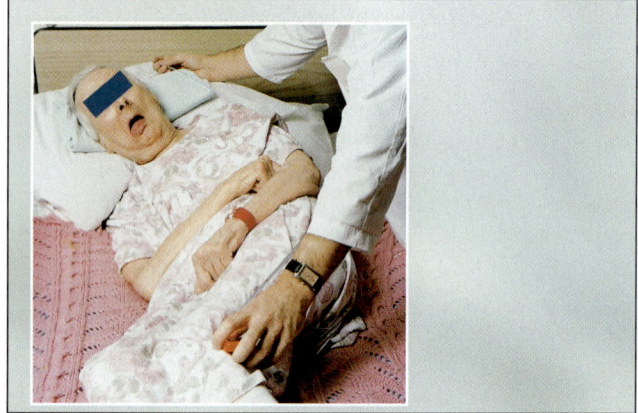

Indice de masse corporelle (IMC)

Créée au Canada en 1988, cette mesure établit des lignes directrices en matière de poids en fonction des risques pour la santé (voir l'annexe 3). Elle désigne, pour les Canadiens âgés entre 20 et 65 ans, un intervalle de poids acceptable en fonction de leur taille. Voici la formule de cet indice :

$$IMC = \frac{Poids~(kg)}{Taille^2~(m)}$$

L'IMC est donc le poids (kg) divisé par la taille (m) au carré (P/T^2). Cette mesure est valide sur le plan épidémiologique aux fins de la santé publique, puisqu'elle permet de déterminer les groupes à haut risque.

ZONE A : IMC INFÉRIEUR À 20   Cette zone peut être associée à des problèmes de santé chez certaines personnes. La plupart des cas de dénutrition auront un IMC inférieur à 20. Cette zone est souvent associée à une fonte des réserves énergétiques (réserves lipidiques) et parfois à une fonte de la masse musculaire. Par contre, toutes les personnes ayant un IMC inférieur à 20 ne souffrent pas nécessairement de dénutrition. Il convient d'effectuer une enquête plus poussée afin de déterminer la cause d'un faible IMC.

ZONE B : IMC ENTRE 20 ET 25   Les valeurs de l'IMC dans la zone B sont associées à une santé maximale, donc au risque le moins élevé de morbidité et de mortalité.

ZONE C : IMC ENTRE 25 ET 27   Peut entraîner des problèmes de santé chez certaines personnes, donc, présence de risques de morbidité et de mortalité.

ZONE D : IMC PLUS GRAND QUE 27   Risque accru de problèmes de santé. Des études épidémiologiques démontrent que les personnes dont l'IMC dépasse 27 souffrent davantage d'hypertension, d'hyperlipémie et de maladies cardio-vasculaires.

Considérations pour les personnes âgées

Plusieurs auteurs se sont penchés sur la possibilité de donner un intervalle d'IMC qui corresponde à une meilleure santé chez la personne âgée. Il convient de tenir compte des modifications physiologiques et métaboliques causées par le vieillissement :
- Augmentation du pourcentage de gras pour une diminution de la masse maigre.
- Diminution du poids et de la masse adipeuse après 60 ans.
- Augmentation des risques de dénutrition associée au vieillissement.

Compte tenu de ces facteurs, l'intervalle d'IMC associé à un moins grand risque de problèmes de santé chez la personne âgée est maintenant situé entre 24 et 29.

Mise en garde

Il est important de souligner que l'IMC n'est qu'un repère pour l'infirmière. Il ne donne qu'une évaluation très sommaire des risques associés au poids par rapport à la taille. Plusieurs autres paramètres devront être considérés par la nutritionniste afin de donner des pronostics plus précis et plus complets. L'IMC n'est pas valable pour les personnes âgées de plus de 65 ans, les femmes enceintes et celles qui allaitent, les personnes de moins de 20 ans et les personnes amputées d'un membre. Par exemple, une personne mince, ayant une masse musculaire plus grande que la moyenne, peut présenter un IMC entre 25 et 27 ou plus. Il est évident que, dans ce cas, l'IMC n'est pas représentatif du niveau de risque associé au poids. À l'autre extrême, un personne ayant un IMC inférieur à 20 n'est pas nécessairement à risque si on considère son ossature, sa race, sa génétique, ses antécédents. L'interprétation finale de l'IMC, dans un contexte d'évaluation nutritionnelle, devrait donc être associée à d'autres mesures anthropométriques.

Rapport tour de taille sur tour de hanches

Le calcul du rapport entre le tour de taille et le tour de hanches donne une indication valable du mode de répartition de la masse adipeuse dans l'organisme. L'organisme peut accumuler la masse adipeuse principalement à deux endroits : autour des hanches (le type gynoïde) et autour de la taille (le type androïde). De nombreuses études ont démontré qu'il y avait une corrélation entre l'obésité ou même le surplus pondéral abdominal et les risques de maladies cardiovasculaires, de diabète et d'hypertension. Il semble que le rapport tour de taille sur tour de hanches augmente avec l'âge. Ce rapport permet de subdiviser l'obésité en sous-groupes. L'obésité abdominale comporte vraisemblablement plus de risques que l'obésité de type gynoïde. Certains auteurs soutiennent qu'un rapport de plus de 1 chez l'homme et de plus de 0,8 chez la femme est associé à des risques de maladies cardiovasculaires.

Procédures (voir la figure 5.11)

1. Demander à la personne de s'abstenir de manger 12 heures avant la mesure. Il est permis de boire afin d'éviter la déshydratation.
2. Tenir l'abdomen relâché, les bras de chaque côté du corps et les pieds bien droits pour répartir équitablement le poids du corps.
3. En palpant de chaque côté de l'abdomen, localiser et marquer la dernière côte.
4. Palper la crête iliaque et la marquer.
5. Prendre une corde de type élastique pour marquer le tour de la taille à mi-chemin entre la marque de la crête iliaque et la dernière côte. Ajuster l'élastique afin qu'il reste en place autour de l'abdomen.
6. Prendre un ruban à mesurer et refaire le tour au niveau de l'élastique et demander à la personne de respirer normalement sans retenir son souffle.
7. Mesurer le tour de hanche au point le plus grand au niveau des fesses. Le ruban devra toucher à la peau sans causer de pression dans le tissu mou.

$$\text{Rapport} = \frac{\text{Tour de taille}}{\text{Tour de hanches}}$$

Figure 5.11a Tour de taille sur tour de hanches

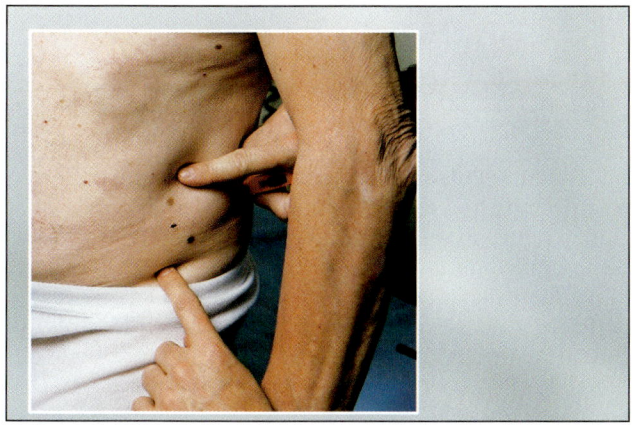

Figure 5.11b

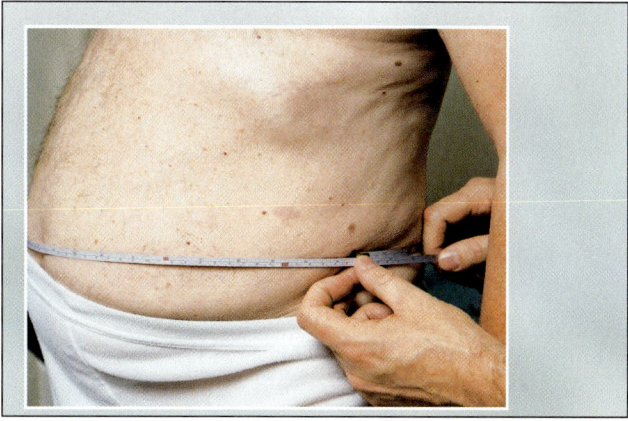

Figure 5.11c

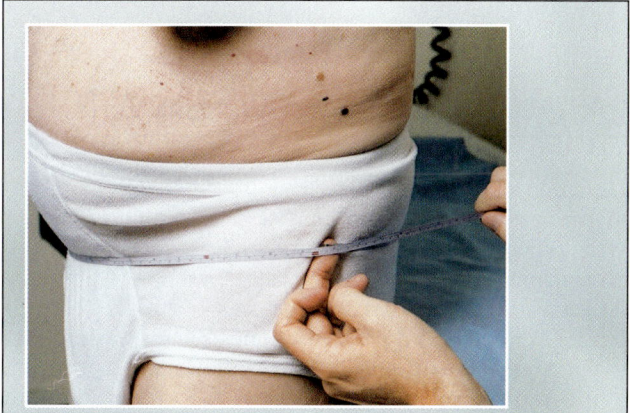

Prenons l'exemple d'un surplus pondéral abdominal, donc d'une obésité de type androïde :

$$\text{Rapport} = \frac{115 \text{ cm}}{102 \text{ cm}} = 1,13$$

Pli cutané tricipital

Chez une personne en santé, le tiers de la masse adipeuse totale de l'organisme est sous-cutané. Les plis cutanés sont des mesures anthropométriques qui nous permettent d'évaluer cette masse adipeuse. La mesure du pli tricipital est très facile à effectuer. Elle n'est pas invasive et ne nécessite pratiquement aucune mobilisation. Un pli cutané tricipital inférieur au 5e percentile, selon l'âge et le sexe, est considéré comme étant à risque (voir les tables de référence aux annexes 4 et 5). Plusieurs réserves existent quant à l'utilisation de cette mesure :

– Marge d'erreur importante due à l'utilisateur, au site de mesure, à la position du sujet ou à la présence d'œdème dans certains cas.
– Manque de précision chez la personne obèse.
– Variation quant à l'âge, la race, le sexe et la répartition de la graisse corporelle.

Procédures (voir la figure 5.12)

1. Demander à la personne de plier le bras gauche à 90 degrés, puis placer l'avant-bras en avant du corps.
2. Localiser et marquer le bout de l'acromion à l'épaule et le bout du coude afin de localiser la distance entre les deux.
3. Faire une marque à mi-distance pour ensuite prendre un pli cutané.
4. Demander ensuite à la personne de laisser pendre son bras le long de son corps.
5. Tirer légèrement la peau en évitant de tirer le muscle qui se trouve sous la graisse sous-cutanée.
6. Tenir le pli cutané entre vos doigts pendant que vous prenez la mesure avec l'adipomètre.
7. Prendre deux mesures à chaque fois. Si les résultats sont très différents, reprendre une troisième mesure.

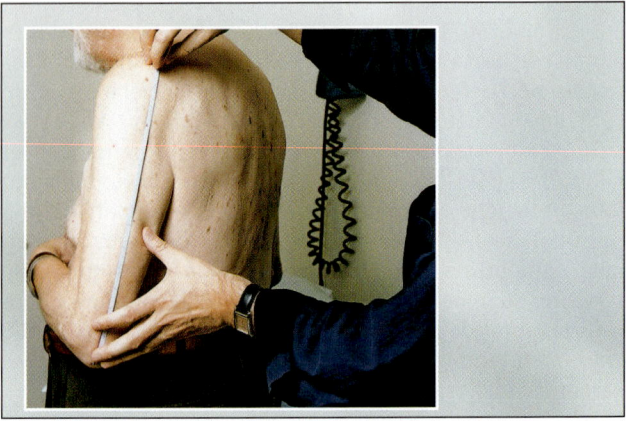

Figure 5.12a Pli cutané tricipital

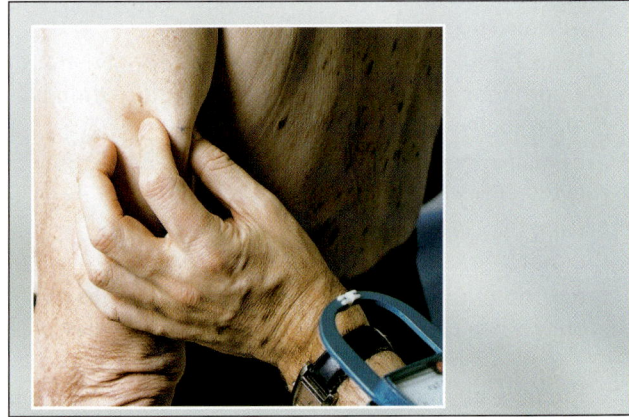

Figure 5.12b

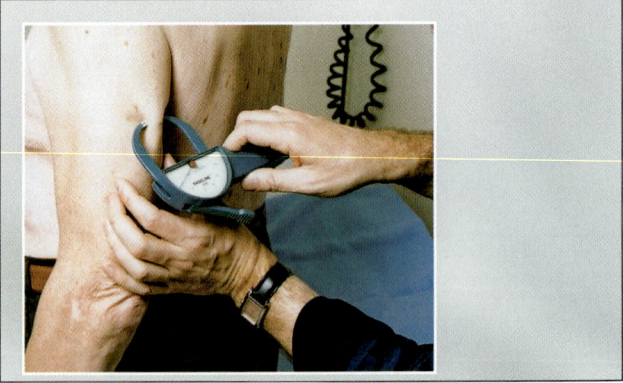

Figure 5.12c

EXAMEN PHYSIQUE (SIGNES)

L'examen clinique englobe l'histoire de santé et un examen physique afin de déceler les signes cliniques et les symptômes associés à la dénutrition. La responsabilité des professionnels de la santé quant à l'examen physique de l'état nutritionnel est un sujet très controversé depuis plusieurs années. En effet, les signes cliniques de dénutrition sont très peu spécifiques et peuvent être associés à plusieurs autres dysfonctions. C'est en ajoutant plusieurs examens supplémentaires que l'infirmière, la diététiste et le médecin pourront identifier avec précision une déficience nutritionnelle réelle. Il est ici important de noter que le signe clinique de dénutrition n'apparaît qu'à un stade très avancé. L'organisme, qui a des réserves suffisantes de la majorité des nutriments, peut supporter une carence alimentaire importante. En Amérique du Nord, il est donc rare qu'une personne se rende à un stade de déficience suffisant pour qu'un signe clinique apparaisse. Toutefois, beaucoup de personnes âgées sont touchées par la dénutrition. Elles sont particulièrement fragiles et plus susceptibles de connaître un épuisement des réserves corporelles.

La vitamine B_{12}, par exemple, est mise en réserve dans le foie. Si une personne cesse complètement d'ingérer de la vitamine B_{12}, le foie pourra maintenir un niveau de B_{12} sérique stable et normal pendant six ou huit années. Autre exemple : l'organisme a des réserves de calcium pratiquement inépuisables. Ces réserves sont logées à l'intérieur des os et des dents. À chaque jour où l'alimentation est insuffisante en calcium, les os perdent du calcium et se déminéralisent afin de stabiliser le taux sérique de ce minéral. Le signe clinique d'une déficience en calcium est donc l'ostéoporose, qui apparaît après 20, 30 ou 40 ans d'apport insuffisant.

Ce n'est pas le cas de tous les autres nutriments. Le zinc, par exemple, est un minéral essentiel à toute multiplication cellulaire. Lors d'une carence alimentaire en zinc, les réserves sont vite épuisées et des signes de déficience peuvent apparaître rapidement. Ainsi, les cellules du système immunitaire ne pourront pas se multiplier rapidement lorsque cela sera nécessaire, et cette légère déficience du système immunitaire laissera le virus du rhume se développer plus facilement. Un autre signe clinique de déficience, mais plus avancée, sera une agueusie ou une dysgueusie.

Les cellules permettant la détection des quatre saveurs de base (salé, acide, amer et sucré) doivent se renouveler rapidement, faute de quoi la personne appréciera de moins en moins la saveur des aliments.

La déficience en protéines et en énergie est beaucoup plus fréquente et sournoise. Elle survient principalement chez la personne âgée ou hospitalisée, d'où l'importance d'en faire le dépistage avant qu'elle n'ait des conséquences néfastes sur la santé. Heureusement, la dénutrition est pratiquement toujours réversible chez l'adulte. Par exemple, une plaie de pression ou une infection majeure en période postopératoire sont très souvent réversibles (mais elles font souffrir la personne).

Interprétation des signes cliniques de malnutrition

L'examen physique aura pour objectif d'identifier les changements qui seraient reliés à des carences nutritionnelles. Ces changements pourront être perçus sur les tissus épithéliaux superficiels tels que la peau, les yeux, les cheveux et la muqueuse buccale. Dans un ouvrage de Donald S. McLaren (1981), nous pouvons trouver une illustration des signes cliniques les plus souvent rencontrés dans les pays en voie de développement. Par contre, selon plusieurs études européennes et nord-américaines, ce type de dénutrition sévère est fréquemment présent dans notre société, principalement chez les personnes hospitalisées en attente d'une chirurgie ou en soins de longue durée. Les paragraphes suivants indiquent les principaux sites d'inspection des signes cliniques de dénutrition.

Matériel requis
- Coton-tige
- Abaisse-langue
- Lampe d'examen buccal

Figure 5.13 Abaisse-langue, lampe d'examen buccal, coton-tige

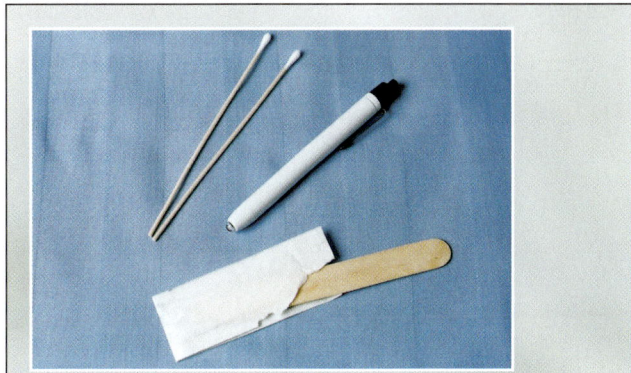

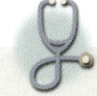

Peau

Observations courantes

Une peau normale est souple. Elle ne présente aucun signe de rougeur ou d'œdème, et ne montre aucune tache foncée ou pâle. Pour en faire l'examen, faire asseoir la personne sur le bord du lit et examiner d'abord la peau du visage : la coloration, la texture et la présence possible de lésions. Poursuivre ainsi pour l'examen de la peau du cou, des membres supérieurs, du tronc et des membres inférieurs.

Particularités

Une déficience en vitamines A, B_2, C et K, en niacine, en pyridoxine, en zinc, en acides gras essentiels ou en énergie est associée aux particularités suivantes.

Sur les lèvres :
– Des fissures, de l'œdème ou la présence de cicatrices aux commissures.

Sur le cou :
– Toute décoloration de la peau ou excroissances.

Sur les avant-bras :
– Des pétéchies, du purpura, des ecchymoses.
– De l'hyperkératose folliculaire.

Sur le tronc :
– Une ou des rougeurs ou de l'œdème.
– La sécheresse de la peau ou une sensation de papier sablé (hyperkératose folliculaire).
– Une desquamation de la peau.
– La peau foncée (brunâtre).
– De l'œdème, une pigmentation rouge des régions exposées (dermatose de type pellagre).
– Une extrême pâleur (dépigmentation) ou l'inverse.
– Des marques bleues et/ou noires résultant de petits saignements (pétéchies).
– Un manque de graisse sous la peau (peau collée sur le muscle ou sur l'os).

Sur les membres inférieurs :
– Les mêmes signes qu'ailleurs.
– De l'œdème au niveau des chevilles.
– Une froideur.
– La coloration trop rouge ou trop foncée.
– La vascularisation.

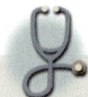

Muscles

Observations courantes

Un muscle normal a une position droite et ne présente aucune déformation. À l'examen, il maintient un bon tonus musculaire et la personne peut marcher et courir sans douleur (voir la figure 5.14a).

Particularités

Une déficience en protéines, en énergie, en vitamine B_1, en pyridoxine, en biotine, en sélénium, en sodium ou en chlore est associée aux particularités suivantes.

– Douleur aux jointures, aux mollets et aux cuisses.
– Fatigue ou crampes musculaires précoces.
– Atrophie musculaire (muscles des bras, des épaules, des intercostaux, des jambes). (voir la figure 5.14b).

Figure 5.14a Main d'une personne ayant un bon état nutritionnel protéique

Les muscles entre les doigts ne sont pas atrophiés.

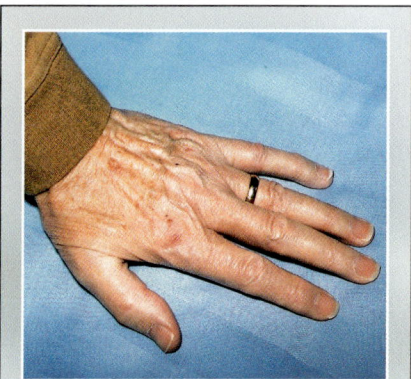

Figure 5.14b Main avec fonte musculaire

On peut observer une fonte musculaire entre les doigts sur cette main d'une personne ayant une dénutrition protéique sévère.

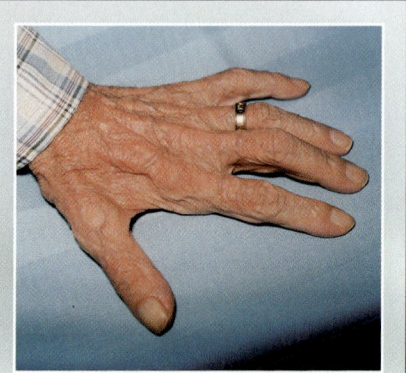

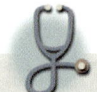

Cheveux

Observations courantes

Des cheveux normaux sont brillants, fermes et ne tombent pas facilement. Examiner les cheveux en regardant leur répartition, leur pigmentation, leur lustre. Tirer doucement mais fermement sur une mèche de cheveux de la région occipitale et temporale.

Particularités

Une déficience en énergie, en protéines, en zinc ou en biotine est associée aux particularités suivantes.

– Privés de brillant naturel.
– Ternes et secs.
– Minces et clairsemés.
– Délicats.
– Soyeux et droits.
– Dépigmentés ou de couleur divergente (signe du drapeau).

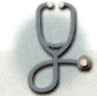

Yeux

Observations courantes

Les yeux normaux sont brillants et clairs. On n'observe aucune irritation au coin des paupières. Les conjonctives sont roses et humides, les vaisseaux sanguins ne sont pas proéminents, on ne perçoit aucun amas de tissus à la surface de l'œil.

Pour l'examen, utiliser une lampe d'examen et demander à la personne de garder l'œil ouvert le plus longtemps possible.

Particularités

Une déficience en vitamines A, B_2 et B_{12}, en acide folique ou en fer est associée aux particularités suivantes.

– Sécheresse de l'œil.
– Épaississement de la conjonctive.

- Hypervascularisation de la conjonctive.
- Tache blanchâtre de desquamation ou de kératinisation de la conjonctive (signe de Bitot).
- Lésions sur la paupière.
- Pâleur de la conjonctive bulbaire.
- Pâleur de la conjonctive palpébrale.

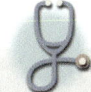

Ongles

Observation courante

Des ongles normaux sont fermes et roses.

Particularités

Une déficience en fer ou en chrome est associée aux particularités suivantes.

- Koïlonychie.
- Ongles cassants et fragiles.
- Ongles striés.

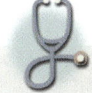

Cavité buccale

Figure 5.15 Examen buccal

La lampe d'examen est essentielle afin d'observer tous les signes cliniques qui peuvent apparaître dans la bouche.

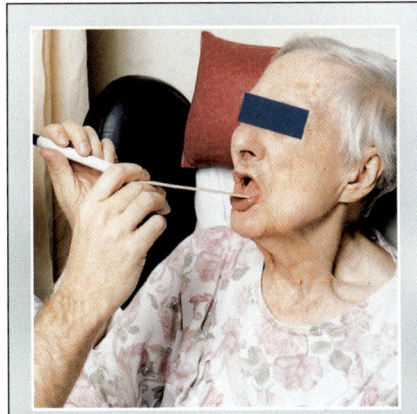

Observations courantes

Gencives. Des gencives normales sont rouges, ne saignent pas facilement et ne sont pas enflées. Prendre un abaisse-langue et demander à la personne de mordre dedans (avec ou sans prothèse, si pertinent). Bouger légèrement l'abaisse-langue et observer les gencives. Selon le cas, demander à la personne de passer une soie dentaire afin d'observer s'il y a des saignements.

Langue. Une langue normale est rouge en apparence, pas enflée ni douce. À l'aide d'un abaisse-langue en bois, faire une légère pression sur le dos de la langue et le glisser lentement. On peut ainsi observer les papilles filiformes, comparables à du gazon.

Particularités

Une déficience en vitamine C est associée aux particularités suivantes.

- Texture comparable à une éponge.
- Gencives qui saignent facilement.
- Retrait des gencives sur la racine des dents.

Une déficience en protéines, en énergie, en vitamines B_2, B_6 et B_{12}, en niacine, en acide folique, en fer ou en iode est associée aux particularités suivantes.

- Œdème ou apparence œdématiée.
- Couleur écarlate ou magenta et irritation.
- Texture douce et lisse (on ne sent plus les papilles filiformes).
- Hypertrophie des papilles (glossite).
- Atrophie des papilles.

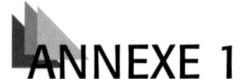

ANNEXE 1

Éléments présents dans le corps humain

Éléments	Symbole chimique	% du poids corporel	Fonctions
Oxygène	O	65,0	Composant important des molécules organiques (qui contiennent du carbone) et des molécules inorganiques (ne contenant pas de carbone) : à l'état gazeux, il est essentiel à la production de l'énergie cellulaire (ATP)
Carbone	C	18,5	Principal composant de toutes les molécules organiques, notamment dans les glucides, protéines, lipides et acides nucléiques (matériel génétique)
Hydrogène	H	9,5	Présent dans toutes les molécules organiques : sous forme d'ion (proton), sa concentration influe sur le PH des liquides organiques
Azote	N	3,2	Présent dans toutes les protéines et les acides nucléiques (matériel génétique)
Calcium	Ca	1,5	Présent sous forme de sel dans les os et les dents ; sous forme d'ion (Ca^+), il est nécessaire aux contractions musculaires, à la conduction des influx nerveux et à la coagulation du sang
Phosphore	P	1,0	Constituant du phosphate de calcium, en sel présent dans les os et les dents ; également présent dans les acides nucléiques et l'ATP
Potassium	K	0,4	Son ion (K^+) est l'ion positif le plus abondant dans les cellules ; nécessaire à la conduction des influx nerveux et aux contractions musculaires
Soufre	S	0,3	Présent dans les protéines, notamment dans les protéines musculaires
Sodium	Na	0,2	L'ion sodium (Na^+) est le principal ion positif des liquides extracellulaires (se trouvant à l'extérieur des cellules) ; important pour l'équilibre hydrique, la conduction de l'influx nerveux et les contractions musculaires
Chlore	Cl	0,2	Le chlore ionisé (Cl^-) est le principal ion négatif (anion) des liquides extracellulaires
Magnésium	Mg	0,1	Présent dans les os ; cofacteur important dans de nombreuses réactions métaboliques
Iode	I	0,1	Essentiel à la synthèse d'hormones thyroïdiennes fonctionnelles
Fer	Fe	0,1	Composant de l'hémoglobine (transporte l'oxygène dans tous les globules rouges du sang) et de certains enzymes
Chrome	Cr		
Cobalt	Co		
Cuivre	Cu		
Fluor	Fl		Les oligoéléments (*oligos* = petits, peu nombreux) sont présents en très petites quantités ; plusieurs font partie d'enzymes ou sont nécessaires à l'activation des enzymes
Manganèse	Mn		
Molybdène	Mo		
Sélénium	Se		
Silicium	Si		
Étain	Sn		
Vanadium	Va		
Zinc	Zn		

Tiré de : Marieb, E.N., *Anatomie et physiologie humaines*, 2ᵉ éd., Saint-Laurent, Éditions du Renouveau Pédagogique inc., 1999, p. 29.

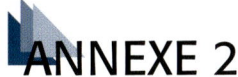

ANNEXE 2

Estimation de la taille ou du poids actuels à partir de la hauteur du genou (de 6 à 80 ans)

INSTRUCTIONS POUR L'UTILISATION DU COMPAS ROSS À GRAND ANGLE

La *taille* d'enfants, d'adultes et de personnes âgées peut être estimée à partir de la hauteur du genou lorsque la mesure de la taille debout ne peut être prise. La taille ainsi évaluée peut être utilisée comme paramètre d'évaluation nutritionnelle, notamment dans les tableaux de poids et taille, dans les équations pour estimer la dépense énergétique basale, la surface corporelle, les indices de masse corporelle et de créatinine urinaire.

La hauteur du genou peut aussi être utilisée avec d'autres mesures anthropométriques pour estimer le *poids* des personnes qui ne peuvent être pesées par les méthodes habituelles, mais les écarts importants avec le poids réel rendent cette méthode peu fiable.

Figure 1 Compas Ross à grand angle

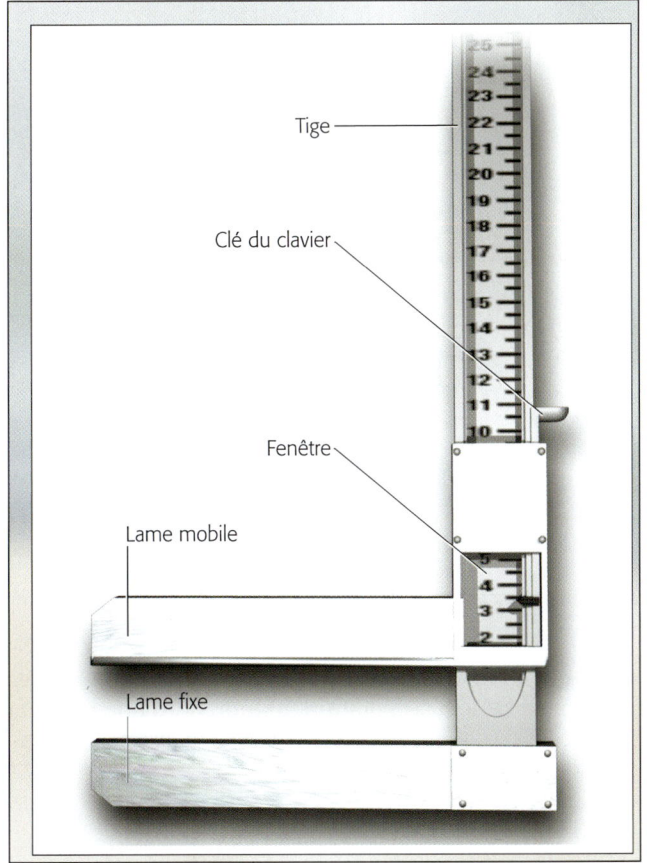

Mesure de la hauteur du genou

Instructions

1. Le sujet reposant sur le dos, plier le genou et la cheville gauche à un angle de 90 degrés (figure 2). Vérifier les angles en utilisant le triangle (figure 3).

Figure 2

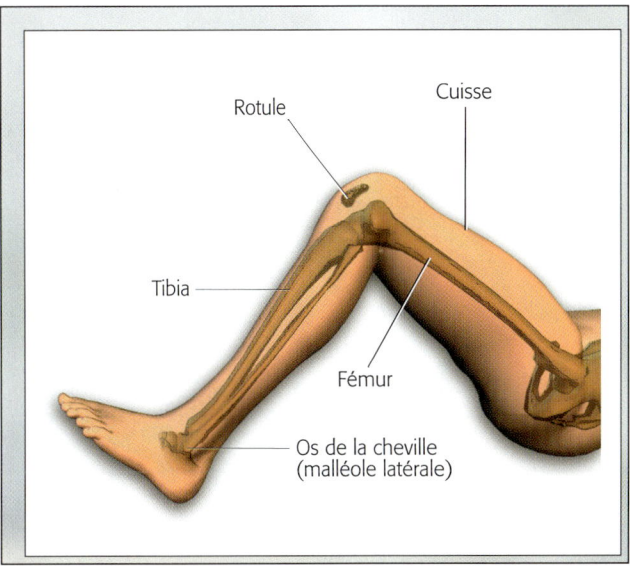

Figure 3

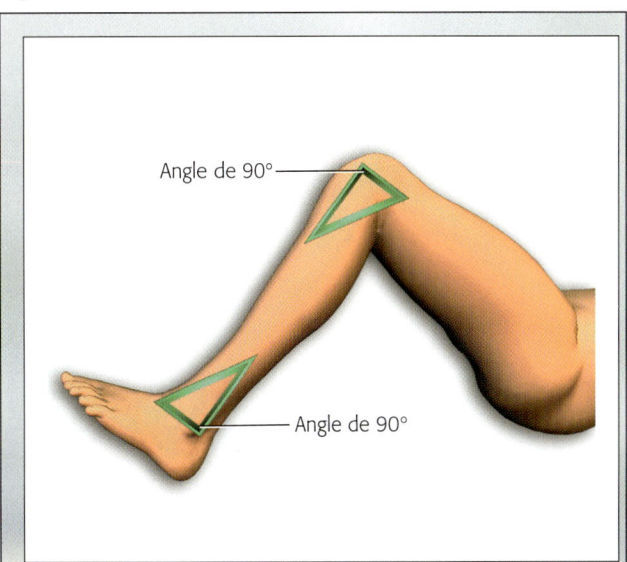

2. Ouvrir le compas et placer la lame fixe sous le talon. Descendre la lame mobile sur la cuisse à environ 5 cm (2 po) de la rotule (figure 4). La tige du compas doit être alignée avec le tibia et couvrir l'os de la cheville (malléole latérale) (figure 5).

3. Pour fixer le compas, relever la clé du levier à l'opposé des lames (figure 6). Lire la mesure dans la fenêtre au dixième de centimètre près (figure 7).

Figure 4

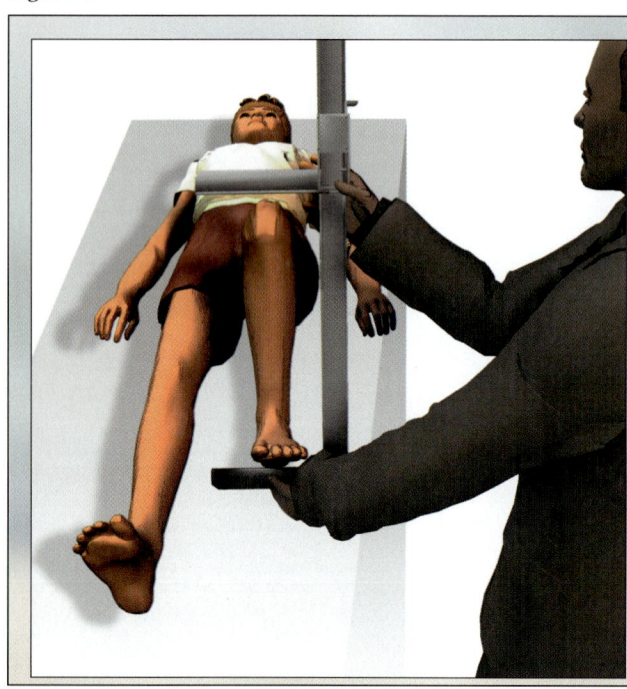

Figure 6

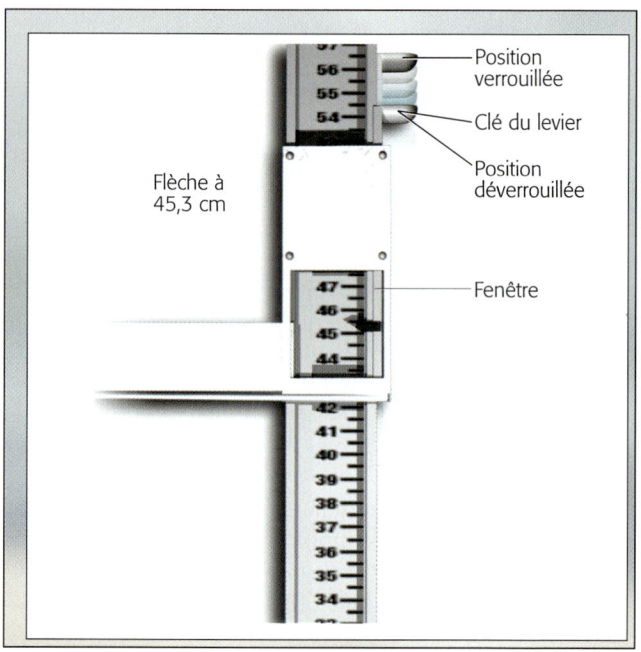

Figure 5

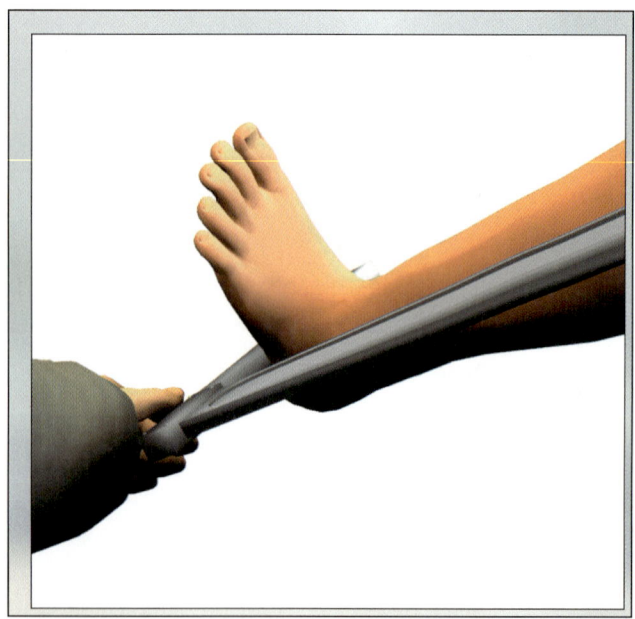

Figure 7

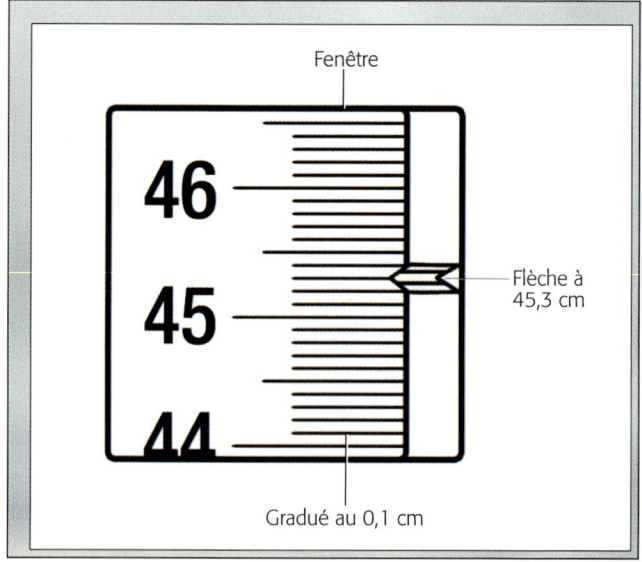

4. Dégager la clé du levier en la poussant vers les lames. Répéter l'opération pour prendre une seconde mesure. La différence entre les deux mesures ne devrait pas excéder 0,5 cm.

Estimation de la taille

La taille peut être estimée à partir de la hauteur du genou chez les enfants, les adultes et les personnes âgées en utilisant des équations qui tiennent compte de la race, de l'âge et du sexe.

Instructions

1. Faire la moyenne des deux mesures de la hauteur du genou en arrondissant le résultat au dixième de centimètre.
2. Utiliser l'équation appropriée pour estimer la taille du sujet. Arrondir l'âge du sujet au chiffre le plus proche.
3. Pour convertir les centimètres en pouces, diviser par 2,54.

		Note : La taille estimée devrait se situer dans les limites suivantes :
Hommes de 6 à 18 ans		
Hommes blancs	Taille (cm) = [Hauteur du genou (cm) × 2,22] + 40,54	± 8,42 cm de la taille réelle chez 95 % des sujets
Hommes noirs	Taille (cm) = [Hauteur du genou (cm) × 2,18] + 39,60	± 9,16 cm de la taille réelle chez 95 % des sujets
Hommes de 19 à 59 ans		
Hommes blancs	Taille (cm) = [Hauteur du genou (cm) × 1,88] + 71,85	± 7,94 cm de la taille réelle chez 95 % des sujets
Hommes noirs	Taille (cm) = [Hauteur du genou (cm) × 1,79] + 73,42	± 7,20 cm de la taille réelle chez 95 % des sujets
Hommes de 60 à 80 ans		
Hommes blancs	Taille (cm) = [Hauteur du genou (cm) × 2,08] + 59,01	± 7,84 cm de la taille réelle chez 95 % des sujets
Hommes noirs	Taille (cm) = [Hauteur du genou (cm) × 1,37] + 95,79	± 8,44 cm de la taille réelle chez 95 % des sujets
Femmes de 6 à 18 ans		
Femmes blanches	Taille (cm) = [Hauteur du genou (cm) × 2,15] + 43,21	± 7,79 cm de la taille réelle chez 95 % des sujets
Femmes noires	Taille (cm) = [Hauteur du genou (cm) × 2,02] + 46,59	± 8,77 cm de la taille réelle chez 95 % des sujets
Femmes de 19 à 59 ans		
Femmes blanches	Taille (cm) = [Hauteur du genou (cm) × 1,86] − [Âge (ans) × 0,05] + 70,25	± 7,20 cm de la taille réelle chez 95 % des sujets
Femmes noires	Taille (cm) = [Hauteur du genou (cm) × 1,86] − [Âge (ans) × 0,06] + 68,10	± 7,60 cm de la taille réelle chez 95 % des sujets
Femmes de 60 à 80 ans		
Femmes blanches	Taille (cm) = [Hauteur du genou (cm) × 1,91] − [Âge (ans) × 0,17] + 75,00	± 8,82 cm de la taille réelle chez 95 % des sujets
Femmes noires	Taille (cm) = [Hauteur du genou (cm) × 1,96] + 58,72	± 8,26 cm de la taille réelle chez 95 % des sujets

Estimation du poids

Le poids peut être estimé pour les enfants, les adultes et les personnes âgées en utilisant des équations spécifiques au sexe, à l'âge et à la race. Les mesures suivantes sont requises : la hauteur du genou (HG) et la circonférence brachiale, mesurée à mi-hauteur (CB).

Instructions

1. Faire la moyenne des deux mesures de la hauteur du genou en arrondissant le résultat au dixième de centimètre.
2. Utiliser l'équation appropriée pour estimer le poids.
3. Pour convertir les kilogrammes en livres, multiplier par 2,2.

		Note : Le poids estimé devrait se situer dans les limites suivantes :
Hommes de 6 à 18 ans		
Hommes blancs	Poids (kg) = [Hauteur du genou (cm) × 0,68] + [CB (cm) × 2,64] − 50,08	± 7,82 kg du poids réel chez 95 % des sujets
Hommes noirs	Poids (kg) = [Hauteur du genou (cm) × 0,59] + [CB (cm) × 2,73] − 48,32	± 7,50 kg du poids réel chez 95 % des sujets
Hommes de 19 à 59 ans		
Hommes blancs	Poids (kg) = [Hauteur du genou (cm) × 1,19] + [CB (cm) × 3,21] − 86,82	± 11,42 kg du poids réel chez 95 % des sujets
Hommes noirs	Poids (kg) = [Hauteur du genou (cm) × 1,09] + [CB (cm) × 3,14] − 83,72	± 11,30 kg du poids réel chez 95 % des sujets
Hommes de 60 à 80 ans		
Hommes blancs	Poids (kg) = [Hauteur du genou (cm) × 1,10] + [CB (cm) × 3,07] − 75,81	± 11,46 kg du poids réel chez 95 % des sujets
Hommes noirs	Poids (kg) = [Hauteur du genou (cm) × 0,44] + [CB (cm) × 2,86] − 39,21	± 7,04 kg du poids réel chez 95 % des sujets
Femmes de 6 à 18 ans		
Femmes blanches	Poids (kg) = [Hauteur du genou (cm) × 0,77] + [CB (cm) × 2,47] − 50,16	± 7,20 kg du poids réel chez 95 % des sujets
Femmes noires	Poids (kg) = [Hauteur du genou (cm) × 0,71] + [CB (cm) × 2,59] − 50,43	± 7,65 kg du poids réel chez 95 % des sujets
Femmes de 19 à 59 ans		
Femmes blanches	Poids (kg) = [Hauteur du genou (cm) × 1,01] + [CB (cm) × 2,81] + 66,04	± 10,60 kg du poids réel chez 95 % des sujets
Femmes noires	Poids (kg) = [Hauteur du genou (cm) × 1,24] + [CB (cm) × 2,97] − 82,48	± 11,98 kg du poids réel chez 95 % des sujets
Femmes de 60 à 80 ans		
Femmes blanches	Poids (kg) = [Hauteur du genou (cm) × 1,09] + [CB (cm) × 2,68] − 65,51	± 11,42 kg du poids réel chez 95 % des sujets
Femmes noires	Poids (kg) = [Hauteur du genou (cm) × 1,50] + [CB (cm) × 2,58] − 84,22	± 14,52 kg du poids réel chez 95 % des sujets

Sources

Chumlea, W.C., A.F. Roche et M.L. Steinbaugh. Estimating stature from knee height for persons 60 to 90 years of age. *J Am Geriatr Soc* 33:116-120, 1985.

Chumlea, W.C., S. Guo et A.F. Roche et coll. Prediction of body weight for the nonambulatory elderly from anthropometry. *J Am Diet Assoc* 88 : 564-568, 1988.

Traduction et reproduction avec permission, Laboratoires Ross, 1990.

ANNEXE 3

Indice de masse corporelle (IMC)

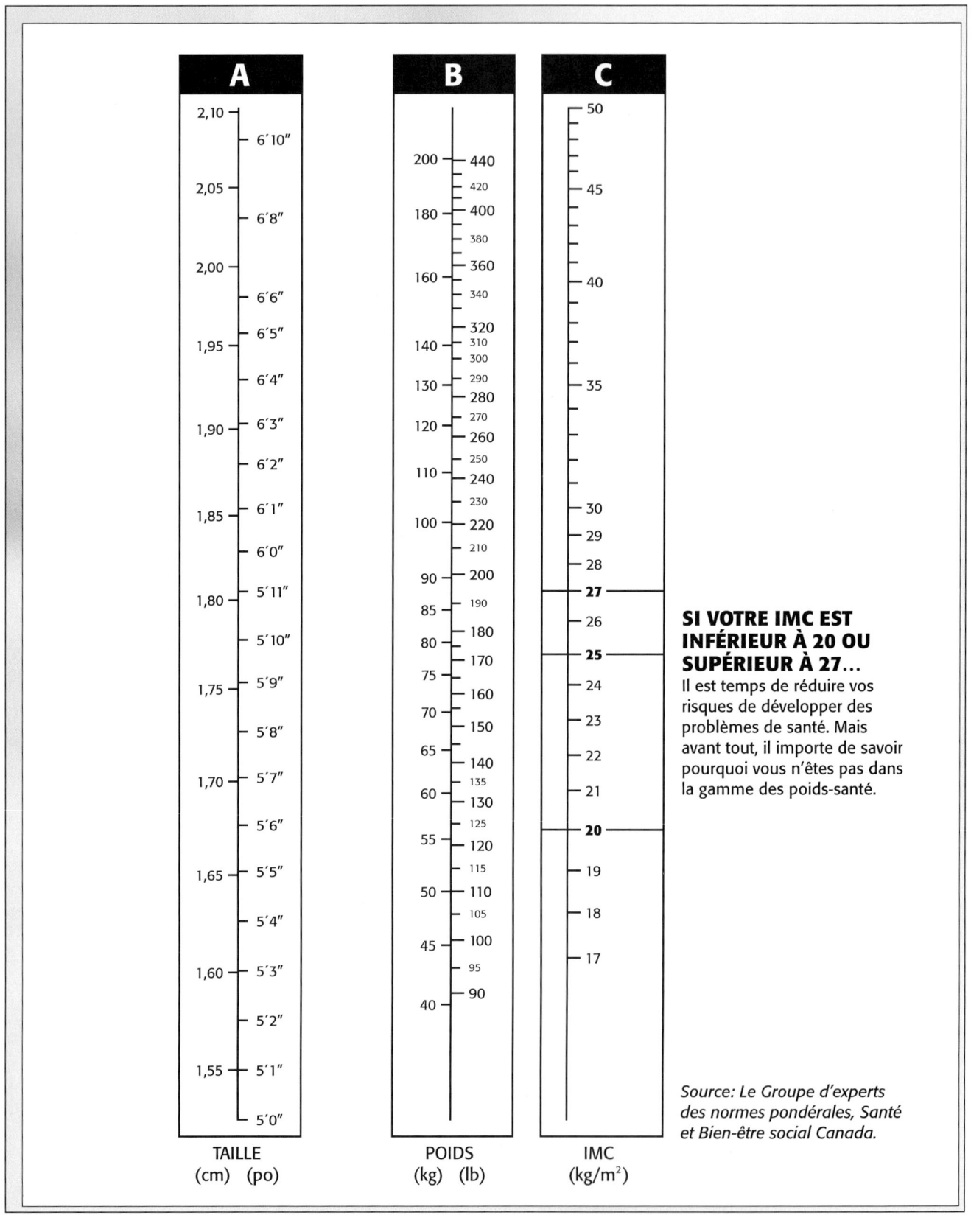

SI VOTRE IMC EST INFÉRIEUR À 20 OU SUPÉRIEUR À 27...
Il est temps de réduire vos risques de développer des problèmes de santé. Mais avant tout, il importe de savoir pourquoi vous n'êtes pas dans la gamme des poids-santé.

Source: Le Groupe d'experts des normes pondérales, Santé et Bien-être social Canada.

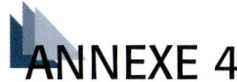

ANNEXE 4

Percentiles pour le pli cutané tricipital, la circonférence brachiale et la surface du muscle brachial

Percentiles pour le pli cutané tricipital (mm) par âge chez les adultes canadiens, hommes et femmes

Hommes	Percentiles						
	5	10	25	50	75	90	95
Âge (ans)				Pli cutané tricipital			
20-29	3	4	7	10	16	21	28
30-39	4	6	7	10	16	19	23
40-49	5	6	8	11	14	17	19
50-59	4	5	8	11	14	16	20
60-69	5	6	7	10	14	20	21
70+	5	6	8	11	14	19	21

Femmes	Percentiles						
	5	10	25	50	75	90	95
Âge (ans)				Pli cutané tricipital			
20-29	8	11	16	20	25	29	32
30-39	10	11	15	19	24	29	33
40-49	11	13	16	20	26	29	32
50-59	12	14	18	23	26	31	33
60-69	14	17	20	23	27	30	34
70+	11	13	17	21	25	30	31

Percentiles pour la circonférence musculaire brachiale (cm) par âge chez les adultes canadiens, hommes et femmes*

Hommes	Percentiles						
	5	10	25	50	75	90	95
Âge (ans)				Circonférence musculaire brachiale (cm)			
20-29	23,24	23,71	24,90	26,31	28,15	29,98	30,64
30-39	23,57	24,87	26,28	27,43	29,24	30,47	30,88
40-49	24,43	25,08	26,14	27,90	29,28	29,91	30,45
50-59	24,11	24,57	25,94	27,33	28,63	29,93	30,90
60-69	22,95	23,95	25,47	27,40	28,67	29,87	31,47
70 +	21,05	22,15	23,58	24,82	26,83	28,20	29,02

Femmes	Percentiles						
	5	10	25	50	75	90	95
Âge (ans)				Circonférence musculaire brachiale (cm)			
20-29	17,93	18,43	19,64	21,03	22,37	24,31	25,14
30-39	18,08	18,60	19,71	21,20	22,46	24,13	25,77
40-49	19,53	19,81	21,08	22,97	24,27	26,30	27,63
50-59	18,17	19,03	20,61	22,50	24,16	26,23	27,96
60-69	19,05	19,88	21,45	23,31	24,80	26,27	28,91
70 +	18,68	19,28	21,35	23,10	24,73	26,86	28,66

* Circonférence musculaire brachiale = circonférence brachiale (cm) − [0,314 × pli cutané tricipital (mm)].
Extrait avec permission de Jetté, M., *Guide des mensurations anthropométriques des adultes canadiens*, 1983, Département de kinanthropologie, Faculté des sciences de la santé, Université d'Ottawa.

ANNEXE 5

Pli cutané tricipital chez la personne âgée

Percentiles pour le pli cutané tricipital (mm)

	Homme				Femme		
Âge (années)	95 %	50 %	5 %	Âge (années)	95 %	50 %	5 %
65	27,0	13,8	8,6	**65**	33,0	21,6	13,5
70	26,1	12,9	7,7	**70**	32,0	20,6	12,5
75	25,2	12,0	6,8	**75**	31,0	19,6	11,5
80	24,3	11,2	6,0	**80**	30,0	18,6	10,5
85	23,4	10,3	5,1	**85**	29,0	17,6	9,5
90	22,6	9,4	4,2	**90**	28,0	16,6	8,5

Percentiles pour le pli cutané tricipital (mm) par âge chez l'homme âgé

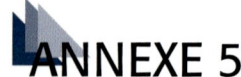

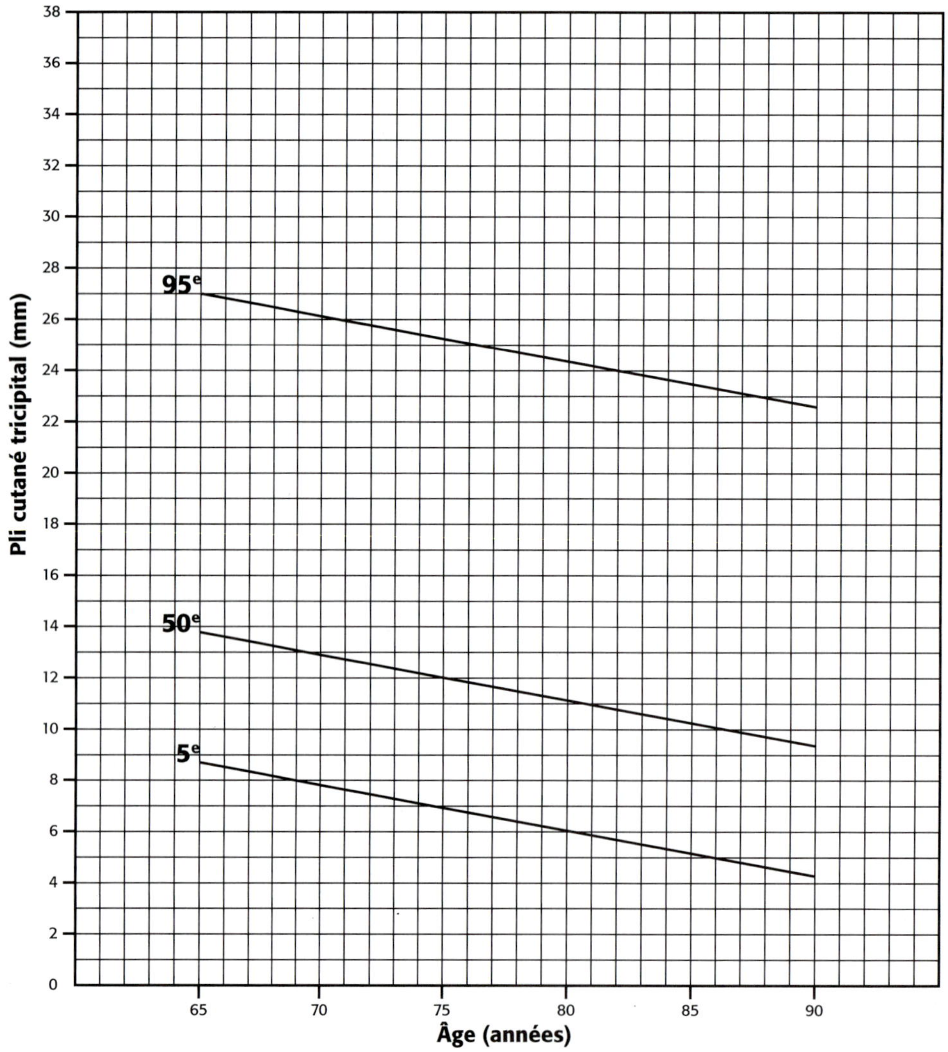

Percentiles pour le pli cutané tricipital (mm) par âge chez la femme âgée

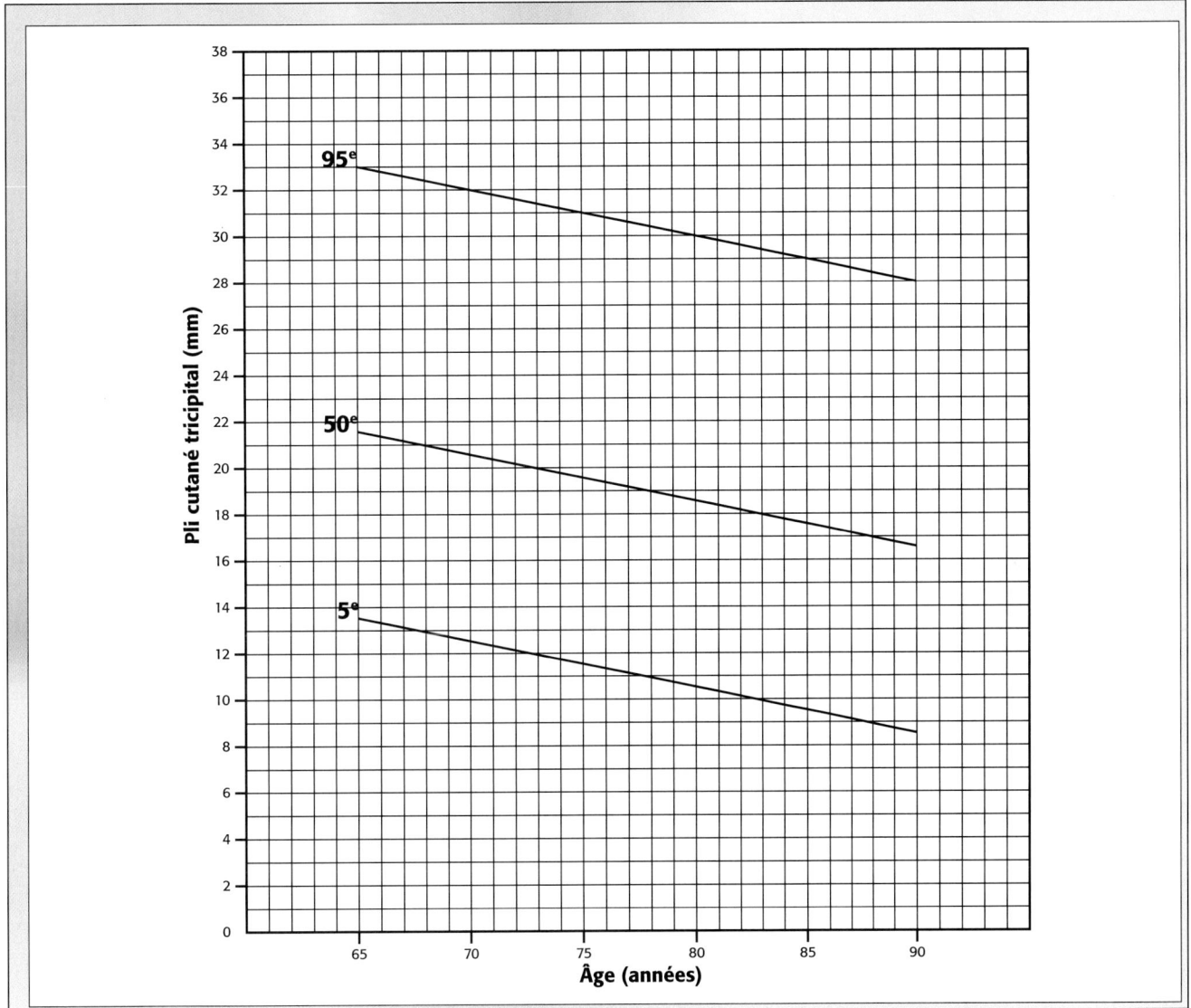

L'état mental

par Claude Leclerc

Objectifs du chapitre 6

À la fin de ce chapitre, vous serez en mesure :

De comprendre la santé mentale et les principaux troubles mentaux ;

De connaître les principaux repères de l'examen clinique de l'état mental (physiologiques, cognitifs, perceptifs, d'ordre mental, émotifs et relationnels) ;

D'identifier les principales particularités associées aux troubles mentaux et de les différencier des effets secondaires de certains médicaments ;

De mener une entrevue avec doigté, justesse et efficacité ;

De reconnaître les symptômes d'anxiété et de stress ;

D'identifier les signes et symptômes associés au risque de suicide ;

De rédiger les notes au dossier.

INTRODUCTION

Associés à la psychiatrie, spécialité médicale qui se consacre à l'étude, au diagnostic et au traitement des troubles mentaux selon une démarche scientifique, les soins infirmiers psychiatriques ainsi que les soins de santé mentale visent trois objectifs : promouvoir la santé mentale auprès de la population, mettre en œuvre des moyens de prévenir l'apparition des troubles mentaux, offrir aux personnes atteintes de troubles mentaux et à leurs proches les services appropriés.

L'examen clinique de l'état mental place l'infirmière devant un défi de taille. Le peu de temps disponible pour cet examen, la diversité des phénomènes observables, le manque de connaissances approfondies en ce domaine, l'impossibilité de recourir aux outils connus (palpation, auscultation, percussion) en font un exercice complexe et exigeant. Comment, dès lors, dépister en quelques minutes la cause réelle d'une communication inadéquate ou d'un comportement insolite ? Bien que fort différent des autres examens cliniques, l'examen de l'état mental s'y apparente dans son application : il doit être effectué en se référant à des repères précis qui guident l'infirmière dans son **observation** et sa collecte d'**informations** lesquelles, notées au dossier, expliqueront certaines difficultés liées aux soins donnés à la personne. L'infirmière comprendra dès lors que des problèmes d'attention chez la personne qui consulte peuvent compromettre sa collaboration aux soins requis et rendre un traitement inefficace. Elle comprendra également qu'une autre personne qui vit de l'anxiété, du désespoir ou de la méfiance puisse être incapable de communiquer sa douleur adéquatement ou présenter des troubles de mémoire. Ainsi en est-il de certains troubles digestifs, cardiaques, circulatoires ou de certains traumatismes.

L'examen de l'état mental permet d'obtenir un portrait plus global de la santé de la personne et met en relief des informations qui serviront à adapter et à personnaliser les soins requis.

Dans un tel contexte, une évaluation rapide et pratique doit être effectuée dès la première rencontre. Ce défi peut être relevé ailleurs qu'à l'unité de psychiatrie si l'infirmière a su se munir d'outils efficaces : une méthode d'entrevue concise et adaptée à la personne et à ses proches, une évaluation basée sur des repères précis et une bonne connaissance des particularités associées à l'état mental.

Ce chapitre propose donc un ensemble de modalités permettant de procéder à cet examen psychiatrique préliminaire dans un contexte infirmier ainsi que des suggestions sur la façon de recueillir et de consigner les informations cliniques pertinentes.

Cependant, ce chapitre n'aborde pas les problèmes liés au vieillissement et à la dégénérescence, les troubles neurologiques, les troubles du système nerveux autonome et les problèmes reliés à un déséquilibre hormonal ou électrolytique. Ceux-ci seront traités dans des chapitres spécifiques.

NOTIONS FONDAMENTALES

Santé mentale

Il existe de nombreuses définitions de la **santé mentale**. Selon la *Politique de santé mentale* du ministère de la Santé et des Services sociaux du Québec, la santé mentale repose sur trois axes interactifs : l'axe biologique, l'axe psychodéveloppemental et l'axe contextuel. L'axe psychodéveloppemental est celui qui caractérise le mieux l'état de santé mentale. Ainsi :

« La santé mentale d'une personne s'apprécie à sa capacité d'utiliser ses émotions de façon appropriée dans les actions qu'elle pose (affectif), d'établir des raisonnements qui lui permettent d'adapter ses gestes aux circonstances (cognitif) et de composer de façon significative avec son environnement (relationnel). Tout en reconnaissant cette spécificité, il demeure fondamental d'agir à la fois sur les dimensions biologiques, psychologiques, sociales […][1]. »

Troubles mentaux

On appelle **troubles mentaux** les troubles qui altèrent les capacités cognitives (notamment l'attention, la mémoire et l'orientation), les capacités perceptives (perceptions sensorielles), les facultés mentales (pensée, jugement et capacité d'autocritique), le monde émotionnel (humeur et émotions), les capacités relationnelles (psychosociales et environnementales) de même que l'équilibre physiologique de la personne. Il peut s'agir de troubles sérieux mais transitoires (liés à une situation spécifique comme le deuil d'un être cher ou la violence conjugale) ou de troubles sévères et persistants. Les antécédents sont également pris en considération, car les recherches indiquent que, dans bien des cas, l'hérédité joue un rôle prépondérant.

Le diagnostic d'un trouble mental s'établit à partir d'un ensemble de symptômes, dont certains peuvent être attribués également à d'autres dysfonctionnements d'ordre mental. Il est complété par un pronostic général ou différentiel.

La **classification des troubles mentaux** est basée non pas sur leurs causes probables, mais sur leurs symptômes et leur évolution.

La 10ᵉ édition de la *Classification internationale des maladies*, publiée par l'Organisation mondiale de la santé (mieux connue sous le nom de *CIM-10*) propose *une* **nomenclature (ou taxinomie) très adaptée** aux recherches épidémiologiques d'envergure mais rarement utilisée en milieu clinique. La plus populaire, celle à laquelle nous nous référons dans ce chapitre, fut publiée

---

1. Ministère de la Santé et des Services sociaux, *Politique de santé mentale*, Québec, 1989.

par l'American Psychiatric Association dans la quatrième édition du *Manuel diagnostique et statistique des troubles mentaux*, le DSM-IV. Basée sur une classification des syndromes, cette méthode permet d'établir une évaluation diagnostique de la personne selon un cadre biopsychosocial. Plus précisément, le DSM-IV propose une approche en cinq axes ; les informations recueillies de chacun de ces axes peuvent mener à plus d'un diagnostic : un diagnostic principal provenant de l'axe 1 ou de l'axe 2, par exemple, en association avec d'autres diagnostics provenant d'autres axes. Cela dit, voyons en quoi consiste chacun des cinq axes du DSM-IV.

L'AXE 1 concerne le diagnostic du trouble mental cliniquement observable. Des symptômes comme le délire, la démence, des troubles cognitifs ou des troubles psychotiques, associés à des informations complémentaires, permettent de déceler l'alcoolisme, la toxicomanie et diverses formes de schizophrénie et de psychose.

L'AXE 2 permet le diagnostic des troubles de la personnalité : personnalité paranoïde, schizoïde, schizotypique, antisociale, limite (*borderline*), dépendante, obsessive-compulsive, etc. (Soulignons qu'un diagnostic de l'axe 2 n'est pas nécessairement accompagné d'un diagnostic de l'axe 1).

L'AXE 3 s'intéresse aux troubles physiologiques présents chez la personne qui a reçu un diagnostic de trouble mental. La coexistence de troubles physiologiques et mentaux complique l'examen clinique, la planification des soins et la mise en place du traitement, surtout si certains symptômes risquent d'être confondus.

L'AXE 4 vise plus spécifiquement les problèmes psychosociaux et environnementaux qui ont précipité un syndrome psychiatrique diagnostiqué à l'axe 1. Il nécessite la collecte d'informations concernant le réseau de soutien, les problèmes liés à l'environnement social (célibat, difficultés d'intégration, discrimination), les problèmes scolaires ou professionnels, les problèmes liés à l'habitation, les conditions économiques, l'accès aux services de santé et les problèmes judiciaires.

L'AXE 5 permet de recueillir des informations concernant le fonctionnement global de la personne : relations interpersonnelles au travail, dans les loisirs et dans la vie familiale.

De par la richesse de ses informations et la fiabilité des pistes d'investigations proposées, le DSM-IV s'avère fort utile pour l'infirmière qui souhaite approfondir ses connaissances et améliorer la qualité et l'efficacité de l'examen clinique de l'état mental.

EXAMEN CLINIQUE

Dans un contexte infirmier, l'examen clinique de l'état mental se compose d'un ensemble d'observations et de questions visant à recueillir les informations essentielles sur la santé mentale d'une personne et à détecter les manifestations cliniques d'un trouble mental.

Même s'il est souhaitable d'utiliser le guide d'entrevue, il n'est pas recommandé d'apporter avec soi des documents ou d'écrire lors de l'entrevue. Ces comportements pourraient inquiéter les personnes, brimer leur spontanéité, nuire à la communication et fausser les résultats de l'examen. L'observation directe lors des activités régulières de la personne permet de compléter l'entrevue et d'en évaluer les données.

Repères de l'examen clinique

L'infirmière qui procède à un examen de l'état mental aura avantage à se référer à six repères principaux, et à aborder, en premier lieu, la dimension physiologique. Les questions de cet ordre inquiètent moins la personne que celles qui touchent les dimensions cognitive ou psychosociale.

REPÈRES PHYSIOLOGIQUES

L'**oxygénation** et la **fréquence de la respiration** sont modifiées chez les personnes atteintes de troubles mentaux tels que l'anxiété ou le stress. Il convient donc d'observer la personne et de lui poser des questions à ce sujet.

Les troubles mentaux influent également sur la **nutrition**. Il faut donc porter une attention aux points suivants : l'appétit, la stabilité du poids, les habitudes alimentaires, la présence de nausées et de vomissements, la digestion et la consommation de caféine ou d'autres stimulants. Il faut comprendre que les personnes atteintes de troubles mentaux, aux prises avec des symptômes associés à leur maladie, vont souvent tenter de diminuer leur malaise en consommant plus de café ou en recourant à des stimulants comme la cigarette, les hallucinogènes ou les analgésiques.

L'**élimination** est souvent perturbée par les troubles mentaux ou par leur traitement, principalement par les médicaments neuroleptiques. Un questionnaire concernant les habitudes d'élimination, les difficultés actuelles, l'utilisation de laxatifs ou de diurétiques, l'ingestion d'aliments au cours des deux derniers jours et le changement de poids depuis les trois derniers mois s'impose.

Certains troubles mentaux modifient les mécanismes d'**hydratation.** Il est important d'observer l'état de la peau et des muqueuses et d'être attentif aux signes de déshydratation et d'œdème.

Le **repos** et l'**activité** : la mobilité, la tolérance à l'activité, les habitudes de sommeil, la qualité actuelle du sommeil, la fatigue et le stress sont autant de points qui doivent faire l'objet de questions lors d'un examen de l'état mental. Il sera pertinent de vérifier si la fatigue est constante et à quel moment elle devient plus intense.

REPÈRES COGNITIFS

Les fonctions cognitives, soit l'attention, la mémoire et l'orientation, sont affectées par la majorité des troubles mentaux. Une personne peut présenter des problèmes d'**attention** en raison de la douleur ressentie, de la maladie ou d'un état fiévreux. Différentes méthodes permettent d'évaluer les déficits de l'attention, mais nous retiendrons celles de Bickley et Hoekelman (1999), soit *l'empan* et la *série de 7*.

L'empan, très simple à effectuer, indique si le trouble est transitoire ou permanent. Il est important d'expliquer à la personne que les questions posées visent à mesurer ses capacités de concentration. Il est permis de choisir des chiffres se référant à des codes postaux, des numéros de téléphone ou des adresses. Énumérer des nombres et demander à la personne de les répéter. Dans un premier temps, donner deux nombres, à raison d'un nombre par seconde et demander à la personne de les répéter. Si la répétition est adéquate, poursuivre avec trois, quatre et cinq nombres, aussi longtemps que la personne peut les répéter. Prendre soin, pour éviter toute erreur, de noter les nombres. Lorsque la personne échoue, tenter une nouvelle série de nombres. Cesser l'examen après deux erreurs. Porter les observations au dossier.

La *série de 7* permet également d'évaluer l'attention d'une personne. Il s'agit de lui demander, en partant du chiffre 100, de faire des soustractions de 7 : $100 - 7 = 93$; $93 - 7 = 86$; $86 - 7 = 79$... Noter l'effort et le temps requis. En général, un tel exercice prend 90 secondes et les personnes font moins de quatre erreurs. Si la personne éprouve trop de difficultés avec les soustractions de 7, faire l'exercice en lui demandant de soustraire le nombre 3.

L'examen de la **mémoire** sera abordé en profondeur dans le chapitre consacré à la personne âgée. Toutefois, il convient de préciser que cette évaluation s'effectue différemment pour la mémoire à long terme et la mémoire récente (ou à court terme). Chez les personnes atteintes de troubles mentaux, les deux types de mémoire peuvent être altérés. Demander à la personne, si possible, de qualifier sa mémoire à court et à long terme.

Afin de vérifier l'intégrité du sens d'**orientation** de la personne, l'infirmière lui demandera d'identifier l'endroit où elle se trouve, de donner la date et le jour et de se nommer.

REPÈRES PERCEPTIFS

L'étape de l'évaluation de la **perception sensorielle** (cinq sens) est particulièrement importante dans l'examen de l'état mental. La présence de douleurs aiguës ou chroniques doit, au préalable, être dépistée et évaluée. On doit également s'informer des changements touchant le goût, de l'odorat, la vue, l'ouïe ou la kinesthésie. Il faut être attentif à la manifestation de perceptions erronées telles que des hallucinations (entendre des voix ou des sons et être la seule à les entendre ; voir des choses ou des personnes qui ne sont pas présentes ; percevoir des odeurs que les autres ne sentent pas ; avoir des perceptions gustatives inappropriées ou éprouver des sensations physiques impossibles à valider). Dans les cas de sensations de douleur, demander à la personne de décrire sa douleur. On devrait alors l'interroger en utilisant la méthode PQRST (voir le chapitre 4).

REPÈRES D'ORDRE MENTAL

Lors de l'examen clinique, il est important d'évaluer le **processus de la pensée** : est-il logique, approprié, structuré et cohérent ? La personne est-elle capable d'autocritique et de bon jugement ? Il est possible d'y parvenir par des questions simples. Des difficultés à communiquer sont souvent des indices d'un processus de la pensée altéré.

Le contenu de la pensée est logique si la personne exprime ses idées selon un fil conducteur et avec cohérence, si elle utilise des mots connus, compréhensibles, si elle se concentre sur la discussion. Si, à plus d'une reprise, elle perd le fil de ses idées en cours d'élocution ou utilise des termes inappropriés, il y a lieu de soupçonner un trouble mental.

La personne fait-elle preuve de **jugement** dans ses propos ? Oui, si ses décisions et ses gestes sont adaptés à la réalité et non basés sur des impulsions, des souhaits ou sur des pensées désorganisées. Lors de l'entrevue, demander à la personne ce qu'elle souhaite faire pour améliorer sa santé, sa situation familiale, sa situation au travail ou encore ses conditions de vie, selon ce qui aura été discuté précédemment, et évaluer ses réponses en les comparant à celles d'une personne de son âge et appartenant au même groupe culturel. Le jugement étant associé à la maturité d'une personne (ce qui ne correspond pas toujours à son âge), poursuivre le questionnement si un doute persiste quant aux capacités de jugement de la personne.

La personne fait-elle preuve d'**autocritique** ? Oui, si elle est consciente de ce qui se passe dans sa vie et si elle parvient à identifier ses responsabilités et à ne pas prendre sur ses épaules ce sur quoi elle n'a pas d'emprise. En s'informant de son état de santé et des causes possibles des symptômes qu'elle éprouve, il est possible d'obtenir des informations concernant son autocritique.

REPÈRES ÉMOTIFS (HUMEUR ET ÉMOTIONS)

L'**humeur** est, selon Lalonde, Aubut et Grunberg (1999), l'état affectif global et durable, soutenu, la majeure partie du temps. L'humeur et ses variations peuvent être des indices d'un trouble mental. L'humeur normale est souple, modulée, en concordance avec le contexte extérieur et les préoccupations actuelles de la personne. Par contre, elle peut également être expansive, triste, atténuée, inappropriée, dépressive ou, encore, colérique et labile.

L'humeur expansive est caractérisée par un manque de retenue dans l'expression des sentiments positifs. La personne peut être euphorique (sentiment exagéré de joie et d'assurance) ou exubérante (surexcitation et exclamations fréquentes). L'humeur triste est empreinte de découragement, de lassitude, de chagrin, de nostalgie et de souffrance morale intense. L'humeur atténuée se caractérise par un manque d'expression émotive. Elle peut être restreinte, émoussée ou aplatie. Le terme « affect plat » est souvent utilisé pour décrire ce type d'humeur. L'humeur est inappropriée lorsque l'expression émotive de la personne ne correspond pas à ses propos ou au fait relaté. L'humeur dépressive est celle d'une personne qui vit du désespoir (voir la section sur les tendances suicidaires). Enfin, « l'humeur labile passe rapidement d'un état excessif à un autre, à l'encontre de la modulation normale. » (Lalonde, Aubut et Grunberg, 1999). Ainsi, une personne qui rit aux larmes puis éclate en sanglots, pour rire de nouveau, correspond à la définition d'une humeur labile. L'humeur colérique fera l'objet d'un autre chapitre.

Une seule évaluation rend difficile l'observation des changements de l'humeur. Par contre, le comportement non verbal de la personne et son apparence sont très révélateurs. Quelques informations sur le réseau de soutien de la personne peuvent également être éclairantes.

REPÈRES RELATIONNELS (PSYCHOSOCIAUX ET ENVIRONNEMENTAUX)

Les questions suivantes faciliteront l'évaluation de la situation relationnelle de la personne qui consulte :
– Quelle situation est la plus problématique pour vous actuellement ?
– Qui, à l'intérieur de votre réseau familial ou social, vous apporte son aide ?
– Êtes-vous satisfaite de l'aide qui vous est offerte ?
– Quels moyens avez-vous utilisés pour affronter les situations stressantes ?
– Comment qualifiez-vous les résultats obtenus en regard de ces situations ?

Certaines ressources personnelles, familiales ou sociales peuvent aider la personne à surmonter ses difficultés et lui permettre de s'adapter à une situation problématique. Ces ressources comprennent entre autres le soutien social, les stratégies adaptatives et l'estime de soi.

Bien qu'il existe des instruments de mesure, valides et détaillés, pour évaluer ces ressources, il ne serait pas pertinent de les utiliser intégralement lors de l'examen clinique effectué par l'infirmière.

Pour évaluer l'estime de soi, Rosenberg propose un instrument, l'*Échelle de l'estime de soi* (Traduction et validation canadienne-française de l'échelle de l'estime de soi de Rosenberg par Vallières et Vallerand, 1990). La personne doit indiquer si chacune des affirmations suivantes lui convient et dans quelle mesure : Vrai. Un peu vrai. Un peu faux. Faux.

1. Je pense que je suis une personne de valeur.
2. Je pense que je possède un certain nombre de qualités.
3. Tout bien considéré, je suis porté(e) à me considérer comme un(e) raté(e).
4. Je suis capable de faire les choses aussi bien que la majorité des gens.
5. Je sens peu de raisons d'être fier(fière) de moi.
6. J'ai une attitude positive vis-à-vis moi-même.
7. Dans l'ensemble, je suis satisfait(e) de moi.
8. J'aimerais avoir plus de respect pour moi-même.
9. Parfois, je me sens vraiment inutile.
10. Il m'arrive de penser que je suis un(e) bon(ne) à rien.

Les informations d'ordre psychosocial permettent de placer l'examen clinique de l'état mental dans un contexte approprié et de mieux comprendre la situation de la personne.

MÉDICAMENTS ET SYMPTÔMES DE TROUBLES MENTAUX

Il serait inapproprié de relier toute agitation ou difficulté motrice à des troubles mentaux. L'usage prolongé de médicaments neuroleptiques provoque des symptômes semblables : entre autres, des mouvements involontaires des membres causés par des spasmes ou des crampes (dyskinésie tardive).

Effets secondaires des neuroleptiques

Les antipsychotiques affectent les faisceaux antidopaminergiques du système nerveux central. Leurs effets secondaires majeurs sont reliés plus spécifiquement au système extrapyramidal et présentent les mêmes symptômes que la maladie de Parkinson.

Les premiers symptômes à se manifester sont l'akinésie, l'akathisie et les tremblements. Après un usage prolongé des neuroleptiques, apparaissent la dystonie et la dyskinésie. Ces effets secondaires pouvant être confondus avec la maladie elle-même, il faut leur porter une attention particulière pour en déterminer la cause réelle.

À la fin de cette partie, nous proposons un type d'entrevue qui pourrait faciliter la tâche, l'examen extrapyramidal.

SYMPTÔMES RELIÉS À LA MALADIE DE PARKINSON

– L'**akinésie** (ou bradykinésie) consiste en un ralentissement des mouvements, une diminution de la spontanéité des gestes et du débit verbal causant de l'apathie et une diminution des activités, plus prononcée le matin. Les médicaments prescrits contre la maladie de Parkinson s'avèrent efficaces pour diminuer ces effets qui, en général, s'observent principalement au début d'un traitement par les antipsychotiques.

L'akinésie s'accompagne souvent d'une rigidité musculaire, principalement aux articulations proximales. Le « test de la roue dentée » (voir ci-contre) permet d'établir la présence de ce type d'effets secondaires. Une sialorrhée (salivation exagérée) peut également être observée.

- L'**akathisie** se caractérise par des mouvements incessants et involontaires, qui obligent la personne à changer fréquemment de position et même à bouger sans arrêt. Ces personnes disent avoir « la bougeotte » et se plaignent d'insomnie. Comme dans le cas précédent, les médicaments prescrits contre la maladie de Parkinson s'avèrent efficaces.
- Les **tremblements** liés aux antipsychotiques sont de petite amplitude et de haute fréquence (10 à 12 tremblements par seconde), et ils affectent principalement les membres supérieurs. Ils peuvent être décelés par le test de la spirale (voir ci-contre).
- La **dystonie**, perturbation du tonus musculaire, se manifeste par des contractions soutenues et anormales de groupes musculaires et s'accompagne souvent de torticolis, de torsions de la langue, d'expressions faciales étranges, de crises oculogyres (yeux révulsés), etc.
- La **dyskinésie** se reconnaît à la présence de mouvements involontaires et répétitifs, non rythmiques, au niveau de la bouche, des lèvres, de la langue ou de la mâchoire, du cou, du tronc et des membres. La personne pourra donner l'impression de mastiquer, de tirer la langue, de se tortiller ou de gesticuler. Ces mouvements s'expliqueraient par une hypersensibilité des récepteurs dopaminergiques, occasionnée par une difficulté d'adaptation aux antipsychotiques. Ces effets sont souvent irréversibles.

Examen extrapyramidal

Il est possible, lors d'une entrevue, d'évaluer la présence de signes extrapyramidaux chez la personne traitée au moyen d'antipsychotiques. En premier lieu, on doit s'assurer que la personne n'a rien dans la bouche.

1. Observer l'expression du visage, l'attitude générale et le discours, en recherchant les mouvements automatiques, l'akathisie, la dystonie, la dyskinésie et la sialorrhée.
2. Demander à la personne d'étendre ses bras devant elle en pronation, les yeux fermés et observer la présence de tremblements.
3. Demander ensuite à la personne de garder ses bras tendus devant elle et de les tourner alternativement en pronation et en supination, aussi rapidement que possible, les deux bras à la fois, puis un bras après l'autre. Demander ensuite à la personne de faire des rotations rapides des poignets et observer la présence possible de bradykinésie et de dyskinésie bucco-faciale; des mouvements involontaires pourraient apparaître au visage, principalement au niveau de la bouche.
4. Demander à la personne de dessiner une spirale, à l'aide de chacune de ses mains, et de signer son nom. Observer la présence de tremblements. Ce test est appelé test de la spirale.
5. Vérifier la présence de rigidité musculaire.
6. Demander à la personne de marcher quelques mètres et de revenir au point de départ, en évaluant la démarche et la posture, la présence de dystonie ou de dyskinésie des membres supérieurs.
7. Demander à la personne de s'asseoir et de laisser un bras flasque. Replier le coude, en ramenant la main à l'épaule assez rapidement à plusieurs reprises, puis laisser descendre la main. Une dyskinésie ou une akinésie peuvent apparaître, le bras descendant par à-coups, comme si un engrenage le ralentissait, en provoquant un mouvement saccadé. Ce test est appelé test de la roue dentée.

Autres effets secondaires

Plus de 80 % des personnes traitées au moyen d'antipsychotiques éprouvent de la somnolence durant les deux premières semaines de traitement. Il ne faut donc pas nécessairement associer ces effets à un manque d'intérêt ou de motivation. Des effets secondaires touchant le système nerveux autonome peuvent apparaître également; ils sont dus en grande partie à l'action anticholinergique de certains antipsychotiques. Ce sont principalement: la tachycardie, la congestion nasale, la constipation, la sécheresse de la bouche, les troubles d'accommodation visuelle et la rétention urinaire. Les antipsychotiques peuvent perturber le métabolisme et le système endocrinien et provoquer les effets secondaires suivants: gain de poids, irrégularités du cycle menstruel, aménorrhée, glycosurie, galactorrhée, impuissance, diminution de la libido, perturbation de la régulation de la température du corps, sans compter les dommages causés à la peau: prurit, dermite, érythème, urticaire, ictère et réactions de photosensibilité. Ces deux derniers effets sont surtout associés à la chlorpromazine.

Effets secondaires des médicaments prescrits contre la maladie de Parkinson

Les médicaments prescrits contre la maladie de Parkinson (procyclidine, benztropine, trihexyphénidyle) provoquent principalement les effets secondaires suivants:
- confusion mentale ou psychose atropinique;
- troubles visuels (diplopie, embrouillement);
- sécheresse de la bouche;
- constipation et rétention urinaire.

L'infirmière questionnera la personne sur la possibilité d'antécédents de glaucome ou de rétention urinaire.

Lors de l'examen clinique d'une personne traitée au moyen d'antipsychotiques, l'infirmière verra à :

1. Observer la coloration et l'état de la peau.
2. Procéder régulièrement à l'examen extrapyramidal.
3. Noter quotidiennement (au minimum) la tension artérielle et le pouls.
4. Noter la température et s'informer des sensations de chaleur et de froid.
5. Observer l'état de la bouche (sécheresse).
6. S'informer régulièrement de l'élimination et de la déglutition.
7. Vérifier, chez la femme, la régularité du cycle menstruel.
8. Aborder avec les personnes des deux sexes la question de la libido si la personne est réceptive à ce type de conversation.

PARTICULARITÉS ASSOCIÉES À L'ÉTAT MENTAL

Après l'évaluation initiale, il convient d'observer le problème dominant de la personne, qu'il s'agisse de stress ou d'épuisement, d'une émotion comme la peur, le désespoir, la culpabilité ou la méfiance et les tendances suicidaires, ou d'un comportement comme l'hyperactivité, le retrait et la manipulation.

Vous trouverez pour chacun de ces problèmes une définition, un tableau énumérant ses manifestations cliniques et les principaux diagnostics médicaux du DSM-IV qui y sont associés.

Deux autres problèmes, l'agressivité et la violence, sont aussi étroitement associés aux troubles mentaux, mais ils font l'objet d'un chapitre entier.

Stress

Le **stress** est la *réaction* d'une personne à une situation qu'elle a elle-même jugée importante et dont les effets se font sentir à la fois sur les plans physiologique, cognitif et psychosocial. Notons que la situation en cause n'a pas nécessairement à être désagréable ou dramatique pour déclencher cette réaction ; le simple fait qu'elle ait de l'importance aux yeux de la personne suffit. Ainsi, une situation qu'on peut juger à la fois agréable et importante, comme les débuts d'une liaison amoureuse, entraîne du stress et, avec lui, maintes manifestations sur les plans physiologique (dilatation des pupilles, accélération du pouls et de la respiration, transpiration, tension musculaire, estomac noué, insomnies, etc.), cognitif (distractions, oublis, etc.) et psychosocial (changement d'habitudes, éloignement du groupe d'amis, etc.). D'autres situations, comme une rupture, la négociation d'un prêt ou un examen scolaire, peuvent provoquer un stress directement proportionnel à l'importance que la personne donne à cet événement.

Bien qu'elles puissent s'avérer gênantes, les premières manifestations du stress sont non seulement naturelles, mais saines et utiles : en présence d'une situation stressante, l'organisme mobilise et concentre ses capacités physiques et psychiques afin de réagir de manière optimale. Chaque individu présente un seuil de tolérance au stress qui lui est personnel, et il arrive que la charge excède ses capacités d'adaptation ; la personne présente alors des symptômes de ce qu'on appelle aujourd'hui **maladies d'adaptation**.

Les découvertes de Hans Selye (1956) sur les effets du stress ont mis en évidence les relations entre les émotions et les réponses physiologiques de l'organisme. Lors d'un traumatisme ou d'un danger, par exemple, les glandes surrénales vont acheminer un message à l'hypothalamus et des réactions d'adaptation de l'organisme, telles la sécrétion d'adrénaline ou de cortisol, vont se manifester. L'hypertension et l'ulcus gastrique sont les principales maladies d'adaptation au stress.

Une exposition prolongée à des situations stressantes dans son milieu de travail peut entraîner un épuisement (*burn-out*). Plusieurs facteurs peuvent être responsables de cet épuisement :
- enthousiasme démesuré devant une nouvelle fonction ou une nouvelle responsabilité ;
- stagnation et diminution importante de l'énergie disponible causée par cette démesure ;
- sentiment d'impuissance et de frustration face aux obligations de la vie professionnelle ;
- grande fatigue mentale et/ou physique ;
- perte des illusions ;
- sentiment d'échec.

L'**inadaptation au stress** peut avoir des conséquences néfastes sur la santé :
- troubles mentaux (anorexie et boulimie, dépression, maladies de l'anxiété, angoisse et psychoses) ;
- maladies psychosomatiques pouvant affecter les systèmes respiratoire, immunitaire, endocrinien, gastro-intestinal et cardiovasculaire ;
- certaines allergies considérées comme des maladies psychosomatiques.

Anxiété

Beck, Rawlins et Williams (1992) définissent l'**anxiété** comme un sentiment d'appréhension, de malaise, d'incertitude et de peur lié à l'anticipation d'une menace intrapsychique *de source inconnue*. La personne qui ressent de l'anxiété, contrairement à celle qui ressent de la peur, ne peut identifier précisément ce qui occasionne cette émotion. L'anxiété peut être liée à un stress de nature physiologique (une maladie), psychologique (un échec à un examen) ou socio-environnemental (un conflit dans le couple). Cependant, elle découle la plupart du temps d'une *succession* d'événements provoquant une accumulation importante de stress.

La personne aux prises avec l'anxiété ne peut la nier longtemps. À son paroxysme, l'anxiété peut déclencher une crise de panique.

Notons que certaines personnes vivent des situations anxiogènes sans pour autant ressentir de l'anxiété. Les unes s'y adaptent et s'en libèrent alors que d'autres, pour se protéger, recourent inconsciemment à des mécanismes de défense. Contrairement aux stratégies d'adaptation, les mécanismes de défense n'apportent qu'un soulagement temporaire. Les mécanismes de défense sont des incontournables en psychiatrie et il n'est pas acceptable de les réduire simplement au refoulement ou à la négation, qui ne sont que deux mécanismes parmi une vingtaine d'autres.

Le tableau 6.1 illustre les principales manifestations cliniques de l'anxiété sur les plans physiologique, cognitif et psychosocial, ainsi que les diagnostics médicaux associés à l'anxiété.

SUGGESTIONS POUR L'EXAMEN CLINIQUE ET L'ENTREVUE

Un problème de santé est en soi une situation stressante. Les gens qui consultent parce qu'ils s'inquiètent de leur santé ou de celle d'un proche présentent donc certaines des manifestations cliniques énumérées au tableau 6.1.

Dès que l'anxiété atteint un niveau tel qu'elle perturbe de manière significative la vie d'une personne, il est important d'en déceler les manifestations et de les consigner lors de l'examen afin d'orienter la personne vers un traitement approprié.

Tableau 6.1 L'anxiété

a) Manifestations cliniques associées à l'anxiété

Dimension physiologique	Dimension cognitive	Dimension psychosociale
Tachycardie, palpitations	Appréhension	Peur
Augmentation de la tension artérielle	Sentiment d'incompétence	Sentiment d'incompétence
Insomnie	Tension	Impuissance à accomplir ses tâches
Fatigue, faiblesse	Incertitudes	Irritabilité
Diaphorèse	Surexcitation	Diminution de la conscience de l'entourage
Dilatation des pupilles	Incapacité de se concentrer	Critiques à l'égard des autres
Tremblements dans la voix	Pertes de mémoire à court ou à long terme	Perte de la maîtrise de soi
Nausées, vomissements	Ruminations	Retrait
Rougeur ou pâleur du visage	Orientation des pensées vers le futur	Pleurs, tristesse
Sécheresse de la bouche	Dépréciation personnelle	Détresse
Douleurs corporelles, tensions musculaires	Égocentrisme	Diminution des habiletés à communiquer
Pollakiurie	Préoccupations excessives	
Akathisie	Regrets	
Engourdissement		
Nervosité		

b) Diagnostics médicaux associés à l'anxiété (DSM-IV)

Troubles anxieux		Troubles somatoformes		Troubles dissociatifs (ou névroses hystériques)	
293.89	Trouble anxieux dû à une affection médicale générale	300.81	Trouble de somatisation	300.12	Amnésie dissociative
300.01	Panique sans agoraphobie	300.11	Trouble de conversion	300.13	Fugue dissociative
300.02	Anxiété généralisée	300.70	Hypocondrie	300.14	Trouble dissociatif de l'identité
300.21	Panique avec agoraphobie			300.15	Trouble dissociatif non spécifié
300.22	Agoraphobie sans antécédent de panique			300.60	Trouble de dépersonnalisation
300.23	Phobie sociale				
300.29	Phobie spécifique				
308.30	Stress aigu				
309.81	Stress post-traumatique				

Plusieurs auteurs considèrent l'anxiété comme une émotion primaire qui se situe à la base de toutes les autres émotions telles que la méfiance, la peur ou le désespoir et qui peut dégénérer, chez une personne vulnérable, en dysfonctionnement pathologique spécifique.

Peur

La peur est un sentiment pénible éprouvé devant une situation précise perçue comme dangereuse. Généralement, la personne peut identifier la cause de sa peur et y réagir de manière adaptée, comme dans l'exemple de cet homme qui a peur des chiens et qui les évite pour ne plus ressentir ce sentiment.

Toutefois, la peur peut prendre une forme beaucoup plus complexe et difficile à maîtriser. Si l'événement paraît très important pour la personne qui en est envahie, donc très stressant et au-dessus de ses capacités d'adaptation, ou si elle a déjà connu des expériences pénibles liées à des événements similaires, elle réagira de manière inadaptée. Ainsi, la peur l'incitera à se fermer et à adopter des comportements d'une extrême rigidité, ou, au contraire, à verser dans une malléabilité excessive et à laisser les gens et les événements décider pour elle. Or, comme les raisons profondes de telles attitudes sont souvent inconscientes, elles peuvent être interprétées à tort comme de la force de caractère ou de la souplesse, et il sera alors plus difficile pour le médecin d'établir un diagnostic juste.

La rigidité dictée par la peur peut prendre diverses formes : comportements excessivement stables et contraignants, rituels, obsessions (idées fixes qui hantent constamment la personne et perturbent son fonctionnement quotidien). Ainsi, la personne obsédée par son apparence retournera sans cesse devant son miroir mais n'en reviendra pas plus rassurée. Comme ces hantises échappent au contrôle de la volonté, elles sont très difficiles à maîtriser. Les rituels (répétition exagérée ou excessive de certaines actions) sont eux aussi amplifiés lorsque la personne est tourmentée par la peur. Dans de tels cas, les services d'une aide professionnelle s'imposent.

Le tableau 6.2 présente les principales manifestations physiologiques, cognitives et psychosociales de la peur, ainsi que les principaux diagnostics médicaux qui y sont associés.

Tableau 6.2 La peur

a) Manifestations cliniques associées à la peur

Dimension physiologique	Dimension cognitive	Dimension psychosociale
Diaphorèse	Perte d'intérêt	Sentiment de malaise émotif
Voix faible ou tremblante	Rituels	Sentiment de perte de contrôle
Sensation d'un problème physiologique indéterminé	Routine	Retrait ou désengagement de ses tâches
Agitation occasionnelle	Obsessions	Baisse de la libido
Augmentation de la tension artérielle	Attitude centrée sur soi	Préoccupations excessives relatives au statut et au prestige reliés aux tâches
Tachycardie	Diminution de l'estime de soi	Augmentation des communications
Tachypnée	Pessimisme	Volubilité
		Conduite moralisatrice et intransigeante, à certains moments.
		Insécurité
		Dépendance
		Soumission
		Manque de créativité et d'initiative
		Perte de confiance en autrui
		Humeur instable
		Colère et agressivité
		Diminution des habiletés à communiquer

b) Diagnostics médicaux associés à la peur (DSM-IV)

Troubles anxieux	Troubles de la personnalité	Troubles du contrôle des impulsions non classés ailleurs
300.30 Trouble obsessionnel compulsif	301.40 Personnalité obsessionnelle compulsive	312.30 Trouble du contrôle des impulsions non spécifié
		312.31 Jeu pathologique
		312.32 Kleptomanie
		312.33 Pyromanie

SUGGESTIONS POUR L'EXAMEN CLINIQUE ET L'ENTREVUE

Lorsqu'elle se manifeste par des troubles impulsifs de type obsessif ou compulsif, la peur est relativement facile à détecter. Toutefois, comme nous l'avons mentionné précédemment, certaines obsessions ou certains rituels sont plus difficiles à dépister. Il est essentiel de respecter les limites de la personne qui a peur et de lui manifester compréhension et empathie. On évitera de l'effrayer davantage en menant une entrevue trop directive; on recourra plutôt aux questions ouvertes, qui favorisent l'expression.

Dépression et désespoir

« L'espoir est le sentiment le plus irrationnel et le plus indéracinable. »

Denis Arcand, extrait du film *Jésus de Montréal*

L'espoir permet à l'individu de bouger, de travailler à l'atteinte de ses buts; le désespoir enlève tout sens à la vie. La personne désespérée se sent prisonnière de sa souffrance et a l'impression que ce qu'elle désire est inaccessible.

Lalonde, Aubut et Grunberg (1999, p. 400) nous proposent une définition du désespoir: « La personne qui vit du désespoir ressent une réduction de sa capacité à jouir de la vie caractérisée par un manque d'entrain, ainsi que par une réduction de sa résistance physique et la présence de ruminations dépressives. L'humeur de la personne est donc sérieusement affectée et son comportement se modifie considérablement, affectant ainsi les proches de la personne désespérée. »

Le désespoir, et principalement la dépression, touchent une grande proportion de la population. On estime que près de 10 % des hommes et près de 20 % des femmes vivront une dépression au cours de leur vie. De plus, même si les symptômes de la dépression semblent relativement faciles à détecter, des études américaines ont révélé que, chez environ 50 % des personnes qui en souffrent, la maladie n'est jamais diagnostiquée, faute d'outils adéquats. Cette carence entraîne un délai du traitement et provoque, chez la personne et son entourage, des complications et des ennuis qui auraient pu être évités. Le désespoir peut devenir intolérable au point que la personne entretienne des idées suicidaires pour mettre un terme à sa souffrance.

Le tableau 6.3 présente les principales manifestations physiologiques, cognitives et psychosociales de la dépression et du désespoir, ainsi que les principaux diagnostics médicaux qui y sont associés.

Tableau 6.3 La dépression et le désespoir

a) Manifestations cliniques liées à la dépression et au désespoir

Dimension physiologique*	Dimension cognitive	Dimension psychosociale
Fatigue, lassitude	Confusion	Tristesse, pleurs
Sommeil et repos difficiles, réveils fréquents	Sentiment d'incompétence	Perte de confiance en ses capacités à accomplir ses tâches
Perte d'appétit et de poids (possibilité de comportement boulimique)	Difficultés de concentration	Baisse de la libido
Agitation occasionnelle	Ambivalence	Perte du sens du plaisir
Lenteur	Troubles de mémoire	Irritabilité
Diminution de l'énergie	Somatisation	Insécurité
Constipation	Idées suicidaires	Retrait de ses relations
Tachycardie	Perte d'estime de soi	Dépendance et soumission (manque de créativité et d'initiative)
Agitation	Dévalorisation	Perte de confiance en autrui
Rougeur des téguments	Irritabilité	Colère et agressivité
	Insatisfaction	Comportements et propos suicidaires, voilés ou ouverts
		Diminution des habiletés à communiquer

b) Diagnostics médicaux associés à la dépression (DSM-IV)

Troubles dépressifs		Troubles bipolaires	
296.XX	Trouble dépressif majeur	296.5X	Trouble bipolaire (l'épisode le plus récent, dépressif)
300.40	Trouble dysthymique	296.6X	Trouble bipolaire (l'épisode le plus récent, mixte)
311.00	Trouble dépressif non spécifié	296.80	Trouble bipolaire non spécifié

* Ces difficultés de fonctionnement sont habituellement plus sérieuses le matin.

SUGGESTIONS POUR L'EXAMEN CLINIQUE ET L'ENTREVUE

L'infirmière doit savoir que 95% des personnes souffrant de douleurs chroniques présentent des signes évidents de dépression : faciès triste, ralentissement psychomoteur, idées noires avec, dans certains cas, des ruminations ou des intentions suicidaires. La personne n'a le goût de rien, est incapable de décision et se plaint de perte d'appétit, de poids, de libido, d'entrain, et de difficultés à dormir. D'autres, au faciès souriant, peuvent fort bien nier leur état dépressif et tenter de faire dévier l'attention sur leur douleur chronique.

Dès le début d'une entrevue avec une personne qui vit une dépression, l'infirmière fera preuve d'ouverture, de disponibilité et d'écoute empathique en respectant le rythme et les limites imposées par l'état de santé de la personne. On préférera les questions ouvertes afin de permettre à celle-ci d'exprimer ce qu'elle ressent sans se sentir bousculée. Une trop grande insistance peut provoquer un repli sur soi chez la personne qui a peu d'énergie et pour qui l'entrevue est pénible en elle-même.

Culpabilité

La personne habitée d'un sentiment de culpabilité se sent en faute à cause d'un acte répréhensible, qu'elle a commis ou simplement souhaité. La gravité des reproches et des accusations est souvent démesurée en regard des pensées, des paroles ou des gestes déplorés.

Beck, Rawlins et Williams (1992) définissent ainsi la culpabilité : « Il s'agit d'une émotion qui se manifeste lorsqu'une personne pose un geste qu'elle considère mauvais et pour lequel elle anticipe, soit une réaction défavorable de l'entourage, soit une punition. »

La culpabilité peut être ressentie même si le geste n'a pas été posé et qu'il ne le sera jamais. Par exemple, la simple idée de souhaiter la mort de quelqu'un sans qu'aucune démarche en ce sens ne soit entreprise peut susciter de la culpabilité. Certaines personnes se culpabilisent très fréquemment alors que d'autres, atteintes de certains troubles de la personnalité, ne se culpabilisent jamais, même si elles ont posé des gestes graves et aux conséquences désastreuses.

La distinction entre la culpabilité et la honte peut sembler relativement complexe à établir. La personne qui éprouve de la culpabilité ressent habituellement le besoin de parler de la situation ou du geste qui la suscite, pour se confier ou se racheter. Au contraire, la personne éprouvant de la honte tente de cacher la situation et évite le plus souvent d'en parler. Fréquemment, la découverte de la situation qui provoque la honte est amenée par une autre personne. Le dévoilement d'une situation secrète par d'autres personnes fait alors ressentir de la honte à la personne qui est responsable de cette situation. Ce sentiment entraîne une perturbation de l'identité. La personne voit ses relations avec les autres et son statut social modifiés. Lorsque la personne qui vit la honte est confrontée au dévoilement de la situation, elle peut alors manifester de la culpabilité. Antérieurement, elle ne se sent pas coupable aux yeux des autres, puisque la situation leur est inconnue. Pour sa part, la personne qui vit de la culpabilité s'identifie à la situation qui a provoqué cette émotion. Elle s'en considère comme entièrement responsable.

Le tableau 6.4 présente les principales manifestations physiologiques, cognitives et psychosociales de la culpabilité, ainsi que les principaux diagnostics médicaux qui y sont associés.

SUGGESTIONS POUR L'EXAMEN CLINIQUE ET L'ENTREVUE

La principale difficulté qu'on éprouve lorsqu'on désire entrer en relation avec une personne vivant de la culpabilité provient de la nature même des pensées reliées au geste ou à l'événement qui cause cette culpabilité. Ces pensées sont très intimes et souvent très difficiles à partager avec l'infirmière. De plus, les mécanismes qui suscitent l'apparition de la culpabilité sont souvent présents depuis très longtemps chez la personne. La culpabilité élève des barrières importantes à la communication. L'infirmière, sachant que la personne peut tenter de projeter sur elle son sentiment de culpabilité, doit demeurer vigilante à cet égard. Certaines personnes recherchent les punitions, dans une tentative plus ou moins consciente d'expier leurs fautes et de se libérer de la culpabilité. L'infirmière doit pouvoir discerner la motivation qui pousse la personne à poser des actions qui lui vaudraient une répréhension. Ces actions sont souvent du type autodestructeur. Dans d'autres cas, l'infirmière aura l'impression que la personne se complaît dans ses ruminations négatives et ne cherche pas à changer ses attitudes. Elle devra alors se souvenir que la personne souffrant de culpabilité ne peut décider rationnellement d'y mettre fin, ce sentiment ne relevant pas du domaine rationnel mais de l'univers fonctionnel et émotif. Chez la personne vivant de la culpabilité, les changements attendus se produisent très lentement et sont parfois imperceptibles, bien que réels. La même attitude d'écoute respectueuse sera de mise tout au long de l'entrevue.

Méfiance

Un bon dosage de confiance et de méfiance est essentiel à l'équilibre de l'individu. Celui qui affiche une confiance aveugle prend le risque de se voir victime d'abus, celui qui nourrit une méfiance généralisée s'expose à vivre de la solitude et un fort malaise en présence d'autrui.

La capacité de faire confiance aux autres prédispose à des relations interpersonnelles satisfaisantes. L'incapacité d'établir et de maintenir des relations de confiance peut conduire à de la détresse. Selon Beck, Rawlins et

Tableau 6.4 Le sentiment de culpabilité

a) Manifestations cliniques du sentiment de culpabilité

Dimension physiologique	Dimension cognitive	Dimension psychosociale
Contact visuel restreint	Incapacité d'agir	Regrets et embarras
Sommeil et repos difficiles	Sentiment d'infériorité	Pleurs, tristesse
Ongles rongés	Préoccupations multiples	Affect non approprié
Réticence à s'alimenter	Inattention sélective	Colère et agressivité
Tendance à rougir	Perte d'estime de soi	Dépression
Tachycardie	Mécanismes de défense : déni, formation réactionnelle, régression, etc.	Somatisation
Diaphorèse		Honte
Malaises somatiques		Critique et argumentation
Gestes autodestructeurs		Perte de confiance en ses capacités à accomplir ses tâches
		Insécurité
		Critiques à l'égard des autres
		Absence de pardon pour soi et les autres
		Retrait
		Dépendance et soumission
		Manque de créativité et d'initiative
		Perfectionnisme
		Comportements non accordés aux croyances
		Diminution des habiletés à communiquer

b) Diagnostics médicaux associés au sentiment de culpabilité (DSM-IV)

296.XX	Trouble dépressif majeur
301.	Troubles de la personnalité (plusieurs troubles)
311.0	Trouble dépressif non spécifié

Williams (1992) : « La méfiance est un état mental ayant comme assises le doute et l'anticipation des issues d'une interaction. La personne méfiante doute de l'importance de la communication avec les autres et craint souvent que les autres communiquent avec elle afin de lui causer des torts importants. » Cette personne croit profondément qu'un échange avec d'autres personnes peut entraîner un rejet de leur part. Au mieux, la personne anticipe une absence de compréhension, des blessures infligées par les interlocuteurs ; au pire, elle craint qu'ils ne lui donnent la mort. Alors que la confiance et la méfiance nous semblent antagonistes, Beck, Rawlins et Williams (1992) les définissent plutôt comme un continuum où la dépendance s'oppose à la paranoïa (voir la figure 6.1).

Sur ce continuum, le fonctionnement optimal se situe au centre, lorsque la personne se sent confiante, dans une perspective réaliste (**confiance réaliste**). À partir de ce point et à mesure que la méfiance se développe, la personne opte pour la **prudence**, puis la **méfiance**. Un trouble de la personnalité la fera glisser dans la **suspicion**, voire la **paranoïa**. Il est probable qu'après une trahison la personne parvenue au stade de la **prudence** évaluera plus attentivement les occasions qui s'offrent à elle avant de faire un choix ou de prendre une décision. Elle développera donc une certaine **méfiance**, ce qui la fera entrer dans un état mental où le doute influe sur ses décisions et ses actions. Ses relations avec les autres sont difficiles, puisqu'elle prévoit qu'elles seront problématiques et

Figure 6.1 Continuum allant de la dépendance à la paranoïa (inspiré de Beck, Rawlins et Williams, 1992)

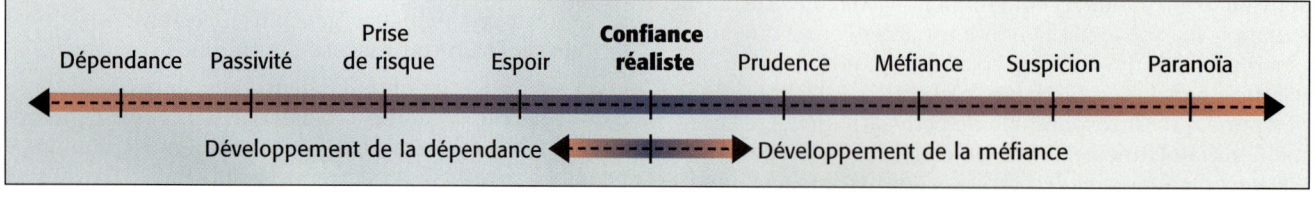

désavantageuses. Elle n'espère pas être comprise de l'autre ; elle n'y croit pas. De là à passer à la **suspicion**, il n'y a qu'un pas. La personne qui imagine les autres capables et même coupables d'actions défavorables à son égard le franchira. Afin de se protéger, elle évite les autres et s'isole. Ses relations interpersonnelles se raréfient et s'appauvrissent. Un cercle vicieux s'installe ; la personne en vient à percevoir son environnement comme une menace et elle prête aux autres des intentions démoniaques. La **paranoïa** s'est installée et l'autodestruction apparaît comme la seule issue possible.

Sur le continuum, en partant du niveau de la **confiance réaliste** et en se dirigeant vers la gauche, on assiste au développement de la dépendance. L'**espoir** permet un fonctionnement adéquat, bien que la personne qui se situe à ce niveau compte sur de l'aide extérieure pour réaliser nombre d'objectifs personnels. Elle peut ainsi souhaiter résoudre ses difficultés financières en gagnant à la loterie ou en anticipant une promotion sans effectuer les démarches pour l'obtenir. Elle compte sur des événements pour lesquels elle ne pose pas nécessairement de gestes concrets. Au niveau de la **prise de risque**, la personne s'en remet également aux autres dans ses décisions. Elle s'expose ainsi à l'ingérence dans sa vie privée, à la manipulation et aux abus. Ses mécanismes de contrôle ne sont plus internes, mais externes. Au niveau de la **passivité**, la personne s'en remet souvent aux décisions des autres, et ce dans presque tous les domaines de sa vie, les jugeant plus éclairées et plus favorables. Enfin au niveau de la **dépendance**, la personne, ayant perdu confiance en ses propres compétences, ne prend aucune décision, se soumettant à celles venues de l'extérieur, sans les contester.

Le tableau 6.5 présente les principales manifestations physiologiques, cognitives et psychosociales de la méfiance, ainsi que les principaux diagnostics médicaux qui y sont associés.

SUGGESTIONS POUR L'EXAMEN CLINIQUE ET L'ENTREVUE

Entrer en relation avec une personne méfiante, percevant toute intervention comme une menace additionnelle à sa vie constitue un défi pour l'infirmière. Cette personne manifeste peu d'intérêt et d'énormes réserves en consultation. L'infirmière doit donc être bien informée de cette problématique et diriger son entrevue avec doigté, respect

Tableau 6.5 La méfiance

a) Manifestations cliniques associées à la méfiance

Dimension physiologique	Dimension cognitive	Dimension psychosociale
Perceptions altérées	Distorsion de l'image corporelle	Hallucinations
Regard furtif	Appréhension	Peur
Absence de contact visuel	Processus de la pensée altéré	Ambivalence
Sommeil difficile	Somatisation	Tenue vestimentaire peu appropriée
Inconfort dans toutes les positions physiques	Délire	Sentiment de menace, de persécution
Réticence à s'alimenter	Idées de grandeur	Impuissance à accomplir ses tâches
Réticence à prendre sa médication	Difficultés à penser, à réfléchir	Colère
Voix faible	Perte d'estime de soi	Insécurité
Douleurs corporelles, tensions musculaires	Illusions	Critiques à l'égard des autres
Akathisie		Négativisme
Engourdissement		Retrait
		Isolement
		Diminution des habiletés à communiquer

b) Diagnostics médicaux associés à la méfiance (DSM-IV)

Troubles schizophréniques	Troubles délirants (paranoïdes) Troubles délirants (type érotomane, type grandiose, type jaloux, type paranoïaque ou type somatique) Autres psychoses	Troubles de la personnalité
295.10 Désorganisée	295.4 Trouble schizophréniforme	301.00 Personnalité paranoïaque
295.20 Catatonique	295.7 Trouble schizo-affectif	301.20 Personnalité schizoïde
295.30 Paranoïde	297.3 Trouble psychotique partagé (folie à deux)	301.22 Personnalité schizotypique
295.60 Résiduelle	298.8 Trouble psychotique bref	
295.90 Indifférenciée		

et patience. Elle doit éviter la confrontation, les regards prolongés et les contacts physiques, la personne méfiante étant portée à les interpréter comme une menace. Elle doit aussi s'abstenir de tout comportement et de toute intervention susceptibles de surprendre la personne, qui pourrait y voir un complot ou une menace additionnelle.

La méfiance des autres à son égard augmentant son anxiété et du même coup sa propre méfiance, la personne la tolère très mal. Elle dira que des espions sont cachés dans les murs de sa chambre pour la surveiller; il vaut mieux alors ne pas la confronter à la réalité. Une réponse du type « Je crois que vous inventez tout ça… » aurait pour effet d'augmenter ses doutes, tant face à ses propres perceptions qu'à la crédibilité de l'infirmière. Une réponse du type: « Je ne vois personne à part nous deux dans cette chambre », serait tout indiquée. Elle permet un contact entre la perception de la personne méfiante et la perception de l'infirmière, sans que la réalité ne soit mise en cause; on évite ainsi d'humilier la personne.

La méfiance peut s'accompagner de délires et d'hallucinations. Lalonde, Aubut et Grunberg (1999, p. 115) proposent une définition simple des délires: « [Ce] sont des convictions absolues, anormales et erronées, vécues comme une évidence inaliénable ayant une grande signification personnelle ou universelle, irréductibles par la logique et l'expérience, souvent extraordinaires et impossibles. » Ils peuvent devenir des idées de référence auxquelles la personne accorde une grande importance mais dont elle doute à certains moments. Il s'agit d'une propension à se sentir concerné personnellement par des événements anodins et indépendants. Les délires peuvent également se cacher sous des idées de grandeur (délires expansifs), où l'individu exagère l'importance de la situation. Les délires rétractifs vont dans le sens inverse et l'individu diminue sa valeur personnelle. Les délires paranoïdes sont fréquents et sont basés sur un sentiment de persécution. Quant à elles, « [les] hallucinations sont des perceptions sans objet dont la définition exige trois conditions essentielles: la croyance réelle, l'incoercibilité et l'extériorité » (Lalonde, Aubut et Grunberg, 1999, p. 116). Les hallucinations peuvent relever des cinq sens: les hallucinations tactiles ou kinesthésiques (toucher), les hallucinations visuelles, les hallucinations gustatives et les hallucinations olfactives. Les hallucinations auditives (ouïe) sont les plus fréquentes.

Il faut éviter de confondre illusions (perceptions déformées d'un objet réel: voir quelqu'un à la fenêtre alors qu'il s'agit d'un arbuste) et hallucinations.

Retrait

Le retrait est un processus dynamique et cyclique, à l'intérieur duquel la personne n'est engagée dans aucune relation interpersonnelle et par lequel elle n'entrevoit aucune possibilité de s'engager dans une relation.

Tableau 6.6 Le retrait

a) Manifestations cliniques liées au retrait

Dimension physiologique	Dimension cognitive	Dimension psychosociale
Épuisement	Sentiment d'abandon et d'inutilité	Dépression
Sommeil et repos difficiles, réveils fréquents	Difficultés à prendre des décisions	Incapacité d'accomplir ses tâches
Modification de l'état de santé	Difficultés de concentration	Soumission, résignation
Soupirs, lassitude	Difficultés à communiquer	Fuite des responsabilités
Boulimie ou anorexie (parfois en alternance)	Ennui	Abandon de la pratique religieuse
Anxiété	Fuite des idées et distraction	Peur de communiquer avec les autres
Problèmes d'élimination	Estime de soi faible	Méfiance injustifiée
		Réseau social insatisfaisant
		Interactions non fonctionnelles
		Malaise dans diverses situations sociales
		Créativité et initiative diminuée
		Problèmes dans les relations intimes

b) Diagnostics médicaux associés au retrait (DSM-IV)

Remarque: Les diagnostics possibles étant multiples, seules de grandes catégories seront ici énumérées.

Troubles apparaissant habituellement pendant l'enfance ou l'adolescence	Schizophrénie
Troubles du comportement, troubles anxieux, troubles de l'alimentation, troubles de l'élimination, troubles de l'élocution	Troubles délirants, troubles de l'humeur, troubles anxieux, troubles somatoformes, troubles dissociatifs, troubles sexuels, troubles du sommeil, troubles factices, troubles du contrôle des impulsions, troubles d'adaptation, troubles du développement (certains) et troubles de personnalité.
Troubles mentaux organiques associés à une substance psychodysleptique	
Troubles liés à l'usage de substances psychodysleptiques (toxicomanies)	

Le retrait, temporaire ou permanent, est donc une diminution de l'engagement d'une personne dans son environnement. Bien qu'il soit fréquemment volontaire et temporaire, il peut aussi être déclenché par des événements stressants et s'installer en permanence. Le retrait engendre une solitude prolongée et des sentiments de méfiance marqués, envers soi ou envers les autres.

Le retrait conduit à la perte des rôles et à une solitude d'autant plus pénible que le désir de contact avec les autres persiste.

Le tableau 6.6 présente les principales manifestations physiologiques, cognitives et psychosociales du retrait, ainsi que les principaux diagnostics médicaux qui y sont associés.

SUGGESTIONS POUR L'EXAMEN CLINIQUE ET L'ENTREVUE

Les observations et les informations touchant la physiologie constituent le premier repère de l'examen de l'état mental de la personne en retrait, puisque son état de santé peut se détériorer rapidement étant donné son peu de réactions aux stimuli présents dans son environnement. L'hygiène, la santé et l'apparence de la personne sont souvent négligées. Un contrôle régulier de la tension artérielle est indiqué en raison des problèmes d'élimination fréquemment causés par ces négligences.

Dans un tel contexte, l'examen clinique de l'état mental n'est pas facile. La personne n'est pas disposée à communiquer, et les échanges sont souvent vides de sens et d'intérêt. L'infirmière devra souvent chercher quel facteur de motivation peut encore habiter la personne et, pour le déceler, elle devra établir une relation de confiance dès le départ. La compréhension de la dynamique du retrait, ainsi qu'une communication respectueuse et patiente, est de mise. Le vocabulaire utilisé doit être simple et précis. La personne retirée étant peu portée à collaborer, l'infirmière doit souvent la ramener à l'objet de leur rencontre avec une fermeté chaleureuse. La constance des propos de l'infirmière est requise afin de permettre l'évolution de l'examen. Un changement brusque du ton ou de l'attitude peut perturber la personne et compromettre le jugement clinique. Auprès de la personne faisant preuve de retrait, il est recommandé d'utiliser des questions fermées pour recueillir l'information ; on augmente ainsi ses chances de pouvoir poser un jugement clinique juste.

Hyperactivité

L'hyperactivité peut se définir ainsi : fluctuations de l'humeur caractérisées par une grande volubilité, fuite des idées, estime de soi hypertrophiée, perte d'appétit et de sommeil, manque de concentration, irritabilité, besoin pressant d'agir et de bouger, et engagement démesuré aux conséquences souvent fâcheuses.

Le tableau 6.7 présente les principales manifestations physiologiques, cognitives et psychosociales de l'hyperactivité, ainsi que les principaux diagnostics médicaux qui y sont associés.

Tableau 6.7 L'hyperactivité

a) Manifestations cliniques liées à l'hyperactivité

Dimension physiologique	Dimension cognitive	Dimension psychosociale
Agitation	Erreurs de jugement	Euphorie
Sommeil et repos difficiles, réveils fréquents	Difficultés de concentration	Enthousiasme inapproprié
Besoin de sommeil diminué	Idées de grandeur	Irritabilité
Tachycardie	Fuite des idées	Prétention
Activités multiples, souvent simultanées	Distraction	Domination
Allure flamboyante ou inadéquate en rapport avec les conditions environnementales (ex. : saison, heure du jour, occasion)	Estime de soi démesurée	Exigences excessives
	Logorrhée	Intrusion dans les affaires des autres
		Suffisance
		Sociabilité excessive
		Discours théâtral
		Profusion de blagues et de jeux de mots
		Augmentation de la créativité et de l'initiative
		Diminution des habiletés à communiquer

b) Diagnostics médicaux associés à l'hyperactivité (DSM-IV)

Troubles bipolaires

296.4X	Trouble bipolaire (l'épisode le plus récent, maniaque)	296.80	Trouble bipolaire non spécifié
296.6X	Trouble bipolaire (l'épisode le plus récent, mixte)	301.13	Trouble cyclothymique

SUGGESTIONS POUR L'EXAMEN CLINIQUE ET L'ENTREVUE

Les observations et informations physiologiques constituent le repère premier auquel doit se référer l'infirmière, la santé de la personne se détériorant rapidement à cause de la somme d'énergie qu'elle dépense et du peu de repos qu'elle s'accorde. Son rythme accéléré nuit à sa concentration ; elle ne peut donc accorder son attention que pour une courte durée. L'hygiène est souvent négligée et la personne accorde peu d'importance à son alimentation et à son hydratation. Un contrôle régulier de la tension artérielle est souvent indiqué. La personne hyperactive peut avoir des idées suicidaires. Le fonctionnement de l'hyperactif demande fermeté et constance à l'infirmière qui doit mener l'entrevue. Les questions fermées sont préférables, compte tenu des difficultés de concentration.

Manipulation

La manipulation est une façon d'entrer en relation par laquelle une personne tente de contrôler l'autre ou les autres afin de répondre à ses besoins ou à ses désirs immédiats.

Nombre de personnes ont recours à la manipulation et toutes ne sont pour autant atteintes de troubles mentaux. Celles qui en abusent suscitent beaucoup de questionnement dans le domaine de la psychiatrie et de la santé mentale. Les effets d'une manipulation excessive peuvent s'avérer désastreux si aucune intervention n'est planifiée.

Le tableau 6.8 présente les principales manifestations physiologiques, cognitives et psychosociales de la manipulation, ainsi que les principaux diagnostics médicaux qui y sont associés.

SUGGESTIONS POUR L'EXAMEN CLINIQUE ET L'ENTREVUE

La personne qui manipule prend plaisir à contrôler les autres afin de satisfaire ses besoins et ses désirs, ce qui a pour effet de provoquer colère, frustration, déception et exaspération dans son entourage. Parce qu'il érode progressivement son réseau de soutien, le manipulateur fera du clivage. Le clivage consiste en une vision partiale des gens et des situations, qui seront soit parfaits, soit

Tableau 6.8 La manipulation

a) Manifestations cliniques associées à la manipulation

Dimension physiologique	Dimension cognitive	Dimension psychosociale
Fatigue, lassitude	Difficultés de concentration	Anxiété
Agitation occasionnelle	Peu d'apprentissage en regard des expériences passées	Tristesse
Lenteur	Confusion	Culpabilité
Diminution de l'énergie		Perte d'intérêt
Vulnérabilité physique		Apitoiement sur soi
Malaises physiques variables et plus ou moins précis		Colère
		Frustrations
		Insatisfaction généralisée
		Perte de confiance en ses capacités à accomplir ses tâches
		Baisse de la libido
		Manque de respect envers les autres
		Recherche de contrôle sur les autres
		Manque de sincérité dans les communications
		Rejet par son réseau
		Dépendance
		Manque de respect des lois, des normes
		Soumission
		Manque de créativité et d'initiative
		Perte de confiance en autrui
		Diminution des habiletés à communiquer

b) Diagnostics médicaux associés à la manipulation (DSM-IV)

On retrouve fréquemment la manipulation chez les personnes atteintes de troubles liés à l'utilisation de substances psychodysleptiques (drogues et alcool) ainsi que chez celles qui présentent une personnalité antisociale (301.70) ou une personnalité limite (*borderline*) (301.83).

totalement mauvais. Ce manque de discernement peut occasionner des tensions dans l'entourage, qui se sent alors utilisé. La personne qui manipule teste souvent ses proches et ne craindra pas d'aller jusqu'à les choquer pour mettre leur affection à l'épreuve.

La personne qui manipule doit être amenée au respect des normes et de certaines limites, et cela pour son plus grand bien. L'infirmière évitera de personnaliser les restrictions imposées. Au lieu de dire : « J'aimerais que vous…, je n'accepte pas que vous… », elle dira : « La loi interdit la consommation de… » Elle demeurera ferme et constante dans ses interventions. La fermeté peut et doit s'exercer sans rapport de force. L'infirmière devra contrôler son émotivité devant une personne qui manipule, car l'expression de sa colère, de son désarroi ou de sa déception sera interprétée comme un succès de la manipulation et une incitation à la maintenir.

Tendances suicidaires

La personne qui pose un geste suicidaire tente de mettre un terme à sa vie. Geste ultime d'autodestruction, le suicide peut prendre différentes formes. Certaines ne causent pas une mort instantanée mais ne sont pas moins autodestructrices. Le tabagisme en est une. Bien que conscient du danger, le fumeur continue de fumer. La conduite automobile dangereuse, certains sports et activités à risques élevés, des abus de consommation et le non-respect d'une médication peuvent conduire à la mort. De même, un diabétique qui ne suit pas sa diète peut se donner la mort à plus ou moins long terme.

Toutefois, la personne n'est pas considérée comme suicidaire si son action ne vise pas essentiellement la mort. En général, le toxicomane qui s'injecte de l'héroïne ne recherche pas la mort mais l'effet euphorisant de la drogue. Lorsque le plan visant à induire la mort est précis (la personne sait où, quand et comment elle veut se donner la mort), on parle de létalité.

Le tableau 6.9 présente les principales manifestations physiologiques, cognitives et psychosociales des tendances suicidaires.

SUGGESTIONS POUR L'EXAMEN CLINIQUE ET L'ENTREVUE

Certains individus ont un plan létal très défini, mais ils éviteront d'en parler et pourront même tenter de le dissimuler. Il faut donc agir avec une extrême prudence et évaluer l'importance de chacun des déterminants dans la vie de la personne chez qui l'on soupçonne un risque suicidaire. Un préjugé très populaire consiste à croire que la personne qui menace fréquemment de se suicider ne fait qu'attirer l'attention et qu'elle ne passera pas à l'acte. Or nombreuses sont celles qui, après plusieurs menaces suicidaires, se sont effectivement enlevé la vie.

Il est indiqué d'utiliser les questions ouvertes auprès des personnes suicidaires. Une grille détaillée des facteurs de risque pourra guider l'infirmière lors de l'examen clinique (voir le tableau 6.10). Cette grille se veut un outil qui favorise l'évaluation rapide d'indicateurs du risque suicidaire et de leur intensité, et elle aide à orienter les interventions thérapeutiques. Même si un ou plusieurs

Tableau 6.9 Les tendances suicidaires

Manifestations cliniques associées aux tendances suicidaires		
Dimension physiologique	Dimension cognitive	Dimension psychosociale
Fatigue, lassitude	Sentiment d'incompétence	Irritabilité
Sommeil et repos difficiles, réveils fréquents	Perte d'intérêt	Insatisfaction
Perte d'appétit et de poids	Difficultés de concentration	Tristesse, pleurs
Agitation	Ambivalence	Perte de confiance en ses capacités à accomplir ses tâches
Lenteur	Troubles de mémoire	Baisse de la libido
Diminution d'énergie	Somatisation	Perte du sens du plaisir
Difficultés de fonctionnement plus prononcées le matin	Perte d'estime de soi	Vulnérabilité
Constipation	Dévalorisation	Insécurité
Tachycardie		Retrait
		Dépendance
		Soumission
		Manque de créativité et d'initiative
		Confusion
		Perte de confiance en autrui
		Abstention de recours à l'aide disponible
		Diminution des habiletés à communiquer

des facteurs de risque semblent d'intensité faible ou modérée, cela ne signifie pas que le risque suicidaire soit faible ou modéré.

Si une personne présente un niveau d'intensité élevé pour un seul des facteurs de risque, il faut tout mettre en place pour assurer sa sécurité.

Tableau 6.10 Grille d'évaluation du risque suicidaire

Facteurs	Intensité du risque		
	Risque faible	Risque modéré	Risque élevé
Usage d'alcool et de drogues	Rare	Fréquent	Habituel
Activités de vie autonome	Autonome	Limitées	Incapacités
Activités de loisir	Régulières	Limitées	Rares
Orientation (trois sphères)	Bonne	Limitée	Inadéquate
Douleur physique chronique	Rare	Fréquente	Habituelle
Agressivité, hostilité	Absente	Modérée	Élevée
Ambivalence	Absente	Modérée	Élevée
Anxiété	Absente	Modérée	Élevée
Dépression	Absente	Modérée	Élevée
Psychose	Absente	Modérée	Élevée
Retrait	Léger	Modéré	Élevé
Stratégies d'adaptation	Efficaces	Peu efficaces	Inefficaces
Réseau social	Aidant	Peu aidant	Pas aidant
Ressources matérielles	Suffisantes	Partielles	Insuffisantes
Capacités de communication	Suffisantes	Partielles	Insuffisantes
Estime de soi	Adéquate	Faible	Très faible
Aide professionnelle reçue	Satisfaisante	Passable	Insatisfaisante
Plan létal	Vague	Occasionnel	Précis
Tentatives de suicide précédentes	Aucune	Une ou deux	Plusieurs
Croyances et valeurs	Stables	Questionnement	Perte de confiance
Total pour chaque colonne			

Remarque : Un seul de ces facteurs est suffisant pour indiquer un risque suicidaire chez certaines personnes.

Notes au dossier

Personne se présentant à la clinique de psychiatrie pour jeunes adultes

Client connu ayant cessé ses rendez-vous depuis 3 mois. Rendez-vous pris à sa demande.

Agité, regarde partout, se lève et s'assoit à plusieurs reprises.

Démangeaisons, lésions superficielles de grattage aux avant-bras.

Attention limitée : 2 échecs consécutifs à l'empan, refuse « Série de 7 ». Orientation adéquate : temps, espace, personnes.

Entend des voix masculines depuis 2 mois : menaces, reproches, prévisions de malheurs. Admet douter du danger réel de ces menaces. A recommencé médication depuis 72 heures.

Exprime des craintes en regard des effets secondaires des neuroleptiques : sécheresse de la bouche, tremblements et raideur des membres vécus antérieurement. Pas de dyskinésie détectée lors de l'examen des signes extrapyramidaux.

Inquiétudes liées au travail : « Je ne veux pas perdre mon emploi à cause de mes médicaments ».

Consent à ce que l'on prenne contact avec ses parents. Formulaire « Autorisation de communiquer des informations aux proches » signé.

Notes au dossier

Personne hospitalisée à l'unité de psychiatrie

Pleure, soupire, mains tremblantes. Voix faible, débit verbal lent.

Tristesse liée à la conversation avec sa fille (visite en soirée). Dit être incapable d'assumer ses responsabilités de mère depuis la séparation du couple et souhaite abandonner la garde des enfants. Préoccupations multiples et autoaccusations fréquentes.

Enseignement sur les effets des benzodiazépines.

Se calme durant la rencontre. Appel du fils aîné termine la rencontre.

La fonction tégumentaire

par Isabelle Reeves

Objectifs du chapitre 7

À la fin de ce chapitre, vous serez en mesure :

D'identifier les différentes composantes de l'épiderme et du derme ;

D'expliquer le rôle physiologique de la peau, des poils et des glandes sébacées et sudoripares ;

De comprendre l'influence des déterminants de santé sur la fonction tégumentaire ;

D'énumérer les motifs courants de consultation et de poser les questions s'y rapportant ;

De reconnaître rapidement les symptômes et les signes cutanés d'affections locales ou systémiques ;

De décrire les lésions cutanées ;

De juger de l'évolution d'une plaie ;

De consigner les résultats de l'examen clinique au dossier.

ANATOMIE ET PHYSIOLOGIE

Fonction tégumentaire

La peau est l'organe le plus visible et le plus caractéristique du corps. Elle est le reflet des origines, du sexe, de l'âge, des habitudes de vie et même des émotions. La peau protège les tissus internes d'une multitude d'agressions. Cette frontière entre le corps et le milieu extérieur représente également un formidable outil de communication.

La peau possède une grande capacité d'adaptation : elle épouse les différentes formes des tissus qu'elle recouvre, elle s'épaissit avec les frictions et elle se renouvelle constamment par l'apport de millions de nouvelles cellules chaque jour. Elle permet au corps de s'adapter aux variations de température.

La peau est une frontière où se livrent de nombreuses batailles. La transmission rapide d'informations sensorielles est essentielle à son rôle de défense. Cette frontière est parfois franchie, ce qui entraîne la maladie et parfois même la mort. Malgré les nombreuses agressions qu'elle peut subir, la peau possède une grande capacité de cicatrisation qui lui permet de retrouver son intégrité.

La peau est intimement liée à l'identité, à l'entité et à la dignité de la personne. L'infirmière doit donc tenir compte de ces caractéristiques fondamentales dans son approche. Comme elle est chargée des soins, elle est bien placée pour examiner régulièrement la peau. Sa responsabilité est donc cruciale pour tout ce qui touche la prévention, la détection de signes et de symptômes d'affections et l'évaluation des traitements.

PEAU

La peau protège le corps de l'invasion d'agents microbiologiques (bactéries, champignons et virus) ou d'agents chimiques (détergents, solvants et solutions caustiques). Elle le protège également des agressions provenant d'agents physiques (chocs, changements brusques de la température externe) ou des radiations (ultraviolets). La peau, enveloppe isolante, met donc le corps à l'abri des éléments externes potentiellement dangereux mais joue également un rôle de régulateur en limitant la déperdition de chaleur et d'eau. C'est par le biais des trois couches qui la constituent (épiderme, derme et hypoderme) que la peau exerce sa fonction de protection (voir la figure 7.1).

La première couche de la peau qui assure sa protection la plus immédiate est l'**épiderme**. L'épiderme est un tissu épithélial pavimenteux stratifié kératinisé divisé en cinq « strates » ou couches de cellules. La première couche protectrice de l'épiderme en contact avec l'air et les agents d'agression est la **couche cornée**. Elle est composée de plusieurs épaisseurs ou strates de cellules kératinisées ou cornées. Ces cellules mortes sont remplies d'une protéine imperméable appelée kératine. La couche cornée constitue une formidable barrière en raison de l'imperméabilité et de la résistance de la kératine. Dans une peau épaisse, soumise à d'importantes frictions, on trouve sous la couche cornée une autre couche de kératinocytes morts et aplatis appelée **couche claire**. Le processus de kératinisation des cellules débute dans la couche sous-jacente, appelée **couche granuleuse**, qui est formée de trois à cinq épaisseurs de cellules aplaties et de cellules de Langerhans (macrophages du système immunitaire). Sous la couche granuleuse, s'étend la **couche des cellules à épines,** qui est composée de plusieurs épaisseurs de kératinocytes de forme irrégulière et aplatie et de plusieurs cellules de Langerhans. Les kératinocytes de cette couche ont une activité cellulaire moins importante et ils meurent progressivement. La dernière couche de l'épiderme est la **couche basale**. C'est la plus profonde des couches de l'épiderme, elle sépare l'épiderme du derme. Elle est composée de quelques cellules de Merkel, de mélanocytes et d'une seule épaisseur de kératinocytes cylindriques. Les mélanocytes sont les cellules responsables de la synthèse de la mélanine.

Intégrée aux kératinocytes de la couche basale, la mélanine est un pigment brun foncé qui donne à la peau une partie de sa coloration. Elle est très abondante chez les personnes à la peau noire et complètement absente chez les albinos. La mélanine contenue dans les kératinocytes des couches supérieures de l'épiderme permet de protéger les kératinocytes de la couche basale des effets nocifs des rayons ultraviolets. La couche basale est à la source de la production de tous les kératinocytes des couches de l'épiderme.

Au cours du processus de cicatrisation, les kératinocytes de la couche basale sont en mesure de se diviser et de migrer latéralement afin de reconstituer le tapis de kératinocytes indispensables à la synthèse des kératinocytes des couches supérieures de l'épiderme. En l'absence de ce tapis de cellules germinatives qui se divisent pour produire d'autres kératinocytes, le système de protection de l'organisme est compromis.

Le **derme** est composé de tissu conjonctif (collagène, élastine et réticuline), de fibroblastes, de globules blancs (macrophages) et de récepteurs sensoriels. Contrairement à l'épiderme, qui est avascularisé, le derme contient de nombreux vaisseaux sanguins et lymphatiques. Les poils, les glandes sébacées et les glandes sudoripares se trouvent également dans le derme. Les deux zones du derme sont la zone papillaire et la zone réticulaire. La **zone papillaire** forme les papilles du derme en contact avec la couche basale de l'épiderme. Ces papilles façonnent les crêtes et les sillons caractéristiques des empreintes digitales. La **zone réticulaire** est la zone la plus profonde et la plus épaisse. Le collagène du derme offre beaucoup d'élasticité et de résistance contre les différentes forces qui s'exercent sur la peau.

L'**hypoderme**, tissu situé au-dessous du derme, est principalement constitué de cellules adipeuses et de tissu conjonctif. Cette couche profonde de tissu adipeux protège des chocs et joue un rôle d'isolant. L'hypoderme

Figure 7.1 Schéma de la peau

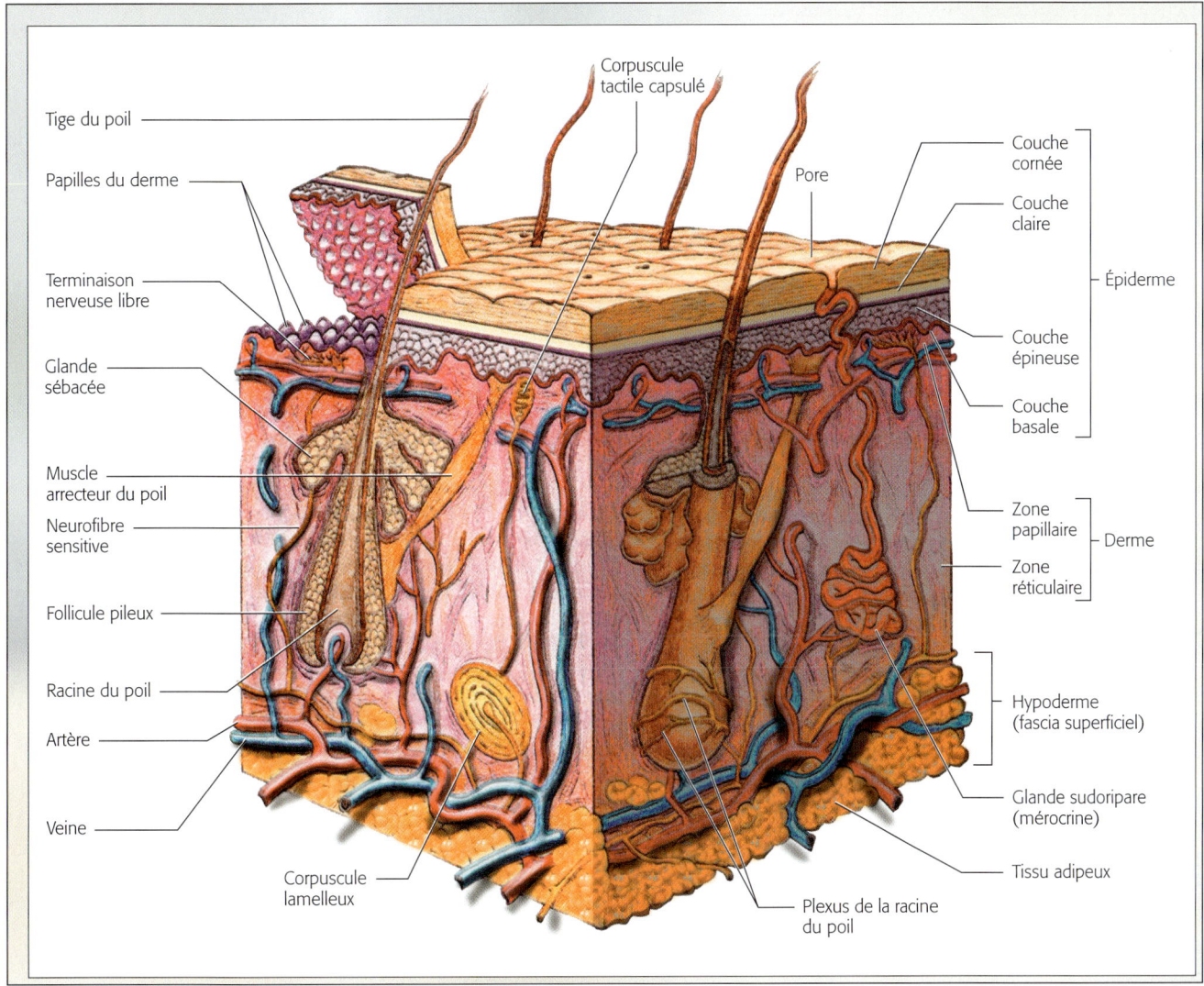

permet ainsi à la peau d'éviter la perte de chaleur du corps. Vous retrouverez dans le tableau 7.1 un résumé des fonctions de la peau.

Phanères

POILS

À l'exception de la face interne des mains et des pieds, des lèvres du visage, du pénis chez l'homme et des petites lèvres de la vulve chez la femme, les poils couvrent la surface de toute la peau. Ils sont formés d'une partie extracutanée appelée **tige** et d'une partie intracutanée appelée **racine**. Le rôle des poils du nez, des cils et des sourcils consiste à protéger l'organisme des poussières. Les autres poils à la surface de la peau permettent à l'organisme de se protéger du froid (par érection des poils à l'aide des muscles arrecteurs) et des rayons ultraviolets. Les poils jouent également un rôle dans la perception sensitive grâce à un enchevêtrement de terminaisons nerveuses à leur racine. La croissance des poils est fortement conditionnée par les hormones sexuelles (œstrogènes, progestérone, testostérone), les hormones surrénaliennes (androgène surrénalien et cortisol), ainsi que par l'apport sanguin.

ONGLES

Les ongles protègent les phalanges et l'épiderme au dos de la partie distale des doigts et des orteils. À l'instar des poils, les ongles sont constitués de kératine dure. La partie interne de l'ongle comprend la matrice et la racine. La matrice de l'ongle, tout comme celle des poils, est le point de départ de la croissance de l'ongle. La partie externe de l'ongle, appelée corps, repose sur une partie de l'épiderme appelée lit. La rencontre entre la matrice et le lit forme un épithélium plus épais qui porte le nom de lunule (voir la figure 7.2). La partie interne de l'ongle est protégée par un repli cutané appelé cuticule.

Tableau 7.1 Résumé des fonctions de la peau

Structure	Fonction
Cellules de l'épiderme : Kératinocytes, Mélanocytes, Cellules de Langerhans (macrophages) **Tissu conjonctif du derme**	**Protection** contre les corps étrangers, les rayons ultraviolets, les chocs et la perte de chaleur et d'humidité
Glandes sudoripares **Poils** (muscles arrecteurs) **Capillaires**	**Régulation** de la température corporelle
Capillaires	**Réservoir** sanguin
Terminaisons nerveuses libres **Terminaisons renflées :** Corpuscules de Ruffini, Disques de Merkel **Terminaisons encapsulées :** Corpuscules de Meissner, Corpuscules de Pacini	**Perception** du toucher à l'aide de récepteurs sensoriels, du chaud à l'aide des récepteurs de Ruffini et du froid à l'aide des récepteurs de Krauss
Cellules de l'épiderme	**Synthèse** de la vitamine D
Glandes sudoripares	**Excrétion** de sels minéraux et de petites quantités de déchets azotés (ammoniac, urée et acide urique)

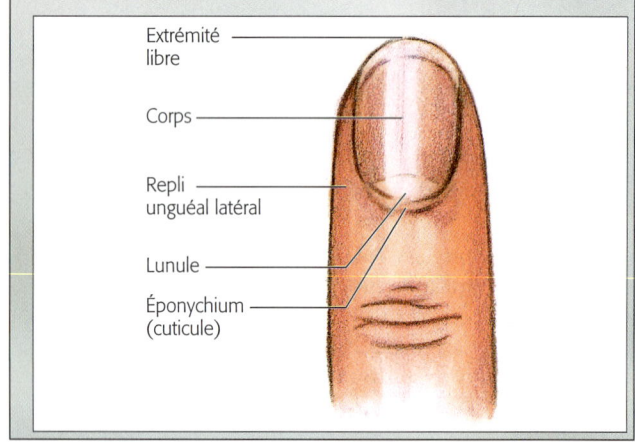

Figure 7.2 Schéma de l'ongle

Les situations de stress métaboliques importants peuvent causer des retards dans la croissance des ongles. Le retrait des cuticules au cours d'une séance de manucure élimine cette précieuse barrière et peut favoriser l'entrée de microorganismes pathogènes.

GLANDES SUDORIPARES

Les glandes sudoripares se trouvent réparties sur toute la surface du corps, et plus particulièrement au front, aux faces palmaires et plantaires. Elles sont formées de cellules épithéliales et sont divisées en deux catégories : les glandes eccrines et les glandes apocrines. Les glandes eccrines sont les plus nombreuses. La sueur est formée dans un tubule très sinueux du derme et est excrétée par le canal excréteur à la surface de la peau via les pores. Elle est constituée d'eau, de sels minéraux et de déchets azotés. Contrôlé par le système nerveux autonome, le mécanisme de transpiration (perte d'eau et de chaleur) permet de réguler la température corporelle.

Contrairement aux glandes eccrines qui déversent leurs sécrétions directement à la surface de la peau, les glandes apocrines les déversent dans le follicule pileux. Plus volumineuses que les glandes eccrines, les glandes sudoripares apocrines sont présentes surtout aux aisselles, au pubis et à l'aréole du mamelon ; leurs sécrétions sont plus épaisses que la sueur en raison de la présence de protéines et de lipides.

Les odeurs très fortes de transpiration proviennent de la dégradation des sécrétions par certaines bactéries. Il existe deux moyens d'atténuer ces odeurs : les antisudorifiques et les déodorants. Les antisudorifiques ont pour effet d'assécher la peau et donc de limiter la croissance bactérienne, les déodorants masquent simplement les odeurs. Certaines lésions d'irritation ou d'allergie (dermite de contact) peuvent être associées à l'utilisation de ces produits.

GLANDES SÉBACÉES

Nombreuses au visage, ces glandes sont absentes des faces palmaires et plantaires. Les glandes sébacées sont intimement reliées aux follicules pileux. La sécrétion de ces glandes holocrines porte le nom de sébum. Cette substance huileuse est composée de gouttelettes de lipides et de débris cellulaires des glandes qui ont éclaté avec l'accumulation de lipides. Le sébum permet de lubrifier la peau et les poils, et d'imperméabiliser la peau ; il limite ainsi l'évaporation d'eau. Cette substance aurait également des propriétés bactéricides et antifongiques. L'activité des glandes sébacées est grandement tributaire des hormones comme la testostérone et les androgènes surrénaliens.

L'augmentation de la synthèse et de la sécrétion de sébum peut provoquer une occlusion des glandes sébacées qui favorise les réactions inflammatoires et les infections (acné et dermite séborrhéique).

Lexique des lésions primaires et secondaires

Les lésions cutanées dites « primaires » sont les premières à se manifester, les lésions dites « secondaires » proviennent de l'évolution naturelle des lésions primaires ou du grattage (voir le tableau 7.2). On les distingue selon trois critères : le type de lésions, la forme des lésions et la disposition des lésions (zone du corps et répartition des lésions sur le corps).

EXAMEN CLINIQUE

Déterminants de santé

Lors de l'examen, l'infirmière s'efforce de relever un certain nombre d'informations qui touchent à l'environnement de la personne, à ses habitudes de vie, au traitement qu'elle reçoit ou qu'elle a reçu et aux médicaments qu'elle consomme.

Facteurs biologiques

ÂGE À la naissance, le nouveau-né est parfois recouvert d'une substance blanchâtre appelée vernix caseosa, constituée de cellules épithéliales desquamées et du sébum que produisent les glandes sébacées. Un fin duvet appelé lanugo recouvre sa peau. La peau du nouveau-né a baigné dans l'utérus de sa mère, milieu très humide, pendant une longue période. Après la naissance, sa peau s'assèche et a tendance à desquamer. Les glandes sudoripares ne sont pas complètement actives et limitent ainsi les mécanismes de régulation de la température, comme l'évaporation par sudation lorsque la température devient plus élevée. La peau et la couche adipeuse d'un nouveau-né sont minces; c'est pourquoi celui-ci perd beaucoup plus de chaleur que l'adulte et est donc beaucoup plus sensible aux températures froides.

Stimulées par les œstrogènes de la mère, les glandes sébacées sécrètent du sébum qui bouche les follicules et produit de petites papules blanches (milium) au nez, au menton, au front et aux joues. Cette stimulation des glandes sébacées est également à l'origine des plaques jaunes ou brunes de sébum appelées « croûtes de lait » ou « chapeau » lorsqu'elles sont situées sur le cuir chevelu. On observe parfois sur la peau des « taches de naissance » ou « taches café au lait », qui proviennent d'une hyperpigmentation de la peau. Les nouveau-nés à la peau noire (en proportion de 90 %) peuvent présenter des taches de type mongoloïde de couleur bleu/noir qui proviennent de la suractivité des mélanocytes; elles disparaissent généralement vers l'âge d'un an. Il est important de ne pas les confondre avec des ecchymoses, qui pourraient laisser croire à des cas de mauvais traitements. La peau de certains nouveau-nés présente parfois des hémangiomes (« strawberry hemangioma »); ces hémangiomes augmentent souvent de taille jusqu'à l'âge de 2 ou 3 ans, mais finissent par régresser et disparaître spontanément vers l'âge de 7 ans.

Au cours de l'adolescence, chez les garçons, l'augmentation de la sécrétion de testostérone rend plus épaisse la peau, stimule la pousse des poils au visage, aux aisselles, à la poitrine et au pubis ainsi que la sécrétion de sébum par les glandes sébacées. L'hypersécrétion des glandes sébacées peut favoriser l'apparition de papules et de pustules qui caractérisent l'acné. La testostérone stimule également les mélanocytes, qui produisent alors davantage de mélanine et foncent la couleur de la peau. Chez les filles, la peau s'épaissit également. L'augmentation de la sécrétion d'œstrogènes augmente la vascularisation et rend leur peau plus chaude et plus rosée. L'augmentation de la sécrétion d'androgènes surrénaliens stimule la croissance des poils aux aisselles et au pubis. Cette augmentation de la sécrétion des glandes sébacées favorise également le développement d'acné.

Au cours du vieillissement, plusieurs facteurs métaboliques (diminution de la sécrétion hormonale des facteurs de croissance et apoptose) contribuent aux modifications de la peau. Celle-ci s'amincit, s'assèche et perd de son élasticité. L'apparition des rides signe ce phénomène. La réduction de la circulation donne un teint plus blanc et plus opaque. La diminution de l'épaisseur des différentes couches de la peau rend cette barrière beaucoup plus fragile. Le pouvoir de cicatrisation est également réduit et augmente les risques de complications. À mesure que l'on vieillit, plusieurs types de taches peuvent apparaître à la surface de la peau par suite de la fragilisation des tissus et de la suractivité des glandes sébacées et des mélanocytes. Par exemple, il y a les taches dépigmentées blanchâtres appelées « pseudo-cicatrices », les taches pourpres appelées « purpura sénile » ou les taches brunes appelées « lentigo sénile » ou « taches hépatiques ». La diminution de l'activité des mélanocytes entraîne le blanchiment des follicules pileux (poils et cheveux). Les métabolites provenant de la dégradation de la testostérone provoquent un effet toxique et la chute du follicule chez l'homme, appelée alopécie. Ce phénomène de dégradation est déterminé génétiquement. Chez la femme, la diminution des taux d'œstrogènes laisse place à la testostérone (surrénalienne) et peut se traduire par la croissance de poils grossiers au visage.

SEXE La sécrétion des hormones est différente selon le sexe (masculin ou féminin) et selon l'âge. La prédisposition à certaines affections ainsi que leur incidence varient également selon le sexe. Certaines lésions d'origine auto-immunitaire (lupus érythémateux disséminé) sont ainsi plus fréquentes chez la femme.

GROSSESSE Les changements hormonaux et métaboliques peuvent être responsables de modifications importantes de la peau chez la femme enceinte. Durant cette période, les hormones (œstrogènes et progestérone) augmentent l'activité des mélanocytes, la peau fonce légèrement et de façon plus prononcée autour de l'aréole des seins et de la ligne médiane inférieure de l'abdomen (linea nigra). La pilosité peut également foncer. Le chloasma ou « masque de grossesse » est caractérisé par la présence de macules brunes au front et aux éminences malaires. La grossesse est également associée à un risque plus élevé de développer des « taches de rubis » et des angiomes stellaires. L'accélération du métabolisme provoque une augmentation de l'activité des glandes sudoripares. Certaines affections comme le lupus érythémateux disséminé (LED) peuvent se manifester pour la première fois au cours de la grossesse ou devenir plus actives durant cette période.

TEINTE DE LA PEAU La couleur de la peau peut varier beaucoup d'un individu à l'autre. Ces différences sont directement reliées à l'activité des mélanocytes et à leur taux de synthèse et de sécrétion de mélanine. La génétique des individus, associée aux origines raciales, prédispose certains d'entre eux à des lésions. Les chéloïdes, par exemple, apparaissent davantage sur la peau des Noirs.

Tableau 7.2 Lésions primaires et secondaires

LÉSIONS PRIMAIRES I : Lésions plates, non palpables, circonscrites

Macule
Petite. Taille : jusqu'à 1 cm
Exemples : tache de rousseur, pétéchie

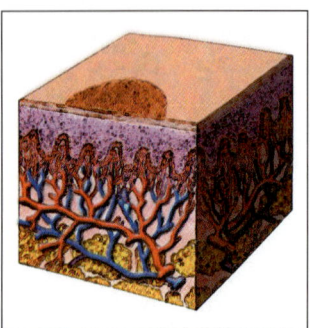

Tache
Plus grande. Taille : > 1 cm
Exemple : vitiligo

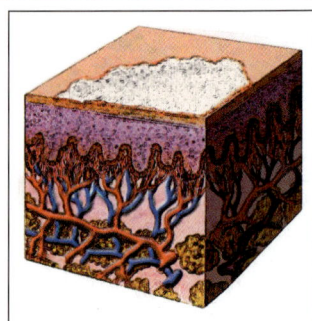

LÉSIONS PRIMAIRES II : Masses denses, saillantes, palpables

Papule
Élévation ferme provenant d'une infiltration ou d'une hyperplasie du derme
Taille : < 0,5 cm
Exemple : nævus (grain de beauté)

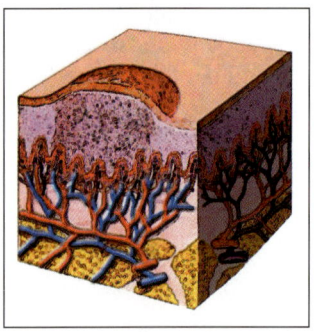

Papule ortiée
Zone localisée d'œdème cutané, légèrement irrégulière, transitoire et superficielle
Exemple : piqûre de moustique

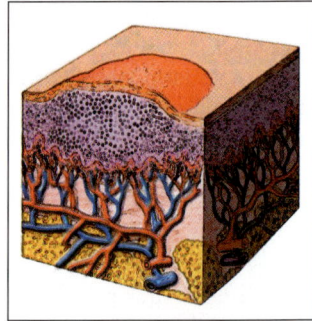

Plaque
Surface plane, surélevée
Taille : > 0,5 cm
Exemple : ensemble de papules (psoriasis-eczéma)

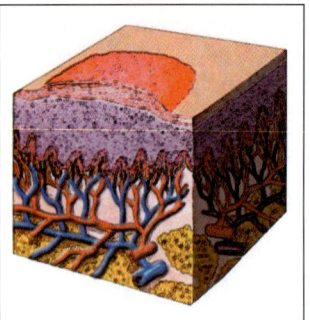

Nodule
Plus profond et plus ferme qu'une papule
Taille : 0,5 à 1-2 cm
Exemple : ganglion hypertrophié

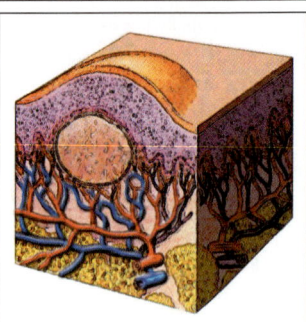

Tumeur
Taille : > 2 cm
Exemples : fibrome, mélanome

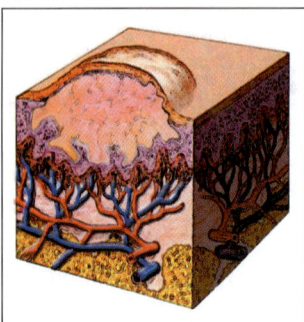

Tableau 7.2 Lésions primaires et secondaires (suite)

LÉSIONS PRIMAIRES III : Élévations superficielles circonscrites de la peau formées de liquide dans une cavité

Vésicule-bulle

Remplie de liquide séreux

Exemples : herpès, impétigo

Taille : vésicule : < 5 mm
bulle : ≥ 5 mm

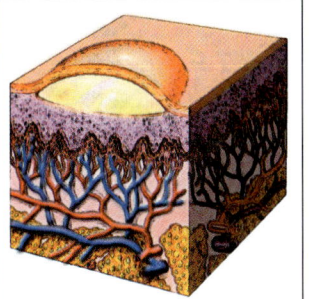

Pustule

Remplie de pus

Exemple : acné

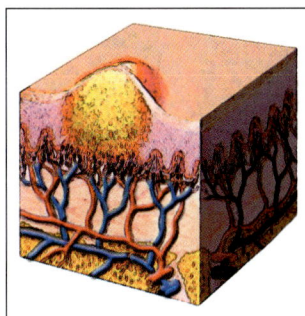

Kyste

Solide ou rempli de liquide

Exemple : kyste sébacé

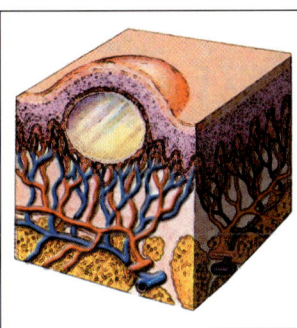

LÉSIONS SECONDAIRES I : Perte de la surface de la peau

Érosion

Perte de l'épiderme superficiel, la surface est humide mais ne saigne pas

Exemple : varicelle

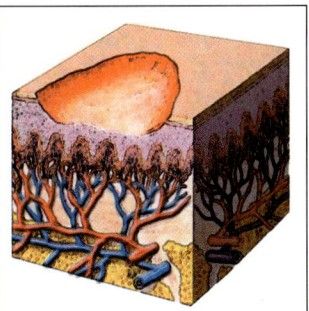

Fissure

Fente linéaire dans la peau

Exemple : pied d'athlète
(*tinea pedis*)

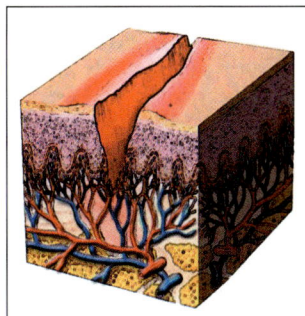

Amincissement

Diminution de l'épaisseur de l'épiderme

Exemple : vergeture

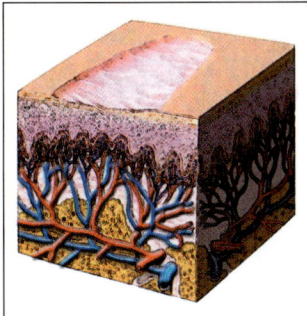

Ulcère

Perte de l'épiderme et du derme

Exemple : plaie de pression

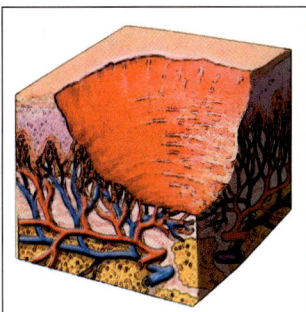

Tableau 7.2 Lésions primaires et secondaires (suite)

LÉSIONS SECONDAIRES II : Présence de substance à la surface de la peau

Squame
Mince lamelle d'épiderme exfolié
Exemples : pellicules, peau sèche

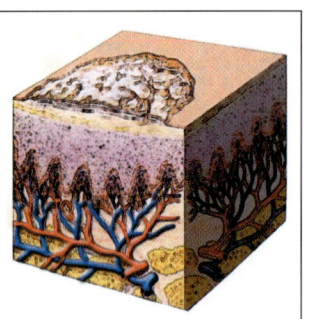

Croûte
Résidu séché de sébum, de pus ou de sang
Exemples : eczéma, impétigo

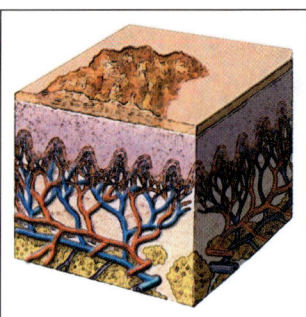

Cicatrice
Tissu fibreux
Exemple : incision chirurgicale

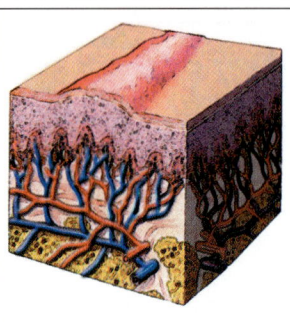

HISTOIRE FAMILIALE Il existe une prédisposition familiale (génétique) à certaines affections comme les allergies, le psoriasis, l'acné ou les dermites atopiques. La prédisposition au cancer de la peau comme le mélanome malin est également associée à une composante héréditaire.

ANTÉCÉDENTS MÉDICAUX Les antécédents médicaux peuvent expliquer l'apparition de certaines lésions cutanées, surtout dans un contexte d'affections chroniques. Voici quelques affections susceptibles d'entraîner des changements cutanés :

- La neuropathie périphérique. En raison de leur perte de sensibilité aux extrémités, les personnes souffrant de diabète, par exemple, peuvent se blesser sans le ressentir.
- L'insuffisance vasculaire (diabète, insuffisance cardiaque, choc). Elle peut entraîner des changements de coloration (pâleur, cyanose) et de l'œdème.
- L'insuffisance rénale. La pâleur de la peau est reliée à une condition anémique. La présence de purpura, quant à elle, est associée à une dysfonction plaquettaire.
- L'insuffisance métabolique. Elle peut provoquer une rétention hydrique (œdème).
- Le cancer (cancer de la peau et lésions iatrogéniques). En dehors des cancers de la peau, certains autres cancers peuvent causer des lésions cutanées (métastases cutanées).
- Les maladies infantiles. Certaines maladies infantiles peuvent favoriser l'apparition de lésions cutanées chez l'adulte. Par exemple, une varicelle contractée au cours de l'enfance prédispose au zona à l'âge adulte.
- Le sida. L'immunosuppression occasionnée par le virus est associée à des lésions comme le sarcome de Kaposi.
- L'hypertension. Une forte tension artérielle peut être responsable d'une coloration rouge au visage et de la présence de télangiectasie.
- L'insuffisance respiratoire. Cette affection peut provoquer une coloration grise ou bleue, un hippocratisme digital (« doigts en baguettes de tambour »), des rougeurs sur le visage lors d'une condition hypoxique chronique (polycythémie).
- Les maladies transmises sexuellement (MTS). La syphilis peut entraîner des lésions cutanées sur tout le corps au cours de la deuxième phase de la maladie.

HEURE DE LA JOURNÉE Certains signes cliniques, comme l'œdème, peuvent évoluer au cours d'une même journée pour différentes raisons, par exemple la position, l'activité physique, l'activité endocrinienne.

INVOLUTION SPONTANÉE DE LA MALADIE Certaines lésions cutanées comme les verrues peuvent disparaître spontanément ; d'autres, comme les lésions provoquées par la syphilis, peuvent disparaître temporairement entre les différentes phases de la maladie.

ALLERGIE Certaines lésions cutanées liées à une réaction d'hypersensibilité de type allergène peuvent être provoquées à la suite d'un contact avec un antigène comme des aliments, des objets (en latex, en métal ou en cuir), des crèmes médicamenteuses, des détergents, des cosmétiques, des animaux et des liquides biologiques (le sperme). Une réaction d'hypersensibilité à un antigène est également susceptible d'entraîner des réactions d'allergie à d'autres antigènes.

Facteurs environnementaux

CONTACT Les personnes atteintes de lésions contagieuses (varicelle, verrue, gale, pédiculose) qui se trouvent dans un lieu public, à l'école, ou qui participent à un voyage, peuvent contaminer d'autres personnes. Le contact avec des produits irritants (solvants, détergents, poussières, animaux et certaines plantes) entraîne parfois des réactions cutanées d'irritation ou d'allergie. Le contact prolongé de la peau avec un objet peut provoquer des lésions cutanées lorsque la pression exercée par cet objet sur la peau bloque la circulation sanguine cutanée. Des lésions cutanées peuvent également provenir de la friction répétée entre l'objet et la peau.

TAUX D'HUMIDITÉ ET TEMPÉRATURE Le taux d'humidité et la température ambiante influent directement sur l'humidité de la peau et son taux d'évaporation. À titre d'exemple, une personne vivant dans une maison surchauffée où le taux d'humidité est faible peut avoir la peau très sèche et souffrir de lésions cutanées (prurit et eczéma).

SATURATION EN OXYGÈNE, MONOXYDE DE CARBONE OU AUTRE La saturation en oxygène de l'hémoglobine influe grandement sur la coloration de la peau et plus particulièrement aux extrémités. Les intoxications au monoxyde de carbone transmettent à la peau une coloration bleue (cyanose) ou rouge cerise.

Habitudes de vie

ALIMENTATION Les allergies alimentaires sont fréquentes et se présentent sous la forme d'une dermite avec papules-vésicules-érythème et prurit. L'ingestion de certains produits acides comme les agrumes, les fraises et les tomates est parfois associée à une dermite, l'eczéma par exemple. La dénutrition protéique peut provoquer une chute importante des cheveux et modifier l'aspect des ongles par l'apparition soudaine de stries transversales (voir le tableau 7.3). La déshydratation s'observe surtout au niveau des muqueuses de la bouche, et des yeux. Le signe de turgescence (pli cutané) dans les cas de déshydratation est peu fiable et de moins en moins pris en compte en raison des grandes variations existant selon l'âge et le poids de la personne.

ALCOOL La consommation d'alcool peut être à l'origine d'une vasodilatation superficielle qui se traduit sous la forme de plaques rouges au visage et au cou. Une surconsommation chronique (alcoolisme) est à l'origine de plusieurs affections dermatologiques comme les angiomes stellaires (tumeurs des vaisseaux en forme d'araignée).

Tableau 7.3 Changements tégumentaires associés à une carence vitaminique ou minérale

Vitamine B_6 et riboflavine	Peut provoquer des lésions comme des fissures (cheilosis) et un érythème tout autour de la bouche
Vitamine K	Peut entraîner des hémorragies qui se manifestent sous forme de purpura ou de pétéchies
Vitamine A	Peut entraîner une hyperkératose qui s'observe par une rugosité de la peau
Cuivre	Peut entraîner une décoloration des cheveux: les cheveux se présentent sous la forme de bandes décolorées (signe du drapeau)
Fer	Peut occasionner une anémie et s'observer par une pâleur généralisée de la peau et une déformation concave des ongles appelée koïlonychie

TABAGISME Le tabagisme entraîne une diminution de l'apport d'oxygène et contribue au vieillissement prématuré de la peau.

PRATIQUES SEXUELLES Plusieurs maladies transmises sexuellement d'origine virale, bactérienne, parasitaire ou fongique, ainsi que certaines réactions allergiques au latex (condom) ou au sperme, se manifestent sous la forme de dermites.

EXPOSITION AU SOLEIL Les rayons ultraviolets sont responsables de la destruction des fibres élastiques de la peau (élastine et collagène), ce qui a pour effet de vieillir prématurément la peau. Ils sont également reliés à l'aggravation de certaines lésions cutanées, comme la sclérodermie et le lupus érythémateux disséminé, ainsi qu'au développement du cancer de la peau.

GRATTAGE ET FROTTAGE La manie de se gratter et de se frotter peut entraîner une surinfection bactérienne des lésions ou la formation de lésions chroniques comme le lichen plan.

TATOUAGE L'art du tatouage pratiqué dans des conditions non stériles peut être à l'origine d'affections dermatologiques (cellulite) ou systémiques (hépatite ou sida). Certains individus présentent parfois des réactions allergiques au pigment introduit sous leur peau. D'autres peuvent à la suite d'un tatouage développer des cicatrices hypertrophiques ou souffrir de chéloïdes.

TITILLOMANIE L'action de s'arracher les cheveux de façon répétée peut être à l'origine de lésions au cuir chevelu et de plaques sans cheveux.

COSMÉTIQUES Certains cosmétiques provoquent parfois des réactions allergiques qui se traduisent par des dermites de contact. Les corps gras que contiennent les cosmétiques peuvent être à l'origine d'une stimulation trop importante des glandes sébacées et prédisposer à l'acné de l'adulte. L'acné peut également provenir de l'occlusion des pores par les cosmétiques.

Soins

MÉDICAMENTS (prescrits ou en vente libre). Certains médicaments entraînent des réactions dermatologiques de type allergique. Les réactions allergiques peuvent également être associées au colorant ou à la galénique du médicament et non à la molécule active. Les médicaments ont parfois des effets nocifs qui peuvent se traduire par un érythème localisé ou généralisé, des lésions papulaires, vésiculaires et du prurit, et parfois même un syndrome de Lyell. L'épiderme d'une personne atteinte de ce syndrome de nécrolyse épidermique toxique se détache en grands lambeaux tout comme dans le cas de brûlures graves. La prise d'un antibiotique comme l'amoxicilline lors du traitement de la mononucléose peut entraîner un érythème généralisé.

VACCINS. Les réactions à un vaccin peuvent être locales et se présenter sous la forme de plaques érythémateuses allant jusqu'à la cellulite, ou être généralisées sur tout le corps en formant des érythèmes, des papules ou des vésicules.

PRODUITS NATURELS ET PRODUITS HOMÉOPATHIQUES Certaines substances contenues dans les produits naturels, la germendré par exemple, peuvent être toxiques et provoquer des réactions dermatologiques de type allergique ou une insuffisance hépatique qui se manifeste par un ictère. La galénique des produits homéopathiques peut également entraîner des réactions dermatologiques.

SOINS Certaines lésions cutanées infectieuses peuvent provenir de techniques de soins inadéquates : lavage de mains insuffisant, mauvaise stérilisation ou faible fréquence du changement de position de la personne immobilisée, ce qui permet de réduire la pression exercée sur les tissus cutanés. Certaines lésions cutanées peuvent également provenir de traumatismes provoqués par un retrait trop brusque du ruban adhésif ou de techniques de débridement mécanique agressives.

TRAITEMENTS MÉDICAUX Des traitements médicaux, comme les traitements de radiothérapie, peuvent occasionner des lésions érythémateuses. L'utilisation de techniques de cautérisation ou d'électrochocs en cardiologie peuvent également provoquer des lésions telles des brûlures.

TRAITEMENTS DENTAIRES Des traitements dentaires peuvent être à l'origine de réactions dermatologiques. Le recours à un anesthésique local ou à un antibiotique peut déclencher des allergies cutanées.

TRAITEMENTS D'ACUPONCTURE L'utilisation d'aiguilles non stériles peut entraîner des réactions dermatologiques de contamination (HIV et hépatite).

SOINS DE MANUCURE Les cosmétiques utilisés pour des soins de manucure peuvent être à l'origine de réactions dermatologiques localisées de type allergique. Des infections localisées peuvent apparaître lorsque les cuticules ont été repoussées.

Motifs courants de consultation (symptômes)

Les motifs courants de consultation sont les symptômes cutanés pour lesquels la personne consulte. Ces motifs sont : l'éruption d'une lésion, le changement de coloration et le prurit.

Éruption d'une lésion

DÉFINITION
L'éruption d'une lésion cutanée peut avoir plusieurs origines. L'infirmière pourra déterminer les causes des lésions de la personne à la suite de l'examen clinique, si elle sait distinguer les différents types de lésions (primaires et secondaires) ainsi que leurs caractéristiques (morphologie, taille, couleur, texture, distribution et configuration). À titre d'exemple, l'éruption de vésicules disséminées sur tout le corps évoque une cause générale, alors que l'apparition d'un amas de vésicules localisées à la taille au niveau de la ceinture évoque une cause locale de contact direct.

QUESTIONS

P Selon vous, quelle pourrait être l'origine de ces lésions ?
- Avez-vous trouvé un moyen pour calmer les démangeaisons ou diminuer le nombre de lésions ?
- Avez-vous subi dernièrement un traumatisme physique et/ou psychologique (stress) ?
- Vous êtes vous exposée au soleil ?
- Est-ce qu'une personne de votre entourage présente ce même type de lésion (à la maison, au travail, à la garderie ou à l'école) ?
- Avez-vous fréquenté des lieux publics comme la piscine au cours des derniers mois ?
- Avez-vous des animaux chez vous ?
- Avez-vous voyagé dernièrement ?
- Avez-vous été piquée par un insecte ?
- Avez-vous porté des vêtements en laine, en fibres synthétiques, ou des vêtements neufs sans les avoir lavés au préalable ?
- Êtes-vous en contact avec des produits irritants (détergent, solvant, dissolvant) ?
- Vous lavez-vous les mains souvent ?
- Devez-vous porter des gants en latex ?
- Avez-vous changé dernièrement vos habitudes alimentaires ?
- Avez-vous mangé avec excès d'un aliment (des fraises ou des tomates, par exemple) ?
- Êtes-vous sexuellement active ? Utilisez-vous des condoms en latex ?
- Avez-vous changé récemment de marque de savon, de shampoing ou de cosmétiques ?
- Avez-vous récemment changé de médicament ou pris un nouveau médicament ?

JUSTIFICATIONS

La personne peut avoir recours à une crème ou à de la poudre ou encore prendre un bain afin d'apaiser les signes fonctionnels. Le stress agit sur la libération de médiateurs chimiques pouvant provoquer des réactions cutanées, comme la dermite ou l'eczéma. L'association de symptômes extra-dermatologiques (céphalées ou troubles digestifs) aux lésions dermatologiques permet d'établir des liens avec la cause de l'éruption. L'exposition au soleil peut provoquer des lésions qui ne seront pas présentes sur les parties du corps non exposées. L'allergie au latex est fréquemment rapportée chez les travailleurs de la santé.

QUESTIONS

Q Que pensez-vous de ces lésions ?
– Comment se sont-elles manifestées au début ?

JUSTIFICATIONS

La perception que la personne a de ses lésions et l'évaluation faite par l'infirmière sont des données précieuses qui permettent d'établir plusieurs liens entre les différents facteurs en cause. On peut ainsi mieux caractériser les lésions afin d'apporter un traitement adapté à la personne. Les signes particuliers des premières manifestations (lésion plate ou surélevée, présence de croûte, couleur, odeur, température de la peau au site de la lésion) permettent de mieux cerner l'évolution des lésions.

QUESTIONS

R Sur quelle région de votre corps la première lésion est-elle apparue ?
– Avez-vous des lésions sur d'autres parties de votre corps ?
– Les lésions se sont-elles propagées ?

JUSTIFICATION

Des lésions sur tout le corps, contrairement à une lésion localisée, peuvent évoquer une origine systémique. Par exemple, la répartition des lésions le long du trajet des nerfs est caractéristique du zona.

QUESTIONS

S Souffrez-vous de malaises, de fièvre, d'arthralgies, de troubles digestifs ou de maux de tête ?
– Vos lésions sont-elles accompagnées de démangeaisons (prurit), de douleurs, de sensation de brûlure ou d'engourdissements ?
– La présence de ces lésions affecte-t-elle votre vie sociale ?

JUSTIFICATION

Les symptômes associés aux lésions permettent de préciser l'origine et l'évolution des lésions. La présence de symptômes psychologiques associés à l'éruption de lésions peut limiter les activités sociales, diminuer l'image de soi et causer un état dépressif.

QUESTIONS

T Depuis combien de temps souffrez-vous de ces lésions ?
– Avez-vous déjà souffert de ce type de lésions ?
– Avez-vous traversé des périodes successives de paroxysme et d'accalmie ?

JUSTIFICATION

La durée est un élément significatif dans l'évaluation de l'éruption de lésions. Les périodes d'exacerbation ou de rémission doivent être considérées dans les cas de conditions chroniques.

Changement de coloration

QUESTIONS

P Avez-vous remarqué si certaines situations modifient la coloration de votre peau ?
– Les changements de température modifient-ils la coloration de votre peau ?
– Consommez-vous des drogues intraveineuses ?
– Quelles sont vos pratiques sexuelles ?

JUSTIFICATIONS

La posture peut affecter la circulation sanguine et modifier ainsi la coloration de la peau des jambes. Un changement de température peut provoquer des modifications dans l'apport sanguin aux tissus. Les atteintes liées aux hépatites peuvent provenir de l'utilisation de seringues contaminées ou de relations sexuelles non protégées avec un partenaire atteint.

Dans le cas d'un changement de couleur correspondant à la présence de nombreuses ecchymoses :
– Avez-vous pratiqué un sport violent ?
– Quel emploi occupez-vous ?
– Avez-vous pris des anticoagulants (acide salicylique ou autres) ?
– D'autres personnes de votre famille présentent-elles ce même phénomène ?

La pratique d'un sport violent comportant des contacts nombreux et brutaux peut expliquer la présence des ecchymoses. La prise d'anticoagulants ou une condition hémophilique peut favoriser le saignement et justifier ainsi la manifestation des ecchymoses. L'hémophilie est une affection génétiquement transmissible pouvant atteindre plusieurs membres d'une même famille. On peut par ailleurs penser à un cas de mauvais traitements lorsque la personne donne des réponses vagues et invraisemblables.

QUESTIONS

Q Que pensez-vous de ce changement de couleur ?
– La présence de ce changement de couleur a-t-elle modifié certaines de vos habitudes ?

Dans le cas d'un changement de couleur d'un nævus :
– Quelle était la couleur de votre grain de beauté auparavant ?

JUSTIFICATIONS

L'analyse et les explications de la personne peuvent être d'une grande utilité dans l'évaluation du changement de coloration de sa peau. Le changement de coloration d'un nævus peut être associé à un processus tumoral.

QUESTION

R Le changement de couleur est-il généralisé ou localisé ?

JUSTIFICATION

Un changement de coloration généralisé (pâleur, cyanose, ictère) laisse présager une origine systémique, contrairement à un changement de coloration localisé (nævus ou vitiligo).

QUESTION

S Avez-vous observé d'autres symptômes : des difficultés respiratoires, des étourdissements, de la fatigue, des douleurs articulaires ?

JUSTIFICATIONS

Des difficultés respiratoires et des étourdissements évoquent une maladie pulmonaire ou cardiaque. Des douleurs articulaires peuvent être associées à de l'anémie falciforme.

Dans le cas d'un changement de coloration d'un nævus :
– Quelle était la grosseur et la forme de votre grain de beauté auparavant ?
– Votre grain de beauté saigne-t-il à l'occasion ?
– Avez-vous des démangeaisons associées à votre grain de beauté ?

Les changements de coloration d'un nævus accompagnés de démangeaisons, de saignements et d'une modification de la grosseur et/ou de la forme peuvent être liés à un processus tumoral.

QUESTIONS

T Depuis combien de temps avez-vous constaté un changement de coloration ?
– Ce changement de coloration varie-t-il ?

JUSTIFICATIONS

Un changement de couleur qui varie au cours de la journée peut être associé à une position particulière, à une activité métabolique, pulmonaire et cardiovasculaire qui se modifie entre le repos de la nuit et les activités du jour. Il peut également être provoqué par des changements vasculaires associés à la température ambiante (maladie de Raynaud) ou encore par le tabagisme et les infections.

Détails sur le symptôme le plus fréquent : le prurit

DÉFINITION

Le prurit est une sensation très vive de démangeaison de la peau qui force une personne à se gratter. Cette sensation est transmise de la peau au cerveau par des cellules nerveuses de type C, ainsi que par le faisceau spinothalamique de la moelle épinière. Les médiateurs du prurit sont partiellement connus, notamment l'histamine, qui participe aux réactions de défense lors de contacts et d'allergies. Inversement, un prurit peut être la manifestation d'une excitation cérébrale normale (un stress) ou pathologique (abcès cérébral et troubles psychiatriques). En dehors du prurit causé par le dépôt de sels biliaires dans la peau lors d'une obstruction à l'excrétion de la bile, les médiateurs du prurit font encore l'objet de recherches.

Le prurit peut être d'origine locale, systémique ou inconnue :
1. Origine locale :
   – sécheresse de la peau ;
   – neurodermite ;
   – dermite atopique, dermite de contact, dermite herpétiforme ;
   – réaction auto-immune : pemphigoïde bulleuse ;
   – urticaire ;
   – infections bactériennes : impétigo ;
   – mycose : tinea corporis, tinea pedis, candidose ;
   – parasitose : scabiose (gale), pédiculose (poux) ;
   – piqûre d'insectes.
2. Origine systémique :
   – médicamenteuse (barbituriques, salicylates) ;
   – virose : varicelle, zona ;
   – hématologiques : tumeurs (lymphomes, leucémie, myélome) ;
   – digestives : cholestase, parasitose intestinale ;
   – grossesse ;
   – métaboliques : insuffisance rénale, hyperparathyroïdie, hypothyroïdie, diabète ;
   – psychologiques : stress psychologique. Il est de rigueur d'écarter les autres causes avant de conclure à une cause psychologique ;
   – neurologiques : sclérose en plaques.
3. Origine inconnue :
   – dermite séborrhéique ;
   – eczéma nummulaire ;
   – lichen simplex ;
   – psoriasis.

QUESTIONS

P Avez-vous l'habitude d'avoir la peau sèche ?
– Traversez-vous une période de stress important (travail, deuil, maladie, déménagement, examen) ?
– Êtes-vous enceinte ?

- Vous êtes vous promenée dans un bois au cours des derniers mois ?
- Avez-vous mangé un aliment que vous ne mangez pas habituellement ? Avez-vous mangé un aliment en grande quantité ?
- Avez-vous changé de marque de savon ou de shampoing ?
- Êtes-vous sexuellement actif ? Avez-vous changé de partenaire sexuel ? Avez-vous plusieurs partenaires ?
- Avez-vous pris un nouveau médicament, ou avez-vous changé de médicament dernièrement ?
- Les personnes de votre entourage ressentent-elles également des démangeaisons ?

JUSTIFICATIONS

La sécheresse inhabituelle de la peau peut être associée à des changements environnementaux (milieu plus sec, contagion), à des changements d'habitudes de vie (cosmétiques, médicaments) ou à une condition biologique nouvelle (changements hormonaux, stress). Pendant la saison d'hiver, la peau souffre davantage de sécheresse. Le contact avec certaines substances comme le latex des gants, l'eau de vaisselle ou des substances chimiques diverses peut provoquer une dermite atopique. Dans la polycythemia vera, le prurit est déclenché lors de changements brusques de température. Dans les causes d'origine systémique, il faut interroger la personne et essayer de connaître les raisons de sa consommation de médicaments ou d'aliments naturels.

QUESTIONS

Q Vos démangeaisons sont-elles faibles, modérées ou très fortes ?
- Vos démangeaisons sont-elles constantes ou intermittentes ?
- Vos démangeaisons se sont-elles étendues à d'autres régions de votre corps ?
- Avez-vous réagi à ces démangeaisons en vous grattant ?
- Quels sont les éléments qui diminuent ou augmentent vos démangeaisons ?
- La présence de ces démangeaisons a-t-elle modifié votre façon de vivre ?

JUSTIFICATIONS

Le prurit varie beaucoup d'un individu à l'autre, peu importe la cause et le site. Cependant, l'information que la personne fournit peut aider l'infirmière à évaluer l'intensité du prurit et ce qui a pu le provoquer. Le fait de beaucoup se gratter peut augmenter considérablement la réaction. Un certain nombre de crèmes, ou d'huiles, de remèdes maison (bicarbonate de soude) ou des bains peuvent réduire le prurit. Il arrive que le traitement tenté par la personne pour soulager ses démangeaisons renseigne peu sur l'origine du prurit, car plusieurs entités peuvent répondre à un même traitement, aux corticostéroïdes topiques entre autres.

QUESTIONS

R Sur quelle partie de votre corps ressentez-vous les démangeaisons ?
- Les démangeaisons sont-elles plus prononcées à un endroit particulier de votre corps ?

JUSTIFICATIONS

La région est l'élément clé du questionnaire. Lorsque le prurit est généralisé, on recherche davantage une cause systémique ; lorsqu'il est localisé, on recherche davantage une cause de contact direct avec la peau.

QUESTIONS

S Avez-vous des picotements dans les yeux ou du larmoiement ?
- Éprouvez-vous des sensations de picotement dans la bouche ?
- Avez-vous l'impression d'avoir la langue plus épaisse ?
- Souffrez-vous de maux de tête, de frissons, de fatigue ?

JUSTIFICATION

Le prurit associé à une réaction allergique est souvent accompagné de réactions autour des yeux et de la bouche.

QUESTIONS

T Depuis combien de temps souffrez-vous de ces démangeaisons ?
- Les démangeaisons sont-elles plus fortes à une certaine heure de la journée ?

JUSTIFICATION

L'intervalle séparant l'apparition du prurit et l'exposition à un irritant ou à un allergène est un élément clé dans l'évaluation de l'agent à l'origine du prurit.

EXAMEN PHYSIQUE (SIGNES)

Matériel requis

- Gants
- Règle
- Loupe
- Lame de verre
- Bon éclairage

Généralement, l'examen commence par un interrogatoire de la personne sur la perception qu'elle a de la situation. Il faut respecter ses propos et se garder de la juger sur ce qu'elle déclare, car elle détient sa propre expertise qui est d'une grande utilité. Les renseignements de la personne, l'observation et la palpation permettent d'évaluer la majorité des lésions ou des changements de coloration de la peau et de ses annexes. À titre d'exemple, une personne qui vous déclare avoir débuté un traitement d'antibiotiques 24 heures auparavant et qui présente un prurit et un érythème généralisé souffre vraisemblablement d'une dermite de type réaction médicamenteuse, comparativement à une autre personne qui est atteinte d'un prurit sans érythème mais avec une peau sèche.

Au moment de l'examen, il est impératif de maintenir la pièce à une température confortable et de respecter l'intimité de la personne, car elle devra se dévêtir.

L'examen commence par l'observation et la palpation des lésions. Puis il se poursuit par l'observation de la surface complète de la peau, car certaines lésions pourraient se trouver dans des zones cachées. L'infirmière doit se placer à deux mètres de la personne afin d'évaluer globalement l'apparence de sa peau et la répartition des lésions.

Peau

Inspection

L'infirmière doit observer la couleur de la peau afin d'évaluer tout changement généralisé (pâleur, ictère, cyanose, érythème, peau brune ou bronzée) et tout changement localisé de la couleur. Elle pourra préciser si ce changement persiste à la pression en effectuant le test de la lame de verre.

Après avoir observé l'apparence générale de la peau et celle des lésions, il faut déterminer la répartition des lésions et le type auquel elles appartiennent (primaire ou secondaire). À titre d'exemple, les papules squameuses du psoriasis localisées aux coudes, aux genoux et au cuir chevelu correspondent à des lésions de **type primaire**. Ces papules squameuses peuvent ensuite se transformer en plaques érythématosquameuses et devenir alors des lésions de **type secondaire**. L'identification du type de la lésion permet de préciser l'évaluation de l'infirmière en fonction de l'évolution naturelle des lésions, ou sous l'effet de grattages et de frottements. Ainsi, les papules, dans le cas de la varicelle, évoluent naturellement en lésions secondaires ayant l'apparence de croûtes. Ces croûtes proviennent du dessèchement de lésions primaires contenant du sérum, du sang ou du pus, alors que la lichénification est une prolifération épithéliale. Les lésions qui apparaissent sur la peau, isolées ou en groupe, sont d'origines diverses. L'infirmière doit savoir les distinguer les unes des autres.

Description des lésions

Morphologie. La forme et la structure des lésions. Par exemple des vésicules, des papules ou des pustules.

Taille. La longueur, la largeur et la profondeur des lésions. Le pourtour d'une lésion peut être bien délimité ou diffus. Ces paramètres concernant la taille permettent de suivre la diminution ou l'expansion d'une lésion dans le temps.

Couleur. Les lésions peuvent être rosées, rouges, blanches ou argentées.

Texture. Les lésions sont lisses ou rugueuses, fermes ou souples.

Répartition. Identifier la région du corps où se trouvent les lésions et préciser si elles sont localisées, dispersées ou symétriques. Par exemple, sur la face dorsale des mains et des chevilles.

Configuration. Déterminer si les lésions sont 1) regroupées, 2) alignées, 3) circinées (en forme d'anneau), 4) arquées (en forme d'arc), 5) si elles suivent le trajet des nerfs (en cas de zona, par exemple) ou des vaisseaux lymphatiques (en cas de cellulite, par exemple).

Toutes les données recueillies lors de la description de la lésion permettront d'établir le diagnostic et l'agent causal.

À l'odeur

1. Lésions infectieuses (gangrène, streptocoques, pansement hydrochéloïde).
2. Hygiène : (bonne, passable, médiocre) ; transpiration : (faible, moyenne, abondante).

Hygiène. Le niveau d'hygiène d'une personne peut être directement relié à l'apparition de lésions cutanées. Certaines lésions (lésions fongiques, plaies de pression) peuvent se développer dans des zones humides à cause de la transpiration et d'une mauvaise hygiène. Une personne peut également provoquer l'apparition de certaines lésions cutanées comme l'eczéma ou l'érythème en mettant trop souvent ses mains en contact avec des détersifs (cas de lavage obsessionnel).

Palpation

Effectuée à l'aide de gants, la palpation de la peau et des lésions cutanées complète l'observation. Elle permet d'évaluer la texture de la peau et des lésions, la température, la sensibilité, la possibilité de drainage des lésions et la turgescence cutanée.

1. Texture: sèche, lisse ou rugueuse, mince ou épaisse, œdémateuse, présence de masses.
2. Température: froide, tiède, chaude.
3. Sensibilité: aucune sensation, normale, douleur.
4. Drainage: la pression exercée permet ou non un drainage des lésions.
5. Turgescence: pour évaluer la turgescence cutanée, l'infirmière doit pincer la peau du thorax entre le pouce et l'index. La peau d'une personne bien hydratée devrait reprendre sa forme immédiatement après qu'on l'a relâchée. Quoique facilement réalisable, ce test est peu fiable et devrait être analysé en relation avec l'état général de la personne. En effet, chez l'adulte, un degré très grave de déshydratation doit être atteint avant que ce signe n'apparaisse.

Test de la lame de verre

Ce test permet de distinguer les lésions cutanées hémorragiques de celles provenant d'une vasodilatation des vaisseaux superficiels. L'examen consiste à presser directement une lame de verre sur la lésion afin d'observer le degré de disparition ou de blanchiment de cette lésion. Une réaction de vasodilatation disparaîtra, contrairement à une lésion hémorragique. L'exercice d'une pression à l'aide d'une lame de verre permet ainsi de distinguer la vasodilatation d'une lésion inflammatoire. Ainsi, des papules érythémateuses ou un hémangiome disparaîtront à la vitropression, contrairement à une lésion vasculaire hémorragique du purpura thrombopénique ou de la vasculite nécrosante, qui ne disparaîtra pas.

Notes au dossier

À l'inspection, la peau de la personne est de couleur uniforme sans aucune lésion. L'hygiène générale est adéquate.

Aux coudes et aux genoux, des lésions de type primaire sont observées. Il s'agit de plaques squameuses de couleur blanche argentée, d'une texture rugueuse et sans odeur. Leur taille est d'environ 3 cm × 3 cm aux coudes et de 6 cm × 6 cm aux genoux. Ces plaques sont présentes depuis un mois.

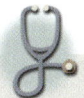

Follicules pileux et cuir chevelu

Au cours de l'examen des follicules pileux (cheveux, barbe, pubis, aisselles) et du cuir chevelu, l'observation et la palpation peuvent fournir des informations concernant l'âge, l'état nutritionnel (carence en cuivre associée au « signe du drapeau »), les habitudes de vie (coloration des cheveux), l'hérédité et certaines affections de la glande thyroïde (hypothyroïdie) et des glandes surrénales (syndrome de Cushing: hirsutisme).

Figure 7.3 Types d'alopécie androgénogénétique (modification de Hamilton)

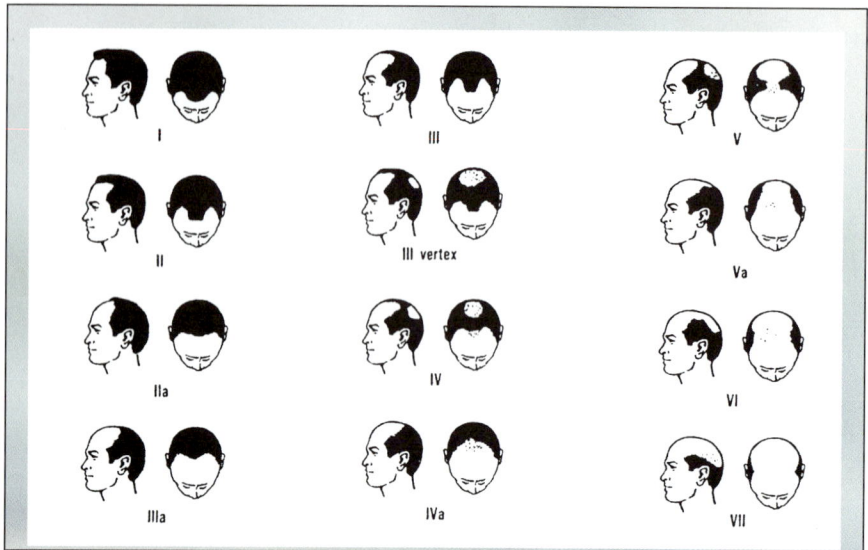

Source : J.B. Hamilton (1951), Patterned loss of hair in man : types and incidents, *Annals New York Academy of Sciences*, vol. 53, p. 708-728.

Inspection

1. Couleur des cheveux : blonds, châtains, bruns, noirs, roux, blancs, cendrés.
2. Quantité de cheveux : abondants, clairsemés, perte par plaques, alopécie (voir la figure 7.3).
3. Texture : fins ou épais ; frisés, raides ou ondulés.
4. Condition : brillants ou ternes ; secs, normaux ou gras, cassants ou fourchus.
5. Lésion : au cuir chevelu ou à la racine du follicule pileux (par exemple, kyste, acné, squame ou pellicule).

Palpation

1. Texture des cheveux : secs, normaux ou gras.
2. Cuir chevelu : masse, cicatrice.

Notes au dossier

Cheveux noirs, abondants, frisés, brillants. Aucune lésion observée au cuir chevelu.

Cheveux châtains, clairsemés, fins, raides et ternes. Des pellicules sont observées partout sur le cuir chevelu.

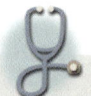

Ongles

À l'observation et à la palpation des ongles, la forme, la couleur, l'épaisseur, la force et le niveau d'adhérence de la lunule et du lit des ongles permettent de distinguer les caractéristiques normales des caractéristiques anormales (voir lésions des ongles et affections systémiques).

Inspection

1. Forme : convexe, concave ou plat. L'angle normal des ongles devrait être de 160 degrés.

2. Couleur de la lunule et du lit de l'ongle : rose ou brun, rouge (infection), blanc (anémie), bleu (cyanose), jaune-vert (dégradation de l'hémoglobine).
3. Hygiène : propre ou sale, taché.

Palpation
1. Force : souple, rigide ou cassant.
2. Épaisseur : mince ou épais, dédoublement de l'ongle.
3. Adhérence : décollé ou adhérent au lit de l'ongle.

Notes au dossier

Les ongles des doigts et des orteils sont durs, propres et de forme convexe avec des angles plus ou moins à 160 degrés. Les lunules et les lits des ongles sont de couleur rosée.

Les ongles des doigts sont concaves, minces et décollés du lit des ongles. Les lunules et les lits des ongles sont de couleur blanche.

Tests spécifiques des téguments

HYDROXYDE DE POTASSIUM (KOH) La solution de potasse permet d'identifier les lésions cutanées d'origine fongique comme les dermatophyties, les pseudohyphes et les candidoses. Pour effectuer le test, on applique tout d'abord quelques gouttes de la solution de potasse sur la lésion ; puis on gratte la bordure de cette lésion afin de prélever des échantillons. On dépose alors ces échantillons sur une lame de microscope. On ajoute à nouveau une ou deux gouttes de solution de potasse à 10 ou 20 % sur les échantillons afin de dégrader la kératine et de visualiser les éléments mycosiques, ou hyphes, au microscope, sous une lumière de faible intensité.

LAMPE À ULTRAVIOLETS DE 360 NM (LAMPE DE WOOD) L'utilisation de la lumière « noire », ou à ultraviolets, permet de déterminer les caractéristiques de certaines lésions à partir de la teinte que leur donne ce type d'éclairage. Les lésions d'origine fongique prennent une coloration bleue-verte. Dans le cas de certaines affections comme le vitiligo, ce type d'éclairage permet également d'évaluer l'étendue des zones atteintes qui ne se voient pas à la lumière du jour.

BIOPSIE CUTANÉE La biopsie cutanée consiste à prélever un échantillon de peau au siège de la lésion. Cette intervention chirurgicale mineure se fait à l'aide d'un poinçon (« punch ») sous anesthésie locale. Cette technique permet une analyse microscopique détaillée des tissus cutanés et des microorganismes pathogènes dans les lésions.

TEST ÉPICUTANÉ D'ALLERGIE Ce test d'allergie, généralement pratiqué en clinique d'allergie par un spécialiste, permet d'identifier une allergie à un antigène spécifique. Il consiste à appliquer sur la peau de la personne une série de substances allergènes. Après un contact direct, la peau est examinée afin de déceler des signes d'hypersensibilité retardée. La présence d'érythème, de vésicules, de papules et d'œdème sont des signes positifs d'hypersensibilité de type allergique.

CULTURE MICROBIOLOGIQUE Effectuée à partir d'un prélèvement au siège des lésions, la technique de la culture permet la croissance de l'agent pathogène dans un milieu de culture. La méthode de prélèvement et de transport de ces échantillons est directement liée à la réussite du test, c'est-à-dire à l'identification de l'agent causal. En raison des contaminations fréquentes des plaies par la microflore normale, il est conseillé de nettoyer auparavant la plaie avec une solution saline à 0,9 %. On fait le prélèvement en balayant la plaie, c'est-à-dire à partir des bords de la plaie jusqu'aux endroits les plus profonds. Il faut éviter de prélever le pus qui ne contient parfois que des débris cellulaires et des bactéries de la flore normale sans la présence des microorganismes à l'origine des lésions. Après avoir été isolés, les différents microorganismes sont caractérisés selon leur phénotypique (taille, forme, etc.).

FROTTIS DE TZANCK Cette technique cytologique de Arnault Tzanck permet de diagnostiquer les infections virales de type herpétique, c'est-à-dire l'herpès ou le zona. Ce test consiste à prélever une vésicule fraîche (et non une lésion croûteuse ou une pustule) avec tout son contenu à l'aide d'un scalpel et à l'examiner au microscope après avoir fait une coloration de Giemsa ou de Wright. À l'observation microscopique, la présence de cellules géantes multinucléées est un signe caractéristique d'une infection virale de type herpétique.

PARTICULARITÉS

Les particularités de la fonction tégumentaire se divisent en trois grandes catégories : les lésions cutanées primaires, les lésions cutanées secondaires et les signes cutanés d'affections systémiques.

Lésions cutanées primaires

Les lésions cutanées primaires sont détaillées dans les tableaux 7.4 à 7.11.

DERMITE/ECZÉMA

Dans la documentation médicale, les termes de dermite et d'eczéma sont souvent synonymes. Selon la durée des symptômes et des signes de la réaction inflammatoire, la dermite se déroule en trois phases :

- **phase aiguë** : érythème, œdème, vésicules, exsudat, croûte, desquamation ;
- **phase subaiguë** : érythème, prurit, croûte, desquamation ;
- **phase chronique** : prurit, desquamation, fissure, lichénification à la suite de frottements et de grattages.

Tableau 7.4 Dermite et eczéma

	Affection/étiologie	Symptômes et signes	Sites
	Dermite de contact Cette réaction inflammatoire aiguë ou chronique (hypersensibilité retardée de type IV) est provoquée par un contact cutané avec une substance allergène ou irritante (médicament, vêtement, plante, soleil)	**Symptôme** : Prurit **Signes** : Érythème, œdème, vésicules ou bulles Les lésions bien délimitées peuvent suinter et former des croûtes Une desquamation de la peau se produit parfois Ces signes peuvent prendre une semaine avant d'apparaître La peau peut épaissir lorsque l'inflammation diminue	Tout endroit du corps en contact avec la source d'irritation
	Dermite séborrhéique Cette réaction de desquamation inflammatoire est d'origine inconnue. La sécrétion et la composition du sébum sont normales. L'origine pourrait provenir d'une levure lipophile banale, saprophyte des follicules	**Symptômes** : Prurit ou brûlure **Signes** : Squames du cuir chevelu (pellicules) Dans les cas graves, des papules jaune-rouge peuvent apparaître Blépharite marginale Irritation conjonctivale	Cuir chevelu Visage Aine Aisselles Plis fessiers et sous-mammaires
	Dermite atopique Cette réaction inflammatoire superficielle et chronique, avec augmentation des taux IgE, est associée à une histoire d'allergie fréquente mais d'origine inconnue	**Symptôme** : Prurit **Signes** : Érythème, vésicules ou bulles Le grattage et le frottement peuvent provoquer une surinfection bactérienne et/ou l'apparition de lichen La peau est souvent sèche	Visage Cuir chevelu Membres (pli du coude et creux poplité) Fesses (couche de bébé)
	Eczéma nummulaire Cette réaction inflammatoire chronique est d'origine inconnue	**Symptôme** : Prurit **Signes** : Papules et vésicules formant des lésions rondes en forme de pièces de monnaie Ces lésions peuvent suinter, former des croûtes et desquamer	Membres Fesses Tronc

Tableau 7.4 Dermite et eczéma (suite)

	Affection/étiologie	Symptômes et signes	Sites
	Réaction médicamenteuse La réaction des IgE au médicament peut passer de la dermite (rash médicamenteux) à la nécrolyse épidermique en très peu de temps (24 heures) **Érythème polymorphe** (forme grave d'érythème polymorphe : syndrome Stevens-Johnson) **Nécrolyse épidermique toxique** (syndrome de Lyell)	**Symptômes** : Prurit, nausées ou vomissements, crampes, anxiété dans les cas graves, douleur **Signes** : Érythème ou érythème par photosensibilité (photo) Vésicules, papules ou bulles, ulcères dans les cas d'éruptions morbilliformes Vésicules aux muqueuses Purpura Hyperpigmentation Nécrolyse épidermique (détachement en lambeaux de l'épiderme comme dans les cas de brûlures graves)	Tout le corps, y compris les muqueuses
	Réaction auto-immune **Lupus érythémateux disséminé** Cette réaction inflammatoire auto-immune est associée à une élévation plasmatique des anti-corps antinucléaires (anti-ADN)	**Symptômes** : Fatigue, malaise, nausées, anorexie **Signes** : Érythème facial Macules Plaques Papules rouge-violacé desquamantes Obstruction des follicules Télangiectasie Purpura Alopécie	Visage (les lésions aux joues et au nez forment un papillon) Coudes Tronc
	Pemphigus Cette réaction auto-immune rare est associée à une élévation des anticorps IgG au niveau de l'épiderme, provoquée parfois par la prise de médicaments	**Symptôme** : Prurit ou douleur **Signes** : Bulles Érosion chronique Croûtes	Muqueuse buccale Corps
	Pemphigoïde bulleuse Cette réaction auto-immune chronique est associée à une élévation des anticorps et des éléments du système du complément dirigés contre la membrane basale de l'épiderme. Elle est plus souvent observée chez les personnes âgées.	**Symptôme** : Prurit **Signes** : Érythème Bulles Lésions œdémateuses annulaires, rouge foncé avec petites vésicules à leur pourtour	Corps
	Dermite de stase Cette réaction inflammatoire des extrémités des jambes est associée à une insuffisance veineuse ou à une stase veineuse	**Symptôme** : Sensation de lourdeur aux jambes **Signes** : Érythème et œdème de la cheville et du mollet Desquamation modérée Pigmentation ocre ou brune Varices Surinfection bactérienne possible	Membres inférieurs (chevilles et mollets)
	Lichen simplex (Névrodermite circonscrite) Cette réaction inflammatoire superficielle, d'origine inconnue, est entretenue par le grattage et les frottements	**Symptôme** : Prurit **Signes** : Érythème Plaques lichénifiées-sèches de papules confluentes au centre avec squames et de papules brunâtres au pourtour. Ces plaques hyperpigmentées peuvent être de forme ovale, irrégulières ou angulaires	Tête Membres inférieurs et supérieurs Vulve et anus

Tableau 7.5 Infections bactériennes

	Affection/étiologie	Symptômes et signes	Sites
	Érythème noueux Cette infection provient parfois de streptocoques	**Symptôme** : Douleur **Signes** : Nodules rouge-violet semblables à des ecchymoses	Membres inférieurs et supérieurs
	Impétigo *Staphylococcus aureus* ou streptocoque bêta-hémolytique du groupe A	**Symptôme** : Prurit **Signes** : Pustules vésiculeuses superficielles Bulles (impédigo bulleux) Exsudat Ulcère au pourtour érythémateux En séchant, les lésions forment des croûtes épaisses jaunes ou brunes	Membres supérieurs et inférieurs Visage Tronc
	Cellulite nécrosante Infection aiguë de la peau et des structures sous-cutanées Streptocoque bêta-hémolytique du groupe A « Bactérie mangeuse de chair »	**Symptôme** : Douleur locale parfois intense **Signes** : Érythème local Œdème ou rougeur Vésicules ou bulles Lymphangite ou hyperleucocytose Adénopathie Pétéchies Nécrose cutanée **Signes systémiques** : Fièvre, frissons, tachycardie, céphalées, hypotension et délire	Peau (principalement les membres inférieurs) Structures sous-cutanées
	Cellulite orbitaire et périorbitaire Survient surtout chez l'enfant de moins de 5 ans à la suite d'une sinusite, d'une piqûre d'insecte, d'une blessure ou d'une bactériémie *Staphylococcus aureus* *Streptococcus pyogenes* *Hæmophilus influenzæ* de type b *Streptococcus pneumoniæ*	**Symptôme** : Douleur oculaire **Signes** : Tuméfaction aiguë Rougeur État fébrile L'infection peut entraîner des complications graves à la rétine (thrombose) et au cerveau (ulcère, méningite)	Paupières Yeux
	Érysipèle (Cellulite superficielle) Streptocoque bêta-hémolytique du groupe A	**Symptômes** : Douleur, frissons **Signes** : Vésicules ou bulles Plaque rouge brillante ayant l'apparence d'un bourrelet périphérique Adénopathie Fièvre élevée	Visage Membres inférieurs ou supérieurs

Tableau 7.5 *Infections bactériennes (suite)*

	Affection/étiologie	Symptômes et signes	Sites
	Folliculite (Pseudofolliculite de la barbe) Staphylocoques, par exemple *Staphylococcus aureus* **Furoncle** (anthrax)	**Symptôme** : Douleur **Signes** : Papules ou pustules, nodules (poil au centre) **Symptôme** : Douleur **Signes** : Nodules ou pustules avec nécrose Ensemble de furoncles avec atteinte profonde du tissu cutané Fièvre ou fatigue	Visage et cou Poitrine et dos Fesses Nuque (partie arrière du cou)
	Syphilis Spirochètes : *Treponema pallidum* Lorsque le premier stade (chancre) de cette affection n'est pas traité, un second stade de lésions cutanées apparaît 2 à 3 mois après la contamination. La transmission de l'affection au fœtus est possible	**Symptôme** : Cette affection ne provoque généralement pas de douleur au premier stade. La douleur peut cependant apparaître au second stade **Signes** : Macules, papules ou pustules Lésions squameuses Adénopathie	Plis de flexion Muqueuses Face antérieure du corps (faces palmaire et plantaire)
	Scarlatine Streptocoque bêta-hémolytique du groupe A	**Symptômes** : Douleur à la gorge, frissons **Signes** : Érythème diffus s'effaçant à la pression Lignes de Pastia (érythème plus marqué sur les replis cutanés) Inflammation de la langue (langue framboisée) Pâleur autour de la bouche (signe du soufflet) Erythème pharyngé Fièvre	Tronc Plis cutanés
	Infections périunguéales (ongles) *Pseudomonas* *Proteus* *Candida albicans*	**Symptôme** : Douleur **Signes** : Rougeur ou œdème Pustule Nécrose tendineuse (rarement)	Ongles des doigts ou des orteils
	Nécro-épidermolyse bulleuse aiguë staphylococcique (syndrome de Ritter-Lyell) Staphylocoques coagulase-positifs	**Symptôme** : Douleur **Signes** : Érythème généralisé Lésion infectieuse croûteuse et localisée Phlyctènes : cloches, grandes bulles Détachement de l'épiderme en grands lambeaux comme dans les cas de brûlures graves	Nouveau-né : région ombilicale, siège, tout le corps Adulte : nez, oreilles, tout le corps

Tableau 7.6 Mycoses

	Affection/étiologie	Symptômes et signes	Sites
	Hidrosadénite Inflammation des glandes apocrines	**Symptôme**: Douleur **Signes**: Nodule inflammatoire douloureux avec exsudat (semblable au furoncle) Fistule	Aisselles Aine Mamelons Anus
	Tinea corporis *Trichophyton*	**Symptôme**: Prurit **Signes**: Lésions papulosquameuses en forme d'anneaux (bordure surélevée et centre pâle)	Corps
	Tinea pedis (pied d'athlète) *Trichophyton mentagrophytes*	**Symptôme**: Prurit ou douleur **Signes**: Vésicules et bulles Fissures et ulcérations Squames	Entre les orteils (3e et 4e espaces interdigitaux)
	Onychomycose (tinea unguium) *Trichophyton*	**Symptôme**: Aucun **Signes**: Ongle épais, terne, jaune. Ongle se séparant du lit unguéal	Ongles des pieds ou des mains
	Tinea capitis (teigne tondante) La teigne du cuir chevelu est une affection contagieuse qui atteint surtout les enfants. *Trichophyton* (par exemple, *T. tonsurans*) *Microsporum* (par exemple, *M. audouinii, M. canis* ou *M. gypseum*)	**Symptôme**: Aucun **Signes**: Inflammation chronique Taches noires punctiformes provenant de la cassure des cheveux Pas de fluorescence des cheveux à la lumière de Wood Inflammation Plaques squameuses Alopécie Coloration vert fluorescent des cheveux à la lumière de Wood	Cuir chevelu Cuir chevelu
	Candidose *Candida albicans* (levure)	**Symptôme**: Prurit par plaques **Signes**: Érythème Plaques érythémateuses bordées de pustules Exsudat (parfois)	Aisselles Replis cutanés : région sous-mammaire, abdomen, plis inter-fessiers, aine

Tableau 7.7 Parasitoses

	Affection/étiologie	Symptômes et signes	Sites
	Lèpre (maladie de Hansen) *Mycobacterium lepræ* La période d'incubation est de 3 ans	**Symptôme** : Perte de sensibilité aux zones des lésions **Signes** : Macules hypopigmentées et hyposensibles Neuropathie périphérique, infiltration lymphocytaire dermique disséminée	Peau
	Lèpre lépromateuse	**Symptôme** : Perte de sensibilité aux zones des lésions **Signes** : Nodules Plaques Neuropathie périphérique distale	
	Érythème noueux lépreux	**Symptôme** : Douleur **Signes** : Érythème Papules ou pustules Nodules sous-cutanés Ulcères Fièvre Névrite Adénopathie Orchite Arthrite Glomérulonéphrite	
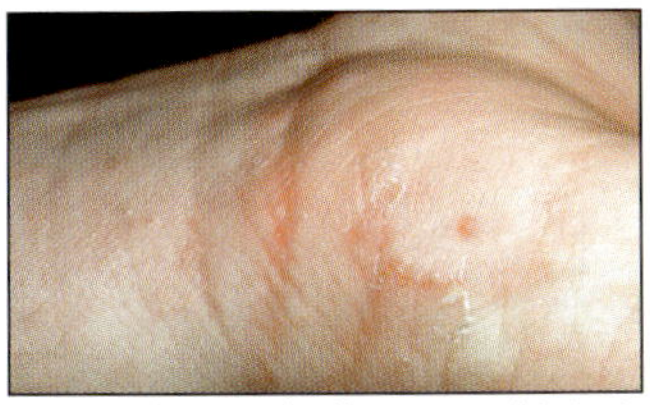	**Scabiose** (gale) Acarien (*Sarcoptes scabiei*) Cette parasitose est contagieuse par contact direct	**Symptôme** : Prurit important **Signes** : Papules avec sillons superficiels Lésions secondaires au grattage	Face palmaire des doigts Face antérieure des poignets Coudes Aisselles, seins, pubis
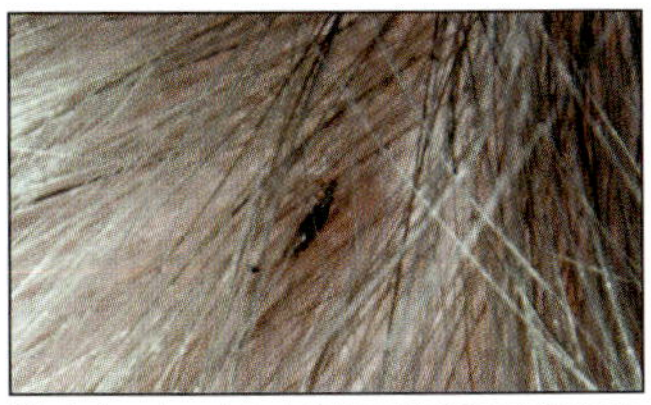	**Pédiculose** (poux) Cette parasitose est contagieuse par contact direct	**Symptôme** : Prurit **Signes** : Dermite Lésions secondaires au grattage Adénopathie cervicale postérieure légère	Poils du cuir chevelu Poils du pubis

Tableau 7.8 Viroses

	Affection/étiologie	Symptômes et signes	Sites
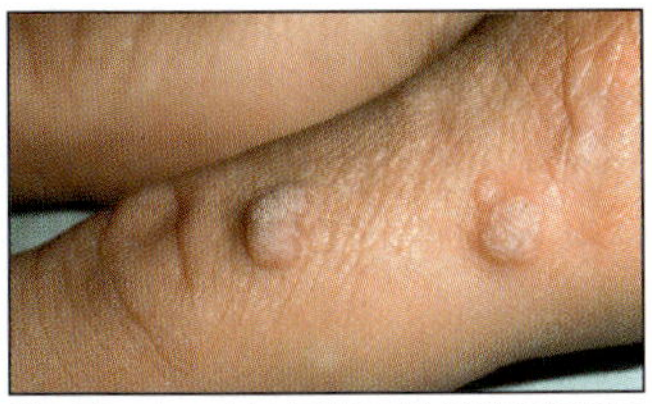	**Verrue** (palmaire et plantaire) Papillomavirus humain	**Symptôme** : Douleur à la pression si la taille de la verrue est supérieure à 5 mm **Signes** : Tumeur de 2 à 10 mm de diamètre Forme ronde ou irrégulière Surface rugueuse Couleur beige, rose, jaune, brune, grise ou noire	Main Pied

Tableau 7.8 Viroses (suite)

	Affection/étiologie	Symptômes et signes	Sites
	Rubéole Virus à ARN Affection contagieuse d'une durée de 2 à 3 semaines, aux symptômes généraux légers Tératogène	**Symptômes** : Malaises, céphalées **Signes** : Érythème diffus (semblable à la scarlatine) Macules rougeâtres (devenant confluentes et souvent scarlatiniformes ou en têtes d'épingle) Fièvre Conjonctivite Lymphadénopathie	Tout le corps. L'affection commence par le visage et le cou puis atteint le tronc
	Roséole Virus de l'herpès de type 6 Affection infantile avec forte fièvre Période de contagion inconnue	**Symptômes** : Irritabilité, douleur à la gorge **Signes** : Macules ou papules Forte fièvre Augmentation du volume des ganglions	Tout le corps, mais surtout le cou et le tronc
	Rougeole Paramyxovirus Affection aiguë très contagieuse d'une durée de 7 à 14 jours	**Symptômes** : Irritabilité, malaises, photophobie, quintes de toux **Signes** : Taches de Koplik (de petites lésions blanches au pourtour rouge apparaissent sur les muqueuses de la bouche et parfois sur les conjonctives (conjonctivite) et les muqueuses intestinales) Érythème tacheté Fièvre Rhinorrhée	Tout le corps, mais surtout le visage et le tronc
	Varicelle Affection très contagieuse les deux jours précédant l'apparition des vésicules et jusqu'à ce que les vésicules sèchent et forment des croûtes. Tératogène	**Symptômes** : Malaises, prurit **Signes** : Érythème Macules Papules Vésicules formant des croûtes Fièvre peu élevée (37,8 °C à 39,4 °C)	Tout le corps et parfois même les muqueuses
	Cinquième maladie (érythème infectieux) Parvovirus Affection généralement bénigne d'une durée d'une semaine Peut provoquer des avortements spontanés Cette affection est contagieuse de 1 à 3 jours avant l'apparition de l'éruption. La contagion se termine généralement au moment de l'éruption	**Symptômes** : Malaises, irritabilité **Signes** : Érythème confluent (face giflée) Éruption symétrique Macules Papules Forte fièvre	Joues Bras Jambes Tronc

Tableau 7.8 Viroses (suite)

	Affection/étiologie	Symptômes et signes	Sites
	Herpès simplex Virus de l'herpès simplex : HSV La transmission fœtale et néonatale est possible	**Symptôme** : Douleur **Signes** : Vésicules Croûtes	Peau et muqueuses Lèvres, bouche, conjonctive et cornée, organes génitaux
	Zona Virus varicelle-zona	**Symptôme** : Douleur **Signes** : Érythème par plaques Vésicules	Tronc de façon unilatérale selon un dermatome

Tableau 7.9 Affections papulosquameuses (d'origine inconnue)

	Affection/étiologie	Symptômes et signes	Sites
	Psoriasis Réaction chronique d'origine inconnue se présentant sous la forme de lésions bien délimitées, apparaissant par poussées	**Symptôme** : Prurit inconstant **Signes** : Papules érythémateuses Plaques argentées avec squames	Coudes et genoux Cuir chevelu Oreilles et sourcils Aisselles Ventre et dos Ongles Fesses
	Pityriasis rose Réaction transitoire d'origine inconnue. Origine virale fortement mise en cause	**Symptôme** : Faible prurit **Signes** : Plaque ovale érythémateuse de papules rouge brun formant des squames	Tronc (la disposition parallèle aux côtes donne l'apparence d'un arbre de Noël) Membres supérieurs
	Lichen plan Réaction récidivante d'origine inconnue	**Symptôme** : Prurit **Signes** : Papules (contours polygonaux de couleur violette et aux reflets brillants) Plaques parfois très grandes, squameuses et verruqueuses (lichen plan hypertrophique)	Face antérieure des poignets Jambes Tronc (sous le tissu mammaire) Muqueuses (buccale, vaginale) et gland

Tableau 7.10 Affections de la pigmentation

HYPOPIGMENTATION			
	Affection/étiologie	Symptômes et signes	Sites
	Albinisme Absence de mélanine, d'origine génétique	**Signe** : Peau très pâle, rosée, cheveux blancs	Corps

Tableau 7.10 Affections de la pigmentation (suite)

HYPOPIGMENTATION (suite)

	Affection/étiologie	Symptômes et signes	Sites
	Vitiligo Absence de mélanocytes	**Signe** : Tache de peau rosée ou blanc ivoire	Corps

HYPERPIGMENTATION

	Affection/étiologie	Symptômes et signes	Sites
	Chloasma (masque de grossesse) Augmentation de la synthèse de mélanine due aux hormones	**Signe** : Pigmentation plus foncée sur certaines parties du corps	Mamelons, aréoles, ligne médiane de l'abdomen, visage, poils

Tableau 7.11 Affections des follicules pileux et des glandes sébacées

	Affection/étiologie	Symptômes et signes	Sites
	Acné Hyperkératose intrafolliculaire et infection provoquée par *Propionibacterium acnes*	**Symptôme** : Aucun **Signes** : Comédons Papules Pustules Nodules Kystes	Visage, cou, tronc
	Rosacée Atteinte inflammatoire de la peau du visage, d'origine inconnue	**Symptôme** : Prurit **Signes** : Érythème. Télangiectasie Papules Pustules	Visage
	Hirsutisme (hypertrichose) Hypersécrétion des androgènes surrénaliens, corticostéroïdes	**Symptôme** : Aucun **Signe** : Abondante présence de poils sur des parties du corps habituellement non poilues	Visage, tronc

Tableau 7.11 *Affections des follicules pileux et des glandes sébacées (suite)*

	Affection/étiologie	Symptômes et signes	Sites
	Alopécie (calvitie) Perte de cheveux reliée à l'âge, à la génétique ou à certaines affections	**Symptôme** : Aucun **Signe** : Absence partielle ou totale de cheveux	Cuir chevelu

Lésions cutanées secondaires

Les lésions cutanées secondaires sont détaillées dans les tableaux 7.12 à 7.14.

Tableau 7.12 *Tumeurs*

	Affection/étiologie	Signes	Sites
	Nævus Tumeur bénigne provenant d'un amas de mélanocytes ou de cellules næviques	Macule, papule, nodule pigmentés, de couleur chair, brun-jaune ou noire. Surface plate ou en relief, lisse ou pileuse	Peau
	Angiomes *Angiome plan* (tache de vin) Nævus formé de plusieurs vaisseaux dilatés	Tache de couleur rose à violacée permanente Pâlit à la pression	Peau (fréquent à la nuque ou au nez)
	Hémangiome (angiome capillaire, «strawberry hemangioma») Provient d'une hyperplasie des cellules endothéliales	Excroissance rouge vif, augmente de volume au cours des premiers mois de la vie. Régresse complètement dans 75 à 90 % des cas vers l'âge de 7 ans	Peau
	Angiome caverneux Amas de vaisseaux dilatés au niveau du derme et de l'hypoderme	Masse violacée pâle, permanente	Peau
	Angiome stellaire Malformation vasculaire cutanée formée d'un point rouge central avec ramifications téléangiectasiques	Lésion rouge en forme d'araignée	Peau

Tableau 7.12 Tumeurs *(suite)*

	Affection/étiologie	Signes	Sites
	Épithélioma basocellulaire Tumeur maligne provenant d'une hyperplasie des cellules basales	Papule brillante Tumeur à bordure perlée brillante avec dépression centrale ou ulcère Possibilité de saignements et de formation de croûtes	Peau
	Épithélioma spinocellulaire Tumeur maligne provenant d'une hyperplasie des kératinocytes	Papule ou plaque rouge (d'aspect nodulaire à surface verruqueuse) Squames Croûtes	Peau
	Mélanome malin Tumeur maligne provenant d'une hyperplasie des mélanocytes	Plaque ou papule Règle ABCDE : A. Asymétrie de la forme B. Bordure irrégulière C. Couleur (noir-brun) D. Diamètre > 6 mm E. Élévation	Peau.
	Maladie de Paget Tumeur bénigne provenant d'une hyperplasie des cellules des canaux galactophores sous-jacents	Lésion eczémateuse du mamelon	Sein
	Sarcome de Kaposi Tumeur maligne provenant d'une hyperplasie des cellules endothéliales, fréquemment rencontrée chez les sidéens	Tumeurs vasculaires se présentant sous la forme de papules roses ou rouges, de plaques rondes ou ovales	Peau (derme et épiderme)

Réimprimé avec la permission de Galderma S.A. © Tous droits réservés. Librairie de diapositives DermQuest®.

BRÛLURES

La gravité d'une brûlure est évaluée selon la profondeur de l'atteinte des tissus et selon le pourcentage de la surface corporelle atteinte. Le calcul du pourcentage de la surface corporelle atteinte est effectué selon la règle des neuf, qui consiste à diviser le corps en 12 régions. Chaque région est évaluée à 9 % de la surface totale du corps. En pédiatrie, la tête peut cependant représenter jusqu'à 19 % de la surface corporelle. Le tableau 7.13 présente des exemples de lésions par brûlure.

Tableau 7.13 Symptômes et signes selon la profondeur de la brûlure

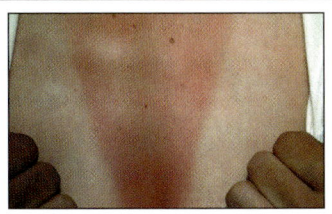

Premier degré

Atteinte : épiderme

Couleur : érythème (peau rose à rouge)

Apparence : œdème, blanchit à la pression

Phlyctène (bulle) : parfois petites phlyctènes

Douleur : très intense

Cicatrisation : l'épiderme pèle au bout de 3 à 6 jours, sans cicatrice

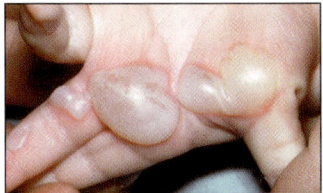

Deuxième degré (superficiel)

Atteinte : épiderme et une partie du derme, glandes sudoripares et sébacées intactes

Couleur : rouge vif

Apparence : humide, blanchit à la pression

Phlyctène : phlyctènes importantes

Douleur : prononcée

Cicatrisation : au bout de 21 jours, sans cicatrice

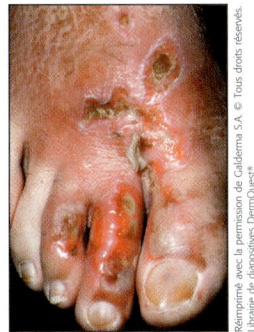

Deuxième degré (profond)

Atteinte : épiderme et une partie importante du derme, glandes sudoripares et sébacées détruites

Couleur : pâle

Apparence : humide ou sèche

Phlyctène : phlyctènes parfois présentes

Douleur : moins forte en raison de la destruction des terminaisons nerveuses

Cicatrisation : moins de 21 jours. Sans greffes ni exercices de réadaptation ; l'épiderme demeure parfois sensible. Il peut y avoir des cicatrices hypertrophiques et des incapacités motrices

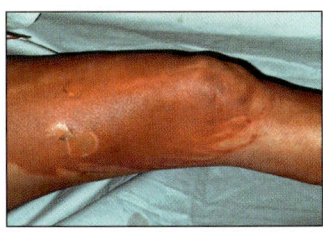

Troisième degré

Atteinte : épiderme et derme jusqu'au tissu adipeux, musculaire et osseux

Couleur : blanc jaunâtre, brun, carbonisé, tacheté ou rouge (sans blanchir à la pression lorsque l'hémoglobine est fixée sous le derme)

Apparence : sèche, ferme au toucher, apparence du cuir

Phlyctène : habituellement sans phlyctènes

Douleur : nulle et insensible au toucher léger

Cicatrisation : nécessite greffes. Il peut y avoir des cicatrices hypertrophiques et des incapacités motrices

Note : On ne peut distinguer le deuxième degré profond du troisième degré qu'au bout de 3 à 5 jours

LÉSIONS INTENTIONNELLES

L'infirmière a une responsabilité importante dans la détection des cas de mauvais traitements physiques, sexuels ou psychologiques. En effet, le médecin et l'infirmière sont parfois les seuls professionnels de la santé à entrer en contact avec les enfants d'âge préscolaire (lors de vaccinations), les personnes atteintes d'un retard mental et les personnes âgées. Il est donc crucial qu'ils puissent reconnaître les signes et les symptômes de mauvais traitements (voir la figure 7.4).

En présence de lésions, on soupçonnera un cas de mauvais traitements en tenant compte des informations suivantes, recueillies au moment de la consultation :

1. Déterminer de qui proviennent les informations et noter si les parents assistaient à la consultation. L'absence des personnes responsables de l'enfant est parfois liée au désir de cacher la vérité sur l'origine des lésions.
2. Noter les explications invraisemblables sur l'origine des lésions : elles peuvent révéler une négligence ou une origine non accidentelle.
3. Indiquer le temps s'étant écoulé entre l'incident et la consultation. Il peut s'agir d'un signe très révélateur, surtout dans le cas de lésions douloureuses comme une brûlure.
4. Noter également si les explications concernant les causes de l'accident changent souvent et se contredisent ; en effet, dans ces cas, l'origine accidentelle des lésions est douteuse. Il en va de même lorsque la personne interviewée cherche à mettre le blâme sur l'autre parent, la gardienne ou même l'enfant.

Affections systémiques

AFFECTIONS CARDIOVASCULAIRES ET PULMONAIRES

ICTÈRE L'augmentation de l'hémolyse des globules rouges est associée à une augmentation de la concentration de bilirubine dans le sang. Dans ces conditions, une partie de la bilirubine se trouve dans le derme et provoque un changement de coloration de la peau, qui devient jaune-ocre (syndrome hémolytique du nouveau-né, par exemple).

PÂLEUR–CYANOSE Une chute du taux d'oxygénation et par conséquent du taux d'oxyhémoglobine dans les tissus s'observe rapidement par une pâleur suivie d'une coloration bleue (cyanose) des ongles et de la bouche (lèvres, langue et muqueuse).

La chute du taux d'oxygénation peut avoir plusieurs causes :
- **chute de pression ou réduction du volume sanguin :** hémorragie, insuffisance cardiaque, choc vagal ou anesthésie (vasodilatation trop importante par relâchement du tonus vasculaire). Le débit sanguin peut également être réduit par une vasoconstriction périphérique trop importante. Il s'agit alors d'un effet de l'adrénaline au cours d'un stress, d'une crise d'anxiété ou dans des conditions de froid ;
- **diminution du taux de l'hémoglobine :** anémie ;
- **diminution de l'oxygénation :** insuffisance respiratoire.

ROUGEUR La coloration rouge de la peau provient d'une augmentation du débit sanguin à la suite d'une vasodilatation provoquée par des médiateurs de l'inflammation (histamine), le mécanisme de régulation de la température corporelle, l'alcool ou des médicaments vasodilatateurs (nitroglycérine). L'augmentation du débit peut également provenir d'une augmentation de la pression sanguine (hypertension).

HIPPOCRATISME DIGITAL L'insuffisance respiratoire chronique provenant d'une tumeur pulmonaire, d'une bronchopneumopathie obstructive chronique (BPOC), d'une tuberculose ou d'une fistule artérioveineuse ainsi que les atteintes hématologiques chroniques (septicémies chroniques) peuvent provoquer un bombement du bout des doigts (élargissement et épaississement des phalanges distales). Cette affection est appelée hippocratisme digital.

AFFECTIONS HÉPATIQUES

ICTÈRE L'atteinte hépatique touche directement le métabolisme de la bilirubine. L'augmentation du taux de bilirubine dans le sang colore la peau, les muqueuses et les conjonctives en jaune.

Les **affections chroniques** du foie comme les hépatites chroniques et les cirrhoses hépatiques (alcoolisme) peuvent se manifester sur la peau sous la forme d'affections. Voici les principales :

1. Les **pétéchies** et les **angiomes stellaires,** qui proviennent de troubles de la coagulation à la suite de la diminution des facteurs de coagulation (II, VII, IX, X) synthétisés par le foie.
2. Le **prurit** (grattage) qui, accompagné d'une cholestase chronique, peut favoriser les lésions de grattage.
3. L'**hippocratisme digital,** qui peut provenir de la diminution de la saturation en oxygène à la suite d'une insuffisance hépatique (blocage sanguin).
4. La **féminisation** (apparition chez un sujet de sexe masculin de caractères sexuels secondaires féminins), qui apparaît lors de la diminution de la synthèse de testostérone au niveau testiculaire.
5. La **maladie de Dupuytren** (entraînant une flexion progressive irréductible des doigts) survient lors de la synthèse et du dépôt de tissu fibreux (collagène) au niveau de l'aponévrose palmaire et des fléchisseurs des doigts.

L'obstruction des voies biliaires peut également provoquer les affections suivantes :

1. Un **ictère**, provenant de la hausse du taux de bilirubine.

Figure 7.4 Exemples de lésions intentionnelles

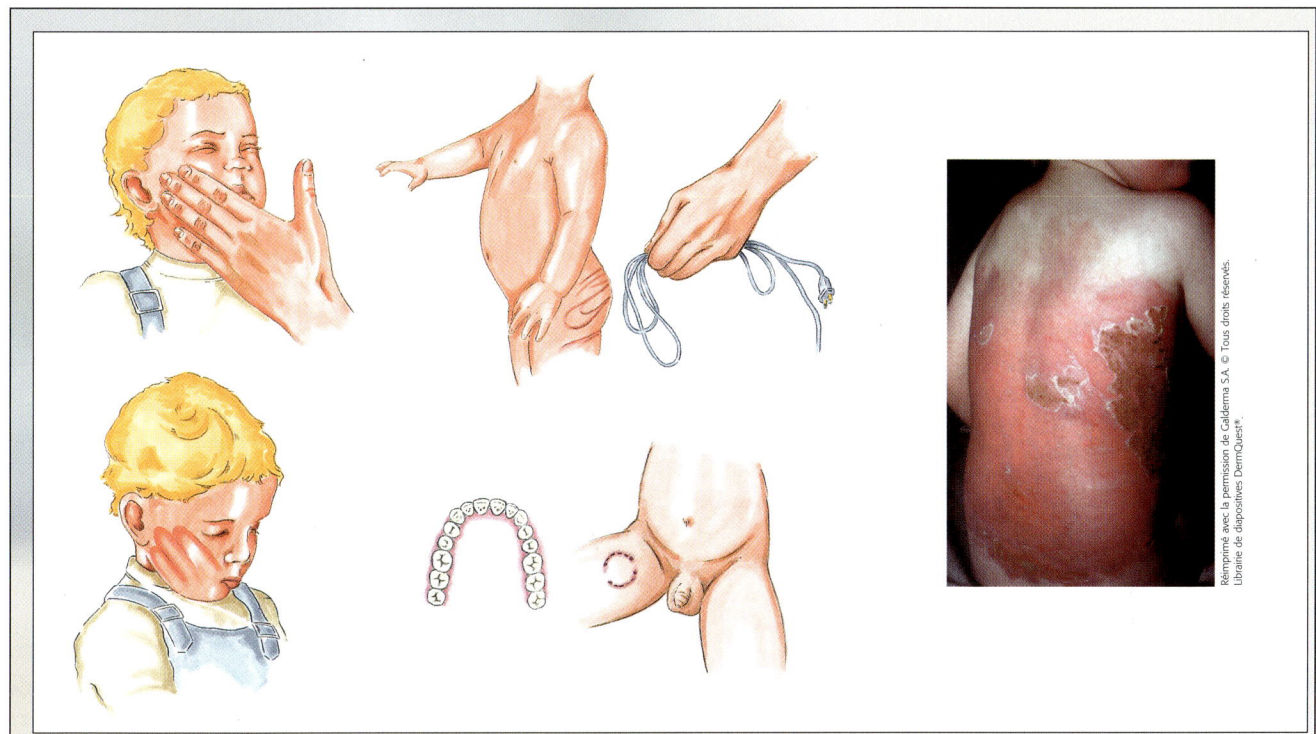

2. Un **prurit**, provenant de la hausse du taux de sels biliaires.
3. Un **xanthélasma**, provenant d'un dépôt de cholestérol en plaques près des yeux.

AFFECTIONS ENDOCRINIENNES

MALADIE D'ADDISON La maladie d'Addison est associée à une diminution des taux d'hormones corticosurrénaliennes (cortisol, aldostérone et déhydroépiandrostérone – DHA) qui se traduit par une hypersécrétion de MSH (« mélatonine stimulating hormone ») stimulant la synthèse de la mélanine et causant une augmentation de la pigmentation de la peau. La coloration de la peau devient bronzée de façon généralisée sur toutes les parties du corps, exposées ou non au soleil, de façon encore plus marquée au niveau des plis cutanés. On retrouve également au visage, à la nuque et aux épaules des taches de lentigo et des taches d'hypopigmentation (vitiligo). Une teinte bleutée peut également apparaître aux muqueuses.

SYNDROME DE CUSHING Les principaux signes cutanés associés au syndrome de Cushing (hypersécrétion de cortisol) sont l'amincissement et le rétrécissement de la peau, la présence de vergetures, d'ecchymoses et un processus de cicatrisation ralenti.

HYPERSÉCRÉTION ANDROGÉNIQUE Les changements cutanés causés par une hypersécrétion d'hormones androgéniques sont une augmentation de la pilosité, un hirsutisme (virilisation chez la femme) et une calvitie.

HYPERPARATHYROÏDIE L'hyperparathyroïdie peut entraîner de l'urémie et se manifester par du prurit.

ACROMÉGALIE–GIGANTISME L'hyperactivité des glandes sébacées et sudoripares provenant d'une hypersécrétion d'hormones de croissance provoque une transpiration importante et malodorante.

DIABÈTE Le diabète sucré est associé à une prédisposition à la formation d'ulcères aux pieds et à une susceptibilité aux infections.

AFFECTIONS RÉNALES

La pâleur associée à l'anémie de l'insuffisance rénale provient d'une production faible d'érythropoïétine. Selon la position, l'œdème associé aux affections rénales est localisé au visage le matin et se déplace aux chevilles au cours de la journée. (L'apparition de l'œdème dans les cas d'atteintes rénales peut également se localiser à plusieurs endroits comme le larynx, le péricarde, le scrotum et l'abdomen). Un prurit accompagne parfois une urémie. L'apparition de lignes blanches parallèles au lit unguéal est associée au syndrome néphrotique. L'étiologie de ce signe n'est pas bien connue.

AFFECTIONS COURANTES

Plaies

L'évaluation de la cicatrisation d'une plaie doit généralement se faire tous les jours, ou tous les trois jours dans le cas d'un tissu de granulation sans signe d'infection. Chaque évaluation doit être inscrite au dossier de la personne.

Tout d'abord, il est fondamental d'établir l'étiologie (insuffisance artérielle, insuffisance veineuse, neuropathie diabétique, chirurgie, traumatisme ou pression) et les facteurs de risque de la personne (âge, état nutritionnel, état psychologique, système de défense, incontinence, etc.). Il faut d'abord préciser le ou les sites des plaies et l'aspect de chaque plaie, puis indiquer si les plaies s'accompagnent de douleur, de brûlures ou de picotement. Dans le cas de plaies de pression, on détermine le stade de la plaie (stade I, II, III ou IV) (voir le tableau 7.14). On mesure le diamètre ou la largeur de la plaie ainsi que sa longueur à l'aide d'une règle; sa profondeur à l'aide d'un coton-tige stérile, ou d'une sonde dans le cas d'un sinus. Il faut préciser la couleur et la texture des tissus du lit de la plaie et des bords de la plaie. On évalue la quantité d'exsudat provenant de la plaie ainsi que certaines de ses propriétés comme sa couleur et sa texture. On indique si la plaie dégage une odeur particulière (certaines bactéries produisent des odeurs bien caractéristiques qui facilitent le diagnostic). L'évaluation de l'état de la plaie permet de choisir le traitement le plus adéquat.

ÉVALUATION D'UNE PLAIE

1. Évaluer les facteurs de risques (qui prédisposent la personne à développer une autre plaie ou qui compromettent la guérison de la plaie existante malgré les soins).
   a) État général de la personne :
      - âge avancé ;
      - état nutritionnel (déshydratation, carence nutritionnelle) ;
      - anémie ;
      - immobilité ;
      - douleur ;
      - humeur.
   b) Affections :
      - affections cardiovasculaires (apport nutritif, stase) ;
      - affections neurologiques (déficit sensitif, paralysie) ;
      - affections endocriniennes (diabète, syndrome de Cushing, hypothyroïdie).
   c) Facteurs de traumatisme :
      - pression ;
      - friction ;
      - contact direct avec des surfaces trop chaudes ou trop froides, ou avec une substance irritante.
   d) Facteurs environnementaux ;
      - corps étranger ;
      - contact avec urine ou selles ;
      - contact avec surface irritante (draps).
2. Évaluer la plaie :
   - site ;
   - stade (plaie de pression) ;
   - phase de cicatrisation ;
   - dimensions ;
   - couleur ;
   - texture ;
   - odeur ;
   - exsudat ;
   - bordure de la plaie.

En ce qui concerne la prévention, il est possible d'évaluer les risques de développer des plaies de pression à partir d'échelles comme celle de Braden.

PHASES DE LA CICATRISATION D'UNE PLAIE

Phase 1 – Coagulation

La phase de coagulation est très brève ; elle ne dure que quelques heures. Au cours de cette phase, les plaquettes permettent d'enrayer la perte de sang et également de déverser, par dégranulation, les premiers facteurs de croissance (contenus dans les granules des plaquettes) qui démarrent le processus de cicatrisation.

Phase 2 – Inflammation

La phase inflammatoire s'étend sur une période de 6 heures à 10 jours ; elle dure parfois plus longtemps si la plaie est très large ou si elle est infectée. Au cours de cette phase de nettoyage par les globules blancs (neutrophiles, monocytes/macrophages et lymphocytes), la vasodilatation et l'augmentation de la perméabilité vasculaire se caractérisent par quatre signes : la rougeur, la chaleur, l'œdème et la douleur.

Phase 3 – Granulation

Cette phase est caractérisée par la formation du tissu de granulation, c'est-à-dire par l'angiogénèse (formation de nouveaux vaisseaux sanguins provenant des tissus voisins de la plaie) et la réépithélialisation (formation de cellules épithéliales qui cherchent à tapisser le lit de la plaie). L'angiogénèse et la réépithélialisation donnent au tissu de granulation l'apparence d'une framboise rouge vif et granuleuse.

Phase 4 – Contraction et remodelage

Cette phase permet aux myofibroblastes et aux fibres de collagène synthétisées par les fibroblastes (au cours de la phase de granulation) de se contracter afin de rapprocher les lèvres de la plaie et de réduire ainsi sa taille. Au cours de ce remodelage de la plaie, les fibres de collagène (tissu cicatriciel blanc) sont dégradées alors que de nouvelles fibres sont synthétisées pour répondre au changement des dimensions de la plaie qui se referme.

Tableau 7.14 Plaie de pression. Signes et symptômes selon les stades

STADE I

Atteinte : érythème cutané touchant l'épiderme et le derme ; l'épiderme est intact

Couleur : rougeur persistante, ne blanchissant pas à la pression

Douleur : oui

Exsudat : non

STADE II

Atteinte : perte de l'épiderme et du derme sous forme d'érosion ou d'ulcère

Couleur : rose-rouge : érosion, peau à vif

Douleur : oui

Exsudat : peu

STADE III

Atteinte : perte de l'épiderme et du derme jusqu'au fascia sous-jacent

Couleur : blanc/jaune : fibrine, tissu dévitalisé
 jaune/vert : infection
 brun/noir : nécrose

Douleur : non (perte des terminaisons nerveuses avec destruction des tissus)

Exsudat : modéré à abondant

STADE IV

Atteinte : perte de l'épiderme, du derme et de l'hypoderme jusqu'aux muscles et aux os

Couleur : blanc/jaune : fibrine, tissu dévitalisé
 jaune/vert : infection
 brun/noir : nécrose

Douleur : non

Exsudat : peu à modéré

La tête et le cou

par Jacqueline Bergeron

Objectifs du chapitre 8

À la fin de ce chapitre, vous serez en mesure :

De décrire l'anatomie de la tête : face, yeux, oreilles, nez, bouche, gorge et cou ;

De décrire la physiologie de la tête et du cou ;

De définir les quatre facteurs déterminants de la santé : facteurs biologiques, facteurs environnementaux, habitudes de vie et soins ;

D'énumérer et d'expliquer les principaux motifs de consultation ;

De poser les questions se rapportant à l'identification des symptômes ;

De préparer le matériel nécessaire aux examens ;

D'expliquer les méthodes suivantes d'évaluation : inspection, palpation, percussion, auscultation et autres mesures spécifiques à l'examen clinique de la tête et du cou ;

De décrire les observations courantes, les particularités cliniques observées et leurs relations physiologiques ;

De consigner les résultats de l'examen clinique dans le dossier ;

De définir les troubles faciaux, ophtalmologiques, otorhinolaryngologiques, cervicaux et thyroïdiens.

ANATOMIE ET PHYSIOLOGIE

Tête

De façon globale, la tête est une structure osseuse comprenant 22 os divisés en deux groupes : les os crâniens et les os faciaux (voir les figures 8.1 et 8.2).

Pour faciliter l'examen clinique, il faut se rappeler que le processus mastoïde est une éminence de la partie inférieure et postérieure de l'os temporal, située derrière l'oreille. De même, l'os zygomatique est une apophyse de l'os temporal : elle s'articule avec l'os malaire (qui forme la saillie de la pommette de la joue). La glabelle représente la surface lisse de l'os frontal située entre les deux orbites oculaires. Les os faciaux assurent plusieurs fonctions, notamment la formation de la voûte du nez par les os nasaux. Ils sont tous fixes à l'exception de la mandibule, qui est mobile à l'articulation temporo-mandibulaire.

En plus des os, d'autres structures composent la tête. Ainsi, les muscles de chaque partie de la tête permettent les mouvements et les expressions faciales. De plus, des glandes salivaires, la glande salivaire parotide, la glande salivaire submandibulaire et la glande salivaire sublinguale, assurent la salivation buccale. Enfin, des vaisseaux artériels et veineux assurent la circulation sanguine. La circulation sanguine de la tête et du cou est étudiée dans le chapitre 12 sur la fonction vasculaire.

Cou

Le cou se compose d'os, de muscles, de ligaments et de la colonne vertébrale cervicale. Dans le triangle antérieur

Figure 8.1 Vue antérieure des os de la face et du crâne

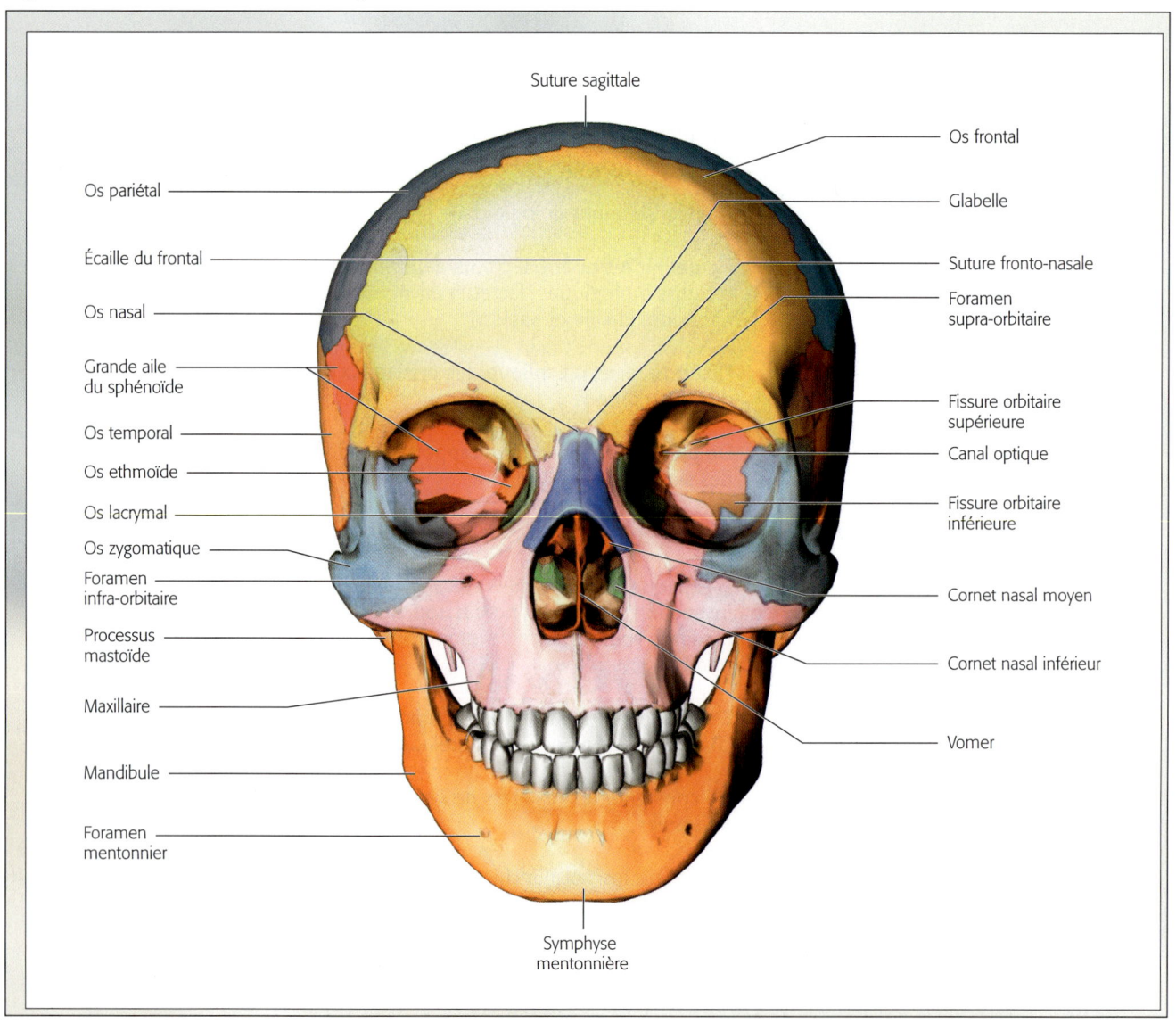

Figure 8.2 Vue latérale droite des os de la tête

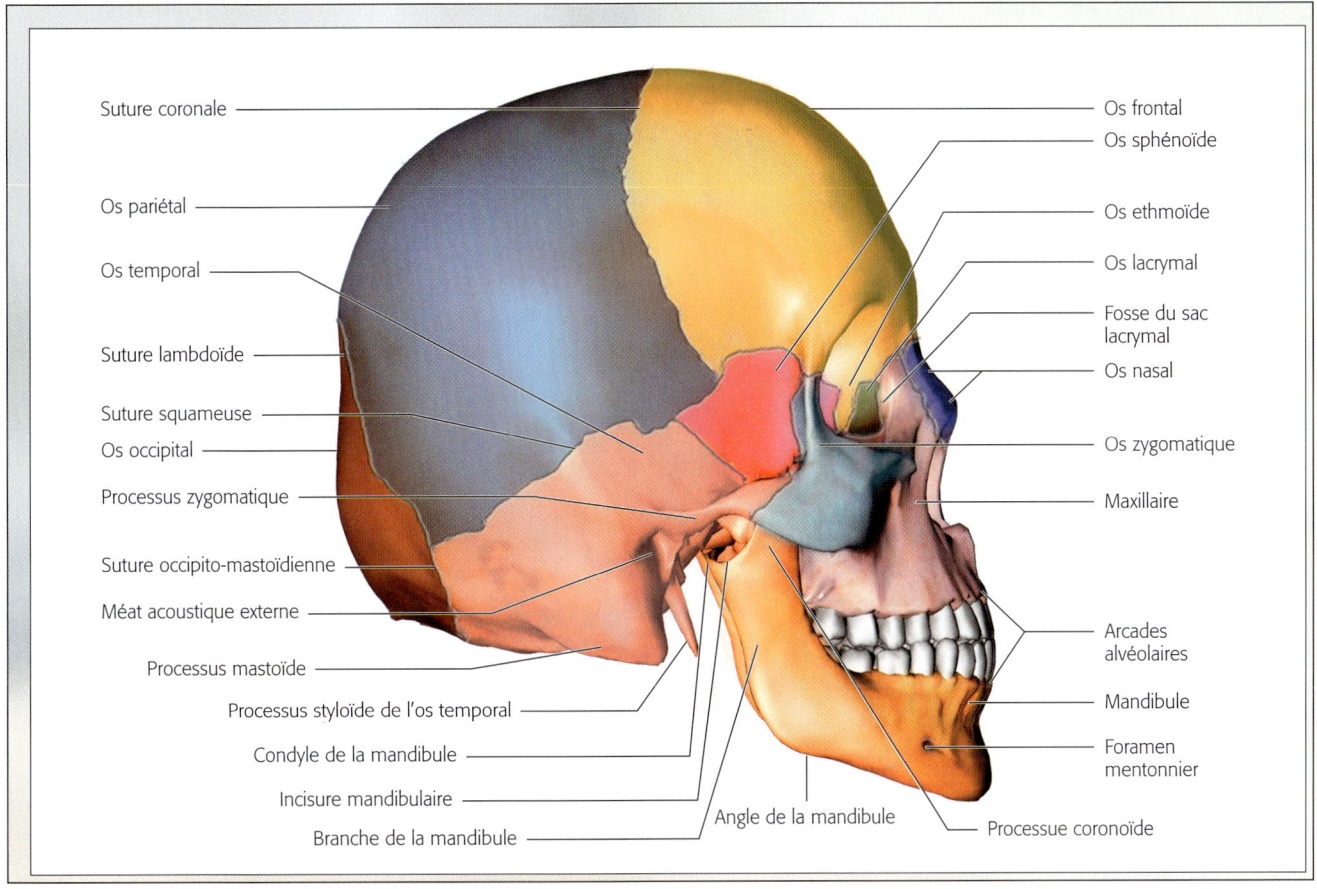

du cou se trouvent le larynx, la trachée, la glande thyroïde ainsi que des vaisseaux sanguins.

La structure squelettique du cou comprend sur sa face antérieure l'os hyoïde, mobile lors de la déglutition, le cartilage thyroïde, le cartilage cricoïde et les anneaux de la trachée. Dans le cadre de l'examen clinique, la fourchette sternale formée par la jonction des clavicules et du manubrium est un repère important.

L'examen postérieur inclut la colonne vertébrale cervicale, de C1 à C7. La vertèbre C1 se nomme atlas et la C2 se nomme axis. Lorsque le cou est en flexion, la vertèbre C7 est la plus proéminente; elle est donc facilement repérable et palpable.

Le cou est composé de plusieurs muscles, dont le trapèze, situé à la face postérieure du cou, et le sterno-cléido-mastoïdien délimitant pour fins de description les triangles antérieur et postérieur du cou. Le triangle antérieur est délimité en avant par la ligne médiane du cou, en haut par le maxillaire inférieur et sur son troisième côté par le sterno-cléido-mastoïdien. Le triangle postérieur a pour base la clavicule; ses côtés sont délimités par le trapèze et le sterno-cléido-mastoïdien (voir la figure 8.3).

Le **pharynx,** appelé communément gorge, est une structure tubaire qui s'étend de la base du crâne à la sixième vertèbre cervicale. Il est le carrefour des voies respiratoires et digestives. Il se divise en trois parties: le nasopharynx, l'oropharynx et le laryngopharynx (voir le tableau 8.1).

Tableau 8.1 Les trois parties du pharynx

	Partie	Définition
Nasopharynx	Partie nasale	Conduit aérien situé à l'arrière du nez et au-dessus du voile du palais. Sur sa paroi postérieure sont situées les amygdales pharyngées; sur ses parois latérales s'abouchent les trompes d'Eustache qui font communiquer l'oreille moyenne avec le pharynx.
Oropharynx	Partie buccale	Conduit dont la partie supérieure est formée par le voile du palais et la partie antérieure par la base de la langue. Sur ses faces latérales se retrouvent les amygdales palatines. Conduit permettant le passage des aliments et de l'air.
Laryngopharynx	Partie laryngienne	Cette partie s'étend depuis l'os hyoïde jusqu'au cartilage cricoïde. L'épiglotte la sépare du larynx. Conduit permettant le passage des aliments et de l'air.

Figure 8.3 Points de repère du cou

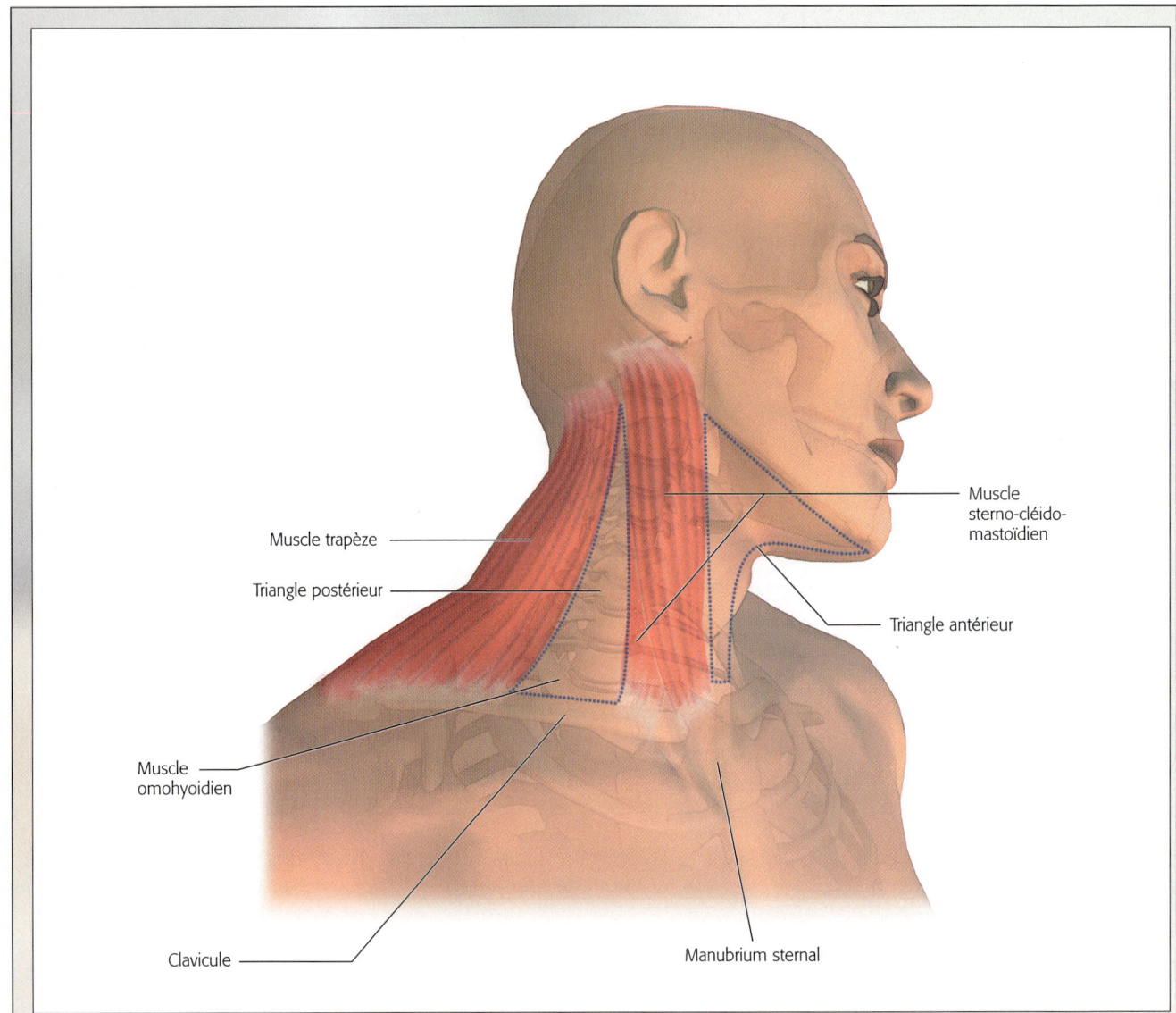

Les **amygdales,** constituées de tissus lymphatiques, forment un anneau à l'entrée du pharynx. Elles apparaissent comme des renflements de la muqueuse. Elles se divisent en quatre catégories : les amygdales palatines, les amygdales linguales, les amygdales pharyngées et les amygdales tubaires (voir le tableau 8.2).

Le **larynx** relie le pharynx à la trachée. Il remplit trois fonctions distinctes et non simultanées : une fonction de respiration quand la glotte est ouverte, une fonction de phonation quand elle est presque fermée et une fonction de déglutition quand la glotte est fermée pour protéger ainsi les voies aériennes. Le larynx se compose des parties suivantes : épiglotte, glotte, cordes vocales, cartilage thyroïde (cartilage qui a la forme d'un livre ouvert et souvent nommé pomme d'Adam ou proéminence laryngée), cartilage cricoïde et cartilage aryténoïde.

La glande **thyroïde** est un organe en forme de papillon (voir la figure 8.4). Elle repose sur la trachée

Tableau 8.2 Les amygdales

	Définition
Amygdales palatines	Situées entre les deux piliers du voile du palais, elles ont la forme d'une amande. Leur face externe est sillonnée de cryptes. Ce sont les plus volumineuses et les plus fréquemment infectées.
Amygdales linguales	Logées à la base de la langue dans le tiers postérieur après le sillon terminal, ou foramen cæcum. Elles ressemblent à des nodules recouverts de muqueuse linguale.
Amygdales pharyngées (voir la figure 8.12)	Situées dans le nasopharynx. Elles augmentent graduellement de volume jusqu'à la maturation immunitaire (vers l'âge de 10 ans). Hypertrophiées, elles sont appelées végétations adénoïdes et peuvent devenir obstructives.
Amygdales tubaires	Entourent l'orifice pharyngien de la trompe d'Eustache.

Figure 8.4 Vue antérieure de la glande thyroïde

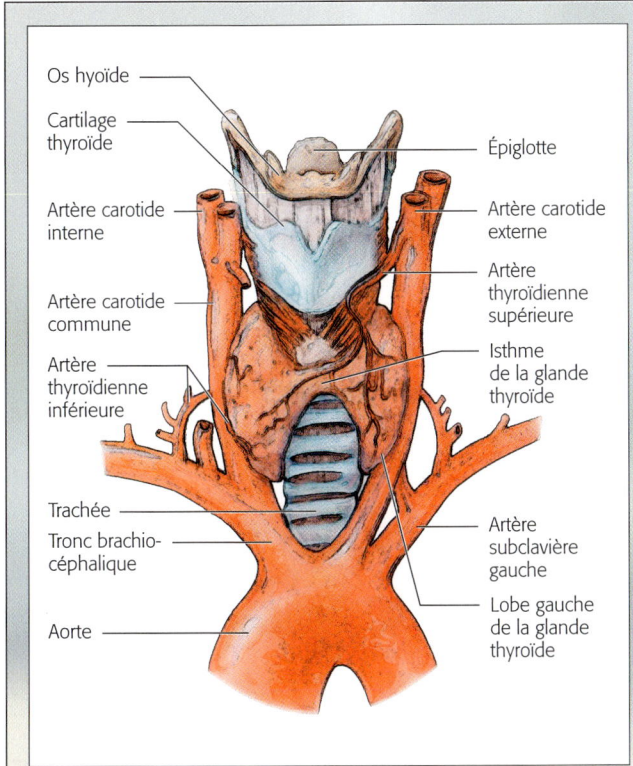

juste au-dessous du larynx. Ses deux lobes latéraux sont reliés par une masse étroite de tissu, appelée isthme. La glande thyroïde des femmes est généralement plus volumineuse et donc plus facilement palpable. Les glandes parathyroïdes, au nombre habituel de quatre, sont situées sur la face postérieure de la glande thyroïde ; elles ne sont pas palpables lors de l'examen clinique

Les **ganglions lymphatiques** sont de petits renflements situés sur le trajet de certains nerfs et vaisseaux lymphatiques ; ils sont groupés en chaînes dans le cou, d'où leur appellation commune de chaînes lymphatiques. On les évalue à plus de 70 de chaque côté du cou et on les désigne selon leur position. La connaissance du drainage lymphatique est fondamentale pour une bonne démarche clinique ; en effet, la sensibilité ou l'hypertrophie d'un ganglion peut orienter l'examen vers la zone qu'il draine. Les ganglions sont habituellement ronds ou ovales et leur surface, lisse. Ils assurent l'ensemble du drainage lymphatique des structures supra-claviculaires (voir la figure 8.5).

Ces groupes de ganglions sont étroitement reliés entre eux, mais pour en permettre la classification, on les divise comme suit :
– les ganglions préauriculaires ou parotidiens ;
– les ganglions rétro-auriculaires ;
– les ganglions occipitaux ;
– les ganglions amygdaliens ;

Figure 8.5 Ganglions et drainage lymphatique de la tête et du cou

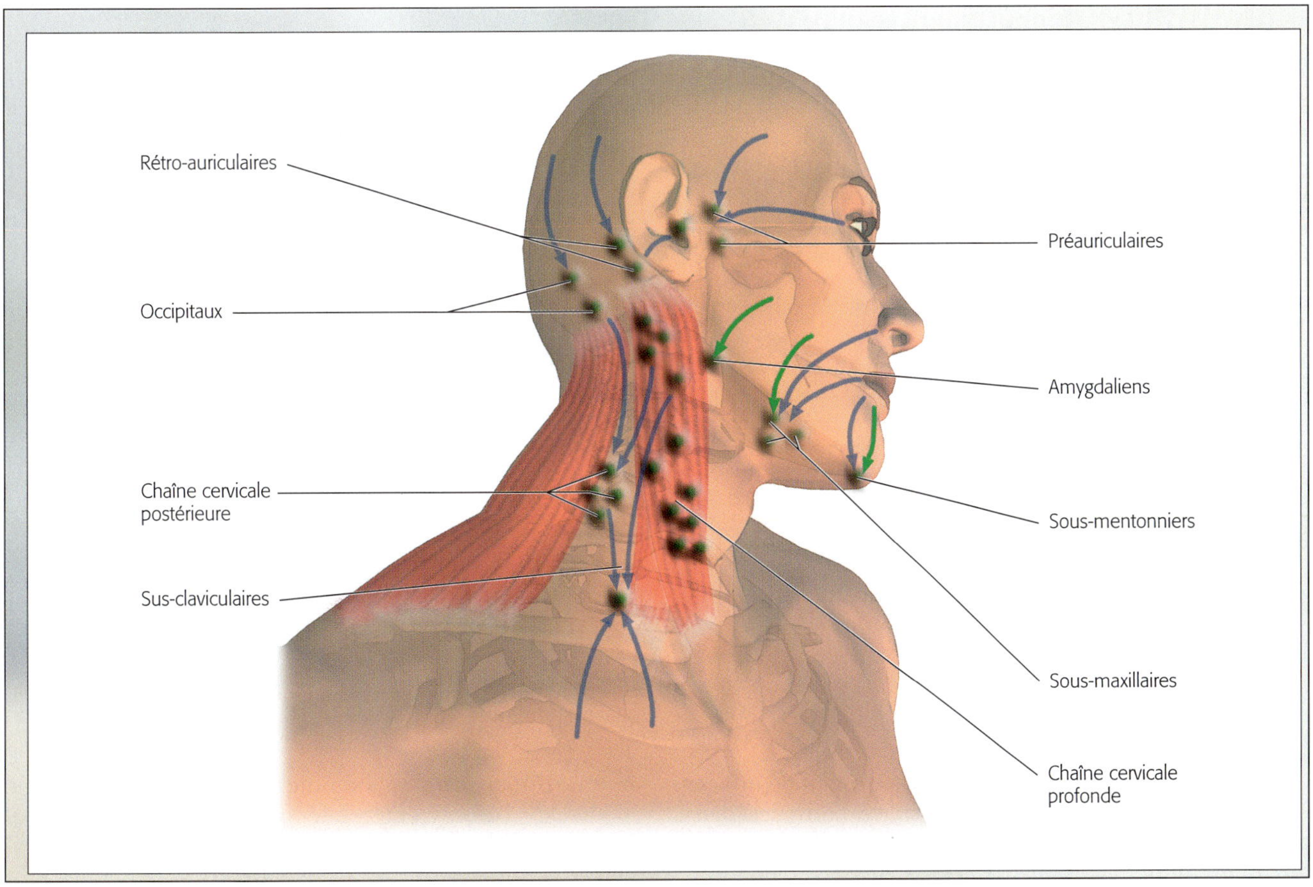

Figure 8.6 Vue antérieure de la surface de l'œil et de ses annexes

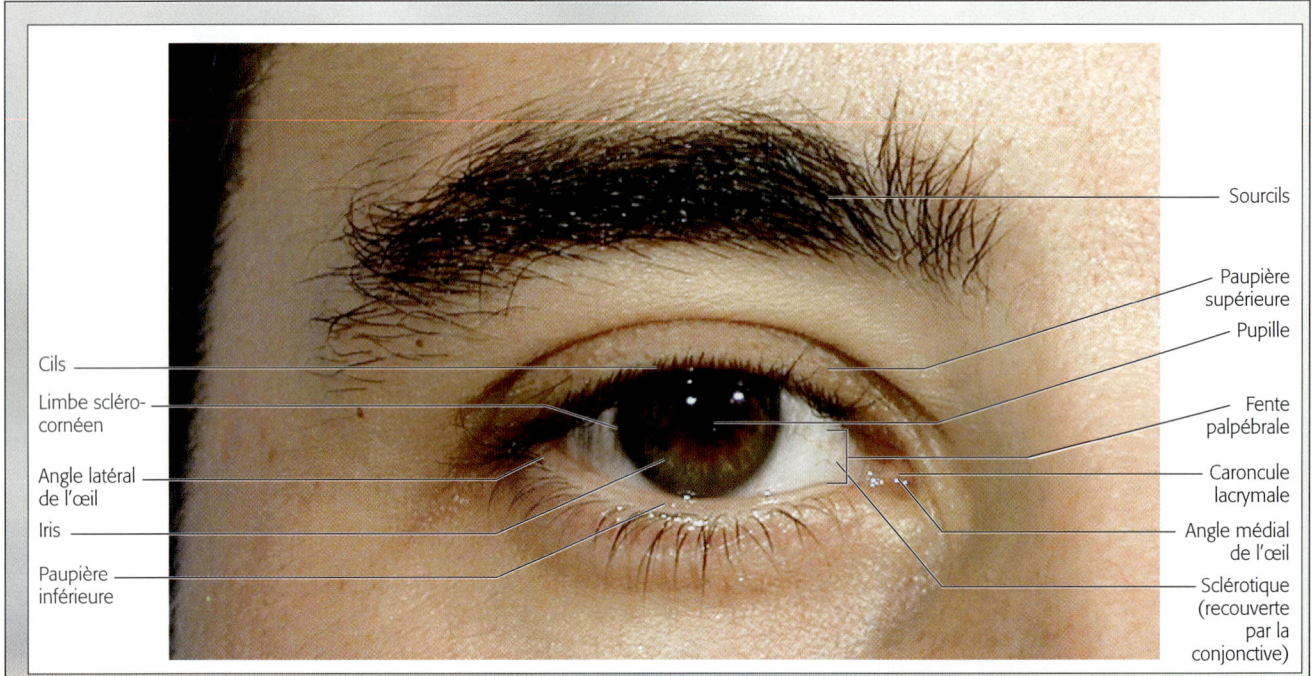

- les ganglions sous-maxillaires ;
- les ganglions sous-mentonniers ;
- la chaîne cervicale superficielle ;
- la chaîne postérieure cervicale ;
- la chaîne cervicale profonde ;
- les ganglions sus-claviculaires.

La région cervicale est innervée par les nerfs crâniens suivants : le facial (VII) avec son rameau cervical, le glosso-pharyngien (IX) desservant le pharynx, le vague (X) desservant le pharynx et le larynx, et le spinal (XI) innervant les muscles du cou. De même, les nerfs C1 à C5 forment le plexus cervical à la partie postérieure du cou. Ces nerfs sont étudiés en détail dans le chapitre 9 sur la fonction neurologique.

Œil

L'œil est une structure sphérique d'environ 2,5 cm. Son étude se divise en deux parties : les structures annexes de l'œil et la structure même de l'œil.

STRUCTURES ANNEXES DE L'ŒIL

Les structures annexes de l'œil sont le sourcil, les paupières, la conjonctive, l'appareil lacrymal et les muscles extrinsèques (voir les figures 8.6 et 8.7). Les sourcils surmontent les arcades sourcilières.

Les paupières supérieure et inférieure sont de minces replis musculofibreux mobiles. L'espace entre les deux paupières se nomme la fente palpébrale. Celle-ci mesure environ 10 mm dans sa partie la plus large. Les jonctions

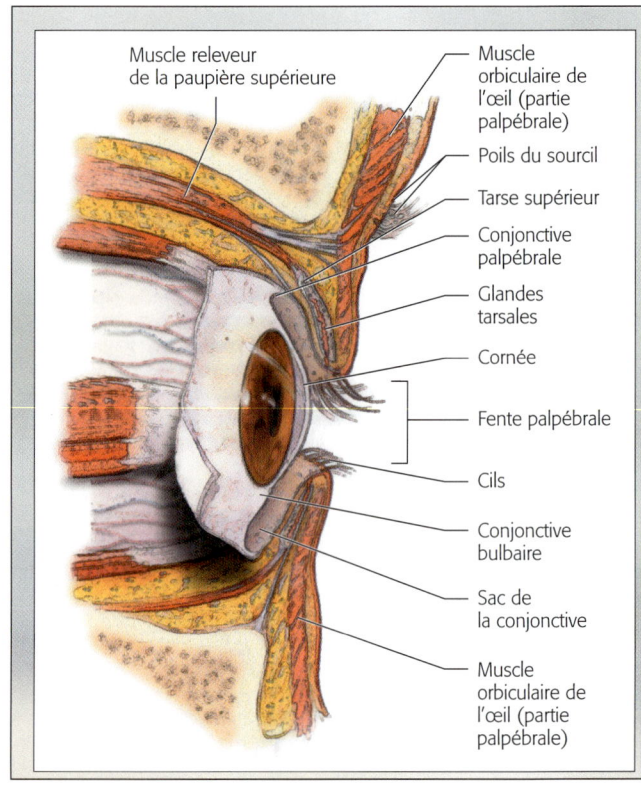

Figure 8.7 Structures annexes de l'œil en coupe sagittale

interne et externe se nomment respectivement angle médial de l'œil et angle latéral de l'œil. Les paupières jouent un rôle de protection et étalent le liquide lacrymal à la surface du globe oculaire. Les paupières sont bordées de cils et de glandes sécrétrices appelées glandes de Meibomius (approximativement 25 à la paupière supérieure et 20 à la paupière inférieure). Ces glandes s'ouvrent sur les bords de la paupière et produisent la couche huileuse du film lacrymal. Les glandes de Zeis sont attachées aux follicules des cils et produisent une huile qui les protège de l'assèchement.

La conjonctive palpébrale est une membrane muqueuse délicate qui tapisse les paupières; elle se replie par la suite sur la face antérieure du globe oculaire et est alors appelée conjonctive bulbaire. La conjonctive bulbaire recouvre seulement la sclérotique et non la cornée. Cette muqueuse très mince laisse transparaître les vaisseaux sanguins sous-jacents. L'œil en se fermant forme un canal très mince appelé sac de la conjonctive.

L'appareil lacrymal est constitué des glandes lacrymales et du conduit lacrymo-nasal. L'angle médial de l'œil présente une éminence charnue appelée caroncule lacrymale. Les glandes lacrymales produisent continuellement une solution saline appelée sécrétion lacrymale ou larmes. Des tubercules lacrymaux sont situés à l'extrémité interne du bord libre de chaque paupière et cheminent dans les voies lacrymales, jusqu'aux fosses nasales.

Deux muscles orbiculaires striés se trouvent à l'intérieur des paupières. Le premier, innervé par le nerf crânien VII, occupe toute la longueur de la paupière. Il provoque sa fermeture. Le second, innervé par le nerf crânien III, s'étend sur toute la largeur de la paupière. C'est le muscle releveur de la paupière supérieure.

Les muscles extrinsèques de l'œil déterminent le mouvement de chaque œil : mouvements saccadés et mouvements de balayage. Lorsque les mouvements de ces muscles ne coordonnent pas simultanément les deux yeux, il en résulte une diplopie ou vision double. Il y a six muscles extrinsèques de l'œil : quatre muscles droits (externe, interne, supérieur et inférieur) et deux muscles obliques (le grand oblique et le petit oblique). Les nerfs crâniens correspondants sont les nerfs crâniens III, IV et VI, représentés dans la figure 8.8.

STRUCTURE MÊME DE L'ŒIL

Le globe oculaire est logé dans la partie antérieure de l'orbite. Il a la forme d'une sphère irrégulière (voir la figure 8.9).

La paroi de l'œil se compose de trois tuniques : une tunique externe, une tunique moyenne et une tunique interne.

La tunique externe est divisée en deux parties : la sclérotique et la cornée. La **sclérotique,** ou sclère, est une coque blanche, résistante et fibreuse, constituant 80 % du globe oculaire dans sa face postérieure. À l'arrière de l'œil, là où le nerf optique la traverse, la sclérotique est réunie à la dure-mère. Une zone de transition, le limbe scléro-cornéen, délimite le prolongement de la tunique fibreuse sur la face antérieure par la **cornée,** membrane parfaitement transparente. La cornée est riche en terminaisons nerveuses mais ne contient aucun vaisseau sanguin. Le contact d'un objet avec cette membrane provoque le réflexe du clignement (réflexe cornéen) et accroît la sécrétion lacrymale.

La tunique moyenne, appelée également uvée, comprend trois éléments distincts : la choroïde, le corps ciliaire et l'iris. La **choroïde,** membrane de couleur brun foncé très vascularisée, se joint en avant par le corps ciliaire, ce qui explique le reflet orangé visible lors de l'examen du fond d'œil. Le **corps ciliaire** sécrète l'humeur aqueuse et dirige l'accommodation grâce au muscle ciliaire. L'**iris** est la partie la plus antérieure de la tunique moyenne, la partie colorée et visible de l'œil. Situé entre la cornée et le cristallin, il a la forme d'un beigne aplati. Son ouverture centrale, la **pupille,** par son action réflexe face à un stimulus lumineux, constitue le diaphragme de l'œil. Pour éviter l'éblouissement par une lumière vive ou pour fixer avec netteté un objet rapproché, le muscle sphincter de la pupille se contracte et le diamètre de la pupille diminue (myosis). Inversement, dans l'obscurité et en vision éloignée, la pupille se dilate (mydriase).

La tunique la plus interne de l'œil, la **rétine,** se compose d'une couche pigmentaire, ou épithélium pigmentaire, et d'une couche nerveuse. Elle est contiguë à la choroïde et au corps vitré. La face interne de la rétine

Figure 8.8 Schéma des muscles extrinsèques de l'œil et des nerfs crâniens correspondants.
Les nerfs crâniens sont indiqués entre parenthèses

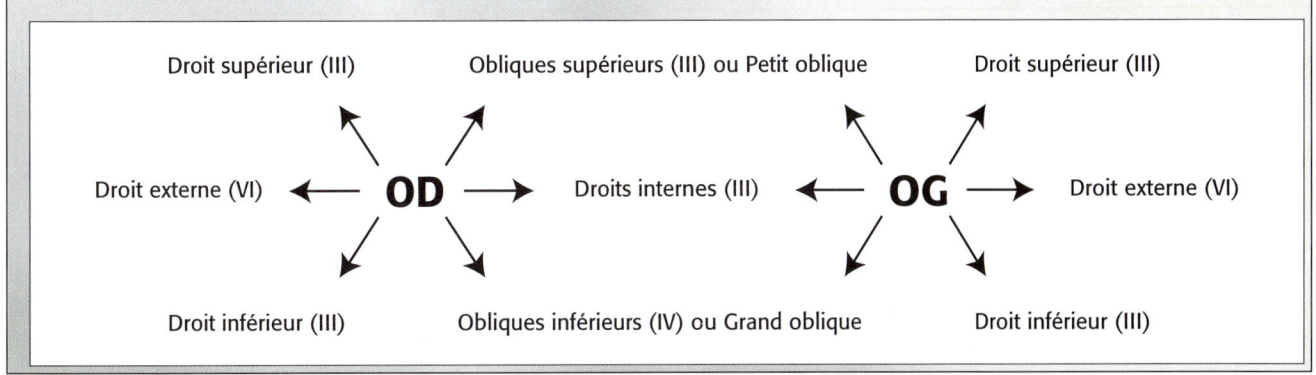

Figure 8.9 Coupe sagittale de la structure interne de l'œil

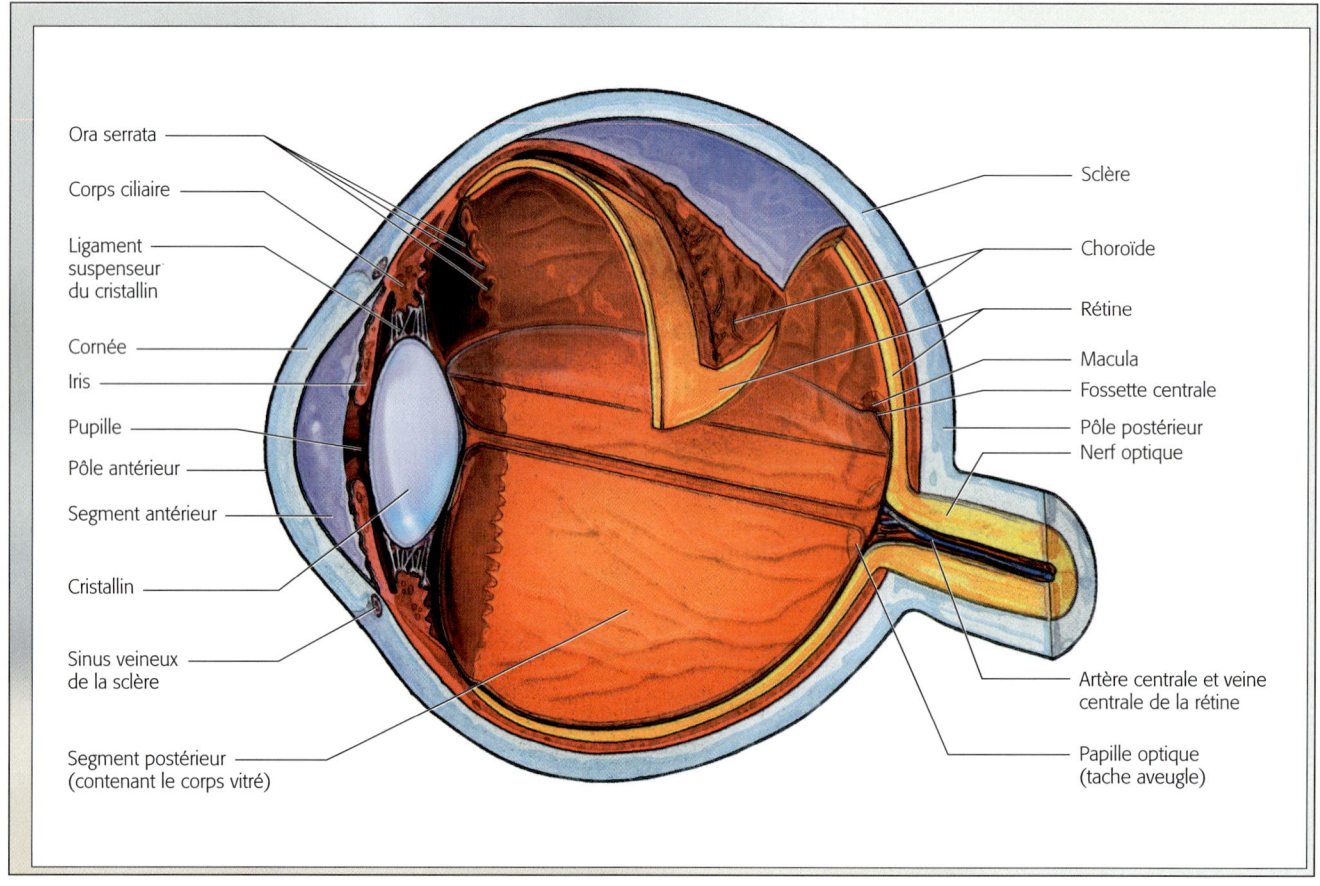

est visible à l'examen du fond d'œil. Au centre de la partie postérieure se trouve le disque, ou **papille optique**. Point de départ du nerf optique, il s'agit d'un disque ovoïde d'environ 1,5 cm, plus clair que le reste de la rétine et de couleur rosée. Ses bords, jaunâtres, sont nets sauf dans la partie interne (nasale). Au centre, une dépression physiologique laisse passer les vaisseaux rétiniens sous forme d'arborisation. Les veines sont plus grosses et plus mates que les artères. Le rapport est de deux artères pour trois veines. La **macula**, disque de 1,5 cm de diamètre, se distingue facilement, car elle ne possède pas de vaisseaux rétiniens. La **fovea centralis** occupe sa partie centrale. C'est une légère dépression, constituée uniquement de cônes, à l'acuité visuelle maximale. Ces deux dernières structures sont visualisées à l'ophtalmoscope avec une dilatation de la pupille.

Le contenu de l'œil est constitué essentiellement de trois milieux transparents : l'humeur aqueuse, l'humeur vitrée et le cristallin, qui permettent aux rayons lumineux de traverser la cornée afin d'atteindre la rétine. Le **cristallin** est une structure composée de cellules épithéliales allongées formant un disque ovoïde encapsulé et maintenu en place par une série de fibres appelées zonules. Sa forme se modifie pour accommoder l'image sur la rétine.

Oreille

L'oreille est formée de trois parties : l'oreille externe, l'oreille moyenne et l'oreille interne.

L'oreille externe (voir la figure 8.10) sert à recueillir et à diriger les sons vers le tympan et l'oreille interne. Elle comprend deux parties : le pavillon de l'oreille et le conduit auditif externe. Le pavillon de l'oreille est fibrocartilagineux et recouvert de peau. Légèrement décollé du mastoïde, il est composé de l'hélix, de l'anthélix, du lobule et du tragus.

Le conduit auditif externe (CAE) est une cavité courte et étroite (environ 2,5 cm de long sur 0,6 cm de large) constituée de cartilage élastique. La peau qui le recouvre comporte des poils, des glandes sébacées et des glandes apocrines modifiées, appelées glandes cérumineuses. Ces glandes sécrètent le cérumen, une substance cireuse variant du jaunâtre au brun dont le pH est acide. Cette substance sert à protéger l'épithélium du conduit auditif externe.

L'oreille moyenne commence à la limite du conduit auditif externe par le **tympan** (voir la figure 8.46). Il s'agit d'une petite cavité de l'os temporal communiquant avec le pharynx par la trompe d'Eustache. Elle est tapissée d'une muqueuse et remplie d'air à travers lequel les sons sont transmis à l'oreille interne par l'intermédiaire de trois petits os (marteau, enclume et étrier), nommés communément la chaîne des osselets. Le tympan est une membrane constituée de trois couches (cutanée, muqueuse et fibreuse) qui lui donnent à la fois sa plasticité et sa rigidité. Il est visible à l'examen otoscopique en position oblique sous la forme d'une membrane mince, de couleur gris perle, translucide. Les deux tiers inférieurs forment le pars tensa. Le pars flaccida occupe le tiers supérieur. Dans la partie centrale du tympan, se trouvent le relief du marteau (ombilic, manche et apophyse courte) et le cône lumineux, situé vers le bas et vers l'avant (à 5 heures pour l'oreille droite et à 7 heures pour l'oreille gauche) (voir la figure 8.46).

L'oreille interne, appelée aussi labyrinthe, est également située dans l'os temporal. Elle ne peut être examinée par un examen direct. Organe de l'audition et de l'équilibre, l'oreille interne est composée de deux cavités (utricule et saccule), de canaux semi-circulaires ainsi que d'un appareil auditif contenant les cellules auditives ciliées de l'organe de Corti (voir la figure 8.11). L'examen de l'audition peut donner certaines indications sur l'état de l'oreille interne.

Nez

L'anatomie du nez se divise en deux parties : les structures externes et les cavités nasales. Les structures externes, soit l'arête et la racine du nez, comprennent respectivement l'os nasal, l'os frontal, l'apophyse montante du maxillaire

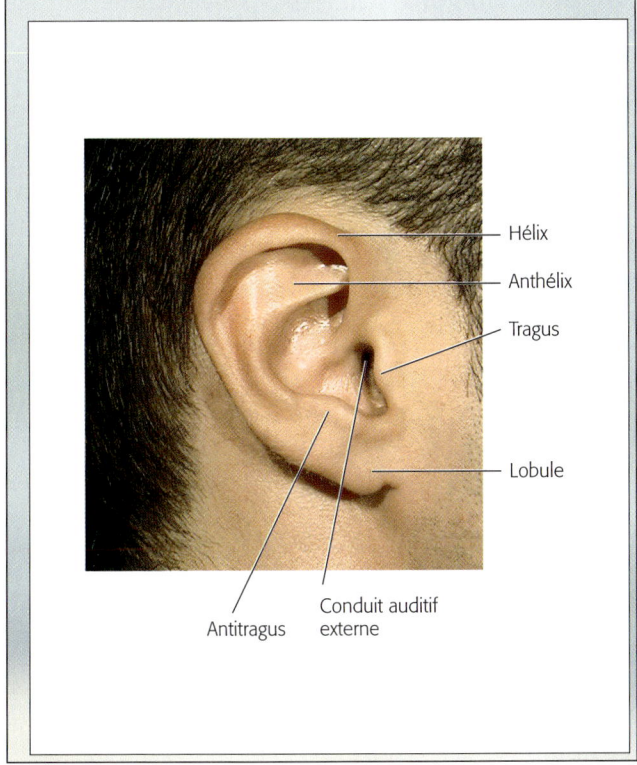

Figure 8.10 *Oreille externe droite*

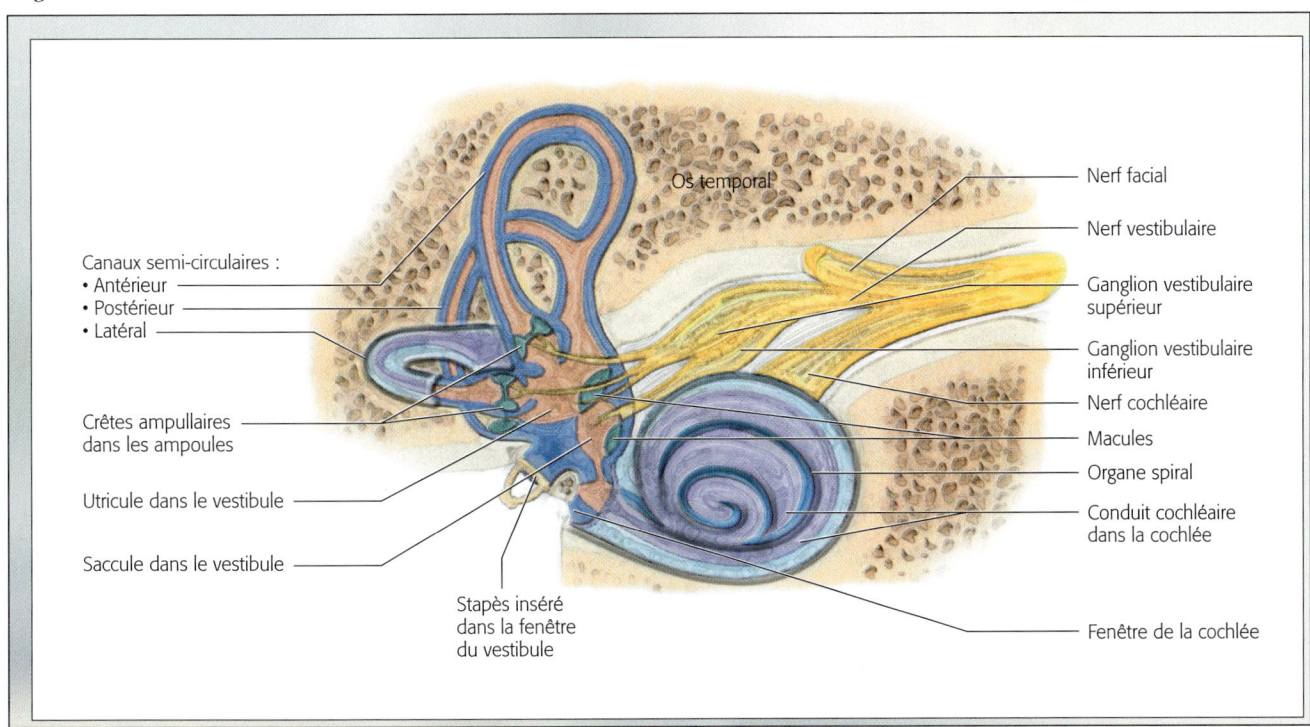

Figure 8.11 *Structure de l'oreille interne*

et les plaques de cartilage hyalin. Les cartilages du nez déterminent la morphologie distinctive du nez de chaque personne (voir la figure 8.12). Les structures externes abritent les deux fosses nasales séparées sagittalement par la cloison du nez ou septum.

Le vestibule des cavités nasales est tapissé d'une peau contenant des glandes sébacées et sudoripares, ainsi que de vibrisses (poils des narines) qui font office de filtres. Les autres cavités nasales sont recouvertes d'une muqueuse se divisant en muqueuse respiratoire à sa partie inférieure et en muqueuse olfactive à sa partie supérieure.

Les parois internes des cavités nasales portent trois proéminences osseuses recourbées et recouvertes de la muqueuse nasale : les cornets nasaux supérieur, moyen et inférieur. Les cornets sont très vascularisés. L'irrigation sanguine du nez provient de l'artère carotide externe. L'épistaxis survient généralement dans l'aire de Kiesselbach, située à la partie antérieure du septum nasal et très riche en capillaires. L'épithélium olfactif est innervé par le nerf olfactif ; le nez, par le nerf trijumeau.

Les sinus paranasaux, regroupés en quatre catégories, servent de caisse de résonance à la voix. Leur rôle consiste également à réchauffer et à humidifier l'air ambiant. Les **sinus ethmoïdaux** et les **sinus sphénoïdaux** sont localisés dans les os portant le même nom. Ils ne sont pas visibles à la transillumination. Les **sinus maxillaires** sont délimités de chaque côté de la cloison nasale par les joues, les yeux et le palais. Ce sont les plus volumineux. Les **sinus frontaux** sont situés au-dessus de l'arcade sourcilière.

Bouche

La bouche est une cavité tapissée d'une muqueuse. Elle comprend les différentes structures intra-orales suivantes : les lèvres, les muqueuses buccales et vestibulaires, le palais, le plancher de la bouche, la langue, les glandes salivaires, les gencives et les dents (voir les figures 8.13 et 8.14).

Les **lèvres** sont essentiellement composées du muscle orbiculaire. Elles s'étendent du bord inférieur du nez à la limite supérieure du menton. Le bord rouge

Figure 8.12 Coupe sagittale du nez

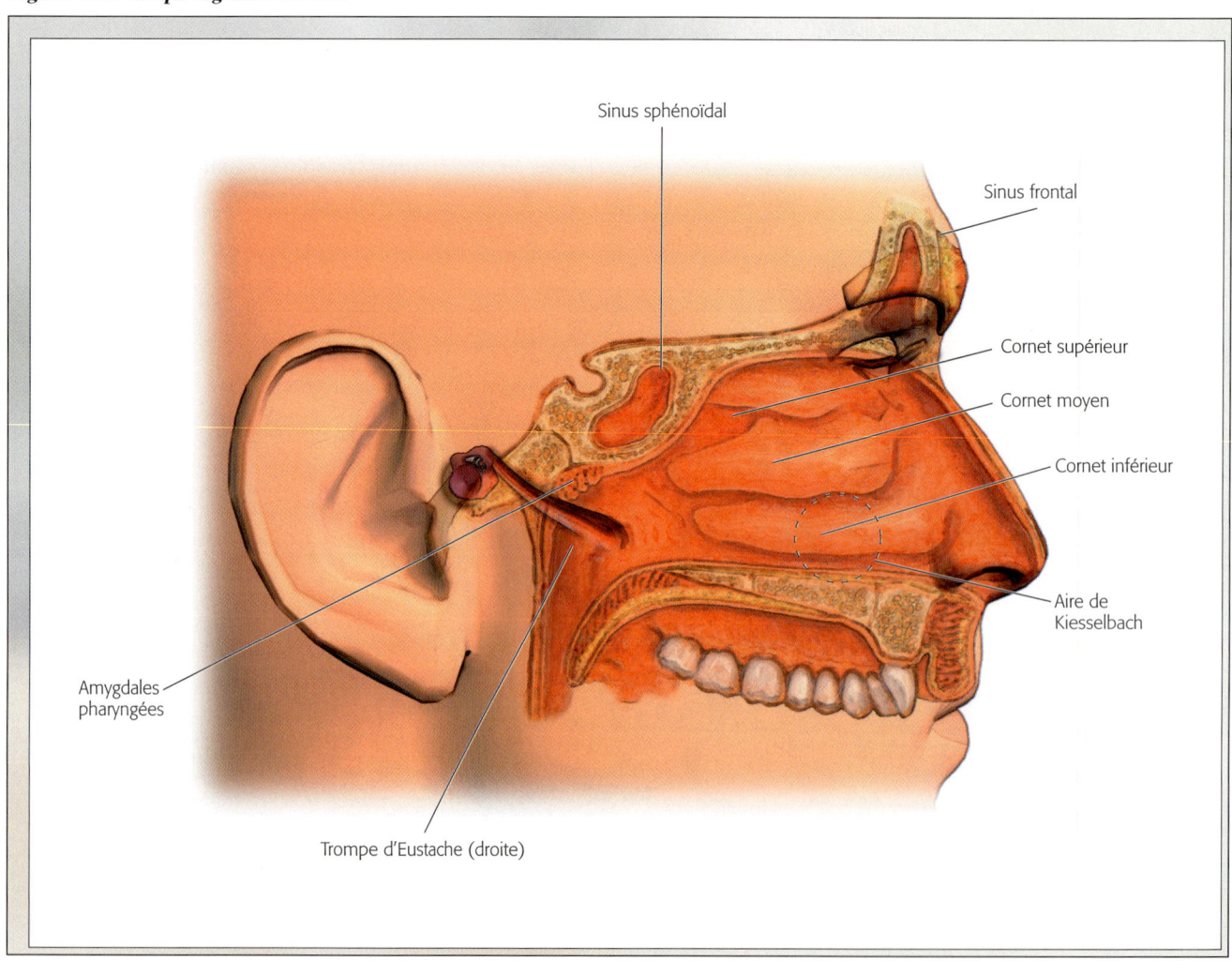

Figure 8.13 Coupe sagittale de la cavité orale

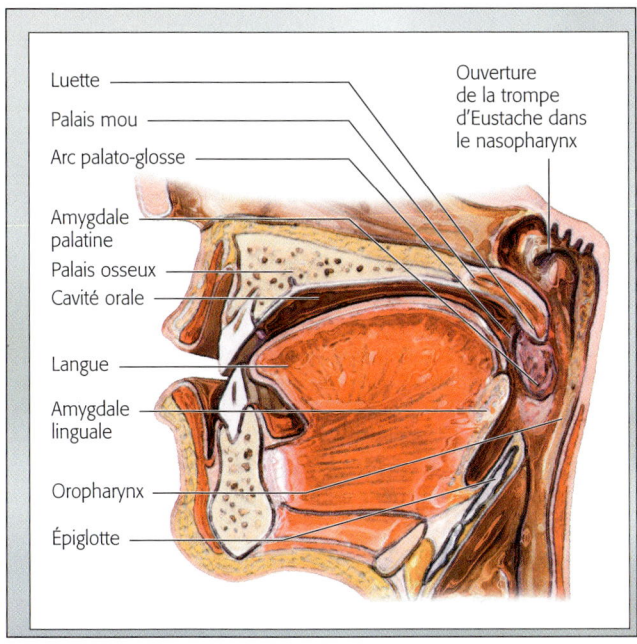

Figure 8.14 Vue antérieure de la bouche

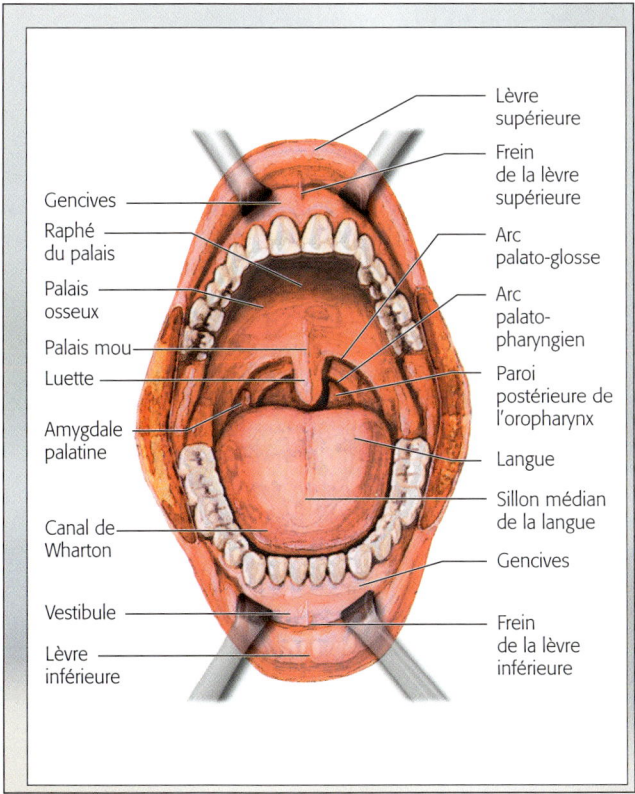

Les membranes muqueuses buccale et vestibulaire se prolongent sur les gencives et tapissent l'intérieur des joues.

Le **palais** forme le plafond de la bouche. Il se divise en deux parties : le palais osseux et le palais mou. Le palais osseux, ou voûte du palais, est constitué d'une surface rigide sillonnée de plis ou de crêtes palatines contre laquelle la langue peut pousser. Le palais mou, ou voile du palais, est une zone musculaire souple située derrière la voûte. Un prolongement du voile du palais en forme de doigt, appelé luette, est suspendu à son bord libre. Le palais mou s'attache à la langue et à la paroi de l'oropharynx.

Le **plancher de la bouche** comprend la région délimitée par la bordure de la langue et le rebord interne du mandibule. Il contient deux caroncules, excroissances situées de chaque côté de la langue qui correspondent aux orifices des canaux de Wharton.

La **langue** repose sur le plancher buccal et s'attache à l'os hyoïde. Elle possède des muscles squelettiques intrinsèques et extrinsèques. Les muscles intrinsèques lui permettent d'être mobile et de modifier sa forme selon les besoins du langage ou de la déglutition, les muscles extrinsèques de changer de position, autant pour sortir de la bouche que pour y rentrer ou pour se mouvoir latéralement.

La face dorsale de la langue est convexe et elle porte un sillon médian (voir la figure 8.15). La langue est recouverte de trois types de papilles qui lui donnent son aspect rugueux (papilles fongiformes, filiformes et calciformes). Les papilles fongiformes se trouvent sur la pointe et les bords de la langue, les papilles filiformes (les plus abondantes), sur sa portion antérieure. Les papilles calciformes, de forme ronde et les plus grosses, sont disposées en V renversé à l'arrière de la langue. Tout juste derrière les papilles calciformes, et séparant les deux tiers antérieurs de la langue du tiers postérieur occupé par l'oropharynx, est situé le sillon terminal de la langue, ou foramen cæcum. C'est là que sont logées les amygdales linguales.

Les principales structures de la face ventrale de la langue sont le frein et les veines sublinguales. Celles-ci sont particulièrement saillantes chez les personnes âgées ; les varicosités linguales ne sont cependant pas indicatrices d'une affection cardiaque.

Les bourgeons du goût sont situés sur les côtés des papilles calciformes et fongiformes. Le goût sucré est perçu sur la pointe de la langue, le salé sur les bords latéraux ; la sensation se propage par une branche du nerf facial. Les goûts acide et amer sont perçus sur la partie postérieure ; la sensation se propage par le nerf glossopharyngien. La langue est aussi innervée par le nerf hypoglosse.

Bien que situées à l'extérieur de la cavité orale, les **glandes salivaires** y déversent leurs sécrétions. La salive nettoie la bouche, humidifie la nourriture, dissout les constituants chimiques de la nourriture afin de percevoir leur goût et amorce la dégradation chimique des féculents.

des lèvres est une zone de transition où la peau, non kératinisée, rejoint la muqueuse buccale. Le **frein des lèvres** est un repli médian qui relie la face interne de chaque lèvre aux gencives.

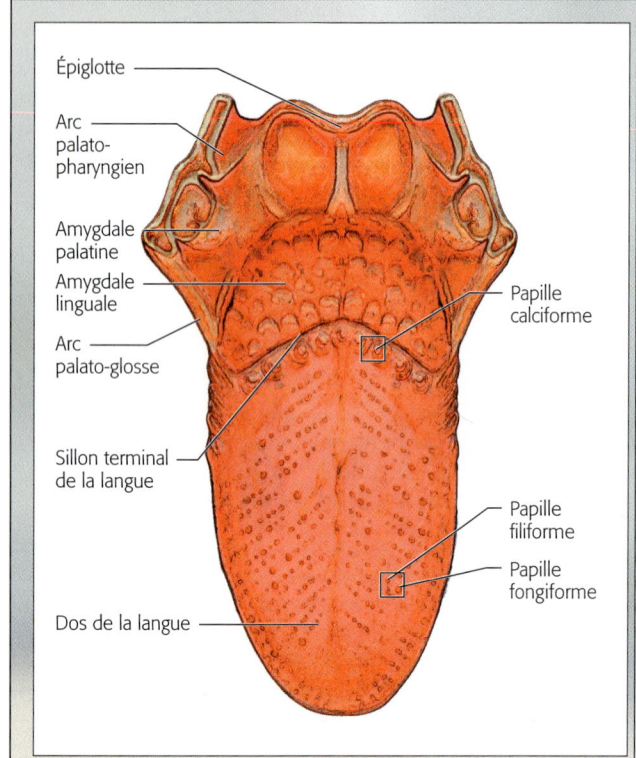

Figure 8.15 *Vue superficielle de la face dorsale de la langue*

nommée collet. La majeure partie de la dent se situe sous l'émail et se prolonge dans la racine ; elle est constituée de la dentine, puis de la pulpe qui renferme des branches du nerf trijumeau ainsi que des vaisseaux sanguins. Le cément recouvre la racine de la dent et la fixe à l'os.

Les dents servent à broyer les aliments et à mordre. On distingue dans la bouche, d'avant en arrière, les incisives, les canines, les prémolaires et les molaires. La dentition temporaire ou « dents de lait » comprend 20 dents qui poussent du 6e au 30e mois. La dentition permanente comprend 32 dents qui poussent de 6 à 22 ans.

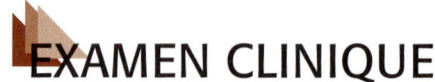

EXAMEN CLINIQUE

DÉTERMINANTS DE SANTÉ

Facteurs biologiques

ANTÉCÉDENTS PERSONNELS

COU Chez le nouveau-né, la sécrétion inadéquate d'hormones thyroïdiennes lors du développement prénatal (un dysfonctionnement de la glande thyroïde pendant la grossesse) entraîne un retard de croissance physique et mental (crétinisme). Chez l'adulte, une hypothyroïdie se traduira par un myxœdème, alors qu'une hyperthyroïdie entraînera une augmentation du métabolisme. Chez la personne âgée, le fonctionnement thyroïdien est souvent altéré.

ŒIL Un certain nombre de maladies héréditaires provoquent des affections oculaires telles que la rétinite pigmentaire, le glaucome, le rétinoblastome, le ptosis, l'albinisime, le daltonisme.

OREILLE Une anomalie dans le développement embryonnaire avant la quatorzième semaine de grossesse peut être à l'origine de certaines malformations des oreilles comme l'agénésie ou du développement incomplet du pavillon ou de l'oreille interne entraînant une surdité partielle ou complète, selon le type de malformation.

NEZ L'hérédité est un facteur prédominant dans les allergies respiratoires avant l'âge de 30 ans, mais son influence tend à diminuer par la suite.

ANTÉCÉDENTS MÉDICAUX

ŒIL Le diabète et l'hypertension sont souvent associés à certaines affections des yeux, telles que la cataracte ou le glaucome.

Les glandes salivaires extrinsèques principales sont au nombre de trois : la glande parotide, la glande sous-maxillaire et la glande sublinguale. La **glande parotide**, la plus volumineuse des trois, est située devant l'oreille de chaque côté de la face, entre le muscle masséter et la peau. Son conduit, le canal de Sténon, s'ouvre par une petite papille située dans le vestibule en face de la deuxième molaire supérieure. Elle peut être perçue si on comprime la langue contre les incisives supérieures. Le nerf facial traverse ces glandes. La glande sous-maxilllaire ou submandibulaire est située en dessous et à l'avant du maxillaire inférieur. Son conduit, le canal de Wharton, passe sous la muqueuse du plancher de la cavité orale et s'ouvre par une papille située de chaque côté du frein. La petite glande sublinguale se trouve devant la glande sous-maxillaire, sous la langue. Ses nombreux conduits s'ouvrent dans le plancher de la bouche. À ces trois glandes s'ajoutent des glandes salivaires orales réparties sur toute la muqueuse de la cavité orale.

Les **gencives**, ainsi que l'os alvéolaire et les ligaments alvéolo-dentaires, forment le parodonte, ensemble des tissus de soutien de la dent. Cette partie de la muqueuse buccale recouvre le bord alvéolaire des deux maxillaires et fixe les dents en enserrant leur collet.

Les **dents** sont composées de deux éléments principaux : la couronne et la racine. La couronne est la portion visible de la dent, qui se trouve au-dessus des gencives. Elle est recouverte d'émail, tissu le plus calcifié de l'organisme. La racine est la partie incluse dans le maxillaire. La couronne et la racine sont reliées par une constriction

Les cataractes apparaissent souvent après la prise prolongée de corticostéroïdes. Les blessures oculaires et les interventions chirurgicales peuvent provoquer une baisse de l'acuité visuelle à court, moyen ou long terme.

OREILLE L'otite moyenne chronique peut causer une perforation tympanique et une cicatrisation qui entraîneront une perte d'audition. Selon le site de la perforation et sa cause (infection aiguë, traumatisme mécanique, brûlure chimique, lésion par explosion), la surdité sera plus ou moins profonde.

NEZ La perte d'odorat peut être associée à un traumatisme à la base du crâne, à des polypes, ou à des inflammations nasales courantes (rhume ou allergie) ainsi qu'au tabagisme.

Les ronflements (obstruction partielle des voies aériennes supérieures pendant le sommeil) et l'apnée du sommeil obstructive ou syndrome de Pickwick (arrêts respiratoires pendant le sommeil à la suite d'un blocage des voies respiratoires supérieures) touchent plus souvent les personnes obèses en association avec une anomalie constitutionnelle. Les hommes en sont victimes plus que les femmes, ainsi que les personnes dormant sur le dos.

Facteurs environnementaux

COU – POSTURE DE TRAVAIL Le mauvais positionnement lors du travail assis peut entraîner des douleurs diverses, telles que des étirements abusifs des muscles du cou et des épaules ou des entorses de la colonne cervicale, habituellement aggravés par des douleurs au dos, aux bras, ainsi que par des céphalées.

ŒIL – ÉCRAN CATHODIQUE Les effets néfastes des écrans cathodiques sont directement liés aux différents paramètres de l'environnement : ambiance sonore, thermique et lumineuse (50 % de l'éclairage naturel), organisation du travail (périodes de pause) et état oculo-visuel de la personne.

OREILLE – SURDITÉ PAR LE BRUIT L'exposition à des bruits intenses (supérieurs à 90 décibels) pendant une période assez longue entraîne une diminution des cellules de Corti. La surdité est fréquemment accompagnée d'acouphènes à haute fréquence.

NEZ – RHINITES ALLERGIQUES Les allergies respiratoires sont les plus fréquentes, notamment le « rhume des foins », et elles sont répandues dans le monde entier. Les personnes des pays tempérés sont particulièrement exposées au pollen des graminées, des plantes herbacées (herbe à poux), des arbustes et des arbres.

Les autres allergènes les plus fréquemment à l'origine de la rhinite allergique sont les plumes, le rembourrage des oreillers et des meubles, ainsi que ceux provenant de la poussière de la maison : acariens, spores fongiques et desquamations animales.

Habitudes de vie

Le bilan de santé périodique doit inclure un examen visuel et un examen dentaire ; il doit être entrepris de façon préventive dès l'enfance.

COU Les postures statiques, soit celles qui ne reviennent pas à la position neutre en moins de 10 minutes, ou l'absence d'activité physique entraînent une tension constante des muscles du cou pour retenir le poids de la tête, une diminution de la flexibilité, de la douleur ainsi que des problèmes de la colonne cervicale.

ŒIL Il est démontré qu'un nombre considérable de personnes passent de plus en plus de temps devant leur écran de télévision ; c'est pourquoi la protection des yeux est essentielle. Il revient à l'infirmière de préconiser une bonne ambiance lumineuse, une distance égale à 5 fois les dimensions de l'écran et un repos de 10 minutes après chaque demi-heure continue de visionnement. D'autre part, une bonne protection visuelle contre les rayons UV (ultraviolets) doit être assurée en toute saison (même par temps nuageux) grâce au port de verres solaires approuvés, ainsi que d'un chapeau à larges bords. Une personne affectera sa santé visuelle en exposant ses yeux aux rayons UV. Avant l'âge de 18 ans, les yeux auront reçu la moitié de leur exposition aux rayons UV, d'autant plus que les yeux des enfants bloquent moins facilement ceux-ci (voir le tableau 8.3).

Tableau 8.3 Les rayons UV

Rayons	Effets	Maladies oculaires associées
UV-A	Lent et cumulatif	Accélère l'apparition des cataractes
UV-B	Court et incommodant	Agit sur la cornée et la conjonctive
UV-C		Associé à la photokératite et au cancer

OREILLE L'utilisation de cotons-tiges est à proscrire pour les soins d'hygiène auriculaire même si un tel usage est conforme à des croyances populaires bien ancrées.

Des mesures destinées à prévenir les risques de surdité sont obligatoires dans certaines industries et dans des environnements professionnels trop bruyants. Des mesures semblables devraient être également appliquées dans la vie quotidienne et dans les activités de loisirs, par exemple pour atténuer la détonation des tirs au fusil pendant une partie de chasse ou la puissance de la musique dans les discothèques.

BOUCHE Le tabagisme peut altérer la couleur des dents ; la chaleur de la fumée peut également affecter le palais par une stomatite nicotinique, inflammation des orifices des glandes muqueuses qui donne au palais une couleur gris blanc et des points rouges. Certains cancers des lèvres sont aussi associés au tabagisme.

Soins

ŒIL La prise de corticostéroïdes à long terme peut entraîner des complications sur le plan visuel telles les cataractes et le glaucome. L'instillation topique de plusieurs types de gouttes ophtalmiques influe sur la dilatation pupillaire.

OREILLE Les médicaments ototoxiques ainsi que les salicylates peuvent provoquer la surdité et des acouphènes, réversibles dans la plupart des cas. La quinine peut entraîner une surdité permanente. Le furosémide, pris en doses élevées, peut également causer une surdité temporaire ou permanente.

NEZ Les personnes ayant tendance au ronflement présentent une augmentation de la fréquence et l'intensité de ce problème lors de la prise de tranquillisants ou de boissons alcoolisées avant le coucher.

BOUCHE L'administration de corticostéroïdes par inhalation (aérosol-doseur) favorise le développement d'infections fongiques.

Motifs courants de consultation (symptômes)

Tête et cou

Les raisons de consultation courante des symptômes reliées à la tête et au cou sont multiples. Ce sont principalement les céphalées, la raideur du cou, les douleurs cervicale et faciale, l'odynophagie et l'apparition de masses.

Parmi les symptômes les plus fréquents concernant la tête et le cou, la céphalée, même si elle est considérée fréquemment comme une maladie très banale, nécessite un questionnaire minutieux (voir le chapitre 9 sur la fonction neurologique). Il en est de même lors de l'identification d'une masse cervicale, raison de consultation tout aussi fréquente.

MASSE CERVICALE

DÉFINITION

Plusieurs masses cervicales ne sont pas visibles à l'inspection ou ne sont pas palpables. Une masse palpable peut correspondre à une tuméfaction, à un problème congénital ou à une tumeur de la région cervicale, incluant la thyroïde.

QUESTIONS

P Comment avez-vous découvert cette masse ? cette grosseur ?
– Quels sont les traitements ou soins que vous avez entrepris depuis lors ?

JUSTIFICATIONS

Chez les personnes de moins de 20 ans, les masses sont habituellement congénitales ou elles proviennent d'une hypertrophie des ganglions amygdaliens. Pour les personnes de 20 à 40 ans, l'hypothèse d'un lymphome est à éliminer, même si les maladies thyroïdiennes sont plus fréquentes. Quand la personne est âgée de plus de 40 ans, l'infirmière doit porter attention à toute masse, car la malignité est toujours à considérer.

QUESTION

Q Comment décririez-vous cette masse ? Est-elle dure, mobile, douloureuse, indolore ? Sa grosseur est-elle variable ?

JUSTIFICATIONS

Une masse douloureuse évoque une infection aiguë. Une masse dont le volume ne varie pas depuis des mois et même des années orientera vers un ganglion cicatriciel ou vers une lésion bénigne ou congénitale. Le blocage du canal d'une glande salivaire entraîne la formation d'une masse dont le volume se modifie lorsque la personne mange.

Des nodules thyroïdiens se forment fréquemment. L'infirmière doit essayer de les identifier, même si seulement 8 % d'entre eux sont palpables et moins de 10 % de ceux-ci cancéreux. Les nodules thyroïdiens sont quatre fois plus fréquents chez la femme et augmentent de façon linéaire avec l'âge ; ils irradient également dans la région de la tête, du cou ou de la poitrine.

QUESTIONS

R Où se situe votre masse ?
– Avez-vous identifié des masses semblables sur d'autres parties de votre corps ?

JUSTIFICATIONS

Les masses qui siègent dans la région médiane du cou sont la plupart du temps bénignes ou congénitales. Les masses latérales sont souvent malignes. Les masses de la partie latérale supérieure du cou sont parfois des métastases provenant de tumeurs de la tête et du cou ; celles de la partie latérale inférieure du cou sont généralement des métastases provenant de tumeurs du thorax et du sein.

Parmi les types de lymphomes, la maladie de Hodgkin présente souvent des adénopathies médiastinales superficielles dans la région cervicale. Selon le stade d'expansion de la maladie, les ganglions en stade II peuvent atteindre plusieurs territoires ganglionnaires situés du même côté du diaphragme. Il y aura prolifération ganglionnaire bilatérale dans les stades plus avancés.

QUESTIONS

S En général êtes-vous bien portant ?
– Souffrez-vous d'une infection aux oreilles ? À la bouche ?

- Avez-vous remarqué que votre voix devenait plus enrouée ?
- Avez-vous remarqué une modification de votre poids ?
- Avez-vous ressenti d'autres malaises ?

JUSTIFICATIONS

À la suite d'une inflammation des voies respiratoires supérieures, ainsi que de la bouche ou de la gorge (otite, amygdalite, pharyngite), les ganglions augmentent souvent de volume et deviennent plus douloureux.

La mononucléose se manifeste typiquement par une trétade : adénopathie, fatigue, pharyngite et fièvre. Toutefois, l'augmentation de volume des ganglions cervicaux antéropostérieurs est parfois le seul symptôme de cette maladie.

L'enrouement de la voix associé à un nodule thyroïdien laisse soupçonner une tumeur qui coince le nerf crânien X et entraîne une parésie ou paralysie des cordes vocales.

La modification de l'état général d'une personne, de même qu'une perte de poids, des sueurs nocturnes et de la fièvre sont des signes évocateurs de tumeurs malignes, principalement dans le cas de lymphomes.

QUESTION

T Depuis quelle date avez-vous remarqué la présence de cette masse ?

JUSTIFICATIONS

L'apparition récente d'une masse, ou une masse datant de quelques jours, évoque souvent une affection de type inflammatoire. Les masses qui perdurent depuis plusieurs mois orientent davantage vers une tumeur.

Œil

Les raisons de consultation courante liées aux symptômes d'affections des yeux sont les suivantes : la rougeur à l'œil, les écoulements, les larmoiements ou la sécheresse de l'œil, la perte de la vision, la douleur, la diplopie, l'irritation, la sensation de corps étranger, la photophobie, les démangeaisons.

Les troubles les plus fréquents des yeux relèvent de la réfraction, de la perte de vision et du syndrome de l'œil rouge ; ils exigent de la part de l'infirmière un questionnaire minutieux. Dans cet ouvrage, nous avons choisi de traiter plus en détail le syndrome de l'œil rouge.

ŒIL ROUGE

DÉFINITION

L'œil rouge peut être dû à une étiologie diverse, allant d'une affection bénigne à une maladie aiguë pouvant porter atteinte à la fonction visuelle, et parfois même à la vie. Les causes suivantes sont la plupart du temps identifiées : une infection, une irritation chimique ou allergique, un glaucome, une blessure à la cornée ou à la sclère, une maladie oculaire profonde, le besoin de porter des lunettes ou de la fatigue.

La rougeur de l'œil se situe en fonction des structures oculaires atteintes. Une rougeur apparaissant surtout aux conjonctives est habituellement le signe d'une conjonctivite, une rougeur localisée indique la présence d'un corps étranger ou d'une épisclérite. Une rougeur périlimbique indique presque toujours une maladie oculaire grave, notamment une ulcération cornéenne, un glaucome aigu ou un hyphéma (voir les tableaux 8.4 et 8.5).

QUESTIONS

P Selon vous, qu'est-ce qui a provoqué cette rougeur ?
- Avez-vous subi un traumatisme ? à l'œil ? à la tête ?
- Avez-vous reçu un objet dans l'œil ? ou un produit chimique ?
- Quel genre d'emploi occupez-vous ? (Les personnes qui occupent certains emplois présentent davantage de risques de recevoir des corps étrangers ou passent davantage de temps devant un écran cathodique.)

Tableau 8.4 Principales rougeurs oculaires : leur site et les affections associées

Siège des rougeurs	Affections associées
Structures annexes de l'œil	Cellulite orbitaire
	Orgelet ou chalazion
	Blépharite
	Dacrocystite
Conjonctive	Conjonctivite
	Syndrome de l'œil sec
	Hémorragie sous-conjonctivale
	Rhinite
Tissu cellulaire épiscléral	Épisclérite
Sclérotique ou sclère	Sclérite
Cornée	Érosion de la cornée et/ou corps étranger
	Lésion traumatique ou chimique
	Intolérance aux lentilles cornéennes ou port prolongé des lentilles
Chambre antérieure de l'œil	Hyphéma
Uvée (choroïde, corps ciliaire, iris)	Uvéite (souvent confondue avec une conjonctivite)

Source : Adapté de J. Deschesnes et M. Roy, « L'œil rouge : sauriez-vous poser le bon diagnostic ? », *Le Clinicien,* mai 1997, p. 92.

Tableau 8.5 Œil rouge

	Conjonctivite aiguë	Hémorragie sous-conjonctivale	Kératite aiguë	Hyphéma	Glaucome aigu
Définition	Inflammation aiguë de la conjonctive	Extravasation homogène de sang dans la conjonctive sans congestion vasculaire	Inflammation de la cornée	Hémorragie de la chambre antérieure de l'œil	Affection caractérisée par une augmentation de la pression intra-oculaire qui peut se répercuter sur la vision
P : provoque	Infection d'origine virale, bactérienne ou allergique	Aucune cause identifiée la plupart du temps. Peut toutefois résulter d'un effort brutal (quinte de toux, accouchement)	Infection par un adénovirus, blépharite, exposition à la lumière ultraviolette (flash de soudure)	Traumatisme	Œil court de l'hypermétrope Angle fermé
P : pallie	Aucun ou pharmaceutique selon la cause	Aucun	Aucun ou pharmaceutique selon la cause	Repos strict au lit, pansement occlusif, pharmaceutique	Pharmaceutique ou chirurgical selon le type de glaucome
R : région/ irradiation	Congestion superficielle du globe et des paupières Rougeur généralisée dans le cul-de-sac	Hémorragie superficielle au niveau sous-conjonctival	Rougeur plus marquée à la jonction cornée/sclérotique	Chambre antérieure de l'œil. Petit caillot logé dans l'iris ou quelques cellules flottant dans l'humeur vitrée Rougeur au limbe scléro-cornéen	Rougeur au limbe scléro-cornéen
S : signes et symptômes associés	Sensation de sable, picotements, vision normale, écoulement clair ou mucopurulent abondant, photophobie, agglutination matinale des cils Douleur légère, variable selon la cause	Vision normale, sensation de sable, agglutination matinale des cils Douleur bénigne	Pupille en semi-mydriase, douleur importante, diminution de l'acuité visuelle, photophobie, céphalées, pas de sécrétions Douleur variable	Inflammation de l'œil, larmoiement Diminution de l'acuité visuelle Douleur intense si non traité	Baisse ou perte de vision Céphalées épisodiques, nausées dans les crises aiguës Pupilles en mydriase Vision trouble ou floue avec halos autour des sources lumineuses ou flash, larmoiement Douleur intense si non traité
T : temps	7 à 10 jours, selon le traitement	10 à 15 jours. La résorption se fait graduellement	Selon la cause, le traitement peut durer de 3 semaines à 2 mois	Se produit subitement, le traitement peut durer plusieurs jours dont les 5 premiers en repos strict au lit	Se produit subitement. Traitement pharmacologique à vie par la suite ou chirurgie

— Portez-vous des lentilles cornéennes ? (Leur port prolongé peut donner des rougeurs à l'œil.)
— Quelle est la date de votre dernier examen visuel ? (Verres correcteurs mal ajustés.)
— Êtes-vous sujet aux allergies ?
— Prenez-vous des médicaments ? Avez-vous subi un traitement oculaire ?
— Vous êtes-vous baigné dans une eau chlorée ?
— Quelles mesures avez-vous prises pour pallier votre problème ? Avez-vous pris des médicaments en vente libre ? ou prescrits antérieurement ? (Il est important de porter attention aux effets des médicaments sur les pupilles – dilatées ou contractées.)
— Avez-vous appliqué sur votre œil un pansement compressif ? une compresse humide ? Avez-vous irrigué votre œil ? À quel autre moyen avez-vous eu recours ?

Q Comment décrivez-vous cette rougeur ?
— Est-elle massive ? localisée ? diffuse ?
— Cette rougeur s'est-elle modifiée ? A-t-elle progressé dans votre œil ? ou diminué ? Est-elle apparue d'abord dans un œil puis s'est-elle répandue dans l'autre ?

S Avez-vous remarqué d'autres symptômes visuels ? Une diminution de la vision ? Une vision floue ? Des difficultés de lecture ? Des halos ? Des corps flottants ? Une douleur ? Une photophobie ? Des sécrétions ? Une irritation ? Des démangeaisons ? Une sensation de corps étranger ? Des larmes ?
— Souffrez-vous d'autres maladies qui, d'après vous, peuvent influer sur cette rougeur ? Hypertension ? Diabète ?

JUSTIFICATIONS

VISION Un test d'acuité visuelle s'impose devant toute affection oculaire. Ce test contribue au diagnostic. Une conjonctivite, une cellulite orbitaire n'affectent pas la vision ; par contre, une ulcération cornéenne, un glaucome aigu ou un hyphéma entraînent une diminution de la vision.

DOULEUR Toute douleur oculaire ressentie par une personne évoque une atteinte orbitaire ou intra-oculaire ou encore une lésion cornéenne. Dans la plupart des cas de conjonctivite, la personne aura l'impression d'avoir du sable ou un corps étranger dans l'œil.

PHOTOPHOBIE C'est un symptôme important mais non spécifique des kératites, uvéites, glaucomes aigus ou abrasions traumatiques de l'épithélium cornéen.

SÉCRÉTIONS Il est plus facile de préciser l'origine d'une affection lorsqu'on détermine s'il y a ou non des sécrétions. En effet, les sécrétions peuvent être purulentes ou aqueuses, rares ou abondantes et peuvent même parfois provoquer l'agglutination des cils le matin.

QUESTIONS

T Depuis combien de temps avez-vous cette rougeur ? Est-ce la première fois que cela vous arrive ?
– Sinon, à quelle date remonte la dernière fois ? Avez-vous fréquemment des rougeurs ?

Oreille

Les motifs de consultation courants concernent les affections suivantes : les otalgies (voir le tableau 8.6), les écoulements, les démangeaisons, les acouphènes, le vertige, les affections associées à un déficit auditif ou au port de prothèses auditives.

OTALGIES

DÉFINITION

Parmi les douleurs qui amènent les personnes en consultation, les otalgies comptent parmi les plus courantes. L'infirmière doit porter particulièrement attention à l'otalgie, autant pour les manifestations pathologiques qui lui sont propres que pour sa fréquence ou encore pour l'aspect singulier qu'elle revêt. L'otalgie, comme toute douleur, est un symptôme à prendre sérieusement en considération, et elle peut avoir une étiologie diverse. L'oreille est un organe extrêmement sensible avec ses multiples nerfs, notamment les nerfs crâniens V, VII et IX et les racines des deuxième et troisième nerfs cervicaux.

QUESTIONS

P Selon vous, qu'est-ce qui a provoqué votre douleur à l'oreille ?
– Utilisez-vous des cotons-tiges ?

– Vous êtes-vous blessé récemment à l'oreille ?
– Avez-vous récemment fait de la plongée sous-marine ou avez-vous pris l'avion ?
– Vous êtes-vous baigné dernièrement ? dans une piscine publique ?
– Avez-vous tendance à souffrir d'acné ou à avoir des furoncles ?
– Prenez-vous des médicaments ? lesquels ?
– Qu'est-ce qui soulage votre douleur à l'oreille ? (Gouttes otiques, analgésiques, chaleur, position confortable.)
– Qu'est-ce qui aggrave votre douleur à l'oreille ? (Vous coucher sur le côté douloureux, mastiquer, déglutir, tousser.)

JUSTIFICATIONS

L'utilisation de cotons-tiges (ou l'équivalent) peut irriter le conduit auditif ou même perforer le tympan.

L'otite externe est souvent appelée otite du baigneur. Elle survient plus fréquemment l'été lors de baignades dans des eaux contaminées.

Plus une personne qui fait de la plongée sous-marine descend vers le fond de l'eau, plus elle accroît la pression sur son tympan, qui se déforme sous la force qui s'exerce. Si la pression augmente, le tympan se rompt et l'eau pénètre dans l'oreille moyenne. Au début, la personne ressent une gêne légère, puis une douleur vive qui devient insupportable. Si elle persiste à descendre, elle perçoit une douleur aussi intense qu'un coup de poignard. La personne peut alors perdre connaissance.

De façon similaire, la variation brusque de pression qui se produit lors de l'atterrissage d'un avion peut entraîner ce qu'on appelle un barotraumatisme.

QUESTIONS

Q Comment décririez-vous votre douleur ?
– Est-elle absente ? unilatérale ou bilatérale ? persistante ? intense ? intermittente ? pulsative ?

R À quel endroit la douleur est-elle située ? Pouvez-vous vraiment la localiser ?
– La douleur irradie-t-elle dans d'autres parties de votre corps ?

JUSTIFICATIONS

Une douleur à la manipulation du pavillon laisse supposer une otite externe. Une douleur projetée peut évoquer une douleur dentaire, pharyngée ou cervicale. De même, un traumatisme, une compression des nerfs crâniens V, VII, IX ou des nerfs cervicaux C2 ou C3 peuvent provoquer une douleur dans une seule oreille.

QUESTIONS

S Avez-vous observé d'autres signes, notamment un écoulement d'oreille ? Dans l'affirmative, de quelle couleur était-il ?

Tableau 8.6 Otalgie

	Otite séreuse moyenne	Otite moyenne aiguë	Otite moyenne chronique	Otite externe aiguë
Définition	Présence de sérosité non infectieuse dans l'oreille moyenne	Infection de l'oreille moyenne	Infection bénigne récurrente de l'oreille moyenne accompagnée d'une perforation chronique du tympan	Infection du conduit auditif externe (CAE) Appelée aussi « otite du baigneur »
P : provoque	Dysfonction de la trompe d'Eustache Barotraumatisme IVRS (infection des voies respiratoires supérieures)	*Streptococcus* IVRS	*Pseudomonas* Contamination de l'oreille moyenne par l'eau	Apparition fréquente après une baignade Bacille Gram négatif Prothèse auditive
P : pallie	Décongestionnant oral Antihistaminique	Analgésique Antibiotique	Antibiotique	Analgésique Anti-inflammatoire
Q : qualité/quantité	Douleur légère ou absente Plénitude Membrane tympanique intacte, mate, rétractée, mobilité diminuée Présence de sérosité claire, bulle d'air à l'arrière du tympan Repères osseux accentués	Douleur pulsative ou plénitude Membrane tympanique rouge, floue, bombée Perforation et écoulement possibles dans le conduit Absence de repères osseux	Douleur inhabituelle Membrane tympanique mate, sans rougeur Écoulements nauséabonds récurrents	Douleur à la manipulation du tragus et du pavillon Tympan normal Écoulement jaune et persistant provenant du CAE Érythème et œdème dans le conduit auditif
S : signes et symptômes associés	Baisse de l'acuité auditive Otite séreuse chronique Pas de fièvre Pas d'adénopathie Irritation du nez IVRS	Baisse de l'acuité auditive Mastoïdite Otite moyenne chronique Forte fièvre Œdème ou sensibilité des ganglions préauriculaires ou cervicaux antérieurs Acouphènes IVRS	Baisse marquée et permanente de l'acuité auditive Mastoïdite Cholestéatome Semble en bonne santé Conduit auditif semble normal Pas d'adénopathie Acouphènes	Détérioration de l'os ou du cartilage Œdème ou sensibilité des ganglions préauriculaires ou cervicaux antérieurs Baisse de l'acuité auditive
T : temps		En hiver habituellement		Durant l'été habituellement

— Souffrez-vous de troubles de l'audition ? de quel type ? bourdonnements d'oreille ? sifflements ? tintements ? baisse de l'audition ?

JUSTIFICATIONS

L'écoulement d'oreille peut revêtir différents aspects selon le caractère de l'otalgie. Au début de certaines otites aiguës, on observe un écoulement séreux de couleur jaune citron. D'autres fois, on constate un écoulement blanc, de mucus filant, ou un écoulement jaunâtre contenant du pus lorsqu'il s'agit d'une otite suppurée.

QUESTION

T Éprouvez-vous cette douleur pour la première fois ?

JUSTIFICATIONS

DOULEUR AIGUË Elle provient le plus souvent de l'otite. Elle peut être réveillée en manipulant l'oreille externe. Une affection de la bouche ou de la gorge irradie souvent dans les oreilles. Un furoncle logé dans le conduit auditif, le zona ou une crise d'eczéma se traduisent également par une douleur très vive.

DOULEUR CHRONIQUE Les otites chroniques sont associées à des douleurs récidivantes. Par ailleurs, certaines névralgies des nerfs de la face proviennent de douleurs auriculaires persistantes.

Nez

Les principales affections du nez qui incitent une personne à consulter sont les suivantes : les obstructions, les écoulements, les hémorragies, les douleurs sinusales, les fractures, les déformations nasales, les troubles de l'odorat.

ÉCOULEMENTS NASAUX

DÉFINITION

L'infirmière doit accorder une attention particulière aux écoulements nasaux (voir le tableau 8.7). Elle doit noter chaque symptôme en fonction de son apparition, de son évolution au moment de l'examen et des moyens pris par la personne pour le soulager. Les rhinorrhées, écoulements provenant des fosses nasales, peuvent s'extérioriser par les voies antérieures (narines) ou les voies postérieures (pharynx). Les rhinorrhées unilatérales peuvent évoquer chez l'enfant la présence d'un corps étranger, chez l'adulte une tumeur naso-sinusienne ou une sinusite secondaire, par exemple, à une affection dentaire.

QUESTIONS

P Qu'est ce qui aggrave ou soulage vos écoulements nasaux ?
– Avez-vous subi un traumatisme au nez ou à la tête ?
– Avez-vous inhalé de la colle ou des drogues (cocaïne) ?
– Souffrez-vous d'allergies ?

Q De quelle couleur sont vos écoulements ?
– Devez-vous vous moucher fréquemment ?

R L'affection touche-t-elle les deux narines ou une seule narine ?

JUSTIFICATION

La plupart du temps, en présence d'un corps étranger, l'écoulement proviendra seulement de la narine obstruée.

QUESTIONS

S Avez-vous observé d'autres symptômes ? Congestion nasale ? Halitose ? Toux chronique ? Perte du goût ? Prurit oculaire ou prurit nasal ? Hypertension ?

T Souffrez-vous plus particulièrement d'écoulements nasaux à certains moments de la journée, à certaines saisons ou à certaines températures ?

Tableau 8.7 Écoulements nasaux

	Rhinite allergique	**Rhinite infectieuse**	**Rhinite vasomotrice**	**Épistaxis (antérieur)**
Définition	Inflammation de la muqueuse nasale	Infection d'origine virale localisée dans les voies respiratoires supérieures	Rhinite chronique intermittente	Saignement localisé dans la partie antérieure de la cloison nasale
P : provoque	Allergènes (IgE positif) ; pollens, acariens, moisissures, phanères d'animaux, parfum	Nombreux virus Fréquemment les sinusites	Substances irritantes : odeurs, fumée, lumière du soleil, variations de température Effort Hormonal : la grossesse	Traumatisme de la face, irritation locale Secondaire à des infections locales ou générales : scarlatine, hypertension ou leucémie, par exemple Prise de médicament : anticoagulant ou acide acétylsalicylique
P : pallie	Éducation de la personne Antihistaminique Glucocorticoïdes en vaporisateur nasal	Solution physiologique par voie nasale Antibiotique si sinusite	Humidification de l'air Antihistaminique Glucocorticoïdes en vaporisateur nasal	Éducation de la personne Arrêt de l'hémorragie en pinçant les ailes du nez
Q : qualité/ quantité	Muqueuse nasale pâle Œdème Sécrétion claire possible Congestion nasale Éternuements	Muqueuse nasale rouge Œdème Sécrétions purulentes	Muqueuse nasale rouge vif à pourpre Œdème Sécrétion claire possible Congestion nasale Éternuements	Habituellement unilatéral Souvent important dans les troubles hépatiques
S : signes et symptômes associés	Picotement du palais Conjonctivite Larmoiement « Salut de l'allergique » Démangeaison auriculaire	Maux de tête Sensibilité des sinus Température Irritation de la gorge		Selon la cause
T : temps	Saisonnier ou tout le long de l'année		Paroxystique ou chronique	Selon la cause

Bouche

Les principales affections de la bouche qui incitent une personne à consulter sont les suivantes : les douleurs, les problèmes dentaires, les troubles du goût, les saignements, les ulcérations, les nodules et la mauvaise haleine.

ULCÉRATIONS

DÉFINITION

L'infirmière doit accorder une attention particulière aux ulcérations (voir le tableau 8.8). Elle doit noter chaque symptôme en fonction de son apparition, de son évolution au moment de l'examen, de l'état général et des moyens pris par la personne pour le soulager. La plupart des ulcérations peuvent apparaître en tout endroit de la muqueuse buccale. Certaines sont bénignes et récidivantes alors que d'autres sont malignes.

QUESTIONS

P Avez-vous une douleur buccale ?
– Est-elle localisée ou généralisée ?
– Qu'est-ce qui aggrave ou soulage les douleurs buccales ?
– Quels sont vos autres problèmes de santé ? Avez-vous des maladies reliées à des déficiences immunitaires ou alimentaires ?
– Avez-vous eu de la radiothérapie ou de la chimiothérapie ?
– Prenez-vous des médicaments (antibiotiques, corticostéroïdes en aérosol-doseur) ?
– Recevez-vous des soins dentaires régulièrement ?
– Fumez-vous ? Quelle est votre consommation quotidienne ?
– Consommez-vous de l'alcool ? Quelle est votre consommation quotidienne ?

JUSTIFICATIONS

Les douleurs localisées dans la bouche proviennent habituellement de lésions observables à l'inspection ou à la palpation. Certaines affections buccales sous forme de lésions ou de plaques blanchâtres, telles que le lichen plan ou la leucoplasie, sont indolores.

La prise de corticostéroïdes en aérosol-doseur et la prise d'antibiotiques à large spectre doivent être associées à des soins buccaux particuliers, car une infection fongique peut se développer rapidement. Le risque d'infections fongiques est également important chez les personnes immunodéficientes ou ayant reçu de la radiothérapie ou de la chimiothérapie.

La consommation de tabac peut altérer la muqueuse en raison de la chaleur de la fumée. De même, les lésions précancéreuses de la bouche sont plus fréquentes chez les personnes qui fument et chez celles qui souffrent d'alcoolisme.

QUESTIONS

Q Avez-vous une seule ulcération ou plusieurs ?
– Vos ulcérations sont-elles groupées ou disséminées dans la bouche ?

JUSTIFICATION

La quantité de lésions et leur distribution constituent des caractéristiques importante pour leur identification. (Voir le chapitre 7 sur la fonction tégumentaire.)

Tableau 8.8 Lésions de la bouche

	Aphte	Candidose
Définition	Ulcération blanchâtre bordée de rouge, isolée, superficielle, douloureuse et récurrente	Appelée fréquemment *monoliase* ou *muguet*
P : provoque	Cause inconnue. Prédominance chez les personnes souffrant de troubles immunitaires ou alimentaires, insuffisance de sécrétion salivaire	Champignon du groupe *Candida*. Atteint plus fréquemment les personnes immunodéficientes, atteintes du sida, sous antibiothérapie ou corticothérapie en aérosol-doseur prolongées
P : pallie	Corticostéroïde	Antifongique
Q : quantité/qualité	Petite ulcération ronde et ovale. Peut être isolée ou multiple	Pseudo-membrane blanchâtre adhérente à la muqueuse buccale
R : région/irradiation	Peut apparaître sur les zones muqueuses mobiles de la bouche	Peut recouvrir une zone érythémateuse à vif. Peut recouvrir toute la muqueuse buccale
S : signes et symptômes associés	Malaise ou douleur lors de l'alimentation	Sensation de brûlure localisée. Difficulté à déglutir
T : temps	Peut durer 2 semaines. Peut être récidivant	Selon la durée et l'efficacité du traitement. Peut être récidivante

QUESTION

R Avez-vous d'autres ulcérations ? sur les lèvres ? sur les régions génitales ?

JUSTIFICATION

Dans certaines affections, il est possible de retrouver d'autres foyers d'ulcérations. C'est le cas dans l'herpès.

QUESTION

S Avez-vous observé d'autres symptômes ? Saignements ? Halitose ? Nodules ? Perte du goût ? Salivation excessive ? Sécheresse de la bouche ?

JUSTIFICATION

Plusieurs affections buccales ont des symptômes associés tels que la sécheresse de la bouche secondaire à un traitement de radiothérapie

QUESTION

T Souffrez-vous plus particulièrement d'ulcérations lors d'événements particuliers ?

– À certaines périodes de l'année ou dans d'autres circonstances ?

JUSTIFICATIONS

Toute lésion ou ulcération qui saigne ou qui ne guérit pas dans les deux ou trois semaines suivant son apparition est susceptible d'être cancéreuse.

EXAMEN PHYSIQUE

Matériel requis
- Gants
- Ruban à mesurer (pour le périmètre crânien des bébés ou dans les cas d'acromégalie)
- Verre d'eau
- Stéthoscope

Tête

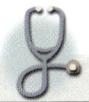

Inspection

Pour l'inspection de la tête, on recommande à l'infirmière de faire asseoir la personne en face d'elle. L'inspection de la tête et du faciès revêt un caractère de première importance car, avec le cou, il s'agit des parties du corps les plus visibles. Le faciès est l'ensemble des traits dont on est frappé au premier coup d'œil. Les atteintes corporelles dans la région de la tête et du cou altèrent souvent l'image de soi.

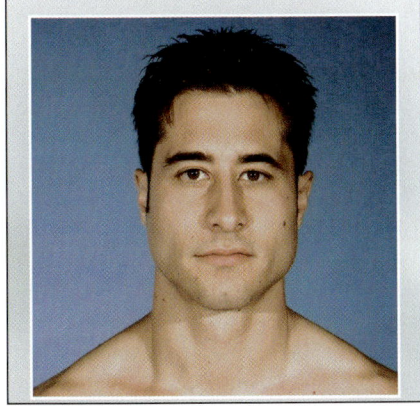

Figure 8.16 Vue antérieure d'une position normale de la tête

Observations courantes

À l'inspection, la tête est bien droite, verticale, immobile, les traits du visage sont symétriques et l'expression faciale exempte de signes de douleur (voir la figure 8.16). La forme de la tête, généralement ronde, peut présenter des variations normales : ovale, allongée ou carrée. Le sillon naso-labial ainsi que les ouvertures palpébrales servent de points de repère pour vérifier la symétrie faciale.

Particularités

Si l'infirmière remarque que la tête de la personne est tournée ou penchée, elle devra chercher à déceler un mécanisme compensatoire, une parésie oculomotrice ou une asymétrie faciale. Les causes les plus graves d'asymétrie sont les malpositions organiques et fonctionnelles des mâchoires, les abcès, les œdème post-traumatiques, les tumeurs et les affections parotidiennes (voir les tableaux 8.9 et 8.10).

Les mouvements involontaires de la tête se traduisant par des tremblements, des tics ou des spasmes peuvent provenir de maladies vasculaires ou neurologiques.

Tableau 8.9 Particularités associées à la grosseur de la tête

Particularités	Affections	Caractéristiques
Microcéphalie	Malformation neurologique	S'accompagne habituellement d'un retard psychomoteur de modéré à grave
Macrocéphalie	Hydrocéphalie	S'accompagne chez le nourrisson d'accumulation de LCR dans les ventricules
		S'accompagne chez la personne âgée de démence, d'apraxie de la marche et d'incontinence urinaire
	Acromégalie	Causée par une production inappropriée de l'hormone de croissance : le plus souvent, front bombé et mâchoire proéminente, tissus mous du nez, des oreilles et des lèvres hypertrophiés
	Maladie de Paget	Caractérisée par une résorption et une ossification exagérées et anormales, elle atteint souvent le crâne. Chez la personne âgée, elle peut s'associer aussi à des douleurs osseuses, des déformations, de l'insuffisance cardiaque et des fractures

Tableau 8.10 Expressions faciales associées à certaines affections

Affections	Caractéristiques
Paralysie	Asymétrie importante de la bouche ou des yeux
Maladie de Parkinson	Mobilité faciale diminuée rendant le visage inexpressif
Hyperthyroïdie	Exophtalmie, rétractation des paupières, fixité du regard
Myxœdème ou insuffisance rénale	Présence de bouffissure des paupières et du visage, cheveux grossiers, peau froide
Maladie de Cushing	Hirsutisme avec faciès lunaire, érythème facial, acné et acccumulation de tissu adipeux interscapulaire ou «bosse de bison»

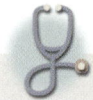

Palpation

La palpation se fait sur toute la surface du crâne et du visage. L'infirmière incline légèrement la tête de la personne en la soutenant délicatement au besoin.

Figure 8.17 Palpation de l'articulation temporo-mandibulaire

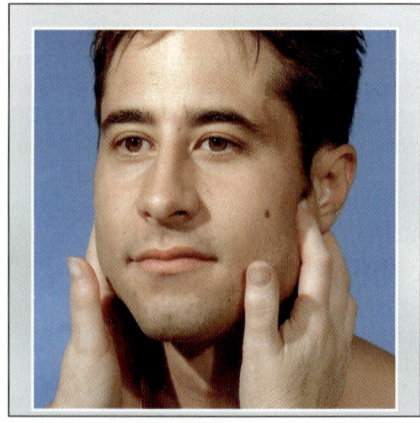

Observations courantes

La palpation permet de connaître la texture des cheveux (voir le chapitre 7 sur la fonction tégumentaire), le contour du crâne et les irrégularités normales situées entre les sutures de l'os pariétal et de l'os temporal.

Par la palpation, l'infirmière vérifie la pulsation de l'artère temporale située entre le pavillon de l'oreille et le coin externe de l'œil. L'artère doit être lisse et indolore. Chez les personnes âgées et maigres, son trajet sinueux peut être suivi jusqu'au front.

Particularités

À la palpation, l'infirmière localisera la présence d'une pulsation temporale, de cicatrices traumatiques ou chirurgicales, de lésions, de nodules, de kystes, de régions douloureuses, d'hématomes sous-cutanés (signes d'un traumatisme récent) et de crépitements osseux en cas de fracture. Des tumeurs frontales et pariétales sont classiquement associées au rachitisme et à la syphilis congénitale.

Une articulation temporo-mandibulaire diminuée d'amplitude, œdématiée ou douloureuse évoque une malformation ou une arthrose.

Pour pouvoir palper l'articulation temporo-mandibulaire, l'infirmière demande à la personne d'ouvrir la bouche tout en plaçant le bout de son index devant le tragus (voir la figure 8.17). Une ouverture buccale de 3 à 6 cm avec mouvement de latéralité est considérée comme normale, ainsi qu'occasionnellement un claquement des dents ou un craquement audible et palpable.

L'infirmière palpe la face en exerçant une pression au-dessus de l'arcade sourcilière ou des joues, pour pouvoir en vérifier la sensibilité en cas d'inflammation des sinus et pour lui permettre d'identifier un œdème des glandes parotides, dans le cas des oreillons.

Notes au dossier

La personne présente un visage symétrique tant à la fermeture qu'à l'ouverture de la bouche.

Léger craquement audible. Aucune douleur à la palpation de l'articulation temporo-mandibulaire.

La personne présente un front bombé, une mâchoire proéminente ainsi qu'une hypertrophie des lèvres et du nez.

Cou

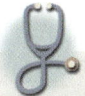

Inspection et palpation

Lors de l'inspection du cou, la personne doit être assise confortablement, les cheveux tirés en arrière et la tête mobilisée au besoin pour faciliter l'examen. L'extension et la déviation légère de la tête, du côté opposé à celui que l'on examine, facilitent l'exposition d'anomalies possibles : kystes, tumeurs, tuméfactions des ganglions lymphatiques, de la thyroïde et des glandes salivaires.

L'infirmière vérifie la mobilité du cou dans le but de dépister une limitation des mouvements, de la douleur et des affections. L'infirmière est debout, derrière la personne assise. Elle prend la tête de la personne entre ses mains et lui fait exécuter six mouvements différents du cou (voir la figure 8.18).

La palpation du cou se fait pratiquement de la même façon que l'inspection. Elle doit être effectuée des deux côtés du cou, en se plaçant devant la personne assise, et en palpant délicatement et en surface.

Observations courantes

À l'inspection, la forme du cou doit être symétrique et proportionnée à la tête et aux épaules. La trachée (traitée au chapitre 10 sur la fonction respiratoire) doit être mobile et médiane. L'état de la peau permet d'apprécier les pulsations carotidiennes, qui normalement ne doivent pas être visibles ou très peu visibles. La glande thyroïde est non apparente. Les veines jugulaires ne sont pas distendues.

Particularités

Le cou peut avoir des replis cutanés anormaux, notamment lors du syndrome de Turner ou du syndrome de Klippel-Feil.

La peau peut présenter des cicatrices (post-thyroïdectomie suggérant une hyperthyroïdie). Les glandes parotides et sous-maxillaires peuvent être plus volumineuses ou des ganglions peuvent être observés.

La distension des jugulaires est un signe d'insuffisance cardiaque droite.

La limitation des mouvements du cou peut signifier l'irradiation d'une douleur provenant de la région des épaules ou des membres supérieurs.

Figure 8.18 Mobilité du cou:
a) Flexion latérale b) Rotation c) Flexion

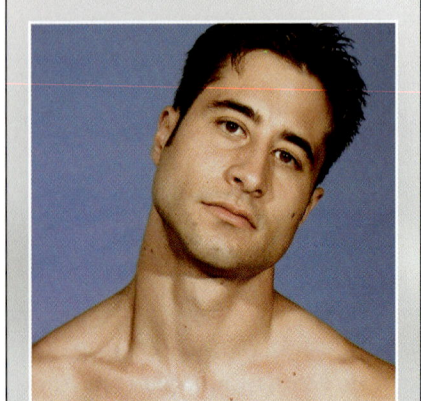
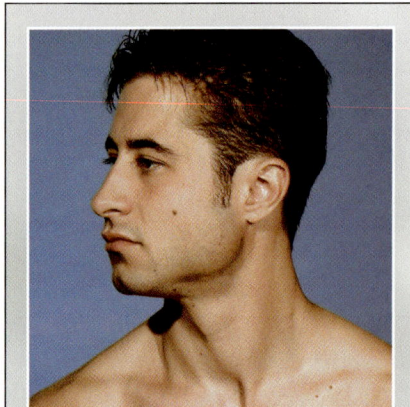
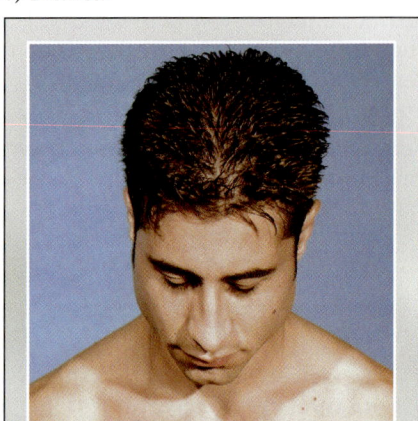

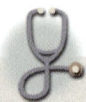

Chaîne ganglionnaire

La palpation se fait du bout des doigts, région par région, c'est-à-dire devant et derrière le muscle sterno-cléido-mastoïdien, dans la région du triangle de l'occiput, puis au-dessus de la clavicule (voir la figure 8.19). Palper un ganglion consiste à déterminer sa localisation, sa taille, sa forme, sa consistance et sa mobilité, ainsi qu'à évaluer la douleur à la palpation. Contrairement à une structure musculaire ou artérielle, un ganglion doit pouvoir être déplacé horizontalement et verticalement.

Il est suggéré de palper les ganglions dans l'ordre suivant (voir la figure 8.5):

1. Les **ganglions préauriculaires**, ou parotidiens, situés devant l'oreille. Ils drainent le front, la région temporale, la paupière supérieure, la portion latérale de la paupière inférieure, l'oreille externe et la parotide.
2. Les **ganglions rétro-auriculaires**, situés derrière l'oreille vis-à-vis de l'apophyse mastoïde. Ils drainent le cuir chevelu de la région pariéto-occipitale.
3. Les **ganglions occipitaux**, situés dans la région occipitale, soit à la base du crâne. Ils drainent la partie postérieure du cuir chevelu.
4. Les **ganglions amygdaliens**, situés dans l'angle de la mâchoire. Ils drainent la partie intérieure de la joue et la gorge.
5. Les **ganglions sous-maxillaires**, situés dans la fosse sous-maxillaire, à la surface de la glande sous-maxillaire (plus grosse et moins lisse), à mi-chemin de l'angle et de la pointe de la mâchoire. Ils drainent la partie latérale de la lèvre inférieure, la lèvre supérieure, la partie antéro-latérale de la langue, la partie latérale du plancher de la bouche, le palais, la muqueuse jugale, la joue, les dents, la partie latérale du nez, la portion médiane de la paupière inférieure et la gorge.
6. Les **ganglions sous-mentonniers**, situés dans la région sous-mentonnière, sur la ligne médiane, quelques centimètres en arrière de la pointe du menton. Ils drainent la partie antérieure du plancher de la bouche, l'apex de la langue et la partie centrale de la lèvre inférieure.
7. Les **ganglions cervicaux superficiels**, situés au-dessus et dans le tiers supérieur du muscle sterno-cléido-mastoïdien. Ils reçoivent le drainage des ganglions pré-auriculaires.
8. La **chaîne cervicale postérieure**, qui longe le bord antérieur du trapèze. Elle reçoit le drainage des ganglions occipitaux et cervicaux superficiels.

9. La **chaîne cervicale profonde**, située en profondeur, sous le muscle sterno-cléido-mastoïdien. Elle est souvent inaccessible à l'examen. Mettre le pouce et les doigts en crochet de chaque côté du muscle sterno-cléido-mastoïdien pour chercher à découvrir les ganglions. Cette chaîne draine la région postéro-latérale du cou, le nasopharynx, une partie du palais mou, la base de la langue, le larynx, l'œsophage et la thyroïde.
10. Les **ganglions sus-claviculaires**, situés en profondeur dans le creux sus-claviculaire (angle formé par la clavicule et le muscle sterno-cléido-mastoïdien). Ils drainent les diverses structures thoraciques et abdominales, le sein et le membre supérieur. Ces ganglions constituent le dernier relais lymphatique avant la circulation générale.

Observations courantes

Chez l'adulte, les ganglions sont habituellement non palpables. On peut retrouver toutefois de petits ganglions cicatriciels. Ils sont lisses, fermes et indolores, facilement déplaçables, de taille égale ou inférieure à 1 cm. Ils représentent les séquelles d'anciennes infections pharyngées ou dentaires.

Il arrive fréquemment de palper de petits ganglions chez un enfant souffrant d'une infection à l'oreille ou d'une infection des voies respiratoires supérieures et de la bouche.

Chez la personne âgée, les ganglions sont plus difficilement palpables à cause de leur texture fibreuse.

Particularités

Une augmentation en volume et en nombre des ganglions doit laisser supposer une infection ou une masse tumorale :

- Les adénopathies survenant rapidement à la suite d'infections orales sont sensibles et fermes à la palpation. Elles sont habituellement localisées et correspondent à la zone de drainage du territoire infecté.
- Les adénopathies associées à la mononucléose, aux maladies infectieuses ou contagieuses sont multiples, fermes, bilatérales, mobiles et parfois douloureuses. Elles sont souvent associées à une pharyngite.
- Les adénopathies associées au virus du sida sont bilatérales, fermes et la plupart du temps indolores. Elles peuvent être identifiées dans les différentes phases de la maladie. Elles touchent principalement les ganglions occipitaux.
- Les adénopathies métastatiques sont unilatérales, asymptomatiques, indurées, fusionnées et fixées aux structures sous-jacentes. Une adénopathie sus-claviculaire, surtout à gauche, peut faire penser à la possibilité d'un cancer abdominal ou thoracique.
- Les adénopathies leucémiques ou lymphomateuses sont diffuses, bilatérales, asymptomatiques, mobiles et fermes à la palpation. L'extension de proche en proche est très caractéristique des atteintes lymphomateuses.

Figure 8.19 Palpation des ganglions :
a) Préauriculaires   *b) Sous-mentonniers*

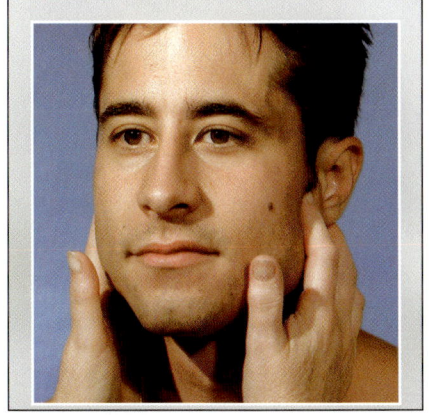
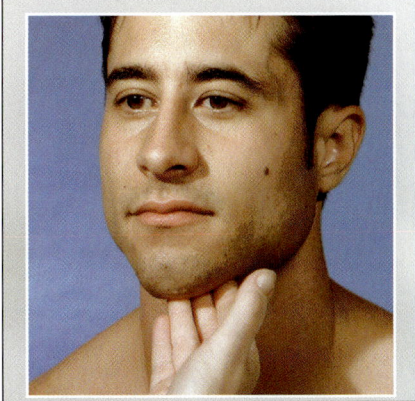

c) Sous-maxillaires   *d) Sus-claviculaires*

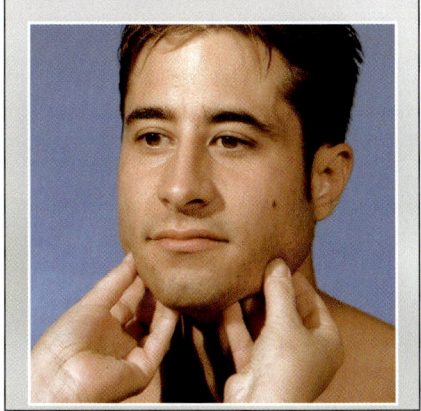
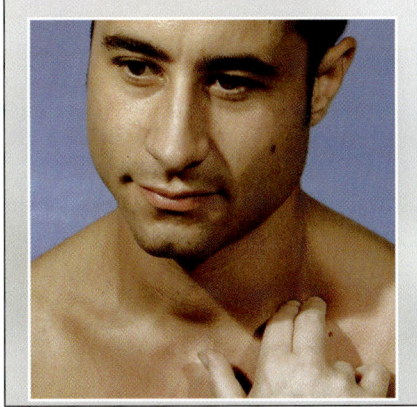

Glande thyroïde

La palpation de la thyroïde permet de déterminer sa consistance, sa texture, son volume ou la présence de nodules ou de kystes.

Il existe deux méthodes de palpation de la thyroïde : la palpation de face et la palpation de dos. Cette dernière est préconisée. La thyroïde est souvent difficile à palper surtout lorsque le cou est musclé et fort.

Palpation de dos

Voici les différentes étapes que l'infirmière doit respecter :

1. Remplir un verre d'eau et le présenter à la personne.
2. Demander à la personne de placer son cou en légère extension et légèrement tourné vers la droite. Cette position relâchera les muscles cervicaux.
3. Se mettre derrière la personne et placer deux doigts de chaque côté de la trachée au-dessous du cartilage cricoïde.
4. Demander à la personne de boire une gorgée d'eau, de la garder quelques secondes dans la bouche puis de l'avaler. Pendant ce temps, passer la main droite au-dessus du cartilage thyroïde de la personne. On sent alors le corps de la thyroïde qui appuie sur le muscle sterno-cléido-mastoïdien droit (voir la figure 8.20a).
5. Déplacer ensuite la trachée de la personne vers la gauche, pendant qu'elle avale de nouveau (voir la figure 8.20b).
6. Déplacer la trachée de la même façon vers la droite.
7. Faire boire à la personne une gorgée d'eau à chaque répétition de la palpation.
8. Noter la présence de nodules selon la méthode horaire.

Observations courantes

La glande thyroïde n'est pas toujours palpable. Elle est toutefois plus facile à palper chez les personnes grandes et minces au long cou.

On remarque la consistance légèrement élastique et la texture lisse des lobes de la thyroïde à la palpation. Le lobe antérieur latéral a presque la même taille que l'extrémité du pouce.

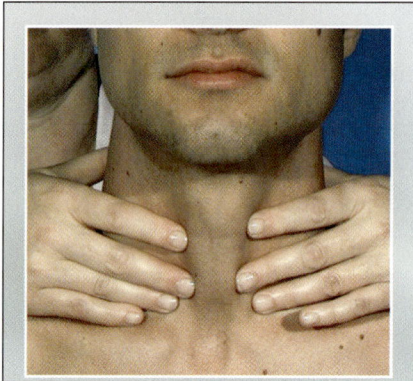
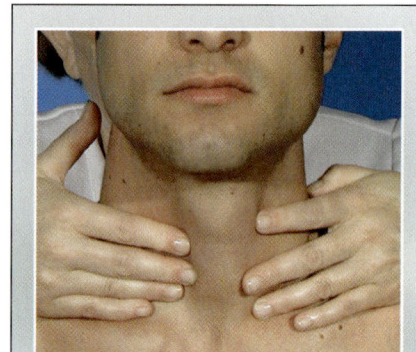

Figure 8.20 Palpation de la thyroïde : a) b)

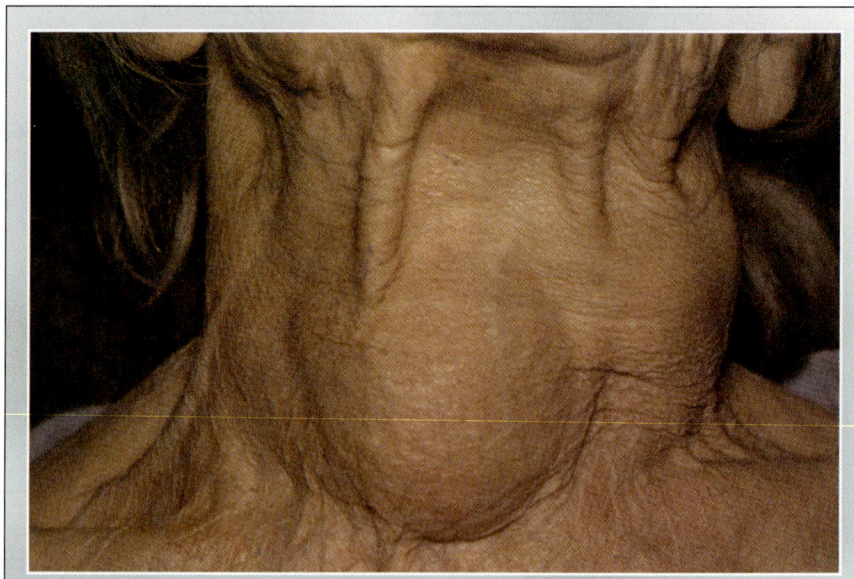

Figure 8.21 Goitre

Particularités

Une glande thyroïde volumineuse, de consistance molle ou spongieuse, évoque un goitre exophtalmique (voir la figure 8.21). Une dureté inhabituelle peut révéler un tissu cicatriciel ou une tumeur maligne.

Environ 5 % de la population est porteuse de nodules thyroïdiens de plus d'un centimètre de diamètre, dont la plupart sont bénins.

AUSCULTATION

L'auscultation de la tête et du cou est traitée dans le chapitre 12 sur la fonction vasculaire.

Notes au dossier

La personne présente une amplitude normale dans ses mouvements. Le cou est lisse et souple, les ganglions et la thyroïde ne sont pas palpables.

La personne présente une hypertrophie des ganglions dans la région sous-maxillaire. Ganglion unique, ferme, mobile, non douloureux et de diamètre inférieur à 1 cm.

La personne présente dans la région thyroïdienne un nodule de 1 cm de diamètre, mou, mobile et non douloureux à 2 cm de la ligne médiane de la portion inférieure du lobe gauche (environ à 4 heures).

Œil

MATÉRIEL REQUIS
- Ophtalmoscope
- Lampe de poche
- Échelle d'acuité visuelle de loin
- Échelle d'acuité visuelle de près
- Obturateur

EXAMEN GÉNÉRAL

La position assise est recommandée. La tête doit être droite et verticale à la fixation lors de l'examen. La participation de la personne est nécessaire. En effet, il est essentiel de bien comprendre les tests visuels effectués pour assurer leur réussite. La première étape de l'examen visuel est la détermination de l'acuité visuelle de loin, sauf si la personne a reçu un produit chimique dans l'œil. Dans ce cas, un lavage oculaire s'impose avant de procéder à tout autre examen. Pour l'examen ophtalmoscopique, l'infirmière expliquera à la personne qu'elle devra se placer très près d'elle et qu'elle ressentira peut-être un léger inconfort à cause de la lumière éblouissante projetée dans le fond de son œil. Vous retrouverez dans le tableau 8.11 les abréviations courantes utilisées lors de l'examen visuel.

Dans cette section, l'examen clinique sera abordé dans l'ordre suivant : l'acuité visuelle de loin, l'examen des structures externes, soit les sourcils, les cils, les paupières et les glandes lacrymales, l'examen des structures internes, soit la conjonctive, la sclérotique, la cornée, le cristallin, l'iris et la pupille ; toutefois, l'examen du fond d'œil est généralement effectué à la fin de l'examen. Les autres examens à effectuer sont : la motricité oculaire, le test de convergence, le reflet cornéen, les tests de l'écran, les réflexes oculo-céphaliques, l'examen de l'acuité visuelle de près ainsi que le test de la vision des couleurs.

Tableau 8.11 Abréviations courantes lors de l'examen visuel

Abréviations courantes	Définitions
OD	*Oculus dexter* : œil droit
OS	*Oculus sinister* : œil gauche
OU	*Oculi unitas* : les deux yeux
D	Dioptrie, unité de puissance d'une lentille
HT	Hypertropie
ST	Ésotropie

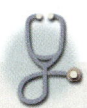

Acuité visuelle de loin

La mesure de l'acuité visuelle constitue l'examen de base de la vision. C'est le mètre étalon de l'efficience visuelle. Ce test a pour but de déceler le fonctionnement de la vision centrale et de la vision à distance.

Pour effectuer ce test, l'infirmière utilise la carte de Snellen (charte étalon en Amérique du Nord), la carte E directionnel ou l'échelle des lettres de Monoyer (charte étalon en France) ou, encore, une carte morphoscopique telle que l'échelle de Rossono (carte avec des formes ou dessins). Il existe sur le marché des cartes standard à 6 m, à 3 m ou à distance réduite. Bon nombre de professionnels utilisant les résultats de Snellen emploient encore un numérateur en pieds, soit 20/, au lieu d'un numérateur en mètres, soit 6/.

Toutes ces cartes sont constituées de formes ou de lettres noires sur fond blanc. De nombreux facteurs font varier l'acuité visuelle, notamment :
- le moment de la journée : l'acuité est meilleure le matin que le soir ;
- la convergence ou la convexité du globe oculaire (myopie, hypermétropie ou astigmatisme) ;
- la luminosité et les contrastes d'éclairement de la carte utilisée ;
- les lettres sélectionnées, soit par leur contraste, soit par leur degré de confusion comme F et P, U et V, soit par leur espacement, par l'espacement entre les lignes et la progression de lecture d'une ligne à l'autre.

Durant le test d'acuité visuelle, l'infirmière doit porter attention à l'attitude de la personne. Ainsi, elle doit observer si la personne tourne la tête, porte la tête vers l'avant, fronce les sourcils ou plisse les yeux, grimace, ferme un œil lorsqu'on lui demande de lire avec les deux yeux ou cligne souvent des yeux.

Technique d'examen pour l'acuité visuelle

Procédures à suivre :
- Choisir la carte en fonction de la personne à évaluer : enfant, adulte, analphabète.
- Mettre la carte sur un mur (de préférence, sur le mur opposé à la fenêtre) et s'assurer qu'elle est bien éclairée.
- Mesurer la distance appropriée selon la carte utilisée (voir la figure 8.22) et demander à la personne de se placer à la bonne distance. Les yeux de la personne doivent idéalement être à la hauteur de la ligne 6/9-6/12 (20/30-20/40) afin de leur éviter un mouvement compensatoire. Si on utilise la carte morphoscopique pour un enfant, on doit auparavant identifier les différentes figures.
- Faire porter les verres correcteurs à la personne pour le test si elle en porte habituellement. Évaluer d'abord l'œil droit, puis l'œil gauche. Toutefois, si on effectue le test successivement avec et sans les verres correcteurs, on peut évaluer la différence entre l'acuité visuelle avec et sans moyen compensateur.
- Utiliser un obturateur plutôt que la main de la personne. Éviter de comprimer le globe oculaire. L'œil caché doit demeurer ouvert. L'infirmière demande d'identifier les symboles ou les lettres à partir de la ligne 6/60 (20/200) et de façon décroissante jusqu'à la ligne où les symboles sont lus correctement. Le résultat peut être meilleur si on encourage la personne à lire la ligne suivante. Noter alors la dernière ligne entière lue correctement. Une ligne est considérée comme réussie lorsque plus de la moitié des lettres ou symboles de cette ligne (contenant au moins cinq figures ou lettres) a été distinguée. Le numérateur indique la distance de la carte, le dénominateur la dernière ligne réussie (6/6, 6/9, etc.). Dans l'interprétation des résultats de la carte Snellen, 6/12 ou 20/40 signifie que la personne voit à 6 mètres ou 20 pieds ce qu'une personne voit normalement à 12 mètres ou 40 pieds. Plus le dénominateur est gros, plus la vision est faible. Dans la carte à l'échelle de Monoyer, les résultats sont notés en décimales. À 10/10, chaque détail est vu sous un angle de 1 degré, à 5/10 sous un angle de 2 degrés, à 2/10 sous un angle de 5 degrés.

Lorsque l'acuité visuelle est à 6/60 ou 20/200 (Snellen) ou 1/10 (Monoyer), on demande à la personne de compter les doigts de l'examinateur à 1 m, 75 cm ou 50 cm. L'infirmière inscrit les différents résultats.

Observations courantes

Chez l'adulte, l'acuité visuelle sans aucun déficit se situe dans l'échelle de Snellen à 6/6 (20/20) ou dans l'échelle de Monoyer à 10/10. Chez l'enfant, l'acuité visuelle varie selon l'âge (voir le tableau 8.12 et le chapitre 19 sur le nouveau-né, le nourrisson, l'enfant et l'adolescent).

Particularités

La cécité pratique désigne une acuité visuelle corrigée de 20/200. On utilise le terme de basse vision chez les personnes qui possèdent, en portant des verres correcteurs, une certaine vision fonctionnelle, mais une acuité visuelle demeurant toutefois grandement altérée.

Tableau 8.12 Résultats des examens d'acuité visuelle chez les enfants de 6 mois à 6 ans

Âge	Acuité visuelle			
	Snellen			Monoyer
	pieds		mètres	
6 mois	20/200	ou	6/60	1/10
1 an	20/200	ou	6/60	1/10
2 ans	20/100	ou	6/30	2/10
3 ans	20/50	ou	6/15	3,3/10
4 ans	20/40	ou	6/12	5/10
5 ans	20/30	ou	6/9	7/10
6 ans	20/20	ou	6/6	10/10

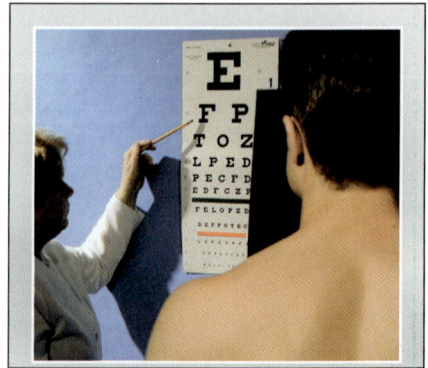

Figure 8.22 Technique de l'examen visuel de loin avec la carte de Snellen

INSPECTION ET PALPATION DES STRUCTURES EXTERNES DE L'ŒIL

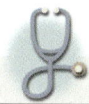

Sourcils, cils, paupières

En se plaçant en face de la personne, l'infirmière observera les sourcils et les cils, en vérifiant leur texture, leur état ainsi que leur distribution. Ensuite, elle inspectera l'état des paupières (largeur, position, couleur, clignement harmonieux et symétrie) en demandant à la personne d'ouvrir et de fermer les yeux.

Observations courantes

Lorsque l'œil est fermé, les deux paupières doivent se joindre complètement. Les paupières doivent être humides. La paupière supérieure recouvre le bord supérieur de l'iris lorsque l'œil est ouvert. Les cils sont recourbés vers l'extérieur.

L'épicanthus est le repli cutané de l'angle interne de l'œil. Il est considéré comme normal chez les Asiatiques. Toutefois, il doit être examiné chez les enfants, car il peut être associé à la trisomie 21.

Le xanthélasma est une tumeur bénigne sous-cutanée qui se traduit par des dépôts lipidiques de couleur jaunâtre sur les paupières supérieures et inférieures. Cette affection est souvent décelée chez les personnes âgées et chez les personnes souffrant de troubles lipidiques.

Particularités

Une inflammation du bord des cils associée à des sécrétions sèches et à des squames évoque une blépharite.

La rétraction de la paupière se manifeste lors de l'hyperthyroïdie. Un bord de la sclérotique est visible entre la paupière supérieure et l'iris. La paupière semble ne pas suivre le mouvement du globe oculaire.

On peut noter la présence anormale d'un œdème localisé, associé très souvent à des allergies, ainsi que d'un œdème périorbitaire, associé à une infection locale, au myxœdème, au syndrome néphrotique de même qu'aux pleurs récents.

L'orgelet (voir la figure 8.23) est une infection aiguë à staphylocoque (localisée habituellement) d'une ou de plusieurs glandes de Zeis (glandes ciliaires).

Le chalazion (voir la figure 8.24) est une infection chronique des glandes de Meibonius logées dans le tarse et produisant un kyste. Cette tumeur granuleuse pourra être localisée sur le bord de la paupière ou dans la partie profonde du tarse.

L'ectropion (voir la figure 8.25) est l'éversion de la paupière inférieure entraînant une rougeur, une irritation et un mauvais drainage des larmes (qui débordent sur les joues).

L'entropion (voir la figure 8.26) est le renversement de la paupière inférieure vers l'intérieur. Les cils entrent alors en contact avec la cornée, ce qui cause un malaise ou une douleur.

La ptôse est une chute de la paupière supérieure entraînant une diminution de l'ouverture palpébrale. La myasthénie entraîne une ptôse bilatérale prononcée. Pour déceler le degré de la fatigabilité en cas de ptôse, on demande à la personne de regarder vers le haut pendant une minute et on observe la chute des paupières.

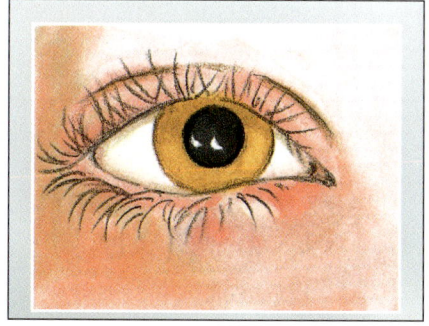

Figure 8.23 Orgelet en phase aiguë

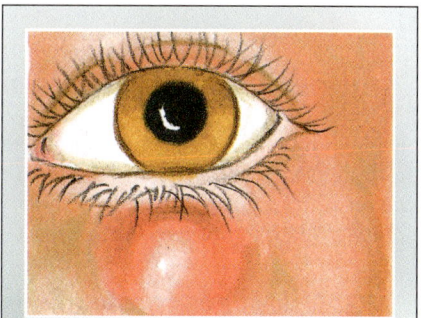

Figure 8.24 Chalazion profond

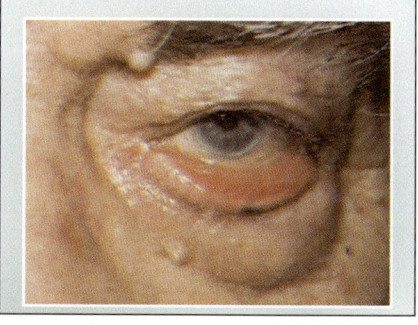

Figure 8.25 Ectropion

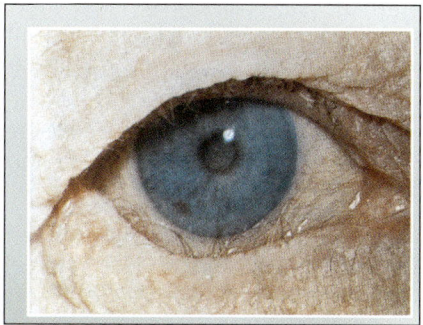

Figure 8.26 Entropion

Glandes lacrymales

Lors de l'examen physique, seuls les points lacrymaux sont visibles. L'infirmière observe toute manifestation de rougeur, d'œdème ou d'obstruction du sac et du conduit lacrymal. Elle vérifie aussi si l'irrigation de l'œil est excessive (épiphora).

La palpation des conduits lacrymaux permet à l'infirmière de déceler une douleur localisée. Elle demande à la personne de regarder vers le haut tandis qu'elle comprime la paupière inférieure du côté nasal, sur le rebord osseux de l'orbite.

Observations courantes

Les points lacrymaux sont normalement roses et humides.

Particularités

L'obstruction des voies lacrymales est fréquente chez le bébé (rétrécissement ou imperforation du canal lacrymal) et chez la personne âgée.

La muqueuse des fosses nasales communique avec les conduits lacrymaux. C'est pourquoi une inflammation et un œdème de la muqueuse lacrymale surviennent souvent à la suite d'un rhume ou d'une inflammation nasale. Une douleur, une rougeur, un œdème ainsi qu'une régurgitation de liquide (souvent clair au début puis devenant mucopurulent) des points lacrymaux est anormale. Dans ces cas particuliers, l'œil devient larmoyant à cause d'un drainage réduit.

INSPECTION DES STRUCTURES INTERNES DE L'ŒIL

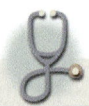

Conjonctive et sclérotique

Pour faciliter l'inspection, la personne doit idéalement être couchée ou assise confortablement. L'infirmière lui demande de regarder vers le haut et elle tire délicatement la paupière inférieure pour pouvoir vérifier l'intégrité de la conjonctive et de la sclérotique. Les vaisseaux sanguins de la conjonctive sont observés afin de dépister un œdème.

L'infirmière peut observer la conjonctive palpébrale par **éversion de la paupière** (voir la figure 8.27). Pour faire cet examen, elle procède de la façon suivante : la personne se met en position couchée ou confortablement assise, puis l'infirmière lui demande de regarder vers le bas et de se détendre. Elle saisit alors une partie des cils de la paupière supérieure et les tire doucement vers le bas et vers l'avant. Elle appuie alors l'extrémité d'une tige montée à environ 1 cm sur le bord de la paupière supérieure et elle éverse la paupière rapidement. Les cils supérieurs sont fixés contre le sourcil avec les doigts pour permettre d'inspecter la conjonctive palpébrale. Il est important de ne pas appuyer sur le globe oculaire.

À la fin de l'examen de la paupière tarsienne supérieure, l'infirmière demande à la personne de regarder vers le haut, et la paupière reprend normalement seule sa position normale.

Pour un examen plus approfondi, l'infirmière écarte simultanément les paupières supérieure et inférieure avec son index et son pouce (voir la figure 8.28). Elle demande alors à la personne de regarder dans toutes les directions cardinales.

Figure 8.27 Technique d'éversion de la paupière supérieure :
a)   b)

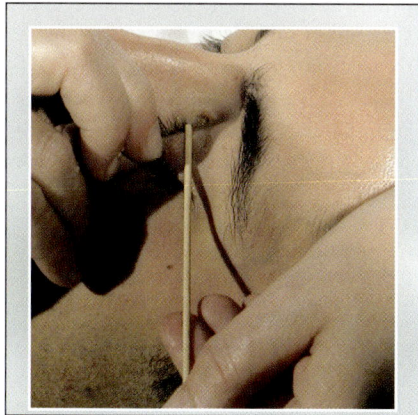
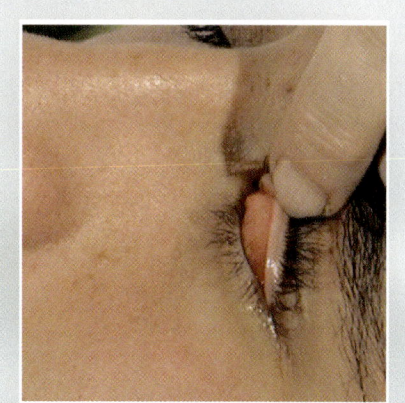

Figure 8.28 Inspection de l'œil

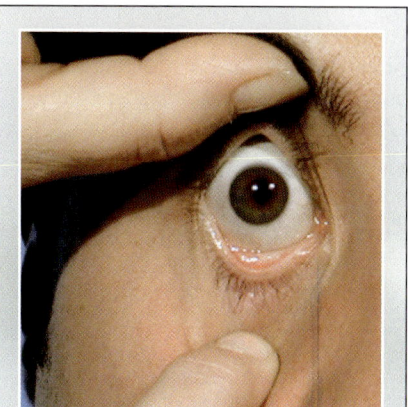

Observations courantes

Chez la plupart des personnes, la sclérotique est blanche ; chez les personnes au teint foncé, elle peut prendre une teinte grisâtre. La conjonctive est normalement rosée.

Particularités

La coloration jaune de la sclérotique peut évoquer un ictère. Cette pigmentation provient de la conjonctive bulbaire qui recouvre la sclérotique. La pâleur de la conjonctive palpébrale est caractéristique de l'anémie. La conjonctive réagit facilement aux stimuli, notamment aux irritations, aux inflammations ou à une hémorragie. Un œdème, des nodules, une tuméfaction ou du pus peuvent aussi être observés.

Les conjonctivites se classent parmi les congestions oculaires. L'inflammation se localise au niveau conjonctival, principalement dans le cul-de-sac, plus volumineux. La région péricornéenne sera peu ou pas congestionnée, sauf en cas de conjonctivite suraiguë. Parmi les différents types de conjonctivites, mentionnons les conjonctivites aiguës bactériennes, les conjonctivites aiguës allergiques et les conjonctivites chroniques. Les différentes classifications de rougeurs oculaires sont abordées dans le tableau 8.4.

On observe souvent des hémorragies sous-conjonctivales. La rougeur est plus ou moins localisée et se répand sous la conjonctive. Il ne s'agit pas d'une congestion mais d'une nappe homogène de sang extravasé.

On observe souvent deux tumeurs bénignes de la conjonctive : la pinguecula et le ptérygion.

La pinguecula est une surélévation blanc jaunâtre située autour de la cornée (à 3 ou 9 heures). Cette formation, disgracieuse mais inoffensive, n'empiète généralement pas sur la cornée et n'a pas besoin d'être retirée. Elle apparaît avec l'âge, tout d'abord du côté nasal, puis du côté temporal.

Le ptérygion est une lésion du limbe scléro-cornéen se produisant plus fréquemment dans une atmosphère chaude, sèche et venteuse. Cette prolifération fibrovasculaire, souvent de forme triangulaire, survient plus souvent du côté nasal ; son développement peut déformer la cornée.

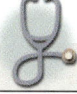

Cornée, cristallin, iris et chambre antérieure

En se tenant toujours en face de la personne, l'infirmière examine la cornée, le cristallin et l'iris, tout d'abord de face, puis à l'aide d'un éclairage oblique (voir la figure 8.29). Elle doit éclairer directement à partir du côté temporal et chercher la présence d'une ombre en forme de croissant sur la partie interne de l'iris.

Observations courantes

La cornée doit être claire, sans aspect nuageux et sans opacification. Les personnes âgées et les personnes de race noire présentent souvent un cercle mince blanc grisâtre autour de la cornée (arc cornéen ou arc sénile). Ce phénomène survient parfois chez les personnes souffrant d'hypercholestérolémie.

L'iris doit être de couleur uniforme et de forme arrondie. Habituellement, les vaisseaux de l'iris ne se voient pas à l'œil nu.

Figure 8.29 Éclairage en oblique de l'iris

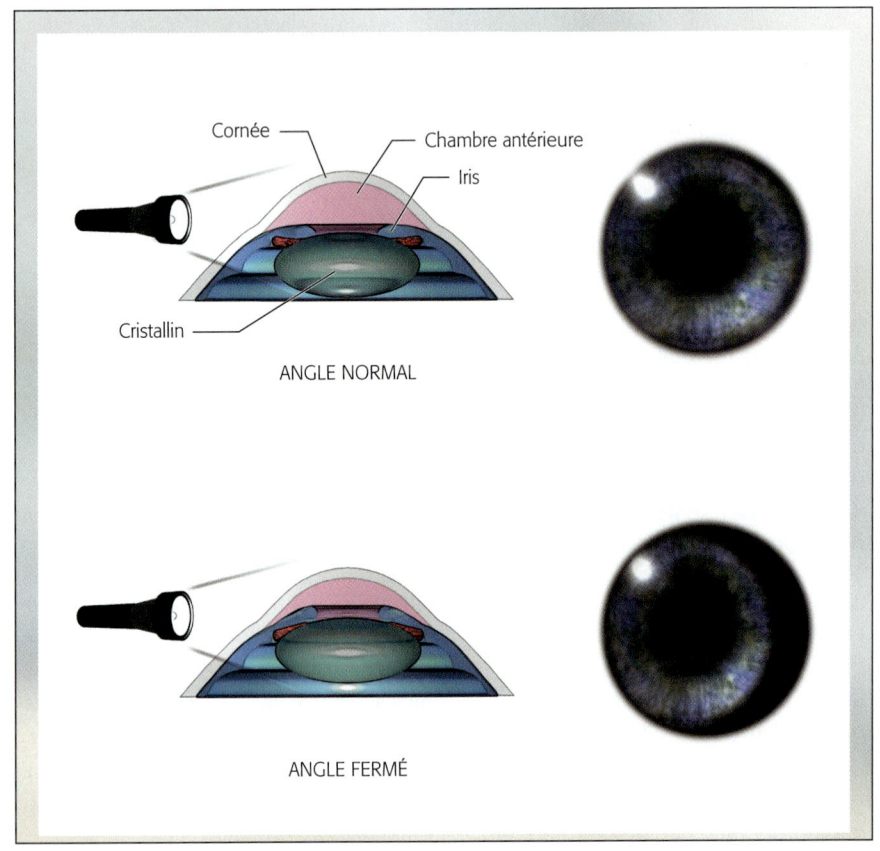

Particularités

Il faut noter toute cicatrice, toute abrasion, toute irrégularité ou toute opacité du cristallin.

Une cicatrice cornéenne est une opacité superficielle blanchâtre de la cornée provoquée par une blessure ou une inflammation ancienne. Certaines chirurgies de correction réfractaire laissent de minuscules cicatrices facilement identifiables par leur symétrie horaire.

L'ulcère cornéen (voir la figure 8.30) est produit par une érosion, même très minime, de l'épithélium de la cornée. Une infection conjonctivale peut aussi en être la cause. Une congestion péricornéenne est localisée au voisinage de l'ulcère, qui se présente habituellement sous la forme d'une tache blanchâtre.

La cataracte est caractérisée par une perte évolutive et non douloureuse de la vision. Elle se traduit par une opacité du cristallin. Par conséquent, elle ne peut être perçue qu'à travers la pupille et dans un plan plus profond que les opacités cornéennes.

L'hyphéma, dépôt de sang dans la chambre antérieure de l'œil, est perceptible dans la partie inférieure de l'iris (voir la figure 8.31). Il est souvent observé lors d'une consultation pour un traumatisme à l'œil. Il se produit à la suite d'une hémorragie secondaire à la rupture d'un vaisseau de l'iris ou du corps ciliaire. Après quelque temps, le sang se sédimente pour former un dépôt dans le bas de l'iris.

Figure 8.30 Ulcère cornéen avec congestion péricornéenne

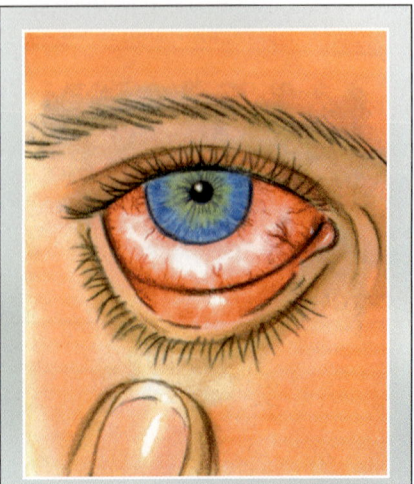

Figure 8.31 Hyphéma

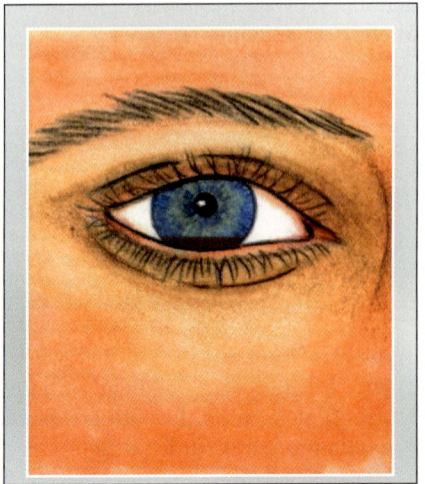

Glaucome

La profondeur de la chambre antérieure doit être vérifiée pour pouvoir détecter un glaucome (voir la figure 8.29). L'infirmière dirige obliquement un rayon lumineux sur l'œil à partir du côté temporal et essaie de déceler une ombre en forme de croissant sur la partie interne de l'iris.

Observations courantes

L'éclairage oblique ne projette pas d'ombre.

Figure 8.32 Glaucome

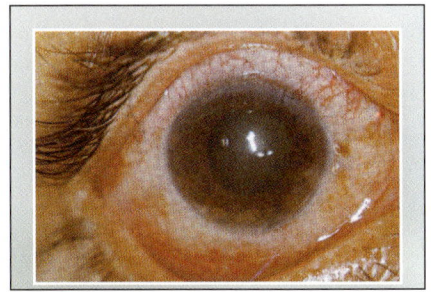

Particularités

Le glaucome à angle ouvert, caractérisé par une augmentation progressive de la pression intra-oculaire, est l'affection la plus fréquente. La relation normale dans l'espace entre l'iris et la cornée est préservée : aucune ombre n'est projetée, tout comme dans un œil normal.

Le glaucome aigu à angle fermé se déclenchant à la suite de la fermeture de l'angle (augmentation brutale de la pression intra-oculaire à la suite de l'interruption de l'écoulement de l'humeur aqueuse) présente une ombre en forme de croissant ; l'iris apparaît terne (voir la figure 8.32).

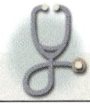

Pupilles

Inspection

La personne est installée en face de l'infirmière, qui note la dimension, la forme et l'égalité des pupilles.

Observations courantes

Il est à noter que la dimension des pupilles varie beaucoup. Les pupilles sont généralement plus grandes chez les jeunes ; elles deviennent plus petites et moins photosensibles chez les personnes âgées. Environ 5 % des personnes naissent avec les deux pupilles inégales (anisocorie).

Réaction pupillaire ou réflexe photomoteur

La réaction pupillaire, ou réflexe photomoteur, est examinée à l'aide d'un stylo-lampe. Il faut faire l'obscurité dans la pièce au préalable et utiliser une lumière suffisamment puissante. L'infirmière demande à la personne de regarder au loin devant elle, puis elle dirige obliquement le jet lumineux dans son œil du côté temporal. Elle observe ainsi la constriction de la pupille, puis la réaction de l'autre œil. Les pupilles doivent répondre rapidement et de manière quasi identique par un myosis à la réaction directe ou consensuelle :
- **réaction directe** : constriction pupillaire de l'œil éclairé ;
- **réaction consensuelle** : constriction pupillaire de l'œil opposé avec un léger retard.

Observations courantes

Les pupilles doivent être de la même grosseur (de 3 à 5 mm), rondes et centrées au milieu de l'iris. Elles doivent également réagir à la lumière et à l'accommodation.

Particularités

Certains troubles neurologiques, certains comas et certains médicaments provoquent le phénomène de mydriase (dilatation pupillaire) ou de myosis (constriction pupillaire) (voir le tableau 8.13). Certains comas peuvent provoquer les réactions pupillaires décrites dans le tableau 8.14.

Tableau 8.13 Médicaments, substances et affections pouvant altérer la réaction pupillaire

Réaction pupillaire	Médicaments, substances et affections
Pupilles en mydriase	Glaucome
	Anticholinergiques (atropine)
	Sympathomimétiques (amphétamines, cocaïne)
	Alcool
	Surdosage des antidépresseurs tricycliques
Pupilles en myosis	Iritis
	Narcotiques (sauf mépéridine)
	Phénothiazines
	Gouttes myotiques

Tableau 8.14 Réactions pupillaires

Morphologie des pupilles	Réactions pupillaires et correspondance clinique	
● ●	Pupilles moyennes réactives	
⬤ ⬤	Mydriase	Hypoxie profonde
		Compression du nerf crânien III
· ·	Myosis ou « tête d'épingle »	Lésion du tronc cérébral
		Narcotiques
● ⬤	Asymétrie pupillaire ou mydriase unilatérale	Gouttes topiques
		Compression du nerf crânien III
● ●	Pupilles moyennes fixes	Lésion du tronc cérébral

Accommodation

Ce test revêt un caractère important lorsque la réaction de la personne à la lumière est diminuée ou que le résultat est douteux.

L'infirmière demande à la personne de regarder un point au loin et elle note la dimension des pupilles. Elle demande ensuite à la personne de regarder un point (doigt ou crayon) placé à environ 15 cm de son nez. Il est plus facile de se concentrer sur les réponses pupillaires lorsqu'on observe chaque œil séparément. L'infirmière évalue l'œil droit puis l'œil gauche.

Observations courantes

Au cours de la mise au point sur l'objet ou sur le point rapproché, les yeux doivent converger et les pupilles se resserrer.

Particularités

Une accommodation lente donne une vision trouble.

PHYSIOPATHOLOGIE DE LA VISION

L'œil est un organe de photoréception. Plusieurs composantes entrent en jeu dans la vision.

La composante fonctionnelle ou sensorielle détermine le fonctionnement des yeux. Le système oculo-moteur permet aux yeux de bouger dans tous les sens de façon coordonnée. À cet égard, nous retrouvons la **binocularité**, c'est-à-dire la fusion simultanée parfaite des deux images ou la vision stéréoscopique appelée vision en trois dimensions.

La déviation des yeux de leur position normalement conjuguée est appelée **strabisme.** Il y a strabisme lorsqu'un œil, ou lorsque l'un des deux yeux en alternance, louche ou ne fixe pas le même point que l'autre. Une personne qui a un strabisme constant a une vision monoculaire.

La **phorie** est la posture dynamique des yeux ; c'est la façon dont les yeux se projettent dans l'espace. Lorsqu'un œil dévie vers l'intérieur, l'infirmière utilise le terme de strabisme convergent ou d'**ésotropie** ; lorsqu'il dévie vers l'extérieur, elle parle de strabisme divergent ou d'**exotropie**.

Afin d'éviter la vision double, ce qui est insupportable pour le système visuel, le cerveau peut éliminer l'image qui parvient de l'œil qui dévie. La personne a les deux yeux ouverts mais n'en utilise qu'un seul en alternance.

Le système de centration permet de positionner les yeux au même endroit sur un même objet avec alignement et mouvements des yeux.

La **convergence** est le mouvement effectué par les deux yeux vers l'intérieur pour passer de la vision éloignée à la vision de près. Les yeux fixent au même endroit dans l'espace comme lorsqu'on lit un livre.

La **divergence** est le mouvement simultané des deux yeux effectué pour passer de la vision de près à la vision éloignée.

L'**accommodation**, ou **focalisation**, est la propriété de l'œil de mettre au point l'objet qu'il regarde, quelle que soit sa distance. L'image de l'objet doit toujours rester nette, sinon la personne a une vision embrouillée constante ou intermittente. Les muscles internes de l'œil assurent une accommodation rapide et précise.

La composante optique comprend l'acuité visuelle et les états de la réfraction. L'acuité visuelle est la capacité de discrimination des yeux. Cette fonction complexe comprend plusieurs étapes : la perception des détails (aspect optique), la reconnaissance des formes (aspect physiologique) et l'interprétation des images (aspect perceptuel).

La **myopie** est un défaut de réfraction oculaire due à une puissance excessive du cristallin ou à une élongation du globe oculaire. Les rayons de la lumière qui entrent dans les yeux sont focalisés de trop près et, par conséquent, les images des objets éloignés ne se forment pas sur la rétine. La lentille concave, qui rapetisse l'image, permettra de focaliser les rayons sur la rétine.

L'**hypermétropie**, défaut de réfraction oculaire, est due à l'incapacité du cristallin de changer de forme ou à une diminution anormale de la longueur du globe oculaire. Les rayons de lumière sont focalisés trop loin. La lentille convexe, qui grossit l'image, permettra de focaliser les rayons lumineux sur la rétine.

La **presbytie** est un défaut de réfraction due à une diminution physiologique de l'amplitude d'accommodation causée par une perte graduelle de l'élasticité du cristallin, qui permet à l'œil de mettre au point des objets situés à différentes distances.

L'**astigmatisme** est un défaut de réfraction dû à une inégalité de la courbure de la cornée de l'œil. Les rayons lumineux verticaux et horizontaux ne focalisent pas au même endroit, ce qui entraîne deux endroits de focalisation imprécis. L'inconfort visuel varie selon l'effort visuel exigé par la tâche à effectuer.

La **composante perceptuelle** représente le processus visuel de la pensée plus que de l'œil lui-même. Il permet à la personne de reconnaître, de discriminer, et finalement d'interpréter ce qu'elle a vu afin d'en tirer une signification.

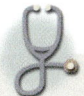

Champ visuel

Le champ visuel est l'étendue de l'espace que l'œil peut couvrir la tête immobile. Il est normalement représenté dans un diagramme sphérique dont le centre est le point de convergence du regard. Le champ visuel est composé des quadrants suivants : nasal supérieur, nasal inférieur, temporal supérieur, temporal inférieur (voir la figure 8.33).

Il existe différentes techniques pour évaluer le champ visuel ; la plus facile est la technique de la confrontation. L'infirmière, avant de procéder à l'examen du champ visuel dit « par confrontation », doit vérifier le bon état d'acuité de son champ visuel, sinon les résultats seront inexacts. L'infirmière et la personne se placent à une distance de 60 cm, les yeux à la même hauteur. La personne se couvre l'œil droit d'un obturateur ou de la main et regarde le nez de l'infirmière. Cette dernière couvre son œil gauche pour fins de comparaison. En partant de la périphérie de chaque quadrant visuel (nasal supérieur, nasal inférieur, temporal supérieur, temporal inférieur), l'infirmière déplace un doigt ou un stylo devant la personne en le dirigeant vers le centre visuel (voir la figure 8.34). Pour vérifier le champ visuel nasal du même œil, elle passe l'objet dans l'autre main. Elle demande à la personne de prononcer à voix haute le mot « ici » aussitôt que le doigt ou le stylo apparaît dans son champ de vision. Le test doit ensuite être fait pour l'autre œil ; il permet de mettre en évidence la ou les diminutions du champ visuel de chaque œil ou les taches aveugles. L'extinction visuelle peut être étudiée en déplaçant simultanément les doigts dans les zones opposées du champ visuel.

L'épreuve des deux objets est une technique similaire ; elle répond au même principe. L'infirmière et la personne gardent une distance de 60 cm entre elles. Comme précédemment, la personne garde un œil couvert. Deux objets différents (crayons de couleur ou de forme variées) lui sont présentés, un de chaque côté et en même temps. Si la personne peut nommer les deux objets, elle ne souffre d'aucune agnosie visuelle ou hémaniopsie. Pour éliminer l'hypothèse d'une quadranopsie, il faut tester les champs visuels inférieurs et supérieurs. Si la personne ne perçoit pas un objet dans un des champs visuels, l'infirmière s'assurera qu'elle l'identifie dans un autre champ visuel en le lui présentant de l'autre main. Dans le cas d'agnosie visuelle, la personne ne nomme que l'objet situé dans le champ visuel sain.

Observations courantes

Le diagramme du champ visuel est délimité en degrés, tel que défini sur le schéma de la figure 8.33. Normalement, le champ visuel de chaque quadrant est approximativement le suivant : inférieur 70, supérieur 50, temporal 90, nasal 60.

La vision centrale normale s'étend à environ 30 degrés de la fixation centrale. La tache aveugle, ou scotome physiologique, se situe approximativement à 15 degrés du côté temporal. Elle correspond au début du nerf optique.

Particularités

Le test du champ visuel peut révéler certaines anomalies des voies optiques. Le scotome diminue la vision d'une région de l'œil entourée d'une aire de vision normale. Les accidents vasculaires cérébraux, le glaucome, les tumeurs, les lésions du nerf optique entraînent la cécité partielle ou complète de cet œil. Une lésion rétinienne peut provoquer une tache aveugle dans l'œil affecté. La figure 8.35 illustre bien les différentes altérations causées par plusieurs lésions des voies visuelles.

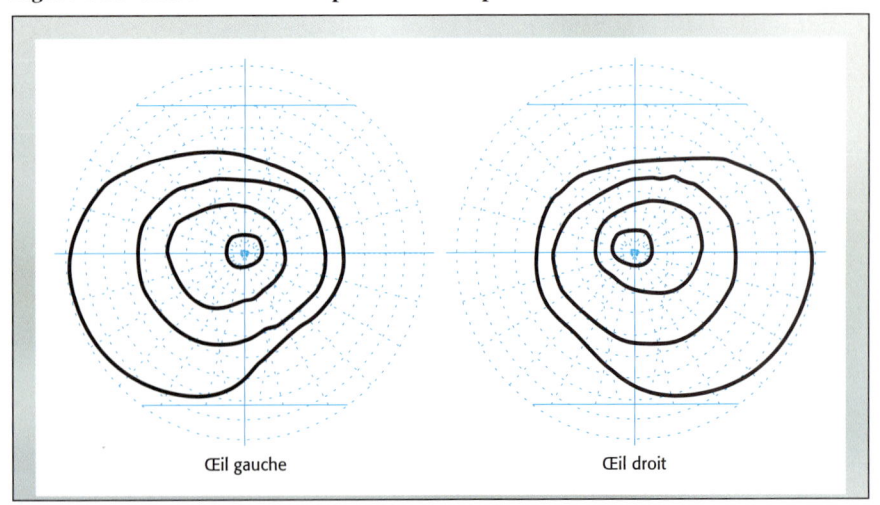

Figure 8.33 Schéma d'un champ visuel : champ visuel normal de Goldman

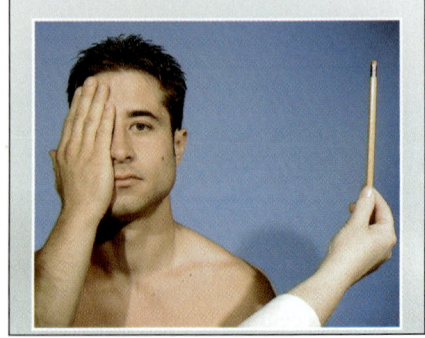

Figure 8.34 Examen du champ visuel

Figure 8.35 Déficits du champ visuel

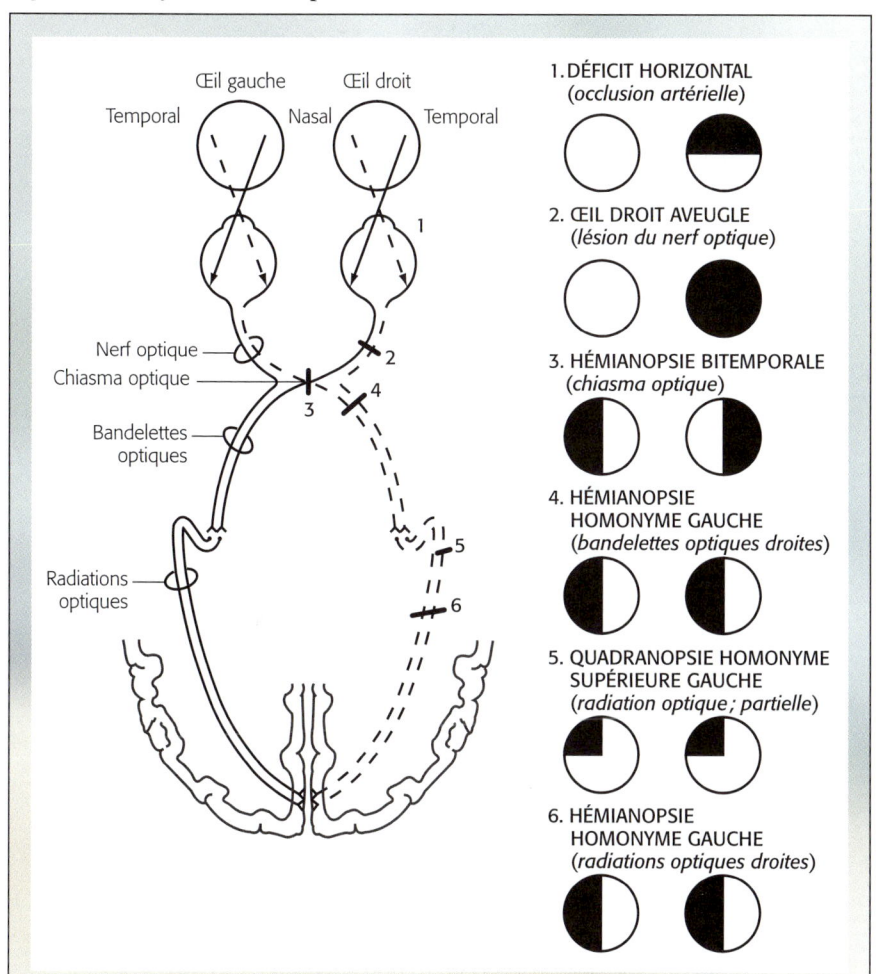

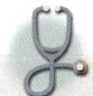

Motricité oculaire

Ce test permet de vérifier l'intégrité des muscles oculaires. Il peut faire découvrir une parésie, une paralysie ou une hyperaction d'un ou de plusieurs muscles.

Il faut demander à la personne de placer la tête dans la position verticale ; au besoin, l'infirmière la maintiendra avec la main dans cette position. Puis, de suivre, sans tourner la tête, le doigt de l'infirmière placé à environ 25 cm de son nez dans les six positions cardinales du regard, ce qui trace un grand **H** (voir la figure 8.36). En présence de personnes atteintes de presbytie (difficulté d'accommodation pour les objets rapprochés), l'infirmière déplacera son doigt à une distance plus grande.

L'infirmière doit être particulièrement attentive, (arrêter l'examen si nécessaire) lorsqu'elle demande à la personne de regarder en haut et de côté, pour déceler un nystagmus. Si les yeux font des mouvements oscillatoires, elle doit ramener le doigt dans le champ de la vision binoculaire et recommencer le test. Il est important d'observer la souplesse, la facilité et la symétrie des mouvements. S'il y a oscillation, l'infirmière note la direction de sa composante rapide et de sa composante lente : ce trouble est défini par sa composante rapide. Son caractère (régulier, irrégulier, rotatoire) doit être inscrit.

Figure 8.36 Étapes du test de l'évaluation de la motricité oculaire

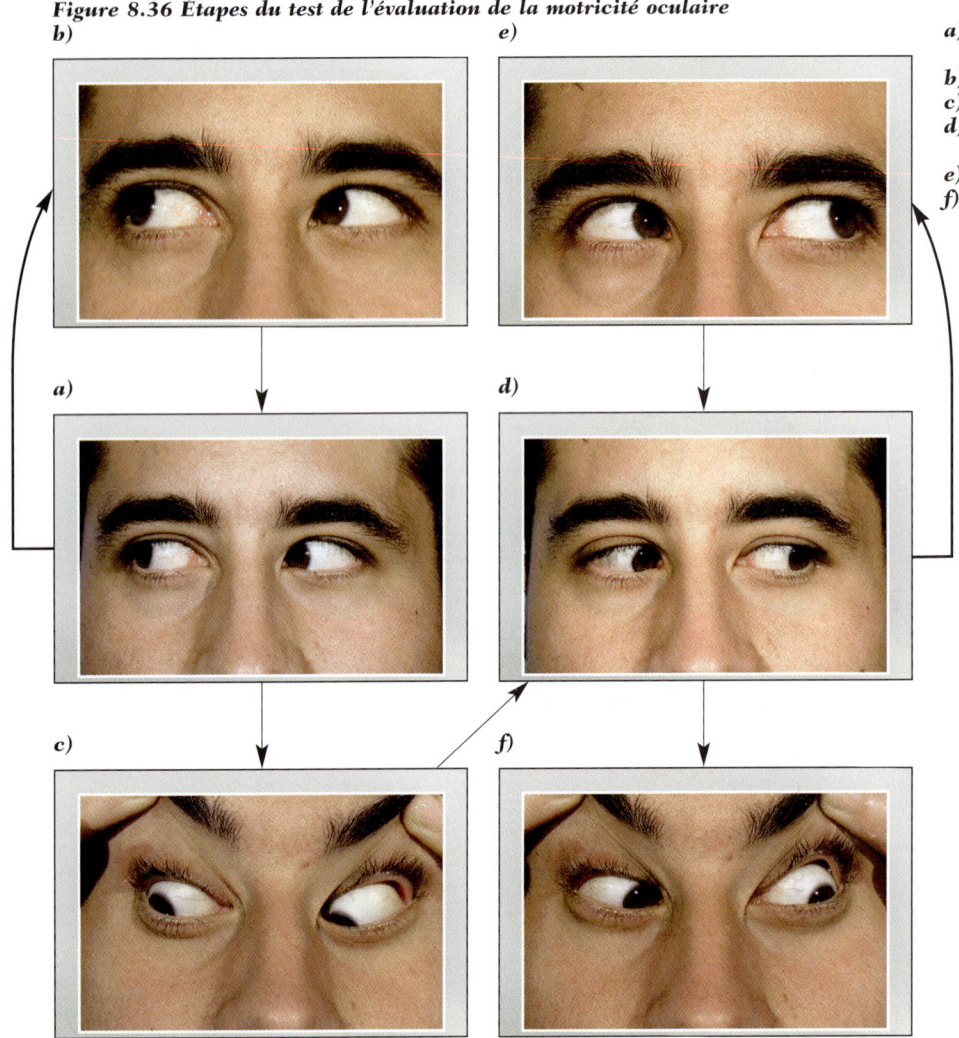

a) Amener le regard à l'extrême droite à l'horizontale
b) Amener le regard à droite et en haut
c) Amener le regard en bas et à droite
d) Amener le regard à l'extrême gauche à l'horizontale sans s'arrêter au milieu
e) Amener le regard à gauche et en haut
f) Amener le regard en bas et à gauche

Observations courantes

De légers mouvements oscillatoires sont parfois constatés chez des individus normaux. Ce phénomène (appelé nystagmus optocinétique) se produit également lorsqu'on fixe un objet qui se déplace rapidement (passage d'un train).

Particularités

Le test est anormal en cas d'asymétrie ou de nystagmus, sauf en position latérale extrême (voir le tableau 8.15).

Le nystagmus est caractérisé par des secousses rythmiques courtes et saccadées, linéaires (horizontales ou verticales) ou rotatoires, se produisant aux globes oculaires. Le plan des secousses est pris en considération et non la direction du regard. Il s'agit essentiellement d'un trouble du globe oculaire, l'équivalent d'un tremblement pour les autres parties du corps. Les différentes causes possibles sont répertoriées dans le tableau 8.16.

Le nystagmus optocinétique peut être observé lors d'une crise d'hystérie. Le test se fait en passant une bande de tissu rayé devant le champ visuel de la personne.

Tableau 8.15 Parésie musculaire affectant la motilité oculaire

Muscle	Position vers laquelle l'œil ne se dirige pas
Droit interne	Nasale
Petit oblique	Supéro-nasale
Grand oblique	Inféro-nasale
Droit externe	Temporale
Droit supérieur	Supéro-temporale
Droit inférieur	Inféro-temporale

Tableau 8.16 Causes possibles du nystagmus

Troubles du labyrinthe : labyrinthite inflammatoire ou destructive aiguë
Troubles de la fonction cérébelleuse
Toxicité de certains médicaments : phénytoïne, barbituriques
Troubles de la vue à la naissance : torticolis du nourrisson
Troubles du tronc cérébral : sclérose en plaques, accident vasculaire cérébral

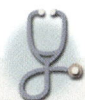

Test de convergence

L'infirmière demande à la personne de suivre le bout d'un crayon qu'elle va déplacer vers l'arête de son nez (voir la figure 8.37). Elle tient le crayon à 60 cm de la personne et le rapproche graduellement de son nez. Si l'œil abandonne (revient à la position normale) à 5 cm du nez (ce qui est considéré comme normal), l'infirmière recommence le test. Par contre, si l'œil abandonne à 15 cm, il peut y avoir un problème de convergence.

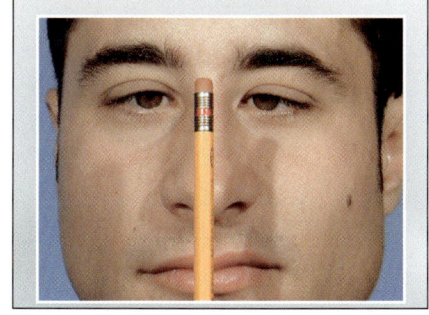

Figure 8.37 Test de convergence

Observations courantes

Lorsqu'il y a convergence, les deux yeux se dirigent vers le même endroit. Les yeux doivent maintenir leur fixation jusqu'à au moins 5 à 8 cm sans tourner vers l'intérieur ni vers l'extérieur.

Particularités

Un résultat anormal peut signifier une insuffisance de convergence ou un excès de convergence. L'hyperthyroïdie provoque une insuffisance de convergence.

Reflet cornéen ou test de Hirschberg

Ce test a pour but de mesurer le parallélisme des deux yeux et la fonction musculaire extraoculaire.

L'infirmière se place directement derrière la source de lumière (stylo-lampe) après avoir demandé à la personne de mettre sa tête à la verticale. Elle évalue à l'aide du stylo-lampe la position du reflet lumineux sur les deux pupilles lorsque la source lumineuse, projetée d'environ 40 cm, est dirigée sur l'arête du nez. Elle note la réflexion de la lumière, qui doit être un peu au-dedans du centre des pupilles.

En présence d'un jeune enfant, l'infirmière attire son attention sur une lumière qu'elle tient au milieu de son front. Tandis que l'enfant fixe la lumière, elle en observe le reflet sur les deux cornées. L'infirmière maintient la tête de l'enfant en position fixe centrale et verticale, puis la tourne successivement vers la gauche et vers la droite tandis que les yeux de l'enfant continuent à fixer la lumière.

Observations courantes

Le reflet de la lumière doit être projeté exactement à la même place dans chaque œil pour témoigner du parallélisme des yeux.

Particularités

Une asymétrie du reflet cornéen indique une déviation de l'alignement normal des yeux. La cause peut provenir d'une faiblesse musculaire ou d'une paralysie.

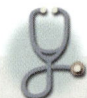

Tests de l'écran

Ces tests permettent de dépister le strabisme chez certaines personnes présentant un problème de parallélisme plus ténu. Ils peuvent révéler un déséquilibre musculaire latent non décelable autrement. Toutes les personnes accusant un problème de diplopie doivent subir ces tests, qui mesurent la fonction musculaire extraoculaire.

Test de l'écran unilatéral

L'infirmière demande à la personne de fixer un objet situé à environ 30 cm. Elle lui couvre l'œil gauche avec un obturateur ; normalement, l'œil droit ne bouge pas. Ensuite, l'infirmière lui couvre l'œil droit ; normalement, l'œil gauche ne bouge pas.

En couvrant et en découvrant chaque œil, tour à tour, on peut observer s'il existe un mouvement de déviation de l'œil découvert ou s'il se produit un mouvement lorsqu'on découvre l'œil caché (voir la figure 8.38).

Figure 8.38
a) Œil couvert   *b) Œil découvert*

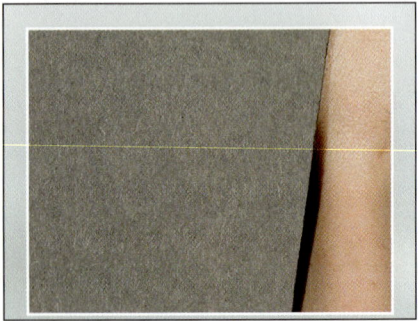 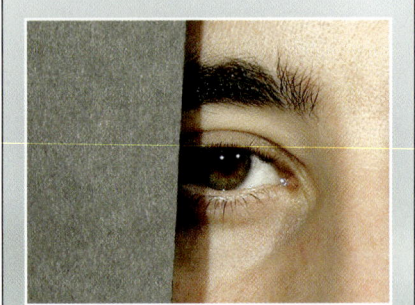

Test de l'écran alternatif

L'infirmière soumet ensuite la personne au test sous écran en cachant tour à tour chaque œil avec un obturateur, et en notant s'il y a mouvement d'un œil.

Interprétation : S'il ne se produit aucun mouvement de fixation, c'est que l'image tombe sur la fovéa. Le test de l'écran unilatéral ne brise pas la fusion, contrairement au test alternatif où l'écran est porté d'un œil à l'autre et la fusion interrompue.

Un mouvement externe indiquera un strabisme convergent ; un mouvement interne, un strabisme divergent. Un mouvement vers le bas ou vers le haut indiquera un strabisme vertical.

Acuité visuelle de près

Afin d'examiner l'acuité visuelle de près, l'infirmière se sert de l'échelle de Snellen à 40 cm. La personne doit lire correctement la ligne 6/12 (20/40). Il existe aussi d'autres échelles d'acuité visuelle de près, notamment celle de Rossono-Weiss et celle de Parinaud.

L'infirmière a parfois recours à une autre technique : la **distance de Harmon,** distance normale de lecture de la personne correspondant à la distance entre la première phalange de son majeur et l'extrémité de son coude. La lecture d'un journal est un moyen souvent utilisé pour un examen rapide de la vision de près.

Si la personne porte des verres correcteurs, elle peut les garder pour effectuer le test. L'infirmière évalue d'abord l'œil droit, puis l'œil gauche.

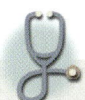

Test de la vision des couleurs

Le test de la vision des couleurs vise à vérifier le fonctionnement des trois types de cônes de la rétine (de couleurs rouge, bleue ou verte), qui réagissent chacun de façon particulière à la lumière intense. L'achromatopsie, appelée aussi daltonisme, résulte dans sa forme la plus fréquente d'une déficience totale ou partielle en cônes verts ou en cônes rouges. Les personnes qui en sont atteintes perçoivent le rouge et le vert comme une seule et même couleur, soit le rouge, soit le vert, suivant le type de cônes qu'elles possèdent.

Les anomalies du sens chromatique peuvent être considérées comme des maladies héréditaires congénitales liées au sexe (7 à 8 % des hommes) ou acquises (névrite alcoolo-tabagique). Certaines conditions d'utilisation sont à respecter : les verres correcteurs sont permis mais ils ne doivent pas être teintés. On doit utiliser en tant qu'éclairage la lumière du jour ou une lumière fluorescente, mais pas de lampe halogène. Dans les cas douteux, l'examen dyschromatopsique pourrait être fait en vision monoculaire. Les tests les plus connus, le test d'Ishihara (test de confusion) et le test de Farnsworth-Munsell (test d'assortiment) servent à distinguer les couleurs (voir la figure 8.39).

Lors d'un dépistage sommaire, on peut utiliser la carte d'acuité visuelle de Snellen en faisant identifier à la personne les lettres situées au-dessus et au-dessous des lignes verte et rouge du tableau. Si la personne éprouve des difficultés à ce niveau, un test plus élaboré doit être fait.

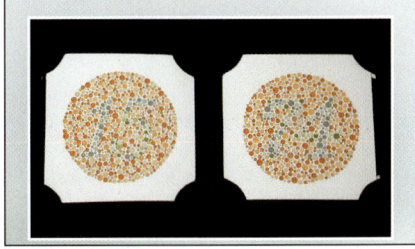

Figure 8.39 Test d'Ishihara : la personne ne présentant pas de déficit visuel voit les chiffres 15 et 74, alors que celle ayant un déficit en vert et en rouge voit les chiffres 17 et 21.

Observations courantes

La personne distingue bien les nuances des couleurs verte et rouge selon le guide d'administration du test.

Particularités

Une anomalie de la vision des couleurs est détectée lorsque la personne est incapable d'identifier les couleurs standards isochromatiques ou anomaloscopiques selon le guide d'administration du test.

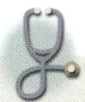

Fond d'œil

L'examen du fond d'œil doit être fait en dernier lieu ; en effet, il provoque chez certaines personnes un éblouissement qui peut durer assez longtemps. L'infirmière utilise pour l'examen un ophtalmoscope, appareil équipé d'un système de miroirs optiques (voir la figure 8.40).

Le premier barillet (cadran de sélection des ouvertures) permet de choisir l'ouverture lumineuse nécessaire à l'examen. Le petit diaphragme (petit faisceau) facilite l'observation d'une pupille étroite ou non dilatée. L'examen du fond d'œil doit toujours commencer avec cette ouverture (voir la figure 8.41). Le grand diaphragme (grand faisceau) est utilisé pour les pupilles dilatées. Le second barillet (indicateur lumineux des dioptries) sert à changer les lentilles et à corriger les erreurs de réfraction de l'infirmière et de la personne examinée. Les lentilles vont habituellement dans l'éventail de dioptries de -25 (chiffres en rouge), valeur négative pour les myopes, à +40 (chiffres en noir ou vert), valeur positive pour les hypermétropes. Le filtre anérythre (vert) exclut le rouge du champ d'examen et permet de voir les vaisseaux sanguins et les hémorragies. Avec ce filtre, la rétine apparaît grise, la papille blanche, la macula jaune et le sang noir. Les autres lentilles sont peu utilisées par les infirmières.

Avant de débuter l'examen, l'infirmière doit prendre plusieurs dispositions. La pièce doit être sombre. La personne et l'infirmière (facultativement) doivent enlever leurs lunettes et leurs lentilles. Cependant cette règle ne n'applique pas pour une personne astigmate ou atteinte d'une grande myopie. En effet, dans un tel cas, l'image rétinienne est grossie et empêche de focaliser nettement sur le fond d'œil. L'administration de gouttes mydriatiques prescrites par un médecin permettrait un examen plus approfondi, mais elle n'est pas impérative. Les contre-indications à cet usage sont, premièrement, les traumatismes crâniens et les comas, car il est alors essentiel de vérifier les réactions pupillaires; deuxièmement, toute suspicion de glaucome à angle fermé.

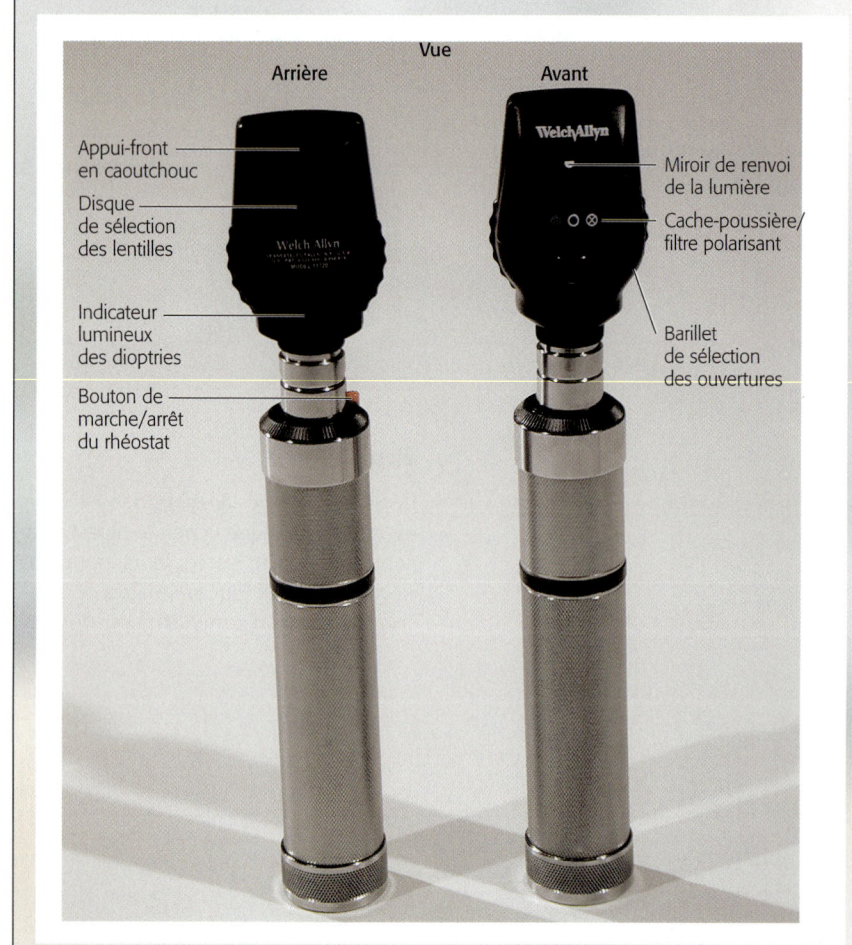

Figure 8.40 Ophtalmoscope

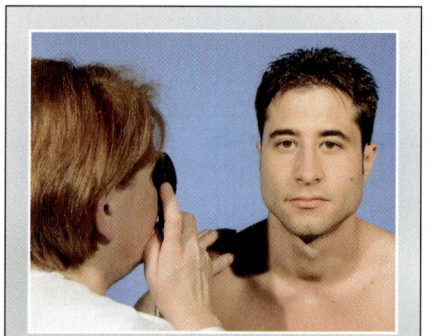

Figure 8.41 Examen du fond d'œil:
a)

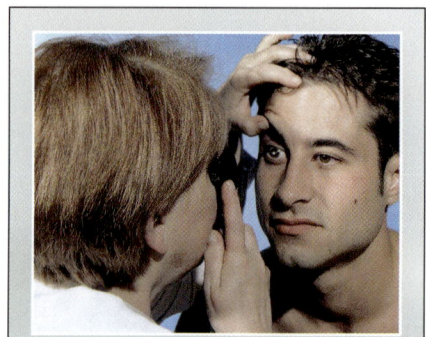

b)

Technique d'examen

L'infirmière fait habituellement l'examen avec son œil dominant. Pour l'œil droit, elle se place à la droite de la personne et examine avec son œil droit en utilisant sa main droite ; puis elle procède inversement pour l'œil gauche.

L'infirmière choisit la lentille « 0 » sur le sélecteur de lentilles éclairé et commence par le petit diaphragme. La mise au point du sélecteur de lentilles se fait souvent en ajustant la clarté de l'image sur une feuille de papier. Les personnes myopes ajusteront habituellement le sélecteur de lentilles à des dioptries d'au moins -3 (rouge) avant de commencer leur examen.

L'infirmière prend l'instrument dans la main droite et le tient verticalement comme un crayon devant l'œil droit en l'appuyant fermement sur sa joue, le rayon lumineux dirigé vers la personne et l'index sur le cadran des lentilles. Elle demande à la personne de regarder droit devant elle et de fixer un point éloigné ou le lobe de son oreille.

L'infirmière place l'ophtalmoscope devant la personne à environ 15 cm, légèrement à sa droite, (15 à 25 degrés) et dirige le rayon lumineux dans la pupille. Un reflet rouge devrait apparaître dans la pupille.

L'infirmière, tout en suivant le reflet rouge des yeux, s'avance lentement vers la personne. Elle pose la main gauche sur le front de celle-ci et soulève avec le pouce la paupière supérieure de l'œil près des cils, pendant que la personne continue à regarder l'objet désigné.

La papille devrait apparaître lorsque l'infirmière est située de 3 à 5 cm de la personne (voir la figure 8.42a). Si le rayon de lumière n'est pas concentré clairement, elle tourne le porte-lentilles dans l'ouverture avec l'index jusqu'à ce que la papille devienne claire, dans le sens des aiguilles d'une montre pour augmenter les dioptries (convergence), et dans le sens contraire pour les diminuer (divergence). L'œil hypermétrope ou presbyte requiert une valeur plus grande dans les lentilles positives (noires ou vertes) pour un éclairage clair du fond d'œil. Inversement, l'œil myope nécessite des lentilles négatives (rouges).

Si la lumière dérange la personne, l'infirmière en diminue l'intensité pour l'examen. Il existe différentes façons de régler l'intensité de la lumière selon l'appareil utilisé.

L'infirmière examine maintenant la papille. Si la papille n'est pas visible, l'infirmière doit suivre un vaisseau sanguin jusqu'à son origine. Les vaisseaux sanguins se dirigent tous vers la papille. Remonter vers une jonction de veine ou d'artériole dirige vers la papille.

L'infirmière suit chaque vaisseau aussi loin qu'elle le peut vers la périphérie selon le schéma de la figure 8.42b. La tête de l'infirmière et l'ophtalmoscope doivent former un tout et se déplacer ensemble. L'infirmière doit noter les caractéristiques des croisements artério-veineux (amincis, engorgés) ; des taches rouges (arrondies, irrégulières, leur quantité) et des stries (rouges, linéaires, en flammèches, en grappes). Elle doit noter les taches peu colorées (exsudats cotonneux, exsudats durs, cicatrices).

Pour pouvoir localiser la macula, l'infirmière demande à la personne de regarder la lumière de l'ophtalmoscope, ce qui fera apparaître automatiquement la macula en pleine vue. Toutefois, cette tâche est difficile, voire impossible, à réaliser si les pupilles ne sont pas dilatées. L'infirmière cherche à ce moment-là les particularités de la macula, région avasculaire un peu plus grande que la papille, mais dont les bords ne sont pas nettement définis. Elle possède un point central, la fovea, plus brillant (sauf chez les personnes âgées). La macula étant le point d'acuité visuelle maximale, sa localisation doit se faire à la toute fin de l'examen du fond d'œil et doit être de très courte durée, puisqu'un jet de lumière à ce foyer précis est fort incommodant et peut même être douloureux. Pour examiner l'extrême périphérie, l'infirmière demande à la personne :

a) de regarder en haut pour l'examen de la rétine supérieure ;
b) de regarder en bas pour l'examen de la rétine inférieure ;

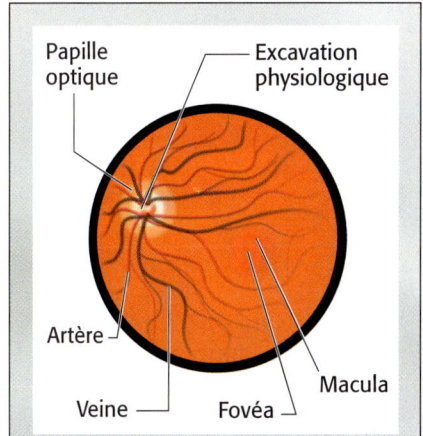

Figure 8.42 Fond d'œil gauche.
a) Représentation schématique

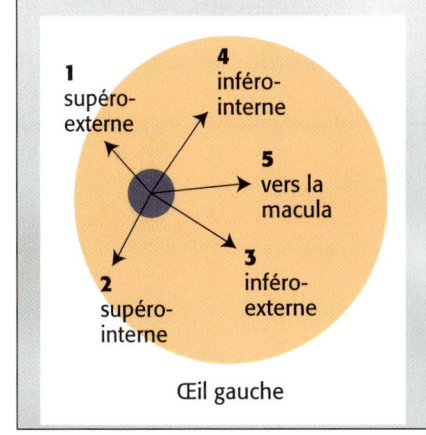

b) Observation des vaisseaux vers la périphérie

c) de regarder vers les tempes pour l'examen de la rétine temporale ;
d) de regarder vers le nez pour l'examen de la rétine nasale.

Pour examiner l'œil gauche, elle procède de la même façon, si ce n'est qu'elle tient l'instrument dans la main gauche et qu'elle se sert de son œil gauche.

Observations courantes

L'infirmière observe premièrement un «reflet rouge» qui apparaît dans la pupille. Les caractéristiques de la papille optique sont : la coloration (de orange à rose), la netteté des contours (plus flous du côté nasal), le rapport de sa taille avec l'excavation physiologique (partie centrale plus claire, habituellement présente, de couleur blanc-jaunâtre, diamètre horizontal habituellement inférieur à la moitié du diamètre horizontal de la papille). L'infirmière observe aussi l'état des vaisseaux (voir le tableau 8.17).

Particularités

Une absence de reflet rouge évoque une opacité (corps flottants) de l'humeur vitrée se présentant sous forme de taches ou d'opacités filamenteuses entre le fond de l'œil et le cristallin. De même, une cataracte, surtout centrale, empêche la visualisation adéquate de la rétine parce que celle-ci forme une densité plus homogène dans le cristallin. Le décollement de la rétine, et chez l'enfant un rétinoblastome, peuvent aussi être à l'origine, mais plus rarement, de cette particularité.

Lorsque le cristallin a été chirurgicalement enlevé, les structures rétiniennes apparaissent plus petites et une partie plus grande du fond d'œil est visible.

Plusieurs autres particularités sont aussi possibles. À cet égard, l'infirmière devra se référer à un ouvrage spécialisé en ophtalmologie.

Tableau 8.17 Aspect des vaisseaux sanguins à l'ophtalmoscope

	Veines	Artérioles
Coloration	Rouge sombre	Rouge clair
Taille	Plus grande	Plus petite (2/3 à 4/5 du diamètre des veines)
Reflet	Peu net ou absent	Brillant

Notes au dossier

La personne présente une acuité visuelle de 6/12 (OD), 6/6 (OS) et 6/8 (OU) à l'échelle de Snellen à 3 mètres. L'examen des structures externes n'a révélé aucune particularité. Les champs visuels sont normaux par confrontation. Les pupilles rondes et égales réagissent bien à la lumière. L'alignement, la convergence, les mouvements extraoculaires sont normaux. Le fond d'œil à l'ophtalmoscope montre les bords nets de la papille et des vaisseaux normaux.

La personne porte des verres correcteurs pour la lecture. L'acuité visuelle avec les verres correcteurs est la suivante : 6/6 (OD), 6/10-1 (OS), 6/6 (OU). La conjonctive droite est très rouge en périphérie et la pupille est dilatée. Les champs visuels et l'accommodation n'ont pas été testés.

La personne présente une réduction bilatérale de l'acuité visuelle : 6/12 (OD), 6/30 (OS). Les structures externes montrent une ptôse bilatérale des paupières, et les champs visuels par confrontation, une hémianopsie homonyme gauche. Les mouvements extraoculaires sont normaux. À l'ophtalmoscopie, les papilles optiques sont embrouillées. Une grosse hémorragie en forme de flammèche est visible à 3 heures à l'œil gauche.

La personne présente un nystagmus des deux yeux, régulier vers la gauche.

Oreille

MATÉRIEL REQUIS
- Otoscope et embouts de tailles variées
- Diapason

Pour l'examen clinique de l'oreille, l'infirmière procède à l'inspection et à la palpation des structures externes dont le pavillon, le tragus et le conduit auditif externe, ainsi qu'à l'examen otoscopique.

Elle fait ensuite passer à la personne les tests d'acuité auditive pour évaluer son audition. Enfin, elle termine l'examen par l'évaluation de l'équilibre.

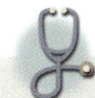

Inspection et palpation

Pour l'examen auditif, la personne doit être assise en face de l'infirmière. L'inspection et la palpation se font simultanément. Il est recommandé que la personne incline la tête du côté opposé à l'oreille examinée. L'infirmière examine l'oreille saine en premier. Après avoir fait l'examen de face, l'infirmière observe l'oreille de façon plus précise en se plaçant du côté droit, puis du côté gauche de la personne.

L'inspection du pavillon permet de vérifier la position de l'oreille par rapport à l'œil. L'infirmière essaie également de déceler toute trace de déformation, de lésion, d'érythème, d'œdème, de nodule ou de desquamation.

Observations courantes

Le pavillon rejoint le cuir chevelu sur la prolongation d'une ligne imaginaire joignant les angles interne et externe de l'œil ou au-dessus de cette ligne. De même, le pavillon doit être proportionnel à la face et au cou.

En général, la palpation du tragus, de l'hélix et de l'os mastoïde n'est pas douloureuse.

Particularités

Les pavillons d'oreilles proéminents, dus à une faiblesse du développement cartilagineux de l'anthélix, sont les malformations les plus courantes.

Des oreilles petites, implantées bas et malformées, peuvent témoigner de l'existence de malformations congénitales ou d'une agénésie, surtout au niveau rénal (syndrome de Turner).

Une fossette, ou un sillon en face du tragus, constitue généralement un vestige du premier sillon branchial lors du développement embryonnaire.

Des tophi goutteux (dépôts d'urates de sodium et de calcium), associés comme leur nom l'indique à la goutte, apparaissent souvent sous la forme de nodules durs dans l'hélix et l'anthélix.

Un tubercule de Darwin est une excroissance cartilagineuse située sur le bord interne ou externe de la partie supérieure du pavillon. Il n'est pas significatif mais constitue un vestige de l'évolution de la race humaine, l'équivalent de la pointe de l'oreille des mammifères.

Les kystes sébacés sont fréquents derrière les oreilles. À la palpation, le kyste est ferme, mobile, globuleux et non douloureux. Sa caractéristique est de se loger dans la peau plutôt qu'en dessous. Le point noir central est souvent apparent ; il indique l'orifice de la glande sébacée obstruée.

La chondrodermatite de l'hélix, nodule souvent chronique, sensible spontanément et à la pression, apparaît plus souvent chez les hommes. Il faut souligner l'importance d'une exérèse et d'une biopsie ; en effet, ce nodule est souvent confondu avec un tophus ou un cancer cutané.

La présence de desquamation dans la région du pavillon peut orienter vers une dermatite séborrhéique. Dans ce cas, l'inspection doit se poursuivre autour de toute la tête.

Une douleur à la manipulation du pavillon ou à la pression du tragus laisse supposer une affection de l'oreille. La douleur que ressent la personne en se couchant sur le côté de l'oreille atteinte est aussi un indice d'une affection de l'oreille.

Une sensibilité à la pression de la pointe de l'apophyse mastoïde peut indiquer une suppuration à ce niveau.

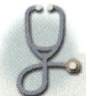

Inspection du conduit auditif externe

Pour l'inspection du conduit auditif externe, l'infirmière choisit la position qui lui convient le mieux en tenant compte de la forme du méat du canal auditif. Habituellement, elle tire doucement le pavillon vers le haut (chez l'adulte) ou vers le bas (chez l'enfant), pour visualiser la partie antérieure du canal avant d'introduire l'otoscope.

Observations courantes

La peau du conduit auditif est rosée et pâle. Le cérumen peut être de couleur jaune doré à brun très foncé. Des poils peuvent également être logés dans le conduit.

Figure 8.43 Otite externe aiguë

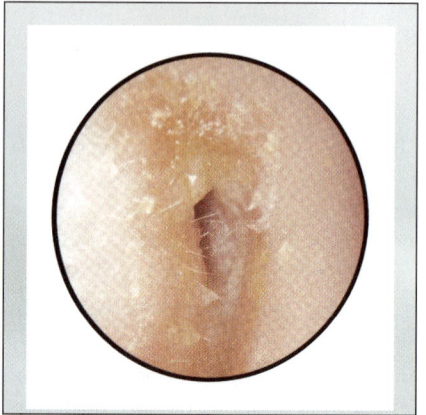

Particularités

Le conduit auditif peut être très large ou très petit, et même sténosé.

Des lésions ou des tuméfactions pourraient provoquer des affections, notamment des furoncles, de l'eczéma ou des mycoses.

Des corps étrangers de tous genres (perles, gommes ou haricots) sont introduits dans le conduit auditif par les enfants. Un crochet aux bords en mousse les enlèvera plus facilement qu'une pince, qui pourrait enfoncer plus profondément dans l'oreille les objets lisses. L'infirmière ne doit jamais irriguer le conduit auditif avec des objets hydrophiles (qui gonflent dans du liquide) notamment les cotons-tiges, tant que le corps étranger n'a pas été retiré de l'oreille.

Il arrive que des insectes s'introduisent dans le conduit auditif. Leur présence est très difficile à supporter, et il faut venir en aide à la personne rapidement. On remplit le conduit auditif d'huile minérale afin de tuer l'insecte ; il sera alors plus facile de l'extraire.

L'otite externe, appelée communément otite des baigneurs, est une infection localisée ou diffuse touchant tout le conduit (voir la figure 8.43). Elle est plus fréquente en été.

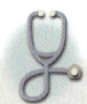

Examen otoscopique

C'est l'examen du conduit auditif postérieur et du tympan fait au moyen d'un otoscope. L'otoscope (voir la figure 8.44) est un petit appareil métallique en forme d'entonnoir qui permet, grâce à la lumière et à la loupe intégrée, de voir avec clarté le conduit auditif et la membrane du tympan. La partie fine est introduite dans le conduit auditif externe. Il existe plusieurs modèles de spéculums de tailles et de calibres différents qui permettent d'adapter l'instrument au conduit auditif de la personne à examiner.

Cet examen est délicat, car les parois épithéliales du conduit auditif sont sensibles à la pression. L'infirmière commence par l'oreille droite, à moins que le questionnaire, l'inspection et la palpation ne l'orientent différemment.

Le respect des étapes suivantes permet d'adopter une position qui favorise une bonne visualisation de toutes les parties de la membrane du tympan.

On inspecte d'abord l'entrée du conduit auditif pour, éventuellement, déceler des débris ou du pus qui pourraient empêcher de faire l'examen.

Pour retirer du cérumen humide en petite quantité, irriguer doucement le canal auriculaire avec de l'eau tiède du robinet. Si le cérumen adhère au conduit auditif, il faudra y introduire quelques gouttes d'huile. La personne devra alors revenir pour l'examen otoscopique.

Choisir le plus grand spéculum pouvant être confortablement introduit dans le conduit auditif. Pour faciliter l'insertion du spéculum, redresser la partie externe du conduit auditif de la manière suivante :
- chez les adultes : en tirant le pavillon vers le haut et vers l'arrière ;
- chez les enfants : en tirant le pavillon horizontalement vers l'arrière.

Figure 8.44 Otoscope

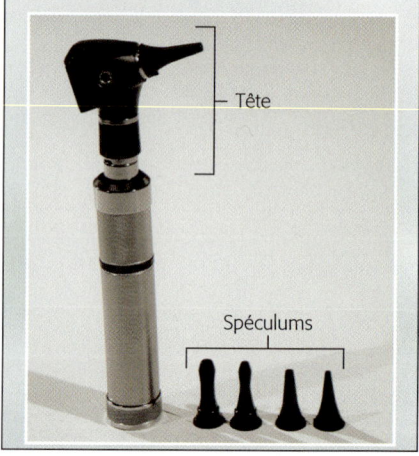

Cette technique permet d'éliminer les sinuosités du conduit et de mieux visualiser le fond de l'oreille. Pour une bonne visibilité, il n'est pas nécessaire de pousser profondément le spéculum dans le canal.

L'otoscopie se fait en utilisant la méthode suivante, plus sécuritaire, surtout pour les enfants. L'otoscope devrait se tenir comme un crayon entre le pouce et l'index, la tête de l'appareil vers le bas, la face cubitale de la main fermement mais doucement appuyée contre la joue de la personne. Cette technique est illustrée à la figure 8.45.

Le champ de vision est limité. C'est pourquoi, même en utilisant un spéculum de plus grand diamètre, l'infirmière devra ajuster la ligne de visée et la position du spéculum pour voir complètement le conduit auditif et toutes les régions de la membrane tympanique. Il s'agit de tourner lentement l'appareil afin de pouvoir mieux examiner et mieux localiser les repères anatomiques et les particularités de la membrane du tympan, qui est divisée en quadrants comparables à ceux d'une horloge.

Observations courantes

Le tympan est habituellement gris perle. Le cône lumineux part du centre et se dirige vers cinq heures pour le tympan de l'oreille droite et vers sept heures pour celui de l'oreille gauche. La transparence de la membrane du tympan permet de voir la marque du marteau au centre (ombilic du marteau) et la marque du manche du marteau qui se dirige vers 1 heure pour l'oreille droite et 11 heures pour l'oreille gauche. À cet endroit, l'infirmière doit noter la petite saillie que forme l'apophyse du marteau. La figure 8.46 montre le tympan normal droit et les points de repère à l'inspection. Ces structures sont inversées dans le tympan gauche

L'infirmière doit noter, lors de l'examen, l'état du tympan en tenant compte de sa couleur, de sa transparence, de son intégrité, de sa position et de ses repères anatomiques (voir le tableau 8.18).

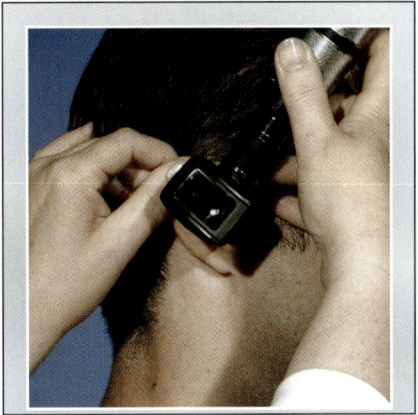

Figure 8.45 Technique d'otoscopie

Particularités

Les personnes souffrant d'otite moyenne séreuse chronique peuvent avoir un aérateur tympanostomique (voir la figure 8.47), d'où la cicatrice laissée lors de son exérèse.

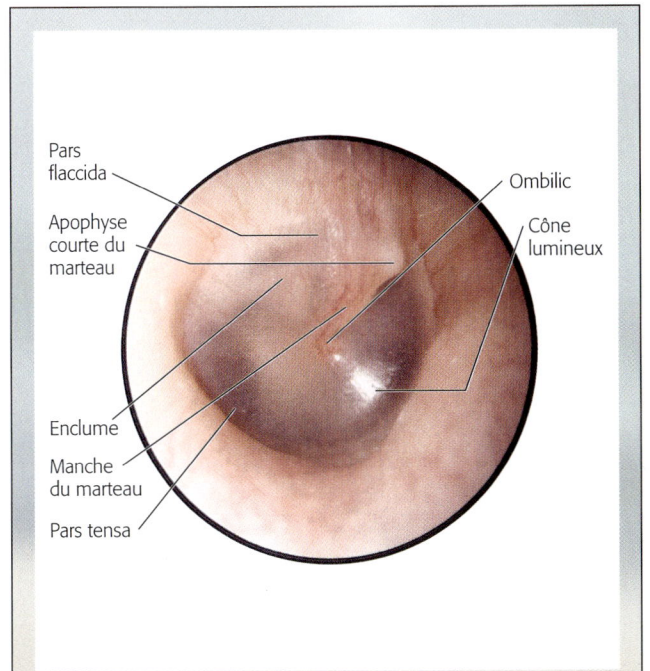

Figure 8.46 Points de repère du tympan (tympan normal droit)

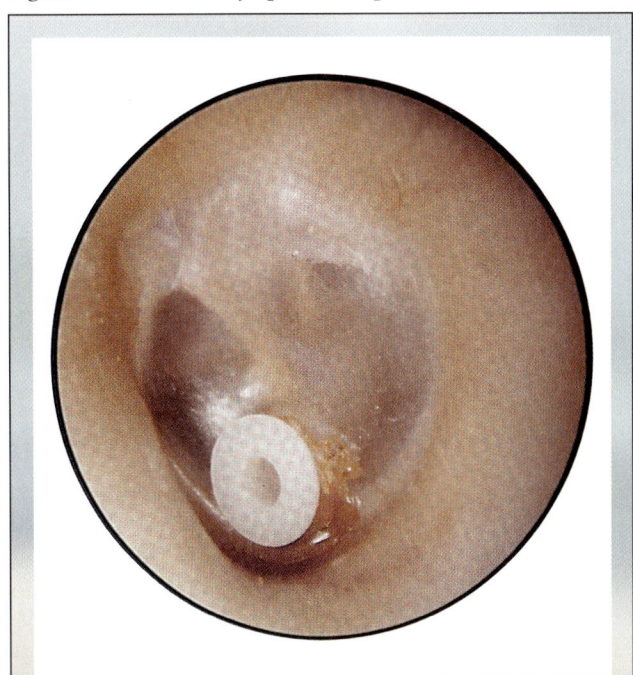

Figure 8.47 Aérateur tympanostomique

Tableau 8.18 État du tympan et correspondance clinique

État du tympan	Correspondance clinique
Teinte rouge (voir la figure 8.48)	Si la personne pleure ou si l'otoscope a été introduit à maintes reprises, cela provoque fréquemment une erreur d'interprétation
Teinte rose ou rouge	Signe d'inflammation
Coloration ambre (voir la figure 8.49)	Présence d'exsudat séreux derrière la membrane du tympan
Bleu (voir la figure 8.50)	Présence de sang
Couleur craie blanche	Présence d'exsudat inflammatoire, sclérose ou vieillissement
Marques blanches	Cicatrices de lésions antérieures
Perforation tympanique (voir la figure 8.50)	Perforation traumatique ou infection. Vérifier le site de la perforation : centrale ou marginale
Bombé (voir la figure 8.51)	Présence de liquide ou de pus dans l'oreille moyenne
Rétracté	Contour du marteau bien défini avec saillie de l'apophyse et manche paraissant plus horizontal. Pression de la cavité intratympanique réduite. Obstruction de la trompe d'Eustache. Sclérose du tympan

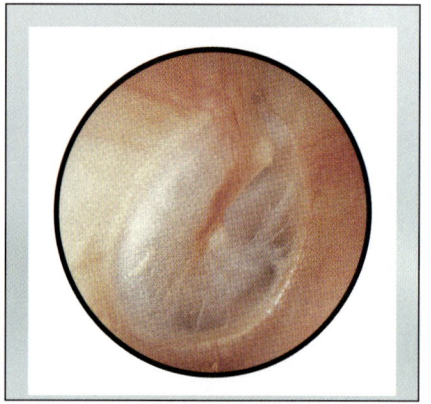

Figure 8.48 Bande vasculaire. Reflet rouge

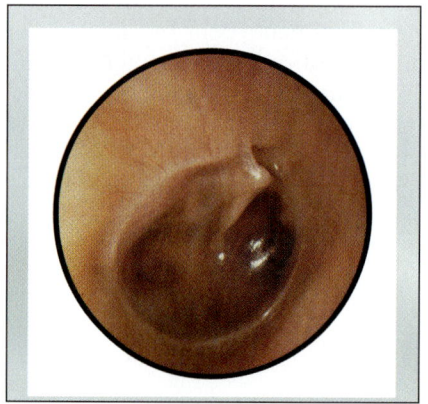

Figure 8.49 Otite moyenne séreuse

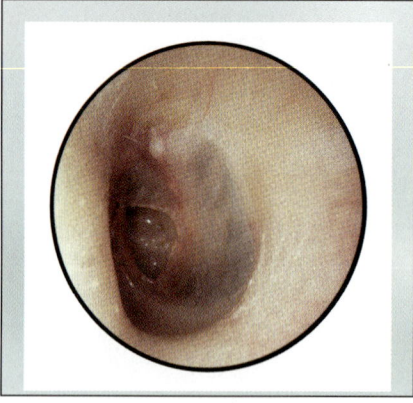

Figure 8.50 Perforation traumatique. Tympan bleu

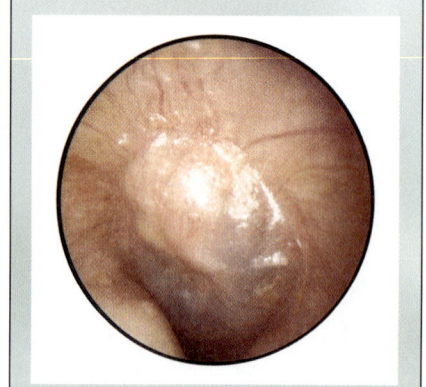

Figure 8.51 Otite moyenne aiguë. Inflammation

Le cône lumineux est un phénomène de réflexion de la lumière de l'otoscope dans un tympan normal. Certains tympans ne présentent pas de reflet lumineux, d'autres tympans malades présenteront au contraire de beaux cônes lumineux.

L'examen se termine par une inspection de la circonférence du tympan, en exerçant une légère rotation de l'appareil afin d'y dépister toute anomalie ou perforation. L'infirmière retirera délicatement le spéculum en tenant le pavillon afin d'éviter de blesser les parois du conduit.

Après avoir examiné l'oreille droite, l'infirmière change de spéculum et examine l'oreille gauche en inversant la technique de manutention de l'otoscope.

Particularités

Le cholestéatome est une complication de l'otite chronique. L'inspection révèle, en plus d'une perforation marginale, une tumeur bénigne qui provient de la prolifération de l'épiderme du conduit auditif dans la caisse du tympan en s'y imbriquant et, par le fait même, en usant les os avoisinants et en envahissant l'antre du mastoïdien.

De plus, l'examen permet de déceler dans le conduit auditif des sécrétions en forme de paillettes brillantes, et quelquefois une otorrhée putride.

ÉVALUATION DE L'AUDITION

L'évaluation de l'audition s'effectue avec les examens suivants : l'audiométrie vocale ou l'épreuve de la voix, l'acuité auditive ou test au diapason.

On a recours à l'audiométrie lorsque les autres examens font soupçonner une surdité partielle.

PHYSIOPATHOLOGIE DE L'AUDITION

Le son est l'effet de la vibration de l'air. La vibration se propage différemment selon les différents milieux matériels : gazeux, liquides ou solides (os). La fréquence de la vibration est codée en hertz (Hz). Un son grave a une fréquence basse (< 500 Hz) ; un son aigu, une fréquence élevée (>2 000 Hz). La voix a une fréquence comprise entre 500 et 2 000 Hz.

L'intensité des sons est mesurée en décibels (dB). Par convention, le seuil de perception acoustique correspond à un niveau acoustique de 0 dB c'est-à-dire à la plus petite variation d'intensité perçue par une oreille normale ; l'oreille complètement sourde (cophosée) ne perçoit aucun son à 120 dB. Le seuil de la douleur se situe à un niveau de 130 dB.

Avant d'arriver dans le lobe temporal du cerveau, le message sonore doit traverser les trois parties de l'oreille. En premier lieu, le pavillon rassemble les ondes sonores, puis celles-ci cheminent dans le conduit auditif et se dirigent vers le tympan.

Sous l'action des ondes sonores, le tympan vibre et fait vibrer à son tour la chaîne d'osselets (marteau, enclume, étrier) de l'oreille moyenne. Ces trois petits os forment un système de commandes qui transfère l'énergie des ondes sonores de l'oreille externe à travers l'oreille moyenne jusqu'à l'oreille interne. Une stimulation sonore de forte intensité (>90 dB) déclenche une contraction du muscle de l'étrier : c'est le réflexe stapédien.

L'étrier transmet ainsi la vibration à l'oreille interne en exerçant une pression sur le liquide contenu dans la cochlée. Ce liquide en mouvement, soit celui de la périlymphe, puis de l'endolymphe jusqu'à l'organe de Corti, fait bouger de petits cils qui, ainsi stimulés, créent des impulsions électriques envoyées au cerveau par le nerf auditif et les voies auditives supérieures.

L'audiogramme représente la courbe caractéristique de la sensibilité de l'oreille aux divers sons (voir la figure 8.52). Verticalement, à gauche de l'audiogramme, figure le volume (en décibels ou dB) auquel le son doit être ajusté pour que la personne entende. De −10 db à 20 dB, la personne possède une audition normale. Un volume en décibels plus élevé révèle chez elle des troubles de l'audition. Horizontalement, en haut de l'audiogramme, figurent les différents sons envoyés à la personne. Ils peuvent être graves (basses fréquences) comme un bruit de moteur, moyens ou aigus comme un chant d'oiseau. Une conversation normale se situe aux alentours de 55 dB.

Les petits icônes sur l'audiogramme de la figure 8.52 précisent l'intensité du son, par exemple qu'un aspirateur produit un son de 2 000 Hz à un volume de 70 dB environ. Les lettres sont également placées à la fréquence correspondante. Par exemple, la prononciation de la lettre B produit un son de fréquence grave de 300 Hz et de 30 dB.

En général, les personnes sont atteintes de trois types de surdités : les surdités de pertes conductives, les surdités neurosensorielles et les surdités mixtes.

La perte de l'ouïe est dite conductive (surdité de transmission) lorsque la conduction des sons se fait moins bien. Cette diminution de l'ouïe est située dans l'oreille externe ou dans l'oreille moyenne et résulte d'entraves de la transmission des vibrations jusqu'aux liquides de l'oreille interne. Le son entendu est plus faible, mais non distordu. Une infection de l'oreille (otite), un bouchon de cérumen, une perforation du tympan ou un problème d'otosclérose (otospongiose), par exemple, peuvent provoquer une perte conductive.

La perte de l'ouïe est dite neurosensorielle (surdité de perception) lorsque l'atteinte touche les structures nerveuses situées entre les cellules ciliées cochléaires et les neurones des aires auditives du cortex, inclusivement. Les sons entendus paraissent plus faibles et distordus. Une perte neurosensorielle partielle ou complète est décelée chez une personne exposée à des vibrations de sons très intenses (par exemple à des détonations). Des lésions dégénératives du nerf cochléaire, des infarctus cérébraux et des tumeurs de l'aire auditive peuvent provoquer ce type de surdité. Chez la personne âgée, elle est appelée habituellement presbyacousie.

La perte est dite mixte lorsque l'oreille est atteinte à la fois d'une perte conductive et d'une perte neurosensorielle.

Figure 8.52 Audiogramme et exemples de sons

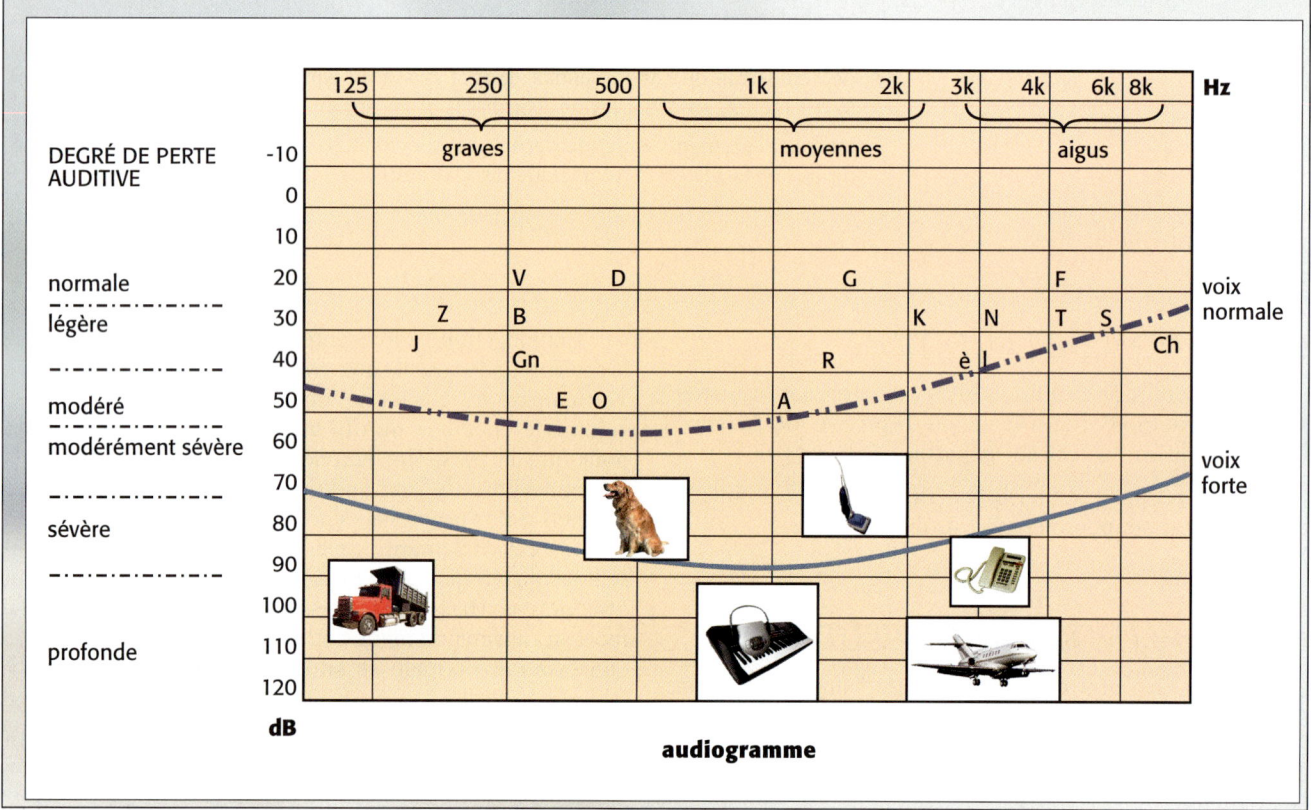

Source : A.-J. Rochette et M. Tardif (1994). *Surdité : les bonnes adresses, Guide d'information à l'usage des personnes malentendantes devenues sourdes*, Montréal.

Audiométrie vocale ou épreuve de la voix

Cette épreuve, qui permet d'obtenir une évaluation rapide de l'ouïe, explore l'audition dans des conditions de fonctionnement social. Elle teste subjectivement l'intelligibilité de la parole et assure la détection d'une perte importante de l'ouïe.

1. Après avoir expliqué le test à la personne, l'infirmière se place en retrait de celle-ci, à une distance d'environ 60 cm et en dehors de son champ visuel. Elle lui bouche le tragus de l'oreille gauche avec un doigt, puis chuchote quelques mots vers l'oreille droite, en prenant garde de bien expirer auparavant afin de réduire l'intensité de la voix. Il est important de choisir des mots ou des nombres de deux syllabes également accentuées comme « 33 » ou « 84 ». Une personne à l'audition normale devrait pouvoir entendre et répéter les mots chuchotés. Si elle n'entend pas un mot ou un chiffre murmuré, il faut augmenter graduellement l'intensité de la voix et passer du murmure à la voix forte, si cela s'avère nécessaire.
2. L'infirmière répète la manœuvre pour l'autre oreille.
3. L'infirmière doit enregistrer les résultats du test de la voix chuchotée avec l'intensité de la voix utilisée : murmure (ou voix) faible, moyen, fort pour l'oreille correspondante.

Acuité auditive

Pour les examens d'acuité auditive, il existe toute une série de diapasons calibrés en fréquence en différentes octaves. Le diapason est un petit instrument d'acier formé d'une tige et portant à son extrémité une lame vibratoire en forme de U (voir la figure 8.53).

Idéalement on doit utiliser le diapason de 512 Hz, celui qui se rapproche le plus de la tonalité vocale. Lorsqu'on a recours à des diapasons avec des sons plus

Figure 8.53 Diapasons : 126 Hz, 256 Hz, 512 Hz

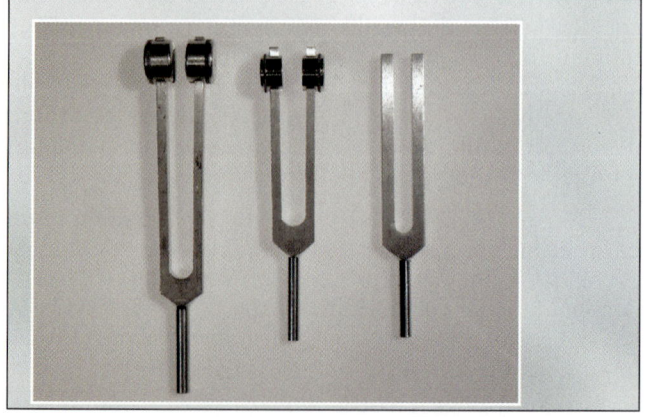

graves, il faut savoir qu'ils peuvent faire surestimer la conduction osseuse et être ressentis non seulement comme un son, mais aussi comme une vibration. Les tests d'acuité auditive font appel à la stimulation en conduction aérienne et/ou en conduction osseuse.

Pour procéder aux tests, l'infirmière tient le diapason par la base (talon) et elle le percute doucement pour le faire vibrer sur la région métacarpienne de son pouce ; puis, en le tenant entre le pouce et l'index, elle le dépose sur la région osseuse désignée pour le test.

INDICATIONS S'assurer de faire l'examen dans une pièce tranquille et d'avoir le diapason approprié.

Décrire à la personne les objectifs et le déroulement du test. Lui faire savoir aussi qu'une analyse plus poussée peut s'avérer nécessaire.

FIABILITÉ DES ÉPREUVES L'infirmière peut vérifier la fiabilité des réactions de la personne à ce test en faisant vibrer le diapason et en serrant brièvement les branches en « U » pour le réduire au silence. De cette façon, la personne ne devrait pas percevoir de vibrations.

Test de Weber

Cette épreuve sert à évaluer la latéralisation du son en comparant la transmission osseuse dans les deux oreilles.

1. L'infirmière fait vibrer le diapason pour obtenir un son continu et place la base du diapason sur le front ou au centre de la tête de la personne en suivant la ligne médiane du crâne (voir la figure 8.54).
2. L'infirmière demande tout d'abord à la personne si elle perçoit le son. Elle lui demande ensuite si elle le perçoit dans son oreille gauche ou dans son oreille droite ou dans les deux oreilles.
3. L'infirmière doit noter au dossier les résultats (voir le tableau 8.19).

On peut simuler un son latéralisé en bouchant une oreille avec un doigt (perte conductive). Les vibrations émises par le diapason seront alors perçues du côté bouché.

Tableau 8.19 Résultats de l'épreuve de Weber

Observations courantes	Particularités
Une personne ayant une audition normale ou une perte symétrique entend le même son avec une force égale dans les deux oreilles : un résultat Weber médian (son perçu également des deux côtés).	Une latéralisation du son à une oreille suggère une perte conductive (de transmission) de ce côté ou une perte neurosensorielle (de perception) de l'autre côté.
	Si la surdité est unilatérale, le test peut suggérer le type de surdité.
	Si elle est bilatérale, le test peut aider à désigner l'oreille qui présente la meilleure conduction osseuse.

Test de Rinne

Ce test consiste à comparer la conduction aérienne (CA) et la conduction osseuse (CO) de chaque oreille. Chaque oreille est vérifiée séparément.

1. Pour déterminer la conduction osseuse, l'infirmière tient le diapason entre son pouce et son index ; elle place la base du diapason en vibration contre l'apophyse mastoïdienne droite de la personne. Elle lui demande de nommer l'endroit où elle perçoit le son et de lui dire à quel moment il disparaît (voir la figure 8.55).
2. Ensuite, pour déterminer la conduction aérienne, l'infirmière approche rapidement les branches du diapason encore en vibration près de l'oreille externe de la personne, sans toutefois toucher à l'oreille et aux cheveux. Elle lui demande alors si elle perçoit encore le son et de lui dire à quel moment elle ne l'entend plus.
3. L'infirmière répète l'opération pour l'oreille gauche.
4. L'infirmière enregistre les résultats (voir le tableau 8.20) sous l'expression CA > CO, si le son transmis par l'air est perçu comme plus fort ou plus long, sous l'expression CA < CO si le son transmis par l'os est plus fort ou plus long et sous l'expression CA = CO si le son transmis par l'os a la même durée que le son transmis par l'air.

Figure 8.54 Technique de l'épreuve de Weber

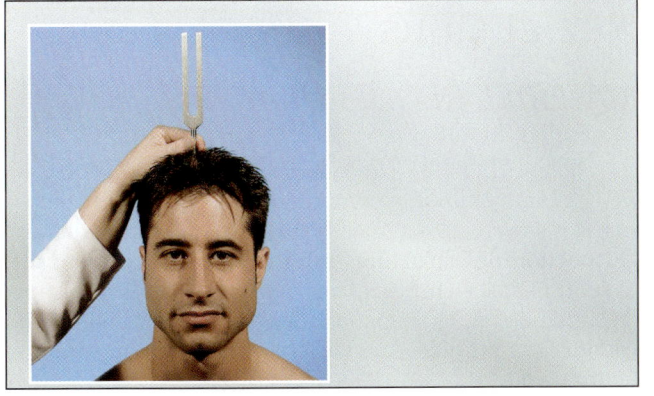

Tableau 8.20 Résultats de l'épreuve de Rinne

Observations courantes	Particularités
Une personne entend le son transmis par l'air plus fort ou plus longtemps que le son transmis par l'os. Habituellement, le rapport est de 3 : 1, c'est-à-dire que le son aérien est trois fois plus long que le son osseux (CA > CO).	Le fait que le son transmis par l'os soit plus fort ou dure plus longtemps que le son transmis par l'air indique une perte de conduction. Une perte de conduction est révélée lorsque les conductions aérienne et osseuse sont toutes les deux réduites (CO > CA).

Figure 8.55 Technique de l'épreuve de Rinne
Étape 1

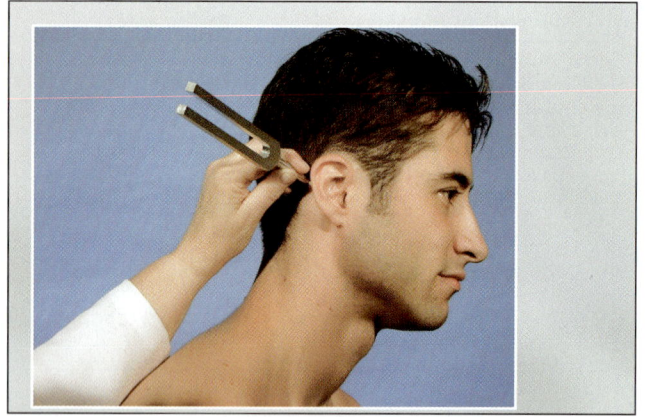

Étape 2

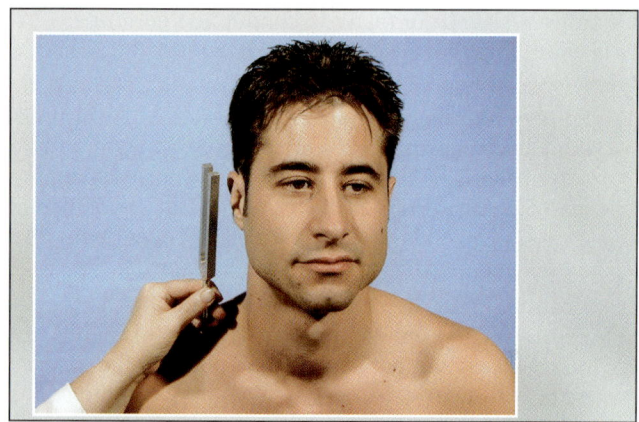

OREILLE INTERNE

Physiopathologie de l'équilibre

L'équilibre est assuré par trois systèmes sensoriels : les systèmes vestibulaires (central et périphérique), le système proprioceptif (positionnement des membres dans l'espace et particulièrement de la plante des pieds) et la vision. Le mal des transports, trouble de l'équilibre très répandu, serait possiblement dû à une dissonance des influx des trois systèmes sensoriels.

L'appareil vestibulaire désigne l'ensemble des récepteurs de l'équilibre logés dans l'oreille interne. Les récepteurs se divisent en deux groupes : ceux de l'équilibre statique du vestibule et ceux de l'équilibre dynamique des canaux semi-circulaires. L'appareil vestibulaire est un organe pair et symétrique constitué d'une partie centrale dans le tronc cérébral et d'une partie périphérique qui comprend le vestibule (utricule et saccule), les trois canaux semi-circulaires et le nerf cochléo-vestibulaire (crânien VIII). Chaque appareil vestibulaire a une activité permanente de repos symétrique : chaque côté antagonise l'autre. Un mouvement de la tête augmente l'activité vestibulaire d'un côté et la diminue de l'autre côté. Ces informations sont intégrées au niveau central, comme à celui des autres systèmes, ce qui provoque une réponse motrice du maintien de l'équilibre. En cas de destruction d'un des labyrinthes, il y a libération de l'activité du labyrinthe opposé et l'apparition d'un syndrome vestibulaire périphérique : nystagmus, vertige rotatoire, nausées, vomissements, sueurs, hypotonie musculaire homolatérale. Le système central va graduellement compenser et faire disparaître les symptômes. En cas de destruction progressive, il y a compensation graduelle, d'où l'absence fréquente de symptômes.

L'infirmière peut apprécier la fonction vestibulaire par différents examens : l'épreuve des bras tendus, l'adaptation du regard au système oculomoteur, la recherche du nystagmus (vu précédemment dans la section sur les yeux) et le test le plus fréquent, le test de Romberg (vu dans le chapitre 9 sur la fonction neurologique).

Notes au dossier

À l'examen, la personne n'éprouve aucune difficulté à entendre bilatéralement la voix chuchotée. Le Weber est perçu également des deux côtés. Le Rinne CA > CO est bilatéral. L'oreille externe apparaît normale. L'examen otoscopique fait apparaître du cérumen jaune foncé en petite quantité et des tympans brillants, gris et visibles des deux côtés.

Le pavillon droit au niveau de l'hélix présente un nodule rond, rouge et douloureux, d'environ 1 cm. La personne ne présente pas de troubles de surdité selon les tests de Weber et de Rinne. Les conduits auditifs et les tympans sont normaux.

Les oreilles externes sont bien implantées. Les pavillons sont roses, élastiques, sans lésion, sans malformation ou douleur. La personne entend les deux tiers des mots chuchotés à l'oreille droite. Tests de Rinne : CA < CO. Test de Weber : latéralisé à droite. Le tympan droit est opaque et les osselets ne sont pas visibles. Le tympan gauche est gris et brillant. Les osselets sont visibles.

Nez et sinus

MATÉRIEL REQUIS
– Source lumineuse
– Spéculum nasal ou otoscope avec embout court et large

L'examen clinique comprend l'inspection et la palpation des structures externes, soit l'arête et la racine du nez ; l'inspection des structures internes, soit les muqueuses, le septum et les cornets ; l'inspection des sinus par transillumination et la palpation des sinus. L'évaluation de l'odorat est étudiée dans le chapitre 9 sur la fonction neurologique.

Inspection et palpation des structures externes du nez

À l'inspection, l'infirmière note la forme, la symétrie, l'état de la peau, la coloration et les écoulements.

À la palpation, l'infirmière cherche la présence d'une masse ou d'une douleur, en demandant à la personne de fermer la bouche. Elle lui fait fermer chaque narine consécutivement pour évaluer la perméabilité de l'autre.

Observations courantes

Une légère asymétrie des orifices des narines est normale : elle est souvent secondaire à des anomalies du développement ou à des traumatismes.

Particularités

Il y a déviation de la cloison nasale lorsque cette dernière est détournée ou déviée de la ligne médiane. La majorité des déviations sont d'origine congénitale ou post-traumatique (fractures) et peuvent provoquer l'œdème des tissus mous.

La vibration des narines à l'inspiration peut aussi être due à une déviation de la cloison nasale, à un œdème de la muqueuse lors d'un rhume ou à la présence d'un ou de plusieurs polypes.

Un certain nombre d'adultes et de nombreuses personnes âgées sont atteintes de rhinophyma, excroissance des tissus du nez par hyperplasie importante des glandes sébacées. Cette hypertrophie est souvent associé à l'acné de type rosacée.

Le sillon nasal des allergiques (voir la figure 8.56) est un sillon nasal horizontal, permanent chez la personne allergique qui, durant son enfance, a frotté très souvent son nez de bas en haut à cause de démangeaisons et d'écoulements (voir le tableau 8.21).

Un écoulement nasal unilatéral, persistant et nauséabond, doit toujours faire penser à une obstruction de ce côté du nez. Dans de nombreux cas, il s'agit de la présence d'un corps étranger (voir la figure 8.57).

Le battement des ailes du nez est un signe de difficulté respiratoire. Il est urgent d'en déterminer la cause et la gravité.

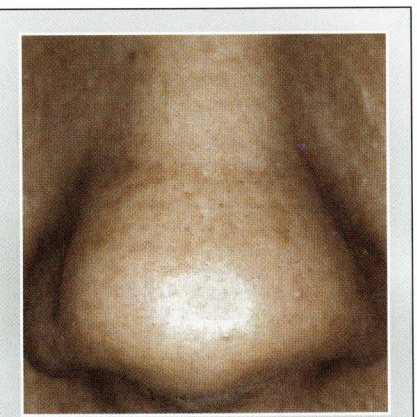

Figure 8.56 Sillon allergique

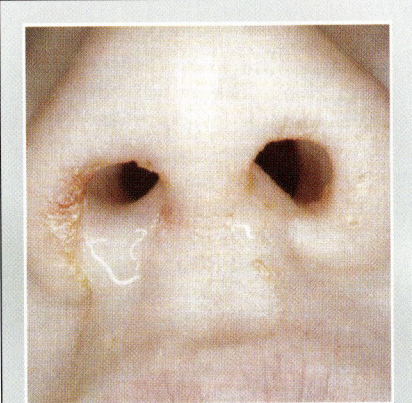

Figure 8.57 Obstruction par corps étranger
a) Écoulement nasal persistant

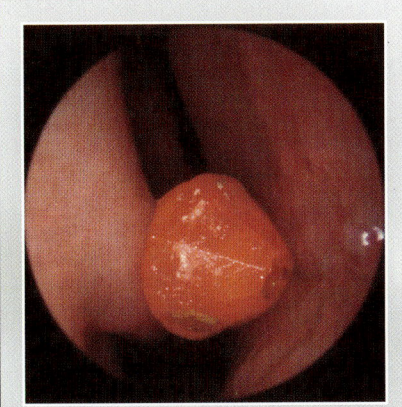

b) Présence d'un corps étranger

Tableau 8.21 Écoulement nasal

Écoulement	Description du liquide	Affections
Muqueux	Liquide abondant et aqueux	Rhinite allergique
Purulent	Liquide le plus souvent jaunâtre ou verdâtre	Sinusite
		Rhume
Sanguinolent	Liquide teinté ou mêlé de sang	Traumatisme
Épistaxis		Hypertension artérielle
		Troubles de la coagulation
Clair (transparent ou jaunâtre, s'apparentant à un écoulement dû à une allergie)	Liquide céphalo-rachidien et écoulement augmentant lorsque la personne se penche en avant	Traumatismes crâniens

Inspection des structures internes du nez

Afin que l'infirmière puisse procéder à l'examen rhinoscopique, la personne doit pencher la tête en arrière. Doucement, avec le pouce, l'infirmière lui appuie sur le bout du nez pour lui permettre ainsi d'élargir les narines et de pouvoir observer les structures intranasales. L'utilisation d'une lampe est nécessaire (voir la figure 8.58).

Par la suite, elle poursuivra l'examen en introduisant dans le nez de la personne un otoscope avec spéculum nasal ou un spéculum nasal avec de la lumière. L'insertion du spéculum se fera doucement dans le vestibule de la narine. Les lames sont introduites à la verticale afin d'éviter de blesser le septum, et ouvertes d'environ 1 cm. Si l'infirmière cherche à déterminer la source d'un épistaxis ou à déceler un corps étranger, elle insérera le spéculum plus profondément.

L'infirmière inspectera la coloration de la muqueuse nasale et elle vérifiera la position et l'intégrité du septum. Puis elle essaiera de déceler toute trace de corps étranger, d'exsudat, d'inflammation, de lésion ou de saignement. Elle terminera son inspection par l'examen des cornets en demandant à la personne de pencher la tête plus en arrière.

Observations courantes

La muqueuse nasale est normalement un peu plus rouge que la muqueuse buccale, humide, lisse et propre.

Le septum est rosé, humide et en position médiane.

Les cornets inférieurs sont rarement symétriques et ont la même teinte que la muqueuse nasale.

Particularités

La perforation de la cloison nasale résulte le plus souvent d'une chirurgie antérieure, ou encore d'une consommation intranasale de cocaïne ou d'amphétamines, d'un traumatisme, d'un hématome de la cloison nasale ou de la tuberculose. La plupart des perforations se produisent dans le cartilage de la cloison nasale antérieure. La personne se plaint d'un sifflement lors de la respiration nasale. Une croûte se forme sur les bords de la perforation et un épistaxis récidivant est un symptôme fréquent.

Dans la rhinite allergique, la muqueuse nasale se caractérise par sa pâleur. Les tissus nasaux sont couverts d'œdème lilas accompagné d'un écoulement clair et aqueux. Les cornets des fosses nasales sont habituellement gonflés, de couleur pâle, sans éclat et bleuâtre. Dans certains cas, ils peuvent être œdématiés au point de rendre difficile le passage de l'air.

Une muqueuse nasale hyperémiée et œdématiée est un symptôme courant de la rhinite virale causée par un rhume ou par une infection des voies respiratoires.

Les polypes sont des excroissances qui se trouvent fréquemment dans le nez. Ils s'apparentent aux raisins, c'est-à-dire qu'ils sont ronds, gonflés, pâles et semi-translucides. Parfois, la surface du polype peut s'épaissir et devenir douloureuse à cause de l'irritation locale. La plupart des polypes sont localisés dans les cornets moyens.

Figure 8.58 Technique d'inspection des structures nasales internes:
a)   b)

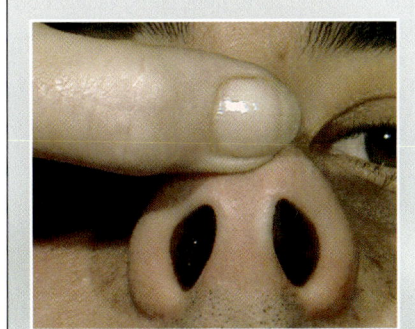
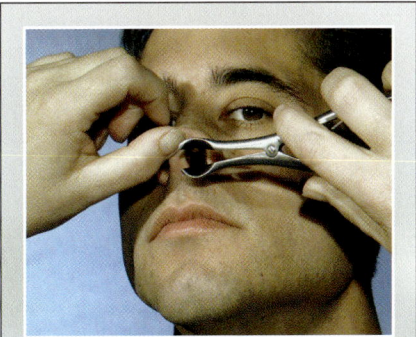

Palpation et transillumination des sinus

Pour rechercher la présence d'une douleur à la palpation, l'infirmière exerce d'abord une pression vers le haut avec les index sous les sourcils, de chaque côté de la racine du nez, puis sous l'arcade zygomatique (voir la figure 8.59). Les sinus maxillaires peuvent être palpés à travers les joues. Les sinus ethmoïdaux et sphénoïdaux ne sont pas palpables.

Observations courantes

La palpation des sinus est normalement indolore.

Particularités

Les sinus frontaux enflammés sont parfois très douloureux, même à la pression légère.

Transillumination

L'inspection se fait par la technique de la transillumination (voir la figure 8.60), qui permet à l'infirmière de se rendre compte de la variation des sinus frontaux et des sinus maxillaires. Cet examen se fait lorsque la personne présente une affection liée aux sinus. Les observations effectuées lors de la transillumination des sinus varient beaucoup d'une personne à l'autre. En l'absence de symptômes d'inflammation, la transillumination est peu utile. Les sinus ethmoïdaux et les sinus sphénoïdaux ne se prêtent pas à cette technique.

L'examen se fait dans l'obscurité.
1. L'infirmière explique à la personne le déroulement de l'examen.
2. Elle applique un faisceau lumineux étroit et puissant juste à la hauteur du sourcil près de la racine du nez. Elle fait un écran de sa main.
3. Elle essaie de déceler la lueur rougeâtre propagée dans l'aire du sinus frontal.

Figure 8.59 Palpation des sinus frontaux et maxillaires
a)   b)

Figure 8.60 Transillumination des sinus frontaux

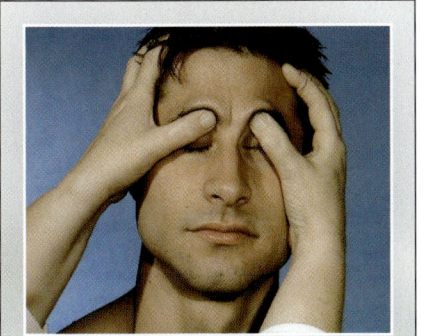
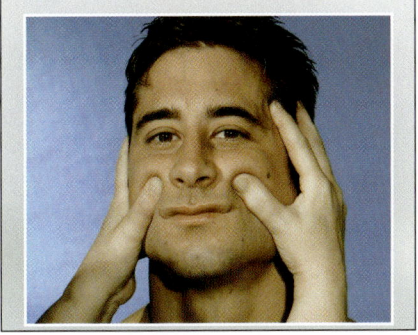
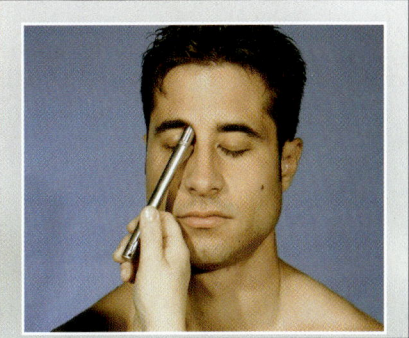

Observations courantes

Présence d'une lueur rouge au front révélant la cavité sinusale.

Particularités

L'absence de lueur peut faire présager un sinus épaissi, une agénésie ou un sinus rempli de sécrétions.

Transillumination des sinus maxillaires

Pour faire la transillumination des sinus maxillaires (voir la figure 8.61), l'infirmière doit :

1. Demander à la personne si elle a une prothèse dentaire supérieure. Dans l'affirmative, la personne doit la retirer.
2. Demander à la personne de pencher la tête vers l'arrière et d'ouvrir grand la bouche.
3. Diriger le faisceau lumineux vers le bas sous le coin interne de l'œil.
4. Examiner le palais osseux par la bouche ouverte.
5. Essayer de déceler la lueur rougeâtre en forme de croissant transmise dans l'aire du sinus maxillaire juste sous l'œil.

Observations courantes

La même lueur rougeâtre doit être décelée des deux côtés de la voûte palatine.

Particularités

Absence ou diminution de lueur sur un côté. La diminution d'air dans la cavité sinusale affecte la luminosité. Du liquide, une tumeur ou un sinus épaissi à la suite de sinusites répétées affectent aussi la luminosité.

Figure 8.61 Transillumination des sinus maxillaires

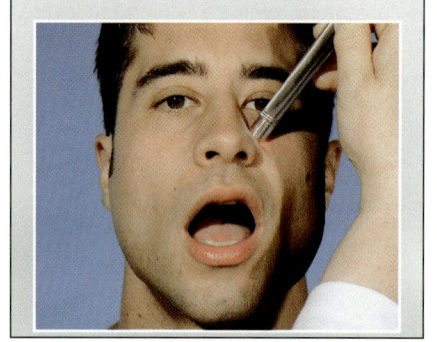

Notes au dossier

La personne présente un nez droit, sans écoulement ni rougeur. La muqueuse nasale est rose, humide, lisse et la cloison intacte. Les narines sont perméables. Une lueur en forme de croissant apparaît au-dessus des deux arcades sourcilières lors de la transillumination.

La personne présente une douleur à la palpation de l'aile du nez et du sinus maxillaire du côté gauche. Ce dernier n'est pas transilluminable.

La personne présente un septum dévié vers la gauche. La cloison nasale est perforée antérieurement et des croûtes sont présentes. Il y a sensibilité à la palpation. Les sinus ne sont pas sensibles à la palpation et sont bien transilluminés.

Bouche et gorge

MATÉRIEL REQUIS
– Source lumineuse
– Abaisse-langue
– Paire de gants
– Compresse de gaze
– Miroir laryngé

INSPECTION ET PALPATION DES STRUCTURES EXTERNES

L'examen clinique comprend l'inspection et la palpation des structures externes, c'est-à-dire des lèvres, ainsi que l'inspection et la palpation des structures internes, soit les muqueuses, le palais dur, le palais mou, les gencives les dents, la langue et les glandes salivaires.

Avant de procéder à l'examen de la bouche et de la gorge, l'infirmière mettra des gants et, si nécessaire, se masquera. Si la personne porte une prothèse dentaire, celle-ci devra préalablement être retirée.

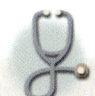

Lèvres

À l'inspection, l'infirmière note la symétrie (en position de repos : la ligne du sourire), l'état de la peau, la grosseur et la coloration des lèvres. Elle doit porter une attention particulière à l'asymétrie, à la couleur des lèvres, à la jonction cutanéo-muqueuse, à l'apparence des lésions et des crevasses.

La palpation des lèvres se fait entre le pouce et l'index lorsque la musculature est relâchée, en procédant bimanuellement des commissures vers la ligne médiane. L'infirmière cherche à déceler en particulier des indurations, des nodules, des masses sous-muqueuses et elle note la présence de douleur et de sensibilité.

Observations courantes

Les lèvres au repos sont habituellement de forme symétrique, intactes et non douloureuses. Une légère asymétrie est considérée comme normale. La couleur des lèvres est homogène et elle varie selon l'âge, la race et l'état de santé de la personne. Chez les personnes de race blanche, la coloration varie du rose au rouge, chez celles à la peau foncée ou de race noire, la pigmentation donne une teinte plus foncée au vermillon des lèvres.

Particularités

La cyanose donne une coloration bleutée aux lèvres à la suite d'une oxygénation insuffisante. La cyanose des lèvres évoque souvent une cyanose centrale : maladies pulmonaires à un stade avancé, cardiopathies congénitales et hémoglobinopathie. Les lèvres peuvent aussi bleuir au froid.

La pâleur, diminution de la coloration des lèvres, caractérise une anémie ou une diminution du flux sanguin (évanouissement, choc vagal).

L'herpès se traduit par des éruptions vésiculaires aiguës, douloureuses et récidivantes de la jonction cutanéo-muqueuse ou des tissus environnants, causées généralement par le virus herpès simplex. Cette maladie infectieuse, qui apparaît le plus souvent sur la lèvre supérieure, dure de 7 à 10 jours. Les lésions cutanées sont souvent appelées « boutons de fièvre » ou « feux sauvages ».

La chéilite commissurale est une fissuration et une inflammation de la commissure des lèvres. Cette lésion peut être associée à plusieurs déficiences nutritionnelles : avitaminose du groupe B, protéines, fer, iode. Les personnes édentées ou portant un dentier trop court verticalement en sont plus fréquemment atteintes. La chéilite est souvent appelée « perlèche ».

L'œdème de Quincke est une tuméfaction aiguë de la lèvre caractérisée par un gonflement diffus, ne prenant pas le godet. Il est souvent associé à une réaction allergique, à une crise d'urticaire ou à un angio-œdème.

Le mucocèle est un nodule mou, bénin, arrondi de 1 à 2 cm, régulier, translucide ou bleuâtre, qui se forme à la suite d'une lésion traumatique des canaux excréteurs des glandes salivaires accessoires laissant échapper de la mucine. Il peut apparaître aussi à l'intérieur de la lèvre inférieure, sur la muqueuse buccale.

Le carcinome de la lèvre est une lésion, isolée, aux bords indurés et surélevés, s'apparentant à une plaque, à un ulcère ou à une excroissance verruqueuse. Cette lésion est habituellement localisée sur la lèvre inférieure (quelquefois sur la langue), en particulier chez les hommes, les fumeurs ou les alcooliques. Elle est souvent appelée « cancer du fumeur ».

Le chancre est une ulcération isolée à bords indurés et pouvant s'encroûter. Il persiste de 2 semaines à 3 mois. Un chancre peut ressembler à un carcinome ou à un lésion herpétique encroûtée. Cette ulcération primaire de la syphilis touche généralement les organes génitaux, mais elle apparaît quelquefois sur les lèvres.

Le syndrome de Peutz-Jeghers se manifeste par des taches de pigmentation brun noir de mélanine sur les lèvres, plus volumineuses que les taches de rousseur avoisinantes. L'infirmière doit vérifier si la muqueuse buccale ainsi que le visage, les doigts et les paumes des mains ne présentent pas une pigmentation anormale. Ce syndrome est associé à une polypose gastro-intestinale.

INSPECTION ET PALPATION DES STRUCTURES INTERNES

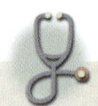

Muqueuses buccales

L'infirmière demande à la personne d'ouvrir grand la bouche en gardant la langue à l'intérieur. L'infirmière rétracte les joues de la personne à l'aide de l'abaisse-langue et dirige le jet lumineux à l'intérieur de la cavité buccale afin de bien la voir. Elle cherche à déceler l'orifice du canal parotidien, appelé canal de Stenon, situé près de la seconde molaire supérieure, puis elle vérifie la coloration, l'intégrité et l'adhérence des muqueuses (voir la figure 8.62). Lorsque la personne lui parlera, elle notera également l'odeur de son haleine.

À la palpation, l'infirmière dépiste les lésions sous-muqueuses superficielles et profondes. Ces lésions permettent de caractériser les changements pathologiques.

Observations courantes

La muqueuse buccale est habituellement rose, humide et intacte. Chez les personnes de race noire, une pigmentation par plages est considérée comme normale.

Les taches de Fordyce, des glandes sébacées qui se trouvent normalement sous la muqueuse buccale, apparaissent parfois sur la muqueuse buccale sous la forme d'une grappe de petits points jaunâtres surélevés. Cette grappe peut atteindre les lèvres. Les personnes adultes et les personnes âgées sont les plus touchées.

Particularités

Les taches de Koplick, petites macules blanchâtres bordées de rouge observées au début de la rougeole, peuvent être décelées sur les muqueuses.

Un aphte, ulcération blanchâtre bordée de rouge, isolée, superficielle, douloureuse et récurrente, peut apparaître sur les zones muqueuses mobiles. Les aphtes peuvent prendre deux semaines à guérir. Les causes sont multiples : troubles immunitaires ou alimentaires, insuffisance de sécrétion salivaire, etc.

La candidose, appelée fréquemment moniliase ou muguet, est une pseudo-membrane blanchâtre peu adhérente à la muqueuse buccale. Elle peut recouvrir une zone érythémateuse à vif. Cette affection, déterminée par un champignon du groupe *Candida*, atteint plus fréquemment les personnes immunodéficientes, atteintes du sida, sous antibiothérapie et corticothérapie en aérosol-doseur.

Le lichen plan est une maladie de la peau. La muqueuse est typiquement indurée et réticulée et forme un réseau dentelé des deux côtés de la langue avec des papules, des zones érosives hémorragiques ou des bulles. Une atrophie violacée ou une hyperkératose peuvent apparaître sur la face dorsale de la langue. Cette dermatose peut être associée à une atteinte cutanée (dans 10 à 35 % des cas).

La leucoplasie, transformation de la muqueuse buccale, se traduit par des lésions blanchâtres hyperkératinisées et adhérentes. Habituellement, on rencontre cette affection chez les hommes de plus de 40 ans et chez les personnes qui fument, qui souffrent d'alcoolisme ou qui sont atteintes du sida. Il faut chercher à déceler la présence d'une adénopathie. La leucoplasie peut affecter n'importe quelle partie de la muqueuse buccale ou être localisée sous ou sur la langue.

Une mauvaise haleine est souvent causée par une hygiène buccale déficiente, ainsi que par la consommation récente d'ail, d'oignon ou de tabac. Toutefois la mauvaise haleine peut être le signe de multiples affections (voir le tableau 8.22).

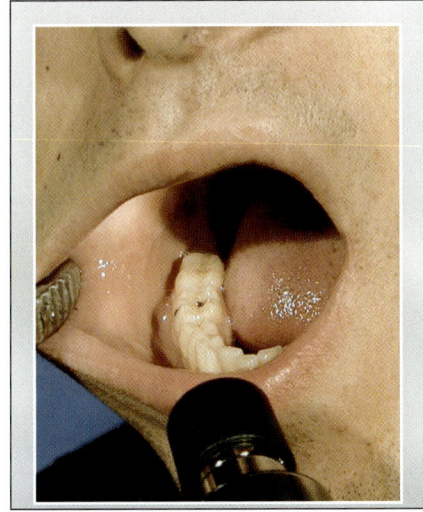

Figure 8.62 Inspection des structures internes de la bouche

Tableau 8.22 Affections reliées à l'haleine

Type de problème d'haleine	Affections associées
Haleine fétide (souvent accompagnée d'une sensation de goût désagréable)	Caries dentaires extensives
	Amygdalite
	Maladie gingivale
Halitose	Rhinite
	Sinusite
Odeur de souris	Insuffisance hépatique
Odeur d'urine	Insuffisance rénale
Haleine putride	Abcès du poumon
	Cancer pulmonaire
	Bronchectasie
Haleine acétonique	Acidose diabétique

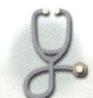

Palais dur et palais mou

L'infirmière poursuit son examen en inspectant le palais dur et le palais mou. Elle commence par le palais dur, en procédant systématiquement de la région antérieure vers la jonction avec le palais mou. Elle vérifie la profondeur, la largeur et la forme de la voûte palatine en essayant de déceler toute modification de sa couleur et de sa texture, ainsi que toute enflure.

L'inspection du palais mou s'opère en deux temps, d'abord au repos, puis en demandant à la personne de dire « ahh ». Durant la phonation, l'infirmière porte une attention particulière à la motricité des muscles constricteurs supérieurs du pharynx et à la jonction du palais dur avec le palais mou.

La palpation du palais dur et du palais mou se fait avec l'index en se dirigeant vers la partie antérieure. L'infirmière doit remarquer les changements de texture et de consistance de la muqueuse, identifier toute masse, tout œdème et toute douleur.

Observations courantes

Le palais est de forme ogivale. La couleur du palais dur est rose pâle ; celle du palais mou est plus rougeâtre, car celui-ci est moins opaque. Les rugosités du palais dur sont plus ou moins proéminentes selon les personnes. La muqueuse du palais mou est plutôt lisse.

À la palpation, la muqueuse du palais dur est peu compressible et fermement attachée aux tissus osseux de la voûte palatine. Les tissus du palais mou sont souples et compressibles.

Lorsque la personne dit « ahh », le palais mou s'élève et se rétracte bilatéralement et symétriquement de chaque côté de la luette.

Particularités

Le thorus palatin est l'excroissance la plus fréquente de la partie médiane du palais dur. De nature osseuse, il faut déceler sa taille et ses lobules. Si le nodule n'est pas situé sur la ligne médiane, il ne s'agit pas d'un thorus mais peut-être d'une tumeur.

La stomatite nicotinique est une altération du palais caractérisée par son apparence gris blanc et par la présence de nombreux points rouges qui représentent les orifices enflammés des glandes muqueuses palatines. Elle est causée par une hyperkératose induite par la chaleur de la fumée.

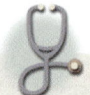

Gencives et dents

La première dentition compte 20 dents (dentition temporaire), la deuxième en compte 32 (dentition permanente). Dans un premier temps, l'infirmière inspecte l'apparence et l'intégrité des dents. Elle débute par la dernière dent du maxillaire droit (3e molaire) et poursuit l'inspection de chacune des dents en se dirigeant vers l'autre extrémité de l'arcade dentaire, dans le sens des aiguilles d'une montre. L'infirmière évalue la couleur des dents (dentition temporaire plus blanche, dentition permanente plus jaunâtre), leur grosseur et leur forme (chaque groupe de dents présente la même homogénéité chez une personne) ainsi que l'intégrité de l'émail (surface lisse et luisante).

La percussion permet de vérifier l'état du ligament parodontal et le degré de douleur. L'infirmière percute préalablement avec la tige du miroir laryngé une dent saine, qui servira de témoin à la douleur, puis procède à l'examen délicatement, surtout si elle a découvert une carie importante ou si la personne ressent de la douleur.

L'infirmière inspecte ensuite les gencives, en respectant le même ordre, et en prenant bien soin d'examiner la face interne et externe de chaque gencive. L'infirmière doit remarquer tout changement de texture et de couleur ainsi que tout déchaussement des dents.

En palpant les gencives avec l'index, l'infirmière examine leur consistance, leur densité et leur texture. Elle doit identifier tout œdème ou douleur.

Observations courantes

Une gencive saine est rose pâle uniforme. Sa couleur peut toutefois varier en fonction de l'âge et de la race. Le contour de la gencive est légèrement festonné et lié étroitement aux dents.

Particularités

Un espace édenté ou l'absence de dent oriente sur l'hypothèse d'une dent incluse ou d'une absence congénitale.

Les caries dentaires et la malocclusion se classent parmi les problèmes dentaires les plus fréquents.

Lors d'une hypertrophie gingivale, les tissus gingivaux augmentent de volume et recouvrent en partie les dents. Cette affection touche les personnes prenant de la phénytoïne ou atteintes de leucémie.

La perte de substance de la gencive touchant les personnes portant des prothèses est souvent associée à des ulcères ou des problèmes de mastication.

La douleur « asymptomatique » apparaîtra à la percussion lorsque la personne a pris auparavant un analgésique.

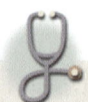

Langue

Inspection

Afin de procéder à l'inspection, l'infirmière se place en face de la personne et elle lui demande de tirer la langue entre les dents. Cette manœuvre lui permet à la fois de constater l'aspect général de la langue et les difficultés de mobilité qu'occasionne un frein trop court. L'infirmière note l'espace occupé par la langue, la présence de tremblements et l'apparence de la muqueuse des deux tiers antérieurs de la langue. Puis elle saisit la langue entre l'index et le pouce au moyen d'une compresse de gaze de 5 cm x 5 cm pour visualiser les surfaces dorsales droite et gauche (voir la figure 8.63).

L'infirmière inspecte la face ventrale de la langue en demandant à la personne de pointer la langue vers la partie postérieure du palais.

L'infirmière termine l'inspection en vérifiant la motricité : elle demande à la personne de bouger sa langue dans toutes les directions.

Figure 8.63 Inspection de la langue:
a) Face dorsale   *b) Face ventrale*

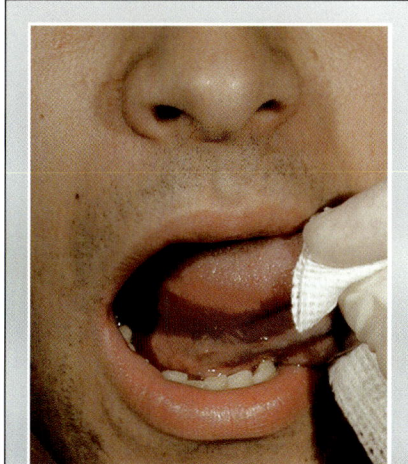 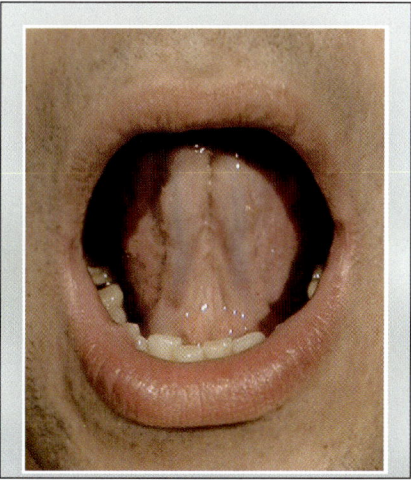

Palpation

L'infirmière procède à une palpation digitale complète, puis à l'examen de la langue, pour déceler toute présence de masses, d'induration, de douleur et pour évaluer les altérations de surface.

Observations courantes

La muqueuse dorsale présente une texture veloutée de couleur rosée qui varie selon le degré de kératinisation des papilles filiformes. Les deux tiers antérieurs semblent relativement uniformes, contrairement au tiers postérieur irrégulier, rugueux, plus épais et plus rouge.

La surface ventrale, plutôt inégale, est recouverte d'une muqueuse mince, transparente et fermement attachée à la musculature de la langue. La proéminence des veines sublinguales lui donne souvent une coloration bleutée. Le frein lingual provient d'un repli muqueux situé au milieu de la surface ventrale.

Particularités

Il faut envisager l'hypothèse que toute lésion ou toute ulcération de la langue ou de la bouche qui ne guérit pas en deux ou trois semaines est une lésion maligne (voir le tableau 8.23).

Tableau 8.23 Lésions de la langue

Affections	Lésions	Définition	Étiologie
Dermatologiques	Langue géographique ou glossite en carte géographique	Ensemble de zones rougeâtres dépapillées au pourtour blanchâtre surélevé	Étiologie inconnue, affection bénigne
	Langue chevelue ou langue villeuse	Hyperplasie des papilles filiformes	Lié au problème dermatologique, comme le lichen plan et l'érythème multiforme. Peut succéder à une antibiothérapie ou à une diminution du flux salivaire
Endocriniennes	Langue pigmentée	Macules pigmentées sur la langue	Maladie d'Addison
Avitaminose	Langue lisse	Langue lisse, luisante, souvent douloureuse et ayant perdu des papilles	Carence en riboflavine, acide nicotinique, acide folique, vitamine B_{12} ou fer. Peut aussi être associée à la chimiothérapie

PRINCIPALES GLANDES SALIVAIRES

Les trois principales glandes salivaires sont la glande parotide, la glande sous-maxillaire et la glande sublinguale. En général, les glandes salivaires ne sont pas visibles.

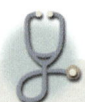

Glande parotide

Observations courantes

La parotide occupe une position antérieure et légèrement inférieure à l'oreille. Les sécrétions de cette glande se déversent dans la bouche par le canal de Stenon, dont l'ouverture (petit point à l'intérieur de la joue) se trouve au niveau de la deuxième molaire. L'inspection visuelle et la palpation se font en même temps. L'infirmière demande à la personne de tourner légèrement la tête du côté opposé à celui examiné. Elle doit noter la présence de tout gonflement situé dans la région préauriculaire et dans la dépression sous-mandibulaire.

L'infirmière palpe la glande parotide avec le bout des doigts à l'intérieur de la branche montante du mandibule à partir de l'oreille. Cette palpation a pour but de rechercher ou d'évaluer la présence de tout œdème, masse ou douleur.

Particularités

Une tuméfaction indolore de la glande parotide s'observe chez les personnes atteintes des affections suivantes : cirrhose du foie, sarcoïdose, oreillons.

Le syndrome de Sjögren se caractérise par une tuméfaction unilatérale ou bilatérale de la glande parotide et/ou des glandes maxillaires. Il est associé à une diminution de la salive, à une xérostomie (bouche sèche) et à une tuméfaction des glandes lacrymales.

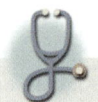

Glande sous-maxillaire

La glande sous-maxillaire se trouve à peu près au même niveau que les ganglions sous-maxillaires, mais plus en avant et au milieu de la langue. Dans la bouche, l'ouverture des canaux de Wharton est située au niveau des caroncules sublinguales.

À l'inspection, l'infirmière demande à la personne de tourner légèrement la tête du côté opposé à celui examiné. Elle cherche à déceler tout signe de rougeur et d'œdème. L'inspection et la palpation interne se font en même temps que celles du plancher de la bouche.

L'infirmière procède à la palpation externe de la partie postérieure de la glande. Elle palpe avec le bout des doigts à la portion interne de la mâchoire à ce site et exerce une légère pression dans un mouvement de rotation. S'il y a une masse, elle évalue son induration, sa capacité de déplacement et sa sensibilité.

Observations courantes

La glande est confinée dans le plan musculaire et, par conséquent, difficile à mobiliser. Les ganglions lymphatiques sont situés plus à l'arrière et de chaque côté de la glande. À la palpation, ils sont faciles à mobiliser.

Particularités

La sialolithiase se manifeste par une obstruction des canaux salivaires, le plus souvent les canaux sous-maxillaires. Cette obstruction est douloureuse et apparaît typiquement à la mastication.

Glande sublinguale

La glande sublinguale, glande salivaire située sous la langue, ne fait pas l'objet d'un examen spécifique, car ses canaux excréteurs sont très fins et nombreux. Très rarement, elle présentera un kyste sous la forme d'une tuméfaction liquidienne soulevant une muqueuse mince et blanchâtre sur le plancher de la bouche.

Notes au dossier

La langue présente de multiples crevasses ainsi qu'une rougeur généralisée de la surface dorsale, une hypertrophie asymptomatique des papilles fongiformes.

GORGE

L'examen de la gorge comprend l'examen de l'oropharynx et du larynx.

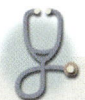

Oropharynx

L'examen de l'oropharynx se limite à l'inspection. L'infirmière avise la personne qu'elle utilisera un abaisse-langue. Puis elle lui demande d'ouvrir la bouche bien grande, de tirer la langue et de respirer lentement. Elle applique l'abaisse-langue de la main droite sur le tiers moyen de la langue après l'avoir passé sous l'eau pour diminuer le réflexe nauséeux. De sa main gauche, l'infirmière dirige la lumière.

Lorsque l'abaisse-langue est placé trop loin, le réflexe nauséeux sera stimulé, ce qui rend parfois plus difficile la poursuite de l'examen. Lorsqu'il est placé trop près, la langue sera bombée et il sera difficile de bien voir le pharynx. L'infirmière vérifie la coloration, la continuité et l'intégrité de l'oropharynx et de la luette.

L'infirmière poursuit l'inspection en vérifiant les amygdales. Elle note leur taille, la présence de crypte, leur coloration et la présence d'écoulement.

Observations courantes

L'augmentation du volume des amygdales n'est pas toujours un signe d'affection. Les amygdales peuvent déborder au-delà de la ligne des piliers et même jusque sur la ligne médiane lorsque la langue est tirée. Chez l'enfant, les amygdales sont souvent plus grosses que chez l'adulte. Les amygdales ont des cryptes ou des replis profonds d'épithélium. Des petits grains blanchâtres dans les cryptes sont formés par l'épithélium qui se desquame.

La muqueuse pharyngée est habituellement rosée, lisse, humide et non douloureuse.

La luette est centrale et les piliers du palais mou s'élèvent symétriquement.

Particularités

L'hypertrophie des amygdales oriente vers une infection, une tuméfaction ou un processus tumoral.

Lors d'une pharyngite à streptocoque, la luette est rouge et gonflée, les piliers et les amygdales présentent des taches blanches ou jaunâtres d'exsudats.

La pharyngite virale peut être symptomatique ou asymptomatique. Une rougeur modérée, la saillie des amygdales pharyngées sur la paroi postérieure en sont les symptômes habituels.

Lors d'amygdalites chroniques, les cryptes profondes des amygdales palatines renferment parfois des débris caséeux.

Une membrane recouvre les amygdales palatines dans les cas d'une mononucléose infectieuse, d'une amygdalite aiguë et d'une diphtérie. De plus, la mononucléose est caractérisée par une douleur pharyngée accompagnée de pétéchies au palais et par l'augmentation de volume des ganglions rétro-auriculaires.

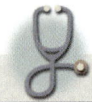

Larynx

L'examen du larynx ne peut se faire directement par inspection. L'utilisation d'un miroir laryngé est nécessaire. Cet examen est important mais il n'est habituellement pratiqué que par des spécialistes.

Le problème laryngien le plus fréquent est l'enrouement de la voix. Toute personne ayant un problème d'enrouement durant plus de six semaines doit subir un examen médical pour éliminer la possibilité d'un cancer.

Notes au dossier

À l'inspection, la personne présente une hypertrophie des amygdales palatines avec dépôts blanchâtres dans les cryptes. La muqueuse pharyngée est lisse et rosée.

La personne présente une hypertrophie des amygdales palatines avec écoulement verdâtre dans les cryptes de l'amygdale gauche. La muqueuse pharyngée est rouge, irritée et douloureuse.

AFFECTIONS COURANTES

Le tableau 8.24 présente quelques affections courantes de la tête et du cou.

Tableau 8.24 Affections courantes de la tête et du cou

	Mononucléose infectieuse	Glaucome à angle fermé	Otite moyenne aiguë	Sinusite aiguë
Définition	La mononucléose infectieuse est une maladie bénigne du système hématopoïétique due au virus d'Epstein Barr (EBV). Elle est caractérisée par une augmentation du nombre des monocytes avec apparition de grands mononucléaires. C'est une infection aiguë du virus de l'herpès qui est omniprésent. Transmise par la salive. Important de faire le diagnostic différentiel car peut être confondue avec une infection par le VIH.	Affection caractérisée par une augmentation subite de la pression intraoculaire causée par la fermeture de l'angle de filtration camérulaire dans un œil prédisposé (angle étroit). En l'absence de traitement, le glaucome peut apparaître dans l'autre œil.	Inflammation aiguë de la muqueuse de l'oreille moyenne à la suite d'une atteinte monomicrobienne (streptocoque, pneumocoque, staphylocoque, Hæmophilus influenzæ).	Infection de la muqueuse qui tapisse les sinus. Le plus souvent, les maxillaires sont atteints de façon unilatérale ou bilatérale. Les personnes prédisposées sont celles souffrant d'une déviation de la cloison nasale, de polypes nasaux, d'abcès dentaire, du rhume banal ou d'allergies.
Histoire	Histoire de très grande fatigue, caractérisée par une fièvre de tous les types : courte durée ou prolongée, pouvant aller jusqu'à 39,5 – 40 °C buccal, un mal de gorge, et un amaigrissement. La fatigue peut persister pendant des mois, mais elle est intermittente et modérée. Se présente souvent au printemps et à l'automne. Chez la plupart des enfants, elle est asymptomatique, mais chez les adolescents et chez les jeunes adultes, la tétrade des symptômes (fièvre, fatigue, pharyngite, adénopathies) apparaît.	Histoire de douleur aiguë à l'œil, de baisse de l'acuité visuelle, de vision de plus en plus floue (brouillard). Histoire de halos perçus autour des lumières. Signes réflexes du côté digestif et souvent dominant : nausée, vomissement.	Affection fréquente : 10 % des enfants avant l'âge de 10 ans. Histoire de fièvre, de frisson, de malaise général. Une vive douleur pulsative est fréquente. Sensation de plénitude. Baisse de l'acuité auditive. Acouphène possible. Se résorbe habituellement au bout de 7 à 15 jours. Parfois affection des voies respiratoires supérieures : congestion nasale, écoulement nasal clair.	Histoire de céphalée, de douleur pulsative, intense. Douleur faciale, douleur dentaire (surtout incisive et canine supérieure). Fièvre, pression accrue lorsque la personne penche la tête vers l'avant. Douleur surtout la nuit et augmentée lors de la toux.
Inspection	L'adénopathie peut être généralisée mais les ganglions cervicaux et rétro-auriculaires sont les plus touchés et peuvent être très volumineux. Haleine fétide. Muqueuse pharyngée rouge et enflée. On observe souvent des pétéchies au palais. Coloration grisâtre du tissu amygdalien plutôt qu'un exsudat ou une membrane. Éruption cutanée importante après une prise d'antibiotiques.	Atteint un seul œil. Aucun écoulement. Rougeur diffuse de l'œil, plus marquée à la jonction cornée/sclérotique. Pupille modérément dilatée à très dilatée. Pulsation augmentée. Tension artérielle augmentée.	Personne d'apparence légèrement à moyennement incommodée. Aucun écoulement dans le conduit auditif sauf si perforation du tympan. Stade congestif : tympan rosé, rouge et reliefs visibles. Stade suppuré : tympan bombé, rouge, violet ou blanc ou perforation tympanique insuffisante. Autre oreille : normale.	Irritation au pourtour des narines. Écoulement nasal purulent, teinté de sang si le canal du sinus n'est pas obstrué. Muqueuse nasale œdématiée (pâle ou rouge mat). Polypes nasaux possibles. Abcès dentaire possible.

Tableau 8.24 *Affections courantes de la tête et du cou (suite)*

	Mononucléose infectieuse	**Glaucome à angle fermé**	**Otite moyenne aiguë**	**Sinusite aiguë**
Palpation	Ganglions lymphatiques douloureux. Rate augmentée de volume chez 50 % des personnes. – Atteint son maximum au cours des 2 ou 3 premières semaines. – Habituellement limitée au rebord costal gauche. Hépatomégalie	Fermeté de l'œil au toucher.	Douleur à la palpation de l'os mastoïdien. Ganglions lymphatiques préauriculaire et cervicaux antérieurs : hypertrophiés et sensibles. Sensibilité à la palpation du tragus.	Sensibilité des sinus à la palpation. Hypertrophie et sensibilité des ganglions cervicaux antérieurs.
Percussion	Si nécessaire, localiser la rate.			Douleur aiguë du sinus atteint.
Autres examens	Prélèvement de gorge.	La pupille ne réagit pas à la lumière. Examen ophtalmoscopique : la papille optique peut être agrandie. Tonométrie : pression oculaire élevée.	Examen de l'acuité auditive.	Transillumination. L'absence de lueur d'un ou des deux côtés dans les sinus frontaux et/ou maxillaires indique que la muqueuse est épaissie ou qu'il y a des sécrétions.

La fonction neurologique

par Lyne Cloutier

Objectifs du chapitre 9

À la fin de ce chapitre, vous serez en mesure :

De décrire les notions d'anatomie relatives à l'examen de la fonction neurologique ;

De décrire les notions de physiologie relatives à l'examen de la fonction neurologique ;

De comprendre l'influence des déterminants de santé sur la fonction neurologique ;

D'énumérer les motifs courants de consultation (symptômes) et de poser les questions s'y rapportant ;

De préparer le matériel requis pour l'examen clinique de la fonction neurologique ;

De décrire les méthodes d'évaluation, les résultats normalement observés et les particularités pour :
- L'état mental,
- Les nerfs crâniens,
- La fonction motrice,
- La fonction cérébelleuse,
- La fonction sensitive,
- Les réflexes ;

De porter au dossier les notes pertinentes à la fonction neurologique.

ANATOMIE ET PHYSIOLOGIE

Le système nerveux est formé de deux grandes parties : le **système nerveux central** et le **système nerveux périphérique** (voir la figure 9.1). Le système nerveux comprend l'encéphale (cerveau, cervelet et tronc cérébral) et la moelle épinière. Le système nerveux périphérique est composé des nerfs crâniens et des nerfs rachidiens. Ces nerfs servent essentiellement de lignes de transmission entre le système nerveux central et l'organisme. Les messages en direction et en provenance de l'organisme empruntent les voies motrices et sensitives. Les voies efférentes acheminent les influx moteurs alors que les voies afférentes transportent les influx sensitifs.

Système nerveux central

ENCÉPHALE

Cerveau

Le cerveau est constitué des **hémisphères cérébraux** droit et gauche. L'hémisphère gauche est dominant chez 95 % des humains et ces personnes sont généralement droitières. Les hémisphères sont recouverts d'une couche de 3 mm d'épaisseur appelée **cortex cérébral**. Le cortex constitue le sommet hiérarchique du système nerveux. Il peut schématiquement se diviser en aires distinctes appelées aires de Brodmann. Ces aires corticales se superposant les unes aux autres, elles seraient engagées en grand nombre dans la majorité des fonctions du système nerveux. En regard de l'examen clinique, trois types d'aires nous intéressent tout particulièrement :
- Aires motrices : régissent la fonction motrice ;
- Aires sensitives : permettent l'intégration des perceptions sensorielles telles que la douleur ou la température ;
- Aires associatives : permettent d'intégrer des informations sensorielles plus complexes : la stéréognosie,

Figure 9.1 Organisation du système nerveux

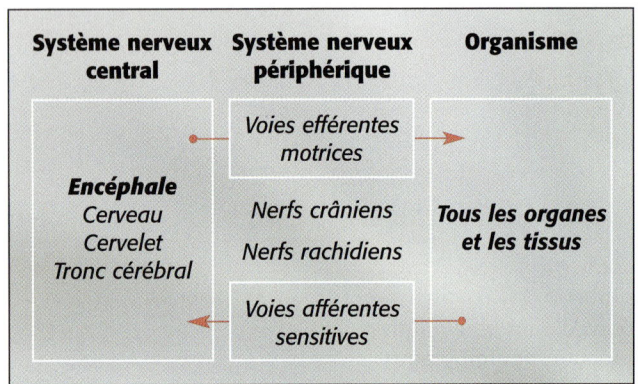

Figure 9.2 Aires du cortex

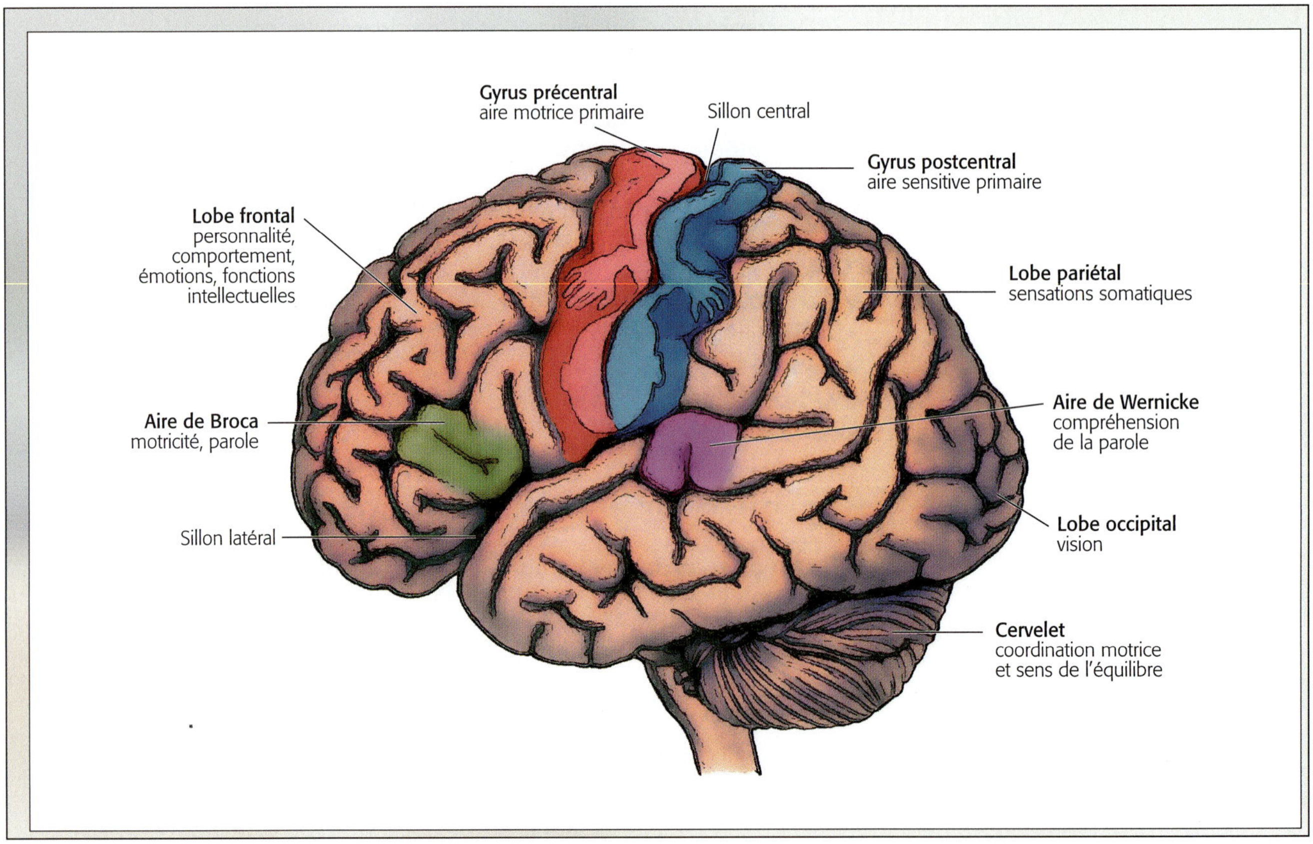

entre autres, définie comme la capacité d'identifier par une simple palpation un objet placé dans la main.

La figure 9.2 présente quelques aires spécifiques du cortex cérébral. Nous retiendrons que le cortex fournit les facultés de perception, de communication, de mémorisation, d'analyse et d'accomplissement des mouvements volontaires.

Dans le cortex de chacun des hémisphères cérébraux loge le siège des fonctions motrice et sensitive régissant le côté opposé du corps. Le cortex, comme l'ensemble du tissu cérébral, est principalement formé de neurones. Ces unités fonctionnelles du système nerveux sont amitotiques et donc incapables de se reproduire si elles sont détruites. De plus, leur métabolisme est extrêmement élevé, ce qui demande un apport abondant et continu en électrolytes, en oxygène et en nutriments tels que le glucose.

L'apport sanguin au cerveau s'effectue à partir des artères carotidiennes et vertébrales. Ces artères se rejoignent au niveau du polygone de Willis (voir la figure 9.3). Cet enchevêtrement, tel un rond-point, favorise l'apport continu de sang oxygéné en cas de lésion de l'une ou l'autre des artères. Le **diencéphale**, autre composante du cerveau, est formé de deux structures : le *thalamus* et *l'hypothalamus*. Le thalamus agit comme relais de la très grande majorité des perceptions sensitives provenant de l'organisme en direction du cortex cérébral. Il constitue la véritable porte d'entrée des informations sensitives. L'hypothalamus est responsable de la régulation des fonctions physiologiques (régulation de la température, de la faim, de la soif, des réactions émotionnelles, etc.). Il régit donc la plupart des organes du corps. La figure 9.4 permet de visualiser les différentes parties du cerveau, le tronc cérébral et le cervelet.

Cervelet

Les diverses activités du cervelet sont subconscientes, c'est-à-dire que nous n'en avons pas conscience. Le cervelet contrôle la précision et la coordination des mouvements volontaires. Il analyse les influx sensoriels qui lui parviennent des aires motrices et des propriocepteurs. Ces informations lui permettent de maintenir le tonus corporel et la précision des mouvements.

Tronc cérébral

Placé entre le cerveau et la moelle épinière, le tronc cérébral constitue une voie de passage pour les faisceaux afférents et efférents. C'est à ce niveau qu'émergent les nerfs crâniens. Il est formé de trois parties :
- mésencéphale,
- protubérance,
- bulbe rachidien.

Important centre réflexe autonome, le bulbe rachidien contribue au maintien de l'équilibre de l'organisme. On y retrouve, entre autres, les centres cardiaque, respiratoire

Figure 9.3 Polygone de Willis

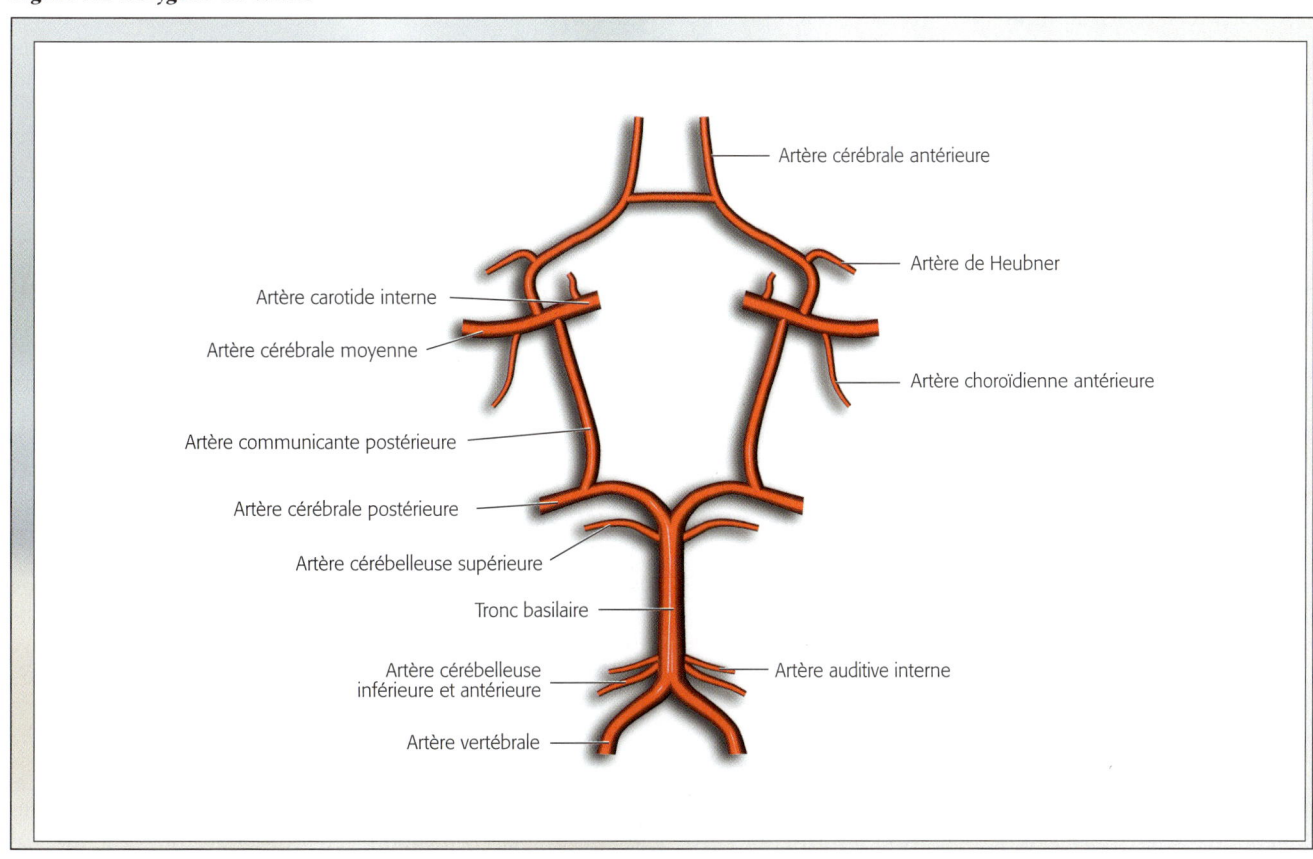

Figure 9.4 Éléments du système nerveux central

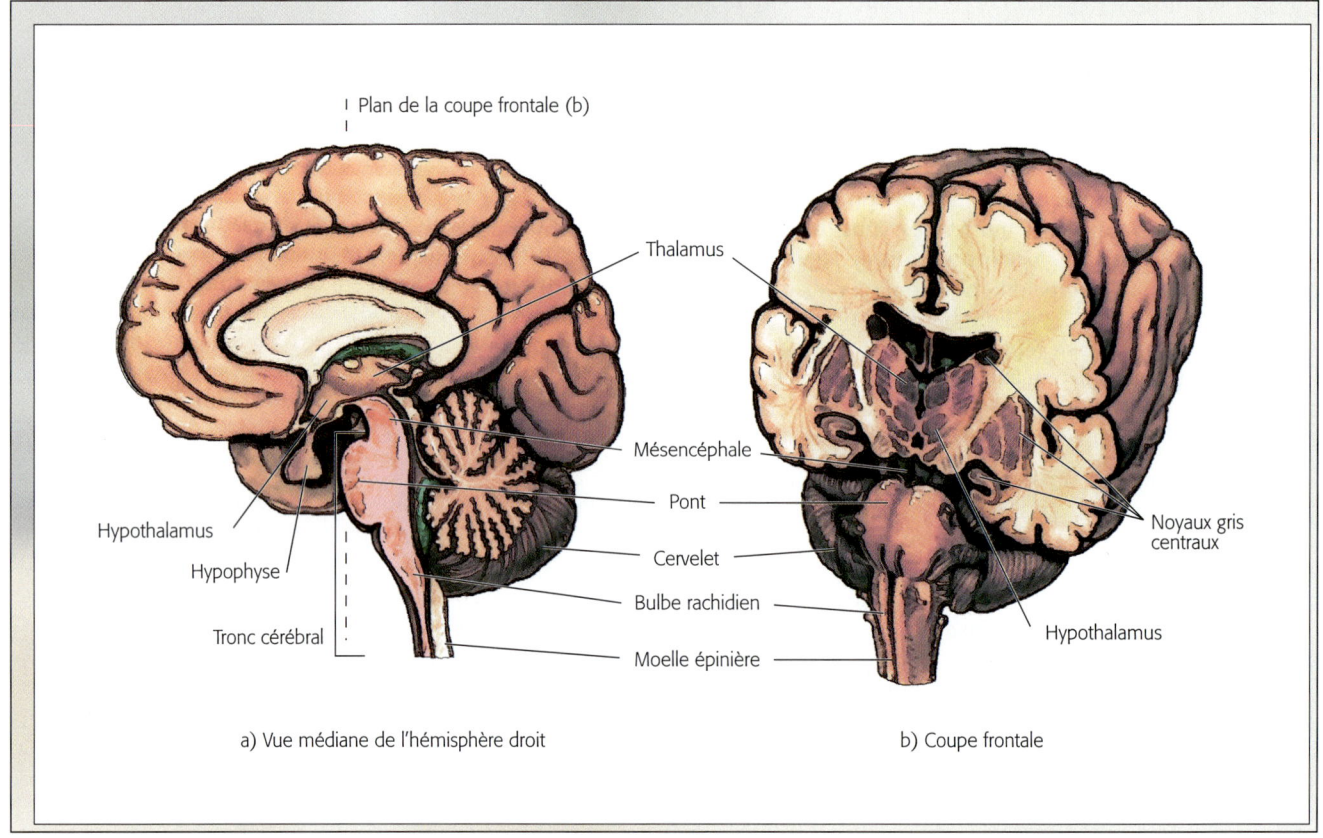

a) Vue médiane de l'hémisphère droit

b) Coupe frontale

et vasomoteur. C'est à la jonction du bulbe rachidien et de la moelle épinière que la plupart des faisceaux moteurs bifurquent vers le côté opposé du corps. Ce croisement, appelé décussation des pyramides, explique que l'hémisphère gauche contrôle les mouvements du côté droit du corps. Par contre, les muscles du visage dont les faisceaux ne traversent pas le bulbe rachidien sont innervés par les neurones situés du même côté.

Moelle épinière

La moelle épinière s'étend du bulbe rachidien à la première vertèbre lombaire, c'est-à-dire à la hauteur des dernières côtes de la cage thoracique. Elle achemine les influx en provenance et en direction de l'encéphale. La moelle épinière est aussi un important centre de réflexes, lesquels sont nommés réflexes spinaux et seront définis lorsque nous aborderons le système nerveux périphérique.

Transmission de l'influx nerveux

VOIES AFFÉRENTES SENSITIVES

Plusieurs millions de récepteurs sensoriels sont logés sous la peau, dans les muscles, les organes et les articulations du corps. Ces récepteurs captent les différents stimuli comme la douleur, le toucher léger ou la chaleur et les transportent vers une aire du cortex cérébral sous forme d'influx nerveux. Comme le cortex se divise telle une carte géographique, la main, par exemple, possède son propre centre référent.

Les faisceaux afférents qui acheminent les influx sensitifs vers le cortex cérébral peuvent utiliser différents chemins. Certains de ces faisceaux traversent la moelle épinière dès leur entrée à l'intérieur de celle-ci, alors que d'autres la traverseront à des niveaux supérieurs. Ceci explique en partie les raisons pour lesquelles une lésion cérébrale d'un côté peut entraîner la perte des sensations controlatérales, c'est-à-dire de l'autre côté du corps. La figure 9.5 illustre trois exemples de ces faisceaux sensitifs.

VOIES EFFÉRENTES MOTRICES

Plusieurs faisceaux moteurs sont nécessaires pour transporter la multitude d'influx qui proviennent du cortex et se dirigent vers l'organisme tout entier. Ces faisceaux se divisent en deux grandes classes : les faisceaux pyramidaux et les faisceaux extrapyramidaux. Bien que certains anatomistes aient cessé d'utiliser ces appellations, nous les conservons pour faciliter la compréhension de ce chapitre.

FAISCEAUX PYRAMIDAUX Ils constituent la voie motrice principale et sont aussi appelés cortico-spinaux puisqu'ils émanent du cortex pour ensuite emprunter la moelle

Figure 9.5 Faisceaux sensitifs

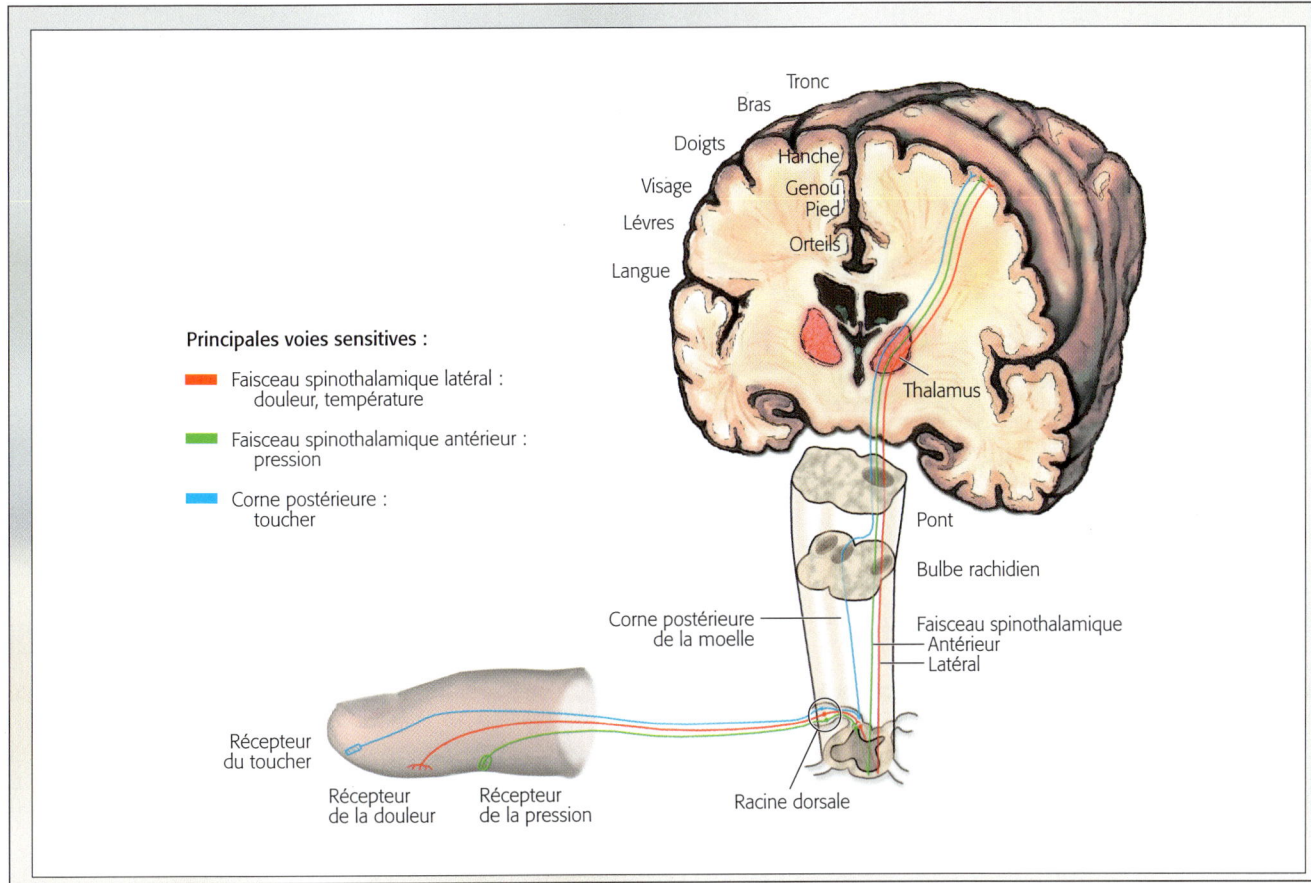

épinière, aussi appelée voie spinale, comme moyen de transport. Ils acheminent les commandes motrices, provenant du cortex, qui permettront l'apparition d'un mouvement volontaire par la stimulation d'un muscle ou d'un groupe de muscles. Ces faisceaux traversent la moelle épinière à la hauteur du bulbe rachidien, pour faire ensuite synapse avec un autre neurone afin de transmettre le message vers le muscle ou le groupe de muscles concernés (voir la figure 9.6). Un accident vasculaire cérébral (AVC) ou une lésion de la moelle épinière sont deux exemples d'atteinte de ces faisceaux.

FAISCEAUX EXTRAPYRAMIDAUX Ces faisceaux acheminent également des influx en provenance du cortex vers les muscles, mais sans traverser la moelle épinière au niveau du bulbe rachidien. Ils permettent principalement de conserver le tonus musculaire squelettique et contrôlent les mouvements semi-automatiques, comme la marche. L'exemple le plus caractéristique d'une atteinte de ces faisceaux est la maladie de Parkinson.

MOTONEURONES SUPÉRIEURS ET INFÉRIEURS

Cette dénomination, imparfaite au sens strict, est souvent utilisée dans la documentation destinée aux professionnels de la santé pour désigner l'origine des faiblesses musculaires.

MOTONEURONES SUPÉRIEURS Ce sont les fibres nerveuses localisées dans le système nerveux central, comme les faisceaux cortico-spinaux et les aires corticales motrices. Les accidents vasculaires cérébraux et la sclérose en plaques sont des exemples de maladies des motoneurones supérieurs.

MOTONEURONES INFÉRIEURS Ce sont les fibres nerveuses qui émergent du système nerveux central et se dirigent vers les muscles effecteurs. Ces fibres sont en contact direct avec le tissu musculaire et régissent la commande motrice. La poliomyélite et la dystrophie musculaire sont des exemples de maladies des motoneurones inférieurs.

Système nerveux périphérique

Le système nerveux périphérique se compose de 31 paires de nerfs rachidiens issus de la moelle épinière, et de 12 paires de nerfs crâniens (voir la figure 9.7) issus du tronc cérébral. Du point de vue fonctionnel, le système nerveux périphérique présente deux composantes : une partie afférente sensitive et une partie efférente motrice. Chacune d'elles se divise à son tour en deux parties.

Figure 9.6 Faisceaux moteurs

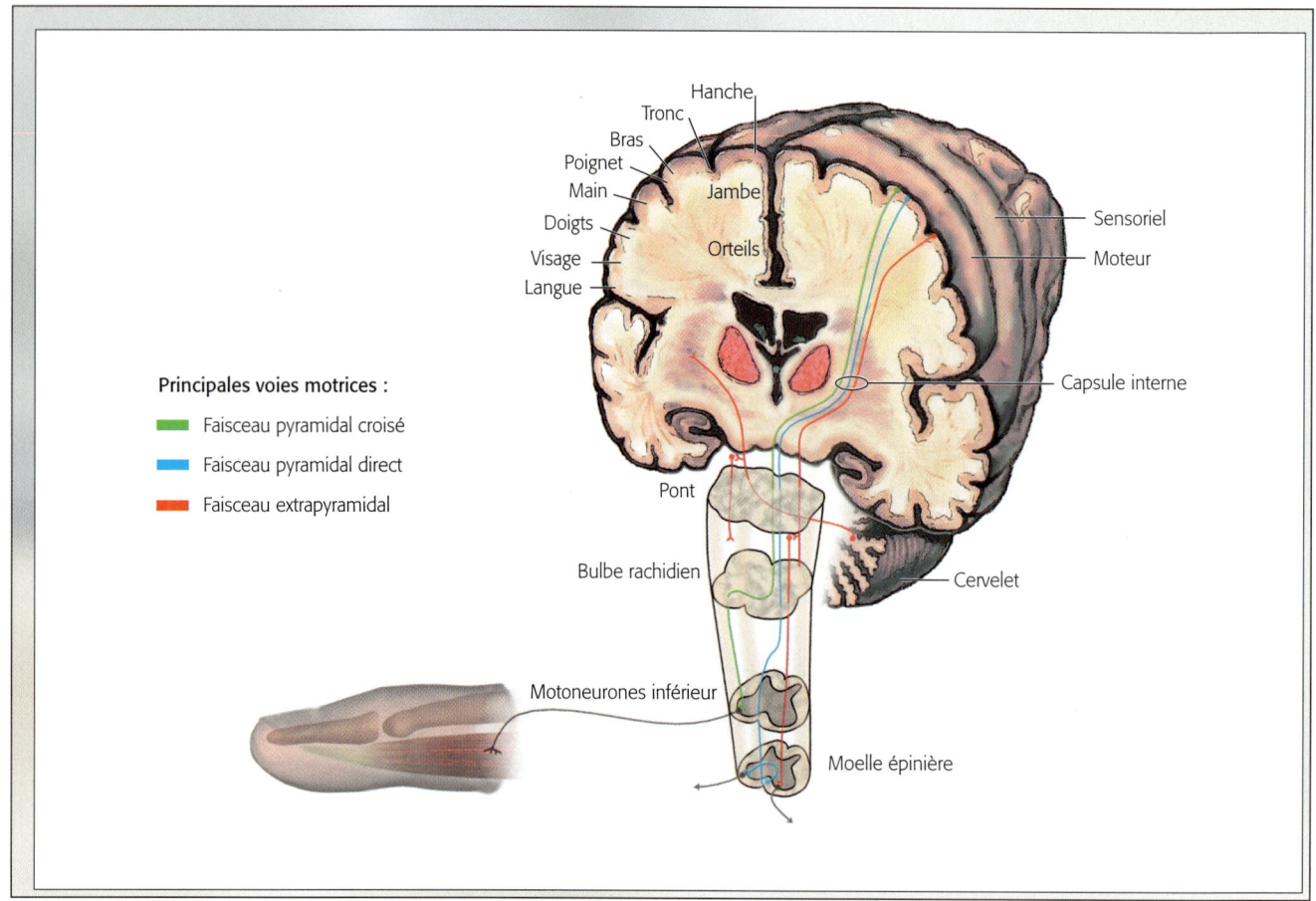

COMPOSANTE AFFÉRENTE SENSITIVE La composante afférente sensitive est constituée de neurones qui transportent des influx sensitifs provenant des récepteurs cutanés du toucher, de la pression, de la température et de la douleur ainsi que des propriocepteurs. Une partie des stimuli est traitée de façon consciente alors que l'autre est traitée inconsciemment.

COMPOSANTE EFFÉRENTE MOTRICE Cette composante est constituée du système nerveux volontaire, appelé aussi somatique, ses fonctions motrices pouvant être contrôlées de façon consciente, et du système nerveux involontaire, appelé aussi autonome puisqu'il ne relève pas de la volition.

Le système nerveux involontaire comprend deux subdivisions fonctionnelles : les systèmes nerveux sympathique et parasympathique. Il module des fonctions viscérales multiples et complexes permettant l'homéostasie. Ainsi, une foule d'actions essentielles à la survie, comme la digestion et le battement cardiaque, s'effectuent sans que l'on en soit conscient.

NERFS CRÂNIENS

Les nerfs crâniens émergent du tronc cérébral et ne desservent que la tête et le cou, à l'exception du nerf vague, qui s'étend jusque dans le thorax et l'abdomen. Les nerfs crâniens transportent tout aussi bien des influx sensitifs que des influx moteurs. Par convention, les chiffres romains sont utilisés pour désigner les nerfs crâniens, et leur nom évoque bien leurs fonctions. La figure 9.7 donne un aperçu de leur origine et de leurs fonctions spécifiques, lesquelles seront revues en détail lors de la présentation de l'examen physique.

NERFS RACHIDIENS

Les 31 paires de nerfs rachidiens sont des nerfs mixtes, c'est-à-dire qu'ils possèdent à la fois des neurofibres sensitives et des neurofibres motrices. Ces nerfs, comme leur nom l'indique, émergent du rachis (voir la figure 9.8). L'étude des fonctions individuelles des nerfs rachidiens s'avérant très laborieuse et peu pertinente au contexte de ce livre, nous verrons plutôt brièvement l'innervation sensitive et motrice, éléments de l'examen physique.

INNERVATION SENSITIVE Les branches de chaque nerf rachidien innervent un segment de peau délimité appelé dermatome. En réalité, les dermatomes se chevauchent entre eux, ce qui constitue en soi une forme de police d'assurance. Ainsi, une lésion d'un nerf rachidien n'entraînera pas une perte sensitive complète puisque les autres nerfs innervant cette région pourront compenser (voir la

Figure 9.7 Nerfs crâniens

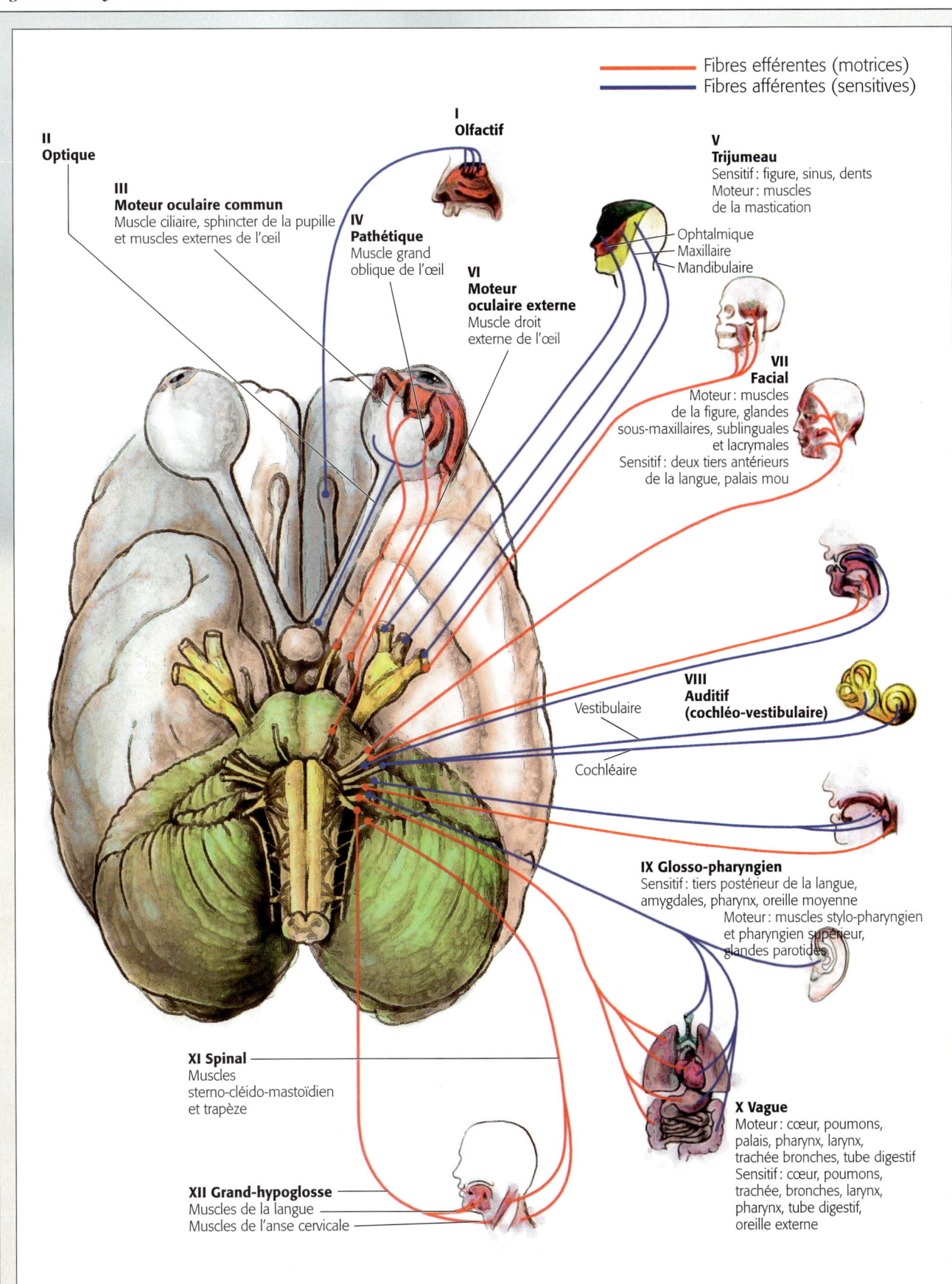

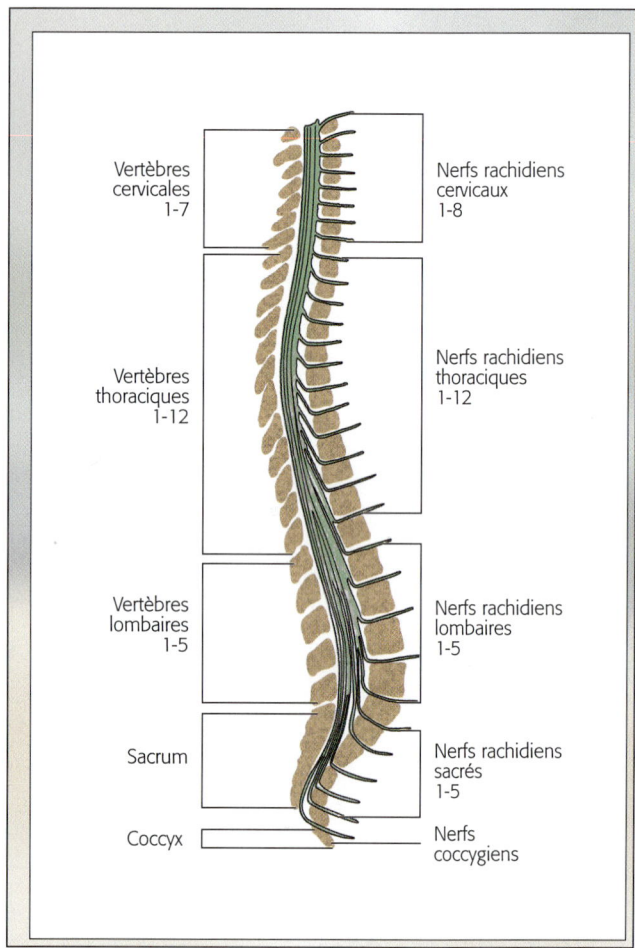

Figure 9.8 Nerfs rachidiens

figure 9.9). Par contre, ce chevauchement n'étant pas aussi clairement défini que dans un schéma, il cause des difficultés aux cliniciens qui doivent préciser l'origine exacte d'une douleur abdominale ou thoracique, par exemple.

INNERVATION MOTRICE L'innervation motrice n'est pas moins complexe : certains mouvements peuvent nécessiter l'innervation de plusieurs nerfs rachidiens. L'extension du bras au niveau du coude, par exemple, exige l'intervention des nerfs rachidiens $C_6 C_7 C_8$. Lorsqu'une lésion d'un nerf rachidien se produit, les autres nerfs peuvent prendre la relève, ce qui facilite la réadaptation fonctionnelle.

ACTIVITÉ RÉFLEXE

Le réflexe peut être défini comme une réponse motrice et prévisible à un stimulus. Certains réflexes sont acquis, comme de retirer notre main pour éviter de s'ébouillanter. D'autres sont innés, comme le fait de fermer l'œil si un objet s'approche de la cornée. Les activités réflexes ou les arcs réflexes nécessitent le bon fonctionnement des éléments suivants :

1. Un récepteur (le bout d'un doigt qui échappe au coup de marteau).
2. Un neurone sensitif pour transporter l'influx.
3. Un centre d'intégration situé dans la moelle épinière.
4. Un neurone moteur pour transporter l'influx.
5. Un effecteur qui répond à l'influx, comme le groupe de muscles qui commande à la personne d'enlever son doigt.

Comme nous pouvons le constater à la figure 9.10, le fonctionnement d'un arc réflexe ne nécessite pas l'intervention du cortex cérébral pour que l'activité motrice se produise. Quelques fractions de seconde après avoir reçu un coup sur le bout du doigt, par exemple, vous aurez déjà retiré votre doigt, même si ce n'est que une ou deux secondes plus tard que vous prendrez conscience du coup. La personne qu'un accident vasculaire cérébral a rendu hémiplégique conservera ses réflexes du côté affecté, malgré son incapacité à interpréter consciemment ce qui lui arrive.

EXAMEN CLINIQUE

DÉTERMINANTS DE SANTÉ

Facteurs biologiques

ANTÉCÉDENTS PERSONNELS Avez-vous déjà souffert ou souffrez-vous d'une maladie quelconque ? Avez-vous déjà été hospitalisé ? Avez-vous subi un traumatisme récemment ou dans le passé ?

Dans le cas de maladies systémiques comme le SIDA, le diabète et l'anémie pernicieuse, les manifestations neurologiques sont les premières à signaler le développement d'une affection. Dans ce type d'anémie, le déficit en cobalamine (vitamine B_{12}) entraîne des effets neurologiques comme des paresthésies symétriques, la perte du sens de la vibration ou de la pression.

Si toutes les maladies doivent donc être documentées, toute histoire de traumatisme doit être soigneusement détaillée, car certaines manifestations ne surviennent que des semaines ou des mois après l'incident traumatique.

ANTÉCÉDENTS FAMILIAUX Dans votre famille, y a-t-il des personnes atteintes de maladies affectant le cerveau ? Les nerfs ? De troubles mentaux ?

L'étude clinique des maladies familiales et la mise au point de modèles de prédiction relatifs au développement d'une affection donnée est en plein essor. Bien qu'une très faible proportion de maladies du système nerveux puisse être clairement associée à l'hérédité, la connaissance des antécédents de la personne examinée demeure importante. De fait, une composante familiale a été identifiée dans les cas suivants : la chorée de Huntington,

Figure 9.9 Dermatomes

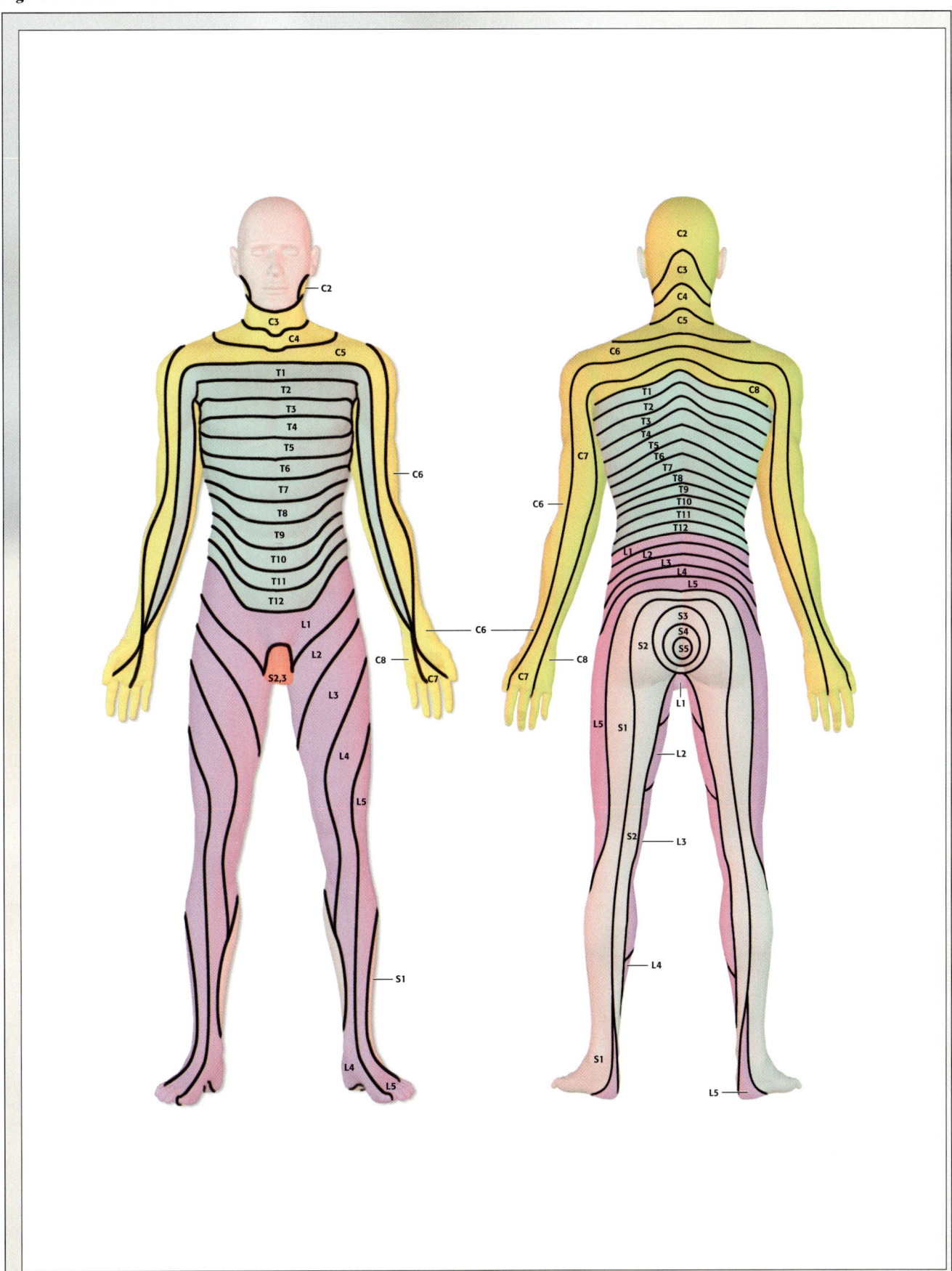

Figure 9.10 Arc réflexe

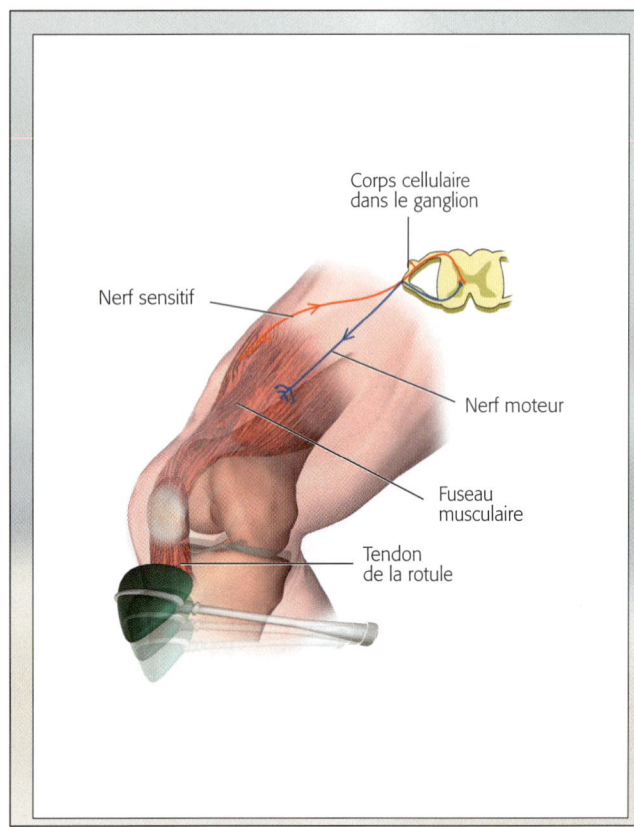

la maladie de Charcot-Marie-Tooth, la dystrophie musculaire et la maladie d'Alzheimer.

Environnement

Êtes-vous ou avez-vous déjà été exposé à certains produits toxiques ?

Une exposition à certains produits toxiques peut entraîner des problèmes neurologiques. Par exemple, le monoxyde de carbone présent en trop grande quantité dans l'air cause des maux de tête, des vertiges et de la confusion. Le mercure, introduit dans l'organisme de façon chronique, peut entraîner une atrophie cérébrale et cérébelleuse avec perte de neurones, démence et ataxie.

Habitudes de vie

ALIMENTATION Quelles sont vos habitudes alimentaires ?

L'absence ou une trop faible quantité de vitamines, comme la vitamine B_{12} chez les végétaliens, peut entraîner une perte de la sensibilité vibratoire et du sens de la position. Il en est ainsi de l'acide folique. Un régime alimentaire équilibré met à l'abri de carences vitaminiques.

CONSOMMATION D'ALCOOL Consommez-vous de l'alcool ? À quelle fréquence ? Quelle quantité ?

L'alcoolisme chronique est associé à différentes affections de la fonction neurologique centrale et périphérique. Le cerveau d'une personne souffrant d'alcoolisme présente une atrophie corticale cérébrale responsable des troubles de la conscience. L'ataxie cérébelleuse est, en général, provoquée par une dégénérescence cérébelleuse associée à une atrophie sévère du cortex cérébelleux.

STYLE DE VIE Croyez-vous que votre style de vie influence votre santé ? Croyez-vous que votre état de santé influence votre style de vie ?

La présence de grands stress peut entraîner l'apparition ou l'exacerbation de certains symptômes. À l'inverse, la présence d'un problème neurologique peut affecter sérieusement le style de vie d'un individu.

Soins

Consommez-vous des médicaments prescrits ? Non prescrits ? Si oui, à quelle fréquence ?

Plusieurs médicaments peuvent engendrer des manifestations neurologiques importantes. C'est le cas par exemple des neuroleptiques qui, en bloquant les récepteurs dopaminergiques, peuvent entre autres entraîner des mouvements spastiques de la langue et des mains. Certains produits non prescrits dits « naturels » peuvent également contenir des substances qui, administrées en forte dose, peuvent entraîner des effets nocifs sur le système nerveux. Dans certains produits réputés pour donner de l'énergie, une dose importante de vitamine A peut causer des céphalées sévères.

MOTIFS COURANTS DE CONSULTATION (SYMPTÔMES)

Faiblesse musculaire

DÉFINITION

Une faiblesse musculaire signifie un déficit de la force motrice. Un questionnaire adéquat permettra de préciser ce que la personne veut dire par faiblesse musculaire. Pour certains, il s'agira d'une simple fatigabilité alors que d'autres présenteront une paralysie partielle.

QUESTIONS

P Quelles sont les activités qui vous ont le plus affecté ? La marche ? Monter des escaliers ? Vous peigner ? Ouvrir un bocal ? De quelle manière la faiblesse musculaire s'est-elle manifestée ? Avez-vous déjà éprouvé ce malaise dans le passé ? Qu'avez-vous fait ? Le repos ou un autre moyen ont-ils amélioré votre situation ?

Q Pouvez-vous préciser ce que vous entendez par faiblesse musculaire ? Êtes-vous en mesure de lever le membre affecté, de soulever un objet à l'aide de ce membre ?

R Quelle partie ou quel côté du corps est affecté par la faiblesse ? Est-ce que l'autre côté du corps l'est de la même façon ?

S Est-ce que d'autres symptômes accompagnent cette faiblesse ? Fatigue ? Douleur ?

T Depuis quand ressentez-vous cette faiblesse ? Depuis l'apparition des symptômes, y a-t-il eu des changements ? Est-ce que la faiblesse est continue ou passagère ?

JUSTIFICATIONS

Il est très important de déterminer si la faiblesse musculaire est récente et si elle est apparue subitement, comme dans le cas d'un traumatisme articulaire ou d'un accident vasculaire cérébral. À noter que les neuropathies périphériques* ou les problèmes liés à une insuffisance artérielle chronique se développent de façon graduelle. Il importe aussi de bien identifier les mouvements affectés par la faiblesse. Une faiblesse distale se traduit par une difficulté à attacher un bouton, à ouvrir un bocal, alors qu'une faiblesse proximale se traduira par des difficultés à marcher, à se peigner. Une faiblesse musculaire passagère unilatérale peut être signe d'ischémie cérébrale transitoire (ICT), alors que dans le cas d'accident vasculaire cérébral la faiblesse est continue.

Convulsions

DÉFINITION

Secousses incontrôlables qui peuvent affecter une seule partie ou l'ensemble du corps. La personne qui souffre de convulsions peut ou non perdre conscience. Dans l'affirmative, certaines des questions suivantes pourraient être posées à un témoin de l'événement :

QUESTIONS

P Y a-t-il des sentiments (stress, fatigue, chagrin, joie) ou des activités (jeux vidéos, ordinateurs) ou des indispositions (maladie, fièvre) qui auraient pu déclencher les convulsions ?

---

* Neuropathies périphériques : Groupes d'affections liées à une dégénérescence axonale des fibres nerveuses et associées à des maladies métaboliques (diabète), toxiques (alcool) ou héréditaires (maladie de Charcot-Marie-Tooth). Les signes cliniques sont une aréflexie progressive des réflexes des membres inférieurs et une hypoesthésie distale (perte du sens vibratoire). Ces signes peuvent s'étendre aux membres supérieurs. Les troubles sensitifs sont souvent appelés « troubles en chaussettes et en gants ».

Prenez-vous des médicaments ? De l'alcool ? Des drogues ?

Y avait-il quelqu'un avec vous lorsque cela s'est produit ? Est-ce que la personne peut décrire ce qui s'est passé avant, pendant et après la crise ?

Q Pouvez-vous décrire ce que vous entendez par convulsions ?

R Quelle partie du corps est affectée ?

S Avant que les convulsions débutent, avez-vous ressenti quelque chose de particulier vous signalant l'imminence des convulsions ? Si oui, quelle en a été la nature et la durée ? Lorsque les convulsions ont cessé, que s'est-il passé ? Qu'avez-vous ressenti ? Un besoin de dormir, un mal de tête ou une faiblesse quelconque ?

T Est-ce la première fois que vous faites l'expérience d'une telle crise ? Sinon, depuis quand ? À quelle fréquence ?

JUSTIFICATIONS

Diverses affections du système nerveux peuvent être à l'origine de convulsions. C'est le cas par exemple de l'épilepsie. Par ailleurs, il est important de savoir qu'une multitude d'autres maladies peuvent également les déclencher. C'est le cas par exemple d'une septicémie, d'une tumeur, d'un désordre métabolique. Il est donc primordial de questionner la personne sur son état général et sur les événements précédant la crise convulsive.

Vertiges/étourdissement

DÉFINITION

Les vertiges se définissent par l'impression que les objets tournent autour de soi ou bien par le fait que, tout en demeurant immobile, la personne a l'impression subjective de mouvement dans l'espace.

QUESTIONS

P Que faisiez-vous juste avant d'éprouver une sensation de vertige ? Qu'avez-vous fait pour qu'elle cesse ? Avez-vous souffert d'une infection des voies respiratoires dernièrement ? D'une otite ? Y a-t-il une position dans laquelle la sensation est amplifiée ? Diminuée ? Est-ce que les changements brusques de position ont un effet particulier sur vous ? Prenez-vous des médicaments ?

Q Que voulez-vous dire exactement par étourdissement ? Par vertige ? Pouvez-vous décrire ces sensations ? Avez-vous senti que vous bougiez dans l'espace alors que vous étiez immobile ? Avez-vous senti que les objets autour de vous ou la pièce entière tournaient ?

S Avez-vous perdu connaissance (syncope) ? Des nausées ou des vomissements accompagnaient-ils ces sensations ? Ressentez-vous une sensation de plénitude dans l'oreille ?

Tableau 9.1 Céphalées

	Céphalées de tension	Céphalées vasculaires (migraine)	Sinusite aiguë	Troubles oculaires	Névralgie du trijumeau (tic douloureux)
Définition	Céphalée bénigne impliquant une tension physique des muscles péricrâniens et une tension psychologique	Groupe de syndromes cliniques d'origine inconnue impliquant la dilatation d'une ou de plusieurs branches de l'artère carotide	Processus inflammatoire dans les sinus dont l'étiologie peut être allergique, bactérienne ou virale	Vision de près : hypermétropie ou presbytie	Compression du cinquième nerf crânien par des artères ou des veines
Provoque	Tension physique (utilisation prolongée du clavier d'ordinateur)	Stress, anxiété, absorption de contraceptifs oraux, faim, fatigue	Toux, éternuements	Tout ce qui exige l'utilisation prolongée de la vision de près	Palpation d'une zone gâchette (lèvre, bouche) ou action gâchette (manger, se brosser les dents)
Pallie	Repos, détente	Pièce calme, repos	Décongestionnants nasaux, repos	Repos	Éviter, autant que possible, les zones ou actions gâchettes
Qualité	Sensation de pression, de constriction	Pulsatile	Pulsatile	Lancinante, sourde	Élancements brefs, en éclair
Quantité	De modérée à sévère	De modérée à sévère	De modérée à sévère	De faible à modérée	Sévère, paroxystique
Région/ irradiation	Bilatérales et/ou unilatérales	Unilatérale la plupart du temps	Au niveau des sinus frontaux ou des maxillaires, ou des dents	Périorbitale, irradiation vers la région occipitale à l'occasion	Une des trois branches du trijumeau
Signes et symptômes associés	Anxiété, tristesse (chronicité)	Nausées et vomissements	Congestion nasale, fièvre. Non associée à des nausées ou vomissements	Yeux rouges, larmoiements, fatigue oculaire	Aucun
Temps / durée	De quelques heures à plusieurs jours, souvent récurrentes et progressives	Deux phases. Prodrome : symptômes visuels (photophobie, vue brouillée). Phase douloureuse : durée de quelques heures à quelques jours	Quelques jours. Les récidives sont fréquentes	Aussi longtemps que la problématique de la vision n'aura pas été corrigée	Se produisent subitement et la douleur disparaît aussitôt. Peuvent apparaître en salves. Récurrence principalement au printemps et à l'automne

T Est-ce la première fois que cela vous arrive ? À quelle fréquence cela survient-il ?

JUSTIFICATIONS

La labyrinthite aiguë peut être à l'origine de vertiges violents. Cette affection peut faire suite à une otite moyenne aiguë et se présente parfois sous forme d'épidémie. Les enfants et les jeunes adultes en sont plus fréquemment atteints. Les vertiges peuvent durer de 30 minutes à plusieurs heures. Dans la maladie de Ménière, les personnes atteintes ressentent souvent des nausées et des vomissements et se plaignent d'une sensation de plénitude au niveau de l'oreille. Le début de la crise est brusque, les vertiges peuvent durer plusieurs heures et même plusieurs jours. C'est une affection récidivante qui peut également s'accompagner de surdité. Les vertiges positionnels se traduisent par de violents vertiges, d'une durée de moins de 1 minute. Ils sont induits par une position particulière de la tête. Des dépôts de calcium dans les canaux vestibulaires causeraient ces vertiges.

EXAMEN PHYSIQUE (SIGNES)

Le chapitre concernant l'examen clinique neurologique diffère des autres : les développements concernant l'inspection, la palpation, la percussion et l'auscultation sont moins appropriés puisque dans la majorité des cas il s'agira principalement de procéder à l'inspection et à l'application d'une série de mesures particulières. Nous avons donc choisi de présenter les différents examens neurologiques à partir de six grandes catégories :
- L'état mental
- Les nerfs crâniens
- La fonction motrice
- La fonction sensitive
- La fonction cérébelleuse
- Les réflexes

Matériel requis
- Coton-tige
- Boules de ouate
- Diapason 128 ou 256 MHZ
- Tubes d'examen
- Compas
- Stylo
- Marteau à réflexes
- Objets familiers (clé, attache-feuilles)
- Abaisse-langue

État mental

Cette partie de l'examen clinique est traitée en détail au chapitre 6. Par ailleurs, deux particularités seront abordées dès maintenant : l'évaluation de l'état de conscience de la personne et l'utilisation de l'échelle de coma de Glasgow. L'évaluation de l'état cognitif est présentée au chapitre 20.

ÉTAT DE CONSCIENCE

La conscience est la perception que l'on a de sa propre existence et de celle du monde extérieur. Une modification de l'état de conscience est souvent le premier signe d'un problème neurologique. Un état de conscience normal permet d'identifier les éléments concernant les personnes, l'espace et le temps.

PERSONNES Capacité de dire son nom, le nom des membres de sa famille.

ESPACE Capacité de situer l'endroit où on se trouve, de donner son adresse, le nom de sa ville et de sa province.

TEMPS Capacité de préciser la date, le jour de la semaine, le mois, la saison.

Des questions générales posées avec soin lors de l'entrevue initiale peuvent donner suffisamment d'informations pour évaluer ces trois sphères. C'est le cas d'une personne qui s'identifie, vous donne son adresse et vous décrit ensuite les différentes chirurgies qu'elle a subies et leurs dates exactes. Avec d'autres personnes, il sera nécessaire d'utiliser une approche beaucoup plus directe en posant le genre de questions suivantes : En quelle saison sommes-nous ? Quel jour sommes-nous ? Une légère erreur de date ne doit pas être interprétée comme un trouble de l'état de conscience, puisque nombre de gens doivent recourir au calendrier pour répondre avec exactitude.

ÉCHELLE DE COMA DE GLASGOW

Cette échelle permet d'évaluer l'état neurologique d'une personne ayant subi un traumatisme crânien. Bien qu'elle soit la plus utilisée, elle ne peut cependant s'appliquer à tous les problèmes neurologiques. Elle détermine l'état neurologique de façon globale en évaluant les trois points suivants : l'ouverture des yeux, la réponse verbale et la réponse motrice. Ainsi, une personne orientée, capable de suivre des instructions verbales et d'ouvrir les yeux spontanément, reçoit un résultat maximal de 15. Celle qui ne donne aucune réponse motrice ou verbale et qui n'ouvre pas les yeux après avoir reçu un stimulus douloureux intense obtient un résultat minimal de 3 (voir le tableau 9.2). Par définition, une personne dans le coma n'ouvre pas les yeux (Y = 1), n'obéit pas aux consignes pour la réponse motrice (M = 5) et ne prononce aucun mot (V = 1 à 2). Toutes les personnes qui ont obtenu 8 ou moins sont donc dans le coma.

La simplicité et l'objectivité de cette échelle en font un outil très précieux. Elle permet à l'ensemble de l'équipe soignante d'utiliser la même terminologie et d'éviter l'emploi de termes ambigus (stuporeux, semi-conscient, semi-comateux) qui compliquent le choix des interventions.

Lorsqu'un état de conscience demeure stable, les évaluations effectuées par différentes personnes devraient donner des résultats identiques si les mêmes stimuli ont été utilisés. Il existe deux catégories de stimuli : les stimuli centraux, comme le frottement du sternum ou le pincement du trapèze, et les stimuli périphériques, comme le pincement d'un doigt ou d'un orteil. Les stimuli centraux sont préférables aux stimuli périphériques si on soupçonne une lésion des faisceaux périphériques, telle une blessure médullaire.

Tableau 9.2 L'échelle de coma de Glasgow

Ouverture des yeux	
Réaction spontanée	4
Stimulus verbal	3
Stimulus douloureux	2
Pas de réponse	1
Réponse verbale	
Orientée	5
Confuse	4
Inappropriée	3
Incompréhensible	2
Pas de réponse	1
Réponse motrice	
Obéit aux consignes	6
Localise le site de la douleur	5
Fait un mouvement de retrait de tout le corps	4
Adopte une position de flexion	3
Adopte une position d'extension	2
Pas de mouvement	1
TOTAL	/15

Pour évaluer correctement la condition d'une personne, l'intensité des stimuli utilisés doit suivre une courbe croissante. Par exemple, l'appel verbal précédera toujours la stimulation douloureuse. Le respect de cet ordre est essentiel.

Ouverture des yeux

Le premier point à évaluer avec l'échelle de coma de Glasgow est l'ouverture des yeux. Un maximum de 4 points est obtenu si la personne ouvre les yeux spontanément, alors que le score minimal de 1 sera accordé à celle qui n'ouvre pas les yeux sous l'effet d'un stimulus douloureux. Si les yeux sont fermés par l'œdème, cette évaluation n'est pas valable et on doit recourir à la documentation. Le stimulus douloureux ne doit jamais être appliqué au globe oculaire, car il incite à crisper les yeux au lieu de les ouvrir et il peut causer un traumatisme oculaire ainsi qu'une élévation de la tension intracrânienne.

Réponse verbale

Le pointage 5, le plus élevé, sera obtenu par une personne capable de s'orienter par rapport aux autres personnes, au temps et à l'espace. Si la personne répond aux questions de façon inadéquate dans l'une des trois orientations, un pointage de 4 lui sera accordé, signalant ainsi une confusion partielle ou totale. Si une personne prononce des mots au hasard, sans suite logique, mais que ces mots sont intelligibles, sa réponse sera jugée inappropriée et méritera un pointage de 3 points. Une réponse incompréhensible (pointage = 2) se reconnaît chez la personne qui émet des grognements mais pas de mots distincts. Cependant, il ne faut pas confondre ces grognements à ceux causés par une obstruction des voies respiratoires. Afin d'éviter les ambiguïtés dans la documentation, une personne qui est incapable de parler en raison d'une intubation endotrachéale ne devrait pas être évaluée pour cette portion de l'échelle. Il est par ailleurs nécessaire de documenter cette condition.

Réponse motrice

La **meilleure** réponse obtenue sera retenue pour le pointage, et la réponse motrice la plus faible sera également notée puisqu'elle peut révéler une latéralisation ; mais cette dernière ne sera pas utilisée pour le calcul du pointage total selon l'échelle de Glasgow. L'infirmière doit utiliser un stimulus de manière constante et graduée afin

Tableau 9.3 Les nerfs crâniens

	Nom	Composante	Fonction
I	Olfactif	Sensitive	Achemine les influx nerveux associés au sens de l'odorat de la muqueuse nasale au cerveau.
II	Optique	Sensitive	Transporte les influx nerveux visuels de la rétine au cerveau.
III	Moteur oculaire commun	Motrice	Contracte les muscles des yeux afin d'assurer la majeure partie des mouvements du globe oculaire (voir le chapitre 8, La tête et le cou) ; assure la constriction de la pupille et soulève la paupière supérieure.
IV	Pathétique	Motrice	Assure les mouvements du globe oculaire vers le bas et vers le nez.
V	Trijumeau	Mixte : Motrice	Favorise la contraction musculaire de la mâchoire (capacité de mordre, de mastiquer).
		Sensitive	Assure l'innervation sensitive de la face, des muqueuses nasales et buccales et des dents à travers trois branches principales (voir la figure 9.11). Responsable du réflexe cornéen.
VI	Moteur oculaire externe	Motrice	Assure les mouvements latéraux externes du globe oculaire.
VII	Facial	Mixte : Motrice	Innerve les muscles faciaux et agit sur l'expression faciale (froncer les sourcils, gonfler les joues, fermer les yeux, sourire). Innerve les glandes salivaires (parotides et sous-maxillaires).
		Sensitive	Assure la sensibilité gustative des deux tiers antérieurs de la langue et la sensibilité générale de l'oreille externe.
VIII	Auditif (cochléo-vestibulaire)	Sensitive	Responsable de l'ouïe et du sens de l'équilibre.
IX	Glosso-pharyngien	Motrice	Agit sur la déglutition (muscles du pharynx).
		Sensitive	Conduit les influx en provenance des bourgeons gustatifs du tiers postérieur de la langue et des muqueuses du pharynx (production du réflexe nauséeux).
X	Vague	Motrice	Intervient dans la déglutition, la parole et la production des sucs gastriques.
		Sensitive	Conduit les influx sensitifs en provenance des viscères.
XI	Spinal	Motrice	Assure avec le nerf vague l'innervation du larynx et du pharynx. Innerve les muscles du cou (sterno-cléido-mastoïdien et trapèze) permettant les mouvements des épaules et la rotation de la tête.
XII	Grand-hypoglosse	Motrice	Innerve les muscles de la langue qui sont utilisés pour la parole et la déglutition.

d'éviter la confusion dans les réponses. Ce stimulus devrait également être noté au dossier afin de favoriser le suivi de l'évaluation.

La personne réagissant sans stimulus douloureux à un ordre verbal, comme montrer deux doigts, obtient le pointage 6, le plus élevé. L'infirmière doit éviter de demander à la personne de serrer sa main puisque, dans certains déficits neurologiques, le réflexe primaire de préhension est présent sans pour autant que la personne puisse émettre une réponse volontaire. Lorsqu'une personne sous l'effet d'un stimulus douloureux localise ce stimulus et tente de s'y soustraire de façon délibérée, elle obtient un pointage de 5. Il doit s'agir toutefois d'un mouvement intentionnel.

Si la personne ne tente pas volontairement d'éviter le stimulus en le repoussant avec une main ou un pied, mais que tout son corps effectue un mouvement de torsion ou de retrait, elle obtient un pointage de 4.

Si, au lieu de réagir directement au stimulus, la personne adopte une position de décortication, c'est-à-dire la flexion des bras vers le corps, une extension ou une rotation interne des membres inférieurs, elle obtient un pointage de 3. Cette réaction fait état de dommages dans les hémisphères ou au niveau du thalamus, interrompant ainsi les faisceaux cortico-spinaux.

Une position de décérébration, soit l'extension des jambes, l'adduction et l'hyperpronation rigide des membres supérieurs demeurant le long du corps, obtient un pointage de 2. Des dommages causés au mésencéphale et au tronc cérébral peuvent être responsables de ce type de réactions.

L'absence totale de réaction au stimulus douloureux et une flaccidité de l'ensemble des membres obtient un pointage de 1.

Nerfs crâniens

L'examen attentif du fonctionnement des nerfs crâniens est une partie importante de l'examen neurologique. Il permet en effet de suivre l'évolution de maladies affectant le système nerveux et plusieurs autres fonctions.

Les 12 paires de nerfs crâniens émergent de l'encéphale. Ils sont composés d'axones responsables d'une grande variété de fonctions sensitives, motrices et réflexes. La plupart des nerfs crâniens accomplissent des fonctions mixtes, c'est-à-dire qu'ils transportent des influx tant par des voies efférentes que par des voies afférentes. D'autres nerfs crâniens exercent des fonctions soit sensitives, soit motrices. Le tableau 9.3 décrit les composantes et fonctions principales de chacun des nerfs crâniens.

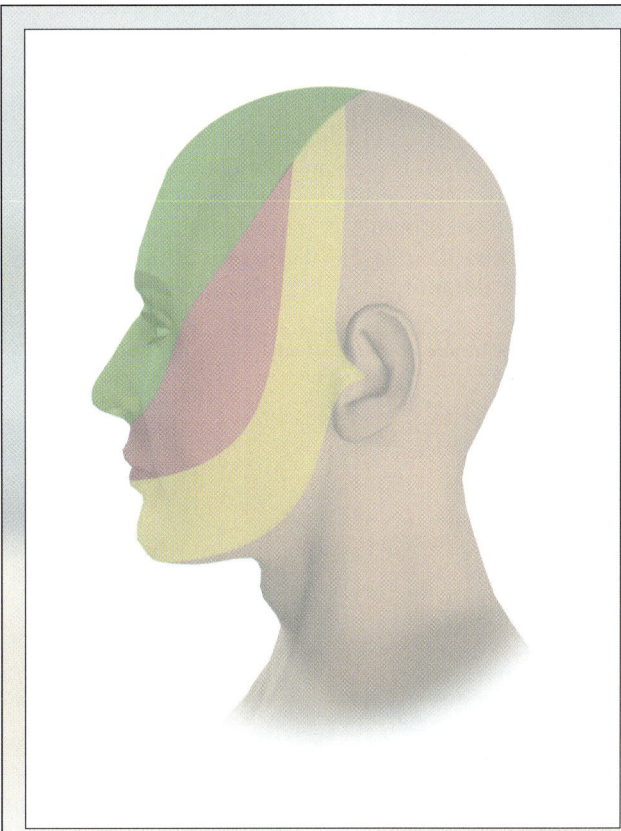

Figure 9.11 Innervation sensitive du trijumeau

L'examen méthodique de chacun des nerfs crâniens permet à l'infirmière de rassembler des données plus précises sur un déficit neurologique et d'ainsi raffiner son jugement clinique. Dans le cas d'une paralysie du nerf optique (IIe nerf crânien), par exemple, en constatant le déficit visuel, elle pourra poser les diagnostics infirmiers suivants :
– Risque élevé de chutes ;
– Risque élevé d'accidents.

De même, lors d'une lésion des nerfs crâniens responsables de la déglutition (IX et X), l'infirmière devra observer minutieusement le processus d'alimentation, consciente qu'un réflexe nauséeux faible ou absent risque de causer une suffocation (aspiration).

Plusieurs mesures sont proposées pour procéder à l'examen des nerfs crâniens. Nombre d'entre elles sont relatées dans le chapitre traitant de la tête et du cou. Pour éviter les redondances, une référence au chapitre concerné sera mentionnée.

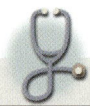

I Olfactif

Reconnaissance d'odeur. Après s'être assurée que les deux narines sont perméables et libres de sécrétions, l'infirmière demande à la personne de fermer les yeux, de boucher une narine, et de dire si elle sent quelque chose (voir la figure 9.12) et si elle peut identifier cette odeur. Répéter la procédure avec l'autre narine. Il est conseillé d'utiliser des substances comme le savon, le café, la vanille et d'éviter les substances irritantes qui, comme l'alcool, pourraient également stimuler le nerf trijumeau. Ce test ne fait partie de l'examen de routine que dans le cas d'une lésion intracrânienne ou si la personne se plaint d'une diminution de la capacité de sentir ou de goûter.

Figure 9.12 Examen du nerf olfactif

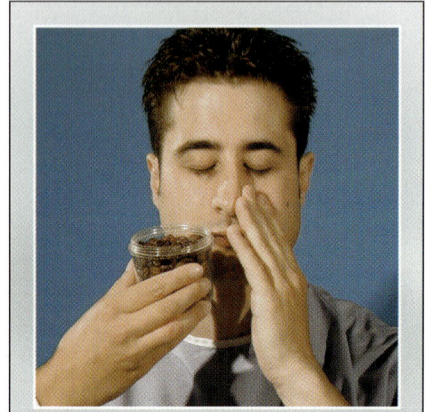

Observations courantes

La personne est en mesure de percevoir et, très souvent, d'identifier les odeurs à travers chaque fosse nasale. Il est normal que l'odorat diminue de façon bilatérale chez la personne âgée.

Particularités

Une lésion du nerf olfactif est caractérisée par la présence d'anosmie (perte de l'odorat) ou d'hyposmie (dérangement de l'odorat). La perte de l'odorat peut être occasionnée par un traumatisme crânien, une tumeur cérébrale ou être d'origine congénitale. Lorsqu'il y a perte complète de l'odorat, les odeurs ainsi que nombre de saveurs ne sont plus perceptibles, car les récepteurs olfactifs ont aussi un rôle à jouer dans la perception des saveurs. La surstimulation de l'odorat peut engendrer une augmentation temporaire de ce sens ou l'endommager de façon permanente. L'usage excessif du tabac, l'ingestion d'amphétamines ou l'utilisation de cocaïne stimulent les récepteurs de façon nocive.

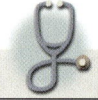

II Optique

1. Vision de près: demander à la personne de lire un livre à une distance de 30 cm.
2. Vision de loin: utiliser l'échelle de Snellen.
3. Utiliser la technique de confrontation des champs visuels.
4. Fond d'œil à l'aide d'un ophtalmoscope.

Observations courantes

1. La personne peut lire sans difficulté.

2. 20/20 O.D. et O.S. (voir le chapitre 8, La tête et le cou).
3. Les champs visuels sont adéquats (voir le chapitre 8, La tête et le cou).

4. Le réflexe rouge est présent. La papille est plus claire que le reste de la rétine et de couleur rosée à bords jaunâtres. Les bords sont nets. Les artères sont plus brillantes et plus minces que les veines (voir le chapitre 8, La tête et le cou).

Particularités

1. Myopie (doit rapprocher le livre). Presbytie (doit éloigner le livre). Hypermétropie (doit éloigner le livre).
2. Difficulté à voir, saute des lettres.
3. Les champs visuels peuvent être diminués unilatéralement ou bilatéralement lors d'un AVC, d'un traumatisme (voir le chapitre 8, La tête et le cou).
4. Les bords flous d'une papille optique peuvent révéler une augmentation de la pression intracrânienne comme dans le cas de tumeur ou de traumatisme crânien (voir le chapitre 8, La tête et le cou).

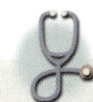

III Moteur oculaire commun

1. Mesurer les réflexes photomoteurs directs et consensuels.
2. Vérifier l'accommodation : demander à la personne de regarder, tour à tour, au loin devant elle, puis un crayon que vous aurez placé à 10 ou 15 cm de sa figure.
3. Examiner les paupières et la fente palpébrale. Demander à la personne d'ouvrir et de fermer les yeux.

Observations courantes

1. Si une myosis se produit dans l'œil où le faisceau lumineux est dirigé, il s'agit du réflexe photomoteur direct. Au même moment, la pupille opposée se contracte avec un très léger retard et ce, même si elle n'a pas reçu directement le faisceau lumineux. Il s'agit du réflexe photomoteur consensuel.
2. Les yeux réagissent de trois façons :
   - constriction des pupilles ;
   - convergence des yeux ;
   - accroissement de la convexité des cristallins, phénomène qui ne peut toutefois pas être observé à l'œil nu.
3. Les fentes palpébrales devraient être symétriques. La paupière supérieure ne devrait recouvrir que le bord supérieur de l'iris.

Particularités

(voir le chapitre 8, La tête et le cou)

1. Absence de convergence ou de constriction pupillaire (paralysie du IIIe nerf crânien).
2. Réponse asymétrique (tumeur cérébrale).

3. Ptose de la paupière (paralysie du IIIe nerf crânien, myasthénie).

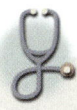

III Moteur oculaire commun
IV Pathétique   VI Moteur oculaire externe

Demander à la personne d'exécuter le mouvement en H, c'est-à-dire de regarder dans les 6 positions cardinales (voir le chapitre 8, La tête et le cou).

Observations courantes

Les yeux effectuent des mouvements symétriques et parallèles.

Particularités

Strabisme ou mouvements limités (voir le chapitre 8, La tête et le cou).

Nystagmus : oscillation involontaire ou tremblement du globe oculaire. (Noter la présence unilatérale ou bilatérale, la direction, la constance des mouvements.)

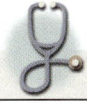

V Trijumeau

1. **Branche motrice.** Demander à la personne de serrer les dents pendant que vous palpez les muscles temporaux et les masséters (voir figures les 9.13 et 9.14).
2. **Branche sensitive.** En utilisant une boule de coton, tester le sens du toucher sur les trois régions innervées par les racines concernées et ce, bilatéralement (voir la figure 9.15). Demander à la personne qui aura préalablement fermé les yeux de dire à quel moment elle perçoit le stimulus.
3. **Réflexe cornéen.** Ce réflexe dépend à la fois du nerf trijumeau pour sa partie sensitive, et du nerf facial VII pour sa partie motrice. Assurez-vous d'abord de l'absence de lentilles cornéennes, elles fausseraient le test. Appliquez délicatement une boule de coton sur la cornée (et non sur la conjonctive), en prenant soin de demander à la personne de regarder droit devant alors que la boule de coton est approchée dans un mouvement de l'extérieur vers l'intérieur, afin d'éviter un réflexe de défense (comme la fermeture des paupières) (voir la figure 9.16).

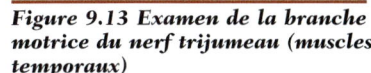

Figure 9.13 Examen de la branche motrice du nerf trijumeau (muscles temporaux)

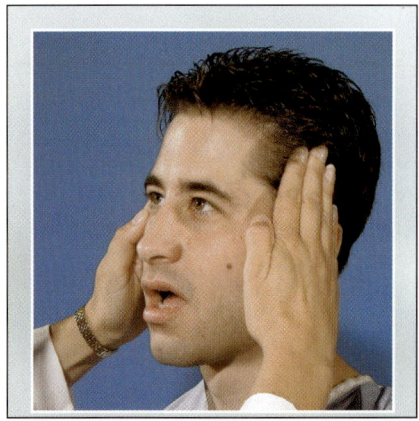

Figure 9.14 Examen de la branche motrice du nerf trijumeau (muscles masséters)

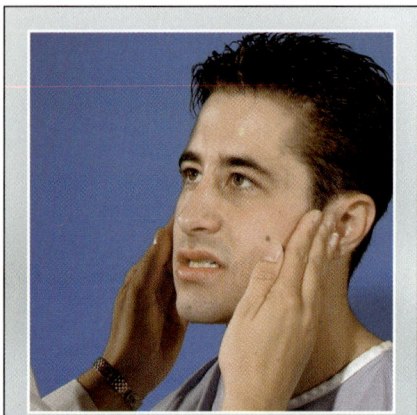

Figure 9.15 Examen de la branche sensitive du nerf trijumeau

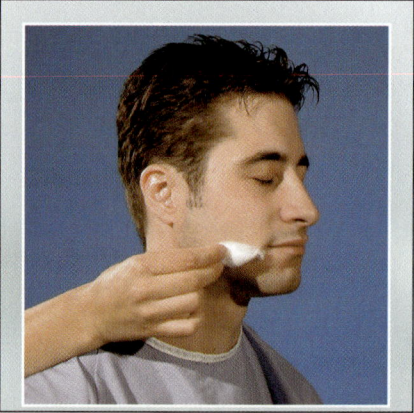

Figure 9.16 Examen du réflexe cornéen

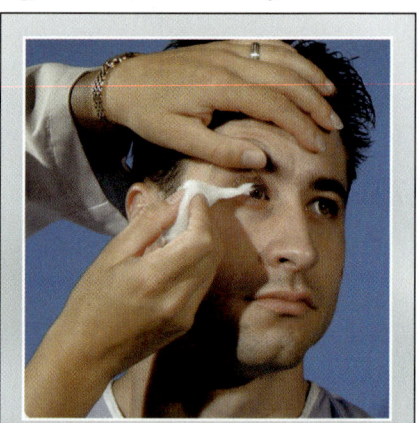

Observations courantes

1. Les muscles devraient posséder une force symétrique.

2. La sensation devrait être perçue bilatéralement de façon similaire.

3. Un clignement bilatéral simultané est observé, ainsi qu'un larmoiement. Chez les personnes utilisant des lentilles cornéennes, ce réflexe peut être diminué.

Particularités

1. S'il existe une faiblesse unilatérale, une déviation de la mâchoire vers le côté atteint sera notée.

   Présence d'un tremblement rythmique (indice d'une atteinte des faisceaux extrapyramidaux*; maladie de Parkinson).

2. Diminution unilatérale ou bilatérale de la sensation dans l'une des trois régions (traumatisme, tumeur, pression d'un anévrisme).

   Présence d'une douleur intense et de courte durée dans l'une des trois branches (tic douloureux).

3. Absence de clignement et larmoiement (port prolongé de lentilles cornéennes, paralysie du Ve ou VIIe nerf crânien).

* *Symptômes extrapyramidaux : ensemble de manifestations neurologiques (mouvements d'émiettement, bouche ouverte laissant s'échapper la salive, tremblements, rigidité et démarche traînante) souvent consécutives à l'administration de neuroleptiques.*

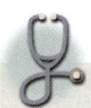

VII Facial

1. **Fonction motrice.** Demander à la personne de :

Sourire :

Froncer les sourcils :

Gonfler les joues :

Figure 9.17 Examen du nerf facial ; sourire

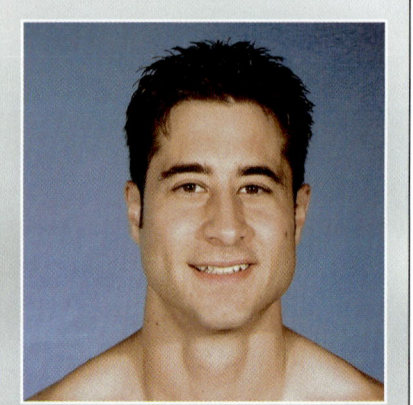

Figure 9.18 Examen du nerf facial ; froncer les sourcils

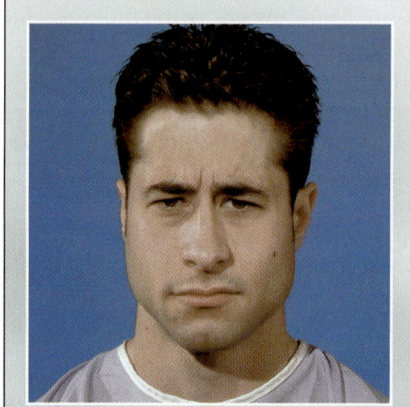

Figure 9.19 Examen du nerf facial ; gonfler les joues

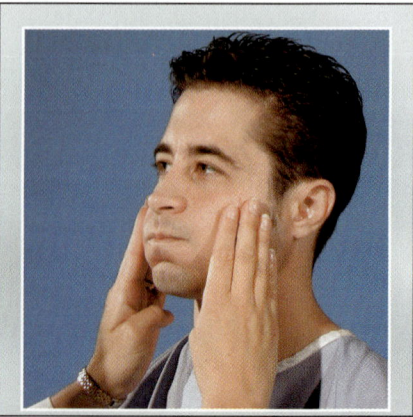

Montrer les dents :

Lever les sourcils :

Figure 9.20 Examen du nerf facial ; montrer les dents

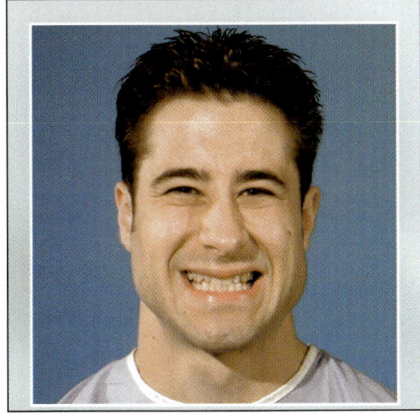

Figure 9.21 Examen du nerf facial ; lever les sourcils

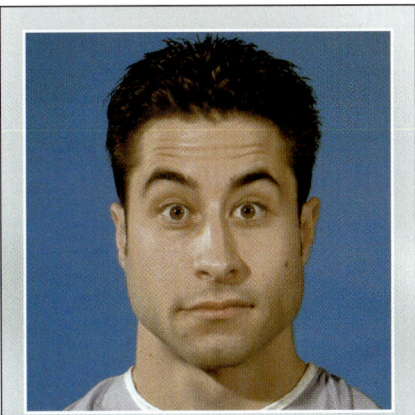

2. **Fonction sensitive.** Sensibilité gustative des ⅔ antérieurs de la langue. Cet examen ne fait pas partie d'un examen de routine. S'il est effectué, il doit l'être de la façon suivante : tremper un applicateur humide dans du sel, du sucre ou un produit amer comme du jus de citron. S'assurer que la personne maintient sa langue à l'extérieur afin que la partie antérieure de la langue soit la seule partie sollicitée. On doit conseiller un rinçage de la bouche entre chaque essai. La sensibilité gustative du tiers postérieur de la langue est assurée par le IXe nerf crânien. La mesure s'effectue de la même façon que pour les ⅔ antérieurs.

Observations courantes

1. La personne pose ses actions de façon symétrique.
2. La personne distingue les saveurs. Une diminution de la sensibilité gustative est normale chez les personnes âgées.

Figure 9.22 Paralysie de Bell

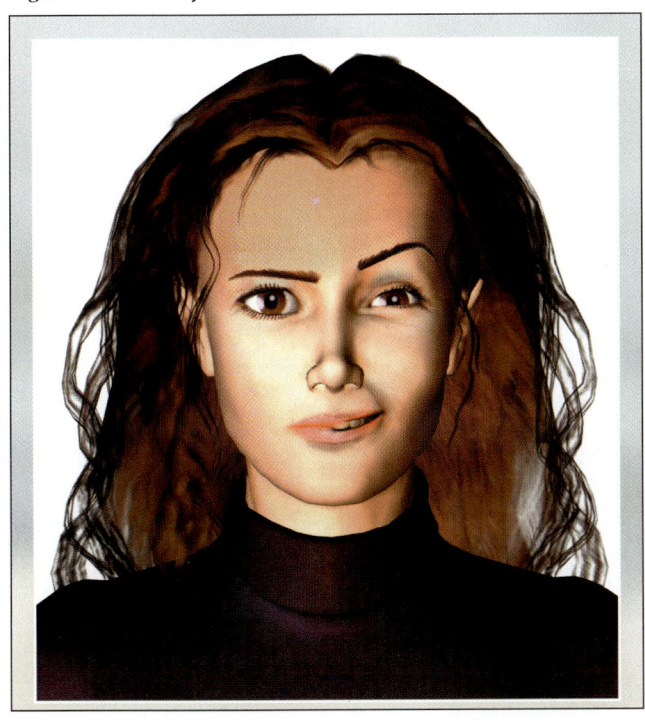

Particularités

1. Dans le cas d'un AVC, une paralysie de la partie inférieure du visage, du côté opposé à la lésion, peut être notée alors que la partie supérieure n'est pas ou peu affectée.

   L'incapacité de froncer ou de lever les sourcils, ainsi qu'une paralysie de la partie inférieure du côté affecté, peuvent être causées par la paralysie de Bell (voir la figure 9.22).

2. La perte de la sensibilité gustative (agueusie), souvent associée à l'anosmie, peut être observée chez les grands fumeurs. Une agueusie temporaire ou permanente peut être causée par une paralysie de Bell.

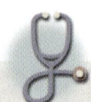

Auditif (cochléo-vestibulaire)

L'examen du nerf auditif consiste à évaluer l'audition (voir le chapitre 8, *La tête et le cou*).

La portion vestibulaire ne fait pas partie de l'examen de routine effectué par l'infirmière.

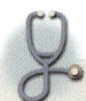

IX Glosso-pharyngien et X Vague

1. **Réflexe nauséeux.** La mesure de cet arc réflexe permet de juger de l'intégrité de la fonction sensitive du nerf glosso-pharyngien et de la fonction motrice du nerf vague. Demander à la personne, préalablement avisée de l'inconfort de ce test, de sortir sa langue, et appuyer un abaisse-langue sur le tiers postérieur de la langue.
2. **Mouvement du palais mou et du pharynx.** Demander à la personne d'ouvrir la bouche et de dire : « A » en ayant soin de ne pas déclencher de réflexe nauséeux (voir la figure 9.23).
3. Demander à la personne d'avaler en appuyant délicatement la paume de la main sur sa gorge (voir la figure 9.24).
4. Demander à la personne de parler.

Observations courantes

1. Présence du réflexe nauséeux. Notez que ce réflexe peut être diminué en l'absence d'affection.
2. Le palais mou s'élève de façon symétrique, la luette demeure en position médiane.
3. Les mouvements de déglutition sont normaux.
4. La voix est de tonalité normale (seule la personne examinée peut juger de cet élément).

Particularités

1. Une perte de réflexe révèle une lésion de la IXe ou X^e paire de nerfs crâniens.
2. Le palais mou s'élève de façon asymétrique et/ou la luette est déviée s'il y a paralysie du Xe nerf crânien.
3. La personne est incapable de déglutir et/ou de tousser. Paralysie du pharynx et/ou du palais.
4. La personne présente une voix anormalement rauque en présence d'une paralysie du nerf vague (X^e).

Figure 9.23 Examen des nerfs glosso-pharyngien et vague ; élévation symétrique de la luette

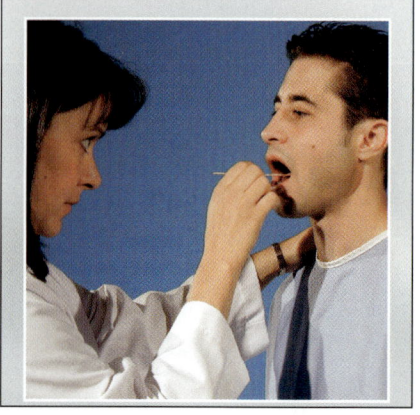

Figure 9.24 Examen des nerfs glosso-pharyngien et vague ; déglutition

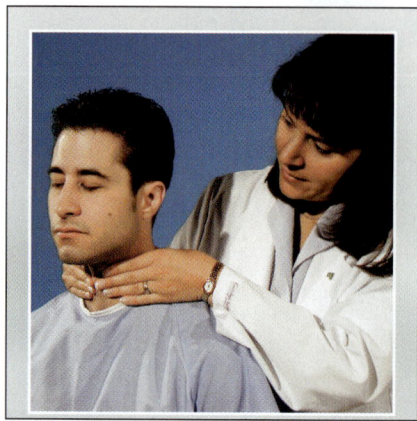

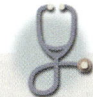

XI Spinal

1. **Sterno-cleïdo-mastoïdien.** Observer le tonus musculaire et palper le volume du muscle. Demander à la personne de tourner la tête d'un côté alors qu'une résistance est appliquée contre ce mouvement (voir la figure 9.25).
2. **Trapèze.** Observer le tonus musculaire et palper le volume du muscle. Demander à la personne de hausser les épaules contre une résistance (voir la figure 9.26).

Observations courantes

1. Les muscles devraient être fermes, symétriques et la tête droite. La personne devrait offrir une résistance.
2. Les muscles devraient être fermes et symétriques. La personne devrait offrir une résistance.

Particularités

1. La personne est incapable de soulever sa tête de l'oreiller s'il y a parésie ou atrophie du muscle sterno-cléido-mastoïdien. Cette incapacité est présente aussi dans les cas d'hémiplégie causée par un accident vasculaire cérébral, une fracture de la base du crâne, un néoplasme ou une méningite.

   La personne peut tourner la tête seule mais elle en est incapable lorsqu'il y a une résistance, dans le cas d'une paralysie, par exemple.

2. L'épaule est affaissée et l'omoplate est déplacée vers le bas.

   La personne éprouve des difficultés à lever les bras au-dessus de la tête même sans résistance.

   Torticolis : Des manifestations hyperkinétiques avec des spasmes toniques et cloniques des muscles innervés par le XIe nerf crânien sont observées beaucoup plus fréquemment que des phénomènes de parésie ou de paralysie. Le torticolis entraîne une contraction des muscles d'un côté, tirant l'occiput d'un côté alors que la figure est déviée de l'autre.

Figure 9.25 Examen du nerf spinal; muscle sterno-cleïdo-mastoïdien

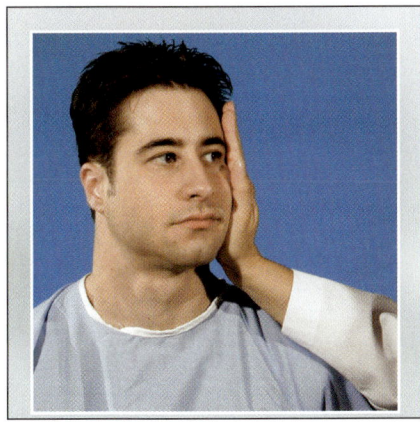

Figure 9.26 Examen du nerf spinal; muscle trapèze

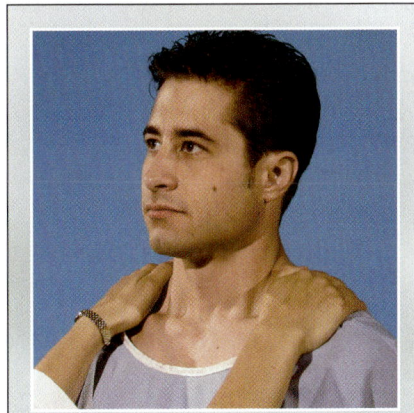

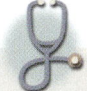

XII Grand hypoglosse

Figure 9.27 Examen du nerf grand hypoglosse

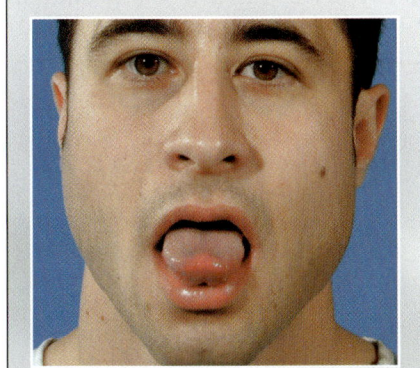

Langue. Noter la symétrie et la position médiane de la langue au repos. Demander à la personne de sortir sa langue et de la bouger de haut en bas, et d'un côté à l'autre (voir la figure 9.27).

Observations courantes

La langue est symétrique et occupe une position médiane dans la bouche. La personne peut sortir la langue, la garder dans une position centrale, mais aussi la bouger dans toutes les directions.

Particularités

La langue protubérante est déviée d'un côté (AVC : la langue est déviée du côté paralysé).

Tableau 9.4 TABLEAU RÉCAPITULATIF de l'examen des nerfs crâniens

	Nerf	Fonction	Test
I	Olfactif	Sens de l'odorat	Identification d'odeur pour chacune des narines.
II	Optique	Vision	Vision de près (lecture à 30 cm)
			Vision de loin (Échelle de Snellen)
			Champs visuels
			Fond d'œil
III	Moteur oculaire commun	Constriction de la pupille	Réflexes photomoteurs directs et consensuels
			Accommodation
		Rétraction de la paupière supérieure	Inspection de la position de la paupière en regard de l'iris
III	Moteur oculaire commun	Mouvements oculaires	Mouvements en H des yeux
IV	Pathétique		
VI	Moteur oculaire externe		
V	Trijumeau	Contraction de la mâchoire	Palpation des muscles de la mastication
		Sensibilité générale de la figure, du cuir chevelu, des dents et de la cornée	Sens du toucher sur les trois régions innervées (front, maxillaire, mâchoire)
			Réflexe cornéen
VII	Facial	Mouvements et expressions faciales	Faire sourire, montrer les dents, lever et froncer les sourcils, gonfler les joues
		Sensibilité gustative (⅔ antérieurs de la langue)	Ne fait pas partie de l'examen de routine
VIII	Auditif (cochléo-vestibulaire)	Audition	Test du murmure
			Tests de Weber et Rinne
IX	Glosso-pharyngien	Mouvement du palais mou et du pharynx	Demander à la personne de parler, d'avaler.
X	Vague		Faire dire « A »
		Réflexe nauséeux	Tester le réflexe nauséeux
XI	Spinal	Mouvements des muscles du cou (sterno-cléido-mastoïdien et trapèze)	Faire tourner la tête et soulever les épaules contre une résistance
XII	Grand-hypoglosse	Mouvements de la langue	Vérifier la position de la langue. Faire sortir la langue et demander à la personne de la bouger dans toutes les directions

Un moyen mnémotechnique peut être utilisé pour faciliter la mémorisation des différents nerfs crâniens. Il s'agit simplement de former une phrase avec la première lettre de chacun d'eux. La phrase suivante en est un exemple : « **o**h **o**h **m**a **p**etite **m**émoire, **t**u **f**ournis **a**u **g**rand **v**izir **s**a **g**loire ».

Notes au dossier

II La personne est en mesure de lire aisément un livre à une distance de 30 cm. À l'échelle de Snellen, les paramètres suivants sont notés : OD 20/20 OG 20/20. Les champs visuels par confrontation sont adéquats. Le fond d'œil est normal.

II La personne fronce les sourcils lorsqu'elle tente de lire un livre à une distance de 30 cm ; elle éloigne et rapproche successivement le livre. À l'échelle de Snellen, les paramètres suivants sont notés : OD 20/30 OG 20/30.

III, **IV** et **VI** Les mouvements extra-oculaires sont intacts. Les réflexes photomoteurs, directs et consensuels, sont adéquats pour les deux pupilles. Il n'y a pas de ptose de la paupière.

III, **IV** et **VI** Les mouvements oculaires sont limités lorsque la personne tente de porter son regard à droite. On note une légère ptose de la paupière droite.

V Les muscles de la mâchoire se contractent avec force et de façon symétrique. La sensibilité générale du visage et du cuir chevelu est intacte et symétrique.

V La personne n'est pas en mesure de serrer les mâchoires du côté droit et il y a perte de sensibilité pour les deux branches maxillaires du trijumeau.

VII Les muscles de tout le visage se contractent avec force et de façon symétrique. Aucune déviation n'est notée.

Notes au dossier (suite)

VII On note une faiblesse motrice de tout le côté droit du visage lorsque la personne tente de sourire, froncer les sourcils, gonfler les joues ou serrer les dents.

VIII Au test du murmure, la personne peut aisément répéter les mots chuchotés.

VIII La personne indique qu'elle ne peut pas entendre les mots murmurés sauf si elle peut voir les lèvres de l'infirmière bouger.

IX et **X** La déglutition se fait sans difficulté. Le réflexe nauséeux est intact. Le palais mou s'élève de façon symétrique et la luette occupe une position centrale. La personne ne présente pas de raucité de la voix.

IX et **X** La personne tousse lorsqu'elle tente d'avaler. Le palais mou s'élève davantage à gauche qu'à droite et la luette est légèrement déviée vers la gauche. Le réflexe nauséeux est absent.

XI La personne peut soulever les épaules et tourner la tête contre une résistance avec facilité. Au repos, la tête est droite.

XI La personne peut tourner la tête seule mais elle en est incapable lorsqu'il y a une résistance.

XII La langue présente des mouvements symétriques et occupe dans la bouche une position médiane.

XII La langue est déviée à droite.

Fonctions motrice et cérébelleuse

La fonction motrice permet à notre corps de bouger dans l'espace et à chaque membre qui le compose de se mouvoir l'un par rapport à l'autre. Afin de préciser les différentes composantes de l'examen physique, il faut se rappeler que la force, le tonus et le volume musculaires doivent être évalués. Par ailleurs, l'harmonie des mouvements ne peut exister que si le cervelet fonctionne adéquatement et ce, même lorsque la fonction motrice est conservée. C'est pourquoi la fonction cérébelleuse sera examinée en même temps que la fonction motrice. L'étude de la coordination et de la démarche nous donnera des informations précieuses quant à l'intégration de ces fonctions. Lors de l'évaluation de la coordination, on se souviendra qu'avec son côté dominant, la personne effectuera des mouvements plus précis et avec une plus grande force. Le tableau 9.5 présente un résumé des problèmes affectant ces deux fonctions.

Tableau 9.5 Différenciation des problèmes affectant les fonctions motrice et cérébelleuse

	Lésions du motoneurone inférieur	Lésions du motoneurone supérieur	Atteinte du système extrapyramidal	Atteinte cérébelleuse
Exemples	Poliomyélite, dystrophie musculaire, sclérose amyotrophique latérale, utilisation de curares	Accident vasculaire cérébral, lésion médullaire	Maladie de Parkinson, syndrome parkinsonien	Tumeur du cervelet, sclérose en plaques, intoxication par les barbituriques ou l'alcool
Force musculaire	Diminuée ou absente	Diminuée ou absente	Normale	Normale
Tonus musculaire	Hypotonicité ou absence de tonus	Spasticité	Rigidité	Hypotonicité
Volume musculaire	Atrophie	Normal ou diminué en période d'inactivité	Normal	Normal
Mouvements involontaires	Aucun	Aucun	Présents	Quelquefois ataxie ou tremblements intentionnels
Coordination	Diminution proportionnelle à la force musculaire	Absente dans les régions atteintes de paralysie et diminuée lors de parésie	Normale, mais la rapidité des mouvements est réduite	Absente ou réduite proportionnellement à l'atteinte
Réflexes d'étirement	Absents ou ralentis	Normaux ou exagérés, réflexe de Babinski	Normaux	Normaux ou ralentis

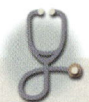

Volume musculaire

Inspecter, palper et mesurer le volume et la symétrie des muscles.

Observations courantes

Les muscles sont complètement développés et ils sont symétriques. Il est quelquefois normal de retrouver une différence de 1 cm entre les deux côtés du corps, particulièrement du côté le plus utilisé, le côté droit pour le droitier.

Particularités

Atrophie musculaire: Diminution du volume ou fonte musculaire. Elle peut être causée soit par un problème neurologique au niveau de la jonction avec la moelle épinière, soit par la poliomyélite, ou par un problème musculo-squelettique comme une fracture de la hanche.

Hypertrophie: Augmentation du volume comme dans le cas de la dystrophie musculaire. Une hypertrophie musculaire peut être présente chez les athlètes. Il s'agit alors d'une hypertrophie non pathologique.

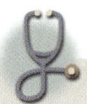

Tonus musculaire

Par tonus musculaire, on entend la tension résiduelle présente dans un muscle au repos. Pour le mesurer, levez le bras ou la jambe de la personne en lui demandant de demeurer passive.

Observations courantes

Une légère tension est ressentie lors des mouvements.

Particularités

Hypotonicité: Flaccidité du membre affecté, comme dans le cas du choc spinal.

Hypertonicité: Résistance élevée lors d'un mouvement passif, la spasticité liée à une lésion médullaire, par exemple.

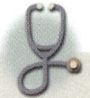

Force musculaire

Mesurer la force de tous les groupes musculaires du corps.

Observations courantes

(Voir le chapitre 14, *La fonction locomotrice*.)

Particularités

(Voir le chapitre 14, *La fonction locomotrice*.)

Paralysie: Absence de force musculaire.

Parésie: Diminution de la force musculaire.

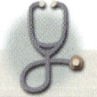

Mouvements involontaires

Lors de l'examen, chercher la présence de mouvements involontaires (hyperkinésie) comme des tremblements, des tics, etc. Noter le siège de ces mouvements, leur rythme et leur amplitude. Demander à la personne si les mouvements se produisent au repos ou en association avec un moment particulier, comme le soir, ou en relation avec un état particulier, comme la fatigue ou le stress.

Observations courantes

L'absence de mouvements involontaires.

Particularités

Tremblements : mouvement oscillatoire rythmique de la tête ou d'une extrémité du corps. Le **tremblement de repos**, d'origine extrapyramidale, comme dans la maladie de Parkinson, cesse lorsque la personne pose volontairement une action. Ce type de tremblement affecte les bras, les jambes, la langue, les lèvres et la voix, mais rarement la tête. Par ailleurs, le **tremblement intentionnel** observé chez une personne atteinte de sclérose en plaques ou souffrant de troubles de sevrage est amplifié par les mouvements volontaires, mais absent au repos. Le **tremblement d'attitude,** aussi appelé postural, est présent lorsque la personne tente de maintenir une posture de façon active, comme tenir les doigts écartés pendant quelques minutes. C'est un tremblement fin et rapide apparaissant lors des périodes d'anxiété ou de fatigue et que l'on retrouve chez les personnes souffrant de tremblement essentiel*. Ce dernier est minime ou absent au repos.

Astérixis : On reconnaît l'*astérixis* à la présence de secousses involontaires, anormales, irrégulières et très souvent distales. Ce dysfonctionnement se rencontre chez les personnes atteintes de troubles cérébraux métaboliques ou toxiques comme ceux causés par une intoxication par les salicylés ou le monoxyde de carbone, ou par l'abus d'alcool. Il se manifeste lorsque la personne tient ses bras tendus devant elle.

Fasciculations : Mouvements fins, rapides, saccadés qui ne concernent habituellement qu'un petit nombre de fibres musculaires. Ces mouvements peuvent être causés par un traumatisme des nerfs périphériques, mais ils peuvent également découler d'un déséquilibre du métabolisme en calcium, potassium, magnésium ou sodium.

Tic : Mouvement convulsif habituel et conscient, résultant de la contraction involontaire d'un ou de plusieurs muscles du corps et reproduisant le plus souvent, mais de façon intempestive, quelque geste réflexe ou automatique. La personne peut par exemple ouvrir ou fermer la bouche à répétition, cligner des yeux ou baisser la tête.

---

* Tremblement essentiel : Maladie transmise sur un mode autosomique dominant, caractérisée par des oscillations en flexion-extension des poignets ou des mouvements d'adduction/abduction des doigts lorsque les bras sont tendus en avant. Le tremblement essentiel touche également la tête et la voix, ce qui le distingue de la maladie de Parkinson.

L'examen de la fonction cérébelleuse portera sur la coordination, la démarche ainsi que sur l'équilibre.

Coordination

Même lorsque la fonction motrice est intacte, il ne peut y avoir harmonie du mouvement sans la coordination régie par le cervelet. Il est essentiel de se rappeler que l'intégration de ces fonctions permet la motricité fine et grossière. Au cours de l'évaluation, on notera que, de son côté dominant, la personne sera généralement capable de mouvements plus précis.

Épreuve du doigt sur le nez

Figure 9.28 Épreuve du doigt sur le nez

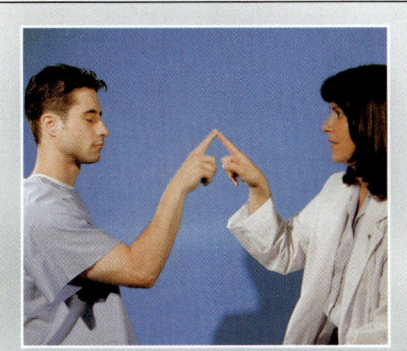

Cette épreuve permet de mesurer la précision du mouvement. Demandez à la personne, qui gardera les yeux ouverts, de toucher alternativement son nez et votre index tendu vers elle. La personne doit ensuite fermer les yeux et répéter l'exercice (voir la figure 9.28).

Observations courantes

La personne exécute cet exercice avec facilité et présente peu d'hésitation lorsqu'elle a les yeux fermés.

Particularités

Les personnes atteintes d'une affection du cervelet ou sous l'effet de l'alcool peuvent dépasser la cible.

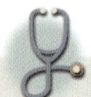

Mouvements alternatifs rapides

1. **Mouvements alternatifs rapides des doigts.** Demander à la personne de toucher alternativement avec son pouce chacun de ses doigts, en augmentant progressivement la vitesse, et de répéter le même exercice avec l'autre main (voir la figure 9.29).
2. **Mouvements alternatifs rapides des mains.** Demander ensuite à la personne de frapper sa cuisse, de lever sa main et de la tourner vers le haut, puis de frapper à nouveau sa cuisse (voir la figure 9.30).
3. **Épreuve du talon-genou.** Demander à la personne, qui se sera préalablement allongée, de glisser le talon le long du tibia de l'autre jambe en commençant au genou. Répéter l'exercice pour l'autre jambe (voir la figure 9.31).

Figure 9.29 Mouvements alternatifs rapides des doigts

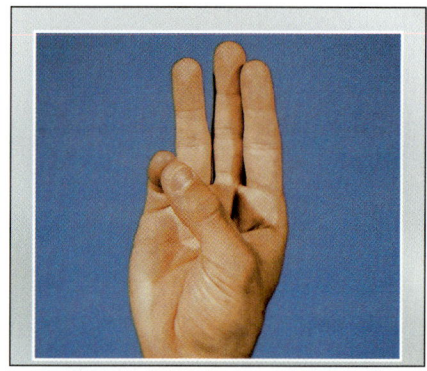

Observations courantes

1. La personne peut, sans manquer sa cible, toucher rapidement ses doigts les uns après les autres.
2. La personne peut tourner la paume de sa main d'un côté, puis de l'autre.
3. La personne glissera son talon, du haut vers le bas, le long du tibia de l'autre jambe, sans difficulté.

Particularités
(pour les trois exercices précédents)

La personne atteinte d'affections cérébelleuses ou extrapyramidales exécutera ces mouvements plus lentement, de façon irrégulière et avec un ralentissement important du rythme.

Figure 9.30 Mouvements alternatifs rapides des mains

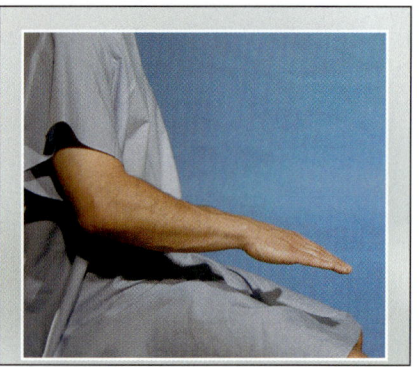
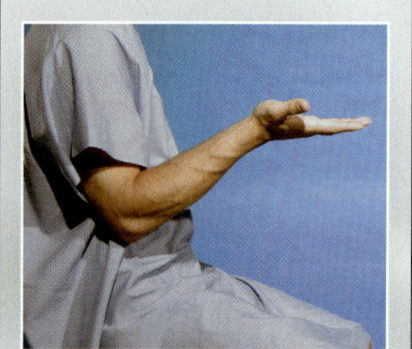

Figure 9.31 Épreuve du talon-genou

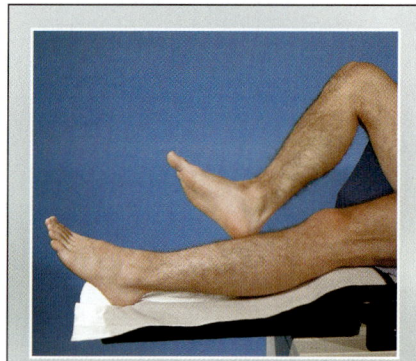

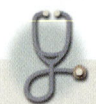

Démarche

Demander à la personne de marcher droit devant elle en gardant les yeux ouverts, puis de revenir sur ses pas.

Demander ensuite à la personne :
– d'exécuter la marche talon-orteil, c'est-à-dire de marcher le talon touchant les orteils de l'autre pied (voir la figure 9.32);
– de marcher sur le bout des pieds.

Observations courantes

Sa démarche devrait être souple et rythmée, sa posture droite et ses bras devraient faire un mouvement de balancier coordonné avec le reste du corps. Les demi-tours devraient s'effectuer facilement.

Ces différents exercices donnent une évaluation sommaire de la démarche. Plusieurs troubles neurologiques provoquent des troubles de la démarche (voir le tableau 9.6).

Figure 9.32 Marche talon-orteil

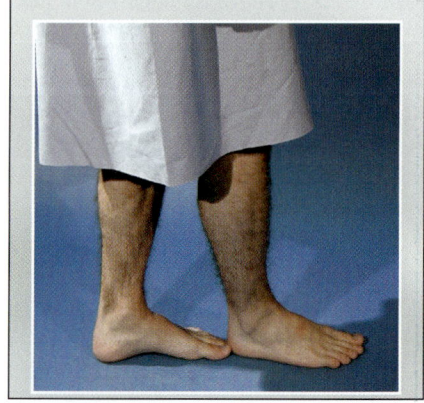

Tableau 9.6 Particularités de la démarche et de la posture liées à des affections neurologiques

Hémiparésie spastique

Caractéristiques

La personne déplace la jambe affectée en demi-cercle, laissant souvent le pied traîner par terre. Le bras atteint est fléchi au coude, mais ne produit pas le mouvement normal de balancier (voir la figure 9.33).

Cause possible : accident vasculaire cérébral.

Figure 9.33 Hémiparésie spastique

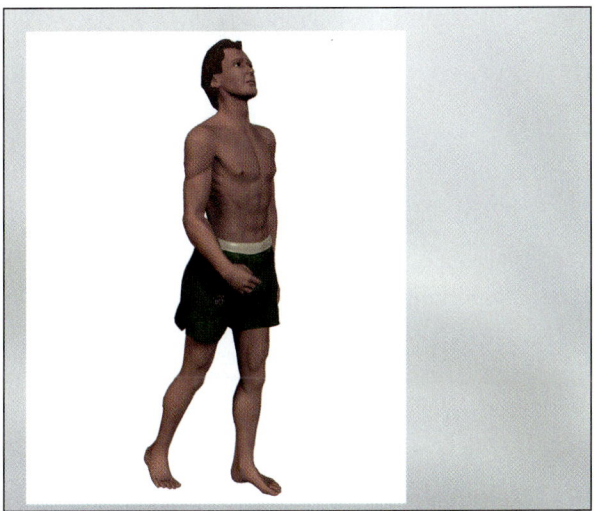

Démarche parkinsonienne

Caractéristiques

La personne se tient la tête et le haut du corps courbés vers l'avant, les genoux fléchis. La démarche est lente, rigide, c'est-à-dire d'un seul bloc, et le transfert du centre de gravité vers l'avant causé par la position penchée crée de la propulsion, soit une tendance à tomber en avant, et de la festination, soit des pas courts et rapides (voir la figure 9.35).

Causes possibles : maladie de Parkinson, syndrome parkinsonien.

Figure 9.35 Démarche parkinsonienne

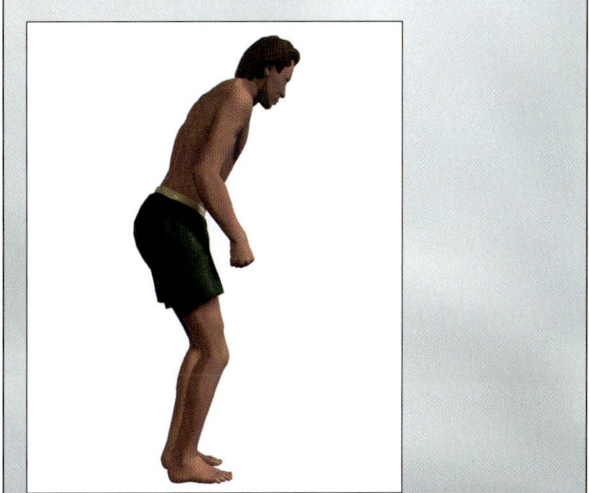

Ataxie sensitive

Caractéristiques

La perte de la sensibilité proprioceptive, c'est-à-dire la perte du sens de la position et du sens de la vibration dans une partie inférieure du corps, soit les jambes ou les pieds, se manifeste par une démarche saccadée, irrégulière. La base de sustension est élargie. Lorsque la personne tente de fermer les yeux, elle chancelle et doit déplacer ses pieds, ce qui signifie un test de Romberg positif (voir la figure 9.34).

Causes possibles : sclérose en plaques, tabes dorsalis.

Figure 9.34 Ataxie sensitive

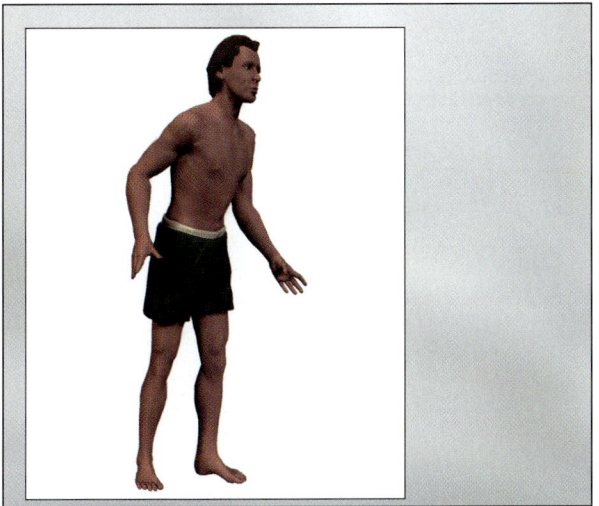

Démarche d'une personne âgée

Caractéristiques

Le vieillissement peut modifier la démarche : pas plus courts, plus lents et même traînants. La personne utilisera une canne pour compenser la perte d'assurance (voir la figure 9.36).

Causes possibles : processus normal de vieillissement.

Figure 9.36 Démarche d'une personne âgée

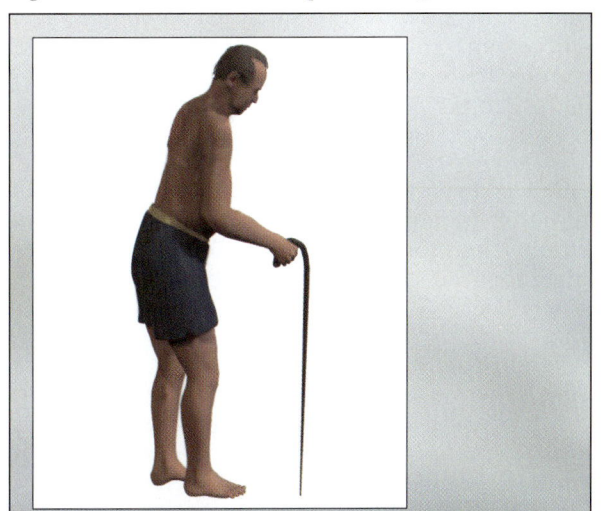

Manœuvre de Romberg

Cette manœuvre permet d'évaluer le sens postural de la personne. En effet, l'équilibre est maintenu grâce aux récepteurs de la proprioception, au sens de la vue et à l'appareil vestibulaire capable d'estimer notre position dans l'espace. Pour exécuter la manœuvre de Romberg, la personne doit se tenir debout, droite, les pieds joints, les mains placées le long du corps. Elle doit ensuite fermer les yeux pendant 20 à 30 secondes. Il est très important de s'assurer au préalable que la personne ne présente pas de risques de chute. L'infirmière devra être prête à une intervention immédiate advenant une perte d'équilibre. Par prudence, elle peut tenir ses bras de chaque côté de la personne sans toutefois la toucher, afin d'éviter de fausser les résultats.

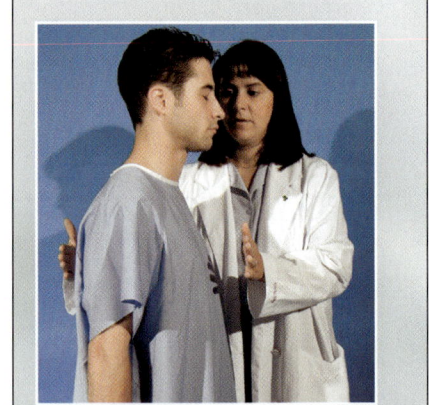

Figure 9.37 *Manœuvre de Romberg*

Observations courantes

Un léger vacillement est normal, puisque la vue est un élément important dans le maintien de l'équilibre (voir la figure 9.37).

Particularités

Si la personne perd l'équilibre lorsqu'elle ferme les yeux, on conclura que le test de Romberg est positif. L'intoxication par l'alcool et l'ataxie cérébelleuse peuvent être en cause.

Notes au dossier

Le volume, le tonus et la force musculaires sont normalement développés et symétriques pour tous les groupes de muscles. Absence de mouvements involontaires au repos ou pendant les activités.

Le côté droit du corps présente une diminution marquée de la force musculaire. La personne est en mesure de soulever sa jambe et son bras contre la gravité, mais n'est pas en mesure de déplacer ses membres lorsqu'une résistance est appliquée. Un tremblement fin et rapide apparaît lorsque la personne tente de maintenir les doigts de sa main gauche écartés pendant plus d'une minute. Il n'y a pas de tremblement au repos.

L'épreuve du doigt sur le nez et les mouvements alternatifs rapides sont exécutés avec fluidité. La démarche est souple et rythmée et les demi-tours s'effectuent sans difficulté. L'épreuve de Romberg est négative.

À l'épreuve de Romberg, la personne vacille dès qu'elle se ferme les yeux. La démarche est lente. La personne utilise une canne pour compenser les pertes d'équilibre. Les épreuves de coordination sont réalisées avec difficulté. Les mouvements sont lents, irréguliers et quelquefois asymétriques.

Tableau 9.7 TABLEAU RÉCAPITULATIF *de l'examen des fonctions motrice et cérébelleuse*

Fonction motrice	Volume musculaire	
	Tonus musculaire	
	Force musculaire	
	Mouvements involontaires	
Fonction cérébelleuse	La coordination	Épreuve du doigt sur le nez
		Mouvements alternatifs rapides : – pouce-doigts – main-cuisse – talon-genou
	La démarche	Démarche Demi-tour Marche talon-orteil Marche sur le bout des pieds
	L'épreuve de Romberg	

Fonction sensitive

La fonction sensitive permet à l'être humain d'être en contact étroit avec son environnement. Plusieurs récepteurs situés dans la peau, les tissus sous-cutanés, les muscles, les tendons et les viscères servent de capteurs à une gamme de sensations, notamment le froid, la douleur et le toucher. Pendant longtemps, on a cru que chaque type de récepteurs était spécifique à l'une ou l'autre des sensations. Il est maintenant admis que, pour une seule sensation, plusieurs récepteurs sont actifs.

Une altération de la fonction sensitive prend généralement l'une des trois formes suivantes :

HYPERESTHÉSIE Une augmentation de la sensation se traduisant souvent par une douleur.

PARESTHÉSIE Une perversion de la sensation se traduisant par une perception anormale d'une sensation en l'absence d'un stimulus spécifique. C'est le cas de la perception d'une douleur intense au simple effleurement d'un pied chez la personne atteinte de diabète.

HYPOESTHÉSIE Une diminution de la sensation ou une absence de sensation (anesthésie).

De multiples causes peuvent être à l'origine de ces altérations : une lésion cérébrale causée par un accident vasculaire cérébral, une lésion des faisceaux ascendants, des lésions de la moelle épinière ou encore une lésion de nerfs périphériques, comme lors d'une coupure profonde au bras.

L'examen clinique systématique de la fonction sensitive est essentiel à une bonne planification des soins dans plusieurs cas, pour ne citer que celui d'un accident vasculaire cérébral ayant entraîné une perte complète des sensations d'un côté du corps : la personne ne ressentant pas toujours le besoin de changer de position peut se retrouver avec des plaies de pression.

Le traitement d'une lésion traumatique profonde ayant brisé définitivement certains faisceaux nerveux, au niveau de la main par exemple, nécessitera un programme de prévention de lésions secondaires intégré au plan de soins préparé par l'infirmière. Dans de tels cas, les risques de brûlure d'un membre ou de lésions de pression sont grands.

On doit se rappeler que les réponses à un examen de la fonction sensitive sont subjectives et que, de ce fait, une grande coopération de la part de la personne examinée est indispensable. Il sera donc recommandé de placer cet examen au début plutôt qu'à la fin de l'examen neurologique. Les questions posées doivent laisser le plus de latitude possible à la personne examinée pour ne pas suggérer de réponses. Par exemple, on demandera : « Est-ce que vous ressentez quelque chose ? » Si oui, « Quelle est cette sensation ? » plutôt que « Est-ce que vous sentez cette vibration ? »

Lors d'un bilan de santé complet, l'examen neurologique sensitif peut se limiter aux éléments suivants :
– le toucher et la perception de la douleur ;
– la vibration ;
– la stéréognosie des mains.

On procède à un examen complet et systématique lorsqu'on soupçonne une atteinte neurologique comme une douleur, un engourdissement ou une modification des réflexes ostéotendineux.
– Comparer alternativement les parties proximales et distales.
– Demander à la personne de garder les yeux fermés pendant l'examen.

L'examen neurologique sensitif peut être effectué en trois étapes :

1. **Sensations extéroceptives** : celles dont les récepteurs cutanés transportent des sensations provenant de l'environnement :
    – Toucher
    – Douleur
    – Température

2. **Sensations proprioceptives** : celles dont les récepteurs sont logés dans les tissus profonds comme les muscles, les tendons, les articulations :
    – Pallesthésie ou vibration
    – Sens de la position et du mouvement

3. **Sensations combinées** : elles sont composées de plusieurs sensations déjà mentionnées, mais elles nécessitent de plus une composante corticale spécifique (une aire associative) qui permet l'intégration et l'analyse de ces sensations :
    – Stéréognosie
    – Graphesthésie
    – Discrimination tactile
    – Stimulation simultanée

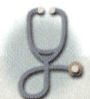

Toucher ou tact superficiel

Utiliser un coton-tige pour stimuler différentes parties de la surface cutanée. On ne doit utiliser que le minimum de pression nécessaire pour déclencher la sensation, afin d'éviter la stimulation des sens de la pression ou de la douleur. Après avoir demandé à la personne de garder les yeux fermés, appliquer le stimulus symétriquement d'un côté à l'autre du corps, mais à des intervalles irréguliers, afin d'éviter des réponses automatisées. Demander à la personne de dire « oui » lorsqu'elle ressent un stimulus (voir la figure 9.38).

Figure 9.38 Examen du tact superficiel

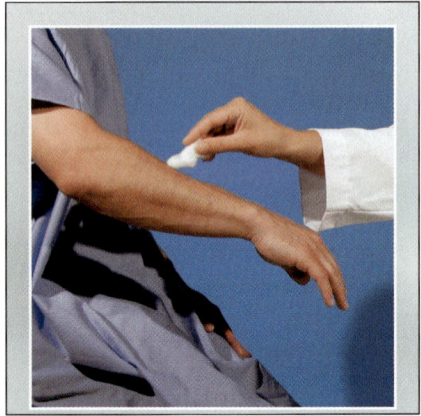

Observations courantes

La personne distingue correctement les stimuli.

Particularités

Hyperesthésie : Augmentation de la sensation.

Hypoesthésie : Diminution de la sensation.

Anesthésie : Absence de sensation.

Attention. Ces trois termes désignent également les modifications pour l'ensemble de la fonction sensitive.

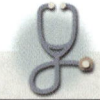

Douleur

Pour effectuer cet examen, utiliser un abaisse-langue coupé en deux dans le sens de la longueur, procurant ainsi un objet qui possède un bout piquant et un autre arrondi. L'utilisation d'une forme quelconque d'aiguille est déconseillée à cause du risque de lésion cutanée. Demander à la personne de fermer les yeux et de dire :
1. Si elle ressent quelque chose.
2. Si cette sensation est douce ou piquante (voir les figures 9.39a et b).

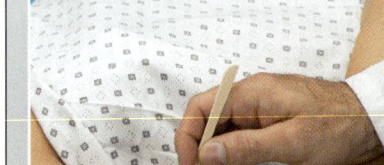

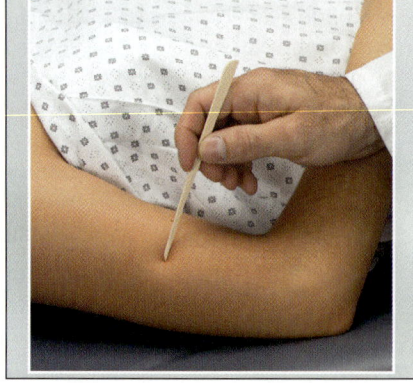
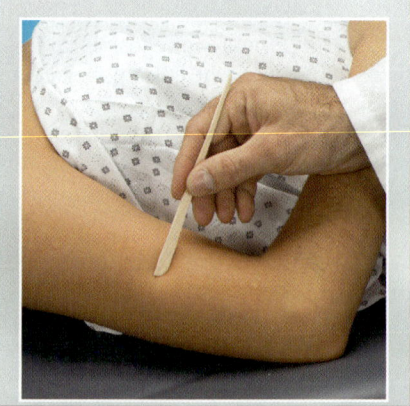

Observations courantes

La personne distingue correctement les sensations.

Particularités

Hyperalgie : Augmentation de la sensibilité à la douleur.

Hypoalgie : Diminution de la sensibilité à la douleur.

Analgésie : absence de sensibilité à la douleur.

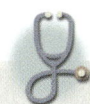

Température

Cet examen ne sera exécuté que si les deux autres sensations (toucher, douleur) sont affectées, car les faisceaux de transmissions sont semblables et nous informent par déduction de la perception de la température. Pour effectuer cet examen, remplir un tube d'eau froide et un autre d'eau chaude, puis appliquer la partie inférieure des tubes sur la peau (voir la figure 9.40). Ne pas utiliser de températures extrêmes pour éviter de stimuler les terminaisons nerveuses qui transmettent la douleur. La personne doit garder les yeux fermés pendant cet examen.

Figure 9.40 Examen de la perception de la température

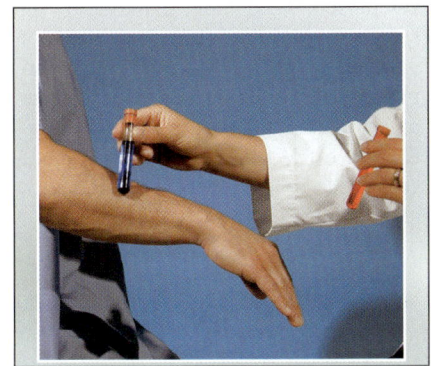

Observations courantes

La personne identifie correctement les sensations

Particularités

Ce test s'avère fort utile pour la planification du retour à domicile d'une personne diabétique, puisqu'il permet d'évaluer la capacité de la personne à percevoir adéquatement le chaud et le froid. Si la personne présente des risques de brûlure ou d'engelure, l'infirmière devra en tenir compte.

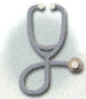

Vibration (pallesthésie)

La capacité de percevoir les vibrations peut être mesurée en utilisant un diapason de 128 ou de 256 Hz. Frapper d'abord le diapason sur un objet dur ou sur le talon de sa main, puis l'appuyer sur une proéminence osseuse de la personne, comme l'ongle d'un doigt ou du gros orteil (voir les figures 9.41a et b). Les résultats doivent être comparés bilatéralement d'un côté à l'autre du corps. Demander à la personne de dire ce qu'elle ressent et de signaler quand cela débute et le moment où cela cesse. Si la vibration n'est pas perçue dans une partie distale, comme l'orteil par exemple, la perception de la vibration doit être mesurée pour la malléole, le genou, puis la hanche.

Observations courantes

La personne perçoit la vibration maximale et elle devrait également percevoir les vibrations perceptibles jusqu'aux plus imperceptibles. Il est normal de retrouver une meilleure perception de la vibration dans les extrémités supérieures que dans les extrémités inférieures.

Figure 9.41 Examen de la sensibilité aux vibrations a) d'un doigt   *b) d'un orteil*

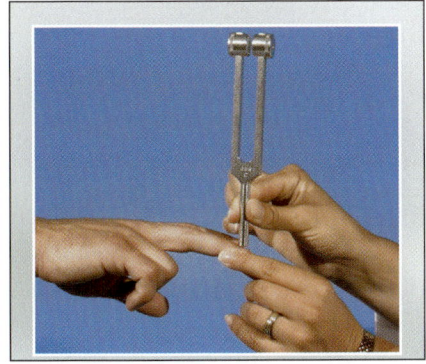
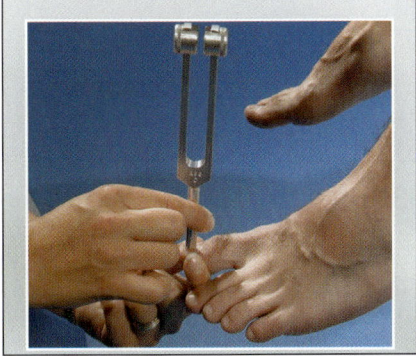

Particularités

Une perte significative de la perception de la vibration apparaît dans la portion distale des extrémités dans certains cas de neuropathies périphériques, particulièrement l'anémie pernicieuse ou dans certains types de diabète. Les personnes souffrant d'hypothyroïdie en sont aussi atteintes. Une diminution de cette sensation augmente les risques de chutes chez les personnes atteintes.

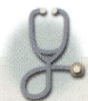

Sens de la position et du mouvement

Cet examen s'effectue ainsi : saisir l'index de la personne entre ses doigts et le déplacer vers le haut, et ensuite vers le bas, en demandant à chaque fois si le doigt a bougé et dans quelle direction (voir la figure 9.42). Éviter de faire une pression sur la pulpe du doigt ou sur l'ongle pour ne pas transmettre d'informations. De plus, pour ne pas fausser les résultats, la personne ne doit pas tenter de faire de mouvement avec sa main. Utiliser la même technique pour le gros orteil.

Figure 9.42 Examen du sens de la position du doigt

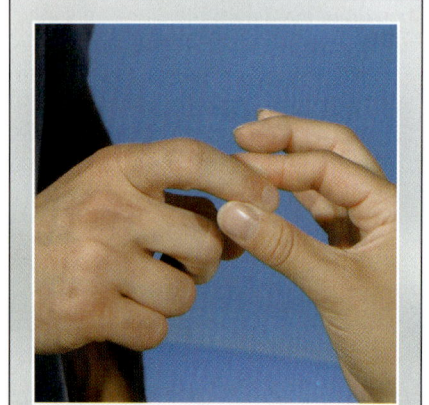

Observations courantes

La personne identifie la position dans laquelle le membre se trouve, ainsi que la direction des mouvements effectués par l'infirmière.

Particularités

Les personnes souffrant d'une lésion de la moelle épinière ou d'un accident vasculaire cérébral peuvent présenter une déficience du sens de la position et du mouvement. La perte de la proprioception est le premier signe de l'ataxie sensorielle et les risques de chutes sont alors amplifiés.

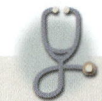

Stéréognosie

Figure 9.43 Examen de la stéréognosie

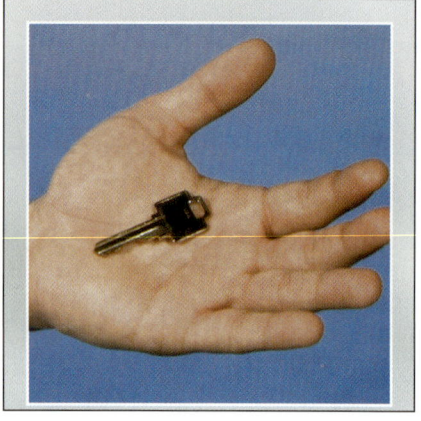

La stéréognosie est la capacité de percevoir et de reconnaître la forme et la nature des objets par le toucher. Demander à la personne de garder les yeux fermés et placer ensuite une clé ou un attache-feuilles dans le creux de sa main (voir la figure 9.43).

Observations courantes

La personne identifie l'objet en le palpant avec ses doigts.

Particularités

La stéréognosie nécessite que le tact superficiel et la proprioception soient intacts. Toute lésion affectant l'une ou l'autre de ces perceptions affectera donc également la stéréognosie. Les lésions de l'aire sensitive du cortex peuvent également affecter cette perception.

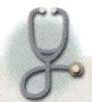

Graphesthésie

Ce terme est utilisé pour désigner la capacité à reconnaître une lettre ou un chiffre inscrit sur la peau. Des chiffres d'une hauteur de 2 mm peuvent être distingués sur le bout des doigts. Pour effectuer cet examen, utiliser le bout d'un stylo et inscrire dans le creux de la main des chiffres faciles à distinguer comme le 9 ou le 4. La personne doit garder les yeux fermés (voir la figure 9.44).

Figure 9.44 Examen de la graphestésie

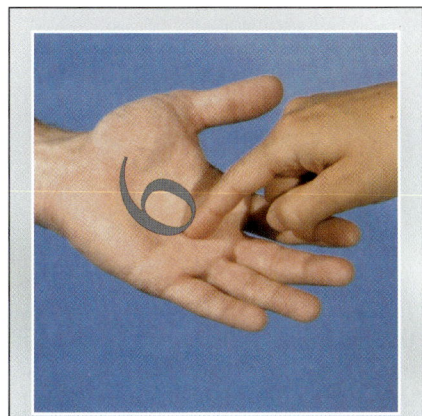

Observations courantes

La personne identifie correctement les chiffres tracés dans sa main.

Particularités

La perte de cette sensation se nomme graphanestésie. Cette habileté peut être perdue de façon unilatérale dans des lésions superficielles de la main puisqu'elle nécessite, entre autres, un parfait fonctionnement du tact superficiel.

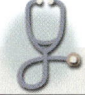

Discrimination tactile

C'est la capacité de distinguer une stimulation cutanée faite sur un seul point, par opposition à une stimulation sur deux points. Plus le nombre de récepteurs tactiles est élevé, plus la personne est en mesure de distinguer les deux points sur une courte distance. Comme le montre la figure 9.45, la distance minimale est beaucoup plus petite sur le bout des doigts que dans le dos.

Figure 9.45 Distance minimale à laquelle deux points sont perçus comme distincts

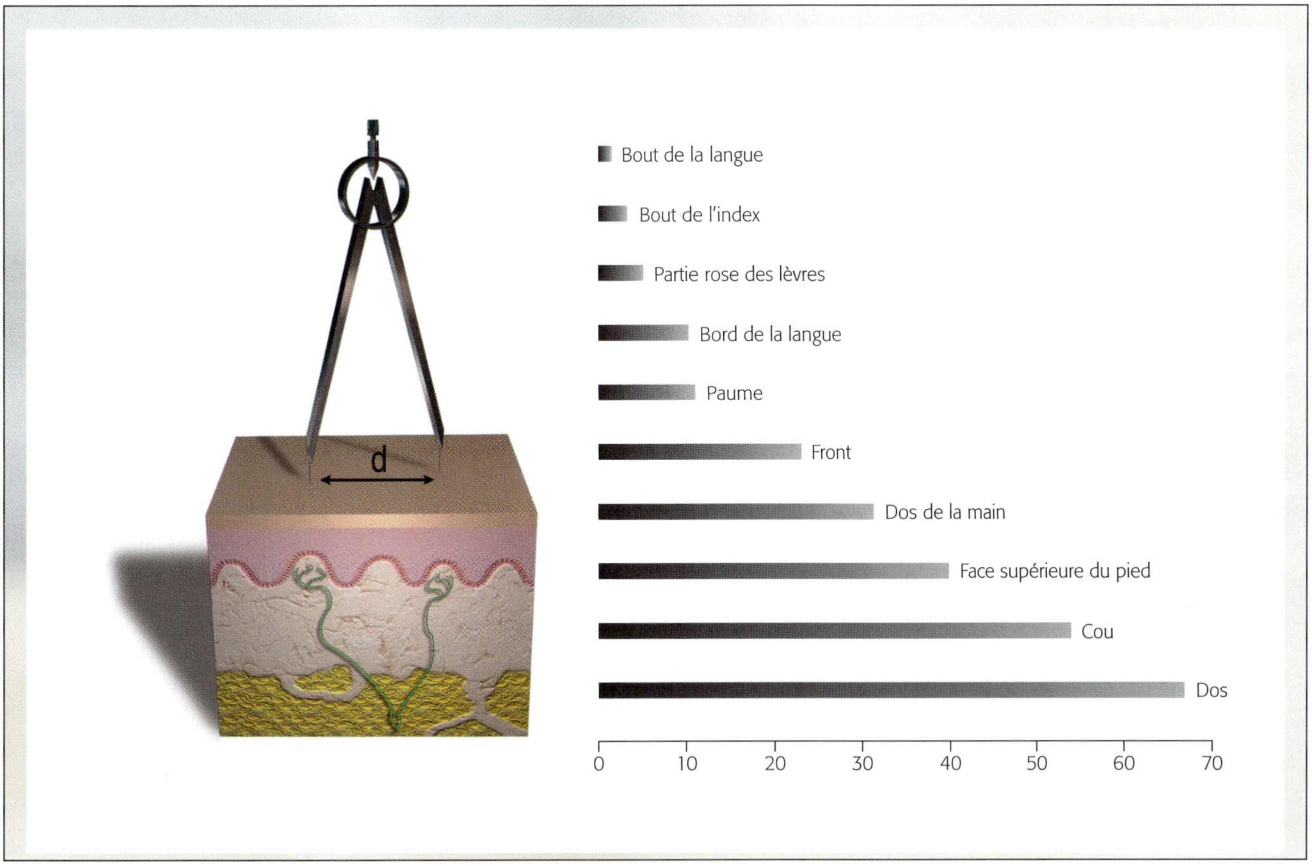

Figure 9.46 Examen de la discrimination tactile

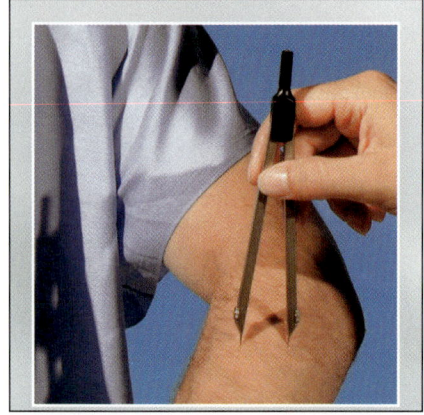

Demander à la personne de garder les yeux fermés et appliquer de façon aléatoire un ou deux stimuli à l'aide d'un compas ou d'une branche d'attache-feuilles (voir la figure 9.46). Demander à la personne de dire :

1. lorsqu'elle ressent une seule stimulation.
2. lorsqu'elle ressent deux stimulations.

Observations courantes

La personne peut dire s'il s'agit d'un point ou de deux points.

Particularités

Une lésion de l'aire corticale sensitive, une lésion médullaire ou même une lésion d'un nerf périphérique entraînent une perte de cette capacité discriminatoire.

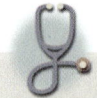

Stimulation simultanée

Figure 9.47 Examen de la stimulation simultanée

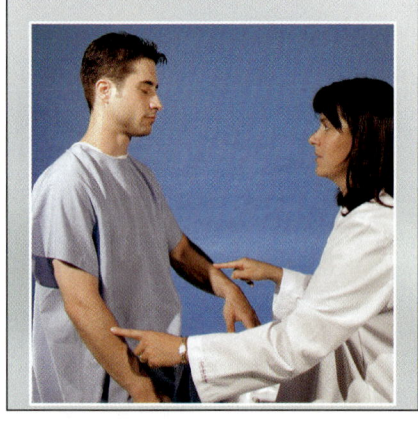

L'extinction est la perte de cette capacité de percevoir une sensation d'un côté lorsque les deux zones symétriques du corps sont simultanément stimulées. Toucher simultanément deux zones symétriques, les avant-bras par exemple, et demander à la personne de dire ce qu'elle ressent. La personne doit garder les yeux fermés (voir la figure 9.47).

Observations courantes

La personne peut décrire précisément ce qu'elle ressent.

Particularités

Les lésions de l'aire sensitive du cortex peuvent également affecter cette capacité.

Tableau 9.8 TABLEAU RÉCAPITULATIF des examens de la fonction sensorielle

Sensations extéroceptives	Le toucher
	La douleur
	La température
Sensations proprioceptives	La vibration (pallesthésie)
	Le sens de la position et du mouvement
Sensations combinées	Stéréognosie
	Graphesthésie
	Discrimination tactile
	Stimulation simultanée

Notes au dossier

Les sens du toucher, de la douleur et la proprioception sont présents et symétriques. La personne identifie correctement une clé et le chiffre 4 dans les deux mains, elle décrit adéquatement les sensations provoquées par la stimulation de la discrimination tactile et de la stimulation simultanée.

La perception de la vibration d'un diapason de 256 Hz est diminuée symétriquement dans les deux membres inférieurs. La personne ne ressent aucune vibration à l'orteil et aux malléoles. Elle perçoit toutefois la vibration au niveau de la rotule. On note une hypoalgie, une hypoesthésie et une perte de la discrimination de la température pour les membres inférieurs.

Réflexes

Lorsqu'un muscle est étiré passivement, ses fibres réagissent par une résistance à cet étirement en se contractant. Pour ce faire, ce muscle doit posséder une innervation adéquate et des fibres musculaires intactes. La contraction peut être provoquée par la stimulation indirecte du muscle. Un coup bref sur le tendon qui lui est lié peut déclencher un réflexe d'étirement appelé aussi réflexe ostéotendineux alors qu'une stimulation de la peau le recouvrant provoque le réflexe dit superficiel.

Même si la majorité des réflexes sont involontaires et relativement indépendants du niveau de conscience, la personne est généralement consciente de leur présence pendant et après l'examen.

Bien qu'elle n'en soit pas la seule constituante, l'évaluation des réflexes neurologiques est une partie importante de l'examen neurologique, car elle en constitue la partie la plus objective. Échappant presque entièrement au contrôle volontaire, ses résultats sont ainsi plus difficilement modifiables. L'évaluation des réflexes permet donc à l'infirmière de rassembler des données précises.

Ainsi, la diminution de la réponse (hyporéflexie) peut être l'occasion de noter l'apparition d'un déficit sensitif causé par une neuropathie diabétique. L'infirmière pourra alors donner l'information appropriée et diriger la personne vers son médecin.

Deux types de réflexes sont ici présentés : les réflexes d'étirement (ostéotendineux) et les réflexes superficiels.

RÉFLEXES D'ÉTIREMENT (OSTÉOTENDINEUX)

La mesure d'un réflexe d'étirement permet de s'assurer que l'arc réflexe au niveau de la moelle épinière est fonctionnel, tandis que le traitement parallèle de la même information sensitive se déroule simultanément dans les centres supérieurs, ce qui permet à la personne de prendre conscience de l'événement.

Pour déclencher un réflexe ostéotendineux, il faut plus que la percussion d'un tendon. Une évaluation de ces réflexes est réussie si les trois conditions suivantes sont respectées :

1. La personne doit être entièrement détendue. Or, les conditions dans lesquelles elle subit cet examen ne favorisent pas toujours la détente : un examen fait au département des urgences ou sous l'effet d'une douleur importante en sont des exemples. Entretenir la personne de sujets autres que cet examen pourrait l'aider à se relaxer.
2. Le muscle doit présenter une tension résiduelle optimale, c'est-à-dire se trouver dans une position de repos à mi-chemin entre la contraction et l'étirement. Pour évaluer le réflexe stylo-radial, le bras peut être posé sur la cuisse.
3. Le stimulus appliqué au tendon doit être approprié en force et en durée. Le coup doit être bref et de force suffisante pour induire un étirement des fibres musculaires liées au tendon. (Voir la technique d'utilisation du marteau à réflexes.)

TECHNIQUES DE RENFORCEMENT Certaines personnes semblent n'avoir aucun réflexe même lorsque la technique utilisée est appropriée. Dans de tels cas, il peut être utile, avant de conclure à l'absence de tout réflexe, d'utiliser une technique de renforcement, appelée manœuvre de Jendrassik.

Si le réflexe rotulien est absent, on peut demander à la personne d'accrocher les doigts de ses deux mains et d'essayer de les écarter (voir la figure 9.48). De même lorsqu'un réflexe des membres supérieurs est souhaité, la personne peut serrer les dents et/ou pousser sur le lit avec ses cuisses.

Figure 9.48 Technique de renforcement des réflexes

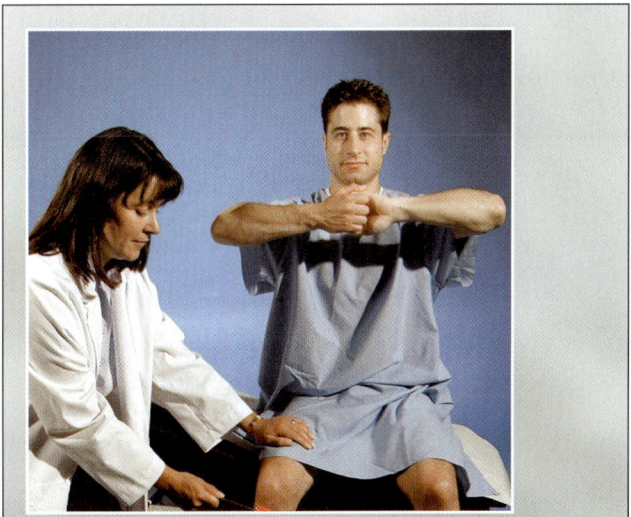

Par ailleurs, il est à noter que, sans qu'il ait de dysfonctionnement du système nerveux sous-jacent, 3 à 10 % des personnes normalement constituées ne présentent pas de réponses aux réflexes d'étirement.

TECHNIQUE D'UTILISATION DU MARTEAU Les réflexes d'étirement sont mesurés en percutant, avec précision, des tendons spécifiques à l'aide d'un marteau à réflexes. Celui de marque Taylor est muni d'une pointe pour les plus petits tendons et d'un côté plus large pour les plus gros tendons. Le marteau doit être tenu à son extrémité et le mouvement de va-et-vient doit provenir essentiellement du poignet, comme lors de la percussion. Un seul coup est suffisant et il doit être bref (voir figure 9.49). Un autre marteau à réflexes, le marteau « neuro », existe également. Il peut effectuer le même travail, mais il a l'avantage de présenter, à ses extrémités, différents outils (une roue dentelée, un pinceau et une aiguille) qui facilitent l'examen de la sensibilité (voir la figure 9.50).

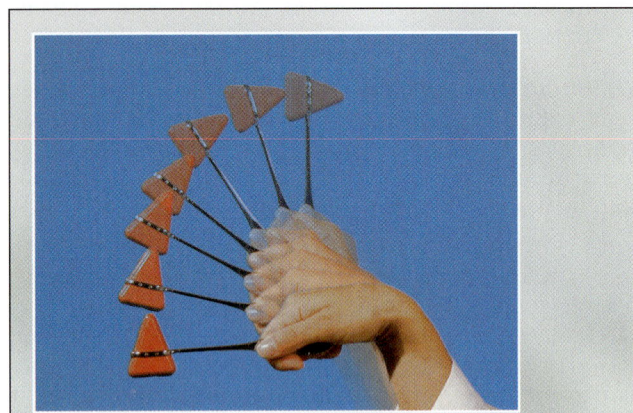

Figure 9.49 Technique d'utilisation du marteau à réflexes

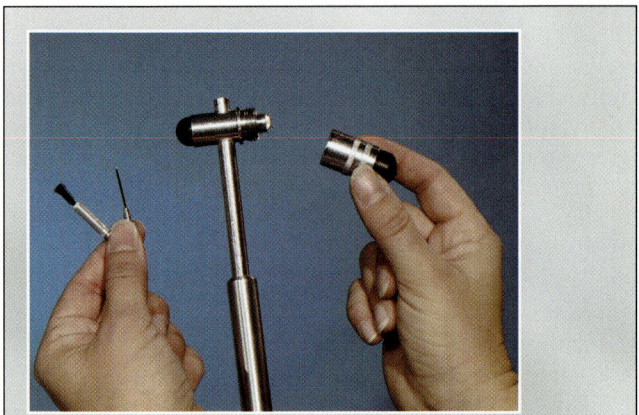

Figure 9.50 Marteau à réflexes neuro

Réflexe bicipital (C5 et C6)

Demander à la personne de fléchir son bras à la hauteur du coude en tenant la paume de sa main vers le haut. En appuyant fermement le pouce sur le tendon du biceps, le frapper d'un coup sec avec le marteau (voir la figure 9.51) pour provoquer la contraction du biceps et la flexion éventuelle du coude.

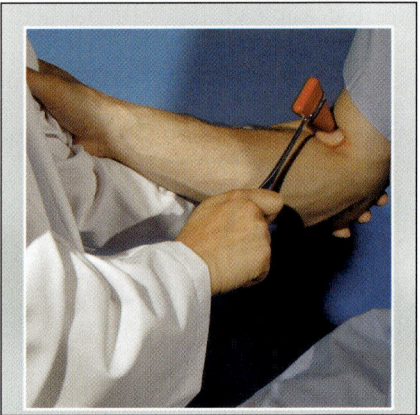

Figure 9.51 Réflexe bicipital

Réflexe tricipital (C6 à C8)

Demander à la personne de fléchir son bras au coude, la paume de sa main tournée vers le corps, et maintenir le bras tiré doucement sur la poitrine comme dans la figure 9.52. Frapper directement le tendon à 3 cm du coude sans ricocher. Si la personne éprouve des difficultés à se détendre, lui soutenir le bras et frapper ensuite le tendon du triceps pour obtenir la contraction du triceps et l'extension du coude.

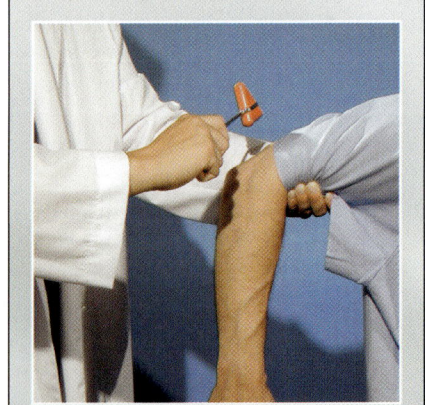

Figure 9.52 Réflexe tricipital

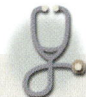

Réflexe stylo-radial (C5 et C6)

Demander à la personne de déposer son avant-bras sur sa cuisse ou sur son abdomen, la paume de sa main légèrement tournée vers le haut. Frapper d'un coup sec le tendon du radius (environ 2,5 à 5 cm au-dessus du poignet (voir la figure 9.53). Observer la flexion et la supination de l'avant-bras. Il est conseillé de tenir le pouce de la personne pour mieux localiser le tendon (voir la figure 9.54). Une autre technique consiste à palper pour localiser le tendon et à glisser ensuite son bras sous le bras opposé de la personne, en lui fléchissant le poignet légèrement vers le bas pour ensuite percuter le tendon.

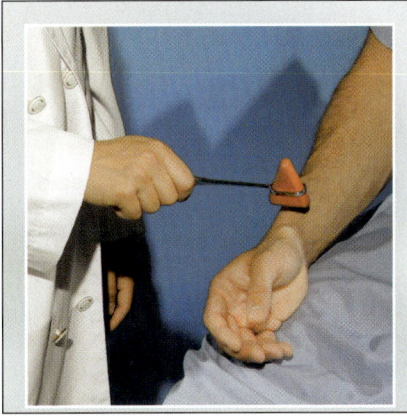

Figure 9.53 *Réflexe stylo-radial (supinateur) (C5 et C6)*

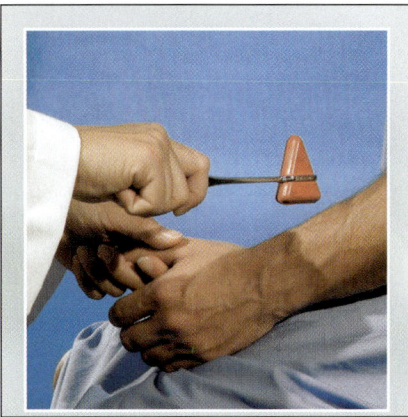

Figure 9.54 *Localisation du tendon du radius en tenant le pouce de la personne*

Réflexe rotulien (L2 à L4)

Demander à la personne de s'asseoir au bord de la table d'examen en laissant pendre ses jambes. Frapper d'un coup sec le tendon rotulien (voir la figure 9.55) et observer la contraction du quadriceps avec l'extension du genou. Lorsque la personne ne peut s'asseoir et doit rester couchée sur le dos, recourir à la technique illustrée à la figure 9.56.

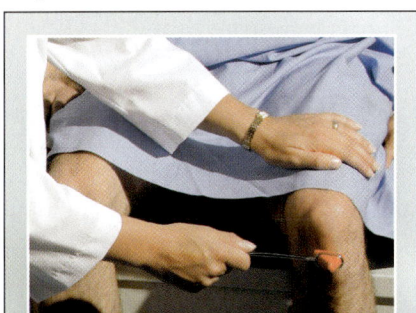

Figure 9.55 *Réflexe rotulien en position assise*

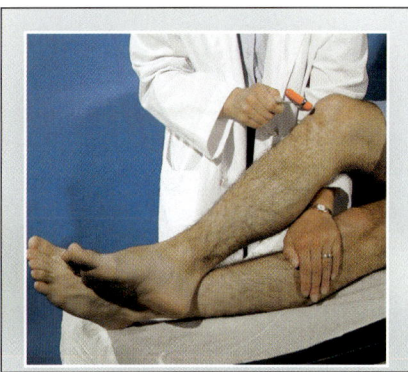

Figure 9.56 *Réflexe rotulien en position couchée*

Réflexe achilléen (S1 et S2)

Demander à la personne de s'asseoir en gardant les pieds pendants au bord du lit. Placer une main sous le pied afin d'effectuer une dorsiflexion. Percuter le tendon d'Achille et noter la flexion plantaire de la cheville (voir la figure 9.57).

Une autre méthode peut être utilisée afin d'évaluer ce réflexe alors que la personne est couchée sur le dos. Elle doit placer sa jambe fléchie en rotation externe sur le tibia de l'autre jambe (voir la figure 9.58). Placer à nouveau une main sous le pied de la personne pour effectuer la dorsiflexion et percuter le tendon d'Achille.

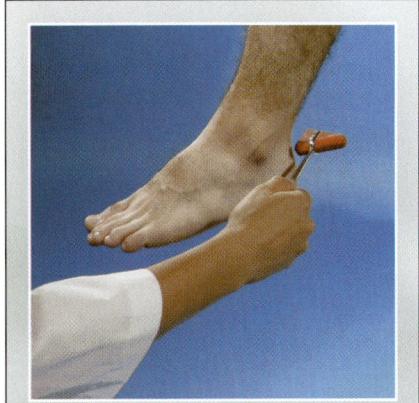

Figure 9.57 *Réflexe achilléen en position assise*

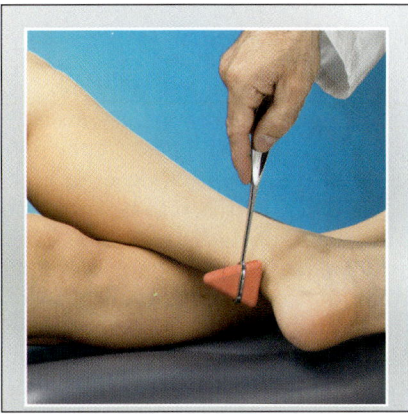

Figure 9.58 *Réflexe achilléen en position couchée*

RÉFLEXES SUPERFICIELS

Ces réflexes sont déclenchés par une stimulation cutanée légère et témoignent du bon fonctionnement des arcs réflexes spinaux.

Le réflexe nauséeux et le réflexe cornéen sont deux réflexes superficiels importants à évaluer.

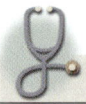

Réflexe abdominal (T8 à T12)

Le réflexe abdominal est obtenu en grattant la peau de l'abdomen à l'aide d'un abaisse-langue ou du manche du marteau à réflexes Taylor au-dessus et au-dessous de l'ombilic, dans un mouvement partant de l'extérieur vers l'intérieur, tel qu'indiqué à la figure 9.59. L'ombilic déviera en direction du stimulus.

Comme les récepteurs de cet arc réflexe sont logés dans le derme, le stimulus doit être ferme pour obtenir la réponse souhaitée. Ce réflexe peut être absent dans les cas suivants : une lésion du motoneurone supérieur causée par un accident vasculaire cérébral, une lésion d'un motoneurone inférieur consécutive à un choc spinal. L'obésité peut masquer le réflexe abdominal. Dans ce cas, utiliser son index afin de rétracter l'ombilic du côté opposé à la stimulation. Lorsque la stimulation sera appliquée, la contraction musculaire sera perçue par le doigt qui rétracte l'ombilic.

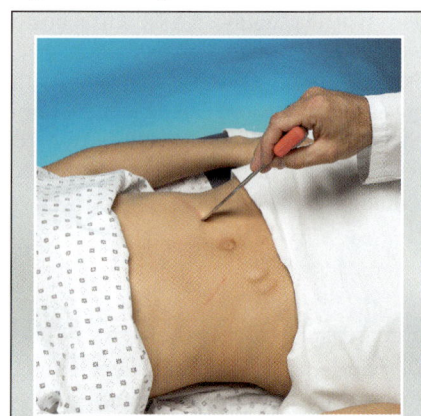

Figure 9.59 Réflexe abdominal

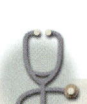

Réflexe crémastérien (L1 et L2)

Ce réflexe peut être déclenché chez l'homme en frottant légèrement la face interne de la cuisse avec un abaisse-langue. Il en résulte une élévation rapide du testicule du même côté. Les épididymites et les prostatites peuvent annuler ce réflexe.

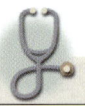

Réflexe cutané plantaire (L4 à S2)

En utilisant la partie métallique du marteau à réflexes, frotter la face externe de la plante du pied, du talon aux orteils (voir la figure 9.60). Normalement, une flexion plantaire des orteils se produit. On reconnaîtra le réflexe de Babinski si, avec le même stimulus, on assiste à une dorsiflexion du gros orteil avec un écartement des autres orteils en forme d'éventail (voir la figure 9.61). Dans le cas d'une interruption partielle ou complète des faisceaux corticaux spinaux, ce réflexe est présent. Il se produit également lors d'un accident vasculaire cérébral, d'un coma, d'une hypertension intracrânienne ou d'une blessure médullaire.

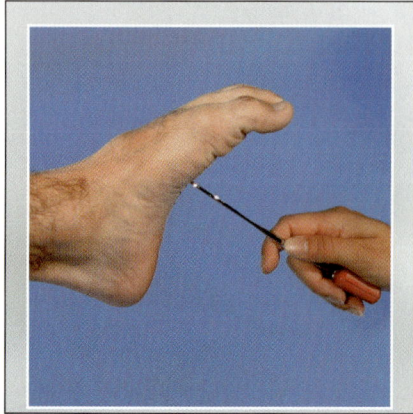

Figure 9.60 Réflexe cutané plantaire

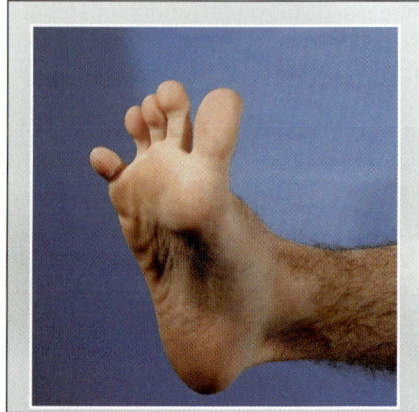

Figure 9.61 Réflexe de Babinski

Observations courantes

La réponse normale à la percussion assez prononcée d'un tendon pour provoquer un mouvement est une contraction involontaire du muscle. Les réponses bilatérales devraient présenter une vitesse d'apparition, une force et une amplitude similaires.

Particularités

Diminution ou absence de réflexes : La diminution des réflexes peut provenir d'une interruption quelconque dans l'arc réflexe. Une lésion du nerf sensitif (neuropathie diabétique) ou du muscle correspondant (myasthénie) en sont des exemples. Les réflexes peuvent être augmentés au début d'un coma, mais ils sont absents dans les cas suivants : coma profond ou sédation profonde, sommeil profond. Les réflexes ostéo-tendineux seront également absents lors d'une anesthésie rachidienne, paravertébrale ou caudale.

Réflexes hyperactifs : Ces réflexes peuvent signifier que le stimulus nécessaire pour les obtenir est très faible, que l'apparition est extrêmement rapide ou que leur force est augmentée. Une lésion à n'importe quel niveau des faisceaux cortico-spinaux (du cortex jusqu'au segment au-dessus de l'origine de l'arc réflexe) entraîne une spasticité musculaire et une augmentation des réflexes ostéotendineux. Des réflexes hyperactifs se présentent entre autres lors d'une hémiplégie suivant un AVC ou lors d'une blessure médullaire.

Notes au dossier

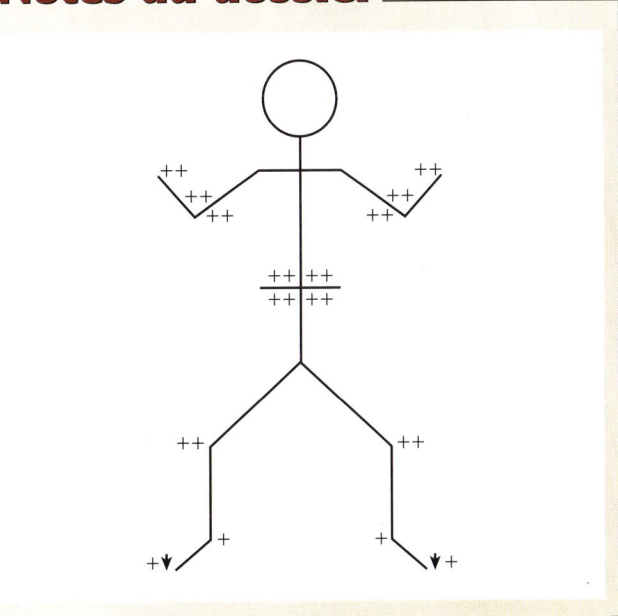

Après avoir évalué les réflexes, les éléments suivants doivent être notés en comparant les deux côtés :

1. Présence ou absence de réflexe.
2. Degré d'activité.

Le degré d'activité est représenté par les signes suivants :

L'évaluation des réflexes se fait souvent à l'aide d'un pictogramme où les signes ++ signifient 2+, soit des réflexes normaux. Le réflexe plantaire est représenté par un + et une flèche qui indique dans quelle direction la flexion a été exécutée.

Pointage	Signification	Les caractéristiques de la réponse
0	Absence d'activité	Aucune contraction visible ou palpable en utilisant le renforcement.
1+	Hyporéflexie	Peu ou pas de contraction musculaire accompagnée d'un léger mouvement ou absence de mouvement de l'articulation concernée. Le renforcement peut être nécessaire pour déclencher une réponse.
2+	Normale	Légère contraction musculaire accompagnée d'un mouvement discret de l'articulation.
3+	Hyperréflexie	Brusque contraction musculaire très perceptible accompagnée d'un mouvement de l'articulation
4+	Anormale	Forte contraction musculaire accompagnée de *clonus**.

* *Clonus :* spasme marqué par une succession rapide de contractions et de décontractions.

AFFECTIONS COURANTES

Méningite bactérienne

Une bactérie du type des *Streptococcus pneumonia*, *Hæmophilius influenzæ* (type B) et *Neisseria meningitidis* qui parvient à infecter l'espace sous-arachnoïdien cause la méningite bactérienne. La production d'exsudat inflammatoire et l'œdème cérébral subséquents en font apparaître les signes et les symptômes suivants :
- Céphalée
- Raideur de la nuque
- Photophobie
- Pétéchies sur le corps
- État d'agitation évoluant vers un état de complète désorientation

Il existe deux autres indices d'une inflammation des méninges :

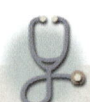

Signe de Brudzinski

Installer la personne en décubitus dorsal et lui saisir la tête de chaque côté. Lui fléchir ensuite le cou lentement vers l'avant jusqu'à ce que son menton touche son cou.

Observations courantes

Le cou est flexible et cette manœuvre ne provoque ni résistance, ni douleur.

Particularités

La flexion des hanches et des genoux manifeste une irritation des méninges. Cette manœuvre peut également entraîner une douleur de la nuque ou une résistance à la flexion du cou.

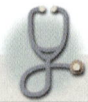

Signe de Kernig

Placer la personne en décubitus dorsal, saisir une de ses jambes et la fléchir à la hanche et au genou. Redresser ensuite le genou.

Observations courantes

L'apparition d'une légère douleur localisée derrière le genou accompagnée d'une résistance lors de l'étirement complet du membre.

Particularités

Une douleur intense à la tête, au cou et dans le dos, ainsi qu'une résistance à l'extension du genou et ce, pour les deux membres inférieurs, révèlent une irritation des méninges.

Hypertension intracrânienne

Une augmentation importante de la pression intracrânienne peut nuire à la fonction cérébrale. Les principales causes sont : une augmentation du volume sanguin, comme dans le cas d'un hématome ou d'une hémorragie, et une augmentation de la masse du parenchyme cérébral, comme dans les cas d'œdème cérébral traumatique.

Grâce à son système d'autorégulation, le cerveau peut garder un débit sanguin constant malgré des changements importants dans la pression de perfusion cérébrale. Par ailleurs, même avec une excellente autorégulation, le cerveau a besoin d'un minimum de pression artérielle pour maintenir son apport en oxygène et en glucose, puisqu'il lui est impossible de stocker ces éléments. Un déséquilibre suffisamment important de ce système d'autorégulation provoque une hypertension intracrânienne. La reconnaissance précoce du phénomène peut permettre une intervention médicale salvatrice pour la personne atteinte.

Signes et symptômes d'hypertension intracrânienne :
- Une altération de l'état de conscience pouvant aller de l'inattention – en passant par l'agitation, la somnolence, un état de désorientation – jusqu'au coma.

- Une modification de la réaction ou de la dimension des pupilles à la lumière : réduction, dilatation, asymétrie.
- Une posture anormale : la flexion ou l'extension spastique des membres.
- Une augmentation significative de la pression artérielle. Cette augmentation est principalement liée à une vasoconstriction périphérique responsable du maintien d'un débit cérébral adéquat.
- Une nausée et des vomissements en jet.
- Une céphalée.
- Une élévation soudaine et inexplicable de la température.
- La triade de Cushing : signe tardif de l'élévation de la pression intracrânienne. Elle se définit par une diminution de la fréquence respiratoire et cardiaque et une augmentation de la tension artérielle.

La fonction respiratoire

par Mario Brûlé

Objectifs du chapitre 10

À la fin de ce chapitre, vous serez en mesure :

De décrire l'anatomie de la fonction respiratoire et les repères anatomiques ;

De décrire la physiologie de la fonction respiratoire ;

D'expliquer les mécanismes de régulation physiologique à évaluer lors de l'examen clinique de la fonction respiratoire ;

D'énumérer et d'expliquer les motifs courants de consultation ;

De définir les quatre facteurs déterminants de la santé : facteurs biologiques, facteurs environnementaux, habitudes de vie et soins ;

De soumettre la personne au questionnaire spécifique sur la raison de la consultation, élaboré selon la méthode PQRST ;

De préparer le matériel nécessaire à l'examen ;

De décrire les méthodes d'évaluation suivantes : inspection, palpation, percussion, auscultation et autres mesures ;

De décrire les observations courantes révélées par chacune de ces méthodes ;

De décrire les particularités cliniques rencontrées et leurs relations physiologiques ;

De définir les troubles pulmonaires suivants : bronchopneumopathie obstructive chronique (BPOC), asthme, œdème aigu pulmonaire (OAP), pneumonie, pneumothorax et tuberculose ;

De distinguer les particularités révélées par l'examen clinique (symptômes et signes) dans chacun des troubles pulmonaires énumérés ci-dessus ;

De consigner les résultats de l'examen clinique au dossier.

ANATOMIE ET PHYSIOLOGIE

Poumons

Les poumons oxygènent, en vingt-quatre heures, plus de 6 000 litres de sang, et plus de 8 000 litres d'air les traversent.

POUMON DROIT Il est divisé en trois lobes : le lobe supérieur droit (LSD), le lobe moyen droit (LMD), le lobe inférieur droit (LID). Le poumon droit assure 55 % de la ventilation pulmonaire.

POUMON GAUCHE Il est divisé en deux lobes : le lobe supérieur gauche (LSG) et le lobe inférieur gauche (LIG). Le poumon gauche assure 45 % de la ventilation pulmonaire.

Les figures 10.1, 10.2, 10.3 et 10.4 illustrent la division des lobes pulmonaires sur les faces antérieure, postérieure et latérales.

Trachée

La trachée s'étend du larynx aux bronches principales (dont le repère antérieur est l'angle manubrio-sternal vis-à-vis la deuxième côte et le repère postérieur, la quatrième vertèbre thoracique).

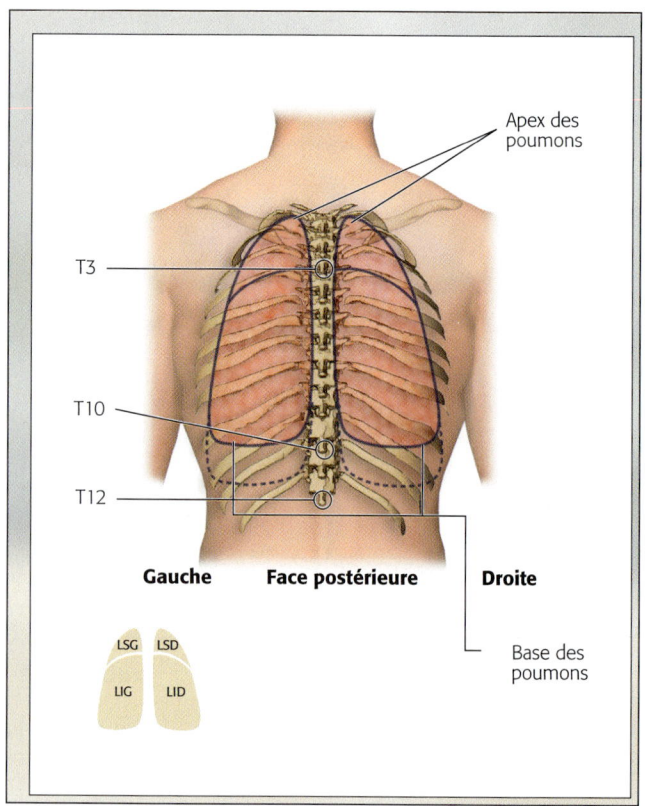

Figure 10.2 *Poumons et repères anatomiques de la face postérieure.*

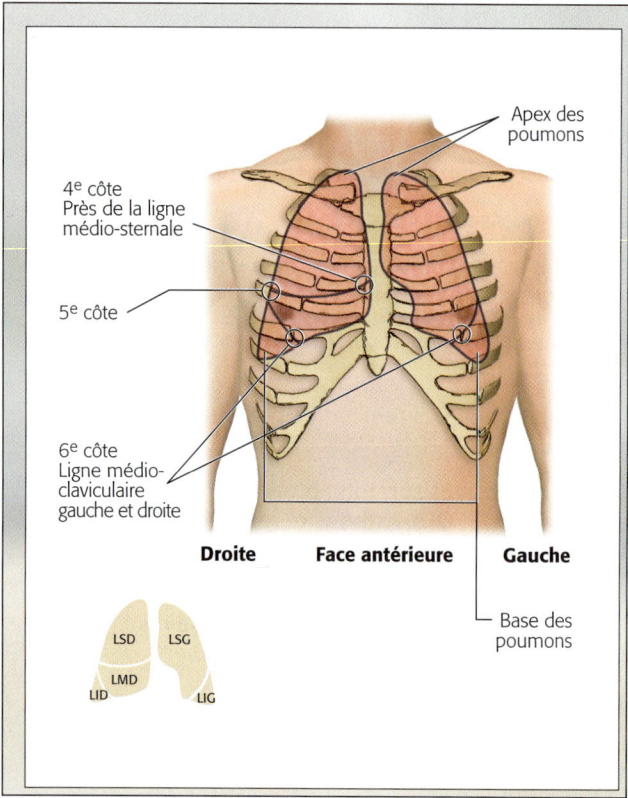

Figure 10.1 *Poumons et repères anatomiques de la face antérieure.*

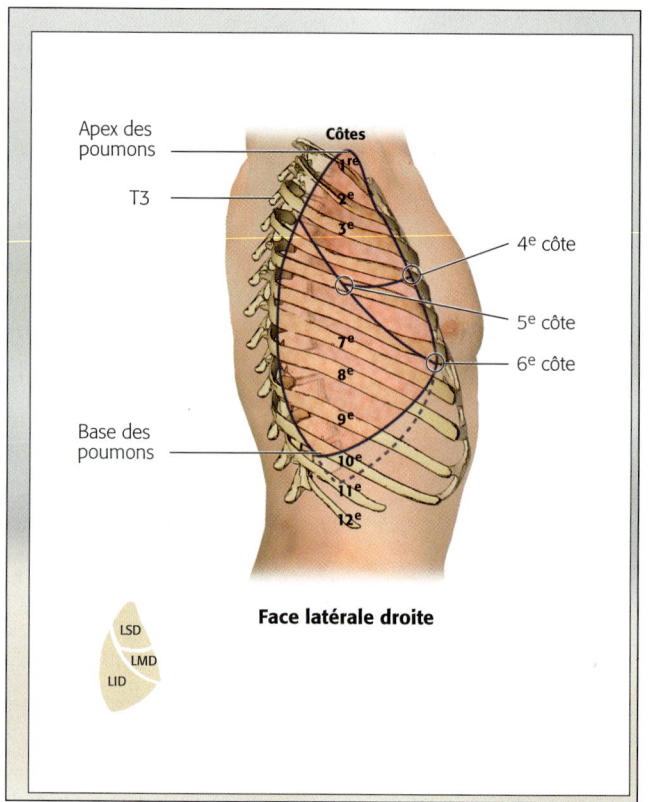

Figure 10.3 *Poumons et repères anatomiques de la face latérale droite.*

Figure 10.4 Poumons et repères anatomiques de la face latérale gauche.

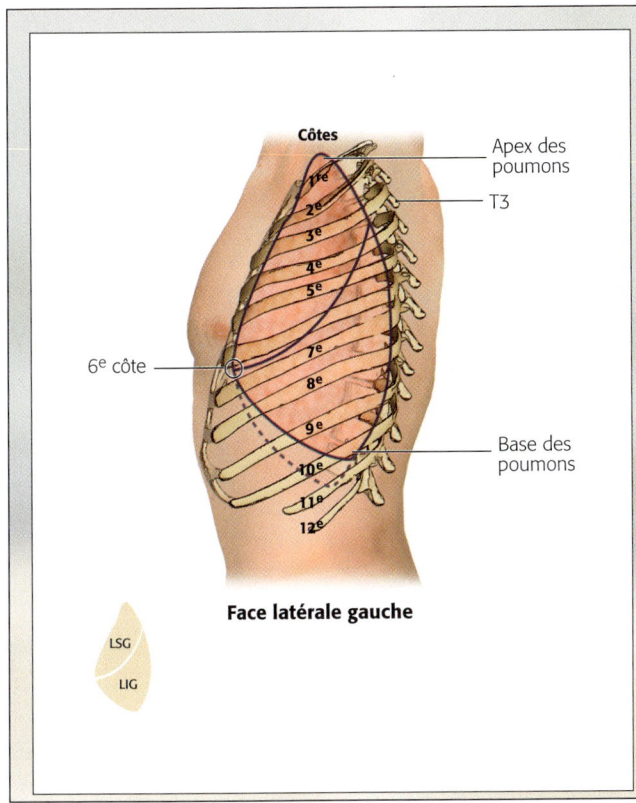

Bronches

Sur le plan anatomique, la bronche droite est plus courte, plus large et plus inclinée que la bronche gauche ; c'est pourquoi les corps étrangers aspirés se logent plus souvent du côté droit (pneumonie d'aspiration). Par ailleurs, à l'auscultation, il est peut-être possible de mieux entendre les bruits pulmonaires du côté droit.

Les deux bronches principales se divisent en bronches lobaires, en bronches segmentaires, et, ensuite, en bronchioles, bronchioles terminales et bronchioles respiratoires. Les bronchioles ont un diamètre de 1 mm et les bronchioles terminales, un diamètre de 0,5 mm. L'arbre bronchique est formé de 23 ordres de conduits aériens et de multiples bifurcations qui débouchent dans les sacs alvéolaires. La figure 10.5 illustre la zone de conduction de la trachée aux bronchioles.

Alvéoles

Les alvéoles sont des structures anatomiques microscopiques, formant les sacs alvéolaires, qui constituent la terminaison distale des voies aériennes du poumon.

Les sacs alvéolaires des deux poumons regroupent quelque 600 millions d'alvéoles dont la surface totale est, chez la personne moyenne, de 140 m^2, soit environ 40 fois la surface de sa peau. Chaque paroi alvéolaire est munie

Figure 10.5 Arbre bronchique

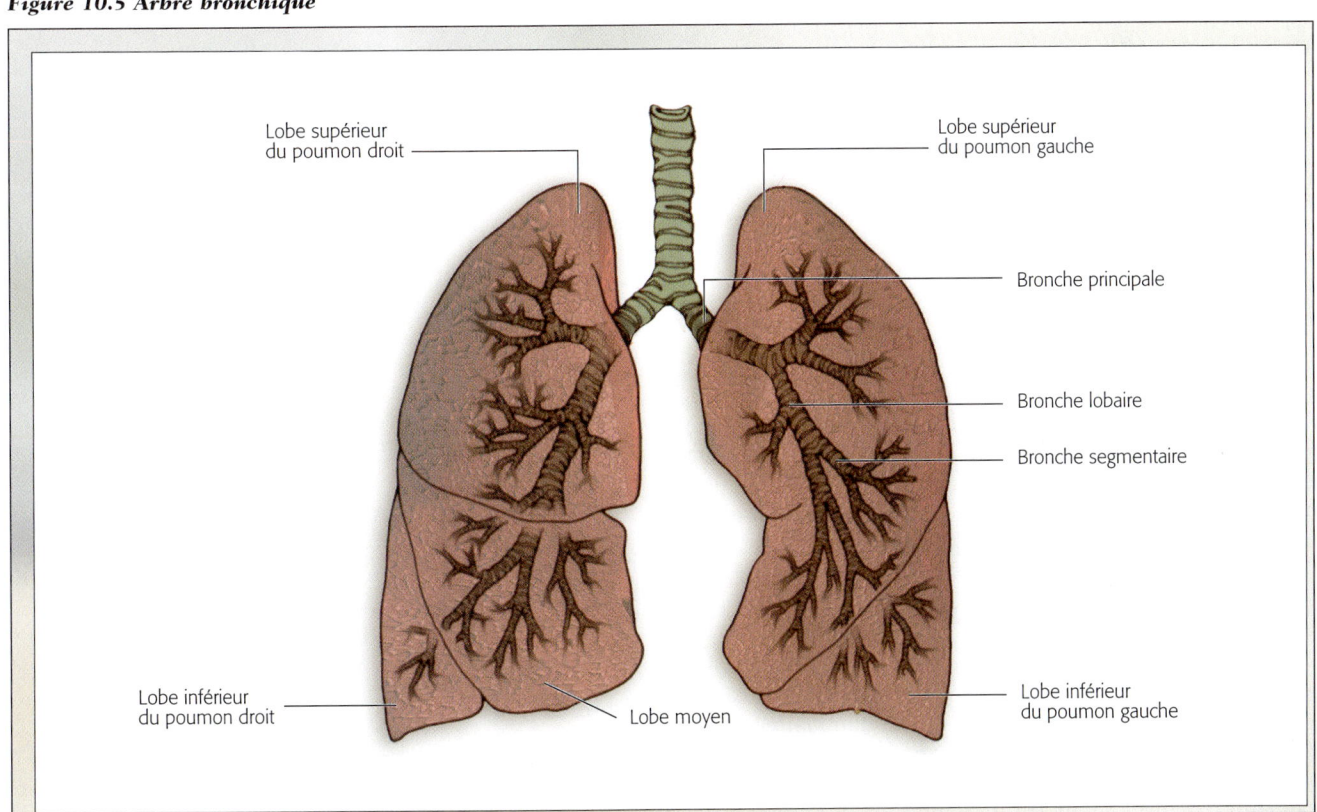

Figure 10.6 Structure de la zone respiratoire

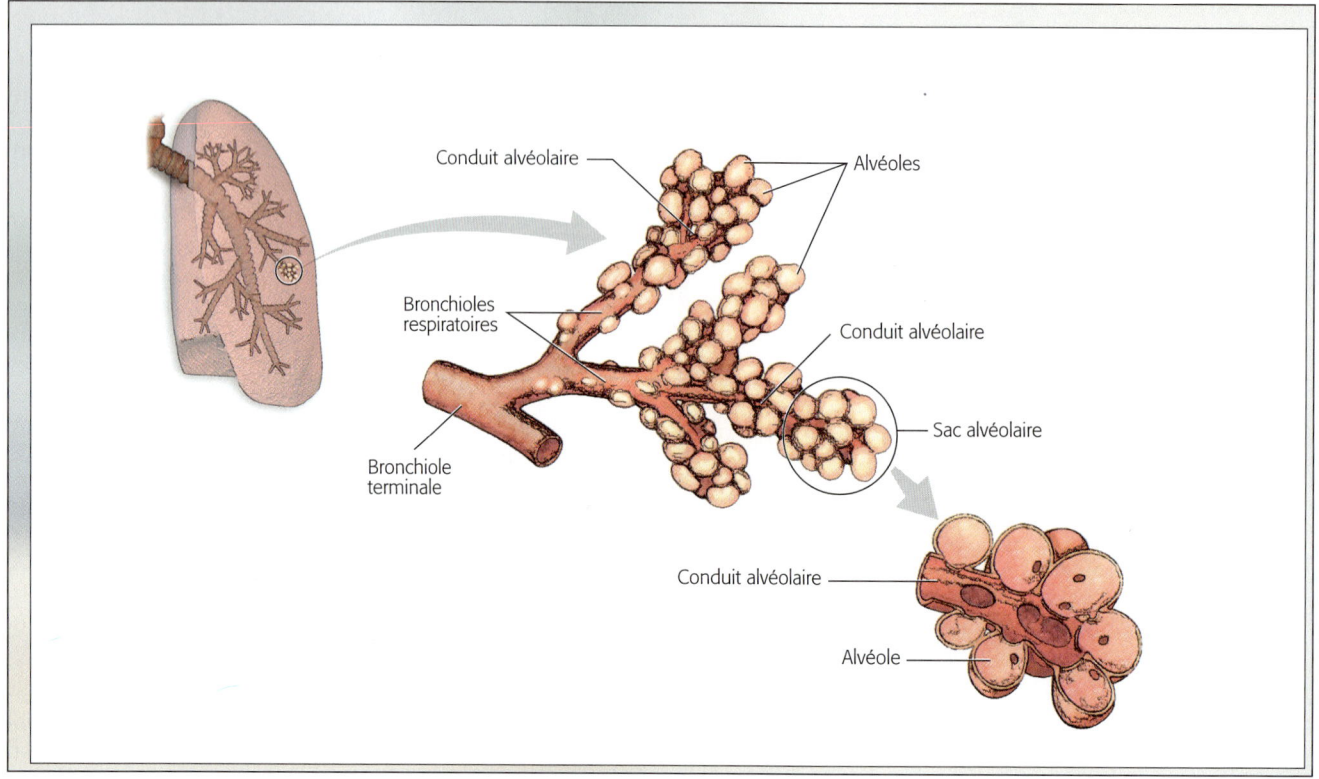

de fibres élastiques qui lui permettent de se dilater et de se rétracter. La membrane des alvéoles comprend deux types de cellules epithéliales : les pneumocytes de type I et les pneumocytes de type II. Elle supporte aussi des macrophagocytes alvéolaires. C'est le surfactant, produit par les pneumocytes de type II, qui empêche les alvéoles de s'affaisser. De plus, c'est l'extrême minceur de la membrane alvéolo-capillaire qui facilite les échanges air-sang. La figure 10.6 illustre la structure de la zone respiratoire, siège des échanges gazeux.

Plèvre

Les poumons sont enveloppés d'une membrane séreuse constituée de deux feuillets, le feuillet viscéral qui recouvre le poumon et les scissures interlobaires, et le feuillet pariétal qui tapisse l'intérieur du thorax, soit les côtes, le médiastin et la coupole diaphragmatique. Les deux feuillets peuvent glisser l'un sur l'autre grâce au liquide pleural qui réduit la friction lors des mouvements respiratoires (voir la figure 10.7). On parle de pleurésie lorsqu'il y a accumulation de liquide dans cet espace. La pression intrapleurale est toujours inférieure à la pression atmosphérique et à la pression intrapulmonaire ; cette pression négative ainsi que la présence du liquide pleural forcent les deux feuillets de la plèvre à adhérer l'un à l'autre et maintiennent les poumons « collés » à la paroi thoracique. L'entrée d'air dans la cavité pleurale entraîne un affaissement des poumons, comme dans le cas d'un pneumothorax sous tension.

Repères osseux

Les figures 10.8 et 10.9 vous permettent d'identifier tous les repères osseux de la fonction respiratoire. Pour l'infirmière, ces repères sont utiles dans la localisation d'une douleur ou de toute anomalie détectée lors de l'examen clinique pulmonaire, notamment lors de l'auscultation.

LIGNES DES REPÈRES DE SURFACE
Face antérieure du thorax
Repères verticaux

LS	=	Ligne sternale
LMCG ou LMCD	=	Ligne médio-claviculaire gauche ou droite
LAAG ou LAAD	=	Ligne axillaire antérieure gauche ou droite

Repères horizontaux

Angle manubrio-sternal situé au niveau de la deuxième côte.

Pointe de l'appendice xiphoïde au niveau de la septième côte approximativement.

Figure 10.7 Cage thoracique et plèvre

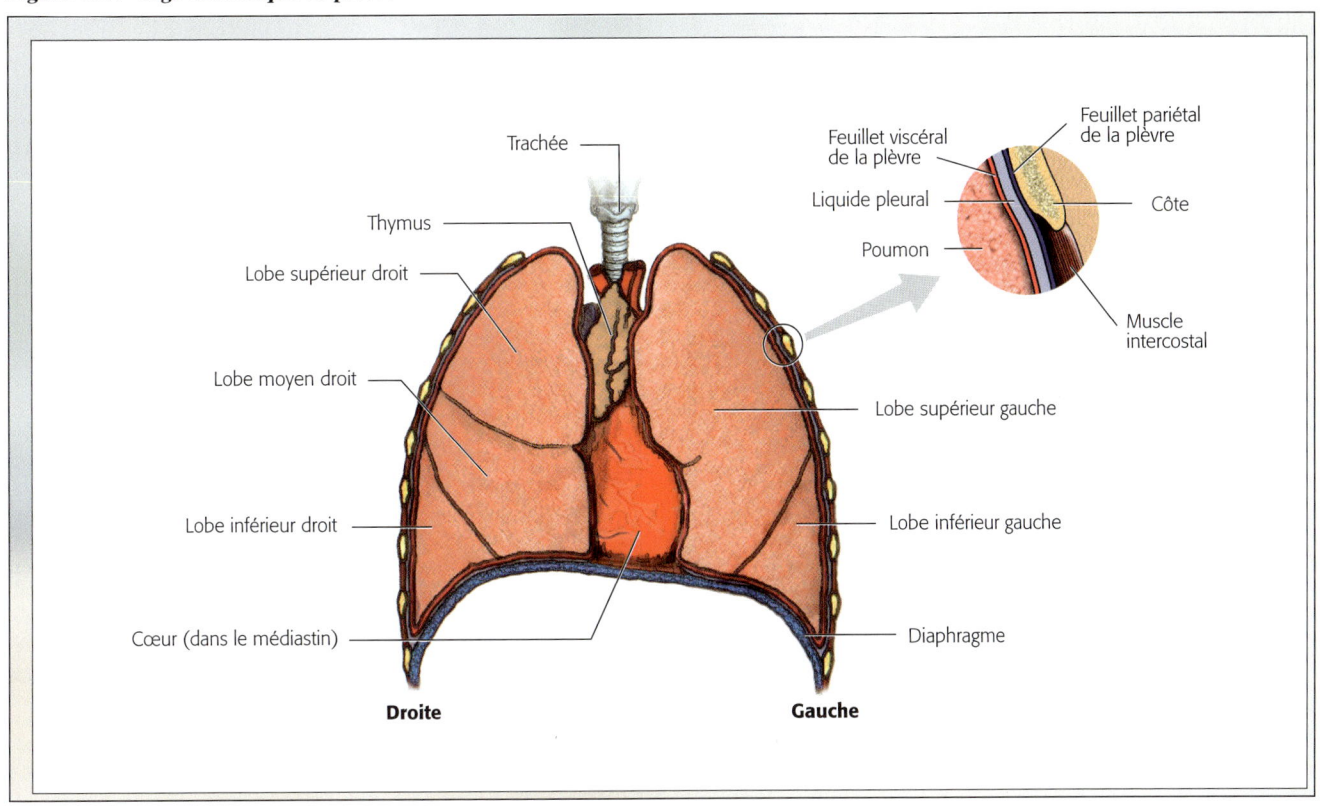

Figure 10.8 Repères osseux de la face antérieure

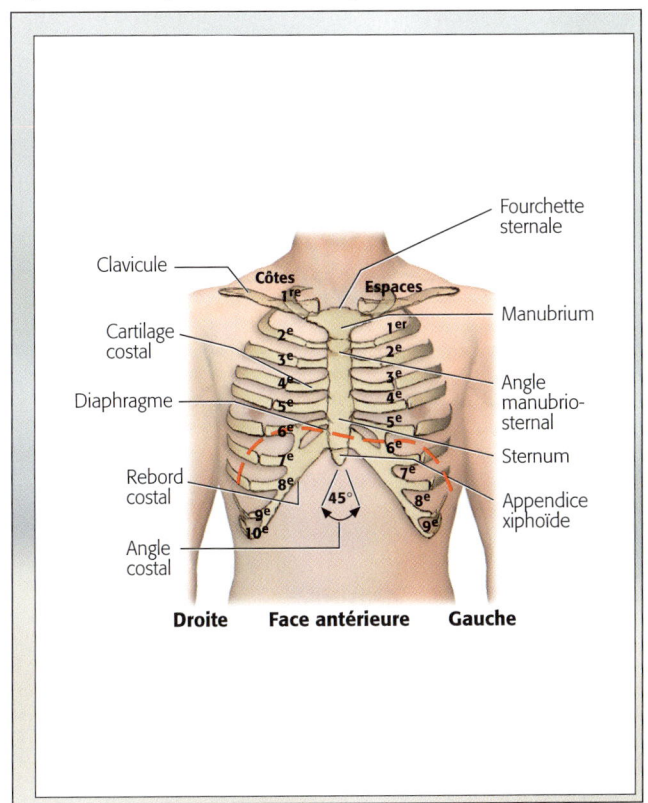

Figure 10.9 Repères osseux de la face postérieure

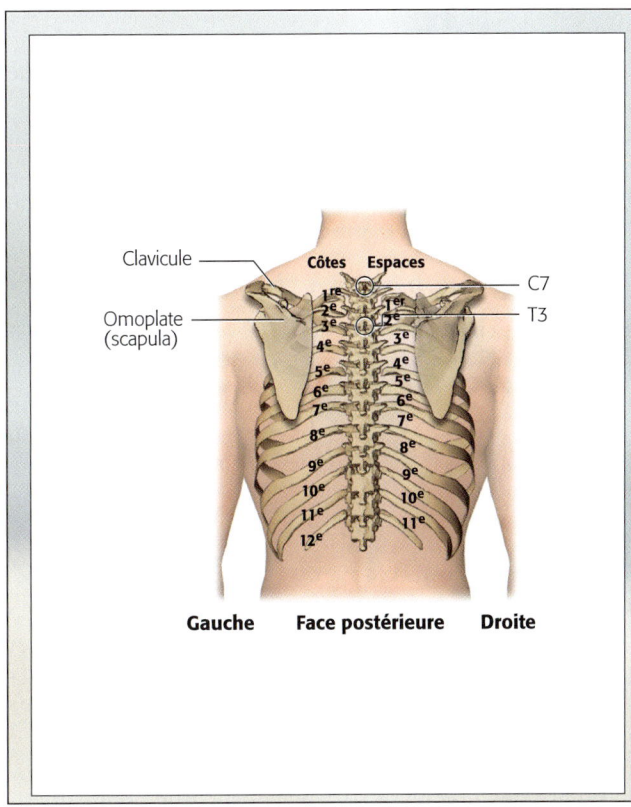

Figure 10.10 Repères de la face antérieure

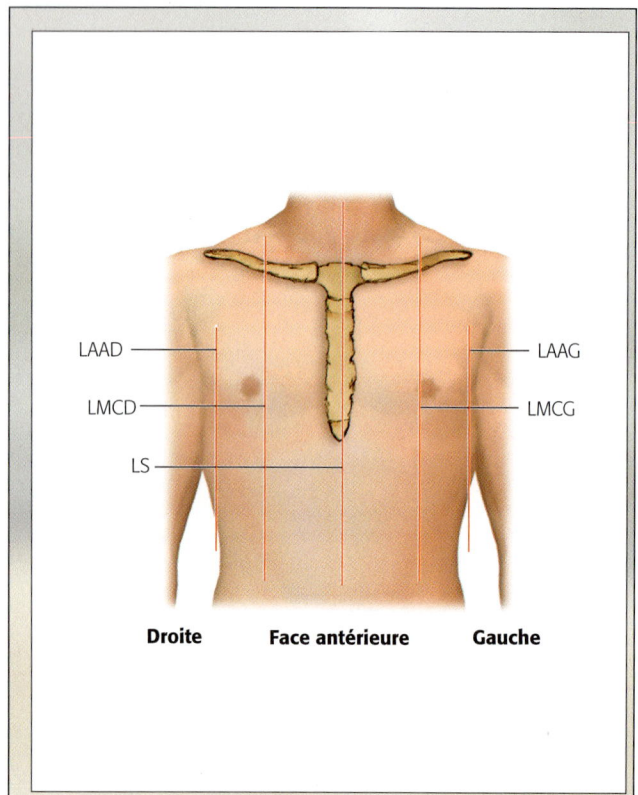

Droite   **Face antérieure**   **Gauche**

Figure 10.11 Repères de la face latérale droite

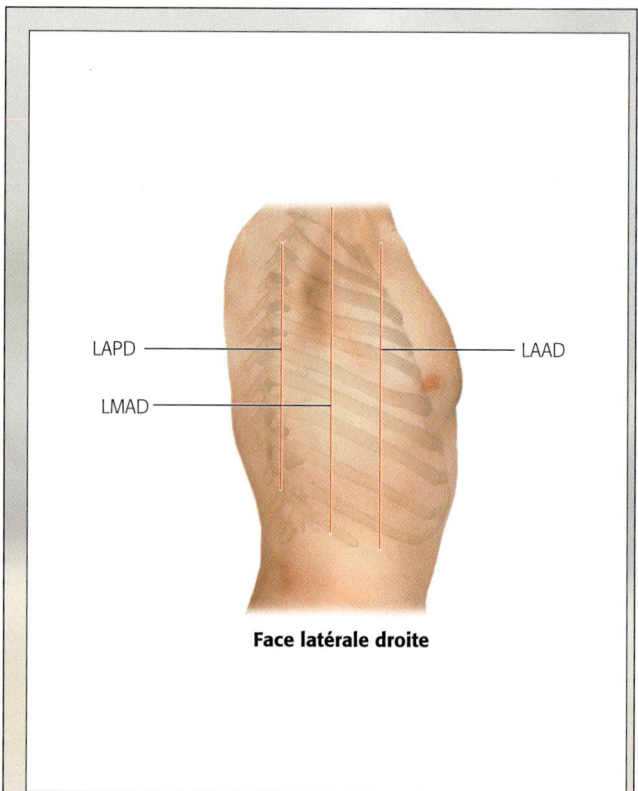

Face latérale droite

Faces latérales du thorax

Repères verticaux

LAAG ou LAAD	=	Ligne axillaire antérieure gauche ou droite
LMAG ou LMAD	=	Ligne médio-axillaire gauche ou droite
LAPG ou LAPD	=	Ligne axillaire postérieure gauche ou droite

Face postérieure du thorax

Repères verticaux

LV	=	Ligne vertébrale
LSG ou LSD	=	Ligne scapulaire gauche ou droite (les bras pendant librement de chaque côté du corps)
LAPG ou LAPD	=	Ligne axillaire postérieure gauche ou droite

Repères horizontaux

Lorsque le cou est en flexion avant, la proéminence osseuse qui apparaît constitue la septième vertèbre cervicale. À partir de là, on peut trouver l'emplacement de la troisième vertèbre thoracique ; la scissure entre les lobes supérieurs et inférieurs se trouve au niveau de cette vertèbre.

Lorsque les bras pendent de chaque côté du corps, la pointe des omoplates (scapulas) se situe approximati-

Figure 10.12 Repères de la face latérale gauche

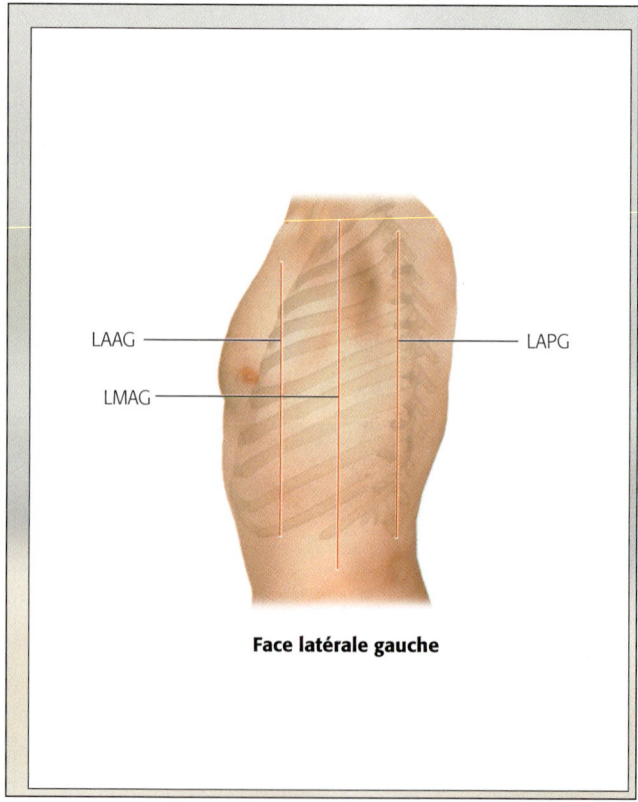

Face latérale gauche

vement au niveau de la septième côte. La figure 10.13 illustre les repères sur la face postérieure alors que la figure 10.14 illustre tous les repères du plan transverse.

Muscles de la fonction respiratoire

Le tableau 10.1 illustre sommairement les muscles utilisés lors du cycle respiratoire (inspiration et expiration) en situation dite normale et lorsque la respiration exige un effort.

Types de thorax

Il existe différents types de thorax. Ils sont classés selon leur forme. Le tableau 10.2 les illustre, ainsi que leurs caractéristiques et particularités cliniques. L'infirmière doit connaître leur spécificité et leur incidence sur les résultats de l'examen clinique.

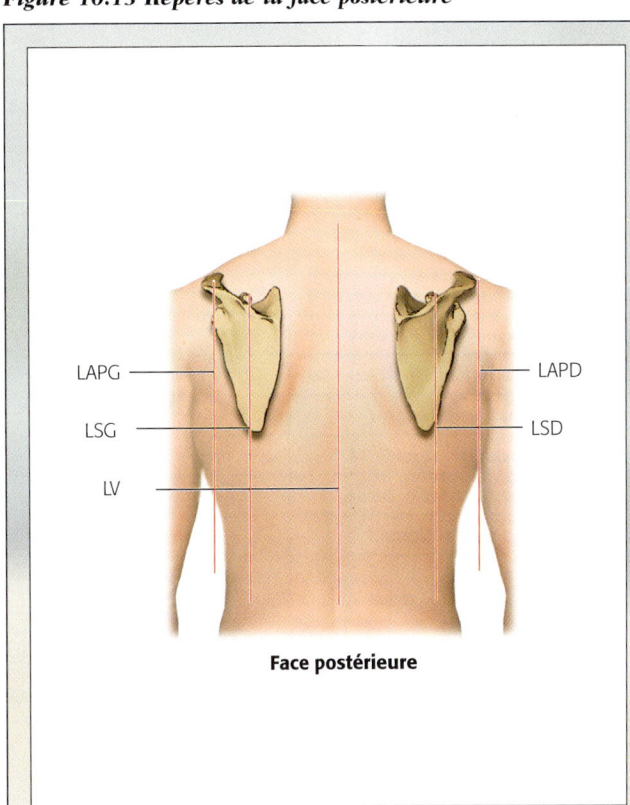

Figure 10.13 Repères de la face postérieure

Figure 10.14 Repères du thorax, plan transverse

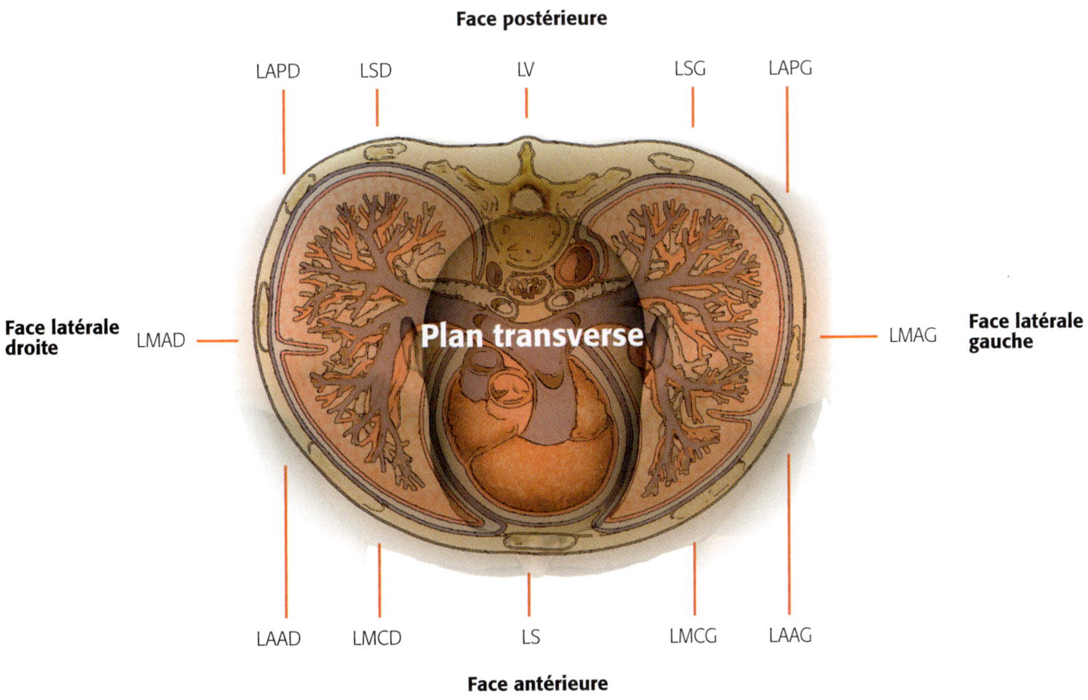

Tableau 10.1 Nom et fonction des muscles de la fonction respiratoire

Nom	Inspiration	Expiration	Respiration normale	Respiration forcée ; muscles accessoires
Sterno-cléido-mastoïdien	X			X
Scalènes ; antérieur, moyen et postérieur	X			X
Trapèze ; segments supérieur, moyen et inférieur	X			X
Petit pectoral et grand pectoral	X			X
Grand dorsal		X		X
Carré des lombes		X		X
Intercostaux internes		X		X
Intercostaux externes	X		X	
Obliques interne et externe		X		X
Transverse de l'abdomen		X		X
Diaphragme	X		X	X

Tableau 10.2 Nomenclature des types de thorax ; caractéristiques et particularités cliniques

Nom et causes		Caractéristiques	Particularités cliniques
Normal (2:1) **Personne normale**		Le thorax (de la LAAD à la LAAG) est normalement deux fois plus large qu'épais (mesure antéropostérieure de la LV à la LMS) ; le rapport est donc de 2:1. L'angle costal antérieur est de 45°.	Chez une personne en santé, les observations notées à l'inspection, à la palpation, à la percussion et à l'auscultation sont symétriques.
En tonneau **Emphysème pulmonaire** **Vieillissement normal**		Rapport de 1:1 : égalité entre la largeur et l'épaisseur. Augmentation de l'angle costal antérieur.	Inspection : présentation en tonneau. Palpation : frémissement et expansion pulmonaire ↓. Percussion : hypersonorité et excursion diaphragmatique ↓. Auscultation : murmure vésiculaire diminué sur les deux faces latérales.

Tableau 10.2 *Nomenclature des types de thorax; caractéristiques et particularités cliniques (suite)*

Nom et causes		Caractéristiques	Particularités cliniques
En carène *(pectus carinatum)* *Congénital*		Protubérance du sternum. Si elle est trop prononcée, une chirurgie esthétique peut être envisagée.	Fréquent et généralement sans gravité. Inspection : protubérance du sternum. Palpation : *idem* à inspection. Percussion : légère hypersonorité à la face antérieure. Auscultation : murmure vésiculaire diminué à la face antérieure.
En entonnoir *(pectus excavatum)* *Congénital* **Syndromes : Marfan, Poland, Morquio, Wolf-Parkinson-White.**		Enfoncement du sternum considéré comme important s'il est > 2 cm. On peut envisager la chirurgie en cas de retentissement cardiorespiratoire ou pour des raisons esthétiques.	Inspection : enfoncement du sternum. Palpation : *idem* à inspection. Percussion : pas de particularité. Auscultation : bruits légèrement plus forts à la face antérieure.
Cyphose *Congénital* *Vieillissement* *Ostéoporose post-ménopausique* *Arthrite*		Colonne vertébrale incurvée comme un C : la personne est en permanence penchée vers l'avant. Le diamètre antéropostérieur est anormalement grand.	Inspection : la courbe formée par les vertèbres T1 à T8 est anormalement accentuée vers l'extérieur. Palpation : amplitude pulmonaire diminuée à la face antérieure. Douleurs lombaires. Percussion : légère hypersonorité à la face postérieure. Auscultation : murmure vésiculaire diminué à la face antérieure.
Scoliose *Congénital*		La colonne vertébrale est incurvée comme un S : d'un côté les côtes sont rapprochées et de l'autre elles sont écartées. Plus fréquente chez la femme. La correction chirurgicale doit être effectuée tôt, si elle est indiquée.	Inspection : courbure latérale du rachis et une épaule plus basse que l'autre. Mise en évidence lors de la flexion du rachis. Palpation : amplitude pulmonaire fortement diminuée d'un côté. Percussion : asymétrie de la sonorité. Auscultation : du côté où les côtes sont rapprochées, le poumon est moins bien ventilé. Le murmure vésiculaire peut être diminué.

Mécanismes de défense

Le réflexe de la toux est déclenché à trois endroits : au pharynx (réflexe nauséeux), au larynx (au niveau des cordes vocales) et à la jonction des bronches principales.

Les particules étrangères sont constamment évacuées vers l'oropharynx grâce à l'action conjointe des cils et du mucus de la muqueuse respiratoire; des macrophagocytes alvéolaires et des anticorps (IgA) assurent la phagocytose et la neutralisation des agents microbiens.

Ventilation pulmonaire

Processus, inspiratoire ou expiratoire, entièrement mécanique, qui repose sur l'activation des différents groupes de muscles produisant des variations de volume (et donc de pression) dans la cavité thoracique.

Certains troubles respiratoires (BPOC tel l'emphysème) affectent ce processus. Celui-ci peut être modifié aussi sous l'influence de la toux, des éternuements, des soupirs, des bâillements, des pleurs, des sanglots, des rires et des hoquets.

Respiration externe

Ce sont les échanges d'oxygène et de gaz carbonique qui s'effectuent au niveau des alvéoles et des capillaires. Les échanges de O_2 et de CO_2 s'effectuent entre le sang et l'air, à travers la membrane alvéolo-capillaire, en vertu des différences de pression partielle de chacun de ces gaz de part et d'autre de cette membrane.

Respiration interne

La respiration interne s'effectue entre les capillaires systémiques et les cellules des tissus.

Transport des gaz respiratoires

L'oxygène est transporté à 98,5 % par l'hémoglobine dans les globules rouges et à 1,5 % dans le plasma sanguin (7 à 10 % dissous et 60 à 70 % sous forme d'ions bicarbonate) et par l'hémoglobine (20 à 30 %).

Régulation de la respiration

La régulation nerveuse de la fonction respiratoire fait intervenir des centres situés dans le pont et le bulbe rachidien. Il s'agit des centres pneumotaxique et apneustique, qui stimulent ou inhibent les neurones autorythmiques du centre bulbaire de la rythmicité. Ce dernier produit des influx nerveux qui sont acheminés par les nerfs phréniques (jusqu'au diaphragme) et par les nerfs intercostaux (jusqu'aux muscles intercostaux externes) pour produire l'inspiration; l'expiration s'effectue normalement de façon passive.

Les chimiorécepteurs centraux (situés dans le bulbe rachidien) sont influencés par une augmentation de la P_{CO_2} et de la concentration des ions H^+ dans le liquide cérébrospinal. Les chimiorécepteurs périphériques (situés dans la crosse aortique et les carotides) sont influencés par une diminution de la P_{O_2} et par une augmentation de la P_{CO_2} et de la concentration des ions H^+ dans le sang. Des informations provenant des barorécepteurs aortiques et carotidiens, sensibles à des variations de tension artérielle, ainsi que de mécanorécepteurs situés dans la plèvre et les conduits pulmonaires, sensibles à l'étirement des poumons, peuvent aussi intervenir dans le mécanisme de contrôle de la fréquence, du rythme et de l'amplitude respiratoires, lesquels sont établis par le centre bulbaire de la rythmicité. Ce mécanisme est déterminé selon les variations du pH (n = 7,36 – 7,44), de la P_{CO_2} (n = 34 à 45 mm Hg) et de la P_{O_2} (n = 80 à 100 mm Hg).

EXAMEN CLINIQUE

DÉTERMINANTS DE SANTÉ (QUESTIONS GÉNÉRALES)

Facteurs biologiques

ANTÉCÉDENTS PERSONNELS Les déficiences immunitaires, l'asthme infantile, la coqueluche, la tuberculose, le sida et les traumatismes thoraciques exposent la personne à un plus grand risque de troubles respiratoires.

ANTÉCÉDENTS MÉDICAUX Les personnes âgées, celles qui appartiennent à certains groupes, par exemple les Amérindiens, et les personnes atteintes du sida sont plus sujettes à la tuberculose. Le risque de rechute est plus élevé chez la personne qui n'a pu être traitée avant l'utilisation des antituberculeux (c'est-à-dire avant les années 1950); de plus, la vaccination par le BCG le réduit considérablement. Un test à la tuberculine peut être un bon indicateur de la présence du bacille de Koch dans l'organisme. Enfin, il est utile de vérifier si la personne a subi des tests d'allergie et de prendre connaissance des résultats.

Sur le plan anatomophysiologique, un dysfonctionnement de la fonction respiratoire peut avoir des répercussions sur la fonction cardiaque. C'est pourquoi, lors de l'entrevue, l'infirmière doit en tenir compte. La douleur rétrosternale, les œdèmes périphériques, l'orthopnée, la dyspnée paroxystique nocturne (DPN), la toux et les expectorations mousseuses sont autant de manifestations d'un trouble cardiaque.

La polyarthrite rhumatoïde, le sida et les maladies rénales influent sur la fonction pulmonaire à divers degrés.

La perte de poids peut révéler un carcinome bronchique, une insuffisance respiratoire chronique ou une tuberculose.

Un gain de poids excessif peut être provoqué par l'administration de fortes doses de corticostéroïdes, comme dans le cas du syndrome de Cushing.

ANTÉCÉDENTS FAMILIAUX Même s'il est difficile d'associer directement certaines affections à des causes purement génétiques, il ne faut jamais écarter les antécédents familiaux d'asthme, de rhinite allergique, d'eczéma, de mucoviscidose, de déficit en alpha-1-antitrypsine, de tuberculose et de sida.

ANTÉCÉDENTS CHIRURGICAUX Il faut s'informer sur les antécédents de chirurgie thoracique, car ceux-ci pourraient expliquer une cicatrice et certaines perturbations d'ordre clinique.

Environnement

TABAGISME PASSIF Le tabagisme passif est un facteur de maladie pulmonaire maintenant reconnu. De plus, les enfants qui vivent dans un milieu où il y a des fumeurs sont davantage prédisposés aux infections respiratoires.

ANIMAUX DOMESTIQUES Même si le poil de chat et de chien constitue une source importante d'allergènes, les acariens, que l'on retrouve dans la poussière de maison, sont plus irritants pour les asthmatiques.

Des oiseaux, tels que les pigeons, les serins, les perroquets et les perruches, peuvent causer des alvéolites allergiques extrinsèques et la psittacose, caractérisée par la toux, la dyspnée et un syndrome d'allure grippale ou une pneumonie.

ACTIVITÉS PROFESSIONNELLES Doit être inscrite dans le questionnaire toute exposition directe ou indirecte à des substances toxiques ou fortement irritantes pour l'arbre bronchique telles que le charbon, l'amiante, les isocyanates (peinture plastique), les colophanes (présentes dans le matériel électronique), les insecticides et divers types de poussières. De par leur métier, certaines personnes sont davantage exposées au risque d'atteintes pulmonaires, par exemple, les travailleurs de la santé qui utilisent des gants en latex, les fermiers qui retournent le foin l'hiver (*Actinomyces thermophiles*, contaminants provenant du foin, maladie du silo), les champignonnistes, les ouvriers qui travaillent dans les sucreries (bagassose), dans les fabriques de papier, d'explosifs, de panneaux isolants ou ceux qui travaillent dans l'industrie du malt, du bois et du crabe.

Il faut noter l'endroit et le moment exact où les problèmes respiratoires se manifestent (une saison ou un mois en particulier, certaines heures de la journée).

VOYAGES Il faut demander aux personnes si elles ont voyagé, au cours des 24 derniers mois, dans des pays où il y a risque de tuberculose, de maladie du légionnaire (par l'eau, par l'air climatisé) ou d'autres maladies infectieuses.

Habitudes de vie

TABAGISME ACTIF Le tabagisme est une cause très importante de maladies pulmonaires telles que la bronchite chronique, le carcinome bronchique et l'emphysème. De plus, de nombreux décès sont directement associés au tabagisme. L'infirmière doit demander depuis quand la personne fume et combien de cigarettes elle grille par jour. Cette collecte d'information doit se faire dans le plus grand respect de la personne, même si elle continue de fumer malgré une maladie pulmonaire sérieuse. Le tabagisme étant de plus en plus stigmatisé par notre société, le blâme risque d'entraver la relation thérapeutique qui se noue entre l'infirmière et la personne qui fume.

SOMMEIL Si la douleur, la dyspnée et/ou la toux perturbent le sommeil jusqu'à causer de l'insomnie, il faut croire en la gravité de ces symptômes. Ainsi en est-il de la somnolence diurne caractéristique du syndrome d'apnée du sommeil (qui est aggravé par l'obésité et l'hypertrophie des amygdales).

Soins

FIDÉLITÉ AU TRAITEMENT Trop souvent, à cause d'un manque de rigueur dans l'application du traitement, on assiste à une décompensation. Il est donc fondamental de vérifier soigneusement si la personne est fidèle à son traitement, si elle prend ses médicaments de façon appropriée, si elle les comprend le rôle de ses médicaments et si elle utilise adéquatement.

MÉDICAMENTS SUR ORDONNANCE OU EN VENTE LIBRE Plusieurs médicaments peuvent avoir une influence néfaste sur la fonction respiratoire. En voici quelques exemples : l'acide acétylsalicylique (AAS), les autres anti-inflammatoires non stéroïdiens et certains bêtabloquants peuvent aggraver l'asthme ; les inhibiteurs de l'enzyme de conversion de l'angiotensine peuvent provoquer une toux chronique ; les corticostéroïdes systémiques prédisposent aux infections.

MÉDECINES DOUCES Certaines personnes ont recours à la médecine dite « alternative » pour retrouver la santé ; d'autres consultent des praticiens qui ne font pas nécessairement partie de l'équipe soignante habituelle. L'infirmière doit prendre ces réalités en considération lors de l'établissement d'un plan de traitement individualisé.

Motifs courants de consultation (symptômes)

Les principales raisons de consultation que l'infirmière rencontre dans la pratique quotidienne sont la dyspnée, la toux, les expectorations, la douleur thoracique et le wheezing (respiration sifflante). Ces signes et symptômes devraient faire l'objet d'une attention particulière pendant l'entrevue.

Puisque la dyspnée est une raison fréquente de consultation, nous avons choisi de la traiter plus en détail dans un questionnaire basé sur la méthode PQRST.

Vu les liens étroits entre les fonctions pulmonaire et cardiaque, il est important de consulter aussi le questionnaire présenté au chapitre 11, consacré à la fonction cardiaque, où la douleur thoracique est traitée plus en détail.

Dyspnée

Pour que son évaluation clinique de la dyspnée soit pertinente, l'infirmière doit :
- décrire la dyspnée avec précision ;
- déterminer la gravité de la dyspnée ;
- évaluer la respiration de la personne par rapport à ses paramètres normaux ;
- effectuer une auscultation pulmonaire ;
- écarter tout risque cardiopulmonaire immédiat.

En présence d'une dyspnée, il faut surtout pouvoir en décrire le type le plus précisément possible et essayer de mesurer le degré de gêne respiratoire ressentie par la personne.

DÉFINITION

Bien qu'elle soit indolore, la dyspnée est une respiration difficile et laborieuse et, de ce fait, elle crée un malaise. Il convient toutefois d'apporter une précision : la dyspnée est essentiellement une gêne respiratoire subjective. Certaines personnes sont fortement affectées par une insuffisance respiratoire sans ressentir de difficulté particulière, mais l'inverse est tout aussi vrai. Ainsi, la dyspnée est une perception subjective, différente pour chaque individu, alors que la tachypnée, l'hyperpnée, l'hyperventilation et l'hypoventilation sont des phénomènes objectifs que l'infirmière peut mesurer.

La dyspnée se produit en présence d'une ventilation pulmonaire inadéquate, d'une modification des composantes hématologiques, d'une insuffisance cardiaque, d'une atteinte neurologique ou d'un trouble psychogène.

DESCRIPTION

La dyspnée est souvent décrite par la personne comme le fait d'« avoir le souffle court ». L'origine d'une dyspnée accompagnée de wheezing est généralement pulmonaire, rarement cardiaque. La dyspnée reliée à l'effort, l'orthopnée et la dyspnée paroxystique nocturne (DPN) évoquent une cause cardiaque. La dyspnée au repos, accompagnée d'hyperventilation, évoque une cause métabolique ou psychogène. Une dyspnée soudaine, chez des personnes jeunes en santé, peut révéler un pneumothorax ou une embolie pulmonaire. Chez les personnes ayant subi une intervention chirurgicale, elle peut être un symptôme d'embolie pulmonaire. Il n'est pas toujours évident de trouver l'origine d'une dyspnée car, dans certains cas, plusieurs des manifestations évoquées ci-dessus se présentent en même temps. L'interrogatoire, l'examen clinique, les résultats des analyses des gaz artériels, la radiographie pulmonaire et la réponse aux traitements diurétiques sont des éléments importants pouvant aider à poser un jugement clinique valable.

Le tableau 10.3 décrit les manifestations et les causes possibles de la dyspnée.

QUESTIONS

Pendant l'interrogatoire, l'infirmière note si la personne est capable de terminer ses phrases sans s'arrêter pour respirer. Cela est un bon indicateur de son état respiratoire.

P Êtes-vous essoufflé au repos ou à l'effort ?
- Y a-t-il quelque chose en particulier qui déclenche votre essoufflement (position couchée, air froid, exercice physique, activité particulière, exposition à des agents irritants tels que les poussières) ?
- Qu'est-ce qui vous soulage ? Le repos, des exercices respiratoires, des médicaments et des traitements (lesquels ?), un changement de position, l'ajout d'oreillers ?
- Avez-vous remarqué si l'essoufflement est associé à un endroit particulier, à une activité particulière ou à des émotions particulières ?
- Y a-t-il un médicament quelconque qui vous soulage ?

JUSTIFICATION

Une dyspnée à l'effort ou en position couchée évoque une cause cardiaque. Elle est généralement soulagée par le changement de position, le repos et la nitroglycérine chez les personnes atteintes d'insuffisance cardiaque. Elle a une origine pulmonaire si le wheezing qui l'accompagne est associé à une activité physique, au froid, à des agents irritants ou à la toux. Elle est généralement soulagée par des bronchodilatateurs. La dyspnée peut aussi avoir une origine psychosomatique.

QUESTIONS

Q Est-ce que l'essoufflement vous empêche de mener à bien des activités quotidiennes telles que travailler, bricoler, faire de l'exercice ?

JUSTIFICATION

La gradation de la dyspnée doit être mesurée de façon objective. Utilisez le tableau 10.4 pour vous aider. Il peut y avoir une atteinte généralisée et d'autres organes vitaux peuvent être touchés.

Tableau 10.3 Types de dyspnée

Types	Manifestations	Causes possibles
Dyspnée	Sensation d'essoufflement, de manque d'air, de souffle court.	Cardiaque Pulmonaire Neurologique Métabolique Psychosomatique
Dyspnée paroxystique nocturne (DPN)	Impression de manquer d'air soudainement, la nuit, sensation qui disparaît au réveil lorsque la personne prend la position assise. Peut s'accompagner d'une toux et d'expectorations blanchâtres ou rosâtres.	Insuffisance cardiaque

Orthopnée	Difficulté à respirer en position couchée. La personne utilise de plus en plus d'oreillers pour dormir.	Insuffisance cardiaque
		Atteinte mitrale
		Moins fréquemment :
		  Asthme grave
		  Emphysème grave
		  Bronchite chronique grave
		  Psychosomatique

Trépopnée	Respiration plus aisée en décubitus latéral.	Insuffisance cardiaque
Platypnée	Difficulté à respirer en position assise, qui disparaît en position couchée.	Excision de tissu pulmonaire Fistule pulmonaire artério-veineuse Hypovolémie BPOC grave Psychosomatique

Tableau 10.4 Classification fonctionnelle de la dyspnée selon la New York Heart Association (NYHA)

I / IV	II / IV	III / IV	IV / IV
Aucun symptôme	Confortable au repos, a des symptômes à l'activité ordinaire	Confortable au repos, a des symptômes à la moindre activité	Symptomatique au repos
La personne présente une maladie cardiaque (ou pulmonaire) sans que cela limite ses activités physiques habituelles.	La personne présente une limitation légère à la réalisation d'activités II A Activités accompagnant les efforts inhabituels II B Activités accompagnant les efforts courants	La personne présente une limitation marquée à la réalisation de ses activités habituelles, des activités de la vie quotidienne.	La personne présente des symptômes au repos qui sont exacerbés par toute activité ou effort minime ; l'état clinique est instable ou décompensé.

QUESTIONS

R Pouvez-vous indiquer l'endroit où vous ressentez de la douleur ?
– Cette douleur touche-t-elle une autre partie de votre corps ?

JUSTIFICATION

Si la douleur irradie dans la région rétrosternale, on doit soupçonner une origine cardiaque.

QUESTIONS

S Ressentez-vous d'autres malaises comme une respiration sifflante, de la fièvre, des sueurs, de la toux, des expectorations teintées, une douleur, des palpitations, une respiration plus rapide au repos ou lors d'un événement en particulier ?

JUSTIFICATION

L'infirmière peut aussi découvrir les causes possibles de la dyspnée : pulmonaire (wheezing), cardiaque (douleur rétrosternale, palpitations), infectieuse (fièvre, toux, expectorations jaunâtres ou verdâtres), pathologique (expectorations contenant du sang et des caillots), psychosomatique (hyperventilation au repos).

QUESTIONS

T Depuis quand êtes-vous essoufflé (une heure, un jour, une semaine, un mois) ?
- La dyspnée est-elle apparue brusquement ou petit à petit ?
- Est-elle continuelle ou épisodique ?

JUSTIFICATION

Une dyspnée d'apparition brusque peut être d'origine embolique ou cardiaque.

Toux

Pour que son évaluation clinique de la toux soit pertinente, l'infirmière doit suivre les étapes suivantes :
- Observer les manifestations et déterminer le type de toux.
- Examiner le pharynx et les structures adjacentes (amygdales, végétations adénoïdes) afin d'écarter la présence d'un corps étranger ou de signes d'infection.
- En présence d'une toux grasse, non productive, s'assurer qu'il n'y ait pas de rétention de sécrétions ; l'auscultation des poumons permettra de déceler la présence de sécrétions dans les sacs alvéolaires.
- Évaluer les signes vitaux, afin de déterminer s'il y a hyperthermie ou atteinte systémique.
- Chez une personne en bonne santé, la présence d'une douleur thoracique persistante et d'expectorations jaunâtres ou verdâtres peut indiquer une infection telle qu'une bronchite ou une pneumonie.
- Chez une personne souffrant d'une maladie pulmonaire, ce sont les nouveaux signes (ou tout changement objectif par rapport à son état habituel) qui dicteront à l'infirmière la conduite à suivre, par exemple : modification des signes vitaux (TA, pouls, R, T°), modification de la saturation en oxygène, apparition brusque de la toux, changements dans la quantité et la couleur des expectorations, changements dans les habitudes de sommeil, dans l'alimentation, etc.

DÉFINITION

La toux est en premier lieu un mécanisme normal de nettoyage des voies respiratoires mais aussi un réflexe (volontaire ou spontané) visant à éliminer les sécrétions accumulées dans les bronches et dans les bronchioles. La toux est due à une irritation de la muqueuse qui peut être déclenchée par une infection ou un agent irritant

Tableau 10.5 Questionnaires de la dyspnée selon l'origine

	Asthme	**Dysfonction ventriculaire ou maladie mitrale**	**Pneumothorax**	**Embolie pulmonaire**	**Psychosomatique**
P : Provoqué / Pallié	Déclenché par des agents irritants ou un autre agent environnemental particulier. Cède aux bronchodilatateurs.	Provoqué par l'effort. Prend la forme d'une orthopnée. La personne se sent mieux en position assise ou couchée sur le coté. Elle doit utiliser plusieurs oreillers pour dormir.	Apparition soudaine, plus souvent chez les hommes minces et élancés. Rien ne semble soulager cette dyspnée. La dyspnée apparaît dans 40 à 50 % des cas de traumatisme du thorax, chez les personnes ayant subi des procédés invasifs tels que : canule veineuse centrale, thoracocenthèse, médiastinoscopie, bronchoscopie, biopsie transthoracique ou autres interventions telles que la ventilation assistée. Soulagé par l'installation d'un drain thoracique.	Apparition soudaine, souvent en période postopératoire ; elle peut aussi découler de l'alitement, de l'insuffisance cardiaque, d'une maladie pulmonaire chronique, d'une fracture des membres inférieurs et d'une thrombose veineuse profonde. Rien ne semble soulager cette dyspnée.	Apparition au repos. Difficulté à respirer en position assise. Rechutes fréquentes. Causée par des événements particuliers. La dyspnée diminue si la personne respire dans un sac de papier.
Q : Quantité / Qualité	L'inspiration est plus laborieuse que l'expiration en début de crise.	Légère à grave.	Aggravation avec le temps.	Symptôme très intense ; la personne a la sensation qu'elle va mourir.	L'inspiration est plus difficile que l'expiration.
R : Région / Irradiation	Ne s'applique pas.	Ne s'applique pas.	Ne s'applique pas.	Ne s'applique pas.	Ne s'applique pas.

Tableau 10.5 Questionnaires de la dyspnée selon l'origine (suite)

	Asthme	Dysfonction ventriculaire ou maladie mitrale	Pneumothorax	Embolie pulmonaire	Psychosomatique
S : **Signes et symptômes associés**	Wheezing. Expectorations jaunâtres ou verdâtres. Sibilants. Crépitements dans les régions affectées. Antécédents d'allergie.	Douleur rétrosternale avec possibilité d'irradiation dans les bras, le dos, les mâchoires. DPN (dyspnée paroxystique nocturne). Toux. Expectorations blanchâtres, mousseuses ou rosées. La personne doit cesser ses activités. Diaphorèse. Crépitements à la base des poumons. Tachycardie.	Dyspnée, tachypnée et toux. Douleur souvent localisée dans le thorax antérieur et supérieur. Dans la région atteinte ; murmures vésiculaires diminués ou absents, hypersonorité à la percussion. Emphysème sous-cutané à la palpation. Tachycardie.	Diaphorèse. Douleurs pleurétiques. Toux. Hémoptysie. Fièvre. Angoisse. Douleur rétrosternale. Tachycardie.	Étourdissements. Jeunes et (ou) personnes de tempérament anxieux. Murmures vésiculaires présents et symétriques. Hyperventilation. Paresthésies des extrémités. Fourmillements péribuccaux. Palpitations. Tachycardie.
T : **Temps / Durée / Fréquence**	Apparition en fin de nuit. Peut être saisonnier. Durée de quelques heures à quelques jours (1 à 5).	En cas d'œdème aigu pulmonaire, la dyspnée peut s'installer lentement ou brusquement.	Évolution possible vers une urgence médicale majeure. La dyspnée demeure présente jusqu'à l'intervention médicale.	Début brusque. La crise peut durer plusieurs heures.	Quelques minutes.

aéroporté. Elle consiste à expulser l'air des voies respiratoires et des poumons par la contraction d'une série de muscles expiratoires dont le diaphragme. C'est la force et la vélocité du mouvement de l'air expulsé qui permettent l'ouverture de la glotte.

Nombre de facteurs, dont certains d'ordre psychogène, peuvent provoquer la toux. La toux est le symptôme le plus courant des maladies pulmonaires. Le tabagisme entraîne une toux chronique alors que les infections des voies aériennes supérieures s'accompagnent d'une toux qui disparaît habituellement après deux ou trois semaines. Une toux persistante justifie des investigations supplémentaires.

DESCRIPTION

L'infirmière doit évaluer attentivement les caractéristiques de la toux. La toux peut être sèche, grasse, par quintes, productive, non productive, aboyante ou émétique (voir le tableau 10.6). Selon ces différentes caractéristiques, on peut associer la toux à diverses origines.

QUESTIONS

P Qu'est-ce qui aggrave votre toux ? L'effort, l'air sec, le vent, le froid, les écoulements dans la gorge, le stress ?
– Qu'est-ce qui soulage votre toux ? Une boisson chaude, un traitement par aérosol-doseur, un changement de position, un quelconque médicament ?
– Prenez-vous des médicaments pour l'hypertension ?
– Êtes-vous fumeur ?

JUSTIFICATION

La toux peut être d'origine allergique (irritants, froid), infectieuse (sinusite, infection des voies respiratoires supérieures) ou psychogène.

Une toux soulagée par un bronchodilatateur évoque un bronchospasme. Les inhibiteurs de l'enzyme de conversion de l'angiotensine peuvent provoquer une toux chronique. Chez les fumeurs, comme les cils des bronches et de la trachée sont inhibés ou détruits, c'est la toux qui permet d'éliminer les sécrétions. C'est pourquoi beaucoup de fumeurs toussent le matin, au lever. Il faut donc conserver ce réflexe et, pour ce faire, éviter d'administrer des antitussifs.

QUESTIONS

Q À quelle fréquence toussez-vous ? Toute la journée ? Après les traitements par aérosol ? etc.
– Comment décririez-vous votre toux ? Est-elle sèche ou humide ?

JUSTIFICATION

Une toux constante peut être due à une infection aiguë, secondaire à une néoplasie, ou elle peut être d'origine psychosomatique. Une toux sèche peut être associée à un début d'insuffisance cardiaque, alors qu'une toux humide peut être associée à une infection telle qu'un rhume, une bronchite, une pneumonie.

Tableau 10.6 Types de toux

Sèche	Grasse	Productive	Non productive	Par quintes	Aboyante	Émétique
Sans aucune production d'expectorations humides arrivant dans le pharynx. Peut être irritante pour la personne. Peut apparaître en cas d'insuffisance cardiaque, de pneumonie, d'asthme ou d'un problème d'ORL.	Production simultanée d'expectorations humides arrivant dans le pharynx. Peut apparaître en cas de bronchite, de pneumonie, d'asthme ou d'un problème d'ORL.	Production d'expectorations en grande quantité arrivant dans la bouche et pouvant être crachées. Peut apparaître en cas de bronchite, de pneumonie, d'asthme et, parfois, de coqueluche.	Incapacité de déplacer les expectorations du pharynx à la bouche pour les cracher. Peut apparaître en cas d'insuffisance cardiaque ou de pneumonie.	Toux caractérisée par le déclenchement d'une série de secousses pouvant durer plusieurs minutes. Peut apparaître en cas de coqueluche ou, parfois, de bronchite.	Toux qui provoque simultanément un bruit particulièrement strident. Peut apparaître en cas d'un problème d'ORL (laryngite).	Toux qui provoque le vomissement. Peut apparaître en cas d'insuffisance cardiaque, de coqueluche ou, parfois, de pneumonie.

QUESTIONS

R Si vous ressentez une douleur, où la ressentez-vous exactement ?
– La douleur irradie-t-elle vers une autre partie de votre corps ?

JUSTIFICATION

Une toux associée à une douleur du côté des poumons peut révéler une pneumonie ou une pleurésie.

QUESTIONS

S Éprouvez-vous d'autres malaises comme une respiration sifflante, de la fièvre et des sueurs ? Ont-ils un effet sur votre appétit, votre repos, votre sommeil ?

JUSTIFICATION

Un wheezing peut être associé à un bronchospasme, comme en cas d'asthme. L'hyperthermie peut être un signe d'infection. Une douleur pleurétique évoque une atteinte pulmonaire.

QUESTIONS

T La toux est-elle apparue brusquement ou graduellement ?
– Toussez-vous en vous levant le matin ?
– Y a-t-il un moment particulier dans la journée, la soirée ou la nuit où vous toussez ? Votre toux apparaît-elle plutôt lors d'une saison en particulier ?
– Suivez-vous un traitement actuellement ? Prenez-vous des médicaments, comme des diurétiques, des bêta-bloquants ou des cardiotoniques ?

JUSTIFICATION

Une toux qui se manifeste tôt le matin peut être associée à une bronchite chronique chez les fumeurs. Une toux qui se manifeste en soirée peut être associée à l'exposition à un irritant dans le lieu de travail, alors qu'une toux qui se manifeste la nuit peut être associée à un écoulement oropharyngé dû à une sinusite, ou à la présence d'un allergène. La personne qui souffre d'insuffisance cardiaque gauche présente un risque plus élevé d'œdème pulmonaire, caractérisé par une toux sèche en position couchée.

Expectorations

DÉFINITION

Les expectorations permettent de chasser les sécrétions formées dans les voies respiratoires. Elles contiennent du mucus, des sécrétions nasopharyngées, des cellules épithéliales, des leucocytes, des microorganismes et des poussières.

Dans l'arbre bronchique, les glandes muqueuses produisent environ 100 mL de mucus en 24 heures. Par l'action des cils vibratiles, les sécrétions remontent jusqu'à la gorge et elles sont ensuite dégluties (inconsciemment) avec la salive. Le mucus de l'arbre bronchique est expulsé à une vitesse de 2 cm par minute par la fonction mucociliaire. Une bronchite se manifeste d'abord par une augmentation de la production de sécrétions.

DESCRIPTION

L'infirmière peut décrire les expectorations selon leur couleur (voir le tableau 10.7), leur aspect (voir le tableau 10.8), leur consistance (voir le tableau 10.9), leur quantité (voir le tableau 10.10) et leur occurrence (moments de la journée où la personne expectore).

Douleurs thoraciques

Le but du questionnaire est de déterminer si l'origine des douleurs est pulmonaire ou cardiaque. Pour se faciliter la tâche, l'infirmière gagnera à orienter son interrogatoire vers la recherche, en premier lieu, d'une douleur d'origine pulmonaire. Il sera utile d'utiliser également le questionnaire présenté au chapitre traitant de la fonction cardiaque.

QUESTIONS

P Qu'est-ce qui augmente votre douleur? L'inspiration forcée, un certain mouvement, une certaine position, la toux? Pouvez-vous la localiser?
– Qu'est-ce qui soulage votre douleur? Un changement de position, le repos, certains médicaments? Lesquels?

JUSTIFICATION

Une douleur d'origine pleurale est augmentée par une inspiration forcée, ou la toux.

Une douleur d'origine cardiaque apparaît à l'effort et peut être soulagée par le repos, une position particulière ou un médicament pour le cœur tel que la nitroglycérine.

Une douleur d'origine musculaire s'intensifie à la palpation de la région affectée.

QUESTIONS

Q Quel genre de douleur ressentez-vous exactement? Brûlure, oppression, picotements, élancements, serrements, tiraillements, écrasement, l'effet d'un coup de couteau ou d'une déchirure?

JUSTIFICATION

Une douleur d'origine pleurale est souvent ressentie comme un coup de poignard ou une brûlure en relation avec la respiration.

Une douleur d'origine cardiaque est ressentie comme une oppression ou un serrement sans relation avec la respiration.

QUESTIONS

R Où avez-vous mal exactement? En avant, en arrière, sur le côté?
– La douleur irradie-t-elle vers une autre partie de votre corps, comme dans les bras, ailleurs dans la poitrine, dans les mâchoires?

JUSTIFICATION

Une douleur d'origine pulmonaire est ressentie au niveau du thorax antérieur, postérieur ou latéral. Souvent, elle est assez bien délimitée, avec peu ou pas d'irradiation.

Une douleur d'origine cardiaque est ressentie dans la partie rétrosternale avec ou sans irradiation vers le cou, les mâchoires, les bras et les jambes.

QUESTIONS

S Ressentez-vous d'autres malaises en plus de cette douleur thoracique? Grippe, rhume, cyanose, fièvre, expectorations, essoufflement, diaphorèse, sensation d'oppression, sentiment de mort imminente?

JUSTIFICATION

Les signes et les symptômes d'origine pulmonaire sont la dyspnée, la cyanose, l'infection des voies respiratoires, la fièvre, des expectorations jaunâtres ou verdâtres ou sanguinolentes.

Tableau 10.7 Couleur des expectorations

Couleur	Origines possibles
Transparentes, blanches	Expectorations mucoïdes, non infectées, inodores Infection bactérienne ou virale
Jaunâtres, verdâtres	Expectorations purulentes (épaisses) Infection bactérienne ou virale
Couleur rouille	Tuberculose, pneumonie à pneumocoques, à *Klebsiella*
Rosâtres	Œdème aigu pulmonaire (spumeuses) Sympathomimétiques
Striées de sang (sanguinolentes)	Hémoptysie (lorsqu'elles sont d'origine sous-glottique) Cavité buccale Tabagisme Infection mineure Bronchite Anticoagulothérapie ou dysfonctionnement plaquettaire Embolie pulmonaire Nécrose du tissu pulmonaire Tuberculose Cancer (caillots)
Grises	Pneumoconioses, mycoses pulmonaires

Tableau 10.8 Aspect des expectorations

Aspect	Origines possibles
Spumeuses	Œdème aigu pulmonaire
Mucoïdes	Type de salive Expectorations normales, non infectées
Mucopurulentes	Infection
Purulentes	Infection
Nauséabondes	Abcès pulmonaire Halitose concomitante

Tableau 10.9 Consistance des expectorations

Symbole	Consistance
Fluide	Liquides, claires
+	Peu épaisses
++	Moyennement épaisses
+++	Très épaisses

Tableau 10.10 Quantité des expectorations en 24 heures

Symbole	Quantité
+	15 mL
++	15-30 mL
+++	30-250 mL
++++	> 250 mL

Les signes et les symptômes d'origine cardiaque sont la diaphorèse, une sensation d'oppression et un sentiment de mort imminente.

QUESTIONS

T La douleur est-elle apparue brusquement ou graduellement ?
- Est-elle permanente ou épisodique ?
- Y a-t-il des moments particuliers de la journée où vous ressentez des douleurs ? Le jour, la nuit, au repos, après un effort, après un changement de position, après une quinte de toux, à l'inspiration ou à l'expiration, lors d'un mouvement ?

JUSTIFICATION

Une douleur qui apparaît brusquement chez un jeune homme élancé, et qui s'accompagne d'une dyspnée marquée, peut être un signe de pneumothorax spontané.

Une douleur qui s'est installée graduellement, qui est là depuis un certain temps, qui est constante et qui augmente lors d'une inspiration forcée, peut être d'origine pulmonaire.

Une douleur qui apparaît brusquement, après un effort, peut être d'origine cardiaque.

EXAMEN PHYSIQUE (SIGNES)

Matériel

Pour effectuer l'examen clinique pulmonaire, il faut se munir d'un stéthoscope (haut de gamme de préférence, car les bruits parasites seront mieux filtrés), d'un ruban à mesurer, d'un débitmètre et d'un goniomètre.

Salle de consultation

La personne devrait être installée dans une pièce calme, silencieuse, et où son intimité sera préservée. Si l'examen a lieu dans un établissement de soins, il faudrait demander au patient de revêtir une chemise d'hôpital.

Déroulement

Pendant l'examen clinique, la personne peut se trouver en position assise, debout ou couchée. On peut aussi l'installer sur une table d'examen ou sur un lit. Après l'interrogatoire, l'infirmière effectue l'examen clinique en commençant par l'inspection, le poursuit en face postérieure par la palpation, la percussion et l'auscultation ; elle passera ensuite aux faces latérales pour terminer par la face antérieure. Pendant l'examen clinique, l'infirmière devrait, en gardant à l'esprit les points de repères anatomiques, visualiser l'anatomie du patient à chaque étape.

Si la personne est alitée, l'infirmière adaptera son examen en conséquence. Elle ne devrait la tourner que lorsque l'examen l'exige pour lui éviter toute fatigue inutile.

Inspection

L'inspection des voies respiratoires doit s'effectuer dans l'ordre suivant :

1. Inspection générale : orientation, coloration de la peau, température corporelle.
2. Respiration : fréquence, rythme, amplitude, sons, types de respiration.
3. Inspection de la tête et du cou : ailes du nez, cou, expectorations.
4. Inspection du thorax : mouvements thoraciques, forme du thorax, mesure du thorax.
5. Inspection des membres : supérieurs et inférieurs.

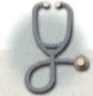

Inspection générale

Observations courantes

Orientation. Il faut évaluer l'orientation du patient dans le temps, dans l'espace et par rapport aux personnes. Un sujet bien oxygéné peut, sans difficulté, énoncer la date, nommer l'endroit où il se trouve et dire qui sont les gens qui l'entourent.

Coloration de la peau. La coloration de la peau doit être conforme aux caractéristiques génétiques, familiales ou raciales du patient. Une personne saine ne présente ni cyanose ni pâleur.

La coloration du visage et des mains peut être révélatrice du niveau d'oxygénation du sang. Deux mesures permettent d'évaluer l'oxygénation au niveau capillaire : la mesure de saturation pulsatile en oxygène (SpO_2) et le retour capillaire.

Particularités

Une personne qui souffre d'une altération des échanges gazeux peut se montrer désorientée et ne plus pouvoir indiquer la date, ne plus reconnaître l'endroit où elle se trouve et ne plus reconnaître des visages familiers. Cependant, les premiers symptômes qu'elle présente sont les étourdissements, l'anxiété, la faiblesse et l'irritabilité.

La mesure de la saturation pulsatile en oxygène (SpO$_2$) est un test objectif et rapide qui permet d'évaluer l'oxygénation des capillaires artériels. Un taux supérieur à 95 % est souhaitable chez une personne qui n'a pas de diagnostic de maladie pulmonaire chronique. L'infirmière n'oublie pas que l'interprétation de cette mesure est tributaire de certaines considérations cliniques de la personne, et que l'appareil ne mesure pas le taux du CO$_2$ respiratoire.

Retour capillaire. Si l'infirmière ne dispose pas de l'appareil lui permettant de confirmer ces données, elle peut se servir de la méthode du retour capillaire. Le retour du sang dans les capillaires du lit de l'ongle (voir la figure 10.15), du front (voir la figure 10.16), des lèvres (voir la figure 10.17), de la paume de la main et du lobe de l'oreille doit se faire en moins de trois secondes. L'infirmière effectuera ce test en pinçant, entre le pouce et l'index, l'une de ces parties du corps afin d'y chasser le sang artériel des capillaires. Après avoir retiré ses doigts, elle comptera le nombre de secondes qui s'écoulent avant que le sang retourne dans les capillaires. Elle basera ses observations sur le meilleur résultat observé.

On peut mieux déceler la cyanose à la lumière du jour. On la notera particulièrement au niveau des lèvres et des ongles, mais aussi au niveau du front et des oreilles. Elle indique une hypoxémie, soit la désaturation du sang capillaire en oxygène et la réduction de la quantité moyenne d'hémoglobine par 100 mL de sang.

La cyanose est dite centrale lorsqu'elle est liée à une insuffisance d'apport d'oxygène (pneumopathie, shunt, anévrisme pulmonaire artérioveineux). Elle est dite périphérique lorsqu'elle est liée à un excès d'extraction périphérique de l'oxygène (insuffisance cardiaque entraînant une stase circulatoire, vasoconstriction périphérique, état de choc, froid).

Figure 10.15 Retour capillaire ; doigt

La compression fait pâlir le lit de l'ongle puisque le sang artériel est chassé des capillaires. Moins de trois secondes après l'arrêt de la compression, on observe que la couleur initiale est revenue.

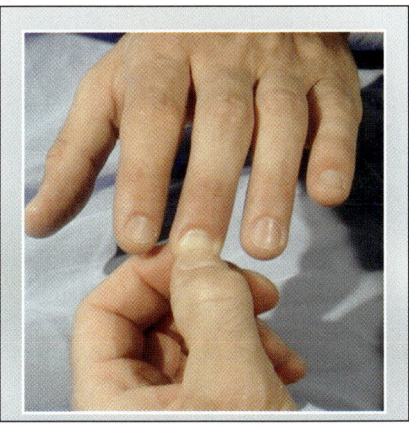

Figure 10.16 Retour capillaire ; front

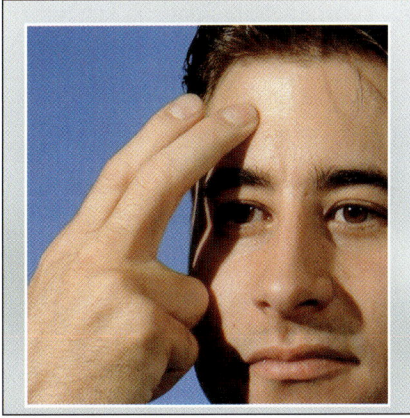

Figure 10.17 Retour capillaire ; lèvres

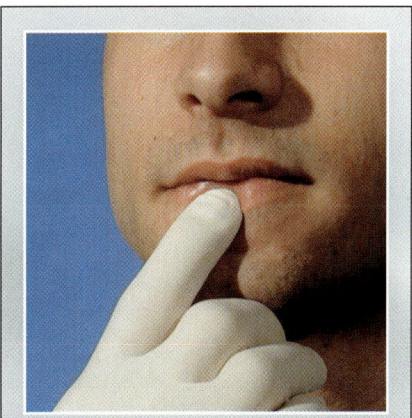

Notes au dossier

Orienté dans les trois sphères.

Irritée durant l'interrogatoire (soupirs, « j'ai hâte que ça finisse ! »), désorientée dans le temps et dans l'espace, mais reconnaît les personnes de son entourage (conjoint et personnel).

Faciès bien coloré, retour capillaire aux ongles en moins de 3 secondes, SpO$_2$ de 97 % à l'air ambiant.

Cyanose périphérique (lèvres, mains, pieds), pas de retour capillaire en 3 secondes, la personne dit avoir froid, elle est orientée dans les trois sphères.

Cyanose marquée (lèvres, mains, pieds), fréquence respiratoire à 7/min, rythme régulier, amplitude légère, SpO$_2$ de 72 % à l'air ambiant.

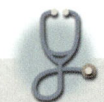

Respiration

Observations courantes

Fréquence. La fréquence respiratoire normale est de 10 à 20 respirations par minute.

Rythme. Le rythme doit être régulier, périodique et bien cadencé. Il est considéré comme normal lorsque la respiration est uniforme : environ deux secondes à l'inspiration et trois secondes à l'expiration.

Amplitude. Le volume d'un cycle respiratoire complet (inspiration et expiration) est en moyenne de 500 mL chez l'adulte en bonne santé. L'amplitude correspond au déplacement thoracique effectué pour déplacer ce volume d'air (volume courant). À l'inspiration, la contraction du diaphragme fait diminuer la pression pleurale et augmenter la pression abdominale. Apparaît alors un mouvement abdominal vers l'avant, bien visible en position couchée, concomitant à l'augmentation des diamètres antéropostérieur et latéral de la cage thoracique. À l'expiration, la pression intra-abdominale et le diamètre antéropostérieur diminuent. On doit observer la même amplitude pulmonaire des deux côtés du corps. À l'inspection, il est plus facile de percevoir l'amplitude pulmonaire à la face antérieure, si la personne est debout ou couchée. On dira, selon le cas, que l'amplitude est profonde, superficielle ou nulle.

Sons. La respiration est normalement silencieuse, c'est-à-dire presque inaudible à l'oreille nue.

Types de respiration. Un grand nombre de termes existent pour décrire les types de respiration. Leurs définitions sont contradictoires dans la littérature. Le tableau 10.11 présente une tentative d'uniformisation. Ces termes ne sont pas tous utilisés en milieu clinique, certains le sont à tort.

Pour donner une description précise, l'infirmière doit toujours définir les trois éléments : fréquence, rythme et amplitude (FRA).

Particularités

Tout facteur qui stimule le système nerveux sympathique entraîne une élévation de la fréquence respiratoire (peur, effort, froid et fièvre). Des affections peuvent aussi être la cause d'une élévation de cette fréquence, par exemple, insuffisance respiratoire, pneumonie et pleurésie.

Toute diminution de l'apport en O_2 causée, par exemple, par une pneumonie, une crise d'asthme ou un œdème aigu pulmonaire sera perçue par les chimiorécepteurs centraux. Ce processus régularise la fréquence, le rythme et l'amplitude respiratoires au moyen d'influx nerveux qui se rendent aux muscles de la fonction respiratoire.

Une respiration bruyante, dite « respiration obstructive », indique la présence de sécrétions laryngées.

Notes au dossier

Respiration silencieuse à 18/min, régulière, profonde, temps inspiratoire inférieur au temps expiratoire.

Respiration 34/min, irrégulière, superficielle, inspiration égale à l'expiration.

Respiration 28/min, irrégulière, profonde, inspiration plus longue que l'expiration saccadée.

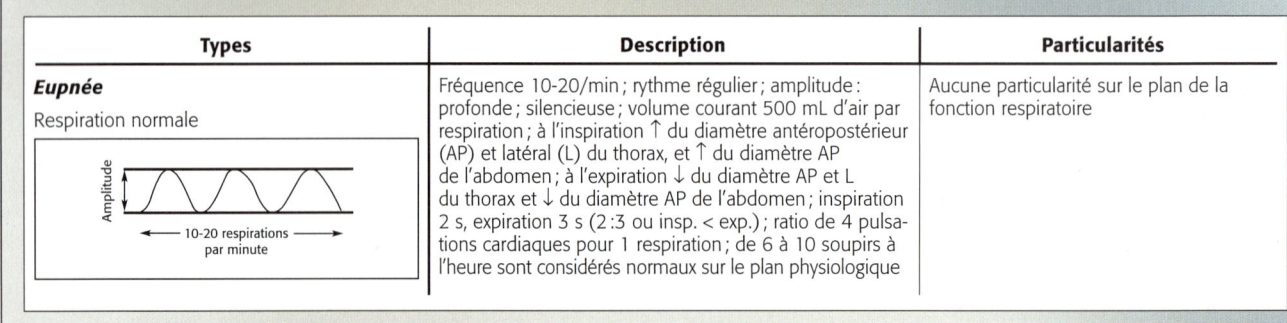

Tableau 10.11 Types de respiration

Types	Description	Particularités
Eupnée Respiration normale	Fréquence 10-20/min ; rythme régulier ; amplitude : profonde ; silencieuse ; volume courant 500 mL d'air par respiration ; à l'inspiration ↑ du diamètre antéropostérieur (AP) et latéral (L) du thorax, et ↑ du diamètre AP de l'abdomen ; à l'expiration ↓ du diamètre AP et L du thorax et ↓ du diamètre AP de l'abdomen ; inspiration 2 s, expiration 3 s (2:3 ou insp. < exp.) ; ratio de 4 pulsations cardiaques pour 1 respiration ; de 6 à 10 soupirs à l'heure sont considérés normaux sur le plan physiologique	Aucune particularité sur le plan de la fonction respiratoire

Tableau 10.11 Types de respiration (suite)

Types	Description	Particularités
Apnée	Absence momentanée ou complète de respiration L'infirmière note le nombre de secondes de l'absence de respiration	Atteinte neurologique; mort clinique
Tachypnée	↑ fréquence, c'est-à-dire > 20/min	Effort; anxiété/peur; hyperthermie; infection; douleur pleurétique
Hyperpnée	↑ amplitude	Effort extrême; dose excessive de salicylate, lésions cérébrales
Polypnée	↑ fréquence mais ↓ amplitude	
Hyperventilation alvéolaire	↑ fréquence et ↑ amplitude	Anxiété/peur; diminution de la $PaCO_2$
Respiration de Kussmaul	↑ prononcée de la fréquence et ↑ amplitude; inspiration profonde suivie d'une pause et expiration profonde suivie d'une pause, ensuite le cycle recommence	Acidose métabolique d'origine diabétique ou rénale
Bradypnée	↓ fréquence	Substance induisant une dépression respiratoire au niveau du centre médullaire; ↑ de la pression intracrânienne; coma insulinique
Hypoventilation	↓ fréquence et ↓ amplitude	Dose excessive de narcotiques ou d'anesthésiques
Respiration de Cheyne-Stokes	Alternance d'une phase d'augmentation progressive du volume courant et d'une phase de diminution progressive du volume courant parfois séparée du cycle suivant par une période d'apnée de 10-20 s	Insuffisance cardiaque grave; insuffisance rénale; méningite; intoxication médicamenteuse; pneumonie; ↑ de la pression intracrânienne; phase terminale; état normal chez certains enfants et certaines personnes âgées pendant le sommeil

Tableau 10.11 Types de respiration (suite)

Types	Description	Particularités
Respiration de Biot ou ataxique	Irrégularité imprévisible du rythme, avec des périodes d'apnée	Lésion cérébrale au niveau du bulbe rachidien ; abcès cérébral, accident vasculaire cérébral ; méningite, encéphalite
Respiration suspirieuse	Respiration ponctuée par des soupirs fréquents	Origine psychogène, par exemple syndrome d'hyperventilation
Respiration obstructive	Inspiration normale, mais expiration prolongée ; présence de sécrétions laryngées qui donnent le son caractéristique d'une obstruction partielle	Fréquente chez les personnes qui portent une trachéotomie et chez celles qui souffrent de BPOC ou de bronchite avec obésité concomitante
Respiration avec les lèvres pincées	Pincement des lèvres lors de l'expiration : il s'agit d'une adaptation au collapsus qui survient à cause de la perte d'élasticité pulmonaire. Lorsque la personne expire en pinçant ses lèvres, elle maintient une pression intrathoracique et retarde le collapsus bronchique	BPOC ; emphysème
Respiration paradoxale	↓ du diamètre AP de l'abdomen en phase inspiratoire, et rétraction de la paroi abdominale à l'inspiration, sans contraction des muscles abdominaux. Paradoxalement, le diamètre du thorax AP et L ↑	Dysfonctionnement du diaphragme Fatigue respiratoire
Respiration abdominale	↑ amplitude du diamètre AP de l'abdomen lors de l'inspiration, avec contraction active des muscles abdominaux (muscles inspiratoires accessoires) ; la palpation de l'abdomen permet de valider ce signe clinique	Asthme en phase aiguë ; insuffisance respiratoire
Signe de Hoover	↓ diamètre AP et L de la base du thorax en phase inspiratoire ; l'aplatissement (contraction) du diaphragme est inefficace	Obstruction sévère ; plus marquée chez les personnes âgées
Dyspnée	Sensation subjective de difficulté respiratoire	Trouble cardiopulmonaire, neurologique, métabolique ou psychogène

Inspection de la tête et du cou

Observations courantes

Tête : battement des ailes du nez. Chez une personne ne présentant aucun problème respiratoire, la respiration se fait par le nez, la bouche fermée. Le battement des ailes du nez est pratiquement imperceptible.

Cou. Une personne en santé, et au repos, n'utilise les muscles accessoires ni lors de l'inspiration ni lors de l'expiration. Seuls les muscles respiratoires normaux sont mis à contribution. Lorsqu'on observe son cou, on ne note que de très légers mouvements. La trachée est normalement en position médiane.

Particularités

Lorsque la personne a recours aux muscles inspiratoires accessoires, en présence d'une insuffisance respiratoire aiguë (bronchospasme), par exemple, on note une inspiration forcée. Le battement des ailes du nez devient alors bien visible. Une respiration la bouche ouverte peut être signe d'une obstruction nasale ou oropharyngée comme dans le cas d'une allergie ou d'une infection des voies respiratoires supérieures.

Les muscles du cou sont hypertrophiés en présence d'une BPOC.

Le recours aux muscles inspiratoires accessoires pendant une inspiration forcée est confirmé par la contraction des muscles du cou, par une dépression (tirage) observée au creux sus-sternal (fourchette sternale) de la région sus-claviculaire et de l'espace intercostal, avec descente de la trachée (signe de Campbell).

À l'expiration, le bombement de l'espace intercostal témoigne d'une pression intrapleurale très forte, comme dans le cas d'une obstruction bronchique.

Ces manifestations (tirage et bombement) révèlent une détresse respiratoire.

Expectorations. L'examen des expectorations peut révéler une infection respiratoire. La question des expectorations a été abordée plus tôt dans ce chapitre.

Une déviation de la trachée peut être un signe de pneumothorax ou d'hémothorax.

La turgescence des veines jugulaires et un œdème cervical inférieur sont des signes d'insuffisance cardiaque droite ou de compression veineuse de la cave supérieure. Chez les personnes souffrant de BPOC, la turgescence s'accentue lors de l'inspiration.

Au chapitre 11, consacré à la fonction cardiaque, on explique la marche à suivre pour mesurer la pression veineuse jugulaire (PVJ).

Notes au dossier

Pas de battement des ailes du nez, trachée centrée, pas de tirage perçu.

Battement des ailes du nez, trachée déviée vers la gauche, bombement sus-claviculaire + intercostal > marqué du côté gauche.

Œdème cervical + ceinture scapulaire, temps expiratoire ↑, bombement intercostal.

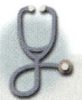

Inspection du thorax

Observations courantes

Position adoptée. Il faut observer la position que la personne prend spontanément pour respirer. Une personne qui ne souffre d'aucune atteinte pulmonaire respire la bouche fermée, la tête et le dos droits.

Forme du thorax. Le thorax est de forme normale si le rapport entre son diamètre transversal et antéropostérieur est d'environ 2:1, c'est-à-dire que le diamètre transversal (LAAG à LAAD) est approximativement le double du diamètre antéropostérieur. Les côtes sont orientées vers le bas et elles sont également espacées des deux côtés. L'angle costal antérieur est d'environ 45°. Un goniomètre permettra de prendre une mesure plus précise.

La colonne vertébrale est droite sur sa face postérieure et les omoplates sont symétriques. La musculature de l'abdomen et du dos est normalement développée.

Mouvements thoraciques. L'infirmière doit observer la symétrie des mouvements respiratoires. Une personne qui respire normalement présente des mouvements thoraciques symétriques qui augmentent d'amplitude du côté antéropostérieur et latéral.

Mesure. L'infirmière mesurera le thorax au niveau des aisselles avec un ruban à mesurer et notera les dimensions en centimètres lors d'une inspiration forcée et lors d'une expiration forcée (voir la figure 10.18). Chez l'adulte moyen, en santé, une expansion de 4 cm est considérée comme normale. Ces données de base permettront de suivre objectivement les modifications qui peuvent se produire dans le temps.

Figure 10.18 Mesure de l'amplitude thoracique

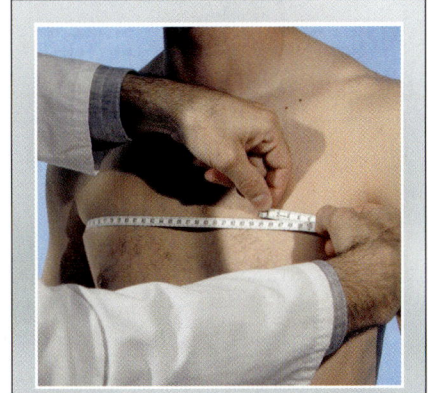

Particularités

Pour les formes de thorax, voir le tableau 10.2.

Une personne qui respire les épaules avancées, appuie un de ses bras sur une cuisse ou sur une table et expire les lèvres pincées souffre d'insuffisance respiratoire chronique. Cette position, appelée en tripode (trois points d'appui), témoigne d'une difficulté respiratoire due à l'emphysème.

Lorsque les mouvements thoraciques sont asymétriques, on notera qu'ils sont diminués du côté de l'hémithorax atteint et que l'épaule bouge très peu. Plusieurs facteurs peuvent expliquer des anomalies de l'amplitude respiratoire, notamment une douleur à la respiration, une infection pulmonaire, l'atélectasie, le pneumothorax et la fracture des côtes.

Notes au dossier

Thorax, ratio de 2:1; angle costal à 45°; mouvements thoraciques symétriques; à l'inspiration forcée, une expansion de 5 cm à la hauteur des aisselles.

Position en tripode; thorax ratio de 1:1; expansion de 2 cm au niveau des aisselles.

Thorax en tonneau, expiration lèvres pincées, mouvements thoraciques quasi imperceptibles.

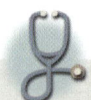

Inspection des membres

Observations courantes

Membres supérieurs (mains et doigts). Chez la personne en santé, les mains et les doigts ont une couleur dite normale, selon ses particularités génétiques. On ne note pas d'œdème et la forme des doigts ne change pas avec les années.

Membres inférieurs. Normalement, les jambes ne sont pas œdémateuses. Au chapitre consacré à la fonction vasculaire, on donne plus de détails à ce sujet.

Particularités

L'examen des mains permet l'observation de quatre types d'anomalies : cyanose des ongles, coloration jaunâtre des doigts du fumeur, tremblements et hippocratisme digital.

L'hippocratisme digital peut être observé chez les personnes souffrant d'hypoxie chronique sévère, de cardiopathie congénitale cyanogène, de fibrose kystique ou d'une maladie pulmonaire acquise (cancer bronchopulmonaire, syndrome respiratoire chronique obstructif).

Le signe le plus précoce d'hippocratisme digital est l'absence de l'angle entre l'ongle et la phalange terminale. On peut aussi observer une hypertrophie fusiforme de l'extrémité distale. Une déformation similaire peut également affecter les orteils.

Afin de vérifier s'il y a un début d'hippocratisme digital, l'infirmière demandera à la personne de présenter côte à côte ses deux index, comme le montre la figure 10.19. Elle notera que l'espace à la base des ongles (voir la flèche) est normal, ce qui lui confirmera que les doigts n'ont subi aucune déformation. La figure 10.20 illustre la même position des doigts lorsque les ongles sont déformés. La figure 10.21 illustre un cas d'hippocratisme digital avancé.

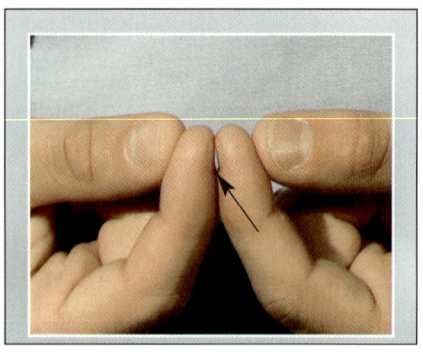

Figure 10.19 Test d'hippocratisme digital

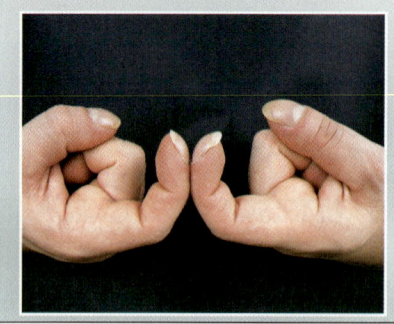

Figure 10.20 Test positif d'hippocratisme digital

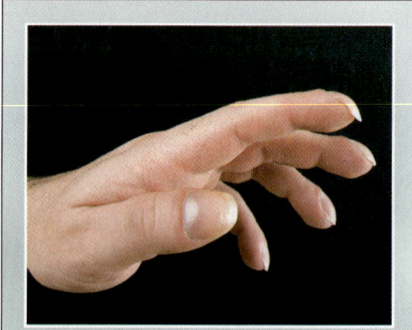

Figure 10.21 Hippocratisme digital avancé

Palpation

La palpation n'est pas effectuée systématiquement lors de l'évaluation de la fonction pulmonaire. Pourtant, elle peut apporter des renseignements cliniques qui corroborent les données recueillies lors de l'interrogatoire, de l'inspection, de la percussion et de l'auscultation. Quoi qu'il en soit, dès qu'on soupçonne une affection, il est utile d'effectuer une palpation.

La palpation permet d'évaluer la mobilité de la trachée, la symétrie des mouvements du thorax, les vibrations vocales et les zones sensibles au toucher.

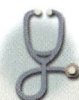

Mobilité de la trachée

La trachée doit être située en position médiane et elle doit bouger librement. Pour examiner la trachée, l'infirmière saisit le cartilage de la trachée entre le pouce et l'index et effectue un mouvement latéral de gauche à droite (voir la figure 10.22). Habituellement, on entend des craquements cartilagineux lors de cette manœuvre, indolore et sans danger. Cet examen permet d'évaluer la mobilité de la trachée.

Pour confirmer la position médiane de la trachée, l'infirmière introduit délicatement son index entre le muscle sterno-cléido-mastoïdien et le cartilage de la trachée (voir la figure 10.23). Elle doit vérifier si les espaces entre les deux côtés du cou sont symétriques.

Particularités

Dans les cas de pneumothorax ou d'hémothorax sévère, la trachée peut être déviée. Si le poumon est affaissé, la pression est suffisamment importante pour déplacer la trachée du côté sain.

En présence d'une trachée immobile, on soupçonne la présence d'une tumeur. Dans ce cas, des explorations plus attentives sont recommandées.

Figure 10.22 Palpation de la trachée

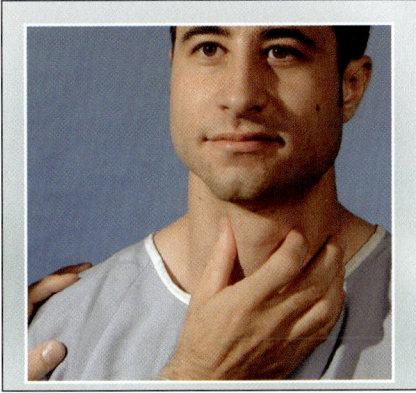

Figure 10.23 Examen de la trachée

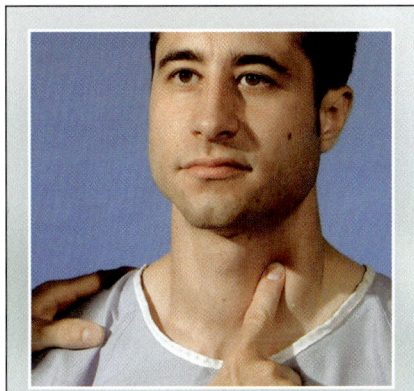

Notes au dossier

Trachée médiane et mobile.

Trachée médiane et difficile à déplacer.

Trachée déviée à gauche.

Symétrie des mouvements thoraciques

Chez la personne qui ne souffre d'aucune maladie pulmonaire ou anomalie du diaphragme, la palpation révèle des mouvements thoraciques symétriques. Grâce à la méthode du « pli cutané », l'infirmière peut évaluer la symétrie de l'amplitude du mouvement au niveau des deux poumons.

La méthode du « pli cutané » est essentiellement la même à la face antérieure et à la face postérieure du thorax. À la face postérieure, les pouces sont placés parallèlement à la ligne médiane du corps, les doigts se trouvent approximativement au niveau des dixièmes côtes (voir la

Figure 10.24 Évaluation de l'amplitude à la face postérieure

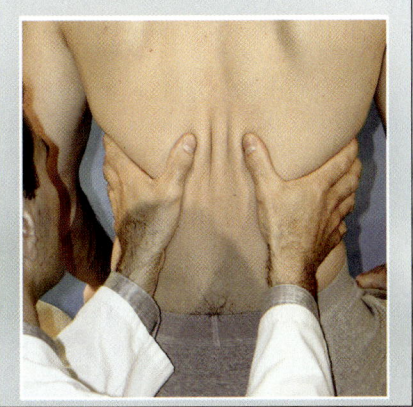

Figure 10.25 Évaluation de l'amplitude à la face antérieure

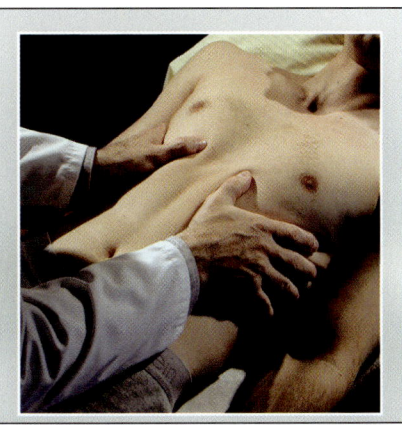

figure 10.24). À la face antérieure, les pouces sont aussi placés parallèlement à la ligne médiane du corps, les doigts se trouvant le long du rebord costal (voir la figure 10.25). L'infirmière applique une pression suffisante, sans toutefois écraser les mouvements du thorax, afin de former un pli cutané en étirant la peau vers les pouces.

Ensuite, l'infirmière demande à la personne d'inspirer profondément, puis d'expirer. Pendant le cycle respiratoire, elle observera la symétrie de l'amplitude du mouvement d'après le déplacement de ses pouces et d'après la sensation que le mouvement du thorax donne à ses mains. Le pli cutané tend à disparaître, car la cage thoracique se dilate de quelques centimètres pendant l'inspiration.

Particularités

Il est possible que l'amplitude soit asymétrique, c'est-à-dire que les mouvements thoraciques soient moins marqués d'un côté. Ce phénomène se manifeste en présence de pneumonie, d'atélectasie, de pneumothorax ou de fractures multiples des côtes.

Une douleur à l'inspiration profonde peut indiquer une inflammation de la plèvre.

Notes au dossier

Amplitude pulmonaire symétrique à la palpation des faces antérieure et postérieure.

À la palpation, diminution de l'amplitude thoracique à la face latérale droite.

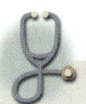

Transmission du frémissement vocal

Observations courantes

Les bruits respiratoires sont transmis par le larynx, puis par l'arbre bronchique et, enfin, par le parenchyme pulmonaire et la paroi thoracique. Ce frémissement, palpable, fournit des renseignements utiles sur la densité du tissu pulmonaire sous-jacent.

Chez la personne dont le parenchyme pulmonaire est sain, la transmission du frémissement s'effectue symétriquement. La perception de ce frémissement va en diminuant à mesure que les mains se déplacent vers la base des poumons ou à la périphérie des bronches principales, tant sur la face antérieure que sur la face postérieure.

Face postérieure. L'infirmière se placera derrière la personne et lui demandera de croiser ses bras pour que ses omoplates s'écartent l'une de l'autre, de façon à ce que le parenchyme pulmonaire puisse être dégagé. Elle placera ensuite la paume de ses mains sur la partie supérieure du thorax du patient et lui demandera de répéter plusieurs fois, en prenant une voix grave, « 33 ». À la figure 10.26, on illustre la position des mains. Pendant que la personne répète ce chiffre, l'infirmière déplacera ses mains vers les parties moyennes et inférieures des poumons, afin d'évaluer la symétrie de la transmission du frémissement vocal. À la figure 10.27, on illustre les endroits où il faut placer les paumes de la main.

Il est normal que les vibrations vocales soient réduites au niveau des omoplates, car ces dernières diminuent la transmission des vibrations vers la surface du thorax. Toutefois, c'est entre les omoplates qu'on pourra percevoir le plus de vibrations sur la face postérieure. Il est aussi possible de saisir des vibrations plus importantes du côté droit, phénomène attribuable à la disposition anatomique des bronches. En effet, la bronche droite est plus courte et plus grosse, et elle bifurque légèrement vers la face postérieure.

Face antérieure. La technique de la palpation du frémissement vocal est essentiellement la même pour la face antérieure du thorax. À la figure 10.28, on illustre la position des mains et à la figure 10.29, les endroits propices à l'évaluation.

Particularités

Augmentation des vibrations. Plus le thorax est mince (rachitisme), plus il sera facile de percevoir la transmission du frémissement.

Puisqu'un tissu pulmonaire comprimé et épaissi augmente la transmission des vibrations vocales, on peut noter une transmission du frémissement plus marquée en cas de pneumonie lobaire grave, car la densité du tissu pulmonaire gagne toute la surface du thorax (voir la figure 10.30).

Diminution des vibrations. Plus le thorax est épais (muscles et tissus adipeux), plus la transmission du frémissement devient imperceptible.

Mais même si le frémissement est imperceptible (patient en bonne santé), l'infirmière devra palper toutes les régions anatomiques des poumons afin d'être sûre que le frémissement est absent partout, car il pourrait être perçu dans une région qu'elle n'a pas encore palpée. Dans un tel cas, elle pourrait déceler une anomalie telle que la condensation des tissus.

Les vibrations vocales seront réduites du côté atteint en cas d'obstruction bronchique, d'infiltration d'air entre la plèvre pariétale et la face interne du thorax, d'infiltration de liquide dans la cavité tho-

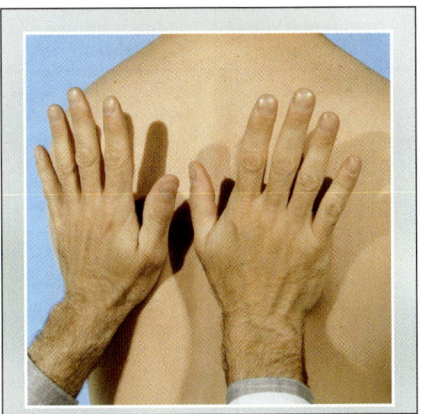

Figure 10.26 Palpation du frémissement vocal en face postérieure

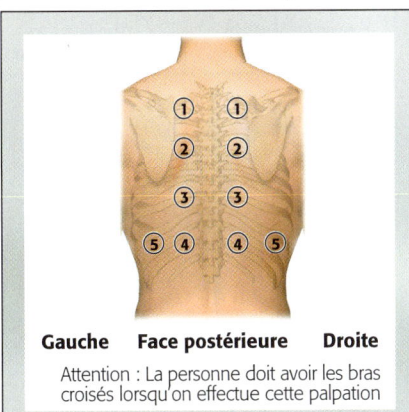

Figure 10.27 Site de la palpation du frémissement vocal en face postérieure

Gauche Face postérieure Droite

Attention : La personne doit avoir les bras croisés lorsqu'on effectue cette palpation

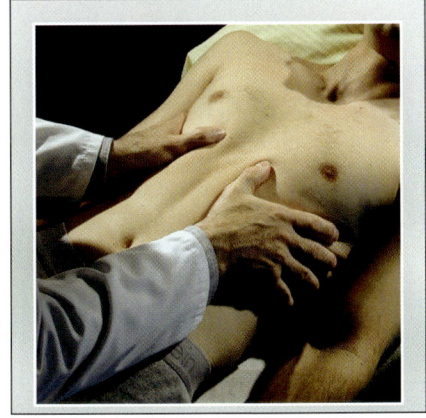

Figure 10.28 Palpation du frémissement vocal en face antérieure

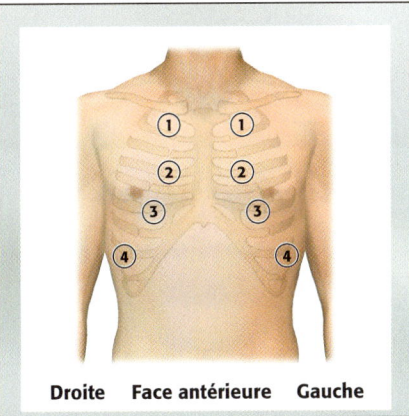

Figure 10.29 Site de palpation du frémissement vocal en face antérieure

Droite Face antérieure Gauche

racique ou de distension du poumon. L'infirmière pourrait également noter une transmission du frémissement réduite du côté atteint, en cas d'atélectasie, de pneumothorax, d'épanchement pleural, d'obstruction bronchique ; cette réduction sera bilatérale en présence de bronchopneumopathie obstructive chronique (BPOC), d'emphysème, d'asthme et de bronchite (voir la figure 10.31).

Frémissement bronchique. À la palpation, ce type de frémissement est facilement décelable à la face antérieure du thorax, au niveau de l'angle manubrio-sternal, à cause de l'accumulation de sécrétions bronchiques épaisses, notamment chez les personnes alitées, intubées, porteuses d'une trachéotomie ou atteintes d'une bronchite aiguë. Le frémissement est perceptible d'abord lors de l'expiration, puis lors de l'inspiration (voir la figure 10.32). Il peut diminuer ou disparaître, si la personne bouge ou produit une toux efficace.

Frémissement pleural. Le frémissement pleural indique une inflammation importante de la plèvre (absence de lubrification normale). Lorsque la personne respire, le frémissement est perceptible au toucher dans la région atteinte (voir la figure 10.33). Ce frémissement est transmis simplement par les mouvements respiratoires. La personne n'a pas à dire « 33 » comme dans l'autre frémissement.

Le tableau 10.12 présente une synthèse des particularités rencontrées dans différentes affections ou conditions physiologiques.

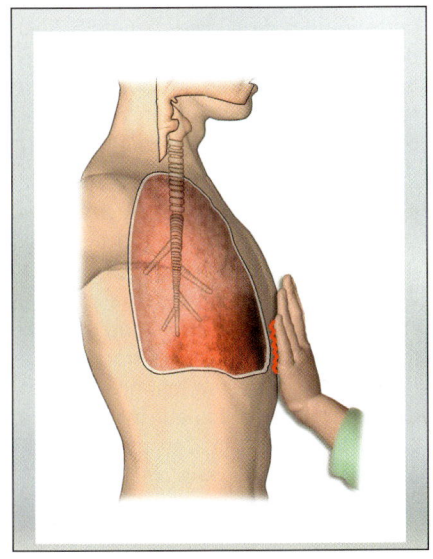

Figure 10.30 Transmission du frémissement augmentée

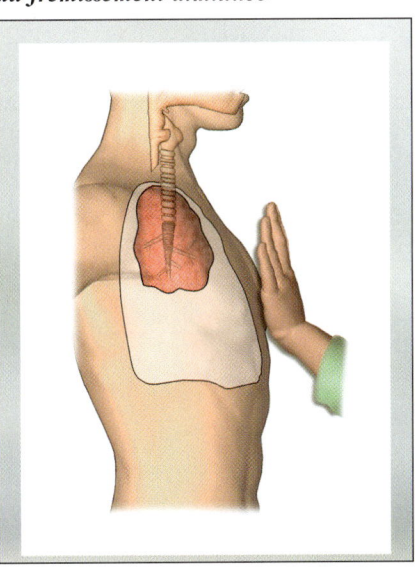

Figure 10.31 Transmission du frémissement diminuée

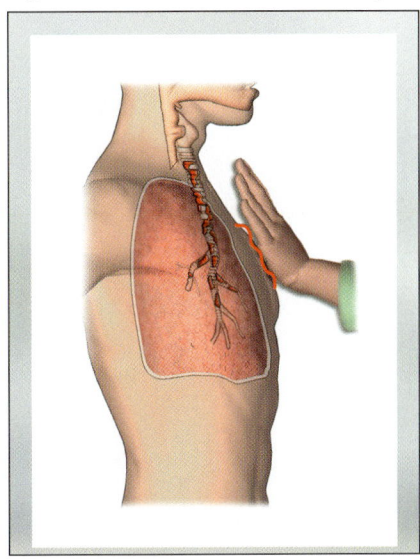

Figure 10.32 Frémissement bronchique

Figure 10.33 Frémissement pleural

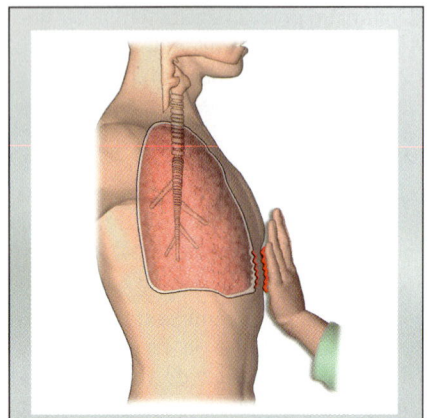

Tableau 10.12 Particularités de la transmission du frémissement vocal

Augmentation du côté atteint	Diminution du côté atteint	Augmentation bilatérale	Diminution bilatérale
Pneumonie lobaire	Asthme	Condensation des tissus pulmonaires	Bronchopneumopathie obstructive chronique (BPOC)
Condensation des tissus	Atélectasie	Thorax mince	Emphysème
	Bronchite		Obstruction bronchique bilatérale
	Épanchement pleural		Thorax épais
	Obstruction bronchique		
	Pneumothorax		

Notes au dossier

Frémissement symétrique antérieur et postérieur.

Augmentation du frémissement sur la LAAD, au niveau des 7ᵉ côtes.

Diminution du frémissement bilatéralement sur les faces antérieure et postérieure.

Frémissement bronchique important, aspiration endotrachéale effectuée, frémissement diminué par la suite.

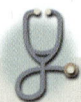

Détermination et évaluation des zones sensibles au toucher

Figure 10.34 Douleur augmentée par la palpation

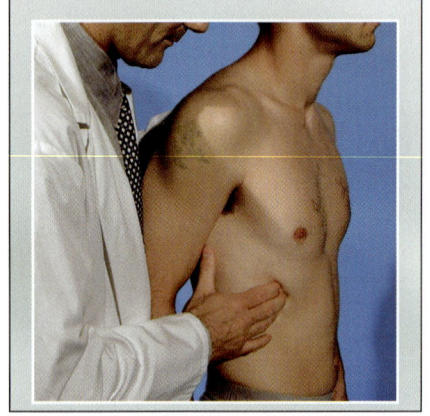

Observations courantes

Une personne libre de toute maladie pulmonaire ne ressent aucune douleur au thorax lors de l'inspiration forcée et d'une palpation directe.

En cas de sensibilité, le but de la palpation est de distinguer une douleur musculaire d'une douleur pleurétique. Si, lors de l'interrogatoire, la personne a signalé une douleur, l'infirmière palpera du bout des doigts toutes les zones douloureuses qui ont été identifiées.

Particularités

Si, à la palpation directe du tissu thoracique et des structures musculaires, la personne se plaint d'une douleur vive, il s'agit probablement d'une douleur musculaire ou d'une douleur osseuse causée par une fracture des côtes. Cette douleur porte le nom de douleur pariétale. Si la douleur n'augmente pas de façon marquée à la palpation mais qu'elle est ressentie en profondeur, il s'agit probablement d'une douleur pleurétique.

Parfois, en appuyant sur la peau de la personne, l'infirmière peut entendre des craquements qui traduisent la présence d'air infiltré dans les tissus sous-cutanés. Il s'agit alors d'emphysème cutané, comme chez les porteurs d'une trachéotomie ou d'un tube endotrachéal. La figure 10.34 illustre un infirmier en train de palper là où la douleur est exprimée par la personne afin d'écarter la possibilité d'une origine musculaire.

Notes au dossier

Toux sèche, pas de douleur à la palpation sur toutes les surfaces du thorax.

Toux avec expectorations verdâtres, 90 mL/24 heures, environ, douleur de type pleurétique à la LAAD.

Douleur à la palpation à la LSG, au niveau du 7ᵉ espace intercostal.

Percussion

La percussion n'est pas effectuée systématiquement lors de l'évaluation de la fonction pulmonaire, bien qu'elle puisse fournir des renseignements cliniques qui corroborent les données recueillies lors de l'interrogatoire, de l'inspection, de la palpation et de l'auscultation. À titre d'exemple, la percussion peut révéler la présence d'un pneumothorax ; des soins d'urgence sont alors requis.

Chaque fois que cela est possible, il est utile, lors de la percussion, de faire glisser le doigt entre les côtes afin de rendre le son plus audible. La percussion d'une côte n'entrave aucunement les résultats de l'examen.

Lors de l'évaluation de la fonction pulmonaire, la percussion sert à déterminer, par le type de son, la densité du tissu pulmonaire.

TECHNIQUES DE PERCUSSION L'infirmière écoutera les sons produits par la percussion sur toute l'étendue du thorax, soit sur ses faces postérieure, antérieure et latérales.

PERCUSSION DE LA FACE POSTÉRIEURE On commencera par la percussion de la face postérieure du thorax. La

Figure 10.35 Sites de percussion de la face postérieure

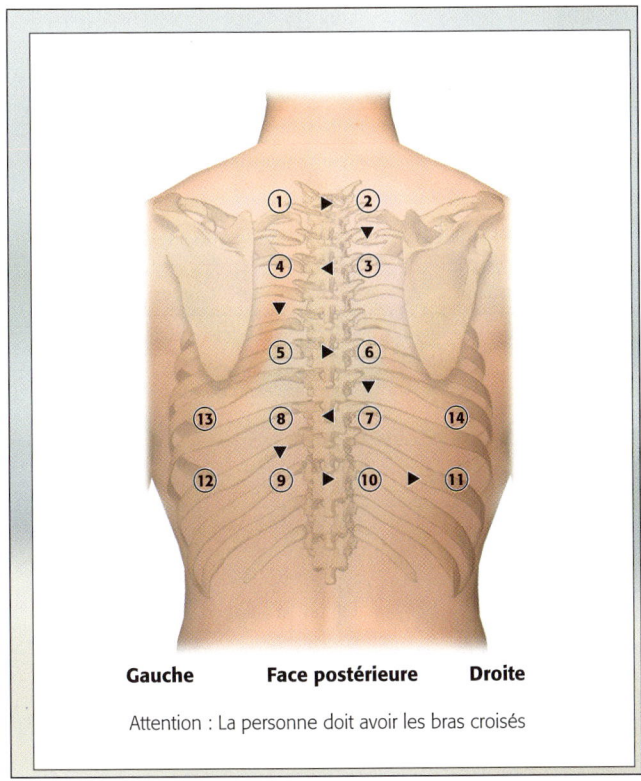

Figure 10.36 Sites de percussion de la face latérale gauche

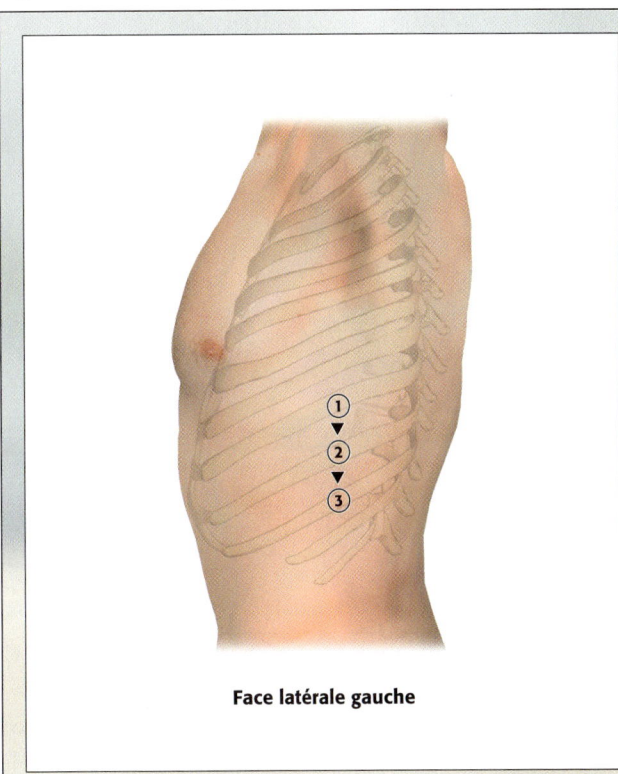

Face latérale gauche

personne sera installée dans la même position que celle qu'elle doit prendre pour la palpation du frémissement, c'est-à-dire les bras croisés.

La percussion (en escalier) permet de mieux comparer la symétrie du thorax. Elle devrait s'effectuer de haut en bas, à l'intérieur des lignes scapulaires, en descendant jusqu'à la base des poumons, au niveau des dixièmes côtes. On effectuera la percussion sur une zone plus étendue à la base des poumons (voir la figure 10.35).

PERCUSSION DES FACES LATÉRALES On poursuivra la percussion sur les LMAG (voir la figure 10.36) et la LMAD (voir la figure 10.37).

PERCUSSION DE LA FACE ANTÉRIEURE L'infirmière continuera son examen de la même manière sur la face antérieure (voir la figure 10.38).

La matité sera normale dans toute la région du cœur et du foie. Un son tympanique se fera entendre dans les régions gastrique et épigastrique. Les percussions devraient être rapides et espacées d'une distance correspondant à la largeur de deux ou trois doigts.

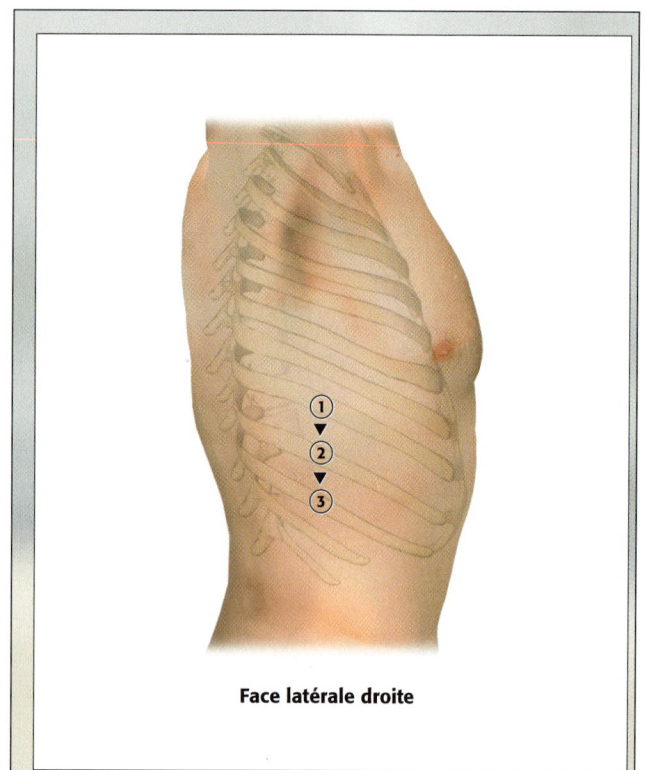

Figure 10.37 Sites de percussion de la face latérale droite

Face latérale droite

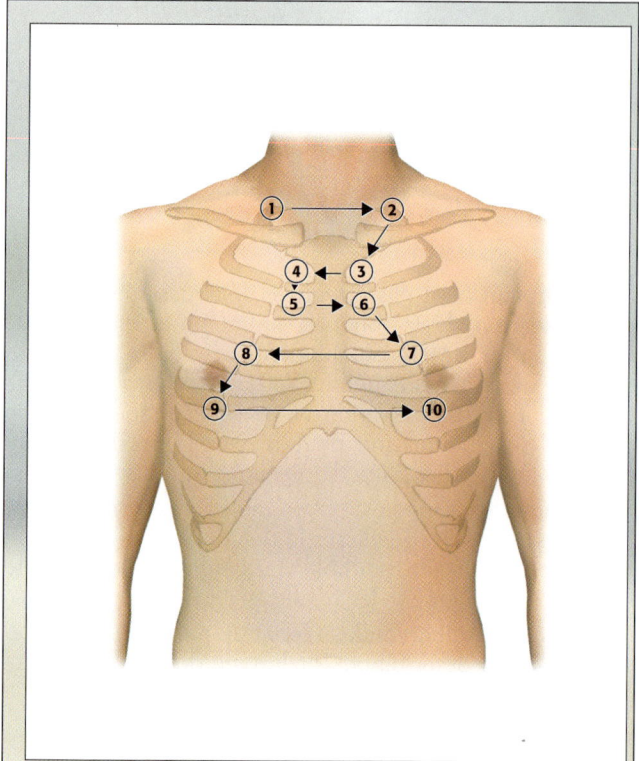

Figure 10.38 Sites de percussion de la face antérieure

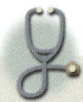

Types de sons

Observations courantes

Chez une personne dont les poumons sont sains, les sons entendus à la percussion seront symétriques et bien audibles, car les poumons et les voies respiratoires renferment toujours une certaine quantité d'air, même à l'expiration forcée (volume résiduel : 1200 mL). C'est le volume d'air contenu dans les alvéoles qui donne cette sonorité lorsque la cage thoracique est percutée.

Particularités

Les types de sons, leurs emplacements ainsi que les particularités associées et leurs causes sont présentés au tableau 10.13.

Tableau 10.13 *Types de sons audibles à la percussion*

Types de sons	Emplacement	Particularités	Causes
Matité franche	Vaste externe (cuisse)	Épanchement pleural abondant	Accumulation de liquide séreux dans la plèvre
	Deltoïde (épaule)		
		Hémothorax	Accumulation de sang
		Tumeur	Tissu dense et volume important
Submatité	Foie	Pneumonie lobaire	Les alvéoles sont remplies de liquide et de globules rouges
Sonorité normale	Poumon normal	Bronchite	Mélange d'oxygène et de gaz carbonique dans les alvéoles et dans le parenchyme pulmonaire
Hypersonorité	Normalement absente	Emphysème	Poumons distendus
Tympanisme	Région gastrique (bulles d'air)	Pneumothorax important	Cavité thoracique remplie d'air
	Joues gonflées d'air		

Notes au dossier

Percussion sans aucune particularité, sonorité symétrique sur toutes les faces du thorax – antérieure, postérieure et latérales.

Submatité à la percussion entre les LAAD et LMAD et entre les septième et dixième côtes.

La percussion révèle un tympanisme sur la LMCG, vers le deuxième espace intercostal antérieur; signalé au médecin.

Thorax en tonneau, hypersonorité diffuse à la percussion bilatérale, antérieure, postérieure.

Auscultation

BUTS

Les buts de l'auscultation pulmonaire sont les suivants :
- Évaluer les bruits normaux.
- Rechercher un bruit bronchique anormal.
- Déterminer la présence ou l'absence de bruits surajoutés.
- Évaluer la qualité de la transmission des bruits vocaux.

GÉNÉRALITÉS

Traditionnellement, l'auscultation pulmonaire s'effectue de haut en bas sur la face antérieure et, de même, de haut en bas sur la face postérieure. Toutefois, il faut bien admettre que tous les cliniciens, même les plus chevronnés, ne suivent pas cette séquence. En raison de la rapidité avec laquelle il faut travailler, et comme certains bruits surajoutés sont naturellement plus marqués en déclive, l'auscultation suit souvent une tout autre séquence, soit la face postérieure, de bas en haut et, ensuite, la face antérieure de haut en bas. De plus, chez une personne de sexe féminin, il peut être moins intimidant de débuter l'auscultation sur la face postérieure. Cette démarche peut être tout aussi utile pour identifier rapidement certains bruits surajoutés, tels que les crépitants, particulièrement dans les cas d'une surcharge pulmonaire.

L'infirmière doit toutefois considérer qu'avec une personne souffrant de BPOC, ou encore avec une personne auscultée pour la première fois, il peut être recommandé de conserver l'ordre d'auscultation traditionnel. En effet, un début d'auscultation aux bases mettra souvent en évidence des bruits crépitants aux premières inspirations qui disparaissent à la suite du déplissement alvéolaire.

Il importe que l'infirmière puisse ausculter tous les lobes pulmonaires, car des bruits surajoutés ou un bruit bronchique anormal peuvent être audibles ailleurs qu'à la base des poumons.

Voici la marche à suivre recommandée pour optimiser l'auscultation :
- Mémoriser les paramètres normaux d'une auscultation ainsi que les repères anatomiques.
- Faire une démonstration rapide afin que la personne puisse comprendre ce qu'on attend d'elle.
- Demander à la personne de respirer en gardant la bouche ouverte afin d'éliminer les bruits nasaux.
- Demander à la personne de respirer lentement et un peu plus profondément que si elle respirait normalement.
- Prévoir une période de repos pour la personne afin de prévenir la fatigue respiratoire ou l'hyperventilation.
- Chez les personnes dont le thorax est très velu, on appuiera fermement sur le pavillon du stéthoscope afin d'éliminer les faux bruits crépitants.
- Appuyer fermement sur la peau du patient avec le diaphragme d'un stéthoscope haut de gamme afin de pouvoir discerner les sons de haute fréquence.
- Si la personne est très mince, utiliser le côté de la cloche en appuyant fermement sur l'espace intercostal.
- En cas de bruits surajoutés, demander au patient de tousser et d'expectorer, et reprendre l'auscultation au même endroit.
- En cas de doute, demander au patient d'inspirer profondément, et se concentrer sur l'audition des bruits surajoutés possibles. Attention aux bruits pharyngés et à l'hyperventilation.
- Ne pas oublier de comparer le bruit entendu à celui du côté opposé.

TECHNIQUES D'AUSCULTATION

L'infirmière devrait ausculter tous les lobes pulmonaires sur les faces postérieure, latérales et antérieure du thorax. Les régions à ausculter sont les mêmes que celles à percuter (voir les figures 10.35 à 10.38).

Tout comme dans le cas de la percussion, l'auscultation débute sur la face postérieure du thorax, mais les sites d'auscultation sont inversés par rapport à ceux de la percussion. L'infirmière poursuit son auscultation sur les faces latérales, puis sur la face antérieure. Les sites d'auscultation sont identiques à ceux de percussion.

Noter que les bruits cardiaques seront nécessairement entendus sur la face antérieure (et aussi sur la face postérieure chez les personnes au thorax mince). À cette étape, il faudra bien se concentrer sur les bruits pulmonaires afin de les distinguer des autres bruits (cardiaques, abdominaux ou parasites).

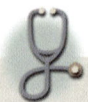

Bruits respiratoires normaux

Observations courantes

Quatre types de bruits normaux sont généralement présents chez l'humain : bruits trachéaux (BT), bruits bronchiques (BB), bruits bronchovésiculaires (BBV), murmures vésiculaires (MV). Leur nom correspond à leur emplacement anatomique. Tous ces bruits sont symétriques.

Bruits trachéaux (BT). Comme ces bruits ne traversent aucun parenchyme, ils sont habituellement de haute fréquence. Il s'agit d'un son intense et rude. Au-dessus des clavicules, les bruits trachéaux sont extrathoraciques, raison pour laquelle certains auteurs les excluent des bruits pulmonaires normaux.

Les BT à l'inspiration et à l'expiration sont de durée à peu près équivalente (voir la figure 10.39), avec une courte pause entre l'inspiration et l'expiration. Comme leur nom l'indique, on peut entendre les BT de chaque côté de la trachée, au niveau du cartilage cricoïde, au-dessus des clavicules (voir la figure 10.40). Ils sont difficilement audibles sur la face postérieure du thorax.

Bruits bronchiques (BB). En clinique, il est difficile de les distinguer des BT. La fréquence de ces bruits est plus élevée que celle des murmures vésiculaires (voir plus loin). Il s'agit également d'un son intense et rude. Les BB sont des bruits intrathoraciques.

À l'expiration, les BB sont un peu plus longs qu'à l'inspiration. Une courte pause se produit entre l'inspiration et l'expiration (voir la figure 10.41). Les BB sont audibles sur la face antérieure, au niveau du manubrium (voir la figure 10.40); ils sont difficilement audibles sur la face postérieure du thorax.

Bruits bronchovésiculaires (BBV). Il est cliniquement difficile de distinguer les BBV du murmure vésiculaire (voir plus loin). Ces bruits sont intermédiaires entre les BB et les murmures vésiculaires. Ils sont moins intenses et moins rudes que les BT ou les BB. Puisque la bronche droite est parallèle au sternum et qu'elle est plus courte et d'un plus grand diamètre que la bronche gauche, il est possible qu'on entende mieux les BBV du côté droit, surtout sur la face postérieure (voir la figure 10.42). La durée de l'inspiration est presque similaire à celle de l'expiration (voir la figure 10.43).

À l'auscultation sur la face antérieure, on entend les BBV de chaque côté du sternum, près du deuxième espace intercostal. À l'auscultation sur la face postérieure, les BBV peuvent être audibles entre les deux omoplates, tout près de la colonne vertébrale.

Murmures vésiculaires (MV). Ces murmures peuvent être présents, diminués ou absents, et ils sont les seuls bruits respiratoires normaux utilisés en observation clinique. Parce qu'ils traversent tout le parenchyme pulmonaire, les murmures vésiculaires, doux et de basse tonalité, sont très faiblement entendus. À l'inspiration, ils sont beaucoup plus longs qu'à l'expiration (voir la figure 10.44).

On entend les murmures vésiculaires au niveau de tous les lobes pulmonaires, tant sur les faces postérieure et latérales que sur la face antérieure (voir les figures 10.40 et 10.42).

On peut noter une certaine différence dans l'intensité des murmures vésiculaires, selon les individus. On pourrait expliquer cette différence par la structure interne de l'arbre bronchique et du poumon, par la forme du thorax ou par la structure des muscles et des tissus adipeux.

Particularités

Les murmures vésiculaires pourraient être diminués ou absents, unilatéralement, pour les raisons suivantes :

- Obstruction d'une partie de l'arbre bronchique par des sécrétions, du mucus (pneumonie, asthme), une bulle d'emphysème ou un corps étranger.
- Paralysie diaphragmatique.
- Tout autre facteur qui empêche le murmure vésiculaire de passer du poumon au diaphragme du stéthoscope ; ce peut être une pleurésie, un pneumothorax, un hémothorax ou un épanchement pleural.

Le murmure vésiculaire peut être diminué, bilatéralement, pour les raisons suivantes :

- Grande quantité de tissu adipeux (obésité).
- Masse musculaire importante.
- Thorax en forme de tonneau ou autre déformation marquée.
- Emphysème, perte d'élasticité des fibres pulmonaires, diminution de la force d'inspiration et hyperdilatation des sacs alvéolaires.
- Respiration superficielle, fréquente chez les personnes alitées.
- Vieillissement (diminution de la mobilité de la cage thoracique causée par une atteinte musculosquelettique).

Le murmure vésiculaire peut aussi être intensifié pour les raisons suivantes :

- Thorax très mince bilatéralement.
- Bruit bronchique anormal (BBA) sur une région (il en sera question plus loin).

Une certaine confusion règne sur la terminologie de ces bruits. Celle que nous proposons au tableau 10.14 est utilisée en observation clinique et dans nombre de publications. Il ne faut cependant pas oublier que le murmure vésiculaire est le seul terme qui convienne pour évaluer des bruits normaux et sans particularité.

Figure 10.39 Bruits trachéaux à l'auscultation

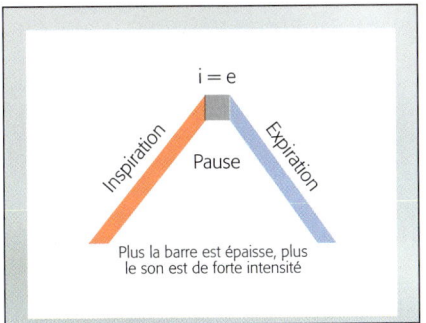

Figure 10.41 Bruits bronchiques

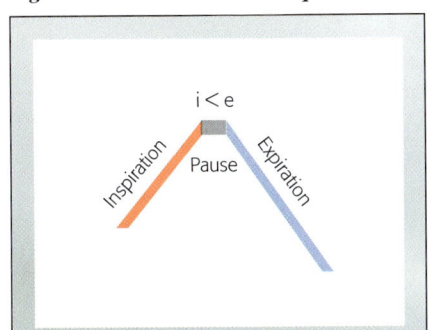

Figure 10.40 Localisation antérieure des bruits respiratoires normaux

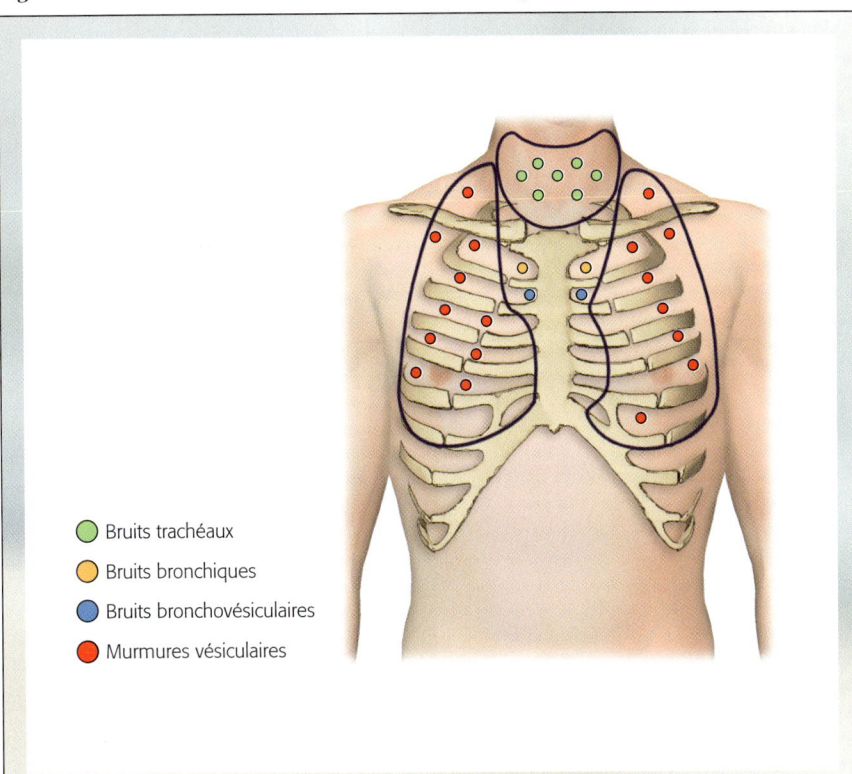

○ Bruits trachéaux
○ Bruits bronchiques
○ Bruits bronchovésiculaires
○ Murmures vésiculaires

Figure 10.42 Localisation postérieure des bruits respiratoires normaux

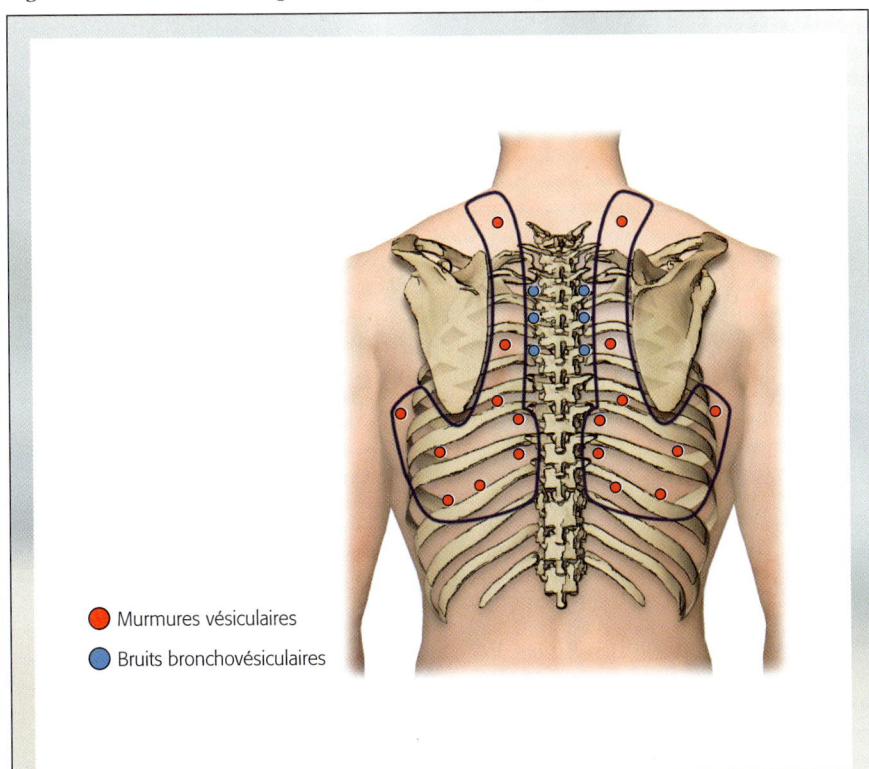

● Murmures vésiculaires
● Bruits bronchovésiculaires

Figure 10.43 Bruits bronchovésiculaires

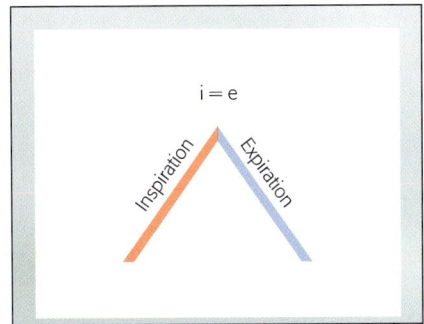

Figure 10.44 Murmures vésiculaires

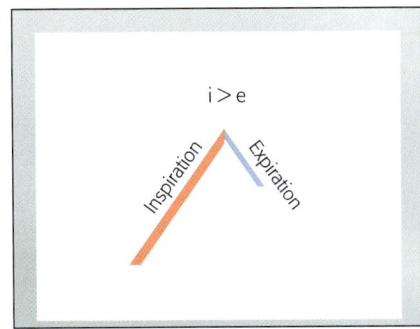

Notes au dossier

MV symétriques et présents sur tous les lobes; faces postérieure, latérales et antérieure.

MV diminués bilatéralement, sur le tiers inférieur de la face postérieure gauche.

MV diminués sur la face antérieure, au niveau du lobe moyen.

MV absents au niveau du poumon gauche (faces antérieure/latérales).

Tableau 10.14 Bruits respiratoires normaux – Terminologie[1]

Termes courants	Autres termes également utilisés
Bruits trachéaux (BT) i = e *Peu utile cliniquement*	Bruits bronchiques (Atlas de soins + SCISR) Bruits glottiques (Blétry) Bruits laryngo-trachéaux (Blétry) Bruits trachéaux (Atlas de soins + Bates + Blétry + Swartz) Souffle trachéal (Beaumont) Souffle tubaire (ATS + Beaumont + Epstein/Perkin de Bono/Cookson)
Bruits bronchiques (BB) i < e *Peu utile cliniquement*	Bruits bronchiques (Atlas de soins + Bates + Brunner/Suddarth + Hogstel/Keen-Payne + SCISR + Swartz) Bruits respiratoires bronchiques (Blétry + GPS) Si déplacement anatomique des BB dans une zone du MV: – Bruits bronchiques anormaux (Blétry) – Souffles; caverneux, amphoriques (Epstein/Perkin de Bono/Cookson) – Souffle bronchique (Beaumont) – Souffle tubaire (Blétry) – Souffle pleurétique (Blétry)
Bruits bronchovésiculaires (BBV) i = e *Peu utile cliniquement*	Murmures bronchovésiculaires (ATS) Bruits bronchovésiculaires (Atlas de soins + Bates + Brunner/Suddarth + Hogstel/Keen-Payne + Swartz) Souffle bronchovésiculaire (Beaumont)
Murmures vésiculaires (MV) i > e **Très utilisé cliniquement**	Murmures (Laënnec) Murmures vésiculaires normaux, rudes et réduits (ATS + Blétry) Murmures vésiculaires (Bates + Beaumont + Brunner/Suddarth + Cahill + Epstein/Perkins de Bono/Cookson + Murmures vésiculaires anormaux (diminués, diffus, localisés) (Blétry) Hogstel/Keen-Payne + Swartz + SCISR) Vésiculaires (Atlas de soins)

1. Les références sont données dans la bibliographie à la fin de l'ouvrage.

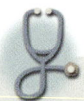

Bruits bronchiques anormaux (BBA)

Souvent appelés «le souffle bronchique», il s'agit en réalité de BB entendus ailleurs qu'autour du manubrium, soit dans la zone où les MV sont normalement entendus. On les qualifie d'anormaux à cause de ce déplacement. On peut donc dire que tous les bruits respiratoires forts et allongés à l'expiration (caractéristiques de la présence de BB audibles autour du manubrium), perçus dans la région où l'on devrait entendre les murmures vésiculaires, correspondent à des BBA.

Lorsque les alvéoles sont remplies de liquide, de globules rouges et blancs et de débris cellulaires (présence d'infection), la densité du tissu pulmonaire augmente (il devient fibreux) et la quantité d'air contenue dans les alvéoles diminue. Ce phénomène porte le nom de condensation.

La présence d'un bruit bronchique anormal évoque une infiltration continue du tissu pulmonaire ou une compression, comme dans le cas de l'atélectasie. Les bruits bronchiques anormaux sont audibles au niveau de cette zone de condensation, et cette condensation n'atténue pas la transmission de ces bruits. Les bruits bronchiques remplacent les murmures vésiculaires audibles à cet emplacement. Les murmures vésiculaires sont nuls en raison de l'absence de ventilation locale.

Imaginez un tube de plastique rigide d'un diamètre de 5 centimètres et de 3 mètres de longueur, dont la paroi intérieure est recouverte d'un tapis épais. Le tube représente une bronche saine et le tapis, la surface interne du parenchyme. Lorsque vous parlez dans l'une des extrémités du tube, votre voix est étouffée à l'autre extrémité. Le même phénomène se produit dans le cas d'une bronche normale: le son arrivant de la partie supérieure des voies respiratoires est fortement absorbé par la paroi interne de la bronche et le son étouffé, entendu à l'extérieur des alvéoles, est transformé en murmure vésiculaire. Dans le cas d'une condensation des tissus (pneumonie, lésion pulmonaire), l'intérieur de la bronche est durci, comme le tube de plastique dont l'intérieur ne serait pas tapissé. Les sons qui traversent cette surface durcie sont fortement audibles. Ainsi, le son qui provient de la partie supérieure des voies respiratoires est très fort au niveau des alvéoles atteintes. C'est le bruit bronchique anormal. Ce phénomène entraîne aussi l'intensification du frémissement et des bruits vocaux tels que la bronchophonie, l'égophonie et la pectoriloquie aphone (voir plus loin). C'est, en fait, un principe de physique qui veut qu'une surface solide transmette plus rapidement les sons.

Notes au dossier

BBA entendus au niveau de la base du poumon droit sur la face antérieure.

Temps expiratoire allongé à l'auscultation du lobe moyen droit.

Bruits surajoutés

Les bruits surajoutés sont, comme leur nom l'indique, des bruits qui s'ajoutent aux bruits de la respiration. On observe souvent un bruit bronchique anormal objectivé par un temps expiratoire allongé. On distingue trois catégories de bruits surajoutés: les bruits discontinus: crépitants fins et rudes qui ont une durée < 20 millisecondes (voir le tableau 10.15); les bruits continus: sibilants, ronchi et wheezing, qui ont une durée ≥ 250 millisecondes (voir le tableau 10.16) et les bruits extrapulmonaires: frottement pleural et stridor (voir le tableau 10.17).

Bruits discontinus. Crépitants fins et rudes. Quelquefois, on ajoute à leur description le qualificatif peu (+), moyen (++) ou abondant (+++).

Comment distinguer les crépitants fins des crépitants rudes? À l'auscultation, les crépitants fins sont surtout manifestes lorsque du liquide s'est accumulé dans les poumons en position déclive. Les crépitants fins peuvent révéler une insuffisance ventriculaire gauche. On les entend à la base des poumons et sur le pourtour d'une région œdémateuse. Ils sont plus audibles à la fin de l'inspiration.

Les crépitants rudes sont audibles durant l'inspiration. À l'expiration, on les entend comme si c'étaient des gargouillements. Ces bruits peuvent être plus perceptibles au niveau des structures pulmonaires hautes (bronches), mais parfois aussi dans les lobes inférieurs. Les crépitants rudes sont présents tout au long de l'inspiration et parfois en début d'expiration.

Après avoir ausculté des crépitants, l'infirmière demandera à la personne de tousser, puis elle reprendra l'auscultation. Les crépitants rudes ont tendance à diminuer ou à se déplacer si la personne tousse, expectore ou change de position, ou encore si ses sécrétions sont aspirées. Les crépitants fins, dus à la présence de liquide, ne changent pas d'emplacement.

Tableau 10.15 Bruits surajoutés discontinus

	Description	Origines anatomo-physiologiques (voir la figure 10.45)	Particularités cliniques
Crépitants fins	Sons doux, de haute tonalité, très brefs. Audibles surtout en fin d'inspiration. Ils ne disparaissent pas si la personne tousse. On peut les comparer au bruit que fait une mèche de cheveux qu'on roule entre les doigts.	Bruits intrapulmonaires. Ils sont causés par une série de brèves explosions dans les alvéoles et les petits conduits aériens, et par la présence de sécrétions, de sang, de pus et de liquide.	S'ils disparaissent lorsque la personne tousse, ils ne sont pas un signe de maladie. Insuffisance ventriculaire gauche Début d'œdème pulmonaire Pneumonie lobaire en voie de résolution Fibrose interstitielle Bronchite chronique Asthme Emphysème
Crépitants rudes	Sons forts, de basse tonalité, plus longs. Audibles surtout lors de l'inspiration et en début d'expiration. Ils peuvent diminuer si la personne tousse, si elle change de position ou si l'infirmière procède à une aspiration bronchique. On peut les comparer à un feu de bois qui pétille ou à du maïs qu'on fait éclater. Ils ressemblent aussi à des gargouillements.	Bruits intrapulmonaires. Air qui entre en collision avec l'accumulation de sécrétions dans la partie supérieure des poumons.	Œdème pulmonaire Fibrose pulmonaire Présence d'une trachéotomie Maladie pulmonaire en phase terminale (lorsque le réflexe tussigène est absent)

On peut diviser les crépitants en plusieurs catégories : inspiratoires précoces, inspiratoires tardifs, expiratoires précoces et expiratoires tardifs (voir la figure 10.46). Cette distinction n'est pas utile quant au traitement à administrer. Elle peut cependant renseigner sur certains problèmes spécifiques. On associe généralement les crépitants inspiratoires tardifs à l'atélectasie, à la pneumonie lobaire en voie de résolution, à une insuffisance cardiaque en phase initiale ou aux pneumopathies interstitielles (la fibrose, par exemple) ; les crépitants inspiratoires précoces sont associés à la bronchite chronique, à la bronchiectasie, à l'asthme et à l'emphysème.

L'évaluation des crépitants peut renseigner l'infirmière sur l'état du patient lorsque celui-ci consomme des médicaments comme des diurétiques. Un signe objectif de diminution de la surcharge pulmonaire est la diminution ou la disparition des crépitants. La personne qui présente des crépitants après une intervention chirurgicale est davantage exposée à contracter une atélectasie ou une pneumonie. L'infirmière doit en tenir compte dans son enseignement ; elle doit fortement encourager la personne à faire des exercices respiratoires afin de réduire le risque de complications postopératoires.

Remarque : Pour des raisons plus ou moins connues, on décèle parfois, chez des personnes en bonne santé, des crépitants fins, surtout à la base du poumon sur la face antérieure. Ces bruits ont tendance à disparaître lorsque la personne tousse ou inspire profondément.

Bruits continus. Sibilants, wheezing (respiration sifflante) et ronchi. Quelquefois, on ajoute à ses descriptions le qualificatif peu (+), moyen (++) ou abondant (+++).

Figure 10.45 Origines anatomo-physiologiques des bruits surajoutés

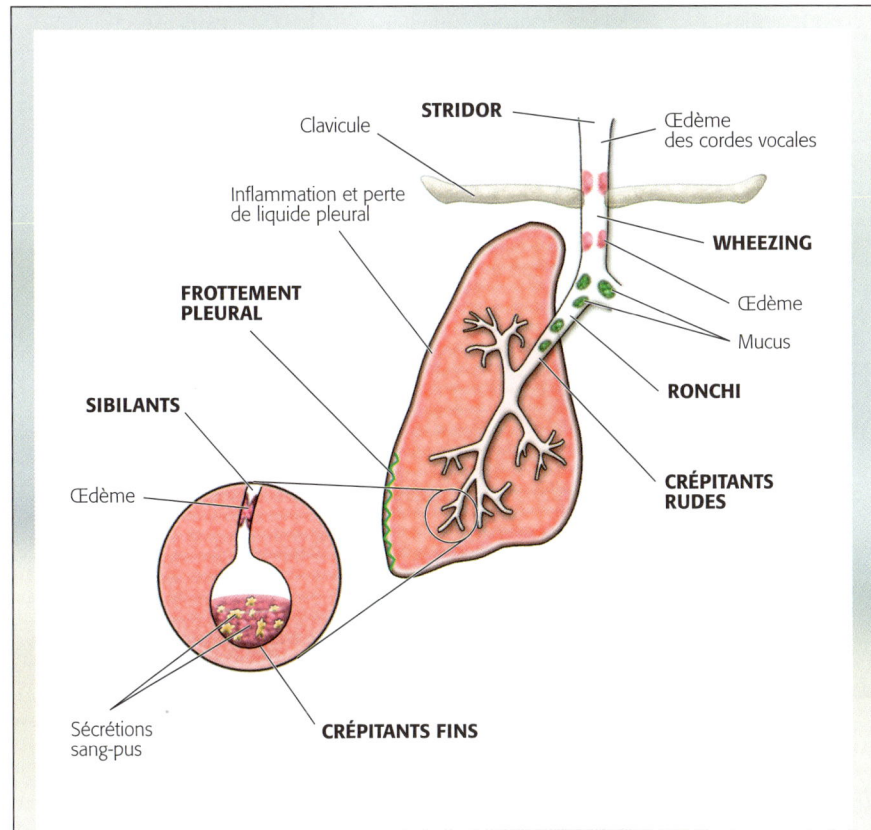

Figure 10.46 Phases du cycle respiratoire à l'auscultation

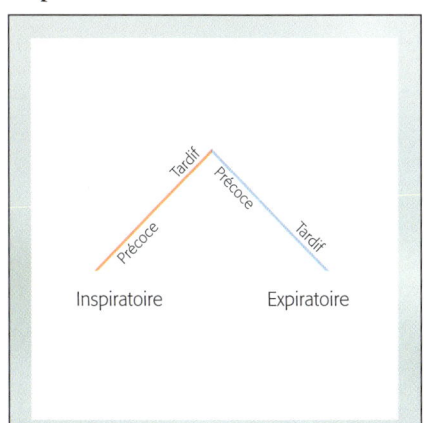

	Description	Origines anatomo-physiologiques (voir la figure 10.45)	Particularités cliniques
Tableau 10.16 Bruits surajoutés continus			
Sibilants	Tonalité aiguë, fréquence autour de 400 Hz. Prédominance à l'expiration. Bruit qui ressemble à celui qu'on entend lorsqu'on dégonfle un ballon dont on pince l'orifice.	Bruits intrapulmonaires. Passage de l'air qui traverse rapidement une bronchiole rétrécie par un spasme musculaire, une région œdémateuse, des sécrétions (qui tapissent la bronche) ou une masse.	Asthme Bronchospasme
Wheezing Respirations sifflantes	Son sibilant, mais audible à l'oreille nue, sans ausculter avec le stéthoscope. Il est souvent audible à l'inspiration et à l'expiration, ce qui témoigne d'un bronchospasme sévère.	Bruits intrapulmonaires. *Idem*	*Idem*

Tableau 10.16 Bruits surajoutés continus (suite)

	Description	Origines anatomo-physiologiques (voir la figure 10.45)	Particularités cliniques
Ronchi	Tonalité basse, fréquence < 200 Hz. Prédominance à l'expiration. Bruit qui ressemble à celui qu'on entend lorsqu'on souffle dans le goulot d'une bouteille, à des ronflements ou au vent qui entre par une fenêtre entrouverte. Il peut disparaître si la personne produit une toux efficace, ou si ses sécrétions ont été aspirées.	Bruits intrapulmonaires. Passage de l'air qui se frotte aux parois des grosses bronches, ce qui cause la vibration et le bruit. Dans ce cas, les bronches sont couvertes de sécrétions, sont comprimées ou elles ont perdu leur élasticité.	Emphysème Bronchite Fumeur

Notes au dossier

Crépitants fins, peu abondants, bilatéralement à la base des poumons.

Crépitants inspiratoires tardifs, fins, au niveau du lobe moyen droit, sur la face antérieure.

Orthopnée, cyanose de toutes les extrémités, SpO_2 à 85 %, masque d'O_2 à 50 %, crépitants rudes bilatéralement sur les faces antérieure et postérieure, aux deux tiers des poumons.

Frémissement bronchique et crépitants expiratoires, sur la face antérieure, à la périphérie du troisième espace intercostal, sur la LMCD.

Patient ambulatoire, wheezing moyen à l'inspiration et à l'expiration, évaluer immédiatement.

Sibilant ++ expiratoire au tiers inférieur gauche, bronchodilatateur administré selon protocole ; l'auscultation en post-traitement révèle la disparition complète des sibilants.

Ronchi diffus dans tous les lobes antérieurs + postérieurs, moins de ronchi après un changement de position et après l'aspiration des sécrétions.

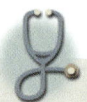

Bruits extrapulmonaires : frottement pleural et stridor

Comme leur nom l'indique, il s'agit de bruits considérés comme extrapulmonaires, puisqu'ils sont générés à l'extérieur du parenchyme pulmonaire. Le tableau 10.17 en présente la description, les origines anatomo-physiologiques et leurs liens avec les particularités cliniques.

Avertissement

La même confusion terminologique règne au sujet des bruits surajoutés. Certains intervenants utilisent une terminologie « maison », sinon carrément personnelle, ce qui rend la communication difficile au sein d'une équipe interdisciplinaire.

Les bruits respiratoires ont été décrits pour la première fois en 1819 par le médecin français René Théophyle Hyacinthe Laënnec, l'inventeur du stéthoscope. Cette terminologie a dû être modifiée en raison d'une meilleure connaissance des facteurs responsables des bruits pulmonaires et de la mise au point d'appareils plus performants. Dans certains pays francophones, on utilise encore les termes de Laënnec ; dans d'autres, on a adopté de mauvaises traductions de l'américain ou de l'allemand. Le tableau 10.18 propose une terminologie révisée qui tient compte des progrès scientifiques et qui est utilisée par les meilleurs auteurs.

Tableau 10.17 Bruits extrapulmonaires

	Description	Origines anatomo-physiologiques (voir la figure 10.45)	Particularités cliniques
Frottement pleural	Bruit très superficiel, qui ressemble beaucoup aux crépitants. Il se produit en fin d'inspiration et en début d'expiration. On peut le comparer au bruit que font deux morceaux de cuir frottés l'un contre l'autre. Il est surtout audible au pourtour des LAAG ou D, ±7e côte.	La perte de lubrification entre les deux feuillets de la plèvre (viscéral et pariétal), causée par l'inflammation, les rend rugueuses.	Pleurésie avec douleur à la respiration. Le frottement disparaît dès que du liquide s'infiltre entre les deux plèvres et les sépare.
Stridor	Bruit très fort, audible à l'oreille nue, beaucoup plus fort au niveau de la trachée. On l'entend surtout à l'inspiration.	Il se produit dans le larynx, juste au-dessus d'une région œdémateuse ou obstruée.	Croup Épiglottite aiguë Corps étranger

Tableau 10.18 Bruits surajoutés et extrapulmonaires – Terminologie[1]

Termes courants	Exemples d'autres termes également utilisés
Crépitants fins	Crépitations fines (ATS) Craquements fins (Bates + Blétry + Potter/Perry) Craquements de haute fréquence (GPS) Crépitants (Beaumont + Brunner/Suddarth) Crépitations (Swartz) Râles fins (Atlas de soins + Brunner/Suddarth + SCISR) Râles humides (Laënnec) Râles crépitants (Blétry) Râles crépitants fins (Hogstel/Keen-Payne)
Crépitants rudes	Crépitations rauques (ATS) Craquements (Laënnec) Craquements rudes (Bates + Blétry) Craquements de basse ou de moyenne sonorité (GPS) Crépitations (Swartz) Râles moyens et râles grossiers (Atlas de soins + SCISR) Râles muqueux (Laënnec) Râles de gargouillement (Laënnec) Râles crépitants secs à grosses bulles (Laënnec) Râles crépitants moyens et râles sous-crépitants (Hogstel/Keen-Payne) Sous-crépitants (Blétry)
Sibilants	Râles musicaux (Swartz) Râles sibilants (Blétry + Swartz) Râles sibilants secs (Laënnec) Râles sonores (Swartz) Respiration sifflante (légère, modérée, grave) (ATS) Ronchus – sibilant (Atlas de soins + Swartz) Sibilances (Brunner/Suddarth + SCISR + Hogstel/Keen-Payne + Swartz) Sibilances monophoniques (GPS) Sifflements (Bates + Blétry + Laënnec + Potter/Perry) Sifflements de basse tonalité (Swartz) Sibilants (Beaumont + Epstein/Perkin de Bono/Cookson) Wheezing (Atlas de soins + Swartz) *Autres appellations : râle musical, ronchi sibilants, râles sibilants*

Tableau 10.18 Bruits surajoutés et extrapulmonaires – Terminologie[1] (suite)

Termes courants	Exemples d'autres termes également utilisés
Ronchi (un ronchus et des ronchi)	Râles secs sonores (Laënnec) Râles ronflants (Blétry) Ronchi (de bouillonnement, de gargouillement, sonores) (ATS + Bates + Hogstel/Keen-Payne) Ronchi – sonores (Atlas de soins) Ronchi (SCISR) Ronchus (Blétry + Brunner/Suddarth) Ronflements (Laënnec + Potter/Perry) Ronflants (Beaumont) Silences polyphoniques (GPS) Wheezing (Swartz) *Autres appellations : sifflements de basse tonalité, râles sonores*
Wheezing*	*Autre appellation : respiration sifflante*
Stridor	Stridor (Bates + Blétry + Epstein/Perkin de Bono/Cookson)
Frottement pleural	Frottements (Atlas de soins) Frottement pleural (Bates + Blétry + Brunner/Suddarth + Swartz + Epstein/Perkin de Bono/Cookson + Hogstel/Keen-Payne + Potter/Perry) Frottement en deux temps respiratoires (Beaumont)

1. Les références sont données dans la bibliographie à la fin de l'ouvrage.
* Terme anglais souvent utilisé pour désigner un sibilant entendu sans stéthoscope.

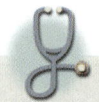

Bruits vocaux

Les derniers bruits étudiés sont les bruits vocaux, lesquels sont transmis dans le parenchyme pulmonaire depuis le larynx.

Ces bruits sont produits par la vibration des cordes vocales et c'est la résonance au niveau de la bouche, du nasopharynx et des sinus qui les amplifie. En traversant le poumon normal rempli d'air, les voyelles, qui sont émises surtout à une haute fréquence, sont filtrées et étouffées. Elles sont donc presque inaudibles au niveau de la plèvre, lors de l'auscultation d'un poumon normal.

La technique d'auscultation des bruits vocaux est la même que celle des bruits pulmonaires normaux et surajoutés, sauf qu'on demande à la personne d'émettre divers sons. Il peut être très utile que l'infirmière en donne elle-même un exemple concret à la personne examinée. Ensuite, à l'aide du stéthoscope et en appliquant la méthode en escalier, elle procède à l'auscultation symétrique des mêmes régions que lors de l'auscultation des bruits pulmonaires (revoir au besoin les passages consacrés à la percussion et à l'auscultation). Le tableau 10.19 résume les étapes de l'auscultation des bruits vocaux.

Particularités

Les bruits vocaux sont entendus de façon très distincte sur une surface dense (pneumonie lobaire ou atélectasie), les bruits de haute fréquence traversant facilement ce genre de tissu. Le même phénomène se produit lors de la transmission du frémissement vocal et de la présence d'un bruit bronchique anormal (BBA).

Si l'on perçoit une augmentation de la transmission du frémissement, on remarquera probablement à l'auscultation un bruit bronchique anormal au même endroit. En poursuivant l'auscultation des bruits vocaux dans une région pulmonaire condensée, on découvrira une triade : augmentation du frémissement, bruit bronchique anormal, bronchophonie et/ou égophonie et/ou pectoriloquie aphone.

À cette étape de l'auscultation, la collaboration du patient est essentielle. Il doit comprendre les consignes et les exécuter correctement. S'il ne peut collaborer, on pourra ausculter ses bruits vocaux lorsqu'il parle ou chuchote divers mots.

Tableau 10.19 Auscultation des bruits vocaux

Bruits vocaux normaux	Bruits vocaux anormaux
Demander au patient de prononcer d'une voix grave, «trente-trois», sans s'arrêter. Les bruits audibles sur la paroi thoracique sont normalement étouffés et indistincts, surtout loin des grosses bronches, symétriquement dans les deux poumons.	Il y a **bronchophonie** si les bruits entendus sont clairs et distincts dans une zone donnée, par rapport à la même région dans le poumon opposé. Ce phénomène est associé à une condensation des tissus ou à une région où l'air ne peut pas pénétrer.
Demander au patient d'émettre les sons «éé» sans arrêt. On entend, dans des situations normales, des «éé» assourdis et prolongés, symétriquement dans les deux poumons.	Il y a **égophonie** lorsque les «éé» sont perçus comme des «èè» dans une région donnée. L'égophonie est aussi associée à une diminution de la transmission causée par une condensation ou une atélectasie.
Demander au patient de dire «un – deux – trois» en chuchotant, sans s'arrêter. Dans un poumon normal, les bruits de haute fréquence sont filtrés, ce qui les rend inaudibles à l'auscultation. Normalement, la voix chuchotée n'est que très faiblement entendue, surtout lorsqu'on s'éloigne des bronches principales de l'arbre bronchique.	Il y a **pectoriloquie aphone** si on entend un chuchotement plus fort et plus net dans une zone donnée. En cas de condensation tissulaire ou d'atélectasie, les sons ne sont plus filtrés. Ils parviennent donc facilement jusqu'à la paroi thoracique et on peut les discerner au stéthoscope.

Notes au dossier

Auscultation pulmonaire: Lobe inférieur droit, face postérieure: augmentation du frémissement, présence d'un BBA ainsi que d'une bronchophonie, d'une égophonie et d'une pectoriloquie aphone.

Autres mesures d'évaluation

L'infirmière peut effectuer d'autres examens cliniques et paracliniques pour évaluer objectivement la fonction pulmonaire, tels que la mesure des gaz artériels, la saturation pulsatile en oxygène, le débit expiratoire de pointe, la cuti-réaction, la ponction pleurale, la radiographie pulmonaire, la mesure des volumes pulmonaires statiques et dynamiques, la distribution de la ventilation et la perfusion pulmonaire.

Ces épreuves fonctionnelles pulmonaires peuvent s'avérer utiles pour établir un plan d'intervention et évaluer l'état du patient adéquatement. L'infirmière peut être appelée à procéder à toutes ces interventions.

En plus de posséder une connaissance approfondie des tests de la fonction pulmonaire, l'infirmière doit bien connaître les paramètres normaux. Dans sa pratique quotidienne, elle doit être en mesure de poser un diagnostic clinique adéquat et juste après s'être acquittée de l'interrogatoire, de l'examen clinique et de l'interprétation des autres mesures.

Dans ce chapitre, nous avons exposé toutes les étapes de l'examen clinique de la fonction respiratoire. Il est cependant très important de consulter les ouvrages traitant des examens paracliniques de la fonction pulmonaire, surtout en ce qui concerne la mesure des gaz artériels, la saturation pulsatile en oxygène et la mesure du débit expiratoire de pointe.

Synthèse de l'examen de la fonction respiratoire

1. Après l'interrogatoire portant sur la symptomatologie, but de la consultation, poser une question pour chaque lettre «PQRST».
   – Évaluer l'orientation durant l'entrevue.
   – Observer si la personne est capable de terminer ses phrases.
2. Effectuer l'inspection en gardant à l'esprit les éléments suivants:
   a) Coloration du visage et des extrémités.
   b) Aspect des doigts.
   c) Fréquence, rythme et amplitude de la respiration.
   d) Type de respiration particulier.
   e) Utilisation des muscles accessoires pour respirer.
   f) Battements des ailes du nez.

g) Position adoptée naturellement (par exemple, en tripode).
h) Forme du thorax.

Visualiser l'anatomie et les repères anatomiques durant l'examen.

3. a) Face postérieure (de bas en haut), b) faces latérales (de bas en haut), c) face antérieure (de haut en bas) :
   - Demander à la personne si elle ressent de la douleur. Si oui, palper pour déterminer s'il s'agit d'une douleur pariétale ou pleurétique.
   - Mesurer l'expansion thoracique (face antérieure).
   - Poser la paume des deux mains sur les côtés et sur le thorax et demander au patient de prononcer « 33 » ; évaluer la symétrie du frémissement.
   - Évaluer la symétrie des mouvements thoraciques par la méthode du pli cutané.
   - Percuter toutes les régions en comparant des deux côtés.
   - Si l'on note une anomalie, on peut évaluer la transmission vocale à l'auscultation (« 33 » / « éé » / « 1-2-3 » en chuchotant).
   - Ausculter toutes les régions du thorax en comparant les deux côtés.
   - Déterminer si la trachée est mobile et centrée (face antérieure).
   - Si l'on observe une anomalie clinique, on peut mesurer le débit expiratoire de pointe et la SpO_2. On notera également la fréquence, le rythme et l'amplitude respiratoires.

AFFECTIONS COURANTES

Le tableau 10.20 présente les principales affections qui touchent la fonction respiratoire.

Tableau 10.20 Examen clinique et affections courantes

	Asthme	**Bronchite**
Affections	Le bronchospasme est relié à une hypersensibilité ou une inflammation des voies respiratoires engendrée par une allergie, un stress ou une activité physique plus ou moins intense. Il est dû à la contraction des muscles lisses des bronchioles et des bronches, à un œdème des structures internes de l'arbre bronchique et à la production d'un mucus épais.	Surproduction de mucus dans l'arbre bronchique. L'inflammation et la constriction bronchiques, tout comme l'accumulation de sécrétions, obstruent partiellement le passage de l'air. Certaines alvéoles peuvent s'affaisser à cause de l'obstruction des bronchioles terminales par des sécrétions.
Histoire	Augmentation des crises durant les mois d'allergies saisonnières. La crise est souvent précédée d'une infection des voies respiratoires supérieures. Identifier les antécédents d'allergie ou d'intolérance au pollen, à des animaux, à certains aliments, aux polluants atmosphériques, à la fumée de tabac, à des champignons microscopiques. La crise peut survenir après une période de stress ou une activité physique intense.	Le tabagisme est la cause la plus fréquente. La bronchite devient chronique lorsque la toux est récurrente pendant trois mois sur une période de deux années consécutives.
Inspection	Durant une crise sévère : rythme respiratoire élevé ; dyspnée 4/5, wheezing audible[1], utilisation des muscles accessoires, cyanose, tirage intercostal, expiration laborieuse et prolongée. Le thorax peut être en tonneau si l'asthme est chronique.	Toux rauque et productive, expectorations épaisses et abondantes (qui deviennent verdâtres s'il y a infection) entraînant dyspnée et fatigue. La cyanose et l'hippocratisme digital peuvent être présents en cas de bronchite chronique de longue date avec hypoxie.
Palpation	Faible frémissement.	Présence de frémissement normal, lequel peut être diminué si une grande quantité de mucus bloque un segment pulmonaire. Frémissement bronchique perceptible dans la région proximale de l'arbre bronchique, sur les faces antérieure et postérieure.
Percussion	Sonorité et hypersonorité (asthme chronique).	Sonorité normale.
Auscultation	Le murmure vésiculaire est diminué, voire absent dans la région où le bronchospasme est complet. Sibilants dans toute la région atteinte. Bruits vocaux diminués (l'évaluation des bruits vocaux est superflue pendant une crise, car cette information n'apporte aucun élément nouveau). **Autres évaluations :** La saturation pulsatile en oxygène est diminuée en proportion de la sévérité de la crise. La mesure du VEMS (volume expiratoire maximal-seconde) peut être fort pertinente pour évaluer la gravité de la crise et l'état du patient, et pour déterminer l'efficacité du traitement.	Murmure vésiculaire normal (diminué en cas d'affaissement alvéolaire), bruits vocaux normaux, ronchi. En cas de bronchite chronique, l'expiration peut être prolongée, ce qui provoque un bruit bronchique anormal (BBA). Crépitants dans les régions alvéolaires. Sibilants occasionnels.

1. Attention, la disparition du wheezing n'indique nullement que l'état du patient s'est amélioré.
Seule l'auscultation permettra à l'infirmière de savoir si le bronchospasme a disparu ou s'est aggravé.

Tableau 10.20 Examen clinique et affections courantes (suite)

	Emphysème	**Œdème pulmonaire aigu**
Affections	Résultat de la destruction des parois alvéolaires, avec hyperdilatation permanente des alvéoles et du poumon. Diminution du tonus et de la résistance du plancher pulmonaire surtout durant l'expiration.	La surcharge cardiaque cause une congestion pulmonaire. Les capillaires pulmonaires s'engorgent et l'augmentation de la pression sanguine peut faire passer du liquide du sang aux alvéoles, ce qui nuit à la diffusion des gaz au niveau alvéolaire. Du mucus peut obstruer les bronchioles.
Histoire	Le tabagisme est responsable de 80 à 90 % des cas d'emphysème.	L'insuffisance cardiaque s'installe graduellement et évolue rapidement selon la condition cardiaque sous-jacente. On soupçonnera un œdème pulmonaire chez les personnes cardiaques dont l'état évolue lentement.
Inspection	Thorax en tonneau avec élargissement du diamètre antéropostérieur. Position typique en tripode : la personne atteinte est penchée vers l'avant et cherche à appuyer un ou ses deux avant-bras sur une surface plane. Ses bras sont souvent en abduction et ses épaules avancées de façon à écarter les omoplates pour mieux dilater ses poumons. Dyspnée, détresse respiratoire et tachypnée exacerbée lors de tout effort physique. Expiration avec lèvres pincées. Bombement intercostal et utilisation des muscles accessoires. Hippocratisme digital	Accélération du rythme respiratoire, dyspnée à l'effort, orthopnée, dyspnée paroxystique nocturne, insomnie, œdème des membres inférieurs (qui prend le godet), pâleur du visage.
Palpation	Expansion pulmonaire et frémissement diminués.	Peau moite, frémissement normal.
Percussion	Hypersonorité ; excursion diaphragmatique diminuée.	Sonorité normale à submatité.
Auscultation	Murmure vésiculaire diminué. L'expiration peut être prolongée. Un souffle bronchique anormal peut être présent. On peut aussi entendre quelques ronchi-sibilants et/ou un wheezing.	Murmure vésiculaire normal, crépitants bilatéraux à la base des poumons[2]. L'auscultation du cœur révélera la présence d'un B3.

2. Si les crépitants sont auscultés sur les deux tiers du poumon, on doit soupçonner très sérieusement la présence d'un œdème aigu pulmonaire.

Tableau 10.20 Examen clinique et affections courantes (suite)

	Pneumonie lobaire	**Pneumothorax**
Affections	Infection du parenchyme pulmonaire rendant les membranes alvéolaires œdémateuses et poreuses. Les globules blancs et rouges peuvent ainsi traverser facilement la membrane et pénétrer dans les alvéoles qui se remplissent de bactéries, de débris cellulaires, de liquide et de sang. De ce fait, la surface où se font normalement les échanges gazeux est rétrécie, ce qui cause de l'hypoxémie.	Affaissement partiel ou complet du poumon causé par la présence d'air dans la cavité pleurale où, normalement, la pression est toujours négative. Le pneumothorax peut être : spontané (introduction d'air causée par une rupture du parenchyme pulmonaire) ; traumatique (introduction d'air causée par une perforation de la cage thoracique) ; ou « sous tension » (l'air peut entrer dans l'espace intrapleural mais ne peut plus en sortir). Dans ces cas, une intervention immédiate s'impose.
Histoire	Fièvre. Souvent elle est précédée d'une infection, virale ou bactérienne, des voies respiratoires supérieures. Antécédents d'une bronchite chez des personnes qui ne peuvent produire une toux productive.	Habituellement unilatéral. La personne qui a déjà eu un pneumothorax est fortement exposée à en subir un deuxième. Plus fréquent chez les hommes jeunes, minces et élancés. Peut être causé par une atteinte thoracique, ou une intervention invasive (canule veineuse centrale, thoracocenthèse, médiastinoscopie, bronchoscopie, biopsie transthoracique) ou une ventilation assistée en pression positive ou non.
Inspection	Accélération du rythme respiratoire, expansion pulmonaire réduite du côté atteint. Chez les enfants et les personnes âgées alitées, on remarque une rétraction sternale et le battement des ailes du nez.	Expansion inégale du thorax. Le pneumothorax est grave si le rythme respiratoire est accéléré et s'il y a cyanose, bombement intercostal et chute de la tension artérielle.
Palpation	Expansion pulmonaire diminuée du côté atteint, frémissement augmenté (il sera cependant diminué en présence d'une obstruction bronchique).	Déviation de la trachée du côté sain, frémissement diminué, voire absent du côté atteint, expansion du thorax diminuée du côté atteint, emphysème sous-cutané.
Percussion	Matité dans la région atteinte.	Hypersonorité, diminution de l'excursion diaphragmatique.
Auscultation	Bruit bronchique anormal dans la région atteinte, bronchophonie, égophonie et pectoriloquie aphone ; crépitants fins ou rudes.	À la région atteinte, diminution, voire absence, du murmure vésiculaire. Bruits vocaux diminués ou absents à la région atteinte. Autres évaluations : Toux, tachycardie, tachypnée. La SpO_2 est diminuée en proportion de la sévérité de la crise.

Tableau 10.20 Examen clinique et affections courantes (suite)

	Tuberculose	
Affections	Processus déclenché par l'inhalation du bacille de Koch. Quatre phases : 1) Phase initiale (réponse inflammatoire aiguë, les bacilles sont enrobés de macrophages et un tubercule se forme) ; 2) Phase de calcification (les lésions se calcifient et sont visibles à la radiographie) ; 3) Phase de prolifération (réactivation du bacille qui prolifère, le tissu pulmonaire est nécrosé et des cavités se forment) ; 4) Phase d'extension et formation de cavités (destruction du tissu pulmonaire par l'érosion des bronches, infiltration d'air dans les grosses cavités).	1. Phase initiale 2. Phase de calcification 3. Phase de prolifération 4. Phase d'extension et formation de cavités Nodule lymphatique hypertrophié
Histoire	Exposition au bacille. Personnes non vaccinées provenant d'une population à risque ; les personnes âgées, les personnes séropositives au VIH, les ressortissants de pays où la tuberculose est endémique.	
Inspection	Toux non productive au début de la maladie. Plus tard, la toux devient productive avec expectorations jaunâtres ou verdâtres, parfois sanguinolentes ; dyspnée ; orthopnée ; faiblesse généralisée.	
Palpation	Peau très moite, particulièrement la nuit.	
Percussion	Initialement, sonorité normale. Dans la phase d'extension, matité dans les régions atteintes.	
Auscultation	Murmure vésiculaire normal ou diminué. Crépitants.	

La fonction cardiaque

par Odette Doyon

Objectifs du chapitre 11

À la fin de ce chapitre, vous serez en mesure :

De décrire l'anatomie du cœur ;

De localiser les repères anatomiques ;

D'expliquer la physiologie de la fonction cardiaque ;

De nommer les symptômes les plus fréquemment décelés en clinique : la douleur rétro-sternale, les palpitations, la syncope, la dyspnée, la fatigue et l'œdème des membres inférieurs ;

D'identifier dans l'histoire de santé de la personne les antécédents spécifiques associés à la santé du cœur ;

D'évaluer la capacité fonctionnelle cardiovasculaire ;

De poser les questions se rapportant à l'identification des symptômes ;

D'utiliser les paramètres cliniques permettant de procéder à l'évaluation de la fonction cardiaque :
- Inspection : appréciation générale du débit cardiaque ; jugulaires ; thorax
- Palpation : choc apexien ; pulsations artérielles
- Percussion : région précordiale
- Auscultation : bruits cardiaques
- Mesures : fréquence cardiaque, tension artérielle, mesure de la pression veineuse jugulaire, test du reflux hépato-jugulaire

De décrire les particularités cliniques observées et leurs explications physiologiques ;

De consigner les résultats de l'examen clinique au dossier.

ANATOMIE ET PHYSIOLOGIE

Position et repères anatomiques

Le cœur est le centre de l'appareil circulatoire, réseau de vaisseaux sanguins parcourant tout l'organisme. Organe musculaire, le cœur est localisé dans le médiastin, partie centrale de la cage thoracique située entre le sternum et la colonne vertébrale. Il est disposé entre les poumons ; presque les deux tiers de sa masse se trouvent à gauche de la ligne médiane du corps. L'apex et le bord droit du cœur s'appuient sur le diaphragme.

Les repères anatomiques utilisés pour l'examen du cœur sont le sternum, les clavicules et les côtes. Ils sont présentés dans la figure 11.1 et le tableau 11.1.

Le cœur est enveloppé d'une membrane séro-fibreuse à double paroi appelée péricarde. Entre les deux feuillets, une cavité péricardique contient de 50 à 75 mL de liquide péricardique sécrété par les couches séreuses du péricarde. La fonction de ce liquide consiste à faciliter les mouvements du cœur à chacun de ses battements.

Tableau 11.1 Repères anatomiques

Structures cardiaques	Repères anatomiques
Le bord supérieur du cœur, nommé aussi base du cœur, formé par les oreillettes	en face du deuxième espace intercostal et des bords droit et gauche du sternum ; cela correspond à l'angle manubrio-sternal ou l'angle de Louis situé au point de jonction du manubrium et du corps sternal
L'extrémité du ventricule gauche, ou la pointe du cœur ou l'apex	au point de jonction du 5e espace intercostal gauche et de la ligne verticale médio-claviculaire gauche
Le bord latéral du ventricule gauche	à partir de l'apex, au niveau du 5e espace intercostal, jusqu'à la ligne médio-axillaire gauche
Le ventricule droit	son bord inférieur se situe au point de jonction du sternum et de l'appendice xiphoïde ; sa face latérale longe le bord droit du sternum au niveau des 3e, 4e et 5e espaces intercostaux

Figure 11.1 Localisation anatomique du cœur dans la cage thoracique

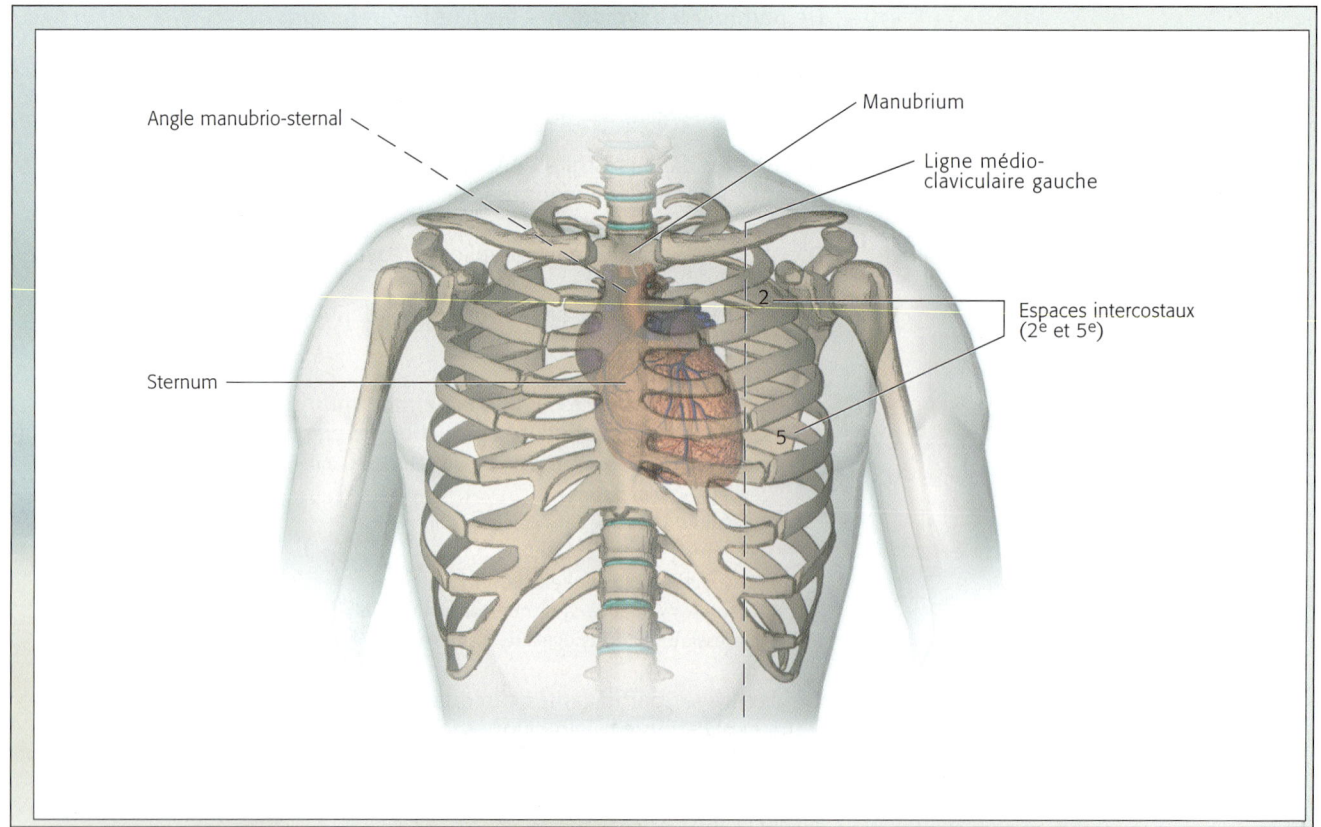

Configuration interne

Le cœur est un muscle creux formé de deux moitiés : l'hémicœur droit et l'hémicœur gauche, séparés l'un de l'autre par une cloison, appelée septum. Chaque hémicœur possède deux chambres, les oreillettes et les ventricules. Chaque oreillette est en communication directe avec le ventricule correspondant mais le cœur droit et le cœur gauche ne communiquent pas entre eux. La force dynamique du muscle cardiaque est assurée par le myocarde.

Entre les chambres cardiaques, des valves constituent un dispositif de communication ou d'occlusion régulant le passage du sang. L'hémicœur droit renferme la valvule auriculo-ventriculaire tricuspide, divisée en trois valves, ses cordages tendineux et ses muscles piliers antérieur, postérieur et septal situés dans le myocarde ventriculaire, ainsi que les valvules sigmoïdes pulmonaires, formées de trois petits goussets. Dans l'hémicœur gauche se trouvent la valvule auriculo-ventriculaire mitrale, appelée également valvule bicuspide, ses cordages et ses muscles piliers antérieur et postérieur, ainsi que les valvules sigmoïdes aortiques, formées également de trois petits goussets (voir la figure 11.2). Les valvules servent exclusivement à réguler le passage du sang et à l'orienter dans la bonne direction. Elles assurent l'étanchéité des cavités cardiaques pendant la diastole et la systole. Les bruits cardiaques entendus à l'auscultation sont causés par la brusque fermeture des valvules.

Système de conduction de l'activité électrique

Le myocarde, muscle du cœur, comprend non seulement un tissu musculaire, mais encore un tissu de conduction de la stimulation électrique de l'activité cardiaque. Ce tissu, accumulé au niveau de nœuds, se déploie en un faisceau de fibres et contrôle le déroulement séquentiel de l'activité cardiaque (voir la figure 11.3).

Le nœud sinusal, situé dans l'oreillette droite, est le générateur de l'influx électrique. Il joue le rôle de « pacemaker » naturel du cœur en produisant 60 à 100 impulsions par minute. Ces impulsions cheminent dans les oreillettes et atteignent le nœud auriculo-ventriculaire (A-V) situé près de la valvule tricuspide. Le nœud A-V ralentit l'influx électrique provenant du nœud sinusal afin de permettre au sang de s'écouler dans les ventricules. L'influx emprunte alors le faisceau de His, formé des branches droite et gauche situées dans le septum, pour activer le tissu musculaire des ventricules. Ce système de conduction électrique est responsable de la production de la fréquence et du rythme cardiaque. De plus, c'est par l'entremise de ce système que seront acheminées au cœur les influences du système nerveux permettant de réduire ou d'accélérer la fréquence cardiaque en vue de répondre aux besoins de l'organisme.

Figure 11.2 Configuration interne du cœur

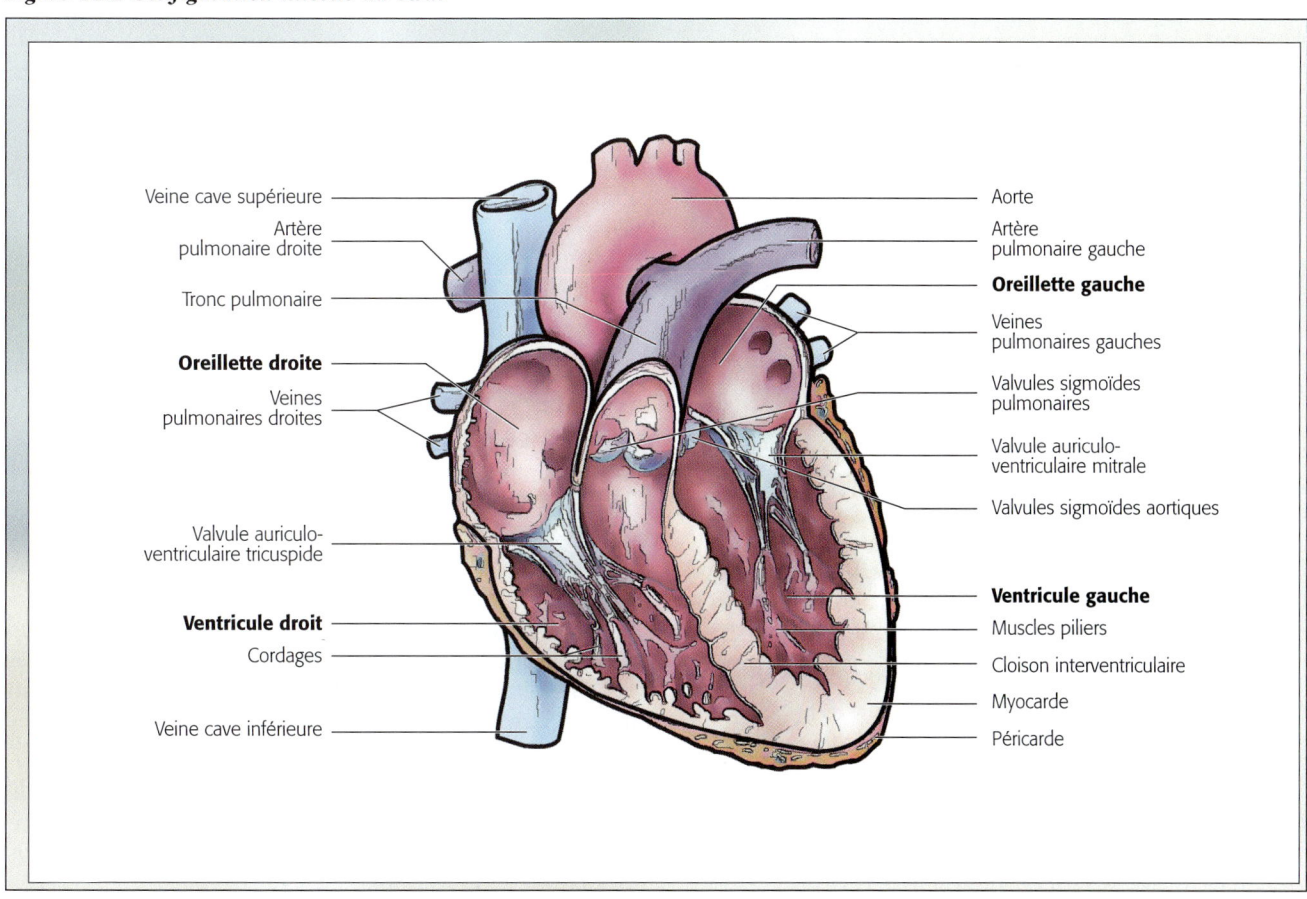

Figure 11.3 Système de conduction

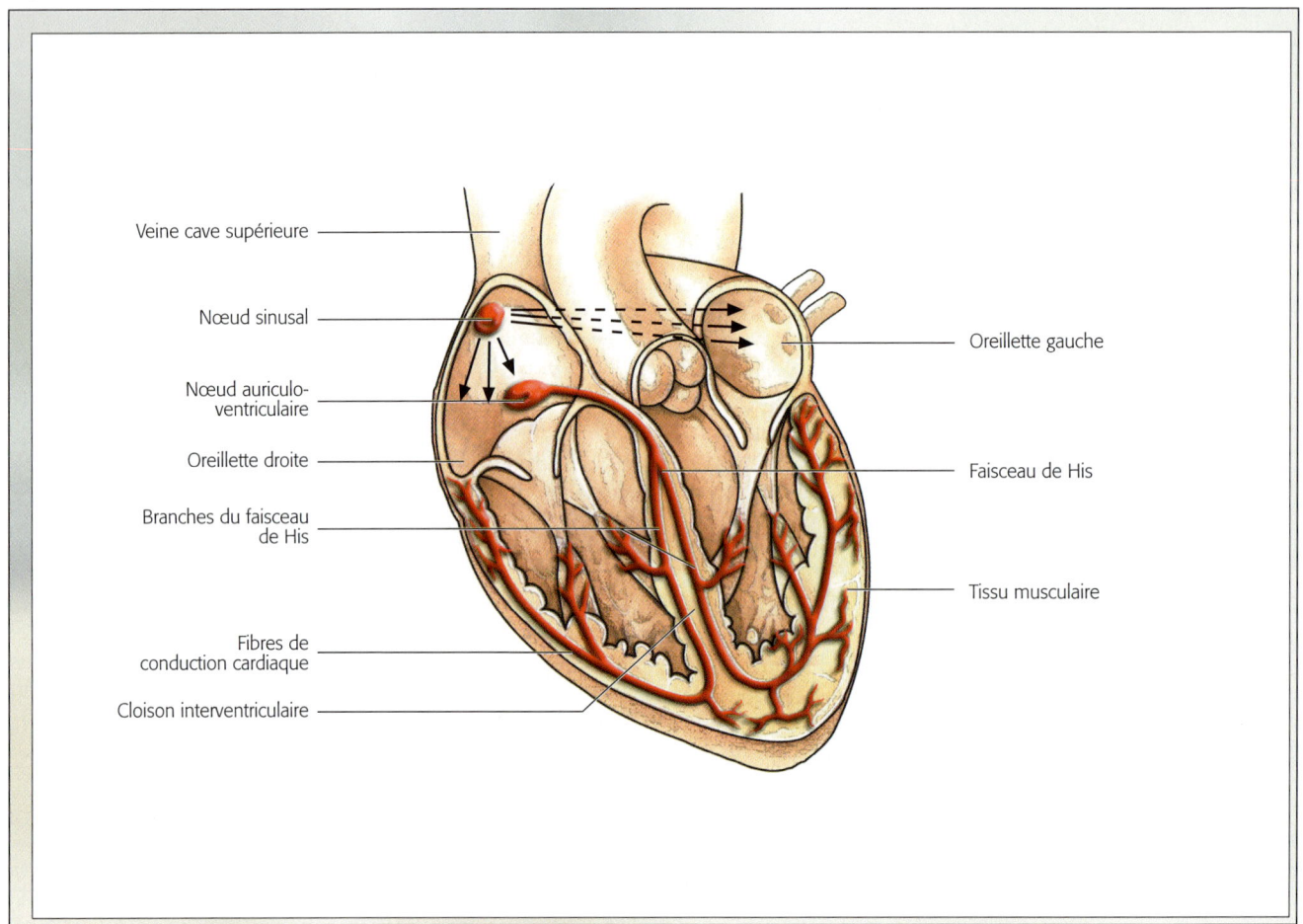

Cycle cardiaque

Le rôle du système cardiovasculaire consiste à fournir un débit sanguin suffisant pour répondre aux besoins de l'organisme en O_2 et en nutriments. Cette fonction de pompe, assurée par les ventricules droit et gauche, ainsi que par les vaisseaux artériels et veineux qui conduisent le sang aux organes et le ramènent vers le cœur, est directement reliée au couplage « excitation-contraction », c'est-à-dire à la capacité du cœur à générer une stimulation qui déclenchera l'activité électrique suivie de la contraction efficace du muscle cardiaque. Une succession de phénomènes électrophysiologiques et hémodynamiques permet le fonctionnement de la pompe cardiaque selon un cycle appelé cycle cardiaque.

Le cycle cardiaque comprend deux phases : une période de relâchement, appelée diastole, suivie d'une période de contraction, appelée systole. Chacune de ces phases comporte les étapes suivantes :

Phase de diastole :
1. Remplissage ventriculaire passif
2. Remplissage ventriculaire actif

Phase de systole :
3. Systole ventriculaire
   a) phase de contraction
   b) phase d'éjection
4. Relaxation isovolumétrique

La figure 11.4 illustre les phases et les étapes du cycle cardiaque.

REMPLISSAGE VENTRICULAIRE PASSIF En période de diastole, le sang retourne dans les deux oreillettes. Les valvules auriculo-ventriculaires (mitrale et tricuspide) s'ouvrent lorsque la quantité de sang est suffisante pour exercer une pression sur elles. Ainsi commence le remplissage des ventricules.

REMPLISSAGE VENTRICULAIRE ACTIF La stimulation du nœud sinusal entraîne la contraction des cellules musculaires des oreillettes. Les oreillettes se contractent et chassent le sang dans les ventricules. On appelle cette systole le « kick » auriculaire.

SYSTOLE VENTRICULAIRE Les ventricules sont remplis de sang. À ce moment-là, l'influx électrique en provenance du nœud sinusal passe au nœud A-V, au faisceau de His et aux fibres de Purkinje.

Figure 11.4 Phases et étapes du cycle cardiaque

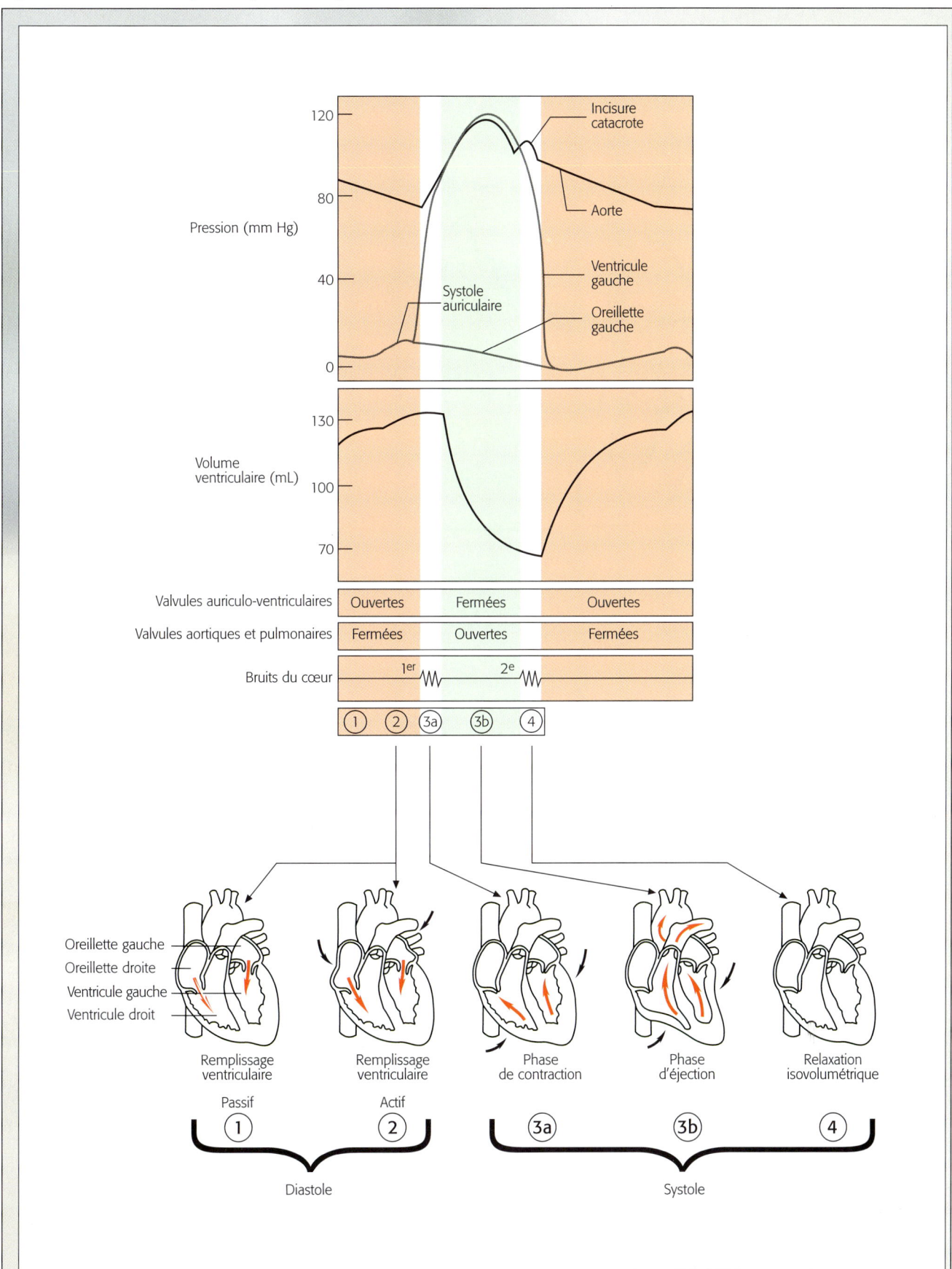

Figure 11.5 B1 : Fermeture simultanée des valvules auriculo-ventriculaires (tricuspide et mitrale)

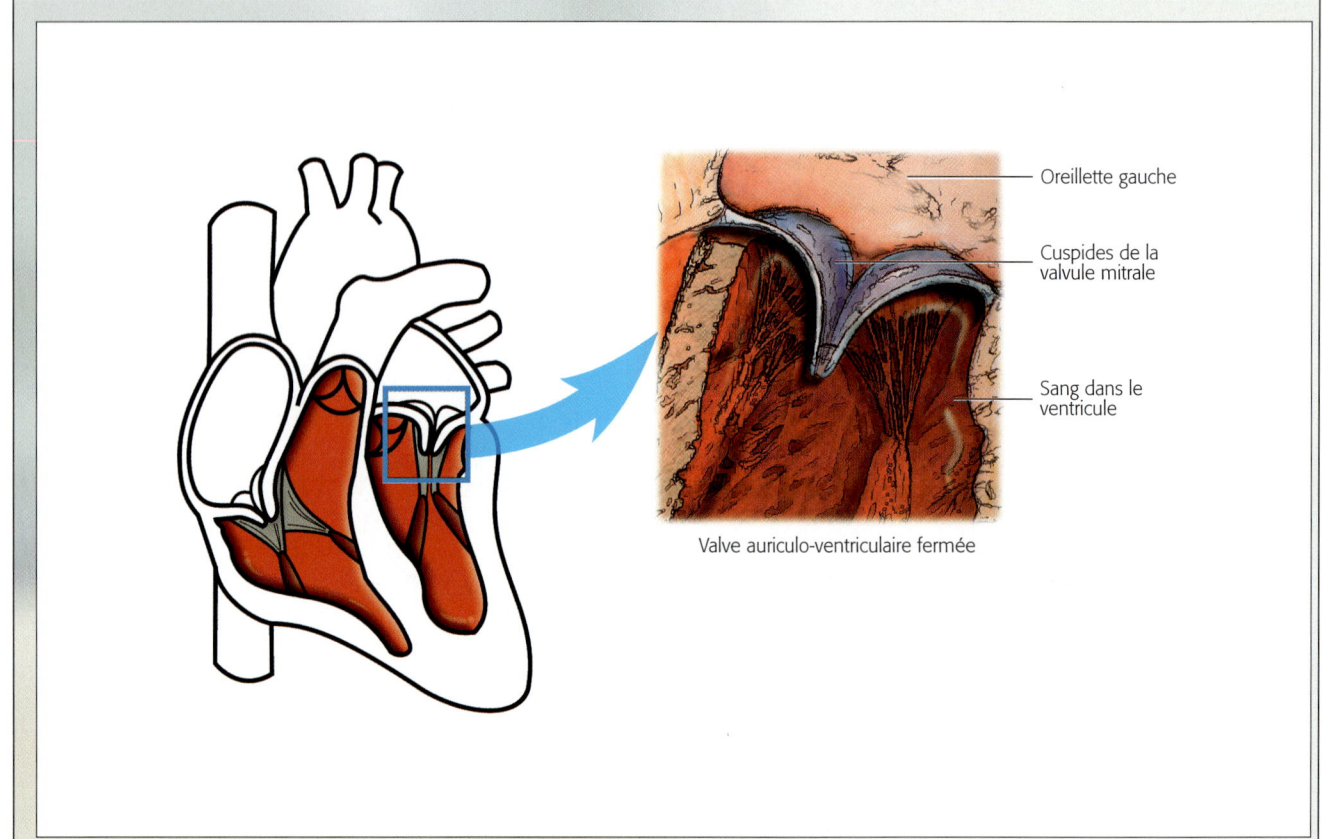

a) *Phase de contraction* : Dès que l'influx électrique atteint le myocarde ventriculaire, la contraction des ventricules est amorcée.

b) *Phase d'éjection* : La pression à l'intérieur des ventricules s'élève brusquement, entraînant la fermeture soudaine et simultanée des valvules auriculo-ventriculaires (tricuspide et mitrale), et l'ouverture des valvules sigmoïdes (pulmonaire et aortique). La fermeture des valvules auriculo-ventriculaires est entendue à l'auscultation et se traduit par le premier bruit cardiaque appelé B1. Ce bruit marque le début de la systole ventriculaire (voir la figure 11.5).

RELAXATION ISOVOLUMÉTRIQUE À la suite de l'éjection systolique, la pression intra-ventriculaire chute rapidement et, dès lors, le sang contenu dans la crosse aortique et dans l'artère pulmonaire tentera de retourner vers les ventricules. Dans ce mouvement, il remplira les goussets des valvules sigmoïdes (pulmonaire et aortique) qui se fermeront brusquement et simultanément pour l'empêcher de refluer vers les ventricules. Ce phénomène peut être entendu à l'auscultation et se traduit par le deuxième bruit cardiaque, le B2. La fermeture des sigmoïdes aortiques cause une légère onde de pression appelée incisure catacrote. La fermeture des valves sigmoïdes marque la fin de la systole ventriculaire.

Débit cardiaque

Le débit cardiaque constitue la résultante des phénomènes électrophysiologiques et hémodynamiques.

C'est la quantité de sang que pompe un ventricule en une minute. Les deux composants du débit cardiaque sont le **volume d'éjection systolique** et la **fréquence cardiaque**. Le volume d'éjection systolique est la quantité de sang, en millilitres, éjectée dans la circulation pulmonaire ou systémique ; la fréquence cardiaque représente la vitesse à laquelle les cellules myocardiques se contractent en une minute.

Plusieurs facteurs déterminent le volume d'éjection et la fréquence cardiaque : la pré-charge, la post-charge, l'état des structures et la contractilité pour le volume d'éjection ; la tachycardie et la bradycardie pour la fréquence cardiaque. Le tableau 11.2 présente les déterminants du débit cardiaque.

VOLUME D'ÉJECTION

Les facteurs suivants influent sur la quantité de sang éjecté par la contraction cardiaque.

PRÉ-CHARGE La pré-charge représente le degré de remplissage du ventricule à la fin de la diastole. Le degré de

Figure 11.6 B2 : Fermeture simultanée des valvules aortique et pulmonaire

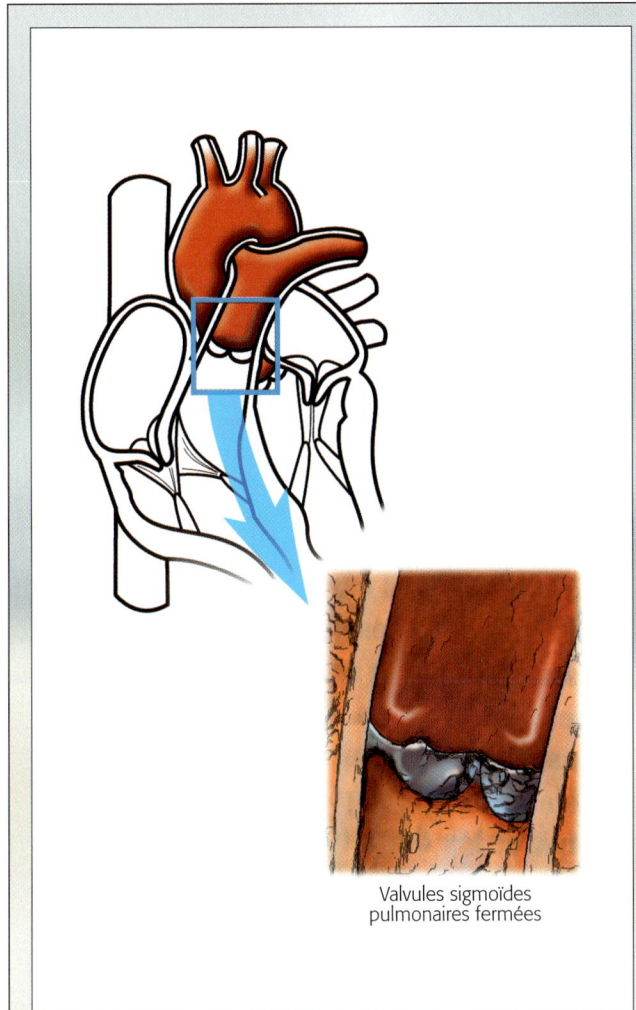

Valvules sigmoïdes pulmonaires fermées

Tableau 11.2 Déterminants du débit cardiaque

Débit cardiaque		
volume d'éjection	×	fréquence cardiaque
pré-charge		tachycardie
post-charge		bradycardie
état des structures		
contractilité		

remplissage dépend notamment du retour veineux, c'est-à-dire du volume sanguin total et de sa répartition dans le réseau vasculaire, de la contraction auriculaire lors de la diastole, et enfin de la capacité de distension des myofibrilles lors du remplissage ventriculaire.

POST-CHARGE La post-charge est la tension que doit développer le myocarde ventriculaire pendant sa contraction pour éjecter son contenu. Elle dépend des résistances artérielles et artériolaires des vaisseaux sanguins qui s'opposent à l'éjection.

ÉTAT DES STRUCTURES CARDIAQUES L'état des structures concerne l'intégrité des valves et du septum. Les valves doivent séparer, ou mettre en communication, diverses chambres cardiaques selon les phases du cycle cardiaque. La fonction du septum est d'assurer l'étanchéité entre les deux hémicœurs. Toute anomalie de structure se répercutera sur la pré-charge ou la post-charge en modifiant la quantité du volume sanguin accumulé lors de la diastole ou éjecté lors de la systole.

CONTRACTILITÉ La contractilité est la propriété des myofibrilles d'effectuer un travail actif. Elle est déterminée par l'état des myofibrilles ainsi que par la disponibilité des nutriments nécessaires à la production de l'énergie. Le myocarde est innervé par de multiples terminaisons nerveuses du système sympathique, qui ont pour effet d'augmenter le métabolisme des myofibrilles et d'accroître ainsi la force de contraction du myocarde.

FRÉQUENCE CARDIAQUE

La fréquence cardiaque est le facteur d'adaptation le plus rapide du débit cardiaque pour répondre aux besoins de l'organisme. La fréquence cardiaque de base est produite par le nœud sinusal qui se déclenche spontanément à une vitesse de 60 à 100 battements par minute. Le cœur est innervé par des terminaisons nerveuses du système nerveux autonome qui font varier la fréquence des décharges du nœud sinusal, dans le but d'ajuster le débit aux activités de l'organisme.

EXAMEN CLINIQUE

DÉTERMINANTS DE SANTÉ

Plusieurs facteurs, touchant notamment à la biologie, à l'environnement, aux habitudes de vie et aux soins, peuvent influer sur la santé cardiaque d'une personne. L'étude de Framingham a permis d'identifier des facteurs de risque spécifiques de la maladie cardiovasculaire qui se retrouvent dans les déterminants suivants.

Facteurs biologiques

Certains antécédents personnels et médicaux peuvent influer directement sur la santé cardiovasculaire.

ANTÉCÉDENTS FAMILIAUX L'histoire familiale de maladies cardiovasculaires incluant l'angine de poitrine, l'infarctus et la mort subite est un indicateur important pour la prédiction de l'occurrence d'une maladie cardiaque et de son pronostic, particulièrement dans les familles présentant des accidents cardiovasculaires avant l'âge de 50 ans. De plus, les antécédents familiaux d'hypertension artérielle, d'hypercholestérolémie et de diabète augmentent également les risques.

ANTÉCÉDENTS MÉDICAUX L'infirmière identifie d'abord des antécédents cardiovasculaires tels que la cardiopathie congénitale, la maladie valvulaire, les syndromes coronariens, l'insuffisance cardiaque, les arythmies et les cardites, ainsi que les interventions correctrices pratiquées en chirurgie cardiaque ou en hémodynamie. L'installation permanente d'un entraîneur électro-systolique, d'un défibrillateur automatique implantable ainsi que de tuteurs endovasculaires doit également être notée.

La présence des facteurs de risque de l'athérosclérose que sont l'hypertension artérielle, les dyslipidémies, le tabagisme, le diabète, la sédentarité, l'obésité et le stress doit être passée en revue.

L'historique de problèmes de santé d'autre nature doit être réalisé. Certaines affections non cardiaques peuvent entraîner des problèmes cardiaques. Des processus infectieux et inflammatoires peuvent causer des endocardites, des péricardites et des myocardites. L'hyperthyroïdie peut provoquer des arythmies; l'hypothyroïdie, de l'insuffisance cardiaque. Une maladie pulmonaire obstructive chronique, ainsi qu'une embolie pulmonaire, peuvent causer de l'insuffisance cardiaque droite.

PERCEPTION DU PROBLÈME DE SANTÉ Il est pertinent de demander à la personne de décrire l'impact qu'a le problème de santé sur sa qualité de vie, sur ses activités quotidiennes et sur sa perception de l'avenir. De telles informations permettent de mettre en évidence l'état émotionnel de la personne, ses difficultés actuelles et futures d'adaptation à la maladie, ainsi que les ressources dont elle dispose.

ÂGE L'infirmière doit tenir compte de l'âge de la personne dans l'évaluation clinique. Plus l'âge est élevé, plus le taux de mortalité à la suite d'une maladie cardiovasculaire est élevé et ce, pour les deux sexes. De plus, la perception de la douleur est souvent amoindrie avec l'âge et peut masquer un syndrome coronarien aigu. Il faut donc, en l'absence de douleur rétro-sternale, être attentif à l'apparition soudaine d'une grande fatigue, d'une sensation de faiblesse et de dyspnée.

Des changements anatomiques sont reliés au processus de vieillissement. Dans le myocarde, on pourrait noter l'accumulation de composants lipidiques altérant la contractilité. De la fibrose et des calcifications peuvent altérer l'état des valves cardiaques. La capacité d'adaptation de la fréquence cardiaque diminue progressivement avec l'âge.

Environnement

Dans ce domaine, il s'agit d'identifier les facteurs qui, dans le milieu physique, familial et social de la personne, sont susceptibles d'avoir un effet sur son état de santé actuel et sur la perspective de son rétablissement.

L'environnement physique domestique et professionnel ainsi que le type d'activités doivent être notés. Ces facteurs peuvent déclencher ou aggraver des symptômes cardiaques en raison du niveau d'atteinte de la capacité fonctionnelle de la personne.

L'infirmière doit tenir compte du soutien familial et psychosocial, facteur essentiel au rétablissement et à l'assiduité au traitement des personnes atteintes de maladies cardiaques.

L'évaluation de ce déterminant se termine par l'identification de facteurs précis, notamment le degré d'importance des responsabilités familiales, sociales et professionnelles, les ressources financières de la personne, les changements survenus dans sa vie et celle de sa famille pendant les derniers mois. Il est reconnu que toutes ces situations peuvent causer beaucoup de stress à la personne et affecter son état de santé actuel ainsi que son rétablissement.

Habitudes de vie

Le relevé des habitudes personnelles et des particularités du style de vie permet d'identifier les facteurs de risque de la maladie cardiaque ainsi que les habitudes de préservation de la santé (hygiène, alimentation, etc.).

L'infirmière fait le relevé des habitudes alimentaires, des activités physiques, de la consommation de tabac, d'alcool et de drogue, des activités de loisirs et de détente. Parmi les habitudes de vie néfastes, le tabagisme constitue un facteur de risque majeur, principalement en raison de ses effets thrombogène et spasmogène. L'inactivité physique et l'obésité, entraînant une diminution de la capacité vitale et une fréquence cardiaque accélérée, ont été associées à l'augmentation du risque d'infarctus et contribuent au développement ou au non-contrôle de l'hypertension artérielle et des dyslipidémies.

Soins

Les soins et les traitements proposés à la personne, ainsi que son assiduité au traitement, constituent les deux éléments de ce déterminant.

Tous les soins, médicaments et mesures diététiques destinés à la personne doivent être relevés, tant ceux offerts ou prescrits par un professionnel de la santé que ceux décidés par la personne elle-même (médicaments en vente libre ou produits dits naturels). En plus de leurs actions spécifiques, tous ces produits peuvent présenter des caractéristiques pharmacodynamiques susceptibles de se potentialiser les uns les autres ou bien d'interférer les uns avec les autres. La personne peut recevoir des soins et médicaments destinés à traiter une affection cardiaque diagnostiquée et à contrôler les facteurs de risque. Il est également pertinent de questionner la personne sur sa perception de l'efficacité des traitements ainsi que sur la présence possible d'effets secondaires.

L'évaluation de l'assiduité au traitement est également une information essentielle à obtenir de la part de la personne pour analyser l'effet du traitement dans l'état de santé observé chez elle.

APPROCHE DES SYMPTÔMES

L'examen clinique revêt une grande importance dans la mesure où il permet de dépister rapidement les personnes dont l'état exige un traitement immédiat, ou celles présentant un tableau typique des symptômes d'angine de poitrine, ou angor, et d'infarctus. L'observation directe et le questionnaire constituent les moyens de recueillir les données préliminaires destinées à évaluer l'état clinique du patient et à orienter adéquatement la poursuite de l'investigation.

Observation directe

Toutes les situations que nous venons de décrire nécessitent prioritairement l'évaluation rapide des répercussions hémodynamiques qu'elles peuvent entraîner, car l'altération de l'hémodynamie constitue le critère le plus important dans le choix des priorités de traitement. La mesure des signes vitaux permet l'évaluation de l'hémodynamie ou du risque d'altération de l'hémodynamie.

TENSION ARTÉRIELLE

La tension artérielle est une résultante du débit cardiaque. Elle donne des informations sur la force d'éjection du ventricule gauche ainsi que sur les résistances périphériques.

FRÉQUENCE CARDIAQUE

- La mesure à l'apex permet d'évaluer les bruits cardiaques normaux et d'identifier, le cas échéant, des bruits supplémentaires anormaux causés par la défaillance cardiaque, ainsi que des souffles.
- La mesure de la fréquence cardiaque par la palpation artérielle permet d'apprécier la qualité de la perfusion artérielle systémique et l'efficacité du débit cardiaque.

RESPIRATION

- La fréquence et l'amplitude respiratoires informent sur les mécanismes de compensation que déploie l'organisme pour assurer son oxygénation.
- L'auscultation permet d'apprécier les murmures vésiculaires et d'identifier la présence de bruits surajoutés tels que les crépitants.
- La saturation artérielle permet de mesurer la qualité d'oxygénation des globules rouges.

TEMPÉRATURE

La mesure de la température permet d'identifier une éventuelle cause inflammatoire ou infectieuse qui faciliterait le diagnostic médical.

Questionnaire

L'infirmière complétera l'examen clinique d'une personne ayant des antécédents cardiaques par une évaluation de sa capacité fonctionnelle, après lui avoir demandé de répondre

Tableau 11.3 Classification fonctionnelle de la New York Heart Association (NYHA)

Classe NYHA	Signification clinique
Classe I / IV	*Aucun symptôme*
	La personne présente une maladie cardiaque sans que cela limite ses activités physiques habituelles
Classe II / IV	*Confortable au repos, a des symptômes à l'activité ordinaire*
	La personne présente une limitation légère à la réalisation d'activités
II A)	II A) activités accompagnant les efforts inhabituels
II B)	II B) activités accompagnant les efforts courants
Classe III / IV	*Confortable au repos, a des symptômes à la moindre activité*
	La personne présente une limitation marquée à la réalisation de ses activités habituelles, des activités de la vie quotidienne
Classe IV / IV	*Symptomatique au repos*
	La personne présente des symptômes au repos qui sont exacerbés par toute activité ou effort minime ; l'état clinique est instable ou décompensé

au questionnaire habituel. Les résultats de cette évaluation seront notés dans son dossier médical.

La classification fonctionnelle de la New York Heart Association (NYHA) est couramment utilisée pour évaluer cliniquement la capacité fonctionnelle d'une personne affectée par des problèmes cardiaques. Elle permet de documenter l'évolution de l'affection cardiaque et la réponse de l'organisme à l'ensemble du plan de traitement (voir le tableau 11.3).

Les symptômes utilisés relèvent du problème cardiaque diagnostiqué chez la personne, par exemple :
- pour l'angine : apparition d'une douleur rétro-sternale ;
- pour l'insuffisance cardiaque : apparition de la dyspnée et de la fatigue.

Motifs courants de consultation (symptômes)

Les symptômes majeurs à l'origine d'une demande de consultation sont les suivants :
- la douleur thoracique
- la dyspnée
- les palpitations
- la syncope et la lipothymie
- la fatigue
- l'œdème des membres inférieurs

Douleur thoracique

DÉFINITION

Symptôme inaugural de la maladie coronarienne ischémique ; constitue le premier signal d'alarme qui amènera la personne à consulter.

La douleur thoracique peut être symptomatique de plusieurs affections d'origine cardiaque ou non cardiaque. Il est difficile d'évaluer la douleur, car les impulsions sensorielles provenant du cœur, des poumons, des bronches, de l'œsophage, de l'aorte et des structures osseuses costales sont transmises par les mêmes segments de la moelle épinière situés entre les vertèbres thoraciques T1 et T8 (voir les figures 11.7 et 11.8). La localisation de douleurs d'origines différentes sera donc similaire. La douleur est une expérience subjective ; elle varie donc d'une personne à l'autre en fonction du seuil de douleur, de la diminution de la perception sensorielle, causée notamment par le diabète, ou de l'influence de valeurs

Figure 11.7 Innervation des organes situés dans la cage thoracique

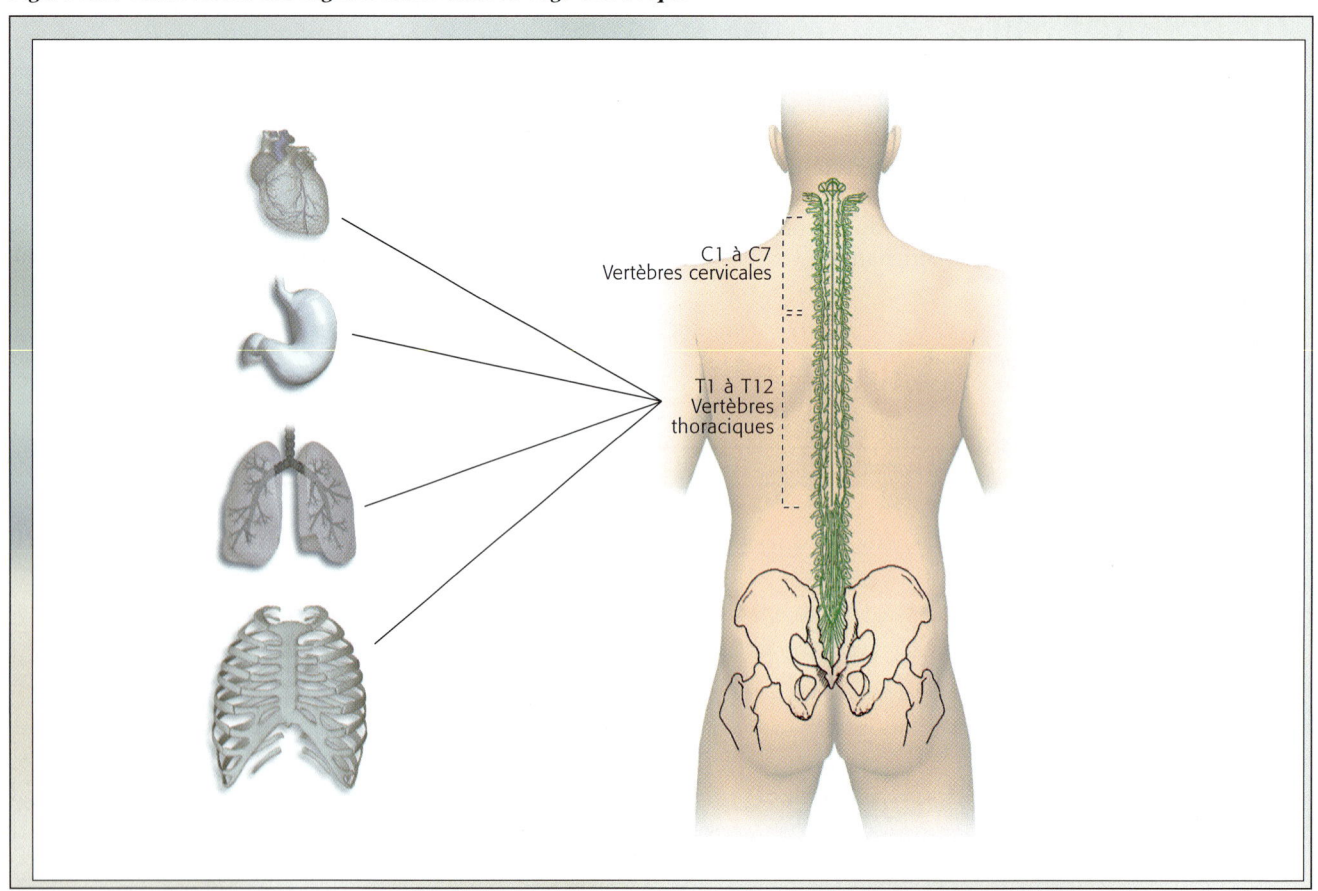

culturelles ou religieuses. Il faut également porter une attention particulière aux manifestations non verbales de la douleur caractérisées par le visage crispé ou la présence du signe de Levine (une main posée sur le sternum ou la poitrine), ainsi qu'à une attitude d'économie de l'énergie.

Toutes les considérations précédentes justifient l'importance qui doit être accordée à la réalisation du questionnaire. Certaines caractéristiques de la douleur thoracique associée au syndrome coronarien aigu, c'est-à-dire à l'angine de poitrine (angor) et à l'infarctus, sans être spécifiques, suggèrent l'origine ischémique de la douleur. Les syndromes coronariens aigus que sont l'angine de poitrine (angor) et l'infarctus présentent des aspects cliniques différents, comme nous le verrons dans la section des affections courantes à la fin de ce chapitre.

Après avoir demandé à la personne les raisons de sa visite, l'infirmière lui posera les questions suivantes :

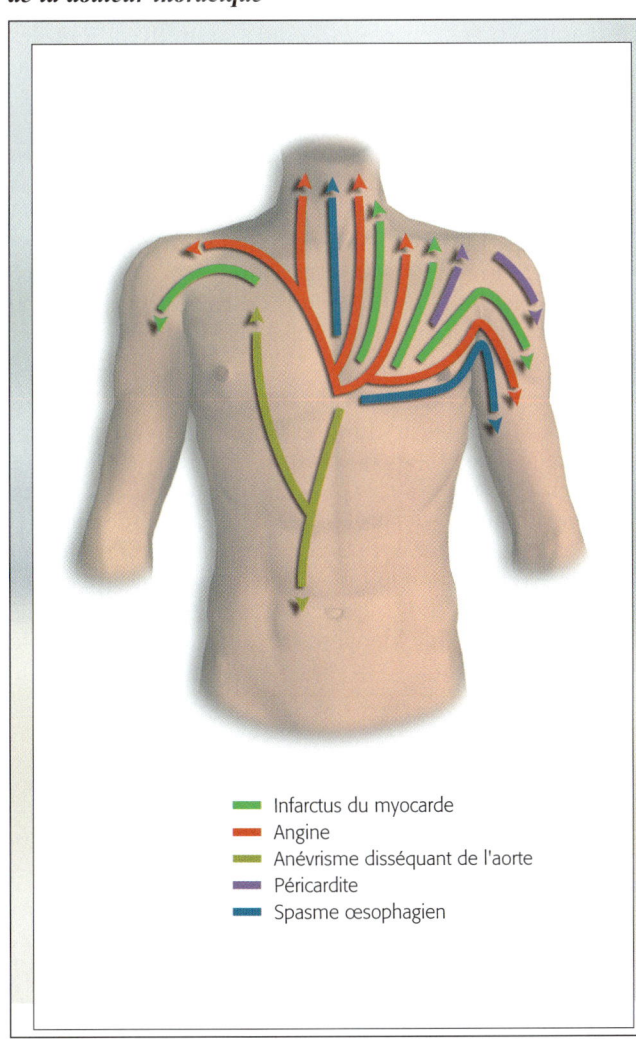

Figure 11.8 Origines et localisations diverses de la douleur thoracique

■ Infarctus du myocarde
■ Angine
■ Anévrisme disséquant de l'aorte
■ Péricardite
■ Spasme œsophagien

QUESTIONS

P Que faisiez-vous lorsque la douleur a commencé ?

– La douleur a-t-elle été déclenchée à la suite d'un effort ? d'une émotion ?

– Dites-moi dans quelle mesure les activités suivantes provoquent une douleur dans la poitrine : dans quelle mesure êtes-vous capable…

…de sortir à l'extérieur pour faire une promenade ou pour aller à l'épicerie ?

…de pratiquer des activités avec vos amis ou votre famille ? ou de travailler ?

…de faire l'entretien extérieur de votre maison ? ou de marcher dans la cour ?

…de faire des travaux ménagers, comme le ménage, ou de faire le lit ?

…de faire votre toilette quotidienne ? ou de vous habiller ?

– La douleur est-elle aggravée par les repas, la digestion ? par la nourriture ? par l'alcool ? par le café ?

– La douleur est-elle aggravée par certaines conditions comme le froid ? le vent ?

– La douleur est-elle modifiée par le mouvement des bras ou du cou ? par un exercice ? par la palpation et le toucher ? par la toux ? par la respiration profonde ?

P Qu'avez-vous fait pour soulager la douleur ? avez-vous été soulagé ?

– La douleur a-t-elle été atténuée par le repos ?

– La douleur a-t-elle été atténuée par une médication ? par de la nitro ? par des antiacides ? par de la nourriture ?

– Certains moyens ont-ils soulagé la douleur ? la respiration superficielle ? l'immobilisation d'un membre ou de l'épaule ? une atmosphère humide ?

– Certaines postures ou positions ont-elles soulagé la douleur ? la position couchée ? la position debout ? la position assise ? l'utilisation d'oreillers ?

– La douleur a-t-elle été soulagée par des éructations ? par des vomissements ?

– Devez-vous limiter vos activités habituelles pour éviter l'apparition de la douleur ?

Q Pouvez-vous évaluer l'intensité de cette douleur sur une échelle de 0 à 10 ? — 10 étant la douleur la plus intense que vous ayez ressentie ; ou bien, est-elle faible ? moyenne ? sévère ? très sévère / très aiguë ? intolérable ?

– La douleur est-elle toujours identique ou variable ? est-elle progressive ?

– Pouvez-vous décrire ce que vous avez ressenti ? une pression ? une brûlure ? la douleur se présente-t-elle comme un battement, une pulsation ? un coup de couteau ? un serrement ? un point ? est-elle intense ? constante ? sourde ? diffuse ? donne-t-elle une sensation de déchirement ?

R Indiquez de votre main l'endroit où la douleur est la plus intense
- Irradiation : indiquez de votre main les endroits où irradie la douleur

S Avez-vous eu des étourdissements ? des faiblesses ? avez-vous eu l'impression de perdre connaissance ? avez-vous perdu connaissance ?
- Avez-vous ressenti de la fatigue ? de l'inconfort ? une lassitude ?
- Avez-vous ressenti un sentiment d'inquiétude particulier ?
- Avant que la douleur apparaisse, avez-vous observé que vous faisiez de la fièvre ? que vous éprouviez une douleur à un mollet ou que vous aviez un mollet enflé ? avez-vous eu une infection respiratoire ? avez-vous ressenti un mal de tête ?
- Avez-vous vomi ? avez-vous craché du sang ?

T Avez-vous remarqué à quelle heure votre douleur a débuté ou depuis combien de temps elle dure ?
- La douleur est-elle graduelle ou soudaine ?
- La douleur est-elle constante ou intermittente ?
- Combien de fois ressentez-vous ce type de douleur par heure ? par jour ? par semaine ?
- Chaque fois que cette douleur apparaît, combien de temps dure-t-elle ?

Le tableau 11.4 présente les caractéristiques cliniques de la douleur thoracique provenant de plusieurs origines. Il est prudent d'évaluer en priorité toute douleur aiguë et d'allonger sans délai la personne, car les effets du système sympathique et parasympathique peuvent entraîner de l'hyperventilation, de la faiblesse, des étourdissements ou une chute de la tension artérielle. En cas de douleur thoracique, un électrocardiogramme devrait être effectué le plus rapidement possible afin de mettre en évidence la présence ou non de signes de souffrance myocardique.

Dyspnée

DÉFINITION

Se définit comme une sensation de gêne respiratoire survenant au repos ou à l'effort ; sa caractéristique est d'être disproportionnée à l'effort fourni. La dyspnée peut avoir plusieurs causes ; elles sont décrites plus en détails dans le chapitre 10 traitant de la fonction respiratoire. La dyspnée d'origine cardiaque est due à l'insuffisance cardiaque gauche qui produit une accumulation de sang dans les capillaires pulmonaires, provoquant une augmentation de la pression hydrostatique, puis la diffusion de liquide des capillaires vers le parenchyme pulmonaire et les alvéoles. La dyspnée paroxystique nocturne est secondaire à la réabsorption des œdèmes durant le sommeil combinée à l'augmentation du volume sanguin intrathoracique que provoque la position couchée. Le cœur insuffisant étant incapable de supporter cette surcharge, une dyspnée marquée accompagnée de toux réveille brusquement la personne. La dyspnée est un symptôme important de l'intolérance à l'effort en présence d'une insuffisance cardiaque. Selon la gravité de l'atteinte, elle peut être accompagnée d'orthopnée, de tirage, de crépitants à l'auscultation, d'expectorations mousseuses blanchâtres ou rosées et de signes d'altération de l'oxygénation.

Les questions relatives à la dyspnée sont présentées au chapitre 10 (La fonction respiratoire).

Palpitations

DÉFINITION

Se définissent comme une perception désagréable de contractions cardiaques irrégulières, trop vigoureuses ou trop rapides, décrites par la personne comme des « battements irréguliers », « très forts », « le cœur qui saute », « le cœur qui bat vite suivi d'une sensation de vide ». Elles peuvent être d'origine cardiaque ou extracardiaque. Les causes cardiaques primitives sont les suivantes : extrasystoles, tachycardies d'origine supraventriculaire ou ventriculaire, anomalies de conduction, syndrome de pré-excitation, antécédents d'infarctus et de cardiomyopathies. D'autres affections peuvent provoquer des palpitations, notamment l'hyperthyroïdie, l'anémie, la fièvre et l'anxiété. De plus, certains médicaments (digitaline, antiarythmiques, bronchodilatateurs et certains décongestionnants) peuvent stimuler des arythmies. Enfin, un usage abusif d'alcool, de caféine, de nicotine et de certaines drogues (cocaïne) peut également causer des palpitations.

Les conséquences des palpitations peuvent être très variables. Certaines arythmies, décrites par Wenckebach, sont « de douces folies du cœur », d'autres peuvent causer la mort subite. Toutes possèdent le potentiel d'altérer l'hémodynamie et de provoquer des symptômes de bas débit cardiaque pouvant mener à la perte de conscience. Une investigation complète et rigoureuse doit être entreprise en présence de palpitations pour en déterminer les causes, le degré de dangerosité ainsi que la thérapie optimale.

QUESTIONS

P Pouvez-vous dire à quelle occasion les palpitations sont survenues ? au cours d'un effort ? après un repas ?
- Aviez-vous consommé auparavant certaines substances excitantes comme le café, le thé, le tabac, le cola ? ou certaines drogues comme la cocaïne ?
- Ressentez-vous une fatigue particulière ?
- Avez-vous récemment remarqué que vous étiez intolérant à la chaleur ? au froid ?

Tableau 11.4 Évaluation clinique de la douleur thoracique

	1. RÉPERCUSSIONS HÉMODYNAMIQUES FC à l'apex, TA, auscultation, T°			2. CARACTÉRISTIQUES DE LA DOULEUR PQRST		3. ECG identifier : onde T, segment ST et comparer : ECG antérieur				4. ANTÉCÉDENTS PERSONNELS facteurs de risque, consultations, médications	
	Cardiaque			**Gastrique**	**Pulmonaire**				**Aortique**	**Musculaire**
	Péricardite	Angine	Infarctus	Désordres gastriques	Épanchement pleural	Pneumonie	Pneumo-thorax	Embolie pulmonaire	Anévrisme diss. aorte	Musculo-squelettique
Provoqué	Infarctus récent (Dressler), toux, inspiration, position latérale gauche	Effort, stress, froid, défécation	Aucun facteur Stress ou effort ? Angor précurseur ? Augmentée par tout effort	Ulcus, gastrite, œsophagite, aliments, alcool, médicaments, constipation, position assise	Maladie pulmonaire Chirurgie récente	Infection récente voies respiratoires supérieures augmentée par air froid	Quinte de toux, maladie pulmonaire, emphysème	Thrombo-embolie périphérique	Clivage de la tunique moyenne de l'aorte Poussée d'HTA	Effort, exercice, douleur au toucher et au mouvement
Pallié	Respiration superficielle, position assise	Repos, calme, nitro, oxygène	Aucune action Repos empêche la DRS d'augmenter	Vomissements, position debout, nourriture, antiacide	Position assise, repos	Repos, position assise, humidité	Aucune action	Position assise, sédatif, oxygène	Aucune action	Respiration superficielle, aucun mouvement
Qualité	Serrement, oppression	Serrement, oppression, brûlure	Serrement, oppression, brûlure	Serrement, oppression, brûlure	Oppression, point	Point	Diffuse, hémithorax côté atteint	« Coup de couteau »	Sensation de déchirement dans le thorax	Sensible au toucher, localisée
Quantité	Modérée à sévère, s'amplifie	Crescendo, moyenne à modérée	Asymptoma-tique à très sévère (aiguë)	Variable	Moyenne, s'amplifie	Moyenne	Sévère	Sévère à aiguë	Très sévère, très aiguë	Moyenne à sévère
Région	Rétro-sternale Précordiale	Rétro-sternale précordiale	Rétro-sternale précordiale	Rétro-sternale épigastrique	Thorax du côté atteint	Thorax du côté atteint	Thorax du côté atteint	Thorax du côté atteint	Centre de la poitrine	Épaules, côtes
Irradiation	Dos, zone supra-claviculaire gauche	Mâchoire, cou, épaule gauche, bras gauche	Mâchoire, cou, épaule gauche, bras gauche	Bas du sternum, bas du cou, épaule gauche	Épaule, cou	Points dans le dos	Épaule, dos	Épaule, dos	Vers l'abdomen et le bas du dos	Cou
Signes et symptômes associés	Fatigue, T° légère, tachypnée Auscultation : frottement péricardique	Étourdissements, pâleur, faiblesse	Teint pâle ou gris, diaphorèse, fatigue, faiblesse, altération de la vigilance, nausées, vomissements	Nausées, vomissements, régurgitation, pâleur, diaphorèse, faiblesse, dysphagie	T° légère Auscultation : frottement pleural	T° élevée, tachypnée, atteinte de l'état général, toux productive, crépitants, sibilances	« Manque d'air », prostration, tachypnée et tirage Auscultation : aucun murmure vésiculaire	Cyanose, tachypnée et tirage, orthopnée, respiration superficielle	Signes d'hémorragie interne : pouls filant, chute de TA, rupture dans le péricarde ou le médiastin	Signes d'inflammation, positions antalgiques
Attitudes : réponse émotionnelle	Inconfort	Anxiété	Économie d'énergie, anxiété-peur de mourir	Soudaine : peur, agitation, anxiété	Inconfort	Grande fatigue	Recherche d'oxygène, yeux hagards, agitation, peur	Recherche d'oxygène, yeux hagards, agitation, peur	Sensation de mort imminente	Inquiétude, inconfort
Temps	Graduelle ou soudaine, puis continue	Graduelle ou soudaine, -3 min à > 15 min mais < 30 min	Soudaine, > 30 min, 1 à 2 h	Graduelle ou soudaine, qq min à qq h, aucun pattern	Graduelle, puis intermittente à continue	Graduelle, puis intermittente à continue	Soudaine puis constante	Soudaine puis constante	Soudaine puis constante	Soudaine puis constante

P Quel moyen avez-vous trouvé pour soulager vos palpitations ? avez-vous été soulagé ?
- Les palpitations ont-elles été diminuées par le repos ?
- Certaines manœuvres ou positions ont-elles soulagé les palpitations ? la toux ? le réflexe nauséeux ? la position assise ?

Q Une personne de votre entourage (ou vous-même) a-t-elle compté le nombre de battements par minute de votre cœur à ce moment-là ?
- Pouvez-vous simuler la vitesse de vos palpitations en tapant sur le bureau avec votre doigt ?

Q Les palpitations sont-elles apparues progressivement ou subitement ?
- Les palpitations ont-elles cessé progressivement ou subitement ?

S Avez-vous ressenti des malaises particuliers pendant les palpitations ? des faiblesses ? de la transpiration ? des étourdissements ? une douleur dans la poitrine ? de la difficulté à respirer ? une sensation de chaleur ? un mal de tête ?
- Avez-vous été obligé de vous asseoir ou de cesser vos activités ?
- Avez-vous perdu connaissance ? ou avez-vous failli perdre connaissance ?

T Depuis combien de temps dure cet épisode de palpitations ?
- Combien d'épisodes avez-vous eu depuis un jour, depuis une semaine ou depuis un mois ?
- Quelle est la fréquence de ces épisodes ?
- Combien de temps dure chaque épisode de palpitations ?

Syncope et lipothymie

DÉFINITION

Ce sont des pertes de connaissance brèves qui surviennent à la suite d'une chute brutale, totale et transitoire de la perfusion cérébrale. Des différences existent entre ces deux symptômes :
- la syncope est une perte de conscience subite, entraînant souvent une chute traumatisante. La syncope d'origine vagale est courante. Elle est précédée de diaphorèse, d'une sensation de faiblesse, de nausées ainsi que d'une impression que la conscience « nous quitte » ;
- la lipothymie est une sensation de malaise indéfinissable qui laisse à la personne le temps de s'allonger avant de perdre conscience.

Ces symptômes de perte de conscience peuvent avoir plusieurs origines. L'origine cardiovasculaire peut être causée par le déclenchement soudain d'arythmies de type tachycarde ou bradycarde qui entraînent une diminution importante du débit cardiaque. Une sténose serrée de la valvule aortique pourra provoquer une perte de conscience, particulièrement lors d'un effort. L'hypotension orthostatique ainsi qu'une stimulation vagale excessive peuvent causer une diminution de la précharge et une vasodilatation entraînant une diminution radicale du débit cardiaque. Plusieurs médicaments cardiaques peuvent avoir comme effets secondaires de l'arythmie ou de l'hypotension qui expliqueraient une perte de conscience. La perte de conscience peut être symptomatique d'autres affections, notamment de troubles neurologiques (épilepsie, maladie vasculaire cérébrale), psychologiques ou psychiatriques (hystérie, angoisse, panique) et enfin de troubles métaboliques (hypoglycémie, hyperventilation et hypoxie). Les pertes de conscience nécessitent une investigation complète et rigoureuse pour en déterminer les causes ainsi que la thérapie optimale.

QUESTIONS

Dans la mesure du possible, il est préférable de questionner le patient ainsi qu'une personne témoin de l'événement.

P Que faisiez-vous au moment où vous avez perdu connaissance ?
- Avez-vous ressenti des palpitations ou avez-vous eu l'impression que votre cœur battait plus lentement ?
- Souffriez-vous d'une indigestion, de nausées ou de vomissements ?
- Faisiez-vous un effort ?
- Vous sentiez-vous particulièrement fatigué ou faible ?
- Aviez-vous ressenti une émotion intense ? ou un stress particulier ?
- Aviez-vous adopté une position particulière ? une station debout prolongée ? vous êtes-vous levé brusquement ?

P Avez-vous eu le temps de faire quelque chose avant de perdre connaissance ?

Q Avez-vous complètement perdu connaissance ?
- Vous rappelez-vous avoir eu l'impression d'être sur le point de perdre connaissance ?
- Êtes-vous tombé ?
- La perte de conscience a-t-elle été subite ?

S Juste avant de vous évanouir, avez-vous ressenti d'autres malaises ? une douleur rétro-sternale ? des nausées ? des palpitations ? Avez-vous eu l'impression que votre cœur ralentissait ou avait cessé de battre ? Avez-vous souffert de pensées confuses ? d'une diminution des sensations sur une partie du corps ? d'engourdissement ? d'une déviation de la bouche ?
- Quand vous avez perdu connaissance, des personnes de votre entourage peuvent-elles nous dire si vous avez eu à ce moment-là une respiration particulière ? si vous avez eu des convulsions ?

- Après la perte de conscience, avez-vous observé certains symptômes ? une miction involontaire ? des pensées confuses ? une perte de mémoire ? des engourdissements ? de la paralysie ? une déviation de la bouche ? une perte unilatérale de force musculaire ?

T Avez-vous une idée de la durée de cette syncope ? quelqu'un de votre entourage pourrait-il nous fournir cette information ?
- Avez-vous déjà souffert de malaises similaires antérieurement ? Combien de fois ?

Fatigue

DÉFINITION

La fatigue est un symptôme important associé à l'insuffisance cardiaque et aux maladies valvulaires en raison de la diminution du débit cardiaque. Cependant, ce symptôme n'est pas spécifique. Il peut être observé en présence d'affections de nature psychologique, métabolique, cancéreuse et de maladies chroniques. Il doit être décrit de manière exhaustive pour faciliter son analyse, les antécédents médicaux et personnels étant étudiés avec soin. La fatigue caractérisant l'insuffisance cardiaque ou les maladies valvulaires est généralisée, exacerbée au moindre effort ; elle s'accompagne de signes de diminution du débit cardiaque et de l'appétit, de la nécessité pour la personne de restreindre ses activités et de se reposer sans que ce repos ne soit, pour autant, réparateur. Une surcharge circulatoire veineuse ou pulmonaire est souvent identifiée. Les examens paracliniques déterminent avec précision l'atteinte cardiaque. De plus, chez les personnes âgées ou chez celles souffrant de diabète, et enfin chez les femmes, la perception de la douleur thoracique lors d'un syndrome coronarien aigu peut être diminuée ou absente. L'apparition soudaine d'une grande fatigue indéterminée, accompagnée de dyspnée et d'étourdissements, devrait être considérée avec la plus grande attention.

QUESTIONS

P Pouvez-vous dire ce qui a déclenché cette fatigue ?
- Pouvez-vous vaquer à vos activités habituelles ? à la maison ? au travail ?

P Que faites-vous pour diminuer la fatigue ? Est-ce efficace ?
- Le repos et le sommeil soulagent-ils votre fatigue ?

Q Dites-moi dans quelle mesure vous éprouvez de la fatigue en effectuant les activités suivantes : dans quelle mesure vous pouvez…
- …sortir à l'extérieur par exemple pour faire une promenade ou pour aller à l'épicerie ?
- …faire l'entretien extérieur de la maison ? ou marcher dans la cour ?
- …faire des travaux ménagers, comme faire le ménage ou faire le lit ?
- …faire votre toilette quotidienne ? vous habiller ?
- Devez-vous vous coucher durant la journée pour vous reposer ?

Q Pouvez-vous décrire votre sensation de fatigue ?

R Irradiation : non applicable
- Avez-vous l'impression que votre fatigue est généralisée ou bien concentrée dans une partie de votre corps ?

S Avez-vous du mal à dormir la nuit ?
- Avez-vous fait de la fièvre ?
- Éprouvez-vous d'autres malaises ?

T Depuis combien de temps ressentez-vous de la fatigue ?
- La fatigue est-elle apparue progressivement ou soudainement ?
- Votre degré de fatigue varie-t-il pendant la journée ? À quel moment de la journée êtes-vous le plus fatigué ? À quel moment de la journée êtes-vous le moins fatigué ?

Œdème des membres inférieurs

DÉFINITION

D'origine cardiaque, l'œdème est causé par l'insuffisance cardiaque droite qui produit une accumulation de sang dans le réseau veineux, provoquant ainsi une augmentation de la pression hydrostatique, puis la diffusion de liquide des capillaires vers les tissus. Cet œdème obéit à la loi de la gravité. Il apparaît d'abord au niveau des malléoles pour progresser ensuite vers les genoux. Il est mou, non douloureux et il peut présenter un godet à la pression.

Les autres origines de l'œdème des membres inférieurs ainsi que les questions relatives à cette affection sont décrites de façon détaillée dans le chapitre 12 traitant des vaisseaux.

EXAMEN PHYSIQUE (SIGNES)

Matériel requis

Pour effectuer l'examen cardiaque, l'infirmière utilisera un stéthoscope, une règle graduée en centimètres, un abaisse-langue, un sphygmomanomètre, une lampe, une montre affichant les secondes, un pèse-personne ainsi qu'un ruban à mesurer.

Comme nous l'avons précédemment étudié, le rôle du système cardiovasculaire est de fournir un débit sanguin qui puisse répondre en tout temps aux besoins de l'organisme. L'examen cardiaque consiste donc à évaluer les manifestations des phénomènes hémodynamiques et du débit cardiaque (voir le tableau 11.5). La référence constante aux phénomènes hémodynamiques est nécessaire pour faciliter la compréhension des signes cliniques observés.

Techniques d'examen utilisées

- Inspection : signes cliniques du débit cardiaque, faciès, vaisseaux du cou, région précordiale, manifestation d'une douleur rétro-sternale ;
- palpation : pulsations artérielles, choc apexien ;
- percussion : région précordiale ;
- auscultation : régions de la base et de l'apex ;
- mesure : signes vitaux, fréquence cardiaque (FC), tension artérielle (TA) ; pression veineuse jugulaire, test du reflux hépato-jugulaire, poids et rapport taille/hanche, classification fonctionnelle.

Installation de la personne

La personne doit porter de préférence une chemise d'hôpital et être examinée dans une pièce silencieuse maintenue à une température confortable.

L'infirmière peut utiliser trois positions pour faire l'examen : la position demi-assise à 30 ou 45 degrés, la position de décubitus latéral gauche et la position assise et penchée vers l'avant.

Inspection

L'inspection comprend les deux parties suivantes :
- Identification de la détresse circulatoire
- Inspection systématique

IDENTIFICATION DE LA DÉTRESSE CIRCULATOIRE

Lors de l'inspection, il est prioritaire d'identifier les manifestations de la détresse cardiovasculaire ou des signes de diminution du débit cardiaque.

En quelques secondes *l'infirmière observe plus spécifiquement :*
- *la perfusion systémique et périphérique* à la recherche des signes suivants : détresse respiratoire, présence de signes d'hypoxie (pâleur, cyanose), manifestation d'une douleur rétro-sternale ou de palpitations, turgescence des veines jugulaires ou altération de la perfusion cérébrale (état de vigilance ou de conscience) ;
- *les réactions lors de menace à l'homéostasie*, notamment la tachypnée, l'orthopnée et le tirage, la pâleur, la diaphorèse, la dilatation des pupilles ou la vasoconstriction périphérique.

Si l'infirmière observe de tels signes de détresse, une palpation rapide des extrémités et de la pulsation artérielle permet d'apprécier la chaleur des extrémités et la présence de vasoconstriction, et d'identifier éventuellement un pouls filant, une bradycardie ou une tachycardie avec ou sans irrégularités du rythme cardiaque. Une mesure immédiate de la tension artérielle permet de compléter l'évaluation initiale de la personne.

INSPECTION SYSTÉMATIQUE

Après avoir écarté toute manifestation de détresse circulatoire, l'infirmière procède à l'inspection systématique de la personne.

INSPECTION DE L'ÉTAT GÉNÉRAL Observer l'apparition d'essoufflement ou de malaises, lors du questionnaire ou lors des déplacements, pour connaître la capacité fonctionnelle.

Tableau 11.5 Relations entre les phénomènes physiologiques du cycle cardiaque et les éléments de l'examen clinique

DIASTOLE	SYSTOLE
1. Remplissage ventriculaire passif	3. Systole ventriculaire : phase de contraction et d'éjection
évaluation clinique	**évaluation clinique**
– pression veineuse jugulaire	– signes de débit cardiaque : circulation coronarienne, cérébrale et périphérique
– reflux hépato-jugulaire	– fréquence cardiaque
– auscultation : B3, souffles	– tension artérielle
2. Remplissage ventriculaire actif	– palpation choc apexien
évaluation clinique	– auscultation : B1, souffles
– auscultation : B4, souffles	– classification fonctionnelle
	4. Relaxation isovolumétrique
	évaluation clinique
	– auscultation : B2, souffles

Observer s'il y a présence d'œdème, de prise de poids, de fonte musculaire ou de cachexie. Tous ces facteurs informent sur l'état nutritionnel, la circulation et l'équilibre des liquides.

INSPECTION DU FACIÈS Observer s'il y a présence de pâleur, de cyanose, de coloration grisâtre, de traits tirés ou encore d'œdème. Ces éléments permettent d'évaluer le degré d'oxygénation et la stase circulatoire.

Observer sur les paupières la présence de xanthélasma (plaques jaunâtres), qui peut faire soupçonner une dyslipidémie.

Observer autour de l'iris s'il y a présence d'un arc cornéen (cercle blanc grisâtre). Ce signe avant l'âge de 50 ans peut suggérer une dyslipidémie. Chez des personnes âgées, la présence de cet arc, appelé arc sénile ou gérontoxon, est considérée comme normale.

INSPECTION DU COU Observer s'il y a dilatation des veines jugulaires pour connaître l'état de surcharge circulatoire du cœur droit.

INSPECTION DU THORAX L'inspection du thorax sera facilitée si vous installez la personne en position semi-assise à 45 degrés (voir la figure 11.9).

Identifier la présence des cicatrices sur le thorax : antécédents de chirurgies cardiothoraciques ou traumatismes.

Rechercher la présence de mouvements précordiaux. Un mouvement apexien léger à l'apex pourrait être identifié dans un espace intercostal. Il est plus facile à percevoir chez les sujets maigres et les enfants. Un choc marqué ou un soulèvement, apparent dans plus d'un espace intercostal ou hors de la ligne médio-claviculaire gauche, suggère une augmentation de volume ou un déplacement du cœur et nécessite une palpation soigneuse.

INSPECTION DE L'ABDOMEN Observer s'il y a présence d'un œdème suggérant une ascite, phénomène qui survient lors d'une décompensation cardiaque droite.

INSPECTION DES ONGLES Observer s'il y a présence de cyanose et d'hippocratisme digital, ce qui suggérerait un déficit d'oxygénation ou une cardiopathie. (Cette particularité est étudiée dans le chapitre traitant de l'examen de la fonction respiratoire.)

INSPECTION DES MEMBRES INFÉRIEURS Observer s'il y a présence d'œdème, ce qui suggérerait de l'insuffisance cardiaque droite ou de l'insuffisance veineuse. (Voir le chapitre 12 traitant de la fonction vasculaire.)

Notes au dossier

À l'inspection : Absence de signes de détresse, eupnéique, bien coloré, absence de distension visible des jugulaires, aucun soulèvement apexien, absence d'œdème périphérique.

À l'inspection : Absence de signes de détresse, déplacement très lent de la personne, teint grisâtre avec une légère cyanose des lèvres et du nez, dyspnée légère à la parole, pulsation veineuse jugulaire visualisée à l'angle de la mâchoire, aucun soulèvement apexien, abdomen augmenté de volume et œdème des membres inférieurs.

À l'inspection : Crépitants audibles à la respiration, orthopnée, dyspnée IV/IV avec tirage, pâleur extrême, diaphorèse perlée au front et pupilles en mydriase.

Mesure des paramètres vitaux

Immédiatement après l'observation de l'état général et l'inspection, la pulsation artérielle et la tension artérielle doivent être mesurées. Ces résultats donnent des informations sur l'hémodynamie de la personne.

Figure 11.9 Position semi-assise à 45 degrés

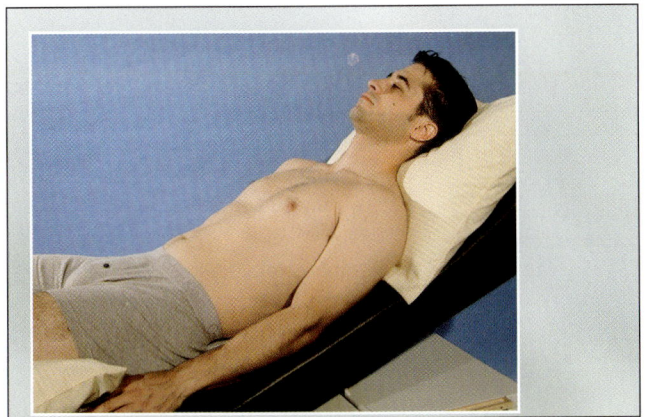

MESURE DE LA PULSATION ARTÉRIELLE

La pulsation artérielle est l'onde de pression produite par la quantité de sang éjectée dans l'aorte par le ventricule gauche lors de la systole. Il est possible de palper cette onde de pression en comprimant l'artère radiale à l'aide de l'index ou du majeur (pouls radial, voir la figure 11.10).

La palpation du pouls artériel obtenue en comprimant légèrement une artère permet d'obtenir les informations suivantes :
– la fréquence et le rythme cardiaques
– l'amplitude du pouls
– la morphologie du pouls

Figure 11.10 Ondes de la pulsation artérielle

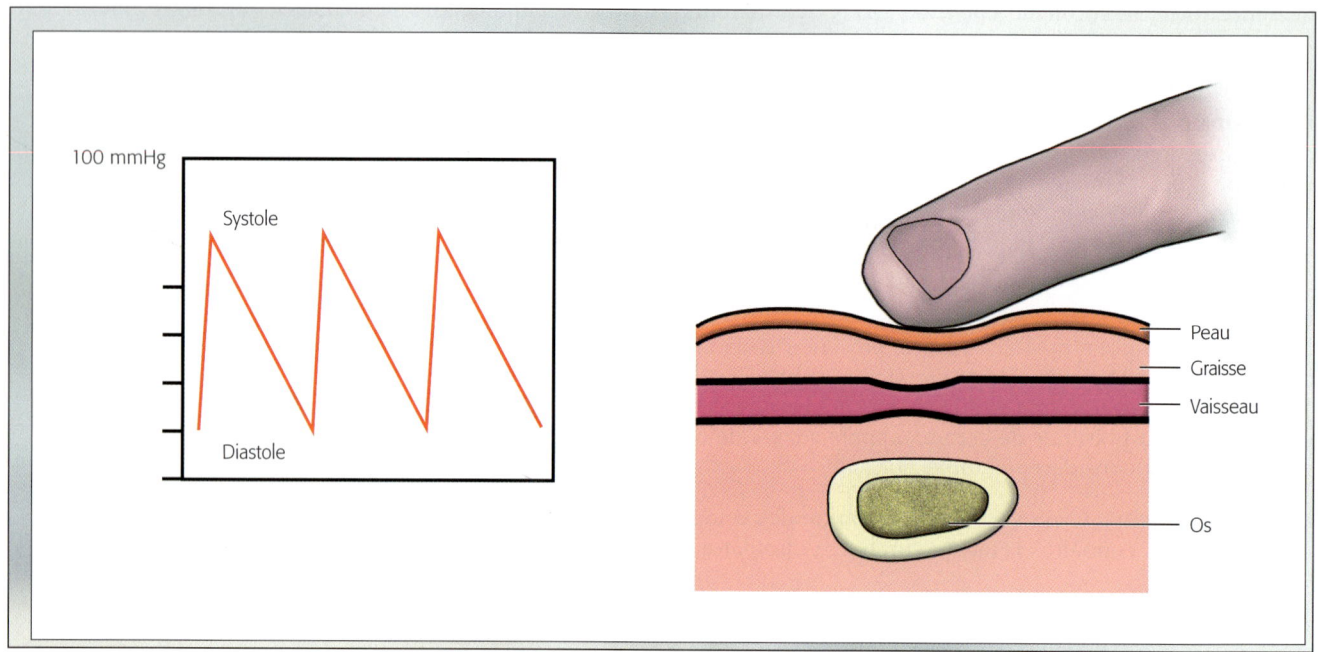

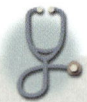 ## Fréquence et rythme cardiaques

La fréquence cardiaque représente la vitesse (nombre de battements par unité de temps) des pulsations artérielles perçues ; le rythme cardiaque en représente la régularité. Le pouls radial est généralement utilisé pour évaluer la fréquence et le rythme cardiaques ; cependant, il est fortement recommandé de mesurer simultanément la fréquence cardiaque lors d'une auscultation du cœur à l'apex ; en effet, certains rythmes du cœur, très lents, irréguliers ou rapides, peuvent échapper à la perception du pouls radial et, par conséquent, ne pas donner le nombre exact de pulsations.

On commence par déterminer si le rythme du cœur est régulier ou irrégulier. Si le rythme est régulier, on calcule la fréquence cardiaque, c'est-à-dire le nombre de battements par minute, en comptant le nombre de pulsations perçues pendant 30 secondes, puis en multipliant ce nombre par 2. Si le rythme est irrégulier, il est préférable de calculer la fréquence cardiaque durant une période de 60 secondes. L'observation attentive du rythme des pulsations permet de préciser la régularité du cœur.

Observations courantes

— Rythme régulier :

Les ondes de pulsation* sont régulières. Il s'agit probablement† du rythme normal du cœur généré par le nœud sinusal entre 60 et 100 battements par minute.

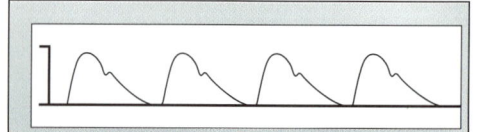

* Les ondes de pulsation enregistrées à l'aide d'un cathéter artériel présentent une incisure catacrote, laquelle n'est cependant pas perceptible à la palpation.
† Seul un électrocardiogramme permet d'établir l'origine du rythme cardiaque.

Particularités

L'apparition de tachycardie (> 100 battements/min) ou de bradycardie (< 60 battements/min), en plus de situations compensatoires neurovégétatives identifiées, doit être rapportée et les causes recherchées.

Le rythme cardiaque peut être régulièrement irrégulier ; régulier avec des pauses ou régulier avec des battements supplémentaires ajoutés dans le rythme.

Le rythme du cœur doit normalement toujours être régulier; cependant, la fréquence des battements varie selon les besoins de l'organisme. Lors de situations de stress physiologique ou psychologique (activité soudaine, fièvre, douleur, peur ou émotion), le système sympathique augmente la vitesse de déclenchement du nœud sinusal, produisant une accélération directe de la fréquence cardiaque.

Par contre, le repos, la détente, les exercices de relaxation ou de respiration ainsi que le sommeil induisent un effet parasympathique qui ralentit la vitesse de déclenchement du nœud sinusal, en produisant une décélération directe de la fréquence cardiaque.

Un entraînement physique régulier améliore le système cardio-circulatoire, ce qui se traduit par une réduction de la fréquence cardiaque au repos et une amélioration de la tolérance à l'effort.

Il faut également considérer l'effet sur la fréquence cardiaque de plusieurs médications cardiovasculaires et non cardiovasculaires.

Rythme irrégulier :

Ondes de pulsation totalement irrégulières. Ce rythme anormal, nommé également arythmie, provient d'une multitude de cellules électriques se déclenchant de façon anarchique.

Rythme régulier avec une pause :

Succession d'ondes de pulsation régulières suivies d'une pause. Cette anomalie est causée par l'arrêt momentané du nœud sinusal.

Rythme régulier avec un battement surajouté ou prématuré :

Succession d'ondes de pulsation régulières, suivie d'une onde prématurée correspondant à une arythmie nommée extrasystole.

Rythme régulièrement irrégulier :

On peut également observer de façon cyclique l'apparition d'un battement prématuré.

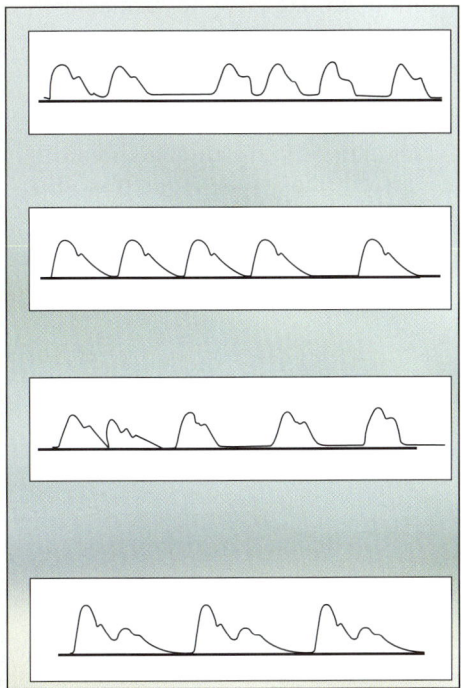

En présence d'un rythme cardiaque irrégulier ou de battements prématurés, il est requis d'effectuer un électrocardiogramme pour préciser la nature et la provenance du rythme cardiaque ainsi que la gravité de l'arythmie.

Amplitude du pouls

L'amplitude du pouls représente l'effet de l'éjection du sang dans le réseau artériel lors de la systole. Il dépend principalement du volume de sang éjecté, ainsi que de la force de contraction du ventricule gauche. On évalue l'amplitude du pouls subjectivement à l'aide d'une échelle à quatre positions variant de 0 à 3+ (voir le tableau 11.6).

Tableau 11.6 Échelle d'évaluation de l'amplitude du pouls

Échelle	Description
0	Non palpable
1 +	Faible
2 +	Palpable (normal)
3 +	Bondissant (hyperdynamique)

Observations courantes

Amplitude normale : 2 +

Un pouls radial ou fémoral facilement perçu et constant est l'indice d'une contraction ventriculaire dynamique et d'un volume d'éjection systolique adéquat.

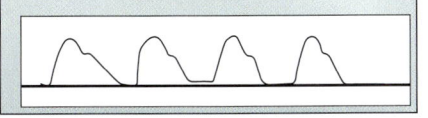

Particularités

L'amplitude du pouls pourrait être diminuée ou augmentée.

Amplitude diminuée et constante

0 / non palpable :

Un pouls non perçu peut être associé à une occlusion artérielle, s'il est localisé, ou à un arrêt cardiaque, s'il est systémique. Des observations cliniques spécifiques seront notées.

En temps normal, une augmentation de l'amplitude du pouls pourrait être observée lors d'un effet sympatho-adrénergique provenant, par exemple, d'un stress dont l'effet serait la stimulation sympathique directe des myofibrilles, qui augmenterait leur contractilité.

1 + / faible :

Un pouls faible est associé à une diminution de l'éjection systolique qui pourrait être due à une diminution de la pré-charge (déshydratation, hypovolémie, hémorragie), ou du remplissage diastolique (tachycardie soutenue). L'insuffisance cardiaque peut occasionner cette anomalie en raison de la diminution de la contractilité. Un pouls faible localisé laisse davantage supposer une occlusion artérielle partielle.

Pouls filant :

Pouls à la fois très rapide et difficilement perçu. Caractéristique d'un collapsus circulatoire associé à un état de choc causé par une hémorragie, une défaillance cardiaque ou une vasodilatation extrême.

Amplitude diminuée et inconstante :

Dans un rythme irrégulier, certaines ondes de pulsation sont plus faibles à la suite de la diminution du remplissage diastolique qui accompagne l'arythmie. Une diminution de la pré-charge entraîne une diminution du volume d'éjection systolique.

Un battement prématuré dans un rythme régulier pourrait également voir son amplitude diminuée. La cause de cette anomalie est le déclenchement d'une arythmie appelée extrasystole.

Ces deux observations expliquent le phénomène du déficit de pulsations entre la fréquence perçue à la palpation et à l'auscultation.

Pouls bigéminé :

Répétition d'une séquence de rythme formée d'un battement régulier suivi d'un battement prématuré. Cette anomalie est causée par le déclenchement d'une arythmie appelée extrasystole.

Pouls alternant :

Le pouls est parfaitement régulier. L'amplitude du pouls varie d'un battement à l'autre en alternant entre 1 + et 2 + . Cette anomalie accompagne l'insuffisance cardiaque gauche.

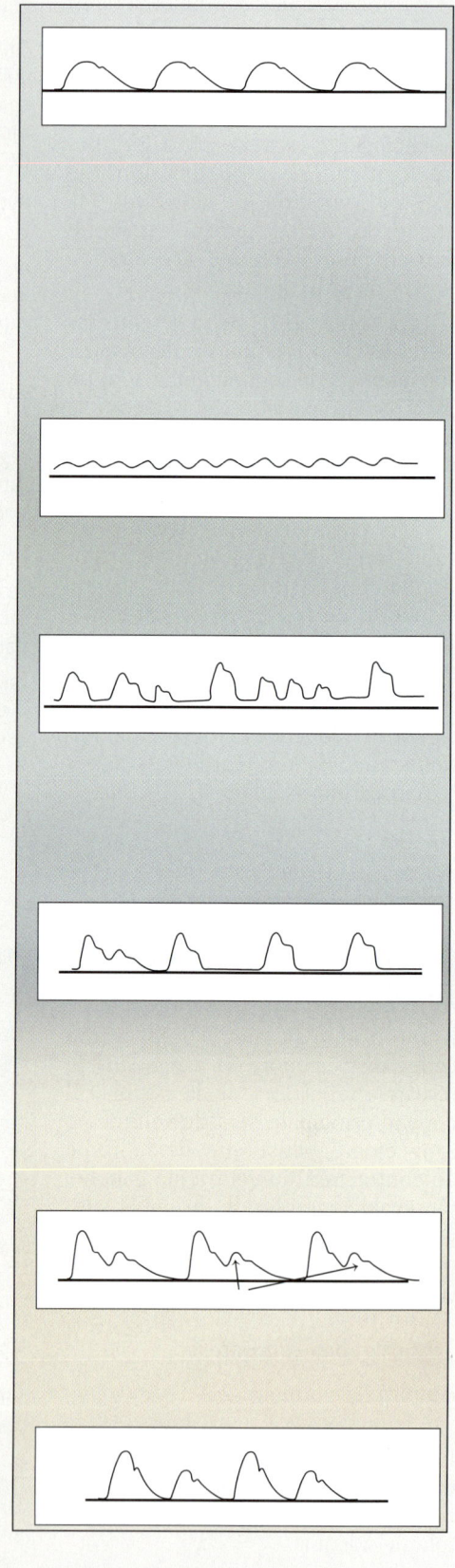

Pouls paradoxal :

Amplitude générale du pouls inférieure à la normale, à laquelle s'ajoute une diminution de l'amplitude du pouls lors de l'inspiration. La tension artérielle diminue d'au moins 10 mm Hg lors de l'inspiration. Cette anomalie s'observe lors de la tamponnade péricardique et de la péricardite constrictive. Ces deux affections constituent en quelque sorte un étau autour du cœur limitant de façon importante la capacité du myocarde à s'étirer lors de la diastole et à se contracter lors de la systole.

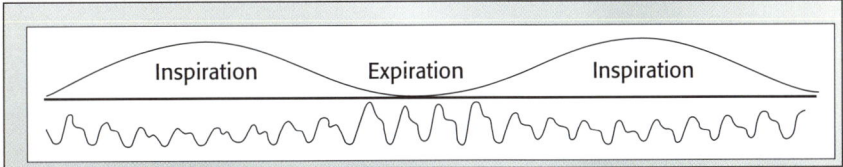

Amplitude augmentée

3 + / bondissant :

Un pouls radial ou fémoral bondissant révèle une contraction ventriculaire hyperdynamique et/ou un volume d'éjection systolique augmenté. Il est observé en présence d'hypervolémie, de régurgitation aortique et d'hyperthyroïdie.

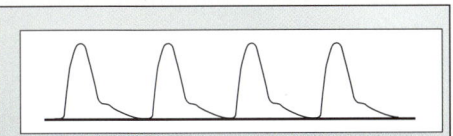

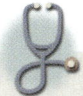

Morphologie du pouls

La morphologie ou la courbe du pouls est déterminée en observant la montée, la descente ainsi que la durée de l'onde de pression. La palpation légère du pouls carotidien facilite cette observation, car les caractéristiques de la pulsation y sont plus apparentes qu'au niveau d'une artère périphérique. L'auscultation cardiaque simultanée est recommandée pour compléter les observations (voir la figure 11.11).

Figure 11.11 Palpation du pouls carotidien et auscultation simultanée

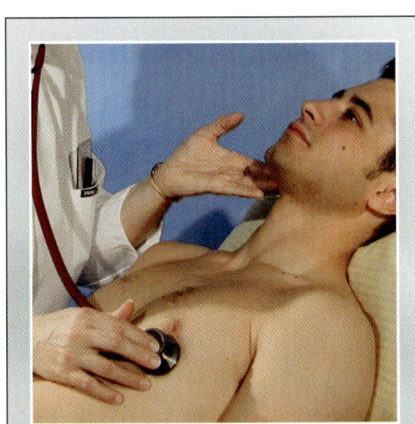

Observations courantes

Morphologie normale

Le pouls normal est caractérisé par une montée rapide et régulière située au milieu de la systole et par une descente moins abrupte que la montée.

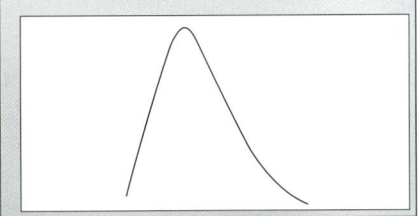

Particularités

Pouls bisférien

Onde de pulsation caractérisée par la présence d'un double pic systolique. Elle est observée en présence d'une régurgitation aortique, d'une sténose aortique doublée d'une régurgitation et de cardiomyopathie ischémique.

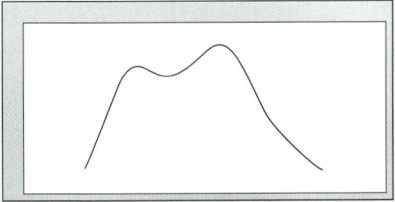

Augmentation progressive

La montée de l'onde de pulsation est plus lente et est similaire à la descente.

Cette anomalie accompagne une sténose aortique qui crée un obstacle à l'éjection systolique.

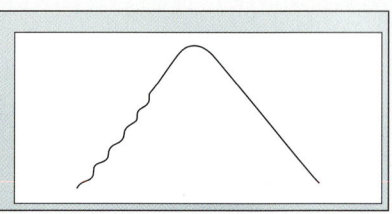

Étant donné que la fréquence cardiaque est l'un des deux déterminants du débit cardiaque, l'infirmière doit, en présence de toute anomalie de la pulsation, se poser la question suivante : cette anomalie est-elle une menace à l'hémodynamie ? L'observation clinique de l'état de la personne et la prise de la tension artérielle permettront de répondre à cette question.

Notes au dossier

FC 80/min, régulière, pulsation carotidienne perçue à 2+

FC irrégulière à 92/min, amplitude du pouls variable 0 à 2+

FC 62/min, régulière, pouls bondissant

FC 78/min, régulièrement irrégulière, pouls bigéminé

MESURE DE LA TENSION ARTÉRIELLE (TA)

La tension artérielle (communément appelée pression artérielle) est un indicateur de la résultante des phénomènes hémodynamiques suivants : la pré-charge, la post-charge, la fréquence cardiaque et la contractilité, ainsi que de l'adaptation du débit cardiaque aux exigences de l'organisme.

La fonction de la tunique musculaire des artères consiste à rendre continu le débit sanguin ; celui-ci est discontinu à son origine, c'est-à-dire lors de l'éjection du sang par le ventricule gauche. La tunique musculaire facilite l'écoulement de sang éjecté par le ventricule gauche vers la périphérie, mais elle crée par la même occasion des résistances qui s'opposent à l'éjection systolique. C'est ce qui explique que la tension artérielle soit un paramètre composé de deux valeurs de pression qui s'opposent : la systolique et la diastolique.

La tension systolique représente la pression maximale du sang dans le réseau artériel lors de son éjection du ventricule gauche et la force conductrice immédiate du flot sanguin dans les vaisseaux. La valeur de la tension systolique est directement tributaire de la puissance de contraction du ventricule gauche.

La tension diastolique représente la pression minimale du sang dans le réseau artériel durant la diastole. Elle reflète la résistance que rencontre le sang dans les vaisseaux. Tout au long de la distribution des artères dans l'organisme, l'augmentation de la longueur des vaisseaux ou la réduction de leur diamètre aura pour effet d'augmenter la résistance périphérique et par conséquent la valeur diastolique.

La pression dans le cœur gauche varie entre 0 (avant la contraction), et la systolique (pendant la contraction). Dans le réseau artériel, en raison de l'effet de la tunique musculaire, la pression s'échelonne de la tension systolique à la tension résiduelle liée aux résistances périphériques. Ces phénomènes sont présentés à la figure 11.12.

La tension artérielle est constamment soumise à différents mécanismes de régulation dont le plus important est le réflexe baro-récepteur. Ce réflexe assure le contrôle de la tension artérielle grâce au système sympathique, notamment la tachycardie de compensation, l'augmentation de la contractilité, ainsi que la vasoconstriction artériolaire et veineuse, en vue d'augmenter le débit cardiaque, les résistances périphériques et leur résultante, la tension artérielle. Par exemple, c'est ce réflexe qui entre en jeu lors des changements brusques de position.

Les valeurs de la tension artérielle reflètent le débit cardiaque. Il est primordial pour l'infirmière de savoir interpréter la signification clinique des paramètres de la tension artérielle : la tension systolique, la tension diastolique, ainsi que la tension différentielle.

TENSION SYSTOLIQUE Cette donnée représente la valeur de la perfusion artérielle des différents organes lors de la systole. En effet, la force de contraction que doit produire le ventricule gauche pour s'adapter aux conditions de la circulation, c'est-à-dire à la fréquence cardiaque, au volume sanguin, à la viscosité du sang, ainsi qu'aux résistances périphériques, est traduite par la pression au moment de la systole, soit la pression systolique.

TENSION DIASTOLIQUE Cette donnée reflète les résistances présentes dans les artérioles. Plus la tension diastolique est élevée, plus difficile est l'écoulement du sang dans le

Figure 11.12 Tensions systolique et diastolique

Cette figure illustre la montée de la pression dans le ventricule gauche. Lors de l'éjection, la pression dans le ventricule et dans l'aorte est identique durant une fraction de seconde, la valve aortique étant ouverte. **C'est la tension artérielle systolique.** Puis, après la systole et la fermeture de la valve aortique, la pression dans le ventricule retombe à zéro alors que dans le réseau artériel elle diminue progressivement jusqu'à ce qu'elle soit équivalente aux résistances déterminées par les artérioles. **C'est la tension artérielle diastolique.**

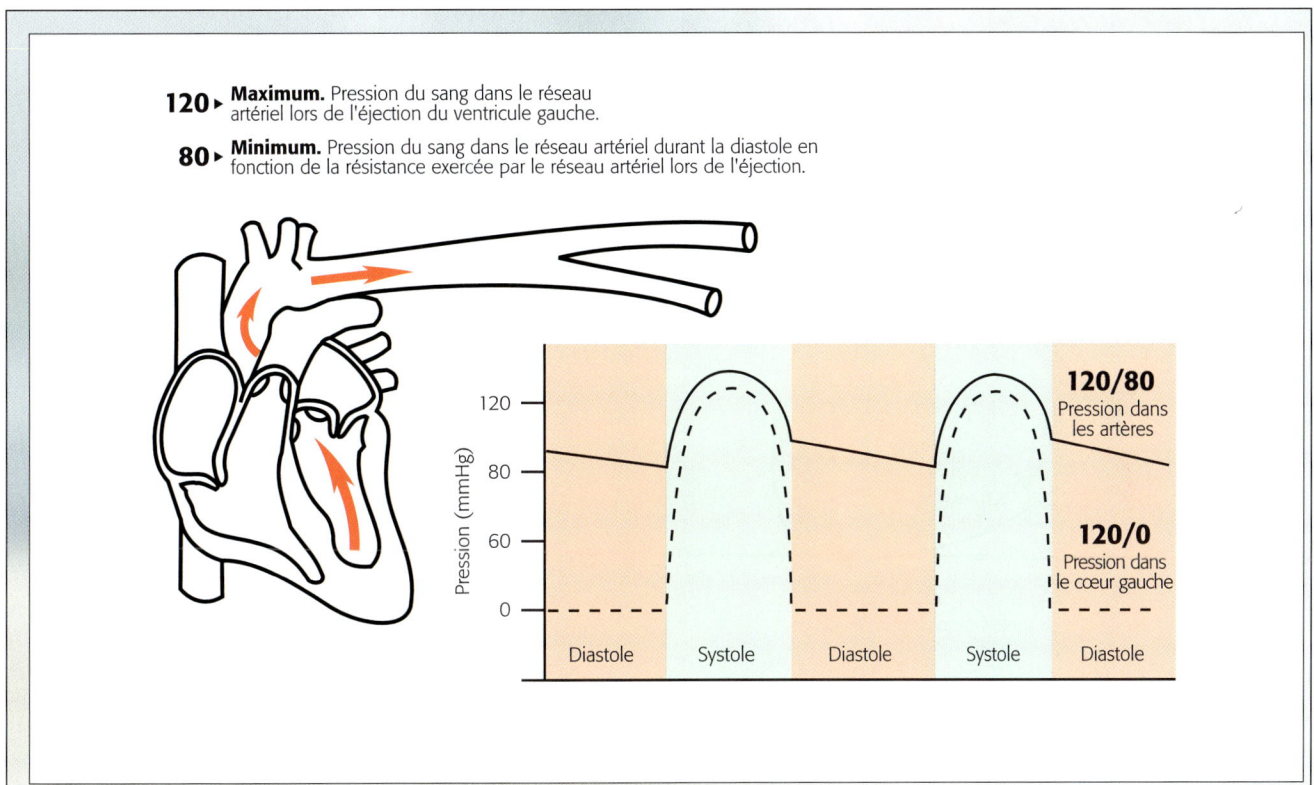

réseau artériel, et plus grande doit être la force de contraction du ventricule gauche pour éjecter le volume systolique. L'observation de cette valeur revêt une importance particulière, le cœur étant le seul organe du corps dont la perfusion est réalisée essentiellement durant la diastole. En effet, pendant la systole, deux phénomènes empêchent la perfusion des coronaires. Tout d'abord, les feuillets de la valvule aortique ouverte bloquent l'entrée de sang dans les orifices des coronaires droite et gauche situées à la base de la valvule aortique. Ensuite, les myofibrilles contractées compriment les artères coronaires et empêchent ainsi le sang de circuler. C'est donc uniquement pendant la diastole que le myocarde reçoit l'oxygène et les nutriments nécessaires à son bon fonctionnement, c'est-à-dire à assumer de façon adéquate sa fonction de pompe (voir la figure 11.13).

TENSION DIFFÉRENTIELLE La tension différentielle représente la différence entre les deux tensions. D'environ 30 à 40 mm Hg, elle illustre le déplacement d'un volume sanguin d'une zone de haute pression vers une zone de pression inférieure. Elle tend à augmenter si le volume ventriculaire augmente ou à diminuer s'il diminue.

Technique de mesure de la tension artérielle

Pour que la technique de mesure soit irréprochable, les trois facteurs suivants doivent être pris en considération : utiliser un matériel de bonne qualité, tenir compte des facteurs liés à la personne et appliquer une méthode de mesure rigoureuse.

MATÉRIEL La qualité de l'appareil utilisé pour mesurer la tension artérielle est aussi importante que la technique de la mesure. Le sphygmomanomètre peut être de type anéroïde ou à mercure. Les appareils à mercure demeurent plus précis et fiables que les appareils anéroïdes. Cependant, leur utilisation est moins répandue dans les établissements de santé depuis que le mercure est considéré comme un produit toxique. Il faut donc s'assurer de réétalonner régulièrement les sphygmomanomètres anéroïdes puisqu'ils deviennent imprécis à l'usage. Le système de soupape doit également être en bon état, la taille du brassard proportionnelle à la circonférence du membre de la personne examinée. Comme l'illustre la figure 11.14, la largeur de la chambre pneumatique devrait atteindre

Figure 11.13 Localisation des orifices droit et gauche des coronaires

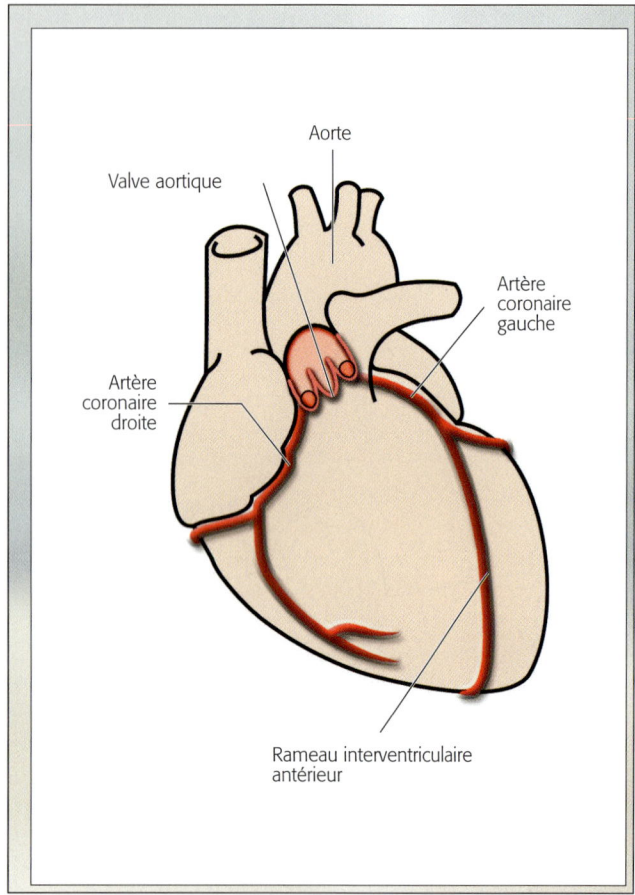

environ 40 % de la circonférence du membre alors que sa longueur devrait égaler 80 % de cette circonférence.

Un brassard trop court ou trop étroit pourrait donner des valeurs faussement élevées, un brassard trop long ou trop large des valeurs faussement diminuées. Le tableau 11.7 suggère des tailles de brassard proportionnelles à la circonférence du membre utilisé.

Tableau 11.7 Tailles de brassard proportionnelles au membre mesuré

Circonférence du membre mesuré	Taille du brassard
< 33 cm	12 × 23 cm (régulier)
33-41 cm	15 × 33 cm (grand brassard)
> 41 cm	18 × 36 cm (cuissard)

FACTEURS ÉMOTIONNELS L'anxiété et le stress font parfois monter la tension artérielle, surtout au début de l'examen. Cette réaction d'alerte adrénergique est connue sous le vocable de l'« effet du sarrau blanc ». Un contrôle de la tension à la fin de l'examen doit être fait pour valider les données.

Méthode de mesure

La méthode de mesure doit respecter les instructions suivantes :
- la personne est installée confortablement en position semi-assise ou assise de manière à assurer un relâchement musculaire et les jambes ne sont pas croisées ;
- le bras est dénudé, placé en position de flexion légère à la hauteur du cœur ; l'artère brachiale doit être localisée ;

Figure 11.14 Dimensions adéquates de la chambre pneumatique

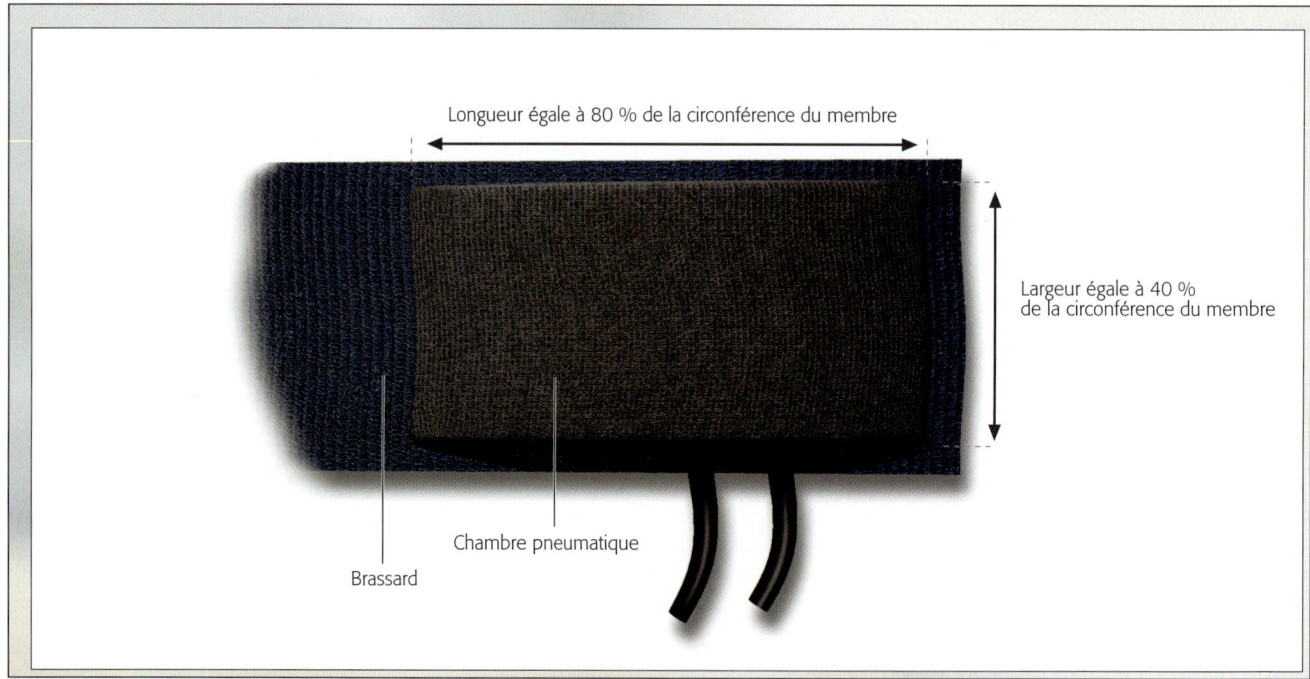

Figure 11.15 Relation entre la tension artérielle et la pression du brassard

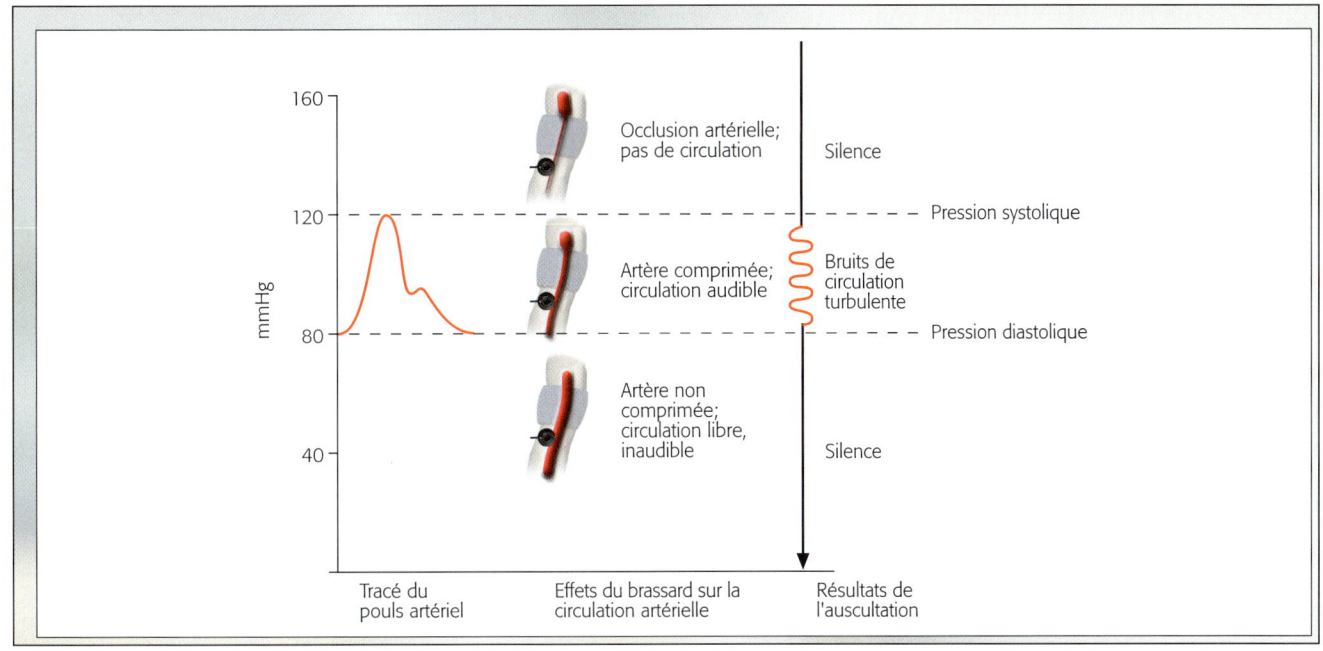

- la chambre pneumatique du brassard est placée sur le trajet de l'artère brachiale à environ 2,5 cm au-dessus du pli du coude ;
- la hauteur de gonflement du brassard est estimée comme suit :
  - palper l'artère radiale et maintenir la palpation,
  - gonfler le brassard jusqu'à la disparition du pouls (cela correspond à la valeur systolique),
  - lire cette valeur et y ajouter 30 mm Hg pour identifier la hauteur de gonflement,
  - dégonfler le brassard ;
- la cupule du stéthoscope est placée sur l'artère brachiale ;
- le brassard est gonflé rapidement jusqu'à la hauteur préalablement estimée, puis dégonflé lentement et régulièrement à une vitesse d'environ 2 à 3 mm par seconde (voir la figure 11.15) ;
- le niveau correspondant à l'apparition des battements est appelé tension systolique ;
- le niveau correspondant à la disparition des bruits (bruits de Korotkoff) est appelé tension diastolique ;
- les niveaux de pression sont identifiés à 2 mm Hg près ;
- la tension artérielle est mesurée une première fois aux deux bras, les mesures subséquentes sont pratiquées sur le bras dont la valeur est la plus élevée ; une différence d'au plus 10 mm Hg peut normalement exister entre les deux bras ;
- la tension est mesurée à 2 ou 3 reprises, espacées d'une minute ; cependant, en présence d'un rythme cardiaque irrégulier, il est préférable d'effectuer 4 ou 5 lectures.

Il est utile d'établir préalablement la valeur systolique de la tension par la méthode palpatoire. Cela permet d'éviter une erreur résultant d'un trou auscultatoire, c'est-à-dire la disparition des bruits de Korotkoff, entre la systolique et la diastolique. Le trou auscultatoire est observé lorsque le débit sanguin diminue dans les membres, par exemple lors d'une sténose aortique (voir la figure 11.16).

Figure 11.16 Trou auscultatoire

Cette anomalie n'a pas de signification clinique spécifique ; elle peut cependant conduire à mésestimer la pression systolique ou à surestimer la pression diastolique.

Un trou auscultatoire identifié devrait être consigné ainsi : TA à 198/100 avec un trou auscultatoire de 175 à 150.

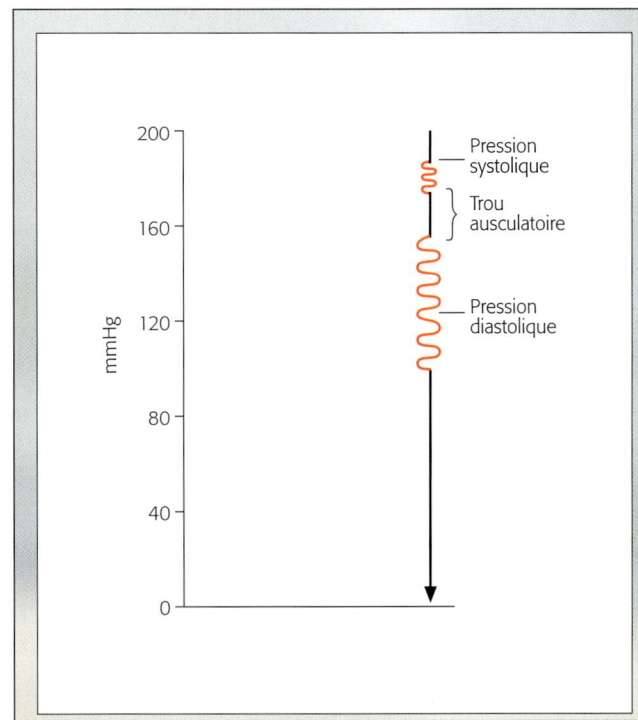

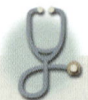

Mesure de la tension en orthostatisme

Dans le but de déceler une éventuelle hypotension orthostatique, la tension artérielle est mesurée en position couchée et debout. Cette mesure est appropriée pour les personnes qui consomment des médicaments ayant un effet hypotenseur, pour celles souffrant d'insuffisance cardiaque, d'hypovolémie, de lipothymie ou d'étourdissements. On procède de la façon suivante :
- la personne est allongée au repos durant une période de 10 minutes ;
- la tension est d'abord mesurée en position couchée ;
- la personne est ensuite placée en position debout ;
- la tension est mesurée immédiatement et à 2 minutes d'intervalles.

Normalement, lors d'un déplacement en position verticale succédant à une position couchée, la tension artérielle pourrait diminuer d'environ 10 à 15 mm Hg. En quelques secondes, à l'aide du réflexe baro-récepteur, l'influence sympatho-adrénergique devrait corriger la tension qui devrait s'être normalisée lors de la mesure à 2 minutes. Une chute de tension de 20 mm Hg ou plus, ou l'absence de normalisation au bout de 2 ou 3 minutes, est un signe de l'hypotension orthostatique.

Définition des niveaux de la tension artérielle

En 1999, l'Organisation mondiale de la santé ainsi que l'International Society of Hypertension ont élaboré une nouvelle classification des niveaux d'hypertension et ont éliminé de la terminologie les mots « limite, légère, sévère, et maligne » qui avaient tendance à banaliser les risques associés aux premiers niveaux d'hypertension. Ces organisations ont déterminé que l'hypertension correspondait à une tension systolique de plus de 140 mm Hg ou à une tension diastolique de 90 mm Hg et que la valeur optimale correspondait à une valeur de tension artérielle associée à un risque faible de développer une maladie cardiovasculaire (voir le tableau 11.8). L'identification des valeurs diagnostiques est basée sur au moins deux mesures de la tension artérielle lors d'au moins trois consultations consécutives, sur une période de 6 à 8 semaines.

Particularités

HYPOTENSION L'hypotension reflète une diminution du débit cardiaque. Elle accompagne généralement les conditions suivantes :

- les problèmes cardiaques tels que l'infarctus du myocarde, la tamponnade, la régurgitation aortique ;
- l'embolie pulmonaire massive ;
- l'hypovolémie occasionnée par l'hémorragie, la déshydratation, l'acidocétose diabétique ;
- la vasodilatation excessive observée lors d'une réaction anaphylactique, d'un choc vagal, d'un choc septique, de la lenteur du réflexe baro-récepteur à ajuster la tension artérielle ;
- la prise de certains médicaments qui provoqueront une diminution des résistances périphériques ou du volume sanguin circulant : dérivés nitrés, antihypertenseurs, bêtabloquants, alphabloquants, inhibiteurs de l'enzyme de conversion de l'angiotensine, bloqueurs des récepteurs de l'angiotensine II, ainsi que diurétiques.

Notons que la tension idéale est la tension la plus basse qui permette un état d'éveil et d'activités confortables. Dans cette perspective, l'hypotension n'est cliniquement significative que si elle entraîne des symptômes d'étourdissements, d'orthostatisme ou de lipothymie. Une mesure ambulatoire de la tension artérielle (holter tensionnel) devrait être effectuée dans ce cas précis.

Tableau 11.8 Classification du niveau de tension artérielle chez l'adulte de 18 ans et plus* (source : OMS et International Society of Hypertension, 1999)

NIVEAU	SYSTOLIQUE mm Hg		DIASTOLIQUE mm Hg
Optimal	< 120	et	< 80
Normal	< 130	et	< 85
Normal / limite	130 - 139	ou	85 - 89
Hypertension			
– stade 1	140 - 159	ou	90 - 99
– stade 2	160 - 179	ou	100 - 109
– stade 3	≥ 180	ou	≥ 110

Ne prenant pas d'agents antihypertenseurs et non atteint de maladie.

HYPERTENSION Même si elles ne sont pas toujours identifiables, les causes de l'hypertension artérielle doivent être cependant recherchées. Par hypertension artérielle (HTA), on entend une élévation des valeurs recueillies à la suite d'au moins deux mesures de la tension artérielle au cours de trois consultations au minimum, échelonnées sur une période variant de 6 à 8 semaines.

Les hypothèses explicatives de l'hypertension primitive pourraient être les suivantes :
- l'altération du système nerveux autonome entraînant une augmentation de l'activité du système sympathique ;
- les désordres rénaux génétiques caractérisés par des variations de la réabsorption du sodium ;
- l'altération du système rénine-angiotensique causant une élévation importante des résistances périphériques et une expansion du volume de sang en circulation ;
- les dysfonctions de l'endothélium causant une augmentation des résistances périphériques artériolaires ;
- la résistance à l'insuline, encore à l'étude, est associée à l'hypertension.

L'hypertension peut également être secondaire aux troubles primaires :
- des affections rénales (sténose de l'artère rénale, pyélonéphrite, tumeurs, insuffisance rénale) ;
- des désordres endocriniens (aldostéronisme, phéochromocytome, maladie de Cushing) ;
- des affections cardiovasculaires (coarctation de l'aorte) ;
- des troubles neurologiques (augmentation de la pression intracrânienne) ;
- de l'éclampsie et pré-éclampsie ;
- une consommation de médicaments qui auront pour effet de diminuer les résistances périphériques, particulièrement les décongestionnants, les gommes à la nicotine, l'ibuprofène (en vente libre) ainsi que les amphétamines, les corticostéroïdes, la cyclosporine, l'érythropoïétine, les oestrogènes, le sumatriptan, la thyroxine et les antidépresseurs cycliques.

TA PINCÉE Le pincement de la tension artérielle signifie une diminution de la TA différentielle qui devrait normalement être d'environ 30 à 40 mm Hg. Cette diminution indique un faible déplacement de sang vers le réseau artériel lors de la systole, entraînant un pouls faible. Cette observation pourrait être notée lors d'une hypovolémie, d'une tamponnade, d'un choc hémorragique et cardiogénique.

TA DONT LA DIASTOLIQUE EST À ZÉRO OU PRÈS DE ZÉRO Lors de la diastole, la non-disparition des bruits de Korotkoff signifie qu'une certaine quantité de sang retourne à l'intérieur du ventricule gauche. Cette anomalie accompagne une régurgitation de la valvule aortique qui ne se ferme pas complètement à la fin de la systole. Elle est également observée chez environ 10 % des femmes enceintes en raison de l'augmentation importante du volume sanguin.

Dans ces cas précis, la valeur diastolique doit être recherchée. En temps normal, la fermeture de la valvule aortique provoque un assourdissement significatif des bruits de Korotkoff, suivi presque immédiatement de la disparition de ces bruits. Ces deux phénomènes confondus déterminent la valeur diastolique. Lors de régurgitation aortique, la valvule se ferme de manière incomplète ; ce moment peut être audible. Il est caractérisé par un assourdissement des bruits, suivi des bruits de Korotkoff faiblement audibles, jusqu'à zéro. La fermeture de la valvule aortique, c'est-à-dire le point d'assourdissement des bruits, détermine la valeur diastolique. L'inscription au dossier reflétera cette anomalie : TA 130/76/0 (ce qui signifie : tension artérielle à 130 mm Hg, tension diastolique à 67 mm Hg et diminuant jusqu'à zéro).

HYPERTENSION ARTÉRIELLE LABILE L'hypertension artérielle labile est caractérisée par l'alternance de phases nettes d'hypertension et de normalité tensionnelle stricte. Une mesure ambulatoire de la tension artérielle (holter tensionnel) devrait alors être effectuée.

Particularités associées aux divers âges de la vie

- Chez la personne âgée, la tension systolique pourrait augmenter progressivement en raison de la diminution de l'étirement artériel associé à l'artériosclérose.
- Chez la femme enceinte, la tension systolique pourrait baisser à la suite de la diminution des résistances artériolaires périphériques.

Dans ces deux cas précis, compte tenu d'une possible lenteur du réflexe baro-récepteur, il est recommandé de pratiquer la mesure de la tension en orthostatisme.

Notes au dossier

FC 98 irrégulier, TA 130/80 symétrique (moyenne de 4 lectures)

TA 210/98 avec un trou auscultatoire entre 180 et 120

TA 128/70/20

EXAMEN DE LA VEINE JUGULAIRE INTERNE DROITE

L'examen de la veine jugulaire interne droite estime la pression du sang dans l'oreillette droite, permettant ainsi d'apprécier le volume de remplissage du cœur droit. En temps normal, les veines jugulaires ne sont pas distendues ; des jugulaires turgescentes indiquent une surcharge circulatoire, des jugulaires plates une déshydratation ou une hypovolémie. L'intérêt de la mesure de la pression de la veine jugulaire interne droite réside dans sa position anatomique. En effet, comme l'illustre la figure 11.17,

Figure 11.17 Position anatomique de la veine jugulaire interne droite

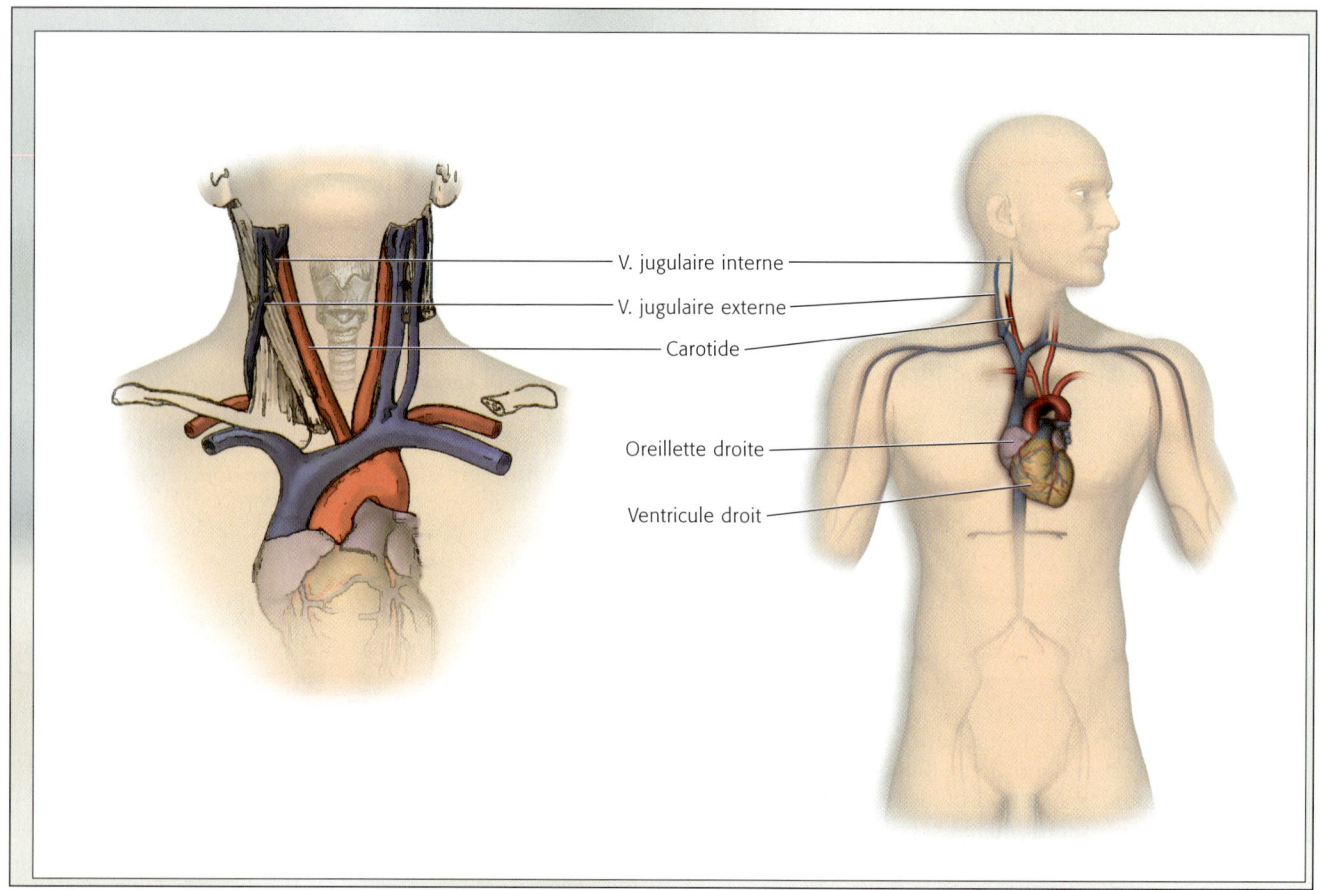

cette veine se situe dans le prolongement de la veine cave supérieure et de l'oreillette droite, sans aucune valve intermédiaire, ce qui en fait un manomètre jugulaire. Ce manomètre permet la mesure de la pression veineuse jugulaire dont les déterminants sont le volume du sang en circulation et la capacité du cœur droit à recevoir ce volume.

Contrairement à la veine jugulaire externe, facilement observable, la veine jugulaire interne, située sous le muscle sterno-cléido-mastoïdien, est invisible. On notera les oscillations de la pulsation veineuse, localisées entre l'insertion du sterno-cléido-mastoïdien sur le sternum et la clavicule ou encore directement sous le muscle sterno-cléido-mastoïdien. Pour chacune des pulsations,

Tableau 11.9 Différenciation des pulsations de la veine jugulaire interne et de l'artère carotide

Pulsations de la jugulaire interne	Pulsations artérielles carotidiennes
À la palpation légère :	À la palpation légère :
– la pulsation disparaît lors de la palpation	– la pulsation est facilement palpable
– disparition de la pulsation visualisée en exerçant une légère pression sur la naissance de la veine près du sterno-cléido-mastoïdien	– cette légère pression ne modifie pas la pulsation artérielle carotidienne
À l'observation :	À l'observation :
– oscillations composées de deux sommets et de deux descentes par cycle cardiaque	– oscillation composée d'une seule onde vigoureuse par cycle cardiaque
– diminution du niveau de la pulsation au fur et à mesure du redressement du patient en position assise	– la position n'affecte pas la pulsation artérielle
– élévation du niveau de la pulsation lors d'une compression abdominale	– la compression abdominale n'affecte pas la pulsation artérielle
– lors de l'inspiration normale, le niveau des oscillations décroît graduellement	– l'inspiration normale n'affecte pas la pulsation artérielle

on observe des oscillations formées de deux sommets et de deux descentes en alternance. Ces oscillations reflètent les phénomènes hémodynamiques accompagnant les phases du cycle cardiaque dans l'oreillette droite.

Il est essentiel de différencier la pulsation veineuse jugulaire de la pulsation artérielle carotidienne. La pulsation veineuse jugulaire est le reflet des variations de pression régnant dans l'oreillette droite lors des phases du cycle cardiaque, la pulsation artérielle carotidienne est provoquée par l'éjection du sang lors de la contraction du ventricule gauche (voir le tableau 11.9).

Pour faciliter l'observation de la pulsation veineuse jugulaire, la personne devrait être placée en position semi-assise à environ 45 degrés, la tête tournée légèrement vers la gauche, sans toutefois solliciter une contraction du muscle sterno-cléido-mastoïdien qui empêcherait l'observation des oscillations de la jugulaire interne. Il est possible de relever la tête du lit à 30, 45, 60 ou même à 90 degrés. Cependant, la pulsation veineuse jugulaire pourrait être invisible à 30 degrés puisque le niveau supérieur des oscillations serait situé au-dessus de la mâchoire. Il en serait de même à 90 degrés, les oscillations pouvant alors être situées sous la clavicule. Les deux niveaux de position intermédiaires (45 ou 60 degrés) facilitent la visualisation des oscillations de la pulsation veineuse jugulaire.

L'angle manubrio-sternal à 45 degrés offre l'avantage de réduire le nombre des changements de position de la personne lors de l'examen clinique ; son positionnement à ce niveau permet de bien évaluer le reflux hépato-jugulaire

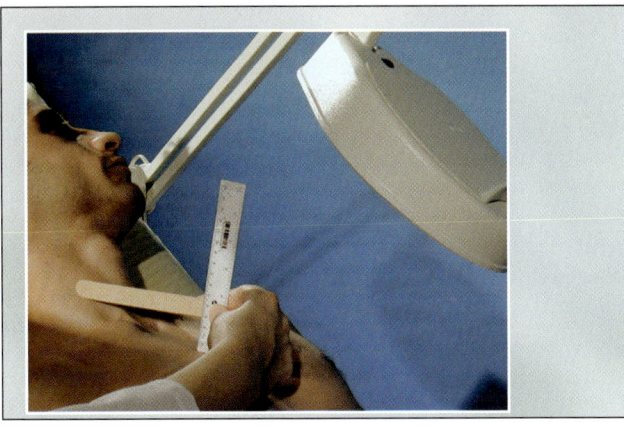

Figure 11.18 Utilisation d'un éclairage tangentiel

et de procéder à la palpation et à l'auscultation. Il facilite la visualisation de la pulsation veineuse jugulaire et enfin, il fournit un repère mnémotechnique pour l'infirmière puisqu'à 45 degrés, la valeur maximale devrait être inférieure à 4,5 cm.

L'utilisation d'un éclairage tangentiel ou oblique améliore l'observation des oscillations de la pulsation veineuse jugulaire (voir la figure 11.18).

L'examen de la veine jugulaire interne droite comprend les deux techniques suivantes :
- la mesure de la pression veineuse jugulaire ;
- le test du reflux hépato-jugulaire.

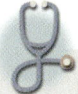

Mesure de la pression veineuse jugulaire

Pour mesurer la pression veineuse jugulaire, la personne est placée de manière détendue en position semi-assise à 45 degrés. L'angle manubrio-sternal, ou angle de Louis, situé au niveau du deuxième espace intercostal, est repéré. La pulsation jugulaire interne est par la suite identifiée. À l'aide d'une règle graduée en centimètres placée de façon verticale sur l'angle manubrio-sternal (cet angle représentant la valeur zéro), on mesure la distance en centimètres entre l'angle manubrio-sternal et la pulsation jugulaire en utilisant un objet horizontal à la manière d'une équerre (crayon, règle ou abaisse-langue) (voir la figure 11.19). Cette mesure indique la pression veineuse jugulaire. Il est recommandé de repérer le point le plus élevé où sont aperçues les oscillations de la pulsation jugulaire en fin d'expiration pour éviter les modifications de pression associées aux phases de la respiration.

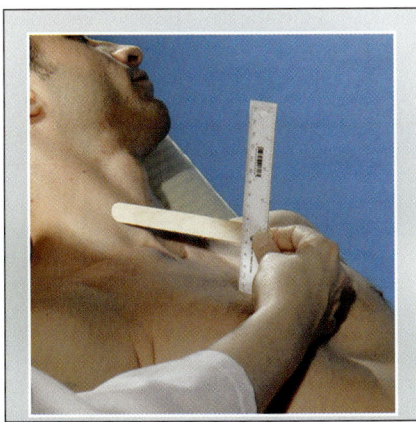

Figure 11.19 Mesure de la pression veineuse jugulaire

Observation courante

En position semi-assise à 45 degrés, la valeur normale de la pression veineuse jugulaire doit être inférieure à 4,5 cm.

Particularités

Des valeurs supérieures à 4,5 cm indiquent une surcharge circulatoire veineuse dont les causes pourraient être les suivantes :

- une insuffisance ou une défaillance cardiaque droite en phase aiguë ou

Après avoir mesuré la pression veineuse jugulaire, il est possible d'estimer la tension veineuse centrale (TVC). Il est admis que l'angle sternal se situe à environ 5 cm de l'oreillette droite. En ajoutant donc ces 5 cm au résultat de la mesure de la pression veineuse jugulaire, on obtient l'estimation de la tension veineuse centrale (voir la figure 11.20). La valeur normale de la TVC se situe entre 4 et 10 cm d'eau.

chronique : la surcharge circulatoire provient de l'incapacité du ventricule droit à éjecter son contenu et/ou à s'étirer pour recevoir le volume sanguin provenant du retour veineux. La mesure régulière de la pression veineuse jugulaire constitue l'un des principaux paramètres de surveillance clinique des personnes atteintes d'insuffisance cardiaque ; en présence d'insuffisance cardiaque grave ou décompensée, la pulsation veineuse jugulaire pourrait être observée au niveau de l'angle de la mâchoire ou encore pourrait provoquer un battement du lobe de l'oreille droite dont la vitesse serait identique à la fréquence cardiaque ;

– une tamponnade : l'accumulation continue de sang à l'intérieur du péricarde crée un obstacle au remplissage du ventricule droit lors de la diastole ;

– une péricardite constrictive : l'inflammation du péricarde crée un obstacle au remplissage lors de la diastole ;

– une embolie pulmonaire grave : en raison de la défaillance cardiaque droite subite qu'elle peut causer ;

– une hypervolémie importante entraînant une insuffisance cardiaque ;

– la présence d'une élévation d'une des quatre ondes alors que les trois autres oscillations de la pulsation veineuse jugulaire sont dans les limites de la normale. Cette observation indique une régurgitation tricuspidienne. Cette anomalie valvulaire se caractérise par une fermeture incomplète de cette valvule lors de la systole du ventricule droit. Dans ce cas précis, il serait possible de palper la pulsation veineuse jugulaire puisque le sang remonte avec une certaine pression dans l'oreillette droite. De plus, un souffle systolique de régurgitation tricuspidienne sera entendu à l'auscultation ;

– l'élévation de la pression veineuse jugulaire uniquement lors de l'expiration est observée en présence d'une maladie pulmonaire obstructive chronique en raison des variations de la pression intra-thoracique. Dans ce cas précis, l'insuffisance cardiaque n'est pas en cause.

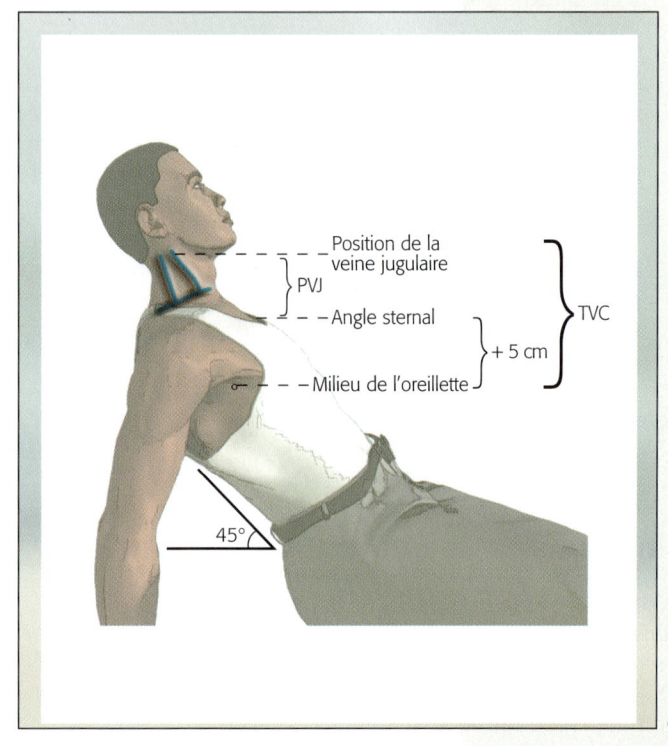

Figure 11.20 Estimation de la tension veineuse centrale (TVC)

La pulsation veineuse jugulaire pourrait être située au-dessous de l'angle sternal, donc non visualisée, sans que ce soit le signe d'une anomalie quelconque. Cependant, si la pression veineuse jugulaire n'a pu être évaluée et que les jugulaires externes semblent plates, des signes cliniques d'hypovolémie ou de déshydratation devraient être recherchés, notamment la tachycardie, la baisse de la tension artérielle systolique ou l'hypotension orthostatique, le pli cutané, l'oligurie, la soif intense ou les yeux creux.

La veine jugulaire interne est parfois difficile à repérer. Cependant, elle doit toujours être minutieusement mesurée en présence d'une distension importante de la veine jugulaire externe ; en effet, sa pression devrait être plus élevée que celle de la veine jugulaire externe en raison de sa position anatomique en relation directe avec l'oreillette droite.

L'obésité peut rendre plus difficile, parfois impossible, la mesure de la pression veineuse jugulaire.

Reflux hépato-jugulaire

Après avoir observé et mesuré la pression veineuse jugulaire, l'infirmière crée une légère compression abdominale, de 20 mm de Hg, en utilisant le brassard d'un sphygmomanomètre qu'elle aura au préalable gonflé en pressant six fois sur la poire (voir la figure 11.21). La personne, en position semi-assise à 45 degrés, doit, pendant toute la durée du test, pouvoir respirer normalement et facilement. La compression est maintenue durant environ dix secondes. Elle permet de déplacer temporairement vers le cœur droit une quantité supplémentaire de sang. Durant la manœuvre et lors du retrait de la compression, l'infirmière mesure la modification du niveau de la pulsation veineuse jugulaire.

Figure 11.21 Manœuvre du test de reflux hépato-jugulaire

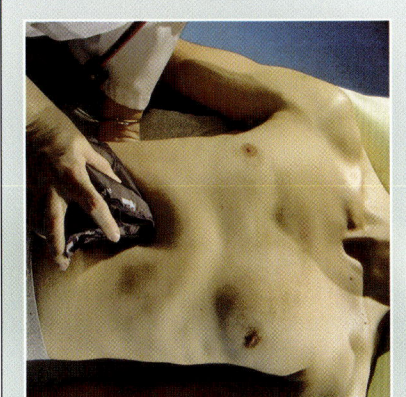

Observations courantes

Dans la plupart des cas, la compression entraîne une augmentation légère (ou nulle) de la pression veineuse jugulaire puisqu'un myocarde sain est capable de s'étirer et de recevoir cette augmentation de volume sanguin.

Particularités

Si l'élévation de la pression veineuse jugulaire est suivie d'une chute brusque de 4 cm ou plus lors du relâchement de la compression, cela signifie que le ventricule droit est surchargé par cette augmentation soudaine de volume sanguin et que le sang retourne brusquement vers le réseau veineux hépatique. Le test indique alors une insuffisance cardiaque droite. Il pourrait également indiquer précocement une telle insuffisance en présence d'une pression veineuse jugulaire normale; en effet, au début de l'installation de l'insuffisance cardiaque droite, seul un tel surplus inattendu de volume sanguin causé par la compression abdominale fait apparaître une surcharge circulatoire veineuse.

Notes au dossier

- PVJ mesurée à 12 cm à 45 degrés.
- Reflux hépato-jugulaire +: diminution brusque de 6 cm lors du test.
- Impossibilité d'évaluer la PVJ, re: obésité importante et jugulaires non visualisées.

Palpation

La technique de la palpation sert à apprécier la position du cœur dans le thorax, les mouvements ventriculaires ainsi que le choc apexien. Pour effectuer cet examen, l'infirmière place la personne en position semi-assise à 45 degrés; ensuite, elle appuie fermement sa main droite sur la région précordiale afin de localiser le choc apexien (voir la figure 11.22). Il lui est également possible à ce moment-là d'identifier des vibrations anormales, appelées frémissements ou «thrills», causées par la présence d'anomalies structurelles telles qu'une sténose ou une insuffisance valvulaire, une rupture des muscles piliers ou des cordages d'une valvule auriculo-ventriculaire, ou encore une communication interventriculaire. Ces anomalies provoquent de la turbulence dans la circulation sanguine entre les chambres cardiaques, qui se traduit par une vibration anormale des structures. Dans ces cas précis, des souffles seront facilement audibles lors de l'auscultation.

La palpation permet de ressentir la pulsation du ventricule gauche. Pour palper le choc de pointe de ce ventricule, l'infirmière place l'index de la main droite à l'endroit où elle a au préalable identifié le choc lors de la palpation avec la main (voir la figure 11.23). Il se situe normalement entre 7 à 9 cm de la ligne médio-sternale, dans le 4e ou le 5e espace intercostal vis-à-vis de la ligne médio-claviculaire gauche (voir la figure 11.24). Le diamètre de cette impulsion est égal ou inférieur à 2,5 cm et n'occupe qu'un espace intercostal. L'amplitude du choc systolique perçu est légère et brève.

Si le choc apexien semble éloigné de sa localisation habituelle, il serait judicieux de mesurer avec une règle la distance existant entre la ligne médio-sternale et le choc apexien perçu à sa plus forte amplitude.

En effectuant simultanément l'auscultation des bruits cardiaques au foyer aortique, soit au niveau du 2e espace intercostal sur le bord sternal droit, on observera que la durée perçue du choc de pointe représente, dans la plupart des cas, les ⅔ de la durée de la systole auscultée, soit la durée s'écoulant entre le premier bruit cardiaque et le deuxième (voir la figure 11.25).

La position latérale gauche peut faciliter la perception du choc apexien de certaines personnes, particulièrement les personnes obèses ou celles présentant une déformation thoracique en tonneau (voir la figure 11.26). Cependant, cette position déplace le choc apexien vers la gauche et empêche ainsi toute mesure anatomique de la position du choc de pointe.

Observations courantes

L'ampleur de la contraction ventriculaire et l'endroit précis où cette palpation est faite dépend de la force de contraction du myocarde palpé et de la localisation du cœur dans le thorax. Le choc apexien d'un cœur dont la dimension et la contraction du ventricule gauche sont normales sera donc perçu au niveau du 5e espace intercostal vis-à-vis de la ligne médio-claviculaire gauche. L'amplitude de ce choc sera légère et brève, d'un diamètre situé entre 2,5 et 3 cm et représentera les ⅔ de la durée de la systole auscultée au site aortique.

Particularités

Il est possible, dans certains cas, d'observer une modification de l'amplitude du choc apexien (augmentation ou diminution), même si sa localisation est considérée comme normale.

– Une augmentation du choc apexien pourrait être secondaire à un effort physique, à l'hypervolémie ou à une stimulation sympatho-adrénergique, et pourrait se produire lors d'un stress psychologique, d'une douleur ou de fièvre, lors d'un entraînement physique ainsi que lors d'une grossesse. Ces conditions physiologiques entraînent des réactions compensatoires du cœur et de la circulation se traduisant par une augmentation de la force de contraction.

– Une diminution du choc apexien pourrait être observée lors d'une hypovolémie, d'une déshydratation, ou lors d'un infarctus aigu du myocarde en phase d'installation. Un épanchement péricardique abondant pourrait également rendre le choc apexien imperceptible.

Lors de certaines affections cardiaques (hypertrophie ou dilatation cardiaque), le choc apexien pourrait être nettement déplacé, perçu dans plus d'un espace intercostal, ou encore être d'une amplitude plus faible ou plus élevée que la normale.

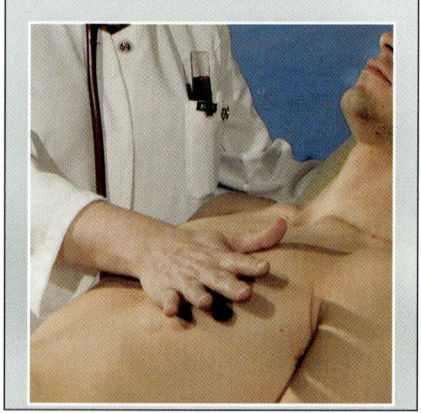

Figure 11.22 Localisation de l'apex

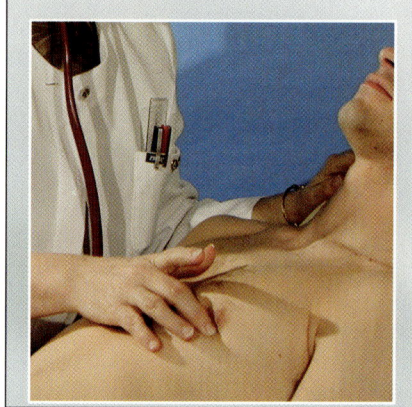

Figure 11.23 Palpation du choc apexien du ventricule gauche

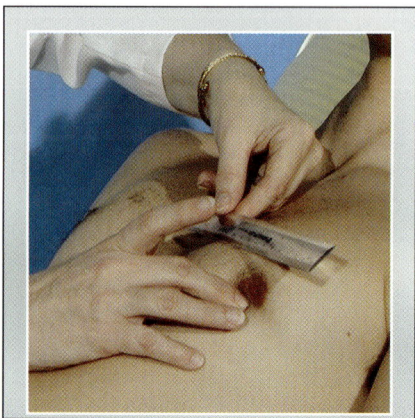

Figure 11.24 Mesure de la localisation du choc apexien

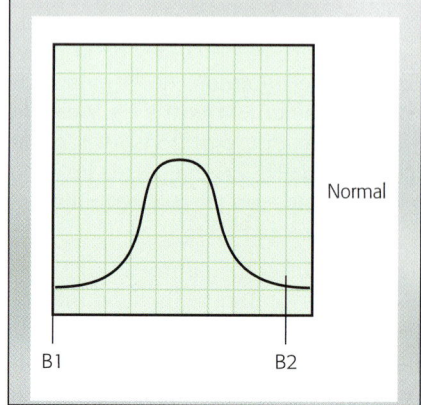

Figure 11.25 Palpation du choc apexien et auscultation simultanée

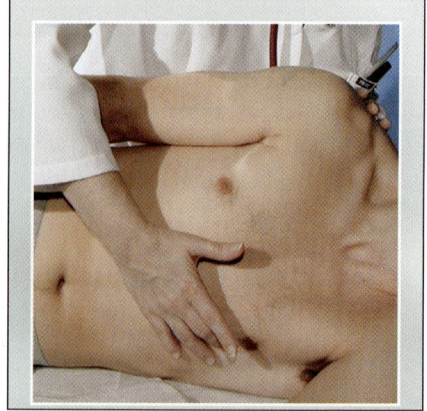

Figure 11.26 Palpation du choc apexien en position latérale gauche

Hypertrophie cardiaque: L'hypertrophie cardiaque est causée par l'augmentation de la taille des myofibrilles saines. Ce phénomène survient lors de certaines conditions hémodynamiques permanentes qui exigent du cœur un effort plus grand pour éjecter le volume sanguin lors de la systole. L'augmentation de la masse musculaire est associée à la présence d'hypertension artérielle, de sténose aortique, de régurgitation mitrale ou d'un entraînement physique intensif et soutenu. Le choc apexien d'un cœur dont la dimension et la contraction du ventricule gauche sont supérieures à la normale pourrait occuper plus d'un espace intercostal, ou être situé nettement plus à gauche de la ligne médio-claviculaire, ou encore être déplacé vers le haut. L'amplitude de ce choc sera hyperkinétique, c'est-à-dire soutenue, large, intense ou en dôme, d'un diamètre de plus de 3 cm et pourrait égaler toute la durée de la systole auscultée au foyer aortique.

Dilatation cardiaque: La dilatation cardiaque est causée par une diminution de la masse musculaire du myocarde. Le cœur étant incapable d'éjecter son contenu, le volume de remplissage augmente progressivement et entraîne un étirement des myofibrilles. La dilatation cardiaque est associée à l'insuffisance cardiaque secondaire au processus évolutif des cardiopathies ischémiques, valvulaires, infectieuses ou idiopathiques. Le choc apexien d'un cœur dont la dimension est plus grande que la normale, et sa contraction très diminuée, pourrait être nettement dévié vers la gauche ou vers le bas, et être difficilement perçu. Il s'apparenterait davantage à un frémissement et pourrait être déplacé dans la région épigastrique à l'extrémité inférieure du sternum, sous l'appendice xiphoïde. L'amplitude de ce choc sera hypokinétique, c'est-à-dire diminuée et étalée, et pourrait égaler toute la durée de la systole auscultée au site aortique. Lors d'une dilatation cardiaque importante, le choc apexien pourrait être plus facilement perçu en plaçant la personne en position latérale gauche. Il est également possible de palper la distension des ventricules lors du remplissage, ce qui correspond au bruit de galop «B3» entendu lors de l'auscultation apexienne. (Cette anomalie auscultatoire sera décrite plus loin.)

Notes au dossier

Choc apexien du VG localisé au niveau des 4ᵉ et 5ᵉ espaces intercostaux à 11 cm de la ligne médio-sternale. L'amplitude est forte et en dôme, d'un diamètre d'environ 4 cm et la durée est égale à la systole auscultée.

Choc apexien du VG perçu difficilement et s'apparentant à un frémissement, localisé au niveau de l'appendice xiphoïde et sous le rebord costal gauche; choc étalé et diminué dont la durée est égale à la systole auscultée.

Percussion

La technique de la percussion est utilisée pour déterminer la taille du cœur. Elle est cependant de plus en plus remplacée par la palpation, qui s'avère être une technique plus sensible et plus précise.

On percute sur la face antérieure du thorax à partir de la ligne axillaire gauche vers la ligne axillaire antérieure droite, au niveau des 3ᵉ, 4ᵉ et 5ᵉ espaces intercostaux.

Observation courante

L'aire de matité cardiaque normale s'observe par la modification du son allant de la sonorité du poumon à la matité à 6 cm environ à l'extérieur du bord gauche du sternum.

Particularités

L'observation du déplacement de l'aire de matité au-delà de la ligne médio-claviculaire gauche ou du 5ᵉ espace intercostal, ou au-delà du bord sternal droit, suggère la présence d'une cardiomégalie. Tel que nous l'avons précédemment étudié, seule l'évaluation de l'intensité du choc apexien lors de la palpation précisera s'il s'agit d'une hypertrophie ou d'une dilatation.

AUSCULTATION

Voici les différents bruits qui peuvent être décelés lors de l'auscultation :
- les bruits cardiaques normaux ;
- les bruits ajoutés en diastole : bruits de galop ;
- les souffles ;
- le frottement péricardique.

L'auscultation permet d'apprécier les bruits cardiaques normaux et d'identifier la présence de bruits anormaux tels que les bruits de galop, les souffles et le frottement péricardique.

Les deux bruits cardiaques entendus à l'auscultation, le bruit cardiaque B1 et le bruit cardiaque B2, sont causés par la fermeture des valvules. L'intervalle de temps entre les deux bruits correspond à la systole (voir la figure 11.27).

- **B1 :** La fermeture simultanée des valvules auriculo-ventriculaires, soit la valvule mitrale [M] et la valvule tricuspide [T], se traduit par le premier bruit cardiaque entendu à l'auscultation. Ce bruit marque le début de la systole.
- **B2 :** La fermeture simultanée des valvules sigmoïdes, soit la valvule aortique [A] et la valvule pulmonaire [P], se traduit par le deuxième bruit cardiaque entendu à l'auscultation. Ce bruit marque la fin de la systole.

Figure 11.27 Représentation des phases de la systole et de la diastole et localisation des bruits cardiaques normaux

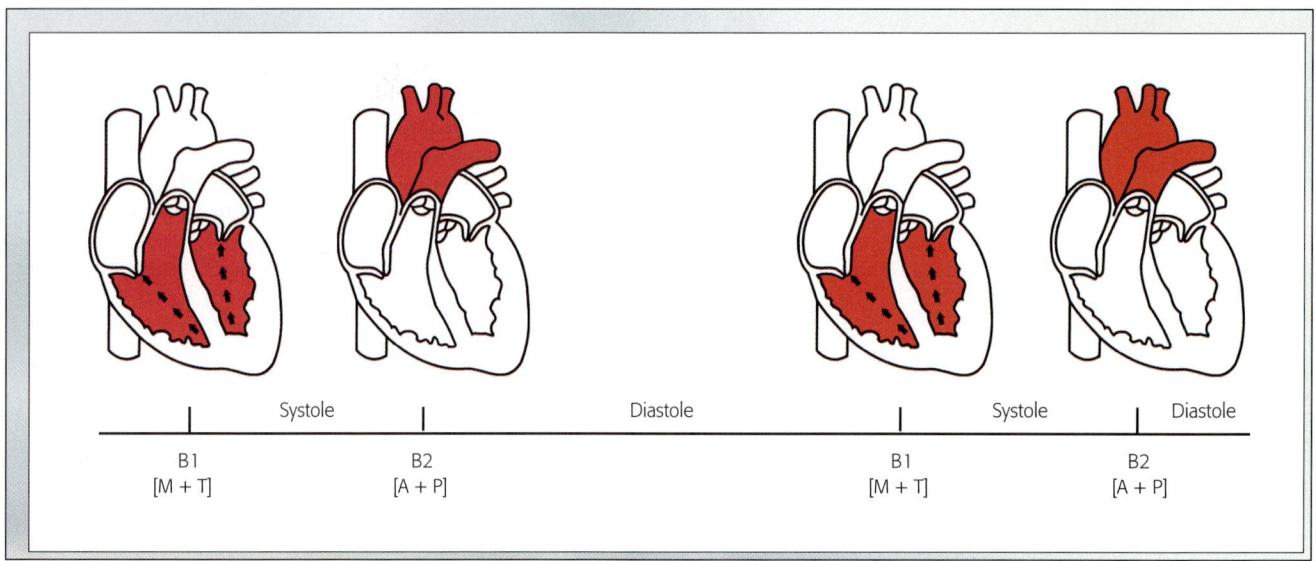

Figure 11.28 Localisation des sites auscultatoires

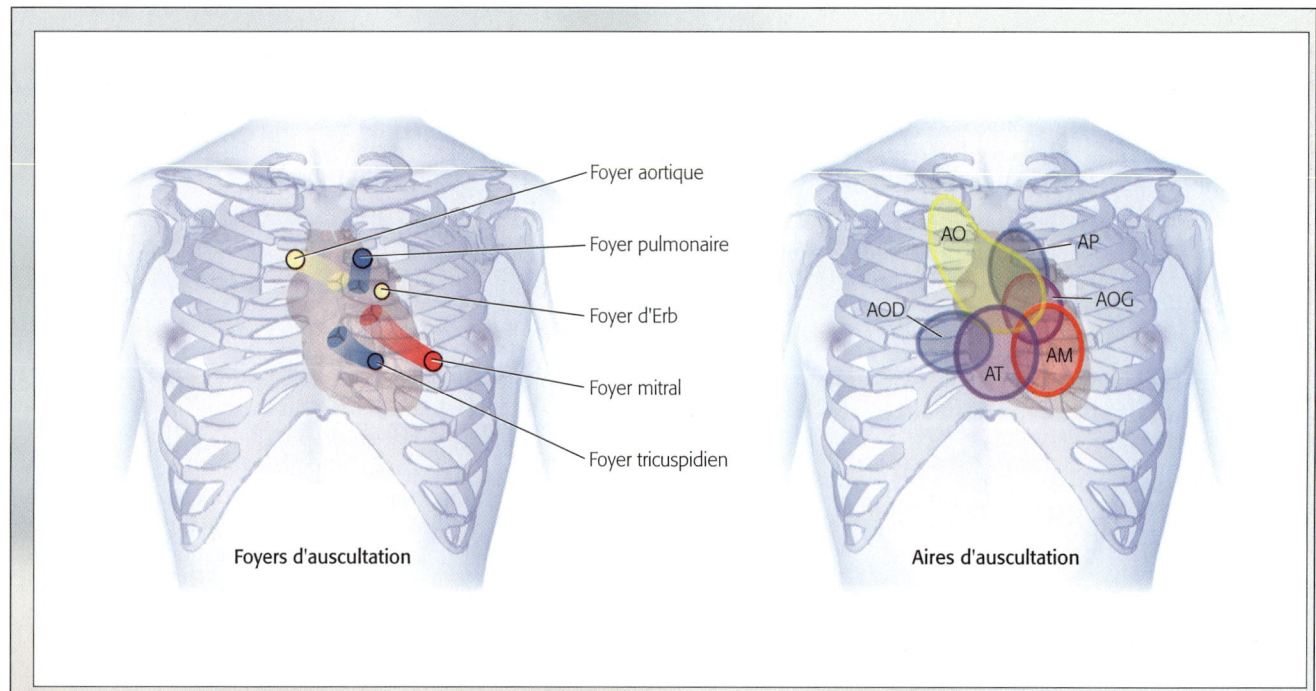

Tableau 11.10 Repères anatomiques des sites auscultatoires

Foyers d'auscultation	Aires d'auscultation
Les foyers sont déterminés par l'irradiation de la sonorité des bruits cardiaques dans la cavité voisine de chacune des valvules auscultées : – foyer aortique : situé dans le prolongement de l'aorte, au niveau du 2e espace intercostal droit et du rebord sternal – foyer pulmonaire : situé dans le prolongement de l'artère pulmonaire au niveau du 2e espace intercostal gauche et de la ligne parasternale – foyer mitral : situé dans le prolongement du ventricule gauche au niveau du 5e espace intercostal gauche à la jonction de la ligne médio-claviculaire (apex) – foyer tricuspidien : situé dans le prolongement du ventricule droit au niveau du 5e espace intercostal gauche et de la ligne parasternale – foyer d'Erb : situé au niveau du 3e espace intercostal gauche et de la ligne parasternale ; il permet l'observation d'un souffle de communication interventriculaire, de souffles irradiant des foyers mitral, tricuspidien, aortique ou pulmonaire ainsi que du souffle anorganique de l'enfant	Les aires sont déterminées par la position anatomique des valvules et la région précordiale dans laquelle les bruits cardiaques seront entendus. L'auscultation des aires valvulaires permet de décrire avec plus de précision que celle des foyers les bruits et les souffles entendus ainsi que leur irradiation. La figure 11.28 démontre que les aires se chevauchent : – aire aortique (AO) : située à partir du 3e espace intercostal gauche et de la ligne parasternale en remontant le long de la région parasternale droite, du 3e au 1er espaces intercostaux droits – aire pulmonaire (AP) : située le long de la région parasternale gauche au niveau des 2e et 3e espaces intercostaux – aire mitrale ou aire du ventricule gauche (AM) : située dans la région apexienne, soit la région comprise entre la ligne parasternale gauche et la ligne médio-claviculaire gauche et les 3e, 4e et 5e espaces intercostaux – aire de l'oreillette gauche (AOG) : située dans la région parasternale gauche au niveau des 3e et 4e espaces intercostaux – aire tricuspidienne ou aire du ventricule droit (AT) : située dans les régions parasternales droite et gauche au niveau des 4e et 5e espaces intercostaux – aire de l'oreillette droite (AOD) : située dans la région parasternale droite au niveau des 4e et 5e espaces intercostaux

Sites d'auscultation

Des sites d'auscultation ont été déterminés pour uniformiser la procédure de l'examen. Traditionnellement, ces sites correspondaient aux foyers d'auscultation des valvules cardiaques. Cependant, les bruits cardiaques normaux et anormaux étant entendus dans toute la région précordiale, on utilise davantage l'appellation « aires d'auscultation ». Ces aires sont situées autour de la base du cœur, soit au niveau du 2e espace intercostal, dans les régions parasternales droite et gauche ainsi qu'autour de la région apexienne (voir la figure 11.28 et le tableau 11.10).

Méthode d'auscultation du cœur

L'auscultation consiste à décrire l'intensité des bruits cardiaques B1 et B2 dans chacun des foyers d'auscultation, ainsi que les caractères de tous les bruits systoliques et diastoliques. L'examen clinique sera facilité par une approche méthodique incluant l'utilisation adéquate du stéthoscope, le respect d'un ordre séquentiel ainsi que par les positions utilisées pour ausculter la personne. Il est important que le patient soit ausculté dans une pièce silencieuse maintenue à une température confortable.

UTILISATION DU STÉTHOSCOPE L'utilisation d'un stéthoscope de qualité facilite grandement l'examen : le diaphragme permet l'auscultation des sons de fréquence élevée tels que le B1 et le B2, les souffles d'insuffisance ou de régurgitation valvulaire ; la cupule, l'auscultation des sons de basse fréquence tels que les bruits de galop ainsi que les souffles de sténose valvulaire. Il est généralement recommandé d'utiliser successivement le diaphragme et la cupule pour ausculter chacune des aires.

ORDRE SÉQUENTIEL DE L'AUSCULTATION L'examen doit respecter un ordre séquentiel permettant l'auscultation systématique de chacune des phases du cycle cardiaque dans toutes les aires. Le stéthoscope est déplacé centimètre

Figure 11.29 Installation à 45 degrés

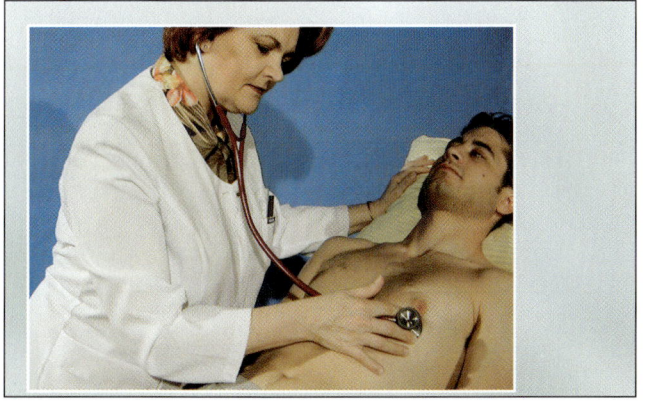

Figure 11.30 Position de décubitus latéral gauche

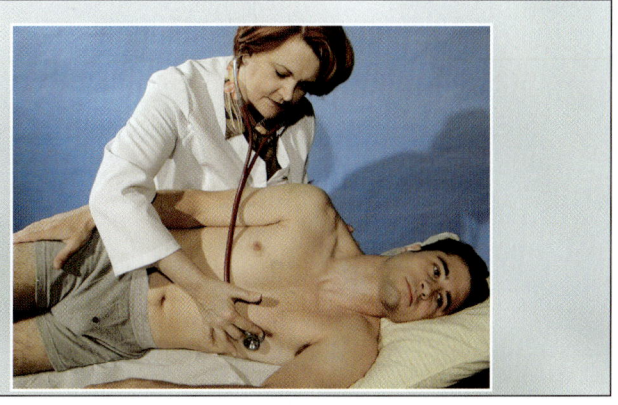

par centimètre pour couvrir la superficie entière des aires d'auscultation, de manière à déterminer le site où les bruits anormaux et les souffles sont les plus intenses ainsi que l'ampleur de l'irradiation, s'il y a lieu.

INSTALLATION DE LA PERSONNE Les différentes positions utilisées lors de l'auscultation facilitent l'examen de la personne et permettent d'accentuer des bruits anormaux, tels que les souffles ou les bruits de galop, qui ne sont pas forcément détectés dans toutes les positions. Omettre d'ausculter la personne dans certaines positions pourrait empêcher l'identification d'une anomalie importante.

Voici les différentes positions utilisées lors de l'auscultation cardiaque :

- installer la personne sur le dos ou à 45 degrés : pour effectuer une première auscultation complète de toutes les aires (voir la figure 11.29);
- placer la personne en position de décubitus latéral gauche facilite une auscultation complémentaire de la région apexienne à la recherche de souffles de la valve mitrale et de bruits de galop. Cette position accentue les bruits anormaux qui pourraient être présents. Oublier d'ausculter la personne dans cette position pourrait empêcher d'identifier une anomalie (voir la figure 11.30);
- placer la personne en position assise facilite une deuxième auscultation complète de toutes les aires;
- placer la personne en position assise et penchée vers l'avant facilite une auscultation complémentaire de la base du cœur, particulièrement de l'aire aortique et pulmonaire. On demande également à la personne d'expirer et de retenir sa respiration quelques secondes. Cette position accentue les bruits anormaux qui pourraient être présents. Ne pas ausculter la personne dans cette position pourrait empêcher d'identifier une anomalie (voir la figure 11.31).

Bruits cardiaques normaux

Le premier bruit cardiaque (B1) provient de la fermeture simultanée des deux valvules auriculo-ventriculaires, la mitrale et la tricuspide, au début de la systole; le deuxième bruit cardiaque (B2), de la fermeture simultanée des valvules aortique et pulmonaire, à la fin de la systole. L'intensité de ces bruits varie selon les aires auscultatoires utilisées, facilitant ainsi leur différenciation.

Figure 11.31 Installation en position assise et penchée vers l'avant

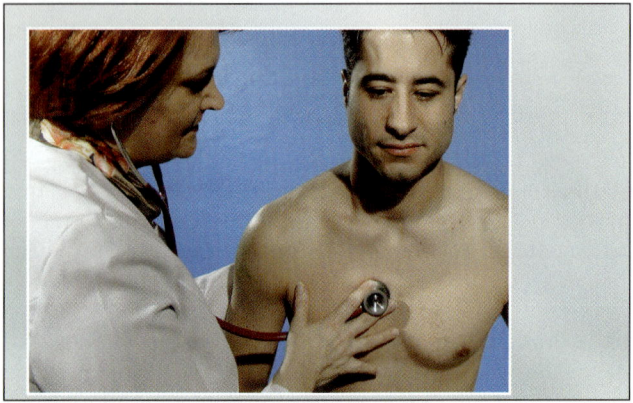

Figure 11.32 Intensité des bruits cardiaques à l'apex

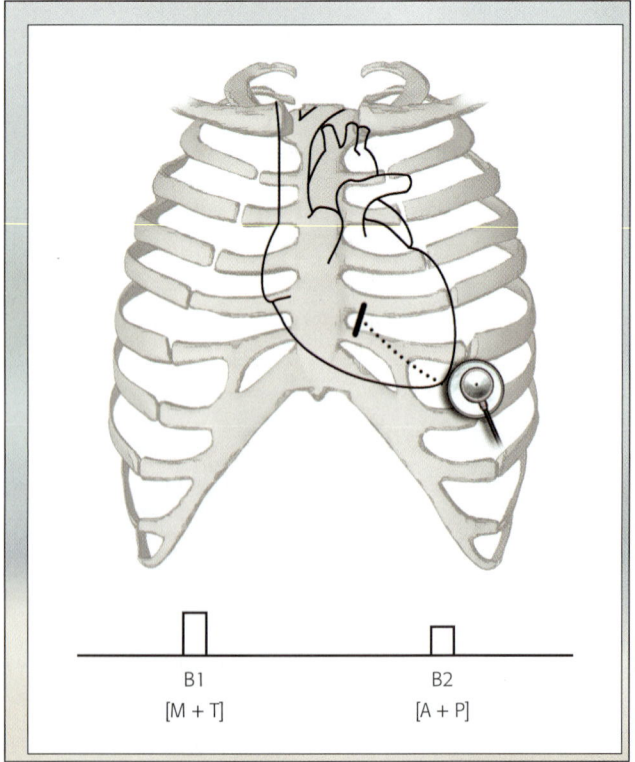

Figure 11.33 Intensité des bruits cardiaques à l'aire aortique

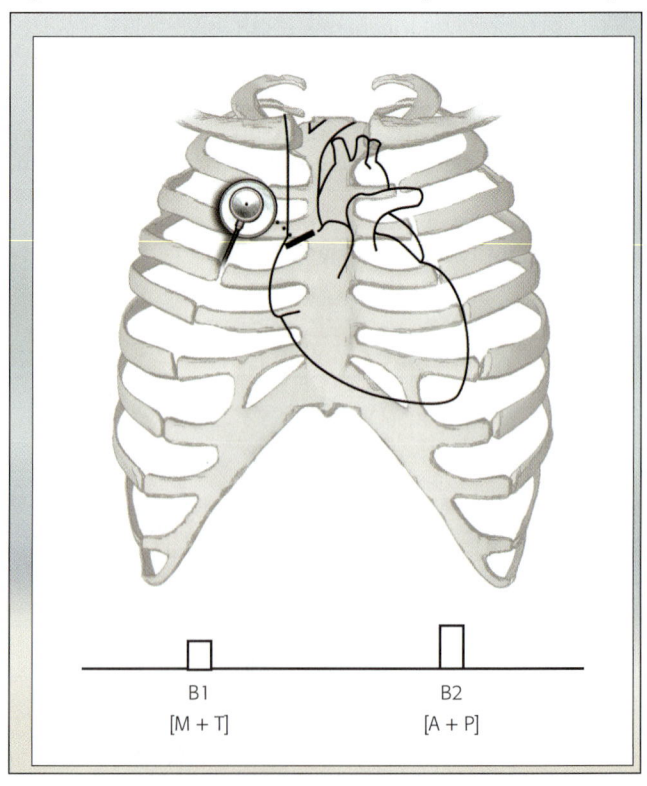

AUSCULTATION À L'APEX Dans cette aire d'auscultation, le B1 aura dans la plupart des cas une tonalité plus intense et plus forte que le B2, puisque l'irradiation de ce bruit cardiaque se dirige vers les ventricules (voir la figure 11.32).

AUSCULTATION À L'AIRE AORTIQUE Dans cette aire d'auscultation, le B2 aura dans la plupart des cas une tonalité plus forte et de plus courte durée que le B1, puisque l'irradiation du B2 se dirige vers l'aorte et vers l'artère pulmonaire (voir la figure 11.33).

DÉDOUBLEMENT PHYSIOLOGIQUE DU B2 Lors d'une inspiration profonde, le B2 se dédouble en raison de la fermeture non simultanée des valvules aortique et pulmonaire. Ce phénomène physiologique s'explique de la façon suivante: autour des vaisseaux extrathoraciques, la pression demeure toujours stable et maintient ainsi le diamètre des vaisseaux relativement constant, contrairement à la pression autour des vaisseaux thoraciques qui varie selon les mouvements respiratoires. Lors de l'inspiration, la pression intrathoracique devient négative, ce qui entraîne une expansion des vaisseaux thoraciques; le sang s'accumule plus facilement dans le ventricule droit ainsi que dans les vaisseaux pulmonaires. Le volume sanguin est donc à ce moment-là supérieur dans le ventricule droit, ce qui entraîne un allongement de la systole du ventricule droit et une fermeture un peu plus tardive de la valvule pulmonaire, l'une des deux composantes du B2. Ce phénomène est entendu plus facilement lors d'une inspiration profonde et d'une auscultation effectuée au foyer pulmonaire. Lorsque la personne est dans la phase expiratoire de sa respiration, la fermeture des valvules redevient simultanée et le dédoublement du B2 disparaît.

INSPIRATION	EXPIRATION
B1 B2 B2' a2-p2 [M+T] [A] [P]	B1 B2 [M+T] [A+P]

Figure 11.34 Palpation carotidienne et auscultation apexienne simultanée

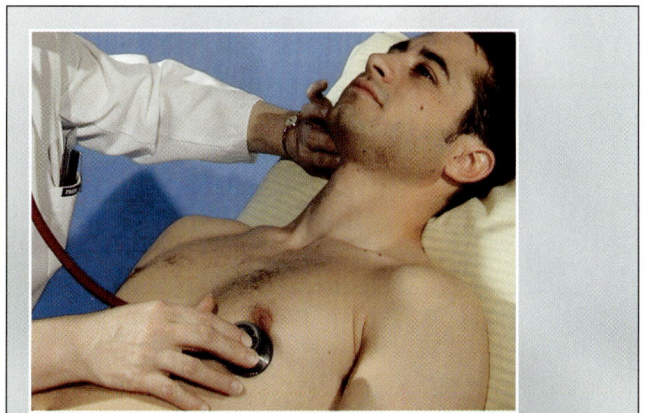

Pour préciser les phénomènes auscultatoires observés, il est essentiel de déterminer les phases du cycle cardiaque et de savoir identifier le premier bruit cardiaque (B1) et le deuxième bruit cardiaque (B2). Voici différentes façons de différencier ces deux bruits :
- à l'apex, le B1 est généralement plus fort et plus intense que le B2 ; par contre, à la base du cœur, le B2 est généralement plus fort que le B1 ;
- en effectuant simultanément la palpation de la pulsation carotide de la main gauche et l'auscultation de l'apex de la main droite, on remarquera que le B1 précède légèrement la pulsation et que le B2 la suit (voir la figure 11.34);
- l'inspiration profonde provoquera le dédoublement physiologique du B2. Ce phénomène disparaîtra à l'expiration.

Particularités

L'intensité des bruits cardiaques B1 et B2 peut varier en fonction de certains facteurs.

MODIFICATIONS DE L'INTENSITÉ DU B1 L'intensité du B1 pourrait être accentuée lors d'une augmentation de la force d'éjection du ventricule gauche, c'est-à-dire dans tous les cas où la contractilité est augmentée, notamment par la présence d'influences sympatho-adrénergiques ou par un stress physiologique ou psychologique lors d'un effort, d'hypervolémie ou encore d'hyperthyroïdie. Un durcissement de la valvule mitrale lors d'une fibrose ou d'une calcification pourrait également causer une accentuation du B1.

L'intensité du B1 pourrait être réduite lors d'une diminution de la contractilité ou lors d'hypovolémie. La présence d'obésité, d'une maladie pulmonaire obstructive chronique, d'un épanchement péricardique, pourrait également atténuer le B1 en éloignant, en quelque sorte, le cœur de la paroi thoracique auscultée.

MODIFICATIONS DE L'INTENSITÉ DU B2 L'intensité du B2 sera accentuée par la présence de toute situation entraînant une augmentation de la tension artérielle systolique, soit l'hypervolémie ou une influence sympatho-adrénergique. Inversement, toute situation provoquant une baisse de la tension systolique diminuera l'intensité du B2.

Le dédoublement physiologique du B2 lors de l'inspiration a précédemment été expliqué. Cependant, le dédoublement du B2 peut être associé à certaines anomalies. Tout retard dans l'activation de la systole ou toute modification du volume sanguin à éjecter dans l'un des ventricules pourrait causer un dédoublement du B2. Cette anomalie pourrait être associée à un bloc de branche, une régurgitation de la valve mitrale, une sténose aortique. Dans ces cas particuliers, le dédoublement du B2 serait constant en inspiration et en expiration, contrairement au dédoublement physiologique audible en inspiration seulement.

Bruits pathologiques

Des bruits pathologiques peuvent être auscultés. Des bruits de galop, le B3 ou le B4, sont associés à l'insuffisance cardiaque ; les souffles, en systole ou en diastole, sont pour leur part causés par des anomalies structurelles. Nous aborderons en détail dans les sections suivantes ces affections très importantes.

BRUITS AJOUTÉS EN DIASTOLE : LES BRUITS DE GALOP Un troisième et un quatrième bruits cardiaques, le B3 et le B4, peuvent être auscultés durant la phase de diastole. Ces bruits s'apparentent au B1 et au B2, mais leur intensité est moindre. Considérés habituellement comme anormaux et associés à certaines modifications pathologiques, ils portent également le nom de « bruits de galop » en raison de la cadence produite par la succession des trois bruits lors de l'auscultation.

La plupart du temps, pendant la diastole, les fibres myocardiques s'étirent à la suite du remplissage sanguin.

Figure 11.35 Auscultation de la région apexienne

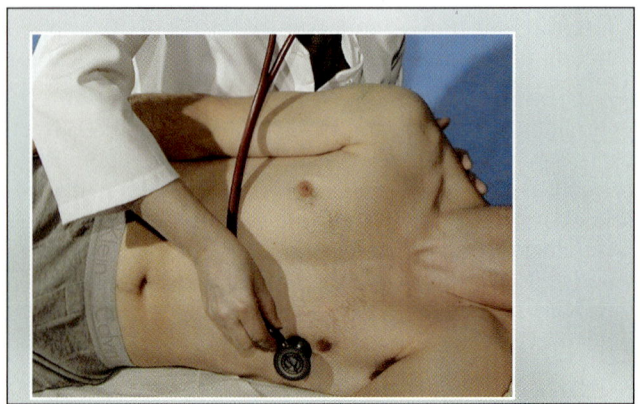

Ce phénomène ne produit normalement pas de bruit à l'auscultation. L'apparition d'un B3 ou d'un B4, bruits de galop, s'expliquerait par une brusque distension du ventricule ainsi que par une vibration de sa paroi au moment du remplissage.

Le B3 et le B4 sont auscultés à l'apex, en plaçant la personne en position de décubitus latéral gauche. Ces bruits, sourds, seront amplifiés par l'utilisation de la cupule du stéthoscope (voir la figure 11.35).

B3 OU BRUIT DE GALOP VENTRICULAIRE Le B3 pathologique, ou bruit de galop ventriculaire, est observé au début de la diastole. La distension ventriculaire causant ce bruit lors du remplissage est liée à une surcharge volémique causée par une diminution de la contractilité myocardique lors d'un infarctus aigu du myocarde ou lors d'une défaillance cardiaque. Une surcharge volémique peut également être provoquée par une insuffisance mitrale ou tricuspidienne ou encore par une administration trop importante ou trop rapide de solutés ou de produits sanguins.

Le B3, bruit sourd, se produit au début de la diastole, près du B2. La séquence rythmique des trois bruits qui se succèdent peut être associée au mot « Kentucky », en marquant une petite pause entre les deux premières syllabes soit « Ken — tuc/ky » pour B1 — B2/B3. (Faites l'exercice et prononcez ce mot à haute voix…) (Voir la figure 11.36.)

L'apparition d'un B3 est un signe clinique important. Il caractérise toujours la présence d'un épisode aigu de défaillance cardiaque.

Figure 11.36 B3 : Bruit de galop ventriculaire

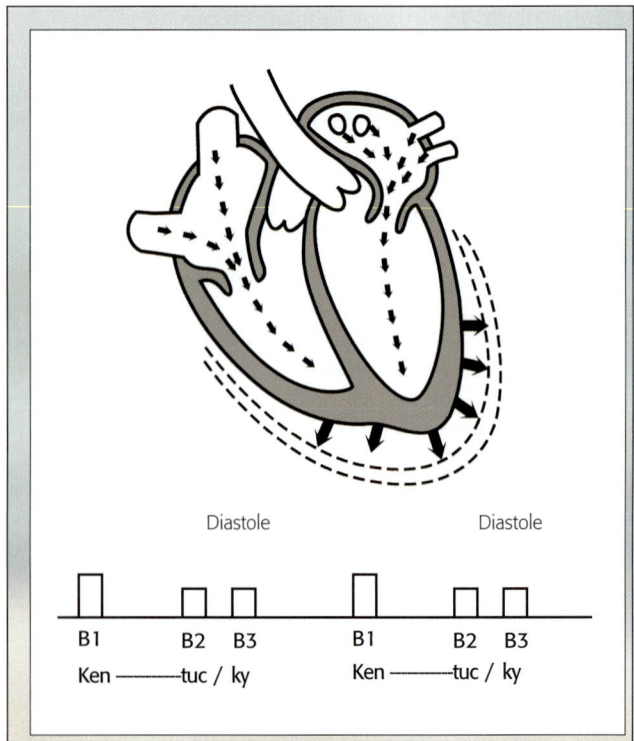

Figure 11.37 B4 : Bruit de galop auriculaire

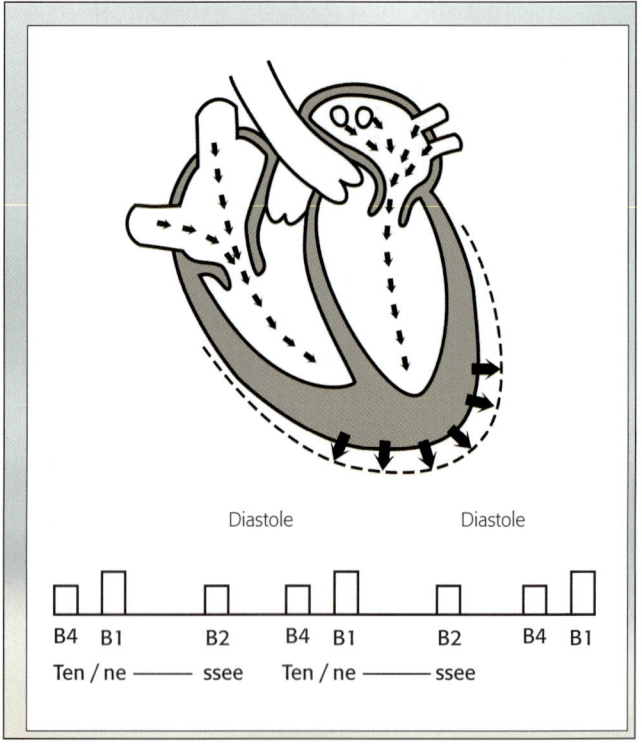

Le B3 physiologique, c'est-à-dire non pathologique, se produit chez les jeunes enfants ou les jeunes adultes, ainsi que lors du dernier trimestre de la grossesse. Ce bruit s'explique par un remplissage ventriculaire rapide. Il est alors observé en l'absence de toute anomalie structurelle.

B4 OU BRUIT DE GALOP AURICULAIRE Le B4, ou bruit de galop auriculaire, se produit à la fin de la diastole lors du kick auriculaire, au moment où la contraction des oreillettes propulse une quantité supplémentaire de sang dans le ventricule en provoquant la brusque distension de sa paroi. Ce bruit, particulièrement associé à une condition pathologique causant une augmentation de la résistance du ventricule au remplissage lors de la diastole, est observé par exemple lors d'une cardiomyopathie hypertensive, notamment lors d'une hypertension artérielle ou d'une sténose aortique, qui provoque une hypertrophie des myofibrilles. Une cardiomyopathie associée à de la fibrose myocardique pourra également causer un B4. Dans ces deux affections, c'est à la suite de la difficulté ou de l'incapacité du myocarde à s'étirer que le B4 est perçu. On peut également observer ce bruit chez des athlètes entraînés présentant une hypertrophie des myofibrilles.

Le B4 se produit à la fin de la diastole, juste avant le B1. La séquence rythmique des trois bruits qui se succèdent peut être associée au mot « Tennessee », en marquant une petite pause entre les deux dernières syllabes, soit « Ten/ne —ssee » pour B4/B1 — B2. (Faites l'exercice et prononcez ce mot à haute voix…) (Voir la figure 11.37.)

Le B4 n'est pas associé à un problème pathologique aigu ; il est davantage représentatif d'une affection chronique, par exemple une insuffisance cardiaque chronique ou une hypertrophie ventriculaire gauche secondaire à l'hypertension artérielle, ou encore une cardiomyopathie restrictive.

B3 ET B4 Il est possible d'entendre un rythme à quatre temps formé des quatre bruits suivants : les B4, B1, B2 et B3. Ces bruits s'observent lors de la dégradation clinique d'une personne souffrant d'une insuffisance cardiaque chronique chez laquelle un B4 est habituellement diagnostiqué.

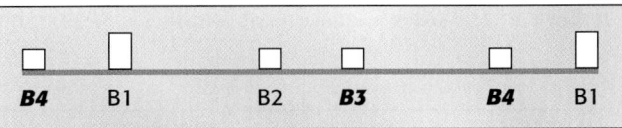

Par exemple, on pourrait ausculter chez une personne souffrant d'insuffisance cardiaque chronique un B1, un B2 et un B4. Lors d'une décompensation cardiaque gauche aiguë entraînant une surcharge pulmonaire, on observerait l'ajout d'un B3 qui disparaîtrait à la suite des effets positifs du traitement.

En présence d'une fréquence cardiaque rapide, le B3 et le B4 pourraient fusionner en un seul bruit diastolique fort et intense nommé galop de sommation.

Les tableaux 11.11 et 11.12 présentent la synthèse des caractéristiques des bruits cardiaques normaux B1 et B2, ainsi que des bruits de galop B3 et B4.

Souffles

Les souffles auscultatoires surviennent à la suite du passage anormal du sang d'une cavité à l'autre. Par exemple, une sténose, rétrécissement valvulaire, entravera le passage du sang et causera l'apparition d'un souffle. Une valve non étanche, c'est-à-dire régurgitante ou insuffisante, créera un flux rétrograde de sang et provoquera également un souffle. Enfin, une communication anormale entre les ventricules à la suite d'une rupture septale sera également à l'origine d'un souffle.

L'auscultation doit décrire les souffles en précisant leur localisation et leur irradiation, leur chronologie et leur intensité.

La description soigneuse des souffles revêt une grande importance. La localisation de l'aire permet d'identifier la structure présentant une anomalie, par exemple

Tableau 11.11 Caractéristiques des bruits normaux B1 et B2

	B1	B2
Phénomènes cardiaques	Fermeture simultanée des valvules auriculo-ventriculaires Mitrale + tricuspide	Fermeture simultanée des valvules sigmoïdes Aortique et pulmonaire
Cycle cardiaque	Marque le début de la systole	Marque la fin de la systole
Site auscultatoire	Apex : intensité plus forte B1 > B2 Aire aortique : intensité plus faible B1 < B2	Apex : intensité plus faible B2 < B1 Aire aortique : intensité plus forte B2 > B1
Facteurs augmentant l'intensité des bruits	Augmentation de la contractilité du ventricule gauche : effet adrénergique, exercice, hypervolémie, hyperthyroïdie	Augmentation de la tension artérielle systolique : effet adrénergique, hypervolémie
Facteurs diminuant l'intensité des bruits	Diminution de la contractilité : insuffisance cardiaque, hypovolémie Éloignement du cœur de la paroi thoracique : obésité, épanchement péricardique, thorax en tonneau	Diminution de la tension artérielle systolique : vasodilatation, hypovolémie

Tableau 11.12 Caractéristiques des bruits de galop B3 et B4

	B3	B4
Définition	Galop ventriculaire	Galop auriculaire
Situation dans la diastole	Au début de la diastole	À la fin de la diastole
	Immédiatement après le B2	Immédiatement avant le B1
Séquence rythmique	B1 —- B2/B3	B4/B1 —- B2
	Rythme : Ken —- tuc/ky	Rythme : Ten/ne —- ssee
Site auscultatoire	Apex :	Apex :
	– position latérale gauche	– position latérale gauche
	– avec la cupule	– avec la cupule
Phénomène physiologique	Brusque distension du ventricule dilaté lors du remplissage diastolique	Brusque distension du ventricule rigide lors de la contraction auriculaire en fin de diastole
Causes	Infarctus du myocarde en évolution	Hypertrophie myocardique
	Décompensation cardiaque	Hypertension artérielle
	Surcharge volémique	Fibrose myocardique
		Sténose aortique
Indicateur clinique	Situation aiguë	Situation chronique

de repérer la valvule affectée. La chronologie, c'est-à-dire l'observation du souffle pendant la systole ou la diastole, permettra de caractériser la nature de l'anomalie, par exemple pour une valvule, et de déduire ainsi s'il s'agit d'une sténose ou d'une régurgitation. C'est donc à la fois la localisation et la chronologie qui permettent d'estimer la nature de l'anomalie.

LOCALISATION ET IRRADIATION DES SOUFFLES Il s'agit de décrire l'aire dans laquelle le souffle est entendu ainsi que les régions dans lesquelles il se propage. C'est pourquoi il est nécessaire d'ausculter toute la région dans laquelle un souffle est entendu, ainsi que les régions voisines, en utilisant tour à tour le diaphragme et la cupule du stéthoscope. Il faut décrire avec précision le site où l'intensité du souffle est la plus forte ainsi que les régions dans lesquelles l'irradiation est entendue.

Voici la liste des anomalies valvulaires et structurelles que nous étudierons dans les pages suivantes, en précisant la localisation et l'irradiation :
- anomalies de la valvule aortique
- anomalies de la valvule pulmonaire
- anomalies de la valvule mitrale
- anomalies de la valvule tricuspide
- communication interventriculaire
- souffle anorganique
- souffle physiologique

Anomalies de la valvule aortique

Sténose	Régurgitation / insuffisance
Description : réduction de l'orifice de la valve sténosée et calcifiée causant une obstruction à l'éjection du sang du ventricule gauche vers l'aorte.	**Description :** perte de l'étanchéité de la valve pendant la diastole, causant le reflux du sang de l'aorte vers le ventricule gauche.
Cause : HTA, endocardite, processus de vieillissement	**Cause :** endocardite

Anomalies de la valvule aortique (suite)

Le souffle sera entendu durant la systole, alors que, normalement, la valvule devrait être complètement ouverte. Il est possible que le souffle irradie du bord droit du sternum jusque dans le cou, au-dessus de la clavicule jusqu'à la carotide.

☐ ///// ☐   ☐ ///// ☐
B1   B2   B1   B2

Un clic d'éjection pourrait être entendu immédiatement après le B1. Il s'agit d'un bruit sec accompagnant l'ouverture brusque en systole de la valvule aortique rigide ou sténosée.

☐ |//// ☐   ☐ |/// ☐
B1   B2   B1   B2
  clic   clic

Le souffle sera entendu durant la diastole, alors que, normalement, la valvule devrait être complètement fermée. Le souffle peut s'irradier de la région parasternale gauche inférieure vers l'apex.

☐   ☐ ////////// ☐   ☐
B1   B2   B1   B2

Lors de la mesure de la TA, la valeur de la diastolique pourrait être à zéro ou près de zéro.

Anomalies de la valvule pulmonaire

Sténose	Régurgitation / insuffisance
Description : réduction de l'orifice de la valvule sténosée et calcifiée causant une obstruction à l'éjection du sang du ventricule droit vers l'artère pulmonaire. **Cause :** endocardite	**Description :** perte de l'étanchéité de la valvule pendant la diastole, causant le reflux du sang de l'artère pulmonaire vers le ventricule droit. **Cause :** endocardite

Le souffle sera entendu durant la systole, alors que, normalement, la valvule devrait être complètement ouverte. Le souffle peut s'irradier vers la région inférieure de l'épaule gauche.

☐ ///// ☐   ☐ ///// ☐
B1   B2   B1   B2

Un clic d'éjection pourrait être entendu immédiatement après le B1. Il s'agit d'un bruit sec relié à l'ouverture brusque en systole de la valve pulmonaire rigide ou sténosée.

☐ |//// ☐   ☐ |//// ☐
B1   B2   B1   B2
  clic   clic

Le souffle sera entendu durant la diastole, alors que, normalement, la valvule devrait être complètement fermée.

☐   ☐ ////////// ☐   ☐
B1   B2   B1   B2

Anomalies de la valvule mitrale

Sténose	Régurgitation / insuffisance
Description : réduction de l'orifice de la valvule sténosée et calcifiée, causant une obstruction à l'écoulement du sang de l'oreillette gauche vers le ventricule gauche. **Cause :** endocardite	**Description :** perte de l'étanchéité de la valvule pendant la systole, causant le reflux du sang du ventricule gauche vers l'oreillette gauche. **Cause :** endocardite, dysfonction des muscles piliers / complication grave de l'infarctus antéro-latéral ou inférieur lors d'une rupture des muscles piliers ou des cordages
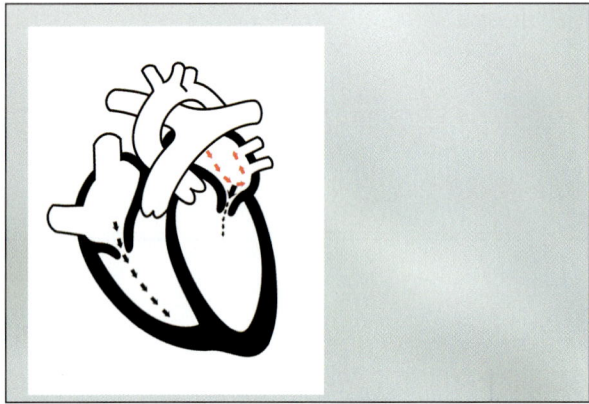	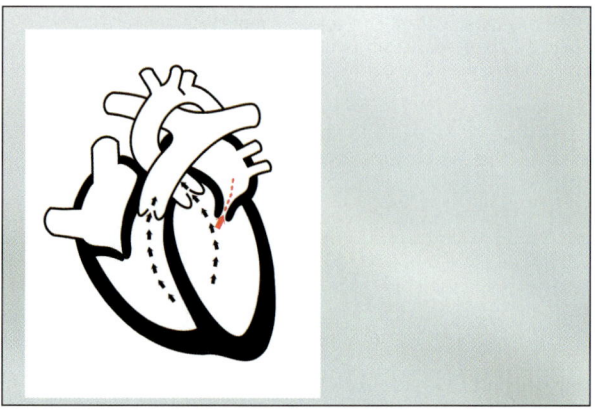
Le souffle sera entendu durant la diastole, alors que, normalement, la valve devrait être complètement ouverte. Le souffle ne s'irradie pas. 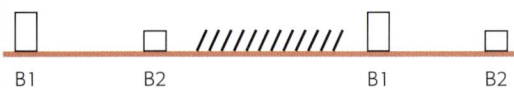 Un claquement d'ouverture pourrait être entendu immédiatement après le B2. Ce bruit accompagne l'ouverture en diastole de la valvule mitrale lorsqu'elle est rigide ou sténosée. 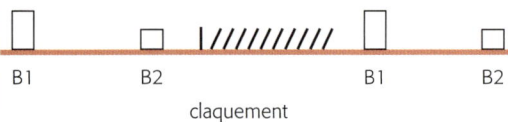	Le souffle sera entendu durant la systole, alors que, normalement, la valve devrait être complètement fermée. Il est possible que le souffle irradie jusque dans la région de l'aisselle gauche et dans la région inférieure de l'épaule gauche. 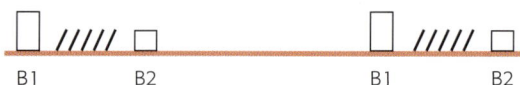 En présence d'un prolapsus mitral, un clic systolique mitral pourrait être ausculté. Il s'agit d'un bruit claquant en systole, lors de la remontée de la valvule mitrale. Ce bruit est souvent suivi d'un souffle d'insuffisance mitrale.

Anomalies de la valvule tricuspide

Sténose	Régurgitation / insuffisance
Description : réduction de l'orifice de la valvule sténosée et calcifiée, causant une obstruction à l'écoulement du sang de l'oreillette droite vers le ventricule droit. **Cause :** endocardite Le souffle sera entendu durant la diastole, alors que, normalement, la valvule devrait être complètement ouverte.	**Description :** perte de l'étanchéité de la valvule pendant la systole, causant le reflux du sang du ventricule droit vers l'oreillette droite. **Cause :** endocardite, dysfonction des muscles piliers Le souffle sera entendu durant la systole, alors que, normalement, la valvule devrait être complètement fermée. Le souffle peut irradier dans la région parasternale droite du 5e espace intercostal jusqu'au foie.

Anomalies de la valvule tricuspide (suite)

Un claquement d'ouverture pourrait être entendu immédiatement après le B2. Ce bruit accompagne l'ouverture en diastole de la valvule tricuspide lorsqu'elle est rigide ou sténosée.

Lors de l'examen de la pulsation veineuse jugulaire, une grande onde sera observée.

Communication interventriculaire

Description : souffle associé au reflux du sang du ventricule gauche vers le ventricule droit pendant la systole.

Cause : anomalie congénitale, rupture du septum à la suite d'un infarctus du myocarde

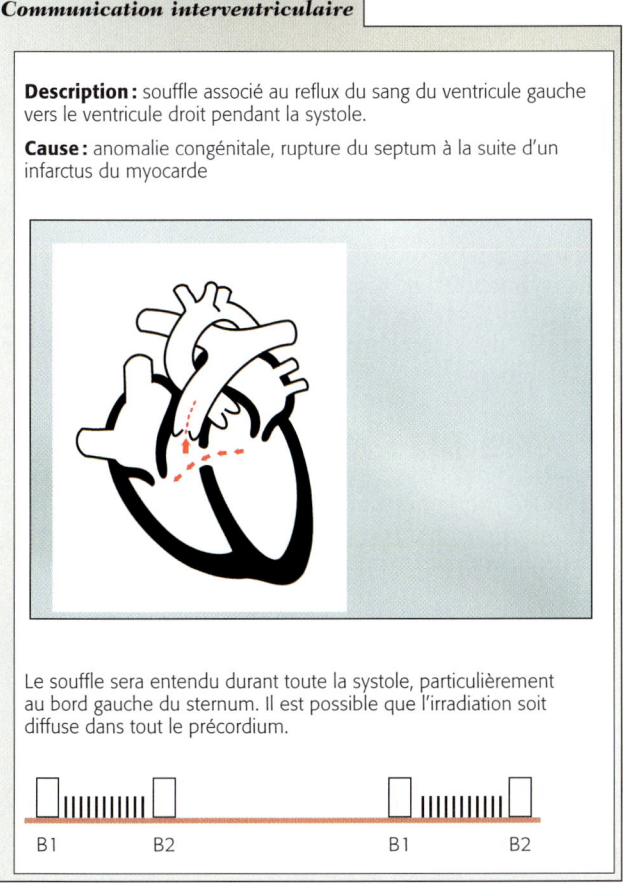

Le souffle sera entendu durant toute la systole, particulièrement au bord gauche du sternum. Il est possible que l'irradiation soit diffuse dans tout le précordium.

COMMUNICATION INTERVENTRICULAIRE L'aire d'auscultation de la communication interventriculaire est située le long de la ligne parasternale gauche, au niveau des 2e et 3e espaces intercostaux.

SOUFFLE ANORGANIQUE Ce souffle, appelé anorganique ou innocent, est parfois ausculté chez l'enfant ou l'adolescent en l'absence d'une anomalie structurelle cardiaque ou d'une hypertrophie ventriculaire gauche. Son aire d'auscultation se situe dans la région parasternale gauche, entre le 2e et le 4e espace intercostal gauche.

Souffle anorganique

Description : souffles auscultés en l'absence d'une anomalie structurelle cardiaque ou d'une hypertrophie ventriculaire gauche.

Cause : turbulence du flux sanguin lors de l'éjection du ventricule gauche

Ce type de souffle sera toujours systolique, de faible intensité, soit d'un degré inférieur à 3/6.

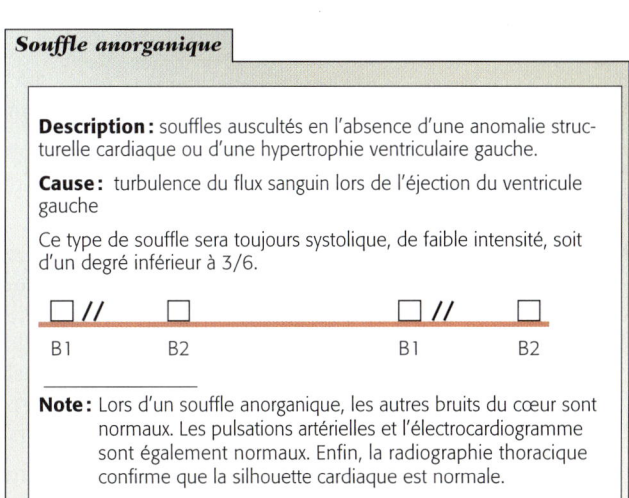

Note : Lors d'un souffle anorganique, les autres bruits du cœur sont normaux. Les pulsations artérielles et l'électrocardiogramme sont également normaux. Enfin, la radiographie thoracique confirme que la silhouette cardiaque est normale.

SOUFFLE PHYSIOLOGIQUE Appelé également souffle de débit, le souffle physiologique présente les mêmes caractéristiques que le souffle anorganique, mais il est causé par l'augmentation du débit sanguin à travers une valve normale. Ce souffle pourrait être observé lors d'une grossesse, d'une anémie, d'un accès de fièvre ou d'une hyperthyroïdie. Toutes ces conditions cliniques provoquent une augmentation du débit cardiaque transitoire. La normalisation de l'état clinique s'accompagne de la disparition du souffle.

CHRONOLOGIE DES SOUFFLES Il s'agit de déterminer dans quelle phase du cycle cardiaque le souffle est entendu, soit en systole ou en diastole.

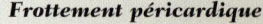

INTENSITÉ DES SOUFFLES L'intensité des souffles est habituellement graduée sur une échelle de 1 à 6 degrés.

Degré : 1 / 6	souffle très léger, non entendu dans toutes les positions
Degré : 2 / 6	souffle léger, entendu dès qu'on applique le stéthoscope
Degré : 3 / 6	souffle modérément fort, peut être accompagné d'un frémissement perçu à la palpation
Degré : 4 / 6	souffle fort, peut être accompagné d'un frémissement perçu à la palpation
Degré : 5 / 6	souffle très fort, entendu avec application incomplète du stéthoscope, accompagné d'un frémissement perçu à la palpation
Degré : 6 / 6	peut être entendu avec le stéthoscope non appliqué sur la poitrine, accompagné d'un frémissement perçu à la palpation

FROTTEMENT PÉRICARDIQUE Le frottement péricardique est formé de bruits de courte durée associés au mouvement cardiaque lors de la systole et de la diastole. L'aire d'auscultation est située dans la région parasternale gauche, près du 3e espace intercostal. L'auscultation est facilitée en plaçant la personne en position assise et en lui demandant de retenir sa respiration lors de l'expiration.

Dans l'examen cardiaque, l'auscultation constitue un geste de la plus grande importance. La combinaison des éléments de l'auscultation (utilisation du stéthoscope, ordre séquentiel et positions de la personne) assure la qualité du geste et des observations recueillies. Vous retrouvez dans le tableau 11.13 une synthèse de ces considérations.

Frottement péricardique

Description : bruit de haute fréquence, décrit comme un râclement ou un grattement, présentant trois composantes associées au mouvement cardiaque lors de la systole et de la diastole.

Cause : irritation ou inflammation du péricarde lui causant une perte de sa souplesse lors des phases du cycle cardiaque

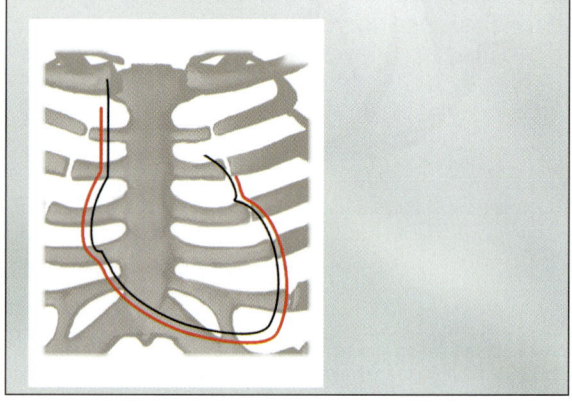

Voici les trois composantes d'un frottement péricardique :

1re composante : durant la systole entre le B1 et le B2

2e composante : au début de la diastole, près du B2, associée à la distension du péricarde lors du remplissage rapide

3e composante : à la fin de la diastole, près du B1, associée à la distension du péricarde lors du kick auriculaire.

Ces bruits n'irradient pas. L'intensité du frottement peut augmenter en expiration et lorsque la personne en position assise se penche vers l'avant.

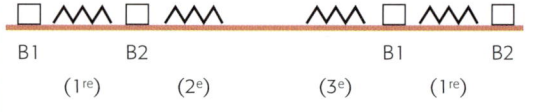

Notes au dossier

B1 et B2 facilement audibles, B2 dédoublé en inspiration, aucun souffle entendu, présence d'un B3 en position latérale gauche.

B1 et B2 de faible intensité, présence d'un souffle systolique localisé à l'apex irradiant vers l'aisselle gauche et accompagné d'un frémissement (IV/VI) avec présence d'un B3.

B1 et B2 d'intensité élevée et présence d'un souffle systolique fort localisé tout le long de la région parasternale gauche et irradiant dans la carotide droite sans frémissement (III/VI) et présence d'un B4.

Tableau 11.13 Combinaison des éléments de l'auscultation

Position	Stéthoscope	Ordre séquentiel	Évaluation clinique
Position couchée sur le dos	Diaphragme et cupule	B1 et B2 dans toutes les aires Bruits anormaux dans toutes les aires	Identification de tous les bruits dans toutes les aires Recherche de souffles dans toutes les aires Recherche d'un bruit de galop à l'apex
Décubitus latéral gauche	Cupule	Phénomènes systoliques et diastoliques	Accentue la présence d'un souffle mitral et d'un bruit de galop
Position assise	Diaphragme et cupule	B1 et B2 dans toutes les aires Bruits anormaux dans toutes les aires	Identification de tous les bruits dans toutes les aires Recherche de souffles dans toutes les aires Recherche d'un bruit de galop à l'apex
Position assise et penchée vers l'avant	Diaphragme	Phénomènes systoliques et diastoliques	Accentue la présence d'un souffle aortique

MESURES

Dans les sections précédentes, les mesures suivantes ont été présentées :
- les signes vitaux : fréquence cardiaque, tension artérielle,
- la pression veineuse jugulaire,
- le reflux hépato-jugulaire ;

la mesure du poids complète l'examen clinique cardiaque :
- le poids.

Connaître le poids de la personne est une information très importante. Cela permet d'évaluer d'une part la présence de l'obésité, facteur de risque de la maladie cardiovasculaire, d'autre part la rétention hydrosodée, affection touchant les personnes souffrant d'insuffisance cardiaque. La mesure du poids est décrite dans le chapitre 5 traitant de la nutrition.

fourni par la circulation coronarienne. Par conséquent, la douleur surviendra habituellement lors d'un effort ou d'une émotion très intense et elle disparaîtra à la cessation de cet effort. La douleur de l'angor est une conséquence de l'athérosclérose coronarienne responsable des sténoses artérielles et de l'insuffisance coronarienne. L'angor peut être un symptôme associé à des affections qui entraînent la diminution de l'apport sanguin aux coronaires, notamment l'insuffisance ou la sténose aortique, lors de troubles paroxystiques du rythme ou lors d'insuffisance cardiaque.

Le questionnaire sur l'apparition et l'évolution de la douleur thoracique doit être fait avec beaucoup de soin, car l'examen physique est peu concluant, puisqu'il n'y a pas de signe direct de l'atteinte coronarienne décelable à l'examen, outre l'apparition de la douleur. Le bilan des facteurs de risque des maladies coronariennes complétera l'examen.

AFFECTIONS COURANTES

Les maladies cardiovasculaires constituent la première cause de décès au Canada. Les affections les plus courantes sont l'angine de poitrine, l'infarctus du myocarde ainsi que l'insuffisance cardiaque.

Angine de poitrine

L'angine de poitrine ou angor est caractérisée par une douleur ischémique causée par un déséquilibre entre les besoins en oxygène du muscle cardiaque et l'apport sanguin

Infarctus du myocarde

L'infarctus du myocarde est un processus caractérisé par une ischémie prolongée du myocarde menant à des dommages cellulaires et à une nécrose irréversible du myocarde. La douleur de l'infarctus est intense et prolongée, car elle est causée par une occlusion prolongée ou définitive d'une artère coronaire. L'infarctus est une conséquence de l'athérosclérose aggravée par la formation d'un thrombus dans la coronaire ; cette douleur n'est donc pas nécessairement liée à un effort. Il peut également s'agir d'un phénomène d'origine spastique, associé notamment à l'usage de la cocaïne.

Le questionnaire est le premier élément de l'examen puisque la douleur est généralement le symptôme révélateur de cette affection. Selon l'étendue de la nécrose, l'infarctus s'accompagne d'une atteinte de la contractilité du myocarde, se manifestant par des signes cliniques d'une diminution du débit cardiaque (diminution de la tension artérielle, pâleur, faiblesse, tachycardie, amplitude diminuée du pouls, bruit de galop B3), ainsi que d'une surcharge pulmonaire (orthopnée, dyspnée, crépitants à l'auscultation, œdème pulmonaire aigu).

Insuffisance cardiaque

L'insuffisance cardiaque se définit comme l'impossibilité pour le cœur d'assurer un débit sanguin correspondant aux besoins métaboliques de l'organisme. L'insuffisance cardiaque est une affection chronique et évolutive, principalement causée par les cardiopathies ischémiques ainsi que l'hypertension artérielle. La diminution de la contractilité peut atteindre le ventricule droit ou le ventricule gauche, ou les deux ventricules, d'où les appellations courantes d'insuffisance cardiaque droite, gauche ou globale. L'insuffisance cardiaque entraîne deux conséquences importantes : la réduction du volume sanguin éjecté lors de la systole, donc du débit cardiaque, ainsi qu'une congestion circulatoire pulmonaire ou périphérique en fonction du ventricule atteint.

Le motif de consultation habituel de l'insuffisance cardiaque est le plus souvent l'apparition d'une dyspnée d'effort ou d'une fatigabilité inhabituelle à l'effort. L'utilisation de la Classification fonctionnelle de la New York Heart Association est utile pour quantifier la symptomatologie. Lors du questionnaire, il est essentiel de rechercher la présence d'orthopnée ainsi que l'apparition de dyspnée paroxystique nocturne. La recherche d'événements déclencheurs, tels qu'une douleur angineuse, un épisode d'arythmie, une infection des voies respiratoires, complète le questionnaire.

Lors de l'examen clinique, les signes d'insuffisance cardiaque gauche et droite sont recherchés :
- Les signes de l'insuffisance cardiaque gauche sont : la tachycardie, la présence d'un bruit de galop à l'auscultation, la déviation vers la gauche du choc apexien, ainsi que la présence de crépitants bilatéraux aux bases pulmonaires et la dyspnée de décubitus indiquant une surcharge pulmonaire. La personne se plaint de symptômes respiratoires tels que la dyspnée, ainsi que d'une fatigabilité importante à l'effort.
- Les signes de l'insuffisance cardiaque droite sont liés davantage à l'engorgement de la circulation veineuse se manifestant par la turgescence des jugulaires, une augmentation de la pression veineuse jugulaire, un test de reflux hépato-jugulaire positif, une hépatomégalie et, enfin, la présence d'un œdème périphérique blanc, mou, indolore, prenant le godet et prédominant dans les régions déclives. La personne se plaint d'un état de fatigue permanent, d'une douleur à l'hypochondre droit, d'innapétence, de l'apparition d'œdème au niveau des chevilles ainsi que d'une prise de poids.

L'insuffisance cardiaque droite terminale et l'insuffisance cardiaque globale sont caractérisées, en plus des signes précédents, par de l'ascite, des épanchements pleuraux, de la cachexie et de la fonte musculaire, ainsi que de la cyanose des extrémités et des muqueuses.

La fonction vasculaire

par Sonia Heppell

Objectifs du chapitre 12

À la fin de ce chapitre, vous serez en mesure :

De décrire l'anatomie de la fonction vasculaire ;

D'expliquer le phénomène de l'athérosclérose ;

D'expliquer les fonctions du réseau lymphatique ;

De définir les quatre déterminants de la santé : les facteurs biologiques, l'environnement, les habitudes de vie et les soins ;

D'énumérer et d'expliquer les motifs courants de consultation et de poser les questions s'y rapportant ;

De préparer le matériel nécessaire à l'examen ;

De décrire les méthodes d'évaluation suivantes : inspection, palpation, auscultation et autres tests spécifiques à l'examen de la fonction vasculaire ;

De décrire les observations courantes et les particularités cliniques rencontrées à l'examen clinique et leurs relations physiologiques, le cas échéant ;

De définir les troubles vasculaires les plus fréquents ;

De consigner les résultats de l'examen clinique au dossier de la personne.

ANATOMIE ET PHYSIOLOGIE

Le réseau vasculaire est composé de différents types de vaisseaux : les artères, les artérioles, les capillaires artériolaires, les capillaires veineux, les veinules, les veines et les vaisseaux lymphatiques (voir la figure 12.1).

Le sang effectue un circuit à travers ces différents vaisseaux. Ces derniers favorisent l'échange de substances telles que l'oxygène, le dioxyde de carbone et d'autres nutriments entre le sang et les liquides interstitiels des tissus, et ils assurent le retour du sang vers le cœur.

Réseau artériel

Les artères ont pour fonction de conduire le sang oxygéné du cœur gauche aux organes et aux tissus. Le système artériel est un système à haute pression et la circulation du sang y est assurée grâce à l'effet de pompe du muscle cardiaque.

La paroi des artères est composée de trois couches de tissus : l'intima (interne), la média (moyenne) et l'adventice (externe). La paroi des artères est particulièrement épaisse. La média est composée de nombreuses cellules élastiques et musculaires qui permettent aux artères de se distendre et de s'adapter aux fortes pressions du sang auxquelles elles sont soumises.

ARTÈRES DU MEMBRE SUPÉRIEUR

Les artères brachiale, radiale et cubitale sont les artères du membre supérieur dont le pouls est palpable en périphérie (voir la figure 12.2). L'artère brachiale est la principale artère qui permet l'oxygénation et l'apport de nutriments au bras. Elle s'étend du triceps au biceps et se termine à la surface de la peau au pli du coude. Elle se divise ensuite, sous le coude, en artères radiale et cubitale. Ces dernières longent la face interne de l'avant-bras jusqu'au poignet. L'artère radiale suit le trajet du radius et fait surface au poignet, du côté du pouce. L'artère cubitale longe le cubitus, du côté du petit doigt, mais demeure plus en profondeur dans les tissus. Le pouls cubital s'avère en général plus difficile à palper. Les artères radiale et cubitale se rejoignent dans la main, juste au-dessous du site de palpation des pulsations, pour former deux arcades. Les arcades palmaires profonde et

Figure 12.1 Vaisseaux sanguins et lymphatiques et relations entre eux

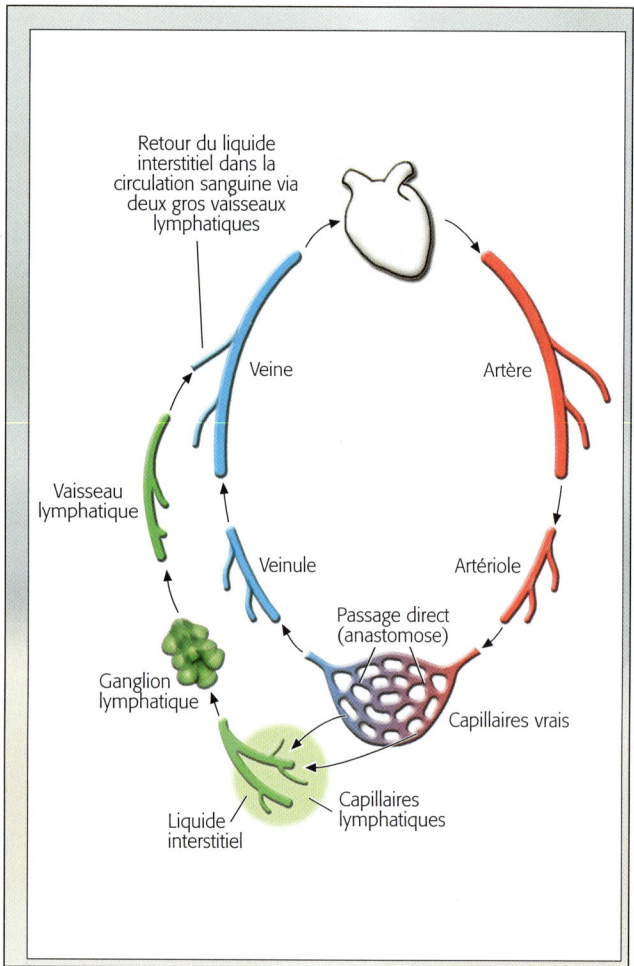

Figure 12.2 Principales artères du bras

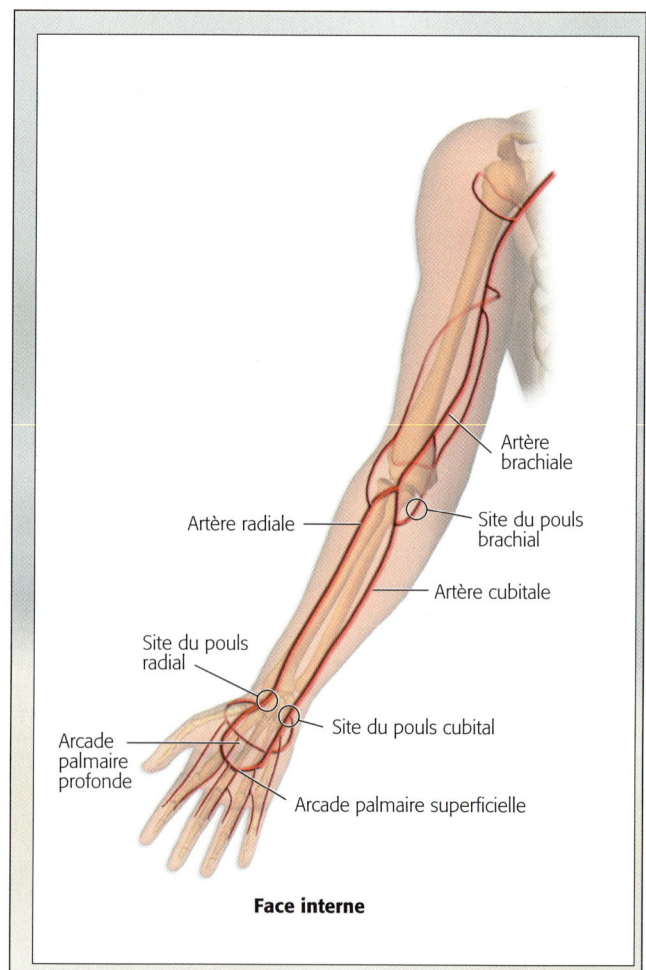

superficielle représentent un système d'irrigation artérielle de protection de la main et des doigts en cas d'occlusion d'une ou des deux artères.

ARTÈRES DU MEMBRE INFÉRIEUR

Dans le membre inférieur, il existe quatre localisations artérielles superficielles où il est habituellement possible de percevoir le pouls : l'artère fémorale, l'artère poplitée, l'artère pédieuse et l'artère tibiale postérieure (voir la figure 12.3). L'artère fémorale descend le long de la partie antérieure de la cuisse, puis traverse derrière cette dernière et devient ensuite l'artère poplitée située derrière le genou. L'artère poplitée peut être palpée juste à cet endroit. Cette artère se ramifie derrière le genou en tibiales antérieure et postérieure. L'artère tibiale antérieure sera palpable en périphérie à la face dorsale du pied, du côté du gros orteil, et prendra alors le nom d'artère pédieuse. L'artère tibiale postérieure descend derrière la jambe et sera perceptible derrière la malléole interne de la cheville. L'artère tibiale postérieure et l'artère pédieuse forment un réseau artériel de secours en cas d'obstruction des artères en amont.

ARTÈRES DU CERVEAU ET DE LA FACE

Les carotides communes gauche et droite, qui montent vers la tête, se divisent en carotides internes gauche et droite qui irriguent le cerveau et l'œil, et en carotides externes gauche et droite qui irriguent le cou et la face (voir la figure 12.4). Les carotides communes sont situées entre le muscle sterno-cléido-mastoïdien et la trachée, et c'est à cet endroit que peut être palpé le pouls carotidien.

L'artère temporale représente la prolongation de l'artère carotide externe. Elle est superficielle et se situe au-dessus du muscle temporal, à l'articulation temporo-mandibulaire. Le pouls peut être perçu juste devant l'oreille.

ATHÉROSCLÉROSE

L'athérosclérose se définit comme un processus dégénératif de l'intima, avec accumulation de dépôts lipidiques dans la lumière des gros vaisseaux, qui évolue et se complique d'épaississement des fibres élastiques, d'atrophie des cellules conjonctives et de calcifications qui envahissent la média. Les artères de petit diamètre, les régions de turbulence du flot artériel et les bifurcations sont propices au développement de plaques athéromateuses. Le processus débute habituellement tôt dans la vie et évolue en fonction de la présence de facteurs de risque. Il existe cinq phases d'évolution de la maladie athéroscléreuse (voir le tableau 12.1).

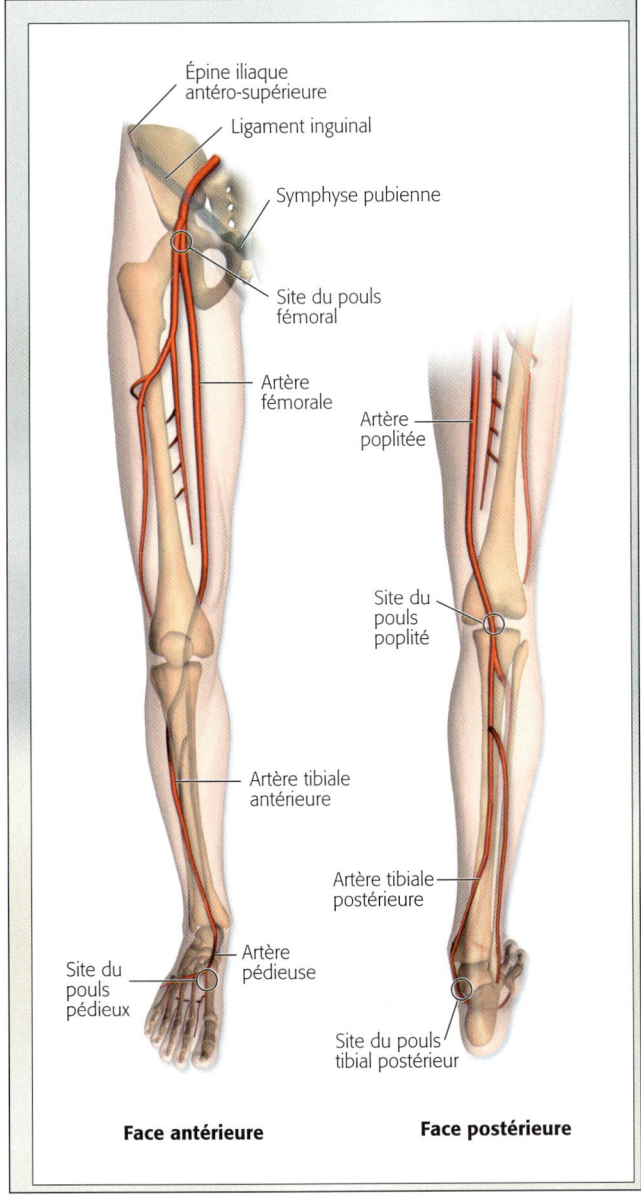

Figure 12.3 Principales artères de la jambe

Face antérieure — Face postérieure

Tableau 12.1 Phases d'évolution de la maladie athéroscléreuse (Lam, 1989)

Phases	Définition
Phase I	Développement de lésions graisseuses sur l'intima, non obstructives. Personne asymptomatique.
Phase II	Transformation des lésions en plaques d'athérosclérose, rarement obstructives. Personne rarement symptomatique.
Phase III	Progression lente ou rapide des plaques accompagnée de symptômes ischémiques.
Phase IV	Organisation d'un thrombus, partiellement ou complètement occlusif. Diminution du flot sanguin en aval de l'obstruction. Calcification de la média. Apparition de signes et symptômes périphériques tels que la douleur, la pâleur, la froideur et la diminution de la perception des pouls en périphérie.
Phase V	Occlusion complète de la lumière artérielle par la plaque athéroscléreuse ou par la formation d'un thrombus. Signes d'insuffisance artérielle aiguë tels que douleur soudaine et intolérable, abolition des pouls périphériques, pâleur extrême, froideur, cyanose aux orteils et paresthésie en moins de six heures après l'occlusion.

Figure 12.4 Artères du cerveau et de la face

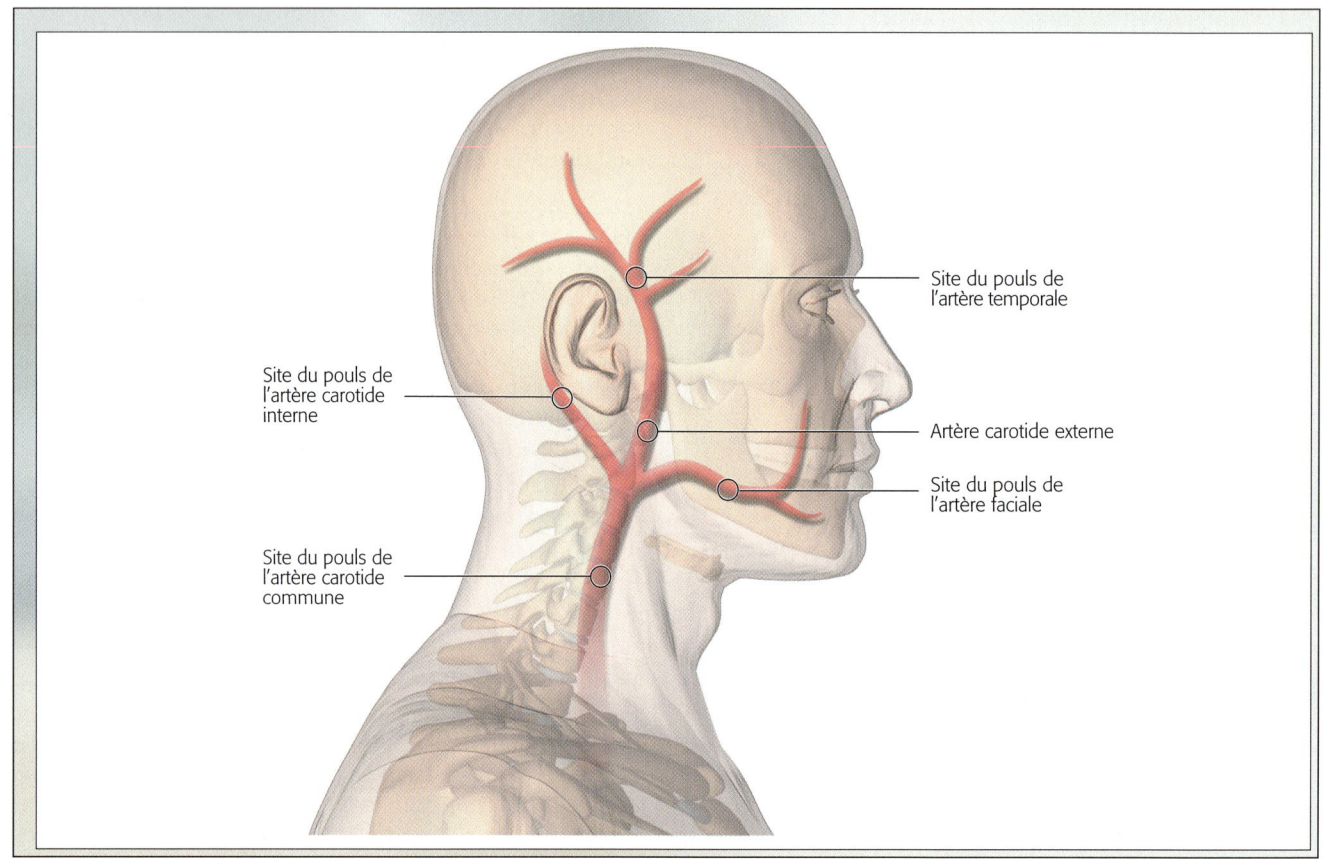

Les facteurs de risque majeurs reliés à l'athérosclérose sont l'hypercholestérolémie, l'hypertension artérielle et l'usage du tabac. L'hérédité, le diabète, la sédentarité, l'obésité, le stress, l'hypothyroïdie et une alimentation riche en gras saturés sont également associés à la maladie athéroscléreuse (voir le chapitre 11 sur la fonction cardiaque). Il apparaît important de spécifier qu'un facteur de risque peut disparaître s'il est traité ou contrôlé par la médication ou une bonne hygiène de vie.

Réseau veineux

Les veines transportent le sang gorgé de CO_2 des tissus de l'organisme au cœur droit. Les veines des membres supérieurs et de la tête se jettent dans la veine cave supérieure, alors que les veines des membres inférieurs et du tronc drainent leur contenu dans la veine cave inférieure (voir la figure 12.5).

Les veines sont deux fois plus nombreuses que les artères et peuvent contenir jusqu'à 75 % du volume sanguin. Elles ont une capacité 20 fois supérieure à celle des artères et constituent donc un réservoir qui permet de répondre aux besoins de l'organisme.

Le système veineux est un système à basse pression. Le sang y circule grâce, entre autres, à des replis de l'intima qui forment des valves et qui assurent la circulation unidirectionnelle du sang, des tissus vers le cœur. Ces valves sont surtout présentes dans les membres inférieurs et les vaisseaux qui luttent contre la gravité. La circulation veineuse dans les régions du haut du tronc, du cou et de la tête est facilitée par l'effet de la pesanteur (ou gravité). Deux autres mécanismes sont aussi responsables du retour du sang de la périphérie vers le cœur : la contraction musculaire (voir la figure 12.6) et les gradients de pression générés lors de l'inspiration (diminution de la pression thoracique et augmentation de la pression intra-abdominale). Si l'un de ces mécanismes ne fonctionne pas adéquatement, le retour veineux n'est pas efficace et la stase veineuse périphérique s'installe. Parmi les facteurs associés au développement de la stase veineuse, on compte la station debout ou assise prolongée, le manque d'exercice, l'immobilité ou un traumatisme à la paroi des veines

Comme elles n'ont pas à répondre à des niveaux de pression élevés, les veines ont une paroi beaucoup plus mince que celle des artères (voir le tableau 12.2 et la figure 12.7).

Les veines se divisent en trois groupes principaux : les veines profondes, superficielles et communicantes. Les veines profondes longent l'artère du même nom. Elles sont bien soutenues par les tissus environnants et moins susceptibles de se dilater et de devenir variqueuses. Les veines superficielles sont situées en périphérie, dans le

Figure 12.5 Principales veines du corps

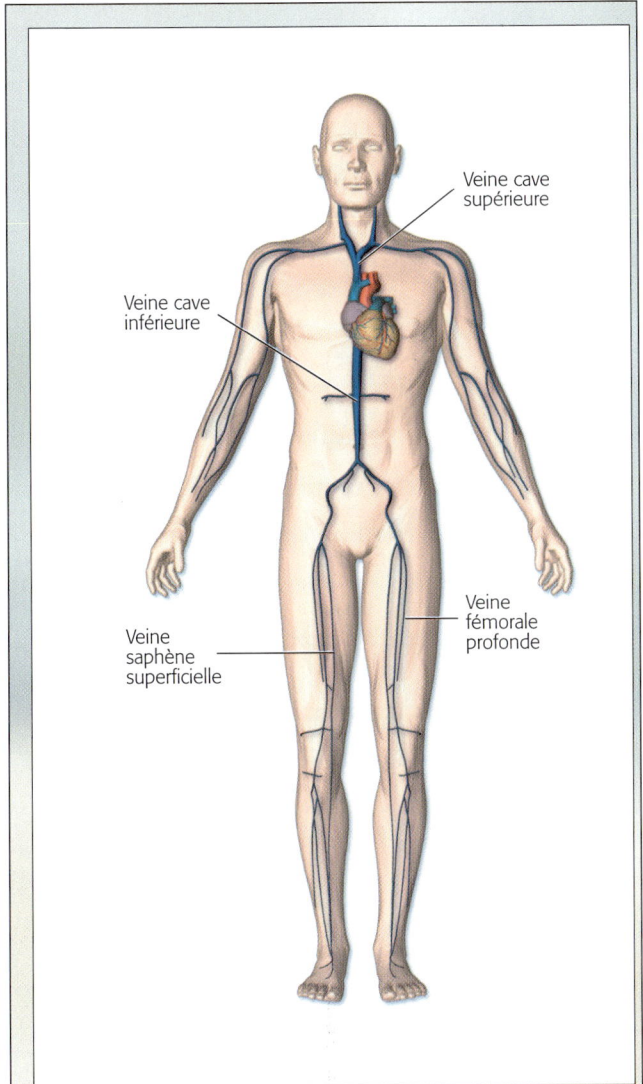

Figure 12.6 Travail de la pompe musculaire

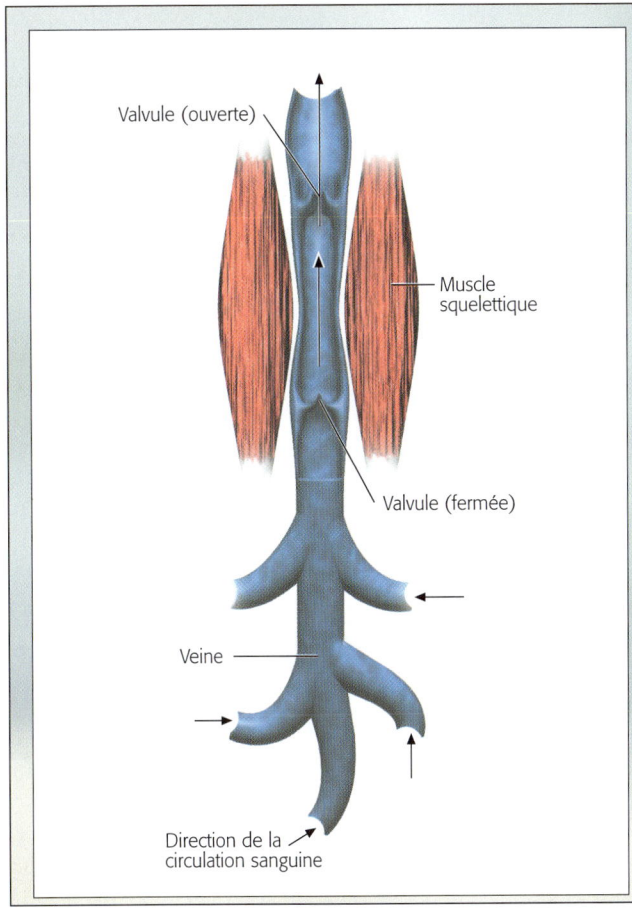

tissu sous-cutané, et sont accessibles à l'examen clinique. Le support des structures environnantes est beaucoup moins important, ce qui les rend plus vulnérables aux effets de la pression. Les veines communicantes constituent le pont qui relie le réseau veineux superficiel au réseau profond. La présence de valves crée une voie unidirectionnelle des veines superficielles vers les veines profondes.

VEINES DU MEMBRE SUPÉRIEUR

Les veines superficielles du membre supérieur sont principalement l'arcade palmaire veineuse superficielle, la veine radiale superficielle et la veine cubitale superficielle (voir la figure 12.8). Les veines brachiale et basilique ne sont palpables que dans le pli du coude. La veine céphalique, pour sa part, n'est pas palpable en périphérie.

VEINES DU MEMBRE INFÉRIEUR

Les veines profondes du membre inférieur sont responsables d'environ 90 % du retour veineux des membres inférieurs vers le cœur droit. Il s'agit des veines fémorale et poplitée (voir la figure 12.9). La veine fémorale longe le fémur et s'arrête à la fosse iliaque. La tibiale antérieure

Tableau 12.2 Comparaison des artères et des veines

Artères	Veines
Sang du cœur → organes	Sang des organes → cœur
Moins nombreuses	Plus nombreuses (2/1)
Trois tuniques	Trois tuniques
Parois plus épaisses	Parois plus minces
Plus d'éléments élastiques et musculaires	Plus de cellules conjonctives
Pression élevée	Pression plus basse
Absence de valve	Valves
Capacité inférieure à celle des veines	Capacité 20 fois supérieure à celle des artères

Figure 12.7 Structure des artères, des veines et des capillaires

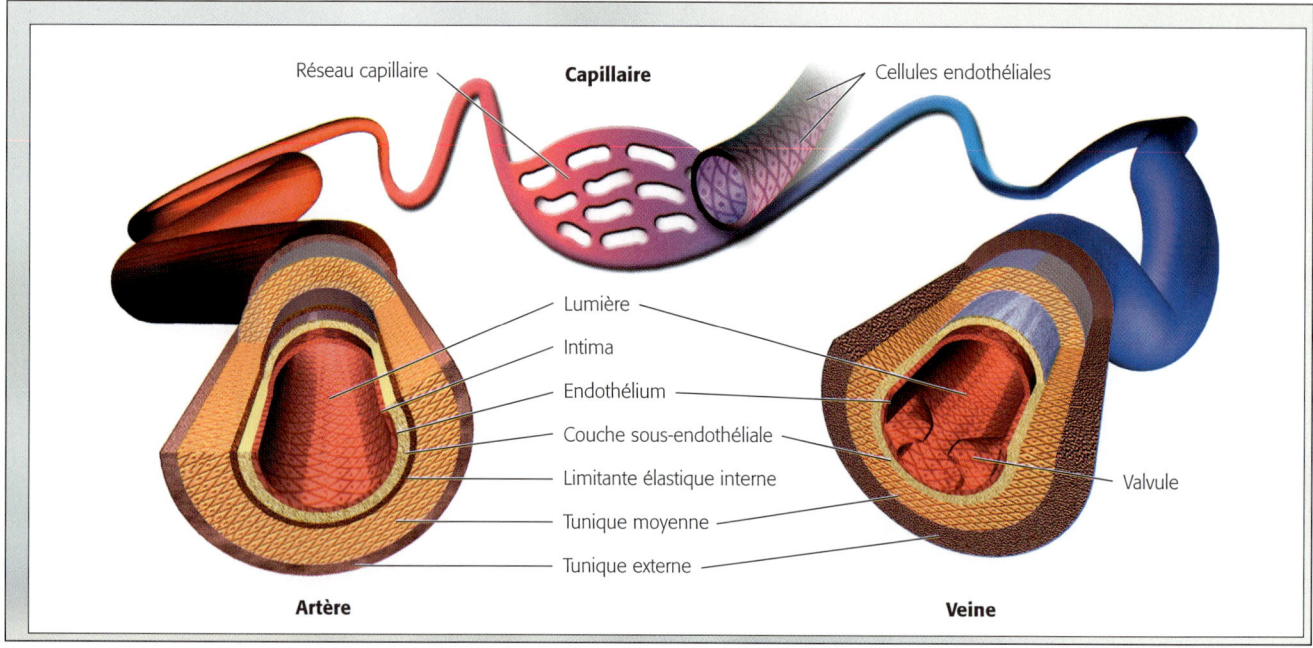

Figure 12.8 Principales veines du bras

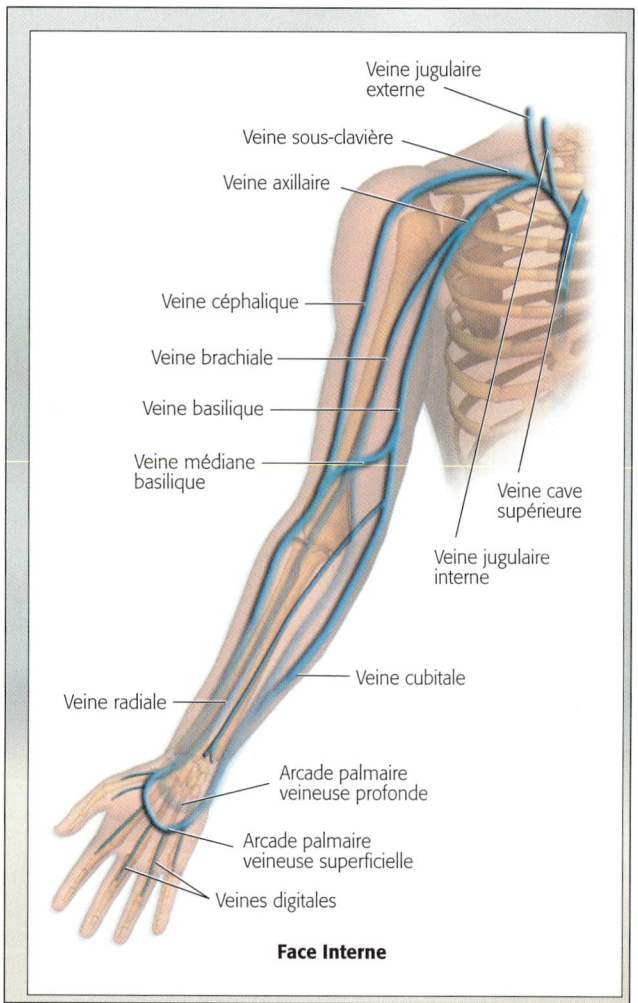

Figure 12.9 Principales veines de la jambe

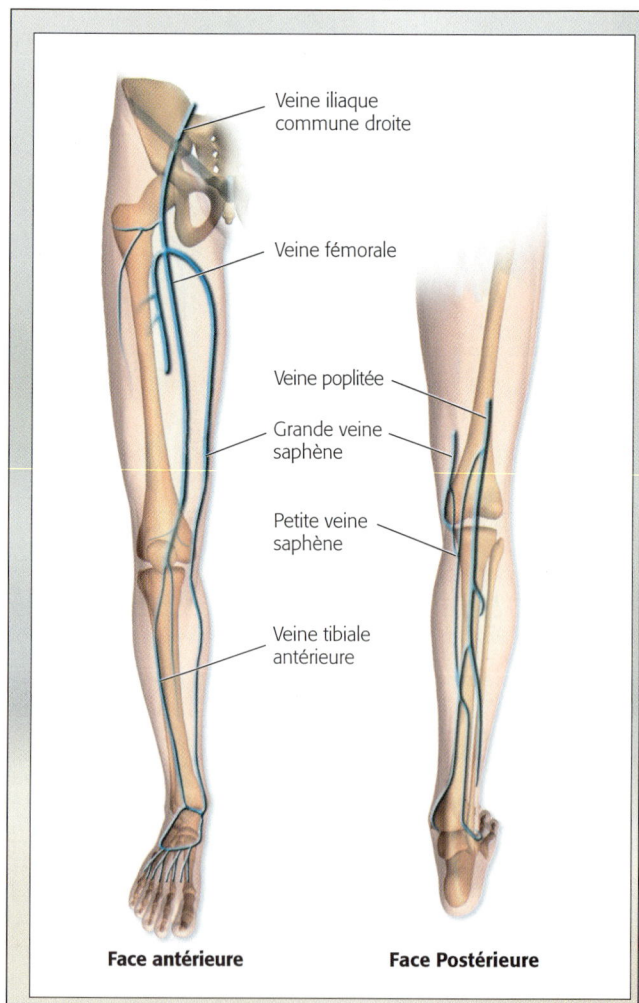

Figure 12.10 Vaisseaux du cou

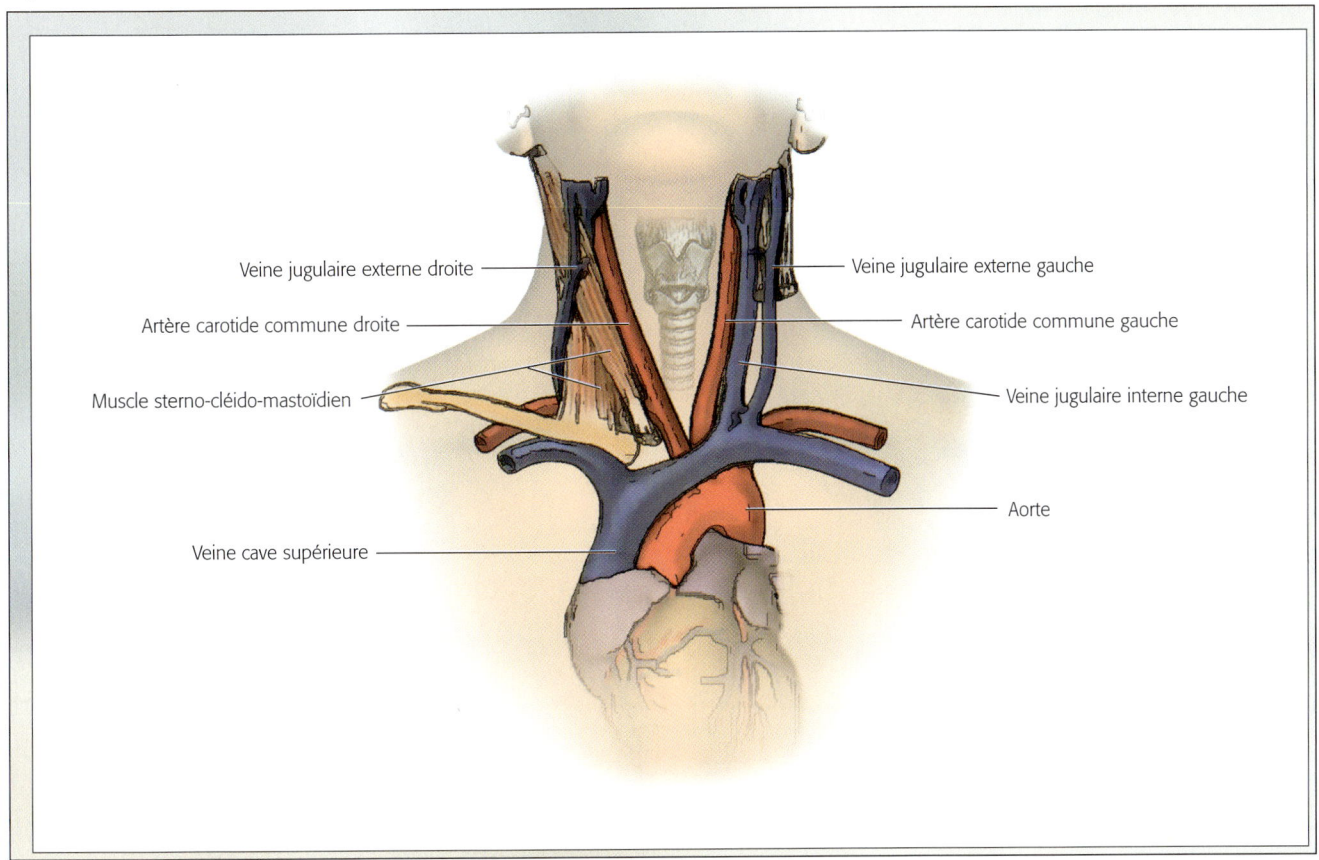

et la tibiale postérieure assurent le retour veineux du pied, de la cheville et de la jambe et se joignent derrière le tibia pour se jeter dans la veine poplitée.

Les veines superficielles du membre inférieur sont la grande veine saphène et la petite veine saphène. La grande veine saphène prend naissance à la face dorsale du pied et passe juste devant la partie médiane de la malléole. Elle continue son ascension du côté interne de la jambe et de la cuisse pour se déverser finalement dans la veine fémorale. La petite veine saphène prend son origine à la partie latérale externe du pied et monte derrière la jambe pour rejoindre le réseau veineux profond via la veine poplitée.

VEINES JUGULAIRES

De chaque côté du cou se trouvent une veine jugulaire externe et une veine jugulaire interne (voir la figure 12.10). La jugulaire externe est la voie de retour du sang, de la face et du cuir chevelu vers la veine cave supérieure. Elle est située devant le muscle sterno-cléido-mastoïdien et longe ce dernier, en le croisant perpendiculairement, jusqu'au-dessus de la clavicule. Elle est plus superficielle que la jugulaire interne et donc plus facilement observable lors de l'examen. Le sang provenant du cerveau et du crâne prend le chemin de retour au cœur via la jugulaire interne. Cette dernière est située plus profondément et suit le trajet du muscle sterno-cléido-mastoïdien. Bien que plus profonde, c'est à son niveau qu'il est possible d'observer la pulsation veineuse jugulaire, reflet de la pression veineuse centrale, lorsque la personne est en position dorsale.

Réseau lymphatique

Le réseau lymphatique est constitué de vaisseaux à sens unique (en cul-de-sac), qui prennent naissance dans les liquides interstitiels des tissus (voir la figure 12.11). Les vaisseaux lymphatiques sont distribués dans tout l'organisme, sauf dans le système nerveux central, les os et l'épithélium de la peau. Le rôle principal des capillaires lymphatiques est d'acheminer le surplus de liquide interstitiel dans de plus gros vaisseaux, soit les lymphatiques. Ces derniers déversent la lymphe dans le réseau veineux ; la lymphe se mêle au sang et est retournée au cœur droit. Les vaisseaux lymphatiques forment deux canaux principaux : la grande veine lymphatique, qui se déverse dans la veine sous-clavière droite, et le canal thoracique, qui achemine la lymphe dans la veine sous-clavière gauche.

La paroi des vaisseaux lymphatiques est formée de trois tuniques, mais elle est beaucoup plus mince que celle des veines. Le réseau lymphatique est un circuit à basse pression, et la circulation de la lymphe est assurée par trois mécanismes principaux : l'action de nombreuses valves unidirectionnelles, l'effet de pompe des parois des

Figure 12.11 Distribution et caractéristiques structurales des capillaires lymphatiques

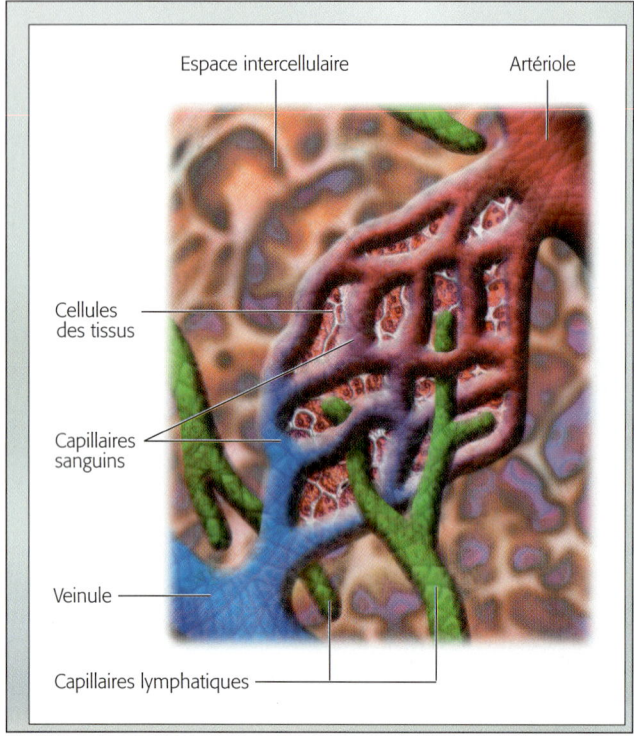

Figure 12.12 Ganglions lymphatiques superficiels des bras et des jambes

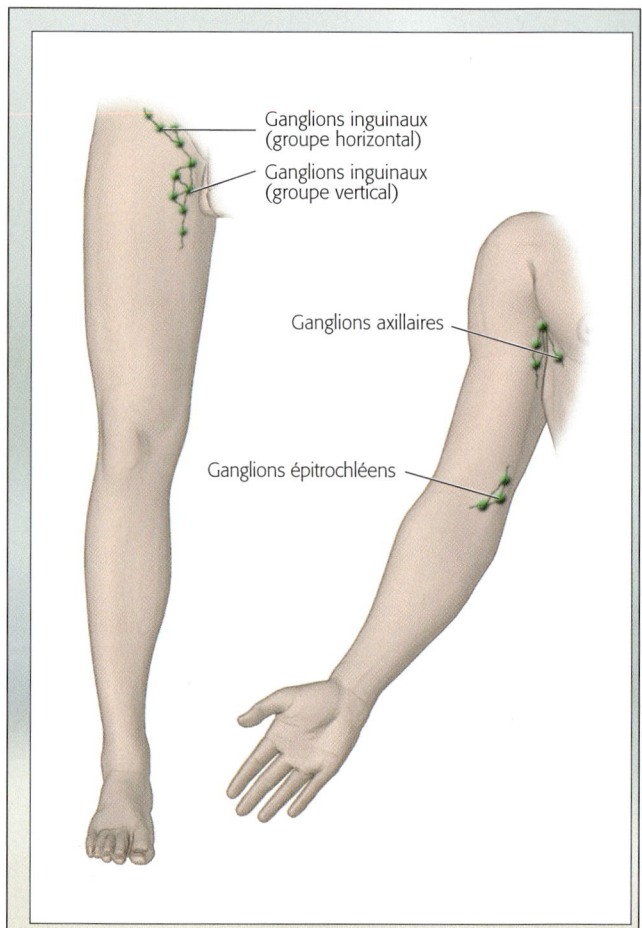

vaisseaux et l'effet de pression provoqué par la contraction des muscles ou la pulsation d'une artère.

Les nœuds ou ganglions lymphatiques sont des structures de tissu lymphoïde groupées le long du réseau lymphatique (voir la figure 12.12). Le rôle des ganglions lymphatiques est de drainer la lymphe et d'en extraire les microorganismes avant qu'elle n'atteigne le réseau veineux. Les ganglions lymphatiques jouent également un rôle dans la production des lymphocytes et des phagocytes. Lors de processus infectieux ou inflammatoires, les ganglions situés dans la région atteinte deviennent œdématiés et particulièrement sensibles au toucher.

Les ganglions lymphatiques sont situés dans les régions du cou, des aisselles, des aines, du thorax, du mésentère et des avant-bras.

Pour être observés ou palpés, les ganglions doivent être situés en périphérie. Ainsi, les ganglions cervicaux, axillaires, épitrochléens et inguinaux se prêtent bien à l'examen physique. L'examen des ganglions cervicaux sera traité au chapitre 8 (La tête et le cou) et celui des ganglions axillaires au chapitre 15 (Seins et aisselles chez la femme et chez l'homme).

Les ganglions épitrochléens sont situés à la face interne et du côté cubital de l'avant-bras, juste au-dessus de l'articulation du coude.

Les ganglions inguinaux superficiels et accessibles à la palpation se divisent en deux groupes. Le groupe vertical se situe à proximité de l'extrémité supérieure de la grande veine saphène. Le groupe horizontal est localisé à la face antérieure et supérieure de la cuisse, le long du ligament inguinal.

En résumé, le système lymphatique joue un rôle dans la défense de l'organisme contre les microorganismes infectieux, les agents pathogènes et toutes les cellules étrangères. Il contribue de plus au maintien de l'équilibre hydrique de l'organisme, ce qui réduit les risques d'œdème des tissus (voir la figure 12.13).

Figure 12.13 Drainage des liquides au niveau capillaire

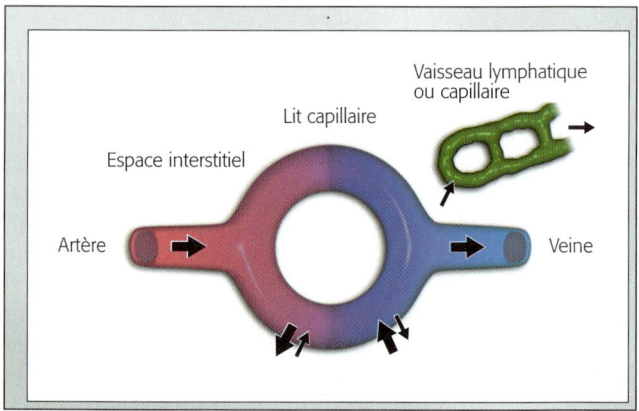

EXAMEN CLINIQUE

DÉTERMINANTS DE SANTÉ

Facteurs biologiques

ANTÉCÉDENTS FAMILIAUX Les personnes dont les membres de la famille souffrent de diabète, d'hypertension, d'hyperlipidémie ou de maladie coronarienne risquent davantage de présenter ces troubles et de développer une atteinte artérielle centrale (coronaires) ou périphérique (insuffisance artérielle des membres inférieurs).

ANTÉCÉDENTS MÉDICAUX Les risques de récidives sont considérables chez les personnes qui ont souffert dans le passé de problèmes vasculaires tels qu'une thrombose veineuse ou artérielle, une douleur ou un œdème aux membres inférieurs, une claudication ou une difficulté à marcher associée à des douleurs aux membres inférieurs, des ulcères aux jambes ou aux pieds, une guérison lente et compliquée des plaies aux membres inférieurs, des engourdissements, des pertes de sensation ou des varices. Bien entendu, les personnes souffrant d'hypertension, d'hyperlipidémie ou de diabète sont susceptibles de développer des problèmes d'insuffisance artérielle.

L'obésité, qui interfère avec le métabolisme des graisses, favorise l'athérosclérose et le développement de l'insuffisance artérielle. Un poids corporel excessif est également associé au développement de varices et à l'insuffisance veineuse.

ANTÉCÉDENTS CHIRURGICAUX Les pontages coronariens et les chirurgies vasculaires artérielles aux membres inférieurs indiquent la présence de troubles tels que l'athérosclérose, la calcification et le durcissement des parois des artères; ces troubles causent des problèmes de circulation artérielle dans les membres inférieurs. Ces types de chirurgie signifient également la possibilité de cicatrices aux jambes (prélèvement de greffons) qui modifient l'aspect des tissus.

Les traitements chirurgicaux de type « stripping » sont parfois utilisés chez la personne présentant des veines variqueuses qui occasionnent des douleurs importantes.

Environnement

La prolongation de la station debout et les emplois obligeant cette position pendant de nombreuses heures consécutives sont associés à une stase veineuse aux membres inférieurs, à l'apparition d'œdème qui prend le godet et au développement de varices.

Habitudes de vie

TABAGISME ACTIF L'usage du tabac est associé à de nombreux effets nocifs. Par la libération accrue de catécholamines, il entraîne, entre autres, une vasoconstriction coronarienne et périphérique (élévation du tonus sympathique), une augmentation du taux de fibrinogène sanguin, de la réactivité et de l'adhésivité plaquettaires de même que la neutralisation de l'héparine, ce qui favorise la formation de thrombus. Également, le tabac endommage l'endothélium des artères (facilite la fixation de corps gras), diminue le taux de vitamine C nécessaire à la formation de la paroi des artères et réduit le taux de HDL (lipoprotéines de haute densité), ce qui augmente le risque d'insuffisance artérielle. Ce risque s'accroît avec le nombre de paquets/années de consommation (quantité fumée et période sur laquelle s'étend l'usage du tabac).

L'usage du tabac est associé au développement de la maladie de Buerger. Cette maladie inflammatoire et obstructive affecte principalement les artères, mais également les moyennes et petites veines des membres inférieurs et supérieurs. Elle cause de multiples occlusions artérielles et contribue à l'insuffisance artérielle.

STRESS Le stress est associé à la stimulation du système nerveux central, ce qui provoque la vasoconstriction périphérique, l'augmentation de la fréquence cardiaque et l'élévation de la tension artérielle.

L'ensemble de ces phénomènes est associé au développement des maladies vasculaires artérielles périphériques.

SÉDENTARITÉ La sédentarité favorise une élévation de la tension artérielle, une augmentation des LDL (lipoprotéines de basse densité), une diminution des HDL et une augmentation de la coagulabilité du sang, ce qui augmente le risque d'insuffisance artérielle périphérique et de formation de thrombus. L'exercice physique, au contraire, améliore la circulation périphérique, diminue la tension artérielle, favorise le développement d'un réseau de collatérales et augmente les HDL.

Soins

CONTRACEPTIFS ORAUX Chez certaines femmes, les contraceptifs oraux sont associés à la thrombose veineuse profonde, au syndrome de Raynaud, à l'hypertension et à l'œdème aux membres inférieurs.

MÉDICATION Certains médicaments, tels que les antiplaquettaires (acide acétylsalicylique et autres) réduisent la formation et l'agrégation plaquettaires et sont prescrits de façon à réduire les risques de formation de caillots.

Les anticoagulants (warfarine et autres) visent eux aussi à diminuer les risques de thromboses ou d'embolies et à améliorer la circulation sanguine. Certaines personnes souffrant d'hyperlipidémie sont traitées par des hypolipémiants (les résines, les statines, la niacine, les fibrates et le probucol) et ce, dans le but de réduire les risques de développement d'athérosclérose associée à la maladie coronarienne et à l'insuffisance artérielle périphérique.

AUTRES SOINS Les bas-support contribuent à réduire la stase veineuse aux membres inférieurs et améliorent le retour veineux au cœur. Il est donc utile de vérifier si la personne en porte et s'ils réduisent la lourdeur et la douleur causées par les varices et la stase veineuse. Enfin, nombre de femmes, pour des raisons d'esthétique, recourent à des injections sclérosantes pour atténuer l'apparence des varices et des varicosités aux jambes; elles en retirent parfois un léger soulagement.

Motifs courants de consultation (symptômes)

Œdème

DÉFINITION

L'œdème est une infiltration séreuse de divers tissus, plus particulièrement du tissu conjonctif du revêtement cutané ou muqueux (voir le tableau 12.3). Lorsque l'équilibre dynamique entre les secteurs vasculaire et interstitiel est maintenu, aucun œdème ne se développe. Les pressions sont habituellement différentes aux extrémités artérielles et veineuses des capillaires. En situation d'équilibre, ce sont les gradients de pression hydrostatique et oncotique qui déterminent la filtration des liquides des capillaires artériels vers les tissus, et la réabsorption des liquides des tissus vers les capillaires veineux, ce qui prévient l'accumulation de liquide dans les tissus et l'apparition d'œdème. En fait, en situation d'équilibre, le gradient de pression à l'extrémité capillaire artérielle est positif (+8 mm Hg) et entraîne la filtration, alors que le gradient à l'extrémité veineuse du capillaire est négatif (−7 mm Hg), ce qui favorise la réabsorption des liquides vers le capillaire. Une partie du liquide et des protéines dans les tissus est réabsorbée par les vaisseaux lymphatiques.

QUESTIONS

P Qu'est-ce qui semble provoquer cet œdème? (De nombreuses heures en position assise ou debout, un traumatisme, le port de vêtements ou de chaussures trop serrés, etc.?)
– Prenez-vous des médicaments de la classe des corticostéroïdes, des œstrogènes ou des hypotenseurs?
– Qu'est-ce qui semble diminuer cet œdème? (Surélévation des jambes, port de bas-support, repos, etc.?)
– Prenez-vous des médicaments de la classe des diurétiques?

JUSTIFICATION

De longs moments en station assise ou debout, sans activité musculaire, augmentent la pression hydrostatique dans les capillaires et provoquent la filtration des liquides vers les tissus.

L'œdème atteint habituellement les régions déclives, soit les membres inférieurs. Toutefois, chez les personnes alitées, le sacrum est la région la plus exposée à l'œdème orthostatique.

D'autres facteurs causent une élévation de la pression hydrostatique et provoquent de l'œdème aux membres inférieurs: l'insuffisance cardiaque droite, une obstruction veineuse (thrombophlébite) ou l'insuffisance des valves veineuses. Les corticostéroïdes, certains médicaments contenant de fortes doses d'œstrogènes ou certains hypotenseurs (vasodilatateurs, bloqueurs des canaux calciques) sont quelquefois à l'origine d'un œdème périphérique.

De façon générale, une alimentation riche en sodium accroît la rétention d'eau et peut augmenter l'œdème.

L'œdème orthostatique, ou associé à l'insuffisance veineuse, est habituellement soulagé par la surélévation des jambes et le port de bas-support, lesquels favorisent le drainage veineux des membres inférieurs.

Les personnes souffrant d'insuffisance cardiaque sont souvent traitées par des diurétiques dont le mécanisme et le lieu d'action au niveau du néphron varient. De façon générale, ces médicaments diminuent la réabsorption d'eau et de sel et réduisent l'œdème.

QUESTIONS

Q Comment décririez-vous votre œdème?
– Est-ce que vos jambes sont dures, votre peau tendue?
– Si vous portez des bas ou appuyez fermement sur l'enflure, y reste-t-il une marque ou empreinte?

JUSTIFICATION

L'œdème qui prend le godet peut être causé par une insuffisance cardiaque droite, une insuffisance veineuse chronique, une obstruction de type thrombophlébite ou la station debout prolongée. Le godet se définit comme l'empreinte que laisse la pression du doigt ou de tout autre objet sur un tissu cutané infiltré par du liquide. Le lymphœdème, défini comme une obstruction des vaisseaux lymphatiques, est caractérisé par un œdème ferme qui ne prend pas le godet.

QUESTIONS

R Où se situe cet œdème? (Aux pieds, aux chevilles, aux mollets?)
– Est-ce que cet œdème apparaît aux deux membres ou seulement d'un côté?

JUSTIFICATION

L'œdème associé à l'insuffisance cardiaque droite ou de type orthostatique est généralement localisé aux deux membres inférieurs. Le lymphœdème est caractérisé par un œdème bilatéral, quoiqu'une obstruction unilatérale soit également possible. Par contre, un œdème provoqué par une thrombose veineuse profonde se manifestera du côté du blocage veineux. L'anasarque est un œdème généralisé qui peut être associé, par exemple, à l'insuffisance cardiaque globale décompensée.

QUESTION

S Est-ce que l'œdème est associé à d'autres manifestations ? (Douleur, rougeur ou chaleur excessive de la peau ?)

JUSTIFICATION

L'œdème qui est accompagné, en fin de journée, de lourdeur et de sensations de pesanteur aux pieds et aux jambes indique souvent des veines variqueuses.

Un œdème unilatéral au mollet, accompagné d'une chaleur localisée, d'une douleur lancinante, d'une rougeur et d'un cordon induré le long de la veine, laisse croire à une inflammation veineuse locale (thrombophlébite superficielle) ou à une thrombose veineuse profonde.

Un œdème des membres inférieurs, accompagné d'une grande fatigue, d'hépatomégalie, d'ascite ou d'une augmentation de la pulsation veineuse jugulaire, peut être provoqué par une insuffisance cardiaque droite. En présence d'insuffisance cardiaque globale, des difficultés ou des symptômes respiratoires s'ajouteront à l'œdème aux membres inférieurs.

QUESTIONS

T Quand cet œdème est-il apparu ?
– Est-ce que l'œdème est toujours présent ?
– Y a-t-il des moments de la journée où l'œdème est plus marqué ? (Le matin, le soir, après que vous soyez demeurée assise ou debout longtemps ?)

JUSTIFICATION

L'œdème associé à un lymphœdème est présent en permanence au site de l'obstruction lymphatique.

En cas d'insuffisance veineuse ou d'œdème orthostatique, l'œdème est plus marqué en fin de journée ou lorsque la personne est demeurée debout longtemps.

Chez les personnes souffrant d'insuffisance cardiaque, l'œdème est plus marqué lors de décompensation ou lorsque la personne consomme de plus grandes quantités de liquides.

Douleur et engourdissements

DÉFINITION

La douleur associée aux problèmes vasculaires peut prendre différentes formes. La douleur causée par un trouble artériel peut être violente, aiguë dans un cas de blocage complet de l'apport de sang et d'oxygène aux tissus. Elle peut également se manifester par des symptômes progressifs et à long terme, tels que des engourdissements, des picotements et une diminution de la sensation aux extrémités privées d'oxygène.

La douleur associée aux affections vasculaires veineuses est généralement bien différente. Les personnes souffrant d'insuffisance veineuse ou de varices ressentent des lourdeurs, des pesanteurs et une fatigue aux mollets. La thrombophlébite superficielle cause une douleur lancinante, aiguë, sous forme de crampe.

QUESTIONS

P Qu'est-ce qui semble provoquer la douleur ou les engourdissements ? (Activité, marche, repos, froid, position couchée, surélévation des membres, etc. ?)
– Qu'est-ce qui semble atténuer la douleur ou les engourdissements ? (Analgésiques, repos, activités, surélévation ou abaissement des jambes, massage, balancement ou suspension des jambes, etc. ?)
– Est-ce que la douleur pourrait être associée à de nouvelles activités ou à certains exercices ? (Entraînement musculaire, course, jogging, etc. ?)

JUSTIFICATION

La personne qui présente des troubles vasculaires artériels, comme l'insuffisance artérielle chronique, ressent habituellement de la douleur lors de l'activité physique. Ainsi, une claudication intermittente à la marche apparaît au stade primitif de la maladie et le repos suffit pour soulager la douleur. Avec le temps, l'oblitération des artères aux membres inférieurs s'aggrave. Les douleurs persistent même au repos. Elles sont accentuées par la position couchée et deviennent donc plus importantes la nuit. À ce stade, la position déclive soulage partiellement la douleur, puisqu'elle favorise une meilleure circulation dans les extrémités.

Le froid provoque aussi la douleur chez les personnes atteintes d'insuffisance artérielle, car il entraîne la vasoconstriction d'artères périphériques déjà partiellement bloquées. La maladie de Raynaud est associée à différents facteurs, mais il semble que le froid et les vibrations soient des éléments déclencheurs de vasospasmes dans les petites artères des doigts.

La douleur associée à l'insuffisance veineuse est accentuée par la prolongation de la position debout ou assise. La surélévation des jambes favorise le retour veineux, diminue l'œdème et réduit la tension et la douleur aux membres inférieurs.

Les analgésiques de la catégorie des acétaminophènes réduisent parfois légèrement les douleurs d'origine artérielle ou veineuse, mais les changements de position ou le repos s'avèrent souvent plus efficaces.

QUESTIONS

Q Comment décririez-vous cette douleur (brûlure, crampe, démangeaison, coup de couteau, élancement, lourdeur) ou ces engourdissements (picotement,

Tableau 12.3 Œdème périphérique

	Lymphœdème	Insuffisance cardiaque droite	Insuffisance ou obstruction veineuse	Orthostatisme
Mécanismes / définition	Blocage des canaux lymphatiques, qui ne peuvent réabsorber les liquides en surplus dans les espaces interstitiels.	Augmentation de la pression hydrostatique dans les capillaires veineux des membres inférieurs, qui entraîne une transsudation des liquides vers les espaces interstitiels et forme l'œdème périphérique.		
P : provoqué	Blocage d'origine congénitale ou associé à un état inflammatoire, à la présence d'une tumeur ou de tissus fibreux. Un lymphœdème unilatéral d'un bras est souvent associé à une mammectomie.	L'incapacité du cœur ou du ventricule droit à effectuer son travail de pompe adéquatement tend à augmenter la pression veineuse capillaire et systémique, ce qui peut engendrer l'œdème périphérique. Une augmentation de la consommation d'aliments salés ou de liquides, de même que l'arrêt ou le non-respect de la médication diurétique, est aussi à l'origine d'une augmentation de l'œdème périphérique chez la personne atteinte d'insuffisance cardiaque.	Thrombose veineuse profonde ou thrombophlébite superficielle qui obstruent le drainage veineux. Incompétence des valvules des veines qui gêne le drainage veineux. Présence d'une tumeur ou de tissus fibreux qui gênent le drainage veineux.	Prolongation de la station debout ou assise sans activité musculaire suffisante, ce qui réduit la circulation et le drainage veineux.
P : pallié	Aucun moyen particulier de diminuer ce type d'œdème. Si l'obstruction lymphatique est causée par une tumeur, une chirurgie pourrait réduire l'œdème.	La médication cardiotonique qui améliore la performance cardiaque, les inhibiteurs d'enzyme de conversion de l'angiotensine, les diurétiques et une consommation hydrosodée restreinte diminuent en général l'œdème.	Le traitement de la phlébite (antibiotiques, anti-inflammatoires) réduit et élimine l'œdème associé à cette dysfonction. La surélévation des membres inférieurs soulage l'œdème causé par une insuffisance des valvules.	La position couchée ou la surélévation des membres inférieurs.
Q : qualité	Aucun godet, aucune ulcération, aucune modification observable de la pigmentation de la peau.	Œdème qui prend le godet, aucune ulcération.	Œdème qui prend le godet, ulcération et pigmentation possibles.	Œdème qui prend le godet, aucune ulcération.

Tableau 12.3 Œdème périphérique (suite)

	Lymphœdème	Insuffisance cardiaque droite	Insuffisance ou obstruction veineuse	Orthostatisme
R : région/ localisation	Habituellement bilatéral, mais peut être unilatéral. Lymphœdème du bras, associé à une dissection des ganglions lymphatiques de l'aisselle ou à une radiothérapie dans cette région.	Apparition d'abord aux membres inférieurs. Si la personne est alitée, l'œdème peut être localisé au bas du dos.	Localisé à l'endroit du blocage ou de l'insuffisance. Habituellement unilatéral, mais peut être bilatéral.	Bilatéral. Localisé aux membres inférieurs, plus particulièrement aux pieds, aux chevilles et aux mollets.
S : signes et symptômes associés	Peau indurée.	Distension des jugulaires, augmentation de la pression veineuse jugulaire, réflexe hépato-jugulaire positif, B3, hépatomégalie, ascite, augmentation du poids.	Turgescence et induration des tissus. Pigmentation brunâtre au tiers inférieur des jambes. Ulcération sanguinolente, aux bords peu définis, aux malléoles internes. Symptômes associés de la thrombose veineuse profonde ou de la thrombophlébite superficielle.	Malaise, lourdeur.
T : temps, durée, moment	En permanence.	En permanence.	En permanence. Plus marqué en fin de journée ou après une station debout ou assise prolongée.	Plus marqué en fin de journée ou après une station debout ou assise prolongée.
	Aucun godet Peau épaissie Pied œdématié	Godet Pied œdématié	Stade avancé Godet Pigmentation brunâtre Ulcère Pied œdématié	Godet Pied œdématié

fourmillement, sensation de refroidissement ou diminution de la sensation)?
- Est-ce que la douleur au membre inférieur vous porte à boiter (claudication)?
- Si la douleur apparaît à la marche, après quelle distance parcourue apparaît-elle? Combien de marches pouvez-vous monter avant de ressentir la douleur?

JUSTIFICATION

La douleur chez les personnes souffrant d'artériopathie oblitérante chronique ou progressive, telles que l'insuffisance artérielle ou la maladie de Buerger, évolue selon différentes étapes: au stade I, la personne ressent des engourdissements, des picotements et des fourmillements, une diminution de la sensation et l'impression d'avoir constamment les pieds froids. Au stade II, à ces symptômes s'ajoutent la douleur à la marche ou à l'exercice et une claudication. Il est important que l'infirmière interroge la personne sur la nature de l'exercice qui provoque la douleur ou la distance à parcourir avant que la douleur n'apparaisse. Enfin, à un stade plus avancé, la douleur est constante, même au repos, et elle est aiguë, en coup de poignard.

Il est à noter que le diabète est un facteur de risque présent chez bon nombre de personnes atteintes d'insuffisance artérielle des membres inférieurs. Les douleurs provoquées par l'ischémie sont parfois camouflées par les neuropathies diabétiques, responsables d'un engourdissement et d'une perte importante de sensation. Les douleurs provoquées par une insuffisance artérielle aiguë sont très prononcées, difficilement tolérables et provoquent une perte de sensibilité et de motricité (contractures) dans les heures qui suivent le blocage. La maladie de Raynaud provoque habituellement peu de douleur, quoiqu'il soit parfois possible qu'une douleur lancinante et des paresthésies se manifestent lors de la « reperfusion », plus particulièrement au bout des doigts.

La douleur associée à l'insuffisance veineuse, aux varices ou aux thromboses veineuses profondes est davantage ressentie comme une douleur diffuse accompagnée parfois de prurit. Les thrombophlébites superficielles provoquent une douleur plus lancinante, aiguë, sous forme de brûlure ou de crampe.

QUESTIONS

R Où se situent la douleur ou les engourdissements? (Pieds, mollets, cuisses, fesses, bras?)
- Est-ce que la douleur ou les engourdissements apparaissent aux deux membres ou seulement d'un côté?

JUSTIFICATION

Généralement, les douleurs associées à l'insuffisance artérielle chronique apparaissent d'abord au mollet et à la cuisse, et ce, d'un seul côté. L'oblitération s'accentuant, les douleurs deviennent plus constantes, progressent vers le pied et les orteils et peuvent se manifester bilatéralement. L'insuffisance artérielle aiguë s'attaque habituellement à une extrémité, orteils ou pieds, unilatéralement; elle atteint plus rarement la jambe. Selon l'importance de l'embole ou du thrombus, la douleur aiguë se situe en aval du blocage.

L'insuffisance veineuse chronique et la présence de varices provoquent habituellement des douleurs bilatérales aux mollets et au bas des jambes. Les douleurs associées à une thrombose veineuse profonde ou à une thrombophlébite veineuse superficielle seront unilatérales. La douleur de la thrombose veineuse profonde sera logée dans le mollet, alors que celle de la thrombophlébite veineuse superficielle sera ressentie dans le réseau saphène, en surface, le long de la veine atteinte.

QUESTIONS

S Est-ce que la douleur ou les engourdissements sont associés à d'autres manifestations ou symptômes? (Pâleur ou coloration marbrée du membre?)
- Avez-vous remarqué des changements dans votre capacité à avoir une érection?

JUSTIFICATION

Un membre inférieur douloureux, froid, pâle ou marbré lorsque surélevé laisse croire à un problème de nature artérielle. Par contre, une douleur au mollet, plus importante en fin de journée et accompagnée d'un œdème également plus marqué, indiquerait une insuffisance veineuse. Une douleur sous forme de crampe accompagnée d'une chaleur locale au mollet, d'un cordon induré et d'une rougeur le long d'un trajet veineux indique une thrombophlébite superficielle. De tels symptômes au site d'une perfusion intraveineuse révèlent une thrombophlébite superficielle reliée aux solutions irritantes ou à un blocage de la perfusion. Les hommes qui souffrent d'athérosclérose ou d'artériopathies oblitérantes peuvent éprouver, outre des symptômes de douleurs aux membres inférieurs, des troubles d'érection. En effet, un dysfonctionnement des vaisseaux artériels peut atteindre les petites artères qui irriguent le pénis et qui sont responsables de l'érection.

QUESTIONS

T Depuis quand ressentez-vous la douleur ou les engourdissements?
- Est-ce que vous ressentez cette douleur ou ces engourdissements de façon constante? Combien de temps peuvent-ils durer? Quelques minutes ou quelques heures?
- À quels moments de la journée ressentez-vous cette douleur ou ces engourdissements? (Jour, nuit, lors d'un exercice ou à la marche?)
- Est-ce que la douleur ou les engourdissements arrivent soudainement ou graduellement?
- Est-ce que la douleur vous réveille la nuit?

JUSTIFICATION

La douleur associée à l'insuffisance artérielle chronique ou à la maladie de Buerger est d'abord manifeste à la marche ou lors de l'activité physique. La maladie évoluant, la douleur devient constante et plus importante la nuit, et ce, en raison de la position surélevée des membres inférieurs. Cette douleur réveille la personne la nuit et est responsable d'insomnie.

La douleur associée à une insuffisance artérielle aiguë est intense et arrive soudainement. Elle est constante, puis diminue après quelques heures, l'ischémie entraînant une atteinte nerveuse qui cause une perte de sensibilité et de motricité.

L'insuffisance veineuse et les varices créent une lourdeur aux jambes, plus importante en fin de journée ou après que la personne est demeurée longtemps debout ou assise, en raison de l'apparition d'une stase veineuse.

La thrombophlébite veineuse provoque une douleur constante que seuls l'antibiothérapie et les anti-inflammatoires parviennent à soulager.

Modifications de la peau

DÉFINITION

Les modifications de la peau peuvent se manifester de quatre façons principales : par les changements de coloration, de température, de texture ou de pilosité et par l'apparition d'ulcères.

QUESTIONS

P Qu'est-ce qui semble provoquer ces changements de coloration ou de température de la peau ? (Activité, repos, surélévation des membres, abaissement des membres, froid, chaleur excessive, etc. ?)
- Qu'est-ce qui semble atténuer ces changements de coloration ou de température de la peau ? (Abaissement des membres, balancement ou suspension des jambes, surélévation des membres, etc. ?)

JUSTIFICATION

Chez la personne souffrant d'une insuffisance artérielle chronique ou de la maladie de Buerger, l'élévation des membres inférieurs entraîne une pâleur excessive, alors que la position déclive provoque une érythrose intense. Par ailleurs, l'abaissement des membres inférieurs et la chaleur favorisent la circulation et tendent à diminuer légèrement la sensation de froid aux extrémités.

La cause de l'insuffisance artérielle aiguë est un embole ou un thrombus qui obstruent la circulation artérielle dans une extrémité. Seules la thrombolyse ou l'embolectomie peuvent rétablir la circulation aux extrémités.

Le changement de position n'entraîne pas de modification de la coloration ou de la température chez la personne souffrant d'insuffisance veineuse.

QUESTION

Q Quelle est la nature des changements de la peau observés sur vos jambes ou vos bras ? (Coloration : rouge, pâle, bleutée, pigmentation brune, plaques noirâtres. Température : excessivement chaude ou froide. Modifications de la texture ou de la pilosité : dépilation par plaques ou disséminée, peau fine, sèche. Présence d'ulcères : avec ou sans saignement, douloureux ou indolores ?)

JUSTIFICATION

Outre les changements de coloration et de température décrits précédemment, on observe au cours de l'évolution de l'insuffisance artérielle chronique et de la maladie de Buerger que la peau devient fine, sèche et luisante. De plus, le manque d'apport en oxygène entraîne la perte de poils par plaques ou de façon disséminée. S'il y a des ulcères, ils sont habituellement bien définis, souvent circulaires, secs avec peu d'écoulement et douloureux, sauf dans le cas d'une atteinte neurologique. La base de l'ulcère est pâle ou nécrosée, et on note peu de saignement ou pas du tout.

L'insuffisance artérielle aiguë est caractérisée par une pâleur et une froideur marquée et soudaine en aval de l'occlusion.

Chez la personne atteinte d'insuffisance veineuse, l'évolution de la maladie se manifeste par une augmentation de la pigmentation brunâtre de la peau. Celle-ci devient épaisse, durcie et présente parfois une dermite de stase. Lorsqu'il y a des ulcères de stase, ceux-ci sont habituellement superficiels, et leurs contours peu définis ; l'écoulement sérosanguinolent peut être de modéré à important selon la gravité de la plaie et l'œdème des tissus. Le lit de la plaie est rougeâtre ou fibrineux et jaunâtre, et l'ulcère est habituellement peu douloureux.

QUESTIONS

R Où est situé ce changement de coloration ou de température ? (Pied, cheville, jambe, cuisse, bras ?)
- Où est située la dépilation ? (Pied, cheville, cuisse, bras, les deux membres ou un seul, par plaques, disséminée ou sur tout le membre ?)
- Où est située l'ulcération ? (Orteil, cheville latérale, cheville médiane, talon, pied, jambe ?)

JUSTIFICATION

Dans les cas d'insuffisance artérielle chronique, la pâleur et la froideur se situent habituellement aux extrémités (orteils, pieds, cheville) et peuvent être unilatérales, quoique l'évolution de la maladie athéroscléreuse atteigne éventuellement les deux membres inférieurs. La dépilation se manifeste le plus souvent aux orteils, aux pieds et aux chevilles, mais également sur les jambes de façon disséminée ou par plaques. Les ulcères associés aux affections périphériques artérielles se retrouvent sur différentes régions du corps : à la pointe ou à la partie latérale des orteils, sur les pieds, aux points de pression ou de traumatisme et aux malléoles externes.

La coloration brunâtre, signe d'insuffisance veineuse, est présente au tiers inférieur de la jambe et au pourtour de la cheville. Les ulcères de stase ou veineux se situent principalement sur la malléole médiane ou interne et rarement sur le tiers inférieur externe de la jambe.

QUESTION

S Avez-vous remarqué d'autres manifestations associées aux changements de coloration, de température, de pilosité ?

JUSTIFICATION

Les troubles d'insuffisance artérielle s'accompagnent aussi d'une diminution ou d'une absence de palpation des pouls périphériques en aval du blocage. La fièvre peut parfois accompagner une thrombophlébite superficielle.

QUESTIONS

T À quels moments de la journée le changement de coloration ou de température est-il plus apparent ? (Le jour ou la nuit ?)
- Quelle est la durée du changement de coloration ou de température ? (Est-il continu, intermittent, bref ou de quelques heures ?)
- Depuis quand avez-vous remarqué ces changements de pilosité ?
- Depuis quand avez-vous remarqué l'apparition de ces plaies ?
- Est-ce que ces plaies sont apparues soudainement ou progressivement ?

JUSTIFICATION

Les personnes atteintes d'insuffisance artérielle ou d'une maladie systémique circulatoire, telle que l'insuffisance cardiaque, ont les chevilles et les pieds froids et pâles en permanence, mais davantage la nuit, à cause de la position surélevée des jambes, de la baisse du métabolisme et de la diminution de la circulation.

Dans ces cas, la perte de pilosité et l'apparition de plaies sont progressives et dépendent de la sévérité de l'atteinte artérielle et de la rapidité à laquelle évolue l'affection oblitérante. Par contre, si l'apport de sang, de nutriments et d'oxygène aux tissus est nul, comme dans le cas d'un blocage artériel aigu, l'apparition d'ulcères peut se faire en quelques heures ou en quelques jours.

L'insuffisance veineuse entraîne une pigmentation brunâtre ou des ulcères qui progressent selon l'importance de l'œdème et de la stase veineuse.

EXAMEN PHYSIQUE (SIGNES)

Matériel requis

Table d'examen, lit ou civière
Ruban à mesurer
Stéthoscope

TECHNIQUES D'EXAMEN ET APPLICATION

Techniques effectuées dans le cadre de l'examen du système vasculaire périphérique :
- Inspection des membres supérieurs et inférieurs.
- Palpation des pouls périphériques des membres supérieurs et inférieurs.
- Palpation des ganglions lymphatiques des membres supérieurs et inférieurs.
- Inspection, auscultation et palpation des artères carotides et du pouls carotidien.
- Tests spécifiques.

Ces techniques permettent de recueillir des données objectives qui complètent l'évaluation des symptômes et des antécédents décrits précédemment.

Il est préférable que la personne porte une chemise d'hôpital. La température de la pièce doit être maintenue à 21 ou 22 °C, pour éviter de provoquer une vasodilatation ou une vasoconstriction, lesquelles pourraient nuire au déroulement de l'examen et à l'identification de données significatives. Aviser la personne que certaines régions du corps, l'aine en particulier, devront être dénudées, afin de palper les pouls et de dépister la présence de ganglions lymphatiques. Pour favoriser la collaboration de la personne et réduire son niveau d'anxiété, expliquer chacune des étapes de l'examen et répondre à ses questions clairement et simplement.

MEMBRES SUPÉRIEURS

Inspection

Inspecter attentivement les bras, de l'épaule au bout des doigts, paumes de la main contre terre, puis vers le haut.

Coloration

Noter la couleur de la peau et des ongles et comparer les deux membres.

Observations courantes

La couleur de la peau dépend de la pigmentation. La peau est en général rosée et identique pour les deux membres supérieurs.

Particularités

Le passage rapide à un état de pâleur, de cyanose, puis de rougeur excessive des doigts et des mains est caractéristique de la maladie de Raynaud (voir la figure 12.14). La froideur, les engourdissements, les picotements, la douleur et l'absence de pulsation localisée et momentanée sont également des symptômes et signes associés.

Figure 12.14 Maladie de Raynaud

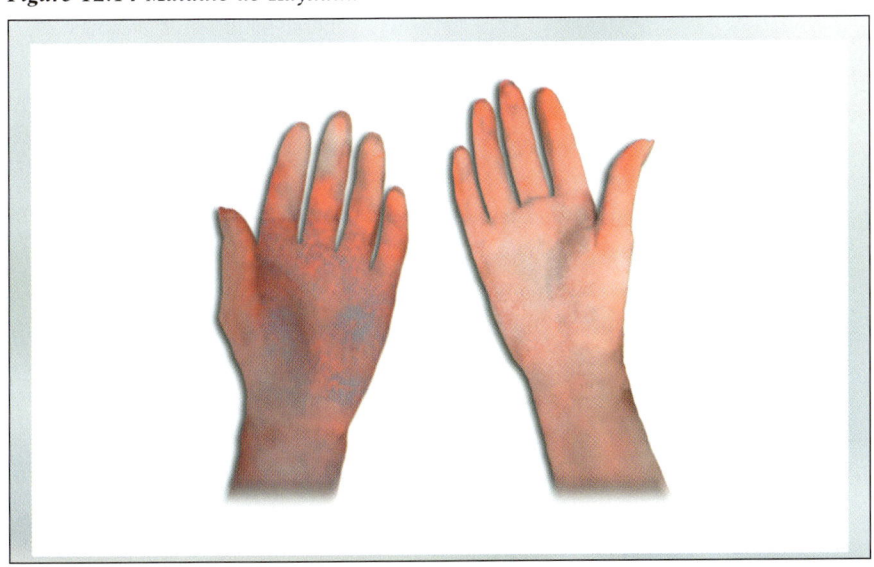

Forme

Observer la forme et l'apparence des ongles des doigts, comparer les deux membres.

Observations courantes

L'ongle est légèrement arrondi et l'angle formé à la jonction de l'ongle et du doigt est de 160 degrés.

Particularités

La forme bulbeuse, arrondie et élargie de la phalange distale et l'aplatissement de l'angle formé par la jonction de l'ongle et du doigt (180 degrés ou plus) sont révélateurs d'hypoxie chronique associée à une maladie respiratoire ou à de l'insuffisance cardiaque congénitale. Il s'agit d'hippocratisme digital (voir les figures 10.20 et 10.21).

Notes au dossier

Coloration rosée des ongles et de la peau des membres supérieurs.

Mains pâles, froides et ongles cyanosés.

Palpation

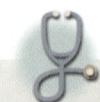

Dimensions

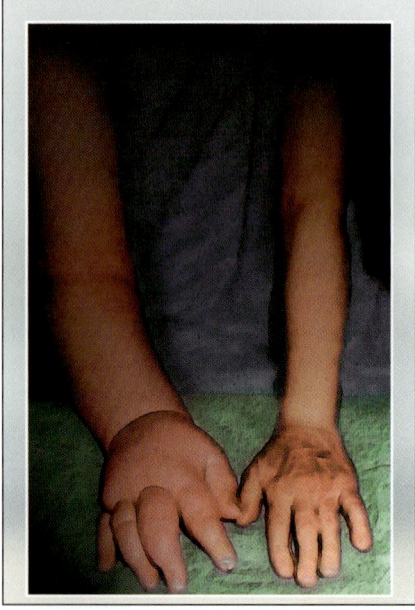

Figure 12.15 Lymphœdème

Évaluer les dimensions des membres, noter la présence d'œdème ou de gonflement et comparer les deux membres.

Observations courantes

Les membres sont symétriques sans gonflement ni œdème.

Particularités

L'œdème d'un bras est inhabituel. Lorsqu'il est accompagné de veines dilatées et proéminentes, il peut s'agir d'une obstruction veineuse en amont de la zone œdématiée. L'œdème est alors généralement ferme au toucher.

L'œdème d'un bras peut également être associé à une chirurgie des seins, à la dissection des ganglions axillaires ou à des traitements de radiothérapie. Il s'agit de lymphœdème (voir la figure 12.15) causé par un blocage du drainage du réseau lymphatique. Le godet n'est pas caractéristique de ce type d'œdème.

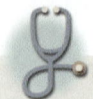

Texture et douleur

Examiner la texture de la peau, évaluer la turgescence et la douleur au toucher.

Observations courantes

Peau ferme, sans œdème, indolore au toucher.

Particularités

Les thrombophlébites superficielles des membres supérieurs sont rares. Elles sont habituellement causées soit par l'irritation d'une veine lors d'une perfusion intraveineuse de solutions irritantes, soit par le blocage de la perfusion intraveineuse. Elles sont caractérisées entre autres par une douleur et un cordon induré au pourtour de la veine enflammée.

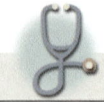

Température

Avec le dos de la main, vérifier la température des doigts, des mains et des bras. La température doit être prise sur différentes zones des doigts, de la main et du bras et comparée à celle de l'autre membre supérieur.

Observations courantes

Chaleur normale sans excès et identique sur les deux bras.

Particularités

Une chaleur et une rougeur localisées sont des signes courants de la thrombophlébite superficielle.

Notes au dossier

Aucun œdème et aucune douleur à la palpation des mains et des bras. Température des doigts, des mains et des bras normale, ou chaude sans excès, et identique à gauche et à droite.

Chaleur et rougeur localisées à l'avant-bras droit, œdème et cordon induré au site de la perfusion intraveineuse.

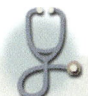

Pouls radial

Lors de la palpation du pouls radial, se tenir face à la personne. Le pouls radial des deux bras devrait être évalué simultanément et ce, avec l'index, le majeur et l'annulaire. Le pouls radial est perceptible à la face interne et flexible du poignet, du côté du pouce. De sa main droite, saisir le poignet gauche de la personne et utiliser la main gauche pour tenir le poignet droit de la personne. Les poignets de la personne peuvent être légèrement fléchis vers l'intérieur, ce qui facilite en général la perception des pulsations (voir la figure 12.16). La fréquence, le rythme et l'amplitude des pouls des deux bras sont évalués. Ces caractéristiques sont ensuite comparées entre les deux membres supérieurs.

Observations courantes

Les pouls radiaux ont une fréquence et un rythme identiques, de même qu'une amplitude de 2+ des deux côtés.

Remarque

Chaque systole cardiaque crée une onde de pression : c'est le pouls. À chaque cycle cardiaque, le sang est éjecté du ventricule gauche vers l'aorte, ce qui déclenche une onde de pouls qui est transmise à l'ensemble du réseau artériel périphérique. Il existe un délai entre l'arrivée en périphérie de l'onde de pression et celle du flot sanguin artériel, l'onde précédant le flot sanguin. Le pouls est palpable dans les deux cas suivants : lorsque les artères sont situées en périphérie, dans le tissu sous-cutané, et lorsqu'elles peuvent être comprimées contre une structure osseuse.

Lors de la palpation du pouls, il est important de noter : la fréquence (nombre de battements par minute), le rythme (régulier ou irrégulier) et l'amplitude de l'onde de pouls. On doit de plus vérifier si, pour chaque artère, ces données sont identiques dans les deux membres ; une différence pourrait révéler une anomalie unilatérale.

L'amplitude de l'onde pulsatile (voir la figure 11.10 du chapitre sur la fonction cardiaque) est reliée à la force ou à la pression de l'onde de pouls. L'amplitude de l'onde est cotée sur une échelle de Likert s'étendant de 0 à 3 points :
- 3+, augmenté et bondissant : peut être associé à l'hypertension artérielle, à un état de stress, à l'anxiété, à la fièvre, à l'anémie, à l'hyperthyroïdie, à l'insuffisance aortique ou à un exercice intense ;
- 2+, normal ;
- 1+, faible ou diminué : peut être associé à une sténose aortique, à une diminution du débit cardiaque, à de l'insuffisance artérielle ou à de l'athérosclérose périphérique ;
- 0, absent : peut être associé à une obstruction artérielle périphérique complète (embole, thrombus) en amont du site de palpation du pouls, à un état de choc ou à la mort.

Particularités

Les facteurs associés à une variation de l'amplitude de l'onde de pouls sont décrits dans la remarque.

Un pouls radial dont la fréquence est accélérée peut être associé à une infection, à un état de stress, d'anxiété ou de peur, ou à une diminution du débit cardiaque, comme lors d'une hémorragie.

Un pouls radial dont la fréquence est ralentie peut être associé à un état de détente ou au repos ; il peut être causé par certains médicaments tels les bêta-bloquants ou par une anomalie du système de conduction cardiaque. Les athlètes ont en général une fréquence cardiaque au repos ralentie, et ce, parce que le muscle cardiaque entraîné est plus puissant et efficace et réussit à maintenir un même débit avec une fréquence cardiaque moindre.

Un pouls radial irrégulier peut être provoqué par le stress, un déséquilibre hydro-électrolytique ou un dysfonctionnement du système de conduction électrique du cœur.

La maladie de Raynaud est caractérisée par des spasmes des petites artères situées dans les mains et les doigts. Chez les personnes atteintes de cette maladie, le pouls radial est habituellement normal ou momentanément absent ; sa mesure ne représente donc pas un examen pertinent.

Si l'infirmière craint de confondre le pouls de la personne avec le sien, elle peut, d'une main, palper le pouls de la personne et, de l'autre, palper le sien. Généralement, les fréquences sont différentes et permettent de confirmer que le pouls perçu est bien celui de la personne. La palpation du pouls carotidien se prête particulièrement bien à cette comparaison.

La palpation des pouls des membres supérieurs concerne habituellement les pouls radial et brachial. Il est rarement indiqué de palper le pouls cubital, qui est d'ailleurs peu accessible en périphérie chez l'individu normal. Si l'indication est démontrée, le pouls cubital peut parfois être perçu à la face interne de l'avant-bras, sur le poignet, du bord cubital de l'avant-bras.

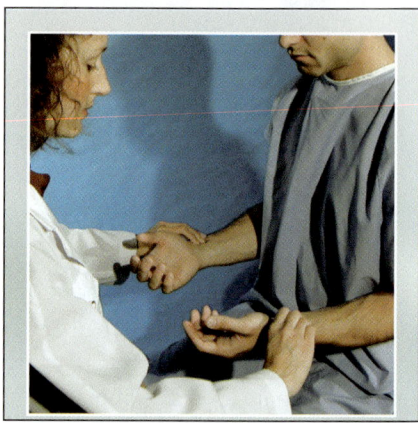

Figure 12.16 Palpation du pouls radial

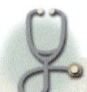

Pouls brachial

Pour évaluer le pouls brachial, se tenir face à la personne. On doit prendre ce pouls simultanément aux deux bras. Utiliser le pouce pour palper les pouls brachiaux, qui sont plus forts que les pouls digitaux. Le pouce est appuyé sous le tendon du biceps, du côté interne au pli du coude, et les autres doigts sont repliés sur la face externe du coude. Aider la personne à fléchir légèrement les deux coudes, saisir son bras droit avec la main gauche et utiliser la main droite pour tenir le coude gauche de la personne (voir la figure 12.17).

Figure 12.17 Palpation du pouls brachial

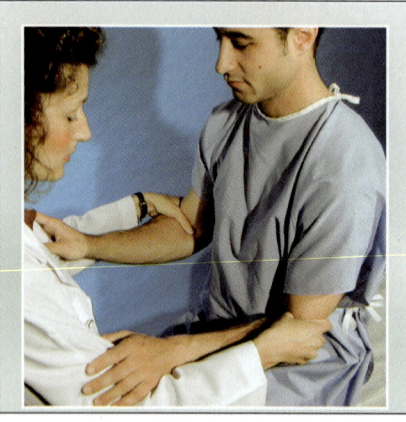

Observations courantes

Les pouls brachiaux sont identiques en ce qui a trait à la fréquence, au rythme et à l'amplitude.

Remarque

L'utilisation du pouce pour la palpation est permise et adéquate, le pouls brachial étant d'amplitude beaucoup plus grande que les pouls digitaux. L'infirmière ne risque donc pas de confondre ses pouls avec ceux de la personne.

Particularités

Tout comme pour les pouls radiaux, l'amplitude des pouls brachiaux peut être cotée sur l'échelle de Likert, qui s'étend de 0 à 3+.

Les causes des variations d'amplitude, de fréquence ou de rythme sont semblables à celles décrites pour les pouls radiaux.

Notes au dossier

Pouls radial et brachial à 2+ perçus de façon identique aux deux membres à une fréquence de 70 pulsations/minute, rythme régulier.

Pouls radial droit impossible à palper.

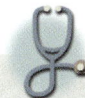

Ganglions lymphatiques épitrochléens

Les ganglions lymphatiques épitrochléens sont situés dans le sillon entre les muscles biceps et triceps, à environ 3 cm au-dessus de l'épitrochlée de l'humérus. Demander à la personne de fléchir les coudes à 90 degrés. Soutenir l'avant-bras droit de la personne avec le bras droit et utiliser la main gauche pour dépister la présence de ganglions. De même, soutenir l'avant-bras gauche de la personne avec la main gauche, et utiliser la main droite pour palper les ganglions (voir la figure 12.18).

Figure 12.18 Palpation des ganglions lymphatiques épitrochléens

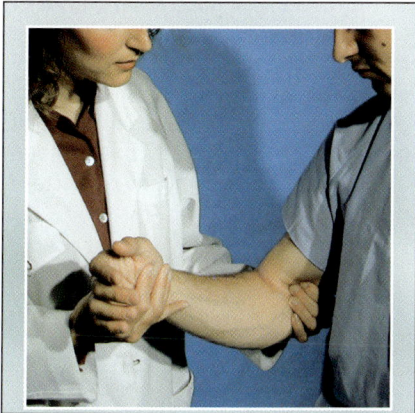

Observations courantes

Les ganglions épitrochléens sont rarement palpables chez les individus en bonne santé. Lorsqu'ils le sont, leur grosseur, leur consistance et la douleur associée doivent être décrites.

Particularités

La présence de ganglions épitrochléens peut être le signe d'une infection aiguë localisée à l'avant-bras ou à la main. Il peut s'agir aussi d'une lymphadénopathie généralisée.

Notes au dossier

Aucun ganglion épitrochléen n'est perçu à la palpation des deux bras.

Palpation de ganglions épitrochléens douloureux au bras gauche; œdème et rougeur marqués de la main du même côté.

Tests spécifiques

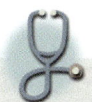

Test d'Allen

Le test d'Allen a pour but de dépister et d'évaluer une insuffisance artérielle aux membres supérieurs. Ce test permet de déterminer la perméabilité de l'artère radiale et de l'artère cubitale. L'infirmière demande à la personne de déposer ses mains sur ses genoux, paumes vers le haut, puis de serrer les poings. Elle comprime l'artère radiale et l'artère cubitale entre ses pouces et ses doigts. Elle demande ensuite à la personne d'ouvrir lentement sa main, sans hyperextension, et poursuit la compression des artères radiale et cubitale. L'hyperextension de la main pourrait entraîner une pâleur excessive et laisser croire à un faux positif. La paume de la main est alors pâle. L'infirmière décomprime l'artère cubitale, tout en maintenant la pression sur l'artère radiale, et observe le délai nécessaire au retour de la coloration de la main (voir la figure 12.19). La même manœuvre peut être effectuée pour évaluer la perméabilité de l'artère radiale. Il suffit alors de retirer la pression sur l'artère radiale et d'observer l'irrigation artérielle via cette dernière.

Observations courantes

La perméabilité de chacune des artères est assurée lorsque la paume de la main retrouve une couleur rosée, 3 à 5 secondes après la manœuvre.

Figure 12.19 Test d'Allen
a)   b)

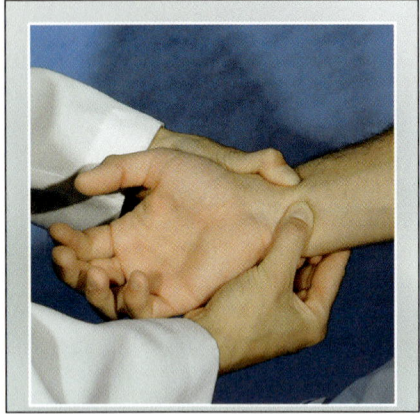 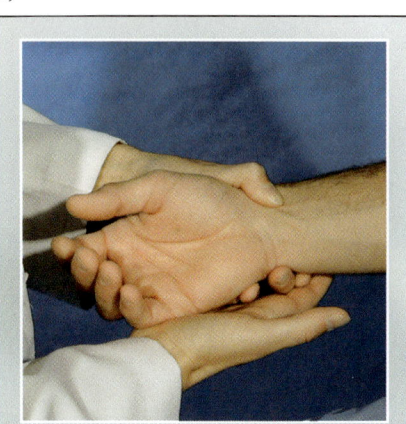

Particularités

Si la paume demeure pâle plus de 5 secondes, une occlusion de l'artère cubitale ou radiale peut être en cause.

Une insuffisance artérielle aux membres supérieurs est moins fréquente qu'aux membres inférieurs. Des pouls radiaux et cubitaux diminués (1+) ou absents peuvent résulter d'une thromboangéite oblitérante (maladie de Buerger) ou d'une embolie artérielle aiguë.

Le test d'Allen s'impose avant d'installer un cathéter artériel pour le monitorage invasif de la tension artérielle. En effet, si on installe un cathéter dans une des deux artères alors que l'autre est partiellement obstruée, on augmente considérablement le risque d'ischémie ou de nécrose de la main.

Notes au dossier

Test d'Allen effectué aux artères radiale et cubitale :

– Retour de la coloration rosée à la paume de la main en 3 à 5 secondes après la décompression de chacune des artères.

– À la décompression de l'artère radiale gauche, retour de la coloration rosée de la paume en 12 secondes. Pouls radial gauche diminué (1+) et persistance de cyanose au bout des doigts après la fin de la manœuvre.

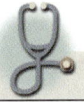

Temps de remplissage capillaire

Comprimer fermement la jonction de l'ongle et du doigt (index ou majeur) de la personne entre le pouce et l'index pendant 3 ou 4 secondes ou jusqu'à ce que l'ongle blanchisse. Relâcher ensuite la pression et noter le temps requis pour le retour de la coloration rosée (voir la figure 10.15).

Observations courantes

Un remplissage capillaire normal redonne à l'ongle sa coloration rosée en moins de 2 secondes.

Remarque

Une pièce trop froide, de l'œdème aux mains et aux doigts ou l'usage de tabac dans l'heure précédant l'examen peuvent fausser les résultats du test et laisser croire à un faux positif.

Particularités

Un remplissage capillaire de plus de 2 secondes est signe de vasoconstriction périphérique, d'un débit cardiaque diminué, d'un état de choc, d'hypothermie ou d'une occlusion artérielle.

Notes au dossier

Test du temps de remplissage capillaire effectué :

– Retour de la coloration rosée de l'ongle en moins de 2 secondes.

– Retour de la coloration rosée de l'ongle de la main droite en 6 secondes.

MEMBRES INFÉRIEURS

Inspection

Examiner attentivement les deux jambes, de l'aine au bout des orteils. La personne doit être couchée sur le dos, les jambes dénudées, mais les organes génitaux couverts. Les chaussettes et bas nylon doivent être retirés afin de permettre un examen clinique précis et spécifique.

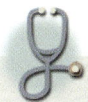

Coloration

Observer la couleur de la peau et des ongles, comparer les deux membres.

Observations courantes

La peau devrait être bien rosée, sans décoloration ni rougeur excessives.

Figure 12.20 Insuffisance veineuse : coloration brunâtre du bas de la jambe et ulcère veineux

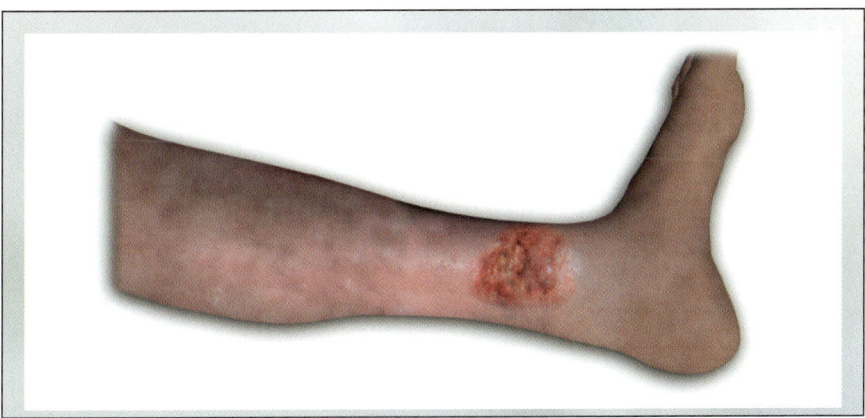

Figure 12.21 Insuffisance artérielle : pâleur excessive à l'élévation des pieds

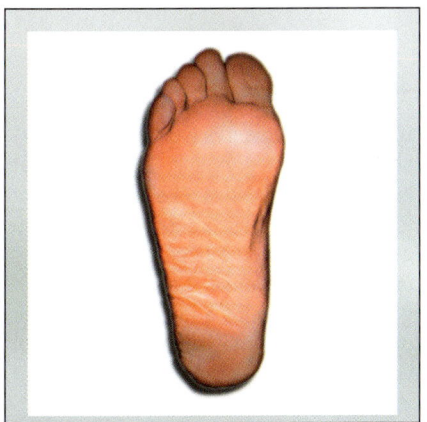 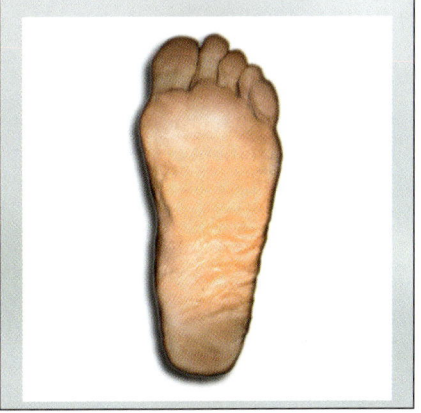

Particularités

Une zone de rougeur unilatérale peut être due à une thrombophlébite superficielle.

D'autres caractéristiques telles que la douleur, la chaleur et l'œdème localisés, et un cordon sous-cutané induré le long du trajet veineux accompagnent généralement la rougeur lors de la thrombophlébite superficielle. Le mollet est le siège de prédilection de la thrombophlébite superficielle.

Une coloration brunâtre du bas de la jambe ou de la cheville est souvent associée à une insuffisance veineuse chronique (voir la figure 12.20).

Une insuffisance artérielle (voir la figure 12.21) peut être en cause lorsqu'une pâleur excessive apparaît sur des pieds élevés et une rougeur excessive sur des pieds en position déclive (érythrose de déclivité).

Notes au dossier

Coloration rosée des ongles et de la peau des membres inférieurs gauche et droit.

Pigmentation brunâtre au tiers inférieur et à la cheville des membres inférieurs gauche et droit acompagnée d'œdème qui prend le godet (2+) aux pieds, aux chevilles et dans la région prétibiale.

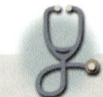

Forme

Observer la forme et l'apparence des ongles d'orteils.

Observations courantes

Forme de l'ongle légèrement arrondie, bien colorée.

Particularités

Des ongles épais, rigides et qui poussent très lentement sont souvent associés à une insuffisance artérielle (exemple : pied d'une personne atteinte du diabète).

Notes au dossier

Coloration rosée des ongles des pieds gauche et droit et forme arrondie, sans excès d'épaisseur ou de rigidité.

Ongles des pieds gauche et droit épais, rigides, striés et cyanosés.

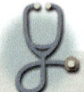

Réseau veineux

Figure 12.22 Veines variqueuses

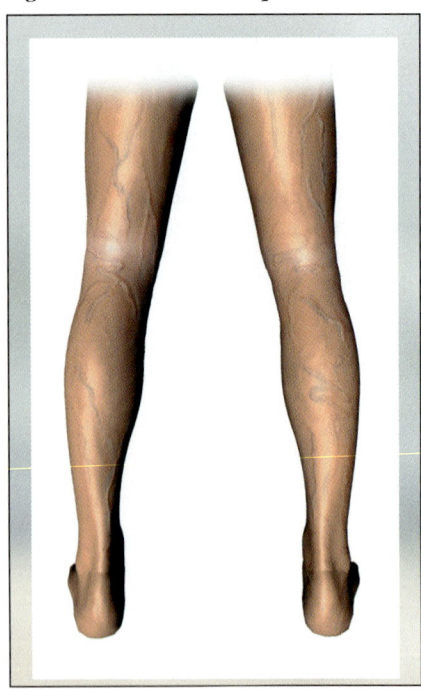

Examiner le réseau veineux, sa distribution, la présence de veines dilatées ou variqueuses. Bien que celles-ci puissent être visibles lorsque la personne est allongée, la station debout en favorise l'évaluation et la palpation ; cette position provoque le remplissage du réseau sanguin des jambes et rend les varices apparentes. Inspecter plus particulièrement la région proximale de l'anneau crural et la partie inférieure des jambes.

Observations courantes

Les veines des membres inférieurs, plus particulièrement celles des cuisses et des jambes, sont habituellement peu apparentes, non gonflées.

Particularités

Les veines variqueuses (voir la figure 12.22) sont dilatées, gonflées, tortueuses et leurs parois épaissies. Elles sont souvent localisées à la face interne de la cuisse et de la jambe ou à la partie postérieure latérale du mollet. Les varices sont généralement dues à une incompétence des valvules, à une faiblesse de la paroi veineuse ou à une obstruction en amont de la varice.

Notes au dossier

Veines des cuisses et des jambes non gonflées et non apparentes.

Nombreuses veines dilatées, gonflées et tortueuses aux mollets et à la face interne des cuisses droite et gauche.

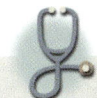

Pilosité

Évaluer la distribution de la pilosité, en comparant les deux membres.

Observations courantes

Les poils devraient être uniformément distribués sur les cuisses, les jambes et les orteils.

Particularités

La dépilation par plaques sur les orteils, les pieds et les chevilles, en présence d'une peau mince, luisante et pâle, révèle habituellement une mauvaise irrigation artérielle et un apport insuffisant d'oxygène et de nutriments à la peau.

Une perte de poils sur la partie inférieure de la jambe peut être due au vieillissement normal ou à une insuffisance artérielle.

Notes au dossier

Pilosité uniformément distribuée au MIG et au MID.

Perte de poils par plaques disséminées aux pieds et aux orteils droits et gauches ; peau des membres inférieurs pâle et luisante.

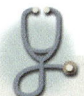

Lésions

Rechercher des lésions, des ulcères et des cicatrices. Préciser leurs dimensions, leur aspect et leur localisation.

Observations courantes

Il n'y a ni lésion ni ulcération aux membres inférieurs

Particularités

Des ulcères noirâtres sur le bout des orteils, aux premières phalanges et aux malléoles externes sont d'origine artérielle.

Des ulcères sanguinolents, aux contours peu définis et situés principalement aux malléoles internes, sont d'origine veineuse (voir la figure 12.23).

Figure 12.23 a) Insuffisance artérielle : ulcère nécrotique à l'orteil

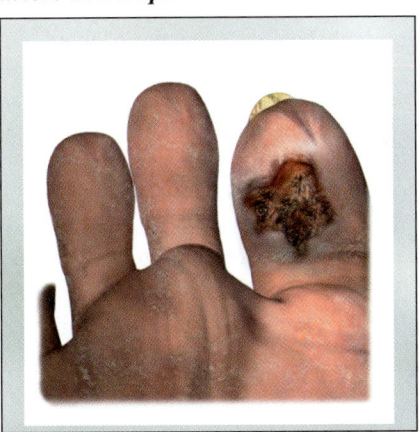

b) Insuffisance veineuse chronique : ulcère à la malléole interne

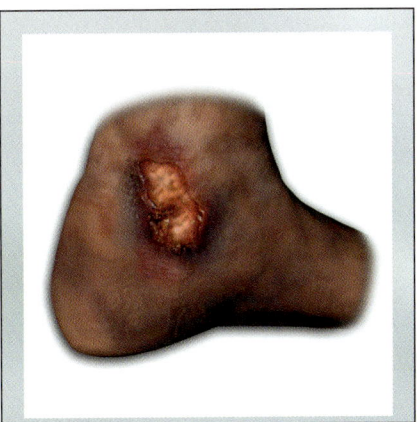

Notes au dossier

Aucune lésion ou cicatrice au MIG ni au MID.

Ulcère de forme arrondie de 1 cm de diamètre à la face latérale externe du gros orteil du pied droit. Lit de la plaie noirâtre et sec et contour rougeâtre, sans écoulement. Sensibilité au pourtour.

Palpation

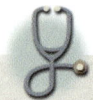

Dimensions

Palper et observer les dimensions des membres inférieurs, la présence d'œdème ou de gonflement et comparer les deux membres.

Noter l'expansion de l'œdème et son étendue.

Observer si les tendons, les os et les veines du pied et de la cheville sont apparents, camouflés ou particulièrement saillants.

En cas d'œdème, il faut rechercher le godet.

La mesure des membres inférieurs (ruban à mesurer) est utile pour les comparer et suivre l'évolution de l'œdème (voir tests spécifiques).

La gravité de l'œdème qui prend le godet doit être cotée sur une échelle de 1 à 4 (voir la remarque).

Observations courantes

Les jambes devraient être de mêmes dimensions, sans œdème, gonflement ou atrophie.

Remarque

Le godet est une dépression (cratère) de la peau et du tissu sous-cutané provoquée par une pression. Il est évalué en pressant fermement le doigt sur le dessus du pied, puis derrière la malléole interne et sur le tibia pendant au moins 5 secondes.

L'œdème aux membres inférieurs peut être associé à de multiples causes (voir le tableau 12.3).

Voici des repères permettant d'évaluer la profondeur du godet en centimètres et le temps du retour à la normale :

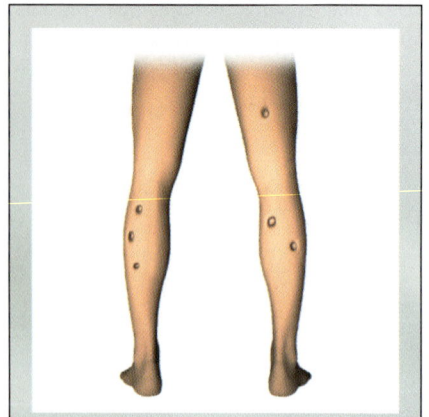

Figure 12.24 Œdème qui prend le godet

Trace (1+) :   0 – 0,5 cm ; rapide.

Léger (2+) :   0,5 – 1,3 cm ; 10 à 15 secondes.

Modéré (3+) :   1,3 – 2,5 cm ; 1 à 2 minutes.

Sévère (4+) :   > 2,5 cm ; 2 à 5 minutes.

Particularités

Un œdème diffus et généralisé aux deux membres inférieurs est d'origine systémique : insuffisance cardiaque congestive ou cirrhose hépatique. Le godet caractérise habituellement ce type d'œdème.

Un œdème unilatéral, localisé à la jambe et à la cheville, révèle une obstruction veineuse au mollet ou une insuffisance veineuse, alors qu'un œdème unilatéral de tout le membre inférieur révèle davantage un blocage veineux au niveau iliaque ou fémoral. Cet œdème est habituellement caractérisé par le godet.

L'œdème qui prend le godet (voir la figure 12.24) est également associé à la prolongation de la station debout ou assise, laquelle provoque une stase veineuse. Chez les personnes alitées, l'œdème qui prend le godet est situé à la région lombo-sacrée.

Une obstruction du drainage lymphatique des membres inférieurs peut aussi entraîner un œdème unilatéral ou bilatéral. Cet œdème est ferme au toucher et sans godet.

Notes au dossier

Aucun œdème ou godet observé ni palpé au MIG ni au MID.

Œdème qui prend le godet (3+) observé aux chevilles et à la région prétibiale jusqu'aux genoux des deux membres inférieurs.

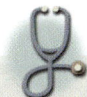

Texture et douleur

Évaluer la texture de la peau et la douleur au toucher. Pour dépister une douleur, palper plus particulièrement la région de l'aine, à l'intérieur du pouls fémoral, et le mollet (pour la douleur au mollet, voir plus loin dans ce chapitre le signe de Homan).

Observations courantes

La peau est lisse, douce au toucher. Il n'y a pas de douleur au pied, à la jambe, à la cuisse ni à l'aine.

Particularités

Une douleur spécifique à la palpation de la cuisse pourrait indiquer une thrombose iléofémorale, alors qu'une douleur au mollet peut être associée à une thrombose veineuse de la grande ou de la petite saphène. Il est important de noter que d'autres facteurs peuvent causer une douleur au mollet.

Notes au dossier

Aucune douleur n'est ressentie à la palpation du pied, de la cheville, de la jambe, de la cuisse ou de l'aine du MIG et du MID.

Douleur ressentie à la palpation du mollet droit; pas de rougeur, de chaleur ni d'œdème.

Température

Évaluer la température des membres inférieurs en promenant le dos de la main ou des doigts d'abord sur les cuisses, puis le long des jambes et des pieds. La température des deux membres inférieurs devrait être identique. Vérifier si la température est la même de la cuisse à l'extrémité de la jambe et, dans le cas contraire, préciser si le changement est graduel ou brusque.

Observations courantes

Les membres inférieurs devraient présenter une chaleur normale et uniforme.

Particularités

La température de la pièce, un état d'anxiété ou de peur, ou l'usage récent de tabac peuvent expliquer que les deux pieds ou les deux jambes soient plutôt froids. Ces différents facteurs provoquent une vasoconstriction des extrémités qui se manifeste par un refroidissement de la peau.

Si un seul des deux membres inférieurs est froid ou pâle, ou si la température change vers les extrémités, il pourrait s'agir d'insuffisance artérielle.

Une thrombophlébite superficielle se manifeste par un accroissement de la chaleur au mollet.

Notes au dossier

Température chaude, sans excès, et identique au MIG et au MID. Température égale du haut de la cuisse à l'extrémité de la jambe de chaque côté.

Jambe, cheville et pied du membre inférieur droit froids et pâles; cyanose de la plante du pied et des ongles d'orteils.

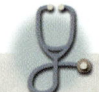

Pouls fémoral

Se tenir à la droite de la personne, lui demander de s'étendre sur le dos, l'aine et tout le membre inférieur dénudé mais les organes génitaux recouverts. Afin de faciliter l'examen d'une personne obèse, lui demander si elle est en mesure de collaborer en pliant les genoux et en écartant les jambes. L'artère fémorale poursuit un trajet oblique le long du triangle pileux formé au pubis. Le pouls fémoral peut être repéré à l'aine, à mi-chemin entre l'épine iliaque antéro-supérieure et la symphyse pubienne. Avec l'index, le majeur et l'annulaire, comprimer fermement l'artère fémorale, puis relâcher doucement. Le pouls fémoral devrait être perceptible. Il faut comparer la fréquence, le rythme et l'amplitude des pouls fémoraux des deux membres (voir la figure 12.25).

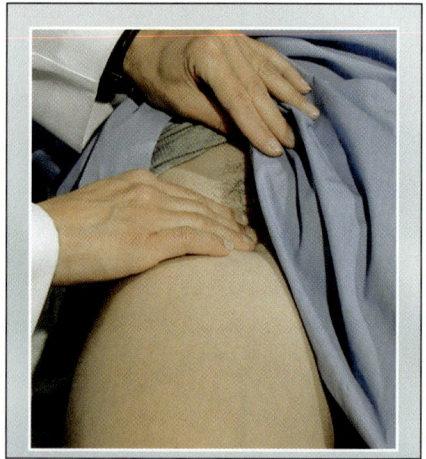

Figure 12.25 Palpation du pouls fémoral

Observations courantes

La fréquence, le rythme et l'amplitude des pouls fémoraux devraient être identiques sur les deux membres inférieurs. Une amplitude de 2+ est considérée comme normale.

Remarque

Un anévrisme est une dilatation d'une portion précise ou diffuse d'une artère. Une dilatation des trois couches de la paroi artérielle est appelée anévrisme vrai, alors que dans le cas d'un faux anévrisme, seulement une ou deux couches de tissus sont altérées. Les causes de l'anévrisme artériel sont de nature dégénérative, inflammatoire, traumatique ou congénitale. La cause dégénérative la plus commune est l'athérosclérose. L'évolution du processus athéroscléreux entraîne la dilatation progressive de la paroi artérielle durcie et rigide sous l'effet de la pression.

Particularités

Un pouls fémoral diminué ou absent est en général signe d'une obstruction complète ou partielle d'une artère en amont de la fémorale. Une affection aortique ou iliaque peut engendrer une diminution du pouls fémoral. Une artère dont le pouls est diminué ou absent devrait être auscultée à la recherche d'un souffle confirmant l'obstruction. D'autres signes, tels qu'un souffle, une douleur, une claudication, une pâleur, une cyanose ou une froideur du membre inférieur, accompagnent la diminution ou l'absence de pouls. Les pouls en aval de l'obstruction seront également diminués ou absents, puisque la circulation artérielle y sera altérée.

Un pouls fémoral augmenté ou bondissant peut être signe d'un anévrisme (voir la figure 12.26) de l'artère fémorale ; dans un tel cas, l'artère dilatée est plus près de la surface palpable et le pouls est fort.

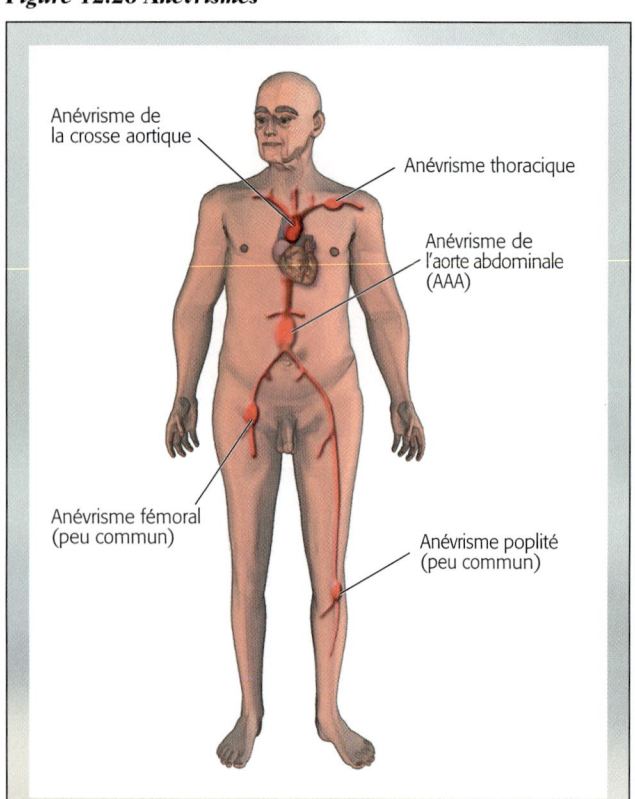

Figure 12.26 Anévrismes

Les anévrismes des artères superficielles causés par l'athérosclérose sont sacculaires ou fusiformes. L'anévrisme sacculaire entraîne une dilatation d'une portion de la circonférence de l'artère, alors que l'anévrisme fusiforme cause une dilatation de toute la circonférence artérielle.

La circulation en aval de l'anévrisme est rarement perturbée ou alors peu diminuée, l'intérieur de la paroi dilatée de l'artère étant souvent tapissé de débris de plaquettes et de fibrine qui tendent à maintenir le diamètre interne ou la lumière de l'artère relativement normale. Par contre, une accumulation excessive de produits thrombotiques peut provoquer la formation d'un thrombus responsable de l'obstruction du flot artériel.

Les anévrismes fémoral et poplité sont plutôt rares. Ils sont généralement reliés au phénomène athéroscléreux et souvent bilatéraux.

Notes au dossier

Pouls fémoral à 2+ perçu de façon identique aux deux aines à une fréquence de 70 pulsations/minute, rythme régulier.

Pouls fémoral diminué (1+) au membre inférieur droit; pâleur et froideur de tout le membre.

Pouls poplité

Le pouls poplité est difficile à percevoir. Pour le palper, demander à la personne de se tenir en position de décubitus dorsal, les genoux légèrement fléchis. Les pouls poplités sont palpés un à un. Déposer les deux pouces sur la rotule de la personne et enfoncer les doigts des deux mains dans le creux poplité juste derrière le genou (voir la figure 12.27a). La pression alors exercée doit être très ferme afin de comprimer l'artère poplitée contre la partie distale du fémur ou la partie supérieure du tibia. Si le pouls ne peut être perçu, demander à la personne de s'installer en décubitus ventral, le genou fléchi à 90 degrés. Sa jambe doit être détendue et reposer sur le bras ou l'épaule de l'infirmière. Enfoncer les deux pouces dans le creux poplité (voir la figure 12.27b).

Observations courantes

La fréquence, le rythme et l'amplitude des pouls poplités devraient être identiques des deux côtés. Un pouls poplité normal peut ne pas être accessible à la palpation.

Particularités

Une obstruction tout comme une artériosclérose des artères de la cuisse engendrent une diminution et parfois même une absence totale du pouls de l'artère poplitée.

Un pouls poplité augmenté ou bondissant témoigne en général d'un anévrisme de l'artère poplitée; cette affection est peu fréquente.

Figure 12.27 Palpation du pouls poplité
a)   b)

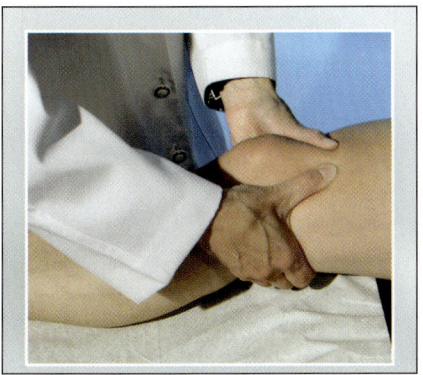
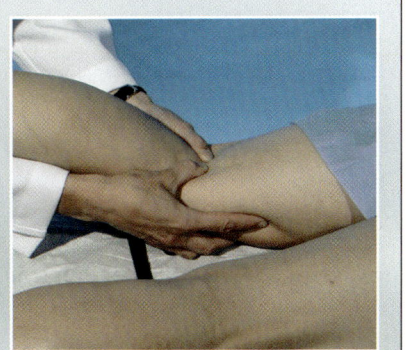

Notes au dossier

Pouls poplité à 2+ perçu de façon identique aux deux creux poplités à une fréquence de 70 pulsations/minute, rythme régulier.

Pouls poplité non palpé au MIG et au MID.

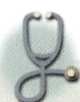

Pouls de l'artère tibiale postérieure

Le pouls tibial postérieur est palpable juste derrière la malléole interne. Placer les doigts (index et majeur) en crochet et appuyer entre la malléole interne et le tendon d'Achille (voir la figure 12.28). La manœuvre peut être facilitée par une flexion plantaire. La palpation du pouls tibial postérieur peut être difficile en cas d'œdème et chez la personne ayant une grande quantité de tissus adipeux.

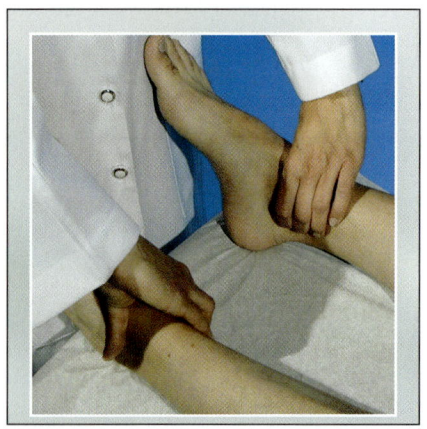

Figure 12.28 Palpation du pouls de l'artère tibiale postérieure

Observations courantes

La fréquence, le rythme et l'amplitude des pouls tibiaux postérieurs devraient être identiques des deux côtés. Le pouls tibial postérieur est absent chez plus de 15% des jeunes sujets et ce, sans anomalies associées.

Particularités

Un pouls pédieux faible ou absent est signe d'obstruction partielle ou complète de l'artère tibiale postérieure.

Notes au dossier

Pouls tibial postérieur à 2+ perçu de façon identique aux deux malléoles internes à une fréquence de 70 pulsations/ minute, rythme régulier.

Pouls tibial postérieur non palpé au MIG et au MID.

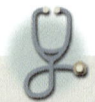

Pouls pédieux

Le pouls pédieux est situé juste sur le dessus du pied, parallèlement et à l'intérieur du tendon de l'extenseur du gros orteil. La flexion plantaire favorise la palpation du pouls pédieux. Les pouls pédieux des deux pieds peuvent être pris simultanément en exerçant une légère pression avec deux ou trois doigts (voir la figure 12.29).

Figure 12.29 Palpation du pouls pédieux

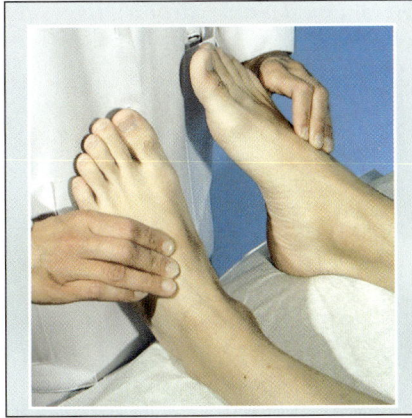

Observations courantes

L'artère pédieuse est absente ou prend naissance plus haut dans la cheville chez 5 à 10 % de la population. Il s'agit d'un phénomène congénital.

Particularités

Si, en présence de pouls fémoraux et poplités normaux, le pouls de l'artère pédieuse est diminué ou absent, on soupçonne un blocage possible de la pédieuse (sans relève des collatérales de la poplitée à sa partie inférieure). Ce phénomène s'observe entre autres chez les personnes atteintes du diabète.

Notes au dossier

Pouls pédieux à 2 + perçu de façon identique aux deux pieds à une fréquence de 70 pulsations/minute, rythme régulier.

Pouls pédieux non palpé au MIG et au MID.

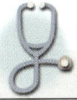

Ganglions lymphatiques inguinaux

La palpation des ganglions inguinaux comprend la palpation de la chaîne verticale et de la chaîne horizontale. La taille, la consistance, la mobilité et la sensibilité des ganglions doivent être notées. Exposer la région inguinale de la personne tout en maintenant la région génitale drapée. Utiliser l'index, le majeur et l'annulaire et palper la région inguinale à gauche et à droite (voir la figure 12.30).

Figure 12.30 Palpation des ganglions lymphatiques inguinaux

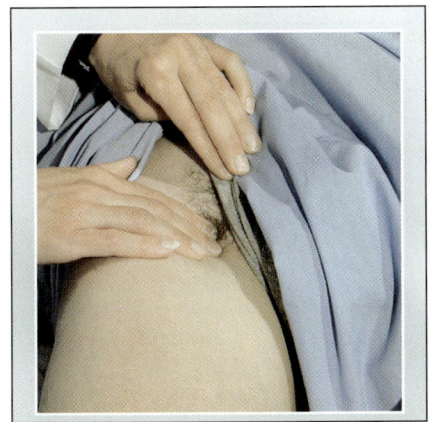

Observations courantes

Des ganglions pouvant mesurer jusqu'à 2 cm de diamètre, mobiles et indolores, font état d'un fonctionnement normal.

Particularités

Des ganglions plus volumineux, sensibles au toucher et peu mobiles évoquent davantage une adénopathie localisée.

Lorsque deux ou plusieurs sites ganglionnaires présentent les caractéristiques précédentes, il s'agit d'une adénopathie touchant plus d'un territoire ou généralisée.

Notes au dossier

Ganglions d'environ 1 cm, mobiles et souples, palpés aux aines gauche et droite. Aucune sensibilité n'est ressentie à la palpation.

Glanglions d'environ 3 cm à l'aine droite ; fixes et douloureux au toucher.

Auscultation

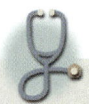

Artères fémorales

Placer le diaphragme du stéthoscope sur chaque artère fémorale à la recherche d'un souffle.

Observations courantes

Aucun souffle ne devrait être entendu lors de l'auscultation des fémorales.

Remarque

On appelle souffle un son qui ressemble au bruit fait par une colonne de liquide poussée avec force dans un canal étroit ; le souffle résulte de la mise en vibration de la colonne sanguine et des parois des vaisseaux. L'écoulement sanguin turbulent produit ce bruit, qui est souvent associé à une diminution soudaine de la pression locale due, par exemple, à un blocage partiel de l'artère concernée.

Particularités

Un bruit audible à l'auscultation d'une ou des deux artères fémorales indique habituellement une occlusion partielle de l'artère et une diminution de la circulation aux extrémités.

Notes au dossier

Aucun souffle entendu à l'auscultation des artères fémorales gauche et droite.

Souffle à l'auscultation de l'artère fémorale gauche ; accompagné de pouls fémoral et poplité diminués (1+).

Tests spécifiques

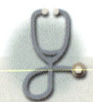

Mesures

Si un œdème ou un gonflement de la cheville, de la jambe ou de la cuisse sont observés ou encore s'il y a apparence d'asymétrie entre les membres inférieurs, la prise des dimensions exactes s'impose pour confirmer l'impression et suivre de façon précise l'évolution. Un ruban à mesurer souple mais non extensible est requis. Les régions suivantes doivent être mesurées : le **dessus du pied**, la **circonférence la plus petite de la cheville**, habituellement juste au-dessus des malléoles, la **circonférence la plus grande du mollet**, la **partie moyenne de la cuisse**, en identifiant clairement la région mesurée, par exemple à distance calculée (en centimètres) de la rotule, lorsque le genou est en extension (voir la figure 12.31).

Utiliser le genou comme repère et mesurer (en centimètres) la distance exacte qui le sépare de la zone de la jambe ou de la cuisse à mesurer. Cette méthode favorise une comparaison plus précise de la zone mesurée entre les deux membres inférieurs. Si des mesures répétitives doivent être prises pour évaluer l'évolution de l'œdème, une marque discrète au stylo peut servir de repère (voir la figure 12.32).

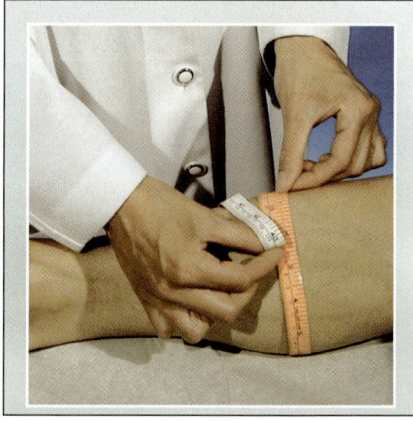

Figure 12.31 Mesure de la circonférence du membre inférieur

Figure 12.32 Repère pour la mesure du membre inférieur

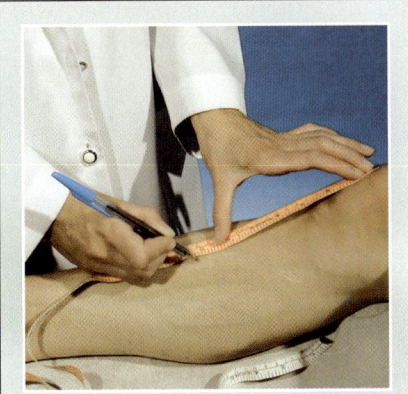

Observations courantes

Les deux membres inférieurs sont de mêmes dimensions, sans œdème, gonflement ou atrophie.

Particularités

On peut parler d'œdème ou de gonflement unilatéral si on constate une différence de 1 cm entre les chevilles et de 2 cm entre les mollets. Une asymétrie des jambes peut être causée par l'atrophie musculaire résultant d'une immobilité prolongée ou une maladie dégénérative neuromusculaire. Les causes d'œdème ont été expliquées précédemment.

Notes au dossier

Dimensions (38 cm) identiques des mollets gauche et droit mesurés à 15 cm au-dessous de la rotule. Dimensions (53 cm) identiques des cuisses gauche et droite, mesurées à 20 cm au-dessus de la rotule. Voir les repères aux mollets et aux cuisses pour bien mesurer. Dessus des pieds (25,5 cm) et des chevilles (22 cm) de dimensions identiques à gauche et à droite.

Mollet droit mesurant 36 cm et mollet gauche 32 cm. Chaleur, douleur, rougeur et cordon induré le long d'une veine superficielle du mollet droit.

Signe de Homan

Pour effectuer ce test, demander à la personne de fléchir les genoux.

Avec la main, comprimer son mollet contre son tibia.

Une deuxième méthode peut être appliquée : il suffit d'exercer une dorsiflexion du pied, c'est-à-dire de pousser sur le pied de la personne en dirigeant ses orteils vers son tibia (voir la figure 12.33).

Figure 12.33 Signe de Homan

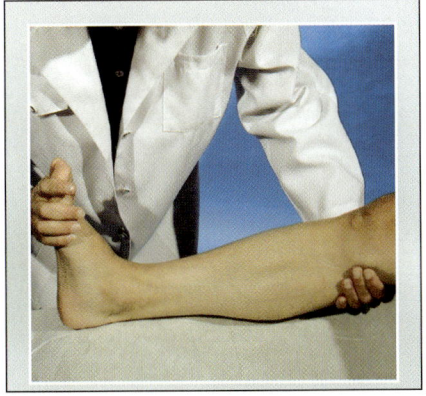

Observations courantes

Aucune douleur ou sensibilité au mollet n'est ressentie ; le test de Homan est négatif.

Particularités

Une douleur au mollet peut indiquer une thrombose veineuse profonde, bien que cet examen ne soit pas spécifique. Une thrombophlébite superficielle, des blessures musculaires ou des tendinites peuvent être à l'origine d'une telle douleur.

Notes au dossier

Signe de Homan négatif ; aucune douleur n'est ressentie au mollet à la dorsiflexion des pieds droit et gauche.

Douleur sous forme de crampe ou d'élancement ressentie à la dorsiflexion du pied gauche.

Compétence des valvules veineuses

Lorsque la personne présente des varices, deux tests peuvent être effectués afin de déterminer la capacité des valvules veineuses à arrêter le reflux sanguin vers les extrémités.

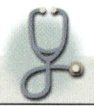

Test de compression manuelle

Figure 12.34 Test de compression manuelle

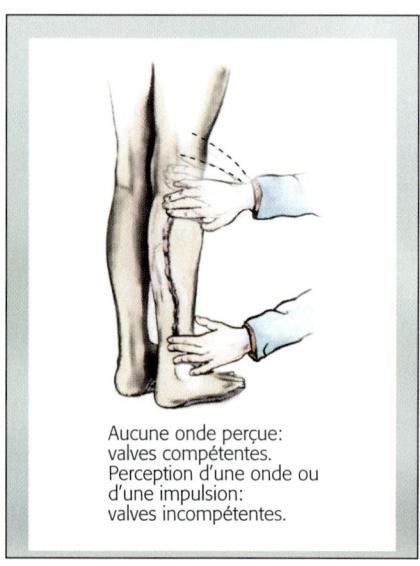

Aucune onde perçue : valves compétentes.
Perception d'une onde ou d'une impulsion : valves incompétentes.

Ce test évalue les saphènes interne et externe. Demander à la personne de se tenir debout. Avec les doigts d'une main, toucher délicatement la veine saphène variqueuse à sa partie inférieure. Au même moment, placer l'autre main 15 à 20 cm plus haut et percuter la veine de façon saccadée (voir la figure 12.34).

Observations courantes

Si les valves de la saphène sont compétentes, aucune onde ou impulsion ne devrait être ressentie par la main la plus basse.

Particularités

Lorsqu'une impulsion est perçue à la partie inférieure de la veine, cela indique une étanchéité imparfaite des valvules dans cette région.

Le sang reflue dans la veine, ce qui augmente la pression hydrostatique veineuse au membre inférieur et provoque un œdème.

Notes au dossier

Test de compression manuelle effectué aux saphènes variqueuses droite et gauche :

– Aucune onde ou impulsion perçue à la partie inférieure de la varice, après percussion de la veine 20 cm plus haut.

– Impulsion ou onde perçue à la partie inférieure des varices des mollets gauche et droit après percussion des veines 20 cm plus haut.

Test de remplissage rétrograde ou de Trendelenburg

Ce test permet d'évaluer la compétence du réseau saphène et des veines communicantes.

Demander à la personne de s'installer en position de décubitus dorsal. Élever le membre inférieur de la personne à un angle de 45 à 60 degrés pendant environ 15 secondes, soit le temps requis par le réseau veineux pour se vider.

Demander ensuite à la personne de se lever et observer le remplissage veineux.

Observations courantes

En présence de valves compétentes, le remplissage de la saphène s'effectue de bas en haut en 30 à 35 secondes.

Particularités

Un remplissage rapide (moins de 30 secondes) des veines superficielles, de haut en bas, en position debout, indique que les valvules de la saphène et des veines communicantes sont incompétentes. Le sang effectue un trajet rétrograde, du réseau profond au réseau superficiel. En présence de valvules compétentes, aucun remplissage brusque ne devrait être observé.

Notes au dossier

Test de remplissage rétrograde (de Trendelenburg) effectué aux saphènes variqueuses droite et gauche :

– Au retour à la position debout, remplissage des varices gauche et droite de bas en haut en 30 secondes.

– Lorsque debout, remplissage rapide (en 20 secondes), de haut en bas, des varices aux mollets gauche et droit.

Évaluation de la circulation artérielle

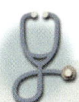

Test de coloration : étape 1

Pour dépister une insuffisance artérielle chronique, un test de coloration peut être effectué. La personne est toujours en position dorsale. Élever ses jambes d'environ 30 cm au-dessus du lit ou à un angle de 45 à 60 degrés.

Demander à la personne de bouger et de faire des rotations des chevilles afin de favoriser le drainage veineux. Maintenir ses jambes pendant 30 secondes, puis observer ses pieds.

Observations courantes

Si la circulation artérielle aux extrémités est adéquate, les pieds devraient être légèrement plus pâles, mais tout de même rosés.

Particularités

Une pâleur extrême lors de l'élévation du membre inférieur indique une insuffisance artérielle.

Notes au dossier

Test de coloration effectué aux membres inférieurs :

– Après une élévation des jambes de 45 degrés pendant environ 30 secondes, les pieds gauche et droit sont légèrement plus pâles, quoique toujours rosés.

– Pâleur extrême des pieds droit et gauche après élévation des jambes de 45 degrés pendant environ 30 secondes.

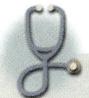

Test de coloration : étape 2

La deuxième étape du test consiste à demander à la personne de s'asseoir au bord du lit, les pieds pendants.

Deux éléments doivent être évalués.

Tout d'abord, noter le temps requis pour que les pieds retrouvent leur coloration. L'observation doit ensuite être dirigée vers le remplissage des veines superficielles des pieds et des chevilles.

Observations courantes

Généralement, 10 à 12 secondes sont nécessaires pour que le bout des orteils retrouve sa coloration rosée. Par ailleurs, le remplissage des veines du dessus du pied prend de 15 à 18 secondes.

Particularités

Un délai supérieur à 12 secondes pour le retour de la coloration rosée aux orteils et de 18 secondes pour le remplissage veineux superficiel du pied est signe d'une insuffisance artérielle.

Une coloration sombre bleutée ou d'un rouge excessif et persistant est également signe d'insuffisance artérielle. Ce test n'est significatif que si les valves veineuses sont compétentes.

Lorsque les pouls sont diminués, mais que les tests de coloration et de remplissage veineux superficiel sont normaux, on peut supposer une circulation collatérale efficace.

Notes au dossier

Retour de la coloration rosée au bout des orteils en moins de 10 secondes et remplissage des veines du dessus du pied en 15 secondes environ chez une personne assise au bord du lit, les pieds pendants.

Érythème marqué et cyanose des pieds et des orteils à gauche et à droite 30 secondes après le retour à la position assise.

ARTÈRES CAROTIDES

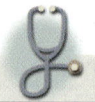

Inspection

Observer les pulsations carotidiennes au cou.

Observations courantes

Dans des conditions normales, les pulsations carotidiennes sont parfois apparentes à l'intérieur des muscles sterno-cléido-mastoïdiens.

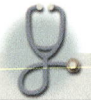

Auscultation

L'auscultation nécessite l'utilisation d'un stéthoscope. La personne doit être installée en décubitus dorsal, la tête légèrement élevée. Lui demander de tourner la tête du côté opposé à la carotide auscultée et de retenir sa respiration quelques secondes, afin de diminuer les bruits respiratoires et de faciliter l'écoute d'éventuels bruits vasculaires. À l'aide de la cupule et du diaphragme du stéthoscope, ausculter chaque carotide et ce, à différents niveaux. La carotide doit toujours être auscultée avant d'être palpée. Si l'auscultation révèle une occlusion, la palpation devra être très délicate, de façon à ne pas bloquer complètement le flot sanguin carotidien, puisqu'il existe un certain risque de provoquer la libération d'un débris athéromateux dans la circulation (voir la figure 12.35).

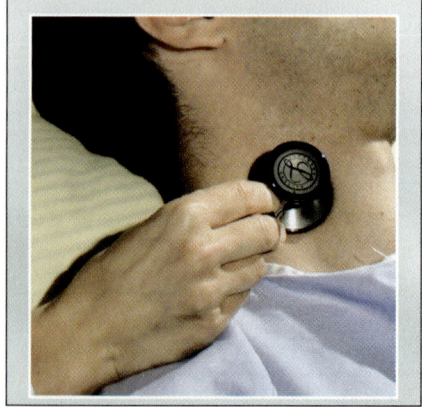

Figure 12.35 Auscultation de l'artère carotide

Observations courantes

Aucun son ne devrait être entendu, à l'exception des bruits du cœur qui peuvent irradier jusqu'aux carotides.

Particularités

Les souffles carotidiens peuvent avoir une origine soit cardiaque, soit locale. Lors de l'auscultation de la carotide, il est possible, étant donné sa proximité, qu'un souffle aortique puisse irradier et être entendu.

Le souffle peut également provenir d'une turbulence dans la carotide causée par une maladie athéroscléreuse ; il peut aussi révéler une sténose artérielle.

Si la carotide est bloquée aux 2/3 ou plus, il est possible qu'aucun souffle ne soit entendu.

Notes au dossier

Aucun souffle entendu à l'auscultation des carotides droite et gauche.

Souffle carotidien droit à l'auscultation.

Palpation

Demander à la personne de se placer en décubitus dorsal, la tête appuyée sur un oreiller. Le lit devrait être relevé de 30 degrés. Dégager le cou de la personne et se placer à sa droite. Avec l'index et le majeur de la main droite, palper les pouls carotidiens gauche et droit. Placer les doigts au tiers inférieur du cou, à l'intérieur du muscle sterno-cléido-mastoïdien, soit entre le muscle et le cartilage de la thyroïde, et presser progressivement vers l'arrière. Éviter de palper la partie supérieure du cou, immédiatement sous la mâchoire, ce qui comprimerait le sinus carotidien et pourrait engendrer une réaction vagale (chute de la tension artérielle et de la fréquence du pouls). Les artères carotides doivent être palpées séparément, et la fréquence, le rythme et l'amplitude doivent être comparés (voir la figure 12.36). La compression simultanée des deux carotides pourrait provoquer une baisse du flot sanguin artériel au cerveau et entraîner des malaises chez la personne (étourdissement, nausée, perte de conscience).

Une deuxième étape consiste à palper délicatement les carotides, en utilisant cette fois le premier métacarpe, plutôt que la pointe des doigts, pour déceler un frémissement ou un ronronnement. Une pression ferme favorise la perception et l'évaluation du pouls, mais elle camoufle les frémissements.

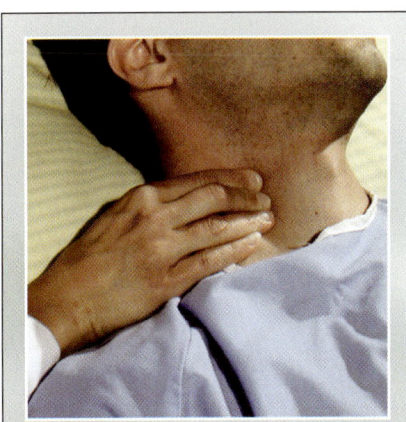

Figure 12.36 Palpation du pouls de l'artère carotide

Observations courantes

La fréquence, le rythme et l'amplitude des pouls carotidiens devraient être identiques des deux côtés. Une amplitude de 2+ est considérée comme normale. Aucune vibration ne devrait être perçue sous les doigts.

Particularités

Des pouls carotidiens diminués, augmentés, bondissants, peuvent être observés. La description de ces phénomènes et des affections qui y sont associées a été faite précédemment.

Une sensation de frémissements sous les doigts lors de la palpation de la carotide indique une turbulence sous-jacente. Les frémissements sous les doigts ne représentent pas un signe clinique spécifique, mais peuvent être liés à une occlusion partielle de la carotide. Dans ce cas, la présence d'un souffle pourrait être audible lors de l'auscultation.

Notes au dossier

Pouls carotidien à 2+ perçu de façon identique des deux côtés, à une fréquence de 70 pulsations/minute, rythme régulier.

Ni vibration ni frémissement perçus à la palpation des deux carotides.

Frémissement à la palpation de l'artère carotide droite et souffle lors de l'auscultation.

AFFECTIONS COURANTES

Le tableau 12.4 présente les principales affections touchant les veines et les artères.

Tableau 12.4 Affections artérielles et veineuses

SIGNES ET SYMPTÔMES	AFFECTIONS ARTÉRIELLES			
	Insuffisance artérielle chronique (artériosclérose oblitérante)	**Insuffisance artérielle aiguë**	**Thromboangéite oblitérante (maladie de Buerger)**	**Maladie de Raynaud**
Définition	Circulation artérielle insuffisante qui rend l'apport sanguin inadéquat pour les besoins de l'organisme. Occlusion partielle ou totale due à une plaque athéromateuse sur l'intima. L'évolution de l'occlusion est progressive et permet le développement d'une circulation collatérale.	Embolie ou thrombose qui s'ajoute à l'artériosclérose oblitérante.	Maladie inflammatoire obstructive qui entraîne la formation de thrombus dans les petites artères des jambes et des pieds, des bras et des mains. Les veines superficielles des extrémités sont souvent atteintes. La maladie de Buerger se présente de façon prédominante chez les hommes fumeurs de 20 à 40 ans. Les femmes comptent pour seulement 5 % des cas. Son évolution est assez rapide, mais permet souvent le développement d'une circulation collatérale.	Vasospasmes intenses, brefs, intermittents et récidivants des petites artères des pieds, mais plus particulièrement des mains, qui entraînent de l'ischémie. La maladie de Raynaud peut être idiopathique ou associée à d'autres affections telles que l'insuffisance artérielle chronique ou la maladie de Buerger; des occlusions artérielles peuvent alors survenir. Les jeunes femmes comptent pour 60 % à 90 % des cas de maladie de Raynaud idiopathique signalés.
Pouls	Amplitude du pouls diminuée ou absence de pouls en aval de l'occlusion. Par exemple, une occlusion partielle au niveau fémoral provoque une douleur au mollet et les pouls en aval de la fémorale ne sont pas palpables.	Pouls absent en aval de l'occlusion.	Amplitude du pouls diminuée ou absence de pouls en aval de l'occlusion. Atteinte particulière des artères pédieuse, tibiale postérieure, radiale et cubitale.	Amplitude du pouls diminuée ou absence momentanée de pouls lors des vasospasmes.
Douleur	Au stade initial : claudication intermittente, à la marche ou à l'exercice. La douleur est soulagée par un repos de 1 à 5 min. Avec le temps et la progression de la maladie, la douleur se manifeste à la marche sur de plus courtes distances et même au repos. La personne tend alors à se soulager en suspendant les jambes sur le côté du lit. Habituellement, la douleur se manifeste sous forme de crampe au mollet et à la cuisse et elle s'étend jusqu'au pied et aux orteils. Des engourdissements peuvent également être ressentis en aval de l'occlusion.	Apparition soudaine d'une douleur aiguë et très violente au pied et à la jambe en aval de l'obstruction complète. Diminution de la sensibilité, engourdissement et paresthésie en moins d'une heure après le début de l'obstruction. Faiblesse, raideur et diminution importante de la mobilité en moins de six heures après le début de l'obstruction.	Présence de douleur aux membres inférieurs sous forme de claudication intermittente. Des engourdissements et une sensation de brûlure peuvent également être ressentis aux doigts, aux orteils, à la voûte plantaire et aux pieds, en aval de l'occlusion. Avec l'évolution de la maladie, la douleur devient manifeste, même au repos.	La douleur est rare ou très faible lors de la « reperfusion ». Des paresthésies peuvent être présentes lors des spasmes et à la « reperfusion ». La personne atteinte peut également ressentir des engourdissements aux doigts ou aux orteils lors des vasospasmes.

AFFECTIONS VEINEUSES				
Insuffisance veineuse chronique	**Thrombophlébite superficielle**	**Thrombose veineuse profonde**	**Lymphœdème**	**Varices**
Stase veineuse chronique reliée à l'occlusion veineuse ou à l'incompétence des valves des veines. Présence de veines dilatées, tortueuses (varices).	Formation de thrombus et inflammation aiguë d'une veine superficielle.	Formation d'un thrombus dans une veine profonde.	Obstruction des canaux lymphatiques. Se manifeste par l'accumulation anormale de lymphe dans les tissus sous-cutanés des membres. L'origine peut être tumorale, infectieuse, congénitale ou traumatique (chirurgie ou radiothérapie aux seins).	Veines des jambes dilatées et tortueuses. L'étiologie est héréditaire ou congénitale et associée à une incompétence des valvules veineuses. D'autres facteurs, tels que la station debout prolongée et une augmentation de la pression abdominale reliée à la grossesse, à une tumeur ou à de l'ascite, peuvent également contribuer au développement de varices.
Pouls normal. L'œdème peut rendre la palpation difficile.	Pouls normal.	Pouls normal.	Pouls normal. L'œdème peut rendre la palpation difficile.	Pouls normal. L'œdème du membre inférieur peut rendre la palpation difficile.
La douleur est absente ou diffuse sous forme de lourdeur aux mollets et au bas des jambes. Elle est plus marquée après une station debout prolongée.	La douleur est lancinante, aiguë sous forme de crampe, localisée le long d'une veine superficielle. Elle se manifeste souvent dans le réseau saphène ou dans celui des membres supérieurs lors de la perfusion de substances intraveineuses irritantes ou d'un blocage de la perfusion.	Parfois absente, la douleur est généralement modérée, souvent localisée au mollet. Elle se traduit souvent par une sensation unilatérale de lourdeur de la jambe.	Absente.	La douleur n'est pas associée à la grosseur des varices, qui sont parfois indolores. La douleur peut s'exprimer sous forme de fatigue, de lourdeur, d'élancements avec démangeaisons. Elle est plus marquée après une station debout prolongée. La surélévation des jambes et le port de bas-support soulagent habituellement la douleur.

Tableau 12.4 Affections artérielles et veineuses (suite)

SIGNES ET SYMPTÔMES	AFFECTIONS ARTÉRIELLES			
	Insuffisance artérielle chronique (artériosclérose oblitérante)	**Insuffisance artérielle aiguë**	**Thromboangéite oblitérante (Maladie de Buerger)**	**Maladie de Raynaud**
Coloration	Jambes élevées = augmentation de la pâleur. Jambes pendantes = érythrose de déclivité.	Pâleur marquée et soudaine en aval de l'occlusion.	Cyanose et érythrose intense des pieds.	Séquence : blancheur, pâleur, cyanose et érythrose (rougeur excessive) à la fin de la période d'ischémie.
Température	Froide ou fraîche.	Froideur marquée et soudaine en aval de l'occlusion.	Refroidissement distal.	Refroidissement momentané des extrémités.
Œdème	Absent.	Absent.	Absent.	Absent.
Peau / pilosité	Perte de poils aux pieds, aux orteils et aux chevilles. Peau mince et luisante. Ongles épaissis et striés.	Aucun changement, car l'occlusion est soudaine.	Changements semblables à ceux de l'insuffisance artérielle chronique.	À long terme, changements semblables à ceux de l'insuffisance artérielle chronique.
Ulcère / gangrène	Les pieds, les orteils et les malléoles latérales sont des points susceptibles de subir des traumas. Base pâle ; douloureux. Ulcère sec ; pas ou peu d'écoulement séreux ou sanguinolent. Gangrène probable.	Semblable à l'insuffisance artérielle chronique. Développement d'ulcères et de gangrène probablement plus rapide.	Ulcération et gangrène des doigts et des orteils.	À long terme, ulcération ischémique au bout des doigts et des orteils. Gangrène symétrique possible aux extrémités.
TESTS SPÉCIFIQUES	Aucun test spécifique. Le développement d'une circulation collatérale peut fausser les résultats des tests de remplissage capillaire et de coloration.	Remplissage capillaire du pied et de la cheville lent (plus de 15 s). Test de coloration allongé (plus de 10 s).	Aucun test spécifique.	Exposition au froid : observation de la séquence : blancheur, cyanose, érythrose.

AFFECTIONS VEINEUSES				
Insuffisance veineuse chronique	**Thrombophlébite superficielle**	**Thrombose veineuse profonde**	**Lymphœdème**	**Varices**
La position a peu d'influence sur la coloration. Présence de pétéchies et d'une coloration brunâtre au tiers inférieur des jambes (avec le temps).	Rougeur le long de la veine superficielle atteinte.	Coloration normale.	Coloration normale. Au stade ultime, coloration brunâtre du membre atteint.	Avec le temps, la stase veineuse provoque la formation de pétéchies et d'une coloration brunâtre au tiers inférieur des jambes.
Température normale.	Chaleur plus marquée de la zone enflammée. Possibilité de fièvre.	Température normale.	Température normale.	Température normale.
L'œdème, qui prend parfois le godet, devient ferme au toucher au cours de l'évolution de la maladie. Plus marqué après une station debout prolongée.	Œdème souvent léger et localisé au site de la thrombophlébite.	Possibilité d'œdème au pied et au mollet (relié à la diminution du retour veineux).	Œdème local à un ou aux deux membres (bras ou jambes). L'œdème est dur et ne prend pas le godet. L'œdème débute habituellement sur la face dorsale du pied et des orteils, puis évolue vers la cheville et le reste du membre.	La stase veineuse associée à la présence de varices engendre généralement de l'œdème, qui prend parfois le godet et devient ferme au toucher au cours de l'évolution de la maladie. L'œdème est plus marqué après une station debout prolongée.
Épaississement et étirement de la peau, rétrécissement cicatriciel des tissus. Présence possible de varices (veines dilatées et tortueuses).	Présence d'un cordon veineux induré palpable.	Normale.	Peau indurée, épaissie et présentant une fibrose.	Épaississement, étirement et induration de la peau associés à la stase veineuse. Aucun changement particulier de la pilosité.
Ulcères localisés principalement aux malléoles internes. Douleur absente ou faible. Ulcère généralement suintant : sérosanguinolent. Présence d'une pigmentation brunâtre et œdème au pourtour de la plaie.	Absent.	Absent.	Absent.	Ulcère associé à la stase veineuse, à la pigmentation et à l'induration de la peau, similaire aux ulcères de l'insuffisance veineuse : localisé principalement aux malléoles internes. Ulcère généralement suintant : sérosanguinolent. Présence d'une pigmentation brunâtre et œdème au pourtour de la plaie. Début souvent associé à un trauma. Douleur importante si l'ulcère est associé à l'exposition d'une terminaison nerveuse. Généralement peu douloureux, comme dans les cas de plaies d'insuffisance veineuse.
Compétence des valvules : test de Trendelenburg positif et test de compression manuelle positif.	Signe de Homan positif (non spécifique).	Signe de Homan positif (non spécifique).	Aucun test spécifique.	Compétence des valvules : test de Trendelenburg positif et test de compression manuelle positif.

L'abdomen

*par Céline Plante
et Jean-Guy Daniels*

Objectifs du chapitre 13

À la fin de ce chapitre, vous serez en mesure :

De situer les points de repère anatomiques de l'abdomen ;

D'expliquer le trajet digestif du bol alimentaire ;

De comprendre l'influence des déterminants de santé : facteurs biologiques, facteurs environnementaux, habitudes de vie et soins ;

D'énumérer et d'expliquer les motifs courants de consultation ;

D'administrer un questionnaire spécifique au motif de consultation, élaboré selon la méthode PQRST ;

De préparer la personne à l'examen abdominal et de réunir à cet effet le matériel requis ;

De décrire les méthodes d'observation suivantes : inspection, auscultation, percussion, palpation ainsi que certaines autres manœuvres spécifiques ;

De décrire les observations courantes révélées par l'examen physique ;

De décrire les particularités cliniques observées et leurs relations physiologiques, le cas échéant ;

De consigner les résultats de l'examen clinique dans le dossier de la personne.

ANATOMIE ET PHYSIOLOGIE

Points de repère anatomiques

L'abdomen est une cavité ovale située entre le diaphragme et le pelvis. Il est limité en arrière par le rachis dorso-lombaire, la musculature para-vertébrale et les côtes inférieures. Ces structures, illustrées à la figure 13.1, offrent une excellente protection au contenu intra-abdominal. Le gril costal protège lui aussi une portion de l'abdomen soit l'antéro-supérieure tandis que la paroi abdominale limite le reste. En partant de l'extérieur vers l'intérieur, les couches qui composent la paroi abdominale sont les suivantes : la peau, le tissu graisseux sous-cutané, les muscles et le péritoine.

Les obliques externes et les grands droits sont les muscles les plus superficiels de la paroi abdominale antérieure. Les muscles grands droits peuvent se reconnaître à leur forme lorsqu'une personne mince, en décubitus dorsal, relève la tête. Ils sont séparés par la ligne blanche médiane longitudinale (voir la figure 13.2). Sous ces muscles se trouve le péritoine, une membrane constituée de deux couches : une pariétale (du côté de la paroi abdominale) et une autre viscérale (du côté intra-abdominal). Sous cette dernière couche se retrouvent divers organes dont il faut connaître les positions dans l'espace tridimensionnel de la cavité abdominale.

La description de la position des organes aussi bien que la localisation d'une douleur abdominale se font en tenant compte des subdivisions de l'abdomen en différentes régions. Ainsi, il faut savoir que l'abdomen peut être divisé en quatre ou en neuf régions selon la méthode choisie (voir la figure 13.3). On obtient la division topographique en quatre régions (voir la figure 13.3a) en traçant une ligne verticale imaginaire de l'appendice xiphoïde à la symphyse pubienne et en coupant cette médiane par une ligne horizontale à angle droit à la hauteur de l'ombilic. On définit alors quatre quadrants : le supérieur droit et le supérieur gauche ainsi que l'inférieur droit et l'inférieur gauche. Les lignes axillaires postérieures délimitent les quadrants latéraux. Les figures 13.4 et 13.5 illustrent la distribution la plus fréquente des organes abdominaux selon cette division.

Quant à la division en neuf régions (voir la figure 13.3b), elle est source d'ambiguïtés. En effet, d'une part, la délimitation de ses plans verticaux et horizontaux diffère d'un utilisateur à l'autre ; d'autre part, une augmentation du nombre de régions implique que plusieurs organes chevauchent plus d'une subdivision, ce qui ne facilite guère l'évaluation clinique. Même la dénomination de ces neuf régions varie d'un utilisateur à l'autre : certains parlent de la région sus-pubienne en se référant à l'hypogastre, des régions inguinales au lieu d'iliaques, et des régions ombilicales, lombaires ou latérales droite/gauche pour désigner les flancs. Comme ces différentes dénominations prêtent à confusion, l'emploi de la division en neuf régions est moins recommandé.

Néanmoins, la subdivision en quatre régions peut s'avérer imprécise lorsque les symptômes et les signes gravitent autour de la portion médiane-longitudinale de l'abdomen (problèmes utérins, vésicaux, début d'appendicite, etc.). Pour cette raison, une subdivision modifiée, en quatre régions, est prônée (voir la figure 13.6). Ainsi, aux quadrants inférieurs et supérieurs, droits et gauches, s'ajoutent la région épigastrique (au-dessus de l'ombilic et entre les marges costales), la région périombilicale (autour de l'ombilic) et la région sus-pubienne (au-dessus de la symphyse pubienne).

Trajet digestif

Les aliments sont ingérés et transformés dans le tube digestif. Grâce à cette modification, certains sont assimilés à travers la muqueuse digestive et empruntent les systèmes lymphatique et veineux portal en vue de répondre à certains besoins de l'organisme. Le reste est éliminé dans les fèces.

La digestion débute au niveau de la bouche par l'action enzymatique salivaire. La déglutition permet le passage du bol alimentaire dans l'œsophage jusqu'au sphincter œsophagien inférieur, aussi appelé cardia. Toute obstruction située le long de ce trajet peut se traduire par de la dysphagie que la personne, à l'histoire, situera habituellement à la hauteur de la lésion anatomique : une dysphagie haute suggère une obstruction haute tandis qu'une obstruction basse occasionne une dysphagie située à un niveau inférieur. L'ouverture du cardia permet au bol alimentaire de passer dans l'estomac où il subit alors l'action du suc gastrique. En situation normale, soit avec un cardia compétent, le transit, qu'il soit liquide ou solide, ne se fait que dans un sens : cela permet à la limite de boire la tête en bas sans reflux. Cependant, lors d'une incompétence du sphincter œsophagien inférieur, un reflux gastro-œsophagien peut se produire et provoquer des symptômes tels que le pyrosis (sensation de brûlure partant de l'épigastre, remontant l'œsophage jusqu'à la gorge et s'accompagnant d'éructation et de renvoi d'un liquide acide et brûlant). Le reflux se manifeste souvent lorsque la personne s'alimente excessivement, se penche ou se couche, mais peut même être présent en position debout dans les cas les plus graves.

Dans l'estomac, le bol alimentaire est soumis à des actions à la fois mécaniques et enzymatiques. Les contractions coordonnées de l'estomac permettent un mélange homogène des aliments avec les sucs gastriques. Le mélange semi-liquide et crémeux résultant s'appelle le chyme. Après un certain temps, celui-ci traverse le sphincter pylorique (pylore) à la sortie de l'estomac, pour parvenir dans l'intestin grêle. Un retard dans la vidange gastrique peut se manifester par des nausées, du ballonnement (gonflement épigastrique ou abdominal associé ou non à du météorisme) et du météorisme (gonflement abdominal dû à l'accumulation de gaz dans le tube digestif). Il est important de bien distinguer le météorisme de

Figure 13.1 Paroi et viscères de l'abdomen : coupe transversale au niveau de T12

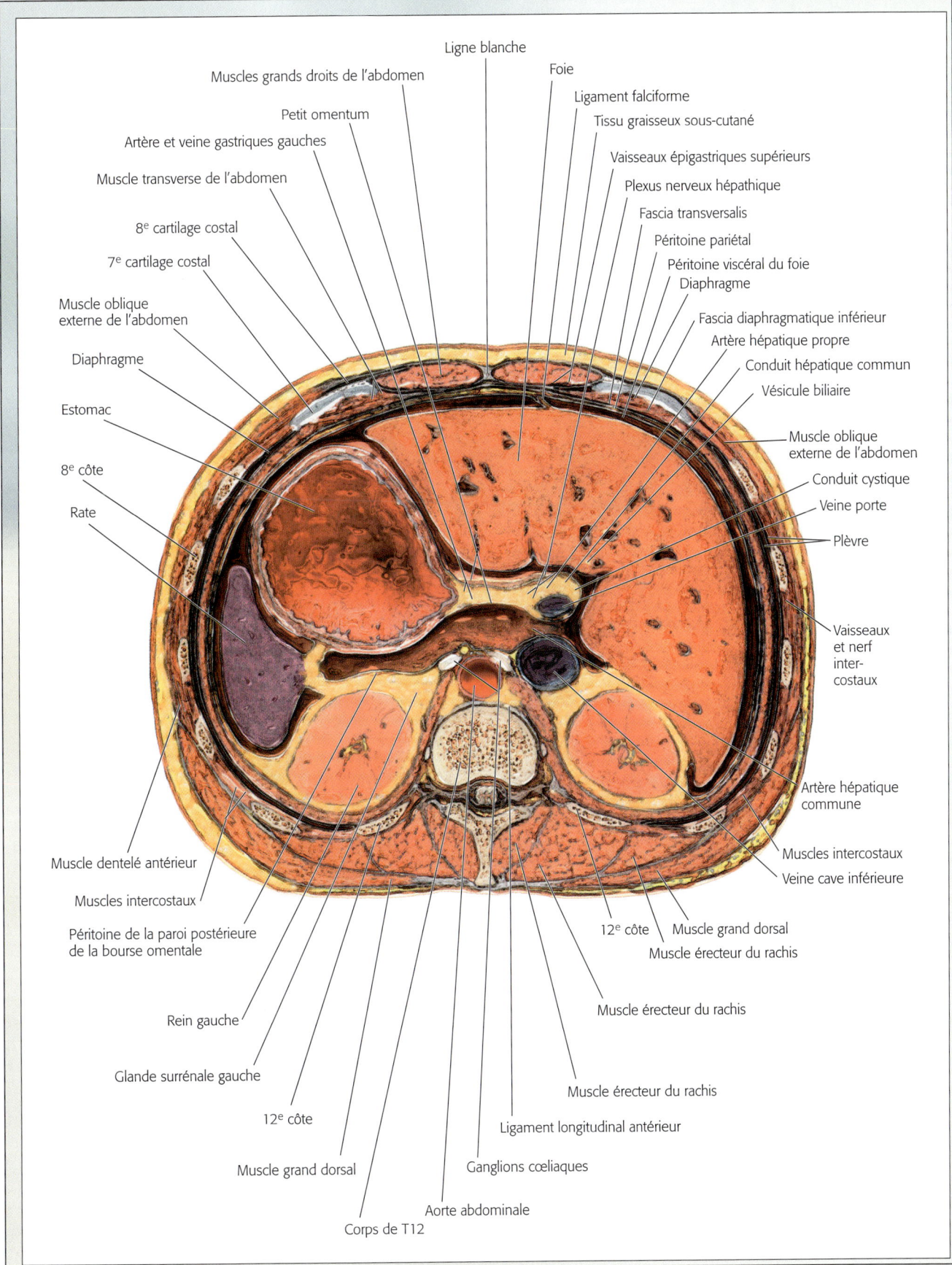

Figure 13.2 Musculature abdominale

Figure 13.3 Subdivisions régionales de l'abdomen

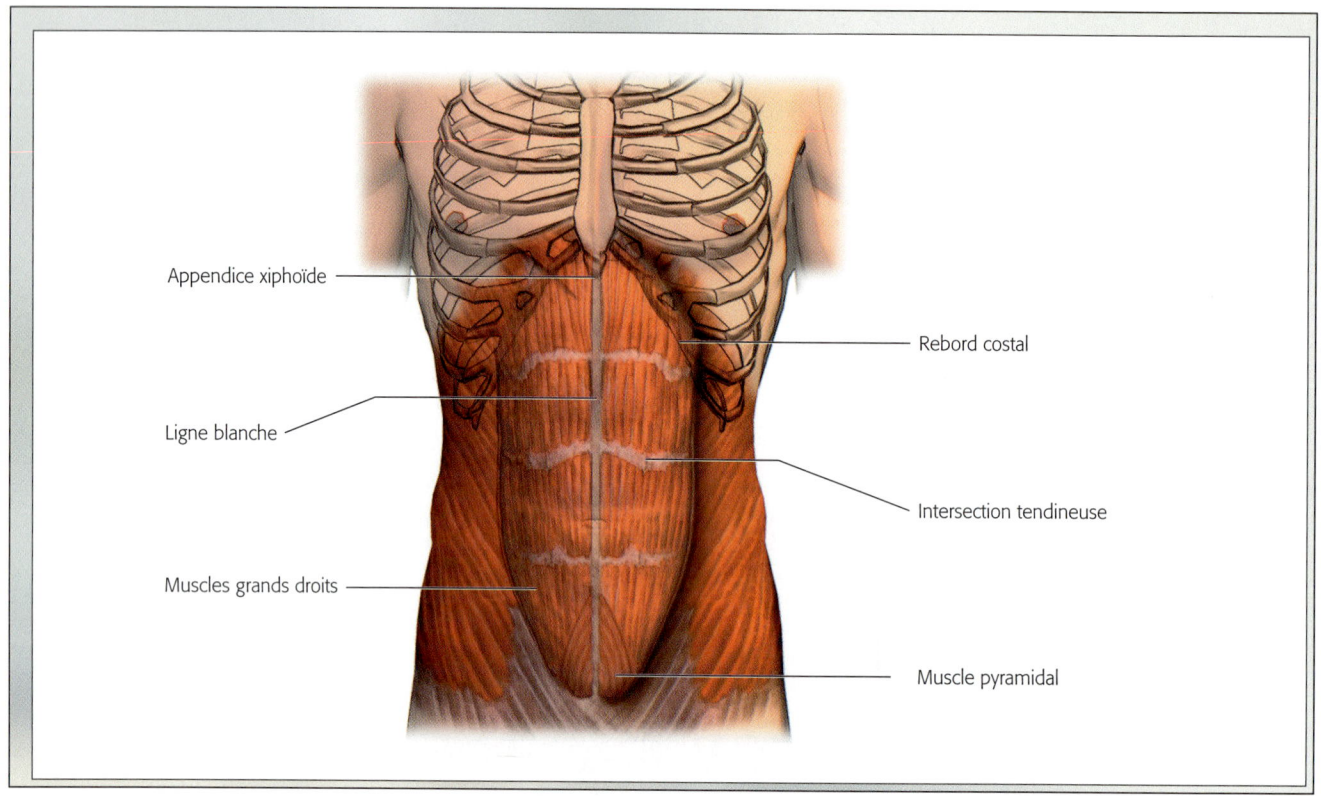

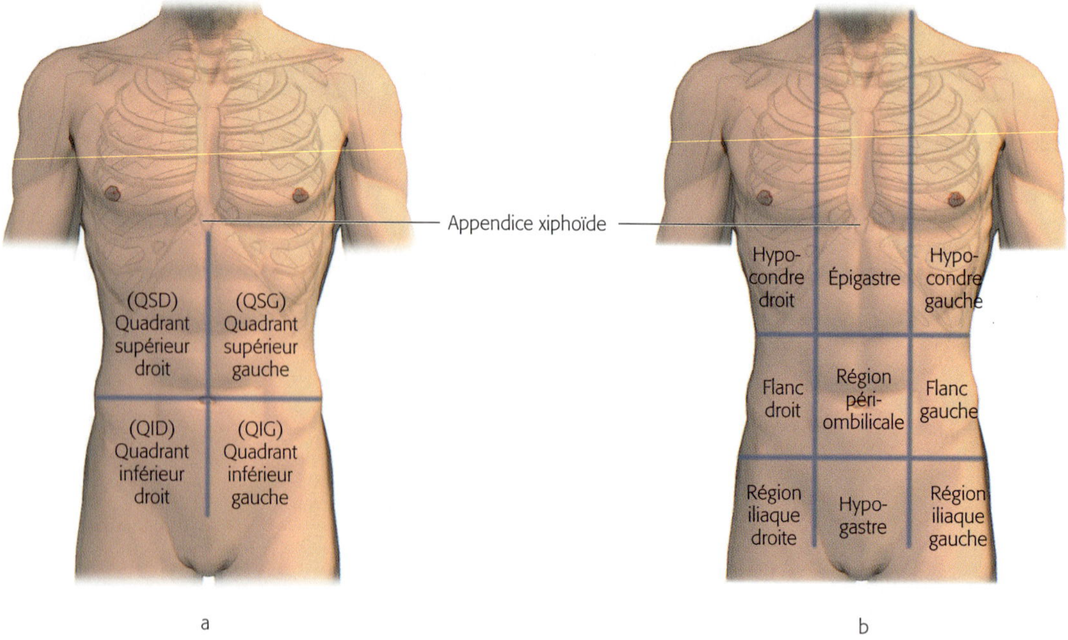

Figure 13.4 Contenu des quadrants abdominaux

Quadrant supérieur droit (QSD)
- Lobe droit du foie et vésicule biliaire
- Pylore
- Duodénum
- Tête du pancréas
- Rein et glande surrénale droits
- Portion d'uretère droit
- Côlon transverse droit
- Angle hépatique du côlon
- Côlon ascendant distal

Quadrant inférieur droit (QID)
- Portion d'uretère droit
- Cæcum et appendice vermiculaire
- Côlon ascendant proximal
- Ovaire et trompe utérine droits

Quadrant supérieur gauche (QSG)
- Lobe gauche du foie
- Rate
- Estomac
- Corps et queue du pancréas
- Rein et glande surrénale gauches
- Portion d'uretère gauche
- Côlon transverse gauche
- Angle splénique du côlon
- Côlon descendant proximal

Quadrant inférieur gauche (QIG)
- Portion d'uretère gauche
- Côlon sigmoïde
- Côlon descendant distal
- Ovaire et trompe utérine gauches

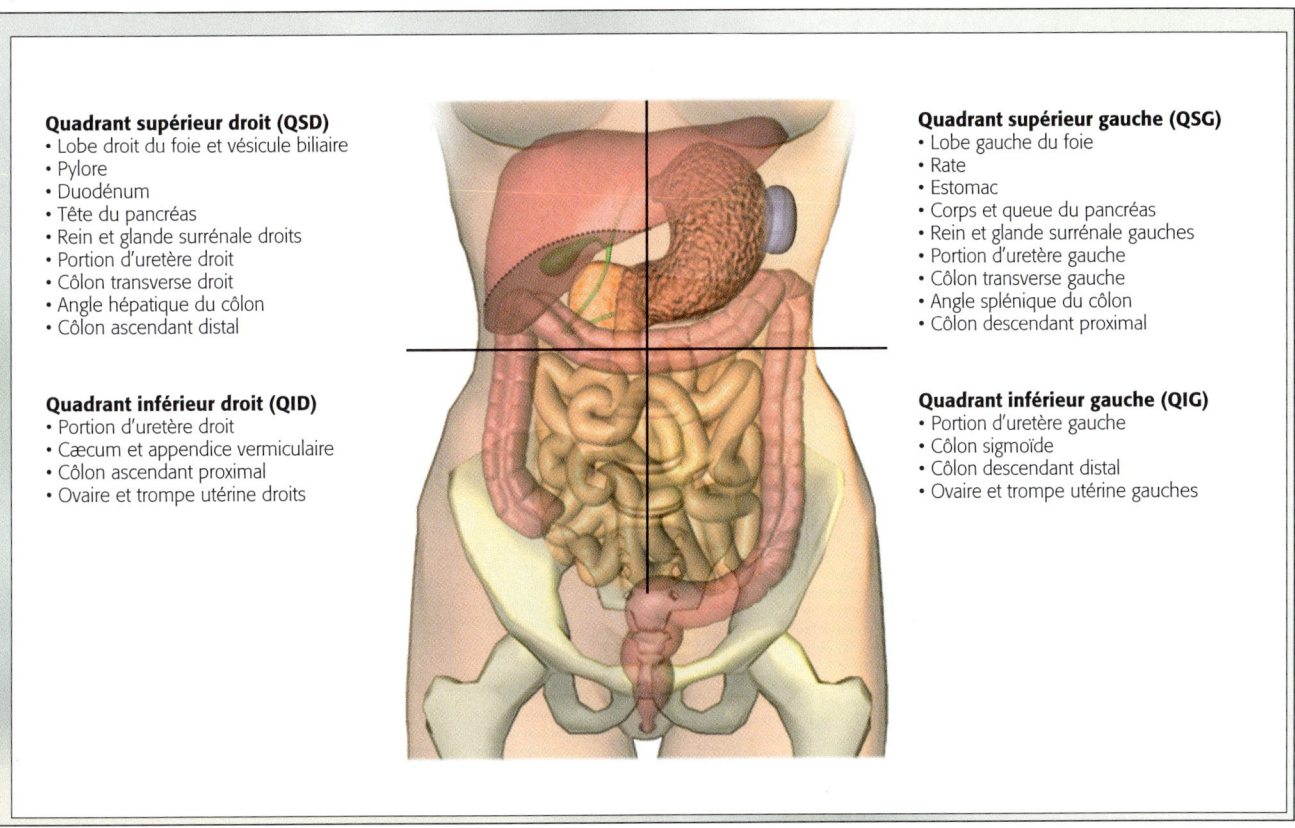

Figure 13.5 Contenu des quadrants abdominaux (suite)

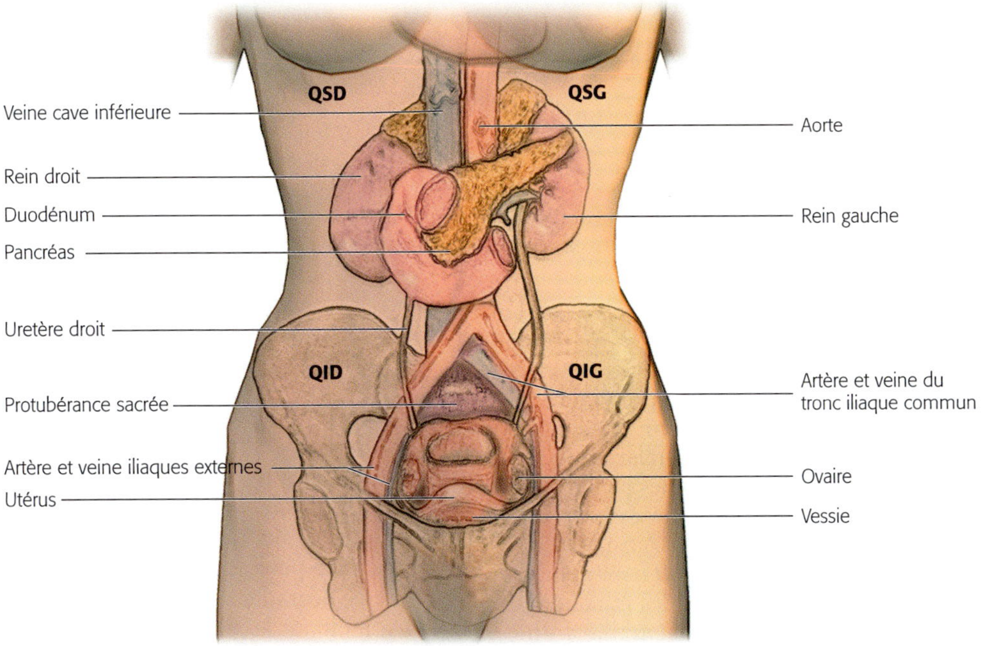

Figure 13.6 Subdivision abdominale en quatre régions, modifiée

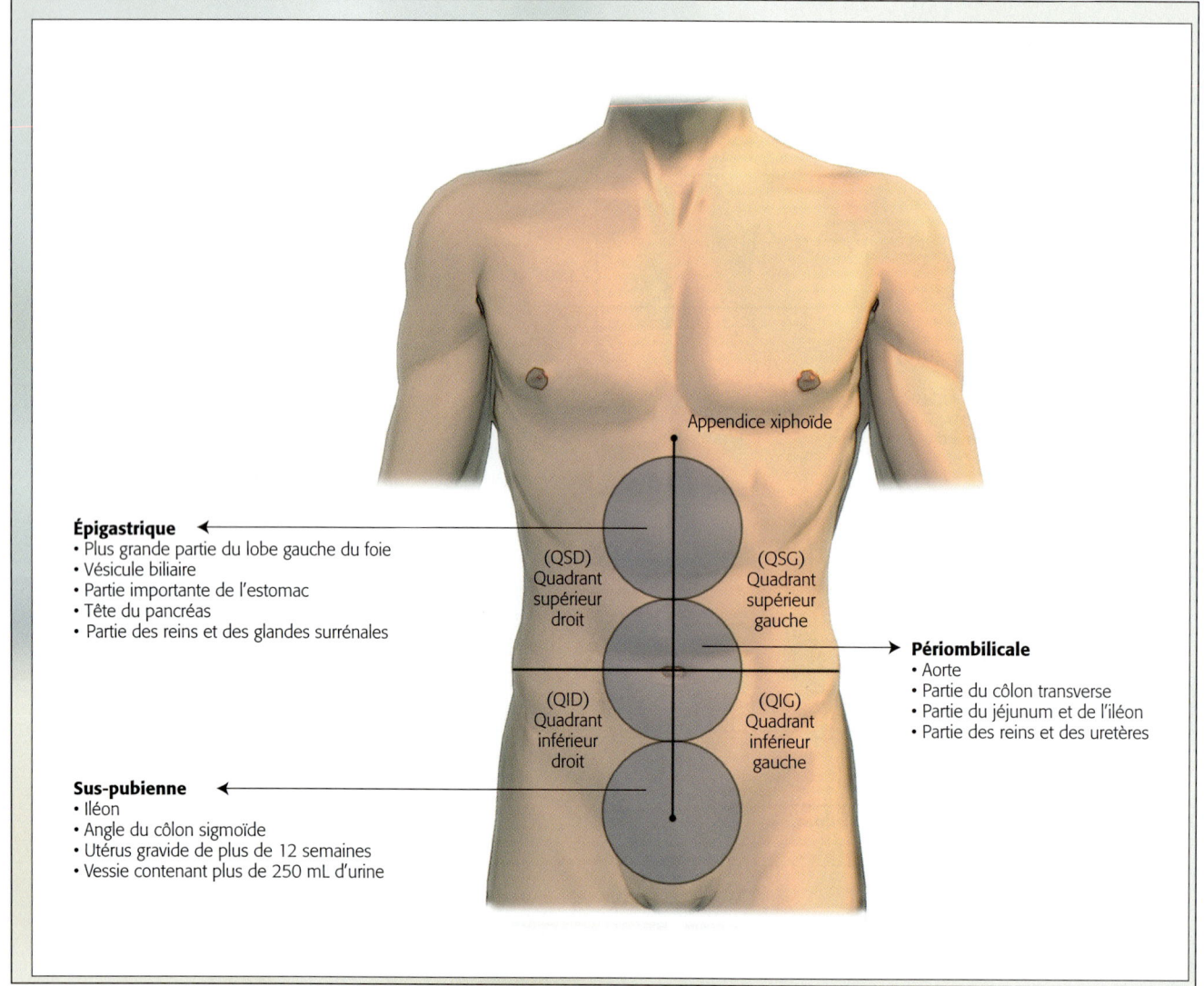

la flatulence : celle-ci est également une accumulation de gaz dans le tube digestif mais elle est expulsée bruyamment par l'anus.

La majorité des nutriments est absorbée dans l'intestin grêle, lequel se divise en trois sections successives : le duodénum, le jéjunum et l'iléon. La plupart des enzymes nécessaires à la transformation des lipides, des protéines et des glucides se retrouvent dans le duodénum, où elles sont sécrétées. Le chyme, se déversant en premier lieu dans le duodénum, stimule la sécrétion des enzymes pancréatiques et biliaires. Une sécrétion insuffisante de ces enzymes a généralement des répercussions cliniques. Ainsi, une insuffisance des enzymes pancréatiques produit habituellement des selles abondantes, pâles, nauséabondes et adhérentes dues à la présence anormale de graisses non transformées dans les fèces, appelée stéatorrhée. Une insuffisance biliaire peut aussi produire des selles pâles, faute de pigment biliaire. Les diverses substances produites par le mécanisme de la digestion sont absorbées tout le long des sept mètres de l'intestin grêle, dont le diamètre mesure environ 2,5 cm. Des sections précises de l'intestin grêle absorbent néanmoins certaines substances spécifiques : la vitamine B_{12}, par exemple, n'est absorbée qu'au niveau de l'iléon terminal.

L'écoulement de l'effluent iléal au côlon marque le passage d'une stérilité relative à un milieu largement colonisé par des bactéries. Le côlon, habituellement d'un diamètre de 6 cm et d'une longueur de 1,4 m, comprend le cæcum, les côlons ascendant, transverse et descendant ainsi que le sigmoïde et le rectum. La dégradation des aliments se poursuit à ce niveau ainsi que l'absorption de produits dégradés, de vitamines et de substances minérales, incluant le potassium. En outre, c'est dans le côlon que se fait principalement la réabsorption de l'eau, dont la portion non absorbée compose, avec les aliments non absorbés et les bactéries, les fèces.

EXAMEN CLINIQUE

Déterminants de santé

Facteurs biologiques

Certains facteurs purement héréditaires sont reliés à des affections du tractus digestif. Ainsi, des antécédents de polypes adénomateux sont directement reliés à des risques accrus de cancer du côlon. Certaines allergies, tout comme certains déficits enzymatiques (gastriques, pancréatiques, gastro-intestinaux), entraînent de nombreux problèmes de santé desquels peut découler une malnutrition. Une allergie au gluten, par exemple, engendre une sprue, tandis qu'un déficit en lactase occasionne une intolérance aux produits laitiers. D'ailleurs, le déficit en lactase affecte la majeure partie de la population mondiale exception faite du peuple nord-américain. Enfin, des causes iatrogéniques telles que des adhérences intestinales ou une résection gastro-intestinale font partie des facteurs biologiques à la source de divers troubles digestifs.

Facteurs environnementaux

Plusieurs affections virales, bactériennes ou toxiques peuvent toucher le tractus digestif, la principale cause étant bien souvent une contamination par manque d'hygiène alimentaire. Par ailleurs, le fait d'être exposé à divers polluants ou à d'autres substances telles que le plomb et le mercure augmente chez l'individu les risques d'affections diverses.

Habitudes de vie

La sédentarité, associée à une alimentation inadéquate, entraîne habituellement l'obésité et la constipation. Une alimentation riche en matières grasses favorise par ailleurs le développement de tumeurs. En effet, la partie du gras non absorbée atteint le côlon sous forme d'acides gras libres et endommage ainsi les cellules épithéliales (Trahan, 2000). Beaucoup de Nord-Américains ont ce type de nutrition et présentent effectivement une incidence plus élevée de cancer du côlon que les Asiatiques, dont l'alimentation est plus riche en féculents qu'en matières grasses. Les Asiatiques ont, par contre, une incidence plus élevée de cancer gastrique que les Nord-Américains, possiblement à cause de leur alimentation. De même, la cirrhose du foie et le cancer oro-pharyngé menacent les consommateurs chroniques d'alcool.

Soins

De nombreux produits pharmaceutiques, prescrits ou en vente libre, affectent le tractus digestif. Les émollients, par exemple, visent principalement et directement à soulager les troubles de la constipation. Pour leur part, les produits dits non spécifiques, comme les narcotiques, entraînent indirectement des effets indésirables sur le tractus digestif. Une lecture attentive de la monographie d'un médicament informe sur ces effets potentiels. Par ailleurs, de nombreux produits dits « naturels » présentent des effets, désirés ou non, au niveau du tractus digestif.

Motifs courants de consultation (symptômes)

La présence de nausées et/ou de vomissements, de diarrhée ou de constipation est souvent à l'origine des consultations pour problèmes abdominaux. Dans le texte qui suit, chacun de ces symptômes est décrit afin que soit saisie l'importance du questionnaire ; la justification des questions suggérées est par ailleurs explicitée. La présence de douleur est cependant le symptôme le plus important.

Nausées et/ou vomissements

DÉFINITION

La nausée est un symptôme qui accompagne plusieurs affections du tube digestif. Elle se traduit par une sensation vague et désagréable de répulsion pouvant être accompagnée d'un flux salivaire et de vomissements. Un vomissement, quant à lui, est un effort d'expulsion du contenu gastrique par la bouche et il doit être distingué de la régurgitation. En effet, la régurgitation est un reflux sans effort de petites quantités d'aliments digérés ou de liquide, durant ou entre les repas, et elle ne s'accompagne pas de nausée. Le vomissement, quant à lui, implique une séquence concertée de plusieurs muscles aboutissant à l'expulsion du contenu gastrique.

Plusieurs facteurs provoquent des nausées et des vomissements par leur action directe ou indirecte sur le centre de vomissement, lequel se trouve au niveau du tronc cérébral. Ce centre coordonne les réponses motrices du vomissement. Ainsi, tandis que les muscles squelettiques de la paroi abdominale se contractent avec le diaphragme pour augmenter la pression intra-abdominale, le sphincter œsophagien inférieur se relâche et le palais mou se soulève pour fermer les voies nasales. Au même moment, l'épiglotte se referme pour protéger les voies respiratoires inférieures. Le contenu de l'estomac et du duodénum est alors poussé vers le haut par l'œsophage ainsi que par le pharynx, pour finalement être expulsé par la bouche.

Dans un tel contexte, l'infirmière doit évaluer la fréquence et la quantité du vomissement, les caractéristiques de ce dernier (aspect, coloration et odeur) ainsi que la relation dans le temps des nausées et des vomissements par rapport à d'autres symptômes pouvant leur être associés.

QUESTIONS

P Qu'est-ce qui cause ou aggrave vos nausées et/ou vos vomissements (un moment particulier de la journée, certains mouvements, la prise d'aliments solides ou liquides, la prise de médicaments)?
– Qu'est-ce qui soulage ou diminue vos nausées et/ou vos vomissements (certaines positions corporelles, la prise d'aliments solides ou liquides, la prise de certains médicaments tels que des antiémétiques, l'éructation, les vomissements)?

JUSTIFICATIONS

Chez une femme en âge de procréer, présentant des nausées matinales régulières provoquées par la vue, l'odeur ou la prise d'aliments, on doit penser à la possibilité d'un début de grossesse.

Des vomissements matinaux se manifestent fréquemment chez les personnes atteintes d'urémie ou lors du sevrage de certaines substances comme le tabac, l'alcool ou le café pris en grande quantité.

Des nausées/vomissements associés à des vertiges, exacerbés par les mouvements, caractérisent souvent des affections impliquant le centre de l'équilibre: «mal des transports», labyrinthite.

Des nausées/vomissements provoqués par la prise de médicaments peuvent révéler une intolérance à certains médicaments ou simplement un effet secondaire de ceux-ci.

Les nausées sont habituellement soulagées par les vomissements lorsqu'elles sont causées par des substances nauséeuses logées dans l'estomac.

QUESTIONS

Q Quel aspect, quelle consistance, quelle odeur et quelle coloration caractérisent vos vomissures?
– Vos vomissements sont-ils subits et sans effort?
– Pourriez-vous quantifier le volume de vos vomissements?

JUSTIFICATIONS

Des aliments non digérés, retrouvés dans les vomissures, évoquent entre autres une obstruction proximale, un diverticule œsophagien ou une stase gastrique.

La présence ou l'absence de bile dans les vomissures peut aider à localiser l'obstruction. En effet, en cas d'obstruction intestinale, un contenu bilieux est associé à un problème situé au delà de la deuxième partie duodénale; il n'y a pas de bile lors d'une obstruction plus proximale, les voies pancréato-biliaires aboutissant dans l'intestin à la deuxième partie du duodénum.

Dans les cas d'une obstruction intestinale plus distale, l'aspect des vomissures varie. Tout d'abord, le contenu gastrique est expulsé, suivi de matières bilieuses et par la suite d'un fluide jaune-verdâtre, devenant jaune, puis orangé, et enfin brun excrémentiel et dégageant une mauvaise odeur. Ce type de vomissures suggère soit une obstruction de la portion plus distale du petit intestin ou du côlon, soit une fistule gastro-colique ou entérique.

La pancréatite aiguë s'associe à des nausées et à des vomissements survenant souvent à la moindre provocation mais en quantité peu abondante.

Une obstruction proximale de l'intestin grêle s'accompagne la plupart du temps de vomissements, mais en plus grande quantité que lors d'une pancréatite aiguë.

Des vomissements subits sans nausée importante préalable définissent les vomissements en jet. Selon le contexte, des problèmes autres que digestifs peuvent présenter ce type de vomissement, comme une augmentation de la pression intracrânienne.

La fréquence des vomissements et la quantité des vomissures ne déterminent pas en soi la gravité d'une condition abdominale. Cependant, il est clair que des vomissements fréquents et abondants risquent de provoquer davantage de déshydratation, de troubles métaboliques et d'autres complications connexes, même si la cause initiale est banale.

QUESTIONS

S D'autres symptômes sont-ils associés à vos nausées et/ou à vos vomissements (une douleur abdominale, de la fièvre, des troubles du transit, une vision trouble, des acouphènes, des vertiges)?
– Êtes-vous en mesure de vous hydrater?
– Avez-vous soif?
– Ressentez-vous de la faiblesse ou des étourdissements lors d'un changement de position?
– Avez-vous plus de difficulté à vous concentrer qu'habituellement?
– Urinez-vous moins souvent?
– Vos urines sont-elles plus foncées que d'habitude?
– Avez-vous perdu du poids?

JUSTIFICATIONS

Des vomissements graves ou prolongés peuvent entraîner une déshydratation. Cette complication affecte d'ailleurs plus précocement les jeunes enfants et les personnes âgées. Plus une personne a répondu par l'affirmative aux précédentes questions (excluant la première), plus elle semble présenter des symptômes et des signes de déshydratation.

Dès la présence d'une légère déshydratation, la bouche s'assèche et la soif se fait sentir.

Lors d'une déshydratation significative, différents symptômes et signes peuvent se manifester à plus ou moins longue échéance, tels que de l'asthénie, de la tachycardie, de l'orthostatisme et de l'oligurie. Une dégradation de l'état général, allant jusqu'au coma et même à la mort, peut s'ensuivre.

Des vomissements fréquents et abondants ainsi que des nausées limitant considérablement l'alimentation et l'hydratation peuvent occasionner des troubles métaboliques tels que des déséquilibres électrolytiques, de l'insuffisance prérénale, de l'alcalose métabolique. La simple présence de ces troubles peut augmenter les nausées/vomissements, entraînant ainsi un cercle vicieux d'aggravation ou de détérioration si aucune intervention corrective n'est entreprise.

La gravité d'une déshydratation peut être estimée par une évaluation de l'état mental, de la turgescence de la peau et des effets d'un changement postural sur certains signes vitaux. En effet, un changement postural occasionnant une chute de tension artérielle d'au moins 20 mm Hg et/ou une augmentation de la fréquence cardiaque d'au moins 30 pulsations par minute peut se rencontrer lors d'une déshydratation significative. L'augmentation de la fréquence cardiaque est probablement la donnée la plus associée à une perte de fluide chez un adulte présentant une diminution du débit urinaire.

QUESTIONS

T Depuis combien de temps souffrez-vous de nausées et/ou de vomissements ?
- À quel moment vos nausées/vomissements sont-ils survenus par rapport à vos autres symptômes ou à certains événements (juste avant une vision trouble ou une céphalée, pendant une activité physique, peu de temps après un repas ou une contusion à la tête, quelques heures à la suite de la prise d'un médicament ou d'une chute) ?
- Vos vomissements ont-ils été précédés de nausées pendant un certain temps ou ont-ils débuté soudainement ?
- Vos nausées/vomissements sont-ils continus ou intermittents ?
- À quelle fréquence vomissez-vous ?

JUSTIFICATIONS

Une stimulation soudaine et intense du péritoine provoque généralement des vomissements précoces survenant après l'apparition de la douleur. Par ailleurs, des vomissements précédant l'apparition d'une douleur abdominale réduisent la probabilité d'un abdomen aigu, qui exige une évaluation diagnostique immédiate.

En présence d'une obstruction intestinale, le moment de survenue des vomissements permet de localiser approximativement l'obstruction. Si l'occlusion touche la portion proximale du grêle, les vomissements surviennent normalement tôt après le début des douleurs. Si par contre l'obstruction touche la portion plus distale du grêle ou le côlon, les vomissements apparaissent dans la plupart des cas tardivement, même si les nausées peuvent se présenter précocement.

Les nausées/vomissements précoces mais de caractère soudain et violent peuvent être associés à l'obstruction aiguë d'un uretère ou du canal biliaire. Ces symptômes et ces signes reflètent alors essentiellement une réaction secondaire non spécifique reliée à l'intensité de la douleur.

Diverses problématiques d'origine neurologique ou vasculaire cérébrale peuvent aussi occasionner des nausées et des vomissements.

Diarrhée

DÉFINITION

La diarrhée est définie comme une augmentation de l'élimination fécale usuelle soit par des émissions plus fréquentes ou par des selles plus liquides ou plus abondantes. Une diarrhée aiguë apparaît généralement de façon subite et dure moins de 14 jours (McNeely et al., 2000). Elle peut être causée par une toxine, un virus, une bactérie ou un parasite. Dans certains cas, cette diarrhée est consécutive à une prise de médicaments tels que des antibiotiques, des anti-inflammatoires, des laxatifs ou autres. Une diarrhée chronique, quant à elle, dure habituellement plus de deux semaines ou présente des symptômes récurrents sur des mois, voire des années. Une diarrhée chronique peut avoir diverses causes telles que des mécanismes fonctionnels (côlon irritable), des facteurs alimentaires (mauvaises habitudes alimentaires ou intolérances à certaines substances telles que le lactose et le gluten), des infections parasitaires (amibiase, giardiase), des maladies inflammatoires intestinales (maladie de Crohn ou colite ulcéreuse), des polypes adénomateux, certains cancers ou des troubles endocriniens (hyperthyroïdie).

QUESTIONS

P Qu'est-ce qui provoque ou aggrave votre diarrhée (la prise d'un médicament ou d'un aliment en particulier, le stress, un événement précis, une rencontre particulière) ?
- Qu'est-ce qui soulage ou diminue votre diarrhée (le fait d'éviter de prendre certains médicaments ou aliments, ou au contraire la prise de ceux-ci, l'absence de stress, l'évitement d'une situation précise) ?

JUSTIFICATIONS

Une diarrhée d'origine médicamenteuse doit être pressentie si elle se développe durant ou après la prise d'antibiotiques ou d'autres médicaments. Les antibiotiques peuvent occasionner une diarrhée de mi-solide à aqueuse, avec ou sans crampes abdominales ; lors de leur usage, la possibilité d'une colite pseudomembraneuse doit être envisagée.

Le déclenchement ou l'aggravation d'une diarrhée par certains aliments suggère une intolérance de l'organisme à ces aliments. Leur retrait, dans un tel contexte, devrait éliminer les symptômes. Par exemple, lorsqu'un enfant de moins de un an souffre de diarrhée après avoir consommé des produits laitiers, il peut s'agir, dans ce cas, d'une intolérance au lactose. Le retrait des produits contenant du lactose devrait corriger cette diarrhée.

Lorsqu'une diarrhée se manifeste en même temps qu'un stress (positif ou négatif), surtout de type émotionnel, une cause fonctionnelle est envisageable. Une telle cause ne provoque habituellement pas de diarrhée nocturne.

QUESTIONS

Q Quelles sont les caractéristiques habituelles de vos selles (aspect, calibre, odeur, coloration)?
– Quel est l'aspect actuel de vos selles?
– Avez-vous remarqué la présence de sang, de mucus ou d'aliments non digérés dans vos selles?
– Vos selles sont-elles nauséabondes?
– Vos selles flottent-elles à la surface de l'eau ou adhèrent-elles aux parois de la cuvette des toilettes?
– Quelles sont vos habitudes d'élimination fécale?
– Combien de selles par jour comptez-vous actuellement?

JUSTIFICATIONS

L'aspect de la diarrhée, son odeur et sa coloration fournissent des informations permettant d'identifier la portion du tractus digestif touchée et, parfois, l'origine de l'affection. Des selles blanchâtres indiquent une obstruction biliaire; des selles pâles, graisseuses et adhérentes évoquent une insuffisance pancréatique; du sang associé à de la diarrhée préoccupe davantage et incite à en trouver l'étiologie.

Le sang rouge présent au niveau anal, sur la surface des selles ou sur le papier hygiénique provient habituellement d'une source située au niveau rectosigmoïde ou anal. L'émission de selles mélangées de sang provient généralement d'une affection du grêle ou du côlon. Néanmoins, un saignement abondant au niveau du tractus gastro-intestinal haut peut occasionner l'émission de sang rougeâtre au rectum en présence d'un transit accéléré.

Des selles flottantes peuvent accompagner un syndrome de malabsorption; si, de plus, elles sont graisseuses ou difficiles à éliminer de la cuvette des toilettes, un problème pancréato-biliaire doit être soupçonné.

La comparaison entre l'élimination habituelle et actuelle des selles permet d'envisager la présence ou l'absence d'une affection. Il est aussi important de ne pas confondre incontinence fécale, habituellement reliée à une dysfonction du sphincter anal, et diarrhée.

QUESTIONS

S D'autres symptômes sont-ils associés à votre diarrhée (des nausées/vomissements, un ballonnement, une douleur abdominale, des crampes, une tension anale douloureuse, une urgence fécale, des gaz intestinaux, de la fièvre, un œdème)?
– Êtes-vous en mesure de vous hydrater ou de vous alimenter?
– Avez-vous soif?
– Ressentez-vous de la faiblesse ou des étourdissements lorsque vous changez de position?
– Urinez-vous moins souvent?
– Vos urines sont-elles plus foncées que d'habitude?
– Avez-vous perdu du poids?

JUSTIFICATIONS

Une diarrhée aiguë est souvent associée à d'autres symptômes dont certains suggérant plus fortement que d'autres une problématique entérique: des nausées/vomissements, une douleur abdominale et des crampes, un ténesme (tension douloureuse du sphincter anal), une urgence fécale, des flatulences et de la fièvre.

Tout comme les vomissements, une diarrhée importante peut entraîner une déshydratation plus grave chez les jeunes enfants, les personnes âgées et les personnes atteintes de troubles métaboliques tels que le diabète. Dès l'apparition d'une légère déshydratation, la bouche s'assèche et la soif se fait sentir, le débit urinaire diminue et les urines se concentrent.

QUESTIONS

T Depuis quand avez-vous de la diarrhée?
– À quel moment les symptômes ont-ils débuté (immédiatement après une ingestion d'aliments, trois heures après la prise de médicaments)?
– Votre diarrhée a-t-elle débuté soudainement?
– Votre diarrhée est-elle continue ou intermittente?
– Quelle est la fréquence de votre diarrhée?
– Le besoin de défécation vous éveille-t-il la nuit?
– Si d'autres symptômes s'associent à votre diarrhée, quels sont leurs relations dans le temps?
– Avez-vous voyagé à l'extérieur du pays ou avez-vous été en contact avec des gens ayant souffert de diarrhée?

JUSTIFICATIONS

Une diarrhée fonctionnelle causée par le stress ou un côlon irritable ne survient habituellement pas la nuit et n'est pas associée à une rectorragie.

Une diarrhée apparaissant à la suite d'un voyage, d'une ingestion d'aliments ou de liquides de fraîcheur douteuse, d'un contact avec des gens eux-mêmes atteints d'une diarrhée, pourrait être d'origine infectieuse.

Le temps d'incubation (compris entre l'apparition de la diarrhée et l'ingestion de l'élément potentiellement causal) et les symptômes associés révèlent la présence de certains types d'organismes responsables de la diarrhée. La période d'incubation pour les infections bactériennes varie de quelques heures à plus de 10 jours (voir le tableau 13.1). Par exemple, un délai de 1/2 heure à 2 heures entre l'ingestion d'aliments contaminés et l'apparition de la diarrhée fait davantage soupçonner la présence d'une toxine bactérienne préformée telle que l'entérotoxine staphylococcique. Avec des bactéries du genre *Salmonella*, *Shigella* ou *Campylobacter*, la diarrhée est retardée de 24 à 72 heures; l'organisme doit en effet se multiplier dans le tube digestif avant de produire des symptômes.

Tableau 13.1 Diarrhées d'origine bactérienne

Bactérie	Source de contamination	Incubation	Symptômes associés
Campylobacter jejuni	Eaux, viandes, aliments	1 à 10 jours	Douleurs abdominales, vomissements, fièvre
Clostridium difficile	Prise d'antibiotiques	Variable (48 heures à plus de 8 semaines)	Douleurs abdominales, vomissements, fièvre
Escherichia coli	Eaux, fruits, légumes	24 à 72 heures	Douleurs abdominales, vomissements, fièvre
Salmonella	Viandes (particulièrement le poulet et les œufs), huîtres, eau, lait ou fromages non pasteurisés	2 à 5 jours	Douleurs abdominales, vomissements, fièvre
Shigella	Eaux, aliments	12 à 96 heures	Vomissements, fièvre
Staphylocoque doré	Produits laitiers, glace, conserves, viandes	2 à 4 heures	Vomissements
Yersinia enterocolitica	Eaux, viandes, huîtres	2 à 5 jours	Douleurs abdominales, vomissements, fièvre

Les parasitoses ont des périodes d'incubation plus longues, pouvant aller jusqu'à 25 jours pour l'infection par *Giardia lamblia* et à plusieurs semaines pour les amibiases.

Constipation

DÉFINITION

La constipation est définie comme une diminution de la fréquence des selles et/ou une diminution du volume habituel des selles et/ou une émission de selles dures (changement de la consistance). Elle peut être simple ou secondaire.

La constipation simple résulte habituellement d'une alimentation déficiente en fibres mais à teneur excessive en sucres raffinés. Elle est aussi la conséquence de divers facteurs environnementaux tels qu'un changement dans les habitudes de vie. La constipation secondaire découle quant à elle de divers problèmes, dont la prise de certains médicaments comme des narcotiques, une immobilisation prolongée, une chirurgie abdominale, une affection organique anale, rectale ou colique ou une affection métabolique (hypothyroïdie).

Plus la constipation débute tôt dans l'enfance, plus les risques d'une cause organique sont grands. D'autre part, toute personne de plus de quarante ans souffrant d'une constipation récente ou d'un changement marqué dans ses habitudes d'élimination fécale doit subir un examen médical afin que soit éliminée toute éventualité d'affection colorectale : ainsi, un tiers des carcinomes intestinaux se manifeste par de la constipation, les deux autres tiers par de la diarrhée. Par ailleurs, une constipation inexpliquée, d'apparition ou d'aggravation soudaine, associée à une douleur abdominale, à du sang, à du mucus ou à un besoin accru de laxatif, doit aussi faire l'objet d'une investigation.

QUESTIONS

P Qu'est-ce qui semble avoir causé ou aggravé votre constipation (une opération récente au niveau abdominal, une diminution de votre consommation de fibres alimentaires ou de liquides, une augmentation de votre consommation de sucre raffiné, un changement récent de vos habitudes de vie, une augmentation de stress, une nouvelle médication, etc.) ?

– Qu'est-ce qui semble améliorer votre régularité d'élimination fécale (la consommation de certains aliments, la réalisation d'activités physiques, la prise de laxatifs ou de certains médicaments, l'augmentation de l'apport liquidien) ?

JUSTIFICATIONS

La présence d'un iléus est un phénomène normal à la suite d'une chirurgie abdominale et sa durée dépend du type d'opération effectuée. Ainsi, un iléus postopératoire peut persister jusqu'à 5 jours après une chirurgie majeure. Au-delà de cette limite, la présence de complications doit cependant être soupçonnée.

Des changements dans l'alimentation expliquent parfois la constipation. Par exemple, une augmentation de consommation de sucres raffinés, une diminution de l'apport liquidien ou fibreux sont des facteurs favorisant la constipation. Bien des gens mangent plus de fibres afin de régulariser leur élimination intestinale mais ne s'hydratent pas suffisamment et provoquent ainsi l'effet contraire, soit l'aggravation de leur problème de constipation.

Une dentition en mauvais état empêche une mastication efficace des aliments ingérés, première étape importante de la digestion. C'est en partie ce qui explique un taux plus élevé de constipation chez les personnes âgées.

Les facteurs physiques ou émotionnels de stress ainsi que les changements de routine quotidienne provoquent souvent de la constipation. La disparition de ces facteurs, le retour à la routine quotidienne ou l'accoutumance à la nouvelle routine régularisent habituellement la motilité intestinale.

La prise régulière ou fréquente de laxatifs peut ralentir l'activité colique et même la supprimer, ce qui cause ou aggrave une constipation chronique.

Certains médicaments ou produits occasionnent de la constipation lorsqu'ils sont pris à forte dose, de façon prolongée ou en association (narcotiques, antidépresseurs tricycliques, anticholinergiques, antiparkinsoniens, suppléments martiaux).

Les personnes atteintes d'hypothyroïdie, d'hyperparathyroïdie ou d'un déséquilibre électrolytique ainsi que celles alitées, buvant peu et/ou prenant des médicaments constipants sont particulièrement vulnérables à une constipation qui peut aboutir à une impaction fécale.

QUESTIONS

Q Quelles sont vos habitudes et votre fréquence d'élimination intestinale?
- Quelles sont vos habitudes et votre fréquence d'élimination fécale actuelle?
- Quelles caractéristiques ont habituellement vos selles (aspect, calibre, odeur, coloration)?
- Quelles sont les caractéristiques actuelles de vos selles?

JUSTIFICATIONS

La comparaison entre l'élimination habituelle et actuelle des selles permet de déterminer s'il existe ou non une affection.

Le changement de taille des selles peut être significatif et suggérer une lésion organique. Par exemple, des selles filiformes évoquent une sténose colique distale, rectale ou anale.

Le changement de coloration des selles peut aussi être un révélateur important. En effet, des selles décolorées indiquent l'absence de pigment biliaire provoquée soit par une obstruction à l'écoulement de la bile, soit par une simple diminution de sa sécrétion.

La consommation excessive de cerises noires tout comme l'ingestion de produits contenant du fer, du bismuth ou du charbon de bois activé peuvent occasionner des selles noires. Cette situation n'a rien d'inquiétant en soi. Par contre, des selles nauséabondes à l'aspect goudronneux traduisent la présence d'hémoglobine digérée par des bactéries intestinales. De telles selles noires appelées méléna révèlent habituellement un saignement d'au moins 100 mL d'une lésion digestive située entre la bouche et le côlon droit.

QUESTIONS

S D'autres symptômes sont-ils associés à votre constipation (une asymétrie et/ou un ballonnement abdominal, une douleur abdominale, un changement de l'appétit, des flatulences, une augmentation de poids, des vomissements)?
- Ressentez-vous des douleurs anales (dues à une fissure ou à une dermite anales, à des hémorroïdes)?

JUSTIFICATIONS

Un contour abdominal asymétrique peut indiquer une masse.

Une augmentation de poids peut signifier un ralentissement du métabolisme, comme dans l'hypothyroïdie. Par contre, une perte de poids peut être associée entre autres à un cancer du côlon et à une hyperthyroïdie.

Une constipation accompagnée d'un besoin urgent d'élimination fécale, de crampes sus-pubiennes, de ténesme et/ou de sang, est associée généralement à une affection colique distale ou anale.

Tout problème causant de la douleur à la défécation inhibe le besoin d'élimination fécale, ce qui perpétue la production de selles dures et sèches. La constipation persiste alors tant que la cause sous-jacente (fissures anales par exemple) n'est pas résolue.

QUESTIONS

T À quelle date remonte votre dernière défécation?
- À quelle date remonte votre dernière flatulence?
- À quel moment vos symptômes de constipation ont-ils débuté ou augmenté?
- Votre constipation est-elle apparue graduellement ou subitement?
- Votre état de constipation est-il intermittent ou constant?
- À quelle fréquence revient votre état de constipation?

JUSTIFICATIONS

Lorsque la constipation persiste depuis plusieurs années, elle est plus souvent d'origine fonctionnelle et peut être reliée à l'alimentation, au mode de vie, à des facteurs psychologiques ou à une perturbation du péristaltisme.

Douleur abdominale

DÉFINITION

La douleur est définie comme une sensation désagréable et une expérience émotionnelle en réponse à une atteinte tissulaire réelle ou potentielle. La douleur abdominale est sans contredit le signe d'alarme le plus fréquent d'un problème digestif ou extra-digestif. Elle peut révéler une urgence vitale ou n'être qu'un banal symptôme passager.

Lorsqu'une douleur abdominale s'accompagne de signes d'irritation péritonéale, plusieurs emploient l'expression « abdomen aigu » pour qualifier la condition affectant la personne. Il est néanmoins important de préciser que cette expression fait référence à toute condition abdominale aiguë requérant une attention et une prise en charge immédiate sans pour autant qu'une intervention chirurgicale ne soit nécessaire.

L'évaluation d'une douleur abdominale débute par la vérification de la stabilité hémodynamique de la personne, en accordant la préséance aux signes vitaux et à l'évaluation clinique. L'examen de l'abdomen de la personne serait grandement facilité si la douleur et la sensibilité étaient toujours et immédiatement ressenties très près du site du problème. Tel n'est pas le cas malheureusement, et une réévaluation régulière s'impose afin d'objectiver l'évolution clinique. Les symptômes et les signes de la personne pouvant changer rapidement, une réévaluation fréquente aide à cerner de façon plus précise et définitive la nature du problème.

Il existe trois grandes catégories de douleurs abdominales. Lors de l'évaluation, il faut savoir distinguer la douleur viscérale, la douleur pariétale et la douleur référée. Chacune fournit de bons indices sur les structures atteintes ainsi que sur les processus responsables. Une ou plusieurs de ces catégories de douleurs peuvent coexister chez une même personne.

La **douleur viscérale** est graduelle, sourde, difficile à localiser et parfois référée, c'est-à-dire perçue dans le dermatome superficiel dépendant du même segment spinal. Elle est soulagée par un raidissement de la paroi abdominale, ce qui explique la présence fréquente d'une résistance musculaire à l'examen clinique. Les mouvements physiques n'aggravent habituellement pas ce type de douleur. La douleur viscérale est liée à une distension ou à une inflammation d'un organe tel que le tube digestif, l'estomac, l'utérus, etc. Souvent décrite comme une lourdeur, un tiraillement ou une crampe, cette douleur est fréquemment ressentie près de la ligne médiane et ce, quel que soit l'organe en cause. Afin de comprendre la raison de cette localisation médiane fréquente, l'infirmière doit connaître la position embryonnaire des viscères.

Des fibres nerveuses autonomes entourent les viscères et informent le cerveau de leur distension ou de leur inflammation. Cette transmission d'informations est alors interprétée comme une douleur mais ressentie à un site anatomique différent de l'organe atteint. Il s'agit le plus souvent des régions épigastrique, périombilicale ou sus-pubienne en raison de la position médiane des organes digestifs durant la période embryonnaire (voir la figure 13.7). En effet, il semble que les fibres nerveuses autonomes « mémorisent » les positions embryonnaires des viscères digestifs même si ces viscères n'occupent pas la même position qu'à la naissance.

Ainsi, une affection touchant l'estomac, le duodénum, le pancréas, le foie ou la vésicule biliaire procure souvent une sensibilité dans la région épigastrique (voir la figure 13.8a). Le petit intestin (grêle) ou le cæcum et, par conséquent, l'appendice peuvent, quant à eux, impliquer la région périombilicale (voir la figure 13.8b). La douleur peut irradier dans la région sus-pubienne lorsqu'une affection touche le sigmoïde, les organes génitaux féminins ou la vessie (voir la figure 13.8c).

Figure 13.7 Position médiane des organes chez l'embryon

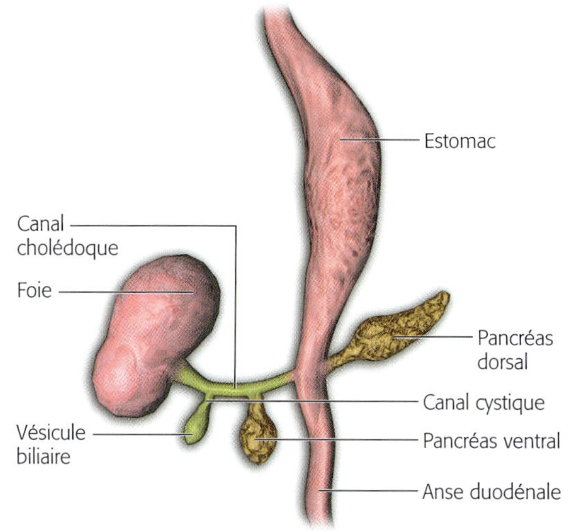

Figure 13.8 Douleurs abdominales viscérales

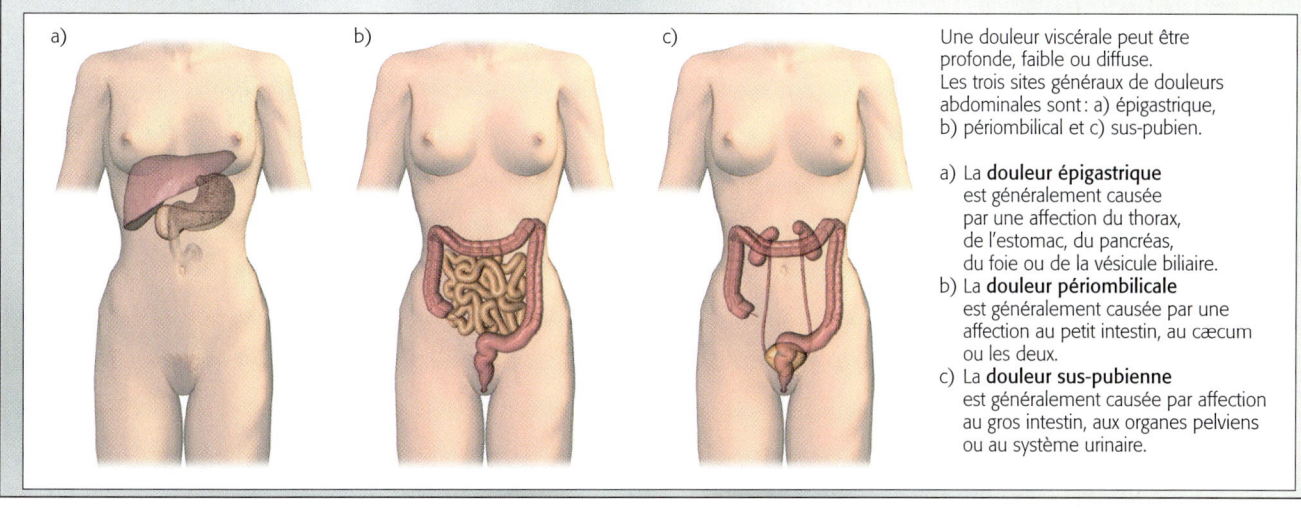

Une douleur viscérale peut être profonde, faible ou diffuse. Les trois sites généraux de douleurs abdominales sont : a) épigastrique, b) périombilical et c) sus-pubien.

a) La **douleur épigastrique** est généralement causée par une affection du thorax, de l'estomac, du pancréas, du foie ou de la vésicule biliaire.
b) La **douleur périombilicale** est généralement causée par une affection au petit intestin, au cæcum ou les deux.
c) La **douleur sus-pubienne** est généralement causée par affection au gros intestin, aux organes pelviens ou au système urinaire.

La **douleur pariétale** est intense, constante et plus facile à localiser qu'une douleur d'origine viscérale. Elle est liée à une irritation de la paroi pariétale (péritoine), du mésentère ou du diaphragme, et elle se situe généralement juste au-dessus de la zone d'irritation. La figure 13.9 indique, selon les quadrants, les dysfonctionnements à considérer lors de ce genre de douleur. On parle alors de péritonite localisée. Par ailleurs, lors d'une péritonite généralisée (ou diffuse), toute la paroi abdominale prend une consistance particulière, soit une dureté ligneuse due à une contraction musculaire étendue et irréductible. L'expression « ventre ou abdomen de bois » fait référence à cette condition normalement plus sérieuse qu'une péritonite localisée.

Contrairement à la douleur viscérale, la douleur pariétale est habituellement aggravée par toute variation dans la tension péritonéale (toux, éternuement, décompression brusque à la palpation de l'abdomen). Lors de la palpation abdominale, une douleur viscérale sera mise en évidence plus facilement lorsque les muscles grands droits sont relâchés plutôt que contractés. Quant à la douleur pariétale, elle demeurera semblable que les muscles abdominaux soient tendus ou relâchés. Il est tout de même essentiel de se rappeler qu'une douleur pariétale peut s'ajouter à une douleur viscérale lors d'une inflammation du péritoine adjacent à l'organe affecté (l'appendicite aiguë est un exemple classique de ce phénomène).

La **douleur référée** peut être profonde ou superficielle et elle se limite normalement à un endroit bien précis mais autre que celui de l'organe atteint. En effet, certains viscères et certaines sections cutanées sont innervées par les mêmes segments médullaires. Cette innervation commune leur fait ainsi percevoir une douleur provenant d'un site distant de celui de l'organe atteint. Certains sites communs de douleurs abdominales référées sont illustrées à la figure 13.10.

Ainsi, des affections touchant des structures rétropéritonéales telles que les reins et l'aorte occasionnent souvent une douleur référée au dos, tout comme lors d'une affection duodénale ou pancréatique. Des coliques rénales peuvent par ailleurs provoquer des douleurs aux quadrants inférieurs, aux aines et aux parties génitales. Une irritation du nerf phrénique, lors d'une cholécystite aiguë ou d'un ulcère perforé, par exemple, peut se traduire par une douleur à l'épaule. Il faut aussi garder en tête que des affections pulmonaire, cardiaque, pelvienne ou spinale peuvent entraîner une douleur irradiant dans l'abdomen.

Le site d'une douleur abdominale doit être déterminé le plus précisément possible afin de circonscrire le viscère potentiellement atteint. Le tableau 13.2 peut ensuite être consulté afin de déterminer la source possible de certaines douleurs.

Figure 13.9 Affections associées à une douleur pariétale selon les quadrants

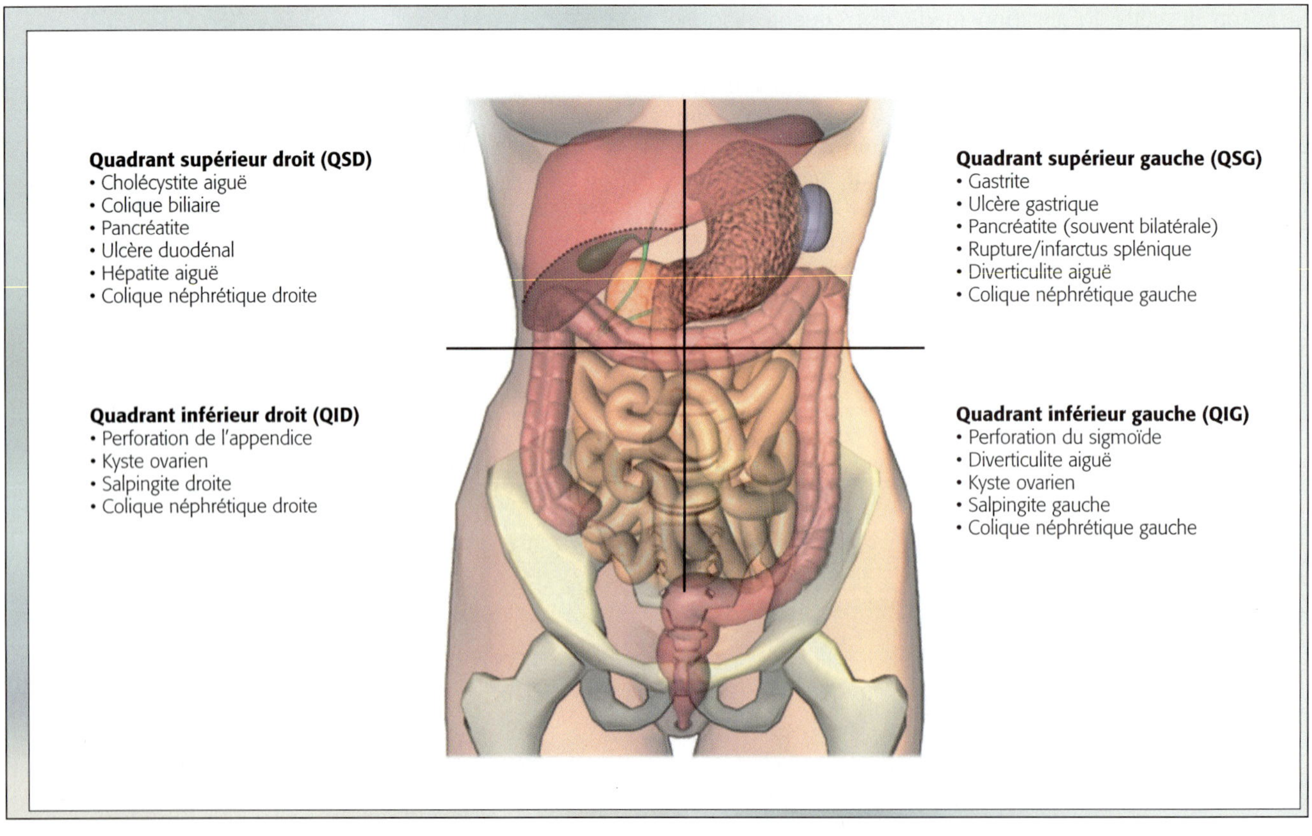

Quadrant supérieur droit (QSD)
- Cholécystite aiguë
- Colique biliaire
- Pancréatite
- Ulcère duodénal
- Hépatite aiguë
- Colique néphrétique droite

Quadrant supérieur gauche (QSG)
- Gastrite
- Ulcère gastrique
- Pancréatite (souvent bilatérale)
- Rupture/infarctus splénique
- Diverticulite aiguë
- Colique néphrétique gauche

Quadrant inférieur droit (QID)
- Perforation de l'appendice
- Kyste ovarien
- Salpingite droite
- Colique néphrétique droite

Quadrant inférieur gauche (QIG)
- Perforation du sigmoïde
- Diverticulite aiguë
- Kyste ovarien
- Salpingite gauche
- Colique néphrétique gauche

Figure 13.10 Sites communs de l'irradiation de certaines douleurs abdominales

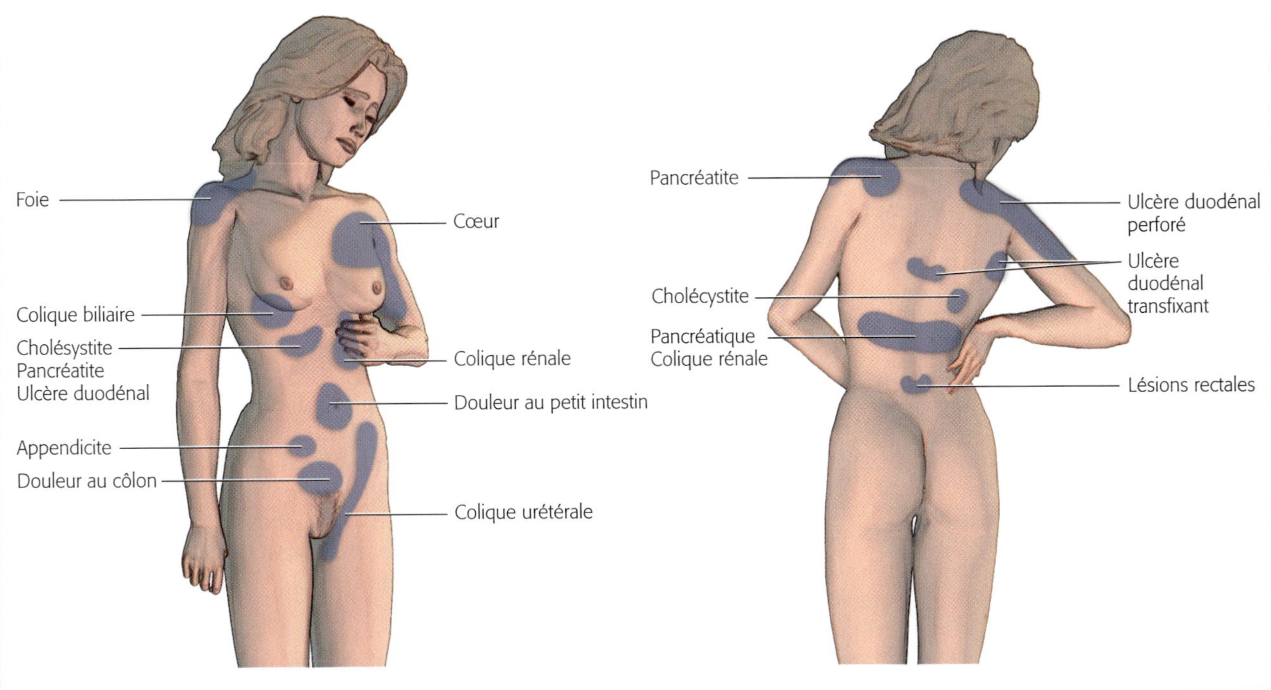

Étiquettes (vue antérieure) : Foie — Colique biliaire — Cholésystite — Pancréatite — Ulcère duodénal — Appendicite — Douleur au côlon — Cœur — Colique rénale — Douleur au petit intestin — Colique urétérale

Étiquettes (vue postérieure) : Pancréatite — Cholécystite — Pancréatique — Colique rénale — Ulcère duodénal perforé — Ulcère duodénal transfixant — Lésions rectales

Tableau 13.2 Catégories de douleurs abdominales

Viscères	Douleur viscérale	Douleur pariétale	Douleur référée
Estomac	Épigastre	Épigastre et QSG	Épaules
Petit intestin	Région périombilicale	Au-dessus du site affecté	Milieu du dos (rare)
Appendice	Région périombilicale	QID	
Côlon proximal	Région périombilicale et QD	Au-dessus du site affecté	Dos (rare)
Côlon distal	Région sus-pubienne et QIG	Au-dessus du site affecté	Dos (rare)
Vésicule biliaire	Épigastre	QSD	Sous-scapulaire droite
Uretères	Angle costo-vertébral	Au-dessus du site affecté	Aines et parties génitales
Pancréas	Épigastre et QSG	Épigastre et QSG	Région scapulaire gauche
Ovaires, trompes de Fallope et utérus	Région sus-pubienne	Au-dessus du site affecté	Intérieur des cuisses et aines

P Qu'est-ce qui semble causer ou aggraver votre douleur abdominale (certains mouvements ou efforts physiques tels que la toux ou l'inspiration profonde ; l'alimentation, la prise d'un médicament ou d'un produit particulier, les menstruations, le stress) ?
– Qu'est-ce qui semble soulager ou diminuer votre douleur abdominale (l'alimentation, la prise d'un médicament ou d'un produit particulier, une position antalgique particulière, les vomissements, la défécation, les vacances) ?

JUSTIFICATIONS

La douleur d'une péritonite, peu importe la cause, est aggravée par les mouvements ou la toux. La douleur découlant d'une gastrite augmente lors de la consommation de boissons alcoolisées. Une douleur apparaissant systématiquement, ou aggravée en décubitus dorsal, laisse présager une œsophagite causée par un reflux gastro-œsophagien. Une douleur de salpingite ou d'endométriose est souvent aggravée en période périmenstruelle.

Une douleur soulagée après la prise d'aliments ou d'antiacides peut être due à un ulcère gastro-duodénal ou à une œsophagite causée par un reflux gastro-œsophagien. La douleur d'une gastrite peut aussi être allégée par la prise d'antiacides. La position debout diminue souvent la douleur d'une œsophagite.

QUESTIONS

Q Pouvez-vous décrire votre douleur (une pesanteur, une brûlure, une crampe) ?
– Pouvez-vous évaluer votre douleur sur une échelle de 0 (aucune douleur) à 10 (pire douleur imaginable) ?
– Votre douleur interfère-t-elle avec certaines de vos activités quotidiennes ?
– Depuis qu'elle a commencé, votre douleur a-t-elle toujours eu la même intensité ?

JUSTIFICATIONS

Théoriquement, quatre types principaux de douleurs sont distingués : a) les **pesanteurs** (symptômes davantage gênants que douloureux tels que les ballonnements et les tiraillements) ; b) les **brûlures** ; c) les **crampes** et les **coliques** (contractions ou torsions qui sont fixes, profondes, durables lors de crampes épigastriques ; paroxystiques suivies d'accalmies lors de coliques intestinales, biliaires ou urinaires) ; d) la **crise solaire** (épigastralgie violente associée à de la diaphorèse, des nausées et des vomissements). Néanmoins, il existe tant d'adjectifs décrivant la douleur qu'il est probable qu'un descripteur différent de ceux-ci soit énoncé par la personne.

Melzack (1971) a étudié le vaste vocabulaire de la douleur et identifié trois catégories décrivant les dimensions de la douleur, soit : 1) **sensorielle**, comme la pression et la chaleur ressenties ; 2) **affective**, relative à la tension (fatigante), à la peur (terrifiante) et aux réactions involontaires (déprimante) engendrées par la douleur ; et 3) **l'intensité** globale de la douleur.

L'évaluation de l'intensité de la douleur, quoique subjective, est facilitée par l'utilisation d'une échelle de cotation numérique plutôt que colorimétrique ou par l'emploi de mots (légère, atroce). Cette cotation numérique uniformise les résultats tout en présentant un outil plus fiable lors de subséquentes évaluations de la douleur (pour mesurer l'efficacité d'une analgésie). Un indice général de la douleur, échelonné de 0 à 5 au lieu de 0 à 10 est aussi possible. Il existe également sur le marché une réglette sur laquelle sont dessinés divers faciès exprimant la joie, la tristesse, les pleurs ; son utilisation est indiquée auprès d'un enfant. Il s'agit de demander à ce dernier de désigner l'expression du visage correspondant le plus à ce qu'il ressent à ce moment précis.

Une attention spéciale doit être portée aux personnes prenant des corticostéroïdes. En effet, la moindre douleur abdominale doit être considérée comme grave jusqu'à preuve du contraire ; cette thérapie atténue les symptômes produits par l'inflammation en plus de diminuer la fièvre. L'évaluation étant plus difficile, l'exploration de l'abdomen est souvent requise plus précocement chez ces personnes.

QUESTIONS

R À quel endroit votre douleur s'est-elle manifestée initialement ?
– Pouvez-vous montrer du doigt l'endroit exact de votre douleur actuelle ?
– Votre douleur s'est-elle déplacée ou étendue depuis son apparition (évolution détaillée) ?

JUSTIFICATIONS

Il est important de connaître les sites initiaux et subséquents de la douleur. Une telle information peut permettre de circonscrire certaines affections.

QUESTIONS

S Éprouvez-vous une douleur dans une autre partie de votre corps ?
– Votre douleur est-elle accompagnée d'autres symptômes (des nausées, des vomissements, de la fièvre, de l'anorexie, des changements dans la défécation ou la miction, des pertes vaginales, un changement dans le cycle menstruel) ?

JUSTIFICATIONS

La présence de symptômes et de signes associés peut suggérer un diagnostic précis de l'origine de la douleur.

QUESTIONS

T Depuis quand avez-vous de la douleur ?
– À quel moment votre douleur a-t-elle débuté ?
– Que faisiez-vous quand votre douleur a commencé ?
– Votre douleur a-t-elle débuté subitement ou graduellement ?
– Votre douleur est-elle intermittente ou constante ?
– Quelle est la fréquence de votre douleur ?
– Combien de temps votre douleur dure-t-elle ?
– Avez-vous remarqué un déroulement particulier à votre douleur (précédée de nausées, suivie de vomissements, déclenchée par l'ingestion d'aliments) ?

JUSTIFICATIONS

Le début de la douleur doit être précisé en fonction :
– de sa durée ;
– de son mode : brutal ou progressif, voire même insidieux ;
– de son contexte : circonstance d'apparition, vague ou assez précise (horaire ou événement particulier).

Le tableau 13.3 résume les caractéristiques de cinq affections fréquentes.

EXAMEN PHYSIQUE (SIGNES)

Matériel requis

– Stéthoscope
– Ruban à mesurer

Tableau 13.3 Évaluation clinique de la douleur abdominale

	Appendicite aiguë	**Cholécystite aiguë (colique hépatique)**	**Urolithiase (colique néphrétique)**	**Pancréatite aiguë**	**Ulcère gastro-duodénal perforé**
Définition	Inflammation aiguë de l'appendice vermiforme du cæcum	Inflammation de la vésicule biliaire : la colique hépatique se rajoute lors de l'obstruction aiguë du canal cystique	Présence de calculs dans les voies urinaires pouvant migrer du rein vers la vessie, par les uretères, et entraîner ainsi une colique néphrétique	Inflammation aiguë du pancréas	Perforation du revêtement muqueux dans le voisinage de l'estomac (gastro-duodénal) plus ou moins longtemps après une perte de substance non cicatrisée
P : Provoque	Mouvements (surtout ceux sollicitant les muscles psoas et obturateur droits), toux	Aliments (surtout ceux riches en gras)	Mouvements brusques	Aliments, alcool, décubitus dorsal	Estomac vide, alcool, liquide acide (jus d'orange, café), stress
P : Pallie	Immobilité, décubitus latéral (en chien de fusil)	Jeûne		Jeûne, antéflexion	Immobilité, décubitus latéral, aliments (surtout alcalins)
Q : Qualité/quantité	Douleur sourde devenant plus sévère, coliques	Coliques paroxystiques sévères lors d'une colique hépatique avec ou sans douleur de fond	Coliques paroxystiques souvent sévères lors d'une colique néphrétique avec ou sans douleur de fond	Douleur en barre et/ou crampes, d'intensité variable	Douleur en coup de poignard, brûlements
R : Région/irradiation	Périombilicale au début puis au QID (point de McBurney)	QSD, épigastre/épaule et omoplate droites	QI/région scapulaire, aine, organes génitaux, cuisse du côté de la lithiase	QSG, épigastre/région scapulaire	Épigastre/épaule droite, côtes, région scapulaire et bas de l'abdomen
S : Symptômes et signes associés possibles	Nausées et vomissements après l'apparition de la douleur, fièvre, tests du psoas et de l'obturateur droits douloureux	Nausées, vomissements, frissons et fièvre, urine foncée (Coca-Cola), selles pâles, constipation, ictère	Nausées, vomissements, hématurie, ténesme vésical, pollakiurie, distension abdominale, constipation, frissons et fièvre	Nausées, vomissements, fièvre, ictère, distension abdominale, aspect bleuté des flancs, signes d'hypovolémie jusqu'au choc	Nausées, vomissements, fièvre, signes d'hypovolémie jusqu'au choc
T : Temps/durée	Début insidieux, douleur progressive puis constante	Début insidieux ou aigu, douleur progressive puis constante	Début soudain	Début soudain, douleur constante	Début soudain, douleur constante

- Stylo-feutre
- Gants jetables
- Lubrifiant
- Papiers mouchoirs
- Thermomètre
- Montre affichant les secondes

Précautions à prendre avant un examen abdominal

Avant de commencer l'examen proprement dit, il importe de favoriser une relaxation maximale de la paroi abdominale et de prendre certaines précautions. Dans la mesure du possible il faudrait tenir compte des instructions énumérés ci-dessous, en plus de celles mentionnées en introduction de cet ouvrage :

- avoir un bon éclairage de l'abdomen. Installer une lampe sur pied éclairant l'abdomen de façon tangentielle, au besoin (voir la figure 13.12) ;
- réduire les frissons responsables de la tension musculaire abdominale par un environnement chaud : fournir une couverture et réchauffer ses mains et le diaphragme du stéthoscope, si nécessaire ;
- offrir à la personne d'aller aux toilettes avant l'examen afin de diminuer certains malaises (envisager de recueillir un échantillon d'urine ou de selles selon le contexte) ;
- permettre un relâchement de la musculature abdominale par une position en décubitus dorsal, la tête soutenue sur un oreiller peu rembourré, les bras longeant chaque côté du corps et appuyés sur celui-ci. Un relâchement maximal peut s'obtenir par une respiration par la bouche et le glissement d'un oreiller sous les genoux ou la flexion des hanches et des genoux (voir la figure 13.12).

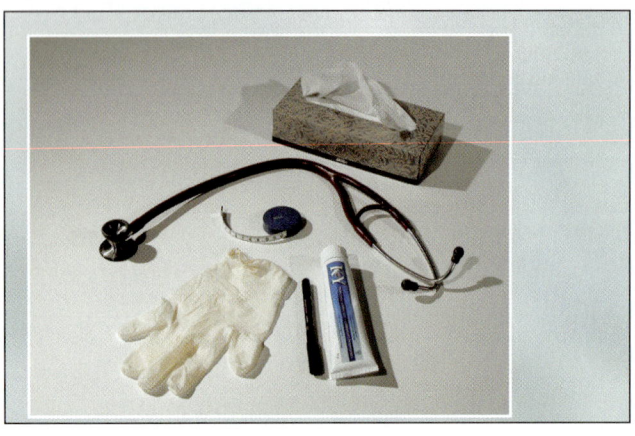

Figure 13.11 Matériel pour un examen abdominal complet

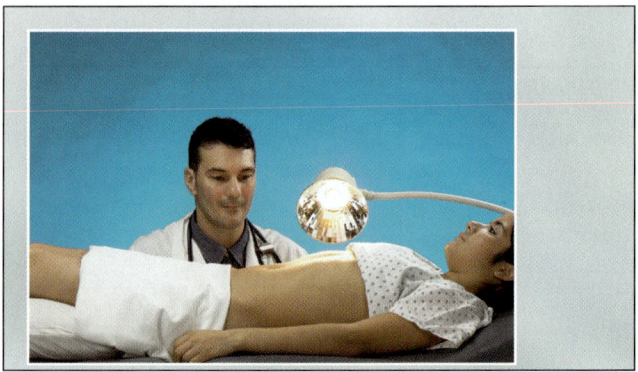

Figure 13.12 Positionnement de la personne pour l'inspection abdominale

CAS PARTICULIERS

Les personnes souffrant de cyphose nécessitent un support plus haut pour leur tête et leurs épaules ; celles qui sont atteintes d'orthopnée exigent une surélévation de leur tronc et un appui de leur dos contre un support afin de relâcher leurs muscles abdominaux.

- Exposer l'abdomen, de l'appendice xiphoïde au pubis, de façon respectueuse. Ne découvrir les aines qu'au moment d'examiner ces régions.
- Se placer debout à la droite de la personne facilite l'exécution de plusieurs techniques d'examen dont celles du foie et des autres structures logées à droite.
- Demander à la personne de localiser sa douleur avec sa main et examiner ce site en dernier afin d'éviter une défense musculaire. Si la localisation de cette douleur est trop vague ou diffuse pour être déterminée, un effort de toux pourrait la préciser.
- Converser d'une voix calme durant l'examen favorise la détente.
- Observer l'expression faciale de la personne durant l'examen.
- Utiliser des diversions telles que des exercices respiratoires lors d'anxiété et/ou de douleurs afin de favoriser la relaxation musculaire.

Une fois l'**H**istorique des symptômes établi et les instructions précédentes observées, quatre étapes différentes doivent être effectuées lors de l'examen de l'abdomen : l'**I**nspection, l'**A**uscultation, la **P**ercussion, la **P**alpation superficielle et profonde (moyen mnémotechnique : **HIAPP**). Il arrive cependant que des signes présents indiquent qu'il faut recourir à des examens particuliers s'écartant de la séquence HIAPP. Une évaluation complémentaire immédiate de ces signes est souvent préférable mais elle exige un passage successif de l'une à l'autre des quatre étapes de base. Il est néanmoins primordial que l'inspection et l'auscultation précèdent toute percussion et palpation afin de ne pas modifier le péristaltisme, ce qui fausserait l'interprétation des bruits intestinaux. Le toucher rectal ainsi que diverses manœuvres spécifiques terminent l'examen.

Techniques d'examen abdominal et leurs applications

INSPECTION

Les trois éléments principaux à vérifier lors de l'inspection abdominale, en plus de la physionomie générale de la personne, sont les suivants :

Peau
- Coloration ;
- Présence de lésions, d'éruptions (et leur localisation) ;
- Présence de cicatrices (et leur localisation) ;
- Présence de stries (et leur coloration, leur distribution) ;
- Présence de dilatations veineuses, de télangiectasies, etc.

Ombilic
- Coloration ;
- Localisation ;
- Contour ;
- Présence d'une hernie (vérifier aussi les niveaux inguinaux et cruraux) ;
- Présence d'une pulsation aortique.

Contour de l'abdomen
- Forme générale ;
- Symétrie ;
- Présence de distension, de bombement des flancs et de voussures localisées ;
- Présence de péristaltisme visible.

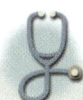

Physionomie générale

Des informations très pertinentes peuvent être recueillies simplement en observant la personne. En effet, sa démarche lorsqu'elle se rend à la salle d'examen ou à la salle de bain, ses changements de posture spontanés lors de l'entrevue ou pendant les attentes prolongées, son expression lors de l'examen ou lors des paroxysmes de douleur sont des données utiles complétant l'inspection de l'abdomen lui-même.

Observations courantes

Une démarche fluide, une position assise décontractée et un visage calme se retrouvent normalement chez une personne détendue et non souffrante.

Particularités

Un des premiers éléments facilement observable est l'expression faciale. Par exemple, un visage crispé ou grimaçant donne certaines indications sur l'intensité de la douleur ressentie. Il est également facile d'observer la position prise par la personne souffrante. En position debout, celle-ci peut éviter un maintien trop droit et rigide, préférant courber quelque peu le dos et les épaules. En position assise, elle a tendance à pencher le tronc vers l'avant tandis qu'en décubitus dorsal elle relève les genoux afin de réduire la tension sur les muscles abdominaux et alléger la pression intra-abdominale. La position fœtale en décubitus latéral apaise aussi la douleur. La main peut, spontanément, être tenue sur une région abdominale particulière.

Ainsi, une péritonite occasionnera une immobilité presque complète, puisque le moindre mouvement aggrave la douleur. La personne fléchira souvent les genoux et les hanches afin de diminuer la tension sur l'abdomen. Par contre, une personne incapable de trouver une position confortable souffre probablement de coliques (biliaires, intestinales ou rénales).

Il faut relever toute discordance entre l'intensité de la douleur abdominale citée par la personne et la position physique adoptée.

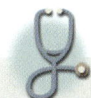

Peau

De nombreux facteurs influent sur l'aspect et la couleur de la peau : l'ethnie et l'âge, par exemple. De ces facteurs d'influence découlent plusieurs variantes cutanées normales, difficiles à répertorier. En plus de procéder à sa propre inspection, l'infirmière doit demander à la personne si elle a observé des changements cutanés récents.

Observations courantes

La surface cutanée est habituellement douce, uniforme et de couleur homogène. Elle est exempte de lésion ou d'érythème. Elle reprend immédiatement sa position originale lorsque relâchée à la suite d'un pincement, indiquant ainsi sa bonne turgescence. Des stries rosées ou bleutées sur la partie moyenne et inférieure du ventre, de part et d'autre de la ligne médiane, sont des vergetures récentes qui pâliront et deviendront blanches ou argentées avec le temps. Ces stries abdominales résultent d'un trouble du collagène le plus souvent causé par un étirement cutané rapide, prolongé ou

Particularités

Une coloration jaune de la peau peut être causée soit par une bilirubinémie, soit par une caroténémie. Dans le cas d'une caroténémie, les conjonctives ont une coloration normale alors que dans le cas d'une bilirubinémie l'ictère se retrouve aussi au niveau conjonctival. Cette dernière est observée de façon plus nette au niveau abdominal. Une décoloration bleutée périombilicale (signe de Cullen) ou aux flancs (signe de Grey-Turner) est souvent due à un hémopéritoine ou à une hémorragie rétropéritonéale, peu importe son origine. Une peau pâle et tendue est un signe fréquent d'ascite en présence d'une distension abdominale.

Des stries identiques à celles observées lors de la grossesse peuvent survenir chez les personnes qui ont souffert d'ascite. De plus, toute affection causant une augmentation de la production de glucocorticoïdes (syndrome de Cushing, corticostéroïdes exogènes) peut diminuer l'activité épidermique et celle des fibroblastes. La peau est alors fragilisée et se rompt plus facilement. Les stries associées au syndrome de Cushing sont d'une couleur variant du rose violacé à pourpre.

Il est important aussi de noter la présence de lésions abdominales. Le cas échéant, indiquer leur date d'apparition, leur grosseur, les changements récents de dimensions, répétitif et parfois par des facteurs hormonaux. Les vergetures sont communément présentes lors d'une grossesse ou d'un changement de poids.

Les veines de l'abdomen sont rarement visibles sauf lorsque le pannicule adipeux est très fin. Un discret réseau veineux superficiel parcourt alors la paroi abdominale de façon normale. Le réseau veineux superficiel de l'abdomen est habituellement normal lorsqu'il n'est pas plus visible que celui des cuisses de la personne. Généralement, le flux veineux est ascendant au-dessus de l'ombilic et descendant au-dessous (voir la figure 13.13a).

leur coloration, leur symétrie, la présence de prurit, etc. Les réponses à ces questions peuvent orienter vers un problème particulier tel qu'une éruption d'origine allergique ou infectieuse, des lésions hémorragiques (pétéchies, ecchymoses, hématomes) ou capillaires (angiomes stellaires).

Lorsque des veines visibles semblent turgescentes, la direction du flux sanguin doit être déterminée afin d'éliminer la possibilité d'une éventuelle anomalie. La direction du remplissage veineux est évaluée par la technique représentée à la figure 13.13. Cette technique consistant davantage en une palpation qu'en une observation rigoureuse, elle doit être effectuée après l'auscultation.

Lorsque des cicatrices sont apparentes, il faut en connaître l'origine (traumatique et/ou chirurgicale) et obtenir au besoin des renseignements complémentaires à partir du dossier clinique. Ne pas oublier que des adhérences peuvent découler d'une chirurgie abdominale antérieure et occasionner de la douleur. Préciser la localisation des cicatrices, leur forme, leur longueur et toutes caractéristiques pertinentes (coloration, régularité, suintement) (voir la figure 13.14).

Figure 13.13 Détermination de la direction du sang dans les veines de la paroi abdominale
a) Aspect normal ou hypertension portale   b) Obstruction de la veine cave inférieure

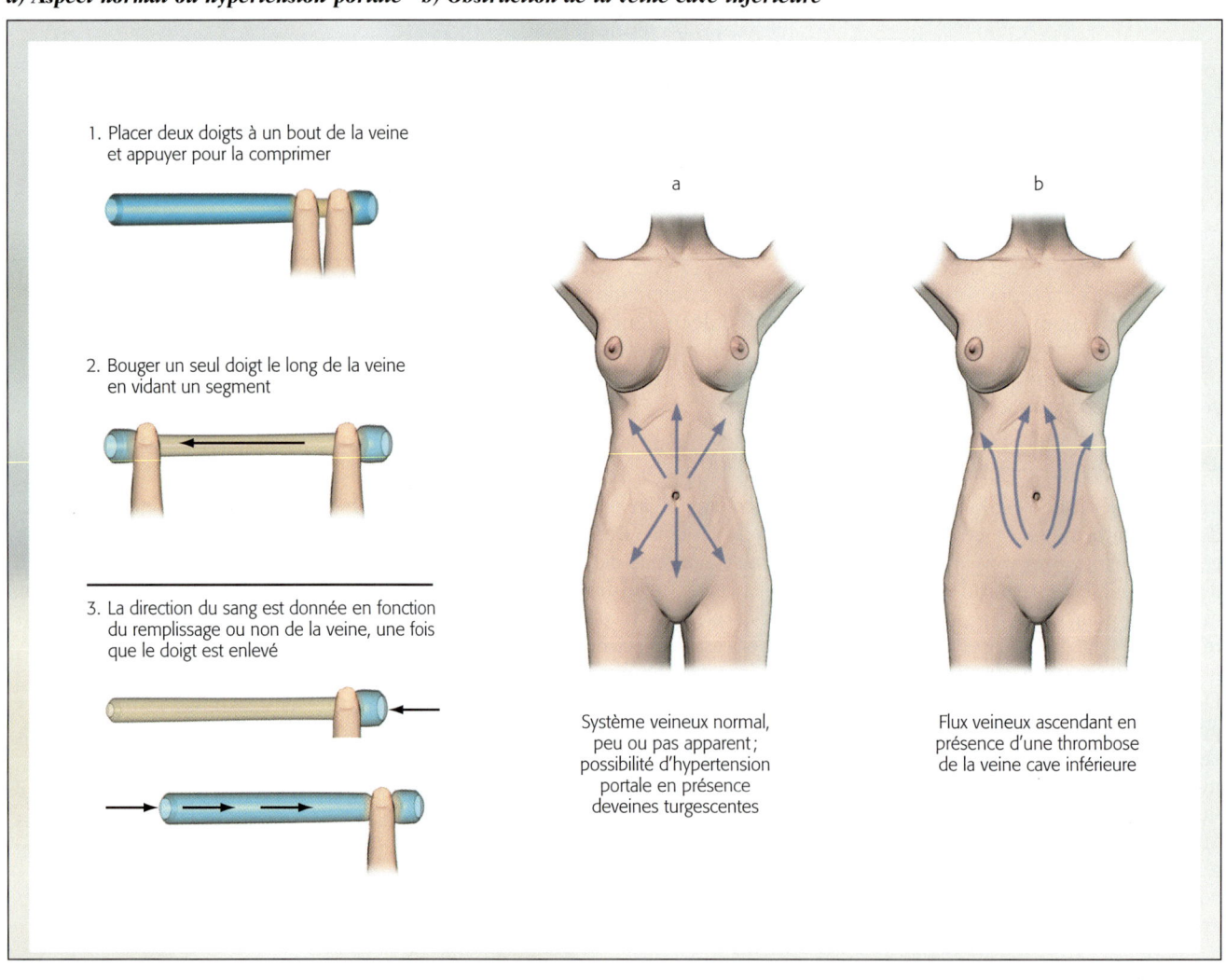

Figure 13.14 Exemples de cicatrices chirurgicales courantes

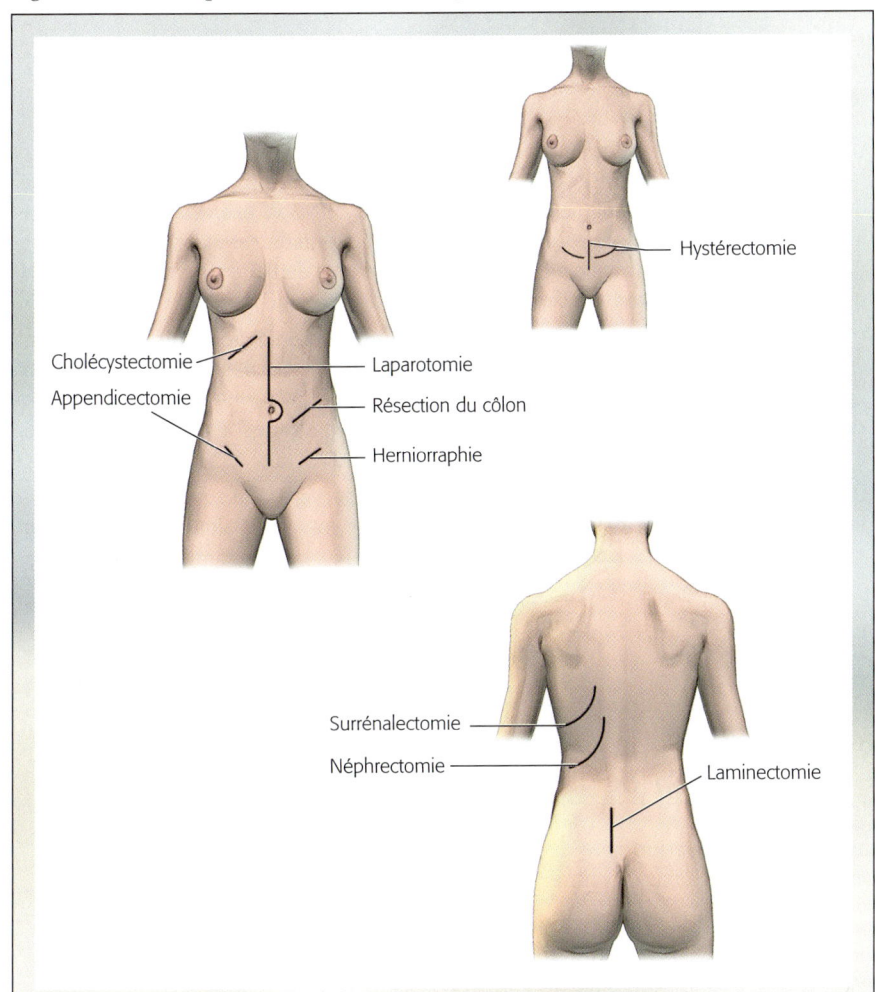

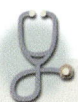 **Détermination de la direction du flux sanguin**

a) Les index juxtaposés, comprimer une veine abdominale orientée dans le sens céphalique-caudal ;
b) Tout en gardant cette compression, éloigner les index l'un de l'autre d'environ 8 à 10 cm : un index se trouve à vider la veine pendant que l'autre en empêche le remplissage ;
c) Relever un seul index : la direction du flux sanguin dépend de la présence ou de l'absence du remplissage veineux.

Observations courantes

La direction sanguine normale dans les veines de la paroi abdominale est illustrée à la figure 13.13a : flux vertical ascendant au-dessus de l'ombilic et flux vertical descendant sous ce dernier.

Particularités

Un système veineux abdominal turgescent ressemble, sur le plan clinique, à une « tête de méduse » dont le centre est l'ombilic. Deux causes à ce phénomène sont possibles : une hypertension portale ou une obstruction de la veine cave inférieure. La détermination du flot veineux permet alors de distinguer les deux. Dans l'hypertension portale, un flux veineux normal s'éloignant de l'ombilic est présent (voir la figure 13.3a) alors que dans le cas d'une thrombose de la veine cave inférieure, le flux veineux est ascendant en haut et en bas de l'ombilic (voir la figure 13.3b).

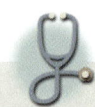

Ombilic

Observations courantes

L'ombilic, de couleur chair ou légèrement rosée, est situé normalement sur la ligne médiane antérieure. Il est habituellement inversé mais peut parfois se placer en éversion d'au plus 0,5 cm. Sa forme est ronde ou conique.

Lors de l'inspection de l'ombilic, il arrive qu'une légère pulsation aortique soit visible au niveau épigastrique ; chez les personnes minces qui présentent une bonne relaxation de la paroi musculaire, elle s'étend longitudinalement.

Particularités

Une rougeur autour de l'ombilic peut signifier une inflammation tandis qu'une coloration bleutée laisse supposer une hémorragie intrapéritonéale (signe de Cullen). Une déviation de la ligne médiane peut résulter d'une pression exercée par une masse intra-abdominale, des viscères élargis, une hernie, du fluide (ascite, sang) ou encore du tissu cicatriciel. Un ombilic en état d'éversion de plus de 0,5 cm peut être le résultat d'une distension mais si il est de plus élargi, cela évoque une hernie ombilicale.

Une hernie est la saillie d'un élément à travers un point faible de la paroi abdominale. Outre une localisation ombilicale, il est possible de retrouver des hernies aux niveaux épigastrique, inguinal, inguino-scrotal, crural, de même qu'à tout point chirurgical ou cicatriciel. Dans la majorité des cas de hernie, le sac péritonéal est vide, mais parfois il contient des intestins ou des épiploons.

La présence d'une pulsation aortique large ou d'allure vigoureuse peut signifier l'existence d'une affection sous-jacente. Une initiative prudente serait alors de mesurer l'aire et la direction pulsatiles de l'aorte.

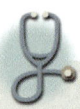

Détermination du diamètre aortique et de la direction de la pulsation

Même si ces deux mesures relèvent davantage de la palpation que de l'observation, elles sont explicitées ici. Elles doivent toutefois être effectuées après l'étape d'auscultation.

a) Placer la personne en décubitus dorsal, en favorisant une relaxation musculaire abdominale ;
b) Se placer du côté droit de la personne ;
c) Enfoncer fermement, profondément mais lentement le pouce et l'index de la main dominante dans l'abdomen de la personne, un peu plus haut que son ombilic, de chaque côté de l'aorte (voir la figure 13.15). L'ombilic se situe au niveau de L2, ce qui correspond à la bifurcation aortique ;
d) Mesurer le diamètre de l'aorte (soit l'espace entre le pouce et l'index) ;
e) Enfoncer maintenant les deux index dans l'abdomen de la personne, un peu plus haut que son ombilic, de chaque côté de l'aorte (voir la figure 13.16) ;
f) Déterminer si la pulsation est ressentie le long des index ou seulement sur le bout de ceux-ci.

Observations courantes

Le diamètre d'une aorte normale est d'environ 2,5 cm. L'obésité peut rendre difficile, voire impossible, l'évaluation de ce diamètre.

La perception des pulsations aortiques dépend de l'épaisseur de la paroi abdominale de même que du diamètre antéro-postérieur de l'abdomen. Si une légère pulsation est ressentie, elle longe les doigts (voir la figure 13.15a).

Particularités

Un diamètre aortique de plus de 3 cm doit être considéré comme anormal jusqu'à preuve du contraire. En effet, au-delà de ce seuil, la présence de problèmes sous-jacents tels qu'une sinuosité aortique, un anévrisme abdominal ou une masse para-aortique sont possibles. La perception d'une pulsation aortique d'amplitude augmentée évoque aussi l'éventualité des problèmes précédemment énumérés, même en présence d'un diamètre normal.

La pulsation d'une aorte surplombée d'une masse doit être transmise à travers cette dernière afin d'être perçue. La pulsation aortique, dans un tel contexte, est alors perçue sur le bout des index de l'infirmière. En l'absence d'une masse recouvrant l'aorte, le mouvement pulsatif est ressenti le long des doigts et indique plutôt un anévrisme abdominal lorsque associé à un tableau clinique correspondant.

Figure 13.15 Détermination de la direction pulsatile

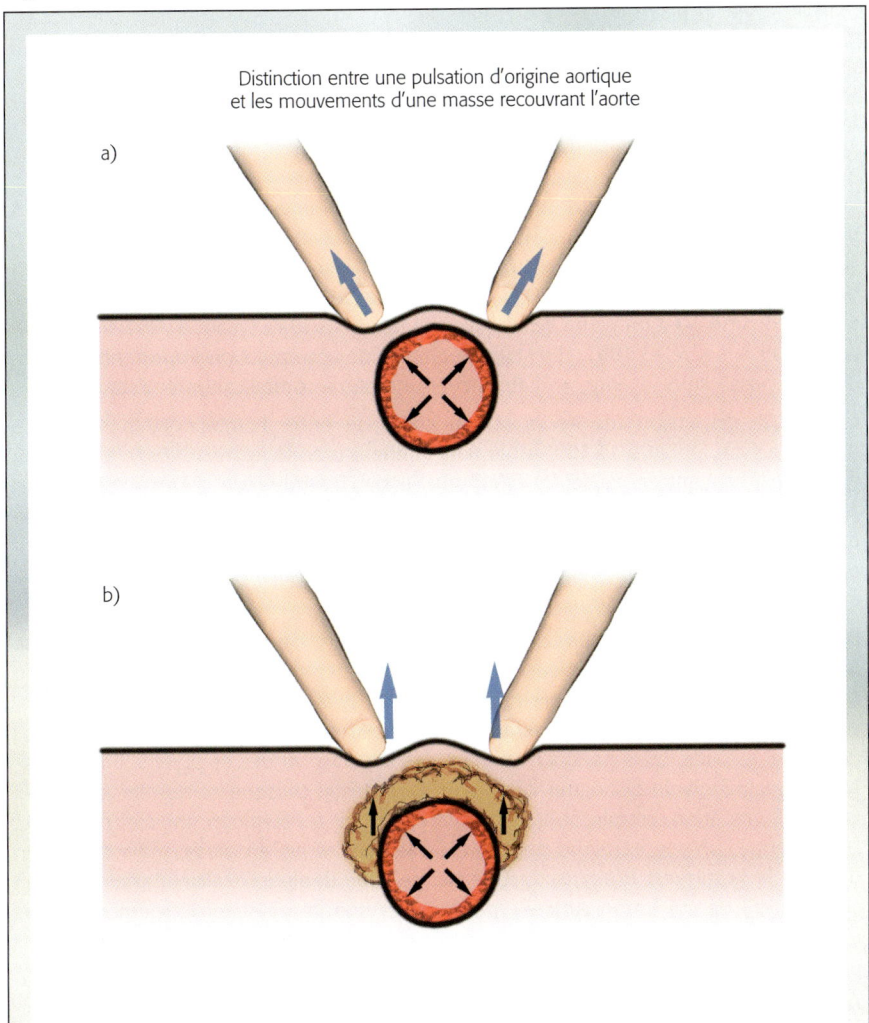

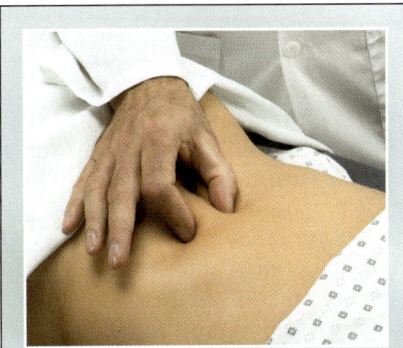

Figure 13.16 Mesure du diamètre aortique (aire pulsatile)

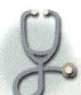

Contour abdominal

Pour détecter de petits changements dans le contour abdominal ou apprécier une distension, une masse, une vague péristaltique ainsi qu'une pulsation, il est préférable d'être assis ou penché du côté droit de la personne, la tête légèrement au-dessus de son abdomen. L'inspection est parachevée par une observation globale de l'abdomen, l'infirmière se positionnant derrière la tête et finalement aux pieds de la personne. Le contour est déterminé par le profil abdominal.

Par ailleurs, la circonférence abdominale de la personne à son arrivée est une donnée objective fort utile. En effet, la précocité de cette mesure permet un suivi clinique précis de l'évolution d'une distension abdominale. Afin d'uniformiser les résultats, les mesures de la circonférence doivent être effectuées au même moment de la journée chez une personne positionnée de façon

Observations courantes

Des exemples de profils abdominaux normaux sont présentés à la figure 13.17. Un contour plat caractérise habituellement une personne aux muscles abdominaux fermes et ayant un poids santé. La forme scaphoïde ou concave s'observe chez des personnes minces à la musculature abdominale relâchée et est davantage marquée chez une personne cachexique. Un contour rond ou convexe chez un adulte provient souvent d'un faible tonus musculaire, d'un surplus de poids ou d'une grossesse. Le contour protubérant est significatif d'une obésité franche, à moins qu'il ne s'agisse d'une grossesse avancée.

Peu importe les conditions précédentes, l'abdomen doit être uniforme et symétrique lorsqu'une personne se détend en position de décubitus dorsal. Aucune saillie ne doit apparaître lorsque l'infirmière lui demande de lever la tête, de simuler un effort de défécation ou de tousser. Une déhiscence de la paroi antérieure de l'abdomen pourrait néanmoins être visible en présence d'un diastasis (écartement) des muscles grands droits. En effet, un tel phénomène, qu'il soit congénital ou acquis, laisse apparaître un bombement vertical et médian entre les grands droits. Un diastasis des grands droits ne signifie pas pour autant qu'un dysfonctionnement sous-jacent soit présent ; de multiples grossesses, une obésité importante, une BPOC, entre autres, peuvent en être la cause.

Quant aux ondes péristaltiques, elles ne sont habituellement pas visibles sauf chez les personnes cachexiques. Ces ondes ressemblent alors à des bandes obliques légèrement surélevées, se déplaçant lentement.

Particularités

Les causes majeures de distension ou de protubérance abdominale sont parfois désignées par les « 6f » : *f*at (matières grasses), *f*eces (fèces), *f*œtus (grossesse), *f*ibrome (fibrome), *f*latulence (flatulence), *f*luid (liquide). Ainsi, une distension associée à un ombilic inversé est généralement la conséquence de la présence d'air, de flatulence, de météorisme ou d'un globe vésical (voir la figure 13.18a). Quant à l'éversion ombilicale (voir la figure 13.18b), elle suggère plutôt une accumulation importante d'ascite ou une masse sous-jacente, en l'absence d'une hernie ombilicale préexistante.

Lorsque la distension touche la région comprise entre l'ombilic et la symphyse pubienne (voir la figure 13.18c) ou le tiers inférieur (voir la figure 13.18d), le contenu pelvien est souvent en cause. En effet, une vessie distendue, un utérus élargi ou des anomalies ovariennes sont des possibilités à envisager. Les origines probables d'une distension de la moitié supérieure de l'abdomen (voir la figure 13.18e) comprennent des anomalies pancréatique, rénale ou splénique, une dilatation de l'estomac ainsi qu'un anévrisme de l'aorte abdominale.

Une asymétrie est possible lors d'une hernie, d'un élargissement viscéral, d'une masse importante ou d'une obstruction intestinale. La hernie abdominale est une saillie du contenu abdominal à travers une section affaiblie de la paroi ; elle provoque un bombement. Tel que mentionné précédemment, dans la majorité des cas de hernie, le sac péritonéal est vide, mais parfois il contient des intestins ou des épiploons. Il est possible à la palpation de distinguer l'épiploon de l'intestin puisque ce dernier, opaque à la transillumination, est plutôt lisse comparativement à l'épiploon, mou et nodulaire. Le contenu d'un sac herniaire peut être facilement remis en place, mais dans bien des cas, la hernie est irréductible. Une hernie avec douleur localisée, associée à un changement de coloration cutanée, peut révéler une incarcération et demande alors une intervention rapide ; il y a étranglement du contenu herniaire.

En présence d'une cicatrice abdominale d'origine chirurgicale, une voussure peut apparaître près de celle-ci et suggérer une hernie incisionnelle. Ce phénomène s'explique par le développement d'un défaut musculaire abdominal lors de la guérison. Par contre, une hernie épigastrique s'accompagne d'une petite voussure souvent palpable au niveau de la ligne médiane. Enfin, une hernie ombilicale peut faire saillie autant lors du relâchement abdominal que lors d'une augmentation de la pression intra-abdominale.

Même si aucune asymétrie n'est visible à l'inspection, il est opportun de faire tousser la personne ou de lui faire lever la tête et les épaules. Ces manœuvres abaissent le diaphragme, diminuent la taille de la cavité abdominale et en augmentent la pression, ce qui peut rendre perceptibles certaines anomalies. Une évaluation de l'abdomen en position debout permet souvent plus facilement de mettre en évidence une hernie abdominale.

Dans de rares cas, on peut voir de fortes contractions se déplaçant rapidement du QSG au QID. Une telle observation évoque une occlusion intestinale jusqu'à preuve du contraire.

Figure 13.17 Profils abdominaux

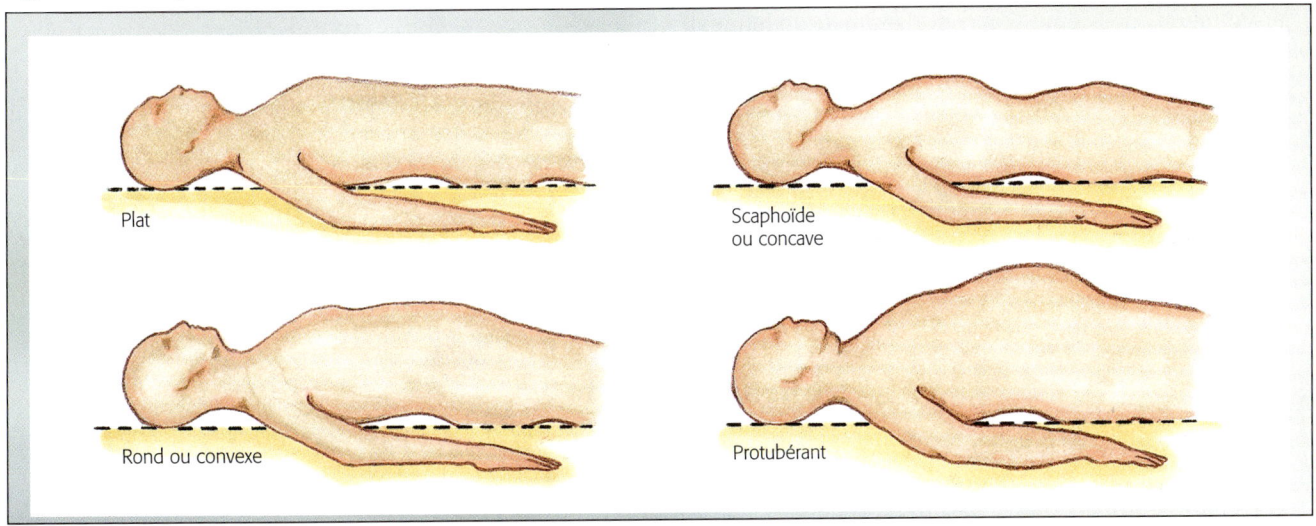

Figure 13.18 Distensions ou protubérances abdominales

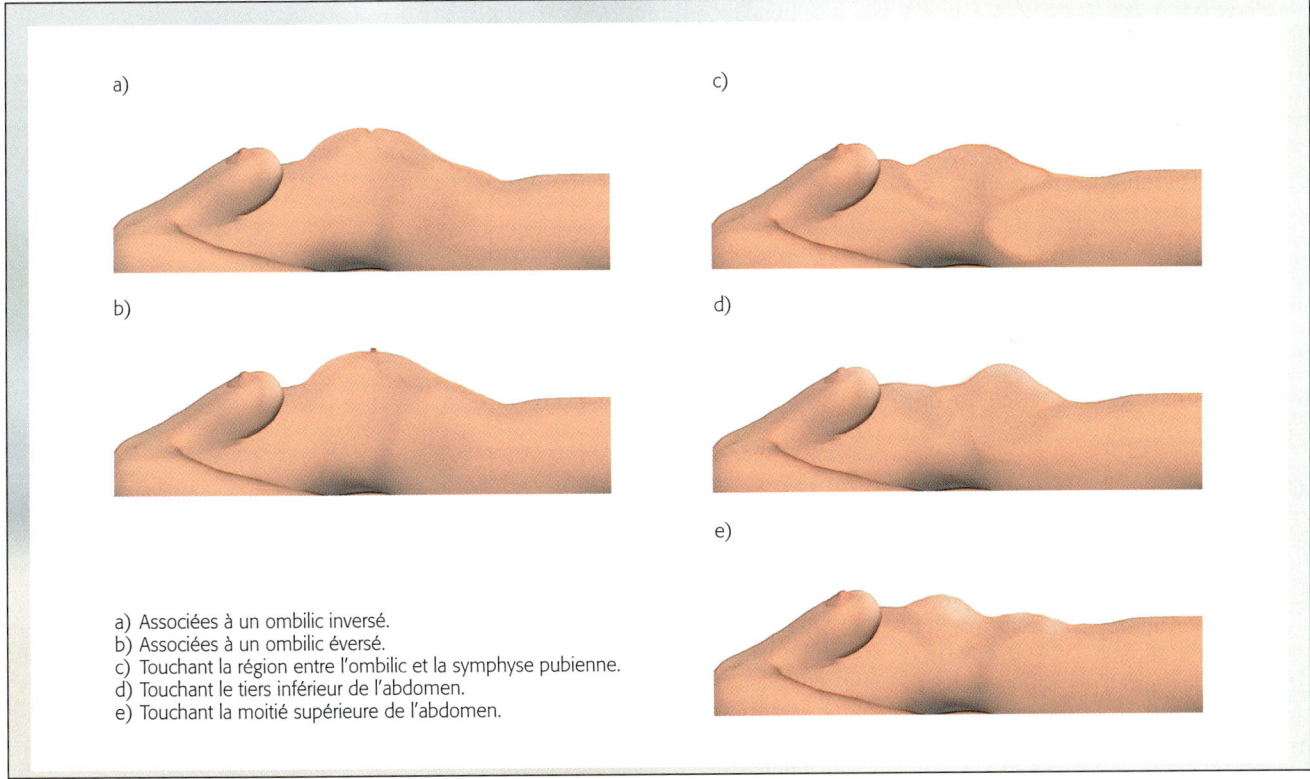

a) Associées à un ombilic inversé.
b) Associées à un ombilic éversé.
c) Touchant la région entre l'ombilic et la symphyse pubienne.
d) Touchant le tiers inférieur de l'abdomen.
e) Touchant la moitié supérieure de l'abdomen.

Notes au dossier

Abdomen de forme scaphoïde (concave) avec cicatrice linéaire récente et rosée de 2 cm au QID ; pulsation aortique de 3,5 cm ressentie le long des doigts à la région épigastrique.

Abdomen protubérant et symétrique ; circonférence de 172 cm à l'ombilic, en décubitus dorsal ; ombilic éversé ; peau distendue de couleur pâle ; aucun mouvement digestif ni circulation collatérale visible.

Abdomen rond et lisse ; pulsation aortique de 3 cm transmise sur le bout des doigts.

AUSCULTATION

L'auscultation, deuxième étape de l'examen abdominal, consiste à évaluer la motilité intestinale et à objectiver la présence d'une succussion, d'un souffle vasculaire ou d'un frottement péritonéal. Voici les différents éléments à vérifier.

Bruits intestinaux
- Fréquence ;
- Caractère (tonalité, intensité).

Présence d'une succussion

Présence de souffles
- Au niveau de l'aorte ;
- Au niveau des artères rénales ;
- Au niveau des artères iliaques ;
- Au niveau des artères fémorales.

Présence de frottement péritonéal
- En regard du foie ;
- En regard de la rate.

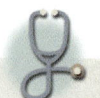

Bruits intestinaux

Les mouvements d'air ainsi que de liquide à travers l'intestin produisent des bruits hydro-aériens de haute tonalité ressemblant à des gargouillements. Ces bruits peuvent être entendus dans tout l'abdomen mais souvent mieux au quadrant inférieur droit dans la région de la valve iléocaecale, plus précisément au point de McBurney (voir la figure 13.19). Pour déterminer l'emplacement de ce point, il s'agit tout d'abord d'imaginer une ligne reliant l'épine iliaque antéro-supérieure droite à l'ombilic. Le tiers externe de cette ligne ou son intersection avec la ligne médio-claviculaire droite correspond au point de McBurney. Avant d'appliquer le diaphragme du stéthoscope sur ce site, il est préférable, lorsque c'est possible, de clamper un tube nasogastrique et/ou de fermer la succion de tout autre tube abdominal présent. L'omission de telles précautions amoindrit la qualité d'écoute et risque de modifier le nombre réel de bruits intestinaux.

Le péristaltisme est évalué à l'aide du diaphragme d'un stéthoscope déposé légèrement sur la paroi abdominale afin de ne pas biaiser le décompte des bruits intestinaux (voir la figure 13.20). Une auscultation d'environ une minute par quadrant est habituellement suggérée. Néanmoins, si après une minute d'auscultation au point de McBurney, les bruits hydro-aériens ont pu être caractérisés et que leur fréquence s'avère normale ou exagérée, il n'est pas nécessaire de continuer l'écoute.

Observations courantes

Une fréquence normale s'échelonne de 4 à 34 bruits intestinaux irréguliers à la minute selon le temps écoulé depuis le dernier repas. Ces bruits sont davantage audibles de 4 à 8 heures après l'ingestion d'un repas selon le transit digestif de la personne, c'est-à-dire au moment où le contenu intestinal passe au niveau de la valve iléocaecale. La durée d'un bruit varie de moins d'une seconde à plusieurs secondes, ce qui rend parfois difficile le décompte de la fréquence. Une façon de simplifier ce décompte consiste à calculer le nombre de pauses entre les bruits (8 pauses = 8 bruits).

Le borborygme (familièrement appelé grognement d'estomac) est un gargouillement fort, intense et plus long, entendu sans stéthoscope.

Particularités

L'hyperactivité se manifeste parfois lors d'une diarrhée, quelle que soit son étiologie (inflammatoire, infectieuse, etc.) ; elle peut aussi être le signe d'une obstruction intestinale en évolution, surtout si des coliques l'accompagnent. Une hyperactivité continue est audible en amont de sténoses digestives. Cette hyperactivité est à son paroxysme dans les 24 premières heures et elle peut durer jusqu'à 48 heures. Il existe alors parfois un bruit de jet sous pression. Ce bruit est composé de sons impétueux, c'est-à-dire rapides et puissants (un peu comme les bulles d'air remontant à la surface de l'eau lors d'une plongée sous-marine), et est concomitant à des crampes abdominales. Ces sons impétueux correspondent à l'effort de l'intestin pour passer le liquide et l'air de l'autre côté de l'obstruction. Lorsque l'intestin présténotique est dilaté par des gaz intestinaux et lorsque le segment intestinal est sous tension, les bruits intestinaux peuvent prendre une sonorité métallique (tintements).

Si au bout d'une minute d'auscultation il y a une absence de bruit intestinal ou une diminution de la fréquence, il est impératif, à cause de l'irrégularité physiologique du péristaltisme, de réécouter une deuxième minute le même quadrant. L'infirmière devrait alors ausculter, à tour de rôle, chacun des autres quadrants avant d'émettre une hypothèse. L'hypoactivité péristaltique se traduit par des bruits audibles à intervalle de une minute ou davantage ; elle se compose habituellement de un ou de deux bruits intestinaux doux en deux minutes et indique une inhibition de la motilité intestinale. Cette diminution de l'activité intestinale peut résulter de nombreuses causes intra-abdominales (par exemple, appendicite aiguë), rétropéritonéales (par exemple, pyélonéphrite) ou extra-abdominales

Ce bruit se présente sous la forme d'un chapelet de tonalités aiguës. Quant à l'hyperactivité péristaltique, elle reflète une augmentation de la fréquence normale des bruits intestinaux et peut se rencontrer lors d'une fringale, par exemple.

Tableau 13.4 Évaluation des bruits intestinaux

Bruits intestinaux	Mécanisme probable	Causes potentielles
Normaux (4-34/minutes selon l'horaire du dernier repas)	Passage d'air et de liquide dans l'intestin	
Hyperactifs (non reliés à la faim)	Passage anormalement rapide d'air et de liquide dans l'intestin	Diarrhée Début d'obstruction intestinale
Hypoactifs	Diminution de l'activité du muscle lisse intestinal	Constipation chronique Heures suivant une anesthésie générale Péritonite Obstruction intestinale partielle ou progressive
Absents	Inactivité du muscle lisse intestinal pendant 5 minutes	Iléus Péritonite Obstruction intestinale complète
Avec tintements	Air et liquide intestinaux sous tension	Impaction fécale Anse intestinale dilatée
Impétueux	Effort de l'intestin à pousser l'air et le liquide de l'autre côté de l'obstruction	Obstruction intestinale

(par exemple, pneumonie basale). Plus fréquemment cependant, elle se rencontre chez des personnes au transit digestif lent, lors d'une constipation chronique, d'une irritation péritonéale ou à la suite d'une anesthésie générale. Règle générale, après une chirurgie abdominale, l'intestin grêle reprend le premier sa fonction normale, soit rapidement, en quelques heures. L'estomac, quant à lui, requiert de 24 à 48 heures avant de recouvrer son activité et le côlon, de 3 à 5 jours. Ces données temporelles varient évidemment selon le type de chirurgie abdominale effectué.

L'absence de bruit pendant cinq minutes dans un ou plusieurs quadrants indique un arrêt de la motilité intestinale. On peut tenter alors de stimuler le péristaltisme en palpant délicatement l'abdomen afin de confirmer cette absence. Si une auscultation d'environ cinq minutes est nécessaire pour conclure à une absence véritable de bruits intestinaux, un examen de deux minutes suffit à faire prendre conscience d'une affection possible. Une telle éventualité doit être analysée à la lumière de l'ensemble de l'évaluation afin de ne pas conclure à tort à une anomalie telle qu'une obstruction intestinale complète ou une péritonite accompagnée d'un iléus. Le terme *iléus* étant fréquemment employé de manière erronée en clinique, il s'avère pertinent de préciser ce qui suit. Un iléus correspond à un arrêt des mouvements péristaltiques intestinaux sans égard à la cause. Ces causes peuvent être d'ordre mécanique (obstruction et/ou strangulation) ou paralytique (irritation péritonéale après un traumatisme, une chirurgie ou une autre affection). Le tableau 13.4 énumère les différentes caractéristiques audibles des bruits intestinaux. Les mécanismes problables ainsi que les causes potentielles pour chacune y sont résumés.

Figure 13.19 Point McBurney

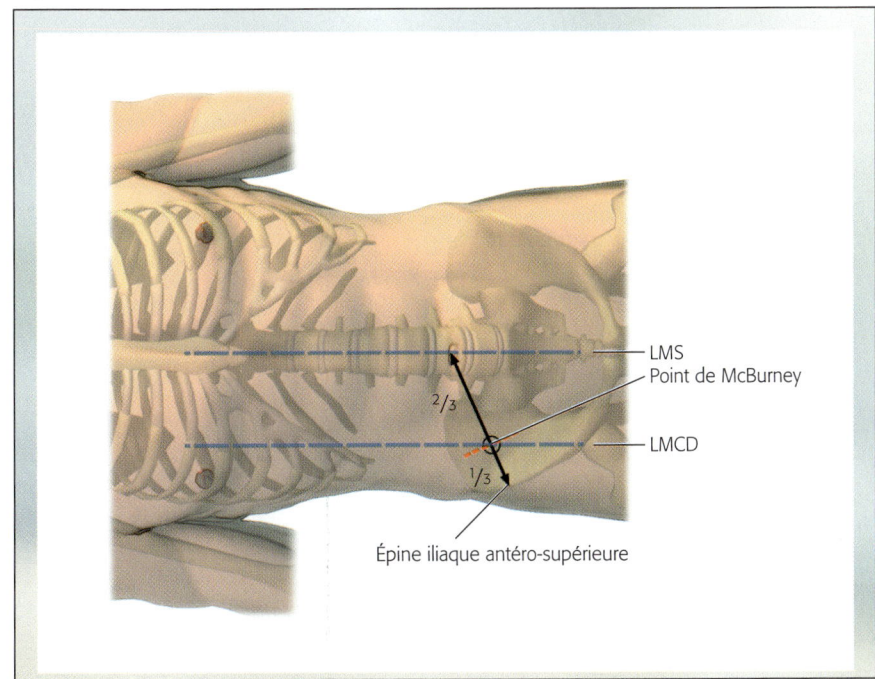

Figure 13.20 Auscultation des bruits intestinaux

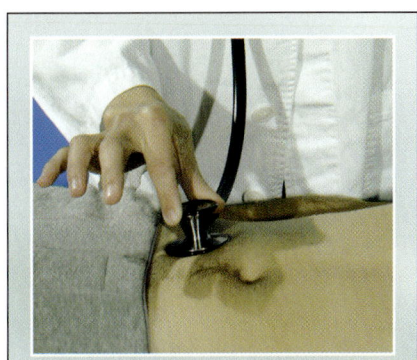

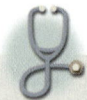

Bruits de succussion

Une grande quantité d'air et de liquide dans un organe peu produire un clapotage appelé « bruit de succussion ». La figure 13.21 illustre la technique d'évaluation de ce bruit : il s'agit d'ausculter l'abdomen en le déplaçant de gauche à droite. Il arrive, lorsque la personne se mobilise ou lors de la palpation abdominale, que ce clapotage s'entende sans stéthoscope.

Observations courantes

Un bruit de succussion suivant des secousses, notamment après un changement de position, est physiologique lorsque le repas précédent a été riche en liquides.

Particularités

Des bruits de succussion survenant plus de 3 à 4 heures après la prise d'un repas évoquent un retard ou une défectuosité de la vidange gastrique. Selon le contexte clinique, une distension du côlon en présence d'une occlusion intestinale peut aussi être en cause. En particulier chez un tout jeune enfant, le clapotage est un indice d'une obstruction pylorique.

Figure 13.21 Évaluation d'un bruit de succussion

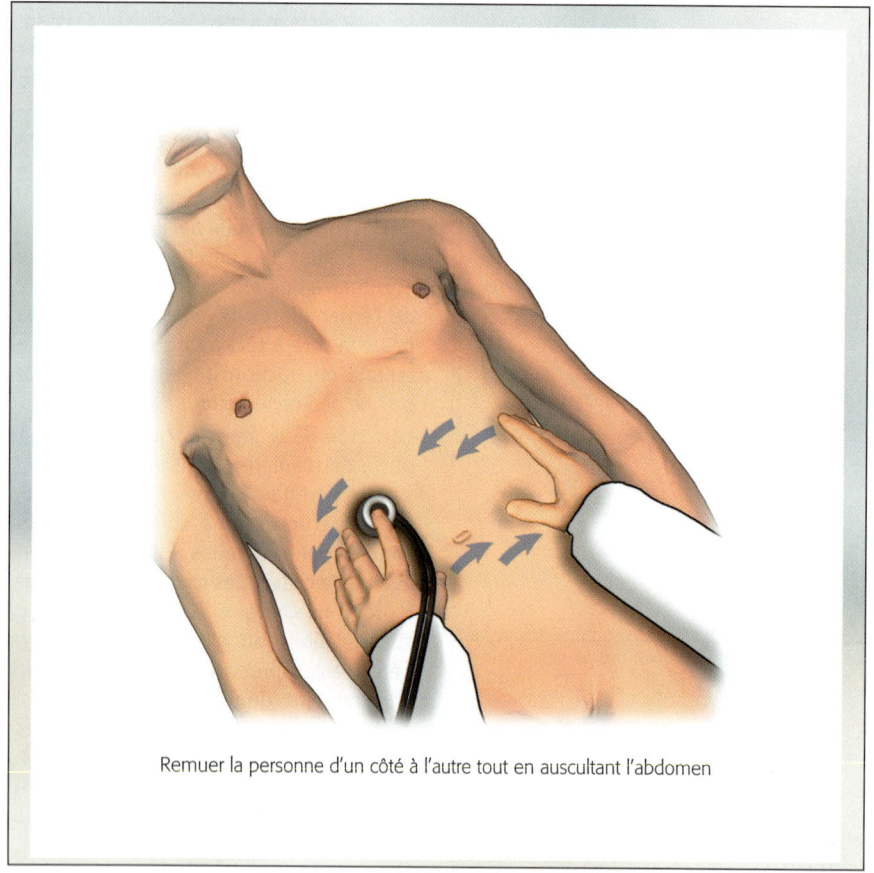

Remuer la personne d'un côté à l'autre tout en auscultant l'abdomen

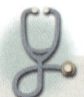

Bruits vasculaires abdominaux

On peut déceler l'existence de bruits vasculaires abdominaux en auscultant respectivement les sept points rouges de la figure 13.22 avec la cupule du stéthoscope. Le foyer d'écoute de l'aorte se situe à 2,5 cm au-dessus de l'ombilic, celui des artères rénales en latéral du foyer d'écoute de l'aorte sur les lignes médio-claviculaires. Les foyers d'écoute des artères iliaques se localisent aussi sur les lignes médio-claviculaires mais à 2,5 cm sous l'ombilic ; ceux des artères fémorales, au milieu du trajet inguinal.

Observations courantes

Habituellement, aucun souffle ne doit être perçu autour des foyers d'écoute des artères énumérées précédemment. Il est néanmoins possible d'entendre un léger souffle au niveau de l'aorte de certaines personnes maigres ou longilignes. Ce souffle est considéré comme normal seulement à l'expiration.

Figure 13.22 Aires d'auscultation des bruits vasculaires abdominaux

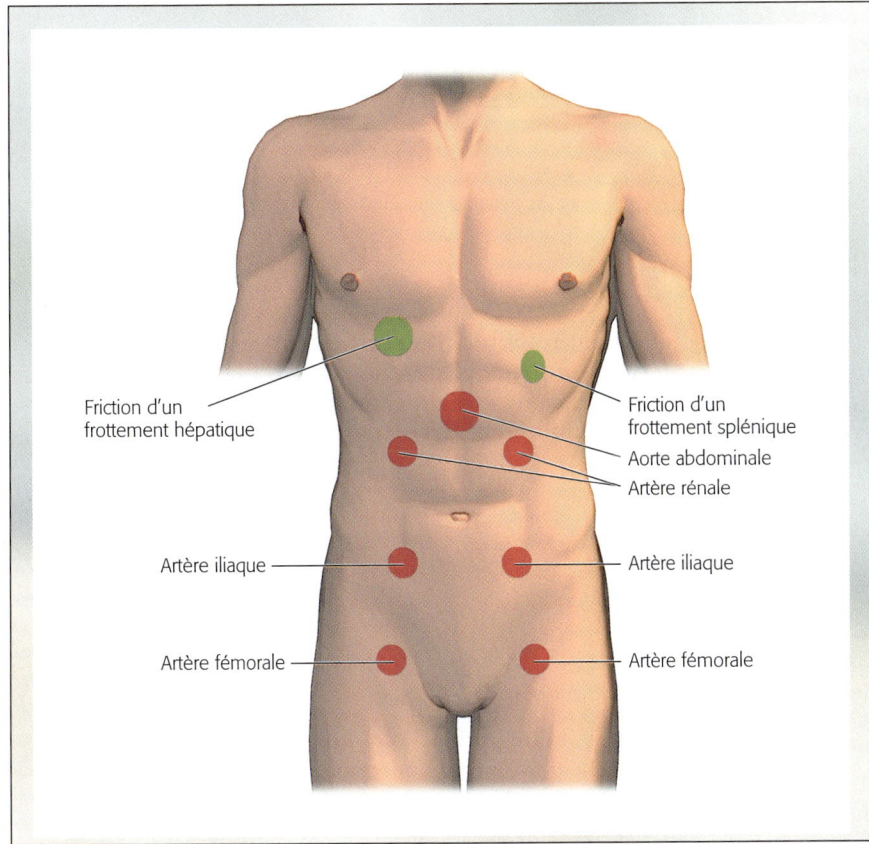

Particularités

Un souffle émanant d'un vaisseau abdominal signale la présence d'une turbulence dans le flot sanguin à la suite d'une dilatation ou d'une sténose ou des deux à la fois. L'audition d'un souffle aortique est généralement anormale surtout si le souffle est entendu durant les deux phases respiratoires : un anévrisme de l'aorte ou de l'athérosclérose pourraient être en cause. De plus, des souffles ronflants d'intensité faible à modérée, entendus aux deux phases respiratoires mais plus fortement en inspiration, s'appellent bruits de diable ou « hum veineux ». De tels bruits audibles dans les régions épigastrique et/ou périombilicale peuvent signaler une augmentation de la circulation collatérale entre les systèmes porte et veineux (comme lors d'une cirrhose du foie).

Par ailleurs, tout souffle doux et modéré perçu au niveau des artères rénales lors de l'auscultation de l'abdomen ou des angles costovertébraux doit faire l'objet d'une investigation. Une sténose artérielle rénale pourrait en être l'origine et une telle affection s'accompagne souvent d'une hypertension artérielle. Lors d'une insuffisance circulatoire artérielle des membres inférieurs, des souffles au niveau de l'aorte, des artères iliaques ou fémorales peuvent être entendus.

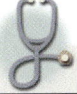

Frottement péritonéal

L'auscultation des deux zones vertes de la figure 13.22 permet de vérifier la présence de frottements péritonéaux. Un frottement péritonéal, tout comme un frottement pleural ou péricardique, ressemble au bruit obtenu en frottant l'un sur l'autre deux morceaux de cuir. Pour simuler le son d'un frottement, il suffit de couvrir l'oreille gauche avec la paume de la main gauche et d'en frotter la face dorsale avec les doigts de la main droite. Un tel son râpeux variant avec la respiration témoigne d'une inflammation de la surface péritonéale d'un organe.

Observations courantes

Absence de frottement lors de l'auscultation abdominale.

Particularités

Si, au cours de la respiration, un frottement est entendu dans les quadrants supérieurs gauche ou droit, une affection hépatique ou splénique est à considérer, du fait que le foie et la rate ont une large surface de contact avec le péritoine. Il peut néanmoins arriver qu'un problème pulmonaire soit en cause.

Le tableau 13.5 situe les différents sons audibles lors de l'auscultation abdominale. Quelques causes les plus fréquentes y sont données.

Tableau 13.5 Évaluation des bruits vasculaires abdominaux et des frottements péritonéaux

Bruits vasculaires	Localisation	Causes potentielles
Bruits holosystoliques et/ou diastoliques	Au-dessus de l'aorte abdominale Au-dessus de l'artère rénale Au-dessus de l'artère iliaque	Turbulence sanguine artérielle causée par une sténose ou une dilatation
Bruits de diable (« hum veineux »)	Régions épigastrique et ombilicale	Circulation collatérale augmentée entre les systèmes veineux et porte comme lors d'une cirrhose
Frottement péritonéal	Au-dessus du foie ou de la rate	Inflammation de la surface péritonéale du foie ou de la rate

Notes au dossier

Bruits intestinaux normaux avec un souffle aortique systolique en inspiration au niveau épigastrique.

Aucun péristaltisme en 2 minutes d'auscultation ; frottement du péritoine au QSD ; absence de souffle abdominal.

Hyperactivité péristaltique (50 bruits/minute) ; sons impétueux décelés au QIG coïncidant avec la présence de crampes ; aucun souffle ni frottement du péritoine identifiés.

PERCUSSION

La percussion, telle que décrite au chapitre 4, *Les éléments de l'examen clinique*, permet d'évaluer la densité du contenu abdominal. Par des variations de tonalités, il est possible de déterminer la position et la taille de structures sous-jacentes en plus de dépister la présence anormale de liquide, d'une masse ou d'air. Une technique de percussion abdominale appelée « ébranlement » permet par ailleurs de mettre en évidence une douleur hépatique ou rénale. La percussion détaillée dans ce chapitre consiste donc à déterminer :

– la répartition du tympanisme et de la matité dans les quadrants abdominaux ;
– la taille du foie ;
– la présence d'une douleur à l'ébranlement du foie (choc hépatique) ;
– la taille de la rate ;
– la présence d'une vessie distendue ;
– la présence d'une douleur à l'ébranlement des angles costovertébraux (« punch » rénal).

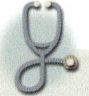

Tympanisme et matité dans les quadrants abdominaux

Afin de déceler les aires de tympanisme et de matité de la région abdominale, une percussion légère de l'abdomen est pratiquée. L'infirmière commence la percussion au quadrant inférieur droit puis percute chacun des trois autres quadrants, dans le sens des aiguilles d'une montre (voir la figure 13.23). Cette méthode d'examen clinique se termine par les régions épigastrique, périombilicale et sus-pubienne. Tout en tenant compte de cet ordre de percussion, l'infirmière percutera les zones douloureuses en dernier lieu. L'important est de s'habituer à une séquence d'exécution et de la répéter systématiquement d'une personne à l'autre pour s'assurer d'évaluer toutes les régions. Par exemple, lors d'une douleur au QSD, la percussion débutera au QSG, sera suivie respectivement des quadrants inférieurs gauche et droit puis des régions épigastrique, périombilicale et sus-pubienne pour se terminer au quadrant où siège la sensibilité.

Observations courantes

Les données normalement recueillies lors de la percussion sont illustrées à la figure 13.24. Tout d'abord, le tympanisme prédomine habituellement dans la cavité abdominale à cause des gaz s'élevant à la surface des intestins et de l'estomac chez une personne en décubitus dorsal. Une matité est par ailleurs perçue au-dessus des organes solides comme le foie et dans les aires contenant des fèces. Une matité s'entend aussi au-dessus d'un utérus gravide, le son entendu variant selon le stade de la grossesse. Il arrive parfois qu'on ne perçoive que de la matité dans l'abdomen chez une personne obèse. Une telle situation rend l'interprétation clinique difficile.

Figure 13.23 Séquence de percussion abdominale

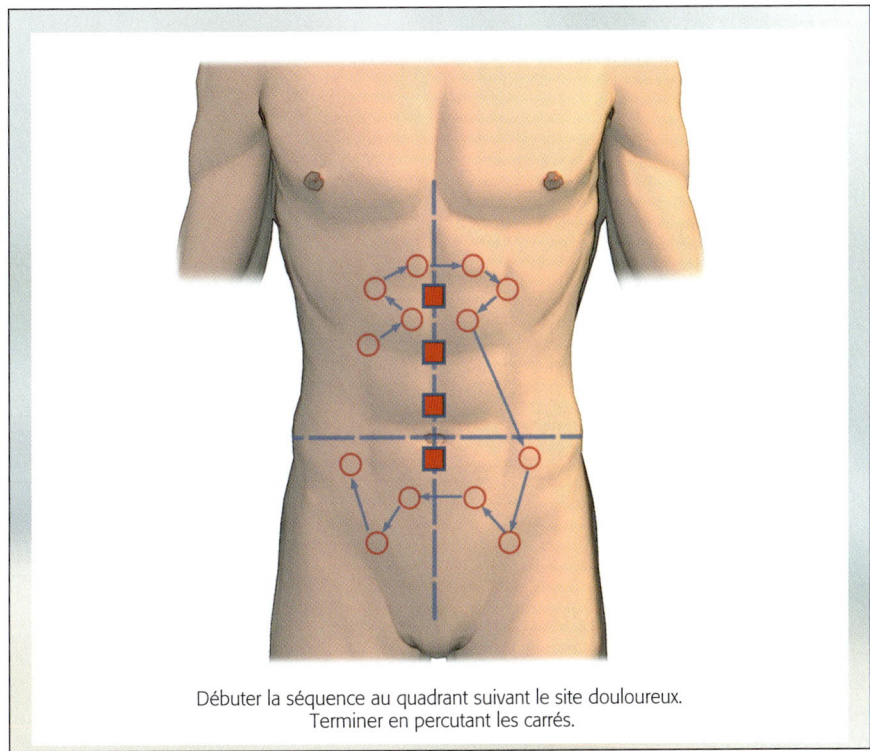

Débuter la séquence au quadrant suivant le site douloureux.
Terminer en percutant les carrés.

Particularités

Du tympanisme percuté au flanc libre d'une personne en position de décubitus latéral évoque fortement la présence d'ascite. Des techniques particulières peuvent appuyer cette donnée; elles sont explicitées plus loin. Si un tympanisme accentué, appelé hyperrésonnance, est remarqué lors d'une distension abdominale, celle-ci est causée par du météorisme. Par ailleurs, une matité inhabituelle retrouvée au QSG peut indiquer une masse ou une splénomégalie. Pour confirmer l'hypertrophie splénique, une manœuvre particulière explicitée plus loin peut être effectuée. Comme le démontre la figure 13.25, la rate augmentant de volume en diagonale vers l'ombilic, son hypertrophie est détectable d'abord au QSG. La matité s'entend aussi au-dessus d'aires contenant des fluides, par exemple en présence d'une vessie distendue ou d'un utérus gravide.

Figure 13.24 Données d'une percussion normale de l'abdomen

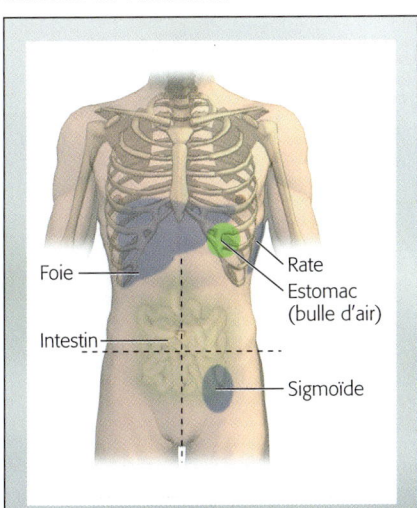

Figure 13.25 Aires de matité selon différents degrés de splénomégalie

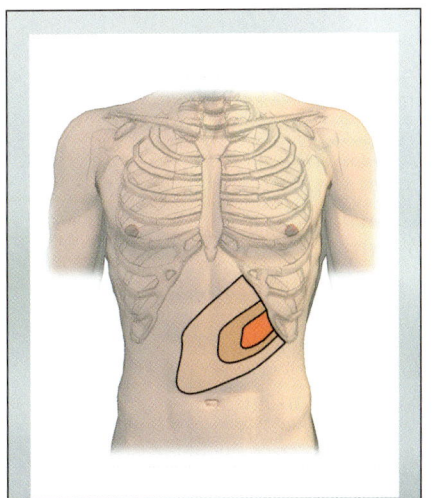

TAILLE DU FOIE

Pour estimer la hauteur de la matité hépatique, il s'agit de situer, grâce à la percussion, les rebords supérieur et inférieur du foie et de mesurer la distance entre ces deux repères. La mesure ne s'effectue que sur la ligne médio-claviculaire droite (LMCD) puisque la ligne sternale est facilement biaisée par le contenu gastrique (voir la figure 13.26). La détermination de la taille du foie par la percussion comporte les étapes suivantes.

a) Percuter le thorax au niveau du 3e espace intercostal droit sur la LMCD (chez une femme, cette étape est facilitée si la personne déplace son sein en externe pendant la percussion) : à cet endroit précis, le son entendu est sonore et correspond au tissu pulmonaire sous-jacent (voir la figure 13.27a) ;

b) De cet endroit, percuter la LMCD vers le bas (soit l'abdomen) jusqu'à ce que la sonorité se transforme en matité : le site de changement du son indique le rebord supérieur du foie, souvent situé entre le 5e et le 7e espace intercostal ;

c) Identifier ce rebord par une marque sur la peau au stylo-feutre ;

d) Déplacer les mains dans le quadrant inférieur droit, toujours sur la LMCD, mais sous le niveau ombilical (voir la figure 13.27b) ;

e) La percussion de cet endroit donne un son tympanique à cause de la présence des gaz intestinaux ;

f) De ce site, percuter vers le haut (soit le thorax) en suivant la LMCD jusqu'à ce que le tympanisme se change en matité : le site de changement du son indique le rebord inférieur du foie, situé habituellement près de la marge costale.

Si vous éprouvez des difficultés à repérer le rebord inférieur du foie, reprenez la percussion pendant que la personne inspire profondément. Le foie s'abaissant de 1 à 4 cm lors d'une telle inspiration, il pourrait être plus facile d'en localiser le rebord inférieur sous la marge costale droite ;

g) Identifier ce rebord par une marque sur la peau au stylo-feutre ;

h) Mesurer la distance entre les deux repères (marques sur la peau) à l'aide du ruban à mesurer.

Il peut être parfois difficile, voire même impossible, de délimiter les rebords hépatiques par la percussion chez une personne souffrant de distension abdominale, de tension musculaire ou d'obésité. De tels contextes peuvent nécessiter l'utilisation d'une autre technique appelée « test de grattage ». Le son émis par un grattage cutané est amplifié à l'auscultation lorsque ce test est effectué au-dessus d'un organe plein comme le foie. Ainsi, lorsque l'index gratte au-dessus du foie, le bruit de grattage entendu au stéthoscope est intensifié. Le début et la fin de cette intensification délimitent les rebords inférieur et supérieur du foie.

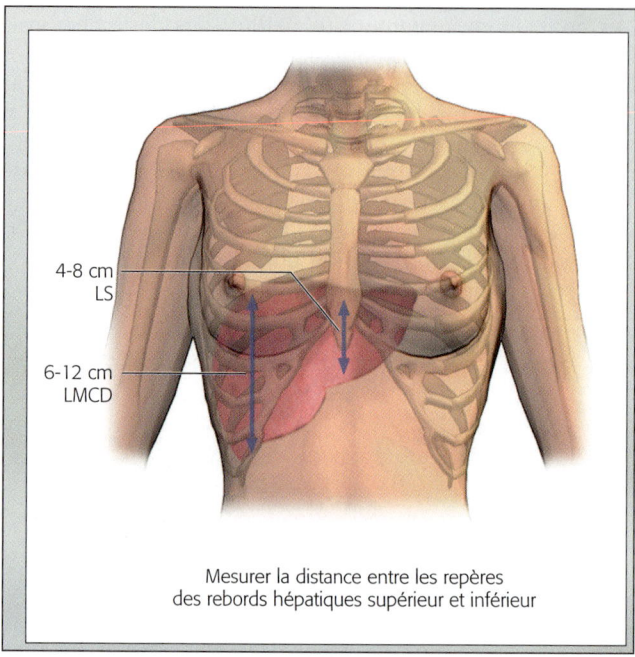

Figure 13.26 Hauteurs normales du foie

Mesurer la distance entre les repères des rebords hépatiques supérieur et inférieur

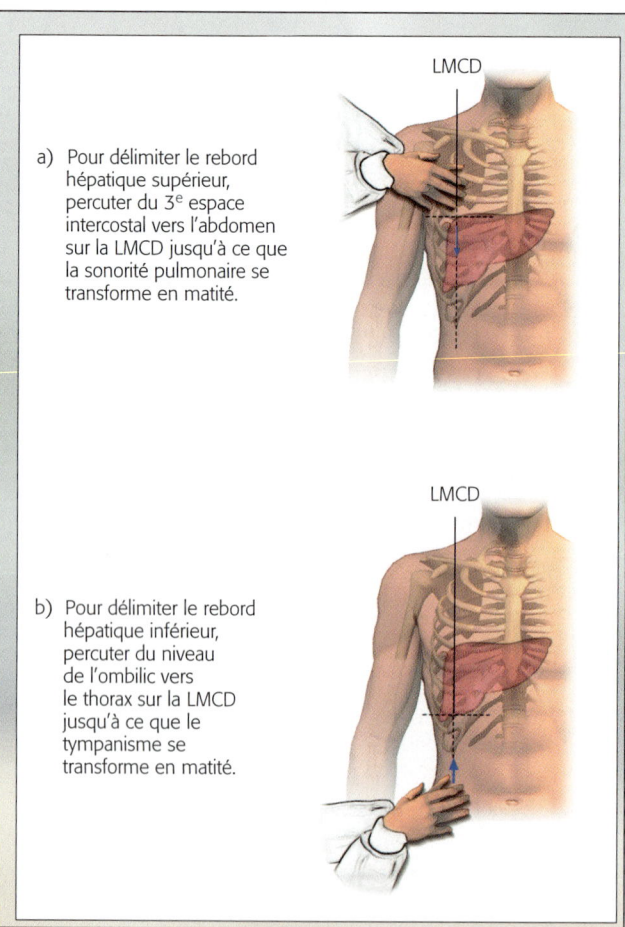

Figure 13.27 Délimitation du rebord hépatique a) supérieur b) inférieur

a) Pour délimiter le rebord hépatique supérieur, percuter du 3e espace intercostal vers l'abdomen sur la LMCD jusqu'à ce que la sonorité pulmonaire se transforme en matité.

b) Pour délimiter le rebord hépatique inférieur, percuter du niveau de l'ombilic vers le thorax sur la LMCD jusqu'à ce que le tympanisme se transforme en matité.

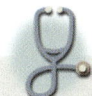

Test de grattage

a) Apposer le diaphragme d'un stéthoscope à la partie haute du creux épigastrique au-dessus du foie à l'aide de la main non dominante (voir la figure 13.28a). Maintenir le stéthoscope à cet endroit durant toute la manœuvre ;
b) Ausculter pendant que l'index de la main dominante gratte légèrement la paroi abdominale sur la LMCD. Commencer le grattage au niveau ombilical en traçant des lignes parallèles au bord inférieur du foie tout en se déplaçant par paliers de 1 cm vers le thorax (voir la figure 13.28b) ;
c) Identifier par une marque au stylo-feutre sur la peau le site où le son de grattage s'intensifie (rebord hépatique inférieur) et le site où il s'assourdit (rebord hépatique supérieur) ;
d) Mesurer la distance entre les deux marques sur la peau à l'aide du ruban à mesurer.

Observations courantes

La hauteur d'un foie normal se situe entre 6 et 12 cm au niveau de la ligne médio-claviculaire droite, et entre 4 et 8 cm au niveau de la ligne médio-sternale (voir la figure 13.26). Les limites supérieures des résultats considérés comme normaux se rencontrent plus souvent chez les hommes et les personnes de grande taille. En effet, les dimensions du foie d'une personne sont proportionnelles à sa taille. Ainsi, un résultat de 11 cm sur la ligne médio-claviculaire droite (LMCD) d'une femme mesurant 1,6 m et pesant 45 kg peut indiquer une hépatomégalie ; un tel résultat chez un homme corpulent serait considéré comme normal. Il est donc important de se référer au contexte clinique global.

Le rebord inférieur du foie peut être localisé jusqu'à 2 cm sous la marge costale et jusqu'à 4 cm lors d'une inspiration maximale. Généralement, aucune sensibilité ni douleur hépatiques ne sont ressenties lors de la percussion.

Particularités

Une zone de matité ou de grattage hépatique agrandie, accompagnée de signes évocateurs tels qu'une douleur à la percussion et/ou un ictère peut survenir à la suite d'une hépatite aiguë, d'une tumeur, d'un abcès hépatique, d'un engorgement vasculaire, etc.

Il faut tout de même se rappeler que certains contextes font surestimer la taille réelle d'un foie normal. Ainsi, une zone mate ou de grattage faussement plus grande peut se retrouver lors d'une atélectasie à la base pulmonaire droite. Une variation dans la forme normale du foie peut être aussi prise à tort pour une hépatomégalie. En effet, un prolongement du lobe hépatique droit vers la crête iliaque appelé « lobe de Riedel » se rencontre chez certaines personnes, le plus souvent des femmes minces (voir la figure 13.29), et représente une variante de la normale.

D'autres affections déplacent les rebords du foie sans toutefois en affecter la taille totale. Par exemple, un état gravide avancé, de l'ascite ou une paralysie diaphragmatique soulèvent fréquemment le bord inférieur du foie. Une BPOC telle que l'emphysème ou un épanchement pleural important peuvent abaisser le diaphragme et, par conséquent, le rebord supérieur du foie.

La percussion peut par ailleurs détecter une atrophie réelle du foie comme lors d'une cirrhose. Encore ici, divers contextes peuvent néanmoins faussement diminuer la hauteur de la matité hépatique : une tumeur intra-abdominale ou du météorisme. Ces situations peuvent refouler le foie vers le haut et occasionner un effet de bascule semblant diminuer la taille hépatique. Cette bascule est engendrée par le refoulement plus prononcé de la partie antérieure du foie que de la partie postérieure.

Tous ces cas illustrent bien les limites de la détermination de la taille hépatique. Les dimensions des bords supérieur et inférieur d'un organe tridimensionnel, de forme variable par surcroît, ne peuvent être qu'estimées la plupart du temps.

Figure 13.28 Test de grattage hépatique

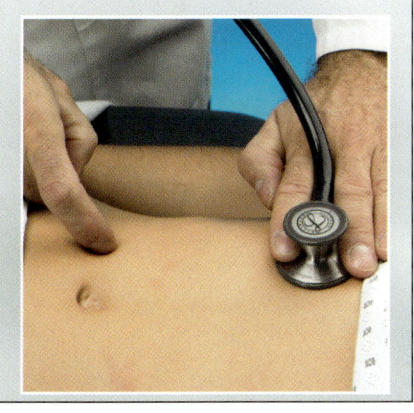
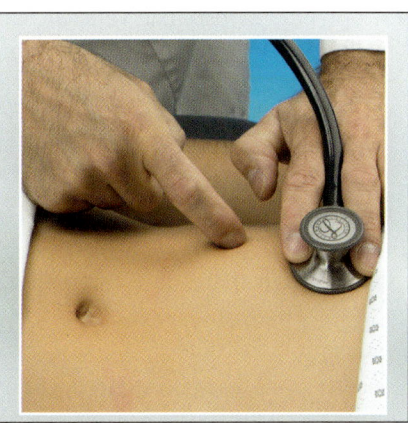

Figure 13.29 Lobe de Riedel

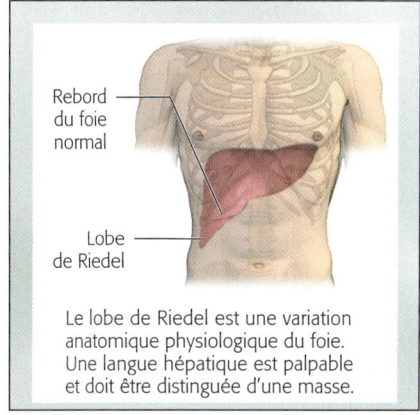

Le lobe de Riedel est une variation anatomique physiologique du foie. Une langue hépatique est palpable et doit être distinguée d'une masse.

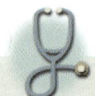

Ébranlement hépatique

Généralement, aucune sensibilité ni douleur hépatique n'est ressentie lors de la percussion précédemment décrite. Toutefois, si la personne ressent une sensibilité hépatique, celle-ci peut se révéler une variante de la normale dissociée de toute problématique, mais aussi être le signe d'une inflammation, d'une infection (hépatite, abcès ou cholécystite) ou d'une congestion (insuffisance cardiaque). Dans un tel contexte, l'ébranlement hépatique, parfois appelé « choc hépatique », peut contribuer à préciser la présence ou l'absence d'une problématique. De plus, l'ébranlement hépatique s'avère utile si diverses raisons, dont une extrême sensibilité, empêchent une palpation adéquate du foie.

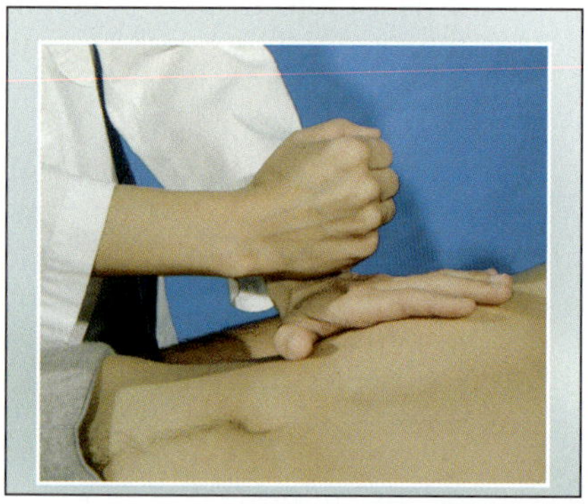

Pour effectuer un ébranlement hépatique (voir la figure 13.30):

a) placer la main non dominante à plat sur la partie inférieure droite de la cage thoracique antérieure de la personne;
b) percuter la main non dominante avec la face cubitale du poing de l'autre main;
c) observer au même moment l'expression du visage de la personne et lui demander si cette manœuvre lui cause de la douleur;
d) en présence de douleur, refaire les étapes précédentes sur la partie inférieure gauche de la cage thoracique antérieure de la personne à des fins de comparaison.

Figure 13.30 *Ébranlement hépatique*

Observations courantes

Généralement, aucune sensibilité ni douleur hépatique n'est ressentie lors de l'ébranlement de la marge costale antérieure droite. Néanmoins, si une telle sensibilité est décelée, sa présence à la marge costale gauche doit être vérifiée. Une même sensibilité retrouvée bilatéralement évoque une problématique d'origine pariétale plutôt qu'hépatique.

Particularités

Toute douleur à l'ébranlement de la marge costale droite nécessite une attention particulière. En effet, une inflammation des voies biliaires, souvent associée à une cholécystite aiguë, conduit à une hypersensibilité hépatique à l'ébranlement de la marge costale droite. Lorsque la sensation est nettement plus désagréable à droite qu'à gauche, une cholangite est probable.

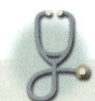

Taille de la rate

Une percussion spécifique de la rate doit être pratiquée même en l'absence de particularité au QSG lors de la percussion et de la palpation générales de l'abdomen. Il est en effet difficile lors d'une évaluation générale de mettre en évidence une légère splénomégalie. Même en effectuant la manœuvre ci-dessous, la taille de la rate demeure souvent difficile à déterminer puisque plusieurs conditions peuvent mimer la matité d'une rate hypertrophiée: un estomac rassasié, un rein élargi et un côlon rempli de fèces. Les données recueillies doivent donc être interprétées avec prudence.

Il existe différentes méthodes de percussion de la rate. Cependant, une seule sera décrite, soit la plus facile et la plus rapide à exécuter. Il s'agit de la méthode inspiratoire/expiratoire:

a) demander à la personne de maintenir une inspiration forcée;
b) percuter le dernier espace intercostal sur la ligne axillaire antérieure gauche, c'est-à-dire l'espace de Traube: cette zone est-elle mate ou tympanique? (voir la figure 13.31);
c) demander à la personne de maintenir une expiration forcée;
d) percuter à nouveau l'espace de Traube: cette zone est-elle mate ou tympanique?

Observations courantes

La rate, viscère d'environ 7 cm de large par 12 cm de long chez l'adulte, se situe sous la courbure diaphragmatique, juste derrière la ligne médio-axillaire gauche, entre les 8e et 11e côtes environ (voir la figure 13.31). Elle se trouve en arrière de l'estomac, juste au-dessus du rein gauche. Un son tympanique se retrouve à l'espace de Traube aux deux phases respiratoires en présence d'une rate de volume normal et à la suite d'une splénectomie.

Particularités

La pointe d'une rate normale se situant derrière la ligne médio-axillaire, une matité entendue lors d'une inspiration profonde mais non lors d'une expiration, évoque une splénomégalie ; un son mat entendu lors des deux phases respiratoires évoque la possibilité d'une splénomégalie importante. Un traumatisme, une infection (une mononucléose), une congestion sanguine (une hypertension portale) ou une hémopathie (une leucémie) peuvent causer une matité à l'espace de Traube par splénomégabie.

Figure 13.31 Percussion de l'espace de Traube

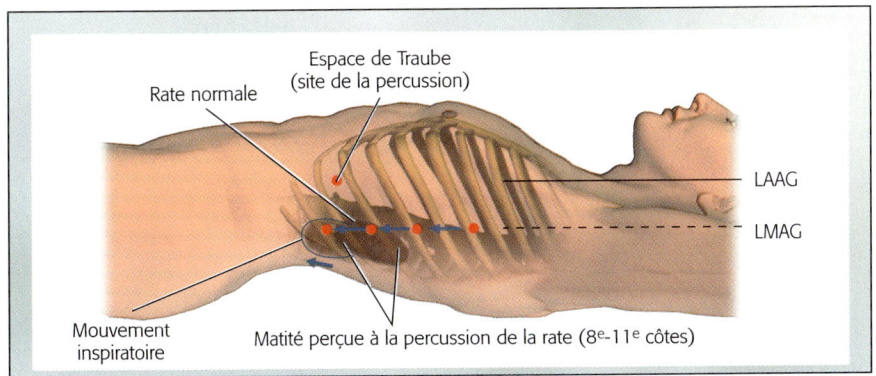

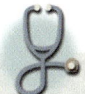

Percussion de la vessie

Outre la palpation, une autre façon de percevoir une distension vésicale est de percuter en ligne droite la région sus-pubienne vers la zone épigastrique (voir la figure 13.32).

a) Débuter la percussion sous le niveau de la symphyse pubienne ;
b) Percuter longitudinalement la ligne médiane des régions sus-pubienne, périombilicale et épigastrique au besoin : cette ligne de percussion correspond au prolongement de la LMS ;
c) En présence de matité, identifier par une marque sur la peau au stylo-feutre le site de transformation de ce son en tympanisme : ce site de changement sonore délimite le rebord vésical supérieur.

Figure 13.32 Percussion de la vessie

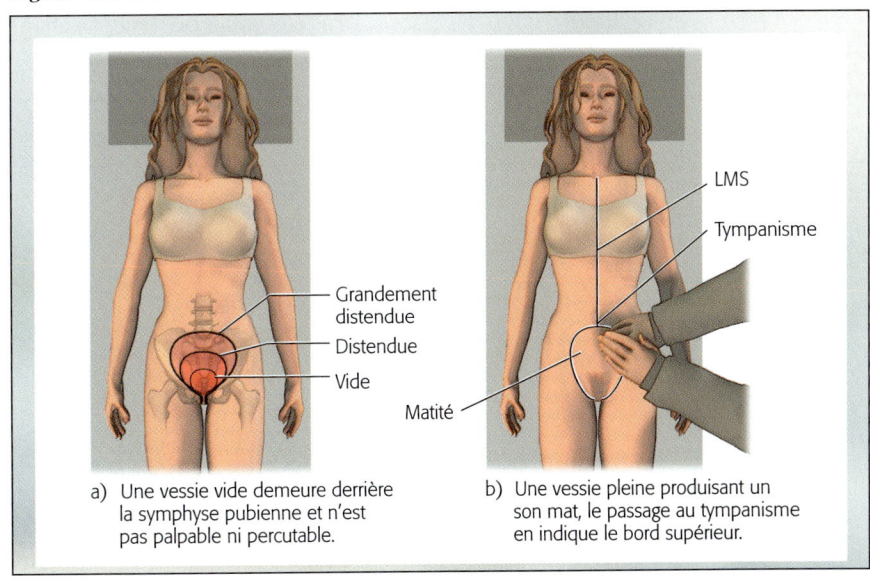

a) Une vessie vide demeure derrière la symphyse pubienne et n'est pas palpable ni percutable.

b) Une vessie pleine produisant un son mat, le passage au tympanisme en indique le bord supérieur.

Observations courantes

Une vessie non distendue se situant derrière la symphyse pubienne, un son tympanique sera entendu lors de la percussion de la région sus-pubienne (voir la figure 13.32a).

Particularités

Dans le cas d'une obstruction qui gêne la vidange vésicale ou d'une atonie du muscle detrusor, la vessie se distend et émerge de sa position normale dans le pelvis au-dessus de l'os pubien (voir la figure 13.32b). Ce phénomène procure un son mat en demi-lune dans la région sus-pubienne dès que plus de 400 mL d'urine sont accumulés. Un utérus gravide d'au moins 12 semaines occasionne aussi un son mat dans cette région. Dans ce cas, la palpation bimanuelle sera très révélatrice, puisqu'une vessie distendue est ressentie comme une rondeur pleine (et associée à l'envie d'uriner), alors qu'un utérus augmenté de volume est perçu comme une structure plus nette.

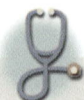

Ébranlement des angles rénaux

L'ébranlement des angles rénaux ou costovertébraux, appelé «punch» rénal, s'effectue lorsqu'une affection rénale est suspectée :

a) asseoir la personne de sorte que son dos ne prenne appui sur aucune surface. Ses mains peuvent par contre être appuyées sur ses cuisses ou ses genoux ;
b) se mettre debout derrière la personne ;
c) repérer la 12e côte à l'aide de la main dominante et placer la main non dominante à plat sur l'angle costovertébral (voir les figures 13.33 et 13.34a). Débuter par le côté asymptomatique si possible afin de mettre la personne en confiance et d'avoir une donnée de référence ;
d) former un poing avec la main dominante ;
e) placer le côté cubital du poing à 16 cm environ de la main non dominante appuyée sur l'angle costovertébral (voir la figure 13.34b) ;
f) prévenir la personne avant d'ébranler légèrement de deux coups son angle costovertébral. La force de percussion doit être suffisante pour provoquer un choc inconfortable mais indolore chez une personne en bonne santé ;
g) ébranler l'autre angle costovertébral en suivant la même méthode.

Les adjectifs «direct» et «indirect» qualifient parfois l'ébranlement rénal effectué. Ainsi, lorsque la main dominante percute la main non dominante placée sur l'angle costovertébral, il s'agit d'un ébranlement indirect (voir la figure 13.34b). L'ébranlement direct s'effectue quant à lui directement sur l'angle, sans interposition de la main non dominante.

Observations courantes

Aucune douleur n'est ressentie, mais un léger inconfort peut parfois survenir lors de l'ébranlement, selon la force appliquée lors du choc.

Particularités

Une douleur nette ressentie lors de ce test évoque une affection rénale (une pyélonéphrite, une colique néphrétique), et parfois aussi un problème musculosquelettique local. Dans ce dernier cas, une palpation mettrait également une douleur en évidence.

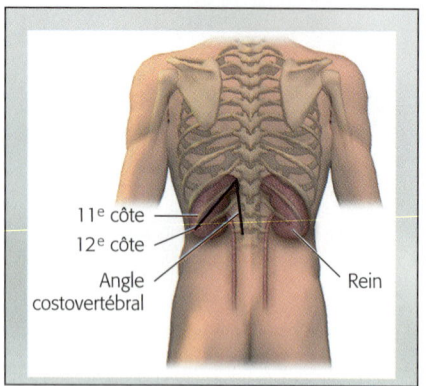

Figure 13.33 Anatomie clinique des reins

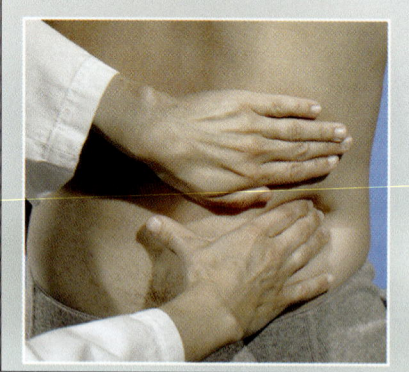

Figure 13.34
a) Repérage de l'angle costovertébral

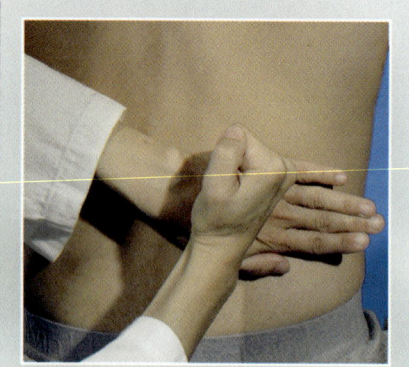

b) Ébranlement rénal indirect

Notes au dossier

Tympanisme marqué dans tout l'abdomen ; matité hépatique de 10 cm sur la LMCD ; aucune douleur ressentie à l'ébranlement des angles costovertébraux.

Zone mate décelée au QSG et matité inspiratoire à l'espace de Traube ; matité hépatique de 8 cm sur la LMCD.

Matité aux régions sus-pubienne et périombilicale (tympanisme débute 2 cm sous l'ombilic dans le prolongement de la LMS) ; douleur à l'ébranlement de l'angle costovertébral droit ; aucun signe d'hépatosplénomégalie lors de la percussion.

PALPATION

La technique de palpation de l'abdomen se déroule en trois temps. Tout d'abord, une palpation superficielle (ou légère) vise à explorer les zones de sensibilité et de tension musculaire tout en mettant la personne en confiance. Dans un second temps, une palpation plus profonde évalue les structures abdominales et la présence de masses. En dernier lieu, certains organes spécifiques tels que le foie et la vessie sont palpés plus attentivement. Certains cas nécessitent par ailleurs le recours à des manœuvres particulières telles qu'un toucher rectal (voir le chapitre 17, *Rectum et appareil génital chez l'homme*) ou une recherche d'ascite.

La palpation des reins et de la rate a volontairement été omise dans cet ouvrage, ces deux viscères étant normalement très difficilement accessibles à l'aide de cette technique d'examen.

Palpation superficielle

Une palpation superficielle nécessite une dépression d'environ 1 cm de la paroi abdominale. Elle permet de dresser un tableau général de la sensibilité et de la tension musculaire liées à une inflammation du péritoine. Il est inhabituel de sentir les organes intra-abdominaux au cours de cette palpation, sauf si leur volume a considérablement augmenté.

La technique consiste à garder la paume et l'avant-bras de la main dominante sur un plan horizontal, de joindre les doigts et de les appuyer à plat sur l'abdomen (voir la figure 13.35). Une dépression douce d'environ 1 cm est appliquée dans le quadrant le plus éloigné du site douloureux, accompagnée de mouvements circulaires. Il est important de se concentrer sur ce qui est ressenti sous la pulpe des doigts, surtout l'index et le médius. Les doigts joints se déplacent sur la paroi abdominale sans glisser dessus, dans le sens des aiguilles d'une montre : la main droite doit être soulevée d'un point de palpation à l'autre. Toute la surface de l'abdomen doit être examinée de cette façon, la palpation des zones douloureuses se faisant à la fin.

Si la musculature abdominale se contracte durant la palpation, il peut s'agir d'une résistance volontaire ou involontaire. La résistance volontaire, provoquée bien souvent par les frissons, le stress ou le chatouillement, se sent bilatéralement le long des deux grands droits. Les précautions préalables à l'examen, énumérées précédemment, réduisent habituellement cette contraction musculaire. Dans le cas d'une personne manifestant un chatouillement, on peut demander à celle-ci de placer sa main sur la main de l'infirmière qui effectue la palpation et de suivre son mouvement. L'infirmière pourrait en plus, apposer son autre main sur celle de la personne, ce qui donne dans certains cas un meilleur contrôle de la palpation. Cette position interposée des mains est illustrée à la figure 13.36. Un tel jeu de mains procure à la personne une impression d'auto-examen et diminue ainsi la contraction volontaire, puisqu'on est peu chatouilleux ou réactif à son propre toucher. Lorsque l'abdomen semble relâché, il suffit d'enlever doucement la main de la personne et de continuer la palpation usuelle.

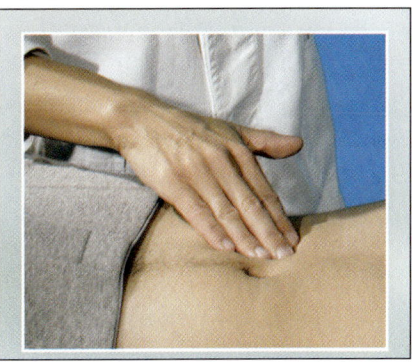

Figure 13.35 Palpation abdominale superficielle

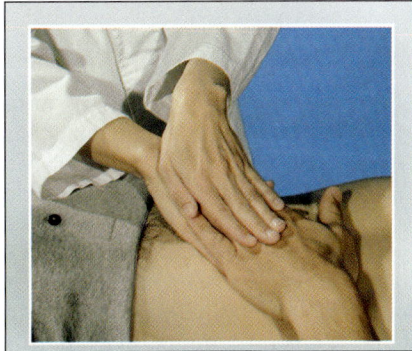

Figure 13.36 Palpation d'une personne chatouilleuse

La résistance involontaire est un mécanisme de protection provoqué par l'inflammation du péritoine et elle est souvent localisée. Si, malgré les précautions prises et les méthodes de relaxation utilisées, la résistance persiste, il s'agit fort probablement d'une résistance involontaire. Pour s'en assurer, il s'agit de faire respirer la personne par la bouche. En temps normal, les grands droits se relâchent à l'expiration. Si la rigidité persiste malgré cette manœuvre, la résistance est vraisemblablement involontaire et indique une irritation péritonéale. Un tel contexte causerait d'ailleurs une douleur à une personne qui, en position dorsale, essaierait de soulever sa tête et ses épaules sans l'aide de ses bras.

Observations courantes

La musculature abdominale est relâchée mais peut présenter une résistance volontaire qu'il est possible de neutraliser par diverses méthodes de relaxation. Aucune douleur abdominale n'est occasionnée.

Particularités

Règle générale, la palpation superficielle ne met en évidence que d'importantes anomalies ou douleurs. C'est pour cette raison que l'examen doit être poursuivi malgré l'absence de particularités et qu'on doit procéder à une palpation profonde.

Une résistance involontaire localisée, unilatérale ou bilatérale, à l'expiration indique bien souvent une atteinte du péritoine.

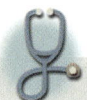

Palpation profonde

Les renseignements recueillis lors de l'inspection, de l'auscultation et de la palpation superficielle guident la palpation profonde. Celle-ci a pour but de mettre en évidence des sensibilités jusque-là non perçues, de préciser des anomalies préalablement découvertes, de déterminer la taille des organes et la présence de masses abdominales anormales. La palpation profonde unimanuelle s'exécute de la même façon que la palpation superficielle, à la différence que la paroi abdominale est déprimée de 5 à 8 cm (voir la figure 13.37). Tout l'abdomen doit être réexaminé.

Lorsque l'organe à évaluer est situé en profondeur ou que la personne présente une obésité ou une résistance musculaire, il est plus difficile de palper. La technique de palpation bimanuelle (ou renforcée) peut, dans de telles situations, s'avérer utile. La procédure de départ est la même, si ce n'est qu'en plus les doigts de la main non dominante appuient sur les articulations interphalangiennes distales des doigts de la main dominante (voir la figure 13.38).

De façon concrète, cela signifie qu'un droitier palpe avec sa main droite et que sa main gauche exerce une pression sur les doigts de cette dernière afin de mieux déprimer l'abdomen. La main droite reçoit donc les sensibilités tactiles et elle doit incidemment être détendue afin de les percevoir adéquatement.

La palpation profonde doit être limitée si elle cause une douleur excessive.

Observations courantes

Une personne en bonne santé peut ressentir un inconfort, mais pas de douleur, lors de la palpation de l'aorte, du cæcum, du sigmoïde ou des ovaires. Par ailleurs, des selles peuvent être perçues comme des masses insensibles, allongées et fermes à la périphérie de l'abdomen d'une personne mince. Un utérus gravide de plus de 12 semaines peut être palpé dans la région sus-pubienne.

Particularités

Des masses d'origine obstructive, inflammatoire, vasculaire ou tumorale peuvent être décelées lors de cette palpation. Une masse palpée dans le quadrant supérieur droit peut être une hépatomégalie ou un signe de Courvoisier (vésicule biliaire palpable, souvent retrouvée en présence d'un carcinome de la tête du pancréas). La localisation d'une masse dans le quadrant supérieur gauche évoque davantage une splénomégalie et, dans la région épigastrique, un anévrisme de l'aorte abdominale, surtout en présence de pulsations. Une masse sus-pubienne évoque entre autres une vessie distendue ou un fibrome utérin. Toute masse molle adjacente à une cicatrice ou à l'ombilic peut être une hernie incisionnelle ou ombilicale. Un nodule cutané situé autour de l'ombilic indique la possibilité d'un nodule de Sœur Marie-Joseph (métastase cutanée de siège ombilical causée par un carcinome intra-abdominal).

La découverte d'une masse exige de déterminer si cette dernière est pariétale ou intra-abdominale. Cette différenciation s'obtient en palpant la masse découverte pendant que la personne, toujours positionnée en décubitus dorsal, soulève elle-même sa tête et ses épaules. Un tel mouvement contracte ses muscles grands droits, ce qui amenuise la perception d'une masse naissant d'un organe intra-abdominal, ces muscles s'interposant entre la masse et la main qui palpe. Si la masse palpée reste aussi accessible, voire plus perceptible malgré la contraction de ces muscles, il s'agit d'une masse pariétale naissant de la paroi abdominale. Certaines autres précisions quant à la masse découverte doivent être notées : sa localisation, sa forme, sa consistance, sa sensibilité, sa mobilité, son caractère pulsatif ou non et sa taille (en cm).

Qu'il y ait ou non une résistance involontaire, il faut déterminer s'il existe ou non une irritation péritonéale.

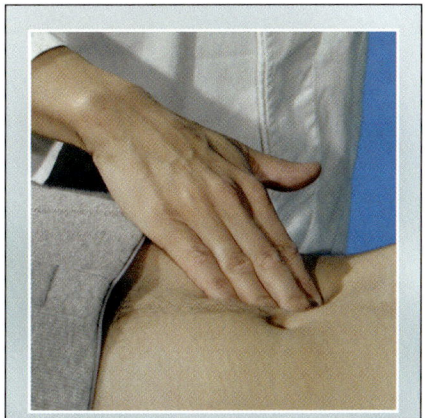

Figure 13.37 Palpation abdominale profonde unimanuelle

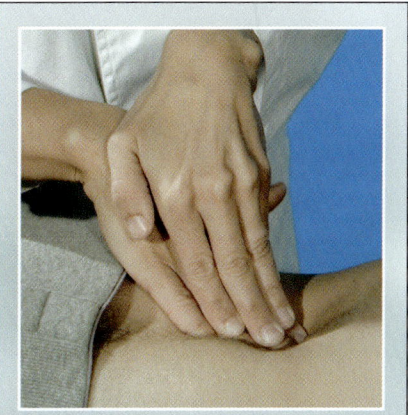

Figure 13.38 Palpation profonde bimanuelle

Détermination de la présence d'une péritonite

Deux tests peuvent confirmer la présence d'une irritation péritonéale : le test de la douleur à la décompression brusque et celui de l'ébranlement abdominal (*heel-drop jarring test*). Idéalement, pour que la douleur et la contraction musculaire n'interfèrent pas avec le reste de l'évaluation, ces deux tests doivent être effectués à la fin de l'examen clinique.

Douleur à la décompression brusque

Cette manipulation fait en sorte que les structures comprimées par la palpation sollicitent brusquement le péritoine lors du relâchement. Sur un péritoine irrité, une telle sollicitation provoque une douleur.

Techniquement, le test consiste à :

a) joindre les doigts et à placer ceux-ci à angle droit avec la paroi abdominale ;
b) enfoncer doucement, de 5 à 8 cm, un site abdominal éloigné de la douleur (si possible) pendant au moins trois secondes ou le temps que la personne se décontracte quelque peu (voir la figure 13.39) ;
c) relâcher soudainement et rapidement sans prévenir la personne la pression exercée par les doigts (voir la figure 13.40) ;
d) observer et interroger la personne pour savoir si c'est la pression appuyée (étape b) et/ou la décompression brusque (étape c) qui provoque de la douleur et à quel endroit celle-ci est ressentie.

Douleur à l'ébranlement abdominal

Certains considèrent cette technique comme plus fiable pour mettre en évidence une irritation péritonéale chez une personne non alitée et sans problème locomoteur. Elle consiste à ce que la personne se tienne debout, se soulève sur la pointe des pieds (voir la figure 13.41a), garde la position quelques secondes puis se laisse brusquement tomber sur les talons qui heurtent alors le sol (voir la figure 13.41b). Observer et interroger la personne pour savoir si elle a ressenti de la douleur et à quel endroit.

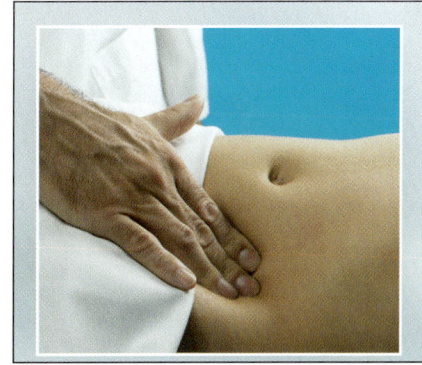

Figure 13.39 Pression appuyée

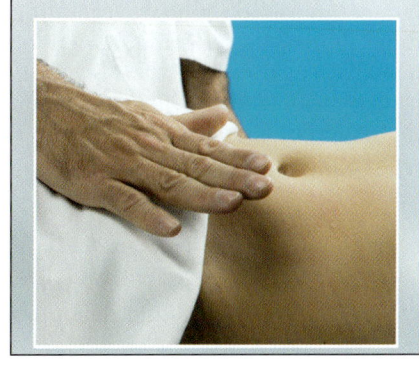

Figure 13.40 Décompression brusque

Observations courantes

L'absence de douleur ou d'augmentation de celle-ci lors de ces deux tests signifie que la douleur retrouvée à la palpation profonde n'implique pas le péritoine.

Figure 13.41 Douleur à l'ébranlement abdominal
a) b)

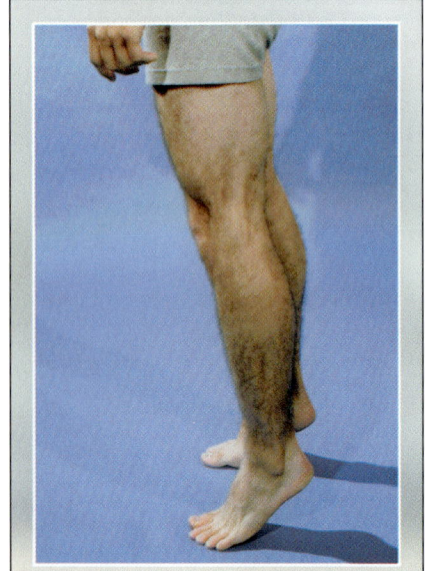
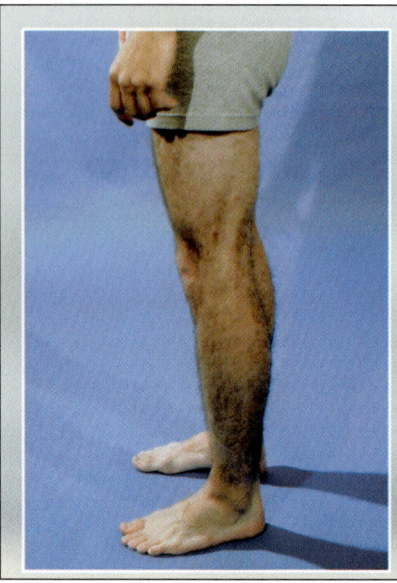

Particularités

Une douleur déclenchée ou augmentée par le retrait rapide des doigts constitue une douleur à la décompression brusque («rebound tenderness») et indique une irritation péritonéale. Lorsque la douleur est ressentie ailleurs qu'au point de décompression, il faut considérer cette nouvelle zone comme la source probable de l'affection. En cas de péritonite généralisée, la douleur est ressentie à l'endroit même de la palpation et elle se diffuse souvent à tout l'abdomen lors du retrait brusque de la main.

Lors de la transcription des notes dans le dossier de la personne, il est impératif de préciser les deux éléments suivants: la présence de douleur à la pression appuyée et/ou à la décompression brusque, et l'endoit où cette douleur fut ressentie. Par ailleurs, si la douleur est provoquée dans un quadrant autre que celui de la pression appuyée et/ou de la décompression brusque, le qualificatif «référée» doit précéder le site de la douleur. Dans un tel cas, il n'est pas nécessaire d'indiquer le quadrant initial de palpation appuyée.

Par ailleurs, l'ébranlement abdominal procure un ébranlement du péritoine qui, en présence d'une irritation péritonéale, déclenche une douleur. Certains inscrivent la note «signe de Markle positif» au dossier de la personne ayant manifesté une douleur lors de ce test particulier. Engendrant rarement de faux positifs, cette évaluation a l'avantage, contrairement à la décompression brusque, d'être réalisable en présence de résistance musculaire ou d'obésité importante.

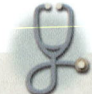

Palpation de structures abdominales spécifiques

Foie

Le but premier de l'examen de cette structure située normalement juste sous la face interne du rebord costal droit est de définir le bord inférieur du lobe droit du foie. Le bord inférieur du lobe gauche du foie est habituellement non palpable car il est plus petit et est caché sous la partie inférieure gauche de la cage thoracique. Deux techniques sont utilisées pour palper le foie: la méthode bimanuelle et la méthode en «crochet».

Méthode bimanuelle (voir la figure 13.42)

a) Se tenir debout du côté droit de la personne;
b) Appliquer la face palmaire de la main gauche dans le dos de la personne, parallèle aux 11e et 12e côtes droites, à l'extérieur des muscles para-vertébraux;
c) Soulever son thorax afin de rapprocher le foie de la surface antérieure;

Figure 13.42 Palpation du rebord hépatique inférieur: méthode bimanuelle

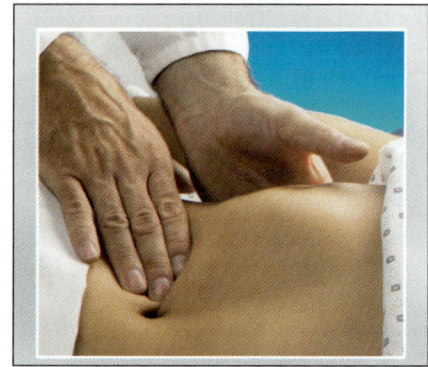

d) S'assurer que la personne est détendue et que les muscles de son abdomen ne sont pas contractés ;
e) Pendant ce temps, placer la face palmaire des doigts de la main droite parallèlement au rebord costal droit, entre ce dernier et la crête iliaque droite (au niveau de l'ombilic) ;
f) Appuyer doucement les bords radiaux de l'index et du majeur ainsi que le bout des doigts en dedans et vers le haut de la paroi abdominale ;
g) Faire prendre une inspiration profonde à la personne afin de faire descendre son foie de 1 à 4 cm ;
h) Au maximum de l'inspiration, relâcher la pression en dedans tout en la maintenant vers le haut afin de permettre au foie de glisser sous la pulpe des doigts ;
i) Déterminer les caractéristiques du rebord (si palpable) par un mouvement de va-et-vient le long de ce dernier.

Méthode en « crochet »

La palpation en « crochet », appelée technique de Middleton (voir la figure 13.43), peut remplacer la méthode précédente ou y être associée. Elle est particulièrement utile en présence d'un foie de petite taille ou chez une personne obèse.

a) Se tenir près de l'épaule droite de la personne, le regard vers ses membres inférieurs ;
b) Placer les deux mains côte à côte (les poignets) au-dessus de la 6e côte droite environ, parallèlement aux muscles grands droits ;
c) Enrouler ou « crocheter » à l'aide des doigts des deux mains la paroi abdominale au niveau de l'ombilic ;
d) S'assurer que la personne est détendue et que les muscles de son abdomen ne sont pas contractés ;
e) Demander à la personne de prendre une inspiration profonde ;
f) Appuyer au même moment le bout des doigts en dedans et vers le haut de la paroi abdominale (vers le rebord costal) ;
g) Déterminer les caractéristiques du rebord inférieur du foie (si palpable), par un mouvement de va-et-vient le long de ce dernier.

Observations courantes

Le foie sain est un organe très mou, au bord inférieur tranchant et régulier. C'est pourquoi le rebord inférieur hépatique est habituellement imperceptible à la palpation. Néanmoins, chez certaines personnes, on peut le palper : personnes minces, à la musculature abdominale souple ou à la capacité inspiratoire imposante. Aucune douleur n'est ressentie à cet examen mais un léger inconfort est possible.

Particularités

En présence d'un foie excédant de 2 cm ou plus la marge costale inférieure droite, on peut soupçonner une hépatomégalie. Il faut tenir compte de cette donnée en considérant la taille totale du foie, déterminée préalablement par la percussion. En effet, diverses conditions abaissent les rebords hépatiques d'un foie normal. Il est primordial que la palpation débute à la hauteur de l'ombilic, afin de ne pas sous-estimer un rebord hépatique abaissé ou une hépatomégalie.

La palpation d'un rebord hépatique dur et ferme peut indiquer un cancer. Un rebord nodulaire ou irrégulier est observé en présence de métastases hépatiques, d'un foie polykystique et d'adénomes hépatiques, par exemple (voir la figure 13.44). Une sensibilité peut être décelée lors d'un engorgement vasculaire ou d'une cholécystite aiguë. Il est possible de déterminer si une telle sensibilité résulte d'une cholécystite aiguë en utilisant la technique décrite ci-dessous (vésicule biliaire).

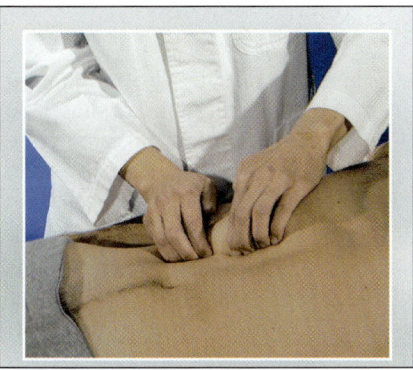

Figure 13.43 Palpation du rebord hépatique inférieur : méthode du crochet

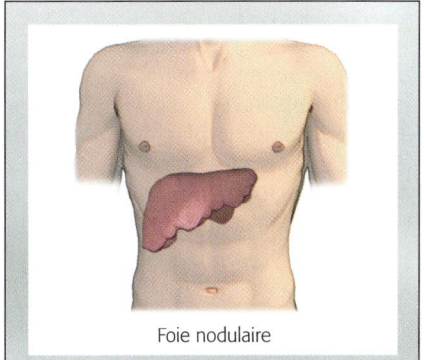

Figure 13.44 Rebord hépatique nodulaire

Vésicule biliaire

La vésicule biliaire étant située sur la surface inférieure et concave du foie, sur la ligne médio-claviculaire droite, on appliquera la méthode du crochet légèrement modifiée ainsi (voir la figure 13.43) :

a) se tenir près de l'épaule droite de la personne, le regard orienté vers les membres inférieurs ;

b) placer les deux mains côte à côte, les poignets au-dessus de la 6e côte droite environ, parallèlement aux muscles grands droits ;

c) demander à la personne d'expirer de façon maximale et au même moment, enrouler ou « crocheter » avec les doigts le rebord hépatique inférieur droit préalablement localisé par la palpation ;

d) demander à la personne de prendre une inspiration profonde et l'observer à ce moment.

Observations courantes

Une vésicule biliaire normale n'est pas palpable. Chez une personne en bonne santé, cette technique ne provoque pas de douleur, mais il arrive que certaines personnes éprouvent de l'inconfort.

Particularités

En règle générale, seule une vésicule augmentée de volume est accessible à la palpation. Néanmoins, il est possible de palper une vésicule de taille normale si sa paroi est calcifiée (vésicule porcelaine). Il est par ailleurs possible de méprendre une vésicule biliaire augmentée de volume pour une tumeur. Une attention portée à la respiration peut cependant permettre la différenciation, la vésicule bougeant avec le bord inférieur du foie.

La vésicule biliaire anormale remplie (pyocholécyste, hydrocholécyste) est ressentie au bord inférieur du foie sur la LMCD comme une tuméfaction lisse, en forme de poire, tendue et élastique. La présence d'une grosse vésicule tendue mais indolore évoque une tumeur plutôt que des calculs. En effet, une vésicule remplie de calculs est douloureuse et, contrairement aux tumeurs, la tuméfaction palpée est plus dure et parfois bosselée.

Si la technique précédemment décrite provoque ou exacerbe une douleur au QSD et qu'un blocage réflexe subit de l'inspiration survient, la note « signe de Murphy positif » doit être inscrite. Ce signe accompagne généralement une inflammation ou une distension de la vésicule biliaire comme lors d'une cholécystite aiguë. En effet, lors de l'expiration, la vésicule s'élève dans le thorax en même temps que le foie. Le fait de « crocheter » le rebord hépatique à ce moment n'occasionne pas de pression indue sur la vésicule. Lors de l'inspiration, le diaphragme pousse la partie inférieure du foie hors du rebord costal ou l'en éloigne encore plus, ce qui comprime la vésicule contre les doigts de l'examinateur. Si celle-ci est enflammée ou distendue, un tel écrasement provoque une douleur. Le blocage de l'inspiration est une réaction réflexe visant à diminuer la pression exercée sur la vésicule.

Vessie

Il n'existe pas de technique de palpation particulière pour la vessie. Il suffit de porter attention à la région sus-pubienne lors de sa palpation profonde.

Observations courantes

Une vessie non distendue n'est pas palpable puisqu'elle est située derrière la symphyse pubienne.

Particularités

Une forme ronde, ferme et lisse palpée à la région sus-pubienne peut se retrouver lors d'une obstruction dans la vidange vésicale, d'une atonie du muscle detrusor ou d'une grossesse de plus de 12 semaines. Si une pression exercée sur cette forme provoque une envie d'uriner, la présence d'un globe vésical est plus probable. La lecture de la section du chapitre sur la femme enceinte (chapitre 18) consacrée à la palpation bimanuelle de l'utérus est conseillée afin de bien distinguer ces différentes situations.

La palpation d'une masse pelvienne moins uniforme que celle précédemment évoquée ou de fermeté différente fait penser à diverses affections, dont les fibromes utérins.

Notes au dossier

Aucune douleur provoquée ni aucune masse détectée à la palpation; rebord hépatique ressenti à 2 cm sous le bord costal droit.

Douleur à la pression appuyée au QSD[*1]*; signe de Murphy positif; rebord hépatique lisse; aucune masse détectée.*

Douleur à la décompression référée au QID[*2]*; masse intra-abdominale douloureuse d'environ 4 x 6 cm palpée au QID, dure, fixe, non pulsative; signe de Marckle positif.*

Le mot « référée » est noté lorsque la douleur est ressenti à un site autre que celui de l'examen. Ainsi, dans le premier cas ([*1]), une douleur fut ressenti au QSD lors de la décompression du QSD. Dans le deuxième exemple ([*2]), une douleur fut ressenti au QID lors d'une décompression à un autre quadrant.

Il n'est pas nécessaire d'indiquer le quadrant décompressé puisque c'est le site de la douleur qui informe des causes possibles. Il serait cependant acceptable d'indiquer: douleur au QID lors de la décompression brusque du QSD.

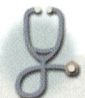

Recherche de signes suggestifs d'une appendicite aiguë

Certains symptômes et signes évocateurs retrouvés à l'histoire et à l'examen physique de la personne indiquent fortement la présence d'une appendicite aiguë. Ainsi, à l'histoire, une douleur périombilicale vague atteignant son intensité maximale au bout de quelques heures, qui migre au quadrant inférieur droit et qui, de plus, est exacerbée par les mouvements, évoque indéniablement la possibilité d'une appendicite aiguë. Une résistance volontaire et involontaire complète le tableau clinique. À l'inverse, une telle affection devient moins probable en l'absence de certains éléments clés. En présence d'une appendicite aiguë, l'anorexie ou les nausées sont courantes, mais il est inhabituel que la personne ait faim ou vomisse avant d'éprouver de la douleur. Une absence de migration de la douleur ainsi qu'un test du psoas droit négatif suggèrent habituellement une affection autre qu'une appendicite aiguë.

Malheureusement, dans bien des cas, l'évaluation d'une appendicite aiguë n'est pas aussi simple; en effet,

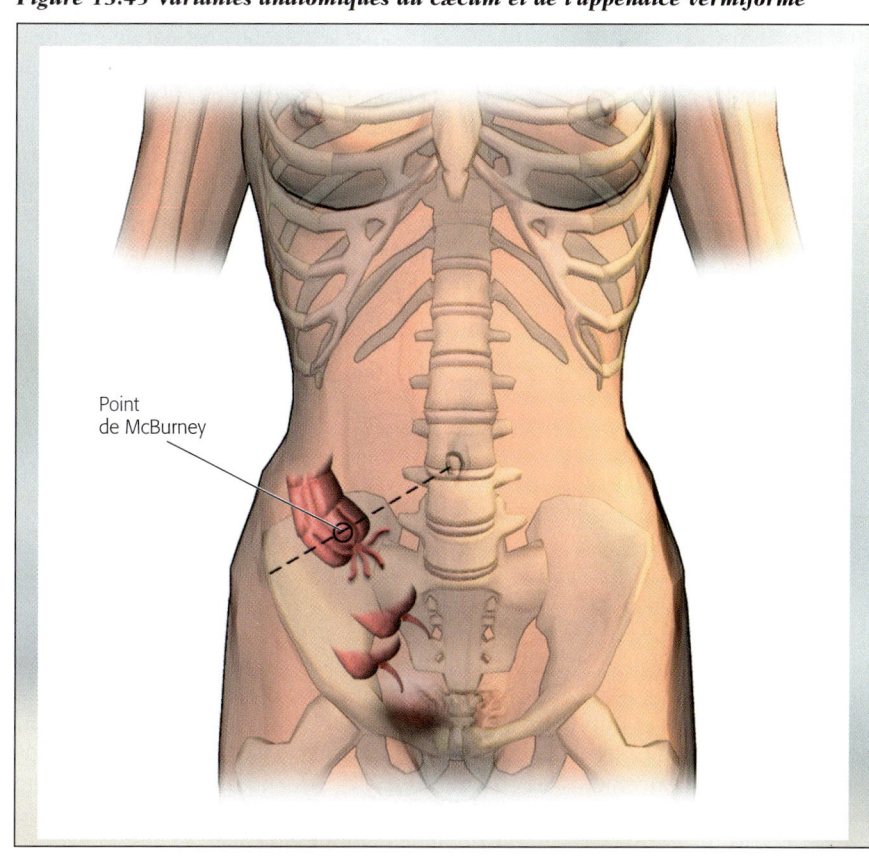

Figure 13.45 Variantes anatomiques du cæcum et de l'appendice vermiforme

Point de McBurney

certaines variantes anatomiques du cæcum et de l'appendice vermiforme modifient la présentation usuelle des symptômes et des signes précédents (voir la figure 13.45). Comme le mentionne le chirurgien Schein (2000), la présence d'un appendice rétrocæcal ou pelvique complexifie souvent le diagnostic d'appendicite aiguë. Schein souligne aussi que cette affection est régulièrement confondue, chez les femmes, avec des problèmes gynécologiques, surtout en période menstruelle. C'est par ailleurs aux deux extrémités de la vie que le diagnostic de cette affection est le plus fréquemment manqué, d'où la nécessité de diriger la personne vers un médecin et d'assurer une évaluation clinique attentive.

En présence de symptômes d'appendicite aiguë, l'examen clinique usuel doit être complété par les tests de la décompression brusque, de la contraction contrariée du psoas et de l'obturateur ainsi que par le toucher rectal.

Test de la décompression brusque

a) Demander à la personne de se placer en position de décubitus dorsal, hanches et genoux légèrement fléchis (si son confort le nécessite);
b) Palper profondément avec une intensité constante un point abdominal autre que le site douloureux (voir la figure 13.38);
c) Maintenir cette palpation profonde pendant quelques secondes en demandant à la personne de relâcher si possible sa musculature abdominale. S'il le faut, parler à la personne pour déconcentrer son attention de la pression abdominale exercée;
d) Relâcher soudainement et brusquement la palpation (voir la figure 13.40) et regarder l'expression du visage de la personne;
e) Demander à la personne si elle a ressenti une douleur, si cette douleur était plus intense lors de la palpation ou lors de la décompression, et à quel endroit elle s'est manifestée.

Observations courantes

Une personne en bonne santé ne perçoit aucune douleur à ce test: le test est négatif.

Particularités

Lorsque la personne ressent une douleur aiguë, le test de la décompression brusque (*rebound tenderness*) est qualifié de positif, qu'une douleur à la palpation ait été présente ou non et quelle que soit la localisation de la douleur. Une telle douleur à la décompression brusque évoque une irritation péritonéale s'associant souvent à une appendicite aiguë ou à d'autres problèmes inflammatoires. Néanmoins, une douleur située précisément au point de McBurney indique davantage une appendicite aiguë.

L'expression « signe de Rovsing positif » étant parfois utilisée lors d'irritation péritonéale, il s'avère pertinent d'en clarifier la signification. Une telle annotation indique qu'une douleur référée, précisément au point de McBurney, a été ressentie lors de la décompression brusque du QIG. La plupart de ceux qui utilisent cette expression le font, à tort ou à raison, dans le but d'indiquer que l'irritation péritonéale observée résulte probablement d'une appendicite aiguë.

Tests de contraction contrariée du psoas

Les grands psoas droit et gauche sont les principaux muscles iliaques fléchisseurs des hanches (voir la figure 13.46). Ces muscles sont contractés lors de la flexion des hanches et étirés lors de l'extension de celles-ci. Toute inflammation intra-abdominale en postérieur peut irriter ces muscles et occasionner de la douleur lorsque des mouvements les étirent. C'est d'ailleurs pour cette raison qu'une personne ayant un psoas droit irrité par un appendice tuméfié fléchit sa jambe droite. Cette position amenuise la douleur abdominale.

Le test des psoas peut donc aider à situer le site de l'inflammation, en autant que la paroi abdominale ne soit pas trop rigide et que les membres inférieurs n'aient pas d'importantes limitations.

a) Installer la personne en position de décubitus dorsal, les genoux étendus ;
b) Placer une main au-dessus du genou droit de la personne (voir la figure 13.48) ;
c) Demander à la personne de fléchir sa cuisse droite tandis que la main placée au-dessus du genou offre une résistance ;
d) Faire les mêmes étapes pour la cuisse gauche ;
e) Demander à la personne si elle a ressenti une douleur et à quel endroit, ou bien si une douleur déjà présente a été intensifiée.

Observations courantes

Le test est négatif lorsque aucune douleur abdominale n'est provoquée ni intensifiée.

Particularités

Un test du psoas est considéré comme positif lorsqu'il entraîne une douleur abdominale ou intensifie une douleur déjà existante. Ainsi, un test du psoas gauche déclenchant une douleur au quadrant inférieur gauche est qualifié de positif et évoque une inflammation pelvienne ipsilatérale non spécifique dans cette région (diverticulite aiguë, par exemple). Un test du psoas positif des côtés droit et gauche indique une affection diffuse intra-abdominale. Lorsque seul le psoas droit présente un symptôme et que la douleur est située au point de McBurney, particulièrement, un appendice tuméfié peut être la cause de l'irritation. En effet, l'appendice recouvre le psoas majeur. Néanmoins, ce site douloureux peut aussi se rencontrer lors d'une adénite mésentérique, d'une grossesse ectopique droite ainsi qu'en présence d'un kyste ovarien droit éclaté ou d'une torsion ovarienne droite, etc.

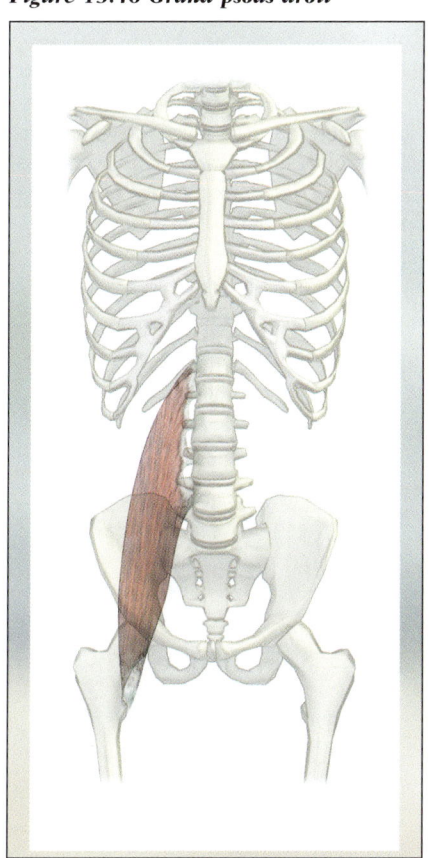

Figure 13.46 Grand psoas droit

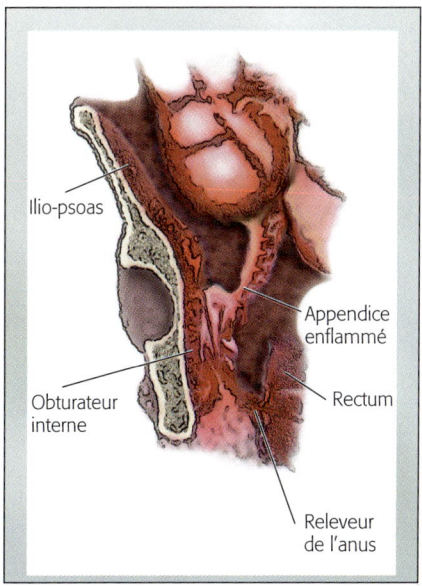

Figure 13.47 Parties anatomiques reliées aux tests du psoas et de l'obturateur

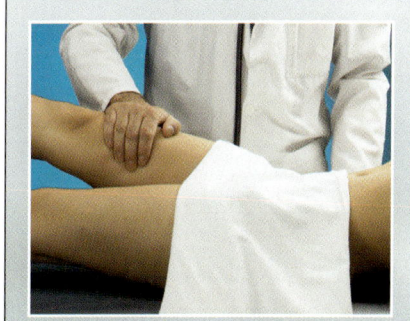

Figure 13.48 Test de contraction contrariée du psoas

Test de contraction contrariée de l'obturateur

Les obturateurs se composent d'un muscle externe et de deux autres muscles internes. Ces muscles permettent la rotation externe des hanches ainsi que la stabilisation de leur articulation. Néanmoins, de par leur position, les obturateurs internes sont plus affectés par une inflammation intra-abdominale que les obturateurs externes. Ainsi, les mouvements étirant les obturateurs internes provoquent une douleur lorsque ces muscles sont irrités (voir la figure 13.47). Certaines personnes souffrant d'une atteinte des membres inférieurs ne peuvent cependant pas subir ce test.

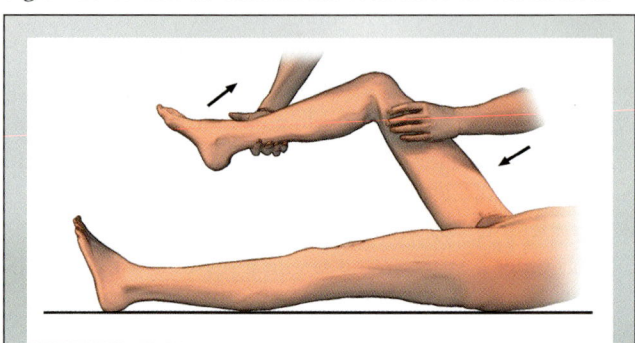

Figure 13.49 Test de contraction contrariée de l'obturateur

a) Installer la personne en décubitus dorsal, les membres inférieurs allongés ;
b) Se tenir à la droite de la personne ;
c) Supporter la cheville droite dans la main droite et appuyer la main gauche au-dessus du genou droit ;
d) Fléchir passivement à un angle de 90° la hanche et le genou de la personne ;
e) Effectuer une ou deux rotations internes de la hanche de la personne (voir la figure 13.49) ;
f) Répéter le test avec l'autre membre inférieur ;
g) Demander à la personne si elle a ressenti une douleur ou si sa douleur a été intensifiée et à quel endroit.

Observations courantes

Le test est négatif lorsque aucune douleur abdominale n'est provoquée ou intensifiée lors de la rotation interne de la hanche.

Particularités

Le test de l'obturateur est considéré comme positif lorsqu'il provoque une douleur abdominale ou intensifie une douleur déjà existante lors de la rotation interne de la hanche. Ainsi, un test de l'obturateur droit provoquant ou exacerbant une douleur au quadrant inférieur droit est qualifié de positif et évoque une irritation de ce muscle. Une appendicite aiguë tout comme un kyste ovarien droit rompu, une torsion ovarienne droite ou une grossesse ectopique droite peuvent causer une telle irritation. Un test de l'obturateur gauche positif indique qu'une douleur s'est manifestée ou s'est exacerbée au quadrant inférieur gauche lors de la rotation interne passive de la hanche gauche. Une affection telle qu'un trouble ovarien gauche irrite donc ce muscle. Si le test de l'obturateur est positif des côtés droit et gauche, les deux muscles sont irrités simultanément par une inflammation pelvienne non spécifique.

Toucher rectal

Le toucher rectal représente la dernière manœuvre à effectuer lors de l'examen abdominal. Les nombreux cas où le toucher rectal est nécessaire et la description de cette technique sont présentés dans les chapitres 16 et 17. Il est important de préciser l'intérêt de ce test lors d'une douleur au QID. Ainsi, une douleur ressentie à la palpation de la paroi rectale latérale droite évoque l'inflammation des annexes et de la vésicule séminale droite ou de l'appendice. Précisons que seul un appendice en position ectopique, situé dans le pelvis, provoque habituellement de la douleur lors du toucher rectal (voir la figure 13.47).

Des variantes anatomiques du cæcum et de l'appendice vermiforme occasionnent de faux négatifs. Par exemple, lorsque le cæcum s'interpose entre l'appendice enflammé et le rectum, aucune douleur n'est habituellement provoquée lors du toucher rectal.

En somme, un toucher rectal positif laisse présager la possibilité d'une appendicite aiguë, mais un toucher rectal négatif n'élimine pas cette possibilité. Comme mentionné précédemment, les signes doivent toujours être analysés de façon globale et non séparément.

Notes au dossier

Tests à la décompression brusque et signe de Rosving positifs; signes du psoas et de l'obturateur droits négatifs; toucher rectal négatif.

Douleur à la décompression brusque au QIG; signe du psoas gauche positif; signe de l'obturateur gauche négatif; toucher rectal négatif.

Douleur à la décompression brusque, référée au QSG; impossible de poursuivre l'évaluation à cause d'une rigidité musculaire abdominale involontaire importante.

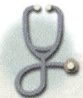

Recherche de signes de la présence d'ascite

L'ascite se définit comme une accumulation de liquide libre dans la cavité péritonéale. Cette accumulation résulte de causes hépatiques (cirrhose, obstruction veineuse hépatique) et/ou extrahépatiques (atteinte péritonéale, rétention hydrique généralisée) modifiant les échanges liquidiens à travers la membrane péritonéale. L'ascite d'abondance moyenne est habituellement repérée à l'inspection de l'abdomen. En effet, un abdomen distendu et protubérant, avec un ombilic effacé ou éversé, associé à un bombement des flancs évoque une ascite. Celle-ci doit toutefois être distinguée d'un œdème de la paroi abdominale ou d'une distension gazeuse. Pour ce faire, deux techniques particulières de percussion peuvent être pratiquées : le test de l'onde liquide et le test de la mobilité de la matité.

Test de l'onde liquide

Ce test est basé sur le principe qu'une grande quantité de liquide dans le péritoine peut produire une onde liquide. Il s'effectue comme suit :
a) installer la personne en décubitus dorsal;
b) demander, de préférence à une collègue (voir la figure 13.50) ou à la personne elle-même, d'appuyer fermement le bord cubital d'une de ses mains sur la ligne médiane de l'abdomen. Cette opération a pour effet de bloquer la transmission d'une onde produite par la graisse abdominale et empêche ainsi une interprétation erronée d'onde liquide;
c) se placer sur le côté droit de la personne;
d) appuyer fermement la face palmaire et les doigts de la main non dominante sur le flanc de la personne;
e) percuter modérément et directement l'autre flanc avec le bout des doigts de la main dominante;
f) tenter de percevoir, sur la face palmaire de la main non dominante, une impulsion liquidienne transmise.

Observations courantes

L'onde liquide n'est pas perçue chez une personne sans ascite.

Figure 13.50 *Test de l'onde liquide avec un collègue ou la personne*

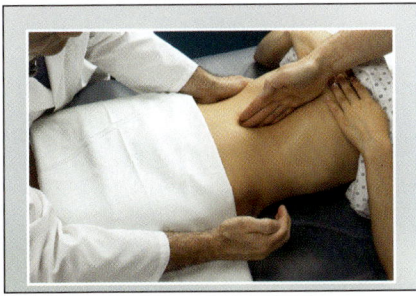

Particularités

Une onde liquide est habituellement ressentie en présence d'ascite. Toutefois, cet énoncé requiert quelques précisions : selon le poids de la personne, une quantité minimale de 500 à 2000 mL d'épanchement est requise pour rendre ce test positif. Cela occasionne donc de faux négatifs à un point tel que certains mettent fortement en doute l'utilité de cette technique. De faux positifs sont également possibles si du liquide se trouve dans les anses du côlon, par exemple lors d'une diarrhée.

Lorsqu'une impulsion liquidienne est ressentie, diverses notations sont possibles : «présence d'une onde liquide», «signe du flot positif», «test de l'onde liquide positif». Afin de faciliter la compréhension, l'expression «test de l'onde liquide» est privilégiée dans cet ouvrage.

Test de mobilité de la matité

Lorsqu'une personne se met en position de décubitus dorsal, le phénomène de la gravité accumule le liquide d'ascite dans les parties déclives de son abdomen, ce qui produit une matité de ses flancs à la percussion. D'autre part, les anses intestinales contenant de l'air flottent au-dessus de l'ascite, ce qui amène du tympanisme à la percussion périombilicale. Lorsque la personne se tourne en décubitus latéral gauche par exemple, par gravité, le liquide s'accumule de ce côté et le flanc droit perd sa matité à cause de la présence d'air. Cette perte de matité évoque la présence d'ascite ; en effet, une personne en bonne santé ne présente pas de changement du niveau de matité, peu importe la position de son corps.

a) Installer la personne en position de décubitus dorsal ;
b) Percuter l'abdomen en formant un arc inféro-latéral, soit de l'ombilic vers chacun des flancs. Percuter jusqu'au changement de son en matité (voir la figure 13.51a) ;
c) Marquer sur l'abdomen à l'aide d'un stylo-feutre l'endroit où le tympanisme se change en matité ;
d) Aider la personne à se tourner sur un flanc (décubitus latéral) ;
e) Percuter de nouveau l'abdomen en formant un arc, à partir du flanc appuyé en allant vers l'ombilic. Percuter jusqu'au changement de son en tympanisme (voir la figure 13.51b) ;
f) Marquer sur l'abdomen à l'aide d'un stylo-feutre l'endroit où la matité se change en tympanisme ;
g) Percuter le flanc libre pour caractériser le son entendu.

Observations courantes

Une personne sans ascite garde habituellement une matité aux flancs en décubitus latéral. En effet, les limites entre le tympanisme et la matité demeurent relativement constantes chez une personne en bonne santé malgré les changements de position.

Particularités

Du tympanisme sur tout l'abdomen se retrouve lors d'une distension gazeuse. Une matité présente dans tout l'abdomen laisse supposer une très grande quantité d'ascite ou de tissu adipeux. Une augmentation de la hauteur de la matité en décubitus latéral évoque la présence d'au moins 2 L d'ascite. Par ailleurs, un changement du niveau lors d'une variation de positionnement indique une matité dans tout l'abdomen résultant d'une ascite et non d'une simple obésité.

Figure 13.51 Test de mobilité de la matité
a)

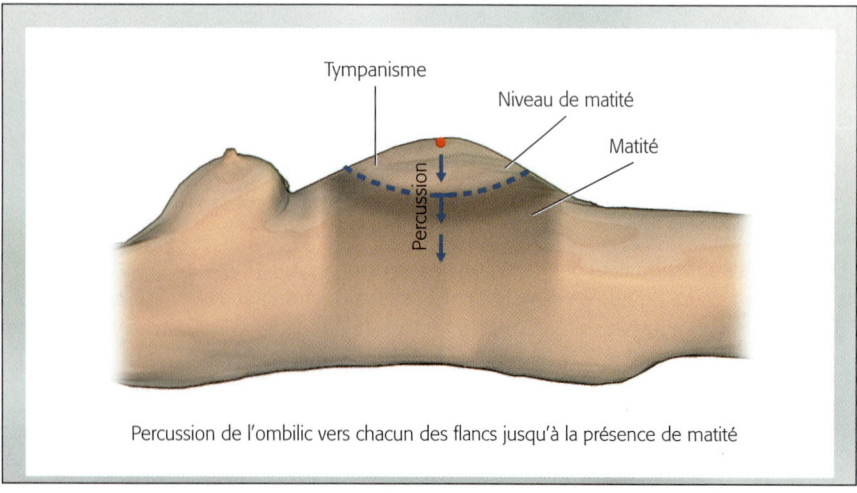

Percussion de l'ombilic vers chacun des flancs jusqu'à la présence de matité

b)

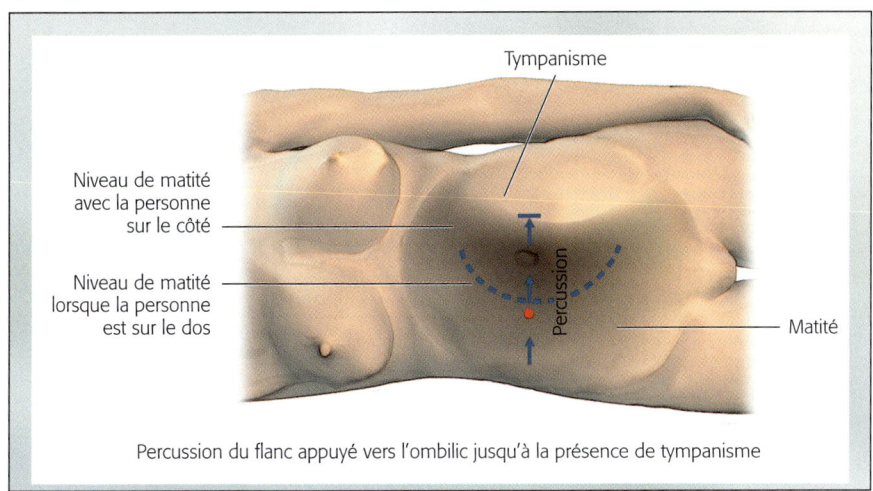

Percussion du flanc appuyé vers l'ombilic jusqu'à la présence de tympanisme

Notes au dossier

Test de l'onde liquide négatif; aucune mobilité de la matité.

Façon plus détaillée de notation: *Matité des flancs et tympanisme périombilical d'environ 14 cm de diamètre à la percussion en décubitus dorsal; mêmes résultats en décubitus latéral.*

Test de l'onde liquide positif; mobilité du niveau de la matité de 7 cm.

Onde liquide non ressentie aujourd'hui; mobilité du niveau de la matité de 5 cm, soit une diminution de 2 cm comparativement à hier à la même heure.

AFFECTIONS COURANTES

Le tableau 13.6 complète les signes cliniques des affections courantes vues dans le tableau 13.3.

Tableau 13.6 Évaluation clinique de la douleur abdominale

	Appendicite aiguë	Cholécystite aiguë	Pancréatite aiguë	Urolithiase (colique néphrétique)	Ulcère gastro-duodénal perforé
Histoire	Douleur périombilicale initiale, puis migration au QID Nausées/vomissements après le début de la douleur Anorexie	Douleur au QSD ou épigastrique, exacerbée par l'ingestion d'aliments Douleur référée à l'épaule droite ou à l'omoplate Urine foncée « Coca-Cola » Nausées/vomissements, fièvre	Douleur en barre au QSG ou épigastrique, exacerbée par l'ingestion d'aliments Douleur référée près de la région scapulaire gauche Nausées/vomissement Urine foncée « Coca-Cola »	Douleurs à l'angle costo-vertébral, au flanc et au QI selon la localisation de la lithiase Douleur référée à l'aine et aux organes génitaux du côté de la lithiase Nausées/vomissements Ténesme vésical Pollakiurie Hématurie	Douleur soudaine en coup de poignard à l'épigastre ou au QSD Douleur référée à l'épaule droite et au dos Nausées/vomissements, choc
Inspection	Aucune particularité le plus souvent	Position antalgique Ictère	Position antalgique Ictère Signe de Grey Turner et/ou de Cullen dans la forme sévère Distension abdominale	Bouge constamment (aucune position antalgique)	Prostration (position « chien de fusil ») Pâleur
Auscultation	Hypopéristaltisme	Hypopéristaltisme Absence de péristaltisme	Hypopéristaltisme Absence de péristaltisme	Hypopéristaltisme	Hyperpéristaltisme au début puis hypopéristaltisme ou absence de péristaltisme
Percussion	Douleur au QID	Ébranlement hépatique : positif	Douleur épigastrique et/ou QSG	Ébranlement de l'angle costo-vertébral : positif	Douleur épigastrique Diminution de la matité hépatique (submatité) ou perte de la matité hépatique (résonance)
Palpation	Résistance musculaire involontaire Douleur au point de McBurney Décompression brusque : positif Rosving : positif	Rigidité au QSD Douleur au QSD ou épigastrique Murphy : positif Décompression brusque : positif	Douleur à la palpation profonde au QSG ou à l'épigastre Décompression brusque : positif Masse épigastrique et/ou au QSG	Douleur à la région rénale et sur le trajet urétéral	Défense musculaire involontaire Douleur épigastrique Décompression brusque : positif
Autres	Markle : positif Psoas : positif Obturateur : positif Toucher rectal : positif				Méléna

La fonction locomotrice

par Robert Breton et Isabelle Reeves

Objectifs du chapitre 14

À la fin de ce chapitre,
vous serez en mesure :

De décrire les notions d'anatomie et de physiologie se rapportant à l'examen de la fonction locomotrice ;

De comprendre la façon dont les déterminants de santé influent sur la fonction locomotrice ;

D'énumérer les motifs courants de consultation (symptômes) et de poser les questions appropriées ;

De décrire les examens physiques, les résultats normalement observés et les particularités de la fonction locomotrice ;

De décrire les affections courantes se rapportant à la fonction locomotrice ;

De rédiger les notes au dossier.

ANATOMIE ET PHYSIOLOGIE

La fonction locomotrice est propre au règne animal. Les muscles se développent autour de structures nerveuses diverses qui en assurent à la fois le contrôle et le bon état. Ils sont reliés au squelette par des insertions tendineuses, longues ou courtes, ou par des aponévroses. La fonction locomotrice, propre aux mouvements, aux déplacements, à la mobilité, assure la survie de l'espèce et de l'individu. Elle est responsable d'activités de reproduction, de nutrition, de défense et de communication. Elle participe entre autres à la régulation thermique, au contrôle de la circulation sanguine, à la respiration et au contrôle de la miction. Ce chapitre se limite toutefois à la fonction locomotrice segmentaire, soit la séméiologie du cou, du dos et des membres, à son examen et aux principales affections dont elle est le siège.

Chez l'homme, la fonction locomotrice marque l'aboutissement d'un long processus de développement dont l'origine remonte à la 4e semaine après la conception. Elle atteint sa pleine maturité au début de l'âge adulte et elle doit continuellement s'adapter au vieillissement. Sur le plan fonctionnel, le muscle volontaire et ses terminaisons nerveuses ne constituent qu'un seul organe dont le rôle est de se contracter, provoquant ainsi un mouvement. Cet organe neuromusculaire est muni de microfibrilles contractiles qui forment un faisceau musculaire. Chaque faisceau est recouvert d'une couche de tissu collagène, l'endomysium. Les faisceaux s'unissent pour former un muscle avec du tissu collagène, appelé périmysium. Le tout est enveloppé d'une couche externe de collagène, l'épimysium. Les tendons partagent la même architecture. En fait, on y trouve les mêmes couches, sauf les cellules musculaires. Des fibrilles de collagène sont regroupées en faisceaux par l'endotenon. Les faisceaux sont entourés de péritenon, et d'une couche externe, en continuité avec l'épimysium qui recouvre le tout, soit l'épitenon. La partie externe du tendon peut être associée à une gaine synoviale contenant un liquide lubrifiant. Le tendon n'a pas de propriété contractile. Il sert de prolongement aux muscles et participe à l'insertion osseuse. Les gaines synoviales des tendons aident au glissement des tendons en réduisant la friction. Autour de certaines articulations, des bourses synoviales réduisent également le frottement des tendons et d'autres structures molles contre les surfaces articulaires dures. Les ligaments sont composés de tissu conjonctif fibreux, blanchâtre et très résistant. Ils relient les os entre eux et assurent la stabilité de plusieurs articulations.

Les muscles reçoivent les terminaisons nerveuses selon une organisation particulière, l'unité motrice (voir la figure 14.1). Chaque unité motrice est constituée d'un

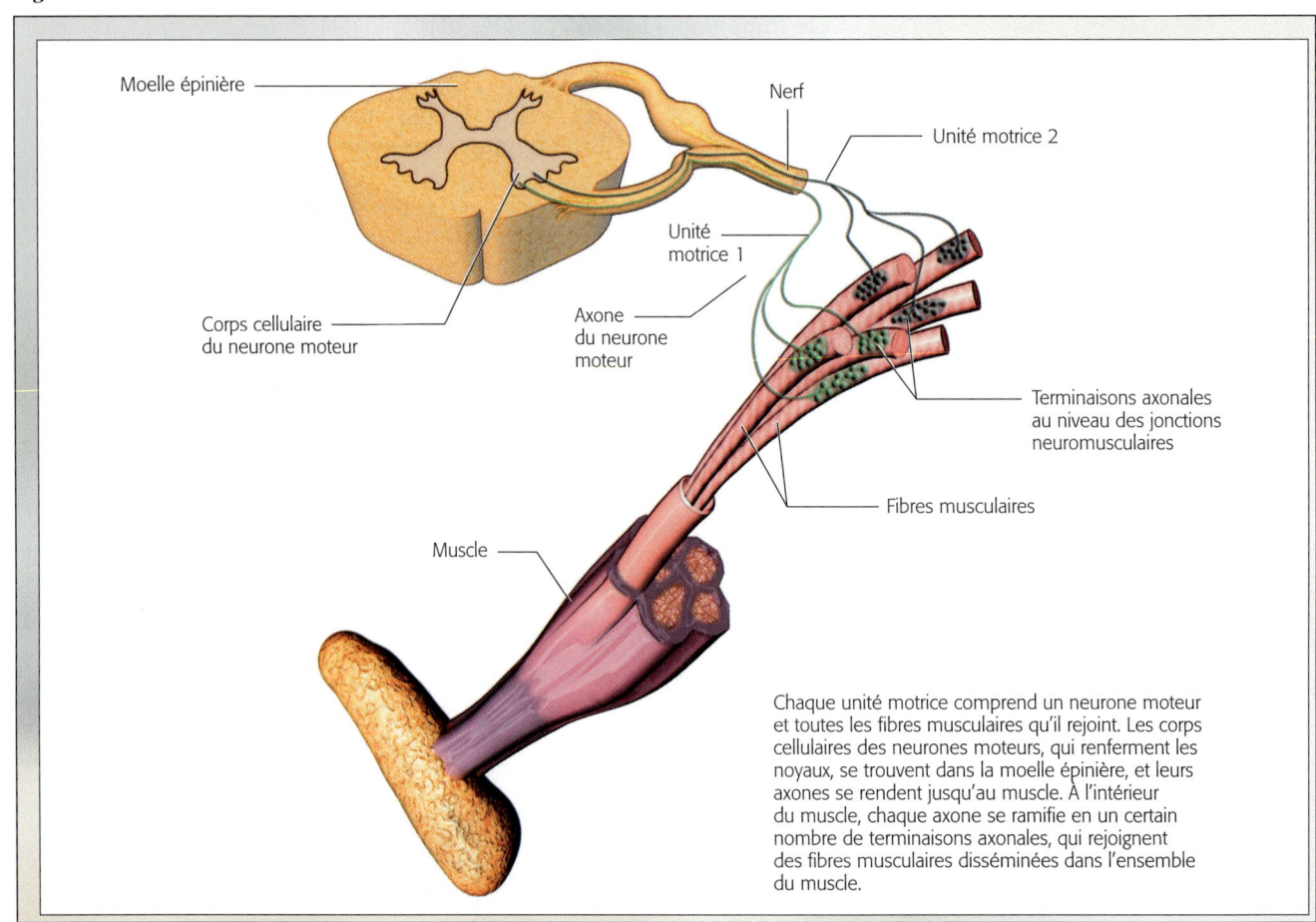

Figure 14.1 Unités motrices

Chaque unité motrice comprend un neurone moteur et toutes les fibres musculaires qu'il rejoint. Les corps cellulaires des neurones moteurs, qui renferment les noyaux, se trouvent dans la moelle épinière, et leurs axones se rendent jusqu'au muscle. À l'intérieur du muscle, chaque axone se ramifie en un certain nombre de terminaisons axonales, qui rejoignent des fibres musculaires disséminées dans l'ensemble du muscle.

axone terminal fournissant des terminaisons nerveuses à plusieurs fibres musculaires (ou cellules musculaires). L'unité motrice fonctionne en un tout, l'ensemble des fibres musculaires reliées à l'axone se dépolarise simultanément. Un muscle peut contenir quelque milliers d'unités motrices. L'innervation du muscle assure aussi son bon état. En cas de coupure de cette innervation, le muscle perdra de son volume (atrophie) et de sa fonction (force) et, couplée à une interruption du circuit nerveux sensitif du dermatome correspondant, une sensation d'engourdissement (paresthésie) sera ressentie dans ce territoire cutané. La perte de la fonction motrice d'un muscle, appelée mécanisme de dénervation, est caractérisée également par la présence de fasciculations, contractions involontaires, diffuses et désordonnées des fibres musculaires dénervées.

Les blessures à l'appareil musculo-tendineux entraînent un processus de guérison en trois phases : l'inflammation, la granulation et le remodelage. Lorsqu'il y a déchirure d'un tissu, une phase de coagulation très brève (à peine quelques heures) permet d'enrayer la perte de sang et de produire les premiers facteurs de croissance. La première phase, l'inflammation, suit l'atteinte et dure quelques jours. Elle se caractérise par une vascularisation accrue de la zone blessée afin de permettre le nettoyage des structures dégénérées. La phase de granulation démarre ensuite et peut durer de deux à quatre semaines. Les fibroblastes solidifient la zone blessée par l'ajout de fibres de collagène. Enfin, la dernière phase, le remodelage, dure environ un mois. Elle permet le réalignement des nouvelles fibres de collagène selon les lignes de force présentes dans l'organe. De plus, elle procure à la structure une plus grande résistance et une plus grande élasticité assurant, par conséquent, un fonctionnement optimal. Savoir identifier ces différentes phases est particulièrement utile lors du traitement et de la réadaptation, étapes au cours desquelles l'infirmière passe de la lutte contre l'inflammation à la mobilisation active contrariée. Savoir différencier chacune des phases de réparation des tissus permet de mieux adapter les soins au processus de guérison. À cette fin, l'infirmière doit effectuer un examen sommaire des blessures et connaître l'essentiel des affections de la fonction locomotrice. Elle doit savoir repérer certains symptômes et certains signes qui exigent une intervention médicale immédiate. Une bonne connaissance anatomique et séméiologique de la fonction locomotrice est indispensable.

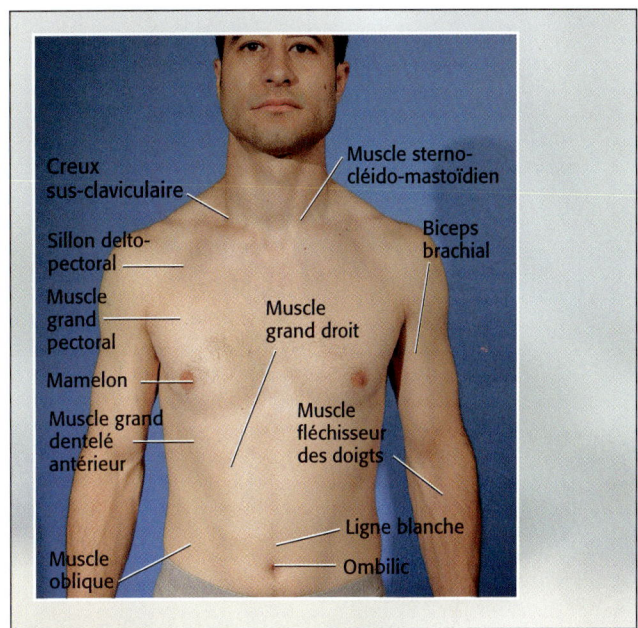

Figure 14.2 Repères anatomiques des muscles. Vue antérieure.

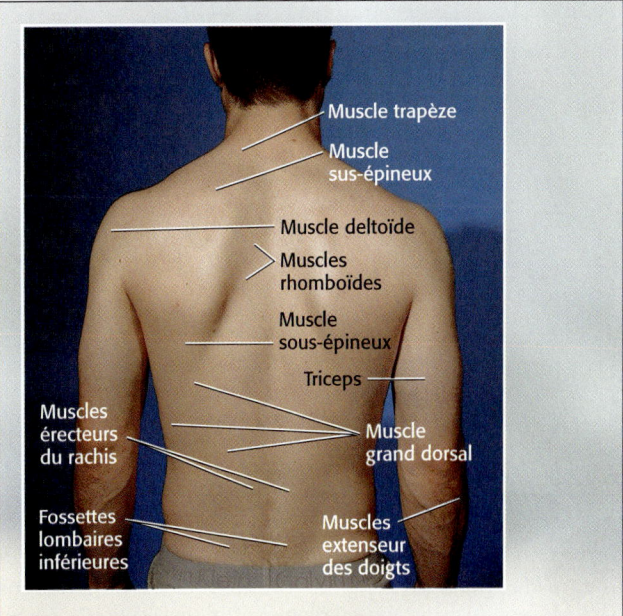

Figure 14.3 Repères anatomiques des muscles. Vue postérieure.

Repères anatomiques et anatomie de surface

L'examen locomoteur s'effectue autour de structures anatomiques connues et facilement repérées. L'étude de l'anatomie de surface permet d'orienter l'examen vers les structures recherchées, et d'identifier correctement l'origine des symptômes et des signes. Les figures 14.2 et 14.3 illustrent les principaux repères anatomiques des muscles et leur fonction locomotrice respective. La mémorisation de ces repères est nécessaire pour la démarche évaluative.

Termes relatifs à l'orientation

L'examen clinique de la fonction locomotrice est pratiqué à partir des plans anatomiques usuels, à savoir les plans sagittal, transversal et frontal (voir la figure 14.4). Les

Figure 14.4 Plans anatomiques

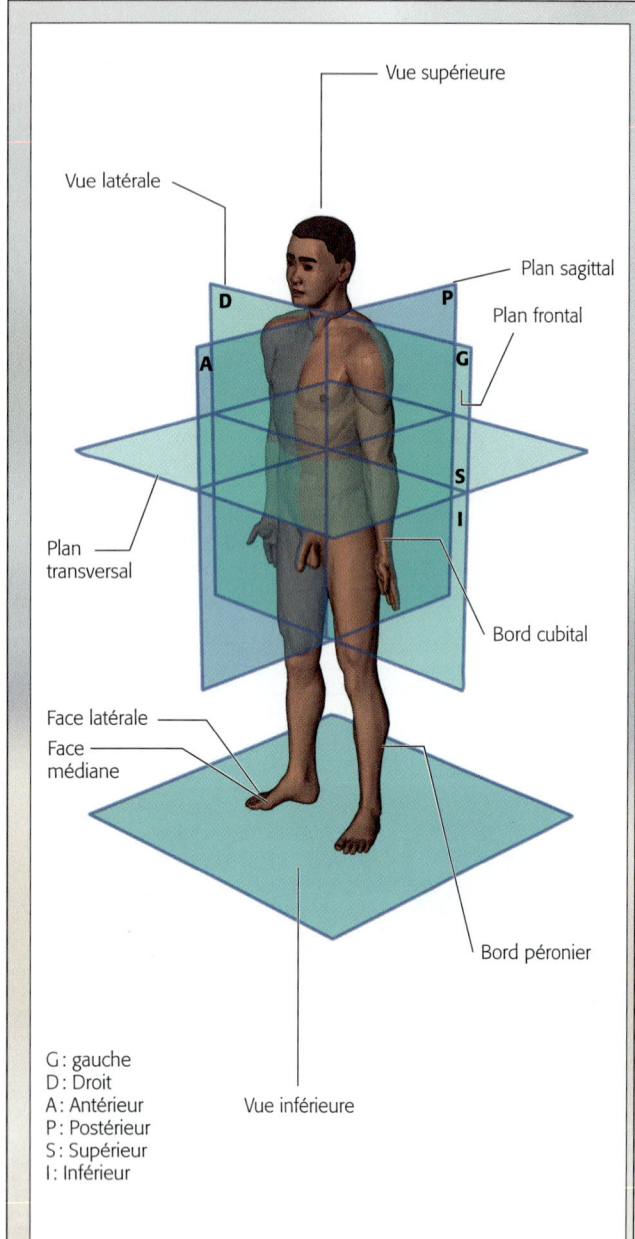

Figure 14.5 a) Adduction des bras et des doigts, pouces en abduction

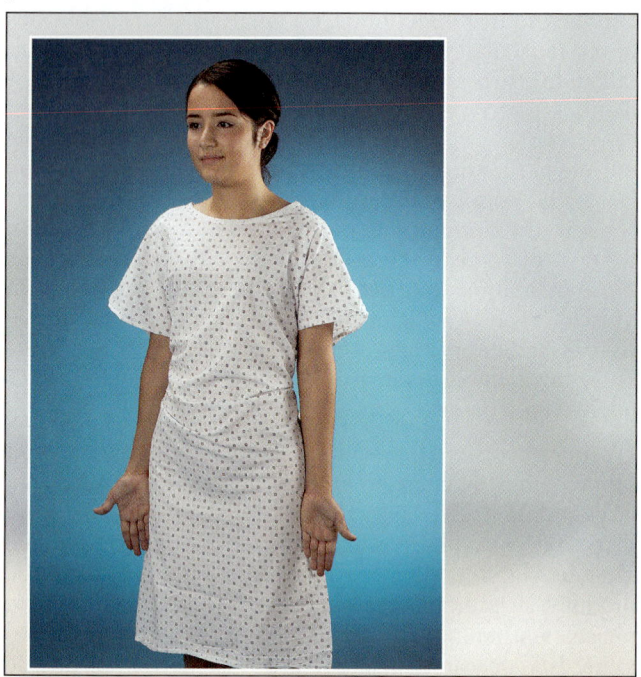

b) Abduction des bras et des doigts

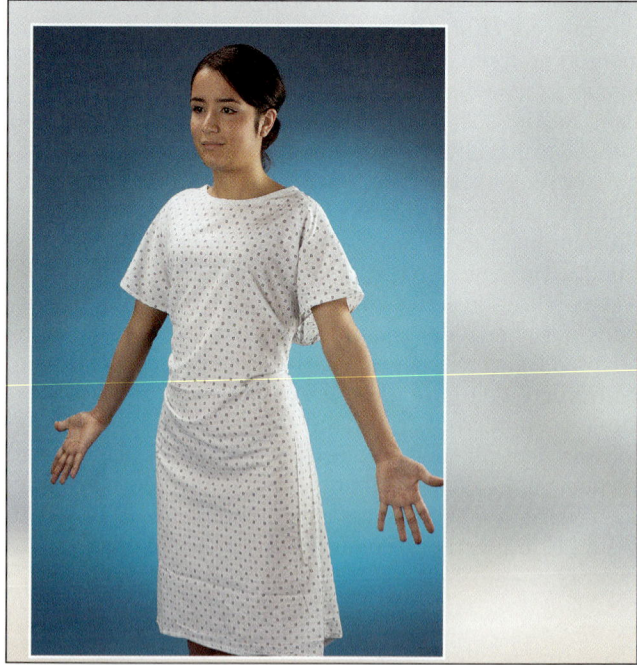

termes abduction et adduction se rapportent à un mouvement d'éloignement et à un mouvement de rapprochement d'un segment par rapport au plan sagittal (voir la figure 14.5). Le mouvement s'effectue dans l'axe du plan frontal, le corps en position anatomique. L'antépulsion et la rétropulsion de l'épaule ou de la hanche s'exercent parallèlement au plan sagittal. Les termes flexion et extension sont réservés à des mouvements exécutés dans un même segment, comme le coude, le poignet, les doigts, le cou, le dos, le genou, la cheville et les orteils (voir la figure 14.6). La rotation se fait autour de l'axe central d'un segment, comme au cou, au dos, à l'épaule, et à la hanche. Elle peut être à droite ou à gauche si l'axe central du segment est le même que l'axe central du corps (cou et dos), ou interne et externe pour les autres segments. La pronation et la supination sont des mouvements propres du coude et ils équivalent à la rotation interne et externe (voir la figure 14.7). L'éversion et l'inversion correspondent à des mouvements de la base de la cheville (astragalo-métatarsiens) où la plante des pieds est dirigée vers l'extérieur ou vers l'intérieur (voir la figure 14.8). On décrit également des mouvements de circumvolution au cou, au dos, à l'épaule, au poignet, au doigt, à la hanche et

Figure 14.6
a) Flexion du bras droit

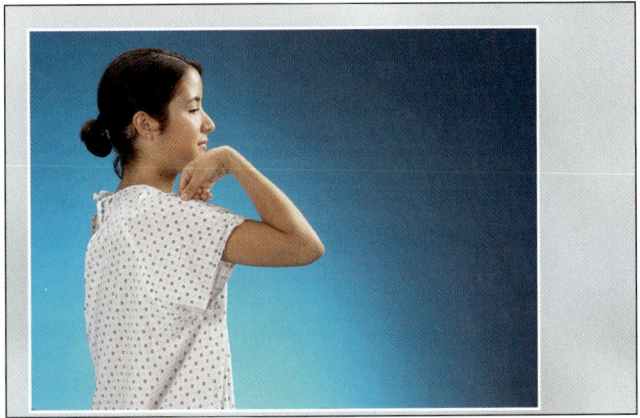

b) Extension du bras droit

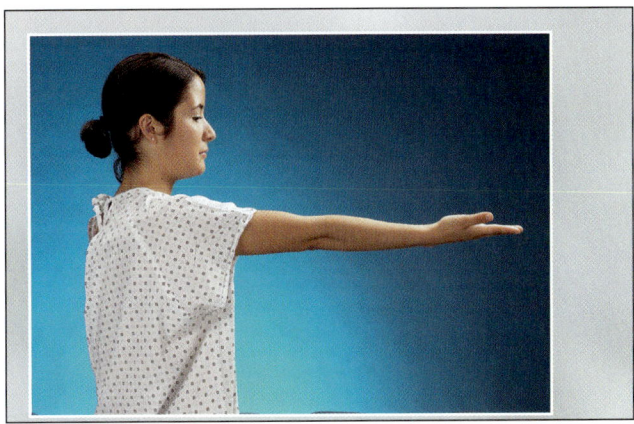

Figure 14.7
a) Pronation de la main gauche

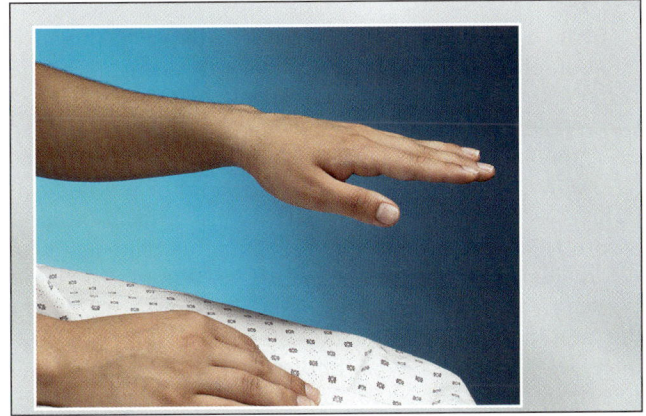

b) Supination de la main gauche

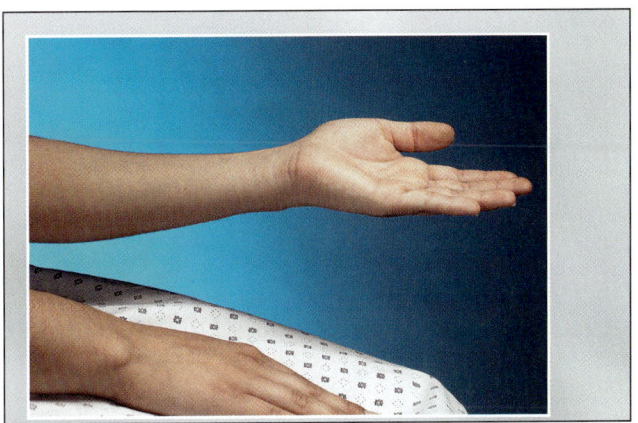

Figure 14.8
a) Éversion de la cheville droite

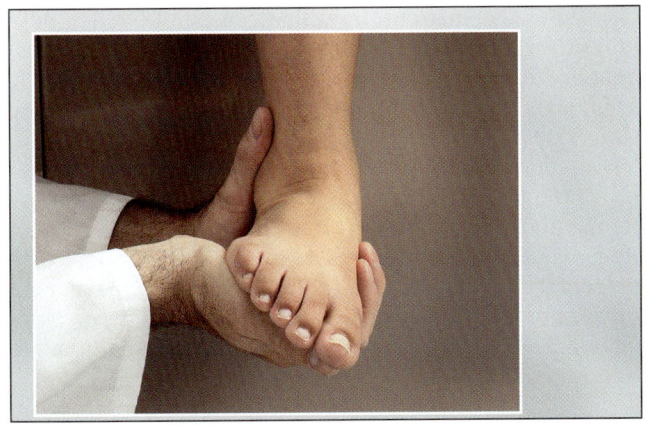

b) Inversion de la cheville droite

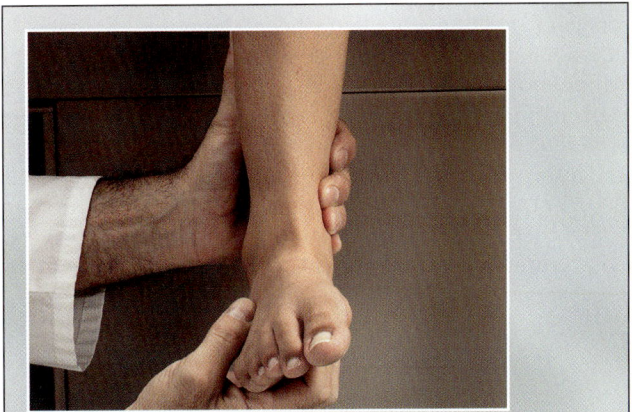

au genou en flexion. Il s'agit de mouvements de rotation d'un segment dont l'extrémité distale forme un cercle dans l'espace. Ils ne sont pas effectués parallèlement à l'axe central du segment comme dans les mouvements de rotation (voir la figure 14.9).

Cou

Segment à la croisée de l'épaule et du dos, le cou supporte la tête. Il possède une grande mobilité. Il peut être divisé en sous-segments dorsaux, latéraux et antérieurs, supérieurs

Figure 14.9 Circumvolution du bras droit

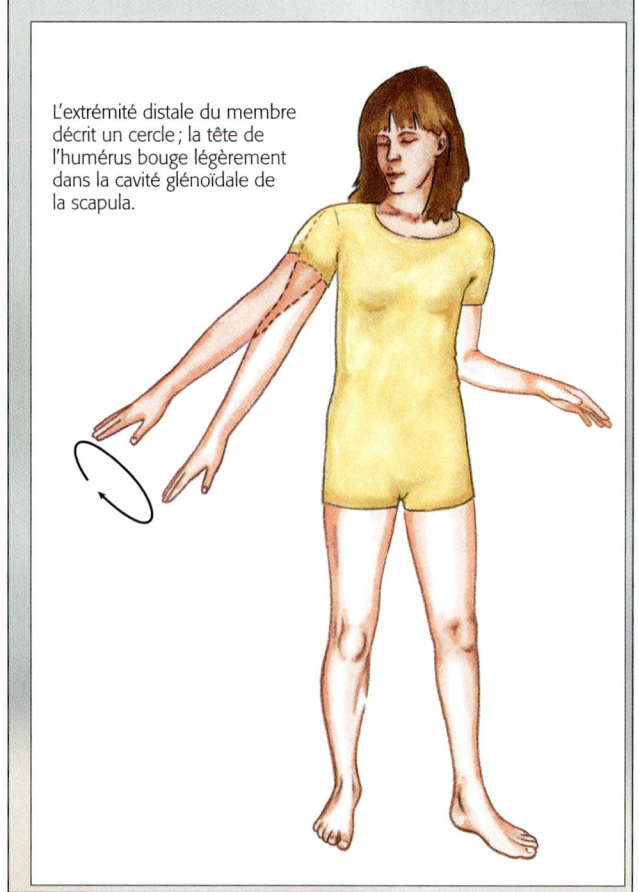

L'extrémité distale du membre décrit un cercle ; la tête de l'humérus bouge légèrement dans la cavité glénoïdale de la scapula.

Figure 14.10 Repères anatomiques du cou

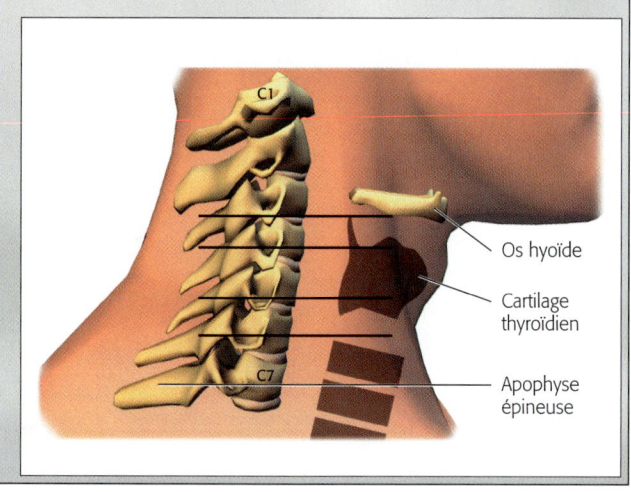

- Os hyoïde
- Cartilage thyroïdien
- Apophyse épineuse

et inférieurs. Chaque sous-segment possède ses propres caractéristiques. La fonction locomotrice du cou s'effectue principalement par l'intermédiaire des sous-segments latéraux et dorsaux. Les sous-segments antérieurs logent les organes de la phonation, les muscles de la langue et du plancher de la bouche, la trachée, l'œsophage, la thyroïde et les parathyroïdes, les nerfs et les vaisseaux sanguins et lymphatiques. Les douleurs au cou sont un motif fréquent de consultation. Pour situer les rapports anatomiques : en antérieur l'os hyoïde se trouve à la hauteur de la 3e vertèbre cervicale, le cartilage thyroïdien devant les corps vertébraux de C4 et C5, et le cartilage cricoïdien à la hauteur de C6. L'apophyse épineuse de C7 fait protrusion à la base du cou en postérieur et est facilement repérable. La figure 14.10 illustre ces points de repère.

Membre supérieur

Le membre supérieur comprend les segments de l'épaule, du coude et du poignet, et de la main. Innervé par le plexus brachial et irrigué par une branche de l'artère sous-clavière, le membre supérieur est le siège de plusieurs affections relevant du domaine du travail et des loisirs.

ÉPAULE

L'épaule est composée de trois articulations : a) une articulation postérieure, osseuse et musculaire, constituée de l'omoplate et des muscles de la paroi postérieure du dos ; b) l'épaule proprement dite, formée de la cavité glénoïde de l'omoplate et de la tête de l'humérus ; c) une articulation antérieure reliant l'épaule au sternum par la clavicule. Un ensemble musculaire (coiffe des rotateurs) assure le maintien de la tête de l'humérus dans la cavité de la glénoïde. Les mouvements de l'épaule s'accomplissent à l'aide des muscles de la coiffe des rotateurs et des gros muscles de l'épaule comme le deltoïde, le trapèze, les pectoraux, le grand dorsal et le biceps brachial. Les figures 14.11 et 14.12 rappellent les principales structures musculosquelettiques de l'épaule.

COUDE ET POIGNET

Ces deux articulations travaillent ensemble. Elles délimitent l'avant-bras qui comprend principalement la musculature et les tendons du poignet et de la main. Ce segment sert également de levier de force au membre supérieur. Rapproché du corps, il permet au bras de développer une force de soulèvement importante (exemple : un haltérophile) ; éloigné du corps, il permet à l'extrémité du membre de générer des vitesses importantes (exemple : un lanceur de baseball). Les mouvements du coude et du poignet se combinent à ceux de l'épaule pour que la main puisse s'orienter dans les trois axes. Ce segment, en association avec les muscles intrinsèques de la main, joue un rôle important dans l'écriture.

MAIN

Prolongement du cerveau duquel elle n'est séparée que par une synapse nerveuse, et organe du sens du toucher, la main est l'outil par excellence de l'homme. Elle est le site de convergence de symptômes et de signes à l'origine de nombreuses consultations.

Figure 14.11
a) *Vue antérieure de l'articulation de l'épaule droite*

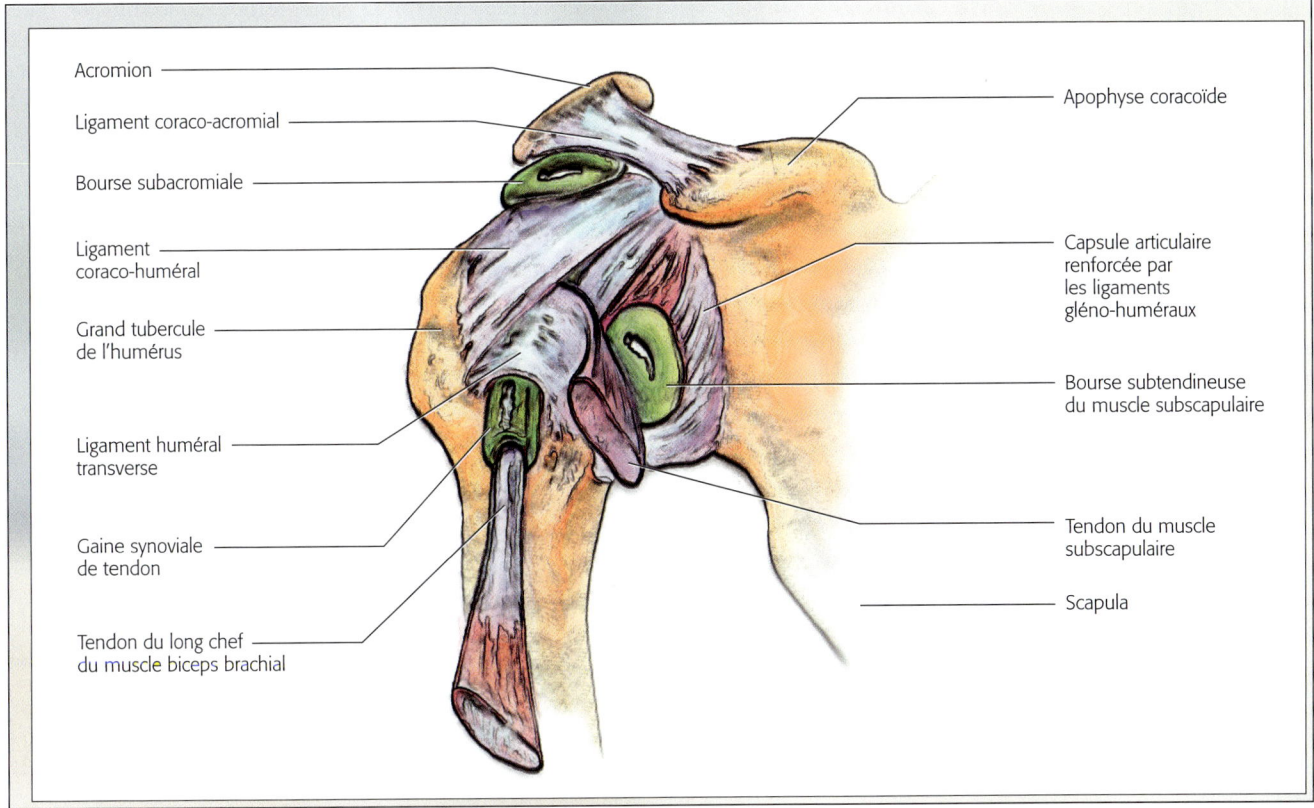

b) *Coupe latérale de l'épaule droite, sans humérus*

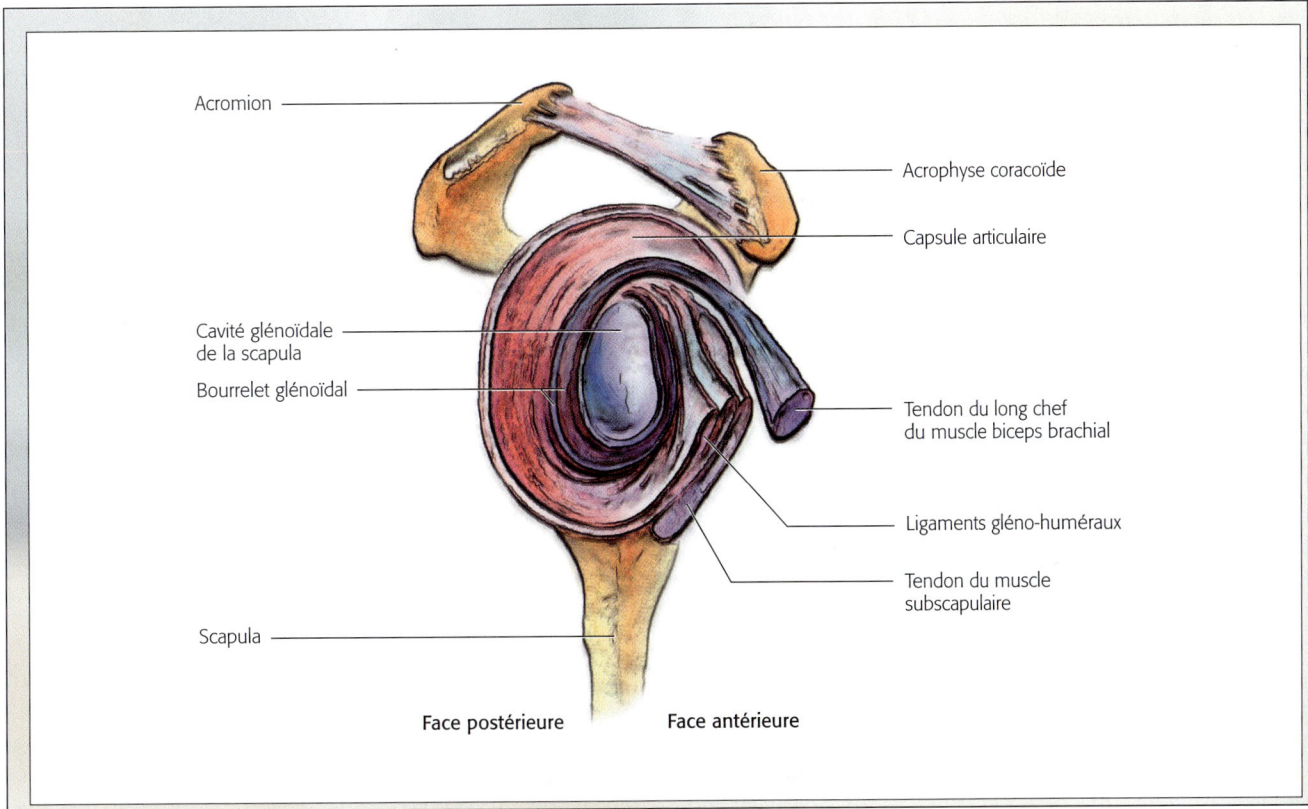

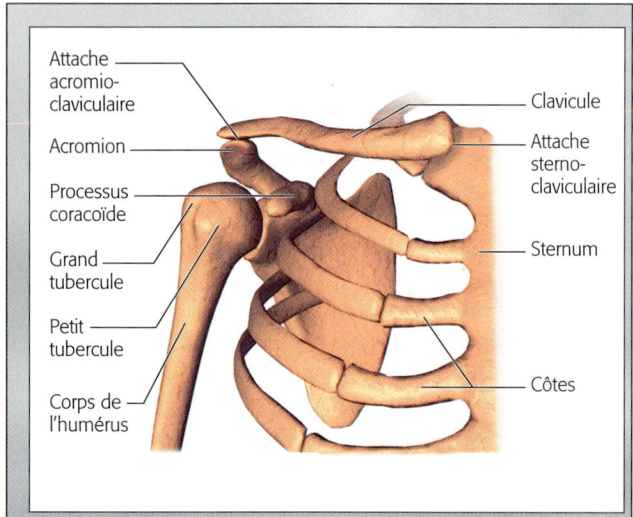

Figure 14.12 Anatomie du squelette de l'épaule.
a) Vue antérieure

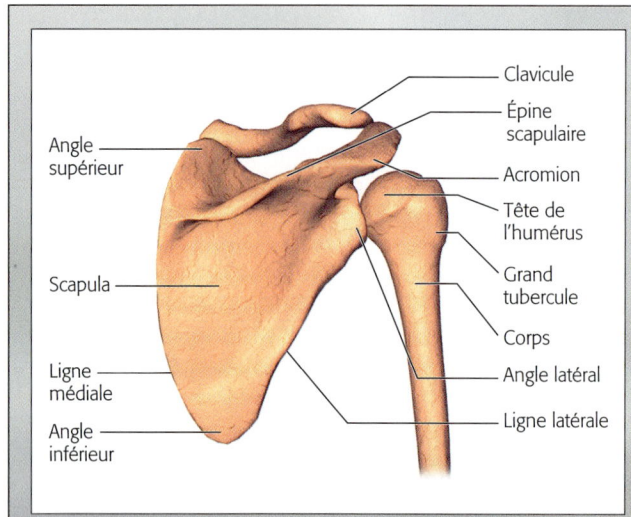

b) Vue postérieure

La main, plus que toute autre partie du corps, peut transmettre une multitude d'informations sur les habitudes de vie (tabagisme, alcoolisme, loisirs, travail), sur la présence de maladies systémiques (arthrite, arthrose, maladies de peau, maladies héréditaires ou congénitales, etc.) et évidemment sur ses propres affections.

Dos

La colonne vertébrale est une structure osseuse constituée de 26 os superposés, dont 7 vertèbres cervicales, 12 vertèbres thoraciques, 5 vertèbres lombaires, un sacrum et un coccyx. Elle est ceinturée par une gaine ligamentaire et donne naissance à de nombreux muscles. Elle protège la moelle épinière et distribue des ramifications de nerfs à l'organisme. Véritable support mécanique, elle répartit le poids du corps à l'intérieur du bassin et vers les membres inférieurs. Elle produit des mouvements de flexion, d'extension, de flexions latérales et de rotation. La flexion s'effectue dans la partie lombaire, la rotation dans la partie dorsale. Entre chacune des vertèbres, à l'exception de l'espace intervertébral entre les deux premières vertèbres cervicales, au sacrum et au coccyx, se trouve un disque vertébral constitué de collagène et d'eau. En son centre, une structure gélatineuse, le nucléus pulposus, est sujet aux hernies discales. La figure 14.13 présente les principales caractéristiques anatomiques de la colonne vertébrale.

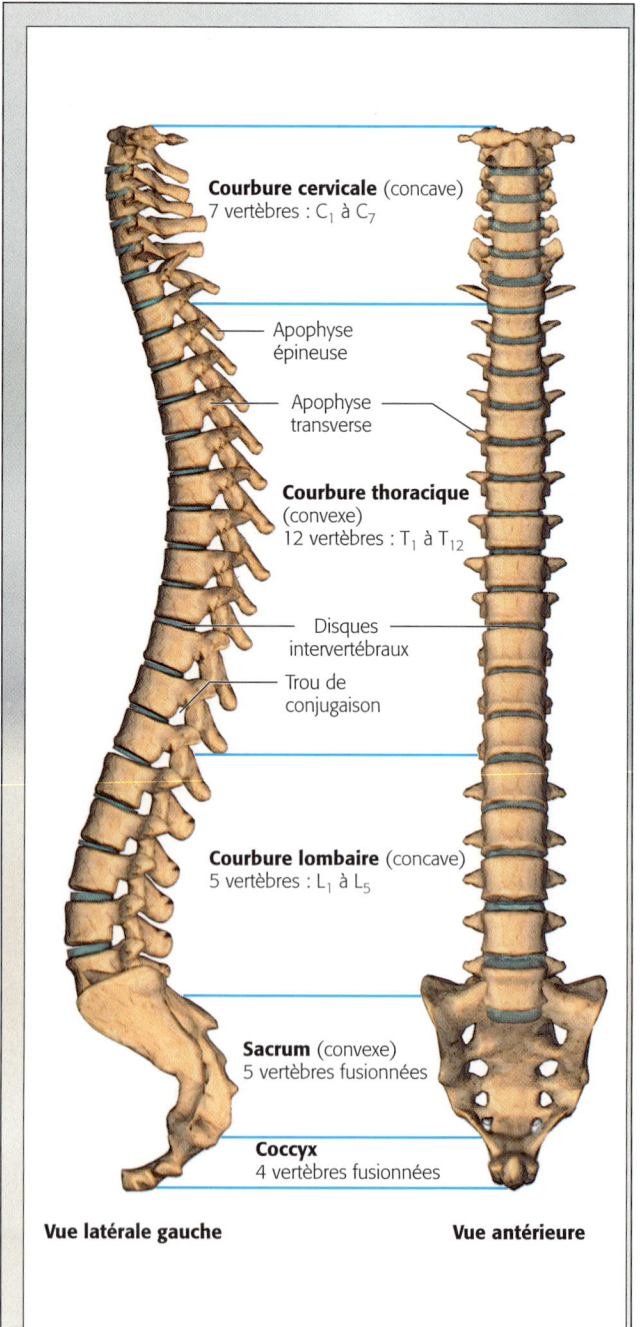

Figure 14.13 La colonne vertébrale

Membre inférieur

GENOU

L'articulation du genou est formée en haut par le fémur, en bas par le plateau tibial, et à l'avant par la rotule (ou patella). Des ligaments collatéraux renforcent la capsule articulaire tout comme le tendon du quadriceps qui, à l'avant, comprend la rotule. Les ménisques, structures fibro-cartilagineuses qui se trouvent dans l'articulation, servent à augmenter sa congruence. Ils bougent avec les mouvements du genou, vers l'avant lors de l'extension du genou et vers l'arrière lors de la flexion (voir la figure 14.14).

Figure 14.14
a) Coupe sagittale médiane de l'articulation du genou droit

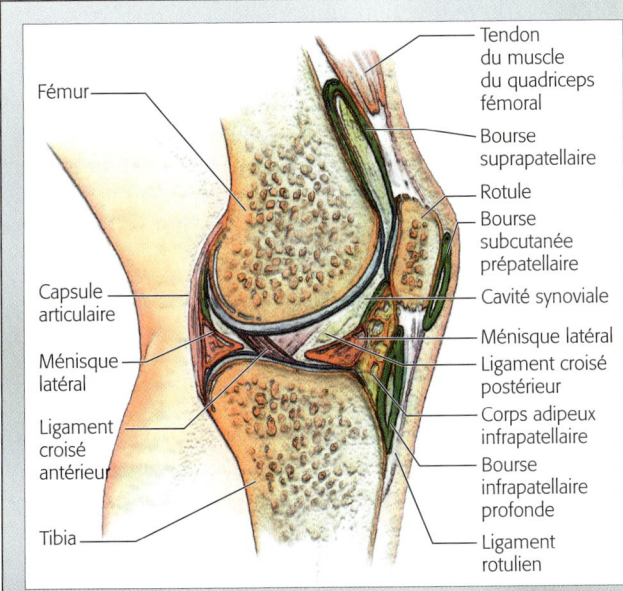

b) Vue antérieure de l'articulation du genou droit (légèrement fléchi)

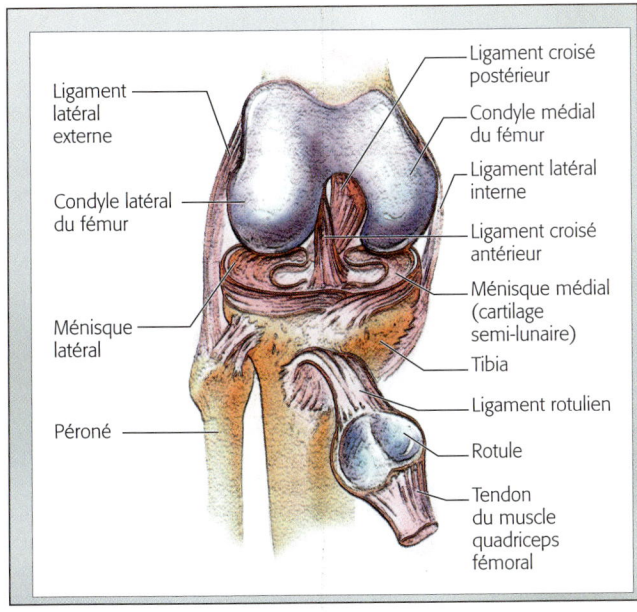

c) Mouvement de l'articulation du genou en extension

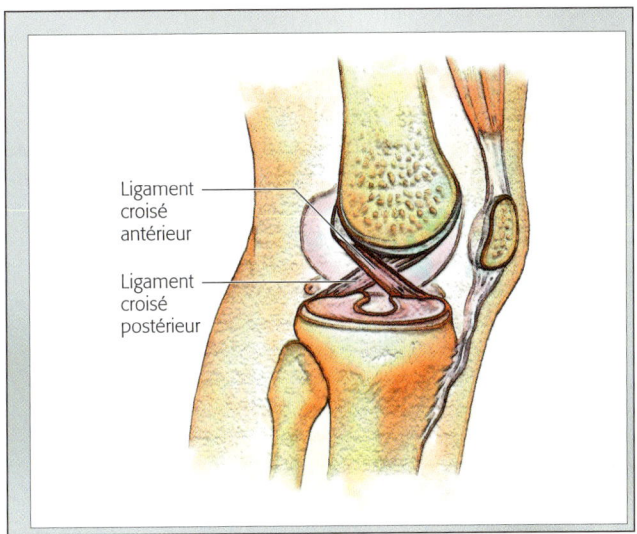

d) Mouvement de l'articulation du genou en flexion

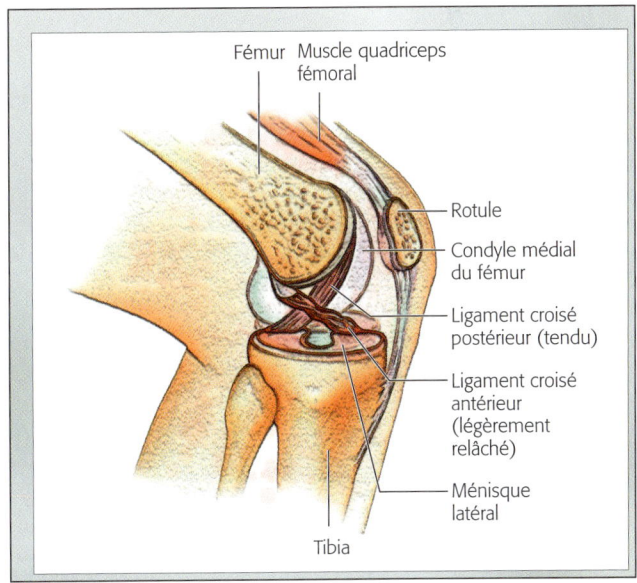

CHEVILLE

La malléole externe est plus basse que la malléole interne. L'articulation de la cheville est constituée du tibia et du péroné reposant sur l'astragale (premier os du pied). De chaque côté de la cheville se trouvent des tendons et des ligaments. Ces derniers sont fréquemment en cause dans des blessures appelées entorses. L'artère tibiale postérieure longe la face interne de la cheville.

◤ EXAMEN CLINIQUE

La séquence utilisée est la même pour tous les segments de la fonction locomotrice. Elle s'accompagne de différents tests et manipulations destinés à mettre en évidence les structures atteintes. L'examen clinique comprend le questionnaire et l'examen physique proprement dit.

Contexte de l'examen

Pour procéder à l'examen, l'infirmière doit s'assurer que l'intimité et le confort de la personne sont respectés. Elle commence d'abord par l'inspection et la palpation de la région blessée ou malade et poursuit son examen de la tête aux pieds en ne découvrant que la région examinée. À la palpation, l'infirmière doit soutenir fermement l'articulation et effectuer en douceur les mouvements passifs car les conditions d'inflammation de l'articulation peuvent occasionner des douleurs. Les observations doivent être consignées au dossier de la personne de façon descriptive et quantitative.

DÉTERMINANTS DE SANTÉ

Facteurs biologiques

VIEILLISSEMENT Le vieillissement est associé à une diminution de la sécrétion des facteurs de croissance responsables du renouvellement de la matrice des os et des cartilages. La diminution du tissu osseux (ostéoporose) et cartilagineux provoque l'affaissement des vertèbres et, de ce fait, des changements posturaux et une réduction de la taille. La diminution de la synthèse et de la sécrétion des facteurs de croissance liée au vieillissement contribue à une augmentation de la masse adipeuse et à une réduction de la masse musculaire. L'exercice augmente la synthèse et la libération de ces facteurs de croissance et retarde ainsi les signes de vieillesse sur le plan musculosquelettique. Chez les personnes âgées, l'arthrose (dégénérescence des articulations, principalement celles des doigts, des mains, des hanches et des genoux) peut accélérer la perte d'autonomie et provoquer une hospitalisation prématurée. L'infirmière doit donc s'enquérir des problèmes de santé potentiels aux différentes articulations.

GROSSESSE Certaines hormones libérées durant la grossesse augmentent la mobilité des articulations et de certaines sutures osseuses du bassin, notamment celles des symphyses pubienne, sacroiliaque et sacrococcygienne, facilitant ainsi le passage du bébé lors de l'accouchement. La mobilité accrue des articulations peut également être à l'origine d'entorses, aux chevilles par exemple. L'augmentation du poids du bébé vers l'avant affecte le centre de l'équilibre et provoque des changements de posture (lordose). Cette lordose se manifeste par un déplacement du poids du corps vers l'arrière. Ce débalancement crée des tensions dans les muscles du bas du dos qui peuvent se traduire par une douleur dans la région lombaire au cours du dernier trimestre. Afin de compenser cette lordose, certaines parturientes auront également tendance à fléchir le cou et à rejeter les épaules vers l'arrière. Le poids du bébé peut entraîner une compression du nerf sciatique et provoquer de l'engourdissement et de la douleur aux membres inférieurs.

SEXE Certaines affections touchent davantage les femmes que les hommes. Ainsi, les femmes sont plus susceptibles de développer une scoliose ou un lupus érythémateux disséminé que les hommes. De même, pour des raisons hormonales, les femmes âgées souffrent davantage d'ostéoporose que les hommes.

GÉNÉTIQUE Une prédisposition génétique a été identifiée pour la dystrophie musculaire, la polyarthrite rhumatoïde et d'autres atteintes musculaires ou squelettiques.

ANTÉCÉDENTS MÉDICAUX Des fractures subies antérieurement ainsi que les hernies discales, les épicondylites ou d'autres blessures significatives à l'appareil locomoteur peuvent avoir des répercussions à long terme sur la fonction et sur la perception sensorielle.

Environnement

TRAVAIL Un travail à caractère répétitif peut provoquer des troubles musculosquelettiques. Par exemple, les travailleurs à la chaîne de l'industrie agro-alimentaire peuvent subir différents traumatismes articulaires selon la posture qu'ils adoptent et la force qu'exigent de leurs muscles les gestes qu'ils doivent effectuer pour accomplir leurs tâches. Ces personnes peuvent être atteintes par exemple de tendinites, d'entorses lombaires, ou encore du syndrome du canal carpien. Les couturières peuvent souffrir de troubles aux poignets en raison des gestes répétitifs qu'elles doivent accomplir (ténosynovite de De Quervain). Déplacer de lourdes charges peut également induire des lésions musculaires. La travailleuse enceinte, compte tenu d'une laxité ligamentaire plus grande, est plus susceptible de souffrir de maux de dos.

Habitudes de vie

SPORTS Les accidents avec atteintes musculosquelettiques lors de la pratique d'un sport sont fréquents. L'abus de sport peut également provoquer des lésions et une « usure » prématurée des tissus. L'absence d'une période de réchauffement avant un exercice intense peut contribuer à l'apparition de lésions musculaires et tendineuses.

CONSOMMATION Le tabac et l'alcool favorisent l'ostéoporose, qui peut se manifester par des douleurs dorsales. Un excès d'alcool peut déclencher un épisode d'arthrite goutteuse aiguë.

Soins

MÉDICAMENTS La prise de certains médicaments au cours de la grossesse, notamment la thalidomide et les dérivés de la vitamine A, peut être la cause d'anomalies congénitales. Une surdose de médicaments comme l'aspirine peut entraîner des crampes musculaires.

MOTIF COURANT DE CONSULTATION (SYMPTÔME)

Douleur

Le motif le plus courant de consultation est une douleur accompagnée d'une limitation des mouvements (douleur au cou avec raideur, douleur au coude chez l'ouvrier avec extension limitée de l'avant-bras ou douleur au dos avec flexion limitée). Après avoir examiné la personne, l'infirmière pourra l'orienter vers d'autres intervenants pour un traitement ou un suivi. Lors de la phase de réadaptation à domicile, l'infirmière pourra évaluer l'évolution du traitement et faire part de son suivi aux autres intervenants de l'équipe traitante.

DÉFINITION

La douleur est une perception anormale et pénible ressentie dans une partie du corps par le système nerveux. Cette perception subjective indique une lésion existante ou potentielle.

QUESTIONS

P Quels sont les facteurs qui ont déclenché votre douleur ?
- Accomplissez-vous des gestes répétitifs dans le cadre de votre travail ?
- Avez-vous eu un accident ou un traumatisme ?
- Avez-vous effectué un mouvement brusque ?
- Avez-vous déplacé une lourde charge (ex : personne, boîte) ?
- Êtes-vous enceinte ?
- Prenez-vous des médicaments ?
- Certains membres de votre famille souffrent-ils d'affections musculosquelettiques chroniques comme l'arthrose ou l'arthrite ?
- Entretenez-vous des relations tendues sur le plan familial, professionnel ou social ?

JUSTIFICATIONS

Trouver l'origine de la douleur permettra de mieux traiter les lésions et ainsi de mieux contrôler la douleur. La douleur de type musculosquelettique la plus fréquente provient des articulations. On appelle lésions attribuables au travail répétitif (LATR) toute une gamme d'affections musculosquelettiques et neurologiques des membres supérieurs associées à des gestes plus ou moins répétitifs au travail et/ou lors d'activités sportives, notamment la tendinite du sus-épineux, l'épicondylite (*tennis elbow*) et le syndrome du canal carpien. Même si ces lésions peuvent avoir d'autres origines, elles sont généralement associées à diverses tâches exigeant un geste contrarié soutenu ou répété ainsi qu'une certaine force musculaire. Au questionnaire, l'infirmière note la présence d'un élément déclencheur comme un traumatisme, un accident récent ou passé ou la présence d'une affection articulaire sous-jacente. La douleur au coude chez l'ouvrier, le peintre, le golfeur ou le joueur de tennis, ainsi que la douleur au poignet chez la couturière ou le sableur sont des cas courants. Le stress de relations interpersonnelles difficiles peut provoquer des douleurs musculosquelettiques. Dans un contexte psychopathologique, la douleur permet parfois à la personne d'attirer l'attention vers un problème masqué de santé mentale. L'origine organique doit cependant être soigneusement vérifiée avant de conclure à une origine psychogène.

QUESTIONS

Q Sur une échelle de 0 à 10, à combien évaluez-vous votre douleur ?
- La douleur se présente-t-elle sous la forme d'une douleur exquise, d'une crampe, d'une brûlure ou de picotements ?
- Quels facteurs diminuent ou augmentent votre douleur (repos, mouvement, médicament, climat humide, changement de pression atmosphérique, chaud, froid) ?

JUSTIFICATIONS

L'intensité de la douleur perçue peut varier grandement d'une personne à l'autre ; d'où l'importance de l'établir sur une échelle de 0 à 10 afin de mieux la définir et l'évaluer. Les douleurs s'apparentant à des crampes sont généralement associées à des atteintes musculaires. Les mouvements intensifient généralement les douleurs d'origine articulaire sauf dans le cas de rhumatisme articulaire. S'il s'agit d'une fracture osseuse, la douleur induite lors de mouvements est très élevée, c'est-à-dire 10 sur 10.

QUESTIONS

R Sur quelle partie de votre corps éprouvez-vous une douleur ?
- Est-ce que votre douleur se propage dans d'autres régions ?
- La douleur est-elle plus prononcée dans une région particulière de votre corps ?

JUSTIFICATIONS

L'examen permettra de localiser la douleur et d'apprécier le degré de liberté des mouvements. La douleur la plus fréquemment identifiée dans le système musculosquelettique est celle irradiant aux articulations. Une douleur articulaire symétrique (aux articulations du côté droit et du côté gauche) s'apparente davantage à une douleur de rhumatisme articulaire. Une douleur ressentie à un endroit et ayant un autre point d'origine est appelée « douleur référée ». À titre d'exemple, les régions pouvant provoquer un phénomène de douleur référée à l'épaule sont le cou, les organes thoraciques, le diaphragme, les organes abdominaux intimes au diaphragme et les régions du coude, de l'avant-bras et du poignet. Toute lésion dans une de ces régions peut donc faire apparaître des douleurs dans la région des épaules. Le tableau 14.1 présente une classification de la douleur dorsale. Les personnes souffrant de douleurs dorsales de classe 4 doivent consulter un médecin rapidement.

Tableau 14.1 Classification de la douleur dorsale

0	Aucune douleur
1	Douleur sans irradiation
2	Douleur avec irradiation à la fesse ou à la cuisse postérieure
3	Douleur avec irradiation jusqu'au pied
4	Douleur avec irradiation et symptômes de faiblesse musculaire avec ou sans paresthésies de la jambe

QUESTIONS

S Cette douleur vous limite-t-elle dans vos activités quotidiennes ?
– Êtes-vous limité dans vos mouvements par une raideur ?
– La zone douloureuse est-elle associée à une rougeur, à de l'œdème et à de la chaleur ?
– Avez-vous de la fièvre, une douleur à la gorge, de la diarrhée ?
– Ressentez-vous des faiblesses musculaires ?
– Avez-vous des tremblements ?
– La région douloureuse a-t-elle changé de forme ?
– Avez-vous des lésions cutanées ?

JUSTIFICATIONS

Certaines affections virales, la grippe, par exemple, peuvent entraîner des douleurs musculaires (myalgie). Une limitation dans les mouvements est associée à une atteinte des articulations. La présence d'une douleur accompagnée d'une rougeur, de chaleur et d'œdème est un signe d'inflammation. La température de la peau au niveau d'une articulation est souvent plus basse qu'au bord de cette articulation. Lorsque la douleur survient une à deux semaines après une douleur à la gorge, il peut s'agir d'un épisode de rhumatisme articulaire aigu. Une faiblesse musculaire peut être associée à une atteinte musculosquelettique ou neurologique (voir le chapitre sur la fonction neurologique). Elle peut aussi être associée à un engourdissement, à un geste maladroit ou à de la fatigue pour certaines personnes. La douleur provoquant une limitation des mouvements est généralement causée par des atteintes articulaires ou une contraction musculaire. Des déformations peuvent être d'origine congénitale ou traumatique. En passant en revue les différentes fonctions, l'infirmière essaie d'identifier d'autres symptômes ou signes qui pourraient orienter l'examen. Par exemple, une douleur dorsale accompagne parfois différentes formes d'arthrite, une néoplasie primaire ou secondaire, des troubles métaboliques comme l'ostéoporose ou l'ostéomalacie, ou l'arthrose. Des lésions cutanées comme le psoriasis peuvent caractériser certaines affections, notamment le rhumatisme psoriasique.

QUESTIONS

T Depuis combien de temps ressentez-vous cette douleur ?
– La douleur est-elle plus prononcée à certains moments de la journée ?
– Votre douleur est-elle constante ou intermittente ?

JUSTIFICATIONS

Le signal biologique d'une douleur est décrit comme une douleur aiguë lorsque la douleur dure moins d'un mois et comme une douleur chronique lorsqu'elle dure plus d'un mois. En cas de rhumatisme articulaire aigu, la douleur est plus prononcée le matin ou après une période de repos. En cas d'arthrose ou de tendinite, la douleur s'intensifie au cours de la journée ou lors de la mise en mouvement ; s'il s'agit d'arthrite rhumatoïde, la douleur s'atténue au cours de la journée.

EXAMEN PHYSIQUE (SIGNES)

Technique de l'examen

L'examen physique est démontré dans les pages suivantes pour chacun des segments de la fonction locomotrice. Un segment se compose d'un groupe d'organes musculaires et il se rattache à plusieurs articulations. Ces organes sont le cou, le membre supérieur de l'épaule à la main, le dos et le membre inférieur, de la ceinture pelvienne au pied.

L'examen physique de la fonction locomotrice se déroule de la façon suivante :
– inspection, palpation ;
– étude des mouvements (actifs et passifs).

Des exemples de particularités observées en clinique sont regroupés sous forme de tableau dans la section « Affections courantes ».

Échelle d'évaluation de la force du mouvement articulaire

L'évaluation des mouvements articulaires inclut une appréciation de la force musculaire disponible. Globalement, l'appréciation est cotée selon une échelle de 0 à 5, 0 correspondant à l'absence de mouvement, et 5 à un mouvement de force normale (voir le tableau 14.2)

L'expression *absence de pesanteur* se rapporte à un mouvement effectué sur une surface horizontale afin de pouvoir supporter le poids de l'organe en fonction. Une flexion du coude alors que le bras tout entier repose sur une table en est un exemple. Si de la poussière est déposée sur la table auparavant, le mouvement de la flexion du coude l'essuiera le long de l'avant-bras à la manière d'un essuie-glace.

L'expression *avec résistance* implique une force appliquée en direction inverse du mouvement, de manière à le contrer. Tandis que la personne fléchit le coude, l'infirmière effectue une traction sur son avant-bras de manière à entraîner une extension de son coude.

Tableau 14.2 Échelle d'évaluation de la force du mouvement articulaire

Cotes de l'échelle kinésique	Caractéristiques
5/5 Normal	Mouvements normaux contre la pesanteur avec résistance maximale
4/5 Bon	Mouvements normaux contre la pesanteur avec résistance partielle
3/5 Moyen	Mouvements normaux contre la pesanteur
2/5 Faible	Mouvements normaux en l'absence de pesanteur
1/5 Trace	Contraction musculaire volontaire sans mouvement articulaire
0/5 Nul	Aucune contraction musculaire

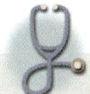

Cou

Inspection. À l'inspection du cou, l'infirmière cherche à déceler des déviations, des masses apparentes ou d'autres lésions perceptibles.

Palpation. À la palpation, l'infirmière essaie de circonscrire les zones douloureuses ainsi que les atrophies musculaires, et elle recherche les principaux points de repère cervicaux. Elle doit aussi porter attention aux points douloureux courants à la base de la tête et du cou (voir la fibromyalgie), et rechercher le degré de sensibilité des facettes articulaires et des apophyses épineuses.

Mouvements actifs. L'examen des mouvements actifs comprend la flexion, l'extension, la rotation et les flexions latérales. Normalement, le menton touche le thorax en flexion et l'extension indolore projette le visage sur un plan presque parallèle au plafond (voir la figure 14.15a). Les flexions latérales atteignent 45° (voir la figure 14.15b). En rotation, le visage est presque parallèle à l'axe des épaules (voir la figure 14.15c).

Mouvements passifs. L'examen des mouvements passifs reprend les mêmes éléments de l'examen des mouvements actifs. Cependant, l'infirmière doit s'attarder sur les mouvements douloureux ou sur les zones de blocage afin d'identifier les structures en cause. Elle doit procéder à cet examen avec prudence sans provoquer de douleur.

En présence d'un traumatisme récent dans la région cervicale, il faut absolument immobiliser le cou en attendant que le médecin procède à l'examen. Le premier symptôme d'une affection cervicale est la douleur quelquefois accompagnée de raideur. Généralement, l'origine de cette douleur est une affection musculosquelettique sous-jacente. Il peut s'agir parfois d'une douleur référée. À la suite d'un traumatisme important, la fracture cervicale est toujours à considérer. Dans la plupart des cas, l'infirmière notera au questionnaire la présence d'un élément déclencheur comme un effort important, un mouvement brusque ou inhabituel, une histoire récente ou passée d'accident ou de douleur similaire, ou la présence d'une affection articulaire sous-jacente. L'examen physique doit permettre de localiser la douleur et d'apprécier le degré de liberté des mouvements du cou (voir la figure 14.15). Une douleur vague et des mouvements du cou indolores et sans limitation peuvent être d'origine autre que musculosquelettique. Les affections cervicales sont mécaniques (pouvant être induites par un choc ou un mouvement) ou non, locales ou référées (voir le tableau 14.3).

Figure 14.15 Amplitude des mouvements du cou
a) Flexion et extension   b) Flexions latérales   c) Rotation

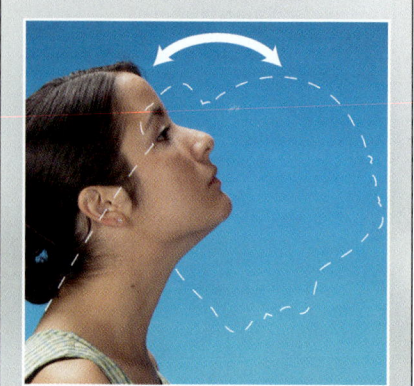
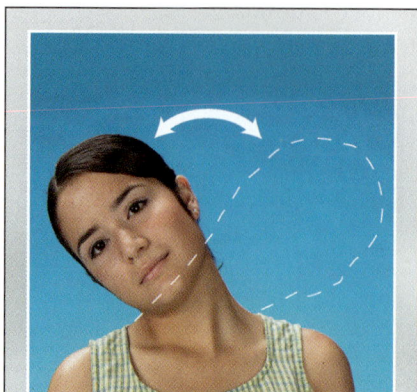
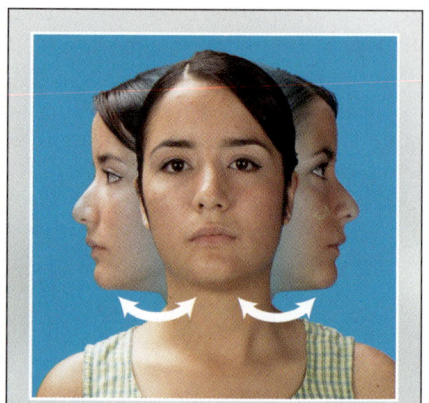

Tableau 14.3 Affections du cou

Affections cervicales locales et mécaniques	Affections cervicales référées	Autres affections cervicales
Torticolis	Maladie coronarienne	Myosite cervicale
Syndrome de tension cervicale	Néoplasie pulmonaire apicale	Myasthénie grave
Entorse cervicale (*whiplash*)	Irritation diaphragmatique	Sclérose en plaques
Hernie discale	Atteinte de l'articulation acromio-claviculaire	Fibromyalgie
Arthrose		Syndrome du défilé thoracique

Notes au dossier

À l'inspection, contours du cou réguliers, axe cervical normal, absence de pulsation visible. À la palpation, cartilage thyroïdien et trachée centrale non douloureux. Absence de masse dans les zones ganglionnaires, glande thyroïde non palpable. Site d'insertion occipital des trapèzes indolore. Reliefs des trapèzes normaux et indolores à la palpation. Mouvements du cou normaux et indolores.

À l'inspection, contours du cou réguliers, axe cervical normal, absence de pulsation visible. À la palpation, trapèze douloureux à 7 sur 10. Douleur qualifiée de lancinante depuis une semaine. Trapèze douloureux à droite à 7 sur 10 lorsque la personne bouge la tête. Douleur à l'élévation de l'épaule droite évaluée à 7 sur 10, douleur à l'extension du cou et à la rotation droite du cou évaluée à 7 sur 10.

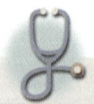

Membre supérieur

Épaule

Inspection. L'inspection recherche des déformations, des gonflements et d'autres signes objectifs.

Palpation. La palpation aide à mettre en évidence les zones douloureuses. Palper délicatement l'épaule au repos peut permettre d'observer une sensibilité induite par l'inflammation des tendons ou de la bourse touchant la région du biceps, ou de la bourse sous-acromiale dans les cas de polyarthrite rhumatoïde, par exemple.

Mouvements actifs. L'étude des mouvements actifs de l'épaule (demander à la personne de lever les deux bras au-dessus de sa tête) permet d'observer les gestes douloureux ou bloqués et de connaître les façons utilisées par la personne pour éviter la douleur qui accompagne ces gestes.

Mouvements passifs. L'examen des mouvements passifs aide à préciser la provenance et le mécanisme de la douleur ou du blocage. Une origine musculaire n'empêchera généralement pas de faire un mouvement passif complet. Par contre, une atteinte capsulaire limitera l'amplitude du mouvement et provoquera une douleur.

Notes au dossier

Position normale de l'épaule, absence de déformation. À la palpation, aucune zone douloureuse. Mouvements actifs et passifs d'amplitude normale et non douloureux.

Œdème à l'articulation de l'épaule gauche. Aucune rougeur. On ne note aucune asymétrie entre les deux épaules. Douleur de 7 sur 10 à la palpation du dessus de l'épaule et de 2 sur 10 en antéro-externe. À la manipulation et aux mouvements, l'articulation de l'épaule gauche est douloureuse à 7 sur 10. La douleur est qualifiée de douleur constante s'apparentant à une brûlure. Mouvements actifs de l'épaule gauche limités en raison de la douleur.

Coude et poignet

Inspection. Lors de l'inspection, l'infirmière cherche à déceler déformations, positions antalgiques, signes d'inflammation ou autres lésions présentes.

Palpation. Cette étape permet d'observer les parties douloureuses ou déformées et de préciser l'origine de l'anomalie.

Mouvements actifs. L'étude de ces mouvements permet à l'infirmière de détecter un trouble articulaire.

Mouvements passifs. L'examen passif d'un problème de santé autre qu'articulaire est généralement indolore et sans blocage. L'infirmière essaie de faire effectuer à la personne une extension de 180 degrés au coude afin de détecter toute lésion d'origine inflammatoire qui limiterait les mouvements, comme en cas d'arthrite. La figure 14.16 illustre le degré d'amplitude articulaire pour le poignet.

Figure 14.16 Amplitude articulaire du poignet:

a) Flexion

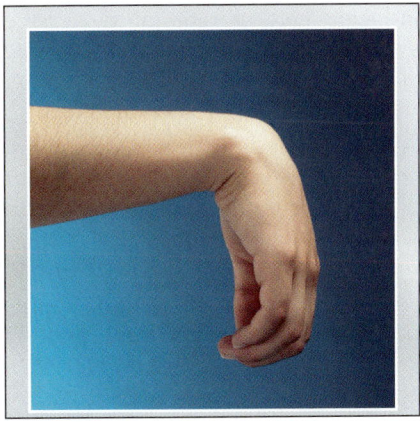

b) Extension

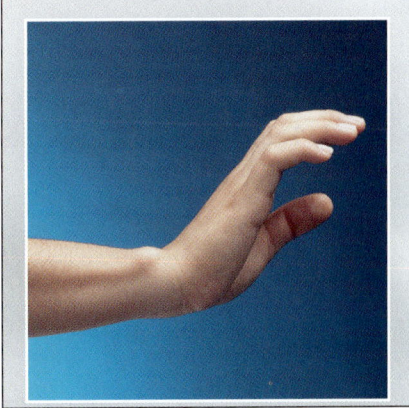

c) Déviation radiale

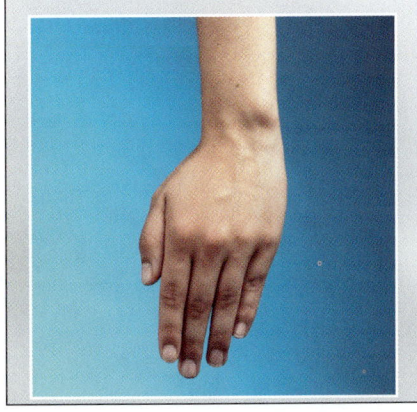

d) Déviation cubitale

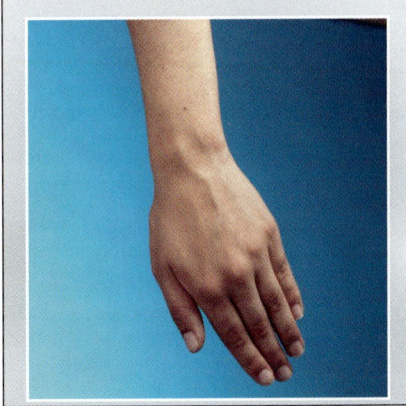

> **Notes au dossier**
>
> Flexion du coude : mouvement contre une résistance : normal 5 sur 5.
>
> Flexion du coude possible en l'absence de pesanteur lorsque l'avant-bras repose sur le lit. Cote : 2 sur 5 (faible).

Main

Inspection. L'inspection est une partie importante de l'examen. L'infirmière évalue les contours, les masses musculaires, la forme des doigts, la couleur de la peau et des ongles, les déformations, les tremblements, la sudation, la longueur relative des doigts les uns par rapport aux autres et la présence de masses visibles. Elle note l'aspect de la peau ainsi que la présence de taches et d'épaississement de la peau. Elle distingue parfois des fasciculations dans les éminences musculaires en cas de dénervation du nerf correspondant.

Palpation. La palpation permet de préciser les observations faites lors de l'inspection. Elle consiste à évaluer la texture, la consistance, la chaleur dégagée, la douleur provoquée ainsi que le rapport entre les différents plans et structures adjacentes. Au cours de l'examen actif, on étudie les amplitudes articulaires en recherchant la limitation des mouvements : paralysie, blocages, douleur lors de l'exécution de certaines actions.

Signe de Phalen. Ce test est réalisé au poignet. Il consiste à demander à la personne de plier les poignets (flexion des poignets) et de garder cette posture pendant une minute. Cette manœuvre, lorsqu'elle est positive, fait apparaître la symptomatologie (engourdissement) du syndrome du canal carpien (voir la figure 14.17).

Signe de Tinel. Réalisé au carpe, ce test consiste à percuter la base médiane du carpe et le nerf médian sous-jacent (voir la figure 14.18). En cas d'irritation du nerf à la suite d'une compression locale, cette percussion déclenche une sensation de « choc électrique » dans la main. Il est possible d'exécuter le signe de Tinel à d'autres endroits, là où un trajet nerveux peut être percuté, par exemple à la loge de Guyon, à la gouttière épitrochléo-olécranienne.

Signe de Froment. En cas de paralysie de l'adducteur du pouce (nerf ulnaire), le signe de Froment, qui consiste à demander à la personne de tirer sur un bout de papier placé entre la base du pouce et l'index, sera positif du côté atteint. Au lieu d'appuyer la base du pouce contre l'objet, l'adduction étant impossible, la personne le tiendra avec le bout du pouce en flexion (voir les figures 14.19 et 14.20).

Les signes de Phalen et de Tinel effectués au poignet permettent de confirmer une suspicion du syndrome du canal carpien. La personne dont les tests sont positifs sera dirigée vers un médecin.

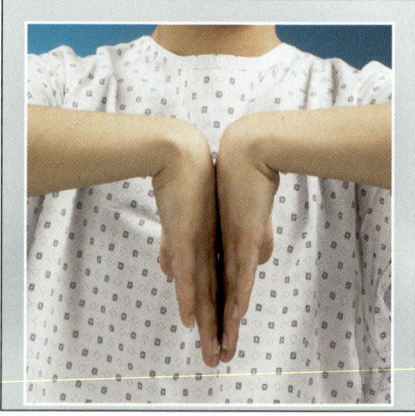

Figure 14.17 Signe de Phalen

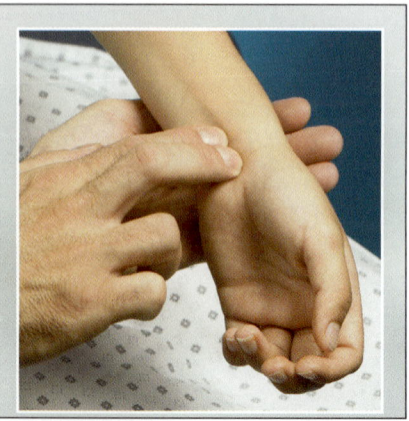

Figure 14.18 Signe de Tinel. Percussion à la base médiane du carpe

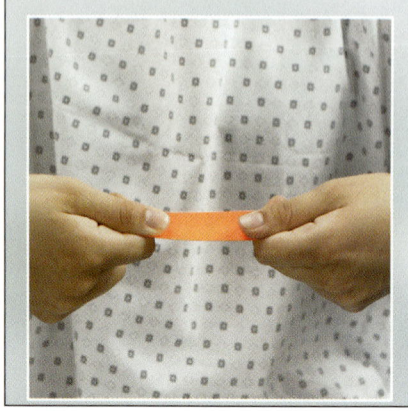

Figure 14.19 Signe de Froment négatif

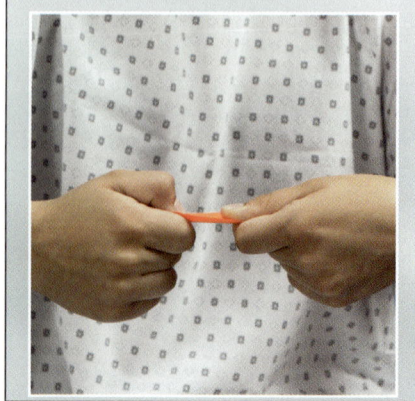

Figure 14.20 Signe de Froment positif. La personne tient le papier du bout de son pouce (côté atteint)

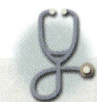

Dos

L'examen du dos comprend cinq étapes présentées au tableau 14.4.

Tableau 14.4 Examen du dos

Étapes de l'examen	Particularités à rechercher
1. Inspection	Cyphose, lordose, position antalgique
2. Palpation	Douleurs articulaires, ligamentaires ou musculaires ; paresthésie dans un dermatome donné
3. Étude des mouvements actifs	Flexion-extension, flexions latérales et rotation (blocage en flexion : spasme musculaire, spondylite ankylosante)
4. Sensibilité cutanée selon les dermatomes	Paresthésie dans le territoire de L4 (atteinte de la racine du nerf fémoral)
5. Réflexes ostéotendineux	Asymétrie des réflexes rotuliens (atteinte au niveau de L4)
	Asymétrie des réflexes achilléens (atteinte au niveau de S1)

Le questionnaire et l'examen physique des maux de dos doivent attirer notre attention. En effet, la situation peut être grave et exiger une consultation médicale d'urgence. En cas de douleurs dorsales, les cas énumérés au tableau 14.5 sont à observer attentivement.

Tableau 14.5 Cas graves à observer attentivement lors de l'examen du dos

Risque de fracture vertébrale	Risque d'infection ou de lésions tumorales	Risque d'un syndrome de la queue de cheval
Accident ou chute	Âge au moment de l'apparition de la douleur (< 20 ans ou > 50 ans)	Paresthésie, en forme de selle pour l'équitation, au niveau fessier
Traumatisme léger chez une personne âgée ou à risque d'ostéoporose (prise fréquente de corticostéroïdes)	Histoire antérieure de cancer (risque de métastases osseuses ou de récidives)	Troubles du contrôle vésical (rétention urinaire, pollakiurie, incontinence urinaire de novo)
	Risque d'infection vertébral (utilisateur de drogues intraveineuses, immunodéficience, infection bactérienne, tuberculose récente, syphilis, syndrome de Reiter)	Troubles moteurs ou sensitifs, progressifs ou importants, aux membres inférieurs
	Douleur apparaissant la nuit ou au repos et douleur s'aggravant sur plus d'un mois	Perte sensitive périnéale ou périanale
	Symptômes fiévreux (fièvre récente, frissons, perte de poids inexpliquée)	

L'examen du dos est complété par des tests particuliers. Le tableau 14.6 présente les deux principaux tests utilisés ainsi que le rôle de chacun d'eux.

Tableau 14.6 Tests spéciaux pour l'examen du dos

Nom du test spécial	Rôle et description du test	Illustration du test
Test de la mesure mur-occiput	**Rôle :** Évaluer le degré de la cyphose vertébrale en cas de spondylite causant une ankylose ou d'écrasement vertébral progresssif dans l'ostéoporose. **Description du test :** La personne est debout, les talons et le dos appuyés au mur. L'infirmière lui demande de toucher le mur avec l'occiput (voir la figure 14.21a). Elle mesure la distance mur-occiput. Le test est positif si l'occiput ne touche pas le mur (voir la figure 14.21b). Chez l'adolescent, la maladie de Scheuermann, douleur dorsale causée par un tassement antérieur des corps vertébraux dorso-lombaires, se présente avec une cyphose plus ou moins importante.	*Figure 14.21a (négatif)* 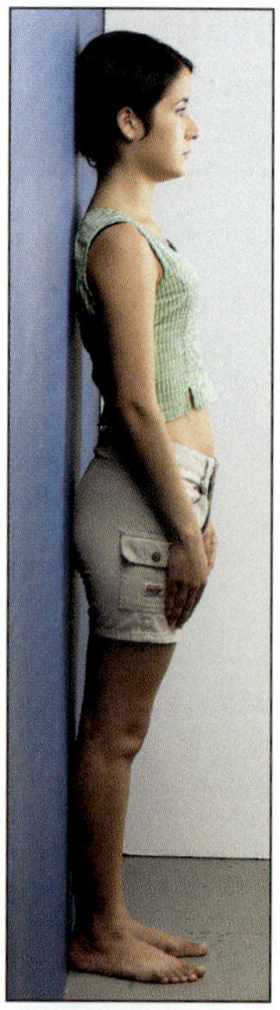 *Figure 14.21b (positif)* 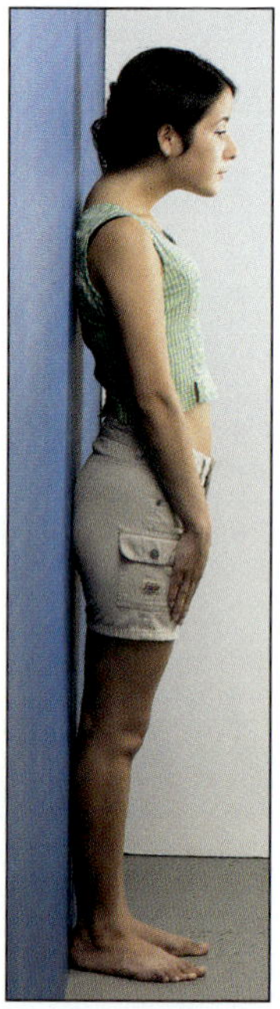
Test de Lasègue	**Rôle :** Mettre en évidence une atteinte des racines du nerf sciatique (L5-S1 principalement). **Description du test :** La personne couchée sur le dos, l'infirmière lui lève une jambe, le genou en extension. S'il y a apparition de douleur dans un angle de 30° à 70° avec la table, le test est positif du même côté. Ce test peut être renforcé en exerçant une dorsiflexion du pied ou une flexion du cou tout en levant la jambe.	*Figure 14.22* 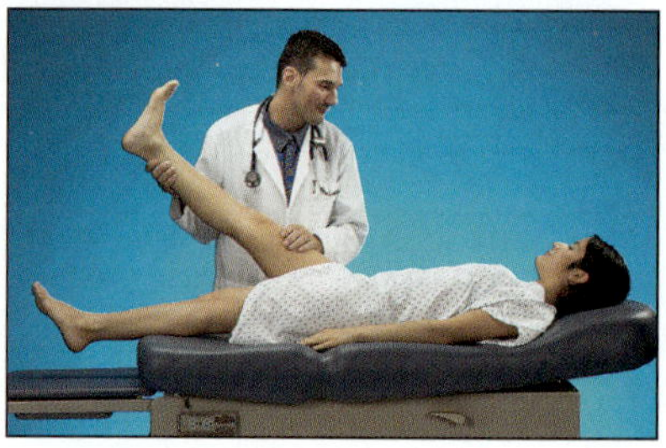

Notes au dossier

À l'inspection, on ne note aucune déformation de la colonne vertébrale. La palpation de tous les segments dorsaux, lombaires et sacrés ne provoque aucune douleur ou sensibilité. Les mouvements de flexion, d'extension, de flexion latérale et de rotation sont complets et ne provoquent aucune douleur.

À l'inspection, la personne est en position antalgique droite. À la palpation, les muscles lombaires paravertébraux droits sont tendus et la douleur est à 8 sur 10. La flexion est partielle à 50 degrés. La flexion latérale droite est de 10 degrés et la douleur intense, mais la flexion latérale gauche est d'amplitude normale. L'extension est d'amplitude normale mais légèrement douloureuse, 3 sur 10. Les rotations du tronc à droite et à gauche sont d'amplitude normale mais légèrement douloureuses, 3 sur 10.

Membre inférieur

Hanche

Inspection et palpation. Lors de l'inspection et de la palpation des hanches, l'infirmière insiste particulièrement sur les groupes musculaires importants, à savoir les extenseurs en postérieur, les fléchisseurs en antérieur, les abducteurs du côté externe et les adducteurs à l'intérieur des cuisses. Elle palpe également le triangle fémoral (à la face antérieure de la hanche) en appréciant le pouls de l'artère fémorale et en localisant les côtés du triangle que sont le ligament inguinal en haut, le muscle long adducteur à l'intérieur et le muscle sartorius à l'extérieur. Elle repère le grand trochanter et lui impose une pression avec le pouce. Le tableau 14.7 présente les degrés d'amplitude normale des différents mouvements de la hanche.

Tableau 14.7 Amplitude des mouvements de la hanche

Mouvements passifs et actifs	Amplitude normale
Flexion de la hanche	120°
Extension de la hanche	20° à 30°
Rotations de la hanche – Hanche en position neutre – Hanche fléchie à 90°	 40° externe et interne 40° externe et interne
Adduction de la hanche	20° à 30°
Abduction de la hanche	40° à 50°

Genou

Inspection. L'inspection consiste à rechercher des déformations, de l'œdème ou des contusions, et à évaluer l'angle de l'articulation. L'examen s'effectue en comparant les deux genoux et en appréciant leurs différences, ainsi que leur rapport avec l'articulation fémoro-tibiale. Il sera facilité si la personne est debout et qu'elle marche. La comparaison du diamètre des deux genoux est utile dans l'évaluation d'un épanchement.

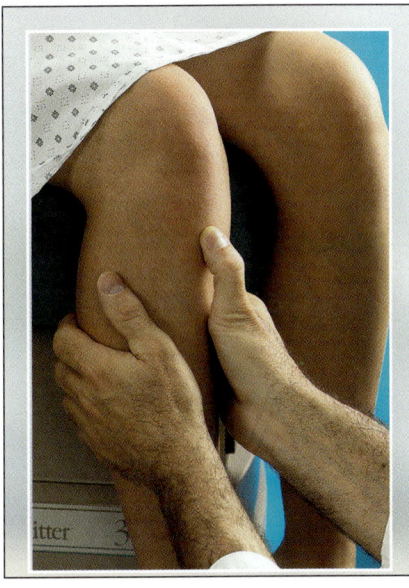

Figure 14.23 Douleur au site d'insertion distale du tendon rotulien sur le tubercule tibial

Palpation. À la palpation, l'infirmière apprécie les contours de l'articulation de la personne en position de décubitus dorsal, et elle recherche les zones douloureuses ou gonflées, sans oublier les espaces interarticulaires. Elle évalue les ménisques (internes et externes) et les ligaments collatéraux en essayant de mettre la jambe en valgus. La mobilisation de la rotule devrait se faire sans douleur. La figure 14.23 illustre la palpation du site d'insertion distale du tendon rotulien sur le tubercule tibial. Si une douleur est provoquée, elle pourrait être associée au syndrome d'Osgood-Schlatter (douleur à ce site d'insertion chez le jeune sportif). L'infirmière évalue alors la présence possible d'un œdème en comparant le volume et la consistance du site d'insertion du tendon de chaque genou. Plusieurs bourses entourent l'articulation. Le genou est une articulation solide et bien protégée. Les blessures aux genoux surviennent après des traumatismes mineurs répétés (genou des poseurs de tapis) ou après un traumatisme direct important. Lorsque le genou est en flexion moyenne ou en extension maximale, il est plus vulnérable aux chocs. Dans le cas d'un épanchement intra-articulaire, du liquide peut être suspecté lorsque toute l'articulation est gonflée. La recherche de l'épanchement s'effectue par la mise en évidence d'un épanchement minime et par les manœuvres de la rotule flottante (voir les figures 14.24 et 14.25).

Figure 14.24 Recherche d'un épanchement minime au genou

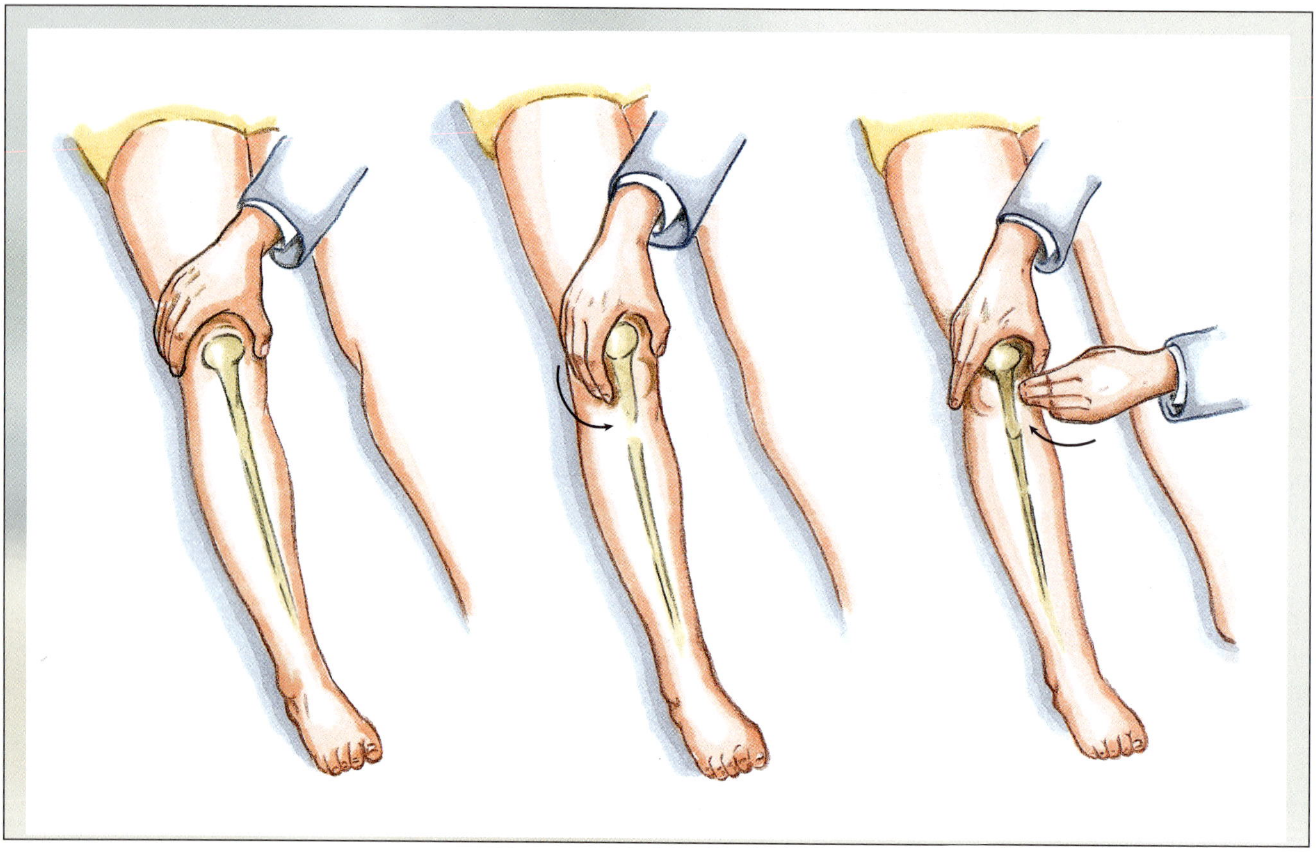

Figure 14.25 Recherche d'un épanchement important, rotule flottante

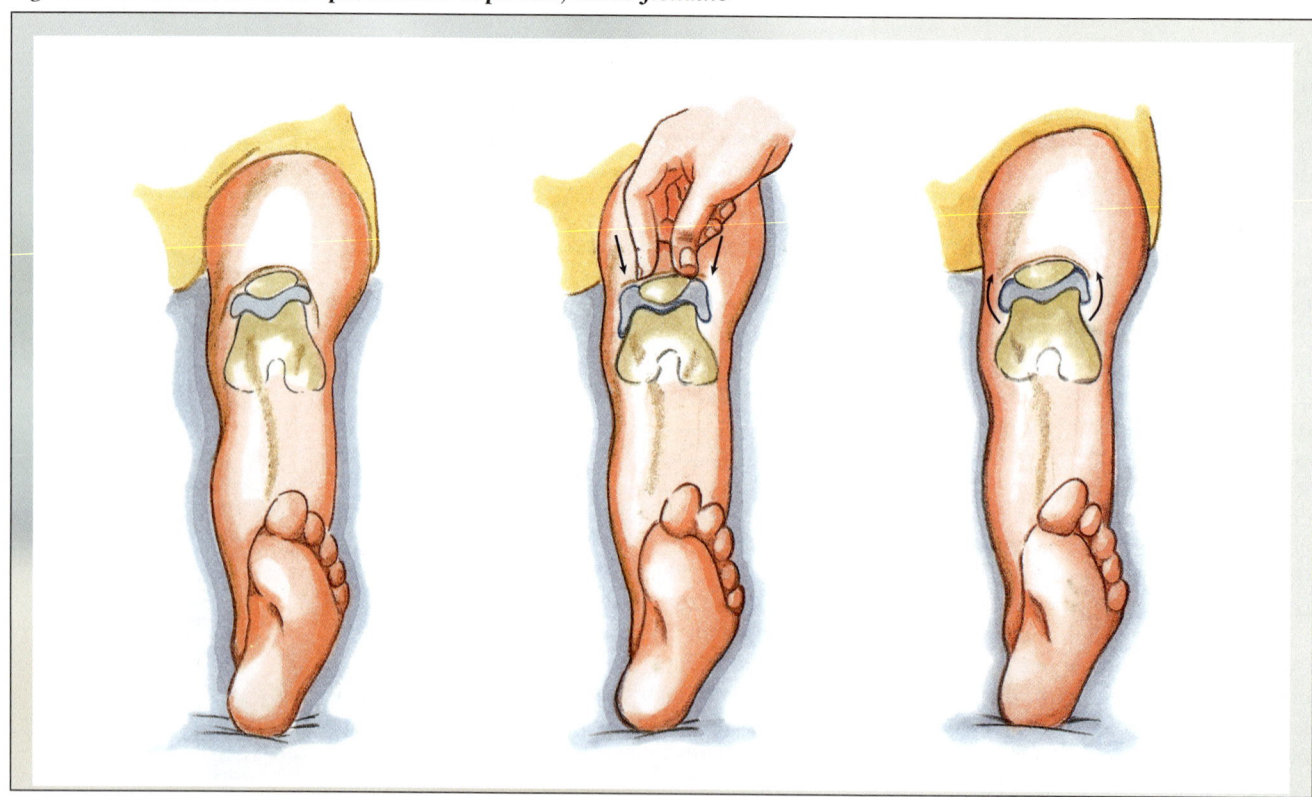

Notes au dossier

À l'inspection, on ne note aucun œdème ni aucune rougeur. À la palpation de la partie supérieure de la rotule, la rotule, la tubérosité tibiale et le creux poplité sont indolores et ne permettent pas de dépister un œdème. Les mouvements du genou sont complets et indolores. Les forces en extension et en flexion sont de 5 sur 5 et comparables d'une jambe à l'autre. La marche s'effectue sans claudication. La personne peut s'accroupir et se redresser sans difficulté.

À l'inspection, on note un gonflement antérieur à la rotule. Le reste des contours est d'apparence normale.

La palpation de la rotule est douloureuse à 5 sur 10. La tubérosité tibiale et le creux poplité sont indolores. La flexion active est limitée à 90 degrés en raison de la douleur. La flexion passive est complète mais douloureuse à 7-8 sur 10 à la fin du mouvement. L'extension est normale. On ne note pas de claudication et les forces d'extension et de flexion du genou sont normales à 5 sur 5 et comparables à celles de l'autre genou. La marche s'effectue sans claudication.

Cheville

Inspection et palpation. Étant donné que certaines anomalies peuvent apparaître lorsque le poids de la personne porte sur ses chevilles, l'infirmière lui demandera de rester debout, si possible, pendant une partie de l'examen. À l'inspection et à la palpation, l'infirmière essaiera de mettre en évidence le site de la douleur associée ou non à la présence d'œdème, d'érythème et/ou d'une mobilité réduite. Il est plus facile de déterminer quelles structures sont en cause lorsqu'on connaît le motif de la consultation. Une douleur à la cheville à la suite d'une chute ou d'un faux pas est un motif de consultation très fréquent. Il peut s'agir alors d'une entorse ou d'une fracture.

Mouvements actifs et passifs. Lorsque les mouvements de la cheville sont possibles, l'amplitude articulaire aide à déterminer le site de la lésion : articulaire (blocage possible des mouvements passifs et actifs), ou extra-articulaire (mouvements passifs normaux). Le tableau 14.8 présente l'amplitude articulaire normale associée à certains mouvements.

Tableau 14.8 Amplitude articulaire de la cheville

Mouvements de la cheville	Amplitude articulaire normale
Plantiflexion (voir la figure 14.26)	50°
Dorsiflexion (voir la figure 14.27)	20°
Éversion (voir la figure 14.8a)	20°
Inversion (voir la figure 14.8b)	30°

Figure 14.26 Plantiflexion de la cheville droite

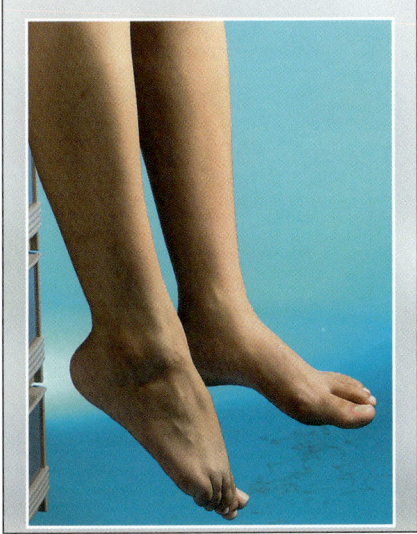

Figure 14.27 Dorsiflexion de la cheville droite

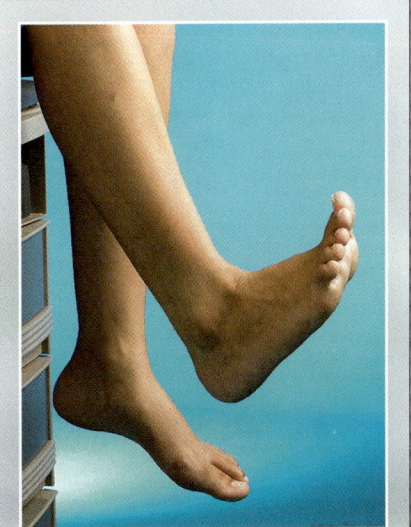

Pied

Inspection et palpation. L'examen du pied porte surtout sur l'appréciation de l'arche plantaire, de certaines déformations des orteils et de quelques points douloureux associés à des affections de la fonction locomotrice. Les étapes d'inspection et de palpation permettent d'évaluer en partie l'arche plantaire. Les empreintes plantaires conduisent à une description plus précise. Deux types d'arches plantaires sont abordés ici: le longitudinal et le transverse.

Le type d'arche plantaire longitudinal se présente sous la forme de pied plat (a), pied normal (b) ou pied creux (c) (voir la figure 14.28). Il peut être souple ou rigide. Le pied plat peut être associé à la déformation interne de la chaussure avec une bascule de la tête astragalienne, ou avec un calcanéum en valgus. Les pieds creux peuvent être la cause d'une déformation compensatrice des orteils, appelée orteils en griffe.

Figure 14.28 Types d'arche plantaire longitudinale: a) pied plat b) pied normal c) pied creux

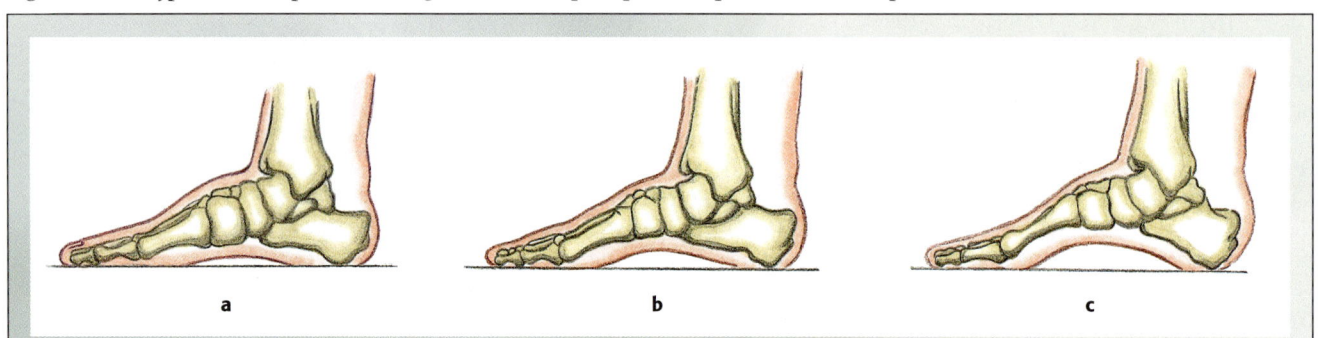

La figure 14.29 illustre les types d'arche transverse normale ou affaissée. L'arche plantaire transverse affaissée peut provoquer des problèmes de callosité en face de la tête du 2e métatarsien, accompagnés de douleurs. L'examen de la chaussure donne des indications sur les atteintes aux pieds ou aux membres inférieurs qui modifient la démarche. Il faut demander à la personne de venir avec ses vieilles chaussures afin d'examiner les zones d'usure et les plis de celles-ci. L'examen podoscopique permet d'évaluer des empreintes plantaires et d'apprécier la forme des pieds au repos. La personne est debout sur le podoscope, l'infirmière se tient à l'arrière et apprécie les empreintes plantaires des deux pieds, vérifie si elles sont identiques ou si elles présentent des anomalies. Le talon doit avoir un appui centré. Les cors, durillons ou callosités sont notés. L'infirmière doit déceler aussi la présence de pieds creux ou de pieds plats.

Figure 14.29 Types d'arche transverse: a) normale b) affaissée

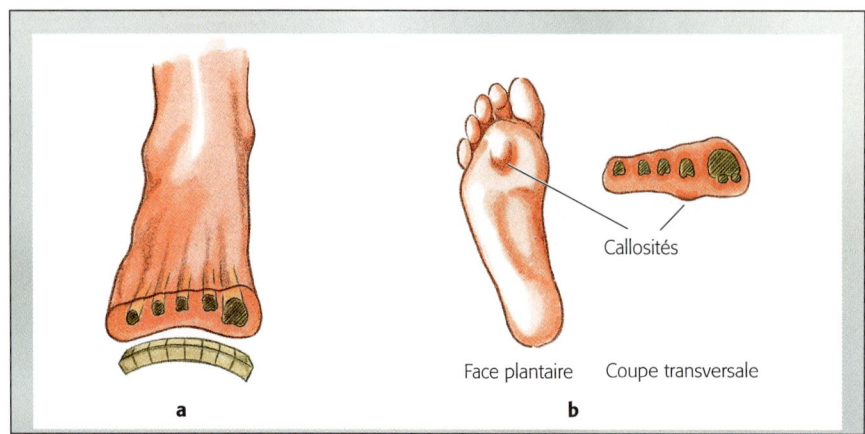

Un **cor** est un épaississement conique et douloureux de la peau. Il est le résultat d'un frottement répété sur une peau fine, celle qui recouvre le cinquième orteil notamment. Un **durillon** est un épaississement de la peau localisé à des points de pression de la peau, aux zones de contact au sol du pied par exemple. Il est généralement indolore. Il peut cacher une verrue plantaire. La **callosité** a une surface d'épaississement plus étendue que le durillon. Le mécanisme d'épaississement de la peau est le même dans ces deux cas que dans celui du cor.

AFFECTIONS COURANTES

Nomenclature générale des lésions de la fonction locomotrice

La nomenclature des affections périphériques de la fonction locomotrice peut être spécifique, comme dans la ténosynovite de De Quervain, ou générale, comme dans la contusion musculaire. Des exemples d'affections spécifiques sont présentés dans l'examen de chaque segment. Le tableau 14.9 présente la nomenclature générale des lésions de la fonction locomotrice que l'on peut déceler dans tous les segments.

COU

Le tableau 14.10 présente des affections du cou avec leurs caractéristiques.

Une classification des troubles associés à la douleur cervicale est proposée au tableau 14.11. Elle permet d'évaluer l'importance et l'urgence de la prise en charge de la personne. Elle est basée sur la *Classification québécoise des troubles associés à l'entorse cervicale* (SAAQ, 1995). Cette classification peut être utile pour le triage à la salle d'urgence.

Les signes musculosquelettiques de l'entorse cervicale sont une amplitude articulaire réduite et de la douleur ou de la sensibilité à la palpation. Les signes neurologiques incluent des diminutions ou des absences de réflexes ostéo-tendineux du membre supérieur, des faiblesses musculaires du membre supérieur et/ou des déficits sensitifs dans un dermatome (voir le chapitre 9, *La fonction neurologique*).

Tableau 14.9 Nomenclature générale des lésions de la fonction locomotrice

Nom de la blessure	Caractéristiques pathologiques	Symptômes et signes principaux
Synovite	Inflammation de la gaine synoviale du tendon	Douleur, gonflement, chaleur, crépitements à la palpation, palpation douloureuse
Synovite et tendinose	Synovite associée à une dégénérescence intratendineuse	Signes d'inflammation locale avec nodules tendineux palpables à l'occasion
Tendinose	Dégénérescence non inflammatoire et intratendineuse avec atrophie secondaire au vieillissement, aux microtraumatismes ou à une vascularisation insuffisante	Nodules tendineux palpables ou points douloureux en l'absence de signes inflammatoires
Tendinite	Inflammation d'un tendon avec dégénérescence fibreuse et altération de la vascularisation	Douleur localisée au tendon et mouvements douloureux, accompagnés d'une inflammation et/ou d'une atrophie
Rupture tendineuse	Rupture d'un tendon secondaire à un choc subit et violent ou lors d'une mise sous tension importante. Elle peut être associée à une tendinose ou à une tendinite	Perte de continuité du tendon et de sa fonction, contraction réflexe du muscle
Enthésopathie	Étirement avec dommages et inflammation de la jonction périosto-tendineuse	Douleur au site d'insertion du tendon, mouvements musculaires douloureux, surtout lors de tests contrariés
Contusion	Lésion des tissus mous à la suite d'un traumatisme direct, accompagnée ou non d'une plaie ou d'un épanchement sous-cutané (par exemple, contusion musculaire)	Douleur localisée avec gonflement musculaire et ecchymose occasionnelle. La mise sous tension du muscle est douloureuse. La douleur persiste de façon moins prononcée au repos
Déchirure musculaire (claquage)	Déchirures microscopiques du muscle et des jonctions musculo-tendineuses à la suite d'une mise sous tension excessive (aiguë) ou lors gestes répétitifs avec force (subaiguë)	Douleur localisée et subite lors d'une activité intense, soulagée au repos et accrue à l'effort. Gestes répétitifs avec force (subaiguë)

Tableau 14.10 Affections du cou et leurs caractéristiques

Affections	Hernie discale	Cervicarthrose	Entorse cervicale (« whiplash »)	Syndrome de tension au cou	Torticolis aigu
Définition	Protusion du nucléus pulposus avec compression des racines nerveuses avoisinantes	Dégénérescence osseuse non inflammatoire des articulations de la colonne cervicale	Lésion traumatique impliquant un mouvement d'hyperextension du cou (voir la figure 14.30)	Myalgie cervico-brachiale, le plus souvent au niveau des muscles trapèzes et parfois à l'angulaire de l'omoplate	Douleur aiguë et unilatérale du cou, secondaire à un spasme musculaire, habituellement au sterno-cléido-mastoïdien
Symptômes et signes	Douleur cervicale, paresthésie le long du dermatome de la racine nerveuse comprimée	Douleur à la nuque, paresthésies ou engourdissements du bras, mobilité douloureuse de la nuque avec des mouvements d'amplitude limitée	Douleur cervicale apparaissant quelques heures après un traumatisme avec hyperextension du cou, étourdissements et engourdissements des membres supérieurs à l'occasion. Diminution ou absence des réflexes ostéotendineux	Raideur, douleur ou fatigue musculaire, céphalée d'origine cervicale, points douloureux ou indurés au niveau des muscles de la nuque et généralement bilatéraux, à la partie médiane ou aux sites d'insertion à la base du crâne	Absence de mouvements volontaires du cou, douleur bien localisée à un muscle et unilatérale, position antalgique de la tête et spasme musculaire
Provocation de la douleur	Valsalva (toux)	Mobilisation de la nuque dans les trois axes et palpation des apophyses épineuses	Mobilisation de la nuque dans les trois axes après avoir éliminé une fracture, douleur à la palpation du trapèze et points douloureux paracervicaux	Palpation du muscle trapèze ou angulaire	Mouvements du cou et palpation du muscle douloureux
Irradiation de la douleur	Bras, mains et doigts selon la racine comprimée	Vers les bras	Vers les épaules ou dans la région sterno-costale	Vers les épaules	Aucune
Causes possibles	Traumatismes cervicaux	Âge, vibrations, traumatismes	Traumatisme avec hyperextension du cou	Stress, fatigue, conduite automobile	Idiopathique

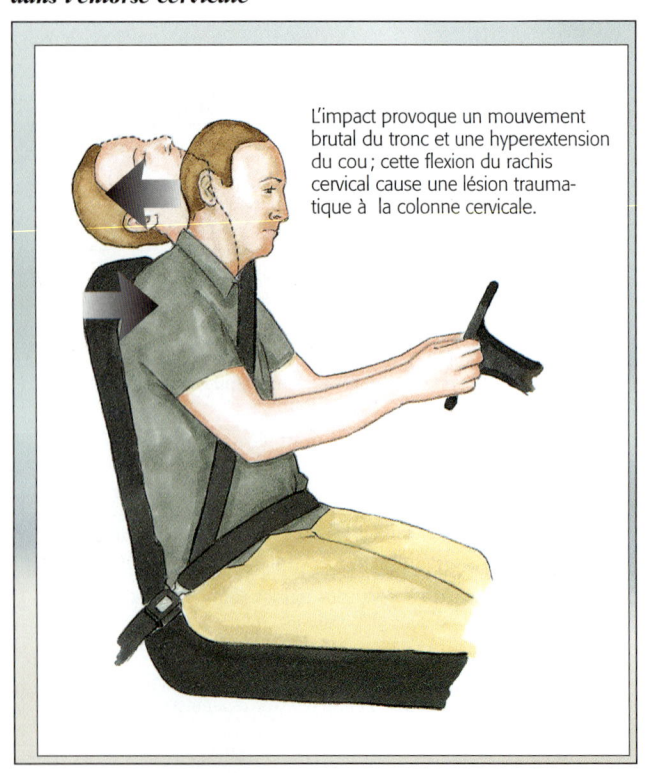

Figure 14.30 Mécanisme lésionnel mis en cause dans l'entorse cervicale

L'impact provoque un mouvement brutal du tronc et une hyperextension du cou ; cette flexion du rachis cervical cause une lésion traumatique à la colonne cervicale.

ÉPAULE

La douleur est le principal symptôme de consultation des affections de l'épaule.

Le tableau 14.12 décrit les caractéristiques générales des affections les plus courantes de l'épaule.

COUDE ET POIGNET

Le tableau 14.13 résume les principales affections de la fonction locomotrice du coude et du poignet et leurs caractéristiques.

MAIN

Les affections les plus fréquentes de la fonction locomotrice de la main sont présentées au tableau 14.14.

DOS

Le symptôme principal de consultation est la douleur lombaire, appelée aussi lombalgie ou lumbago. La douleur lombaire est associée à plusieurs problèmes de santé :
- traumatismes (entorse lombaire, syndrome facettaire, hernie discale, fractures) ;
- affections dégénératives (spondylose, arthrose) ;

- affections inflammatoires infectieuses ou non (tuberculose, syndrome de Reiter, syphilis) ;
- affections congénitales (scoliose congénitale) ;
- troubles métaboliques (hypothyroïdie) ;
- troubles viscéraux (anévrisme de l'aorte abdominale) ;
- troubles psychiques ;
- troubles neurologiques ;
- fibromyalgie.

Le tableau 14.15 résume les lombalgies les plus fréquentes, soit l'entorse lombaire, le syndrome des facettes articulaires, l'hernie discale et la spondylose lombaire.

Tableau 14.11 Classification des troubles associés à la douleur cervicale

Stade clinique	Présentation clinique	Conduite à tenir
0	Pas de plainte concernant le cou, aucun signe clinique	Réassurance
1	Plainte de douleur, de raideur ou de sensibilité locales seulement, aucun signe clinique	Réassurance et référence pour traitement de la douleur
2	Plainte de douleur au cou accompagnée de signe(s) clinique(s) musculosquelettique(s)	Réassurance et référence pour traitement de la douleur
3	Plainte de douleur au cou accompagnée de signe(s) clinique(s) neurologique(s)	Réassurance et référence rapide pour évaluation médicale
4	Plainte de douleur au cou accompagnée (ou suspicion) de fracture(s), dislocation(s) ou blessure à la moelle épinière	Consultation immédiate Immobilisation

Tableau 14.12 Affections de l'épaule avec leurs caractéristiques

Affections	Capsulite de l'épaule	Tendinite du sus-épineux	Affection acromio-claviculaire	Luxation de l'épaule	Ténosynovite du long chef du biceps
Définition	Algoneurodystrophie réflexe localisée à l'épaule et entraînant une inflammation et un épaississement de la capsule articulaire	Quatre muscles forment la coiffe des rotateurs, dont le sus-épineux. Ce muscle, à cause de ses insertions, est plus vulnérable au pincement sous l'acromion et à l'inflammation	Dégénérescence non inflammatoire de l'articulation	Déplacement permanent (antérieur dans 95 % des cas) des surfaces articulaires avec incapacité fonctionnelle	Inflammation de la gaine synoviale au passage sur la tête fémorale
Symptômes et signes	Douleur et raidissement progressif de l'épaule	Douleur antéro-externe de l'épaule	Douleur localisée à l'articulation	Douleur à l'épaule et immobilisation volontaire de l'articulation	Douleur à la face antérieure de l'épaule
Irradiation	Autour de l'épaule	Sur le dessus de l'épaule et la face externe	Nuque et région deltoïdienne de l'épaule	Possible dans tout le membre supérieur, si compression nerveuse	Face antérieure du bras et vers les plis du coude
Causes possibles	Traumatisme et microtraumatismes répétés, maladies cardiovasculaires, pleuro-pulmonaires ou du système nerveux central	Traumatismes, gestes répétitifs, infections, arthrite, goutte		Traumatisme à l'épaule	Flexion répétée du coude, geste brusque ou traumatisme

Tableau 14.13 Affections du coude et du poignet et leurs caractéristiques

Affections	Épicondylite	Épitrochléite	Ténosynovite de De Quervain	Ténosynovite (ou tendinite) du poignet
Définitions	Inflammation des tendons au site d'insertion des extenseurs des doigts à l'épicondyle	Inflammation des tendons au site d'insertion des muscles fléchisseurs des doigts à l'épitrochlée	Inflammation de la gaine synoviale des tendons des muscles court extenseur et long abducteur du pouce (ténosynovite sténosante)	Inflammation de la gaine synoviale des tendons du poignet. Le syndrome d'intersection est la tendinite de l'extenseur radial du carpe
Symptômes et signes	Douleur localisée à l'épicondyle ou à son pourtour, diminution de la force dans la main et le poignet secondaire à la douleur	Douleur localisée à l'épitrochlée ou à son pourtour, diminution de la force de la main et du poignet secondaire à la douleur	Douleur localisée à la face latéro-externe du poignet, douleur accentuée par la palpation, gonflement local et fusiforme, rougeur au site d'inflammation et élévation locale de la température	Douleur localisée au tendon ou à son site d'insertion au poignet, avec gonflement local généralement. Douleur à la palpation du tendon
Irradiation de la douleur	Dans la longueur des muscles extenseurs du poignet et de leurs tendons	Dans la longueur des muscles fléchisseurs du poignet et de leurs tendons	Au pouce et au côté externe de l'avant-bras	Le long du tendon et du muscle concernés
Causes possibles	Supination excessive, sports (tennis) et travaux manuels	Pronation forcée comme dans le golf	Microtraumatismes répétés, certaines affections comme l'arthrite, les collagénoses, la goutte et le diabète, vieillissement	Voir ténosynovite de De Quervain

Tableau 14.14 Affections de la main et leurs caractéristiques

Affections	Syndrome du canal carpien	Syndrome du tunnel ulnaire	Doigt à ressort	Kystes synoviaux	Maladie de Dupuytren
Définitions	Compression du nerf médian dans le canal carpien	Compression du nerf ulnaire dans la loge de Guyon dépourvue de gaine synoviale	Ténosynovite sténosante (gaines synoviales) des tendons des doigts	Protrusion de la membrane synoviale formant une enveloppe qui présente un liquide séreux à travers une faille ou une déchirure de la capsule. Rencontrés surtout au poignet	Épaississement indolore et rétraction de l'aponévrose palmaire due à une prolifération fibreuse
Symptômes et signes	Engourdissements de la main sur le territoire sensitif du nerf médian, aggravés la nuit. Douleur associée à la paume, atrophie de l'éminence thénar possible dans les cas avancés et faiblesse musculaire du pouce. Trouble vasomoteur de la main la rendant luisante et sèche	Paresthésies dans le territoire sensitif du nerf ulnaire et déformation en griffe dans les stades avancés. Signe de Froment positif	Peu ou pas de douleur, mobilisation du doigt par à-coups, ou immobilisation en flexion, gonflement, rougeur et chaleur au site d'inflammation sur le tendon et palpation de nodosités	Nodules siégeant à la face du poignet, ou plus rarement à la face ventrale et près de l'extrémité du radius. Douleur possible en cas d'apparition soudaine et raideur au poignet. Compression possible des nerfs du poignet, pouvant donner une symptomatologie de compression nerveuse à la main	Déformation en flexion des 3e, 4e et 5e doigts, associée à un déficit fonctionnel secondaire ; nodules palmaires indolores. Le 5e doigt est le premier touché
Provocation de la douleur	Signe de Phalen positif, signe de Tinel positif, compression du tunnel carpien douloureux	Signe de Tinel positif au niveau de la loge, compression douloureuse de la loge			

Tableau 14.14 Affections de la main et leurs caractéristiques (suite)

Affections	Syndrome du canal carpien	Syndrome du tunnel ulnaire	Doigt à ressort	Kystes synoviaux	Maladie de Dupuytren
Causes possibles	Affection systémique inflammatoire, diabète, hypothyroïdie, travail manuel	Traumatisme ou anomalies anatomiques	Flexion et extension répétées des doigts	Troubles articulaires divers tels traumatismes, inflammations, dégénérescence	Incidence familiale, âge, sexe masculin, éthylisme, maladies chroniques débilitantes, épilepsie, tuberculose, diabète, atteinte hépatique, tabagisme

Tableau 14.15 Lombalgies : définitions et principales caractéristiques

Affections	Entorse lombaire	Syndrome facettaire	Hernie discale	Spondylose lombaire (dégénérescence discale)
Définition	Déformation et/ou déchirure microscopique des muscles et/ou des ligaments paravertébraux	Inflammation de la capsule articulaire des facettes	Hernie de la partie centrale du disque intervertébral exerçant une pression	Dégénérescence avec amincissement des disques et modification des structures osseuses
Symtômes et signes	Douleur bien localisée et d'apparition soudaine survenant généralement après un effort. Paresthésies se limitant aux fesses et aux cuisses postérieures, mais rarement plus bas	Douleur bien localisée survenant peu de temps après un effort physique de mise en charge du dos ou de flexion répétée	Douleur lombaire avec irritation du nerf sciatique, d'apparition soudaine, avec faiblesse des muscles du territoire nerveux atteint. La douleur lombaire fera place graduellement à la sciatalgie	Douleur chronique localisée et incapacitante lors de la mise sous tension de l'articulation
Provocation des symptômes	Palpation locale et mise en action du dos	Palpation locale et mise en action du dos	Test de Lasègue positif, test de Lasègue croisé, valsalva douloureux	Palpation locale, mouvements dorsaux et position stationnaire prolongée
Irradiation	À l'occasion à la fesse, au niveau supérieur de la cuisse, face dorsale	De part et d'autre de la zone douloureuse et parfois à la fesse et à la cuisse postérieure	Vers le pied, le long de la face postérieure de la jambe généralement	Possible en cas de compression nerveuse
Soulagement de la douleur	Repos	Repos	Repos	Difficilement soulagée, port de corset
Personne type	Homme, 30-50 ans	Entre 40 et 50 ans	Moins de 50 ans	Au-delà de 40 ans
Fréquence relative	Environ 70% des lombalgies	1% des lombalgies	Moins de 5% des lombalgies	Commune avec l'âge

Le questionnaire fait parfois ressortir certains cas qui peuvent nécessiter une intervention rapide. Par exemple, chez une personne de 50 ans et plus, avec une histoire antérieure de cancer, présentant une douleur dorsale stable ou s'aggravant depuis un mois et non soulagée par le repos au lit, accompagnée d'une perte de poids inexpliquée, on peut soupçonner une lésion cancéreuse. Une ostéomyélite spinale peut se déclarer chez les utilisateurs de drogue intraveineuse, à la suite d'une infection du tractus urinaire ou lors d'une infection de la peau. Des fractures de compression sont fréquentes chez les personnes de plus de 50 ans, lors de traumatismes dorsaux ou en présence d'ostéoporose, et chez les utilisateurs de corticostéroïdes. Enfin, la sciatalgie peut révéler une hernie discale et une sténose spinale chez des personnes de plus de 50 ans atteintes de pseudoclaudication (douleur de type angineuse aux jambes à la marche, soulagée par le repos et en présence d'une bonne circulation sanguine dans les membres inférieurs).

GENOU

Vous retrouverez une description des affections du genou dans le tableau 14.16.

PIED

Mises à part les fractures, les affections courantes du pied liées à la fonction locomotrice (voir le tableau 14.17) touchent davantage les personnes pratiquant des sports ou celles qui sont âgées de 40 ans et plus. La callosité et le cor se forment fréquemment aux zones de pression.

Les examens neurologiques et circulatoires font partie de l'évaluation de la fonction locomotrice. Les différentes étapes de ces examens (sensibilité cutanée par dermatomes, réponse aux réflexes ostéotendineux et appréciation des pouls périphériques, soit les fémoraux, poplités, pédieux et tibiaux postérieurs pour le membre inférieur) sont présentées dans d'autres chapitres.

Tableau 14.16 Affections du genou

Affections	Déchirure méniscale	Déchirure du ligament croisé antérieur	Déchirure du ligament croisé postérieur	Kyste synovial (ou de Baker)	Syndrome patello-fémoral (chondro-malacie rotulienne)	Syndrome médio-tibial de stress	Entorse du genou
Définition	Déchirure partielle ou complète du ménisque	Déchirure complète du ligament	Déchirure complète du ligament	Hernie de la cavité synoviale du genou au creux poplité	Irritation de la partie sous-jacente de la rotule avec rugosité	Tendino-périostite au tibia, syndrome du compartiment ou fracture de stress à ce niveau	Déchirure totale ou partielle des ligaments collatéraux des genoux
Symptômes et signes	Gonflement et claquement récidivants du genou. Des blocages ou des relâchements de l'articulation sont aussi possibles	Douleur rétro-patellaire avec épanchement articulaire et instabilité du genou	Douleur rétro-patellaire avec épanchement articulaire et instabilité du genou	Douleur et gonflement au creux poplité et à la face postérieure de la jambe	Douleur au genou s'aggravant lors d'activités sportives ou d'immobilisation assise prolongée	Douleur localisée le long du bord médial du tibia durant un exercice et pouvant se poursuivre au-delà de la période d'exercice (périostite). En présence de paresthésie, d'engourdissement ou de pied tombant, on s'oriente davantage vers le syndrome de compartiment	En général, douleur bien localisée au bord latéral externe, avec ou sans épanchement intra-articulaire et instabilité de l'articulation
Provocation de la douleur	Palpation de l'interligne articulaire du côté atteint. Flexion ou extension passive du genou avec douleur au creux poplité	Signe du tiroir antérieur (mouvement de glissement antérieur accentué du plateau tibial par rapport aux condyles fémoraux lors d'une traction antérieure sur l'extrémité proximale de la jambe)	Signe du tiroir postérieur, rotation externe excessive du tibia	Palpation du kyste au creux poplité	Palpation de la face latéro-antérieure du genou. Douleur antérieure lors de la flexion du genou. Douleur accrue par montées et descentes fréquentes et marche en terrain inégal	Palpation du bord médial du tibia	Mise sous tension de l'articulation. Palpation des ligaments atteints
Irradiation de la douleur				Jambe, partie postérieure et vers la cheville			
Histoire type	Blessure au genou en position de rotation	Activité sportive (ski alpin) avec extension du genou ou flexion avec contraction du quadriceps	Accident d'automobile ou activité sportive avec traumatisme direct à la face antérieure du genou, ou traumatisme en varus à la jambe, ou chute sur le genou, ou hyperflexion du genou	Présence d'une affection articulaire du genou telle que l'arthrite	Activités sportives	Activités physiques intenses telles que la course à pied	Traumatisme direct au genou

Tableau 14.17 Affections du pied et leurs caractéristiques

Affections	Hallux valgus	Bursite et tendinite achiléenne	Épine de Lenoir
Définition	Arthrose métatarso-phalangienne du premier orteil	Inflammation de la bourse ou du tendon d'Achille	Inflammation puis calcification de l'aponévrose plantaire
Symptômes et signes	Douleur à la marche accompagnée d'une tuméfaction latérale interne de l'articulation et d'une déformation externe de la première phalange	Douleur à la face postérieure de la cheville au début d'une activité physique, disparaissant avec le réchauffement de l'articulation. Douleur présente après un repos prolongé comme le matin, au lever. Gonflement de la bourse en cas de bursite	Douleur mécanique au talon lors de la marche, accompagnée ou non de boiterie antalgique
Provocation de la douleur	Mise en charge de l'articulation	Palpation du tendon ou de la bourse	Palpation sur la ligne médiane du bord distal de la face plantaire du talon
Irradiation de la douleur		Face postérieure de la jambe	
Causes possibles	Idiopathique	Activités sportives	Marche fréquente avec chaussures inadéquates.

Brève description de la fibromyalgie, de l'arthrose, de l'arthrite et de l'ostéoporose

FIBROMYALGIE

Classée probablement à tort parmi les maladies rhumatismales, la fibromyalgie fait partie du diagnostic différentiel de plusieurs troubles de la fonction locomotrice. Cette maladie se caractérise essentiellement par des douleurs irradiant dans plusieurs structures musculosquelettiques, associées ou non à une fatigue importante. L'apparition des symptômes survient après un événement déclencheur, habituellement un effort physique important accompagné d'une blessure musculosquelettique, ou encore un accident de voiture, une chirurgie, une infection ou une grossesse. Certaines formes primaires du syndrome remontent jusqu'à l'enfance. Des facteurs psychologiques participent sûrement à l'apparition et à l'évolution de cette affection. Voici les critères de classification de la fibromyalgie développés par le Collège américain de rhumatologie.

PRÉSENCE DE DOULEURS DIFFUSES À la région axiale : aux segments supérieur et inférieur ainsi que sur les côtés droit et gauche du corps.

Les douleurs doivent être bilatérales et présentes depuis au moins trois mois.

Aux régions appendiculaires : douleur à la palpation dans au moins 11 points douloureux sur 18 (voir la figure 14.31).

Les neufs sites bilatéraux des douleurs sont les suivants :
1. région sous-occipitale et sites d'insertion des muscles du cou et du trapèze ;

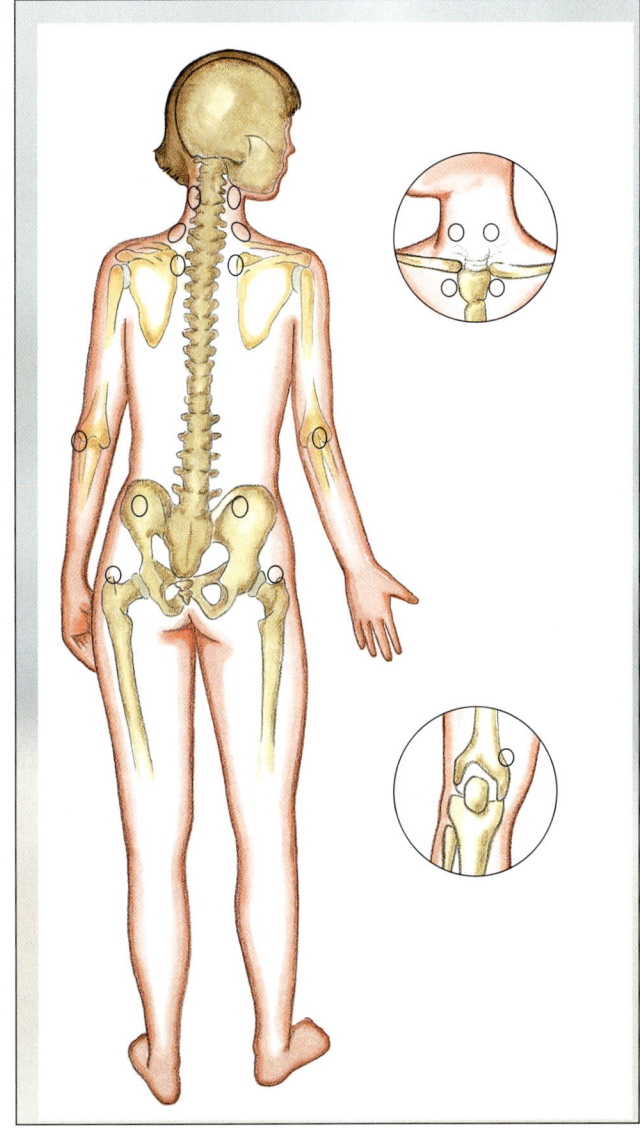

Figure 14.31 Régions appendiculaires dans la fibromyalgie

2. région antérieure du cou en regard des apophyses transverses de C5 à C7 ;
3. trapèzes ;
4. origines des sus-épineux ;
5. régions chondrocostales des deuxièmes côtes ;
6. régions situées à deux centimètres des épicondyles ;
7. quadrants supéro-externes des fesses ;
8. postérieurement aux grands trochanters ;
9. coussinets adipeux à la face interne du genou et près de la ligne articulaire.

ARTHROSE

L'arthrose est une dégénérescence des articulations qui se traduit par la destruction des cartilages articulaires, par une prolifération de tissus osseux créant des ostéophytes et, parfois, par une inflammation chronique de la gaine synoviale (voir la figure 14.32). Par ordre de fréquence, notons l'arthrose vertébrale, l'arthrose coxo-fémorale (de la hanche), l'arthrose des genoux ainsi que l'arthrose de certaines articulations des mains et des pieds.

Figure 14.32 Dégénérescence articulaire dans l'arthrose coxo-fémorale

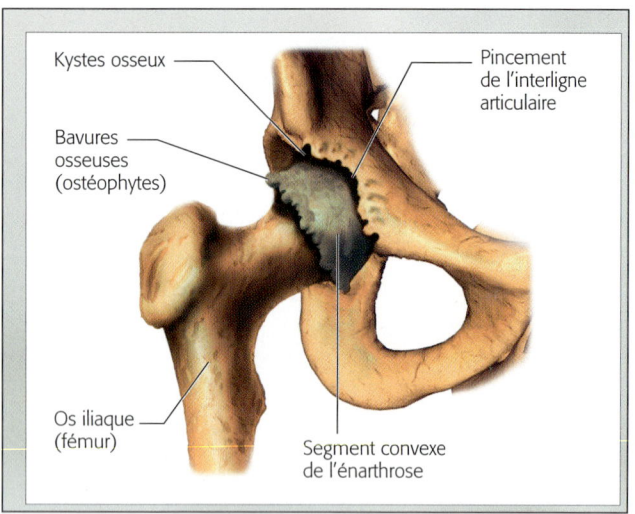

Figure 14.33 Nodules de Bouchard et d'Heberden

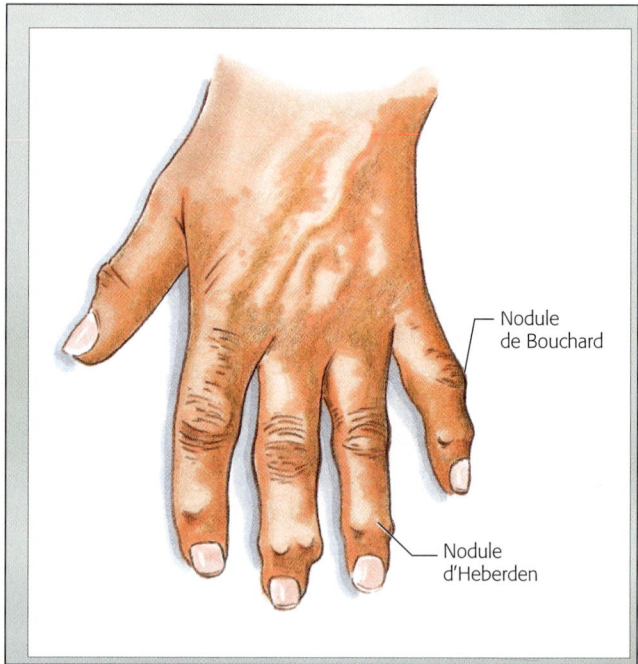

SYMPTÔMES ET SIGNES Douleur localisée à l'articulation, soulagée au repos et exacerbée par les mouvements, avec une incapacité fonctionnelle proportionnelle au degré de dégénérescence articulaire. Dans les petites articulations des doigts, on peut noter des signes d'altération de la structure comme les nodules d'Héberden et de Bouchard (voir la figure 14.33). La boiterie antalgique peut accompagner l'arthrose du membre inférieur.

ÉTIOLOGIE L'arthrose peut être primitive ou sans cause apparente, ou encore secondaire à un traumatisme, à une anomalie congénitale, à certaines maladies (maladie de Paget, ostéochondrite disséquante). Elle peut également survenir à la suite d'un travail répétitif ou d'activités sportives et récréatives. Elle est plus fréquente chez la femme que chez l'homme, et apparaît rarement avant l'âge de 40 ans. Les facteurs de risque sont l'âge, le sexe, les lésions congénitales, l'obésité, les lésions accidentelles, la surcharge et l'utilisation abusive d'une articulation.

ARTHRITE

La dénomination d'arthrite s'applique à toute inflammation, aiguë ou chronique, d'une ou de plusieurs articulations. L'arthrose en phase inflammatoire est une arthrite. Nous distinguons principalement l'arthrite rhumatoïde et les arthrites infectieuses comme l'arthrite gonococcique ou l'arthrite tuberculeuse.

OSTÉOPOROSE

L'ostéoporose se définit comme une fragilité osseuse secondaire à une diminution ou à une perte des lamelles osseuses. L'os devient poreux et présente une incidence plus grande de fractures anormales provoquées par des traumatismes mineurs ou même en l'absence de chocs. Au début, les fractures siègent le plus fréquemment au niveau dorsal ou lombaire et peuvent donc passer inaperçues ; mais par la suite, elles apparaissent de façon plus évidente aux poignets et aux hanches. Certains facteurs de risque prédisposent à cette maladie, notamment les antécédents familiaux (présence d'ostéoporose chez la mère), le sexe féminin, des histoires personnelles de fractures, une diminution des œstrogènes (en cas de ménopause précoce), une carence en calcium et en vitamine D, le tabagisme, l'éthylisme, la prise de certains médicaments comme les stéroïdes, des maladies intestinales causant de la malabsorption et des maladies affectant le métabolisme

Tableau 14.18 Différences entre l'ostéoporose et l'ostéo-arthrose

Affections/caractéristiques	Âge	Sexe	Région douloureuse	Qualité de la douleur	Facteur de risque	Technique diagnostique
Ostéoporose	Plus de 60 ans	Plus fréquent chez les femmes que chez les hommes	Dorso-lombaire	Importante et subite Irradiation rare (fracture par écrasement)	Ménopause Carence alimentaire Sédentarité Histoire familiale	Ostéodensitométrie
Ostéo-arthrose	Moins de 45 ans	Plus fréquent chez les femmes que chez les hommes	Lombaire	Modérée et insidieuse Aggravée par la mobilisation Irradiation aux membres inférieurs si compression radiculaire	Obésité Travail, traumatisme	Radiographie

osseux. L'examen diagnostique est réalisé en médecine nucléaire au moyen d'une ostéodensitométrie. Cet examen révèle que l'ostéoporose se caractérise par une perte du contenu minéral osseux de l'ordre de 2,5 par rapport à la normale du jeune adulte.

L'ostéoporose et l'ostéo-arthrose sont des causes fréquentes de lombalgie. Le tableau 14.18 permet de différencier ces deux maladies, qui peuvent être suspectées chez les personnes d'un âge moyen à avancé, souffrant d'une douleur dorsale récidivante ou chronique.

L'examen de la fonction locomotrice exige un questionnaire rigoureux, des notions d'anatomie précises et des techniques particulières de mise en évidence des symptômes et des signes. L'infirmière doit être à l'affût des cas graves susceptibles d'exiger une intervention médicale rapide, notamment les lésions neurologiques et les fractures. De tous les cas décrits dans ce chapitre, la douleur lombaire est de loin la plus fréquente. Elle touche pratiquement tous les individus au cours de leur vie. Heureusement, dans la grande majorité des cas, elle ne dure que quelques jours et disparaît sans laisser de traces. Par contre, la lombalgie est parfois la première manifestation d'une tumeur vertébrale, d'une hernie discale avec complications neurologiques, ou encore d'une infection ou d'une arthrite. Toute autre douleur osseuse ou articulaire peut aussi indiquer le siège d'une tumeur, d'une infection ou d'une maladie dégénérative ou métabolique. La goutte en est un bon exemple. Cette affection touche essentiellement les articulations et surtout celles du gros orteil. Ses symptômes doivent être repérés et évalués rapidement par l'infirmière et peuvent exiger le recours rapide à un médecin. En ce qui concerne les pieds, des lésions mineures, notamment des durillons ou des cors, peuvent entraîner des complications sérieuses chez une personne diabétique. Ces lésions doivent être détectées, évaluées et traitées rapidement. Les activités de la vie quotidienne et l'autonomie d'une personne dépendent en grande partie du bon fonctionnement de ses structures locomotrices ou tout au moins des modes de compensation parfois nécessaires.

Seins et aisselles
chez la femme et chez l'homme

par Sophie Longpré

Objectifs du chapitre 15

À la fin de ce chapitre,
vous serez en mesure :

De décrire l'anatomie du sein ;

D'identifier les ganglions de la région axillaire ;

De connaître les différents stades de développement des seins ;

D'énumérer et d'expliquer les différents déterminants de santé ;

D'énumérer et d'expliquer les motifs courants de consultation (symptômes) ;

De poser les questions pertinentes se rapportant aux motifs courants de consultation ;

D'intégrer le questionnaire spécifique selon la méthode PQRST pour le symptôme le plus important ;

De préparer le matériel et l'environnement nécessaires au bon déroulement de l'examen ;

De décrire les méthodes d'évaluation pertinentes à l'examen des seins et des aisselles, soit l'inspection et la palpation ;

De décrire les observations courantes ainsi que les particularités pour chacune des méthodes d'examen ;

De distinguer les caractéristiques des trois principaux problèmes touchant les seins :
– la maladie fibrokystique,
– le fibroadénome,
– la tumeur maligne ;

De rédiger les notes au dossier.

ANATOMIE ET PHYSIOLOGIE

L'examen des seins constitue une composante de plus en plus importante de la pratique infirmière. Non seulement l'infirmière développe les compétences et les habiletés qui lui permettront d'effectuer un examen des seins complet, pertinent et adéquat, mais son apport devient primordial dans un contexte d'enseignement à la clientèle. En fait, tout au cours de l'examen des seins, l'infirmière devient une agente de formation, d'enseignement et de sensibilisation. Cela dit, il n'en demeure pas moins que l'examen mensuel préconisé pour favoriser un dépistage précoce des problèmes reliés aux seins relève de la personne elle-même.

Anatomie de surface

Le sein est situé entre la seconde et la sixième ou septième côte, entre le bord externe du sternum et la ligne axillaire antérieure. Le mamelon et l'aréole sont situés un peu en dehors de la ligne médio-claviculaire (voir la figure 15.1). Le sein recouvre le grand pectoral et le grand dentelé (voir la figure 15.2). De formes coniques, les deux seins sont souvent de taille inégale.

Le sein peut être divisé en quatre quadrants par une ligne horizontale et une ligne verticale passant par le mamelon. De plus, le sein se prolonge au-delà des quadrants dans ce qu'on appelle le prolongement axillaire situé sous l'aisselle (voir la figure 15.3).

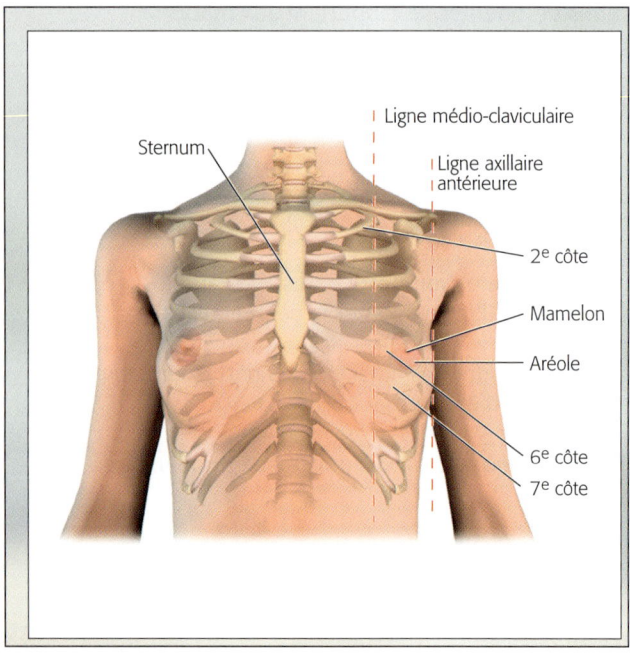

Figure 15.1 Limites anatomiques du sein

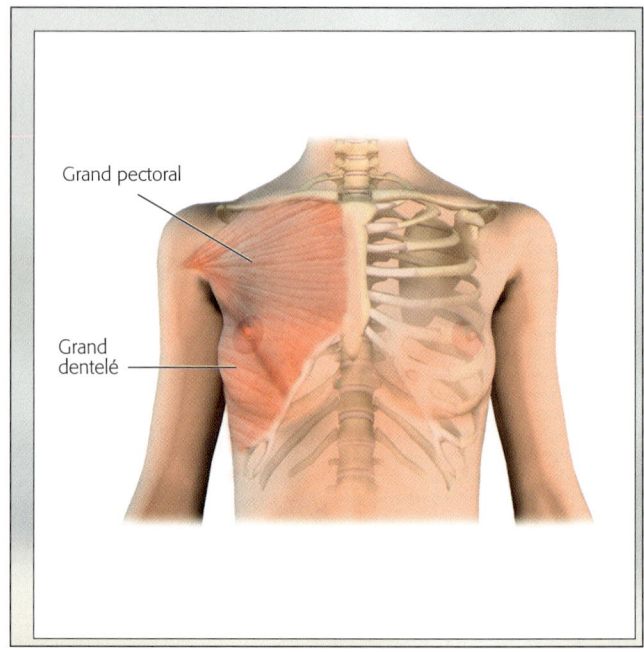

Figure 15.2 Le grand pectoral et le grand dentelé

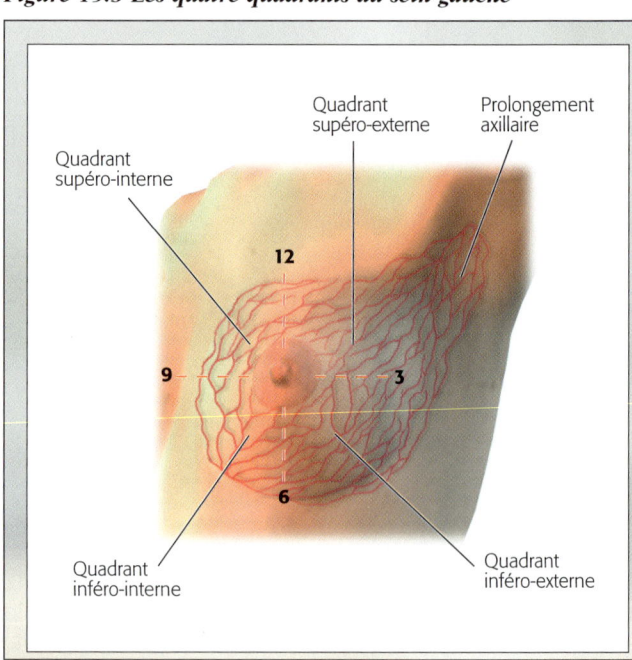

Figure 15.3 Les quatre quadrants du sein gauche

Anatomie interne

Les seins sont constitués de tissu glandulaire, de tissu musculaire de soutien, de tissu fibreux et de tissu adipeux. Le tissu glandulaire fabrique le lait et compte entre 15 et 20 lobes rayonnant autour du mamelon. Chacun de ces lobes est drainé par un canal s'ouvrant à la surface du mamelon. Ce tissu glandulaire est soutenu par du tissu fibreux, incluant des ligaments suspenseurs de Cooper, et du tissu musculaire. Le sein est composé à 85% de tissu adipeux. Le volume de ces tissus est influencé par l'âge, l'état nutritionnel de la femme, l'allaitement et la grossesse.

Le tissu mammaire est composé de canaux galactophores, de vaisseaux sanguins, de vaisseaux lymphatiques et de nerfs (voir la figure 15.4).

Le tissu fibromusculaire sous l'aréole et le mamelon contribue à vider le réseau des canaux galactophores lors de l'allaitement en contractant l'aréole et en comprimant le mamelon et ce, sous la stimulation de la bouche de l'enfant. La rétraction, le durcissement et l'érection du mamelon se produisent aussi lors d'une stimulation tactile.

La peau du mamelon est fortement pigmentée et glabre. La peau de l'aréole est un peu moins pigmentée que la peau du mamelon mais plus que le reste du corps et contient quelques follicules pileux. Les petites protubérances à la surface de l'aréole indiquent la présence de glandes sébacées, appelées tubercules de Montgomery.

Ganglions lymphatiques

La connaissance des ganglions lymphatiques de l'aisselle est très importante dans l'évaluation du sein, puisque les vaisseaux lymphatiques d'une grande partie du sein se drainent dans l'aisselle. En fait, les vaisseaux lymphatiques des parties centrales du sein recueillent la lymphe de la peau, de l'aréole et du mamelon et la drainent latéralement vers les ganglions axillaires. De la même façon, une partie des vaisseaux lymphatiques drainant la partie médiane du sein traverse le muscle grand pectoral jusqu'aux ganglions sous-claviculaires.

Les ganglions les plus souvent palpables sont les centraux situés haut dans l'aisselle, au niveau de la ligne médio-axillaire. Trois autres groupes de ganglions se déversent vers ces ganglions, soit le groupe pectoral au niveau du pli axillaire antérieur, le groupe sous-scapulaire au niveau du pli axillaire postérieur et le groupe latéral situé à la partie supérieure de l'humérus. Par la suite, la lymphe se déverse de ces ganglions centraux vers les ganglions sous-claviculaires et sus-claviculaires (voir la figure 15.5).

Figure 15.4 Structure de la glande mammaire en coupe sagittale

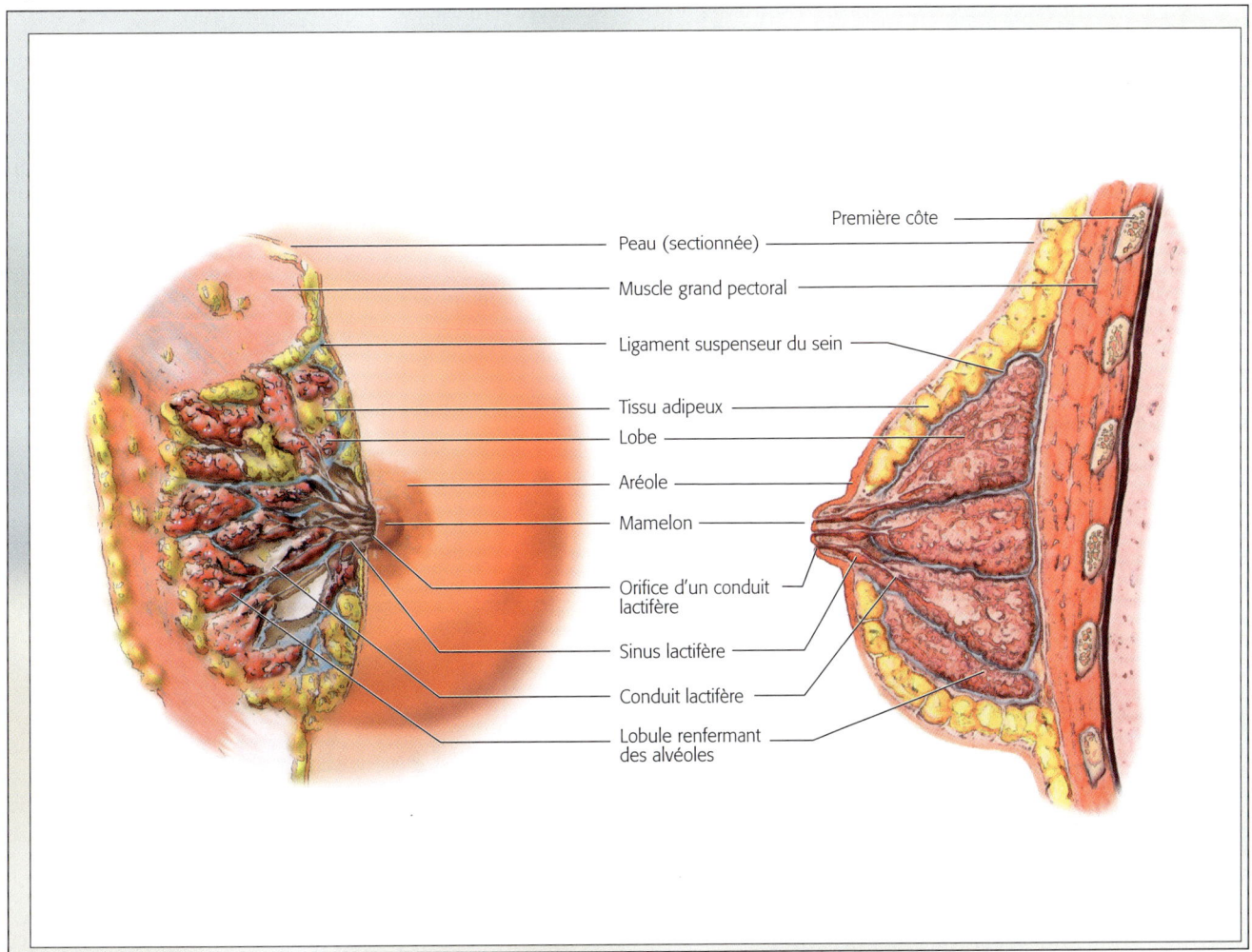

Figure 15.5 Ganglions lymphatiques

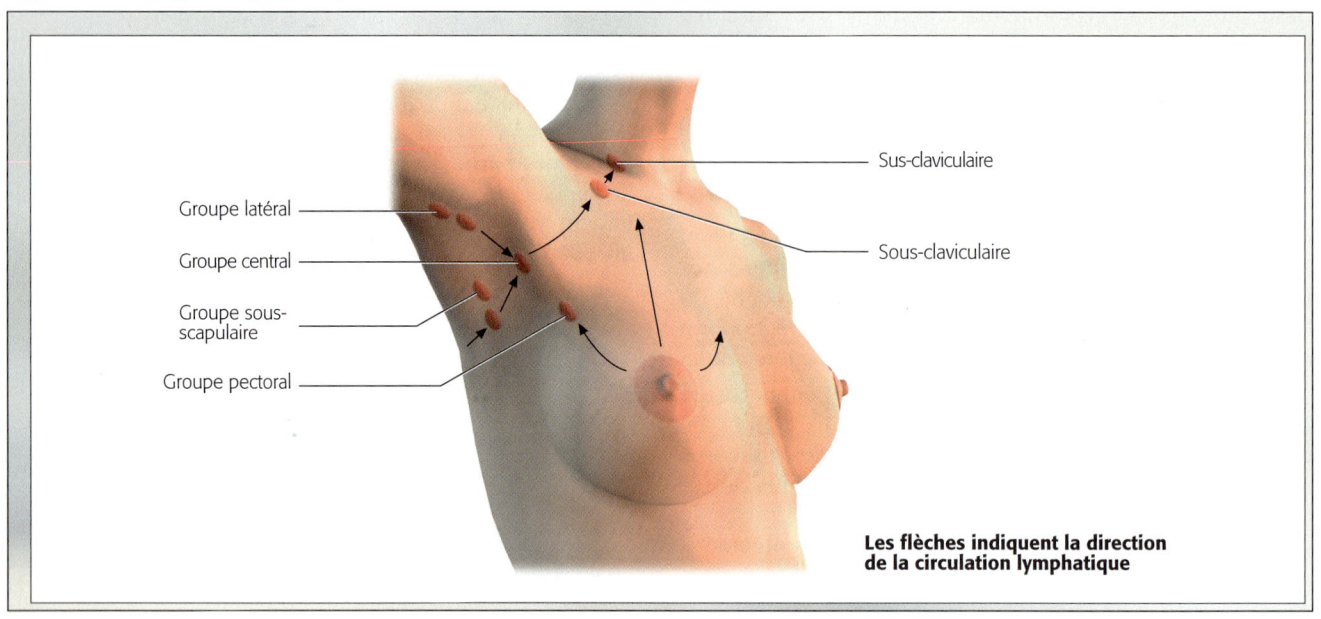

Stades de maturation sexuelle

Les seins des filles et des garçons sont sensiblement identiques jusqu'à la puberté. De l'âge de 10 ans environ jusqu'à l'âge de 16 ans, la poitrine des filles, sous l'effet des œstrogènes et d'autres hormones, se développe. Les autres caractères sexuels secondaires apparaissent aussi entre huit et treize ans. Cinq stades de développement sont définis selon l'échelle de maturation sexuelle de Tanner (1962) (voir la figure 15.6).

STADE 1 : PRÉADOLESCENCE. Turgescence du mamelon seulement.

STADE 2 : BOUTON MAMMAIRE. Formation d'un petit monticule causé par la turgescence du sein et du mamelon et élargissement du diamètre aréolaire.

STADE 3 : CROISSANCE DU SEIN ET DE L'ARÉOLE. Croissance du sein et de l'aréole sans distinction de leurs contours.

STADE 4 : RENFLEMENT DU MAMELON ET DE L'ARÉOLE. Développement en avant de l'aréole et du mamelon formant un nouveau bombement sur le sein. Cette étape correspond généralement au début des menstruations.

STADE 5 : MATURITÉ : Le sein atteint sa pleine maturité un ou deux ans plus tard, lorsqu'il y a développement en

Figure 15.6 Les cinq stades de maturation sexuelle du sein selon Tanner

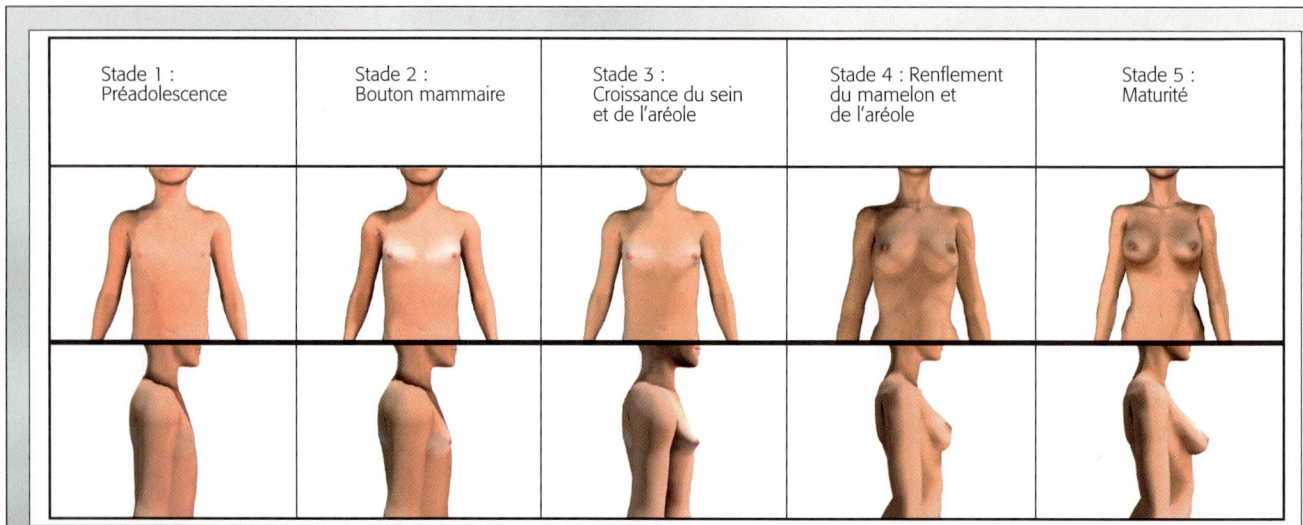

avant du mamelon seulement. L'aréole s'est fondue dans le contour général du sein. Notez que, chez un certain nombre de femmes normales, l'aréole continue de former un petit monticule supplémentaire.

Ce développement des seins et le développement d'autres caractères sexuels comme la pilosité se produisent simultanément. De plus, il faut mentionner que, chez un peu moins de 10 % des filles, les deux seins ne se développent pas au même rythme, ce qui crée une certaine asymétrie temporaire.

Les seins de la femme continuent à se transformer tout au long de sa vie. Les seins peuvent être de consistance molle, granulaire, nodulaire ou grumeleuse diffuse. Plusieurs facteurs tels que l'âge, le cycle menstruel, la grossesse, l'allaitement, la prise de contraceptifs ou d'hormones, la ménopause ou un traumatisme peuvent entraîner de telles modifications. Les seins peuvent être plus ou moins volumineux, plus ou moins sensibles, plus ou moins granuleux.

La grosseur des seins dépend en grande partie de la quantité de tissu adipeux, les femmes obèses ayant des seins plus gros. À la ménopause, les seins diminuent de taille et deviennent moins denses. Chez la personne âgée, le tissu glandulaire s'atrophie et le tissu élastique augmente.

Lors de la grossesse, les seins deviennent plus fermes et plus denses, les aréoles s'assombrissent, les mamelons grossissent et deviennent plus érectiles. Au troisième trimestre, le colostrum, un liquide jaunâtre peu épais qui deviendra du lait au cours des 24 heures suivant l'accouchement si la femme allaite, peut s'écouler du mamelon. Les femmes ayant allaité à plusieurs reprises ont des seins plus souples et moins nodulaires.

EXAMEN CLINIQUE

DÉTERMINANTS DE SANTÉ

Antécédents personnels

QUESTIONS
– À quel âge avez-vous eu vos premières menstruations ?
– À quel âge avez-vous été ménopausée ?
– À quel âge avez-vous eu votre première grossesse et les suivantes, s'il y a lieu ?
– Avez-vous allaité ?
– Avez-vous des antécédents de cancer du sein ? De chirurgie ou de traumatisme au sein ?
– Avez-vous des antécédents de cancer de l'ovaire, de l'utérus ou de l'intestin ?
– Êtes-vous sous traitement hormonal ? Pilule contraceptive, traitement hormonal de substitution comme Prémarin, Œstriol ?

JUSTIFICATION
Les facteurs personnels suivants sont reconnus comme étant des facteurs de risque du cancer du sein : être une femme, être âgée de plus de 50 ans, avoir une histoire personnelle de cancer du sein, de cancer de l'ovaire, de l'utérus ou de l'intestin, avoir eu des menstruations précoces, soit avant l'âge de 12 ans, avoir eu une ménopause tardive, soit après 55 ans, être nullipare ou avoir eu une première grossesse après 30 ans, ou encore avoir utilisé des médicaments afin de supprimer la lactation, en guise de contraception orale ou lors d'une thérapie de remplacement des œstrogènes. Par exemple, une femme qui a eu un premier enfant à 30 ans ou plus court trois fois plus de risques de développer un cancer du sein que celle ayant eu un premier enfant plus tôt. La prise de contraceptifs oraux pendant plus de dix ans augmente le risque de cancer du sein.

Antécédents familiaux

QUESTION
– Y a-t-il eu des cancers du sein chez vos proches : votre mère, une sœur, une tante, une grand-mère ?

JUSTIFICATION
Une composante héréditaire est retrouvée dans 5 à 10 % des cancers du sein. De plus, il est reconnu que des antécédents de cancer du sein chez un parent du premier degré, comme une sœur ou une mère, prédisposent de façon plus importante au cancer du sein. Par exemple, des antécédents familiaux de cancer du sein décelé en postménopause multiplient par deux la prédisposition au cancer du sein. Un cancer décelé en préménopause chez une parente proche expose la personne à trois fois plus de risques de développer un cancer du sein. Des antécédents de cancer aux deux seins exposent la personne à quatre fois plus de risques si ce cancer a été dépisté en postménopause. Le risque est multiplié par neuf s'il a été dépisté en préménopause. La composante héréditaire est donc importante, de même que le moment du diagnostic.

Environnement

QUESTION
– Avez-vous été exposée à des radiations ionisantes, par exemple lors d'une radiothérapie ou à l'occasion de retombées nucléaires ?

JUSTIFICATION
L'exposition à des rayons ionisants est considérée comme un facteur de risque pour le cancer du sein. Le risque dépend évidemment de la dose reçue et aussi de l'âge

au moment de l'exposition : si la personne avait plus de 40 ans, le risque est moins grand que lors d'une exposition avant l'âge de 40 ans.

Habitudes de vie

QUESTIONS

- Quelles sont vos habitudes alimentaires ?
- Quelles sont vos habitudes de consommation d'aliments gras ou d'alcool ?

JUSTIFICATION

Une forte consommation de gras, de caféine et de tabac augmente les risques de cancer du sein. Cela expliquerait pourquoi l'incidence du cancer du sein est de 4 à 5 fois plus élevée dans les pays occidentaux qu'au Japon. Des recherches sont en cours afin d'établir un lien entre une alimentation riche en matières grasses et un risque accru de développer un cancer. De la même façon, des études signalent qu'une consommation régulière d'alcool, même à des doses modérées, favorise le développement d'un cancer.

Soins

QUESTIONS

- Pratiquez-vous l'auto-examen des seins ?
- À quelle fréquence ?
- Quelle méthode employez-vous ?
- Pourriez-vous me démontrer comment vous pratiquez votre auto-examen des seins ?
- Avez-vous déjà passé une mammographie ?
- À quelle date remonte votre dernière mammographie ?
- Connaissez-vous les résultats de votre dernière mammographie ?

JUSTIFICATION

Les connaissances et la qualité des techniques employées par la personne donnent de précieux renseignements à l'infirmière, ne serait-ce que pour établir un plan d'enseignement.

MOTIFS COURANTS DE CONSULTATION (SYMPTÔMES)

Masse

DÉFINITION

Une masse est une lésion cutanée ou muqueuse, grossièrement arrondie, circonscrite, palpable, parfois saillante, superficielle ou profonde.

QUESTIONS

P Depuis la découverte de cette masse, avez-vous noté des changements de sa taille, par exemple ?
- Avez-vous reçu un coup sur le sein récemment ou subi un traumatisme quelconque au sein ?

Q Pouvez-vous me décrire la sensation que provoque cette masse dans votre sein ?
- Avez-vous remarqué si cette masse avait changé d'aspect ?
- A-t-elle grossi ?

R Précisez-moi la région où vous avez découvert cette masse.
- Avez-vous remarqué d'autres masses ailleurs ?
- Aviez-vous remarqué la présence d'une masse dans votre sein auparavant ? Dans l'autre sein ?

S Avez-vous remarqué d'autres signes ou symptômes nouveaux ?
- Est-ce que cette masse est douloureuse ? Au repos ? Au toucher ?
- S'il y a douleur, où se situe-t-elle ?
- Avez-vous remarqué d'autres régions douloureuses ?
- Avez-vous remarqué des changements sur votre peau ? Coloration rouge ? Texture rugueuse ?
- Avez-vous remarqué des changements dans la région du mamelon ? Une rétraction nouvelle ? Un écoulement ?
- Si oui, quel était l'aspect de cet écoulement ?

T Quand avez-vous découvert cette masse ?
- Depuis combien de temps est-elle présente à votre avis ?
- Avez-vous remarqué des modifications de sa taille, au cours du cycle menstruel par exemple ?

JUSTIFICATION

Dans 90 % des cas, les masses au sein sont découvertes par la femme elle-même ou par son conjoint. Toute masse n'est pas maligne. Certains signes peuvent indiquer plutôt une atteinte kystique ou un fibroadénome. Par exemple, une forme bien définie, molle, mobile, sensible et sans rétraction est plutôt de nature kystique. Certains signes associés tels une rétraction du mamelon ou un écoulement mamelonnaire signalent souvent une tumeur maligne. Par ailleurs, considérant tous les autres aspects tels que les divers facteurs de risque, il est recommandé de consulter pour toute masse, et l'infirmière devrait alors s'assurer d'une investigation plus poussée et d'un suivi adéquat.

Lors de la consultation pour une masse, l'infirmière doit tenir compte de tout ce qui concerne cette masse et la découverte de cette masse. Par exemple, une masse qui croît pendant la période prémenstruelle et menstruelle a plus de chances d'être une masse nodulaire physiologique.

Douleur

DÉFINITION

La douleur est un symptôme, c'est donc une donnée subjective. La douleur est très variable d'une personne à l'autre et même d'un moment à l'autre chez une même personne. La sensation de douleur peut passer d'un simple malaise à une incapacité d'exécuter les activités de la vie quotidienne. Il faut donc considérer la façon dont la personne conçoit et perçoit sa douleur. Dans le cas d'une douleur au sein, l'inquiétude est souvent plus grande que la douleur elle-même. La sensibilité des seins au toucher est souvent liée au cycle physiologique normal.

QUESTIONS

P Qu'est-ce qui provoque ou augmente cette douleur ? Des mouvements ou des positions particulières ?
– Y a-t-il des mouvements ou des positions qui soulagent votre douleur ?
– Avez-vous reçu un coup sur le sein récemment ou subi un traumatisme quelconque au sein ?
– Quels sont les moyens que vous avez utilisés pour soulager cette douleur ?

Q Décrivez-moi le genre de malaise que vous ressentez.
– Comment est la douleur : sensation de brûlure, de picotement, d'endolorissement ?
– Y a-t-il des périodes où la douleur est plus grande ? Moins importante ?
– Sur une échelle de 0 à 10, où se situe la douleur que vous ressentez dans votre sein ?

R Indiquez-moi le site exact de votre douleur.
– Y a-t-il d'autres régions douloureuses ?

S Avez-vous noté d'autres particularités telles que la présence d'une masse, un changement de la couleur ou de la texture de la peau, un écoulement ou une rétraction mammaire ?
– À quand remontent vos dernières menstruations ?

T Depuis quand avez-vous remarqué cette douleur ?
– Cette douleur est-elle toujours présente ?
– Avez-vous constaté des différences au cours de votre cycle menstruel ?

JUSTIFICATION

Quoique la douleur soit souvent liée au cycle menstruel normal, elle doit toujours faire l'objet d'investigation. La douleur au sein est généralement liée à un processus inflammatoire bénin tel qu'une mastite. Par exemple, les kystes à croissance rapide sont généralement douloureux.

Lors d'une tumeur maligne, la douleur n'apparaît habituellement qu'au stade avancé. À l'occasion, la personne décrira sa douleur plutôt comme un malaise.

Écoulement mamelonnaire

DÉFINITION

Un écoulement mamelonnaire est un écoulement provenant du mamelon, survenant soit spontanément, soit lors d'une pression. Un écoulement mamelonnaire doit toujours faire l'objet d'un examen.

QUESTIONS

P Prenez-vous des médicaments tels que des contraceptifs oraux ou des médicaments prescrits ou en vente libre ?
– Avez-vous remarqué ces écoulements lors de périodes précises, par exemple pendant les menstruations ?
– Est-ce que vous utilisez des moyens particuliers pour faire cesser ou diminuer ces écoulements, des compresses d'allaitement par exemple ?

Q Quelle est la couleur de l'écoulement ?
– Quelle en est la consistance : plutôt liquide ou plutôt épaisse ?

R Dans quel sein avez-vous remarqué cet écoulement ?
– L'écoulement se produit-il dans les deux seins ?

S Avez-vous remarqué d'autres problèmes, tels qu'une douleur, une masse, un changement de coloration ou de texture de la peau, une rétraction du mamelon ?

T Quand avez-vous remarqué cet écoulement pour la première fois ?
– Depuis combien de temps avez-vous remarqué cet écoulement ?

JUSTIFICATION

Tout écoulement mammaire n'est pas nécessairement problématique. Par exemple, un écoulement de lait peut persister de quelques mois à un an après la période d'allaitement.

Un écoulement séreux, donc fluide et clair, peut parfois survenir chez la femme qui prend des contraceptifs oraux.

Un écoulement séreux ou sanguinolent est associé autant aux tumeurs bénignes qu'aux tumeurs malignes. Les deux nécessitent donc une investigation appropriée.

EXAMEN PHYSIQUE (SIGNES)

Matériel requis

Oreiller
Règle

Environnement et préparation à l'examen

– Respecter le désir de la personne de se faire examiner par une infirmière.
– Si un infirmier effectue l'examen, il peut réclamer la présence d'une assistante.
– Voir à ce que la pièce soit à une température confortable.
– Assurer la discrétion des lieux.
– Se laver les mains avant et après l'examen.
– Avoir les ongles courts.

- Établir une relation de confiance avec la personne : lui expliquer chaque étape et être attentive aux signes verbaux et non verbaux (dépister les sentiments de gêne).
- Faire déshabiller la personne jusqu'à la taille.

Techniques d'examen

L'examen des seins et des aisselles nécessite deux méthodes d'évaluation : l'inspection et la palpation.

INSPECTION DES SEINS

Le thorax dénudé jusqu'à la taille, la personne doit être assise confortablement, les bras pendants de chaque côté. L'infirmière se place directement devant la personne. L'inspection doit être faite en trois étapes : l'inspection vue de face, l'inspection du sein par le profil gauche ainsi que l'inspection du sein par le profil droit (voir la figure 15.7).

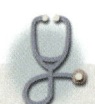

Dimensions, symétrie et forme des seins

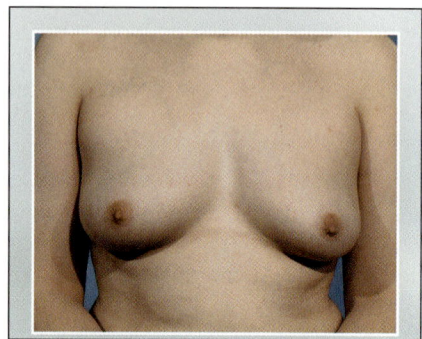

Figure 15.7 Inspection des seins

Observations courantes

Les dimensions des seins sont très variables selon le stade de maturité, l'âge de la personne, l'étape de vie (grossesse, allaitement ou ménopause).

On note une atrophie du tissu mammaire chez la personne âgée.

Les deux seins sont relativement symétriques mais il est normal de noter une certaine asymétrie.

La forme des seins est plutôt conique quoique très variable selon la quantité de tissu mammaire.

Particularités

Les particularités sur le plan des dimensions, symétrie et forme des seins relèvent en grande partie des observations de la femme elle-même. Des femmes disent avoir toujours remarqué que leurs seins étaient de tailles différentes ou asymétriques ou, encore, de forme particulière. Par contre, un changement récent des dimensions, de la symétrie ou de la forme des seins peut être causé par la présence d'une masse.

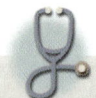

Couleur de la peau

Observations courantes

La couleur de la peau des seins doit être identique au reste du corps.

Particularités

La présence de rougeur peut être un signe d'inflammation ou témoigner de l'envahissement des vaisseaux lymphatiques superficiels par un processus malin. Par ailleurs, une région rouge, très sensible, avec écoulement purulent du mamelon, peut révéler un abcès du sein, souvent lié à la lactation.

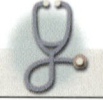

Topographie veineuse

Observations courantes

Un discret réseau veineux dans la région des seins est normal.

Par ailleurs, la topographie veineuse augmente normalement lors de la grossesse ou de l'allaitement.

Particularités

Une topographie veineuse augmentée, c'est-à-dire une visibilité accrue des vaisseaux sanguins sur un sein ou sur les deux peut être due à une augmentation de l'irrigation sanguine causée par une tumeur.

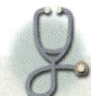

Texture de la peau

Observations courantes

La texture de la peau des seins est lisse, sans œdème, identique au reste du corps.

Particularités

L'épaississement de la peau des seins ou une saillie des pores, à l'aspect de peau d'orange, peuvent accompagner une obstruction lymphatique causant une rétention de lymphe et, donc, l'apparition d'œdème. Cette apparence de peau d'orange est souvent remarquée dans la partie inférieure du sein ou de l'aréole (voir la figure 15.8) et est un signe classique d'une tumeur maligne avancée.

Figure 15.8 Œdème appelé peau d'orange

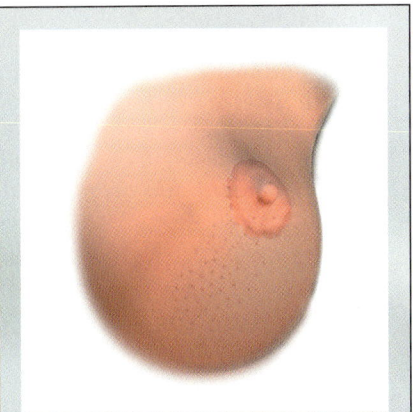

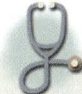

Contour des seins

Observations courantes

Le contour des seins devrait être régulier, c'est-à-dire plutôt arrondi, sans saillie. Comparez les deux côtés.

Particularités

Des contours irréguliers causés par la présence d'une masse (voir la figure 15.9), d'un capiton (fossette cutanée), c'est-à-dire d'une dépression du tissu mammaire à un point très précis (voir la figure 15.10), ou d'un aplatissement de la convexité normale du sein (voir la figure 15.11) sont fréquemment des signes de cancer.

Notes sur le mécanisme physiologique des signes de rétraction. Le cancer du sein produit du tissu cicatriciel qu'on appelle fibrose. C'est ce tissu fibreux qui, puisqu'il provoque un raccourcissement, produit des signes de rétraction tels un capiton cutané, des modifications de contour, une rétraction ou une déviation du mamelon.

Un capiton cutané peut aussi être expliqué par un processus bénin tel qu'une nécrose graisseuse post-traumatique ou une ectasie des canaux galactophores.

Figure 15.9 Masse déformant le contour normal du sein

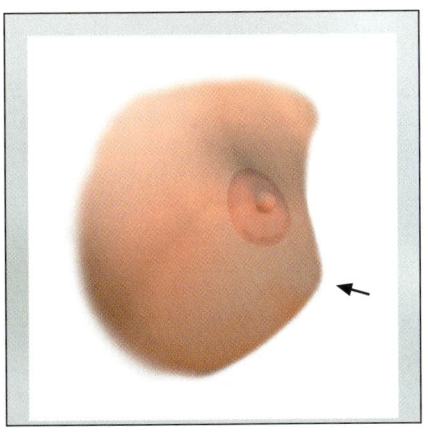

Figure 15.10 Capiton ou fossette cutanée sur un sein

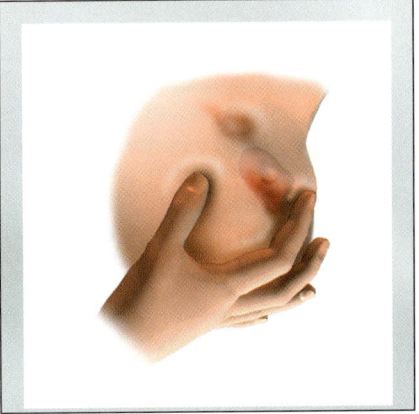

Figure 15.11 Aplatissement de la convexité normale du sein

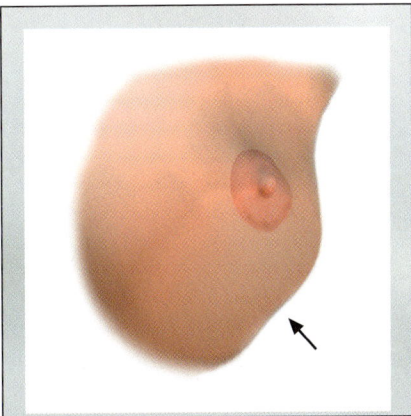

Notes au dossier

À l'inspection des seins, une légère asymétrie existe, le sein droit étant un peu plus volumineux que le sein gauche.

Aucun changement récent n'est noté au sujet des dimensions et de la forme des seins.

Les contours des seins sont réguliers, la couleur de la peau est identique au reste du corps.

Le sein est lisse, sans œdème et sans lésion.

Présence d'un discret réseau veineux.

La personne exprime la découverte récente d'une asymétrie : à l'inspection, le sein gauche présente une irrégularité de contour.

Présence de rougeur et d'une topographie veineuse augmentée.

INSPECTION DES ARÉOLES ET DES MAMELONS

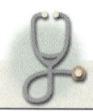

Dimensions, symétrie et forme des aréoles et des mamelons

Observations courantes

Les dimensions des aréoles et des mamelons sont variables d'une femme à l'autre mais demeurent les mêmes pour les deux seins (voir la figure 15.12). Ces dimensions peuvent toutefois varier selon la quantité de tissu mammaire ; lors de la grossesse, par exemple, les dimensions de l'aréole et du mamelon augmentent.

Les aréoles et les mamelons sont généralement symétriques.

Une légère inversion d'un mamelon ou même des deux mamelons n'est pas significative si elle a toujours été présente, sauf qu'elle peut occasionner des difficultés lors de l'allaitement.

Particularités

Un aplatissement ou une rétraction récente du mamelon, c'est-à-dire que le mamelon fait saillie vers l'intérieur, peuvent être associés à un cancer sous-jacent (voir la figure 15.13). Ce mamelon rétracté peut aussi être élargi ou épaissi.

Figure 15.12 Inspection de l'aréole et du mamelon

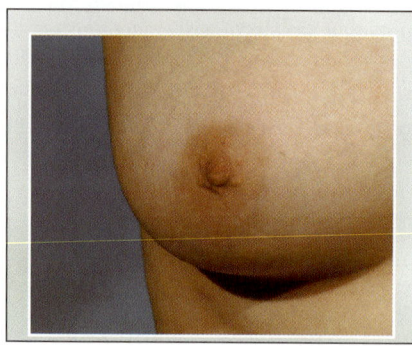

Figure 15.13 Rétraction du mamelon

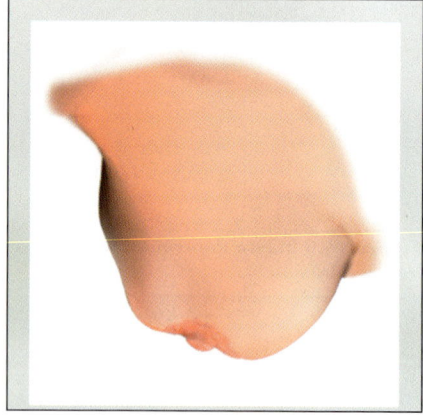

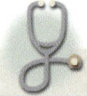

Direction dans laquelle les mamelons pointent

Observations courantes

Les deux mamelons pointent généralement dans la même direction, c'est-à-dire généralement vers le bas et vers l'extérieur.

Particularités

Des mamelons pointant dans des directions asymétriques peuvent être un signe de cancer. On a observé que le mamelon pointe généralement en direction du cancer sous-jacent.

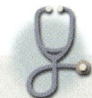

Couleur des aréoles et des mamelons

Observations courantes

Les aréoles et les mamelons présentent normalement une pigmentation plus foncée que le reste du sein ; la pigmentation des mamelons est plus marquée encore que celle des aréoles.

La pigmentation est plus foncée pendant la grossesse ou après l'accouchement.

La pigmentation est normalement plus foncée chez la femme asiatique ou noire.

Particularités

Noter toute rougeur dans la région des aréoles ou des mamelons.

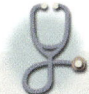

Aspect ou texture des aréoles et des mamelons

Observations courantes

Des aréoles et des mamelons en santé ne présentent ni écoulement, ni ulcération, ni desquamation. L'aréole est quelquefois hérissée de tubercules de Montgomery, particulièrement chez la femme enceinte et chez celle qui a vécu une ou plusieurs grossesses.

Particularités

Une dermatose de l'aréole, un suintement, la présence d'une croûte ou encore l'érosion ou l'inversion du mamelon peuvent révéler un cancer. C'est le cas de cette maladie du mamelon appelée maladie de Paget, particulièrement en présence d'autres signes associés comme une sensation de brûlure ou de prurit.

L'allaitement peut provoquer des fentes longitudinales sur les mamelons. Ces fissures, continuellement irritées, peuvent devenir douloureuses, s'infecter et même saigner.

Notes au dossier

À l'inspection, aucune particularité n'est notée au sujet de la dimension des aréoles et des mamelons.

De forme arrondie, les deux aréoles sont symétriques et présentent une pigmentation brunâtre.

Les mamelons sont exempts d'écoulement, de lésion ou d'inversion. Ils pointent tous les deux vers le bas et vers l'extérieur.

Récemment, le mamelon droit s'est rétracté vers l'intérieur ; le mamelon gauche pointe normalement.

Apparition d'une rougeur au pourtour inférieur de l'aréole droite.

Apparition d'une lésion accompagnée d'une desquamation d'environ un centimètre de diamètre sur l'aréole gauche.

INSPECTION DES SEINS : MANŒUVRES PARTICULIÈRES

Divers mouvements ou manœuvres sont utiles afin de faire ressortir un capiton cutané qui pourrait autrement passer inaperçu. Pour chacun de ces mouvements, il faut porter attention à l'apparition d'un capiton, d'une rétraction, d'une asymétrie des mouvements ou d'une irrégularité des contours des seins.

Manœuvres particulières

1. L'infirmière demande à la personne de lever les deux bras au-dessus de la tête (voir la figure 15.14).

Figure 15.14 Inspection des deux seins: les deux bras élevés

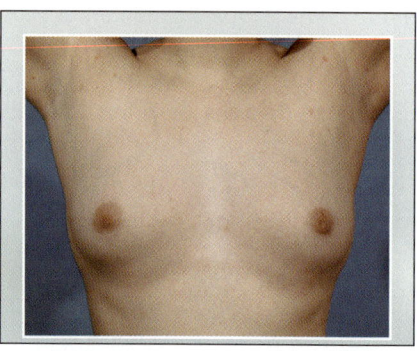

2. L'infirmière demande à la personne de placer les mains sur les hanches et de faire une pression vers l'intérieur (voir la figure 15.15).

   Par la suite, l'infirmière demande à la personne de presser l'une contre l'autre, les paumes de ses mains (voir la figure 15.16).

Figure 15.15 Inspection des deux seins: les deux mains sur les hanches

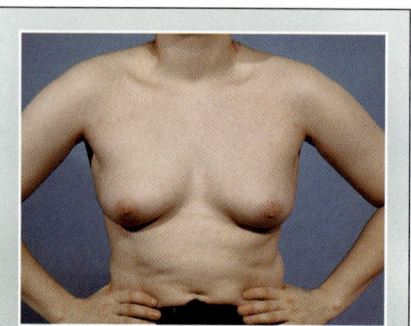

Figure 15.16 Inspection des deux seins: les deux mains pressées l'une contre l'autre

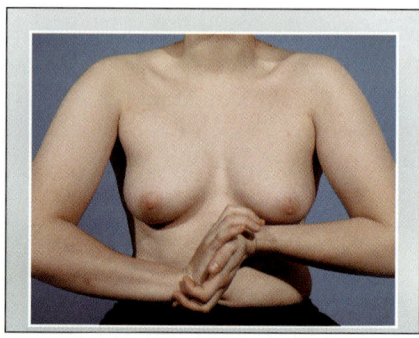

3. Si les seins sont suffisamment volumineux pour pendre librement, l'infirmière demande à la personne de se placer debout, de se pencher vers l'avant tout en tendant les bras vers l'avant. La personne peut s'appuyer sur le dossier d'une chaise ou tout simplement prendre appui sur les mains de l'infirmière (voir la figure 15.17).

Figure 15.17 Inspection des deux seins: la personne penchée vers l'avant.
a) Vue de face *b) Vue de profil*

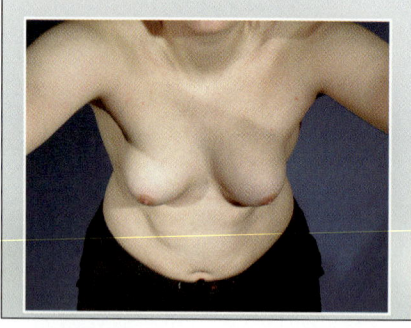
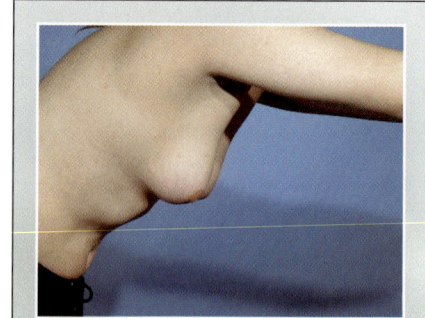

Observations courantes

1. Ce geste devrait faire soulever les deux seins à la même hauteur.

2. Ces gestes entraînent la contraction des muscles pectoraux et ne devraient en rien modifier le contour des seins ou l'orientation des mamelons.

3. Les seins devraient pendre librement.

Particularités

1. Cette position pourrait faire ressortir une asymétrie qui autrement n'aurait pas été décelée. Cette observation contribuera à l'identification d'un processus malin, par exemple.

2. La contraction du muscle pectoral pourrait attirer la peau vers l'intérieur, créant ainsi un capiton cutané. Or, tout mouvement asymétrique ou toute apparition de signes de rétraction peuvent indiquer la présence d'une tumeur.

3. Une asymétrie de la position des seins ou bien une rétraction du mamelon ou de l'aréole peuvent indiquer un cancer sous-jacent.

Notes au dossier

Les deux seins pendent librement lors de chacune des manœuvres d'inspection: les deux bras élevés, appuyés sur les hanches ou lorsque la personne se penche vers l'avant.

Ni rétraction, ni capiton cutané, ni asymétrie, ni irrégularité des contours ne sont observés lors de ces mêmes manœuvres.

Apparition d'un capiton cutané sur le sein gauche à 2 heures, à 2 centimètres du mamelon, lorsque la personne appuie ses mains sur ses hanches.

Une irrégularité des contours est observée du côté externe inférieur du sein droit lorsque la personne lève les deux bras: présence d'un aplatissement de la convexité normale du sein.

INSPECTION ET PALPATION DES AIRES GANGLIONNAIRES

L'étape de l'inspection et de la palpation des ganglions axillaires, sus et sous-claviculaires peut se faire en position couchée ou assise. La position assise étant privilégiée, nous incluons donc ces parties de l'examen ici (voir la figure 15.18).

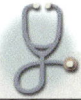

Couleur et texture de la peau des aisselles

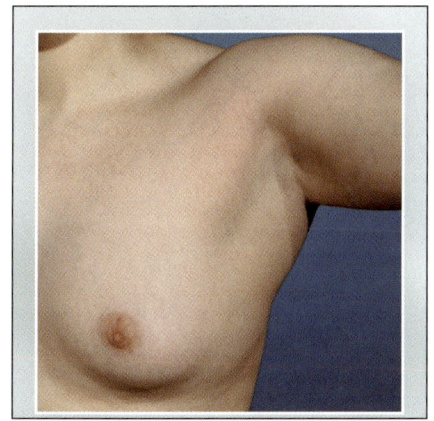

Figure 15.18 Inspection des aires ganglionnaires

Observations courantes

Normalement, la peau des aisselles est identique au reste du corps tant par sa couleur que par sa texture.

Elle est exempte de rougeurs, de lésions, de masses ou d'œdèmes.

Particularités

Tout signe d'inflammation tel qu'un œdème, une masse ou une rougeur, ou toute irritation, ulcération ou éruption doivent faire objet d'une investigation.

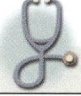

Palpation des ganglions

De sa main gauche, l'infirmière soutient le poignet ou la main gauche de la personne et lui demande de se détendre et de laisser pendre son bras. L'infirmière effectue la palpation du creux de l'aisselle en utilisant la pulpe des doigts de sa main droite. Il est important de remonter le plus possible vers le sommet de l'aisselle: les doigts sont placés derrière les muscles pectoraux, en direction du milieu de la clavicule. La palpation se fait selon quatre directions. Les ganglions centraux sont palpés en insérant les doigts profondément au centre de l'aisselle, le plus haut possible (voir la figure 15.19). Les ganglions pectoraux sont identifiés en palpant le pli axillaire antérieur entre le pouce et les doigts (voir la figure 15.20). Les ganglions sous-scapulaires sont situés au niveau du pli axillaire postérieur (voir la figure 15.21). Et finalement, les ganglions latéraux sont situés à l'extrémité supérieure de l'humérus (voir la figure 15.22). Par la suite, l'infirmière peut palper les ganglions sous-claviculaires (voir la figure 15.23) et sus-claviculaires (voir la figure 15.24). Le même processus est répété pour l'aisselle et les ganglions de l'autre côté.

Une palpation minutieuse des ganglions pectoraux, sous-scapulaires, sous-claviculaires, sus-claviculaires et latéraux s'impose lorsque les ganglions centraux sont durs ou douloureux et que leur volume a augmenté.

Observations courantes

Normalement, les ganglions sont impalpables.

La palpation d'un ou de plusieurs petits ganglions (de trois à cinq millimètres), non indurés et indolores, peut être normale.

Particularités

Si des ganglions sont perceptibles, l'infirmière évalue leur volume, leur emplacement, leur mobilité, leur consistance ainsi que leur sensibilité. Souvent, ces adénopathies sont dues à une infection de la main ou du bras. La recherche d'adénopathies est une composante importante lors de l'investigation pour un cancer du sein. Des ganglions atteints sont généralement durs, douloureux et leur volume a augmenté.

Figure 15.19 Palpation des ganglions centraux

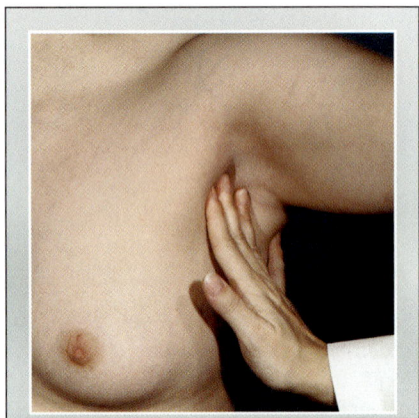

Figure 15.20 Palpation des ganglions pectoraux

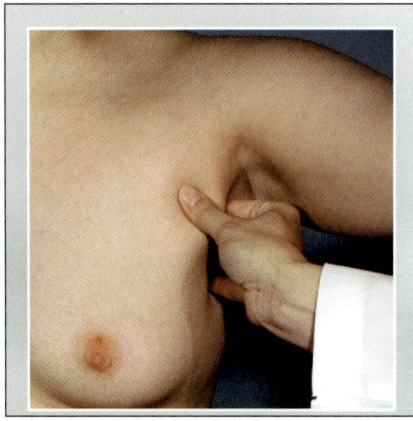

Figure 15.21 Palpation des ganglions sous-scapulaires

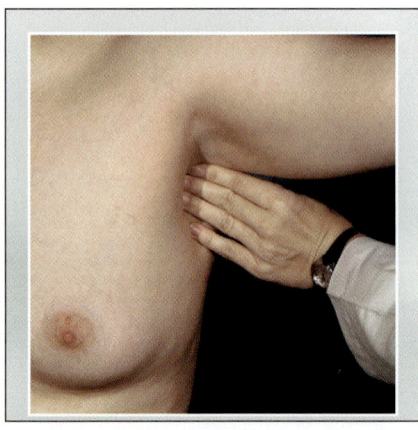

Figure 15.22 Palpation des ganglions latéraux

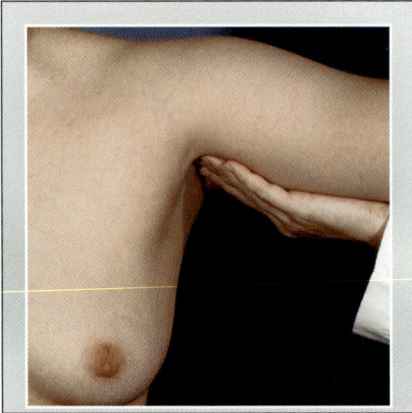

Figure 15.23 Palpation des ganglions sous-claviculaires

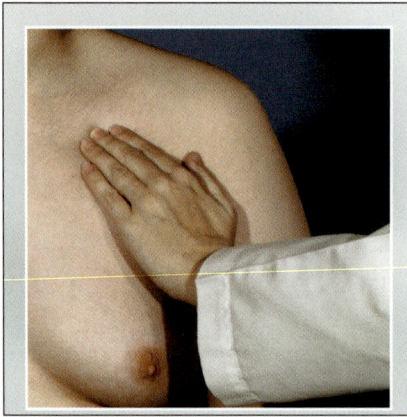

Figure 15.24 Palpation des ganglions sus-claviculaires

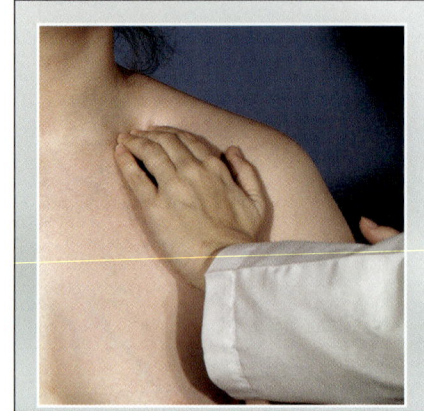

Notes au dossier

Les deux aisselles sont exemptes de rougeurs, d'œdème ou de lésions.

Les ganglions des régions axillaires et claviculaires sont impalpables.

Une rougeur et un œdème sont observés dans la région de l'aisselle droite.

Deux ganglions centraux d'environ trois millimètres de diamètre sont palpables sous l'aisselle gauche.

Ces ganglions sont mobiles, de consistance molle et sont légèrement sensibles à la palpation.

Découverte de nombreux nodules fixes et durs à l'aisselle gauche.

PALPATION DU TISSU MAMMAIRE ET DU MAMELON

Pour la palpation bimanuelle du tissu mammaire, l'infirmière demande à la personne, toujours assise, de se pencher légèrement vers l'avant. En soutenant un sein d'une main, elle fait de son autre main une pression afin de comprimer le tissu mammaire entre ses deux mains. L'infirmière palpe tout le tissu du sein par de légers mouvements de rotation (voir la figure 15.25).

Figure 15.25 Palpation bimanuelle du tissu mammaire

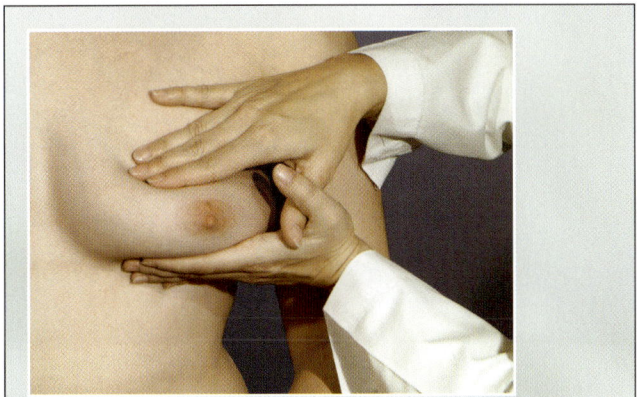

Afin d'effectuer la palpation des autres régions du sein, l'infirmière invite la personne à se coucher sur le dos en prenant soin d'installer un petit oreiller sous l'épaule du côté du sein examiné et en demandant à la personne de placer son bras sur ou sous sa tête. Cette position permet un étalement plus uniforme du sein contre la paroi thoracique, ce qui facilite le dépistage des masses.

La palpation s'effectue en utilisant la pulpe des 2e, 3e et 4e doigts de la main (voir la figure 15.26). Il s'agit de comprimer doucement les tissus sur la paroi thoracique en faisant de légers mouvements de rotation sur une surface comparable à celle d'une pièce de 10 cents.

Figure 15.26 Position des doigts pour la palpation mammaire

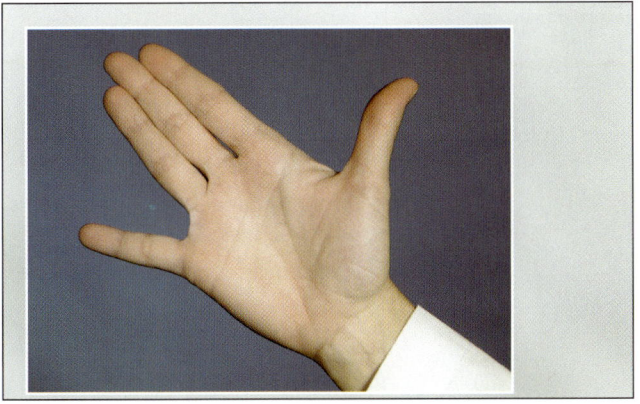

Plusieurs schémas méthodiques existent : l'important est d'examiner le sein en entier, soit de la clavicule au pli sous-mammaire, de la ligne médio-sternale à la ligne axillaire postérieure, sans oublier le prolongement axillaire et l'aréole.

Les quatre méthodes de palpation les plus fréquentes sont :

1. Les zigzags (voir la figure 15.27) : palper selon une série de lignes parallèles.
2. Les cercles concentriques (voir la figure 15.28) : palper du centre vers la périphérie par un mouvement de rotation autour du mamelon.

Figure 15.27 Méthode de palpation en zigzags

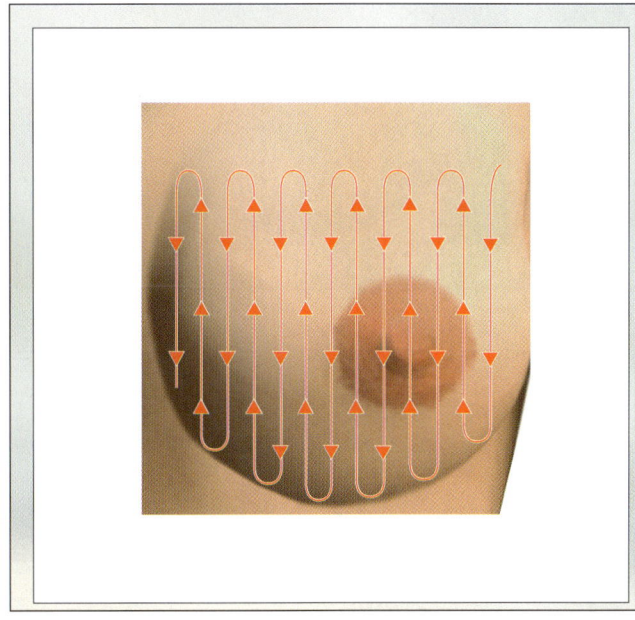

Figure 15.28 Méthode de palpation en cercles concentriques

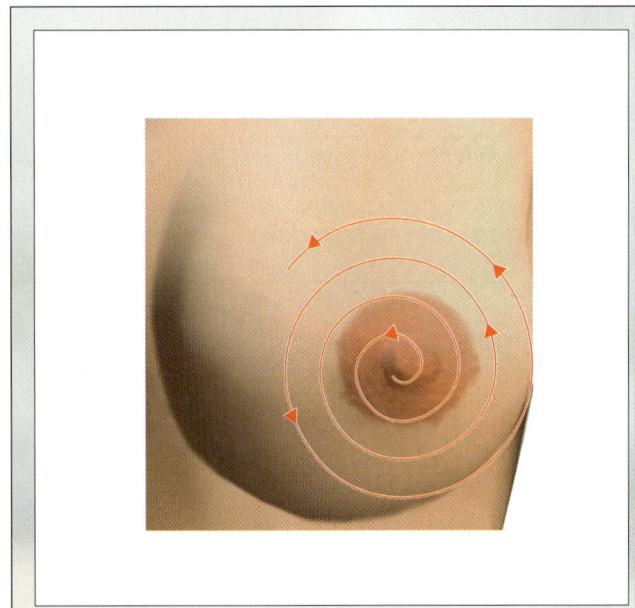

3. Les rayons (voir la figure 15.29) : palper du mamelon vers la périphérie.

4. Les quadrants (voir la figure 15.30) : examiner chacun des quatre quadrants ainsi que le prolongement axillaire.

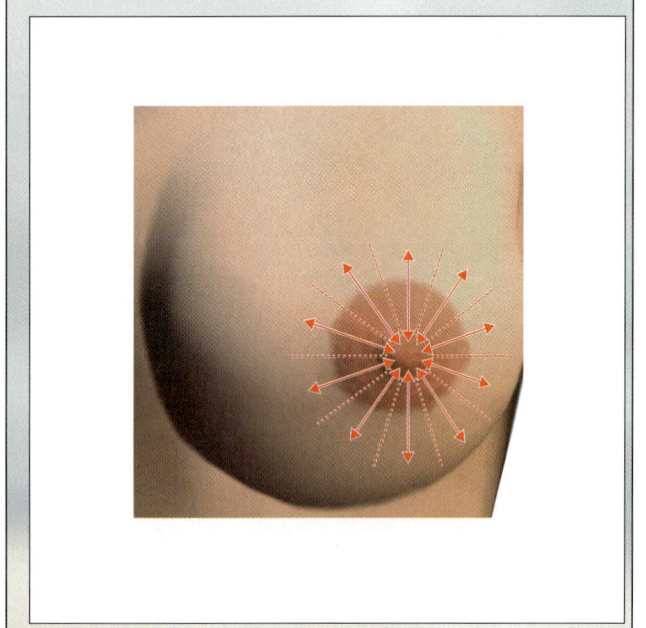

Figure 15.29 Méthode de palpation en rayons

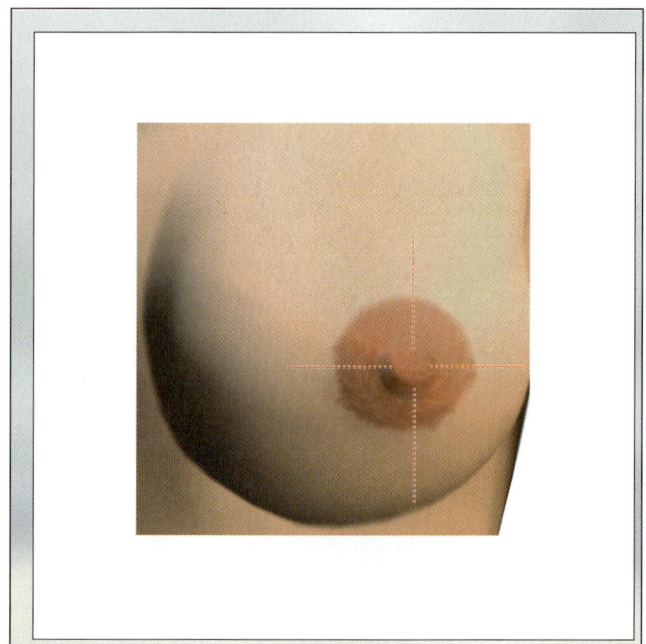

Figure 15.30 Méthode de palpation par quadrants

Présence de masses ou de nodules

Observations courantes

La palpation du tissu mammaire inclut la palpation du mamelon (voir les figures 15.31 et 15.32). Normalement il n'y a pas de masses ni de nodules palpables.

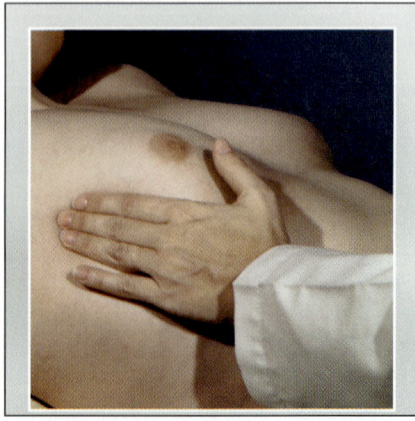

Figure 15.31 Palpation du tissu mammaire

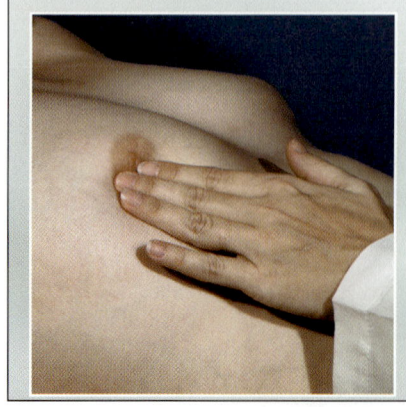

Figure 15.32 Palpation du mamelon

Particularités

Il est possible de palper des masses bien définies et mobiles qui deviennent plus grosses et plus sensibles lors des menstruations.

Par contre, les tumeurs malignes sont généralement dures, irrégulières, fixées, indolores et ne varient pas avec le cycle menstruel. L'infirmière doit signaler toute anomalie en spécifiant les caractéristiques de la masse. Elle note :

– le siège de la masse, par exemple au sein droit, à dix heures, à trois centimètres du mamelon ;

– la taille en centimètres ;

– la forme : ronde, discoïde, avec bords réguliers ou irréguliers ;

– la consistance : molle, ferme ou dure ;

– la mobilité ;

– la sensibilité : douleur avec ou sans palpation.

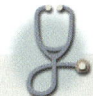

Consistance et sensibilité des seins

Observations courantes

Différents facteurs influent sur la consistance et la sensibilité des seins :
- la quantité de tissu mammaire ou de tissu adipeux ;
- la période du cycle menstruel : les seins sont plus sensibles avant les menstruations ;
- l'âge de la femme : le tissu mammaire est plus mince et plus granuleux chez la femme ménopausée ;
- la grossesse ;
- l'allaitement, les seins étant plus volumineux, les lobules plus distincts.

Ne pas confondre les effets de ces facteurs avec les signes d'une affection.

À la palpation, l'infirmière peut sentir les muscles, les canaux galactophores et les côtes.

Particularités

Une douleur sourde associée à la palpation d'un sein dur ou fibreux chez la femme qui allaite peut faire penser à une inflammation ou à une infection du tissu mammaire (mastite). L'inflammation provoque une obstruction des canaux galactophores. Le lait stagne alors dans un ou plusieurs lobules, d'où le durcissement et la douleur.

Une douleur à la palpation des cordons peut indiquer une dilatation des canaux et une inflammation des tissus voisins (ectasie des canaux galactophores).

La cause de toute sensibilité lors de la palpation des seins doit être recherchée : il peut s'agir d'une simple tension menstruelle, d'un kyste, de zones inflammatoires ou d'un cancer.

Notes au dossier

Aucune masse n'est palpée dans aucun des deux seins.

Une légère sensibilité lors de la palpation des deux seins est notée. La femme doit être menstruée dans deux jours.

On identifie, à la palpation, une masse dure et fixe de deux sur trois centimètres sur le sein droit, à 10 heures, à trois centimètres du mamelon.

Présence de quelques masses rondes, mobiles, de deux à trois centimètres de diamètre, élastiques et quelque peu sensibles lors de la palpation des deux seins, particulièrement du sein droit.

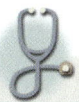

Compression du mamelon

La compression du mamelon s'effectue en pinçant doucement le mamelon et l'aréole entre le pouce et l'index (voir la figure 15.33). Cette manœuvre permet de vérifier la présence d'un écoulement.

Observations courantes

Un sein en santé ne présente pas d'écoulement.

Un écoulement de lait en petite quantité peut persister un an après une lactation. Les mamelons se rétractent lors de la palpation et de la compression.

Les mamelons durcissent et deviennent érectiles lors d'une stimulation tactile comme la palpation et la compression.

Particularités

Un écoulement de lait en l'absence de grossesse ou d'allaitement antérieur peut indiquer un problème hormonal ou médicamenteux.

Tout autre écoulement peut être causé par une affection locale de caractère bénin ou malin. Par exemple, un écoulement sous-aréolaire peut être associé à un papillome intragalactophorique.

Un écoulement bilatéral fait plutôt penser à une affection hormonale ou

Figure 15.33 Compression du mamelon

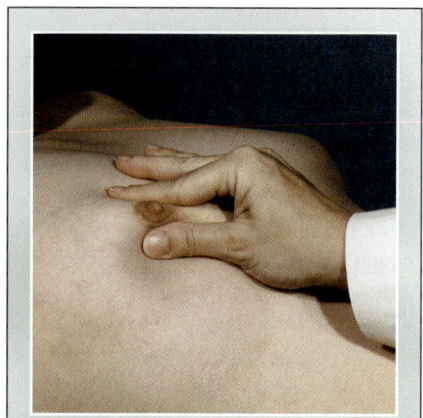

Figure 15.34 Compression d'un canal galactophore

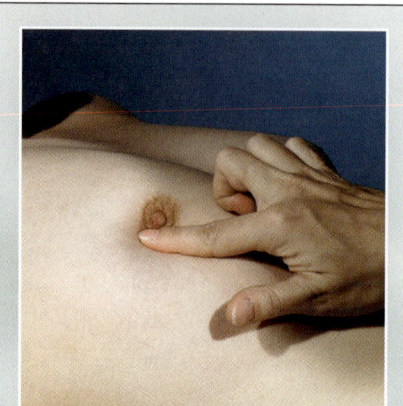

médicamenteuse provoquée, entre autres, par les contraceptifs oraux, la grossesse, l'œstrogénothérapie substitutive ou les médicaments comme la chlorpromazine.

Un écoulement sanguin ou sanguinolent provoqué par une pression sur l'aréole peut être causé par une tumeur épithéliale bénigne, un papillome, une tumeur maligne ou un traumatisme quelconque (voir la figure 15.34).

Les femmes qui pratiquent des sports qui font bouger le tissu mammaire, comme la course ou la danse aérobique, peuvent aussi remarquer la présence d'écoulement. Il s'agit donc de noter le plus exactement possible d'où provient l'écoulement, quel en est l'aspect et s'il est bilatéral ou non.

Notes au dossier

Aucun écoulement n'est observé lors de la compression des deux mamelons.

Apparition d'un écoulement séreux lors de la compression du mamelon gauche.

EXAMEN DU SEIN CHEZ L'HOMME

L'examen du sein se fait aussi chez l'homme et s'effectue de la même façon que chez la femme.

Le cancer du sein est beaucoup moins fréquent chez l'homme, mais d'autres particularités peuvent être découvertes. Une gynécomastie, c'est-à-dire une hypertrophie d'un ou des deux seins chez l'homme, est possible. Elle peut se produire à la puberté, après l'andropause ou après la prise de diéthylstilbœstrol, médicament utilisé dans le traitement du cancer de la prostate.

Une gynécomastie se manifestant à la puberté disparaît en général après un an ou deux.

AFFECTIONS COURANTES

La section des affections courantes porte sur l'identification et la différentiation des trois types de masses les plus courantes :
- la maladie fibrokystique (voir la figure 15.35).
- le fibroadénome (voir la figure 15.36).
- la tumeur maligne ou cancer (voir la figure 15.37).

Les données suivantes ne sont que des indices généraux de classification, mais un diagnostic précis ne peut généralement être établi avec certitude que par une biopsie (voir le tableau 15.1).

Maladie fibrokystique

La maladie fibrokystique est une affection courante. Les multiples kystes sont dus à une prolifération de tissu fibreux dans les canaux et peuvent être associés à un déséquilibre des œstrogènes.

Ces kystes varient souvent de taille, augmentant en période prémenstruelle et diminuant après les menstruations.

Fibroadénomes

Les fibroadénomes sont des tumeurs bénignes, traitées par exérèse chirurgicale.

Tumeur maligne

Le cancer du sein touche une femme sur huit. En de rares cas, il peut survenir dès l'apparition des premières menstruations mais sa fréquence augmente de façon importante après l'âge de 50 ans.

Les facteurs de risque ont été énumérés au début de ce chapitre.

Tableau 15.1 Maladie fibrokystique, fibroadénome et tumeur maligne

	Maladie fibrokystique	Fibroadénome	Tumeur maligne
Âge	De 30 à 50 ans Régression à la ménopause	De 10 à 55 ans	De 30 à 90 ans Augmentation de la fréquence après 50 ans
Inspection : **Signes de rétraction**	Aucun	Aucun	Fréquents
Palpation :			
Nombre de masses	Une ou plusieurs	Une ou plusieurs	Généralement unique
Forme	Ronde	Ronde, discoïde ou lobulaire	Irrégulière, forme d'étoile
Consistance	Molle à ferme, généralement élastique	Parfois molle, mais généralement ferme	Ferme ou dure
Contours	Bien délimités	Bien délimités	Mal délimités
Mobilité	Mobile	Très mobile	Fixe
Sensibilité	Souvent sensible	Habituellement indolore	Habituellement indolore

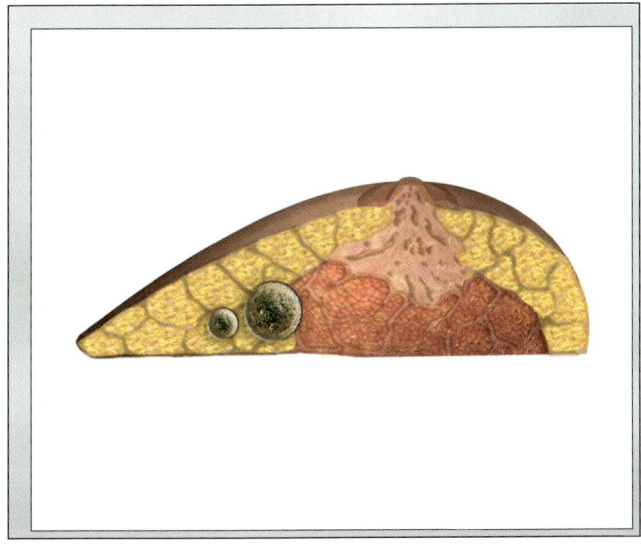

Figure 15.35 Maladie fibrokystique

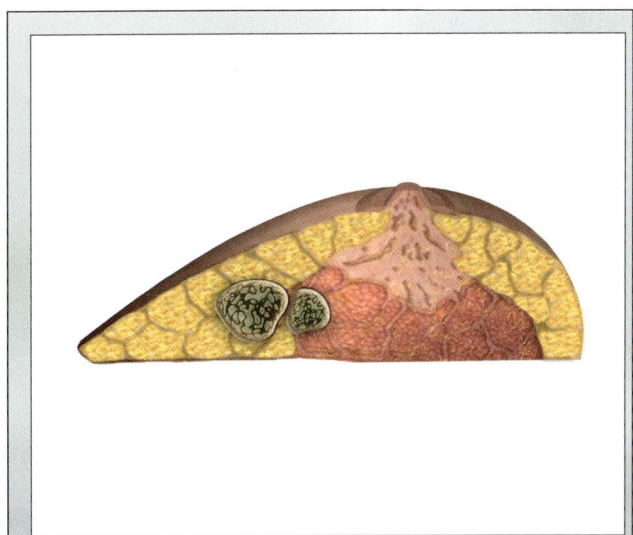

Figure 15.36 Fibroadénome

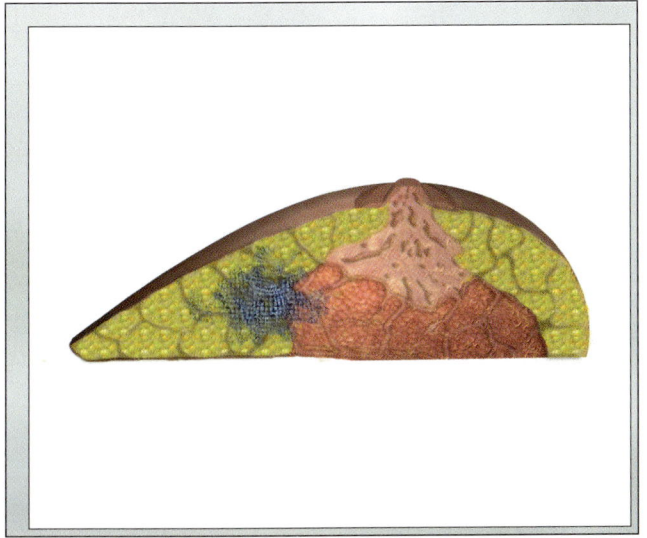

Figure 15.37 Tumeur maligne ou cancer

Appareil génital et rectum chez la femme

par Sophie Longpré

Objectifs du chapitre 16

À la fin de ce chapitre, vous serez en mesure :

De décrire l'anatomie des organes génitaux féminins ;

De distinguer les différents stades de maturation sexuelle chez la fille ;

D'énumérer et d'expliquer les différents déterminants de santé ;

D'énumérer et d'expliquer les motifs les plus courants de consultation (symptômes) ;

De poser les questions pertinentes se rapportant aux motifs courants de consultation ;

D'intégrer le questionnaire spécifique selon la méthode PQRST pour les symptômes les plus importants :
- les écoulements vaginaux (vaginose non spécifique, vaginite à *Trichomonas* ou à *Candida*, gonococcie),
- les lésions génitales (herpès génital, syphilis primaire et condylomes acuminés) ;

De préparer l'environnement et le matériel nécessaires au bon déroulement de l'examen ;

De décrire les méthodes d'évaluation pertinentes à l'examen des organes génitaux chez la femme ;

De décrire les observations courantes ainsi que les particularités pour chacune des méthodes d'examen.

De définir et de distinguer les trois principaux types d'anomalies du col :
- le carcinome,
- le polype,
- la cervicite mucopurulente ;

De rédiger les notes au dossier.

ANATOMIE ET PHYSIOLOGIE

Anatomie de surface

Le terme vulve désigne les organes génitaux externes de la femme (voir la figure 16.1). La vulve est donc constituée de plusieurs structures, lesquelles seront étudiées systématiquement, du mont de Vénus à l'anus.

Le mont de Vénus est un coussinet adipeux recouvrant la symphyse pubienne. Il est pourvu de poils (pilosité pubienne) et de glandes sébacées. Du mont de Vénus, en un point formant la commissure antérieure, partent deux lèvres externes appelées grandes lèvres ; elles sont formées de replis de tissus adipeux et elles tracent les limites extérieures de la vulve. Lorsqu'on écarte les grandes lèvres, apparaissent deux autres replis d'un rouge rosé, plus minces, appelés petites lèvres ou lèvres internes. L'ouverture ovale formée par les petites lèvres se nomme le vestibule. Au sommet du vestibule, les petites lèvres se rejoignent afin de former le capuchon du clitoris. Sous le clitoris, formé de tissu érectile riche en terminaisons nerveuses, débouche le méat urétral. Tout juste sous le méat urétral, de chaque côté, il est parfois possible de distinguer les deux petits orifices des glandes para-urétrales de Skene. Ces glandes produisent une sécrétion qui protège les tissus sensibles de la zone avoisinante contre l'urine. Dans la portion inférieure du vestibule se trouve l'ouverture du vagin, laquelle est parfois voilée par l'hymen chez la femme vierge. De chaque côté de l'ouverture inférieure du vagin se trouve l'orifice des glandes de Bartholin, plus profondes et généralement invisibles. Ces glandes sécrètent un liquide aqueux servant de lubrifiant pendant les rapports sexuels. Finalement, les petites lèvres se réunissent au niveau de la portion inférieure de la vulve, appelée commissure postérieure, formant ainsi la fourchette. Le périnée est l'espace compris entre la fourchette et l'anus. Pour résumer, de l'arrière vers l'avant, sur une ligne droite continue, se situent l'anus, le vagin et l'urètre.

Anatomie interne

L'appareil génital de la femme est constitué du vagin, de l'utérus, des trompes et des ovaires. Ces organes se trouvent entre le rectum en arrière, et la vessie et l'urètre en avant (voir la figure 16.2).

Le vagin, canal creux formé de plis transversaux ou de crêtes, est dirigé postérieurement et vers le haut.

L'utérus forme un angle droit avec le vagin, étant dirigé en antéversion et en antéflexion.

L'utérus, structure fibromusculaire en forme de poire, est formé :
– d'un corps dont la partie convexe du sommet se nomme le fond utérin,
– d'une partie inférieure, le col utérin,
– d'un isthme unissant le corps et le col (voir la figure 16.3).

Le col fait saillie dans le vagin et constitue l'orifice de l'utérus. Cette saillie dans le vagin divise le fornix en culs-de-sac antérieur, postérieur et latéraux. L'exocol ou surface vaginale du col est une structure arrondie recouverte de deux types d'épithélium lui donnant un aspect rosé et brillant en périphérie, rouge foncé au milieu. Il est visible lors de l'examen vaginal avec spéculum. En son centre se trouve l'ouverture du canal endocervical, pouvant avoir un aspect arrondi, ovale ou en forme de fente.

De chaque côté du fond utérin partent les trompes de Fallope, dont chacune des extrémités frangées, en forme d'entonnoir, se recourbe vers un ovaire.

Les ovaires, de dimensions moyennes de 3,5 × 2 × 1,5 cm chez la femme adulte, peuvent être palpés.

Les vaisseaux lymphatiques des organes génitaux internes se drainent dans les ganglions lymphatiques pelviens et abdominaux ; ils sont impalpables à l'examen physique. Par ailleurs, les vaisseaux lymphatiques de la vulve et du tiers inférieur du vagin, qui se drainent dans les ganglions inguinaux, peuvent être palpés.

Physiologie

Les ovaires, en forme d'amandes, produisent les ovules et les hormones, soit les œstrogènes, la progestérone et la testostérone. C'est la production accrue de ces hormones par les ovaires pendant la puberté qui stimule la

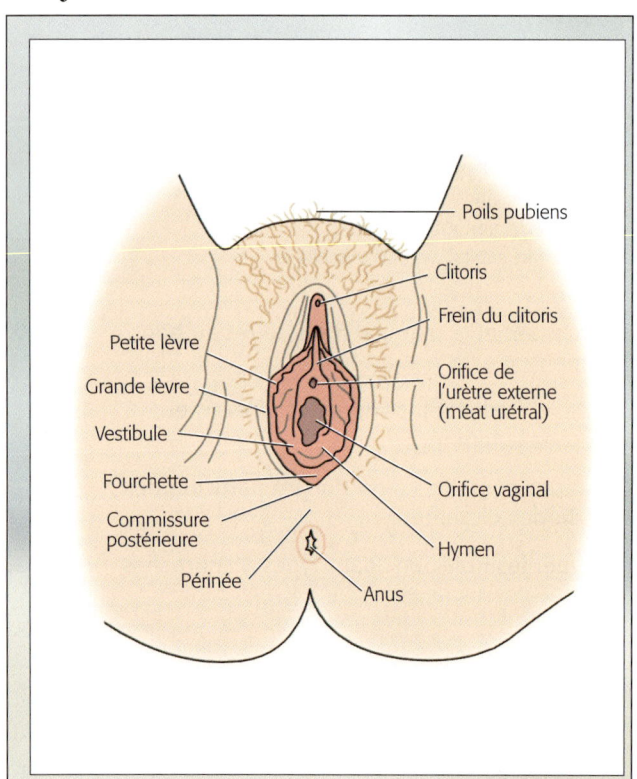

Figure 16.1 Anatomie des organes génitaux externes de la femme

Figure 16.2 Vue latérale de l'appareil génital de la femme

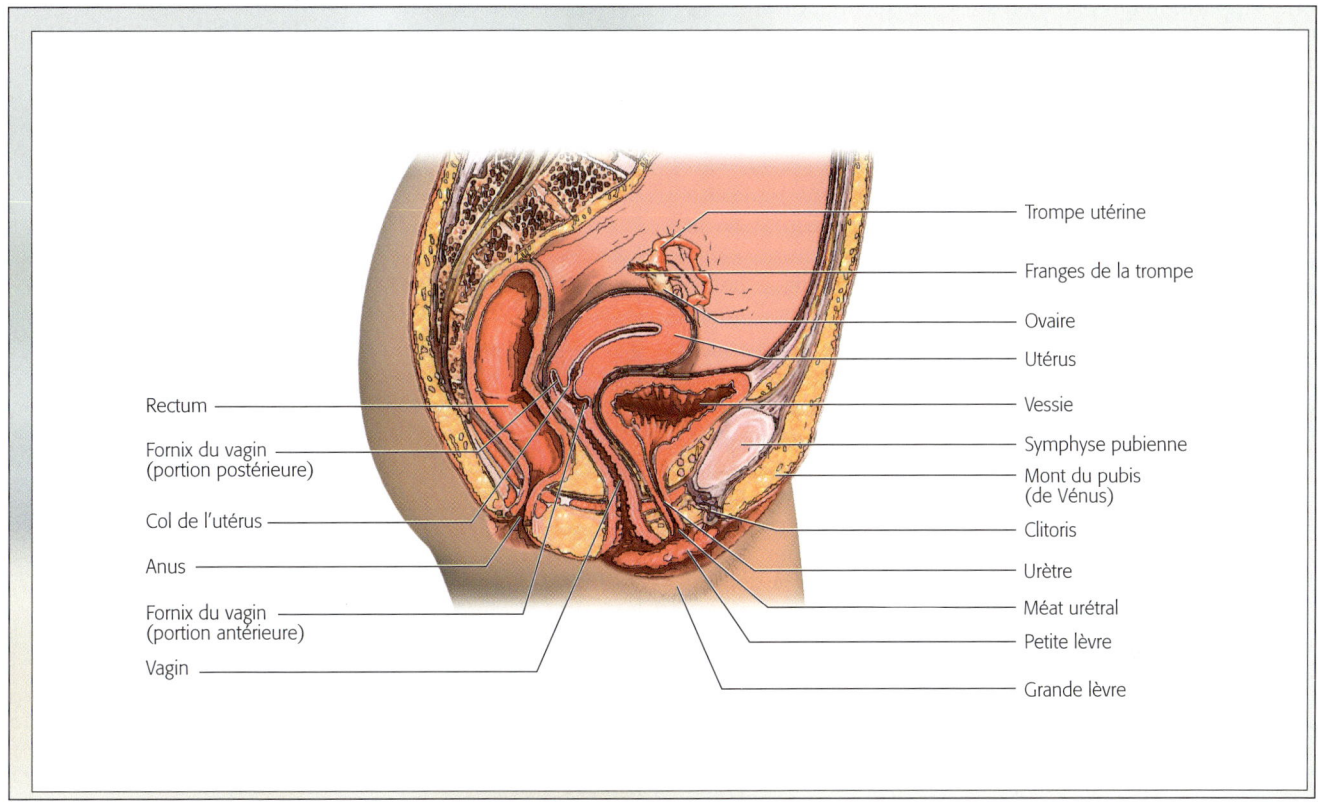

Figure 16.3 Vue postérieure schématisée de l'appareil génital de la femme

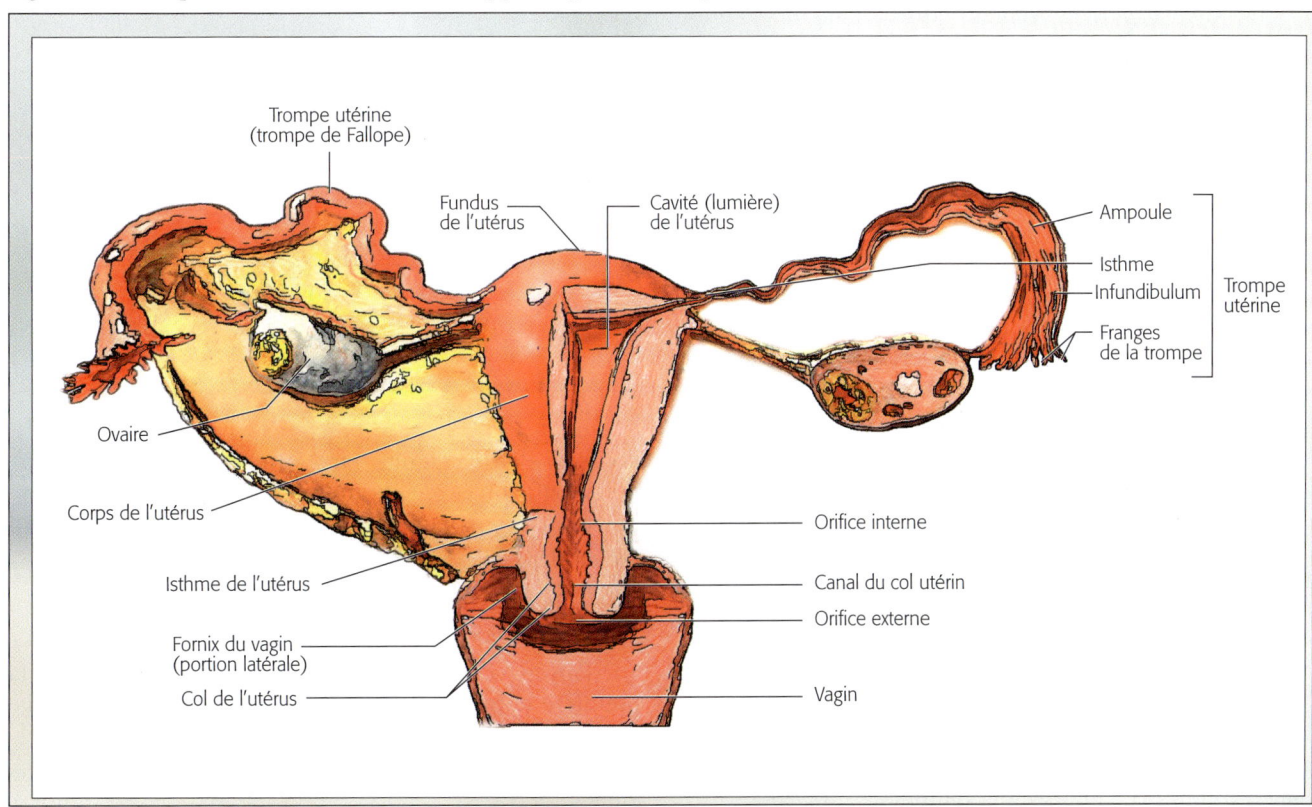

croissance de l'utérus, de l'endomètre et du vagin ainsi que l'apparition des caractères sexuels secondaires tels les seins et la pilosité pubienne.

Généralement, à chaque mois, sous l'influence de l'hypothalamus contrôlant la production de l'hormone folliculo-stimulante (FSH) et de l'hormone lutéinisante (LH), le follicule de De Graaf dans l'ovaire sécrète des œstrogènes et libère un ovocyte (voir la figure 16.4). Le follicule ovarien, devenant le corps jaune, sécrète de la progestérone et des œstrogènes. La progestérone élève la température du corps, ce qui constitue un signe fiable de l'ovulation. Les taux d'œstrogènes augmentant, l'orifice cervical externe commence à se dilater et le mucus cervical, ou glaire cervicale, devient clair et aqueux. L'aspect de filance est la capacité de la glaire à former de minces filaments. Il s'agit de placer du mucus entre deux lames (ou deux doigts) et de les éloigner l'une de l'autre. La filance atteint son maximum au milieu du cycle menstruel (second signe de l'ovulation); elle permet une plus grande mobilité aux spermatozoïdes. Les trompes de Fallope, où se produit habituellement la fécondation, permettent le voyage de l'œuf, de l'ovaire correspondant vers l'utérus, et, en sens inverse, le voyage des spermatozoïdes venant rencontrer l'ovule.

En l'absence de fécondation, les taux d'hormones ovariennes chutent, ce qui permet une nouvelle stimulation de la sécrétion de FSH et le début d'un autre cycle. Ce changement hormonal pourrait être responsable de divers problèmes vécus par bien des femmes, notamment la faiblesse, la dépression, l'irritabilité et une sensibilité des seins en période prémenstruelle. Ces symptômes sont connus sous le nom de syndrome prémenstruel (SPM).

Les menstruations débutent environ cinq jours après la chute des hormones, durent cinq jours et libèrent de 50 à 150 mL de liquide composé de sang et de mucus.

Stades de maturation sexuelle

Tanner (1962) évalue la maturation sexuelle chez les filles d'après la croissance de la pilosité pubienne et le développement des seins. Nous n'aborderons ici que l'aspect de la croissance de la pilosité pubienne (voir la figure 16.5), l'autre aspect étant traité à l'intérieur du chapitre spécifique sur les seins.

STADE 1 Préadolescence : Absence de pilosité pubienne et présence de duvet semblable à celui de la jeune enfant.

STADE 2 Appariton discrète de poils légèrement pigmentés, duveteux, droits ou légèrement frisés apparaissant particulièrement dans la région pelvienne, le long des lèvres.

STADE 3 Pilosité peu abondante mais atteignant la symphyse pubienne.

STADE 4 Pilosité plus abondante, rêche et frisée comme chez l'adulte mais limitée à la symphyse pubienne.

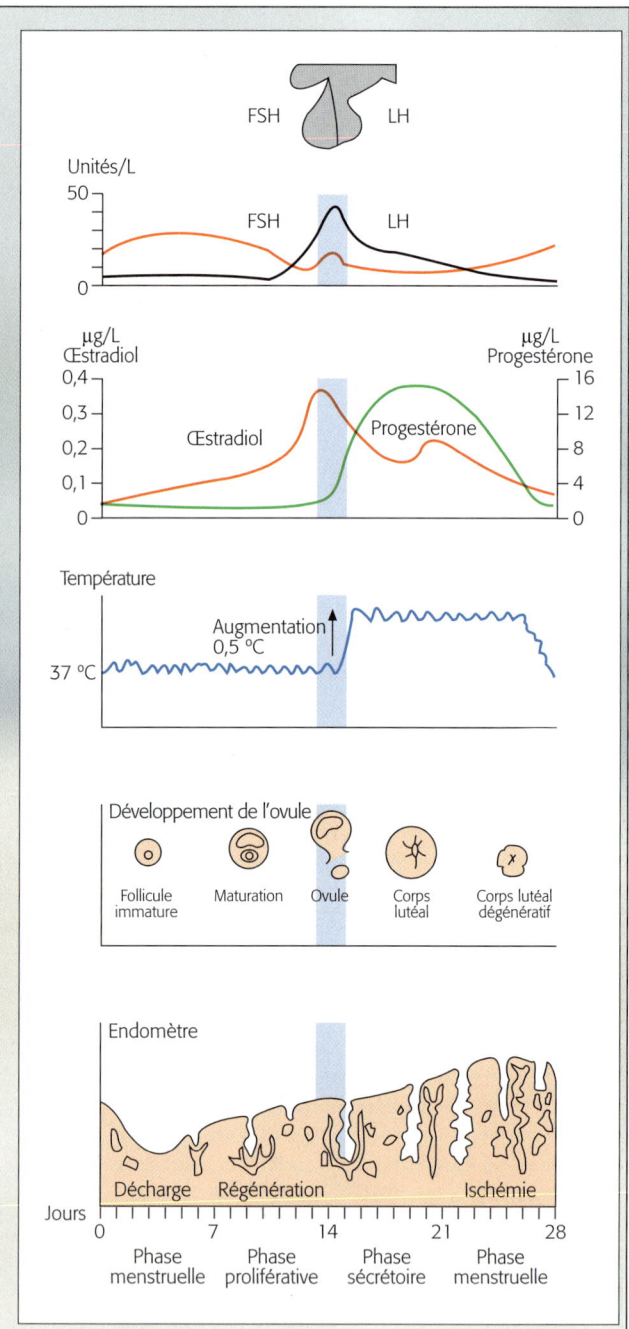

Figure 16.4 Physiologie du cycle menstruel

STADE 5 Pilosité adulte tant en qualité qu'en quantité, s'étendant sur la région interne des cuisses.

Le début de la puberté chez la fille peut se manifester de deux façons :

1. L'apparition des boutons mammaires.
2. L'apparition de la pilosité pubienne.

Parfois, c'est la pilosité pubienne qui apparaît la première entre 8 à 14 ans, mais généralement vers l'âge de 11 ans.

La maturation sexuelle complète dure en moyenne de 1 an à 6 ans.

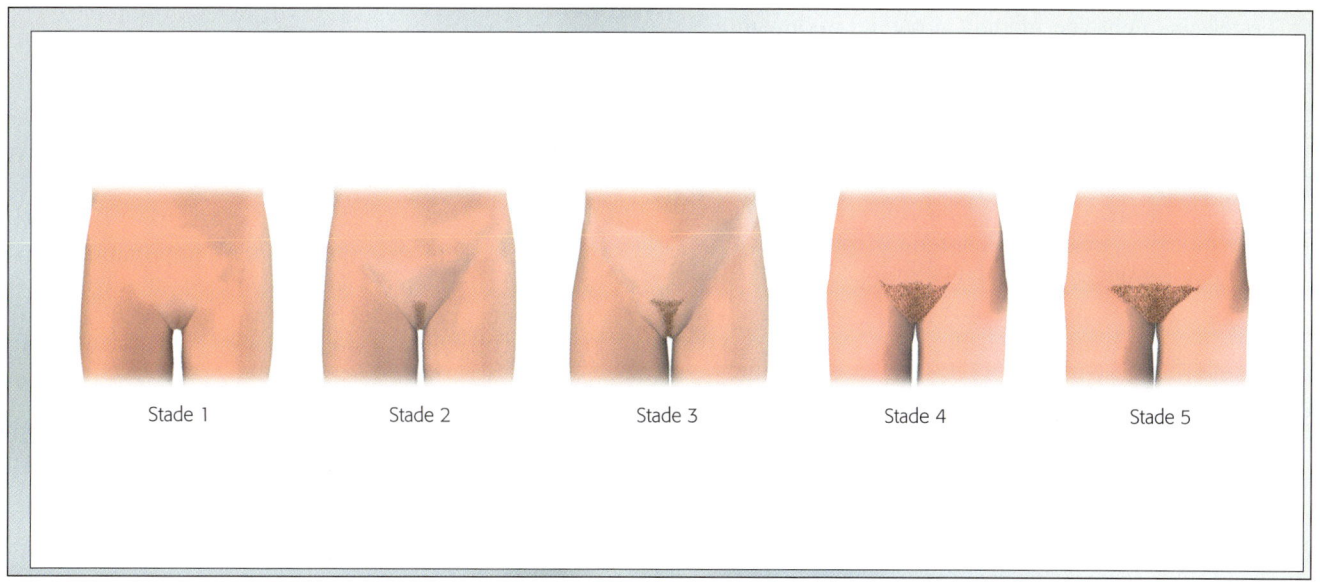

Figure 16.5 *Les cinq stades de maturation sexuelle de la pilosité pubienne chez la femme selon Tanner*

Stade 1   Stade 2   Stade 3   Stade 4   Stade 5

La fonction ovarienne diminue vers l'âge de 40 ans et les menstruations cessent généralement entre 45 et 52 ans, cet âge variant d'une femme à l'autre. La pilosité pubienne s'éclaircit et grisonne; les lèvres, le clitoris, l'utérus et les ovaires diminuent de volume; le vagin se rétrécit et sa muqueuse s'amincit, pâlit et s'assèche.

EXAMEN CLINIQUE

DÉTERMINANTS DE SANTÉ

Cycle menstruel

QUESTIONS

- À quel âge avez-vous eu vos premières menstruations?
- Quelle est la date de vos dernières menstruations?
- Vos cycles durent combien de jours, en moyenne?
- Vos menstruations durent combien de jours?
- Combien de tampons ou de serviettes utilisez-vous par jour?
- Y a-t-il des caillots dans vos pertes sanguines?
- Votre rythme menstruel s'est-il modifié dernièrement?
- Avez-vous des douleurs ou des crampes pendant vos menstruations?
- Vos menstruations sont-elles précédées de certaines sensations telles une faiblesse, une sensation de dépression, une irritabilité ou une sensibilité des seins?
- Avez-vous des pertes sanguines entre vos menstruations?

JUSTIFICATIONS

L'infirmière évalue une partie des connaissances de la femme en ce qui concerne son corps et les changements cycliques hormonaux. Des menstruations trop abondantes ou trop fréquentes ou, encore, des écoulements entre les cycles peuvent révéler certains problèmes tels des fibromes ainsi que des tumeurs de l'utérus, du col utérin ou des ovaires. Il est de première importance de bien informer la jeune fille au sujet du syndrome prémenstruel (SPM), pour qu'elle ne s'inquiète pas inutilement.

Histoire obstétricale

QUESTIONS

- Avez-vous déjà été enceinte?
- Si oui, combien de fois?
- A-t-il été difficile pour vous de devenir enceinte?
- Qu'avez-vous fait alors?
- Combien d'enfants avez-vous eus?
- Avez-vous eu des avortements spontanés ou provoqués?
- Combien?
- Que s'est-il passé?
- Avez-vous eu des complications pendant votre ou vos grossesses?
- Diabète? Hypertension?
- Comment s'est déroulé le travail?
- Y a-t-il eu des complications?
- Avez-vous accouché par voies naturelles ou par césarienne?
- Comment étaient vos bébés?
- Vous souvenez-vous de l'APGAR, du poids de vos bébés?
- Vous croyez-vous enceinte présentement?

JUSTIFICATION

Ces renseignements permettent notamment de compléter l'histoire obstétricale de la personne, particulièrement utile lors d'un suivi de grossesse.

Exemple : G (gravida) : 3 ; 3 grossesses
T (à terme) : 2 ; 2 enfants nés à terme
P (prématuré) : 0 ; 0 enfant né prématurément
A (avortement) : 1 ; 1 avortement
(spontané ou provoqué)
V (vivant) : 2 ; 2 enfants vivants

Antécédents personnels

QUESTIONS

– Avez-vous déjà été suivie pour des problèmes de santé concernant vos organes génitaux ?
– Avez-vous déjà subi des interventions chirurgicales aux ovaires, à l'utérus, au vagin ?
– Avez-vous des problèmes de diabète, d'hyperthyroïdie ou d'hypothyroïdie ?

JUSTIFICATION

Certaines MTS ont un caractère récidivant.

Il est important de connaître les antécédents autant médicaux que chirurgicaux : présence de kystes, de fibromes, de tumeurs, d'endométriose, etc. Un problème thyroïdien peut causer une dysfonction du cycle menstruel.

Antécédents familiaux

QUESTIONS

– Savez-vous si votre mère a pris des hormones pendant qu'elle était enceinte de vous ?
– Dans votre famille, y a-t-il des antécédents de diabète ?
– De problèmes cardiaques ?
– D'hypertension ?
– Y a-t-il eu des jumeaux dans votre parenté ?
– Y a-t-il des enfants nés avec une déficience génétique ?
– Si oui, laquelle ?

JUSTIFICATIONS

L'absorption de diéthylstilbestrol (DES) pendant la grossesse peut occasionner chez les nouveau-nés de sexe féminin des anomalies au niveau cervical et vaginal qui nécessitent un suivi médical.

La connaissance des antécédents médicaux de la famille est essentielle à un bon suivi de grossesse. Des antécédents familiaux de diabète, de problèmes cardiaques ou d'hypertension artérielle sont des facteurs de risque en général, mais ils sont particulièrement graves au cours d'une grossesse. Ces antécédents peuvent favoriser l'apparition d'une prééclampsie ou d'une éclampsie ou favoriser le développement d'un diabète de grossesse.

Une grossesse multiple est considérée comme une grossesse à risque. Dans ce cas, la connaissance des antécédents familiaux d'ordre génétique oriente les interventions vers un dépistage précoce de divers troubles.

Environnement

QUESTION

– Avez-vous subi des modifications importantes dans votre environnement dernièrement : un déménagement, un changement de travail, la venue permanente d'un enfant ou d'un parent âgé à la maison ?

JUSTIFICATION

Des modifications importantes de l'environnement créent un certain stress qui peut modifier la régulation hormonale et, par conséquent, le cycle menstruel de la femme.

Habitudes de vie

QUESTIONS

– Avez-vous des relations affectives satisfaisantes ?
– Êtes-vous satisfaite de vos relations sexuelles présentement ?
– Êtes-vous hétérosexuelle, homosexuelle ou bisexuelle ?
– Avez-vous un ou plusieurs partenaires ?
– Utilisez-vous un moyen contraceptif ?
– Si oui, lequel ?
– Est-vous satisfaite de cette méthode contraceptive ?
– Avez-vous un ou des partenaires se sachant atteints d'une MTS ou du sida ?

JUSTIFICATIONS

La qualité des relations émotives, affectives et sexuelles influence beaucoup la femme lors de ses relations sexuelles et peut occasionner divers problèmes tels que des douleurs lors de la pénétration.

Ces questions servent à évaluer le risque que la femme contracte une MTS.

Soins

QUESTIONS

– Que connaissez-vous au sujet des risques de contracter une maladie transmissible sexuellement ?
– Prenez-vous des moyens pour diminuer les risques de contagion ?
– Utilisez-vous le condom ?
– Prenez-vous des contraceptifs oraux ?
– Que connaissez-vous au sujet du risque de devenir enceinte ?
– À quand remonte votre dernier examen gynécologique ?
– À quelle fréquence passez-vous un examen gynécologique ?

- À quand remonte votre dernier test de dépistage du cancer du col utérin (test de Papanicolaou, ou test Pap) ?
- Vous donnez-vous des douches vaginales ?

JUSTIFICATIONS

L'évaluation des connaissances de la femme peut être, pour l'infirmière, une occasion privilégiée :
- de l'informer sur les risques d'une MTS, d'une grossesse ;
- de souligner l'importance du test de dépistage du cancer du col utérin (Pap) ;
- d'expliquer que les douches vaginales fréquentes peuvent modifier le pH ainsi que la flore vaginale et causer la prolifération de microorganismes pathogènes.

MOTIFS COURANTS DE CONSULTATION (SYMPTÔMES)

Saignement vaginal anormal

DÉFINITION

Un saignement vaginal anormal peut se traduire par :
- une aménorrhée (absence ou cessation des menstruations) ;
- une ménorragie (saignement excessif pendant les menstruations) ;
- une métrorragie (saignement normal mais survenant à des intervalles irréguliers) ;
- une ménométrorragie (saignement accru entre les menstruations et au cours des menstruations) ;
- un saignement postménopausique (survenant à la ménopause, après 6 à 8 mois d'aménorrhée).

QUESTIONS

P Quel genre de contraceptif utilisez-vous ?
- Avez-vous subi un stress émotif inhabituel ?
- Faites-vous une activité intense inhabituelle comme un entraînement pour la course à pied ?
- Avez-vous des enfants ?
- Si oui, quand le dernier est-il né ?
- Croyez-vous être enceinte ?

Q Décrivez-moi l'aspect de vos menstruations.
- Avez-vous remarqué des caillots dans vos pertes sanguines ?
- Avez-vous remarqué un saignement entre vos menstruations ?
- Combien de serviettes ou de tampons utilisez-vous chaque jour pendant vos menstruations ?

S Avez-vous noté une intolérance au froid, au chaud ?
- Avez-vous des bouffées de chaleur ou des sueurs froides ?
- Votre vue s'est-elle modifiée récemment ?
- Y a-t-il des changements dans la distribution de vos poils pubiens ?
- Souffrez-vous de maux de tête, de nausées ?
- Avez-vous noté un écoulement de lait de vos mamelons ?
- Ressentez-vous des douleurs abdominales ?

T Depuis quand avez-vous remarqué ce saignement vaginal anormal ?
- Combien de temps durent vos menstruations ?
- Quand ont eu lieu vos dernières menstruations ?
- De combien de temps sont espacées vos menstruations ?

JUSTIFICATIONS

Une aménorrhée physiologique est normale avant la puberté, pendant la grossesse et après la ménopause.

L'absence de menstruations se nomme aménorrhée primitive, tandis qu'un arrêt des menstruations est une aménorrhée secondaire ; elle se rencontre surtout chez les femmes qui font beaucoup de course à pied, chez celles qui ont très peu de tissus adipeux et chez les anorexiques.

Des atteintes de l'hypothalamus, de l'hypophyse, de l'ovaire, de l'utérus ou de la thyroïde peuvent également causer une aménorrhée secondaire.

La ménorragie, saignement excessif pendant les menstruations, peut concerner la durée excessive de l'écoulement, la quantité de l'écoulement ou les deux. La ménorragie peut accompagner une leucémie, des anomalies héréditaires de la coagulation, une diminution des plaquettes ou un fibrome utérin, cause majeure de ménorragie.

Une métrorragie peut être causée par des tumeurs ovariennes, des tumeurs utérines ou des corps étrangers tels les stérilets.

Le saignement postménopausique peut être causé par des fibromes utérins ou des tumeurs de l'utérus, du col utérin ou des ovaires.

Dysménorrhée

DÉFINITION

La dysménorrhée est une douleur intermittente comparable à une crampe, accompagnant les menstruations.

QUESTIONS

P Ressentez-vous cette douleur à chaque cycle menstruel ?
- Qu'est-ce qui semble diminuer la douleur ?

Q Décrivez-moi le genre de malaise que vous ressentez.
- Comment est la douleur ?
- Se présente-t-elle sous forme de crampes ?

R Où se fait sentir votre douleur ?
- Ressentez-vous de la douleur dans la partie inférieure de l'abdomen ou dans le dos ?
- Cette douleur irradie-t-elle parfois dans le bas des jambes ?

S Avez-vous déjà perdu connaissance à cause de cette douleur intense ?
- Cette douleur s'accompagne-t-elle de nausées ?
- De vomissements ?

T À quel moment apparaît la douleur ? Avant, pendant ou après le cycle menstruel ?
– Combien de temps dure-t-elle ?

JUSTIFICATIONS

De nombreuses femmes en bonne santé éprouvent un certain malaise au moment de leurs menstruations. Ces crampes modérées disparaissent dès le début de l'écoulement menstruel. Il n'est donc pas simple de déterminer à partir de quel degré de malaise on peut parler de dysménorrhée. Les signes et symptômes associés sont par ailleurs de bons indicateurs de la gravité des malaises.

La dysménorrhée primitive commence peu après l'apparition des menstruations et s'accompagne de contractions utérines comparables à des coliques. Souvent ce type de dysménorrhée, le plus fréquent, disparaît après un premier accouchement.

La dysménorrhée secondaire est souvent causée par des atteintes de la cavité utérine, tels que polypes ou fibromes, par un stérilet ou lors d'une sténose du col par exemple, faisant obstruction à l'écoulement du flux menstruel.

Masse ou lésion

DÉFINITION

Les masses et les lésions peuvent être associées à des maladies transmissibles sexuellement. Il importe de questionner la personne sur le type d'activités sexuelles auxquelles elle se livre (orale, vaginale ou anale) et sur le nombre de partenaires. Il faut également demander à la personne si son ou ses partenaires se savent atteints d'une MTS.

QUESTIONS

P Avez-vous eu des rapports sexuels avec une personne atteinte d'une MTS dernièrement ?

Q Décrivez-moi cette masse.
– N'en n'avez-vous qu'une ou plusieurs ?
– Cette masse a-t-elle changé d'apparence depuis la première fois que vous l'avez remarquée ?

R Où se situe cette masse exactement ?

S Ressentez-vous des douleurs ?
– Avez-vous noté la présence de prurit ou d'écoulements en association avec cette masse ?
– Est-ce que la douleur augmente lors de la palpation ?

T Quand avez-vous remarqué cette masse, la première fois ?

JUSTIFICATION

Des lésions spécifiques sont associées à l'herpès, à la syphilis, au condylome acuminé, au chancre mou et à la tumeur bénigne. Ces lésions seront décrites à la section « Symptômes les plus importants ».

Écoulement vaginal

DÉFINITION

L'écoulement physiologique est mucoïde, peu abondant et non nauséabond.

QUESTIONS

P Avez-vous pris des antibiotiques dernièrement ?

Q Décrivez-moi ces écoulements.
– Sont-ils blanchâtres, jaunâtres ou verdâtres ?
– Présentent-ils des grumeaux ? De la purulence ? Des bulles ?
– Dégagent-ils une odeur fétide comme celle du poisson ?

S Est-ce que vos écoulements s'accompagnent d'un prurit intense ?

T Depuis quand cet écoulement dure-t-il ?

JUSTIFICATIONS

L'écoulement vaginal physiologique augmente légèrement juste avant la période menstruelle. De plus, plusieurs femmes notent une légère souillure des sous-vêtements en fin de journée, réponse physiologique normale au changement cyclique de l'épithélium glandulaire de l'appareil génital. Ce phénomène est accentué pendant la grossesse.

La consommation d'antibiotiques modifie la flore vaginale normale et peut même provoquer une prolifération bactérienne.

Le prurit accompagnant un écoulement blanc et sec ressemblant à du fromage blanc peut révéler une atteinte de candidose.

Les détails concernant certaines affections à écoulements vaginaux, telles les vaginites, seront décrits dans la section « Symptômes les plus importants ».

Un écoulement abondant et malodorant pourrait être causé par la présence d'un corps étranger oublié, tel un tampon hygiénique.

Prurit vaginal

DÉFINITION

Le prurit est une sensation désagréable de démangeaison de la peau associée à une affection cutanée (lésion ou urticaire) ou à une affection générale telle l'urémie.

QUESTIONS

P Ce prurit survient-il lors de vos menstruations ou entre vos menstruations ?
– Avez-vous apporté des changements à vos contacts sexuels, récemment ?

Q Décrivez-moi ce prurit.
– Décrivez-moi l'intensité de ce prurit.

R Où exactement se loge ce prurit ?

S Ce prurit est-il accompagné d'écoulements ?
T Depuis quand souffrez-vous de prurit ?
– Est-ce continuel ou cyclique ?

> **JUSTIFICATION**

Le prurit vaginal accompagne les infections à *Candida*, la glycosurie ou la leucoplasie vulvaire.

Douleur abdominale

> **DÉFINITION**

La douleur est un symptôme subjectif faisant état d'un malaise plus ou moins intense. L'accent est mis sur la douleur abdominale en lien avec l'appareil génital de la femme.

Les autres aspects de la douleur abdominale sont étudiés au chapitre traitant de l'abdomen.

> **QUESTIONS**

P Quelle est la date de vos dernières menstruations ?
– Êtes-vous enceinte ?
– Avez-vous été en contact avec une personne qui se savait atteinte d'une MTS ?
– Avez-vous contracté une MTS ?
Q Décrivez-moi cette douleur.
R Où se situe cette douleur précisément ?
– Est-ce que la douleur s'étend à d'autres régions ?
S Ressentez-vous des brûlures lorsque vous urinez ?
– Avez-vous des mictions plus fréquentes que d'habitude ?
– Faites-vous de la fièvre ?
– Avez-vous des nausées ? Une baisse d'appétit ? Des écoulements vaginaux ?
T Depuis quand éprouvez-vous cette douleur ?
– Est-elle constante ou varie-t-elle au cours du cycle menstruel, par exemple ?
– La douleur est-elle reliée à votre cycle menstruel ?
– Si oui, à quel moment de votre cycle survient-elle ?

> **JUSTIFICATIONS**

Pour une gestante, une douleur abdominale peut signifier une complication de la grossesse telle qu'un avortement spontané imminent, une perforation utérine ou une grossesse extra-utérine.

Certaines inflammations gonococciques aux trompes de Fallope ou aux ovaires, par exemple, peuvent entraîner une douleur intense dans le bas-ventre.

Une douleur intermenstruelle au bas-ventre pourrait être causée par l'ovulation, particulièrement si elle apparaît d'un seul côté.

Des brûlures mictionnelles ou la pollakiurie peuvent être causées par une infection de l'appareil urinaire.

Une douleur plutôt chronique peut révéler un problème d'endométriose, une inflammation chronique des trompes ou des ovaires ou un relâchement pelvien avec protrusion de la vessie, du rectum ou de l'utérus.

Une douleur au bas-ventre, accompagnée de fièvre, de nausées et d'anorexie, peut être causée par une salpingite aiguë.

Dyspareunie

> **DÉFINITION**

La dyspareunie est une douleur qui se produit pendant ou après les relations sexuelles.

> **QUESTIONS**

P Avez-vous une idée de la cause de cette douleur ?
– Que faites-vous pour soulager votre douleur ?
– Avez-vous déjà été traitée pour une infection ou une tumeur de la vulve, de l'entrée du vagin, du vagin, du col utérin, de l'utérus, des trompes utérines ou des ovaires ?
Q Décrivez-moi la douleur que vous ressentez ?
– Sur une échelle de 1 à 10, 10 étant la douleur la plus forte, où situez-vous l'intensité de votre douleur ?
– Cette douleur vous force-t-elle à cesser ou à modifier vos relations sexuelles ?
R Où éprouvez-vous de la douleur exactement ?
– Éprouvez-vous de la douleur ailleurs, au niveau abdominal ou dorsal, par exemple ?
S Avez-vous des écoulements vaginaux ?
– Avez-vous constaté l'apparition de masses ou de nodules dans la région de la vulve ?
T Depuis quand ressentez-vous ces douleurs lors de rapports sexuels ?
– Ces douleurs sont-elles toujours présentes ?
– Surviennent-elles plutôt pendant ou après les relations ?

> **JUSTIFICATIONS**

La dyspareunie peut accompagner une infection ou une tumeur de la vulve, de l'entrée du vagin, du vagin, du col utérin, de l'utérus, des trompes utérines ou des ovaires. Elle peut également provenir d'une sécheresse de la muqueuse entraînant une irritation du vagin. Par ailleurs, une dyspareunie peut être présente sans causes physiques. Ainsi en est-il parfois chez une femme ayant vécu une expérience traumatisante, qui inspire une anxiété lors de la pénétration, ou chez une femme qui craint une grossesse.

Modification de la fonction urinaire

> **DÉFINITION**

Une modification de la fonction urinaire se traduit par une incontinence ou par un changement dans la quantité ou la fréquence des mictions.

QUESTIONS

P Vous arrive-t-il de perdre un peu d'urine lorsque vous toussez, riez, ou que vous faites un effort, pour soulever un poids, par exemple ?
– Combien de grossesses et d'accouchements par voie vaginale avez-vous eus ?

Q Le sentez-vous lorsque que votre vessie est pleine ?
– Quelle quantité d'urine perdez-vous, à peu près ?
– Perdez-vous souvent de petites quantités d'urines ?
– Vous arrive-t-il de perdre de grosses quantités d'urines ? Quand ?

S Ressentez-vous une faiblesse des jambes ?
– Une diminution de la vision ?
– Devez-vous appuyer sur votre ventre pour uriner ?

T Depuis quand avez-vous remarqué une modification de vos urines ?

JUSTIFICATION

Avec l'âge, le soutien du col vésical et la résistance du plancher pelvien s'affaiblissent, particulièrement si la femme a eu plusieurs grossesses ou des accouchements par les voies naturelles. Les exercices, l'effort physique, les rires et la toux peuvent provoquer des incontinences d'effort à cause de l'augmentation de la pression intra-abdominale.

D'autres formes d'incontinence peuvent résulter de troubles cérébraux, d'une maladie de la moelle épinière ou de lésions des nerfs périphériques. La sclérose en plaques, débutant souvent par une diminution de la vision, est un exemple de trouble neurologique entraînant une incontinence urinaire.

Stérilité

DÉFINITION

La stérilité est l'incapacité de concevoir un enfant.

QUESTIONS

P Avez-vous déjà souffert d'une maladie transmissible sexuellement, comme la gonorrhée ?
– Avez-vous des problèmes d'hypothyroïdie ?
– Connaissez-vous bien votre cycle menstruel et la période favorable à la conception ?
– Est-ce que vous ou votre conjoint avez déjà eu un enfant ?

Q Comment qualifiez-vous vos relations sexuelles ?
– Quelle est la fréquence de vos relations sexuelles ?

S Vos menstruations sont-elles régulières ?

T Depuis quand essayez-vous de devenir enceinte ?

JUSTIFICATIONS

La stérilité peut provenir d'une anovulation ou d'une anomalie associée au corps jaune.

Certaines affections gonococciques peuvent conduire à une stérilité à cause de cicatrices laissées sur les trompes utérines, par exemple.

L'infirmière s'assurera que la personne connaît bien son cycle menstruel, la courbe de température et le moment de l'ovulation avant de soupçonner une affection et d'en entreprendre l'exploration.

Symptômes les plus importants

Deux thématiques seront ici abordées :
– les quatre causes les plus courantes d'écoulement vaginal : la vaginose non spécifique, les vaginites à *Trichomonas* et à *Candida* et la gonococcie ;
– les caractéristiques cliniques de trois lésions génitales : l'herpès génital, la syphilis primaire et le condylome acuminé.

Tableau 16.1 Quatre causes d'écoulement vaginal

	Vaginose non spécifique	Vaginite à *Trichomonas*	Vaginite à *Candida*	Gonococcie
Provoque	*Gardnerella vaginalis* et anaérobies vaginales	*Trichomonas vaginalis*	Infection fongique causée par : *Candida albicans, glabrata* ou *tropicalis*	Gonocoque
Pallie	Antibiothérapie au métronidazole	Antibiothérapie au métronidazole, chez la femme ou son partenaire	Antifongique : crèmes ou suppositoires vaginaux comme le Monistat, le Micatin, le Nilsat, Terazol ou le Gyno-Trosyd	Antibiothérapie à la pénicilline
Qualité / quantité	Couleur grise	Couleur gris-jaune	Couleur blanche	Couleur jaune-verdâtre
	Odeur de poisson	Odeur de poisson	Sans odeur de poisson	Sans odeur de poisson
	Consistance homogène	Consistance purulente avec présence intermittente de bulles, mousseuse	Consistance de fromage blanc	Consistance mucopurulente
				Écoulement vaginal abondant et purulent
	(voir la figure 16.6)	(voir la figure 16.7)	(voir la figure 16.8)	

Tableau 16.1 *Quatre causes d'écoulement vaginal (suite)*

	Vaginose non spécifique	**Vaginite à *Trichomonas***	**Vaginite à *Candida***	**Gonococcie**
Région / irradiation	Écoulement adhérent aux parois	Écoulement souvent accumulé dans les culs-de-sac, c'est-à-dire au pourtour du col utérin	Écoulement adhérent aux parois	Écoulement adhérent aux parois
Signes / symptômes	Écoulement au niveau de l'orifice Vulve normale Muqueuse vaginale normale Aucun œdème ou irritation Pertes plus abondantes surtout après les rapports sexuels	Écoulement au niveau de l'orifice Vulve œdémateuse Possibilité de zones rouges à la muqueuse vaginale Prurit Sensation de brûlure Dyspareunie Dyspurie	Écoulement au niveau de l'orifice Vulve érythémateuse Plaques d'écoulement sur la muqueuse vaginale Prurit intense, irritant, aqueux et tenace Irritation rougeâtre Brûlures mictionnelles	Écoulement au niveau de l'orifice Vulve érythémateuse Présence de pus dans l'orifice externe de la muqueuse vaginale Lombalgies Mictions fréquentes et impérieuses
Divers	Si l'infection est récidivante, il faut traiter le partenaire	L'homme est porteur asymptomatique	Causes de l'infection fongique : antibiothérapie, diabète, grossesse, stéroïdes, contraceptifs oraux Traiter les causes possibles : sous-vêtements de nylon, vêtements serrés	

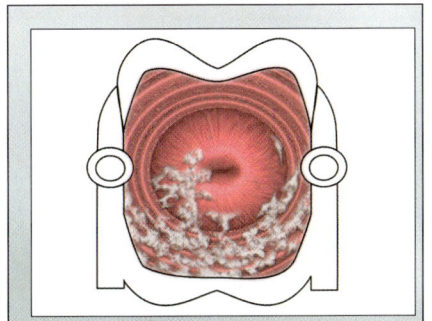

Figure 16.6 Vaginose à Gardnerella

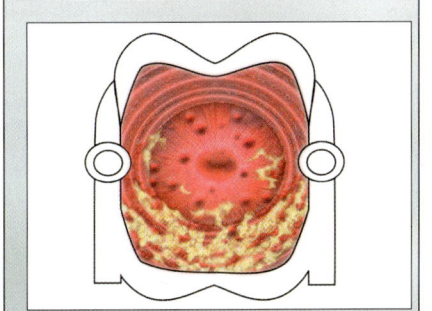

Figure 16.7 Vaginite à Trichomonas

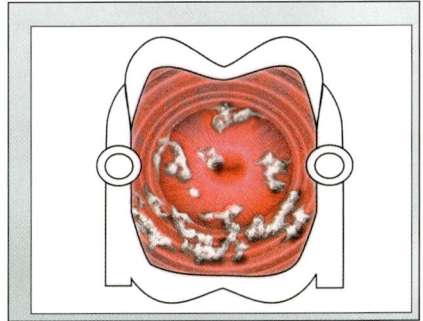

Figure 16.8 Vaginite à Candida

Tableau 16.2 *Les trois lésions génitales les plus courantes*

	Herpès génital	**Syphilis primaire**	**Condylomes acuminés**
Provoque	Infection virale transmise par voie sexuelle	Maladie infectieuse systémique causée par le tréponème pâle Transmise par contact sexuel ou congénitale	Infection à *Papillomavirus* humain Transmis en général par contact sexuel Incidence élevée chez les 12 à 16 ans
Pallie	Antiviraux : aciclovir (Zovirax)	Antibiothérapie à la pénicilline G	Traitement : acide trichloracétique, cautérisation ou laser
Qualité / quantité	Lésions multiples Petites vésicules regroupées (voir la figure 16.9)	Lésion unique Papule Ronde et indurée (voir la figure 16.10)	Lésions multiples verruqueuses (voir la figure 16.11)
Région / irradiation	Adénopathie inguinale présente et douloureuse Peut se propager par auto-inoculation	Adénopathie inguinale présente et indolore Peut se propager par auto-inoculation	Contagieux Peut se propager par auto-inoculation
Signes / symptômes	Lésions douloureuses	Lésion non douloureuse	Lésions non douloureuses
Temps / durée **Période d'incubation :** **Récidive :** **Guérison :**	 3 à 5 jours Fréquente Deux semaines	 9 à 90 jours Rare Plusieurs semaines	 Peut se résorber spontanément

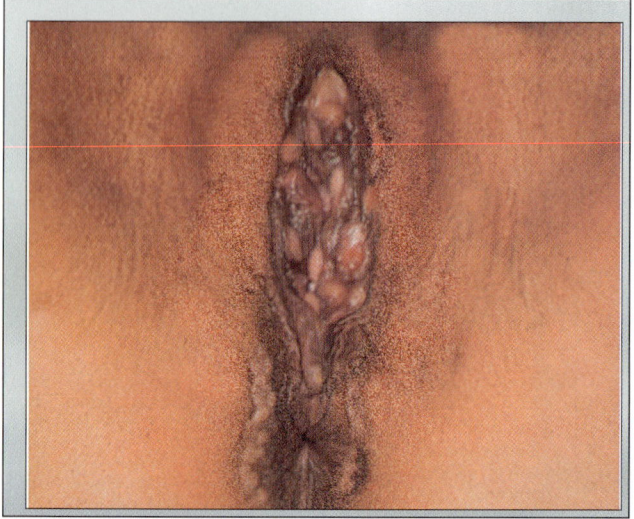
Figure 16.9 Herpès génital

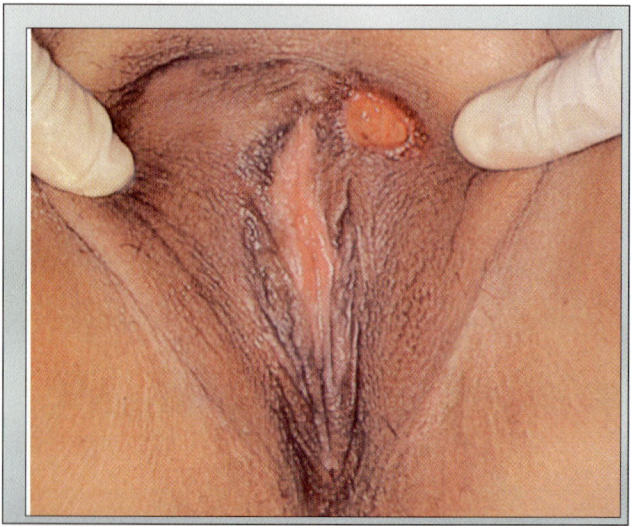
Figure 16.10 Syphilis primaire

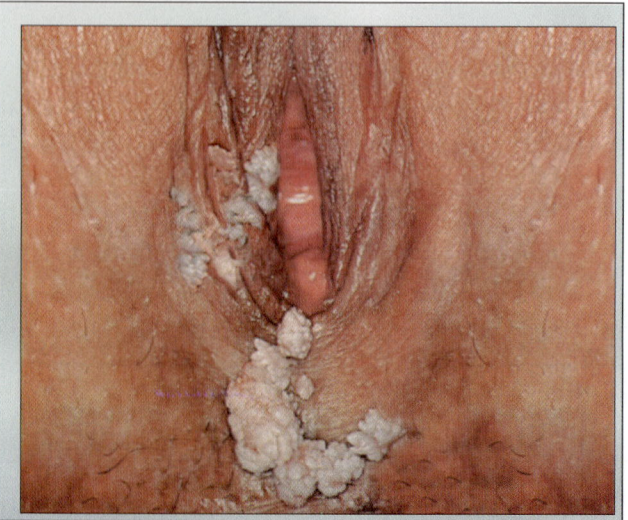
Figure 16.11 Condylomes acuminés

Examen physique (signes)

Matériel requis

Gants.

Spéculum vaginal adéquat.

Lubrifiant hydrosoluble.

Nécessaire pour les prélèvements bactériologiques ou le test Pap : spatule, cytobrosse, coton-tige, lames, fixateurs.

NOTES CONCERNANT LE SPÉCULUM VAGINAL Il existe deux formes de spéculum. Les spéculums de Graves (de petite, moyenne ou grande taille) peuvent être utilisés pour examiner les femmes étant sexuellement actives. Les spéculums de Pedersen (de petite, moyenne ou grande taille) sont particulièrement utiles pour les femmes dont l'orifice vaginal est étroit puisqu'ils sont à lames étroites. Ils sont donc particulièrement conçus pour les femmes vierges ou les femmes âgées mais sont, de façon générale, utilisés pour un plus large éventail de clientèle. Tous ces spéculums sont disponibles en métal ou en plastique, mais, dans la pratique courante, on utilise de plus en plus les spéculums en plastique, jetables.

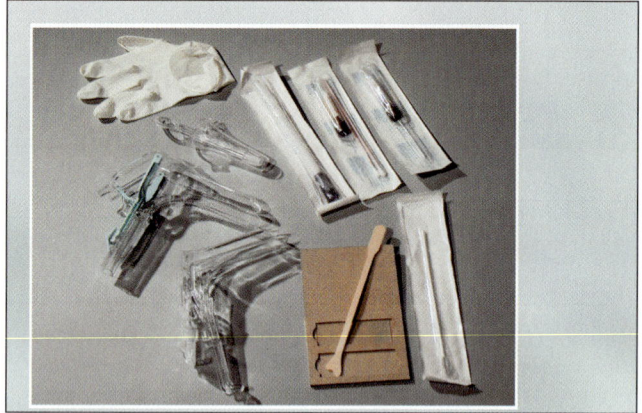
Figure 16.12 Matériel requis pour l'examen de l'appareil génital de la femme

Environnement et préparation à l'examen

- Respecter la personne si elle préfère que l'examen soit effectué par une femme.
- Voir à ce que la pièce soit à une température confortable.
- Assurer la discrétion des lieux.
- Se laver les mains avant et après l'examen.
- Faire en sorte que ses mains et le spéculum soient tièdes.
- Porter des gants.
- Avoir les ongles courts.

- Établir une relation de confiance avec la personne : lui expliquer chaque étape et être attentive aux signes verbaux et non verbaux (dépister les sentiments de gêne).
- Permettre à la personne de vider sa vessie avant l'examen.
- Ne découvrir que la région examinée.

L'infirmière profite du temps consacré à l'examen physique des parties génitales pour converser avec la personne au sujet de la santé et/ou de la prévention de la maladie.

Techniques d'examen

Si l'examen est effectué par un infirmier, ce dernier peut demander à une assistante de l'accompagner. La personne doit être couchée sur le dos, la tête et les épaules sur un oreiller afin de permettre le relâchement de la musculature abdominale. De plus, cette position permet à la personne d'observer toutes les étapes de l'examen. Les bras devraient être placés le long du corps ou croisés sur la poitrine, non sous la tête, cette position favorisant une contraction et non une détente des muscles abdominaux. La personne se place en position gynécologique : les cuisses en flexion et en abduction, les pieds dans les étriers, et les fesses dépassant légèrement le bord de la table. La personne examinée tournera son bassin vers l'avant, avec ou sans oreiller sous les fesses. Cette position, en plus de favoriser un éclairage adéquat, aidera grandement l'infirmière à voir le col utérin (voir la figure 16.13). Si c'est possible et si la personne le souhaite, elle peut utiliser un miroir afin de regarder et de suivre le déroulement de l'examen (voir la figure 16.14).

EXAMEN EXTERNE

L'examen des organes génitaux externes (la vulve) nécessite deux méthodes d'évaluation, soit l'inspection et la palpation.

Figure 16.13 Position adéquate de la femme pour l'examen des organes génitaux

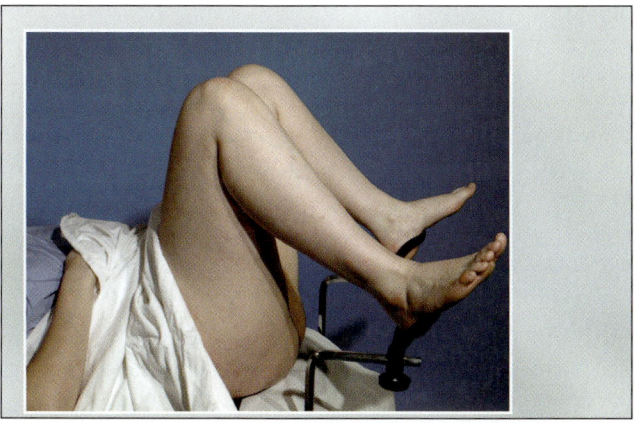

Figure 16.14 Utilisation du miroir par la femme afin de suivre le déroulement de l'examen des organes génitaux externes

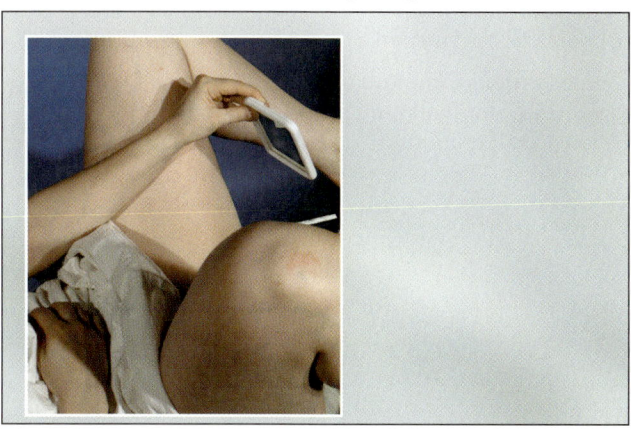

Inspection

La première partie de l'inspection des organes génitaux externes de la femme inclut la peau, la pilosité pubienne, les grandes lèvres et le périnée (voir la figure 16.15).

La deuxième partie de l'inspection des organes génitaux externes inclut les petites lèvres et le vestibule, soit le clitoris, le méat urétral et l'ouverture du vagin (voir la figure 16.16).

Figure 16.15 Inspection des organes génitaux externes

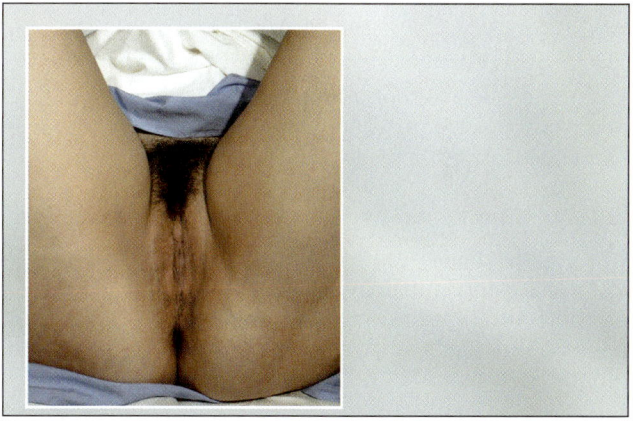

Figure 16.16 Inspection du vestibule

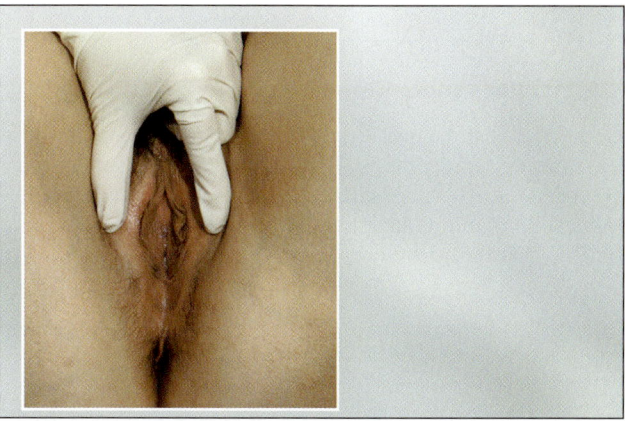

Peau

Observations courantes

La peau doit être exempte de tout signe d'inflammation, de rougeurs, de lésions, d'ulcérations.

Particularités

Toute lésion devrait être signalée en vue d'une investigation.

Des excoriations ou de petites maculopapules rouges prurigineuses peuvent être causées par la pédiculose. Il faut alors rechercher les poux et les lentes à la base des poils. Des petites vésicules, un érythème, des douleurs locales, de la dysurie ainsi que de la fièvre peuvent être dus à l'herpès. Différentes lésions de la peau peuvent être des signes de dermite de contact, de chancre syphilitique, de condylome acuminé ou même de carcinome.

Si la peau de la vulve a une apparence rouge uniforme, lisse, luisante et pratiquement transparente, on peut soupçonner un kraurosis vulvæ, état plus fréquent chez la femme ménopausée.

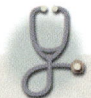

Pilosité pubienne

Observations courantes

Tel que décrit par Tanner (1962), la quantité et la distribution de la pilosité pubienne indiquent le stade de maturation sexuelle chez la fille.

La pilosité est propre, exempte de poux ou de lentes.

Particularités

Une puberté retardée pourrait être liée à une maladie chronique ou à une anomalie de l'hypothalamus, de l'antéhypophyse ou des ovaires.

Présence de poux ou de lentes.

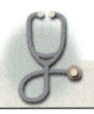

Grandes lèvres

Les grandes lèvres sont deux replis de peau adipeuse qui s'étendent de l'arrière jusqu'au mont de Vénus.

Observations courantes

Les grandes lèvres sont exemptes de toute lésion inflammatoire, ulcération, écoulement, cicatrice, verrue, traumatisme, gonflement, changement atrophique ou masse.

Particularités

Présence de lésion inflammatoire, d'ulcération, d'écoulement, de cicatrice, de verrue, d'un traumatisme, de gonflement, de changement atrophique ou d'une masse.

De petites taches blanches d'hyperkératose, caractérisant la leucoplasie vulvaire, sont fréquentes et doivent faire l'objet d'investigation puisqu'elles constituent un signe avant-coureur de cancer.

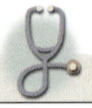

Périnée

Observations courantes

Le périnée est exempt de toute lésion inflammatoire, ulcération, écoulement, cicatrice, verrue, traumatisme, gonflement, changement atrophique, masse, fissure, fistule ou hémorroïde.

Particularités

Présence de lésion inflammatoire, d'ulcération, d'écoulement, de cicatrice, de verrue, de traumatisme, de gonflement, de changement atrophique, d'une masse, de fissure, de fistule ou d'hémorroïdes.

De petites taches blanches d'hyperkératose, caractérisant la leucoplasie vulvaire, sont fréquentes et doivent faire l'objet d'une investigation puisqu'elles constituent un signe avant-coureur de cancer.

Une rougeur pourrait indiquer une irritation.

Des papules roses, molles, humides, isolées ou multiples peuvent révéler la présence d'un condylome acuminé des lèvres.

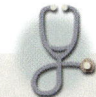

Petites lèvres

Les petites lèvres sont deux replis de peau mince, dépourvus de poils et entourés des grandes lèvres. Afin d'observer les petites lèvres et tout le vestibule, l'infirmière, la main gantée, écarte les grandes lèvres à l'aide de l'index et du pouce (voir la figure 16.16).

Observations courantes

Les petites lèvres sont exemptes de toute lésion inflammatoire, ulcération, écoulement, cicatrice, verrue, traumatisme, gonflement, changement atrophique ou masse.

Particularités

Présence de lésion inflammatoire, d'ulcération, d'écoulement, de cicatrice, de verrue, de traumatisme, de gonflement, de changement atrophique ou d'une masse.

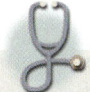

Clitoris

Observations courantes

La taille normale du clitoris est d'environ 3 à 4 mm et il est exempt de lésion et de tout signe d'inflammation.

Particularités

Un clitoris hypertrophié peut être signe d'un état masculinisant.

Méat urétral

Observations courantes

Exempt de pus ou de signe d'inflammation.

Particularités

Le méat urétral peut faire saillie, provoquant une caroncule de l'urètre ou un prolapsus de la muqueuse urétrale.

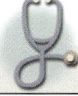

Ouverture du vagin

Observations courantes

Présence d'écoulement incolore ou blanchâtre.
Exempte de tout signe d'inflammation, de masse, d'excoriation.

Particularités

Présence d'écoulement purulent.

Une lésion rouge, surélevée ou ulcéreuse peut indiquer un carcinome, particulièrement chez la femme âgée.

PARTICULARITÉS DE LA VULVE Un érythème confluent et prurigineux à la face interne des cuisses et s'étendant aux lèvres peut révéler une candidose. Il est souvent associé à un écoulement vaginal.

Une lésion rouge, surélevée ou ulcérante peut être associée à un carcinome de la vulve, particulièrement chez la femme âgée.

De petits ulcères peu profonds, douloureux, sur une base rougeâtre, peuvent être causés par une infection herpétique.

Le chancre de la syphilis primaire, caractérisé par un ulcère dur et indolore, passe souvent inaperçu chez la femme puisqu'il est généralement interne.

Des lésions verruqueuses des lèvres et du vestibule font penser à des condylomes acuminés.

De petits nodules dans la région des lèvres, ronds, durs, parfois jaunâtres, peuvent être dus à des kystes sébacés.

Relâchement pelvien

Afin d'évaluer le tonus de la musculature pelvienne, après avoir pris soin d'écarter les lèvres, l'infirmière demande à la personne de tousser ou d'effectuer la manœuvre de Valsalva, c'est-à-dire de pousser vers le bas comme pour uriner.

Observations courantes

Aucune partie de la paroi ne présente de gonflement.

Absence d'incontinence urinaire.

Particularités

Un gonflement perceptible peut révéler un relâchement pelvien.

Une cystocèle pourrait provoquer un gonflement de la paroi antérieure (voir la figure 16.17), tandis qu'une rectocèle provoquera un gonflement à la paroi postérieure (voir la figure 16.18).

Une recto-cystocèle provoquera un gonflement des parois antérieure et postérieure. Le fait de pousser, qui crée une hausse de la pression abdominale, pourrait provoquer une fuite d'urine par le méat urinaire, telle qu'observée dans l'incontinence à l'effort.

L'altération de la force des muscles pelviens peut être provoquée par l'âge, les accouchements ou un déficit neurologique.

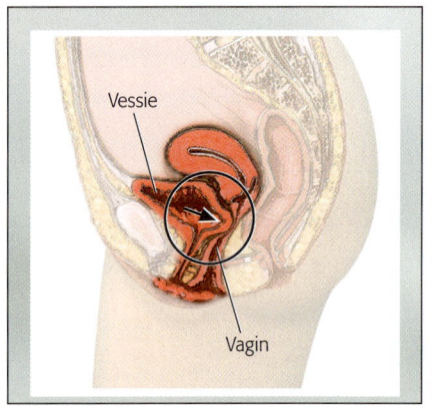

Figure 16.17 Cystocèle

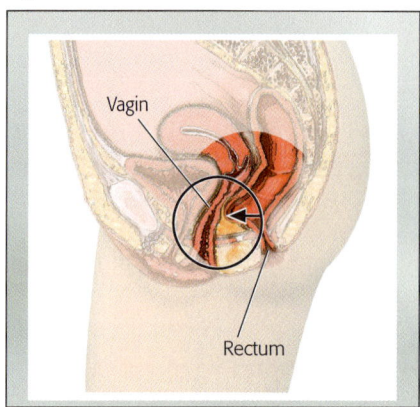

Figure 16.18 Rectocèle

Notes au dossier

La peau est exempte de lésions ou de signes d'inflammation.

La pilosité correspond au stade de maturation sexuelle et est exempte de particularités.

Aucun signe d'inflammation, de lésion, d'écoulement ou d'œdème dans la région des lèvres, du périnée et du vestibule.

Structures intactes.

Rougeurs et excoriations sur la peau du périnée.

Présence sur la vulve de petites vésicules tendues et d'érosions dispersées, recouvertes d'un exsudat.

Apparition d'une rectocèle lorsque la personne pousse.

Palpation

Glandes de Skene

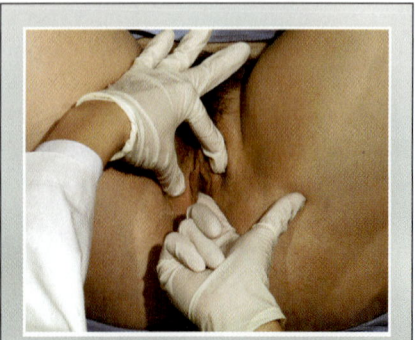

Figure 16.19 Palpation des glandes de Skene

La palpation des glandes de Skene se fait, la paume de la main tournée vers le haut, en insérant l'index dans le vagin, après avoir écarté les petites lèvres avec l'autre main (voir la figure 16.19).

Observations courantes

Ni douleur, ni écoulement, ni sensibilité à la palpation.

Particularités

Tout écoulement peut être un signe d'infection, telle que la gonorrhée ; il exige un prélèvement.

Glandes de Bartholin

La palpation des glandes de Bartholin s'effectue si les lèvres sont gonflées. L'infirmière insère l'index dans le vagin et palpe chaque glande de Bartholin à l'aide du pouce de la même main placé sur la partie inférieure de la grande lèvre. L'infirmière palpe un premier côté vers 4 ou 5 heures et, par la suite, palpe l'autre côté vers 7 ou 8 heures (voir la figure 16.20).

Figure 16.20 Palpation des glandes de Bartholin

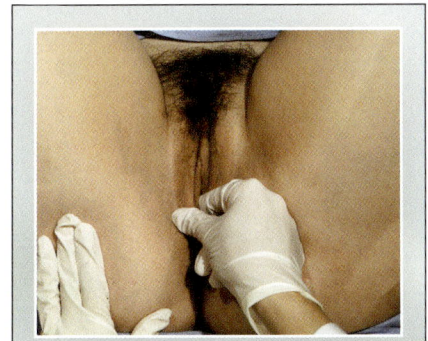

Observations courantes

Les glandes, de la taille d'un pois, sont habituellement invisibles et impalpables. Il n'y a pas d'induration, d'œdème ni de signe d'inflammation et la palpation ne provoque pas de douleur.

Particularités

Un gonflement ou une tuméfaction peuvent être un signe d'infection aiguë ou chronique des glandes de Bartholin. La bartholinite est causée par une obstruction des canaux; cette obstruction provoque un gonflement douloureux et la formation d'un abcès sensible, chaud et tendu; s'ensuit un écoulement purulent par le canal ou un érythème autour de l'orifice.

Notes au dossier

Glandes de Skene et de Bartholin impalpables, sans œdème ni douleur.

Gonflement visible dans la partie inférieure gauche du vestibule.

Écoulement purulent et douleur à la palpation des glandes de Bartholin.

EXAMEN INTERNE

L'examen des organes génitaux internes nécessite deux méthodes d'évaluation, soit l'inspection et la palpation.

Inspection

Les différentes étapes de l'inspection des organes génitaux internes sont:

LOCALISATION DU COL L'infirmière introduit un index ganté et lubrifié à l'eau chaude dans le vagin. Cette manœuvre permet d'apprécier la surface ferme et arrondie du col, en plus d'évaluer les dimensions du vestibule et d'éclairer sur le choix du spéculum approprié.

INTRODUCTION DU SPÉCULUM Le spéculum doit être de taille appropriée et lubrifié à l'eau chaude. Tout lubrifiant, même s'il est hydrosoluble, pourrait compromettre les études cytologiques. Afin de faciliter l'insertion du spéculum, l'infirmière place l'index ou les deux premiers doigts gantés de sa main dominante sur l'ouverture du vagin tout en comprimant doucement le périnée. Avec l'autre main, elle introduit le spéculum fermé en oblique, avec un angle de 45° (voir la figure 16.21). Elle dirige le spéculum vers le bas, toujours avec un angle de 45°, tout en faisant

Figure 16.21 Position adéquate pour l'introduction du spéculum fermé dans le vagin

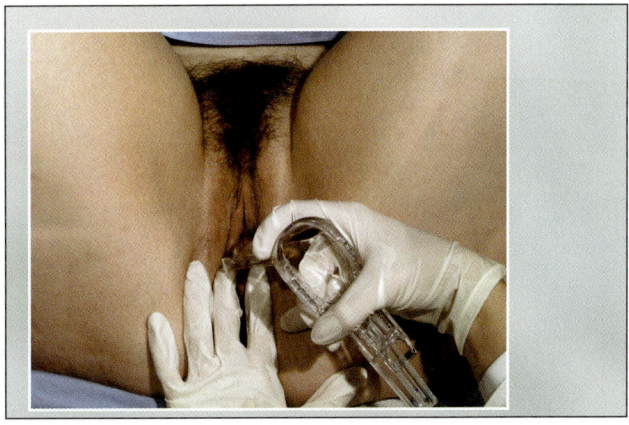

pression sur le doigt ou les deux doigts appliqués sur la paroi postérieure du vagin (voir la figure 16.22). Cette manœuvre réduit la douleur provoquée par la compression de l'urètre, normalement sensible, et du clitoris. Lorsque le spéculum est en place, l'infirmière retire ses deux doigts, tourne les lames en position horizontale et poursuit l'introduction du spéculum aussi loin que possible dans le vagin (voir la figure 16.23). Par la suite, il s'agit d'ouvrir le spéculum afin de bien exposer le col (voir la figure 16.24). L'ouverture des lames d'un spéculum jetable se fait généralement avec un clic caractéristique. Il est donc préférable d'avertir la femme afin de lui éviter une surprise. La figure 16.25 démontre schématiquement les différentes étapes de l'introduction du spéculum vaginal et de l'exposition de l'orifice externe du col.

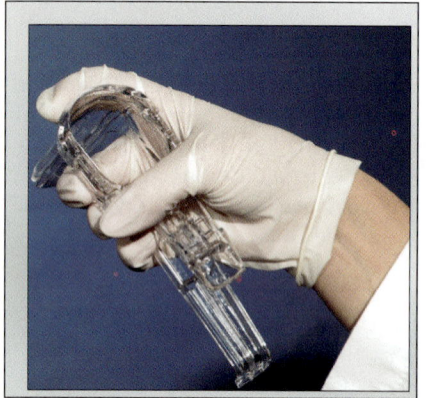

Figure 16.22 Angle d'entrée du spéculum fermé

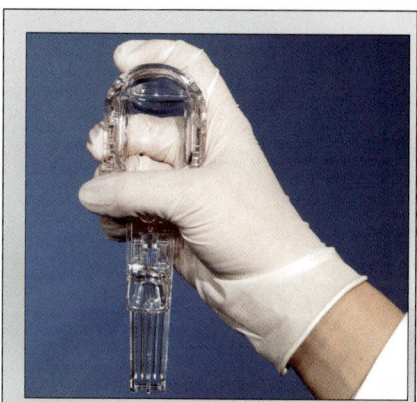

Figure 16.23 Position finale du spéculum fermé

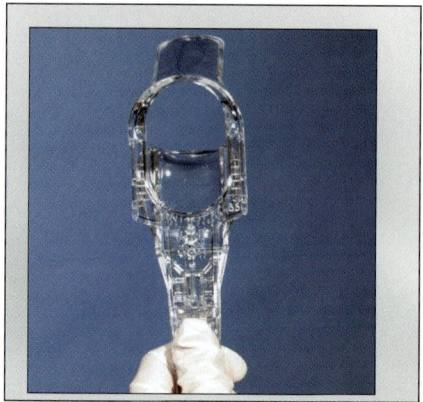

Figure 16.24 Ouverture du spéculum

Figure 16.25 Étapes de l'introduction du spéculum vaginal

a) Introduction du spéculum fermé

b) Rotation lors de la pénétration

c) Position finale du spéculum fermé

d) Position finale du spéculum ouvert

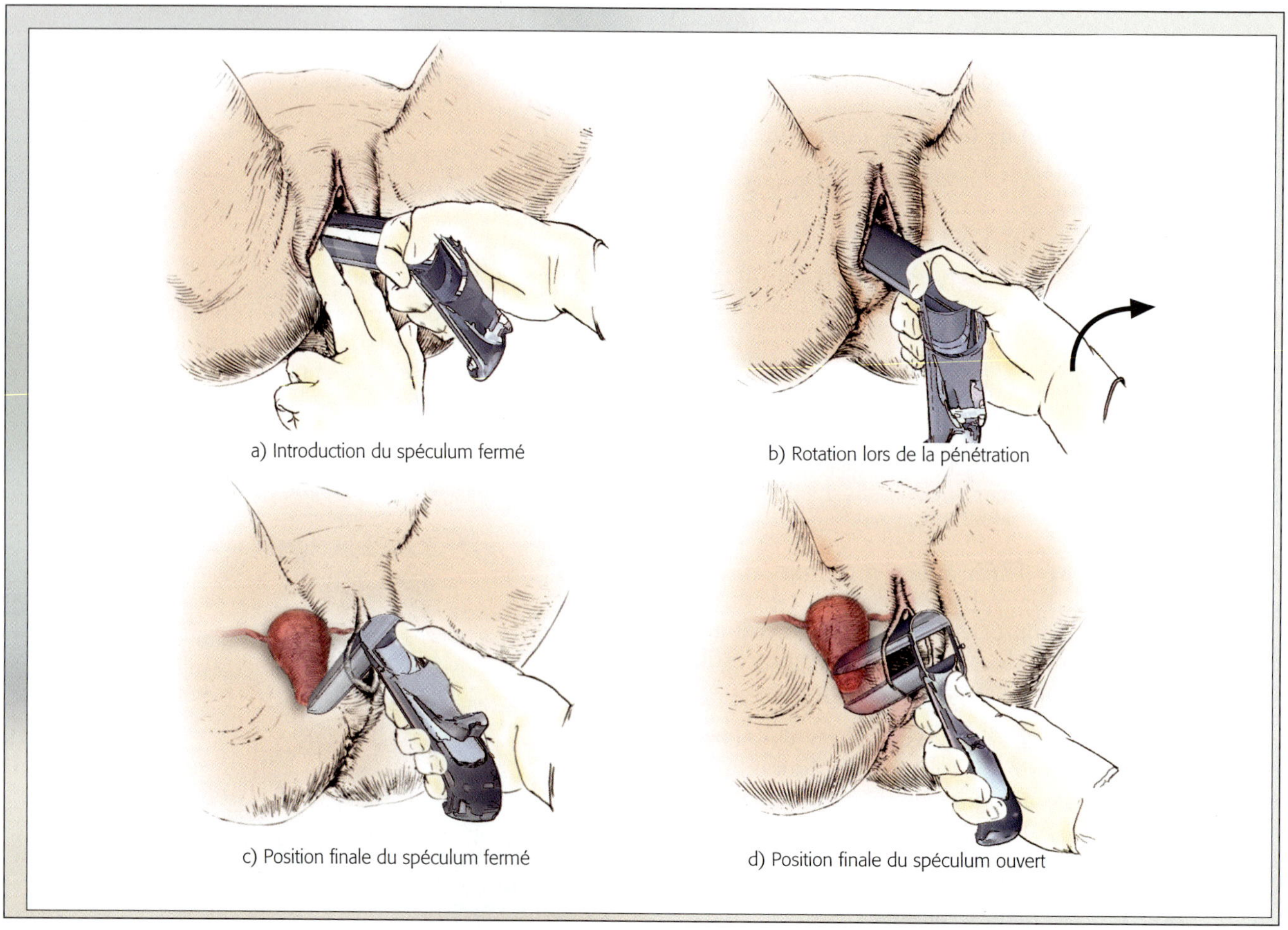

INSPECTION DU COL L'ouverture des lames devrait permettre une vue directe du col. Si le col n'est pas visible, il peut être nécessaire de tourner doucement les lames dans diverses positions. Par ailleurs, si l'infirmière ne voit pas le col, c'est que le spéculum n'est probablement pas introduit assez loin dans le vagin. Chez certaines personnes obèses, l'inspection du col peut s'avérer difficile à cause de la paroi vaginale qui envahit le passage vers le col. Ainsi, avant d'insérer le spéculum, l'infirmière peut l'enrober d'un condom non lubrifié, à l'extrémité coupée. Le condom retiendra les parois vaginales pendant l'observation du col. Il est important que la personne examinée déplace son bassin vers l'avant et décontracte complètement ses muscles fessiers.

ENTRETIEN DES SPÉCULUMS Les spéculums de métal doivent être nettoyés avec une solution désinfectante. Les spéculums de plastique doivent être jetés.

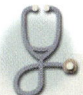

Couleur du col

Observations courantes

La couleur d'un col normal est rosée. Le col peut sembler plutôt bleuté au cours des deux premiers mois de la grossesse (signe de Chadwick) et il pâlit après la ménopause.

Particularités

Une rougeur peut révéler une inflammation; une pâleur, un problème d'anémie. Un col bleu et cyanosé, en dehors des deux premiers mois de gestation, peut être un signe de tumeur pelvienne, d'hypoxie ou de congestion veineuse comme lors d'une insuffisance cardiaque.

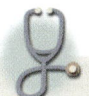

Position du col dans le vagin

Observations courantes

Le col est centré et fait saillie d'environ 1 à 3 cm dans le vagin.

Particularités

Une position latérale peut être due à des adhésions ou à une tumeur.

Une projection de plus de 3 cm peut révéler un prolapsus.

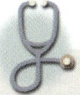

Diamètre du col

Observations courantes

Le diamètre normal du col est d'environ 2,5 cm.

Particularités

Un diamètre élargi de plus de 4 cm peut être causé par une inflammation ou une tumeur.

Surface du col

Observations courantes

La surface normale du col est exempte d'ulcération, de nodule, de masse, de saignement ou d'écoulement.

Un anneau d'épithélium peut être présent. (L'éversion cervicale est considérée comme un processus normal pendant la vie intra-utérine, à la puberté ou lors d'un premier accouchement.)

Des nodules non pathologiques, translucides, uniques ou multiples à la surface du col peuvent être le simple fait de rétention des sécrétions de l'épithélium (kystes de Naboth).

Particularités

Tout signe de rougeur, d'inflammation, de lésion, de saignement ou d'écoulement doit faire l'objet d'une investigation.

Un écoulement mucopurulent, jaunâtre, provenant de l'orifice cervical peut être associé à une cervicite mucopurulente, habituellement causée par *Chlamydia trachomatis* ou *Neisseria gonorrhϾ*.

Une tumeur en chou-fleur, irrégulière et étendue peut révéler un cancer, particulièrement si certains facteurs de risque sont présents, tels qu'une activité sexuelle précoce, fréquente, et avec plusieurs partenaires.

Une petite excroissance se développant dans le canal endocervical et faisant saillie par l'orifice du col peut être due à un polype, particularité bénigne mais pouvant saigner.

Les caractéristiques de ces trois types d'anomalies du col sont décrites dans la section des affections courantes.

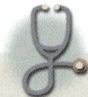

Ouverture du col

Observations courantes

L'ouverture du col offre plusieurs variations normales (voir la figure 16.26). Par exemple, l'ouverture est petite et ronde chez la nullipare, ovale ou en forme de fente après l'accouchement.

Particularités

L'accouchement peut laisser, dans la région de l'ouverture du col, des lacérations transverses unilatérales, transverses bilatérales ou des lacérations en étoiles.

Figure 16.26 Variations courantes de l'ouverture du col

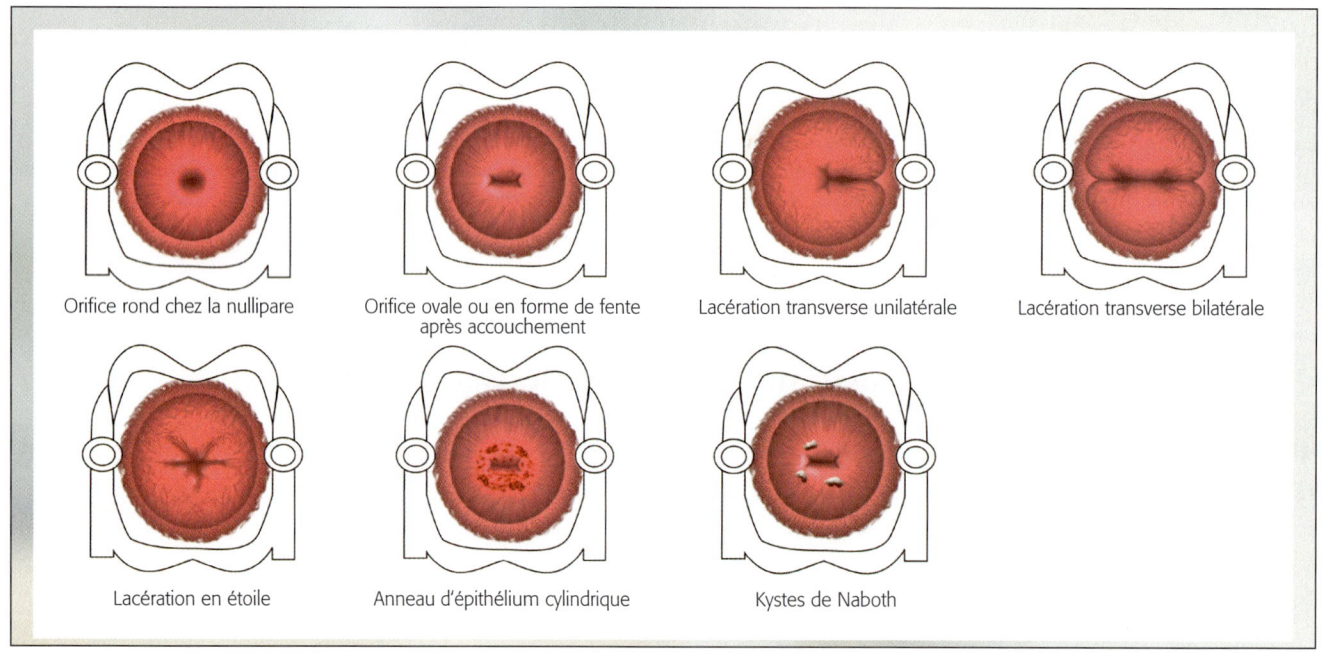

Prélèvements

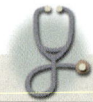

Test de Papanicolaou

La cytologie du col utérin, également appelée test de Papanicolaou ou test Pap consiste à prélever un frottis de cellules du col. Ce test permet de décrire et de classifier les différents types de cellules du col et, particulièrement, de déceler les cellules dysplasiques. L'infirmière se doit de considérer certaines informations et de suivre une méthode précise afin de s'assurer d'une bonne technique de prélèvement. Tout d'abord, s'il y a écoulement menstruel, il ne faut pas faire de prélèvement, le sang risquant de fausser les résultats. Par ailleurs, un saignement en dehors de la période menstruelle ou la présence d'une lésion suspecte doivent faire l'objet d'un prélèvement avec mention. L'infirmière introduit d'abord une spatule de bois d'Ayre à travers le spéculum ouvert (voir la figure 16.27). La partie la plus longue de la spatule étant dirigée vers l'extérieur du col, l'infirmière racle la surface du col en imprimant à la spatule un mouvement de rotation complète (voir la figure 16.28). Par la suite, l'infirmière utilise une cytobrosse qu'elle introduit de 2 à 3 cm dans le canal endocervical. Elle y effectue une rotation de 180 à 360° (voir la figure 16.29). Les deux prélèvements étant nécessaires, il est recommandé d'utiliser d'abord la spatule, puisque la

Figure 16.27 Introduction de la spatule de bois d'Ayre à l'intérieur du spéculum ouvert

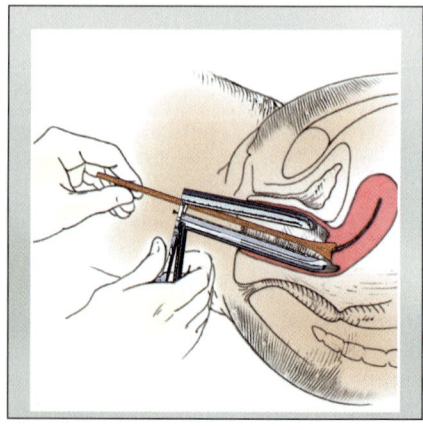

cytobrosse provoque souvent un léger saignement. L'infirmière doit étaler les prélèvements sur les lames, préalablement identifiées, selon un mouvement de va-et-vient mais sans chevauchement. Les tissus sont par la suite fixés à l'aide d'un fixateur et acheminés au laboratoire. À l'aide d'un coton-tige, l'infirmière peut prélever d'autres échantillons, par exemple à la muqueuse du cul-de-sac postérieur ou sur les parois latérales (voir la figure 16.30). En cas d'hystérectomie, le prélèvement s'effectue au cul-de-sac postérieur de la voûte vaginale.

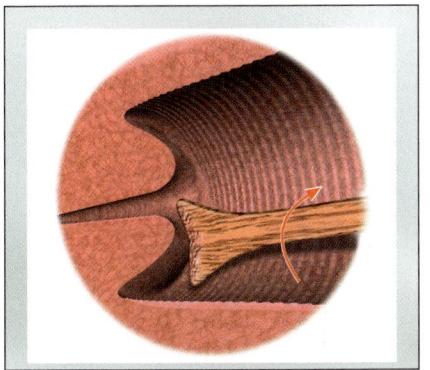

Figure 16.28 Technique de prélèvement pour le test Pap à l'aide de la spatule d'Ayre

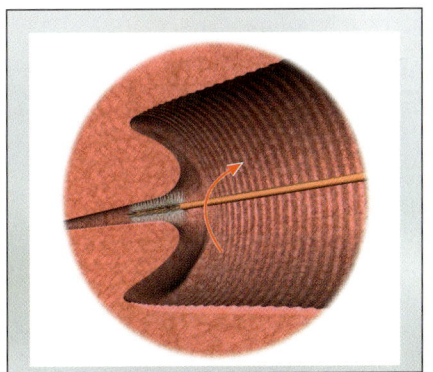

Figure 16.29 Technique de prélèvement pour le test Pap à l'aide de la cytobrosse

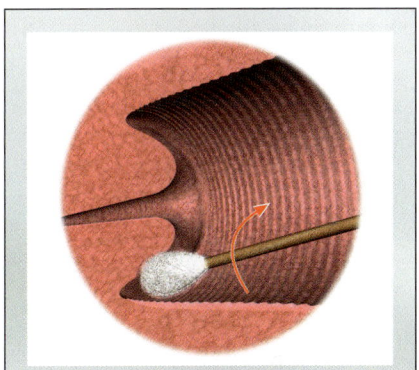

Figure 16.30 Technique de prélèvement au cul-de-sac à l'aide d'un coton-tige

Inspection du vagin

En retirant lentement le spéculum, il est possible d'inspecter la muqueuse vaginale. Pour ce faire, l'infirmière doit fermer les lames légèrement, faire de légers mouvements de rotation avec le spéculum tout en le retirant doucement. Au moment de sortir le spéculum, les lames doivent être fermées afin d'éviter d'étirer la muqueuse, de la pincer ou de tirer les poils pubiens.

Observations courantes

La muqueuse vaginale rosée est exempte d'inflammation, d'écoulement, d'ulcération ou de masse.

Une quantité modérée de mucus incolore ou blanc est habituellement présente.

Particularités

Tout écoulement peut suggérer une vaginite, toute lésion ou ulcération peut être un signe de cancer.

Dans la section « Symptômes les plus importants », nous apportons davantage de renseignements sur les particularités des vaginites et des écoulements vaginaux, à partir du questionnaire PQRST.

Notes au dossier

Le col est lisse, rosé, centré et projeté d'environ 2 cm dans le vagin.

Le col est rond, régulier, avec un diamètre de 2 cm environ.

L'ouverture en forme de fente est exempte de lésion cervicale ou d'écoulement.

Le vagin est rosé, exempt de lésion ou de signe d'inflammation. Le test Pap a été fait.

Le col est bleuté chez une gestante d'environ neuf semaines.

L'ouverture du col est lacérée en étoile chez une multipare, G3, T2, P0, A1, V2.

Écoulement purulent, verdâtre et nauséabond dans la région du col. Prélèvement effectué.

Le col présente une érosion avec un écoulement blanchâtre dans le vagin.

PALPATION BIMANUELLE

L'examen de l'utérus et des ovaires nécessite la palpation bimanuelle.

Première étape

Les mains gantées, l'infirmière doit lubrifier l'index et le majeur qu'elle introduit en exerçant une pression sur la paroi postérieure du vagin, sensiblement de la même manière qu'avec le spéculum (voir la figure 16.31). Le pouce doit se trouver en abduction et les deux derniers doigts repliés sur la paume (voir la figure 16.32). D'une main, l'infirmière écarte les lèvres et de l'autre, elle introduit son index dans le fond du vagin. Tout en appuyant fermement sur la face antérieure du vagin, au niveau de l'urètre, elle retire son index. Si cette technique provoque un écoulement provenant du méat urinaire, il faut effectuer un prélèvement. Si le but de l'examen était spécifiquement de faire des prélèvements, il est recommandé que la personne n'urine pas au moins 30 minutes avant les prélèvements.

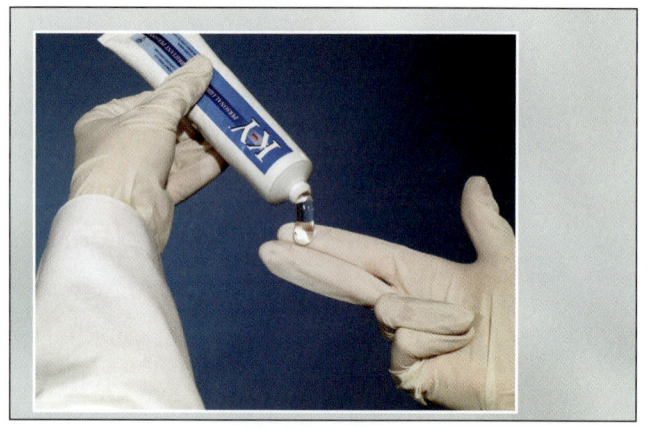

Figure 16.31 Lubrification de l'index et du médius

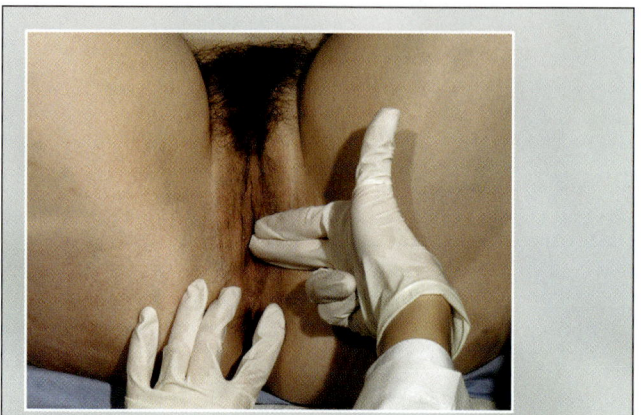

Figure 16.32 Position d'entrée des doigts dans le vagin pour la palpation bimanuelle

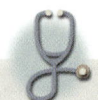

Palpation du vagin et des régions de l'urètre et de la vessie

Cette palpation s'effectue avec la partie palmaire du bout des doigts.

Observations courantes

Sans nodule, sans induration, sans douleur.

Particularités

Rechercher tout nodule ou douleur lors de la palpation.

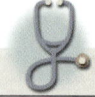

Localisation du col

Observations courantes

Centré par rapport au vagin.

Particularités

Un col décentré pourrait révéler la présence d'une tumeur ou d'une masse.

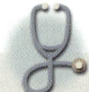

Consistance du col

Observations courantes

Douce mais ferme.

Particularités

Une consistance dure peut être causée par un cancer.

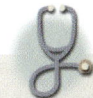

Contour du col

Observations courantes

Le contour d'un col normal est rond et régulier.

Particularités

Une irrégularité du contour peut indiquer un cancer, surtout si le col n'est pas mobile, c'est-à-dire s'il est fixe.

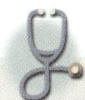

Mobilité du col

Observations courantes

Un col normal est mobile, c'est-à-dire qu'il peut être déplacé de 2 à 4 cm dans toutes les directions et ce, sans provoquer de douleur.

Particularités

Mobilité réduite et douleur à la mobilisation.

Un col non mobile peut révéler un cancer.

Une douleur à la mobilisation du col associée à une douleur à la palpation des ovaires peut être due à une inflammation pelvienne.

Notes au dossier

Ni nodule, ni douleur à la palpation du vagin.

Le col est centré et ferme mais non dur. Ses contours sont réguliers.

Le col est mobile, sans douleur à la palpation.

Le col est plutôt dur, non mobile, mais il ne présente pas de masse.

Le contour du col est irrégulier, il est peu mobile.

Deuxième étape

Dimensions, forme, consistance, mobilité et sensibilité de l'utérus

Une main introduite dans le vagin, l'infirmière applique une pression abdominale à l'aide de son autre main, placée à mi-chemin entre l'ombilic et la symphyse pubienne. Tout en faisant une pression vers le bas sur la surface abdominale, de la main introduite dans le vagin, l'infirmière élève le col et l'utérus. Elle forme doucement de sa main un angle de 90°, de façon à ce que la paume soit tournée vers le haut et que la pulpe des deux doigts ait plus facilement accès aux structures. Cette manœuvre permet de saisir l'utérus entre les deux mains pour mieux l'examiner (voir la figure 16.33).

Observations courantes

Chez la majorité des femmes, l'utérus forme un angle droit avec le vagin, puisqu'il est en antéversion et en antéflexion. Il n'est palpable que s'il est dans cette position.

L'utérus est mobile, ferme mais non dur, indolore à la palpation, un peu plus gros qu'une balle de golf.

Certaines personnes souhaitent palper leur propre utérus. Dans ce cas, l'infirmière maintient ses doigts à l'intérieur du vagin et cède la place de sa main extérieure à celle de la personne qui se fait examiner.

Particularités

Un utérus en rétroversion ou en rétroflexion ne sera pas perceptible à la palpation bimanuelle (voir la figure 16.34).

Un utérus de volume accru peut résulter d'une grossesse, d'un fibrome ou d'une tumeur maligne.

De petits nodules à la surface de l'utérus peuvent signifier la présence de fibromes.

Figure 16.33 Palpation bimanuelle de l'utérus

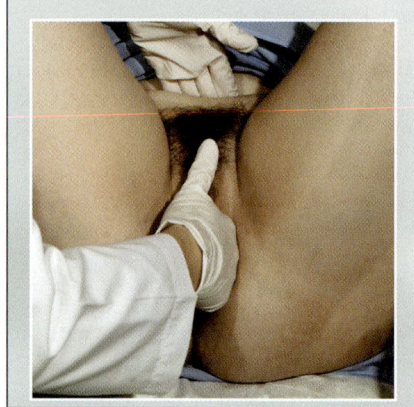

Figure 16.34 Diverses positions de l'utérus

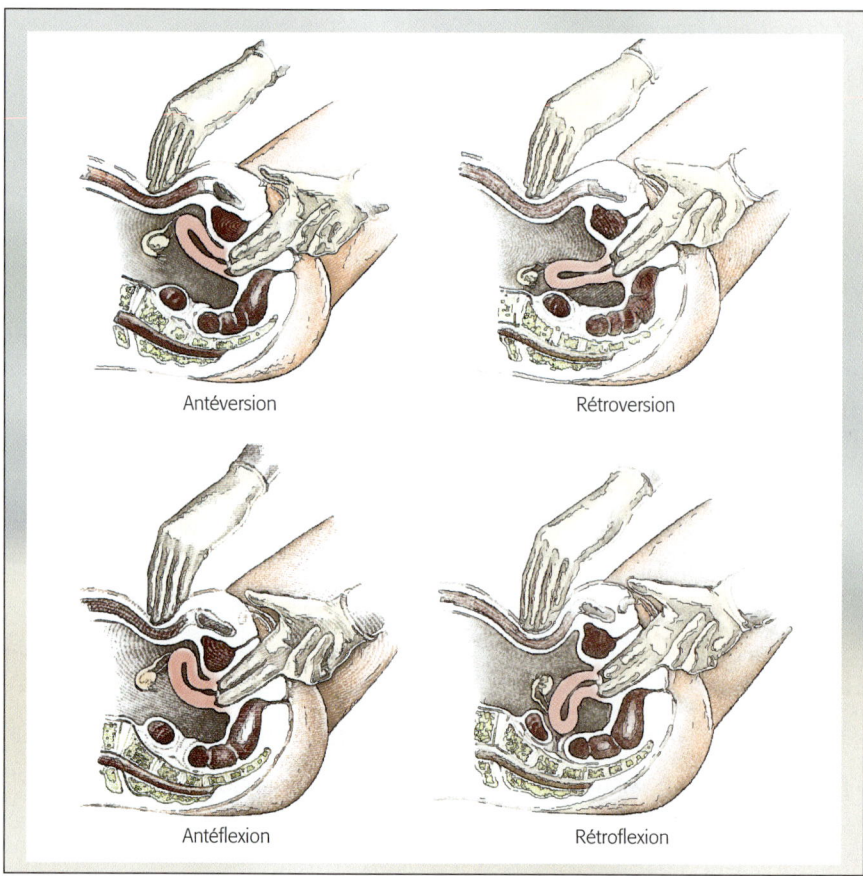

Antéversion — Rétroversion

Antéflexion — Rétroflexion

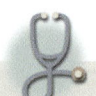 ## Dimensions, forme, consistance, mobilité et sensibilité des ovaires

La palpation des ovaires s'effectue en deux temps, un ovaire à la fois (voir la figure 16.35). En général, les ovaires sont difficiles à palper sans la collaboration de la personne qui se fait examiner : celle-ci doit indiquer le moment où elle sent que l'ovaire est palpé.

Figure 16.35 Palpation bimanuelle de l'ovaire gauche

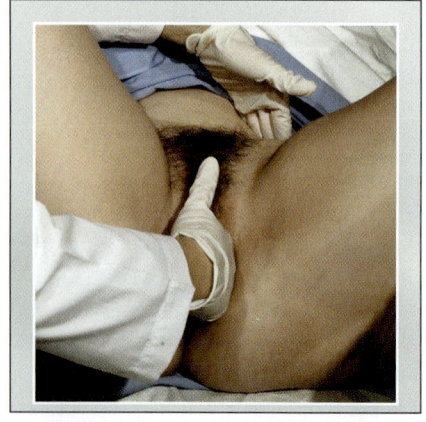

Observations courantes

L'ovaire normal, en forme d'amande, mesure environ 3,5 × 2 × 1,5 cm et est sensible à la palpation lorsqu'on le pince.

L'ovaire est impalpable chez nombre de femmes.

Par contre, il est plus facilement palpable chez une femme maigre.

Particularités

Toute douleur provoquée à la palpation ou toute hypertrophie peut révéler une affection.

Des ovaires palpables trois à cinq ans après la ménopause peuvent révéler un kyste ou une tumeur ovarienne.

Palpation recto-vaginale

La palpation simultanée du rectum et du vagin (voir la figure 16.36) permet une meilleure appréciation de la partie postérieure du petit bassin et du cul-de-sac, puisqu'il est possible d'aller de 1 à 2 cm plus haut dans le bassin qu'avec la palpation bimanuelle. En retirant doucement le médius du vagin, l'infirmière l'introduit lentement dans le rectum en demandant à la femme de pousser pour ouvrir le sphincter anal. L'infirmière palpe alors la cloison recto-vaginale, afin de noter son épaisseur, la présence de masse ou de nodule ainsi que la douleur à la palpation.

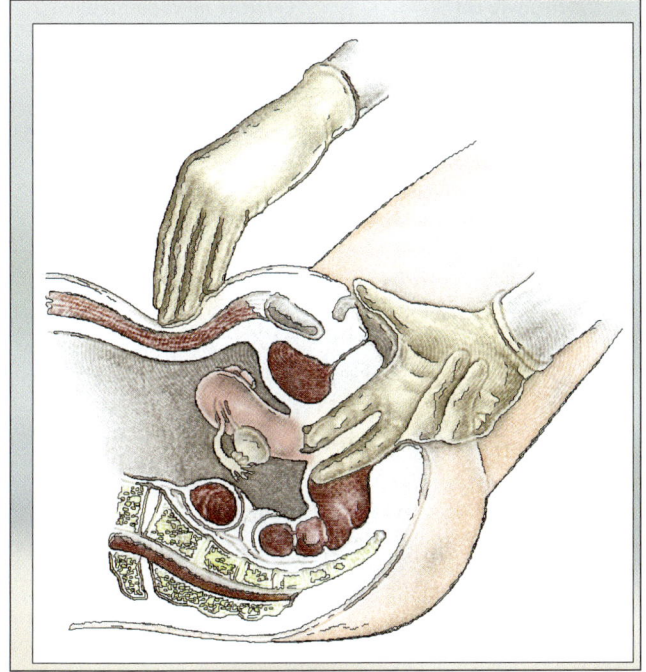

Figure 16.36 Palpation recto-vaginale

Notes au dossier

Utérus palpable, environ 4 x 4 cm, mobile, ferme et sans douleur à la palpation.

Les deux ovaires sont palpables sur environ 2 cm, légèrement sensibles à la douleur, de consistance ferme.

Aucune masse ou douleur à la palpation de la cloison recto-vaginale.

L'utérus est en antéversion et en antéflexion, sans hypertrophie.

Masse insensible de 6 × 6 cm, palpable sur la partie antérieure de l'utérus.

L'utérus est augmenté de volume, environ 8 × 8 cm, sensible à la palpation.

L'ovaire droit est palpable sur 4 cm environ.

AFFECTIONS COURANTES

Le tableau 16.3 présente les affections courantes du col utérin.

Tableau 16.3 Affections courantes du col utérin

	Carcinome du col	Polype du col	Cervicite mucopurulente
Définition	Cancer du col utérin, généralement un épithélioma	Excroissance faisant saillie à travers le canal endocervical	Infection du col utérin causée par *Chlamydia trachomatis* ou *Neisseria gonorrhϾ*
Histoire	Les leucorrhées sont parfois les seuls symptômes : elles deviennent aqueuses, foncées et nauséabondes Menstruations irrégulières Métrorragie, parfois très légère	Asymptomatique Observation de légères taches sanguines dans les sous-vêtements	Souvent asymptomatique Dyspareunie Dysurie Écoulement de sang
Inspection du col	Ne se distingue qu'au stade tardif : tumeur en chou-fleur, irrégulière et étendue	Excroissance de tissus	Écoulement mucopurulent et jaunâtre provenant de l'orifice cervical
Facteurs de risque	Activité sexuelle précoce, fréquente et avec de nombreux partenaires Exposition au DES Tabagisme		Les germes sont transmis sexuellement
Complications	Envahissement, métastases, décès	Saignement léger	Conjonctivite et périhépatite
Divers	L'incidence a diminué grâce au dépistage par le test PAP, mais il demeure au troisième rang parmi les cancers de l'appareil génital chez la femme	Le polype est bénin mais il peut saigner	L'infection chez la femme enceinte peut causer la mort du fœtus ou du nouveau-né ou un accouchement prématuré

Appareil génital et rectum
chez l'homme

par Sophie Longpré

Objectifs du chapitre 17

À la fin de ce chapitre, vous serez en mesure :

De décrire l'anatomie des organes génitaux masculins ;

De distinguer les différents stades du développement sexuel chez le garçon ;

D'énumérer et d'expliquer les différents déterminants de santé ;

D'énumérer et d'expliquer les motifs courants de consultation (symptômes) ;

De poser les questions pertinentes se rapportant aux motifs de consultation ;

D'intégrer le questionnaire spécifique selon la méthode PQRST afin de définir et de distinguer les types de lésions les plus importants ;

De préparer le matériel et l'environnement nécessaires au bon déroulement de l'examen ;

De décrire les méthodes d'évaluation pertinentes à l'examen des organes génitaux et du rectum chez l'homme (signes) ;

De décrire les observations courantes, les particularités ainsi que les corrélations physiologiques de l'inspection et de la palpation, et ce, pour chacun des éléments suivants : la pilosité pubienne, le pénis, le scrotum, les hernies, les ganglions inguinaux, l'anus, le rectum et la prostate ;

De définir et de distinguer les trois principaux types d'anomalies de la prostate :
- l'hyperplasie bénigne,
- le cancer,
- la prostatite aiguë ;

De rédiger les notes au dossier.

ANATOMIE ET PHYSIOLOGIE

Ce chapitre comporte trois grandes composantes de l'examen clinique :
- les organes génitaux de l'homme : la pilosité pubienne, le pénis, le scrotum, les hernies, les ganglions inguinaux et la prostate ;
- l'élimination urinaire, par l'examen du méat urétral ;
- l'élimination intestinale, par l'examen de l'anus et du rectum.

Les organes génitaux sexuels masculins accessibles à l'examen physique sont :
- le pénis, incluant le gland et le méat urétral ;
- le scrotum et son contenu : les testicules, l'épididyme et le cordon spermatique ;
- la prostate.

De plus, l'infirmière examine :
- les ganglions inguinaux ;
- les hernies ;
- l'anus ;
- le rectum.

Anatomie de surface

L'infirmière examine la pilosité pubienne, le pénis, incluant le gland et le méat urétral, le scrotum ainsi que le canal anal (voir la figure 17.1).

La pilosité pubienne, comme nous le verrons ultérieurement, varie selon le stade de maturation sexuelle de l'homme. Chez l'adulte, la pilosité est plus sombre, rêche et frisée ; elle s'étend de la symphyse pubienne à la base du pénis et déborde sur la région interne des cuisses.

Le pénis varie aussi selon le stade de développement de l'homme, atteignant sa taille maximale à l'âge adulte. La peau du pénis est lisse, mince et dépourvue de poils. Sur le gland, au bout du pénis et habituellement en position ventrale, s'ouvre le méat urétral en forme de fente verticale. Si l'homme n'a pas été circoncis, la peau recouvrant le gland forme le prépuce, une enveloppe cutanée lâche en forme de capuchon.

Le scrotum, suspendu à l'extérieur du périnée, est une poche musculaire recouverte d'une peau lâche, mince, pigmentée, rugueuse et ridée. La taille du scrotum varie selon le stade de maturation sexuelle, selon les personnes et selon la température ambiante. Par exemple, lors d'une exposition au froid, le scrotum est contracté et très plissé, alors qu'au chaud, il devient plus lisse.

Le canal anal se distingue de la peau avoisinante en ce qu'il est dépourvu de poils et plutôt humide. Les sphincters musculaires externes volontaires et internes involontaires maintiennent le canal anal habituellement fermé.

Anatomie interne

L'examen de l'anatomie interne concerne le pénis, le scrotum et son contenu soit les testicules, l'épididyme et le cordon spermatique ainsi que le rectum et la prostate (voir la figure 17.2).

Le pénis est constitué de trois corps érectiles : deux corps caverneux et un corps spongieux réunis par du tissu fibreux. Le corps spongieux entoure l'urètre jusqu'au méat urétral (voir la figure 17.3).

La paroi du scrotum est formée de muscles lisses involontaires et de muscles striés volontaires. Le scrotum est divisé par le septum en deux compartiments. Chaque compartiment, un à gauche et un à droite, contient un testicule, un épididyme et le cordon spermatique incluant des vaisseaux sanguins, des nerfs, des fibres musculaires et le canal déférent. Le côté gauche est généralement situé un peu plus bas que le droit. Les testicules sont ovoïdes, caoutchouteux, mesurant environ $4 \times 3 \times 2$ cm. Le testicule est entouré d'une membrane séreuse formant une cavité virtuelle. L'épididyme, plus mou, en forme de virgule, est formé d'une tête, d'un corps et d'une queue et est situé sur la face postéro-externe du testicule. Le canal déférent prend son origine à la queue de l'épididyme, monte dans le scrotum, passe à travers le canal inguinal et pénètre dans l'urètre à l'intérieur de la prostate (voir la figure 17.4). Le canal inguinal constitue le tunnel par où passe le canal déférent. C'est à travers ce canal que se forment parfois des hernies inguinales : les anses intestinales se fraient alors un passage à travers des zones de faiblesse.

La prostate, mesurant normalement 3,5 cm, fait saillie dans le rectum sur une surface d'environ 1 cm. Un

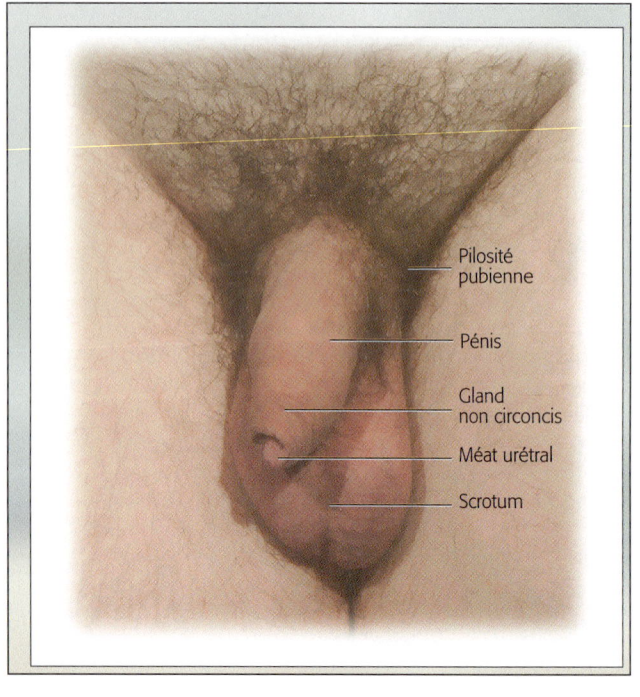

Figure 17.1 Anatomie de surface de l'appareil génital de l'homme

Figure 17.2 Anatomie interne de l'appareil génital de l'homme

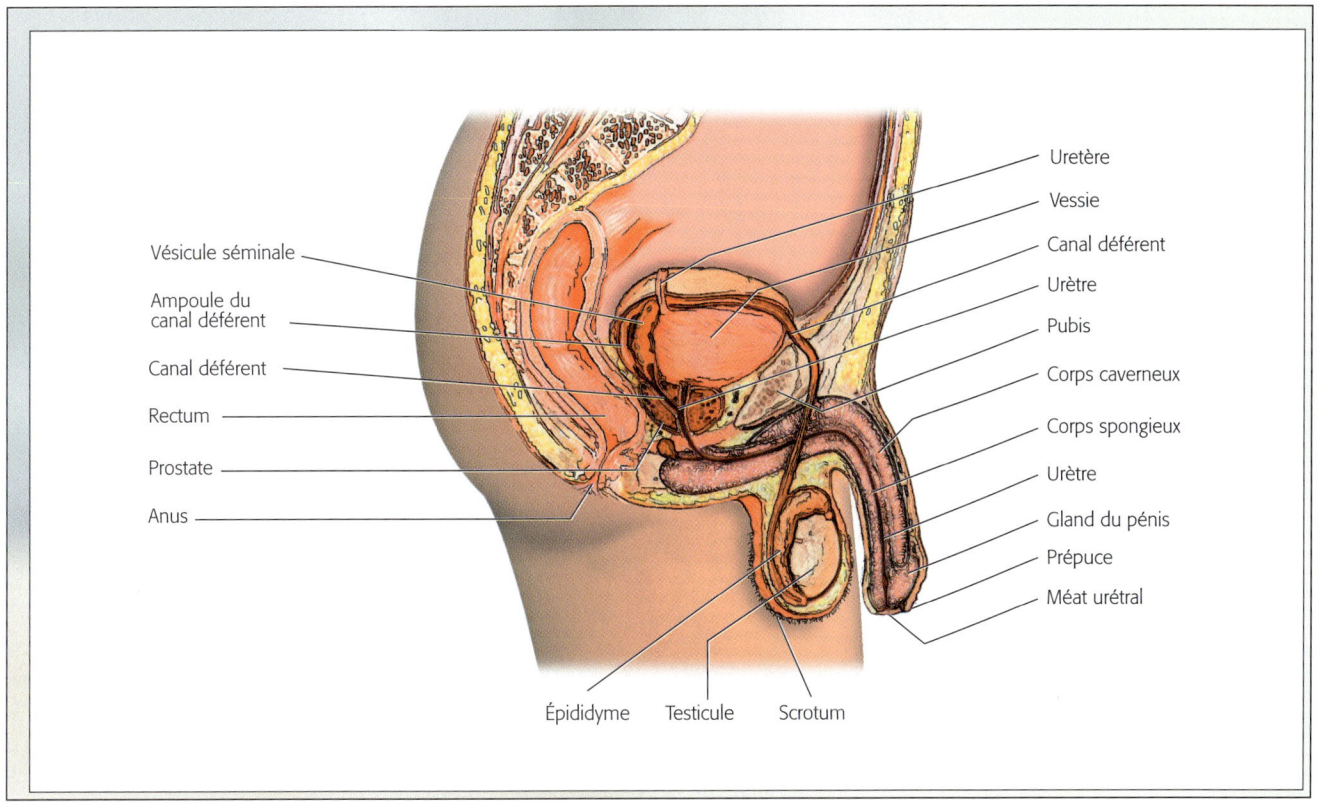

sillon sépare le lobe gauche du lobe droit de cette glande lisse et caoutchouteuse.

Les vaisseaux lymphatiques de la peau du pénis et du scrotum se drainent dans les ganglions inguinaux. Les vaisseaux lymphatiques du testicule se drainent dans l'abdomen et ne peuvent donc pas être palpés.

Le canal anal, contrairement au rectum, est doté de nerfs somatiques sensitifs ; une manipulation rude peut donc provoquer de la douleur.

Physiologie

Lors du développement fœtal du garçon, les testicules se développent près des reins et descendent lentement. Vers le 8e mois de gestation, ils émergent de l'orifice inguinal externe et atteignent le scrotum au 9e mois. La descente demeure incomplète chez environ 5 % des garçons.

C'est au niveau du testicule, composé de tubes séminifères fins, que se forment les cellules germinales (voir la figure 17.5). Après 90 jours de maturation, ces cellules germinales deviennent des spermatozoïdes matures. Pendant les 14 jours suivants, ces spermatozoïdes cheminent de l'épididyme jusqu'aux canaux déférents où ils acquièrent leur mobilité.

La stimulation autant tactile que psychologique entraîne ce qu'on appelle la réaction sexuelle. L'augmentation du flux artériel, provoquée par la stimulation réflexe

Figure 17.3 Anatomie interne du pénis

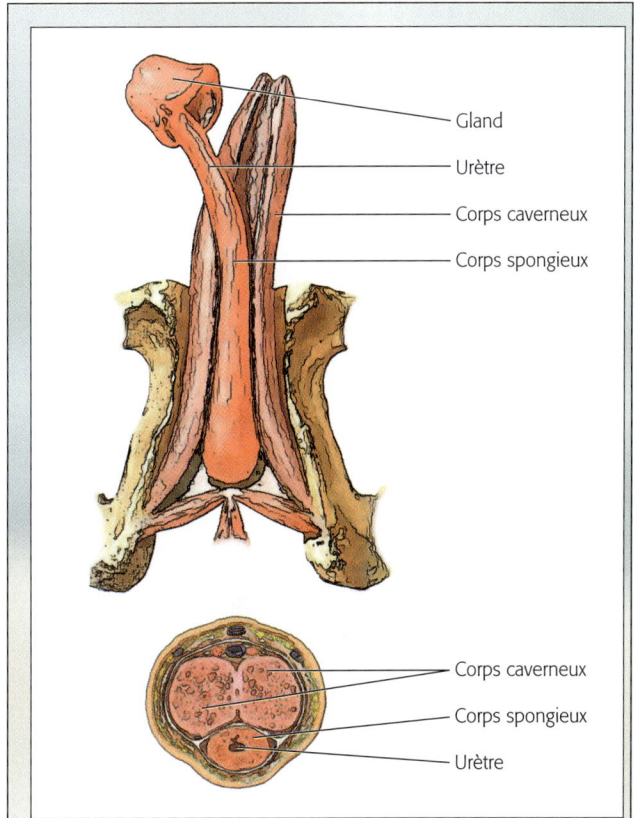

Figure 17.4 Anatomie interne du scrotum

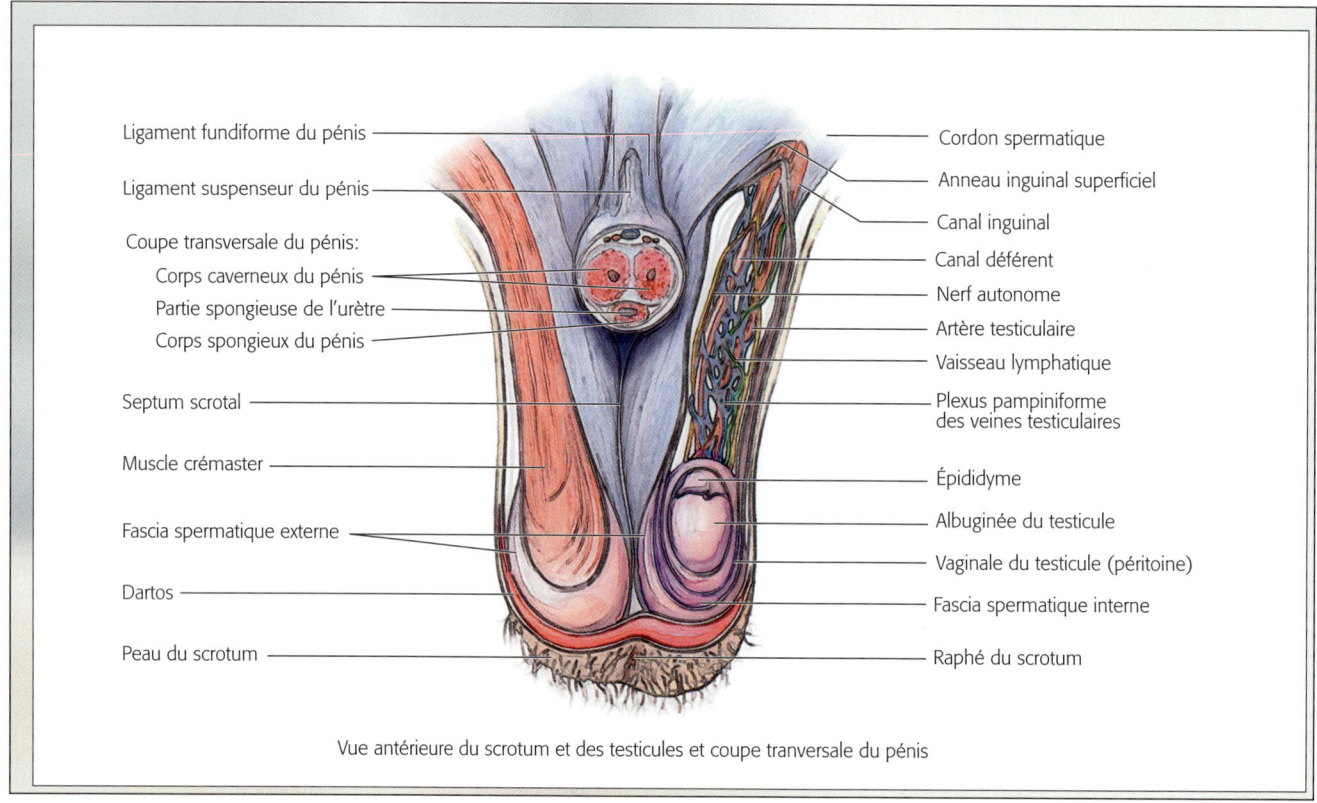

Vue antérieure du scrotum et des testicules et coupe tranversale du pénis

Figure 17.5 Origine et cheminement du liquide séminal

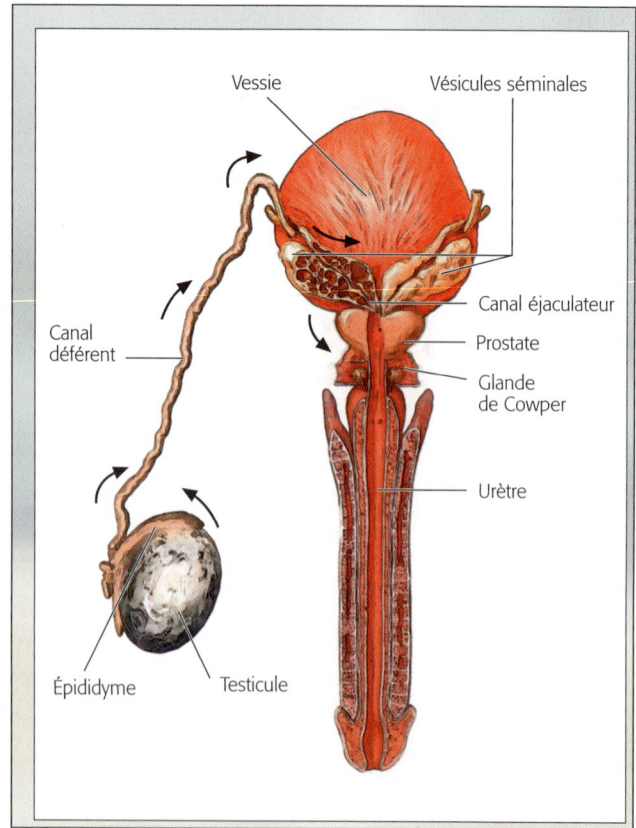

d'origine parasympathique, remplit les corps caverneux et permet d'obtenir l'érection nécessaire à une pénétration. Par la suite, le système sympathique provoque la contraction des canaux déférents ainsi que la fermeture du col vésical permettant alors l'orgasme et l'éjaculation du sperme.

La prostate sécrète un fluide spécifique qui s'écoule par l'urètre prostatique, ce qui permet une lubrification avant les rapports sexuels.

Les muscles lisses du scrotum ainsi que le cordon spermatique permettent la modification de la position du testicule par rapport à l'orifice inguinal externe, afin de le maintenir à la température optimale (36 °C) pour la spermatogenèse.

Les testicules produisent aussi la testostérone, qui stimule la croissance des organes génitaux masculins et de la prostate, ainsi que l'apparition des caractères sexuels secondaires masculins tels que la barbe, la pilosité corporelle et le développement musculosquelettique.

Stades de maturation sexuelle

Chez les garçons âgés entre neuf ans et demi et treize ans et demi, une augmentation du volume testiculaire marque le début de la puberté. Pendant la puberté, la taille des testicules, du scrotum et du pénis augmente, et la pilosité pubienne s'étend et devient plus fournie.

Figure 17.6 Les cinq stades de maturation sexuelle chez le garçon selon Tanner

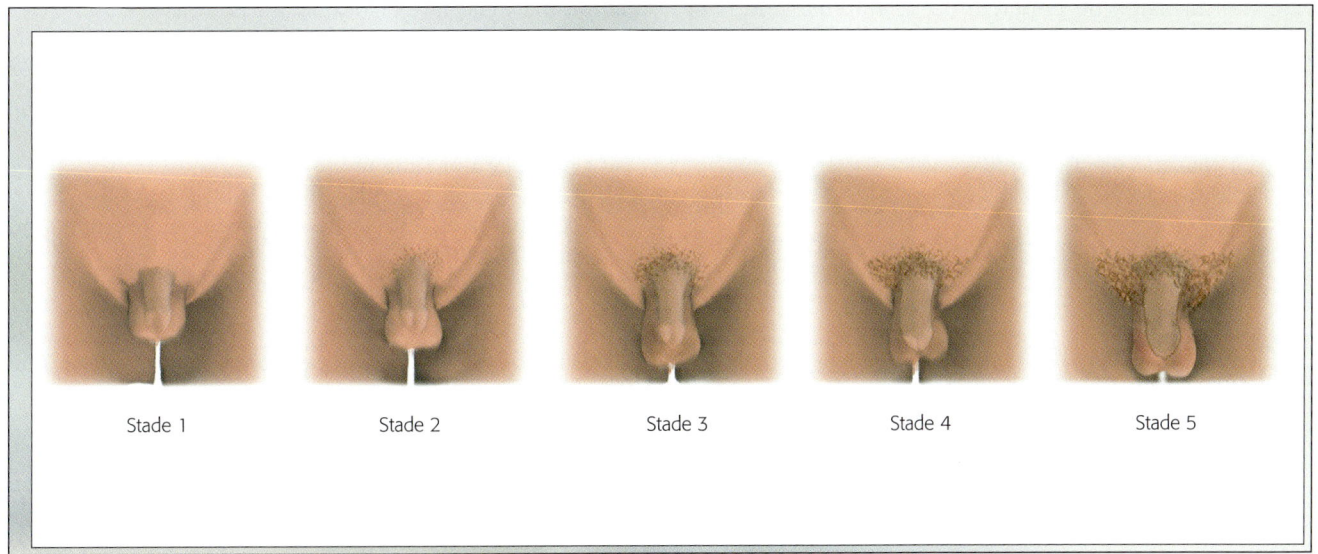

La maturation sexuelle complète nécessite de deux ans à cinq ans. Tanner (1962) décrit cinq stades de maturation sexuelle chez le garçon (voir la figure 17.6) :

STADE 1 Pilosité pubienne : présence de duvet, pas de pilosité.

Pénis : taille et proportion comparables à celles de l'enfant.

Testicules et scrotum : taille et proportion comparables à celles de l'enfant.

STADE 2 Pilosité pubienne : présence de grands poils droits ou légèrement frisés, clairsemés, légèrement pigmentés, situés à la base du pénis.

Pénis : léger accroissement de la taille.

Testicules et scrotum : volume augmenté, peau scrotale plus foncée, tendant vers le rouge.

STADE 3 Pilosité pubienne : plus sombre, plus rêche et plus frisée, débordant légèrement de la région de la symphyse pubienne.

Pénis : allongement.

Testicules et scrotum : croissance, épaississement et pigmentation de la peau scrotale.

STADE 4 Pilosité pubienne : recouvre des zones plus étendues.

Pénis : allongement et élargissement avec développement du gland.

Testicules et scrotum : croissance, scrotum de couleur plus sombre.

STADE 5 Pilosité pubienne : s'étend sur la région interne des cuisses.

Pénis : taille et forme de l'adulte.

Testicules et scrotum : taille et forme de l'adulte.

L'éjaculation apparaît au troisième stade de la maturation.

Chez environ 80 % des hommes, la pilosité atteint l'abdomen où elle forme un triangle ayant son sommet au niveau ombilical.

Chez la personne âgée, la pilosité pubienne décroît et grisonne. De plus, la taille du pénis diminue et les testicules descendent plus bas dans le scrotum.

La taille de la prostate est multipliée par cinq environ entre la puberté et l'âge de 20 ans. À partir de l'âge de 50 ans, la prostate devient habituellement hyperplasique.

EXAMEN CLINIQUE

DÉTERMINANTS DE SANTÉ

Antécédents personnels

QUESTIONS
- Quel est votre âge ?
- Avez-vous des antécédents de prostatite, d'infection de l'appareil urinaire, de pyélonéphrite ?
- Avez-vous des antécédents de chirurgie ou de traumatisme ?
- Êtes-vous circoncis ?

JUSTIFICATIONS

Il faut tenir compte de l'âge de l'homme, puisqu'une hyperplasie bénigne de la prostate survient habituellement à partir de l'âge de 50 ans.

La connaissance des antécédents d'affections de l'appareil urinaire, de chirurgie ou de traumatisme peut éclairer l'histoire de santé et expliquer certaines particularités observées.

Chez l'homme non circoncis, le risque de développer un cancer du pénis est plus grand, le nodule étant souvent masqué par le prépuce.

Habitudes de vie

QUESTIONS
- Utilisez-vous des préservatifs ?
- Quelles sont vos préférences quant au partenaire sexuel ? Un homme ou une femme ?
- Avez-vous plusieurs partenaires ?

JUSTIFICATION

La personne qui a plusieurs partenaires et qui n'utilise pas de préservatifs risque davantage de contracter une maladie transmissible sexuellement.

Soins

QUESTIONS
- Faites-vous l'auto-examen de vos testicules ?
- Si oui, voulez-vous me démontrer votre technique ?

JUSTIFICATION

L'auto-examen des testicules permet souvent de dépister un cancer à ses débuts. L'auto-examen est une pratique simple mais on doit vérifier la technique utilisée afin de s'assurer de son efficacité. L'infirmière, en enseignant la technique appropriée, apporte une contribution importante au maintien et à la promotion de la santé.

MOTIFS COURANTS DE CONSULTATION (SYMPTÔMES)

Les motifs courants de consultation rejoignent l'un ou l'autre des trois grands thèmes de ce chapitre :
- la fonction de reproduction,
- l'élimination urinaire,
- l'élimination intestinale.

Douleur

DÉFINITION

La sensation de douleur logée dans l'appareil génital ou dans toute autre partie du corps demeure une composante subjective. Elle est donc très variable d'une personne à l'autre, mais elle révèle souvent un problème.

QUESTIONS

P La douleur est-elle constante ?
- Qu'est-ce qui l'augmente ?
- Qu'est-ce qui la soulage ?
- La douleur est-elle aggravée par les mouvements ou par la palpation ?
- Avez-vous subi un traumatisme quelconque dernièrement ?

Q Décrivez-moi le type de douleur ou de malaise que vous ressentez.
- S'agit-il d'une brûlure ?
- D'un picotement ?
- D'une sensation de trop-plein avec un besoin intense d'uriner ?

R Où votre douleur est-elle d'abord apparue ?
- Montrez-moi où se situe votre douleur : à l'aine, au pénis, au niveau du gland ou du méat urétral, dans le scrotum ?
- Ressentez-vous une douleur dans un autre endroit de votre corps, par exemple à l'aine ou à l'abdomen ?

S Votre douleur s'accompagne-t-elle de nausées, de vomissements, de distension abdominale, de fièvre, de frissons ?
- Avant que cette douleur apparaisse, auriez-vous contracté les oreillons ?

T Quand cette douleur s'est-elle manifestée pour la première fois ?
- Avez-vous déjà ressenti cette douleur ?
- S'est-elle développée subitement ? Rapidement ?

JUSTIFICATIONS

Plusieurs problèmes de santé concernant l'appareil génital masculin s'accompagnent de douleur.

Une douleur au niveau de l'angle costo-vertébral peut être associée à une pyélonéphrite aiguë ou à une hydronéphrose obstructive causée par une distension soudaine de la capsule rénale.

Une dilatation haute de l'uretère peut provoquer une douleur de type colique ou spasmodique dans le testicule du même côté, tandis qu'une dilatation basse peut projeter une douleur dans le scrotum.

Une douleur très intense, qu'aucune position ne soulage, peut révéler une distension urétérale.

Une sensation de trop-plein de la partie basse de l'abdomen ainsi qu'un besoin impérieux d'uriner peuvent être associés à une distension vésicale. Une douleur à l'aine peut signaler un problème à un cordon spermatique, à un testicule, à la prostate, ou la présence d'une hernie, d'un zona ou d'une atteinte neurologique.

Une douleur testiculaire peut révéler un problème relatif au testicule, à l'épididyme ou au cordon spermatique, tel qu'une épididymite, une orchite, une hydrocèle, une torsion ou une tumeur. La douleur testiculaire est profonde, lancinante et souvent accompagnée de nausées ; elle est aggravée par les mouvements et par la palpation.

Le priapisme est une érection persistante et douloureuse du pénis, pas nécessairement liée à une excitation sexuelle.

produits par certaines bactéries lors d'une infection de l'appareil urinaire (*Escherichia coli* ou *Clostridium*).

Le passage de matières fécales dans les urines, la fécalurie, peut être causé par la diverticulite, par un cancer intestinal ou par la maladie de Crohn.

La présence de pus dans les urines, la pyurie, peut être causée par une cystite, une prostatite ou une MTS.

Dysurie

DÉFINITION
La dysurie est une difficulté à uriner qui s'accompagne, à la miction, d'une douleur souvent décrite comme une brûlure.

QUESTIONS
P Qu'est-ce qui semble provoquer votre difficulté à uriner ?
– Que faites-vous pour soulager ce malaise ?

Q Décrivez-moi la douleur ou le malaise que vous ressentez.
– Combien de fois par jour urinez-vous ?

R Montrez-moi précisément où vous avez mal.
– Ressentez-vous des douleurs ailleurs ?

S Avez-vous remarqué d'autres particularités, comme le fait de devoir uriner plus souvent ?
– Vos mictions sont-elles moins abondantes ?
– Avez-vous remarqué un changement dans la couleur de vos urines ?
– L'odeur de vos urines s'est-elle modifiée ?
– Vos urines ont-elles la même consistance ?
– Contiennent-elles des particules solides, des bulles ou du pus ?
– Avez-vous remarqué un écoulement provenant de votre méat urinaire ?
– Des taches sont-elles apparues sur vos sous-vêtements ?

T Depuis quand ressentez-vous cette brûlure en urinant ?

JUSTIFICATIONS
La dysurie est souvent le signe d'une inflammation de l'appareil urinaire inférieur. Cette inflammation peut provenir d'une sténose du méat urinaire, d'une sténose de l'urètre ou d'une maladie transmissible sexuellement (MTS). Cette miction douloureuse s'accompagne souvent de mictions fréquentes et d'un besoin impérieux d'uriner.

La pneumaturie est le passage d'air ou de bulles de gaz dans les urines et elle peut être causée par une introduction d'air provenant d'un instrument quelconque ou par une fistule intestinale ou révéler la présence de gaz

Changements relatifs à la miction

DÉFINITION
Ces changements concernent particulièrement la fréquence des mictions et l'incapacité de retenir volontairement ses urines (incontinence). L'augmentation de la fréquence des mictions (pollakiurie) constitue le symptôme le plus courant de l'appareil génito-urinaire. Le questionnaire utilisé pour la dysurie peut compléter le questionnaire suivant.

QUESTIONS
P Perdez-vous de petites quantités d'urines ?
– Perdez-vous vos urines lorsque vous soulevez des objets lourds ?
– Lorsque vous riez ou toussez ?
– Lorsque vous vous penchez vers l'avant ?

Q Avez-vous remarqué un changement dans la puissance de votre jet d'urine ?
– Faut-il plus de temps avant que l'émission d'urine ne commence ?
– Avez-vous la sensation d'avoir un besoin résiduel d'uriner après avoir uriné ?
– Combien de fois vous levez-vous la nuit pour uriner ?
– Pouvez-vous évaluer la quantité d'urine évacuée chaque fois que vous urinez ?

S Éprouvez-vous une soif intense ?
– Avez-vous bon appétit ?
– Avez-vous des problèmes de vue ?
– Souffrez-vous de maux de tête ?

T Depuis quand avez-vous des problèmes avec vos urines ?
– Sont-ils apparus progressivement ou subitement ?

JUSTIFICATIONS
Les causes de pollakiurie sont diverses :
– une réduction de la taille de la vessie causée par l'hypertrophie de la prostate ;
– une irritation de la paroi vésicale causée par la cystite, par exemple ;
– une augmentation du volume des urines habituellement associée au diabète sucré.

Changement de la couleur des urines (urines rouges)

DÉFINITION

Des urines rouges peuvent révéler la présence de sang (hématurie macroscopique). L'hématurie peut être associée à une maladie grave de l'appareil urinaire.

QUESTIONS

P Vous êtes-vous adonné récemment à un exercice très fatigant comme une randonnée pédestre, une marche ou une course très longue ?
– Avez-vous souffert récemment d'une infection des voies respiratoires supérieures ou d'un mal de gorge ?
– Avez-vous déjà contracté une infection urinaire ?
– Avez-vous reçu un coup ou subi un traumatisme dans la région abdominale récemment ?
– Prenez-vous des médicaments ?
– Mangez-vous souvent des betteraves ?

Q Décrivez-moi vos urines.
– Sont-elles rouges continuellement ou plutôt au début de la miction ?
– Plutôt à la fin de la miction ?
– Sont-elles claires à la fin ou au début de la miction ?
– Avez-vous aperçu des caillots dans vos urines ?

S Vos mictions s'accompagnent-elles d'une douleur aux flancs ?
– D'une douleur lombaire ou abdominale ?
– Ressentez-vous des brûlures à la miction ?
– Faites-vous de la fièvre ?
– Avez-vous perdu du poids ?
– Avez-vous des pertes de sang ?

T Quand avez-vous remarqué que vos urines étaient rouges ?
– Avez-vous déjà eu des urines rouges auparavant ?

JUSTIFICATIONS

Certains médicaments et aliments tels que le pyridium ou la betterave peuvent colorer les urines en rouge.

Une activité physique exigeante peut provoquer une hémolyse intravasculaire et une hémoglobinurie appelée hémoglobinurie de marche.

Une miction uniformément rouge du début à la fin (hématurie totale) indique un problème au-dessus de la prostate ou une hémorragie massive dans quelque région du corps.

Particulièrement chez les plus de 40 ans, une hématurie indolore est souvent le premier indice d'une tumeur de l'appareil urinaire, notamment de la vessie.

Des urines rouges seulement au début de la miction (hématurie initiale) révèlent habituellement un problème de l'urètre, tandis que des urines rouges seulement à la fin de la miction (hématurie terminale) indiquent très souvent une affection du col de la vessie ou de l'urètre postérieur.

Des pertes de sang sans présence de sang dans les urines sont habituellement associées à une affection du méat urétral externe.

Si l'hématurie s'accompagne d'une perte de poids, on peut penser à un cancer des cellules rénales, alors qu'une hématurie survenant environ deux semaines après une infection des voies respiratoires supérieures peut être causée par une glomérulonéphrite aiguë.

Écoulement urétral

DÉFINITION

L'écoulement urétral, symptôme fréquent, est un flot de liquide continu ou intermittent, provenant de l'urètre.

QUESTIONS

P Avez-vous été en contact avec une personne qui se savait atteinte d'une maladie transmissible sexuellement ?
– Votre partenaire se plaint-elle d'un écoulement vaginal ?
– Avez-vous été diagnostiqué et suivi pour une infection urinaire, telle une urétrite gonococcique, ou pour une infection chronique de la prostate ?

Q Décrivez votre écoulement urétral.
– Est-il sanglant ou purulent ?
– Est-il plutôt rougeâtre ou épais et jaune verdâtre ?
– Est-il liquide ?
– Est-il continu ou intermittent ?

S Ressentez-vous des brûlures au passage des urines ?
– Avez-vous souffert de gastro-entérite dernièrement ?
– Avez-vous ressenti des douleurs articulaires ?
– Avez-vous souffert de picotements ou de rougeurs aux yeux ?

T Avez-vous été exposé à une maladie transmissible sexuellement ? Quand ?
– Depuis quand avez-vous remarqué cet écoulement urétral ?
– Est-ce la première fois que vous notez un tel écoulement ?

JUSTIFICATIONS

Un écoulement sanguinolent accompagne souvent des ulcérations, des néoplasmes ou une urétrite, tandis qu'un écoulement purulent, épais et jaune verdâtre accompagne une urétrite gonococcique ou une prostatite chronique.

Une gastro-entérite peut causer une urétrite, mais ce sont les maladies transmissibles sexuellement qui en sont les causes les plus fréquentes. L'urétrite provoque des écoulements urétraux qui se manifestent par des taches sur les sous-vêtements et des brûlures au passage des urines.

Le syndrome de Reiter se manifeste par un écoulement urétral, une balanite (inflammation de la muqueuse du gland), des douleurs articulaires et une conjonctivite bilatérale.

Lésions

DÉFINITION

Les lésions au pénis sont souvent causées par des maladies transmissibles sexuellement. Il importe donc de questionner la personne sur les points suivants :
- son orientation sexuelle ;
- son type d'activités sexuelles, soit orales, vaginales ou anales ;
- le nombre de partenaires ;
- si le ou les partenaires se savent atteints d'une maladie transmissible sexuellement.

QUESTIONS

P Avez-vous été en contact avec une personne se sachant atteinte d'une maladie transmissible sexuellement ?
- Combien de partenaires sexuel(le)s avez-vous ?

Q Décrivez-moi vos lésions.

R Avez-vous d'autres régions atteintes de lésions ?

S Avez-vous de la douleur au site des lésions ?
- Spontanément ou seulement lors d'une pression ?
- Avez-vous remarqué un écoulement provenant des lésions ?
- Avez-vous remarqué un gonflement des ganglions de l'aine ?
- Avez-vous ressenti, quelque temps avant l'apparition des lésions, une douleur lombaire ou une sensation de brûlure au passage des urines ?

T Depuis quand avez-vous remarqué ces lésions ?
- Est-ce la première fois que vous avez ces lésions ?

JUSTIFICATION

Il est important de considérer le type d'activités sexuelles, puisqu'il peut déterminer les sites de cultures bactériologiques.

Les justifications concernant les divers types d'affections sont décrites dans la section sur les affections courantes à la fin de ce chapitre.

Hypertrophie du scrotum

DÉFINITION

L'hypertrophie du scrotum est un gonflement, le plus souvent unilatéral, causé par l'hypertrophie du testicule ou de l'épididyme, ou par la présence d'une hernie ou d'une hydrocèle.

QUESTIONS

P Avez-vous subi une blessure à l'aine dernièrement ?
- Avez-vous une hernie ?
- L'hypertrophie du scrotum varie-t-elle selon la position adoptée ?

Q De quelle grosseur est votre hypertrophie ?
- Est-elle symétrique ?
- Percevez-vous une masse ?
- Est-elle dure ou spongieuse ?

S Cette hypertrophie est-elle douloureuse ?
- Avez-vous un problème de stérilité ?

T Quand avez-vous remarqué cette hypertrophie ?
- S'est-elle modifiée depuis son apparition ?
- S'est-elle présentée graduellement ou subitement ?

JUSTIFICATIONS

L'hypertrophie du scrotum peut être due à une hypertrophie du testicule ou de l'épididyme, à une hernie, à une varicocèle, à une spermatocèle ou à une hydrocèle. Une hypertrophie du testicule peut être causée par une inflammation ou une tumeur du testicule.

Un gonflement scrotal douloureux peut être associé à une inflammation aiguë du testicule ou de l'épididyme, à une torsion du cordon spermatique ou à une hernie étranglée.

La varicocèle, anomalie qui bloque le drainage de la veine testiculaire et qui fait monter la température du scrotum, est souvent cause de stérilité.

Masse à l'aine

DÉFINITION

Les masses à l'aine sont souvent dues à une hernie ou à une adénopathie.

QUESTIONS

P Avez-vous une idée de ce qui pourrait augmenter ou diminuer cette masse ?
- Est-ce que la taille de la masse varie selon que vous êtes couché ou debout ?

Q Y a-t-il une seule masse ou plusieurs petites masses ?

R Où se situe exactement cette masse ?

S Avez-vous noté d'autres particularités relatives à cette masse ?
- Vous cause-t-elle de la douleur ?
- Avez-vous déjà contracté une maladie transmissible sexuellement ?

T Depuis quand avez-vous remarqué cette masse ?

JUSTIFICATIONS

Les masses ou les gonflements à l'aine sont souvent dus à une hernie.

Une hernie change habituellement de taille selon la position de la personne, disparaissant souvent lorsque la personne est couchée sur le dos et devenant plus évidente en position debout.

Par ailleurs, une infection des organes génitaux externes peut produire une adénopathie et, ainsi, un gonflement dans la région de l'aine.

Un cancer touchant la peau du scrotum peut produire une adénopathie inguinale.

Impuissance

DÉFINITION

L'impuissance englobe tous les problèmes reliés aux dysfonctions sexuelles telles une baisse de la libido, une difficulté d'obtenir ou de maintenir une érection ou une impossibilité d'arriver à l'orgasme. Il s'agit tout probablement d'une impuissance d'origine psychogène si la personne dit avoir des érections matinales, des émissions nocturnes, des érections et un orgasme lors de la masturbation. Pour favoriser la communication, la personne doit se sentir invitée à exprimer ses craintes en toute confiance et discrétion. Elle ne doit pas se sentir jugée.

QUESTIONS

P Consommez-vous des médicaments tels que des tranquillisants ?
- Prenez-vous du lithium ?
- Consommez-vous des sédatifs tels que des barbituriques ou des benzodiazépines ?
- Prenez-vous des antihypertenseurs comme du Méthyldopa ?
- Décrivez-moi votre consommation d'alcool (le type d'alcool, la quantité consommée, la fréquence de consommation).
- Prenez-vous certaines drogues comme l'héroïne ou la méthadone ?
- Souffrez-vous d'une affection cardiovasculaire, respiratoire ou neurologique ?
- Craignez-vous une grossesse chez votre partenaire ?
- Craignez-vous de contracter une maladie transmissible sexuellement ?
- Que faites-vous pour vivre de façon plus satisfaisante votre sexualité ?

Q Comment décrivez-vous vos problèmes d'impuissance ?
- Avez-vous de la difficulté à obtenir une érection ?
- À maintenir une érection ?
- Vos éjaculations sont-elles précoces ? Tardives ?
- Éprouvez-vous du désir sexuel ?

S Éprouvez-vous de la douleur ?
- Avez-vous noté des écoulements urétraux, des lésions ?
- Vous arrive-t-il d'avoir une érection matinale ? Nocturne ?
- Êtes-vous sexuellement excité ?

T Depuis quand éprouvez-vous ce problème d'impuissance ?
- Y a-t-il des moments ou des circonstances particulières reliés à cette impuissance ?

JUSTIFICATIONS

Les médicaments, les drogues et l'alcool sont des causes fréquentes d'impuissance. Il est donc important d'aborder ces sujets pour mettre en évidence les causes réelles d'une impuissance.

Des maladies chroniques sont également responsables de dysfonctions sexuelles qui, à leur tour, peuvent causer une dyspnée importante ou de l'anxiété, particulièrement si la personne souffre de troubles cardiovasculaires ou d'une inhibition due à un problème organique neurologique.

Le stress causé par la crainte d'une grossesse ou la peur de contracter une maladie transmissible sexuellement peut entraîner une impuissance.

Stérilité ou infertilité

DÉFINITION

La stérilité, ou infertilité primaire, est l'incapacité de procréer. L'infertilité secondaire est la difficulté ou l'incapacité de concevoir alors que la personne a déjà fait la preuve de sa fécondité. On ne peut parler d'infertilité qu'après un an de rapports sexuels sans conception. Certains auteurs vont jusqu'à deux ans. Chez les couples poursuivant une relation stable, le facteur masculin serait responsable de près de 30 % des cas de stérilité. Il convient donc, dans un premier temps, d'explorer la possibilité d'une impuissance. Il faut ensuite vérifier les connaissances du couple sur le cycle menstruel et les moments propices à la fécondation, et le questionner sur la fréquence et le type de rapports sexuels qu'il entretient.

QUESTIONS

P Est-ce que vous ou votre conjointe avez déjà eu des enfants ?
- Avez-vous des antécédents d'oreillons ?
  De blessures testiculaires ?
  De maladies transmissibles sexuellement ?
  D'exposition aux rayons X ?
  De chirurgie urologique ?
- Avez-vous déjà été traité pour un cancer ?
- Avez-vous déjà subi des traitements de chimiothérapie ?
- Prenez-vous de la salazopyrine, ce médicament utilisé dans la maladie de Crohn ?
- Avez-vous des difficultés à obtenir ou à maintenir une érection ?
- Qu'avez-vous entrepris afin de favoriser une conception ?
- Connaissez-vous bien le cycle menstruel de votre partenaire et ses périodes d'ovulation ?

Q Quel genre de rapports sexuels entretenez-vous ?
- Quelle est la fréquence de vos rapports sexuels ?

S Lors des rapports sexuels ou en d'autres temps, éprouvez-vous de la douleur ?

– Avez-vous des écoulements urétraux ?
– Avez-vous noté la présence de lésions ?

T Depuis combien de temps essayez-vous de concevoir un enfant ?

JUSTIFICATIONS

Des antécédents d'oreillons, des blessures testiculaires, des maladies transmissibles sexuellement, des expositions aux rayons X ou une chirurgie urologique peuvent être des causes de stérilité.

Les maladies transmissibles sexuellement peuvent être récentes ou non et se manifester par des douleurs, des écoulements urétraux ou des lésions.

Une méconnaissance de la physiologie de l'ovulation et de la fréquence optimale des rapports sexuels peut diminuer les chances de conception.

Symptôme le plus important

Le tableau 17.1 présente les quatre types les plus courants de lésions et leurs caractéristiques principales.

Tableau 17.1 Les quatre types les plus courants de lésions

	Chancre syphilitique (voir la figure 17.7)	Herpès génital (voir la figure 17.8)	Blennorragie ou gonorrhée	Carcinome (voir la figure 17.9)
Définition	Maladie systémique contagieuse	Maladie infectieuse chronique. Cause la plus fréquente de lésions péniennes	Maladie transmissible sexuellement	Cancer
Provoquer / pallier	*Treponema pallidum* Antibiothérapie	Herpès simplex Contact avec un partenaire infecté Acyclovir	*Neisseria gonorrhoeae* Antibiothérapie	Fréquent chez les hommes non circoncis
Qualité / quantité	Érosion ovale ou ronde, rouge foncé, dont la base est ulcérée et indurée. Peut être multiple	Bouquet de petites vésicules, suivies d'ulcères superficiels entourés d'un halo érythémateux Récidives généralement moins importantes que l'atteinte initiale	Lésions et éruptions cutanées Écoulement urétral (clair et peu abondant ou purulent)	Nodule induré ou ulcère semblable à une verrue
Région / irradiation	Sur le pénis, particulièrement à la base du gland	Sur le pénis et/ou autour de la bouche		Gland Corps du pénis Urètre Ganglions lymphatiques
Signes / symptômes	Indolore Peut être douloureux lorsque surinfecté Hypertrophie des ganglions inguinaux, ganglions mobiles, fermes, sans caractères inflammatoires	Prodrome : brûlure mictionnelle, douleur lombaire, douleur spontanée et à la palpation	Adénopathie régionale Dysurie Prurit Irritation Sensation de trop-plein rectal Rectorragie Diarrhée Mucus dans les selles Défécations douloureuses Affections buccales	Généralement indolore Toute douleur au pénis est suspecte
Temps / durée	Incubation de 10 à 90 jours avec une moyenne de 21 jours	Les lésions surviennent 5 jours après le contact sexuel	Incubation de 2 à 7 jours	
Divers	Contagieux L'incidence augmente chez les hommes homosexuels, les adolescents, les jeunes adultes et les gens défavorisés et provenant de certaines régions endémiques	Peut être transmis aux nouveau-nés Associé au cancer génital Prédisposition chez les immunodéprimés	Peut se compliquer d'une épididymite Peut provoquer l'ophtalmie gonococcique du nouveau-né Les porteurs asymptomatiques favorisent la propagation Incidence élevée chez les homosexuels et chez les 15 à 24 ans Incidence croissante chez les moins de 15 ans	Incidence accrue chez les hommes de plus de 60 ans Nécessite une hygiène personnelle préventive chez l'homme non circoncis

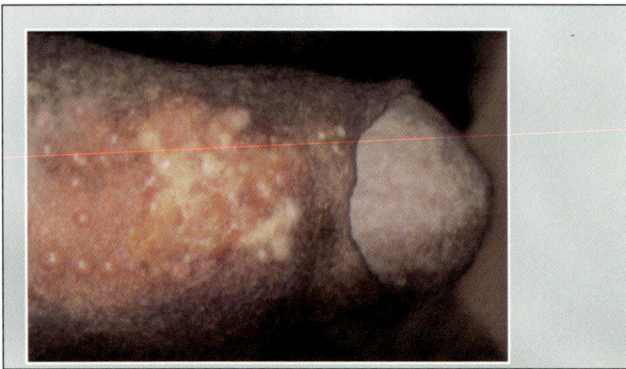

Figure 17.7 Chancre syphilitique

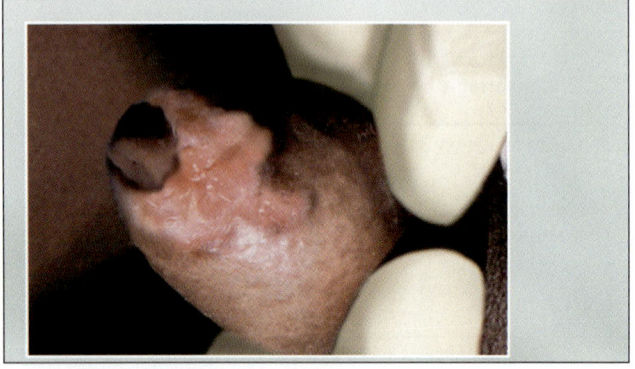

Figure 17.8 Herpès génital

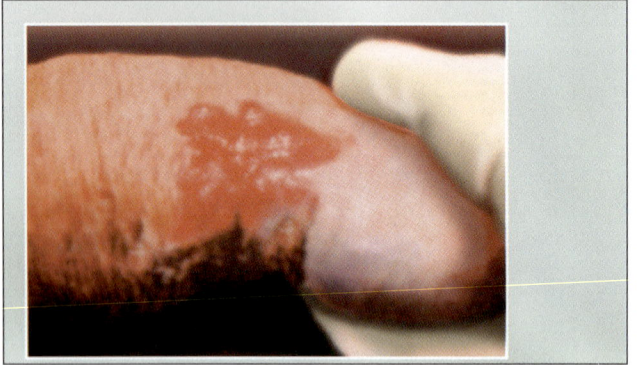

Figure 17.9 Carcinome

EXAMEN PHYSIQUE (SIGNES)

Matériel requis
Gants

Environnement et préparation à l'examen
- Respecter la personne si elle préfère que l'examen soit effectué par un homme.
- Assurer l'intimité des lieux.
- Se laver les mains avant et après l'examen.
- Avoir les ongles courts.
- Porter des gants.
- Établir une relation de confiance avec la personne en lui expliquant chaque étape et en étant attentive aux signes vebaux et non vebaux (dépister les sentiments de gêne).
- Bien exposer les organes génitaux et les régions inguinales, la poitrine et l'abdomen demeurant couverts.
- Effectuer l'examen sur la personne couchée ou debout, mais obligatoirement debout pour le dépistage d'une hernie ou d'une varicocèle.

Techniques d'examen
L'examen des organes génitaux chez l'homme nécessite deux méthodes d'observation, l'inspection et la palpation. L'évaluation concerne chacun des éléments suivants: la pilosité pubienne, le pénis, le scrotum, les hernies, les ganglions inguinaux, l'anus, le rectum et la prostate.

PILOSITÉ PUBIENNE ET PÉNIS
Inspection

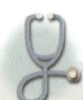

Pilosité pubienne – maturation sexuelle

La maturation sexuelle est évaluée selon la qualité, la quantité et la distribution de la pilosité.

Observations courantes

Chez l'adulte, la pilosité est sombre, rêche, frisée et s'étend de la symphyse pubienne à la base du pénis en débordant sur la surface interne des cuisses.

Particularités

Se référer aux cinq stades de maturation sexuelle chez le garçon tels que décrits par Tanner (1962).

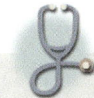

Intégrité de la pilosité pubienne

Observations courantes

Pilosité propre, exempte de poux ou de lentes.

Particularités

Présence de poux de corps ou de lentes.

Pénis – maturation sexuelle

Observations courantes et particularités

Se référer aux cinq stades de maturation sexuelle chez le garçon tels que décrits par Tanner (1962). La longueur et l'épaisseur du pénis sont très variables d'un homme à l'autre.

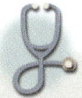

Peau du pénis

Pour examiner la peau du pénis, il faut soutenir celui-ci et le regarder sous tous les angles, c'est-à-dire la partie antérieure, chaque côté et la partie postérieure (voir la figure 17.10).

Figure 17.10 Inspection du pénis

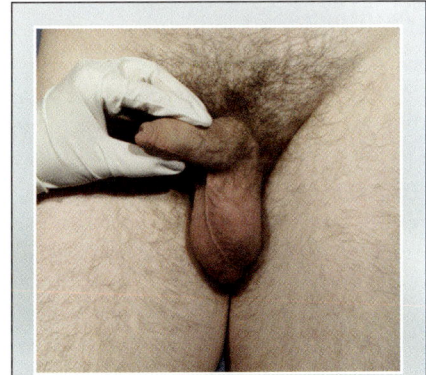

Observations courantes

La peau du pénis doit être de la même couleur que le reste du corps et exempte de toutes lésions. La peau est lisse, mince et dépourvue de poils.

Particularités

Lorsque des lésions sont présentes sur la peau du pénis, il faut procéder à la palpation des ganglions inguinaux. Ces lésions peuvent être un chancre syphilitique, un herpès génital, un condylome acuminé ou un carcinome.

La lésion la plus fréquente est l'ulcère herpétique. Les vésicules surviennent cinq jours après le contact sexuel, ensuite elles se rompent et causent une douleur superficielle due à l'érosion. Les lésions herpétiques sont entourées d'un halo érythémateux.

La base du pénis peut être le siège d'excoriation ou d'inflammation. Dans de tels cas, il faut rechercher la présence de lentes ou de poux.

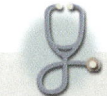

Prépuce

Si l'homme n'est pas circoncis, l'infirmière lui demande de rétracter son prépuce. Si elle le rétracte elle-même, l'infirmière peut toutefois évaluer plus facilement l'étroitesse du prépuce.

Observations courantes

Le prépuce est souple, régulier, sans que la rétraction ne soit douloureuse.

Particularités

Le prépuce peut être le siège de lésions ou d'inflammation. Le prépuce peut présenter diverses particularités :

Le smegma est cette matière blanchâtre et caséeuse, faite de sécrétions muqueuses et de cellules épithéliales desquamées qui peut s'accumuler sous le prépuce. Le smegma est un lubrifiant produit lors des rapports sexuels.

Le prépuce est exempt de tout autre écoulement et de toute lésion.

Chez l'homme non circoncis, le prépuce recouvre le gland.

- le phimosis (voir la figure 17.11), prépuce trop serré empêchant ainsi sa rétraction sur le gland;
- le paraphimosis (voir la figure 17.12), prépuce rétractable derrière le gland mais demeurant coincé une fois rétracté. Cette anomalie provoque une congestion, un œdème et une augmentation de volume; elle peut entraîner une gangrène si elle n'est pas traitée.

Figure 17.11 Phimosis

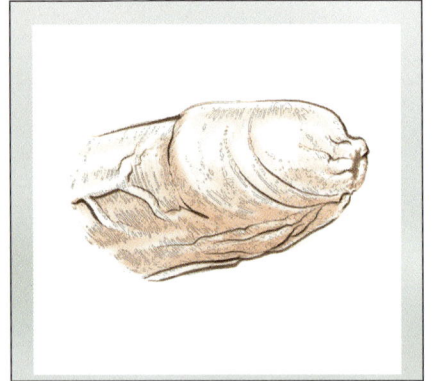

Figure 17.12 Paraphimosis

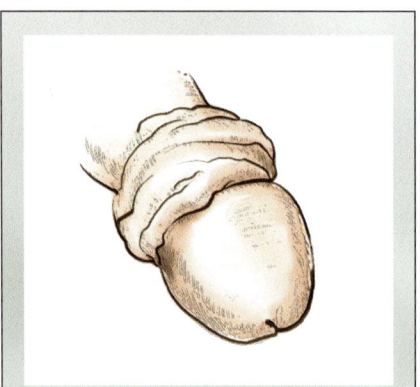

Gland

Le gland est observé une fois le prépuce rétracté (voir la figure 17.13).

Figure 17.13 Inspection du gland

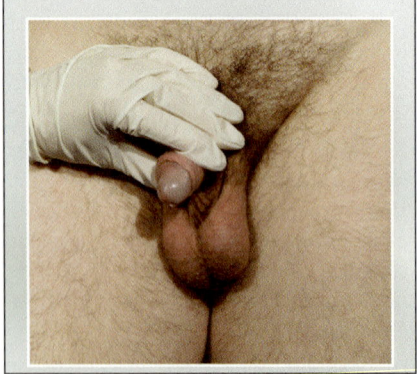

Observations courantes

Le gland doit être lisse, exempt de lésions, d'ulcères, de nodules, d'excoriations, de cicatrices ou de signes d'inflammation.

Particularités

Le gland peut être le siège de diverses lésions: un chancre syphilitique, un herpès génital, un condylome acuminé ou un carcinome.

Une balanite est une inflammation du gland, tandis qu'une balanoposthite est une inflammation du gland et du prépuce. Ces inflammations peuvent être causées par un phimosis, c'est-à-dire que le prépuce ne pouvant être facilement rétracté, le smegma s'accumule et cause ainsi l'inflammation. Cette irritation chronique est plus fréquente chez les hommes non circoncis et peut être un facteur de risque du cancer du pénis.

Méat urétral

Pour bien examiner le méat urétral, l'infirmière doit presser doucement le gland entre l'index et le pouce, le prépuce ayant été préalablement rétracté (voir la figure 17.14). Ceci permet d'ouvrir le méat urétral, d'évaluer sa position et de noter la présence ou non d'un écoulement.

Observations courantes

Le méat urétral est situé sur la pointe, habituellement en position ventrale et en forme de fente.

Aucun écoulement au site du méat urétral.

Particularités

Le méat urétal peut être déplacé sur la partie ventrale du pénis, en hypospadias ou, plus rarement, sur la partie dorsale, en épispadias.

Un écoulement du méat urétral nécessite une investigation, laquelle comporte une coloration de Gram et une culture afin de déterminer la nature de l'écoulement.

Figure 17.14 Inspection du méat urétral

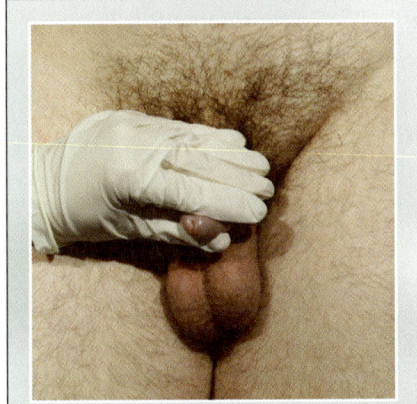

L'écoulement urétral est un des symptômes les plus fréquents chez l'homme et il est souvent causé par une urétrite. Alors qu'une urétrite gonococcique se manifeste par un écoulement abondant et jaune, une urétrite non gonococcique se manifeste par un écoulement peu abondant, blanc ou clair.

Les condylomes acuminés sont des verrues vénériennes en forme de chou-fleur logées près du méat urétral mais pouvant aussi être retrouvées sur le gland, sur le périnée, à l'aine ou sur une autre région du pénis.

Palpation

La palpation du pénis s'effectue en palpant la verge entre le pouce et l'index. La personne peut être couchée sur le dos ou debout. L'infirmière demande à la personne d'exercer une pression le long de son pénis, de la partie proximale à la partie distale, et elle observe s'il y a un écoulement.

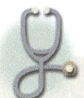

Sensibilité

Observations courantes

Sans douleur ou une légère douleur à la palpation, ce qui est normal.

Particularités

Une forte douleur au pénis, avec ou sans palpation, peut révéler une inflammation ou un carcinome.

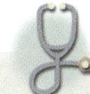

Induration

Observations courantes

Sans induration.

Particularités

Une induration peut être associée à un rétrécissement urétral ou à un carcinome.

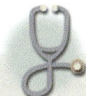

Masse

Observations courantes

Sans masse palpable.

Particularités

La palpation d'une masse peut révéler un carcinome.

Notes au dossier

La pilosité et la taille du pénis correspondent au stade de maturation sexuelle.

Le pénis est exempt de lésions et de signes d'inflammation.

Le prépuce se rétracte facilement, une petite quantité de smegma est présente au pourtour du gland, lequel est exempt de lésions et d'inflammation.

Pas d'écoulement provenant du méat urétral.

Présence d'excoriations, d'inflammation et de lentes à la base du pénis.

Phimosis important, provoquant une douleur et empêchant l'observation du gland.

Écoulement abondant et jaunâtre provenant du méat urétral.

SCROTUM

Inspection

L'inspection du scrotum comporte l'examen de sa configuration et de la peau. La personne peut être debout ou couchée sur le dos. Si le prépuce a été rétracté, l'infirmière doit le remettre en place. L'inspection du scrotum oblige à soulever le pénis afin d'observer la partie antérieure et, ensuite, à mobiliser le scrotum afin d'observer ses côtés ainsi que sa partie postérieure (voir la figure 17.15).

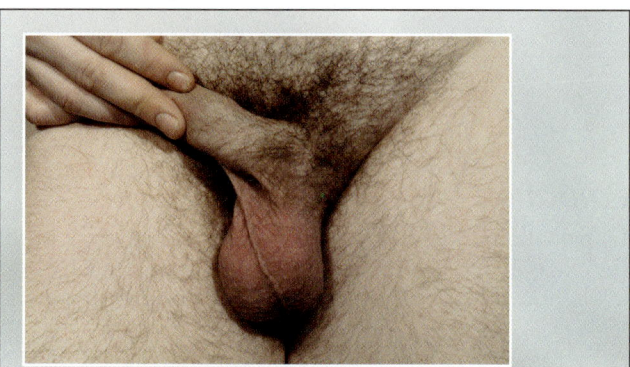

Figure 17.15 Inspection du scrotum

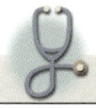

Maturation sexuelle

Observations courantes et particularités

Se référer aux cinq stades de maturation sexuelle chez le garçon tels que décrits par Tanner (1962).

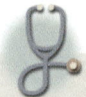

Peau du scrotum

Observations courantes

La peau scrotale est pigmentée, lâche et ridée, exempte de lésions.

Des télangiectasies, petites lésions en pointe d'épingle, d'un rouge foncé, légèrement surélevées, sont bénignes et courantes chez l'homme de plus de 50 ans.

Particularités

La peau du scrotum peut être le siège de lésions, d'éruptions, de kystes.

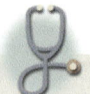

Configuration du scrotum

Observations courantes

Le scrotum est une poche divisée en deux compartiments. Le gauche descend habituellement un peu plus bas que le droit.

Le scrotum est exempt de gonflements, de tuméfactions et de réseaux veineux.

Particularités

Une irrégularité de développement d'un côté ou des deux côtés peut être causée par une cryptorchidie (migration incomplète du testicule, celui-ci se trouvant en dehors du scrotum, en un point quelconque le long du trajet de la descente normale).

Un scrotum anormalement gros peut cacher une hernie, une hydrocèle ou un œdème.

Palpation

La palpation du scrotum s'effectue entre le pouce et les deux premiers doigts (voir la figure 17.16). Elle inclut la palpation des deux testicules, des deux épididymes ainsi que des deux cordons spermatiques et de leur canal déférent. Pour chacun des éléments, il est important de comparer les deux côtés puisque de nombreuses affections sont unilatérales. La personne peut être couchée sur le dos ou debout.

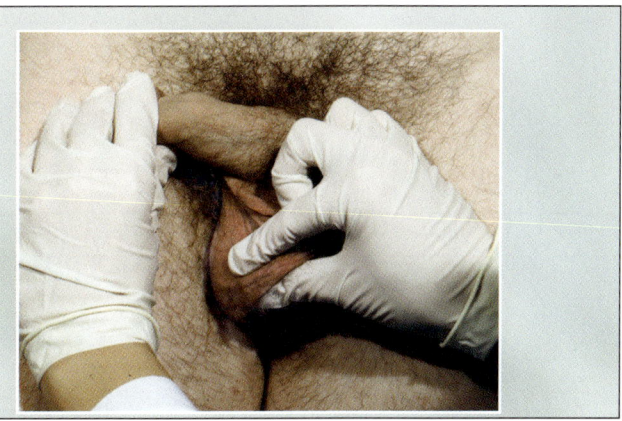

Figure 17.16 Palpation du scrotum

Évaluation de la forme, de la taille et de la consistance du scrotum

La palpation permet d'évaluer la forme, la taille, la consistance ainsi que la douleur à la pression des deux testicules et des deux épididymes (voir la figure 17.17).

Observations courantes

Les testicules sont de forme ovoïde, un peu caoutchouteux et mobiles. Leur longueur varie de 3,5 cm à 5,5 cm chez l'adulte.

Le testicule gauche est généralement plus bas que le droit.

L'épididyme est situé sur la face postéro-externe du testicule. Sa forme comparable à une virgule s'explique par le fait que sa partie la plus volumineuse se trouve sur le bord supérieur du testicule. Il est de consistance plus molle que celui-ci.

Figure 17.17 Palpation du testicule et de l'épididyme

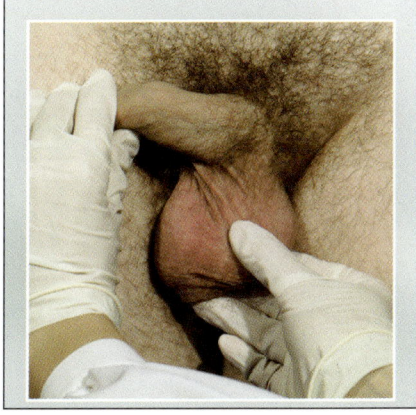

Particularités

La présence d'un nodule indolore situé sur le testicule peut évoquer une tumeur testiculaire (voir la figure 17.18).

Le cancer des testicules est plus fréquent chez les hommes de 15 à 35 ans.

Une orchite, inflammation aiguë du testicule, se manifeste par une douleur spontanée ou une douleur à la palpation et une tuméfaction (voir la figure 17.19).

Un petit testicule, c'est-à-dire d'une longueur inférieure à 3,5 cm chez l'adulte, peut être une séquelle de diverses affections telles que l'hypopituitarisme, une cirrhose, une orchite ou les oreillons (voir la figure 17.20). La prise d'œstrogènes peut également expliquer la diminution de volume des testicules.

Une cryptorchidie est une descente incomplète du testicule; l'hémiscrotum est alors lisse et peu développé, le testicule et l'épididyme sont impalpables (voir la figure 17.21).

L'épididymite, inflammation douloureuse et tuméfiée de l'épididyme, est souvent associée à une infection des voies urinaires ou à une prostatite (voir la figure 17.22). Le scrotum peut être rouge. Un kyste à l'épididyme ou une spermatocèle est une masse kystique indolore et mobile située au-dessus du testicule (voir la figure 17.23).

Une hydrocèle est une accumulation indolore de liquide dans la tunique vaginale du testicule (voir la figure 17.24).

Une hernie scrotale est une hernie inguinale indirecte (voir la figure 17.25).

Les kystes sébacés, problème courant, sont fermes, jaunâtres, indolores, d'environ 1 cm de diamètre et souvent multiples.

Un œdème du scrotum prend le godet et il est souvent associé à un œdème généralisé tel qu'observé lors d'une insuffisance cardiaque ou d'un syndrome néphrotique (voir la figure 17.26).

Lorsqu'une masse est palpée, il faut bien la délimiter, ce qui s'avère impossible dans le cas d'une hernie de la cavité abdominale (voir la figure 17.27). Par contre, une masse au scrotum peut être facilement délimitée (voir la figure 17.28).

De plus, si une masse scrotale ou une hypertrophie sont décelées, il faut en vérifier la consistance à l'aide de la lumière. Après avoir fait l'obscurité dans la salle d'examen, l'infirmière applique une source lumineuse du côté de l'hypertrophie scrotale. La lumière ne peut traverser diverses structures telles que les tumeurs, le sang, une hernie ou un testicule normal. Par contre, une lueur rouge apparaît si la lumière traverse une cavité contenant un liquide séreux clair comme une hydrocèle (accumulation anormale de liquide clair dans la tunique vaginale du testicule).

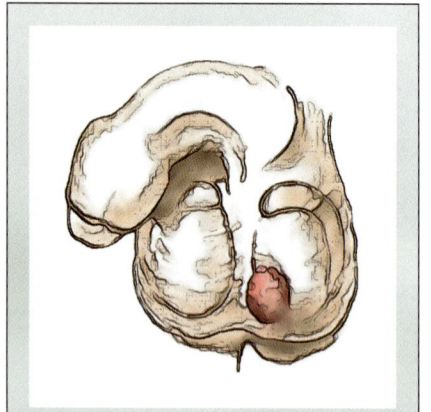

Figure 17.18 Nodule sur un testicule

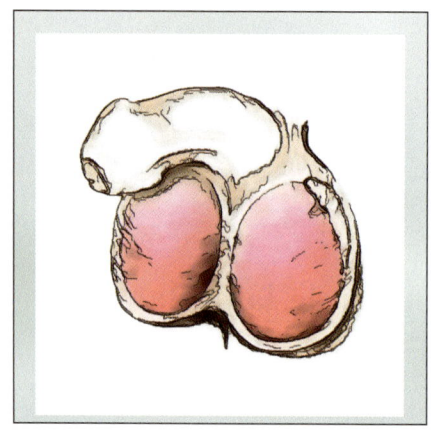

Figure 17.19 Orchite

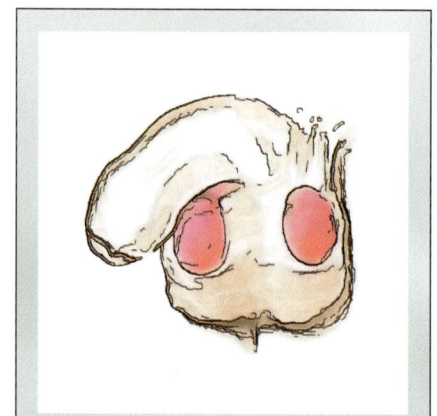

Figure 17.20 Petit testicule

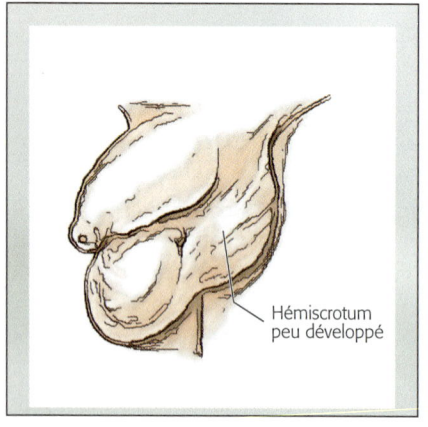

Figure 17.21 Cryptorchidie

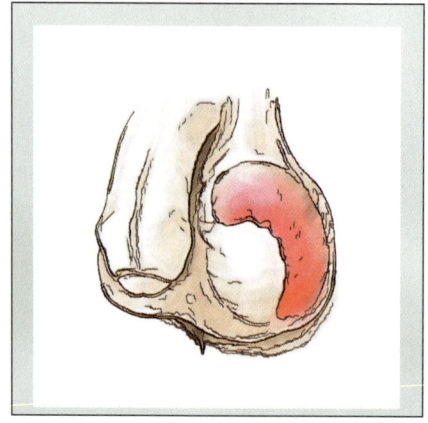

Figure 17.22 Épididymite

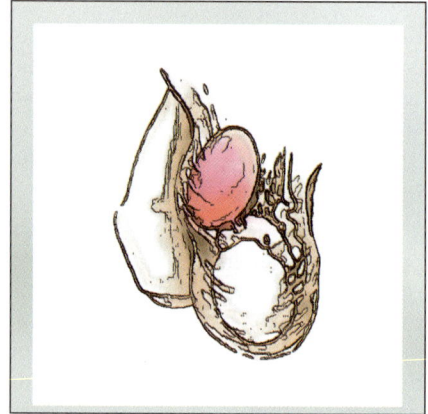

Figure 17.23 Kyste sur l'épididyme

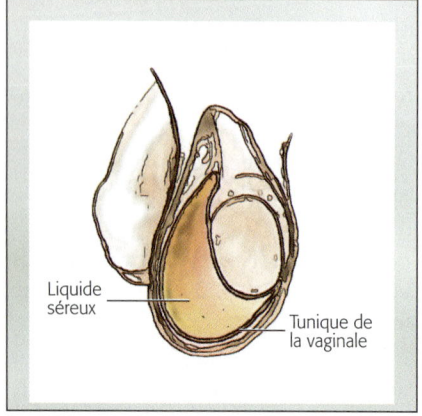

Figure 17.24 Hydrocèle

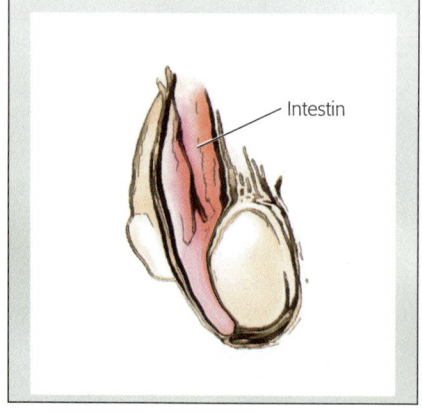

Figure 17.25 Hernie scrotale

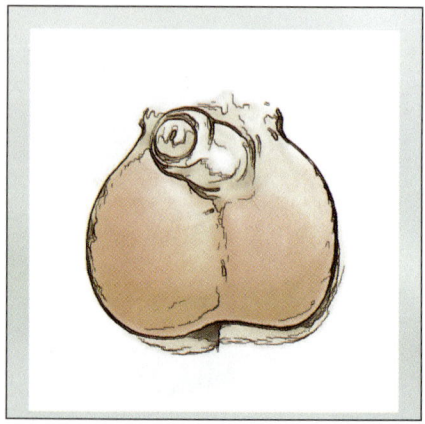

Figure 17.26 Œdème scrotal

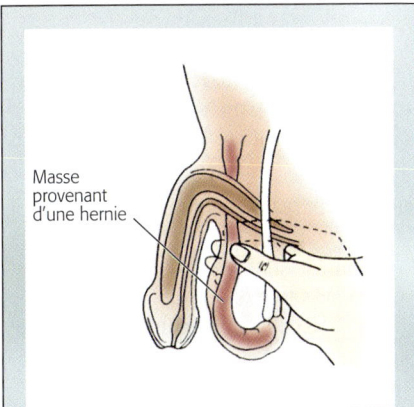

Figure 17.27 Masse provenant d'une hernie

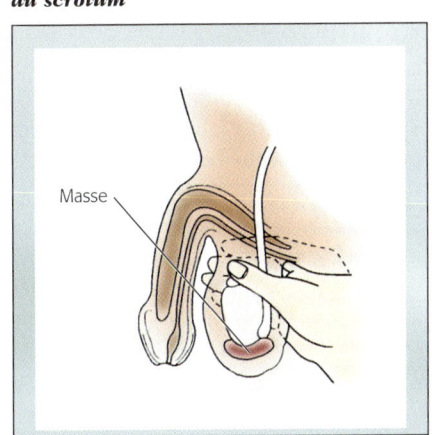

Figure 17.28 Masse provenant du scrotum

Auto-examen des testicules

L'auto-examen des testicules devrait idéalement être effectué une fois par mois. Il est préférable d'y procéder après avoir pris une douche ou un bain chaud, le scrotum étant alors plus lâche.

Afin de faciliter la palpation, il est recommandé de palper le testicule droit avec la main droite et le gauche avec la main gauche, en écartant doucement le pénis dans la direction opposée, de façon à ne pas trop tendre la peau et les muscles. Il faut, en tenant le testicule à l'horizontale entre l'index et le majeur placés en dessous et le pouce placé sur le dessus, rouler doucement le testicule de gauche à droite (voir la figure 17.29). L'opération est reprise en effectuant cette fois la palpation de haut en bas (voir la figure 17.30). On monte ensuite plus haut dans le scrotum afin de repérer le cordon spermatique et de le palper en un mouvement rotatif. On utilise la même technique d'examen pour l'autre côté. Une fois ces explications données, il est conseillé de superviser la personne effectuant l'auto-examen des testicules.

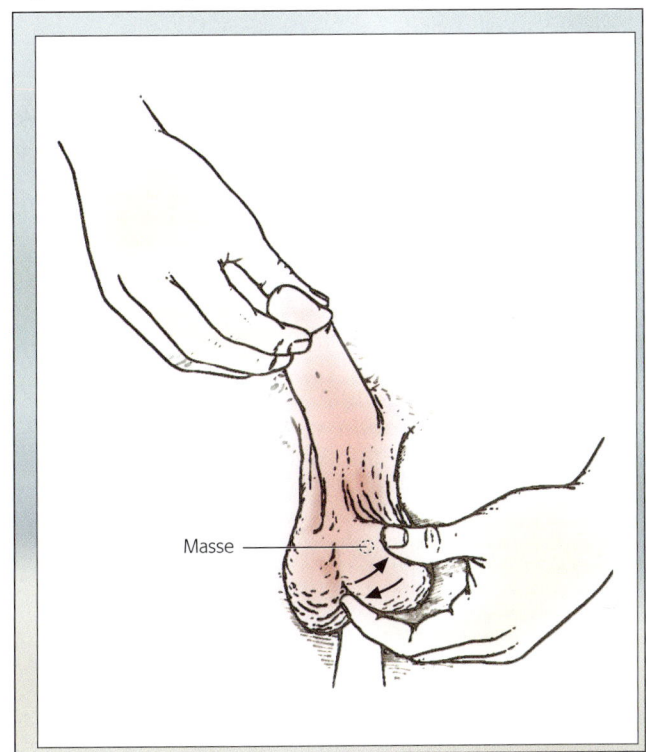

Figure 17.29 Palpation du testicule de gauche à droite

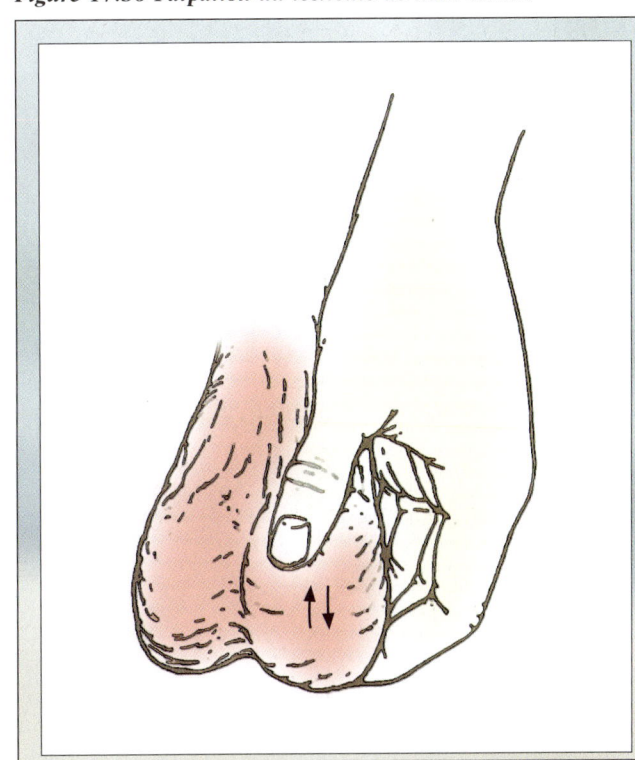

Figure 17.30 Palpation du testicule de haut en bas

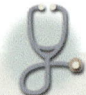

Cordons spermatiques et canaux déférents

Observations courantes

Sans particularité, sans réseau veineux, sans douleur (voir la figure 17.31).

Palpation d'un cordon ferme de 2 à 4 mm de diamètre.

Comparer les deux côtés, préférablement de façon simultanée.

Particularités

Une varicocèle, hypertrophie fréquente du cordon, est constituée de varices des veines du cordon spermatique et se loge généralement du côté gauche. La varicocèle est perceptible lorsque la personne se tient debout et lorsqu'elle tousse, l'augmentation de la pression abdominale en favorisant l'apparition (voir la figure 17.32).

Une torsion se manifeste par un enroulement du testicule sur son cordon, ce qui provoque une tuméfaction (voir la figure 17.33) et/ou une douleur brutale, dans la région scrotale, spontanée ou provoquée. La douleur irradie souvent dans la région inguinale et dans la partie basse de l'abdomen. Le scrotum est rouge et œdématié. Une telle torsion nécessite d'urgence une chirurgie à cause de l'ischémie qu'elle provoque.

L'absence d'un cordon accompagne souvent l'absence du rein du même côté.

Figure 17.31 Palpation du cordon spermatique

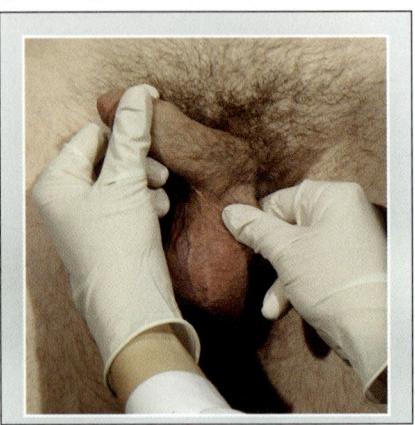

Figure 17.32 Varicocèle

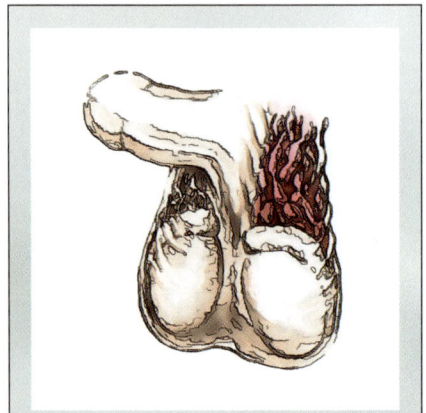

Figure 17.33 Torsion

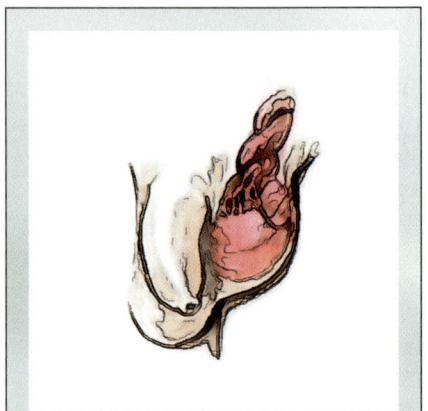

Notes au dossier

La taille du scrotum correspond au degré de maturation sexuelle de la personne.

La peau du scrotum est lâche et ridée, exempte de lésions et de rougeurs.

La partie gauche du scrotum descend plus bas que celle de droite.

Les testicules, les épidydimes et les cordons spermatiques sont palpables, non douloureux, non œdématiés.

Le testicule droit est impalpable.

Un nodule dur de 1,5 cm est palpable sur le testicule gauche.

La palpation du côté gauche du scrotum, légèrement plus rouge, provoque une douleur.

Une masse plutôt dure de 2 cm est palpable du côté droit du scrotum. Cette masse est perceptible au toucher et elle ne laisse pas passer la lumière.

Le scrotum semble gonflé à gauche, sans masse palpable, sans induration ni douleur. Lueur visible lors de l'exposition à une source lumineuse.

HERNIE À L'AINE

Inspection

L'inspection d'une hernie à l'aine nécessite que la personne soit debout. L'infirmière inspecte les régions inguinales et crurales avant et pendant que la personne tousse ou simule un effort de défécation.

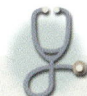

Présence d'une masse, d'un gonflement

Observations courantes

Sans masse, sans gonflement.

Particularités

La présence d'un gonflement à l'effort révèle une hernie.

Palpation

La palpation d'une hernie à l'aine nécessite que la personne soit debout et que l'infirmière soit assise devant elle. L'infirmière utilise sa main droite pour le côté droit de la personne. En partant assez bas sur le scrotum, il s'agit d'invaginer la peau lâche du scrotum avec l'index afin d'atteindre l'anneau inguinal interne. En fait, l'index suit le cordon spermatique vers le dehors, dans le canal inguinal, parallèlement à l'arcade crurale, et vers le haut, en direction de l'anneau inguinal superficiel. L'infirmière demande alors à la personne de simuler un effort de défécation ou de tousser (voir la figure 17.34).

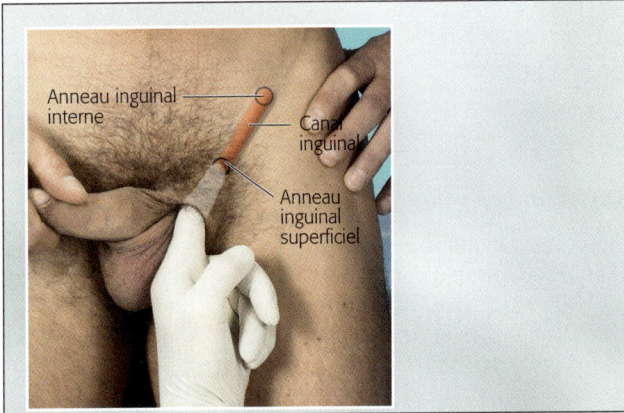

Figure 17.34 Palpation du canal inguinal

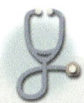

Présence ou non d'une hernie inguinale

Observations courantes

Sans hernie palpable.

Particularités

Une masse venant s'appuyer sur le doigt lors de l'effort évoque une hernie inguinale.

Une hernie est directe dans près de 60 % des cas, indirecte dans près de 40 % des cas (voir la figure 17.35a et b). Elle est très rarement de type fémoral.

Figure 17.35 Hernie inguinale.
a) Indirecte

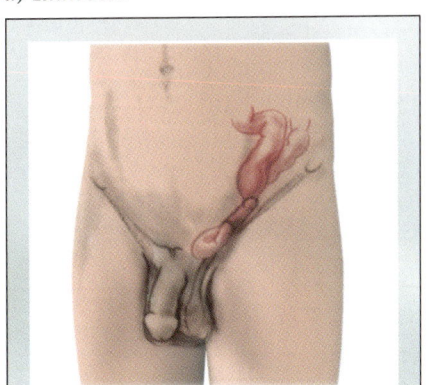

b) Directe

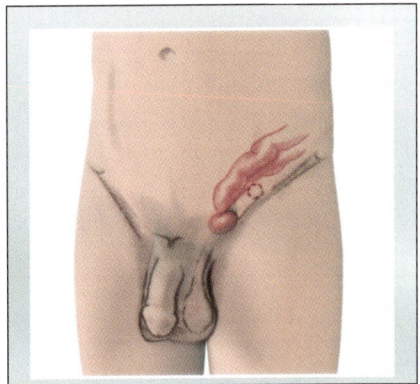

Notes au dossier

Aucune hernie perceptible lors de l'inspection en position debout.

Aucune hernie palpable.

Présence d'un gonflement à l'aine gauche lorsque la personne se place debout.

Disparition de ce gonflement en position couchée.

Palpation d'une hernie lorsque la personne se tient debout ou lorsqu'elle tousse.

GANGLIONS INGUINAUX

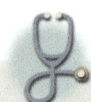

Inspection

Observations courantes

Ni rougeur, ni œdème, ni gonflement.

Particularités

Une rougeur, un œdème et un gonflement perceptibles aux ganglions de l'aine peuvent être associés à une affection maligne ou infectieuse de la peau du pénis ou du scrotum.

Palpation

Observations courantes

De petits ganglions mobiles de 0,5 cm sont fréquemment rencontrés puisque les vaisseaux lymphatiques du périnée, des jambes et des pieds sont drainés dans cette zone.

Particularités

Des ganglions enflés et douloureux causent une inflammation de la peau du pénis ou du scrotum. Par exemple, le chancre primaire de la syphilis est souvent associé à une adénopathie, les ganglions étant généralement mobiles, fermes et sans caractères inflammatoires.

Notes au dossier

Les aires inguinales sont exemptes de rougeur, de ganglions palpables et de douleur.

Deux petits ganglions mobiles de 0,5 cm, non douloureux, sont palpables à l'aine gauche.

Deux ganglions de 1,5 cm environ sont palpables à l'aine droite. Selon la personne, l'apparition de ces ganglions est récente. Ils sont douloureux et ils provoquent une rougeur sur la peau.

ANUS, RECTUM ET PROSTATE

Cette partie de l'examen n'est pas douloureuse. L'infirmière peut l'omettre pour l'adolescent qui ne présente aucune particularité, mais elle doit l'effectuer chez l'adulte.

L'examen de cette région nécessite deux méthodes d'évaluation : l'inspection et la palpation.

La personne peut être placée en position de Sims (voir la figure 17.36), c'est-à-dire couchée en décubitus latéral gauche avec flexion des hanches et des genoux. Cette position est particulièrement recommandée pour une personne affaiblie ou alitée. La position debout, les hanches fléchies et le tronc appuyé sur la table d'examen, est la position la plus couramment utilisée (voir la figure 17.37). Les mains gantées, l'infirmière écarte les fesses avec précaution et utilise son index pour effectuer l'examen.

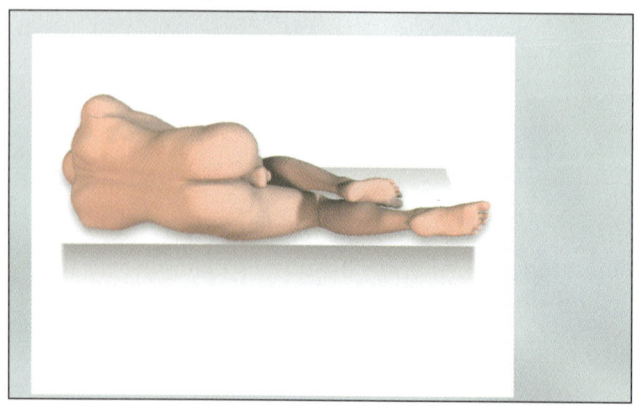

Figure 17.36 Position de Sims pour l'examen de l'anus, du rectum et de la prostate

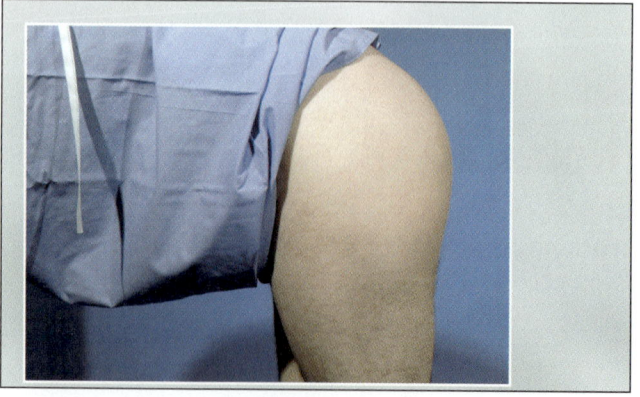

Figure 17.37 Position debout, penché vers l'avant, pour l'examen de l'anus, du rectum et de la prostate

Inspection

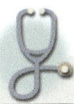

Régions sacrococcygienne et périanale

Observations courantes

La peau périanale est normalement plus pigmentée et un peu plus épaisse que la peau des autres régions du corps. Le canal anal est humide et dépourvu de poils.

Particularités

Présence de lésions, d'irritation, d'excoriations ou de signes d'inflammation.

Des lésions anales peuvent être associées à des hémorroïdes, des condylomes, de l'herpès, un chancre syphilitique ou un carcinome.

Une tuméfaction douloureuse, indurée et rougeâtre peut révéler un abcès périanal.

Une peau gonflée, épaissie, fissurée et présentant des excoriations est associée à un prurit anal.

Un kyste (sinus pilonidal) est une anomalie fréquente généralement située à la partie inférieure du sacrum. L'ouverture de la fistule laisse voir une petite touffe de poils entourée d'un halo érythémateux. Souvent asymptomatique, il peut être accompagné d'un léger écoulement. Il arrive aussi qu'il se complique d'abcès ou de fistules secondaires.

Une fissure anale est une ulcération très douloureuse dans la région du canal anal.

Le sphincter est spastique et l'examen, douloureux.

Les hémorroïdes, veines dilatées, sont généralement asymptomatiques sauf en cas de thrombose. Elles se manifestent par une douleur aiguë, plus intense lors de la défécation et en position assise. Elles présentent une tuméfaction ovoïde, bleuâtre et tendue.

Les hémorroïdes internes sont impalpables mais responsables d'un saignement rouge vif lors de la défécation.

Palpation

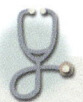

Régions sacroccocygienne et périanale

Afin d'effectuer la palpation de la région sacrococcygienne et périanale, il faut tout d'abord que l'infirmière explique à la personne que, pour cet examen, elle devra pousser comme si elle voulait aller à la selle. Tout en observant l'anus, l'infirmière note toute particularité et place la pulpe de son index ganté et lubrifié au-dessus de l'anus. L'infirmière introduit alors l'extrémité de son doigt dans le canal anal en direction de l'ombilic (voir les figures 17.38 et 17.39a, b et c).

Figure 17.38 Angle d'introduction de l'index pour l'examen de l'anus, du rectum et de la prostate

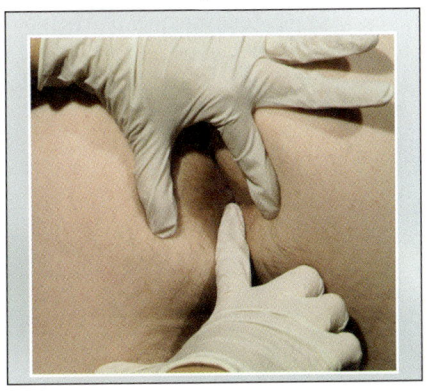

Observations courantes

Normalement, les muscles du sphincter anal enserrent étroitement l'index. La palpation ne devrait pas provoquer de douleur et il ne devrait pas y avoir d'induration, d'irrégularités ou de nodules palpables.

Particularités

Une anxiété, une inflammation ou des cicatrices peuvent augmenter la rigidité du muscle et entraver sa relaxation. Par ailleurs, dans certaines maladies neurologiques, le sphincter est complètement relâché.

Une douleur ou une induration peuvent révéler une inflammation ou un cancer. Des irrégularités ou des nodules peuvent aussi être causés par un cancer.

Des appendices de peau flasques et mobiles sont des conséquences de chirurgie anale ou d'hémorroïdes thrombosées.

Figure 17.39 Palpation de l'anus.
a) Angle d'introduction de l'index
b) Introduction de l'index
c) Angle d'introduction de l'index à proscrire

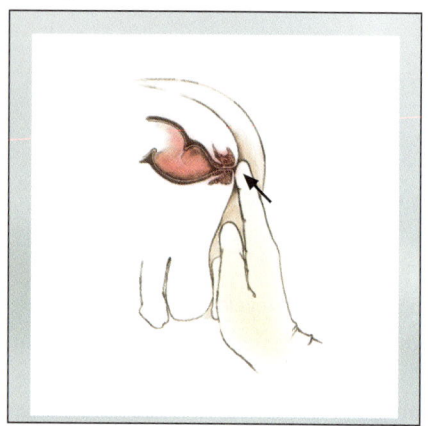
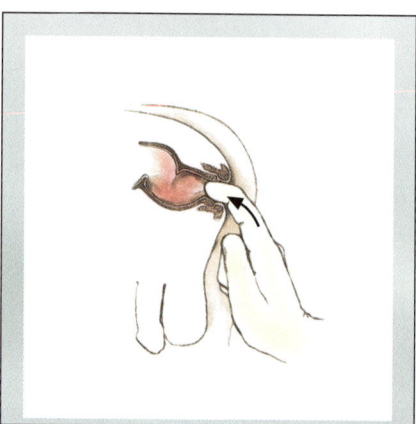
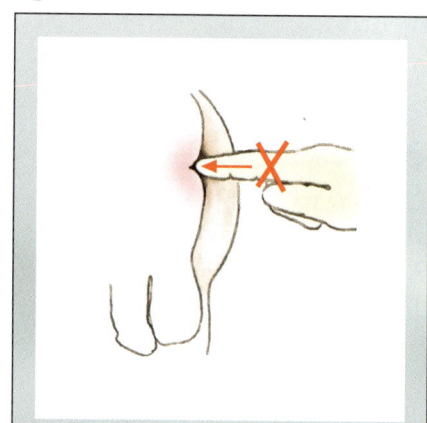

Notes au dossier

La peau périanale est exempte de lésions, d'excoriations, d'hémorroïdes ou de signes d'inflammation.

La peau périanale est gonflée, épaissie et fissurée.

Un sinus pilonidal avec écoulement est présent à la partie inférieure du sacrum.

Des hémorroïdes externes et bleutées sont présentes à la partie postérieure de l'anus.

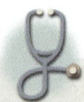

Rectum

L'infirmière qui procède à cet examen enfonce son index le plus loin possible dans le rectum tout en demandant à la personne de respirer profondément afin de favoriser le relâchement du sphincter anal. Elle palpe alors la plus grande surface possible en tournant la main et le doigt afin d'explorer le côté droit, la partie postérieure et finalement, le côté gauche du rectum.

Observations courantes

Aucun nodule, aucune irrégularité ou induration ne sont palpables.

Particularités

La palpation de nodule, d'induration ou de bordure irrégulière peut signifier la présence d'un cancer du rectum.

Les polypes du rectum sont communs, variant en taille et en nombre; ils sont mous et souvent difficiles à palper.

La présence de légères traces de sang après l'examen peut indiquer une hémorroïde sanguinolente ou encore la présence de polypes friables dans l'ampoule rectale.

Notes au dossier

Aucun nodule, aucune irrégularité ou induration ne sont perceptibles au niveau du rectum.

Un nodule de 2 cm à bord irrégulier est palpé sur la région postérieure du rectum.

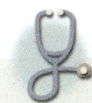

Prostate

L'infirmière entame la palpation de la prostate par la partie antérieure du rectum. Elle doit d'abord expliquer à la personne que cette palpation peut lui donner envie d'uriner (voir la figure 17.40).

Observations courantes

La prostate, faisant légèrement saillie dans le rectum, peut être normalement palpable sur une surface, considérée comme normale, de 1 à 2,5 cm. Par ailleurs, le volume de la prostate ayant souvent augmenté chez l'homme de plus de 50 ans, une palpation de 3 cm sans autre particularité serait considérée comme normale. Les deux lobes latéraux ainsi que le sillon médian les séparant peuvent être palpés. La prostate est élastique, d'une fermeté comparable au bout du nez et indolore à la palpation. La prostate étant un organe érectile, elle devient très ferme au moment de l'érection.

Après avoir palpé le rectum, l'infirmière retire doucement son doigt et essuie l'anus de l'homme, ou elle lui donne une compresse afin qu'il s'essuie lui-même.

Particularités

Trois particularités de la prostate sont décrites à la fin de ce chapitre, à la section sur les affections courantes.

Figure 17.40 Palpation de la prostate

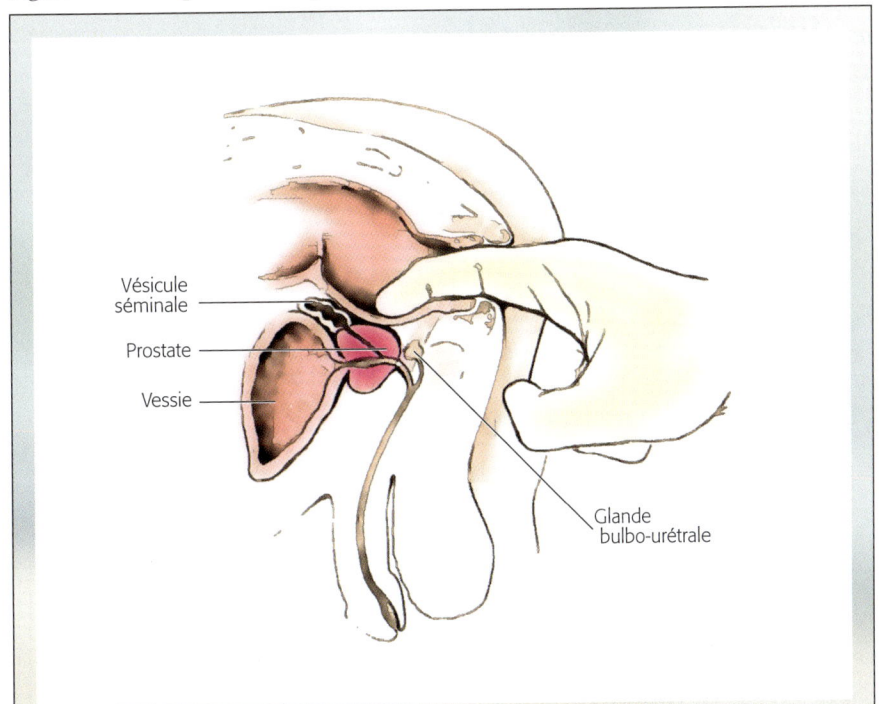

Notes au dossier

La prostate est palpable sur environ 1 cm, elle est exempte de nodules et est indolore.

La prostate est douloureuse à la palpation et augmentée de volume.

Un petit nodule dur est palpé sur la face postérieure de la prostate.

AFFECTIONS COURANTES

Le tableau 17.2 présente trois affections courantes de la prostate.

Tableau 17.2 Hyperplasie bénigne, cancer, prostatite aiguë

	Hyperplasie prostatique bénigne (adénome prostatique)	Cancer	Prostatite aiguë
Définition	L'adénome prostatique est une hyperplasie prostatique bénigne provoquant une obstruction de la vidange de la vessie par une obstruction du col vésical ou de l'urètre prostatique	Prévalence élevée Deuxième cause de mortalité par cancer chez l'homme	Affection aiguë, fébrile, causée par des agents infectieux (bactéries, champignons ou mycoplasmes) ou par des troubles organiques (rétrécissement de l'urètre ou hyperplasie de la prostate)
Histoire, signes et symptômes	Envies fréquentes et impérieuses d'uriner Nycturie Retard à la miction Diminution du volume et de la force du jet urinaire Interruption du jet urinaire Fuite postmictionnelle Sensation d'évacuation incomplète de la vessie Rétention d'urines (volume résiduel de plus de 60 mL) Infection récurrente des voies urinaires Fatigue Anorexie Nausées et vomissements	Asymptomatique À un stade avancé, les symptômes sont liés à une obstruction ou aux métastases Symptômes liés à l'obstruction : – mictions difficiles et fréquentes – rétention urinaire – diminution de la force et du volume du jet urinaire Symptômes liés aux métastases : – douleur au dos, à la hanche, au périnée ou au rectum – anémie – perte de poids – faiblesse – nausées – oligurie – hématurie	Malaise périnéal Sensation de brûlure Envies fréquentes et impérieuses d'uriner Nycturie Dysurie Douleur pendant ou après l'éjaculation Fièvre Frissons Douleur dans le périnée, le rectum ou le bas du dos
Palpation	La glande est lisse et molle ou ferme, indolore et présente une augmentation de volume symétrique	Dureté comparable à celle du front. Nodule net, dur, fixe, déformant le contour de la glande. Peut être palpable ou non. En grossissant, le nodule devient irrégulier et peut même déborder la glande	La glande est asymétrique, douloureuse, gonflée, ferme et chaude. Palper avec douceur
Divers	Cause inconnue mais pourrait être liée à un déséquilibre hormonal La prévalence augmente à partir de 50 ans L'hyperplasie peut entraîner une obstruction urinaire sans même être palpable Complications : – hyperazotémie – insuffisance rénale – urétrohydronéphrose – hydronéphrose	Une zone dure peut révéler un calcul prostatique ou une inflammation chronique. Une proportion de 95 % des cancers de la prostate affectent la partie accessible au toucher rectal. Le toucher rectal devrait faire partie intégrante des examens périodiques chez tous les hommes de plus de 40 ans	L'œdème de la glande peut provoquer une rétention urinaire Autres complications : – épididymite – septicémie – pyélonéphrite

La femme enceinte

par Pauline Roy

Objectifs du chapitre 18

À la fin de ce chapitre, vous serez en mesure :

De décrire les changements anatomiques et physiologiques chez la femme enceinte ;

De reconnaître les changements associés à la grossesse ;

De comprendre l'influence des déterminants de santé chez la femme enceinte ;

D'expliquer les motifs courants de consultation ;

De réunir le matériel requis pour l'examen physique ;

D'énumérer les différentes étapes de l'examen ;

D'identifier les observations courantes et les particularités cliniques révélées par l'examen physique ;

De décrire les modifications physiologiques associées aux particularités décelées lors de l'examen ;

De décrire les manœuvres de Léopold (modifiées).

L'examen de la femme enceinte diffère peu de tout examen clinique courant. Il est cependant important de déceler les modifications systémiques et les malaises attribuables à cet état physiologique temporaire plutôt qu'à une altération d'ordre pathologique.

L'examen clinique permet d'apprécier l'état de santé de la femme enceinte. De plus, l'histoire de santé, les examens complémentaires, les modifications psychologiques, les particularités culturelles et les risques de violence familiale doivent être pris en considération pendant le suivi de la grossesse, au moment de l'accouchement et en période postnatale. Il est important de savoir que les changements physiologiques peuvent entraîner certains symptômes et signes tout au long de la grossesse.

L'histoire de santé tient compte des facteurs biologiques (histoire personnelle, gynécologique et familiale) et de l'environnement (milieu social et géographique) de la personne.

ANATOMIE ET PHYSIOLOGIE

Les modifications anatomiques les plus apparentes chez la femme enceinte touchent surtout l'abdomen et les seins. Des **changements hormonaux** influent de façon plus ou moins importante sur les différentes fonctions organiques. La production des hormones par le corps jaune, par les cellules embryonnaires et ensuite par le placenta est essentielle au développement de l'utérus et des conduits lactifères destinés à la lactation. La progestérone, au début de la grossesse, stabilise l'endomètre et inhibe les contractions utérines, participe au développement des acinis et des lobules des seins et agit sur les muscles lisses des différentes fonctions (gastro-instestinale, urinaire, cardiovasculaire, musculosquelettique et gynécologique). La relaxine diminue l'activité utérine, ramollit le col et modifie le collagène. Les gonadotrophines chorioniques sécrétées au début de la grossesse stimulent la production des œstrogènes et de la progestérone jusqu'à ce que le placenta agisse à son tour. Le lactogène placentaire, un antagoniste de l'insuline, diminue le métabolisme maternel du glucose pour faciliter la croissance fœtale. Le rôle des prostaglandines est mieux connu pour l'induction et l'évolution de l'accouchement. Pendant la grossesse, il est possible que la diminution des prostaglandines entraîne de l'hypertension artérielle.

La **fonction de reproduction** et les **seins** présentent des changements importants associés aux facteurs hormonaux et à la croissance du fœtus dans l'utérus. L'utérus se divise en trois parties, soit le corps, l'isthme et le col. Chez la femme non enceinte, le corps représente les deux tiers du volume habituel et l'isthme et le col, le tiers. Le développement de l'utérus s'opère graduellement pendant les 40 semaines (38 à 42 semaines) de grossesse ou d'aménorrhée. Durant le premier trimestre (jusqu'à 12 semaines), la croissance de l'utérus est liée à l'influence hormonale, qui cause un relâchement de la musculature et une rétention liquidienne. Pendant toute la grossesse, l'utérus augmente sa masse et son volume sous l'influence des œstrogènes et de la progestérone. À la fin de la grossesse, son diamètre antéro-postérieur passe de 2,5 cm à 22 cm et son diamètre latéral de 4 cm à 24 cm ; sa hauteur passe de 6,5 cm à 36 cm. À terme, la paroi utérine atteint à peine 1,5 cm d'épaisseur. Les fibres musculaires existantes augmentent de volume. De nouvelles fibres et du tissu fibreux élastique se développent. La structure des fibres musculaires utérines est complexe. Les séries de fibres, entrecroisées pour faciliter la contraction, provoquent des ondes péristaltiques allant du fond utérin vers le col. La partie interne de l'utérus, l'endomètre, s'épaissit sous l'influence hormonale et porte alors le nom de caduque.

Pendant les 12 ou 14 premières semaines de la grossesse, l'utérus, dans le petit bassin, repousse les tissus avoisinants, notamment la vessie, l'intestin et les ligaments. Au bout de 12 ou 14 semaines, il est perceptible à la hauteur du pubis. À 16 semaines, l'utérus se déploie à mi-chemin entre le pubis et l'ombilic. Entre la 20e et la 22e semaine, il atteint l'ombilic et, par la suite, sa mesure en centimètres est à peu près égale au nombre de semaines de grossesse jusqu'à 36 semaines (voir la figure 18.1). On note ensuite une diminution reliée à l'engagement fœtal. L'isthme est la jonction entre le corps et le col utérin. Il se ramollit au début de la gestation, ce qui constitue un signe de grossesse, le signe de Hegar (voir la figure 18.2).

Le col de l'utérus devient beaucoup plus mou pendant la grossesse et prend une coloration plus violacée (signe de Chadwick). La glaire cervicale s'épaissit et forme un bouchon muqueux empêchant l'ascension microbienne vers l'œuf en développement.

Certaines modifications du **vagin** sont également perceptibles. Par exemple, la muqueuse vaginale est plus violacée et épaisse à cause de la congestion vasculaire et du relâchement des muscles lisses. Durant toute la grossesse, les sécrétions vaginales sont plus abondantes. Leur pH devient plus basique (il passe de 3,5 à 6), ce qui favorise le développement de levures (*Candida albicans*, moniliase) chez 25 % des femmes sur le point d'accoucher.

Les **ovaires** sont impalpables, sauf qu'on peut parfois, au début de la grossesse, palper le corps jaune ovarien qui, au toucher, sera perçu comme légèrement augmenté de volume. Les trompes de Fallope ne sont pas palpables, sauf en cas de grossesse tubaire.

Les **seins** se développent sous l'influence des œstrogènes, de la progestérone et de la prolactine. Les alvéoles et les conduits lactifères croissent en préparation pour la lactation. L'irrigation sanguine augmente, ce qui provoque un engorgement et l'apparition de veinules sur la peau. La sensibilité est plus vive (mastodynie). De petites surélévation appelées tubercules de Montgomery se développent au bout de 6 à 8 semaines de grossesse. L'aréole et le mamelon prennent une coloration plus foncée. La sécrétion de colostrum commence à partir de la 16e semaine de grossesse.

La **fonction respiratoire** est modifiée en partie par la progestérone, qui diminue la résistance des voies

Figure 18.1 *Hauteur utérine correspondant aux semaines de la grossesse*

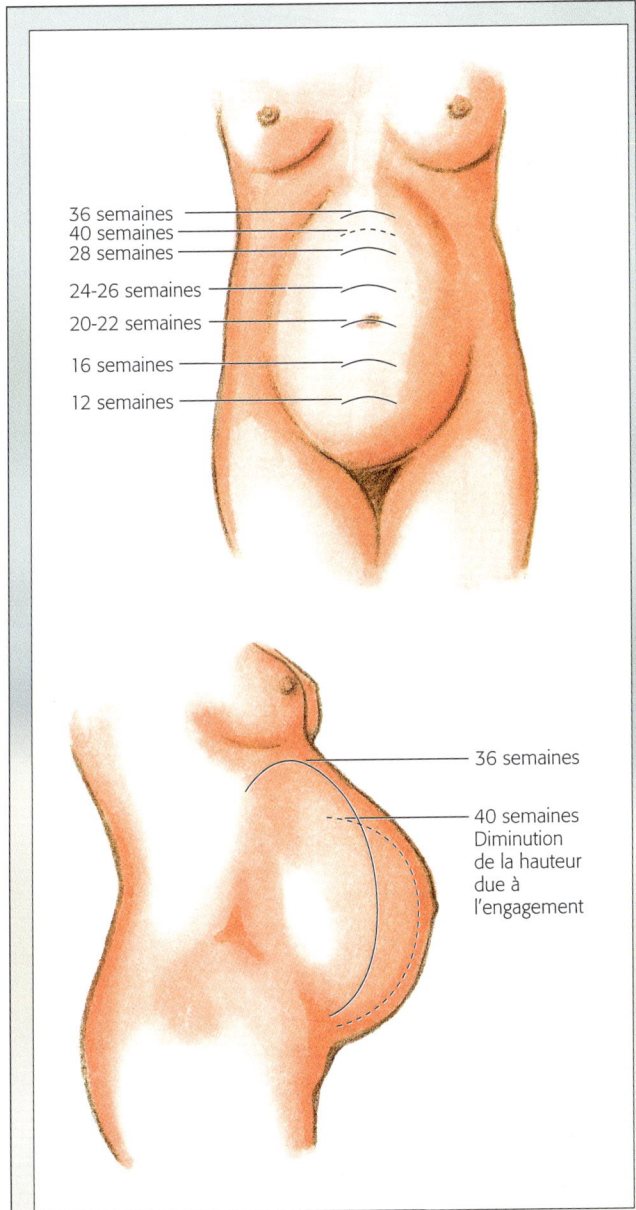

Figure 18.2 *Signe de Hegar*

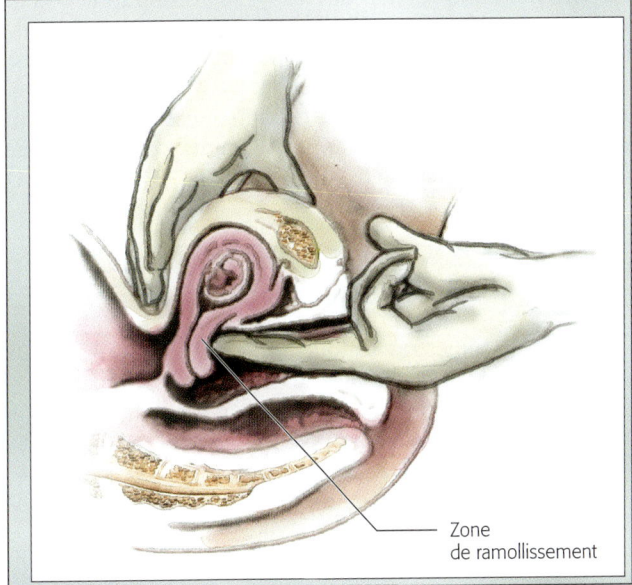

repoussé de 3 ou 4 cm vers le haut. Les œstrogènes provoquent un léger œdème de la muqueuse nasale accompagné d'une augmentation des sécrétions, d'obstruction et parfois d'épistaxis.

La **fonction cardiovasculaire** subit des changements. D'abord le cœur, repoussé par le diaphragme, fait une légère rotation vers la gauche et occupe une position plus horizontale. Son débit est proportionnel à l'augmentation du volume de sang en circulation. La fonction vasculaire est elle aussi modifiée. Les hormones de grossesse favorisent une rétention hydrique de 6 à 8 L de plus que la normale. Cette rétention progressive, majoritairement extracellulaire, contribue à augmenter le volume sanguin de 45 à 50 %. Les hormones, en particulier la progestérone, favorisent la diminution de la résistance vasculaire. Ainsi, la pression veineuse centrale et la pression capillaire pulmonaire n'augmentent pas durant la grossesse, ni la tension artérielle, qui diminue au cours du premier et du deuxième trimestres (de façon générale, la tension diastolique diminue un peu plus que la tension systolique). La tension de l'artère brachiale varie selon la position assise ou couchée sur le côté adoptée par la femme enceinte. La compression de l'utérus gravide diminue le retour veineux des membres inférieurs et favorise la congestion vasculaire dans le petit bassin, ce qui augmente l'œdème et les varices (des membres inférieurs, de la vulve et de la région anale). L'hypotension posturale, également appelée compression aortocave, se manifeste le

aériennes. Les voies respiratoires sont plus souples et le volume d'air inspiré par minute augmente de 40 à 60 % à partir de la 16ᵉ semaine. Cette hyperventilation physiologique est essentielle pour satisfaire aux besoins accrus d'oxygène de la mère et du fœtus. L'expansion de l'utérus gravide affecte la respiration puisque le diaphragme est

CHANGEMENTS ASSOCIÉS À LA GROSSESSE

Tout au long de la grossesse : aménorrhée, leucorrhée, sensibilité des seins.

CHANGEMENTS ASSOCIÉS À LA GROSSESSE

2ᵉ ou 3ᵉ trimestre surtout : essoufflement plus rapide à l'effort, sensation de souffle court, épistaxis et/ou rhinorrhée.

plus souvent lorsque la femme enceinte est en position dorsale. La compression des vaisseaux diminue le retour veineux et entraîne une chute de la tension artérielle accompagnée d'une sensation d'étourdissement, d'une pâleur et d'une moiteur de la peau. De nombreux changements affectent également les constituants sanguins et sont évalués par des examens complémentaires (pseudo-anémie de grossesse, hyperleucocytose, etc.).

> **CHANGEMENTS ASSOCIÉS À LA GROSSESSE**
>
> 2e et 3e trimestres surtout: renflement sus-pubien et œdème des membres inférieurs, varices anales, vulvaires et des membres inférieurs, sensations de palpitations cardiaques, étourdissement postural.

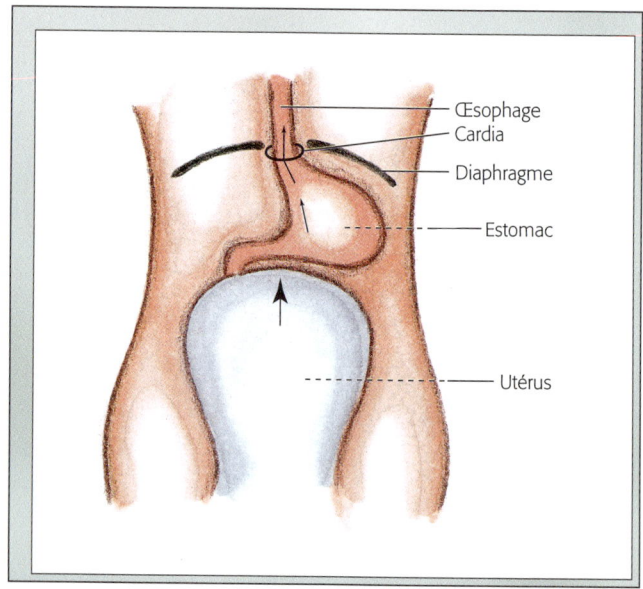

Figure 18.3 *L'estomac est repoussé vers le haut et le cardia n'est plus aussi étanche, d'où le reflux gastro-œsophagien*

La **fonction gastro-intestinale** est ralentie à la suite du relâchement des muscles lisses. L'estomac est progressivement comprimé vers le diaphragme. Sa vidange est plus lente et le cardia, parce qu'il est distendu, laisse passer les sécrétions gastriques vers le tiers inférieur de l'œsophage, ce qui cause des brûlures (pyrosis) (voir la figure 18.3). Ces brûlures s'intensifient en position horizontale ou penchée vers l'avant ou, encore, après un repas. Les brûlures sont donc reliées au reflux positionnel, à la dilatation du cardia et à la pression de l'utérus sur l'estomac (voir la figure 18.4). Le contenu gastrique est également plus acide. Durant le premier trimestre, les nausées et vomissements, surtout ceux du matin, sont causés par un changement du métabolisme des hydrates de carbone et/ou par l'augmentation des gonadotrophines chorioniques sécrétées par le trophoblaste, ainsi que par le ralentissement du péristaltisme gastro-intestinal. La perte de masse ne devrait pas excéder 2,5 kg durant cette période. L'augmentation du volume utérin déplace aussi les intestins vers l'arrière et sur les côtés. Ainsi, l'appendice peut se retrouver au niveau du flanc droit. La compression intestinale peut donner l'impression de ballonnement et, avec le ralentissement du péristaltisme et la compression, provoquer de la constipation.

La **fonction urinaire** est affectée par la grossesse. Les reins et les uretères sont dilatés, surtout du côté droit. La vidange urinaire peut être incomplète par suite de la compression de la vessie et des uretères, du ralentissement de leur péristaltisme et de la diminution de leur tonus. La compression pelvienne réduit le drainage sanguin et lymphatique. La vessie devient plus prédisposée aux infections. L'utérus, habituellement en position d'antéversion, appuie sur la vessie et lui donne une forme concave. Cette pression est plus accentuée au début et à la fin de la grossesse. Au début, parce que l'utérus est dans le petit bassin; à la fin, parce que le fœtus s'engage dans le bassin, ce qui explique l'augmentation de la fréquence urinaire. La filtration glomérulaire et la réabsorption tubulaire augmentent. L'urine est plus diluée

Figure 18.4 *L'utérus gravide comprime le diaphragme et l'estomac*

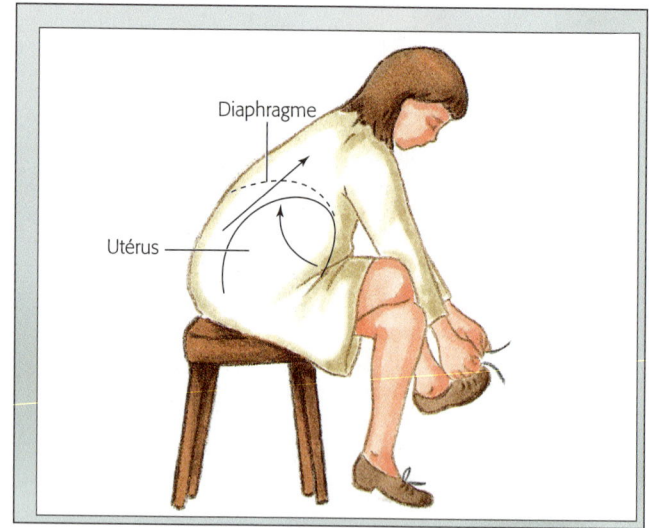

> **CHANGEMENTS ASSOCIÉS À LA GROSSESSE**
>
> 1er trimestre: nausées et/ou vomissements, perte de masse de 2,5 kg ou moins.
>
> 2e et 3e trimestres: ralentissement digestif, pyrosis, sensation de ballonnement.
>
> Tout au long de la grossesse: constipation.

et le volume excrété quotidiennement est un peu plus abondant qu'en temps normal. Il n'y a cependant pas d'albuminurie ni de glycosurie. Au 1er trimestre, le dosage spécifique des gonadotrophines chorioniques urinaires constitue un signe probable de grossesse.

CHANGEMENTS ASSOCIÉS À LA GROSSESSE

1er et 3e trimestres : fréquence urinaire plus grande.

Les **structures musculosquelettiques,** sous l'influence de la progestérone et de la relaxine, sont plus relâchées à la fin de la grossesse, particulièrement en ce qui concerne les ligaments et les articulations sacro-iliaque, sacro-coccygienne et la symphyse pubienne ; ce relâchement affecte même parfois la démarche. Les courbures vertébrales s'accentuent pendant la grossesse et le centre de gravité est déplacé vers l'avant. La courbure lombaire est plus prononcée (lordose). La figure 18.5 illustre ces changements à différentes phases de la grossesse. Les épaules et le cou accusent une légère flexion vers l'avant pouvant parfois provoquer des engourdissements mineurs des membres supérieurs (chez environ 5 % des femmes enceintes). Le développement de l'utérus force les muscles abdominaux à se séparer, d'où le diastasis ou séparation des grands droits. La grossesse ne cause pas de déminéralisation osseuse ou dentaire.

CHANGEMENTS ASSOCIÉS À LA GROSSESSE

Tout au long de la grossesse : douleurs lombaires, léger engourdissement (paresthésie) temporaire des doigts (syndrome du canal carpien).

La **fonctions tégumentaire,** sous l'influence des œstrogènes et probablement aussi de la progestérone, subit certains changements. La croissance capillaire diminue et les follicules pileux sont moins actifs. Une hyperpigmentation se manifeste à la vulve, au périnée, aux aréoles, aux mamelons et à la ligne abdominale (ligne verticale au centre de l'abdomen allant du pubis à l'ombilic et même à l'appendice xiphoïde). Chez quelques femmes, une pigmentation faciale plus foncée appelée masque de grossesse ou chloasma se développe. Cette pigmentation est accentuée par l'exposition au soleil. Les glandes

CHANGEMENTS ASSOCIÉS À LA GROSSESSE

Tout au long de la grossesse : hyperpigmentation (chloasma, etc.), vergetures, acné.

2e et 3e trimestres : prurit abdominal.

Figure 18.5 Changement progressif des courbures cervicale et dorsale pendant la grossesse

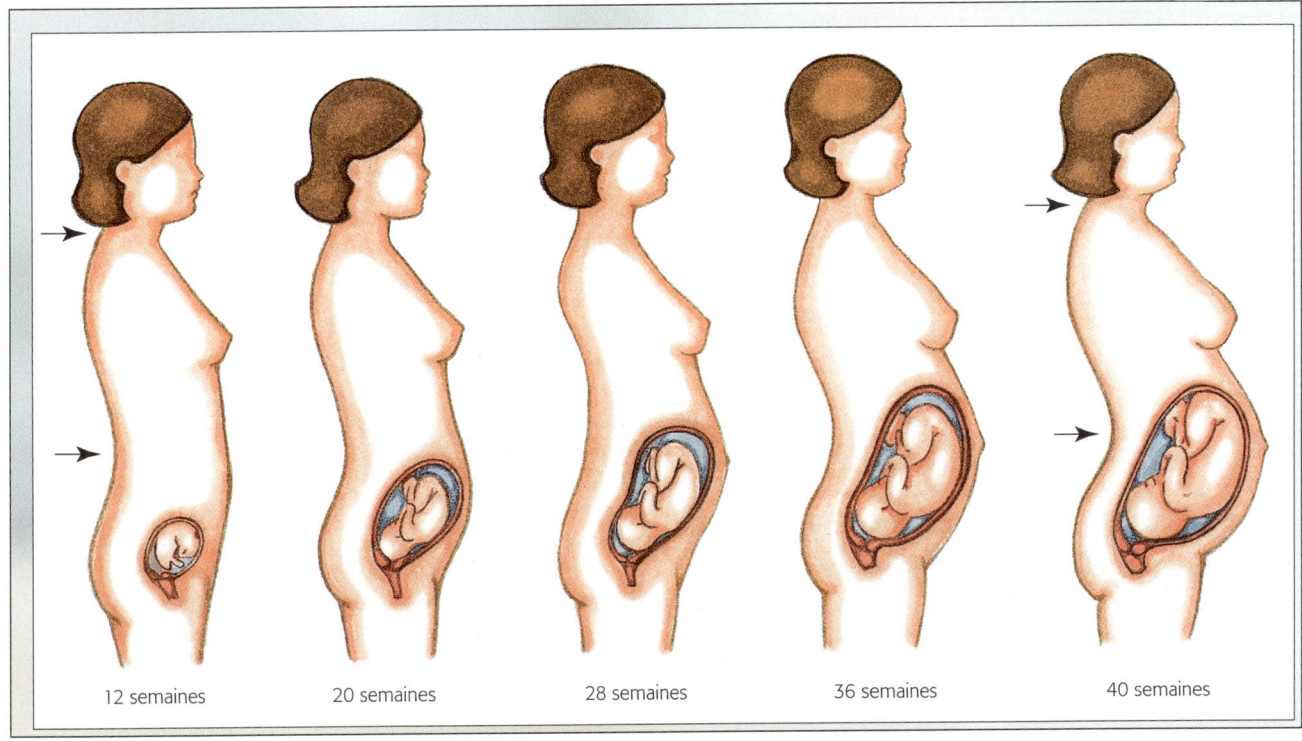

12 semaines 20 semaines 28 semaines 36 semaines 40 semaines

sébacées (responsables de l'acné) et sudoripares sont plus actives. Des vergetures ou stries rougeâtres associées probablement à l'augmentation des stéroïdes apparaissent sur l'abdomen et sur les seins. Elles s'agrandissent à mesure que la grossesse progresse.

De petites taches rouges surélevées ou plates (nævi vasculaires) apparaissent sur le thorax, sur le cou, sur le visage ou sur les membres. Elles disparaissent après la grossesse et sont possiblement associées à un dosage élevé d'œstrogènes. Elles ne sont cependant pas significatives de la grossesse, puisqu'elles apparaissent en d'autres circonstances. Parfois, un prurit abdominal se manifeste en fin de grossesse. Il disparaît après l'accouchement.

La **fonction endocrinienne** se modifie tout au long de la grossesse. Les hormones ovariennes, puis placentaires, sont particulièrement actives. Le volume de l'hypophyse augmente d'environ 135 %. Elle peut donc comprimer le chiasma optique et réduire le champ visuel. Les changements affectant la vue sont cependant minimes. Il se produit aussi un léger épaississement de la cornée et une diminution de la pression oculaire. Plusieurs glandes endocrines participent à la grossesse. La prolactine (sécrétée par le lobe antérieur de l'hypophyse) déclenche la production de lait dans les acinis. L'ocytocine (sécrétée par le lobe postérieur de l'hypophyse) agit sur les cellules endomyothéliales entourant les acinis, ce qui permet l'évacuation du lait. Elle agit également sur la contractilité utérine. La vasopressine (sécrétée par le lobe postérieur de l'hypophyse) augmente la tension artérielle. Cette hormone a également un effet antidiurétique et joue un rôle important dans l'équilibre hydrique. Les glandes surrénales sécrètent plus d'aldostérone au début du second trimestre. Les îlots de Languerhans du pancréas doivent produire plus d'insuline pour répondre aux besoins de la grossesse (3 à 4 fois plus au dernier trimestre). Un test glycémique est effectué au début de la grossesse et entre les 26e et 28e semaines. L'activité et le volume de la glande thyroïde augmentent. Cependant, cela n'entraîne pas de répercussions cliniques. Des changements palpables sont associés à son développement vasculaire et à l'hyperplasie du tissu glandulaire thyroïdien. L'activité des glandes parathyroïdes augmente afin de combler les besoins du fœtus en calcium, surtout entre la 15e et la 35e semaine de grossesse.

La **fonction immunitaire** étant altérée, la femme enceinte devient plus sujette aux infections. Un prélèvement vaginal est effectué au début de la grossesse et à la 37e semaine (pour déceler plus particulièrement le streptocoque bêta-hémolytique de type B). Comme le métabolisme de l'eau et des nutriments est modifié, la femme enceinte doit contrôler son gain pondéral. L'augmentation devrait être de 10 à 12 kg. Chez une femme obèse, le gain ne devrait pas excéder 6 à 9 kg ; chez une femme dont la corpulence est inférieure à la normale, il devrait être de 12 à 18 kg. Une alimentation insuffisante et inadéquate peut provoquer la naissance d'un bébé de petit poids ou encore un accouchement prématuré. Si le bébé est trop gros par rapport au bassin maternel, la naissance pourra se faire par césarienne. Habituellement, durant la première moitié de la grossesse (de 0 à 20 ou 24 semaines), une femme ne gagne pas de poids, ou pratiquement pas. Ensuite, elle prend de 400 à 450 g par semaine (20 à 40 semaines) pour un total d'environ 9 kg (fœtus, placenta, liquide amniotique, engorgement des seins, liquide maternel intravasculaire et extracellulaire). Les autres kilos sont associés à l'accumulation de gras maternel.

EXAMEN CLINIQUE

DÉTERMINANTS DE SANTÉ

L' **environnement** joue un rôle important dans le développement de l'embryon, surtout dans la période se situant du 17e au 56e jour après la conception. Plusieurs anomalies sont déjà repérables à la fin de la 8e semaine, voire jusqu'à la 12e semaine. On ne connaît pas encore l'effet tératogène de certaines substances. Cependant, il est prouvé que des substances volatiles (certains solvants organiques) des drogues, des médicaments et des métaux lourds peuvent nuire au développement de l'embryon. L'exposition à certains virus (surtout à la période embryonnaire) peut provoquer des malformations chez le fœtus ou une expulsion du contenu utérin.

Les **habitudes de vie,** notamment le sommeil, l'alimentation, l'hygiène et les rapports sociaux sont à évaluer. La consommation de drogues (cocaïne, héroïne, méthadone) a des effets négatifs sur la grossesse (avortement spontané et décollement prématuré du placenta normalement inséré) et est la cause de problèmes majeurs chez le nouveau-né (prématurité, petit poids). Peu d'études ont été publiées sur les effets de la marijuana sur le fœtus, mais il est prouvé que l'inhalation de la fumée influe sur les mouvements respiratoires fœtaux. Le tabagisme a des conséquences sur la grossesse et sur le fœtus. Il est responsable en partie de la naissance des bébés de petit poids, des problèmes respiratoires du nouveau-né nécessitant des soins intensifs et des hémorragies de grossesse (avortement spontané, placenta prævia et décollement placentaire). La cigarette augmente aussi le risque de prématurité. Le tabagisme passif est aussi néfaste pour le fœtus que pour la mère. L'alcool, même pris en petite quantité, peut nuire à l'enfant à naître (syndrome alcoolo-fœtal).

La femme enceinte, surtout durant la période du développement de l'embryon (trois premiers mois de la

> **CHANGEMENTS ASSOCIÉS À LA GROSSESSE**
>
> Tout au long de la grossesse : des changements sont notés, mais aucun inconvénient.

grossesse) ne doit consommer aucun médicament en vente libre sans avoir au préalable demandé l'avis d'un pharmacien ou d'un médecin. Sauf en cas d'absolue nécessité, elle ne devrait pas subir d'examen utilisant les rayons X comme moyen de diagnostic (chez le dentiste, le chiropraticien, etc.) à cause des effets néfastes sur le développement embryonnaire et plus tard sur les gonades fœtales.

Motifs courants de consultation (symptômes)

L'examen de la femme enceinte débute par l'histoire de santé : état de santé général, affections familiales et personnelles existantes et/ou antérieures (hypertension, diabète, affection cardiaque ou rénale, etc.). La collecte des données doit aussi comprendre toutes les conditions des précédentes grossesses. Les renseignements doivent porter sur l'état physique (incluant l'environnement), psychologique (stress) et socioculturel (support).

Une grossesse à terme est de 40 semaines plus ou moins 10 jours. L'expulsion du contenu utérin avant 20 semaines est un avortement (on se base davantage sur la masse fœtale pour calculer la limite de viabilité, qui se situe entre 400 et 500 g. Toute expulsion du contenu utérin entre 20 semaines et 37 semaines est considérée comme un accouchement prématuré. Pour certains auteurs, une naissance avant 40 semaines moins 10 jours est considérée comme prématurée. Si la date des dernières menstruations est trop imprécise, on a recours à une échographie obstétricale. L'âge de la grossesse est calculé à partir du premier jour des dernières menstruations et non à partir de la date de la conception. La durée de la grossesse est d'environ 280 jours (10 mois lunaires de 28 jours ou 9 mois solaires de 30 et 31 jours). Elle peut être aussi divisée en 3 trimestres. La date prévue de l'accouchement (DPA) est donc 40 semaines après la date des dernières menstruations (DDM) (voir la figure 18.6). La règle de Naegele, utilisée pour calculer la DPA, consiste à soustraire 3 mois et à additionner 7 jours de la DDM. Le tableau 18.1 présente le calcul de la DPA.

La croissance utérine est donc évaluée selon le nombre de semaines de grossesse. L'examen bimanuel permet de suivre le développement du fœtus lorsque l'utérus est dans le petit bassin, c'est-à-dire jusqu'à 12 ou 14 semaines. Par la suite, on a recours à la mesure abdominale allant du pubis à l'ombilic. À 22 ou 24 semaines de grossesse, le fond utérin est à l'ombilic ; il grandit après 24 semaines de 1 cm par semaine (ou 4 cm par mois) jusqu'à 40 semaines où il atteint 36 cm, ou parfois 32 cm lorsque le fœtus commence à s'engager dans le col.

Un certain nombre de symptômes apparaissant au début de la grossesse sont à évaluer avant l'examen clinique proprement dit : aménorrhée, douleur ou sensibilité au niveau des seins, nausées et/ou vomissements, fatigue, élimination urinaire et intestinale. Des tests paracliniques urinaires, sanguins et vaginaux font habituellement partie de l'examen. L'infirmière procède à un examen gynécologique lors du premier et du dernier examen de grossesse. À chaque rencontre, tous les examens suivants sont faits : test d'urine, évaluation de la tension artérielle, évaluation du poids de la mère, évaluation de la hauteur utérine et auscultation du cœur fœtal. L'observation directe et le questionnaire permettent de saisir l'état général et émotionnel de la femme enceinte.

Figure 18.6 Calendrier de grossesse indiquant les semaines à partir de la date des dernières menstruations (DDM) et la date prévue de l'accouchement (DPA)

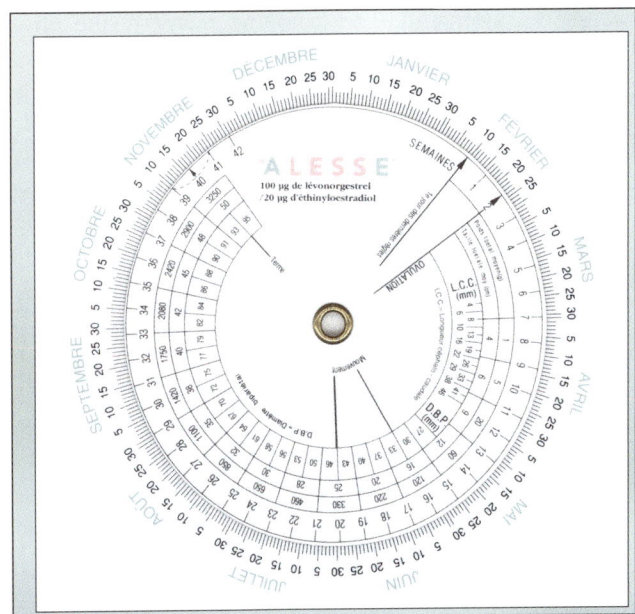

© Wyeth-Ayerst Canada Inc.

Tableau 18.1 Règle de Naegele pour le calcul de la date prévue de l'accouchement (DPA)

	Calcul	Mois	Jour
Date (premier jour) des dernières menstruations (DDM)		Avril (04)	06
Soustraire 3 mois	–	03	00
	=	Janvier (01)	06
Ajouter 7 jours	+		07
Date prévue de l'accouchement (DPA)	=	Janvier (01)	13

EXAMEN PHYSIQUE (SIGNES)

Matériel requis
- Gants (stériles et non stériles)
- Pèse-personne
- Sphygmomanomètre et stéthoscope
- Ruban à mesurer
- Fœtoscope (standard ou à ultrasons)
- Flacon pour urine et bâtonnets
- Matériel habituel pour examen gynécologique
- Table d'examen et drap

Particularités de l'examen et correspondances physiologiques

La pièce doit être agréable et maintenue à une température confortable. Il est important que la personne se sente à l'aise et que son intimité soit respectée. L'examen physique de la femme enceinte se fait de la tête aux pieds de façon systématique de la même manière que chez l'adulte.

L'examen concernant la mesure de la hauteur utérine et la palpation abdominale doit être fait rapidement : la position dorsale à plat n'est pas recommandée, car le

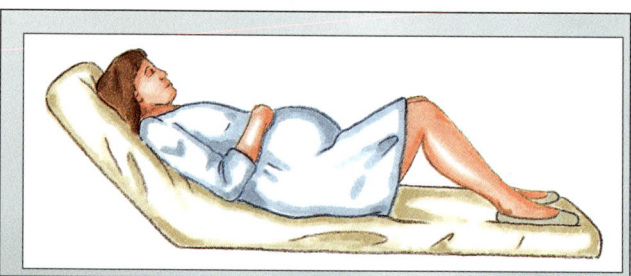

Figure 18.7 Position semi-assise à 30 ou 45° et flexion des jambes afin de prévenir la compression de la veine cave inférieure par l'utérus gravide

développement utérin croissant provoque une compression de l'aorte et de la veine cave inférieure. La femme enceinte adopte donc une position semi-assise à 30 ou 45° et garde les jambes semi-fléchies (voir la figure 18.7). La vessie doit être vidée avant l'examen.

Pour la suite de l'examen, la femme enceinte est en position assise ou encore en position couchée latérale gauche. Lors de la palpation abdominale, le toucher de l'infirmière est important. La paume ainsi que l'extrémité des doigts (les phalangettes) recueillent l'information nécessaire. Les mains de l'infirmière sont chaudes, souples, les doigts sont collés et les mouvements de palpation sont continus. Si l'on procède à un test de Papanicolaou, des cotons-tiges et/ou la spatule de bois (Ayre) habituelle sont utilisés. Le prélèvement doit être fait délicatement ; en effet, le col de l'utérus est davantage vascularisé durant la grossesse et peut donc saigner plus facilement.

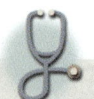

Paramètres fondamentaux

Observations courantes

La fréquence cardiaque s'élève de 10 à 15 battements par minute en concordance avec l'augmentation du volume de sang en circulation. Les autres caractéristiques de la pulsation sont inchangées, le rythme est régulier et l'amplitude est normale ou parfois légèrement augmentée.

La respiration est légèrement plus rapide et la compression du diaphragme par l'utérus gravide donne l'impression d'un souffle court. La dyspnée a tendance à apparaître à l'effort.

La tension artérielle d'une femme enceinte est relativement inchangée. La progestérone ayant surtout pour effet de relâcher les muscles lisses (ainsi que ceux entourant les vaisseaux sanguins), elle provoque une vasodilatation. Aux premier et deuxième trimestres, il y a une légère baisse de la tension artérielle (comparée à celle d'avant la grossesse). Au troisième trimestre, l'augmentation du volume sanguin ramène la tension artérielle à sa normale (d'avant la grossesse). La tension artérielle prise en position couchée peut être plus basse que la normale à cause de la pression de l'utérus gravide sur les vaisseaux de l'abdomen (hypotension posturale). Cette hypotension peut également se manifester, surtout en début de grossesse, lorsque la femme enceinte est debout ou passe de la position couchée à la station debout.

La température basale est habituellement augmentée de 0,5 °C dès le début de la grossesse. Ce phénomène est relié à l'effet de la progestérone et à l'augmentation du métabolisme basal.

Particularités

Une hypertension artérielle survenant avant 20 semaines de grossesse indique une hypertension chronique. En effet, on considère que l'hypertension est associée à la grossesse elle-même à partir de la 25e semaine. L'hypertension est un signe de toxémie gravidique (pré-éclampsie).

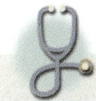

Masse

Observations courantes

Pour la pesée, l'infirmière doit toujours utiliser le même pèse-personne et la femme enceinte doit toujours porter des vêtements de poids équivalent. Les nausées et vomissements du premier trimestre peuvent provoquer une perte de poids qui ne doit pas dépasser 2,5 kg. Durant la deuxième moitié de la grossesse, une prise de poids de 400 à 450 g par semaine est normale. Au total, le gain de masse est de 9 à 12 kg (calculé depuis le poids de la femme avant sa grossesse).

Particularités

Une perte de masse au début de la grossesse est souvent associée à de l'hyperémèse (vomissements). Une augmentation de masse trop importante durant la deuxième moitié de la grossesse peut être associée à une trop grande rétention hydrique. L'œdème du visage et des membres supérieurs et/ou l'augmentation de poids est un indice probable de toxémie gravidique. La présence d'albumine dans l'urine est aussi associée à la toxémie gravidique.

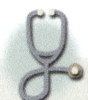

Tête et cou

Observations courantes

L'observation visuelle renseigne sur l'aspect normal. Les cheveux d'une femme enceinte peuvent tomber un peu plus que d'habitude ou être un peu plus gras. Une chute excessive de cheveux n'est cependant pas associée à la grossesse, mais peut survenir de façon temporaire en post-partum.

Le visage peut présenter des taches brunâtres périorbitales ou frontales portant le nom de masque de grossesse (chloasma). Elles sont causées par un taux d'œstrogènes élevé. L'exposition au soleil en accentue le nombre.

La cornée s'épaissit un peu, ce qui rend parfois difficile le port de lentilles cornéennes. La pression intraoculaire est diminuée.

La bouche est plus vascularisée et les gencives sont plus sensibles aux saignements. La salive est un peu plus abondante.

Le nez et surtout les muqueuses sont plus vascularisés et œdématiés qu'en temps normal. La sensation d'avoir le nez plein, la rhinorrhée et les épistaxis sont plus fréquents.

Le cou peut présenter des petits ganglions indolores au toucher. Le volume de la glande thyroïde est augmenté de façon régulière. La thyroïde est palpable de chaque côté de la trachée.

Particularités

L'œdème facial après 24 semaines de grossesse est souvent lié au syndrome d'hypertension de grossesse.

La pâleur de la conjonctive palpébrale peut indiquer de l'anémie de grossesse.

Thorax et poumons

Observations courantes

On note une respiration plus abdominale que thoracique. La cage thoracique et l'angle costal sont élargis. Comme le diaphragme est repoussé vers le haut par l'utérus gravide, la femme enceinte a plus de difficulté à respirer et elle a l'impression d'avoir le souffle court. Le volume d'air inspiré étant plus grand, la fréquence respiratoire est proportionnellement plus élevée. Puisque le volume de la cage thoracique est augmenté, l'amplitude pulmonaire est plus ou moins observable. À l'audition, la phase inspiratoire du murmure vésiculaire est plus longue.

Particularités

Les symptômes et signes de la détresse respiratoire ne sont pas liés à la grossesse.

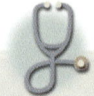

Cœur

Observations courantes

La fréquence des battements cardiaques augmente de 10 à 15 par minute à la fin de la grossesse. Durant la deuxième partie de la grossesse, la femme enceinte peut ressentir des palpitations (à la suite d'une perturbation de la fonction neurologique et sympathique). Un souffle systolique est présent chez 90 % des femmes enceintes, un souffle diastolique chez 20 % d'entre elles. On note un souffle continu chez 10 % des femmes enceintes aux deuxième, troisième et quatrième espaces intercostaux, ce qui est dû à une forte vascularisation des seins. Le premier bruit cardiaque (B1) est entendu de façon très nette. Le deuxième bruit (B2) est entendu de façon identique. À cause du déplacement et de l'augmentation de volume du ventricule gauche, on peut entendre un troisième bruit (B3). Aucun changement n'est noté à l'électrocardiogramme, sinon un léger déplacement de la position du cœur (dextrotorsion).

Particularités

Les souffles accompagnent souvent l'anémie, mais toute autre particularité ou exagération des signes doit être évaluée et mentionnée.

Seins

Observations courantes

Les seins sont observés et palpés. La coloration des aréoles et des mamelons est plus prononcée. Des vaisseaux sanguins et parfois des vergetures sont visibles à la surface de la peau des seins. On note la présence des tubercules de Montgomery. Le mamelon est habituellement plus extériorisé. La palpation peut révéler des nodules reliés à l'augmentation de l'activité hormonale. La sensibilité est accrue. Un certain nombre de femmes enceintes signalent aussi de la douleur. Après la 16e semaine, il peut y avoir un écoulement de colostrum à la pression des sinus galactophores (aréoles).

Particularités

Un écoulement sanguin ou purulent est anormal.

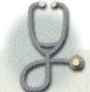

Dos

Observations courantes

La courbure dorsale (lordose) et cervicale est accentuée à cause du déplacement du centre de gravité vers l'avant, ce qui peut provoquer des douleurs lombaires et des engourdissements dans les doigts (voir la figure 18.5).

Particularités

Le relâchement articulaire pourrait expliquer les douleurs sciatalgiques et pelviennes.

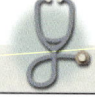

Abdomen

Inspection

Observations courantes

L'abdomen se développe considérablement. L'examen doit se faire en position semi-assise. On observe des contours réguliers, des stries ou des vergetures, des marques ou des blessures et une coloration plus foncée entre le pubis et l'appendice xiphoïde (ligne brune abdominale). Celle-ci est perceptible à l'œil nu. Voir la figure 18.8. Des angiomes stellaires ou nævi peuvent apparaître. Le développement utérin est évalué par la mesure de la hauteur utérine.

Figure 18.8 Ligne brune abdominale

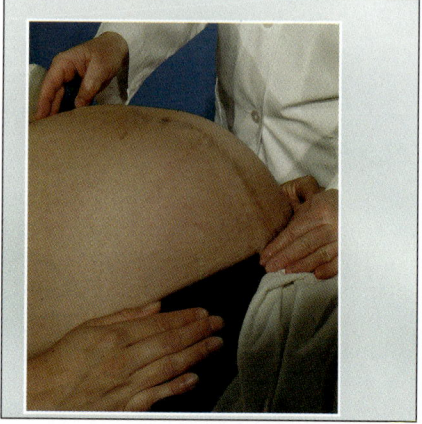

Palpation

Observations courantes

L'infirmière palpe l'abdomen pour déceler toute irrégularité et pour connaître la présentation fœtale après 28 semaines de grossesse au moyen des manœuvres de Léopold (procédé de palpation expliqué ultérieurement).

La palpation permet aussi d'évaluer les mouvements fœtaux après 24 semaines de grossesse, même si la femme enceinte ressent ces mouvements plus tôt. Ceux-ci ne doivent pas être confondus avec le péristaltisme. L'activité utérine est présente pendant toute la grossesse. Des contractions apparaissent à partir de la 12e semaine. Elles ne sont pas assez fortes pour provoquer l'effacement ou la dilatation du col. La palpation peut causer des fausses contractions au fond utérin (tension et relâchement des fibres musculaires utérines).

Particularités

Si l'infirmière ne perçoit pas les mouvements fœtaux après la 24e semaine de grossesse, il faut vérifier l'âge de la grossesse. Il peut alors s'agir d'une mort fœtale ou d'une absence de grossesse.

Des contractions régulières et augmentant d'intensité avant 37 semaines de grossesse peuvent indiquer un travail prématuré.

Mesure de la hauteur utérine

Observations courantes

Chaque semaine, la hauteur utérine est mesurée. Celle-ci correspond aux semaines de grossesse à partir de 20 ou 24 semaines et se prend en centimètres. Au milieu de la grossesse, le fond utérin est à l'ombilic. La mesure s'obtient en tenant d'une main la base du ruban à mesurer sur le rebord de l'os pubien et en localisant, de l'autre main, le fond utérin en tenant le ruban entre ses doigts. La figure 18.9 montre la façon de mesurer la hauteur utérine. À terme, si la présentation fœtale est engagée dans le petit bassin, la hauteur utérine sera de 32 cm au lieu de 36 cm.

Particularités

Une hauteur utérine plus grande que la normale peut caractériser une grossesse multiple, un hydramnios (grande quantité de liquide amniotique) ou une masse utérine. Une hauteur utérine plus petite que la normale de 2-3 cm peut signaler un retard ou un arrêt de croissance fœtale, une présentation transverse, une erreur dans le calcul de l'âge de la grossesse, une menace d'avortement, une quantité insuffisante de liquide amniotique ou même une autre masse (sans qu'il y ait grossesse).

Figure 18.9
La mesure de la hauteur utérine se calcule à partir du rebord de l'os pubien jusqu'au fond utérin en traçant une ligne droite avec le ruban à mesurer et ce, sur la ligne abdominale centrale.

a)   *b)*

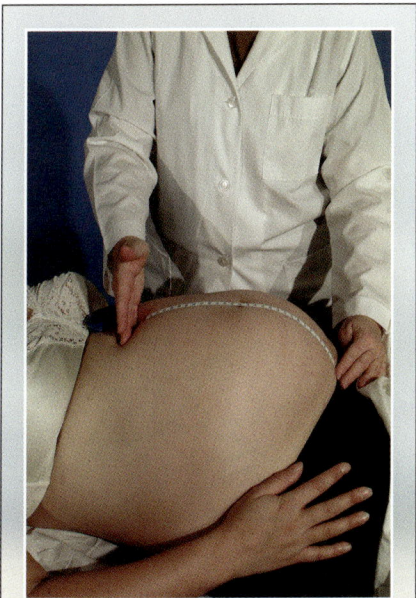
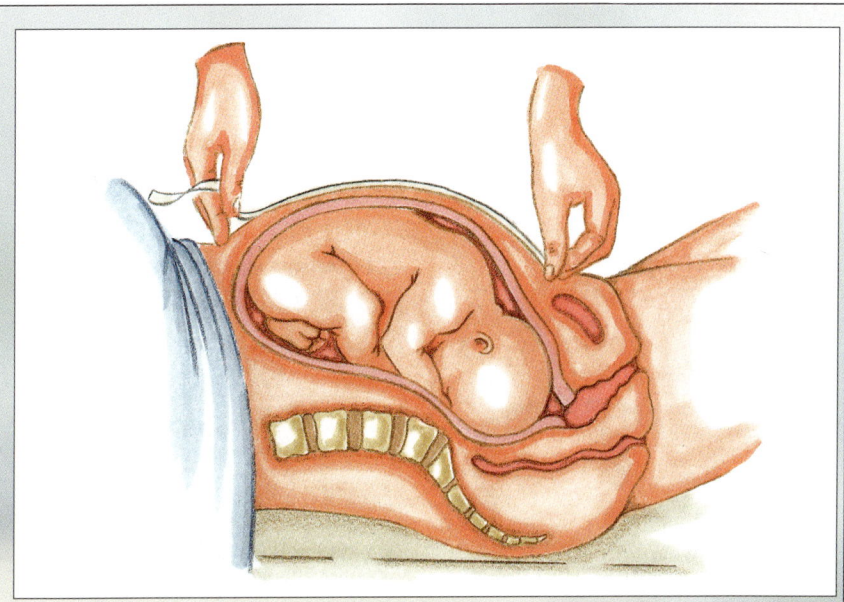

Auscultation

Observations courantes

L'auscultation du cœur fœtal est effectuée après 12 semaines de grossesse à l'aide d'un appareil à ultrasons ou après 20 semaines à l'aide d'un fœtoscope (voir la figure 18.10). L'auscultation se fait à chaque examen.

Au début de la grossesse, la fréquence cardiaque fœtale se rapproche davantage de 160 battements par minute. Elle ralentit un peu (120 à 160 battements par minute) en fin de grossesse. Sa variabilité est de 5 à 10 battements par minute. L'accélération est de 5 à 15 battements par minute lors d'un mouvement fœtal. La localisation varie selon la présentation et la position du fœtus, mais est toujours au niveau de l'épaule fœtale (correspondant au thorax ou au dos du fœtus). Au début de la grossesse (12 à 20 semaines), les battements sont entendus sur la ligne médiane de l'abdomen de la mère. Les manœuvres de Léopold aident à localiser la présentation en palpant la tête, le dos et le siège du fœtus.

La présentation fœtale est la partie du fœtus qui se présente dans le détroit supérieur du bassin maternel. Il s'agit le plus souvent de la tête (céphalique ; point de repère : occiput). Ensuite vient la présentation par le siège (podalique ; point de repère : sacrum). Et, rarement, la présentation est transverse (point de repère : acromion). La position fœtale est le point de repère fœtal en rapport avec les points de repère maternels. Dans la présentation céphalique, au troisième trimestre et plus près du terme, le cœur fœtal sera entendu au-dessous de l'ombilic dans le quadrant inférieur. Dans la présentation podalique, il sera entendu plus haut que l'ombilic dans le quadrant supérieur. Consulter la figure 18.11 pour les localisations du cœur fœtal. Lorsque le dos du fœtus est sur le côté gauche de l'abdomen de la mère, le cœur sera audible à gauche comme l'illustre la figure 18.12 ; s'il est sur la droite, le cœur sera audible à droite comme l'illustre la figure 18.13. Par conséquent, lorsque la présentation est céphalique et que le dos fœtal est sur la gauche de la mère, le cœur fœtal sera entendu à l'abdomen latéral gauche et au-dessous de l'ombilic (quadrant inférieur gauche). La position fœtale est donc nommée d'après certains points de repère, en particulier la présentation fœtale céphalique (Occiput) ou podalique/siège (Sacrum) ; ensuite, la crête iliaque de la mère ; puis la partie Gauche ou Droite de la mère ; et enfin, la partie avant (Antérieure) ou arrière (Postérieure) de la mère.

Particularités

Le manque de variabilité ou d'accélération de la fréquence cardiaque fœtale lors d'un mouvement peut signaler une déficience fœto-placentaire. L'absence ou la variation trop importante ou hors limite (moins de 5 ou plus de 15 battements par minute) de la fréquence cardiaque fœtale est à signaler rapidement. Si plus d'une perception cardiaque se fait entendre, il s'agit peut-être d'une grossesse multiple.

Figure 18.11 Aires d'auscultation du cœur fœtal selon sa présentation et sa position

Aire d'auscultation du cœur fœtal selon sa présentation et sa position

O	représente l'occiput (du fœtus)
S	représente le sacrum (du fœtus)
I	représente l'iliaque (du bassin maternel)
G ou D	représente la gauche ou la droite (de la mère)
A ou P	représente la face antérieure ou postérieure (de la mère)

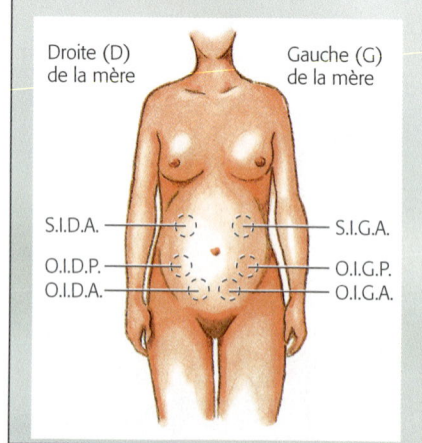

Les cercles représentent les aires d'intensité maximale des battements du cœur fœtal selon différentes positions.
  S.I.D.A. Sacrum iliaque droite antérieure
  O.I.D.P. Occiput iliaque droite postérieure
  O.I.D.A. Occiput iliaque droite antérieure
  S.I.G.A. Sacrum iliaque gauche antérieure
  O.I.G.P. Occiput iliaque gauche postérieure
  O.I.G.A. Occiput iliaque gauche antérieure

Figure 18.10
a) Fœtoscope traditionnel   *b) Fœtoscope à ultrasons*

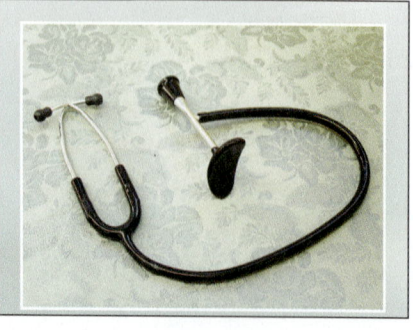 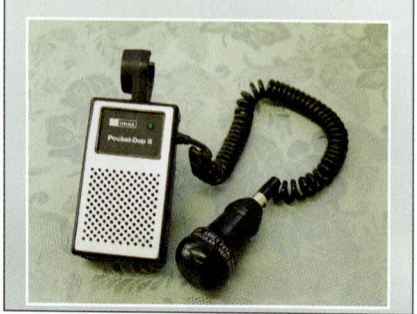

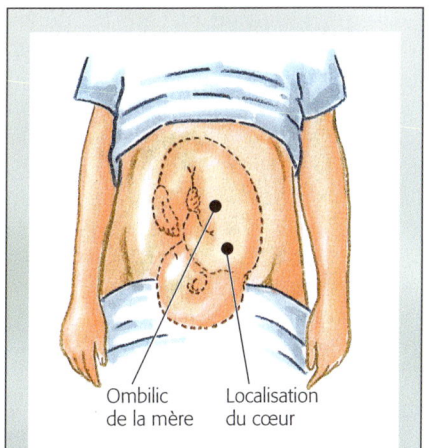

Figure 18.12 Localisation du cœur fœtal en position occiput iliaque gauche antérieure (O.I.G.A.)

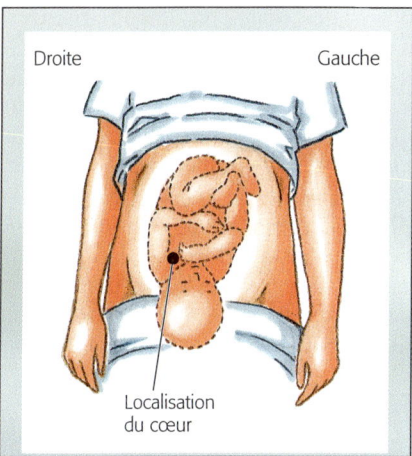

Figure 18.13 Localisation du cœur fœtal en position occiput iliaque droite postérieure (O.I.D.P.)

Organes génitaux externes et région anale

Observations courantes

L'observation des organes génitaux et de la région anale permet de voir la coloration, l'engorgement des veines et/ou des glandes de Bartholin ou de Skeene, l'érythème, l'écoulement ou les cicatrices antérieures (épisiotomie). La partie génitale externe paraît un peu plus développée, et l'ouverture vaginale est plus grande. Les veines peuvent être engorgées à la région anale et aux glandes lèvres.

Particularités

Des varicosités vulvaires ou anales peuvent être douloureuses.

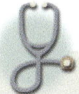

Organes génitaux internes

Observations courantes

L'examen des organes génitaux internes se fait en utilisant un spéculum et par la palpation bimanuelle. Au spéculum, l'observation porte sur l'aspect du vagin. Ses parois sont plus souples, la vessie ou le rectum semblent faire saillie. La coloration est plus foncée ou violacée et les sécrétions (leucorrhée) plus abondantes. Le col est aussi de couleur plus violacée Il est plus souple et ramolli, ce qui constitue le signe de Goodell (voir la figure 18.14). Parfois, il existe des kystes de Naboth. L'orifice du col est punctiforme chez la femme qui n'a jamais accouché, horizontal chez celle qui a déjà donné naissance. Le prélèvement pour une cytologie doit se faire délicatement avec une tige montée et/ou avec une spatule en bois pour ne pas provoquer de saignement.

La palpation bimanuelle se fait après l'examen au spéculum et les prélèvements, s'il y a lieu. Lubrifier les doigts gantés et introduire délicatement dans le vagin l'index et le majeur dans le sens de la fente vaginale, c'est-à-dire à la verticale. Les parois vaginales sont ramollies. Évaluer la souplesse et l'élasticité périnéale en tournant les doigts et en exerçant une pression vers le bas. Ensuite, retourner les doigts à la verticale et au fond du vagin, chercher à atteindre le promontoire sacré afin d'évaluer la distance promonto-sous-pubienne. Normalement, l'extrémité des doigts n'atteint pas le promontoire, puisque sa distance est de 12,5 cm ou davantage (voir la figure 18.15).

Repérer ensuite le col. Il peut être plus difficile à percevoir parce qu'il est ramolli. L'orifice est fermé. Même si chez la multipare la partie externe est légèrement entrouverte, le col intérieur est fermé. Le col mesure environ 1,5 à 3 cm de diamètre. Si sa longueur perçue au bout des doigts est plus petite,

Particularités

L'irritation ou la démangeaison évoque parfois une infection (sensation interne ou externe).

Il est contre-indiqué d'examiner une femme enceinte qui présente des saignements vaginaux à cause du danger imminent d'hémorragie grave.

Les trompes et les ovaires ne sont habituellement pas perçus à l'examen bimanuel. Parfois, au début de la grossesse, un petit nodule (le corps jaune) peut être perçu sur un ovaire.

Le toucher rectal n'est pas différent en période de grossesse. Si, au début de la grossesse, l'utérus est en rétroversion ou en flexion, la masse utérine fera pression sur la paroi rectale.

cela peut indiquer un début de travail. Cependant, après 36-38 semaines de grossesse, l'étroitesse du col fait partie de l'évolution normale de la grossesse et de la préparation à l'accouchement. On évalue le ramollissement de l'isthme (signe de Hegar) par la palpation bimanuelle qui se fait en plaçant les doigts d'une main sous le col au niveau de l'isthme utérin et en plaçant les doigts de l'autre main sur la paroi abdominale au-dessus du pubis. Cette observation à la palpation est caractéristique de la grossesse et elle donne l'impression que les doigts des deux mains se touchent. Elle permet également d'évaluer la croissance utérine (voir la figure 18.2).

Au début de la grossesse, sous l'influence hormonale, l'utérus est un peu plus volumineux que d'habitude. Les 7 ou 8 premières semaines, il garde sa position initiale d'antéversion (flexion) ou de rétroversion (flexion). Après 10 à 12 semaines, il devient plus droit et plus globuleux et il prépare son expansion hors du petit bassin dans la cavité abdominale. Par la suite, l'évolution de la croissance utérine s'évalue par la mesure de la hauteur utérine.

Figure 18.14 Palpation bimanuelle et recherche du ramollissement du col (signe de Goodell)

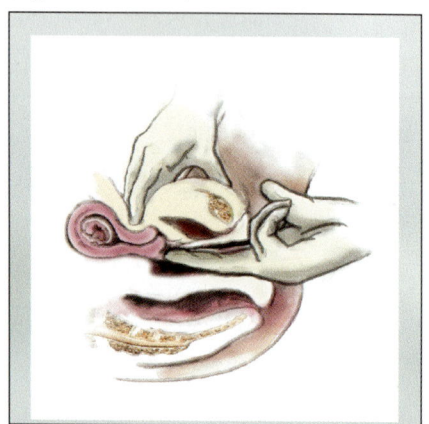

Figure 18.15 Méthode pour obtenir la distance promonto-sous-pubienne (ligne continue). La ligne pointillée représente la distance promonto-rétro-pubienne.

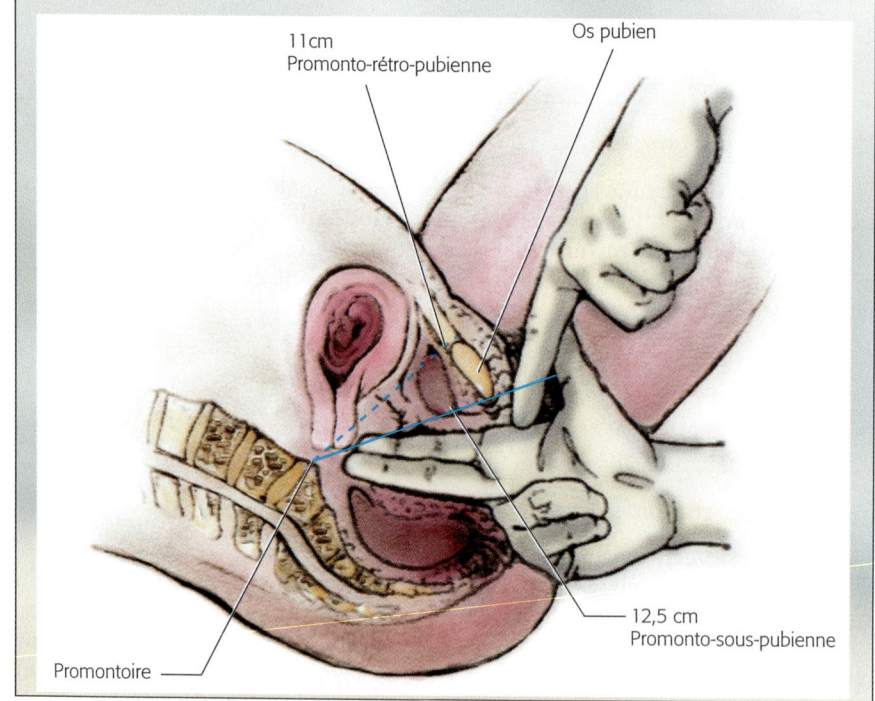

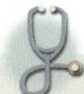

Membres supérieurs et inférieurs

Observations courantes

Vérifier l'œdème des membres inférieurs et évaluer sur une échelle de 0 à 4 +. À la fin de la grossesse, la compression de la veine cave inférieure et la congestion du petit bassin par l'utérus gravide peuvent provoquer des varices et de l'œdème aux membres inférieurs. Ces phénomènes sont plus fréquents en station debout prolongée et durant la saison chaude, lorsque la température atmosphérique est très élevée.

Particularités

L'œdème aux membres supérieurs peut indiquer une rétention hydrique trop importante. La femme enceinte parvient difficilement à enlever ses bagues. Parfois, elle ne peut pas plier complètement les mains. Le syndrome du canal carpien provient aussi de l'œdème par rétention hydrique. De légers fourmillements ou engourdissements des doigts se produisent parfois durant le dernier trimestre. Ils peuvent aussi être associés à la posture et à une courbure cervicale trop prononcée. Ces inconvénients disparaissent après la grossesse. L'œdème des membres inférieurs est anormal s'il est de 3 ou 4 + et prend le godet. Cet œdème est associé au syndrome de toxémie gravidique.

Le réflexe rotulien trop prononcé, c'est-à-dire à 3 + ou davantage, est souvent associé à un syndrome de toxémie gravidique.

Palpation abdominale, manœuvres de Léopold (modifiées)

Observations courantes

Les **manœuvres de Léopold** (palpation abdominale bimanuelle) modifiées évaluent la place qu'occupe le fœtus dans l'utérus. Elles sont pratiquées après la 28ᵉ semaine de grossesse. Auparavant, le bébé baigne dans une plus grande quantité de liquide amniotique et il bouge beaucoup. Cette façon de palper l'abdomen permet de connaître la position du fœtus, à savoir si la présentation longitudinale (tête ou siège) est en bas et engagée ou prête à s'engager dans le bassin pour la naissance. Le fœtus peut aussi être en position transversale ou horizontale. La palpation du dos du fœtus se fait à droite ou à gauche de la mère ou encore près ou loin de la ligne médiane. Comme le fœtus bouge ses membres, la mère perçoit les mouvements à sa droite ou à sa gauche. Le dos fœtal est donc du côté opposé aux mouvements. La localisation du fœtus aide à placer le fœtoscope pour évaluer la fréquence cardiaque. Elle fournit aussi des informations sur la façon dont il se présente, sa position, son engagement dans le bassin et sa grosseur approximative.

La **première manœuvre**, la palpation du fond utérin, évalue la partie fœtale située à cet endroit. Elle s'effectue en se plaçant en face de la femme enceinte et en posant les deux mains à plat sur son abdomen pour évaluer la forme, la consistance et la mobilité du pôle fœtal qui s'y trouve. La tête fœtale est plus ferme, d'une rondeur régulière et plus mobile que le siège. La première manœuvre est illustrée par la figure 18.16.

Particularités

Toute présentation fœtale ou palpation anormale doit faire l'objet d'une autre vérification. Les grossesses multiples sont palpées différemment et ne peuvent pas être évaluées de la même manière. Un surplus de liquide amniotique peut nuire à l'évaluation de la présentation en fin de grossesse. Si la femme enceinte présente des saignements, les manœuvres de Léopold ne sont pas indiquées.

Figure 18.16 Première manœuvre

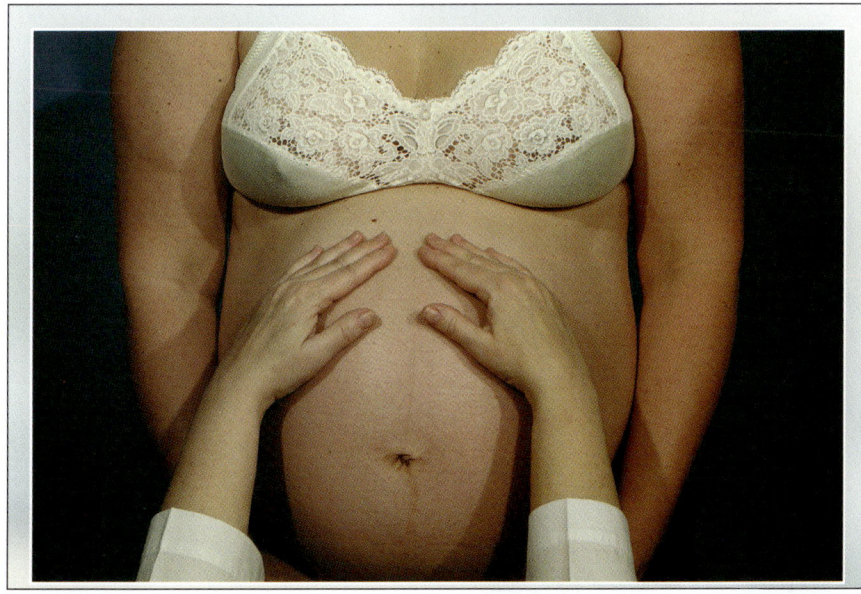
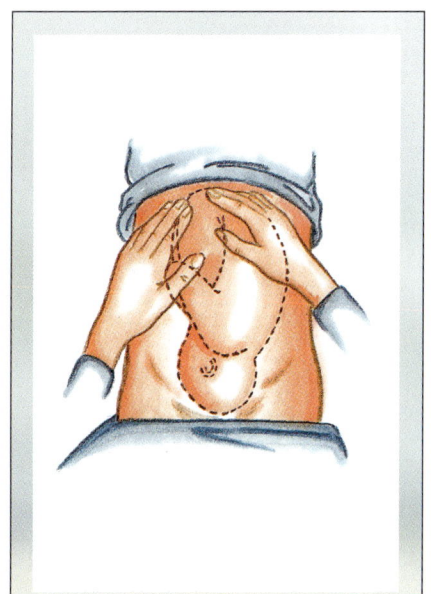

La **deuxième manœuvre** consiste à palper les côtés utérins afin de déterminer où se situe le dos. En faisant face à la femme enceinte, l'infirmière pose une main de chaque côté de l'abdomen en pressant la paume de la main sur le côté de l'utérus. Pendant qu'une main est immobile pour stabiliser l'utérus, l'autre main palpe l'utérus de haut en bas d'un mouvement circulaire pour évaluer la fermeté (dos) ou non (membres) de la partie fœtale, plus évidente après la 32ᵉ semaine. Cette partie de la deuxième manœuvre est illustrée par la figure 18.17. Le mouvement des mains est ensuite inversé, c'est-à-dire que la main immobile palpe à son tour le côté de l'abdomen sur lequel elle se trouve, tandis que l'autre main retient fermement le côté déjà palpé Cette deuxième partie de la manœuvre est illustrée par la figure 18.18.

Figure 18.17 Deuxième manœuvre

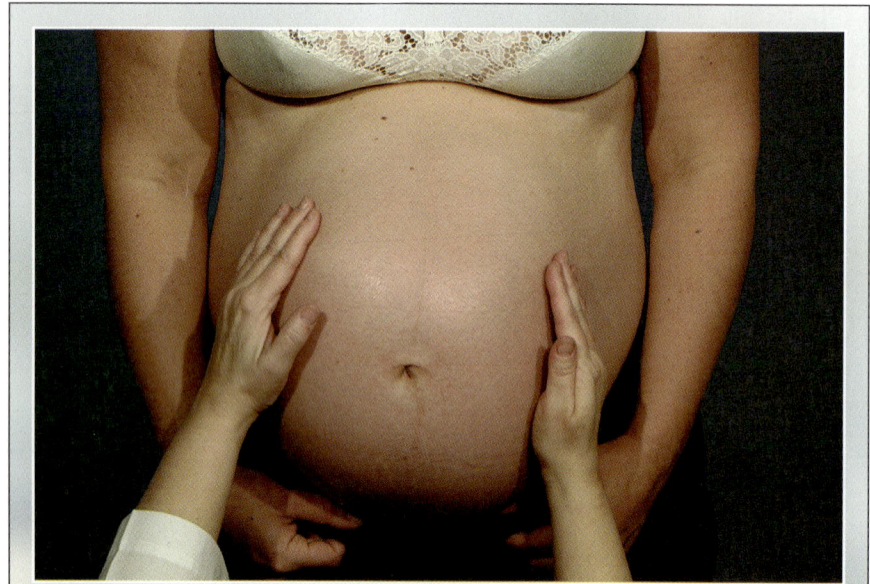
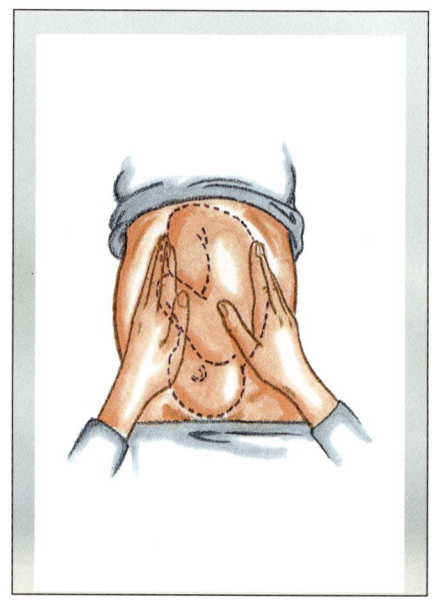

Figure 18.18 Deuxième manœuvre (2ᵉ partie)

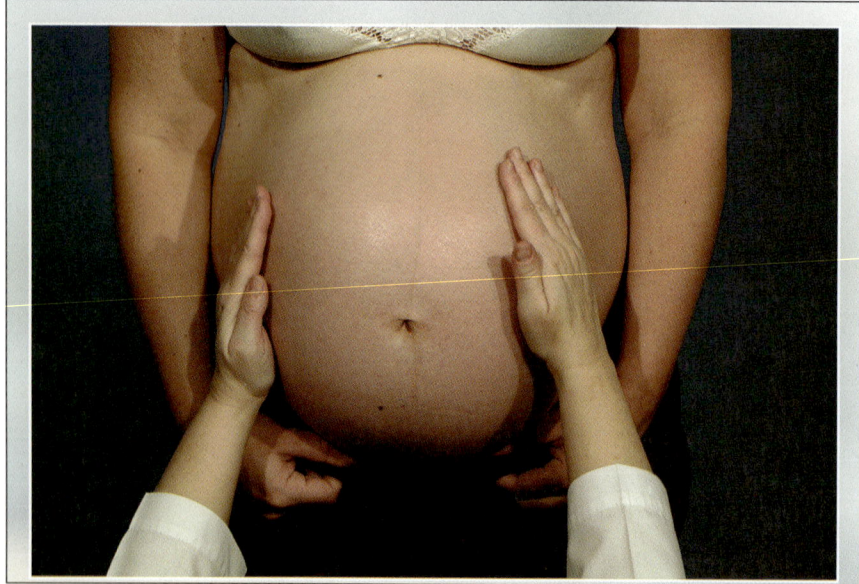

La **troisième manœuvre** consiste à vérifier la présentation fœtale au pôle inférieur de l'utérus. En faisant face à la femme enceinte, placer une main au-dessus du pubis pour saisir entre le pouce et l'index la présentation fœtale (voir la figure 18.19). La mobilité de la partie perçue (tête ou siège) est plus grande si l'engagement n'a pas encore débuté. Si l'on désire immobiliser davantage le fœtus, l'autre main sera placée au fond utérin. La perception à l'aide des deux mains aide à distinguer le siège et la tête fœtale. Habituellement, en fin de grossesse, la tête se présente au détroit supérieur.

Figure 18.19 Troisième manœuvre

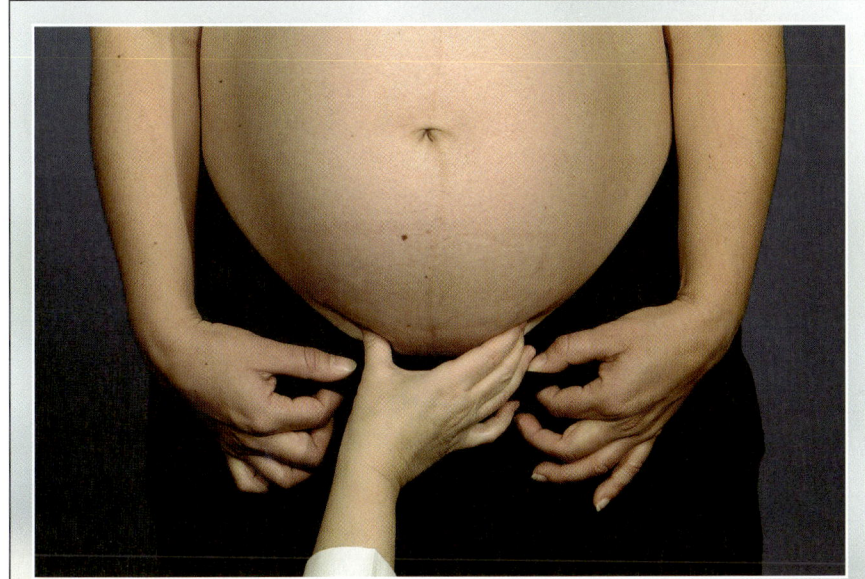
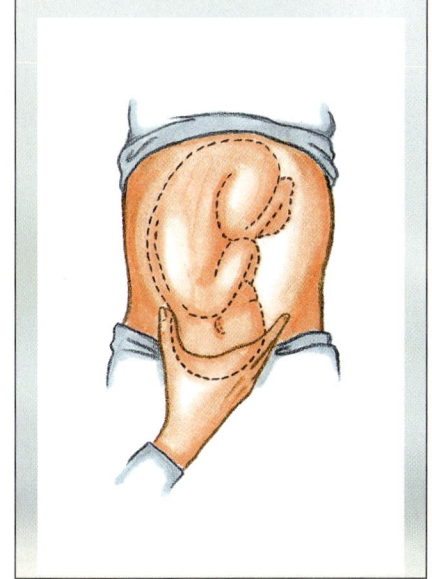

La **quatrième manœuvre** permet de mieux vérifier la descente du fœtus dans le bassin maternel. L'infirmière change de position, pour regarder vers les pieds de la femme enceinte, et place ses mains au bas de l'abdomen, juste au-dessus de la symphyse pubienne. L'infirmière appuie le bout de ses doigts assez profondément de chaque côté du fœtus afin d'évaluer son engagement dans le bassin. La figure 18.20 illustre bien cette quatrième manœuvre.

Figure 18.20 Quatrième manœuvre

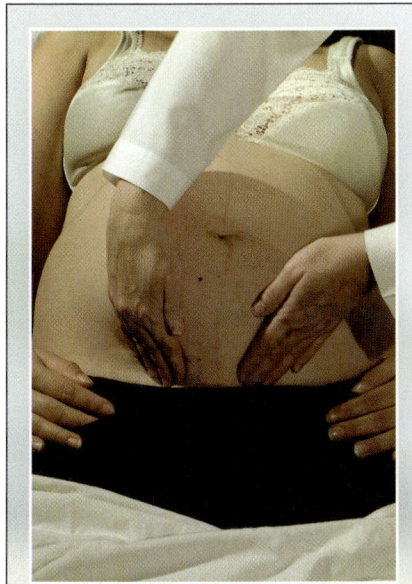
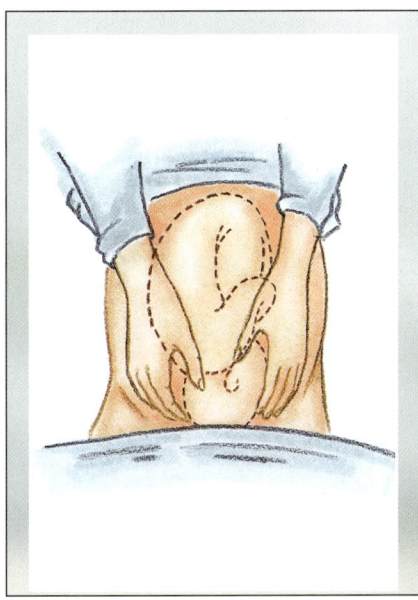

Le nouveau-né, le nourrisson, l'enfant et l'adolescent

par Kim Ostiguy et Isabelle Taillefer

Objectifs du chapitre 19

À la fin de ce chapitre, vous serez en mesure :

De décrire les caractéristiques physiques normales de la clientèle pédiatrique ;

De comprendre l'influence des déterminants de la santé ;

D'énumérer et d'expliquer les principaux motifs de consultation ;

De soumettre le questionnaire spécifique sur les raisons de consultation les plus fréquentes chez la clientèle pédiatrique, élaboré selon la méthode PQRST ;

De préparer le matériel nécessaire à l'examen ;

De préciser les valeurs normales des signes vitaux selon le groupe d'âge ;

De décrire les méthodes d'évaluation particulières à l'examen clinique chez la clientèle pédiatrique ;

De décrire les observations courantes spécifiques à la clientèle pédiatrique ;

De décrire les particularités cliniques couramment observées chez la clientèle pédiatrique ainsi que leurs correspondances physiologiques, le cas échéant ;

De rédiger les notes au dossier.

ANATOMIE ET PHYSIOLOGIE

Note préliminaire

Parce que le groupe d'âge « enfant » représente une clientèle âgée de 1 à 12 ans et que de nombreux changements surviennent au cours de cette période, ce groupe d'âge a été subdivisé en trois groupes : le trottineur, l'enfant d'âge préscolaire et l'enfant d'âge scolaire. Ces trois divisions sont utilisées seulement lorsqu'une distinction est nécessaire. Le tableau 19.1 présente les groupes d'âge utilisés dans ce chapitre.

Tableau 19.1 Les groupes d'âge associés aux termes utilisés

Groupe d'âge	Terme utilisé
0-28 jours	Nouveau-né
28 jours à 1 an	Nourrisson
1 an à 3 ans	Trottineur
3 ans à 5 ans	Enfant d'âge préscolaire
6 ans à 12 ans	Enfant d'âge scolaire
13 ans à 18 ans	Adolescent

depuis la naissance, commencent à répondre aux stimulations émotionnelles et à la chaleur, causant des odeurs corporelles.

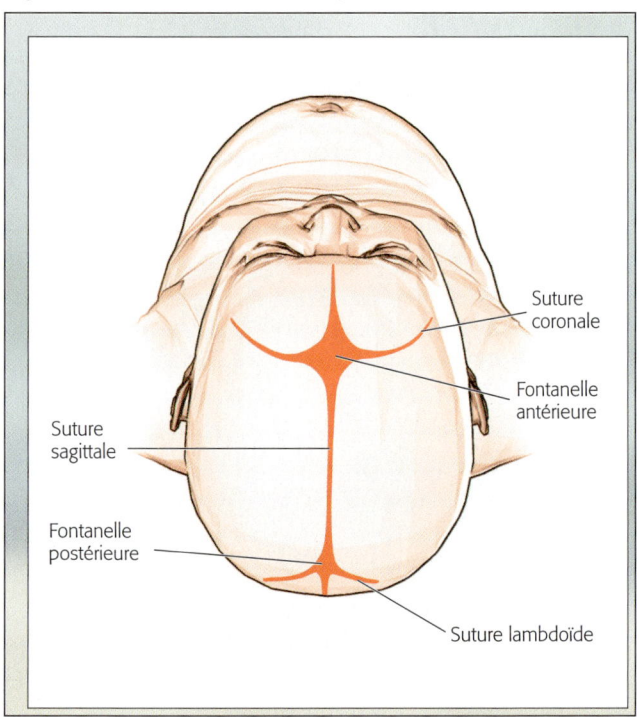

Figure 19.1 Sutures du crâne et fontanelles

Fonction tégumentaire

Chez le nouveau-né, les liens si fragiles qui associent le derme et l'épiderme, couches toutes deux très minces, augmentent la susceptibilité de la peau aux infections, à l'irritation et à la perte de fluides. Par ailleurs, la thermorégulation, l'une des fonctions importantes de la peau, n'est pas pleinement fonctionnelle chez le nouveau-né à cause de l'extrême minceur de sa couche de gras sous-cutané et de l'incapacité de sa peau à frissonner ou à se contracter. Ainsi, à la suite d'un refroidissement ou d'une exposition prolongée à la chaleur, la peau du nouveau-né paraît marbrée. Ce phénomène est lié à des réactions vasomotrices du tissu sous-cutané et du derme.

Chez l'enfant, l'épiderme s'épaissit progressivement et la pigmentation augmente. Les liens qui unissent l'épiderme et le derme deviennent alors plus solides. Par conséquent, la peau offre plus de résistance aux infections, aux irritations et aux pertes de liquides. Parallèlement, la capacité à frissonner et à se contracter se développe et rend plus efficace la thermorégulation. Par la suite, les fonctions et les structures de la peau demeurent stables jusqu'à la puberté.

À l'âge de la puberté, de nouveaux changements modifient les caractéristiques de la peau. La production de sébum par les glandes sébacées augmente, ce qui peut entraîner l'apparition de l'acné. De plus, les glandes sudoripares, qui sont demeurées petites et non fonctionnelles

Tête

Avec les années, la proportion entre la tête et le reste du corps diminue. À la naissance, la tête représente 1/4 de la taille et 1/3 du poids tandis qu'à l'âge adulte, ces proportions passent à 1/8 et 1/10. Les os du crâne du nouveau-né sont mous et flexibles. Leur ossification commence chez le nourrisson et se poursuit jusqu'à l'âge adulte. Les os de la tête sont divisés par des sutures (voir la figure 19.1). Les points de jonction des différentes sutures forment les fontanelles. Les sutures et les fontanelles permettent l'expansion du crâne et du cerveau ; elles se ferment quelque temps après la naissance.

Fonction pulmonaire

Au cours de la période prénatale, les poumons sont complètement développés. Cependant, les alvéoles sont collabées et l'air ne circule pas encore dans les poumons, puisque le fœtus est oxygéné par le placenta. À la naissance, l'air entre dans les poumons, la respiration pulmonaire commence. De nouvelles alvéoles se forment jusqu'à l'âge de 8 ans.

Fonction abdominale

Le cordon ombilical du nouveau-né est composé de deux parties distinctes : la portion cutanée et la portion amniotique. La portion cutanée est recouverte de peau, et la portion amniotique est recouverte d'une substance gélatineuse. La portion amniotique commence à se dessécher environ une à deux heures après la naissance du bébé et l'assèchement se poursuit durant la première semaine de vie. Le cordon ombilical tombe dans les deux semaines suivant la naissance, mais la région peut rester granulée pendant quelques jours. Au cours de cette période, on observe une rétractation de la portion cutanée, qui vient se «fixer» sur la paroi abdominale.

Fonction locomotrice

La formation des os débute au cours de la période prénatale, mais se poursuit durant l'enfance. En fait, le squelette du nourrisson, tout comme celui du jeune enfant, est principalement constitué de cartilages. Ceux-ci permettent une malléabilité et une souplesse plus élevées, ainsi qu'une plus grande facilité à corriger certaines malformations. De plus, cette caractéristique octroie aux articulations du nouveau-né et du nourrisson une plus grande mobilité. En effet, le degré de mobilité est à son apogée chez les plus jeunes, puis il diminue de façon progressive au cours de la croissance de l'enfant et se fixe à l'âge adulte. La croissance des os est très rapide chez le nourrisson et l'adolescent. Entre ces deux périodes de la vie, le développement de l'ossature est relativement stable.

La croissance de la musculature du nourrisson et de l'enfant contribue de façon importante à sa prise de poids. Les fibres musculaires individualisées se développent au cours de l'enfance, mais surtout de façon très prononcée lors de la poussée de croissance à l'adolescence. Cette poussée de croissance atteint généralement un sommet vers l'âge de 12 ans pour les filles et de 14 ans pour les garçons.

Fonction neurologique

À partir de la trentième semaine de gestation, la myélinisation se produit et le nombre de neurones augmente considérablement. Ces processus se poursuivent tout au long de la première année de vie. Durant la période fœtale et néonatale, la fonction neurologique se développe rapidement. À la naissance, cette fonction atteint 25 % de la capacité adulte. Ce pourcentage passe à 50 % chez l'enfant de 1 an, 80 % chez l'enfant de 3 ans et 90 % chez l'enfant de 7 ans.

Le nouveau-né possède des sensations rudimentaires ; sa fonction neurologique est incomplète et poursuit son développement. Un stimulus doit être fort pour provoquer une réaction et, le cas échéant, la réponse n'est pas localisée. À mesure que la myélinisation s'accroît, la réponse devient spécifique.

EXAMEN CLINIQUE

DÉTERMINANTS DE SANTÉ

Les déterminants de santé de la clientèle pédiatrique sont les mêmes que ceux des adultes, avec toutefois certaines particularités, notamment les données associées à la grossesse de la mère, à l'histoire de la naissance et à la période postnatale, ainsi que certaines informations traitant du développement biopsychosocial.

Facteurs biologiques

ALLERGIES Pour toute réaction allergique, il est important de questionner le parent sur la nature de l'allergène, le type d'exposition, la durée du contact, le type de réaction ainsi que la personne ayant identifié la réaction allergique. Il existe parfois une prédisposition héréditaire aux allergies. Il est donc important de vérifier si d'autres membres de la famille sont atteints d'affections de ce type. Ainsi, un nourrisson, un enfant ou un adolescent dont l'un des parents, le frère ou la sœur souffre d'allergie alimentaire, d'asthme, d'eczéma, du rhume des foins ou autres, sera plus sensible aux allergies.

ANTÉCÉDENTS PERSONNELS ET FAMILIAUX Tout comme chez l'adulte, il est très important de connaître les antécédents personnels et familiaux de l'enfant. Le génogramme permet l'accès à toutes ces informations (voir le chapitre 4). Par exemple, un enfant ayant déjà souffert de bronchiolite ou d'asthme est plus susceptible de développer des problèmes respiratoires. De plus, un nouveau-né ou un enfant dont l'un des membres de la fratrie présente une anomalie congénitale ou dont l'un des parents est atteint d'une cardiopathie congénitale risque davantage de souffrir d'une cardiopathie congénitale. D'autre part, si un enfant souffre d'éruptions cutanées et de forte fièvre depuis plusieurs jours, l'infirmière doit demander à ses parents s'il a déjà contracté des maladies infantiles comme la varicelle ou la scarlatine et s'il a été en contact avec des personnes contagieuses.

DONNÉES PRÉNATALES, ASSOCIÉES À LA NAISSANCE ET POSTNATALES Chez le nouveau-né, le nourrisson ou tout enfant pouvant être atteint de troubles neurologiques ou de retard de développement, il est essentiel de recueillir les données pré, per et postnatales.

Le tableau 19.2 présente les données périnatales que l'infirmière doit recueillir.

DONNÉES DÉVELOPPEMENTALES L'examen des compétences développementales de l'enfant, autant les forces que les faiblesses, par rapport à son âge constitue un élément essentiel de l'examen clinique. Ce thème est traité plus loin dans la section «Examen clinique de la fonction neurologique». Ainsi, le dépistage de discordances des

Tableau 19.2 Données périnatales

Données prénatales	Données associées à la naissance	Données postnatales
Âge des parents	Date de naissance	Date du congé de la mère et du bébé
Grossesses antérieures Nombre, particularités	Type d'accouchement : vaginal ou césarienne, par induction ou spontané	Si la mère et le bébé n'ont pas eu leur congé en même temps, préciser la raison
Grossesse actuelle Planifiée ou non	Temps de la rupture des membranes : < ou ≥ 18 heures	**Problèmes de santé** du bébé depuis la naissance (ictère physiologique, problèmes alimentaire ou respiratoire, éruption cutanée, convulsions, perte de poids ou autre)
Sentiment des parents devant celle-ci	Liquide amniotique : clair ou teinté de méconium	
Durée de la grossesse	Durée du travail	
Habitudes de vie durant la grossesse (tabac, alcool, drogues)	Présentation céphalique ou par le siège	
	Circulaire du cordon : aucun, lâche ou serré	
Soins prénatals (fréquence du suivi médical, cours prénatals, si oui, durée)	Poids à la naissance	
	Indice d'Apgar (si connu des parents)	
Problèmes de santé de la mère durant la grossesse (diabète gestationnel, pré-éclampsie, placenta prævia, anémie ou autre)	État du bébé à la naissance (si Apgar non connu) : pleurs et respiration spontanés ou non	
	Problèmes survenus durant l'accouchement	

diverses sphères du développement de l'enfant peut également aider à discerner des problèmes potentiels. Par exemple, des problèmes auditifs ou de communication peuvent être envisagés chez un enfant atteint de troubles du langage et de retards de socialisation mais possédant d'excellentes habiletés motrices et une bonne capacité à résoudre les problèmes de façon non verbale. De plus, l'évaluation des retards de développement peut se faire à partir du test de Denver II.

Environnement

CULTURE, ETHNIE ET RELIGION Le milieu culturel dans lequel la clientèle pédiatrique évolue définit les valeurs de l'enfant et celles de ses parents, le rôle de chacun des membres de la famille, le comportement de l'enfant ainsi que ses relations avec les autres. Ainsi, il importe de ne pas négliger les différences culturelles existant entre les groupes. Par exemple, certaines cultures favorisent l'expression de la douleur chez l'enfant alors que d'autres la répriment. Lors de l'examen clinique, il est essentiel d'en tenir compte. Il en va de même pour la religion, qui dicte un code de moralité et des comportements à adopter ou à réprouver. Certaines religions suivent des traditions alimentaires particulières comme le régime kasher, qui est propre à la religion juive.

FAMILLE Posséder des informations sur l'histoire familiale (structure de la famille, nombre d'enfants, rang de l'enfant dans la fratrie, état matrimonial des parents, événements familiaux majeurs) favorise une meilleure compréhension de la situation. Par exemple, à la suite du divorce de ses parents ou de tout autre événement stressant, l'enfant présente parfois des troubles psychosomatiques ou une régression des apprentissages, comme dans l'entraînement à la propreté.

Le génogramme permet de rassembler de façon graphique l'information sur l'histoire familiale.

RELATIONS PARENTS-ENFANT L'évaluation de la qualité de la relation parent-enfant est essentielle. La relation parent-enfant doit être empreinte d'amour et d'affection, mais également de discipline et d'autorité de la part des parents. Tout signe démontrant la présence de stress excessif dans la relation doit être détecté. Il est sain et même tout à fait normal qu'une altération de l'état de santé d'un enfant rende ses parents anxieux ou préoccupés. Toutefois, un climat familial trop tendu peut nuire à la relation parent-enfant au point d'affecter le développement de l'enfant. Par exemple, certains parents confrontés à une maladie potentiellement mortelle chez leur enfant ont parfois tendance à limiter la discipline ou même à « déléguer » leur autorité à leur enfant.

MILIEU DE VIE L'expérience de vie de l'enfant dépendra de son milieu de vie. Que ce soit à la ville, à la campagne, en appartement ou dans une maison unifamiliale, l'endroit où habite l'enfant influe sur plusieurs aspects de sa vie. Il peut également avoir un impact sur l'exposition aux allergènes. Un enfant d'une région rurale qui souffre du rhume des foins est plus susceptible de présenter des signes de difficultés respiratoires car il est davantage exposé à l'allergène.

TABAGISME, ANIMAUX, PELUCHES ET TAPIS Chez la clientèle pédiatrique, le tabagisme passif est associé à une prédisposition au développement d'infections pulmonaires. De plus, pour les personnes souffrant d'asthme, le tabagisme d'un ou de plusieurs membres de la famille est un allergène néfaste. Il en est de même pour les poils des animaux domestiques et pour les tapis et peluches, parce qu'ils contiennent souvent des acariens.

SÉCURITÉ DES LIEUX PHYSIQUES Les accidents constituent la cause première de décès chez les enfants de plus d'un an. La vulnérabilité de la clientèle pédiatrique aux accidents est liée aux caractéristiques normales de la croissance et du développement. La coordination neuromusculaire n'est pas acquise chez un trottineur, qui est souvent téméraire et connaît peu le danger. Ainsi, l'infirmière peut interroger les parents sur la sécurité des lieux physiques, mais également vérifier si le milieu dans lequel l'enfant évolue est sécuritaire : si les produits toxiques tels que les produits d'entretien ménager ont été placés hors de l'atteinte de l'enfant ; si des barrières de sécurité ont été mises en haut des escaliers ; si le siège d'auto ainsi que son installation sont adéquats ; si les prises électriques sont recouvertes ; si l'enfant porte de l'équipement de protection lors des activités sportives, etc.

GARDERIES, MILIEU SCOLAIRE La garderie peut offrir au nourrisson et à l'enfant un monde rempli de stimulations et de situations propices à l'apprentissage. Elle favorise leur développement physique et social ainsi que l'acquisition du langage. Toutefois, un nourrisson ou un enfant dont le milieu familial stimule l'esprit et éveille la curiosité se développera tout autant. Par contre, en garderie ou en milieu scolaire, la multiplication des contacts avec d'autres enfants augmente les risques de contracter des infections, notamment des infections respiratoires ou gastro-intestinales. Le milieu scolaire transmet les valeurs de la société à l'enfant et à l'adolescent ; il s'agit d'un agent de socialisation important, le second après la famille. Par conséquent, il joue un grand rôle dans le développement de l'enfant et de l'adolescent. Il favorise, chez l'enfant issu d'une famille monoparentale et chez l'enfant unique d'une famille nucléaire, l'apprentissage des règles qui régissent la vie en groupe.

Habitudes de vie

TABAC, DROGUES, ALCOOL L'infirmière doit essayer de savoir si l'enfant ou l'adolescent consomme du tabac, des drogues (« douces » ou « dures ») et/ou de l'alcool, mais ne pas juger son comportement. Cette clientèle peut tenter l'expérience du tabac, des drogues ou de l'alcool une seule fois, en consommer à l'occasion ou encore en prendre régulièrement et y adapter son style de vie. Une consommation excessive de drogues ou d'alcool peut avoir des répercussions physiques ou psychologiques. Par exemple, les hydrocarbures et les fluorocarbures contenus dans la colle et d'autres substances volatiles peuvent causer une perte rapide de conscience ainsi qu'un arrêt respiratoire. Enfin, la consommation excessive est un symptôme d'importantes difficultés d'adaptation à différentes situations sur lesquelles il serait possible d'agir.

ALIMENTATION L'apport énergétique quotidien de la clientèle pédiatrique doit être suffisant pour assurer une croissance et un développement adéquats. De plus, l'enfant doit avoir une alimentation équilibrée et adéquate selon son âge. L'alimentation du nouveau-né et du nourrisson diffère de celle des autres groupes d'âge. Les tableaux 19.3 et 19.4 présentent l'alimentation lactée et solide pour l'enfant âgé de 0 à 24 mois.

Les coliques, signes d'adaptation du nouveau-né à son nouveau milieu, touchent à divers degrés près de 50 % de cette catégorie d'âge et sont considérées comme bénignes. Toutefois, un nourrisson souffrant de coliques sollicite l'attention de ses parents et des autres membres de la famille en exprimant son malaise et sa douleur par des

Tableau 19.3 Alimentation lactée de 0 à 24 mois

Âge	Nombre de biberons	Quantité par biberon (mL)	Type de lait	
			1er choix	2e choix
0 à 15 jours	6 à 10	45 à 115	Lait maternel	Préparation lactée enrichie de fer
15 jours à 1 mois	6 à 8	60 à 125	Lait maternel	Préparation lactée enrichie de fer
1 à 3 mois	5 à 6	150 à 210	Lait maternel	Préparation lactée enrichie de fer
3 à 7 mois	5 à 6	180 à 240	Lait maternel	Préparation lactée enrichie de fer
8 à 12 mois	3 à 4	180 à 240	Lait maternel	Préparation lactée enrichie de fer
12 à 24 mois	—	725	Lait maternel	Lait de vache, 3,25 %

Tableau 19.4 Alimentation solide de 0 à 24 mois

Âge	Aliments solides suggérés
0 à 4 mois	Aucun
4 à 5 mois	Céréales enrichies de fer
5 à 6 mois	Céréales enrichies de fer, légumes et fruits
6 à 9 mois	Céréales enrichies de fer, légumes et fruits, viande, jaune d'œuf
9 à 12 mois	Céréales enrichies de fer, légumes et fruits, viande, jaune d'œuf, fromage
12 à 24 mois	Mêmes aliments que l'adulte, en petits morceaux, coupés ou hachés

cris. Il est plus irritable et exige de leur part la plus grande patience. Cette situation peut occasionner des tensions au sein de la famille.

SOMMEIL Le temps de sommeil varie selon l'âge de l'enfant, mais également d'un enfant à l'autre. Généralement, le nouveau-né dort la plus grande partie de la journée et ne s'éveille qu'au moment des boires. Le nourrisson commence habituellement à « faire ses nuits », ce qui signifie qu'il dort en moyenne 5 à 6 heures consécutives. À six mois, la plupart des nourrissons dorment toute la nuit et font en moyenne deux siestes dans la journée. À cet âge, le nombre d'heures de sommeil atteint pour certains 10 à 12 heures par nuit. Les siestes diminuent au fur et à mesure que l'enfant grandit. L'enfant fait la sieste jusqu'à l'âge scolaire ; parvenu à cet âge, l'enfant n'a habituellement plus besoin de sieste. En grandissant, l'enfant dort moins longtemps. Par exemple, un enfant de 6 ans dort environ 11 ou 12 heures par jour ; un autre, âgé de 11 ou 12 ans, dort environ 9 ou 10 heures. Certains enfants présentent des troubles du sommeil ou des difficultés à s'endormir, particulièrement à la suite d'activités intenses ou d'une journée forte en stimulations. Mettre une veilleuse dans la chambre de l'enfant ou établir un rituel pour l'heure du coucher, comme une histoire ou une collation, peut l'aider à s'endormir.

ACTIVITÉS Le jeu permet à la clientèle pédiatrique d'apprendre une multitude de choses. En jouant, l'enfant s'initie à la communication et aux relations satisfaisantes avec les autres, mais il affronte également des situations stressantes. L'infirmière qui connaît l'activité ou le jouet préféré de l'enfant peut souvent arriver à établir un meilleur contact avec lui (voir la figure 19.2). La télévision et les jeux vidéo occupent une grande place dans les distractions de la clientèle pédiatrique. Ils peuvent cependant causer l'isolement des enfants qui y consacrent trop de temps.

SOINS DES DENTS Une bonne hygiène dentaire est essentielle à la préservation des dents et à la santé des gencives. Les soins des dents doivent débuter à la naissance à l'aide d'une débarbouillette, puis se poursuivre avec l'utilisation d'une brosse à dents et de la soie dentaire vers 2 ans et demi, lorsque la totalité des dents temporaires sont apparues.

ÉLIMINATION L'apprentissage de la propreté doit absolument se faire en respectant le rythme de l'enfant. De 18 mois à 3 ans, l'enfant aura envie d'utiliser le pot grâce au simple apprentissage par observation. Toutefois, certains enfants en ressentent le besoin plus tôt alors que d'autres y parviennent tardivement, vers l'âge de 4 ou 5 ans.

SEXUALITÉ L'éducation sexuelle des enfants et des adolescents doit mettre l'accent sur les sentiments, la contraception, les comportements sexuels à risque ou non, les maladies transmissibles sexuellement et les grossesses à l'adolescence.

Soins

MÉDICATION, SUPPLÉMENTS ALIMENTAIRES ET VITAMINES Il est important de connaître la médication (prescrite ou non) que le nourrisson, l'enfant ou l'adolescent prend à la maison et de noter le dosage, l'horaire et les effets secondaires observés par les parents. Habituellement, la clientèle pédiatrique dont l'alimentation est bien équilibrée n'a pas besoin de suppléments vitaminiques. Cependant, dans le cas contraire, les besoins vitaminiques de l'enfant doivent être comblés spécifiquement selon les vitamines ou les minéraux nécessaires. D'autre part, à cause de la possibilité d'intoxication, la prise de multivitamines n'est pas recommandée, sauf sur les conseils d'un professionnel de la santé. Il est important de connaître les dosages de vitamines et de minéraux reçus par l'enfant, car une intoxication survient plus rapidement chez le nourrisson et le jeune enfant que chez l'adulte.

VACCINS Il est recommandé aux parents par la Société canadienne de pédiatrie (SCP, 2001) de faire vacciner leurs enfants contre les maladies suivantes : diphtérie, coqueluche, tétanos, rougeole, rubéole, oreillons, poliomyélite, méningite à *Hæmophilus influenzæ* type B et hépatite B. D'autres vaccins sont également recommandés, mais ne sont pas donnés de façon systématique, notamment le vaccin contre la varicelle. Le tableau 19.5 présente les recommandations de la SCP pour la vaccination.

MOTIFS COURANTS DE CONSULTATION (SYMPTÔMES)

Fièvre

DÉFINITION

La fièvre est l'un des symptômes les plus fréquents chez la clientèle pédiatrique. Habituellement de source virale,

Figure 19.2 *Importance du jeu dans la vie des enfants*

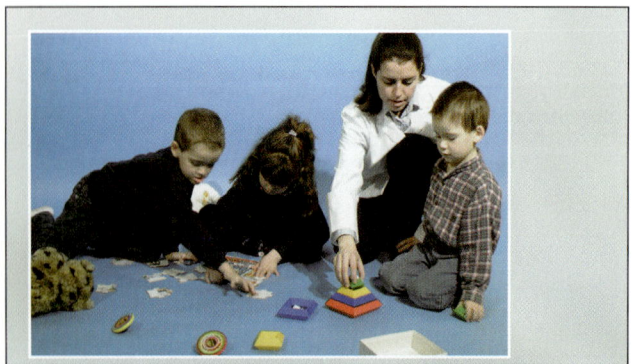

Tableau 19.5 Calendrier de vaccination

Âge	Vaccins
2 mois	DCT – Polio – Hib
4 mois	DCT – Polio – Hib
6 mois	DCT – Polio – Hib
12 mois	RRO
18 mois	DCT – Polio – Hib – RRO
4-6 ans	DCT – Polio
4e année du primaire	Hépatite B
14-16 ans	D_2T_5 – Polio

Légende : DCT : Diphtérie, coqueluche, tétanos
Polio : Poliomyélite
Hib : *Hæmophilus influenzæ* type B (méningite)
RRO : Rougeole, rubéole, oreillons
D_2T_5 : Diphtérie, tétanos

elle est de courte durée et sans conséquence grave. La fièvre est une réaction systémique de l'organisme à la présence de substances étrangères, notamment une bactérie, un virus, un fongus ou tout autre antigène. Elle augmente la vitesse du métabolisme et accélère la production de leucocytes pour ainsi promouvoir les mécanismes de défense de l'organisme et diminuer la prolifération des microorganismes pathogènes. Ainsi, on considère qu'un enfant commence à faire de la fièvre lorsque sa température buccale, axillaire ou tympanique se situe à 38,0 °C ou que sa température rectale se situe à 38,5 °C.

QUESTIONS

P Quel âge a votre enfant ?
– Votre enfant s'est-il blessé récemment ?
– Votre enfant a-t-il reçu un vaccin au cours des derniers jours ?
– Est-ce que votre enfant prend un nouveau médicament depuis quelques jours ?
– Avez-vous administré un médicament à votre enfant pour faire baisser sa température ? Si oui, précisez-en la dose et l'heure de la dernière administration.
– Quelles autres méthodes avez-vous utilisées pour faire baisser la fièvre de votre enfant ? Précisez l'efficacité de ces méthodes.

Q Combien de degrés la température de votre enfant a-t-elle atteint ?
– Quelle était la température de l'enfant avant et après la prise du médicament ?

S Votre enfant a-t-il été atteint de tremblements ou de spasmes ?
– Votre enfant semble-t-il avoir mal aux oreilles, à la gorge ou à la tête, ou a-t-il des douleurs lorsqu'il urine ?
– Votre enfant présente-t-il une augmentation ou une diminution de la quantité de ses urines, des urines d'odeur forte, un jet d'urine anormal ou avez-vous remarqué la présence de sang dans ses urines ?
– Votre enfant est-il plus amorphe, plus irritable que d'habitude, ou avez-vous remarqué une diminution de sa soif et de son appétit ?
– Est-ce que votre enfant a perdu du poids ? Si oui, combien ?
– Votre enfant présente-t-il de la toux, de la congestion nasale ou des difficultés respiratoires ?
– Votre enfant souffre-t-il de diarrhées et/ou de vomissements ?
– Votre enfant a-t-il des éruptions cutanées ou des démangeaisons ?

T Depuis quand votre enfant fait-il de la fièvre ?

JUSTIFICATIONS

Plus l'enfant est jeune, plus il risque d'être touché gravement par une infection bactérienne. La fièvre peut survenir à la suite de toute infection virale ou bactérienne (infection des voies respiratoires, gastro-entérite, méningite, cellulite ou infection urinaire). Plusieurs maladies éruptives peuvent causer une forte température chez la clientèle pédiatrique. Une réaction d'hypersensibilité à un médicament ou l'administration d'un vaccin peuvent également entraîner de la fièvre. Contrairement à la croyance populaire, l'éruption des dents ne cause pas de fièvre.

La prise d'acétaminophène, traitement de choix contre la fièvre, se fait habituellement lorsque la température rectale atteint 38,5 °C. La prise d'acide acétylsalicylique (Aspirine) comme antipyrétique n'est pas conseillée chez la clientèle pédiatrique, parce qu'elle est associée au risque de développement du syndrome de Reye ; par contre, les anti-inflammatoires non stéroïdiens tels que l'ibuprofène (Advil et Motrin) sont approuvés pour le traitement de la fièvre dès l'âge de 6 mois. Utiliser certaines méthodes alternatives, par exemple l'application de compresses humides et fraîches ou un bain tiède est principalement efficace environ 1 heure après la prise de l'antipyrétique, qui aura commencé à faire baisser la température corporelle. Toutefois, ces mesures de refroidissement peuvent être inconfortables pour l'enfant. Le degré de la température ou encore la réponse de la fièvre aux antipyrétiques administrés ne sont aucunement liés à l'étiologie ni à la gravité de la maladie.

Une forte fièvre accélère la vitesse du métabolisme de l'organisme, provoque une perte de chaleur par évaporation et amène des risques de déshydratation. Ces risques sont accentués chez le nourrisson et l'enfant, car la perte de liquides par rapport au poids corporel est plus importante chez ce groupe d'âge. Les signes et les symptômes de la déshydratation sont l'irritabilité, la léthargie, une diminution des urines, des muqueuses sèches, une langue blanche, une peau froide et marbrée, la présence d'un pli cutané, une fontanelle affaissée, de la tachycardie et de l'hypotension artérielle. L'estimation de la perte de poids ou de perte d'eau permet d'évaluer le degré de déshydratation.

Les convulsions fébriles, mouvements spastiques et tremblements, peuvent survenir chez le nourrisson ou l'enfant fiévreux. Ce type de convulsions touche de 3 à 4 %

des enfants, particulièrement ceux âgés de 5 mois à 5 ans. Il est à noter que plus l'enfant est jeune lors de sa première convulsion fébrile, plus il risque d'en subir d'autres.

L'infirmière recherche les signes cliniques associés aux causes de la fièvre, notamment la douleur, les sécrétions nasales ou les éruptions cutanées. Une température élevée qui persiste depuis trois jours et dont on ignore l'origine requiert une investigation. Ces données permettent également d'obtenir des indications sur l'évolution de la maladie et sur l'efficacité du traitement, le cas échéant.

Le parent devrait en tout temps consulter un professionnel de la santé lors de la présence de fièvre chez un nourrisson de 3 mois et moins et, selon le cas, chez un enfant de moins de 6 mois. Un parent ayant un enfant particulièrement irritable ou léthargique et présentant une fièvre supérieure à 39 °C ainsi que d'autres symptômes (par exemple, éruption cutanée ou respiration sifflante) devrait consulter un professionnel de la santé.

Difficulté respiratoire

DÉFINITION

Les difficultés respiratoires sont l'une des raisons les plus fréquentes de consultation en pédiatrie. Un enfant souffrant de difficultés respiratoires subira une altération de la fréquence, du rythme et de l'amplitude de sa respiration. En plus de cette gêne, il peut présenter une diminution de son taux de saturométrie, du tirage, un battement des ailes du nez et devoir utiliser ses muscles accessoires pour respirer. Une quantité trop grande de mucus dans l'arrière-gorge entraîne une respiration bruyante. La plupart du temps bénin, lors d'une grippe ou d'un simple rhume, ce phénomène est souvent une source d'inquiétude pour les parents.

QUESTIONS

P Quel âge a votre enfant ?
– Est-ce que votre enfant a présenté des problèmes respiratoires au moment de l'accouchement ? A-t-il eu besoin d'oxygène ou de ventilation assistée ?
– Est-ce que votre enfant a déjà présenté des problèmes de santé respiratoire, comme la bronchiolite, l'asthme ou l'apnée ?
– D'autres membres de la famille ou personnes de l'entourage de votre enfant présentent-ils des symptômes similaires ?
– Est-ce que les difficultés respiratoires augmentent lorsque votre enfant est affecté par certains facteurs (infections virales, fumée de cigarette, exercice, changement de température, frustrations émotionnelles, certains aliments, pollen, poussière et animaux) ?
– Est-ce que votre enfant a déjà reçu de la médication ou un traitement quelconque lors de symptômes semblables ? Si oui, quels médicaments ? Ont-ils été efficaces ?
– Est-ce que votre enfant a consommé un nouvel aliment ?
– Est-ce que votre enfant peut avoir été piqué par un insecte ?
– Est-ce que votre enfant prend des médicaments actuellement ?
– Est-il possible que votre enfant ait avalé un corps étranger ?

Q Les principaux symptômes des difficultés respiratoires, notamment la toux, les expectorations et le tirage, ont été décrits au chapitre 10, sur la fonction respiratoire.

S Est-ce que votre enfant présente de la toux ? Si oui, pouvez-vous la décrire ?
– Est-ce que votre enfant présente une respiration sifflante ou bruyante (stridor) ?
– Est-ce que votre enfant a des expectorations ou un écoulement nasal (rhinorrhée) ?
– Est-ce que votre enfant présente de la fièvre ou des frissons ?
– Est-ce que votre enfant est irritable, amorphe ou affaibli ?
– Est-ce que votre enfant se plaint de douleurs ?
– Est-ce que votre enfant a perdu l'appétit ? Si oui, a-t-il perdu du poids ?
– Comment sont les selles de votre enfant ?
– Est-ce que votre enfant présente de l'eczéma, de l'urticaire ou se plaint-il que sa peau lui démange ?
– Est-ce que votre enfant souffre de nausées et de vomissements ?

T Depuis combien de temps votre enfant présente-t-il des difficultés respiratoires ?
– Est-ce que les difficultés respiratoires de votre enfant empirent à un certain moment de la journée ?

JUSTIFICATIONS

L'âge de l'enfant influe sur sa résistance aux agents infectieux. En effet, plus l'enfant est jeune, moins il est résistant. Le type d'affection à l'origine de la difficulté respiratoire dépend également de l'âge de l'enfant. Par exemple, l'asthme est un problème de santé touchant davantage les enfants de plus de 3 ans ; il débute habituellement chez les enfants âgés de 3 à 8 ans, alors que la bronchiolite, maladie principalement provoquée par le virus respiratoire syncytial, touche davantage les enfants âgés de 2 à 12 mois. L'incidence de la bronchiolite est dominante chez les enfants de 6 mois et cette maladie est rare chez ceux âgés de plus de 2 ans. Par contre, un nourrisson ou un jeune enfant souffrant de quelques épisodes de bronchiolite infectieuse et d'épisodes répétés d'une maladie obstructive des voies aériennes est plus susceptible de souffrir d'asthme ultérieurement. Par ailleurs, la laryngite aiguë touche surtout les enfants âgés de 3 mois à 3 ans.

Les infections des voies respiratoires supérieures (IVRS) sont les principaux problèmes de santé touchant le nourrisson et l'enfant. Le jeune enfant peut en être atteint de 6 à 8 fois par an, principalement en hiver. Les voies respiratoires sont sensibles à un grand nombre d'agents infectieux. Par conséquent, une exposition fréquente à ces divers agents augmente le risque d'être atteint d'une infection de cette fonction. De plus, les infections des voies respiratoires sont contagieuses. Ainsi, si plusieurs membres de la famille ou plusieurs amis de la garderie ou de l'école présentent les mêmes symptômes, il est fort probable qu'ils soient associés aux mêmes agents infectieux. La majorité des enfants atteints d'une infection des voies respiratoires font de la fièvre, sont irritables, amorphes et perdent l'appétit. S'il est enrhumé, l'enfant présente un écoulement nasal et/ou une obstruction du nez, de la douleur à la gorge, des malaises, des éternuements, de la fièvre, des frissons, une toux et souvent des céphalées et des courbatures. La bronchiolite est accompagnée d'un écoulement nasal séreux, parfois de fièvre et de sibilants, de tirage intercostal et sous-costal, de battement des ailes du nez, de tachypnée, de dyspnée, de légers ronchi, de toux paroxystique et d'irritabilité.

La fibrose kystique, aussi appelée mucoviscidose, est une maladie héréditaire qui affecte le système respiratoire. Les enfants atteints de cette maladie sont plus susceptibles de développer des infections des voies respiratoires. En effet, les sécrétions produites, particulièrement dans les poumons, sont plus épaisses et restent prisonnières des voies respiratoires, où l'invasion microbienne se produit et cause des IVRS. Les premiers symptômes respiratoires observés chez l'enfant atteint de fibrose kystique sont une toux sèche et non productive ainsi que des sibilants ; puis une augmentation de la dyspnée et la toux qui devient paroxystique. Parmi les manifestations cliniques tardives de cette maladie figurent un thorax en tonneau, l'occlusion intestinale, la distension abdominale, les vomissements, les selles molles, grossières et abondantes comprenant de la nourriture non digérée, un gros appétit accompagné d'une perte de poids.

Les infections respiratoires récurrentes sont aussi une conséquence physique d'une malformation cardiaque, qui entraîne une congestion des vaisseaux pulmonaires et l'accumulation de sang dans les poumons. Cette situation provoque l'invasion microbienne résultant en des IVRS.

L'asthme, qui survient à la suite d'une réaction allergique, figure parmi les maladies chroniques majeures chez la population infantile. Habituellement, l'enfant souffrant d'asthme est également affecté par d'autres formes d'allergies, notamment le rhume des foins, l'eczéma ou l'urticaire. L'hérédité joue un rôle important dans l'asthme. Il est donc primordial d'interroger le parent et l'enfant sur les facteurs déclenchant les difficultés respiratoires. Les symptômes les plus fréquents lors d'une crise sont la toux, le wheezing, la dyspnée, le teint pâle accompagné parfois des oreilles et des joues rouges et la cyanose. Après avoir subi plusieurs crises ou au bout de plusieurs années, l'enfant développe un thorax en forme de tonneau ; de plus, comme il utilise les muscles accessoires de la respiration, il peut présenter du tirage et un battement des ailes du nez. Il ne souffre ni d'écoulement nasal ni de fièvre. Il existe également des réactions allergiques généralisées anaphylactiques plus graves parmi lesquelles figurent la dyspnée, la toux, le wheezing, le bronchospasme, la cyanose, l'œdème des voies respiratoires et l'œdème laryngé. La difficulté respiratoire peut être accompagnée d'autres symptômes tels que l'urticaire, le prurit, les nausées, les vomissements et la diarrhée.

Le nourrisson et l'enfant de tout âge, mais particulièrement ceux âgés de 6 mois à 5 ans, mettent fréquemment dans leur bouche des objets qui risquent d'être accidentellement aspirés dans les voies respiratoires, ce qui rend la respiration difficile, voire impossible. Un corps étranger peut être aspiré plus profondément. À ce moment-là, l'enfant peut présenter une toux stridente, une dyspnée paroxystique, du stridor inspiratoire et expectorer du sang et du mucus.

La durée des symptômes, le moment de la journée où ils apparaissent et le fait de connaître les traitements qui se sont révélés efficaces dans le passé constituent des informations importantes pouvant guider l'investigation.

Diarrhée

DÉFINITION

La diarrhée est une augmentation de la fréquence des selles, un amollissement de leur consistance, une modification de leur volume. Les selles diarrhéiques ont également tendance à être de couleur verdâtre. La diarrhée peut être aiguë ou chronique. Elle est reliée à des modifications du transport de l'eau et des électrolytes dans le tube digestif et peut être due à des problèmes de digestion, d'absorption ou de sécrétion intestinale. Le nombre de selles par jour et leur consistance varient considérablement d'un enfant à l'autre. Du point de vue physiologique, les conséquences de la diarrhée dépendent en grande partie de différents facteurs, notamment l'âge, la gravité et la durée de la diarrhée, les symptômes qui y sont associés et enfin l'état nutritionnel de l'enfant avant qu'elle ne débute.

QUESTIONS

P Quel âge a votre enfant ?
- Votre enfant a-t-il fait un séjour à l'étranger dernièrement ?
- Votre enfant a-t-il consommé ces jours derniers de l'eau contaminée, des produits toxiques ou de la viande hachée de qualité ou de cuisson douteuse ?
- Est-ce que votre enfant prend des médicaments ?
- Votre enfant aurait-il pu ingérer des produits toxiques ?
- Votre enfant aurait-il fait des excès alimentaires ?
- Votre enfant aurait-il vécu des situations stressantes ?
- Est-ce que votre enfant a été en contact avec d'autres personnes présentant les mêmes symptômes ?
- Est-ce que votre enfant souffre d'allergies connues ?
- Est-ce que d'autres membres de la famille souffrent d'allergies ?

Q Combien de selles votre enfant fait-il par jour actuellement ?
- Est-ce que ce nombre représente une augmentation soudaine de la fréquence des selles ?
- Pouvez-vous me décrire les selles habituelles et les selles actuelles de votre enfant (leur couleur, la présence ou non de sang, la présence ou non de mucus, leur consistance) ?

S Est-ce que votre enfant éprouve des douleurs, ou des crampes abdominales ?
- Votre enfant a-t-il fait de la fièvre ?
- Votre enfant souffre-t-il également de vomissements ?
- Votre enfant est-il plus amorphe, plus irritable que d'habitude ou avez-vous remarqué une diminution de ses boires, de son appétit et de ses urines ?
- Est-ce que votre enfant a perdu du poids, si oui, combien ?

T Depuis combien de temps votre enfant souffre-t-il de diarrhée ?

JUSTIFICATIONS

L'âge de l'enfant peut guider l'investigation. En effet, certains microorganismes sont davantage présents à certains âges, par exemple *Escherichia coli* touche particulièrement les bébés de 1 à 3 mois. La diarrhée virale et la salmonellose affectent surtout les enfants de moins de 2 ans, la shigellose surtout ceux âgés de 2 à 5 ans. D'autre part, c'est à partir de 10 ans que l'incidence de *Campylobacter jejuni* augmente. La diarrhée virale peut se transmettre facilement dans des lieux où les contacts entre les personnes sont fréquents (maison, garderie ou école). Lorsque l'enfant est le seul à souffrir de cette affection, d'autres hypothèses comme les problèmes de malabsorption, d'anomalies anatomiques ou de motilité intestinale, de réaction allergique et médicamenteuse sont à considérer. La fièvre peut se manifester lors de certaines infections touchant le système digestif et provoquant de la diarrhée. La diarrhée n'est pas causée par l'éruption des dents.

Un voyage dans un pays surpeuplé et chaud où les principes d'hygiène et de réfrigération ne sont pas respectés, peut être propice au contact avec des agents infectieux pouvant expliquer la diarrhée. De plus, la consommation de viande hachée douteuse ou insuffisamment cuite est aussi à proscrire, car elle peut provoquer le syndrome hémolytique urémique (SHU), communément appelé « maladie du hamburger ». La prise d'antibiotiques à large spectre peut entraîner des modifications de la flore normale de l'intestin et provoquer de la diarrhée.

La diarrhée aiguë peut être produite par des phénomènes extérieurs qui ne mettent pas en cause l'état de l'appareil digestif : tensions émotionnelles, excès alimentaire, ingestion de produits toxiques. Lors de cette dernière affection et lors de certaines allergies, la diarrhée peut s'accompagner de crampes abdominales et est généralement précédée de vomissements. Les crampes et les douleurs abdominales se manifestent également lors d'une salmonellose, d'une shigellose et d'une infection à *Escherichia coli* 0157:H7. Comme la diarrhée peut être causée par une allergie alimentaire, l'infirmière doit poser des questions aux parents sur les antécédents personnels et familiaux.

La description des selles peut permettre d'identifier la présence de microorganismes entéropathogènes ou d'une allergie alimentaire à l'origine de la diarrhée. Par ailleurs, des risques de déshydratation existent chez un enfant ayant des selles diarrhéiques importantes, car les pertes hydriques peuvent être considérables.

Vomissements

DÉFINITION

Le vomissement est l'expulsion brutale du contenu de l'estomac par l'œsophage et par la bouche. Cette expérience désagréable s'accompagne généralement de nausées, d'une augmentation de la salivation et de pâleur. Le vomissement est un réflexe du système nerveux central qui sert de mécanisme de défense. Symptôme fréquemment rencontré dans les affections reliées à l'enfance, le vomissement est habituellement de courte durée et sans conséquence grave. Cependant, lors de maladies où les vomissements sont importants et persistants, l'état de l'enfant peut être grandement affecté. En effet, le nourrisson et l'enfant possèdent une structure anatomique et physiologique qui les rend plus vulnérables aux déséquilibres hydro-électrolytiques produits, entre autres, par les vomissements.

QUESTIONS

P Quel âge a votre enfant ?
- Votre enfant aurait-il ingéré des produits toxiques ou un aliment contaminé ?
- Votre enfant aurait-il des allergies à certains aliments ?
- Pouvez-vous associer les vomissements à la consommation d'un aliment particulier ?
- Est-ce que votre enfant a été en contact avec d'autres personnes présentant les mêmes symptômes ?
- Pouvez-vous associer les vomissements à l'utilisation d'un moyen de transport ?
- Est-ce que votre enfant prend des médicaments en ce moment ?
- Votre enfant aurait-il vécu des événements stressants ?
- Est-ce que votre enfant est tombé sur la tête ou a reçu un coup à la tête ?
- Votre enfant souffre-t-il d'une infection des voies respiratoires supérieures ?
- Produit-il beaucoup de sécrétions ?

Q Quelle est la quantité des vomissements ?
- Pouvez-vous décrire l'aspect des vomissements de votre enfant : la couleur, la présence ou non de sang et la consistance ?
- Est-ce que les vomissements sont projetés avec force ?

S Votre enfant présente-t-il également de la fièvre, de la diarrhée ou de la constipation, des douleurs abdominales ?
- Pouvez-vous me décrire le comportement de votre enfant pendant les vomissements ?
- Semble-t-il avoir mal à la tête ?
- Trouvez-vous qu'il y a un changement de son état de conscience ?
- Votre enfant est-il plus amorphe ou plus irritable que d'habitude ?
- Votre enfant présente-t-il des étourdissements ou des fourmillements dans le bout des membres ?
- Avant que votre enfant vomisse, avez-vous remarqué des vagues ou des mouvements sur son ventre ?
- Est-ce que votre enfant a perdu du poids ?

T Depuis combien de temps votre enfant présente-t-il des vomissements ?
- Combien de temps s'écoule entre les repas et les vomissements ?

JUSTIFICATIONS

L'âge de l'enfant permet à l'infirmière d'orienter sa recherche. Certaines affections sont plus fréquentes chez le nourrisson, notamment la sténose hypertrophique du pylore et le reflux gastro-œsophagien, d'autres au contraire sont plus susceptibles de survenir chez l'adolescent, telles l'anorexie et la boulimie. Par ailleurs, d'autres problématiques de santé, comme les infections et les traumatismes, surviennent chez tous les groupes d'âges.

L'inflammation du tube digestif à la suite de l'ingestion de produits toxiques, d'une allergie alimentaire ou d'une infection gastro-intestinale, avec ou sans diarrhée, peut causer des vomissements. Les vomissements, accompagnés de nausées, peuvent survenir chez certains enfants qui souffrent du mal des transports ou encore à la suite de la prise de certains médicaments. Toutefois, ils peuvent également ne pas être associés directement aux nausées ni à la consommation d'aliments. Les vomissements projetés avec force sont liés à l'augmentation de la pression intracrânienne et à la sténose hypertrophique du pylore. Lors de cette dernière affection, des ondes péristaltiques sont visibles sur l'abdomen après les boires. Les vomissements peuvent être accompagnés de céphalées et de l'altération du niveau de conscience lors d'un problème du système nerveux central ou d'un désordre métabolique, comme le diabète.

La grande production de mucus lors d'une infection des voies respiratoires supérieures chez le nourrisson peut expliquer les vomissements qui seront d'aspect mucoïde. La constipation associée aux vomissements suggère une obstruction tandis que la douleur indique particulièrement une appendicite ou une pancréatite. Comme l'action de vomir est une sensation désagréable, l'enfant aura tendance à pleurer et à montrer des signes de malaise.

Les vomissements sont aussi associés à l'anorexie et à la boulimie, problèmes touchant surtout des adolescentes qui surveillent particulièrement leur poids. La cause des vomissements peut être psychologique chez des enfants qui vivent ou qui appréhendent une situation stressante.

Un enfant présentant des vomissements abondants et répétés peut souffrir de déshydratation et d'alcalose métabolique, car les liquides perdus lors des vomissements sont acides. Les signes cliniques de l'alcalose métabolique sont les étourdissements, les fourmillements dans le bout des membres, l'irritabilité, l'agitation et la confusion.

La fréquence et la quantité des vomissements aideront à découvrir l'étendue du problème et à mieux cerner les pertes hydriques. La couleur et la consistance des vomissements peuvent fournir des indications sur l'étiologie du problème de santé. L'infirmière doit différencier les vomissements des régurgitations qui surviennent après les boires, souvent lors du rot, et qui contiennent un peu de lait frais et de la salive.

Les vomissements constituent un signe clinique fréquemment observé par les infirmières travaillant auprès de la clientèle pédiatrique. Différentes affections associées à des vomissements chez la clientèle pédiatrique sont présentées au tableau 19.6 selon la méthode PQRST.

EXAMEN PHYSIQUE (SIGNES)

L'American Academy of Pediatrics (AAP) a publié sous forme de calendrier ses recommandations quant à l'évaluation de l'état de santé de la clientèle pédiatrique de la naissance à l'adolescence. Ces recommandations s'adressent à la clientèle pédiatrique qui reçoit des soins parentaux adéquats, ne présente pas de problèmes de santé évidents et bénéficie d'une croissance et d'un développement satisfaisants. Lorsque toutes ces conditions ne sont pas remplies, l'AAP suggère de consulter un professionnel de la santé plus régulièrement. Le tableau 19.9 présente les recommandations de l'AAP. Remarquez que l'examen physique doit être effectué à chaque visite.

Matériel requis

- Toise
- Ruban à mesurer
- Balance adaptée au poids de l'enfant
- Thermomètre
- Stéthoscope pédiatrique ou stéthoscope standard avec adaptateur pédiatrique
- Sphygmomanomètre
- Lampe de poche
- Ophtalmoscope
- Charte des E de Snellen, objet fixe et attrayant ou petits jouets (selon l'âge de l'enfant pour l'évaluation de l'acuité visuelle)
- Otoscope
- Sonde d'aspiration de 14 F
- Abaisse-langue
- Spéculum vaginal (selon l'âge de l'enfant)

Tableau 19.6 Affections associées à des vomissements chez la clientèle pédiatrique

	Déshydratation	Reflux gastro-œsophagien	Sténose du pylore
Définition	Changements dans la composition du plasma, déficits en eau et/ou en électrolytes	Passage du contenu gastrique dans l'œsophage	Hypertrophie et hyperplasie du muscle circulaire du pylore
P: provoque	Perte de liquide de l'organisme, vomissement, diarrhée, fièvre	Toux, distension abdominale, en relation avec l'immaturité physiologique	Cause inconnue, prédisposition génétique
P: pallie	Augmentation de l'hydratation par voie orale ou intraveineuse	Tête de lit à 30 degrés, petits repas fréquents, antiacide, récepteurs antagonistes de l'histamine	Pylorotomie
Q: qualité	Vomissement pas toujours présent, variable	Possibilité de présence de sang si l'état s'aggrave	En jet ou en fusée, contient du lait, sans bile
Q: quantité	Variable, vomissements répétés	Variable	Contenu du boire précédent
S: signes et symptômes associés	Léthargie, pâleur, diminution de l'élasticité de la peau, muqueuses sèches, augmentation du pouls, yeux creux, fontanelles affaissées, absence de larmes, diminution du débit urinaire, état de choc	Faible prise de poids ou perte de poids, irritabilité, infections respiratoires, œsophagite, hématémèse, méléna, anémie	Perte de poids, faim, irritabilité, déshydratation, alcalose métabolique, ondes péristaltiques visibles, masse de la grosseur d'une olive palpable dans le haut de l'abdomen
T: temps et durée	Aussi longtemps que l'apport hydrique ne sera pas augmenté	Crise de douleur après les repas, situation s'améliorant après l'âge de 1 an	Se développe durant les premières semaines de vie, crise après les repas

Approche et particularités selon les groupes d'âge

Il existe plusieurs façons de procéder à l'examen clinique d'un nouveau-né, d'un nourrisson, d'un trottineur, d'un enfant d'âge préscolaire, d'un enfant d'âge scolaire ou d'un adolescent. L'âge de l'enfant et son stade de développement fournissent de bons indices à l'infirmière pour choisir l'approche la plus appropriée. Cependant, des facteurs liés à l'enfant, tels que la douleur, les malformations, certaines affections ou la peur de l'examen, obligent parfois l'infirmière à modifier le déroulement de l'examen. La créativité et la patience sont les qualités essentielles dont doit faire preuve l'infirmière qui procède à l'examen physique de la clientèle pédiatrique.

L'infirmière doit encourager le parent à participer à l'examen surtout s'il s'agit de jeunes enfants. Cependant, dans de rares cas, les enfants coopèrent davantage quand le parent est à l'extérieur de la salle.

La qualité de la relation parent-enfant doit être observée pendant toute la durée de l'examen. La communication entre le parent et l'enfant ainsi que les mesures de réconfort adoptées par le parent pour sécuriser ou consoler l'enfant sont des points à noter. Ces observations peuvent aider l'infirmière à dépister les familles où la relation parent-enfant est difficile. Cette situation problématique peut amener l'enfant à vivre une carence affective, un retard staturo-pondéral et des problèmes alimentaires.

NOUVEAU-NÉ

L'examen clinique du nouveau-né se déroule généralement sans grande difficulté. L'infirmière doit l'examiner tout de suite après la naissance pour déceler la présence d'anomalies congénitales. Elle doit évaluer le bon état de toutes les fonctions et, en priorité, les fonctions cardio-respiratoire, neurologique et gastro-intestinale. Les notions relatives au nourrisson s'appliquent aussi au nouveau-né. Cependant, ce dernier présente parfois des particularités cliniques. L'infirmière devrait effectuer l'examen physique du bébé devant les parents et leur expliquer chaque point de l'évaluation.

La période néonatale se situe de la naissance au 28e jour. Pendant cette période, le nouveau-né est classé selon son poids de naissance et son âge gestationnel. La figure 19.3 et le tableau 19.7 présentent cette classification du nouveau-né.

Lors de la naissance, l'adaptation extra-utérine immédiate du nouveau-né est évaluée. Un pointage, l'indice d'Apgar, est attribué au nouveau-né. Pour obtenir cet indice, il faut calculer le total des points obtenus, de 0 à 2 points, pour chacun des cinq signes cliniques suivants : fréquence cardiaque, respiration, tonus musculaire, réactivité aux stimuli et coloration. Le total de ces points, allant de 0 à 10, est mesuré après 1 minute de vie et après 5 minutes de vie. Un pointage de 8 à 10 signifie que le nouveau-né est en bonne santé physique même si l'aspiration nasopharyngienne des sécrétions et parfois l'administration d'air plus concentré en oxygène peuvent être indiquées. Un nouveau-né qui obtient un pointage inférieur à 8 peut avoir besoin de mesures de réanimation. Le tableau 19.8 présente les cinq indices cliniques et l'échelle de points servant à coter le nouveau-né.

NOURRISSON

La réalisation d'un examen clinique chez un bébé de moins d'un an, surtout avant l'âge de 6 mois, est relativement

Tableau 19.7 Classification du nouveau-né

	Classification	Définition
Poids de naissance	Prématuré	Poids de naissance < 2500 g
	Nouveau-né à terme	Poids de naissance > 2500 g
Âge gestationnel	Préterme	Grossesse < ou = 37 semaines
	À terme	Grossesse de 38 à 42 semaines
	Post-terme	Grossesse de plus de 42 semaines
Courbe de croissance (voir la figure 19.3)	Hypotrophique	Poids de naissance sous le 10e percentile de la courbe de croissance intra-utérine
	Eutrophique	Poids de naissance entre le 10e et le 90e percentile de la courbe de croissance intra-utérine
	Hypertrophique	Poids de naissance au-dessus du 90e percentile de la courbe de croissance intra-utérine

Tableau 19.8 Indice d'Apgar

| Signe clinique | Coefficient | | |
	0	1	2
Fréquence cardiaque	Absente	Lente, inférieure à 100	Supérieure à 100
Respiration	Absente	Lente, irrégulière	Pleurs vigoureux
Tonus musculaire	Flaccidité	Légère flexion des membres	Mouvements actifs
Réactivité aux stimuli	Aucune	Grimace	Cri vigoureux
Coloration	Pâle, bleue	Corps rose, extrémités bleues	Complètement rose

Source : V. Apgar (1966), «The Newborn scoring system, reflections and advices», *Pediatric Clin North Am*, 13 : 645.

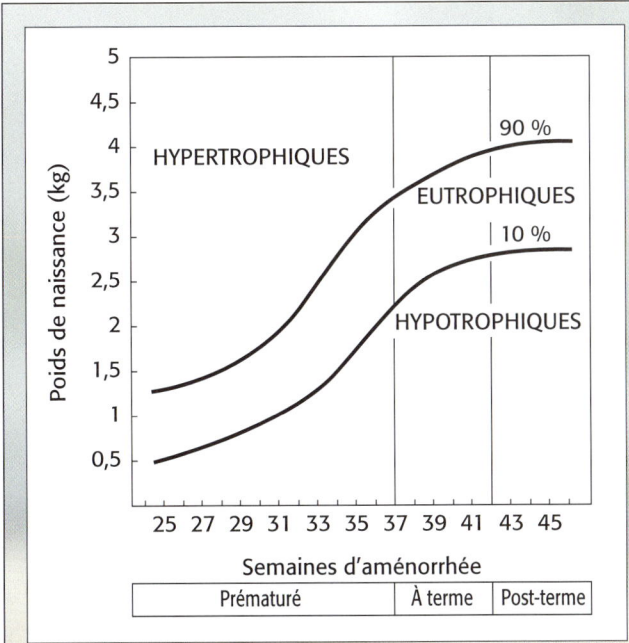

Figure 19.3 Courbes de croissance intra-utérine

Source : Merck Manual, 17e éd. (1999), d'après Sweet, Y.A., «Classification of the low-birth-weight infant», dans M.H. Klaus et A.A. Faranoff (1986), *Care of the High-Risk Neonate*, 3e éd., Philadelphia, W.B. Saunders.

personnes qui leur sont étrangères. L'infirmière doit procéder rapidement à l'examen quand, malgré certaines tentatives, le bébé réagit négativement.

Distraire le nourrisson s'avère généralement très utile lors de l'examen. Les nourrissons n'ont pas la capacité de focaliser leur attention sur plusieurs stimuli en même temps. Il est donc relativement facile de soustraire l'attention de l'enfant à l'aide d'un objet coloré, d'un sourire ou d'une source de lumière. L'évaluation physique sera ainsi facilitée, car les réactions négatives du nourrisson seront limitées.

La majeure partie de l'examen peut être accomplie pendant que le nourrisson est assis ou couché sur les genoux du parent (voir la figure 19.4). Si la température

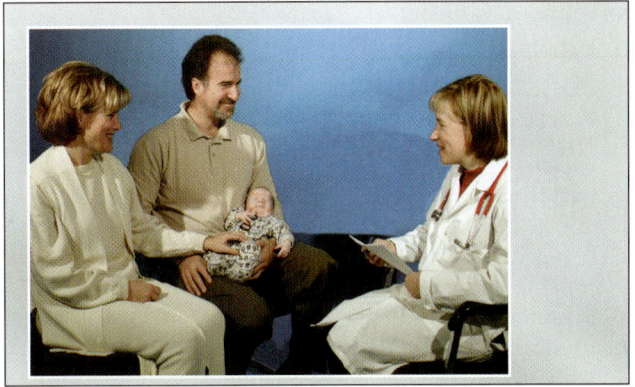

Figure 19.4 Entrevue avec les parents d'un nourrisson

facile pour l'infirmière. Après l'âge de 6 mois, l'examen clinique peut lui causer certaines difficultés parce que les membres de ce groupe d'âge ont parfois peur des

Tableau 19.9 Recommandations de l'American Academy of Pediatrics quant à la fréquence d'évaluation de l'état de santé de la clientèle pédiatrique

Âge	Nourrisson								Trottineur et préscolaire					
	Nouveau-né	2-4 jours	Ad 1 mois	2 mois	4 mois	6 mois	9 mois	12 mois	15 mois	18 mois	24 mois	3 ans	4 ans	5 ans
Histoire														
Initiale, intervalle	●	●	●	●	●	●	●	●	●	●	●	●	●	●
Mesures														
Taille et poids	●	●	●	●	●	●	●	●	●	●	●	●	●	●
Périmètre crânien	●	●	●	●	●	●	●	●	●	●	●			
Pression artérielle												●	●	●
Dépistage sensoriel														
Vision	S	S	S	S	S	S	S	S	S	S	S	O	O	O
Audition	S/O	S	S	S	S	S	S	S	S	S	S	O	O	O
Évaluation développementale et comportementale	●	●	●	●	●	●	●	●	●	●	●	●	●	●
Examen physique	●	●	●	●	●	●	●	●	●	●	●	●	●	●
Procédures générales														
Dépistage métabolique et héréditaire	←		●											
Vaccination	●	→		●	●	●			←	●	→		←	●
Dépistage du plomb dans le sang							●	→			●			→
Hématocrite ou hémoglobine		←					●							
Analyse d'urine														●
Procédures pour les patients à risque														
Test de la tuberculose								✱	✱	✱	✱	✱	✱	✱
Dépistage du cholestérol											✱	✱	✱	✱
Dépistage MTS														
Examen pelvien														
Conseils	●	●	●	●	●	●	●	●	●	●	●	●	●	●
Prévention des accidents	●	●	●	●	●	●	●	●	●	●	●	●	●	●
Premier examen dentaire												●		

de la pièce le permet, le nourrisson pourra être déshabillé. Comme le nourrisson n'a pas le contrôle de ses sphincters, il est préférable de lui enlever sa couche seulement lorsque nécessaire, notamment pour l'examen des hanches, de la colonne vertébrale, des organes génitaux et du rectum.

TROTTINEUR

Il est habituellement plus difficile d'examiner un trottineur, car la peur de l'étranger est plus prononcée chez ce groupe d'âge. Le trottineur est en train d'apprendre à

Tableau 19.9 Recommandations de l'American Academy of Pediatrics quant à la fréquence d'évaluation de l'état de santé de la clientèle pédiatrique (suite)

	Enfant d'âge scolaire					Adolescent								
Âge	6 ans	8 ans	10 ans	11 ans	12 ans	13 ans	14 ans	15 ans	16 ans	17 ans	18 ans	19 ans	20 ans	21 ans
Histoire														
Initiale, intervalle	●	●	●	●	●	●	●	●	●	●	●	●	●	●
Mesures														
Taille et poids	●	●	●	●	●	●	●	●	●	●	●	●	●	●
Périmètre crânien	●	●	●	●	●	●	●	●	●	●	●	●	●	●
Pression artérielle	●	●	●	●	●	●	●	●	●	●	●	●	●	●
Dépistage sensoriel														
Vision	S	S	O	S	O	S	S	O	S	S	O	S	S	S
Audition	S	S	O	S	O	S	S	O	S	S	O	S	S	S
Évaluation développementale et comportementale	●	●	●	●	●	●	●	●	●	●	●	●	●	●
Examen physique	●	●	●	●	●	●	●	●	●	●	●	●	●	●
Procédures générales														
Dépistage métabolique et héréditaire		●												
Vaccination	→				●————————————————————————→									
Dépistage du plomb dans le sang									●					
Hématocrite ou hémoglobine						←—————————●—————————————————————→								
Analyse d'urine	●					←—————————●—————————————————————→								
Procédures pour les patients à risque														
Test de la tuberculose	✶	✶	✶	✶	✶	✶	✶	✶	✶	✶	✶	✶	✶	✶
Dépistage du cholestérol	✶	✶	✶	✶	✶	✶	✶	✶	✶	✶	✶	✶	✶	✶
Dépistage MTS				✶	✶	✶	✶	✶	✶	✶	✶	✶	✶	✶
Examen pelvien				✶	✶	✶	✶	✶	✶	✶	✶	✶	✶	✶
Conseils	●	●	●	●	●	●	●	●	●	●	●	●	●	●
Prévention des accidents	●	●	●	●	●	●	●	●	●	●	●	●	●	●
Premier examen dentaire														

Légende

● : à faire

S : subjectif, via l'histoire

O : objectif, par un test standard

←—●—→ : période au cours de laquelle le test doit être effectué. Le point indique le moment privilégié.

✶ : à faire chez les patients à risque

Adapté de : American Academy of Pediatrics (1995), «American Academy of Pediatrics Recommandations for preventive pediatric health care», *Pediatrics*, 96(2).

utiliser les différentes parties de son corps, il découvre son environnement et développe son autonomie. Pour lui, se faire examiner, c'est-à-dire être obligé de respecter certaines contraintes et être limité dans ses mouvements, est une source d'irritation à laquelle il réagit en refusant de coopérer. Il sera plus aisé à l'infirmière de réaliser l'examen si elle obtient la confiance de l'enfant dès le début. Parler au trottineur dans des mots simples, se mettre à son niveau, lui raconter une histoire, le complimenter ou lui présenter un jouet comme une marionnette ou une poupée peut aider l'infirmière à entrer en contact avec le trottineur (voir la figure 19.5). Il faut respecter le rythme de l'enfant. S'il montre des signes d'appréhension, s'il évite le contact verbal ou visuel, il est préférable de l'ignorer un moment. Il faut procéder avec patience et douceur. L'infirmière s'adresse directement au trottineur, elle lui explique brièvement tout ce qu'elle va faire. Elle lui demande de coopérer en termes clairs. Par exemple, « ouvre ta bouche » plutôt que « pourrais-tu ouvrir ta bouche pour me faire plaisir ».

Tout au long de l'examen, l'infirmière s'adapte si possible aux comportements de l'enfant et lui procure un environnement confortable. Elle procédera à la partie la plus désagréable de l'examen à la fin. Si le trottineur coopère difficilement, l'infirmière ne doit pas désapprouver les attitudes de l'enfant. Il est plutôt indiqué d'encourager le trottineur et de rassurer les parents. Il ne faut en aucun cas recourir à la force ou aux contentions sévères.

Figure 19.5 Utilisation d'une marionnette pour entrer en contact avec un trottineur

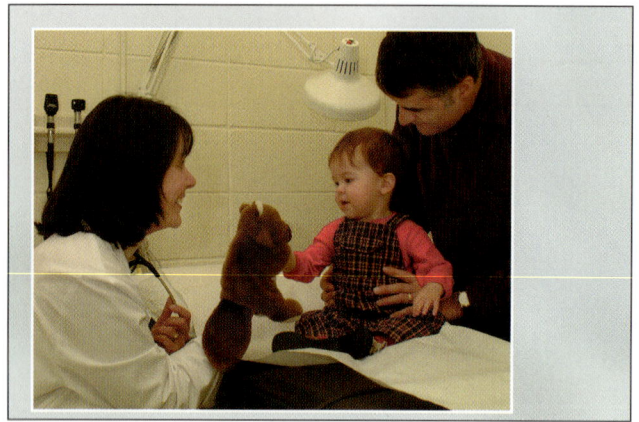

ENFANT D'ÂGE PRÉSCOLAIRE

Habituellement, l'enfant d'âge préscolaire, âgé de 3 à 5 ans, collabore bien à l'examen physique. Il a moins peur des personnes étrangères et il se contrôle davantage. Le déroulement de l'examen et l'approche adéquate ressemblent beaucoup à ceux du trottineur. L'enfant s'amusera à manipuler les instruments et à les tester sur une poupée, un animal en peluche ou une autre personne

(voir la figure 19.6). Les enfants de ce groupe d'âge accepteront davantage que les plus jeunes de s'asseoir sur la table d'examen, mais apprécieront encore la sécurité des genoux de leur parent.

Figure 19.6 Manipulation du stéthoscope par l'enfant avant l'examen

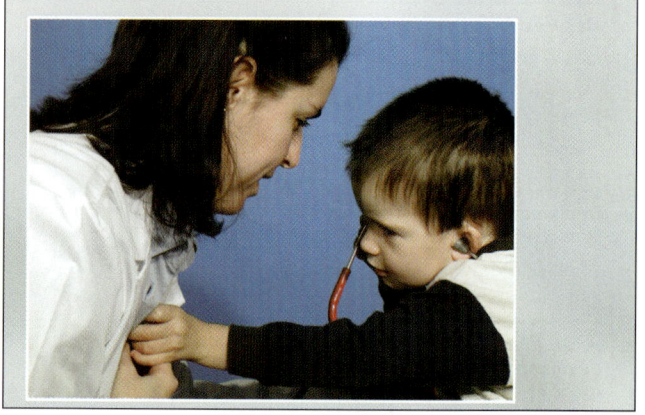

ENFANT D'ÂGE SCOLAIRE

L'examen physique d'un enfant d'âge scolaire se rapproche davantage de l'examen d'un adulte que de celui d'un enfant plus jeune.

Les enfants de ce groupe d'âge font preuve d'une plus grande pudeur, il faut donc leur fournir une chemise d'examen. Ils peuvent garder leurs sous-vêtements ainsi que les vêtements couvrant les parties de leur corps qui ne sont pas examinées.

L'enfant d'âge scolaire est curieux et appréciera les explications de l'infirmière, qui peut l'encourager à poser des questions.

ADOLESCENT

L'adolescent vit une période de grands changements physiques et émotionnels. Il est généralement centré sur lui-même et attache beaucoup d'importance à l'image qu'il projette. L'infirmière doit montrer à l'adolescent qu'elle ne le juge pas et qu'elle l'accepte tel qu'il est. Auprès de l'adolescent, le respect de l'intimité et de la confidentialité est essentiel au bon déroulement de l'examen. L'infirmière devrait fournir à l'adolescent une chemise d'examen et lui permettre de se déshabiller en privé.

La période de l'examen physique peut être un moment privilégié pour répondre aux préoccupations de l'adolescent, notamment sur le fonctionnement de son corps, pour lui recommander de saines habitudes de vie et pour le rassurer sur le fait que son développement est normal. L'ordre chronologique des procédures à exécuter sera le même que pour l'adulte. L'infirmière peut rencontrer d'abord l'adolescent avec le parent, puis inviter le parent à la laisser seule avec l'adolescent un moment.

Les lignes directrices de l'approche à adopter pour les différents groupes d'âge lors de l'examen physique sont résumées au tableau 19.10.

Croissance et développement

Les données concernant la croissance et le développement de la clientèle pédiatrique sont primordiales afin d'effectuer adéquatement l'évaluation globale de l'état de santé. Le tableau 19.11 indique les points importants relatifs à chaque groupe d'âge.

Tableau 19.10 Approche à adopter pour réaliser l'examen physique selon les groupes d'âge

Groupe d'âge	Approche à adopter pour réaliser l'examen physique	Procédure
Nouveau-né (0 à 28 jours)/ Nourrisson (1 mois à 1 an)	Permettre au nouveau-né ou au nourrisson d'être dans les bras de sa mère ou de son père pendant l'examen, sinon le positionner sur la table d'examen afin qu'il voie bien ses parents. Encourager les parents à bien tenir le bébé pendant l'examen. Utiliser la distraction avec des objets colorés ou des paroles douces pendant l'examen. Si la pièce est assez chaude, dévêtir le bébé au complet (il peut garder sa couche). S'il pleure beaucoup, le calmer avec sa suce ou un jouet avant de poursuivre l'examen.	Réaliser l'examen de la tête vers les pieds. Il est préférable d'exécuter les procédures désagréables à la fin de l'examen. Rechercher les réflexes correspondant à la partie du corps examinée s'il y a lieu.
Trottineur (1 à 3 ans)	Permettre au trottineur d'être assis sur ses parents ou debout près d'eux. Demander la collaboration des parents pour déshabiller l'enfant et le tenir lors de certaines procédures plus envahissantes. Permettre à l'enfant de porter ses sous-vêtements, les retirer seulement lorsque c'est nécessaire. Complimenter l'enfant pour sa participation à l'examen.	Utiliser le jeu pendant toute la durée de l'examen, par exemple examiner une poupée avant l'enfant, puis demander à l'enfant de refaire l'examen lui-même à sa poupée ou au jouet qu'il affectionne. Procéder à l'examen de façon rapide surtout si l'enfant coopère difficilement. Il est préférable de garder les examens douloureux pour la fin.
Préscolaire (3 à 5 ans)	Utiliser une marionnette, une poupée ou une histoire pour expliquer l'examen et faire participer l'enfant. Parler doucement à l'enfant en lui expliquant les procédures dans des mots simples. Demander à l'enfant de se déshabiller lui-même en lui permettant de garder ses sous-vêtements. L'enfant pourra être assis ou debout lors de l'examen. Essayer de donner des choix à l'enfant. Si le contact est difficile, on peut lui parler d'un autre sujet (lui parler de ses jeux préférés).	Agir comme avec le trottineur. Laisser les instruments à la portée de l'enfant. Il pourra ainsi les manipuler avant leur utilisation par l'infirmière.
Scolaire (5 ans et plus)	Il coopère généralement assez facilement, il pourra être assis sur la table d'examen. Les plus jeunes apprécient la présence des parents tandis que les plus vieux aiment parfois un examen dans l'intimité. Demander à l'enfant de se déshabiller lui-même en lui permettant de garder ses sous-vêtements. Lui procurer une chemise d'examen pour couvrir son corps. Profiter de l'examen pour le renseigner sur le fonctionnement de son corps.	Laisser les instruments à sa portée et le renseigner sur leur utilisation.
Adolescent	L'examen se déroule comme celui de l'adulte. Assurer l'intimité et la confidentialité lors de l'examen. Dénuder seulement la région examinée. Lui permettre de se déshabiller en privé et lui remettre une chemise d'examen. Profiter de l'examen pour le renseigner sur le fonctionnement de son corps et les saines habitudes de vie.	Rassurer l'adolescent en lui disant que son développement corporel est normal. Les organes génitaux seront examinés avec discernement.

La taille, le poids et la mesure du périmètre crânien sont trois indicateurs importants de l'état de santé de l'enfant. Les valeurs de l'enfant sont comparées aux mesures et aux standards prévus pour l'ensemble de la population infantile, sous forme de courbes de croissance type. La comparaison avec les courbes de croissance s'exprime en percentile. Par exemple, si un enfant se situe au 25e percentile en ce qui concerne sa taille, cela signifie

Tableau 19.11 Croissance et développement selon les groupes d'âge

Groupe d'âge	Caractéristiques de la croissance et du développement
Nouveau-né/ Nourrisson	De 0 à 6 mois, l'enfant grandit de 2,5 cm par mois. Sa longueur augmente de 50 % entre 0 et 12 mois. Le tronc grandit plus rapidement que les jambes.
	Il perd 10 % de son poids de naissance dans les premiers jours de vie mais gagne du poids par la suite. De 0 à 5 mois, le nourrisson gagne environ 700 g (1,5 lb) par mois. Son poids double à 5 mois et triple à 12 mois.
	De 0 à 6 mois, la circonférence de la tête du nourrisson augmente de 1,32 cm par mois tandis que de 6 à 12 mois, elle augmente de 0,44 cm par mois. La circonférence de la tête est plus grande que la circonférence du thorax.
	Il y a fermeture progressive des fontanelles.
	Le nourrisson développe sa motricité et son tonus.
	Les premières dents poussent. La diète de l'enfant passe du liquide au solide.
	Présence de plusieurs réflexes (voir le tableau 19.19).
Trottineur	Le trottineur grandit d'environ 7,5 cm par année.
	Il prend environ 2 à 3 kg (4 à 6 lb) par année. À 2 ans et demi, son poids de naissance a quadruplé.
	Les muscles abdominaux ne sont pas très développés, il a un ventre proéminent.
	La circonférence de la tête égale la circonférence du thorax vers 1 ou 2 ans.
	La circonférence de la tête augmente de 2,5 cm pendant la 2e année et de 0,5 cm par année jusqu'à 5 ans.
	La dentition primaire est complétée vers 2 ans et demi.
	L'acuité visuelle s'améliore (20/40 vers 2 ans).
	Les tâches motrices fines deviennent de plus en plus faciles.
	L'entraînement à la propreté se fait dans ce groupe d'âge.
	Le trottineur apprend à marcher, courir, monter et descendre les escaliers. Il veut aussi développer son autonomie dans diverses tâches comme boire et manger seul, se brosser les dents ou s'habiller sans aide.
	Les habiletés relatives au langage sont principalement développées dans ce groupe d'âge.
	Le jeu est un aspect important du quotidien des trottineurs.
	Présence de la phase de négativisme.
Préscolaire	L'enfant d'âge préscolaire grandit d'environ 6 à 7,5 cm par année.
	Il grossit d'environ 2 à 2,5 kg (5 lb) par année.
	Son corps s'allonge, il est plus gracieux.
	Capable de courir, sauter et attraper une balle. Il peut apprendre à nager, patiner et se promener à bicyclette.
	L'apprentissage de la propreté est complété avant cette période chez la plupart des enfants.
	Il apprend à maîtriser les parties de son corps et augmente son vocabulaire.
	Il est capable d'utiliser les ustensiles pour s'alimenter. Ses habiletés pour réaliser ses soins personnels sont améliorées.
	Le réseau social de ces enfants s'agrandit.
	Les jeux deviennent plus complexes. L'imagination a une grande place.
	L'enfant commence à imiter le parent du même sexe.
Scolaire	Les filles grandissent souvent plus vite que les garçons, mais le développement musculaire est plus lent.
	Les enfants d'âge scolaire grandissent d'environ 5 cm par année. Ils prennent autour de 2 à 3 kg (4 à 6 lb) par année.
	Vers 6 ans, les premières dents tombent pour laisser la place aux dents permanentes (sauf les dents de sagesse), qui semblent souvent trop grandes pour le visage. Les problèmes dentaires comme les caries ou la malocclusion peuvent débuter.
	La coordination neuromusculaire augmente. Les enfants de ce groupe d'âge sont plus agiles et gracieux qu'auparavant.
	Il y a diminution du périmètre crânien par rapport à la taille et augmentation de la longueur des jambes par rapport au reste du corps.
	L'enfant développe sa mémoire et sa pensée logique.
	Les interactions sociales augmentent, le monde scolaire s'ouvre à eux. L'enfant trouve sa place dans son groupe d'amis mais a encore besoin de ses parents.

Tableau 19.11 Croissance et développement selon les groupes d'âge (suite)

Groupe d'âge	Caractéristiques de la croissance et du développement
Adolescent	C'est la période où l'adolescent atteint sa taille définitive, augmente sa masse musculaire et ses tissus adipeux. Les filles grandissent de 5 à 20 cm annuellement jusqu'à 16-17 ans tandis que les garçons grandissent de 10 à 30 cm par année jusqu'à 18-20 ans. Pendant l'adolescence, les filles prennent 7 à 25 kg (15 à 55 lb) et les garçons augmentent leur poids de 7 à 30 kg (15 à 65 lb).
	C'est durant cette période que les caractéristiques propres à chaque sexe parviennent à maturité. Les filles commencent la puberté avant les garçons (8-14 ans). Les garçons commencent plus tard (9-16 ans) et terminent aussi plus tard (18-19 ans).
	Les glandes sébacées deviennent plus actives chez les deux sexes.
	Chez la fille, les seins augmentent de volume et changent d'apparence, les hanches s'élargissent, la pilosité pubienne et axillaire commence, et les menstruations débutent.
	Chez le garçon, il y a apparition des poils (axillaires, pubiens, sur la lèvre supérieure ainsi que sur tout le corps), augmentation du volume des testicules et du pénis, apparition d'éjaculations nocturnes et mue de la voie.
	L'adolescent devient de plus en plus indépendant de ses parents. Il détermine ses buts futurs, planifie ses choix de carrière et bâtit son système de valeurs. Il doit former sa propre identité, souvent au travers d'une crise.
	L'adolescent désire donner et recevoir de l'affection et de l'amour. Les relations amoureuses et amicales sont très importantes.

que 75 % des enfants sont plus grands que lui et que 25 % sont plus petits. Les données de l'enfant doivent aussi être comparées aux valeurs antérieures de l'enfant et aux tendances familiales.

Il faut porter une attention particulière aux enfants ne présentant pas un poids ou une taille entre le 10e et le 90e percentile. Les troubles de croissance se manifestent chez les enfants qui se situent sous le 5e percentile (maigre ou de petite taille) ou au-dessus du 95e percentile (gros ou de grande taille).

Les courbes de croissance sont différentes pour les filles et les garçons. Elles sont illustrées aux figures 19.7 et 19.8. Il faut interpréter les courbes de croissance avec discernement en comparant le percentile où se situe l'enfant avec son bagage génétique. Une mesure ponctuelle n'est pas aussi valable qu'une évaluation de la croissance à long terme, car la croissance est un processus irrégulier.

La figure 19.9 illustre les courbes de croissance de différents systèmes du corps jusqu'à l'âge de 20 ans. Le développement ne se fait pas au même rythme pour chaque système; il existe des différences importantes d'un système à l'autre.

TAILLE

L'enfant âgé de deux ans et moins sera mesuré en position de décubitus dorsal à l'aide d'une toise, les jambes en totale extension et le corps bien aligné. Comme les jambes du jeune enfant sont habituellement fléchies, l'infirmière devra exercer une pression sur les genoux pour les étirer. Si les parents sont présents, ils pourront collaborer en tenant la tête de l'enfant pour qu'elle soit bien alignée avec son corps.

Si l'infirmière ne dispose pas d'une toise, elle procédera de la même façon en utilisant le papier de la table d'examen. Elle fera une marque sur le papier à l'endroit du sommet de la tête et des talons de l'enfant. À l'aide d'un ruban à mesurer, elle évaluera la distance entre les deux marques (voir la figure 19.10).

Dès l'âge de deux ans, l'enfant sera mesuré en position debout, sans ses chaussures. L'infirmière peut utiliser la toise installée la plupart du temps sur la balance (voir la figure 19.11). Si elle n'a pas cet équipement à sa disposition, l'infirmière utilise un ruban à mesurer collé au mur. Elle place l'enfant le dos au mur et elle lui demande de se tenir droit. Les épaules, les fesses et les talons doivent toucher le mur. Les genoux de l'enfant ne doivent pas être fléchis. L'infirmière utilise une surface plane et rigide qu'elle positionne à angle droit sur le dessus de la tête de l'enfant pour mesurer sa taille. La mesure de la taille doit être « objectivée » au millimètre près.

POIDS

L'infirmière choisira une balance adaptée à l'échelle du poids de l'enfant. Le nourrisson doit être pesé sur une balance donnant un résultat à 10 g près, tandis que pour l'enfant une balance au résultat à 100 g près convient parfaitement. Avant de peser le bébé, vérifier que la balance est réglée à zéro et en équilibre stable.

Le nourrisson sera pesé nu, l'enfant pourra garder ses sous-vêtements ou un vêtement léger afin de respecter son intimité. Si l'enfant porte un pansement, une prothèse ou un appareil quelconque, l'infirmière doit le préciser quand elle note le résultat. L'idéal serait d'utiliser la même balance chaque fois que l'enfant doit être pesé.

Le nourrisson peut être pesé en position assise ou couchée. Afin de respecter les mesures de sécurité, l'infirmière place une main au-dessus du nourrisson, sans le toucher directement, pour empêcher qu'il ne tombe de la balance. Pour protéger le nourrisson des agents pathogènes,

Figure 19.7 a) Courbe de croissance chez la fille de 0 à 3 ans

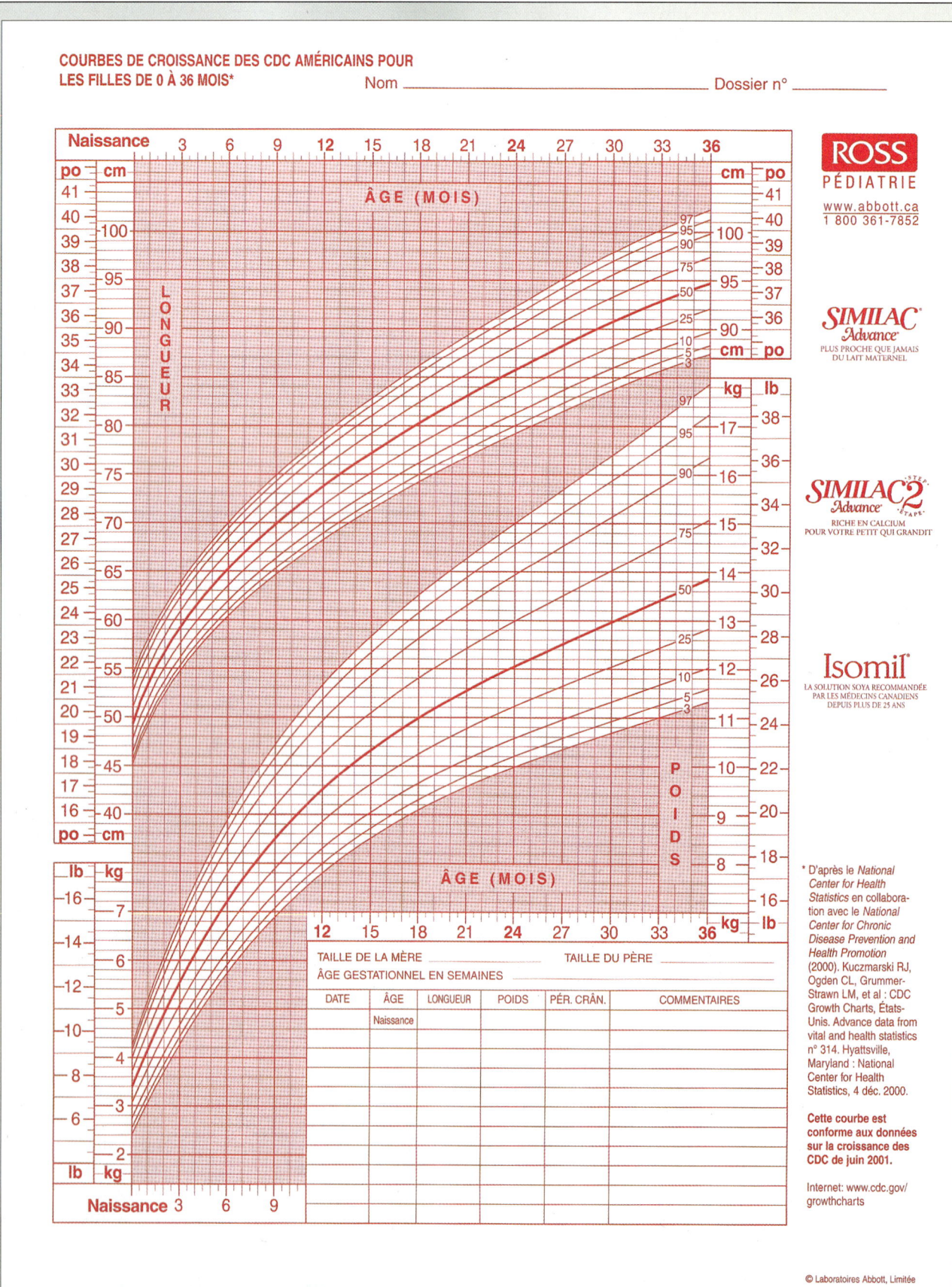

Figure 19.7 b) Courbe de croissance chez la fille de 2 à 20 ans

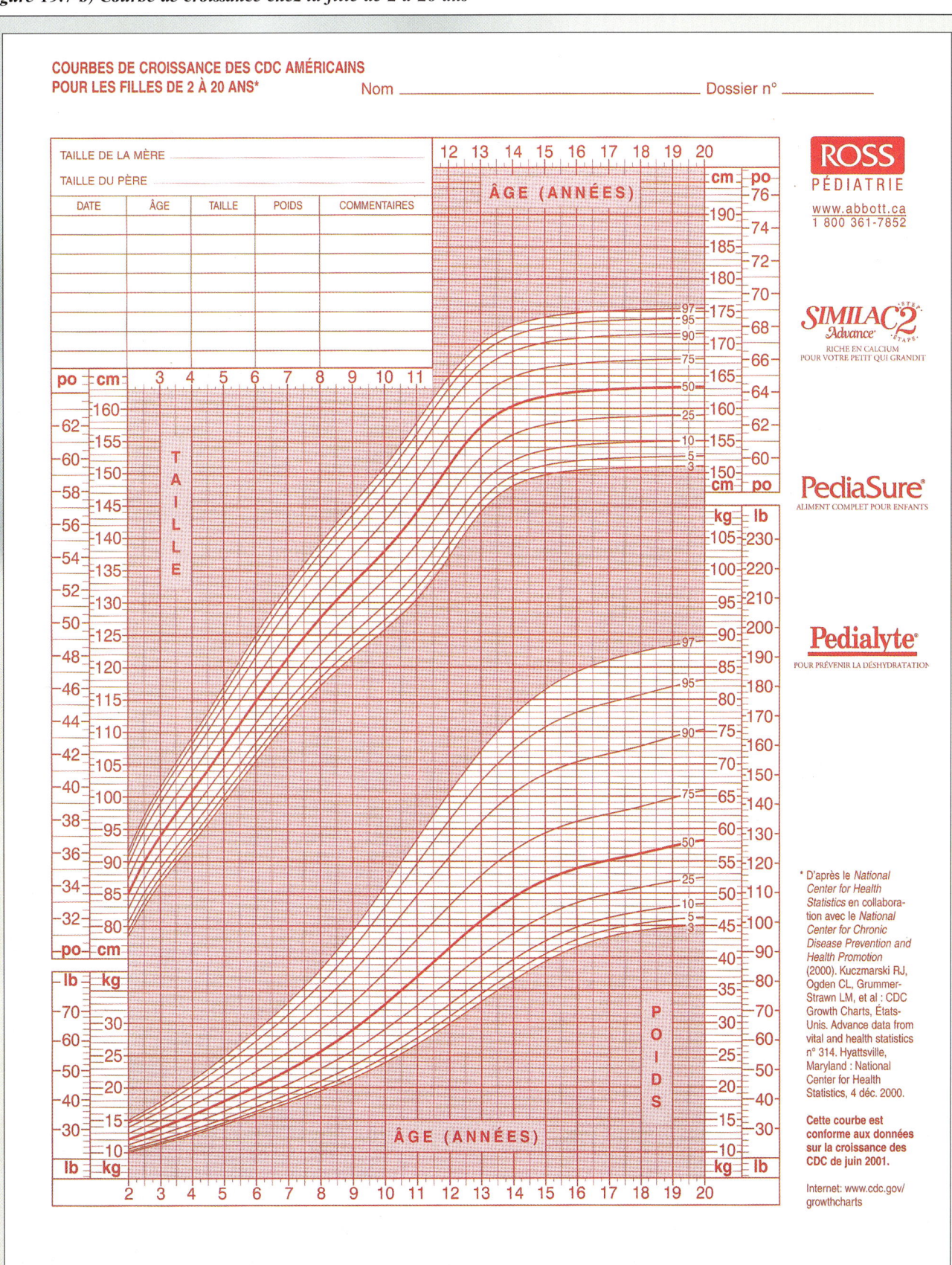

Figure 19.8 a) *Courbe de croissance chez le garçon de 0 à 3 ans*

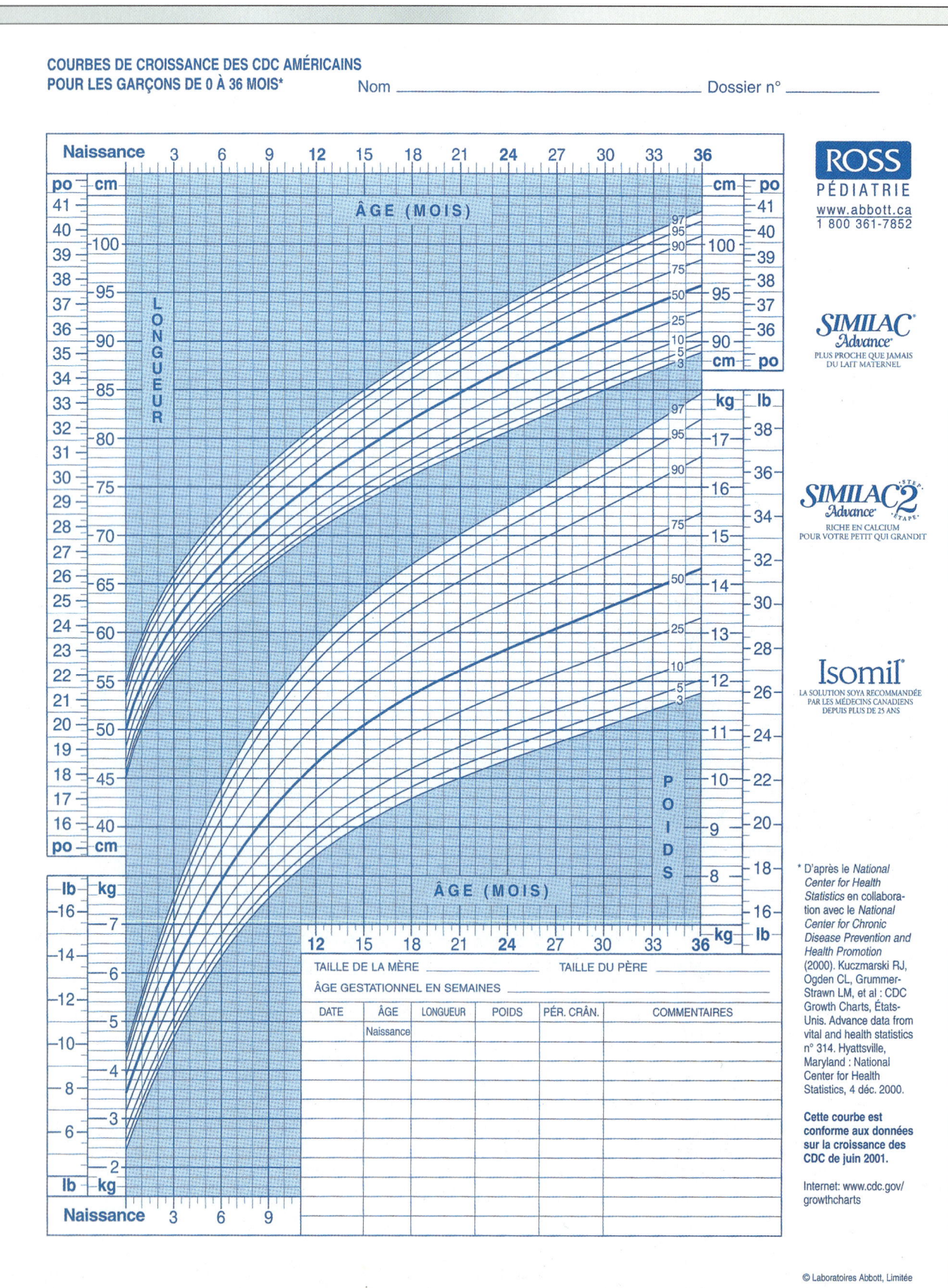

Figure 19.8 b) *Courbe de croissance chez le garçon de 2 à 20 ans*

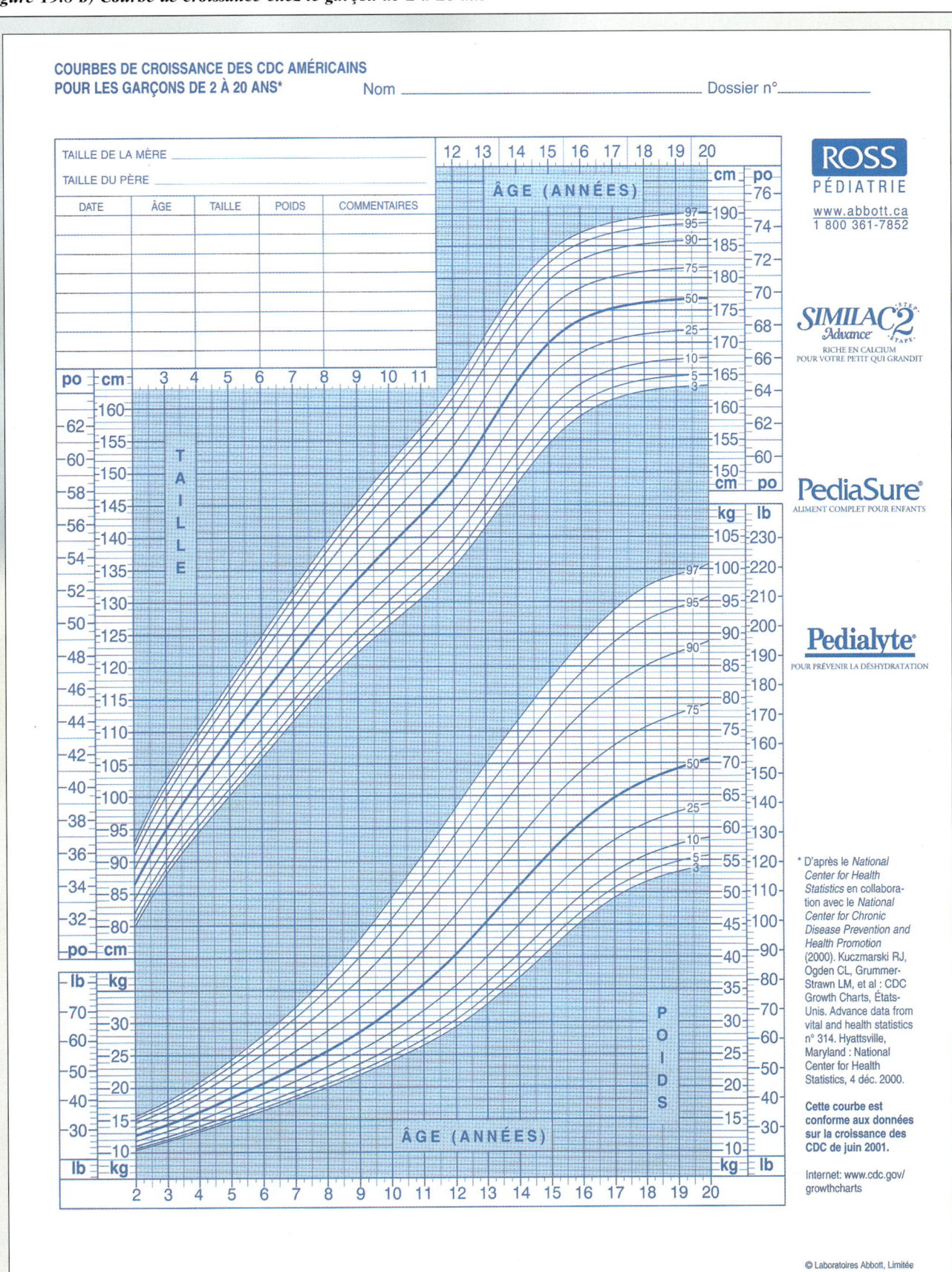

Figure 19.9 Courbes de croissance de différents systèmes

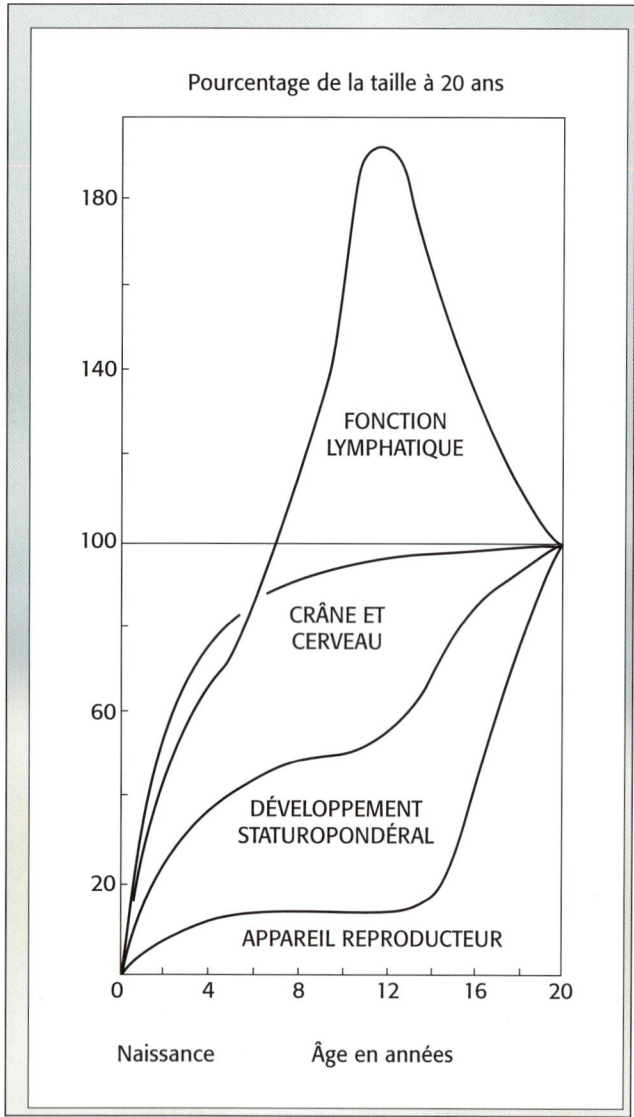

Source : J.A. Harris et al. (1930) *The Measurement of a man*, Minneapolis, University of Minnesota Press.

Figure 19.10 Mesurer un nourrisson (méthode sans toise)

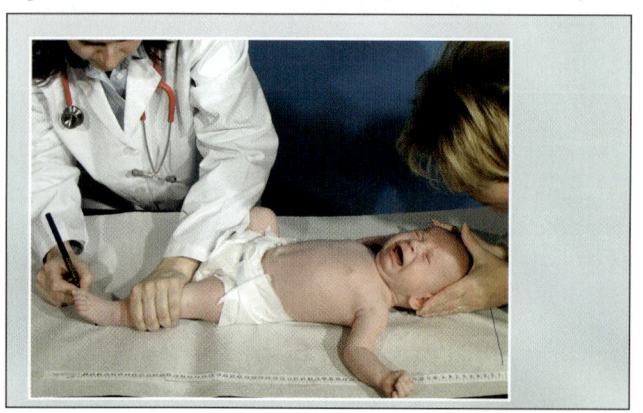

Figure 19.11 Mesurer un enfant (méthode avec toise)

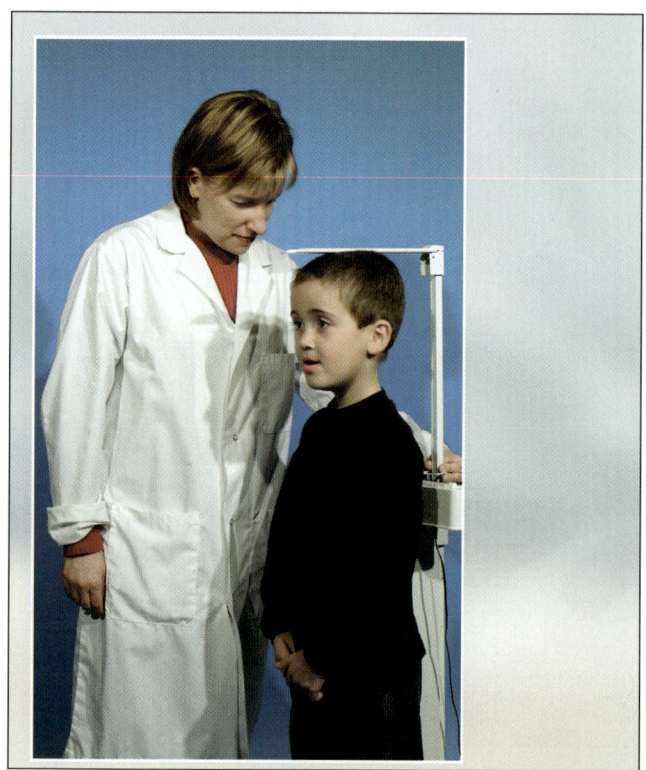

Figure 19.12 Peser un enfant

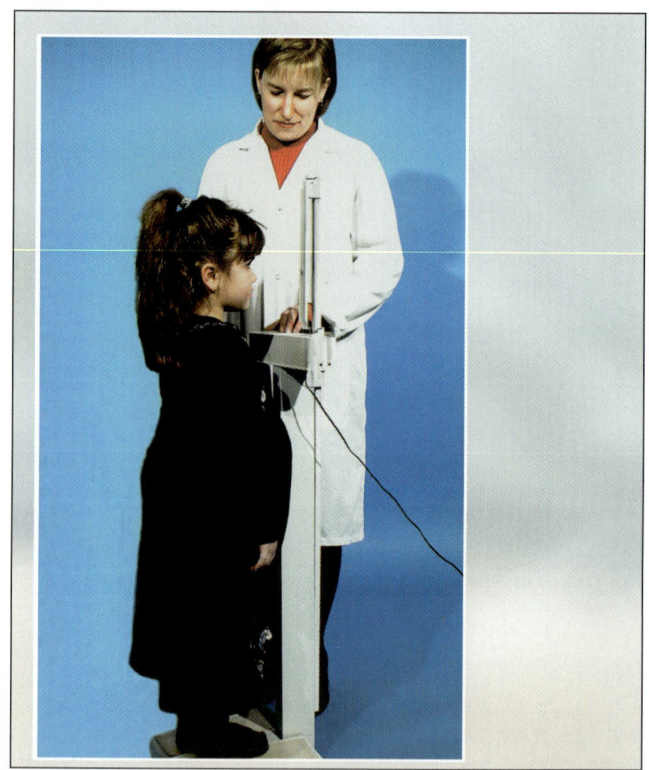

un papier devrait recouvrir le plateau de la balance. L'enfant et l'adolescent seront pesés en position debout (voir la figure 19.12). Il s'avère parfois nécessaire de peser le jeune enfant dans les bras du parent. L'infirmière doit alors soustraire le poids du parent pour obtenir celui de l'enfant, mais ce procédé est imprécis.

PÉRIMÈTRE CRÂNIEN

La croissance du crâne et du cerveau est évaluée par la mesure du périmètre crânien (voir la figure 19.13). Il est recommandé de mesurer le périmètre crânien au moins une fois par an et à chaque consultation pendant les trois premières années de l'enfant, selon le cas. Par la suite, il sera mesuré seulement chez les enfants qui présentent un périmètre crânien suspect comme en cas de microcéphalie, de suture prématurée des membranes, d'hydrocéphalie ou de tumeur cérébrale.

Figure 19.13 Mesure du périmètre crânien

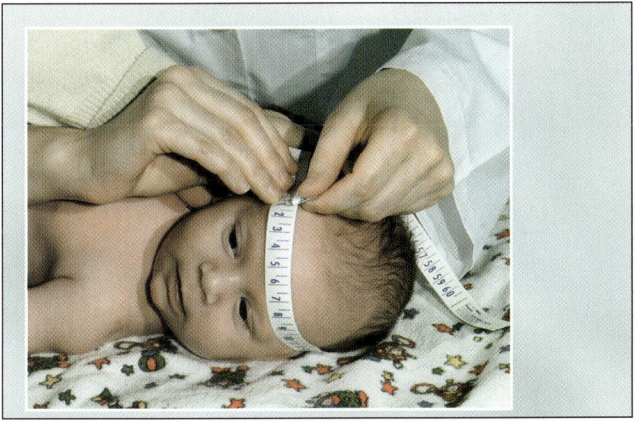

Pour mesurer le périmètre crânien, l'infirmière utilise un ruban à mesurer qu'elle pose sur la partie la plus large de la tête de l'enfant. Les lobes occipital, pariétal et frontal de la tête doivent être touchés par le ruban à mesurer. Chez le nourrisson, la mesure sera prise en décubitus dorsal ; chez l'enfant elle pourra être prise en position assise. L'infirmière note la mesure prise sur la courbe de croissance du périmètre crânien (voir la figure 19.14).

Signes vitaux

Les paramètres vitaux à mesurer sont la température, le pouls, la respiration et la tension artérielle. Lorsque l'état de santé ou l'affection de l'enfant risque de modifier sa saturation en oxygène, la saturométrie est aussi mesurée.

La mesure des paramètres vitaux chez l'enfant et l'adolescent se déroule de la même façon que chez l'adulte. Les particularités des procédures pour la mesure des paramètres vitaux du nouveau-né, du nourrisson, du trotteur et parfois des enfants plus vieux seront expliquées. Il est important de noter chacun des paramètres vitaux et de les comparer aux normales relatives aux différents groupes d'âge. L'état de l'enfant lors de la prise des signes vitaux doit aussi être noté, car le sommeil, l'agitation, l'anxiété, les pleurs ou la douleur peuvent en modifier les valeurs.

Il n'existe pas de consensus sur l'ordre à respecter pour effectuer la mesure des paramètres vitaux. Toutefois, il est préférable d'évaluer la respiration et le pouls du nourrisson lorsque celui-ci est calme, car les paramètres varient selon l'état de l'enfant.

Figure 19.14 Courbe du périmètre crânien :
a) garçons

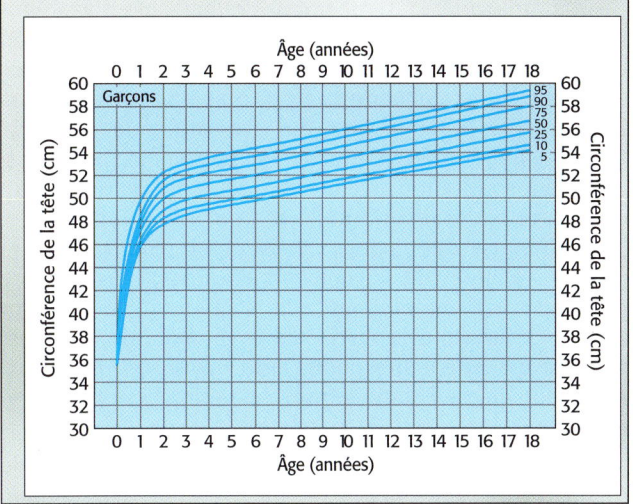

b) filles

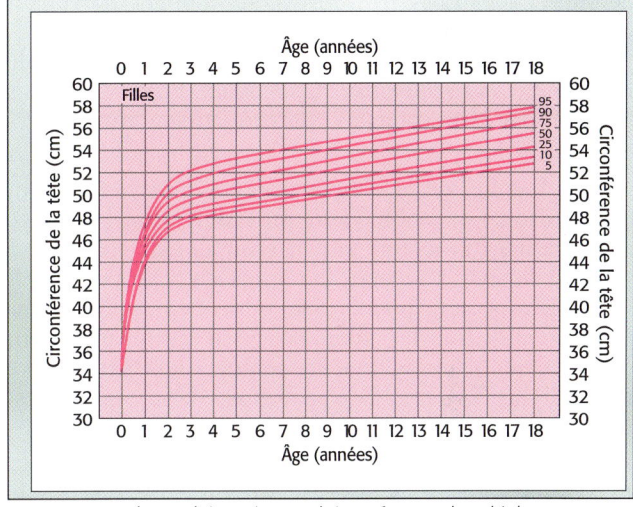

Source : A.F. Roche et al. (1987), « Head circumference data : birth to 18 years », *Pediatrics*, 79(5), p. 706-712.

TEMPÉRATURE

La température peut être mesurée par voie buccale, rectale, axillaire ou auriculaire. Il est important d'indiquer la voie utilisée lorsque la valeur de la température est notée.

Le choix du site de prise de température dépend de l'âge de l'enfant et de son état de santé physique et mentale.

La prise de la température rectale est fortement recommandée chez les enfants de moins de cinq ans ou chez ceux atteints d'une déficience intellectuelle les empêchant de collaborer, ainsi que chez les enfants inconscients et chez ceux qui ont subi une chirurgie buccale. La température rectale ne pourra être prise chez un enfant souffrant d'une affection de l'anus ou du rectum et chez ceux qui reçoivent des traitements de chimiothérapie, à cause des risques inhérents de déchirure de la muqueuse anale, de saignements et d'infections. D'autre part, certains enfants souffrant d'épilepsie ne peuvent tolérer ce stimulus. La prise de la température par voie axillaire ou auriculaire pourra être envisagée par l'infirmière lorsqu'un enfant refuse catégoriquement la prise de température par voie rectale ou buccale.

Les jeunes enfants, particulièrement ceux âgés de moins de trois ans, ont une thermorégulation moins stable que celle de l'adulte. Ils risquent davantage de présenter des fluctuations rapides de la température qui les conduisent parfois aux convulsions fébriles, survenant généralement à une température supérieure à 38,8 °C. Lorsqu'un enfant est chaud au toucher, il est recommandé de prendre sa température. Cependant, certains enfants n'auront pas de fièvre même s'ils sont atteints d'une infection grave.

La fiabilité de la température auriculaire a souvent été remise en question. Cette procédure offre l'avantage d'être rapide : la lecture se fait en quelques secondes à peine. De plus, la prise de la température auriculaire est moins envahissante pour l'enfant et peut être utilisée chez les enfants de tous les groupes d'âge. Il est très important de bien connaître le fonctionnement du thermomètre tympanique. En effet, ce type d'appareil est fiable s'il est utilisé correctement, soit selon les recommandations du fabricant.

Les valeurs considérées comme normales de la température du corps de chaque groupe d'âge sont présentées au tableau 19.12. La température rectale chez les moins de trois ans est normalement plus élevée.

Tableau 19.12 Température rectale normale selon les âges	
Âge	Température (°C)
3 mois	37,5
6 mois	37,5
1 an	37,7
3 ans	37,2
5 ans	37,0
7 ans	36,8
9 ans	36,7
11 ans	36,7
13 ans	36,6

Source : G.H. Lowery (1986), *Growth and development of children*, 8ᵉ éd., St-Louis : Mosby.

L'enfant fait de la fièvre quand sa température rectale dépasse 38,5 °C ou que sa température buccale, auriculaire ou axillaire dépasse 38 °C. La forte fièvre se situe à plus de 39,5 °C.

Il existe deux types de thermomètre, aussi fiables l'un que l'autre, le thermomètre à mercure et le thermomètre électronique. Le thermomètre à mercure est plus économique, mais plus lent. L'extrémité du thermomètre à mercure rectal est courte et arrondie, celle des thermomètres buccal et axillaire fine et allongée. Toutefois, tous les thermomètres à mercure sont actuellement retirés des établissements de santé en raison des risques de contamination par le mercure lorsqu'ils se brisent. De plus, ce type de thermomètre risque de blesser l'enfant. Le thermomètre électronique est rapide d'utilisation et facile à lire (voir la figure 19.15). Il est recouvert d'une gaine en plastique jetable et incassable. Une sonnerie retentit quand la température est stable. On doit laisser le thermomètre jusqu'à ce que le timbre sonne.

Figure 19.15 Thermomètres électroniques : a) buccal et rectal b) auriculaire

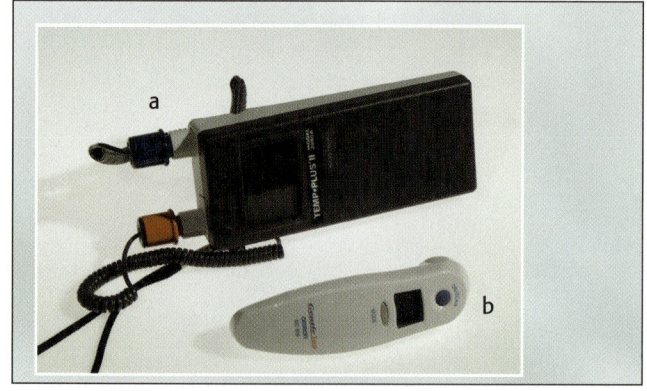

TEMPÉRATURE BUCCALE La température buccale peut être prise chez les enfants âgés d'environ 5 ans et davantage capables de garder le thermomètre sous la langue sans le croquer, la bouche fermée (voir la figure 19.16). L'infirmière procède de la même façon que chez l'adulte.

Figure 19.16 Prise de la température buccale

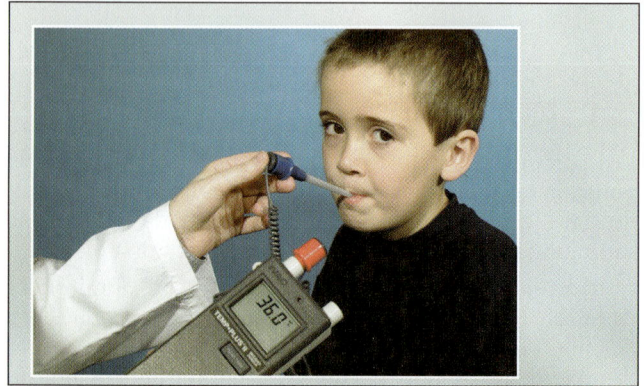

TEMPÉRATURE RECTALE Le nourrisson ou l'enfant est allongé sur la table d'examen ou sur les genoux du parent en position ventrale ou latérale. Il peut aussi être couché en décubitus dorsal, les jambes repliées sur l'abdomen (voir la figure 19.17). Il est préférable de recouvrir le pénis, car l'insertion du thermomètre dans le rectum stimule la miction. L'infirmière écarte d'une main les fesses du nourrisson ou de l'enfant avec le pouce ou l'index et tient le thermomètre de l'autre main. Elle l'introduit dans le rectum à une profondeur d'environ 2,5 centimètres après l'avoir lubrifié. Cette mesure doit être respectée afin de ne pas perforer le côlon. Si l'infirmière utilise un thermomètre à mercure, elle devra attendre trois minutes avant de prendre sa lecture.

Figure 19.17 Prise de la température rectale

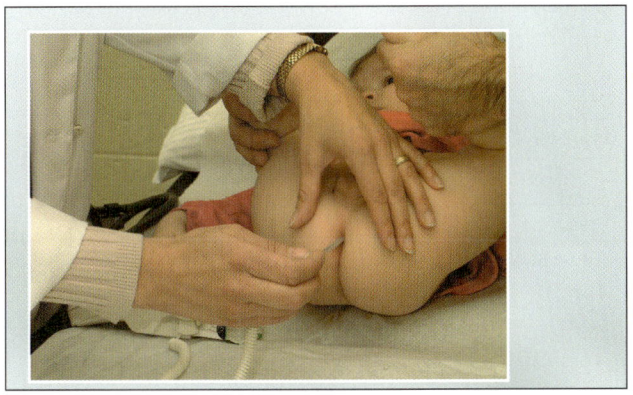

TEMPÉRATURE AXILLAIRE L'infirmière place l'extrémité du thermomètre dans le creux de l'aisselle et maintient le bras de l'enfant serré contre son corps (voir la figure 19.18). Cette position est gardée pendant environ cinq minutes afin d'obtenir une lecture adéquate à un thermomètre à mercure.

Figure 19.18 Prise de la température axillaire

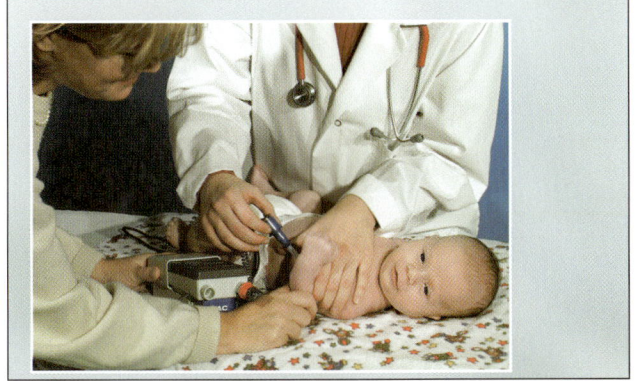

TEMPÉRATURE TYMPANIQUE Le thermomètre est placé dans le conduit auditif externe : il mesure la température à l'intérieur de l'oreille. Une lecture sera terminée au bout de deux secondes (voir la figure 19.19).

Figure 19.19 Prise de la température auriculaire :
a) avant d'entrer le thermomètre dans le conduit auditif

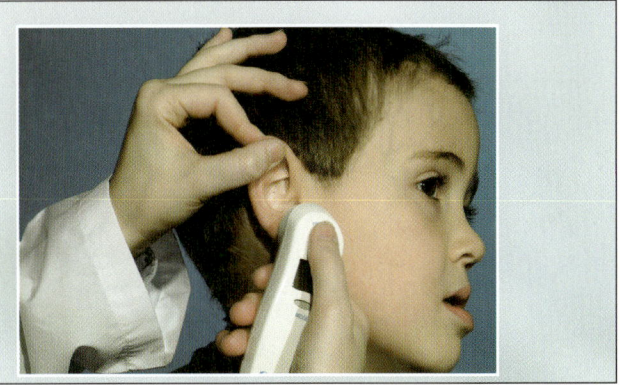

b) thermomètre en place dans le conduit auditif

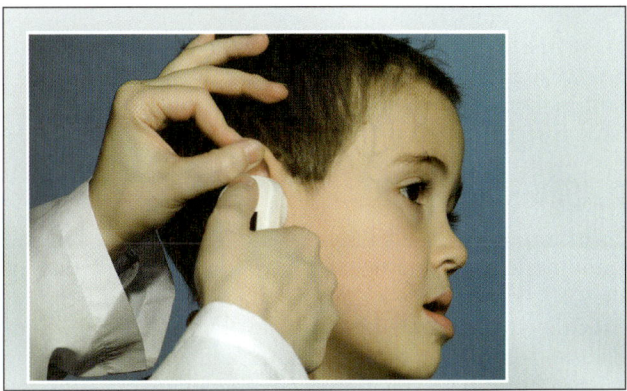

POULS

Chez les enfants de moins de deux ans, le pouls sera pris à l'apex du cœur pendant 60 secondes à l'aide d'un stéthoscope (voir la figure 19.20). Une infirmière novice éprouvera peut-être quelque difficulté à prendre le pouls des enfants de ce groupe d'âge, car il est rapide et irrégulier. L'idéal pour l'infirmière serait d'utiliser un stéthoscope pédiatrique qui possède un diaphragme et une cupule de petits diamètres ou de mettre un adaptateur sur un modèle pour adultes (voir la figure 19.21). Ainsi, la localisation des bruits cardiaques ou pulmonaires sera plus précise (voir la figure 19.22).

Figure 19.20 Prise du pouls à l'apex chez un nourrisson

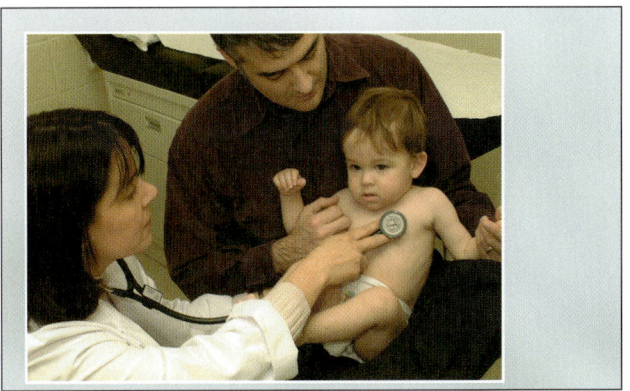

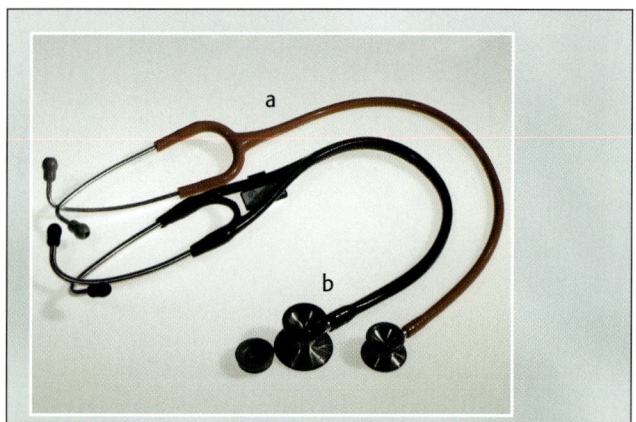

Figure 19.21 Stéthoscopes: a) stéthoscope pédiatrique b) stéthoscope standard avec adaptateur pédiatrique

Chez les enfants de plus de deux ans, le pouls sera pris au niveau radial, comme chez les adultes. Le tableau 19.13 indique les fréquences cardiaques selon l'âge de l'enfant.

RESPIRATION

Tout comme chez l'adulte, la fréquence, le rythme et l'amplitude respiratoires du nourrisson et de l'enfant sont mesurés. Parce que le rythme respiratoire du nourrisson est irrégulier, il est préférable d'en mesurer la fréquence pendant 60 secondes. Contrairement à l'adulte ou à l'enfant, le nourrisson a une respiration diaphragmatique qui s'observe par des mouvements abdominaux. Les mouvements thoraciques sont minimes. Il est normal d'observer, chez le prématuré et le nouveau-né à terme, des périodes de tachypnée et d'apnée pendant le cycle respiratoire.

La fréquence respiratoire est susceptible d'augmenter si l'enfant est atteint d'une affection respiratoire comme une infection ou de l'asthme. Les fréquences respiratoires selon l'âge de l'enfant sont inscrites dans le tableau 19.14.

Tableau 19.13 Fréquence cardiaque selon l'âge

	Fréquence cardiaque/minute		
Âge	Éveillé, calme	Endormi	Actif, fiévreux
Nouveau-né	100-180	80-160	220 et plus
1 semaine à 3 mois	100-220	80-180	220 et plus
3 mois à 2 ans	80-150	70-120	200 et plus
2 ans à 10 ans	70-110	60-100	180 et plus
10 ans à adulte	55-90	50-90	180 et plus

Adapté de: P.C. Gillette (1989), «Dysrhythmias», dans F.H. Adams, G.C. Emmanouillides et T.A. Riemenschneider (dir.) *Moss' heart didease in infants, children and adolescents*, 4e éd., Baltimore: Williams and Wilkins.

Tableau 19.14 Fréquence respiratoire selon l'âge

Âge	Fréquence/minute
Prématuré	40-90
Nouveau-né	30-80
1 an	20-40
2 ans	20-30
3 ans	20-30
5 ans	20-25
10 ans	17-22
15 ans	15-20
20 ans	15-20

Source: G.H. Lowery (1986), *Growth and development of children*, 8e éd., St-Louis: Mosby.

Figure 19.22 Localisation de la pointe du cœur

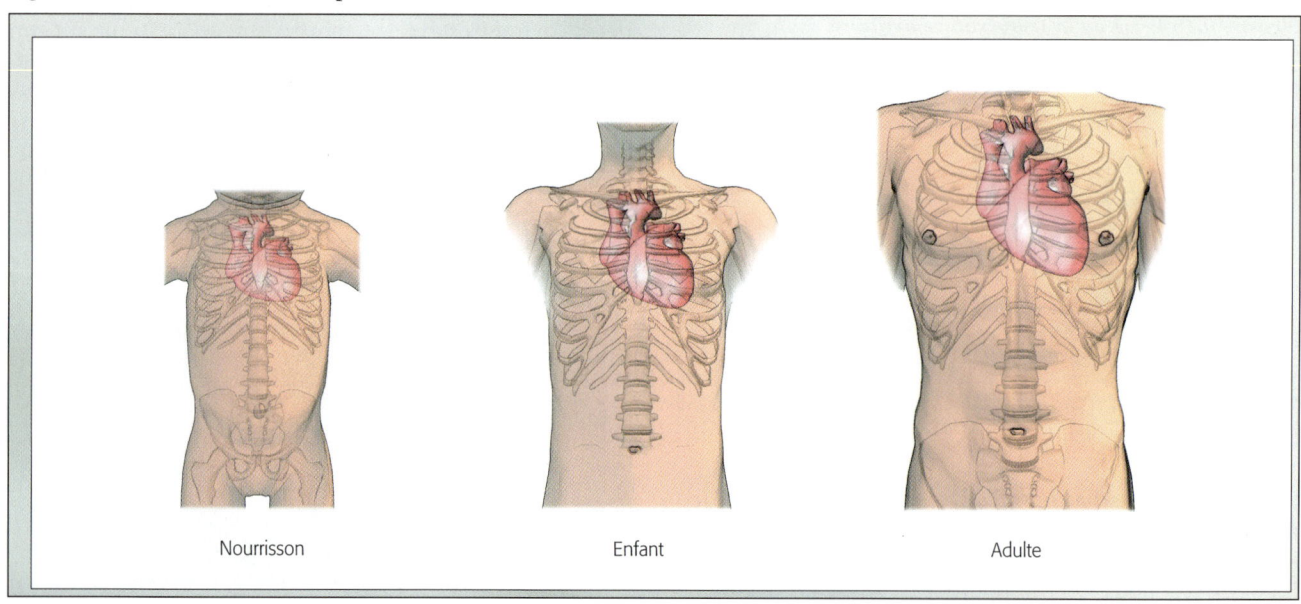

Nourrisson — Enfant — Adulte

TENSION ARTÉRIELLE

L'examen physique d'un enfant de trois ans et plus doit comprendre une mesure de la tension artérielle. Chez les enfants plus jeunes, la prise de la tension artérielle sera indiquée seulement chez ceux dont une affection rénale ou cardiaque, ou l'état de santé, suppose une modification de ce paramètre.

La prise de la tension artérielle peut rendre le jeune enfant anxieux, ce qui faussera les résultats. Les pleurs, le stress ou l'exercice peuvent aussi faire augmenter les valeurs de la tension artérielle. Il est recommandé de prendre cette mesure quand l'enfant est calme et détendu. L'infirmière peut diminuer l'anxiété de l'enfant en le faisant participer et en lui expliquant ce qu'elle fait.

L'enfant peut être allongé dans son lit ou assis sur les genoux du parent lors de la mesure de ce paramètre. Afin de ne pas obtenir de lectures erronées, l'infirmière doit placer le bras de l'enfant à la hauteur du cœur.

Les brassards sont disponibles en plusieurs grandeurs et s'adaptent à la stature de l'enfant. Il est important de choisir la bonne grandeur afin de ne pas fausser les résultats. Utiliser un brassard trop étroit donnerait une tension faussement élevée, un brassard trop large provoquerait le contraire. Certaines règles sont à respecter lors du choix de la grandeur du brassard :
- Le brassard doit recouvrir 75 % de la longueur du bras ou de la cuisse.
- Le sac gonflable doit recouvrir de 60 à 100 % de la circonférence du membre, 80 % étant la proportion idéale.
- Le brassard, généralement en tissu, doit faire le tour complet du bras pour bien s'agripper au velcro.

La mesure de la tension artérielle du jeune enfant peut être prise au bras ou à la cuisse. Pour la prise au bras, le positionnement du brassard et du stéthoscope se fait comme chez l'adulte. Lorsque la tension artérielle est mesurée à la cuisse, le brassard doit être placé au-dessus du genou et le stéthoscope appliqué au creux poplité. Le résultat de la mesure de la tension artérielle prise à la cuisse est supérieur d'environ 10 mm Hg à celui qu'on obtient au bras. La tension artérielle des filles est généralement inférieure d'environ 5 mm Hg à celle des garçons.

Le « National High Blood Pressure Education Program Working Group on Hypertension Control in Children and Adolescents : Update on the 1987 Task Force Report on High Blood Pressure in Children and Adolescents » donne, à la suite d'une révision épidémiologique, les valeurs de la tension artérielle chez les enfants et adolescents de 1 à 17 ans. Ces valeurs, différentes selon le sexe, sont présentées aux tableaux 19.15 et 19.16.

La tension artérielle normale a été définie par le Task Force on High Blood Pressure in Children comme étant la représentation des valeurs systoliques et diastoliques se situant sous le 90e percentile selon l'âge et le sexe. Les enfants susceptibles de souffrir d'hypertension artérielle sont ceux dont la tension artérielle systolique et/ou diastolique se situe entre le 90e et le 95e percentile. L'hypertension artérielle est diagnostiquée chez les enfants à la tension artérielle systolique et/ou diastolique supérieure au 95e percentile. L'hypertension artérielle est confirmée après la prise d'au moins trois mesures plus élevées que le 95e percentile. Dans ce cas, l'enfant doit être dirigé vers un médecin pour une évaluation permettant de déceler la cause du problème. Chez le nourrisson et le jeune enfant, des problèmes rénaux comme les néphropathies ainsi que des problèmes cardiaques comme la coarctation de l'aorte sont les causes les plus fréquentes de l'hypertension artérielle. Chez l'enfant plus âgé, l'hypertension artérielle peut résulter d'un phénomène de croissance temporaire ou être de cause inconnue.

On peut mesurer la tension artérielle de différentes façons, soit à l'aide d'un sphygmomanomètre électronique, par auscultation et par palpation.

Les procédés décrits chez l'adulte sont aussi applicables chez l'enfant.

SPHYGMOMANOMÈTRE ÉLECTRONIQUE L'utilisation d'un appareil électronique facilite grandement la mesure de la tension artérielle. Le sphygmomanomètre électronique perçoit les vibrations du flux sanguin artériel causé par le déplacement du sang dans l'artère et les convertit en valeurs de tension artérielle.

AUSCULTATION Lors de la prise de la tension artérielle par auscultation, la tension diastolique correspond au point où les bruits artériels commencent à s'assourdir. Il est parfois difficile de bien entendre les bruits de Korotkoff chez le nourrisson et le jeune enfant. La palpation de l'artère radiale ou brachiale est alors préférable dans de telles circonstances.

PALPATION Lors de la prise de la tension artérielle par palpation, la tension systolique correspond au point où on commence à sentir le pouls quand le brassard se dégonfle. La tension diastolique est impossible à mesurer avec cette technique. Ce procédé est utile pour les enfants agités, dans une ambulance, un avion ou dans un endroit bruyant. Les valeurs obtenues au moyen de la méthode par palpation seraient inférieures d'environ 10 mm Hg à celles obtenues au moyen de la méthode par auscultation.

L'absence de collaboration du nourrisson et du jeune enfant ainsi que la petite taille de leurs membres rendent pratiquement impossible la prise de la tension artérielle par la méthode auscultatoire ou par palpation. L'infirmière peut utiliser un stéthoscope pédiatrique et un système d'amplification pour l'aider à mieux entendre les bruits, mais cette procédure reste ardue.

Tableau 19.15 Valeurs de tension artérielle selon les âges (filles)

Âge (années)	Tension artérielle en percentile	Tension artérielle systolique en percentile (mm Hg)							Tension artérielle diastolique en percentile (mm Hg)						
		5%	10%	25%	50%	75%	90%	95%	5%	10%	25%	50%	75%	90%	95%
1	90e	97	98	99	100	102	103	104	53	53	53	54	55	56	56
	95e	101	102	103	104	105	107	107	57	57	57	58	59	60	60
2	90e	99	99	100	102	103	104	105	57	57	58	58	59	60	61
	95e	102	103	104	105	107	108	109	61	61	62	62	63	64	65
3	90e	100	100	102	103	104	105	106	61	61	61	62	63	63	64
	95e	104	104	105	107	108	109	110	65	65	65	66	67	67	68
4	90e	101	102	103	104	106	107	108	63	63	64	65	65	66	67
	95e	105	106	107	108	109	111	111	67	67	68	69	69	70	71
5	90e	103	103	104	106	107	108	109	65	66	66	67	68	68	69
	95e	107	107	108	110	111	112	113	69	70	70	71	72	72	73
6	90e	104	105	106	107	109	110	111	67	67	68	69	69	70	71
	95e	108	109	110	111	112	114	114	71	71	72	73	73	74	75
7	90e	106	107	108	109	110	112	112	69	69	69	70	71	72	72
	95e	110	110	112	113	114	115	116	73	73	73	74	75	76	76
8	90e	108	109	110	111	112	113	114	70	70	71	71	72	73	74
	95e	112	112	113	115	116	117	118	74	74	75	75	76	77	78
9	90e	110	110	112	113	114	115	116	71	72	72	73	74	74	75
	95e	114	114	115	117	118	119	120	75	76	76	77	78	78	79
10	90e	112	112	114	115	116	117	118	73	73	73	74	75	76	76
	95e	116	116	117	119	120	121	122	77	77	77	78	79	80	80
11	90e	114	114	116	117	118	119	120	74	74	75	75	76	77	77
	95e	118	118	119	121	122	123	124	78	78	79	79	80	81	81
12	90e	116	116	118	119	120	121	122	75	75	76	76	77	78	78
	95e	120	120	121	123	124	125	126	79	79	80	80	81	82	82
13	90e	118	118	119	121	122	123	124	76	76	77	78	78	79	80
	95e	121	122	123	125	126	127	128	80	80	81	82	82	83	84
14	90e	119	120	121	122	124	125	126	77	77	78	79	79	80	81
	95e	123	124	125	126	128	129	130	81	81	82	83	83	84	85
15	90e	121	121	122	124	125	126	127	78	78	79	79	80	81	82
	95e	124	125	126	128	129	130	131	82	82	83	83	84	85	86
16	90e	122	122	123	125	126	127	128	79	79	79	80	81	82	82
	95e	125	126	127	128	130	131	132	83	83	83	84	85	86	86
17	90e	122	123	124	125	126	128	128	79	79	79	80	81	82	82
	95e	126	126	127	129	130	131	132	83	83	83	84	85	86	86

Source: National High Blood Pressure Education Program Working group on Hypertension Control in Children and Adolescents: Update on the 1987 Task Force Report on High Blood Pressure in Children and Adolescents (1996), *Pediatrics* 98 (4):649-658.

Tableau 19.16 Valeurs de tension artérielle selon les âges (garçons)

Âge (années)	Tension artérielle en percentile	Tension artérielle systolique en percentile (mm Hg)							Tension artérielle diastolique en percentile (mm Hg)						
		5%	10%	25%	50%	75%	90%	95%	5%	10%	25%	50%	75%	90%	95%
1	90e	94	95	97	98	100	102	102	50	51	52	53	54	54	55
	95e	98	99	101	102	104	106	106	55	55	56	57	58	59	59
2	90e	98	99	100	102	104	105	106	55	55	56	57	58	59	59
	95e	101	102	104	106	108	109	110	59	59	60	61	62	63	63
3	90e	100	101	103	105	107	108	109	59	59	60	61	62	63	63
	95e	104	105	107	109	111	112	113	63	63	64	65	66	67	67
4	90e	102	103	105	107	109	110	111	62	62	63	64	65	66	66
	95e	106	107	109	111	113	114	115	66	67	67	68	69	70	71
5	90e	104	105	106	108	110	112	112	65	65	66	67	68	69	69
	95e	108	109	110	112	114	115	116	69	70	70	71	72	73	74
6	90e	105	106	108	110	111	113	114	67	68	69	70	70	71	72
	95e	109	110	112	114	115	117	117	72	72	73	74	75	76	76
7	90e	106	107	109	111	113	114	115	69	70	71	72	72	73	74
	95e	110	111	113	115	116	118	119	74	74	75	76	77	78	78
8	90e	107	108	110	112	114	115	116	71	71	72	73	74	75	75
	95e	111	112	114	116	118	119	120	75	76	76	77	78	79	80
9	90e	109	110	112	113	115	117	117	72	73	73	74	75	76	77
	95e	113	114	116	117	119	121	121	76	77	78	79	80	80	81
10	90e	110	112	113	115	117	118	119	73	74	74	75	76	77	78
	95e	114	115	117	119	121	122	123	77	78	79	80	80	81	82
11	90e	112	113	115	117	119	120	121	74	74	75	76	77	78	78
	95e	116	117	119	121	123	124	125	78	79	79	80	81	82	83
12	90e	115	116	117	119	121	123	123	75	75	76	77	78	78	79
	95e	119	120	121	123	125	126	127	79	79	80	81	82	83	83
13	90e	117	118	120	122	124	125	126	75	76	77	78	79	80	
	95e	121	122	124	126	128	129	130	79	80	81	82	83	83	84
14	90e	120	121	123	125	126	128	128	76	76	77	78	79	80	80
	95e	124	125	127	128	130	132	132	80	81	81	82	83	84	85
15	90e	123	124	125	127	129	131	131	77	77	78	79	80	81	81
	95e	127	128	129	131	133	134	135	81	82	83	83	84	85	86
16	90e	125	126	128	130	132	133	134	79	79	80	81	82	82	83
	95e	129	130	132	134	136	137	138	83	83	84	85	86	87	87
17	90e	128	129	131	133	134	136	136	81	81	82	83	84	85	85
	95e	132	133	135	136	138	140	140	85	85	86	87	88	89	89

Source : National High Blood Pressure Education Program Working group on Hypertension Control in Children and Adolescents : Update on the 1987 Task Force Report on High Blood Pressure in Children and Adolescents (1996), *Pediatrics* 98 (4) :649-658.

Peau

Lors de l'examen de la peau de tous les groupes d'âge, l'infirmière se doit d'évaluer la couleur, la texture, la température, l'humidité, la turgescence, l'œdème et les lésions.

Couleur

Observations courantes

La peau du nouveau-né de race blanche est rougeâtre. Cette teinte s'explique par une forte concentration de globules rouges et une mince couche de gras sous-cutané. Au deuxième ou troisième jour de vie, la peau du nouveau-né devient rose pâle.

Chez les nouveau-nés au teint foncé, la peau est plus pâle que celle de leurs parents, mais elle fonce avec l'âge. En effet, à la naissance, la pigmentation mélanique de la peau n'est pas intense, à l'exception du lit des ongles et de la peau du scrotum. Ainsi, la peau du nouveau-né de race noire est d'un brun rosé, celle du nouveau-né oriental couleur rose thé et la peau du nouveau-né hispanique est olivâtre ou légèrement teintée de jaune.

Chez le nouveau-né et le nourrisson, la peau prend un aspect marbré, principalement au niveau du tronc et des extrémités, à la suite d'un refroidissement ou d'une exposition prolongée à la chaleur.

L'ictère physiologique du nouveau-né, caractérisé par une coloration jaunâtre de la peau, touche environ 50 % des nouveau-nés à terme et 80 % des nouveau-nés prématurés ayant 2 ou 3 jours de vie. Sa durée peut atteindre 1 mois, mais elle est généralement d'environ 1 semaine. L'ictère physiologique est causé par une destruction accélérée des érythrocytes fœtaux, une altération de la conjugaison de la bilirubine due à l'immaturité du foie et une réabsorption accrue de bilirubine par les voies intestinales. Lors de l'examen clinique, il est préférable de rechercher la jaunisse, peu importe l'âge de l'enfant, à la lumière du jour. Il importe de souligner qu'une consommation trop grande de certains aliments jaunes, par exemple des carottes et des patates douces, peut donner une légère coloration jaune orangé à la peau du nourrisson, et être confondue avec un ictère.

Un autre phénomène normal chez le nouveau-né est l'acrocyanose, soit une coloration bleutée de la peau des mains et des pieds. L'acrocyanose est associée à une circulation périphérique pauvre, provoquant une instabilité vasomotrice et une stase capillaire.

Le nouveau-né présentant le signe de l'arlequin a la moitié du corps de couleur rouge ou rose foncé et l'autre moitié de couleur rose pâle. Les deux hémicorps sont séparés par une ligne de démarcation médiane franche. Ce phénomène est transitoire et il dure habituellement de 1 à 20 minutes. Il est causé par une perturbation vasomotrice caractérisée par une vasodilatation d'un côté du corps et une vasocontraction de l'autre. Le signe de l'arlequin peut apparaître une ou plusieurs fois.

De légers hématomes sur les fesses du nouveau-né ainsi que des pétéchies à la tête et au cou sont parfois présents à la suite d'un accouchement par le siège. Lors de l'accouchement, des pétéchies peuvent également apparaître au cou lorsque le bébé naît le cordon ombilical enroulé autour du cou. Lorsque l'enfant naît en présentation céphalique, il peut avoir des hématomes sur les yeux et le front.

Particularités

Une pâleur généralisée du nouveau-né peut être le symptôme d'une anoxie, toujours accompagnée de bradycardie, ou alors d'une grave anémie, caractérisée par une tachycardie. Une coloration rouge foncé peut être un signe d'hypoglycémie, de polycythémie ou d'une immaturité des réflexes vasomoteurs.

Un ictère qui se manifeste chez un nouveau-né dans les premières 24 heures peut parfois s'avérer être un signe d'une maladie hémolytique. En outre, une obstruction biliaire doit être suspectée lorsqu'un ictère apparaît au bout de quinze jours ou ne disparaît pas après quinze jours. Enfin, un certain nombre d'infections bactériennes ou virales qui affectent le foie peuvent entraîner un ictère.

Si l'acrocyanose persiste après 8 heures de vie ou que le nouveau-né présente une cyanose, une cardiopathie congénitale doit être envisagée.

L'aspect marbré de la peau est particulièrement significatif du nouveau-né prématuré, de l'enfant souffrant d'une hypothyroïdie congénitale ou du syndrome de Down.

La présence de pétéchies généralisées fait suspecter un trouble de la coagulation ou certaines affections graves, notamment la leucémie. De plus, la présence d'ecchymoses multiples sur des endroits inhabituels du corps de l'enfant, notamment dans le dos, peut laisser supposer que l'enfant est victime de violence.

Lésions

Observations courantes

Les nouveau-nés à la peau foncée peuvent avoir des taches mongoloïdes. Ces taches bien délimitées et de forme irrégulière sont de teinte bleutée et localisées dans la région sacrée et sur les fesses. Elle sont dues à une suractivité des mélanocytes. Plus la pigmentation des cellules sus-jacentes augmente, moins ces taches sont visibles. Elles disparaissent au cours de la première ou de la deuxième année de vie.

Le nouveau-né ou le nourrisson normal peut également présenter diverses formations vasculaires. Ces lésions de couleur rose pâle ou rougeâtre se situent principalement sur les paupières, le nez, le front, la lèvre supérieure, l'occiput inférieur et la base du cou. De formes diverses, ces taches disparaissent habituellement avant l'âge de deux ans. Toutefois, elles réapparaissent parfois, et ce, même à l'âge adulte.

Les affections dermatologiques les plus souvent observées chez le nouveau-né sont le milium, le miliaire et l'érythème allergique du nouveau-né. Le milium, qui se manifeste surtout sur le visage et sur le nez, consiste en de petites papules blanches de la taille d'une tête d'épingle, lisses et sans base érythémateuse. Le milium, présent parfois à la naissance, apparaît habituellement au cours des premières semaines de vie et disparaît de façon spontanée en quelques semaines. Il est causé par une rétention de sébum dans les orifices des glandes sébacées. Le miliaire rouge, aussi appelé miliria rubra, est constitué de petites vésicules reposant sur une base érythémateuse apparaissant sur le visage et sur le tronc. Ces vésicules disparaissent de façon spontanée dans un délai de 1 à 2 semaines. Le miliaire rouge se développe à la suite de l'obstruction des glandes sudoripares. L'érythème allergique du nouveau-né consiste en une éruption périfolliculaire se présentant sous forme de papules ou de pustules blanches ou jaune pâle dont la taille atteint de 1 à 3 cm au centre de la région érythémateuse. Ces lésions se situent principalement sur le tronc et les fesses, régions du corps en contact avec la couche. L'érythème allergique apparaît généralement de 24 à 48 heures après la naissance sur le tronc et sur les fesses et disparaît en quelques heures ou en quelques jours. Cette affection dont les causes sont inconnues ne nécessite aucun traitement.

L'enfant présente parfois des taches « café au lait » sur son corps. Si leur nombre est inférieur à six, ces taches sont considérées comme des observations courantes.

Particularités

Les angiomes plans, aussi nommés taches de vin, sont foncés. Leur gamme de couleurs va du rouge au pourpre et leurs limites sont nettes. Ces lésions non saillantes sont des zones de capillaires denses se situant juste sous l'épiderme. Plus souvent présentes au visage, elles peuvent également apparaître sur la muqueuse buccale ou vaginale. Lorsque l'angiome plan touche le nerf trijumeau, les vaisseaux des méninges et du globe oculaire sont parfois également affectés, ce qui peut provoquer des convulsions et des problèmes neurologiques.

On peut aussi voir apparaître sur la peau l'angiome tubéreux (ou angiome capillaire). Cette lésion est composée de capillaires élargis nouvellement formés dans les couches dermiques et sous-dermiques de la peau. Elle est saillante, bien délimitée, de couleur rouge vif et elle a une surface rugueuse. Habituellement localisé sur la tête, l'angiome tubéreux grossit pendant quelques mois et atteint sa taille définitive au bout de huit mois. Par la suite, il diminue de taille et finit par disparaître complètement. La plupart du temps, il se résorbe avant l'âge de 7 ans.

Texture

Observations courantes

À la naissance, la peau du nouveau-né est douce, souple et lisse. Un léger œdème peut être présent les deux ou trois premiers jours de sa vie, particulièrement sur le visage, autour des yeux, aux jambes, sur la face dorsale des mains et des pieds et au niveau du pubis et du scrotum. D'autre part, le nouveau-né présente une desquamation normale de la peau. Sa peau est recouverte d'une substance blanchâtre et grasse appelée vernix caseosa. Présente sur tout le corps du nouveau-né, cette substance est plus abondante au niveau des plis du vagin et sous les ongles. Le vernix caseosa, dont la quantité est variable, est composé de sébum et de cellules épithéliales desquamées.

Quand l'enfant atteint l'âge d'un an, l'aspect de sa peau se rapproche de plus en plus de celle de l'adulte, mais sa texture demeure plus douce. En effet, la peau de l'enfant a été moins exposée aux divers éléments agresseurs de l'environnement comme les polluants et le froid, et elle possède également des poils en moins grand nombre. L'infirmière observe chez l'enfant une peau douce, chaude, légèrement humide, avec une bonne turgescence, non œdématiée et sans lésion.

La peau de l'enfant doit être propre et dégager une bonne odeur.

Particularités

Lorsque la peau d'un nouveau-né est crevassée ou desquamée de façon généralisée, il faut soupçonner de l'hypothyroïdie ou de la post-maturité. De plus, cette caractéristique de la peau peut révéler une incompatibilité sanguine ou encore un trouble rénal ou métabolique.

L'absence de vernix caseosa peut indiquer une post-maturité. Lorsque le vernix caseosa est de couleur jaune, on peut croire que le liquide amniotique était teinté de bilirubine.

L'apparition de comédons (points noirs) sur le nez et sur le menton est l'un des premiers signes de l'acné. Les papules et les petites pustules caractéristiques de l'acné apparaissent de façon variable au cours de l'adolescence.

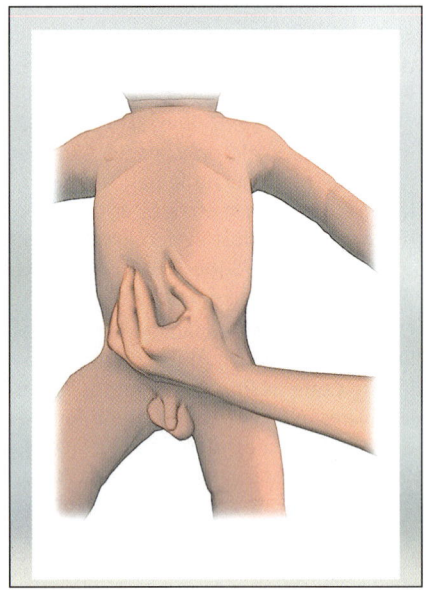

Figure 19.23 Vérification de la turgescence de la peau

Turgescence

Pour vérifier la turgescence de la peau du nourrisson, de l'enfant et de l'adolescent, l'infirmière doit pincer, à l'aide de son pouce et de son index, la peau lâche de la paroi antérieure de l'abdomen pour ainsi former un pli, le pli cutané (voir la figure 19.23). De cette façon, il lui est également possible de vérifier la consistance et le degré d'hydratation de la peau ainsi que l'importance du tissu sous-cutané.

Observations courantes

La peau doit reprendre sa forme antérieure dès que l'infirmière la relâche.

Particularités

Chez les nourrissons, enfants et adolescents déshydratés, la peau ne reprend pas immédiatement son aspect initial quand on la relâche ; le pli cutané ne disparaît pas.

Notes au dossier

Muqueuse buccale humide et rosée, peau bien colorée, non-persistance du pli cutané, aucune particularité aux yeux, présence de larmes. Actif et bien éveillé.

Muqueuse buccale sèche, peau pâle et marbrée, persistance du pli cutané à l'abdomen, yeux cernés, absence de larmes. Pas de diurèse depuis 12 heures. Les parents le disent amorphe.

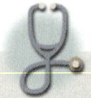

Cheveux et poils

L'inspection des cheveux et des poils doit permettre d'évaluer leur distribution, leurs caractéristiques (couleur, texture et qualité), la présence d'infestation et de poils inhabituels sur le corps.

Observations courantes

Le lanugo est un fin duvet recouvrant le corps du nouveau-né, principalement le dos et les épaules. La quantité de lanugo présente à la naissance varie d'un bébé à l'autre. Cependant, dans la plupart des cas, plus le nouveau-né est prématuré, plus le lanugo est abondant. Ce duvet disparaît au cours des deux premières semaines de vie.

À la naissance, les cheveux sont doux et de texture variable, selon l'origine ethnique du nouveau-né. Généralement, les cheveux du nouveau-né sont implantés dans la partie haute du front. Toutefois, il est important de noter que, chez les enfants hispano-américains, les cheveux sont implantés plus bas : ils commencent au milieu du front et vont jusqu'au bas de la nuque.

Particularités

Des cheveux crépus, cassants et secs peuvent révéler une hypothyroïdie ou une alimentation inadéquate. Chez les adolescents, il est possible que ces caractéristiques soient liées à une utilisation excessive de produits capillaires.

Un enfant présentant un trouble chromosomique peut avoir une implantation des cheveux très basse sur le front et la nuque.

La quantité de cheveux présente à la naissance varie beaucoup d'un bébé à l'autre. Certains nouveau-nés n'ont pas de cheveux, d'autres naissent avec une chevelure très abondante. Les cheveux du nouveau-né tombent en 2 ou 3 mois et ils sont alors remplacés par une nouvelle chevelure permanente de couleur parfois différente.

Les cheveux des enfants sont normalement lustrés, soyeux, résistants et possèdent une certaine élasticité. Ceux du trottineur poussent plus épais, plus foncés. Ils sont moins duveteux et perdent habituellement leur ondulation. De plus, de fins poils sont visibles aux portions distales des extrémités du bas et du haut de leur corps. Les cheveux des enfants de race noire sont plus frisés et plus drus que ceux des autres enfants.

Les cheveux de l'adolescent possèdent les mêmes caractéristiques que ceux de l'adulte. Toutefois, à ce stade de la vie commencent à apparaître des poils pubiens, axillaires et faciaux. Chez les garçons, l'apparition des poils pubiens indique le début de l'adrénarche et également celui de la puberté. À la suite du développement final du pénis et des testicules apparaissent simultanément les poils axillaires et faciaux.

Les étapes de la puberté se déroulent différemment chez les filles. Le début de la puberté chez elles est marqué par le développement des seins, la thélarche, et est suivi 2 à 6 mois plus tard par celui des poils pubiens. Tout comme chez les garçons, les poils axillaires n'apparaissent pas à ce moment-là mais plus tard, avant les premières menstruations, la ménarche.

Une touffe de poils sur la colonne vertébrale au niveau lombo-sacré fait suspecter un spina-bifida occulta. Une chute de cheveux localisée chez un nourrisson peut signifier qu'il est toujours couché dans la même position.

Une apparition précoce ou tardive de la pilosité peut indiquer un dérèglement hormonal. Par exemple, des poils disgracieux chez l'enfant prépubère ou encore des poils faciaux chez l'adolescente peuvent révéler un problème endocrinien. Enfin, une puberté ou une adrénarche précoce est identifiée lorsque des poils pubiens apparaissent chez un enfant de moins de 8 ans.

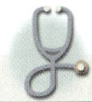

Ongles

Lors de l'examen physique, la couleur, la forme, la texture et la qualité des ongles doivent être évaluées par l'infirmière.

Observation courantes

Le nouveau-né, le nourrisson et l'enfant ont généralement des ongles roses, convexes et mous.

Particularités

Chez le nouveau-né, l'absence d'ongles ou des ongles très courts sont un signe de prématurité, alors que des ongles longs démontrent une post-maturité.

Des ongles bleus peuvent révéler une cyanose, des ongles jaunes un ictère. De plus, la coloration bleu noir peut être associée à un traumatisme de l'ongle. Enfin, des ongles blancs font suspecter une infection fongique.

Des ongles concaves peuvent indiquer que l'enfant présente une déficience en fer.

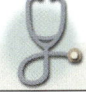

Tête

Lors de l'examen de la tête, il faut noter la forme, la grosseur, l'apparence et la symétrie de la voûte crânienne. Il faut aussi remarquer la forme et la symétrie du visage ainsi que l'espacement des traits. L'examen clinique du crâne et du visage chez l'enfant et chez l'adolescent se déroule en grande partie comme celui de l'adulte. La palpation des sutures et des fontanelles doit faire partie de l'examen clinique du nouveau-né et du nourrisson. L'idéal pour cette procédure serait d'être en présence d'un bébé calme en position assise ou debout.

Observations courantes

Normalement, le crâne, le visage et les mouvements des traits du nouveau-né et du nourrisson sont symétriques. Leur tête est ronde.

Particularités

La fermeture prématurée des sutures peut provoquer une anomalie du crâne appelée craniosténose. Une fermeture prématurée des fontanelles peut indiquer une microcéphalie et une fermeture tardive, une hydrocéphalie ou la persistance d'une hypertension intracrânienne. L'augmentation de la pression intracrânienne causera un gonflement

Les sutures se ferment vers l'âge de 6 mois. À la palpation, l'infirmière les sentira comme des arêtes sous le cuir chevelu. Les fontanelles sont normalement molles et concaves. La fontanelle antérieure (voir la figure 19.1) se ferme entre l'âge de 12 et 18 mois, la fontanelle postérieure vers 2 mois. La fontanelle antérieure, en forme de losange, a un diamètre d'environ 4 à 6 cm; la fontanelle postérieure, en forme de triangle, a un diamètre de 1 à 2 cm. Cette dernière est souvent accompagnée de la dilatation des veines du cuir chevelu. Certaines actions comme pleurer, déféquer, tousser ou vomir font bomber temporairement la fontanelle antérieure. L'infirmière peut prendre le pouls périphérique sur la fontanelle antérieure, où elle sentira les pulsations battre au même rythme que le cœur.

Le crâne du nouveau-né est souvent asymétrique à la suite d'un accouchement vaginal. Les os qui le forment sont mous et flexibles et peuvent donc se chevaucher pendant la période du travail et de l'accouchement. Ce phénomène est appelé modelage. Il est temporaire et se résorbe en quelques jours. Par la suite, les sutures deviennent palpables et le crâne, symétrique.

de la fontanelle antérieure et sera souvent accompagnée de la dilatation des veines du cuir chevelu. Cependant, cette situation est reliée à différentes affections comme une infection ou une obstruction du liquide céphalo-rachidien (LCR). La déshydratation ou la malnutrition entraînent la dépression de la fontanelle antérieure.

La plagiocéphalie, une asymétrie du crâne, peut être causée par une pression exercée pendant ou après la grossesse. Elle peut se produire chez un nourrisson toujours couché sur le même côté. Elle est caractérisée par un occiput aplati du côté où la pression est exercée et par un front proéminent de l'autre côté. Cette anomalie est temporaire, le crâne devenant symétrique lorsque la position de la tête est alternée.

Pendant la période utérine, un fœtus dont la tête est en flexion sur le sternum développera un raccourcissement du menton appelé micrognathie.

Deux types de tuméfactions localisées sont observés chez le nouveau-né : la bosse sérosanguine et le céphalhématome. La première est la conséquence d'un travail long et difficile, de la pression négative absorbée par le cuir chevelu lors de la perte du liquide amniotique ou lors d'un accouchement à l'aide de ventouses. La pression exercée sur le crâne entraîne un retour sanguin diminué, de l'œdème et l'accumulation de sang sous le cuir chevelu. Cette affection est présente à la naissance et se résorbe en quelques jours. La bosse sérosanguine (voir la figure 19.24) est différente du céphalhématome. En effet, elle n'a pas un contour délimité et elle peut traverser les sutures. Le céphalhématome (voir la figure 19.25) est bien limité par les sutures du crâne et n'est pas présent à la naissance : il apparaît un ou deux jours plus tard. Il se résorbe plus lentement que la bosse sérosanguine, parfois en quelques mois. Le céphalhématome est un épanchement de sang causé par une hémorragie se produisant entre l'os crânien et le périoste. Il est de consistance molle et peut être unilatéral ou bilatéral.

La paralysie faciale est présente chez certains nouveau-nés à la suite d'une lésion du nerf facial. L'infirmière peut particulièrement bien l'observer quand le bébé pleure, car il n'y a pas de mouvement du côté atteint. L'œil ne pourra pas se fermer et la fente palpébrale sera plus large. Cette paralysie disparaît généralement avant l'âge de 3 semaines.

Un enfant atteint de la trisomie 21 a un faciès caractéristique (voir la figure 19.26). Il présente un visage rond, un crâne petit et aplati, un épicanthus, des fentes palpébrales obliques, des oreilles petites et généralement basses, un nez en selle, une langue proéminente parfois fissurée ainsi qu'un cou épais et court.

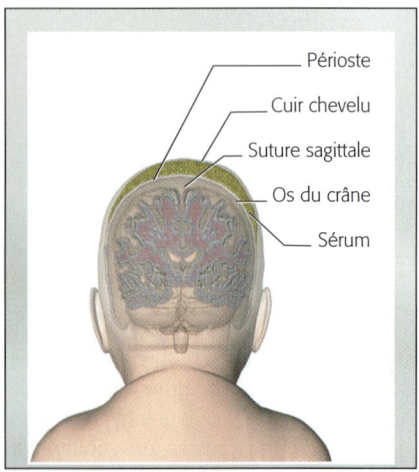

Figure 19.24 Bosse sérosanguine

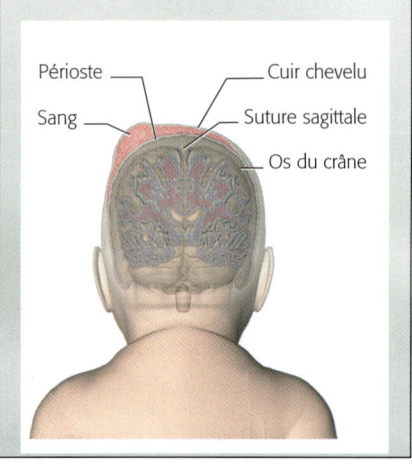

Figure 19.25 Céphalhématome

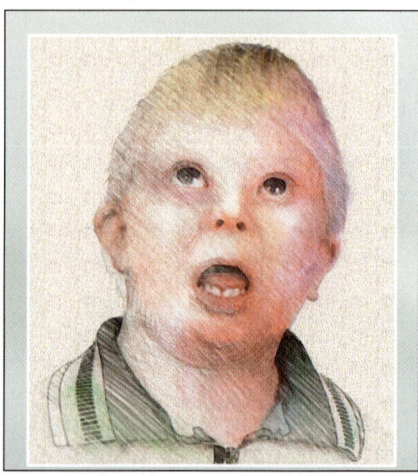

Figure 19.26 Le faciès d'un enfant atteint de la trisomie 21

Notes au dossier

La tête est ronde et symétrique, absence de traumatisme, de masse et de lésion.

La tête est ronde, présence d'un épanchement de sang à la surface de l'os crânien pariétal gauche d'environ 5 cm, délimité par les sutures.

Les fontanelles antérieure et postérieure sont palpables et souples.

L'enfant est calme, en position ventrale, la fontanelle postérieure est non palpable, la fontanelle antérieure est bombée.

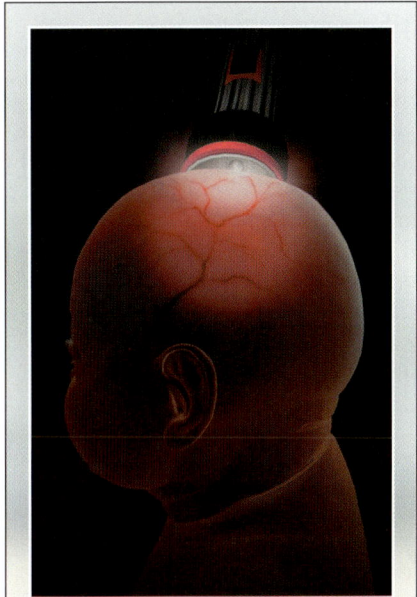

Figure 19.27 Transillumination des os du crâne

Transillumination des os du crâne

La transillumination des os du crâne devrait faire partie de l'examen initial du nouveau-né et de l'examen d'un enfant ayant une tête de grosseur suspecte. L'infirmière procède à cet examen dans une pièce complètement obscure en utilisant une lampe de poche munie d'un contour en caoutchouc. La lampe de poche doit être appliquée sur le crâne et l'éclairer à différents endroits.

Observations courantes

L'infirmière devrait normalement voir un halo lumineux de 2 cm de diamètre au maximum tout autour de la lampe.

Particularités

Lorsque le cerveau est absent ou très petit ainsi que lors d'hydrocéphalie avancée, le crâne sera entièrement transilluminé (voir la figure 19.27).

Palpation de la glande parotide

L'infirmière doit palper la glande parotide à la recherche d'un gonflement ou d'une sensibilité au toucher. Elle évalue ce signe clinique en repérant le canthus externe de l'œil et la partie inférieure du lobe de l'oreille. Elle trace une ligne imaginaire entre ces deux points qu'elle palpe à l'aide de l'index. La glande parotide est située à l'angle de la mâchoire.

Observations courantes

Il n'y a aucun signe d'inflammation autour de la glande parotide.

Particularités

Un gonflement ou une sensibilité au toucher de la glande parotide, accompagnés d'érythème et d'œdème du canal de Sténon, canal excréteur de la parotide situé dans la muqueuse buccale, sont associés aux oreillons.

Cou

L'infirmière place le nouveau-né en décubitus dorsal et, à l'aide de l'index et du pouce, palpe le cou, la nuque et les clavicules à la recherche de masses, de kystes, d'adénopathies et de ganglions lymphatiques, d'un raccourcissement, d'une bosse, d'un décrochage de l'os et de crépitations. Elle note la grosseur des structures ainsi que la position centrée du cartilage thyroïdien et de la trachée.

L'infirmière doit évaluer l'amplitude des mouvements de la tête en la mobilisant dans toutes les positions afin de déceler des signes éventuels de raideur. Pour ce faire, elle couche l'enfant sur le dos, prend sa tête entre les mains et la fait tourner délicatement dans tous les sens. L'infirmière peut aussi déceler une résistance à la mobilisation en demandant à l'enfant (s'il peut collaborer) de s'asseoir, d'allonger ses jambes et de toucher son thorax avec son menton, position nommée tripode (voir la figure 19.28).

L'infirmière examine le cou à la recherche d'une adénite cervicale. Elle palpe la glande parotide de la manière décrite précédemment. Une inflammation située en dessous de la glande parotide indique une adénite cervicale.

Observations courantes

Le cou du nouveau-né est court, mobile et présente des plis cutanés. Normalement, le cou des enfants est mobile, la tête peut bouger facilement de gauche à droite et d'avant en arrière. Il n'y a pas de masse, de kyste, d'adénopathie cervicale, de fracture ni de crépitement. Il n'y a aucun signe d'inflammation. Sauf en cas de fracture, les épaules sont symétriques et les clavicules droites et intactes.

Particularités

Un cou palmé est associé au syndrome de Turner et de Down.

Lors d'une anomalie de la clavicule, le réflexe de Moro (voir le tableau 19.19) sera présent du côté non atteint seulement.

Un déplacement de la trachée indique un problème respiratoire dû à la présence d'un corps étranger, d'une tumeur, d'un pneumothorax important ou d'un hémothorax.

Un enfant atteint d'une raideur à la nuque ne peut plus bouger sa tête dans tous les sens ni exécuter la position du tripode. La raideur à la nuque chez le nourrisson et l'enfant est un signe clinique particulièrement révélateur d'une méningite ou d'une atteinte au système nerveux central (SNC). L'absence de mobilité du cou du nouveau-né est aussi liée à un torticolis congénital, secondaire à une lésion du muscle sterno-cléido-mastoïdien. Lors de cette affection, la tête sera penchée du côté atteint et, après deux semaines, l'infirmière pourra palper une masse fibreuse indurée dans le muscle atteint.

Figure 19.28 Position du tripode

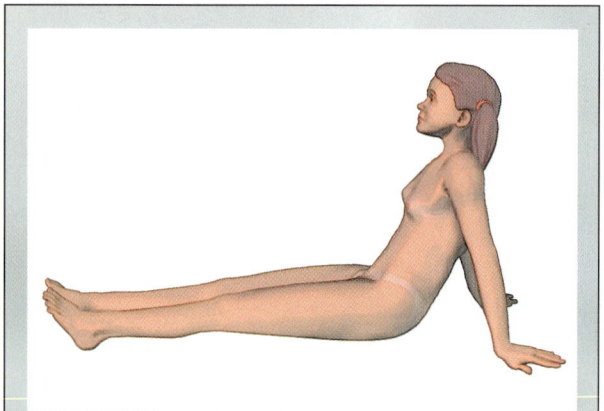

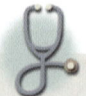

Ganglions lymphatiques

Les ganglions lymphatiques chez l'enfant sont potentiellement palpables. La figure 19.9 illustre, entre autres, la croissance de la fonction lymphatique.

L'infirmière doit inspecter et palper les ganglions lymphatiques. Elle les examine lors de l'évaluation clinique de la partie du corps où ils se trouvent. Elle procède de la même façon que chez l'adulte. Elle note leur grosseur, leur température, leur mobilité et leur sensibilité au toucher.

Observations courantes

Normalement, l'infirmière palpe des ganglions petits, mous, mobiles, à la température du corps et indolores.

Une période de croissance rapide des ganglions est observée chez l'enfant d'âge scolaire. Elle se traduit par une augmentation du volume des ganglions qui ne doit pas être confondue avec un épisode pathologique.

Particularités

L'adénopathie est associée à plusieurs infections bactériennes ou virales comme la pharyngite aiguë, l'otite, la mastoïdite ou la mononucléose infectieuse. Les ganglions sont plus volumineux, durs et sensibles au toucher. La maladie de Kawasaki présente plusieurs signes cliniques dont une adénopathie cervicale importante qui s'accompagne de fièvre. La maladie de Hodgkin, un lymphome, une leucémie ou le virus de l'immunodéficience humaine (VIH) présentent aussi cette caractéristique au niveau cervical.

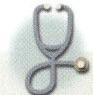

Œil

Structures externes

L'examen des yeux d'un nourrisson ou d'un enfant qui coopère difficilement, ou d'un nouveau-né qui garde ses paupières fermées pendant plusieurs heures de la journée, est parfois une tâche ardue pour l'infirmière. Dans le cas du nouveau-né, l'infirmière peut faire basculer le bébé de la position horizontale à la position verticale, ce changement de position réussissant généralement à lui faire ouvrir les yeux.

L'infirmière examine la structure externe de l'œil et particulièrement la grandeur, la pigmentation, la mobilité ainsi que la symétrie des yeux et du diamètre des pupilles. Les paupières et les conjonctives seront aussi observées afin de noter tout signe d'inflammation.

Observations courantes

Normalement, les yeux bougent dans toutes les directions. Après la naissance, la coordination des mouvements des yeux se développe rapidement. Elle peut être atteinte quelques semaines plus tard. Un nystagmus léger peut être présent chez les nouveau-nés, mais il ne devrait durer que quelques jours pour être considéré comme normal. Les pupilles sont rondes, claires, symétriques et réagissent à la lumière. Le nouveau-né de race blanche aura les yeux bleu gris, le nouveau-né à la peau foncée les aura marron foncé. La couleur des yeux devient définitive avant la fin de la première année. Autant en apparence qu'en mouvement, les sourcils sont symétriques. Un bébé à terme naîtra avec des cils. Habituellement, le nouveau-né pleure sans sécréter de larmes car sa fonction lacrymale est immature. Les larmes seront présentes vers le deuxième mois.

Particularités

Si les pupilles ne sont pas symétriques ou rondes, ou encore si elles sont en myosis ou en mydriase, on peut soupçonner une affection neurologique. Lorsque la paupière ne recouvre pas l'iris, le signe du coucher du soleil est présent et l'infirmière suspecte l'hydrocéphalie.

Un épicanthus large chez un enfant asiatique ou un épicanthus présent chez un enfant d'un autre groupe ethnique font redouter la trisomie 21 (voir la figure 19.26).

Une pigmentation insuffisante sera observée chez les enfants albinos. Les nouveau-nés souffrant d'anémie auront une conjonctive pâle. Lorsque l'infirmière note que la conjonctive de l'œil est jaune, elle doit suspecter un ictère. Si le nouveau-né souffre d'une hémorragie sous-conjonctivale importante, elle doit soupçonner la présence d'une anoxie sévère ou d'un hématome sous-dural. Une conjonctivite bactérienne peut survenir ; elle s'accompagne généralement d'un écoulement purulent et d'une rougeur au bord des paupières.

Un excès de larmes peut indiquer l'obstruction du canal lacrymal ou un syndrome de sevrage. Une absence de larmes peut aussi indiquer l'obstruction du canal lacrymal.

Si un nystagmus persiste plus de quelques jours, l'infirmière doit soupçonner une cécité ou une lésion d'un nerf crânien.

Les paupières de l'enfant sont situées au-dessus des pupilles, elles touchent l'iris et ne sont pas tombantes.

L'œdème des paupières est considéré comme normal les premiers jours de vie. Il est dû au traumatisme de la naissance et à l'instillation de gouttes ophtalmiques (nitrate d'argent ou érythromycine) après l'accouchement. L'œdème se résorbe la plupart du temps au bout de quelques jours. La conjonctive est rose et luisante. Une conjonctivite peut se manifester pendant deux ou trois jours à la suite de l'administration des gouttes ophtalmiques. Une hémorragie sous-conjonctivale peut survenir après l'accouchement; elle est habituellement bénigne et temporaire.

Structures internes

Comme l'examen des structures internes de l'œil chez le nourrisson nécessite une certaine dextérité, il n'est effectué par l'infirmière que de façon exceptionnelle. Les structures internes de l'œil de l'enfant sont identiques à celles de l'adulte. Elles sont examinées à l'aide de l'ophtalmoscope. Si l'infirmière trouve des anomalies, elle doit examiner le fond d'œil des parents.

La technique de l'examen du fond d'œil se déroule chez le nourrisson et l'enfant comme chez l'adulte. L'ophtalmoscope sera utilisé et ajusté à +20 dioptries pour voir la cornée, à +15 dioptries pour voir le cristallin et à 0 dioptrie pour voir le fond d'œil. Le nourrisson sera couché en décubitus dorsal sur la table d'examen tandis que l'enfant pourra être en position assise. L'infirmière explique le déroulement de l'examen à l'enfant auparavant et lui permet de manipuler l'ophtalmoscope.

L'infirmière recherche le reflet rouge rétinien chez le nouveau-né et l'enfant lors de l'examen du fond d'œil. Elle positionne l'ophtalmoscope à 0 dioptrie et se place à environ 25 cm de l'œil examiné (voir la figure 19.29).

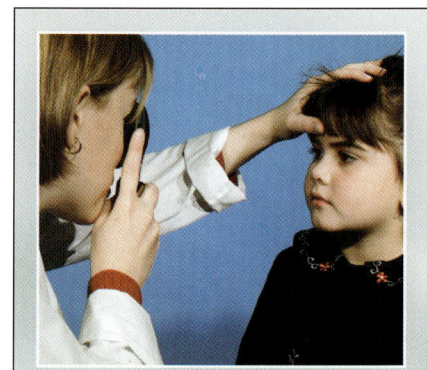

Figure 19.29 Examen ophtalmoscopique

Observations courantes

L'infirmière voit un reflet rouge orangé lorsqu'elle recherche le reflet rouge rétinien. La cornée est transparente, la sclérotique est blanche mais parfois bleutée chez le nouveau-né de race blanche ou légèrement brunâtre chez le nouveau-né à la peau foncée. La macula est absente chez le nouveau-né car son développement débute vers le quatrième mois et atteint sa maturité vers le huitième mois, ce qui explique la vision trouble jusqu'à cet âge. Des petites taches blanches, appelées taches de Brushfield, se trouvent parfois dans l'iris d'un enfant normal. Ce phénomène apparaît souvent chez l'enfant atteint de trisomie 21.

Particularités

Une coloration bleue foncée de la conjonctive chez le nouveau-né ou la persistance d'une coloration d'un bleu plus pâle chez le nourrisson fait suspecter l'ostéogenèse imparfaite. De même, une coloration jaunâtre de la conjonctive est associée à l'ictère physiologique du nouveau-né.

L'infirmière doit porter une attention particulière aux nouveau-nés dont la mère a souffert de la rubéole, de la syphilis ou du cytomégalovirus pendant la grossesse. En effet, on a remarqué que ces enfants présentaient fréquemment des signes de cataracte congénitale, c'est-à-dire un cristallin opaque. Si le reflet rouge rétinien n'apparaît pas chez le nouveau-né, une consultation médicale est nécessaire.

Acuité visuelle

L'acuité visuelle est la capacité de voir clairement de près et de loin. L'examen de la vue du nouveau-né se fait à partir de la présence des principaux réflexes visuels. Le nouveau-né qui possède ces réflexes est doté d'une certaine acuité visuelle et peut percevoir de la lumière et des formes. Le réflexe de clignement et le réflexe pupillaire sont présentés au tableau 19.19. Afin de vérifier le réflexe de la glabelle, l'infirmière donne un léger coup, avec son index, sur l'arête du nez du bébé.

L'évaluation de l'acuité visuelle du nourrisson et du trottineur n'est pas facile. En effet, il n'existe pour les enfants de ce groupe d'âge aucun examen précis pour la mesurer. Cependant, le test du jouet miniature permet à l'infirmière d'évaluer de façon valable l'acuité visuelle du jeune enfant qui n'est pas capable d'utiliser la carte des E de Snellen, utilisée seulement chez les enfants de plus de 3 ans. L'infirmière pourra utiliser une carte morphoscopique, notamment celle de Rossono ou d'Allen, qui illustre des objets familiers, pour évaluer l'acuité visuelle du jeune enfant qui aurait de la difficulté avec la carte des E de Snellen. Cette dernière et la carte morphoscopique ainsi que les explications relatives à leur utilisation sont présentées dans le chapitre 8, sur la tête et le cou (section « Acuité visuelle »). Chez l'enfant plus âgé qui connaît les lettres de l'alphabet, la carte alphabétique de Snellen peut être utilisée.

Les résultats des tests évaluant l'acuité visuelle de l'enfant doivent être interprétés avec discernement. En effet, l'enfant, l'infirmière et les conditions de réalisation donnent une subjectivité aux résultats obtenus.

Observations courantes

Le réflexe de clignement et le réflexe pupillaire sont normalement présents chez tous les nouveau-nés. Le réflexe cornéen est lui aussi présent dès la naissance. Le réflexe de la glabelle fera réagir le nourrisson par un clignement des yeux si celui-ci possède une certaine acuité visuelle.

L'acuité visuelle s'améliore avec les années (voir le tableau 19.17). Le dépistage des problèmes visuels doit être fait avant l'entrée à l'école, afin de favoriser le développement cognitif.

Particularités

Les réflexes de clignement, pupillaire, cornéen et de la glabelle ne sont pas présents chez le nouveau-né.

Tableau 19.17 Acuité visuelle chez les enfants de 6 mois à 6 ans

Âge	Acuité visuelle		
	Snellen		Monoyer
	Pieds	Mètres	—
6 mois	20/200	6/60	1/10
1 an	20/200	6/60	1/10
2 ans	20/100	6/30	2/10
3 ans	20/50	6/15	3,3/10
4 ans	20/40	6/12	5/10
5 ans	20/30	6/9	7/10
6 ans	20/20	6/6	10/10

Test du jouet miniature

Pour procéder à l'examen, l'infirmière utilise deux séries identiques de petits jouets familiers comme des cubes ou des billes. L'infirmière donne à l'enfant une série de jouets et elle garde l'autre pour elle. Elle se place ensuite devant l'enfant à une distance de trois mètres. L'infirmière présente un jouet à l'enfant et lui demande de lui montrer le même jouet.

Observations courantes

L'enfant montre à l'infirmière le même jouet que celui qu'elle vient de lui présenter.

Particularités

L'enfant montre à l'infirmière un jouet différent de celui qu'elle vient de lui présenter. Dans ce cas, il se peut que l'acuité visuelle de l'enfant soit réduite ou que l'enfant n'ait pas compris la règle.

Test de la carte des « E » de Snellen

Ce test se déroule comme chez l'adulte. L'enfant indique verbalement à l'infirmière le sens du E mais il peut aussi utiliser ses doigts pour répondre.

Observations courantes

L'enfant peut identifier le sens des lettres selon les valeurs attendues pour son groupe d'âge telles que présentées au tableau 19.17.

Particularités

Les valeurs normales sont présentées au tableau 19.17. Lorsque l'enfant n'atteint pas la valeur normale, il est préférable de le diriger vers un spécialiste.

Reflet cornéen ou test de Hirschberg

La faiblesse congénitale des muscles extrinsèques de l'œil peut causer du strabisme, problème dû à un défaut du parallélisme des yeux. Normalement, les deux yeux sont parallèles, ils captent une image, la focalisent sur leur rétine respective puis transmettent l'information au cerveau qui fusionne les images ensemble pour n'en former qu'une. Lorsque les yeux ne sont pas parallèles, la rétine de chaque œil reçoit deux images différentes. L'enfant se plaint de voir double (diplopie). Le cerveau tente de corriger la vision dédoublée en supprimant l'image la plus floue. Ce problème de parallélisme doit être corrigé, sinon l'œil le plus faible deviendra paresseux et cessera d'être utilisé. L'enfant souffrira d'amblyopie par défaut d'usage, affection oculaire importante chez les enfants d'âge préscolaire qui doit être dépistée par l'infirmière et corrigée avant l'âge de 6 ans pour avoir les meilleures chances de guérison.

La faiblesse des muscles oculaires, cause du strabisme, peut être évaluée à l'aide du test de Hirschberg, aussi appelé reflet cornéen. Ce test est le même que chez l'adulte. L'infirmière attire l'attention du jeune enfant sur une lumière qu'elle tient au milieu de son front. Pendant que l'enfant fixe la lumière, elle en observe le reflet sur les deux cornées. L'infirmière maintient la tête de l'enfant fixe en position centrale et verticale, puis la tourne vers la gauche et ensuite vers la droite tandis que les yeux de l'enfant continuent à fixer la lumière.

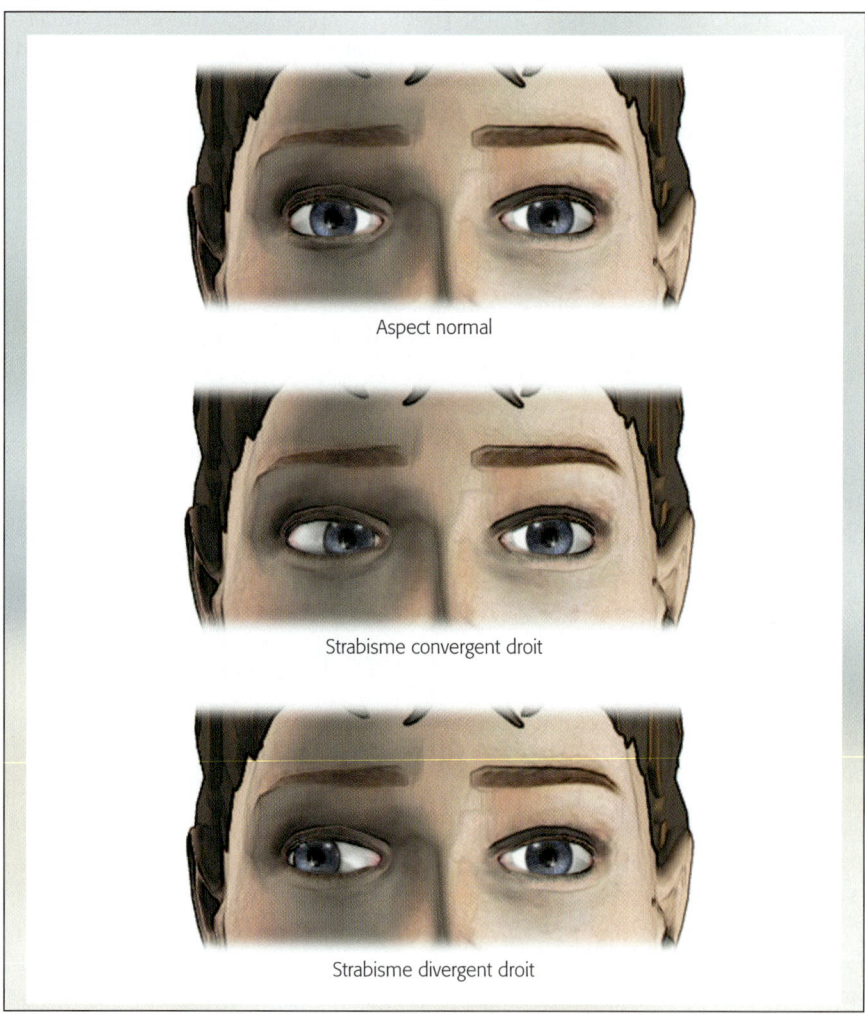

Figure 19.30 Position des yeux selon le degré et le type de strabisme

Aspect normal

Strabisme convergent droit

Strabisme divergent droit

Observations courantes

Le reflet de la lumière doit être projeté exactement à la même place dans chaque œil pour témoigner de l'exactitude du parallélisme des yeux. Normalement, le reflet cornéen de chaque œil est symétrique à l'autre.

Particularités

Le strabisme convergent ou divergent est présent lorsque ces reflets sont asymétriques. Tel qu'illustré à la figure 19.30, le type et le degré de strabisme peuvent être déterminés selon la disposition des yeux.

Test de l'écran unilatéral

Le test de l'écran unilatéral sert aussi à évaluer la faiblesse des muscles oculaires. L'infirmière couvre un œil de l'enfant et lui demande de regarder un objet fixe et attrayant, par exemple une marionnette, à environ 30 cm (voir la figure 19.31). L'infirmière observe les mouvements de l'œil non couvert.

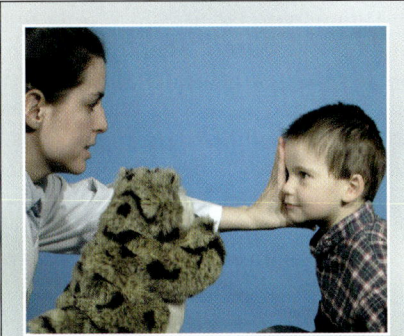

Figure 19.31 Test de l'écran chez l'enfant

Observations courantes

Normalement, on ne remarque aucun mouvement de l'œil. Quand l'enfant fixe l'objet, l'infirmière lui découvre l'œil afin d'en observer les mouvements. Les yeux devraient rester fixes, aucun mouvement de l'œil n'étant perceptible. L'infirmière recommence la même manœuvre pour l'autre œil.

Particularités

La présence d'un mouvement de l'œil peut indiquer du strabisme.

Champ visuel

Pour l'examen du champ visuel, l'infirmière maintient la tête de l'enfant en position verticale. Elle prend dans une main un petit objet qu'elle fait bouger dans tout le champ de vision de l'enfant. Le nourrisson et le jeune enfant peuvent être assis sur les genoux du parent pendant cet examen.

Observations courantes

Le nouveau-né a une capacité à suivre les objets au niveau d'un plan médian. Les nourrissons peuvent suivre un objet qui se trouve dans leur champ de vision vers l'âge de trois mois. Quand l'objet arrive dans le champ de vision de l'enfant, l'enfant dirige ses yeux vers cet objet. L'infirmière peut alors évaluer l'étendue du champ visuel de l'enfant, qui est autour de 170 degrés.

Particularités

L'enfant est incapable de suivre un objet en mouvement, sans bouger la tête, dans un champ de vision de 170 degrés.

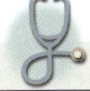

Oreille

Structures externes

L'infirmière procède à l'examen des oreilles du nouveau-né en évaluant leur forme, leur grosseur, la fermeté du cartilage ainsi que la position du lobe de l'oreille. Elle vérifie aussi l'hygiène des oreilles. Elle note la présence de cérumen et décrit l'écoulement s'il y a lieu.

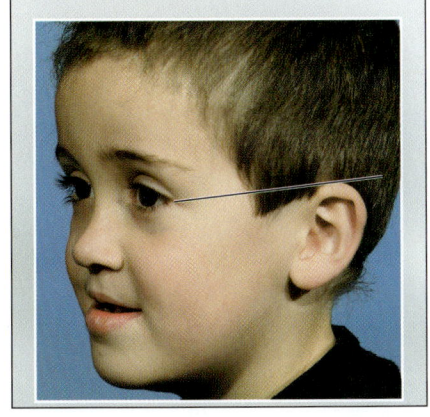

Figure 19.32 Alignement des oreilles

Observations courantes

À la naissance, les oreilles du nouveau-né sont molles, flexibles et pliées. Elles se déplient et prennent leur forme dans les jours qui suivent l'accouchement. La partie supérieure du pavillon de l'oreille touche au cuir chevelu et est alignée sur l'angle interne et externe de l'œil (voir la figure 19.32).

Particularités

Des oreilles implantées bas, petites ou malformées caractérisent plusieurs syndromes, des aberrations chromosomiques et des cas d'arriération mentale. Un appendice cutané ou une fossette peuvent être anormalement retrouvés en avant du tragus. Si un nourrisson a une oreille collée au crâne, on peut penser qu'il est toujours couché sur le même côté.

Structures internes

Chez le nourrisson, l'examen otoscopique se déroule bien en position couchée et sera encore facilité si l'infirmière tire le pavillon vers le bas, car le conduit auditif externe est orienté vers le haut. Chez l'enfant, elle tire le pavillon vers le haut car, chez lui, le conduit auditif est orienté vers le bas. Pour effectuer l'examen otoscopique, l'infirmière introduit le spéculum de l'otoscope dans le conduit auditif externe. Les spéculums existent en différentes grandeurs (de 2 mm pour le nourrisson à 5 mm pour l'adolescent). L'infirmière choisira le modèle le plus grand pouvant s'adapter au conduit auditif de l'enfant. En effet, plus large sera le spéculum, plus grande sera la surface qu'elle pourra examiner et plus rapide sera l'examen de l'oreille. Le spéculum doit être inséré dans l'oreille à une profondeur allant de 0,5 cm à 1,5 cm (voir la figure 19.33).

Avant de procéder à l'examen, l'infirmière doit expliquer à l'enfant ce qu'elle fera. Elle peut lui permettre de manipuler l'appareil. Les enfants n'apprécient pas toujours l'examen des oreilles, car le conduit auditif est sensible. Il faut donc manipuler l'otoscope avec douceur. Afin de respecter les mesures de sécurité, l'infirmière doit positionner le jeune enfant de telle sorte qu'il bouge le moins possible. Différentes positions sont efficaces pour maintenir l'enfant immobile. Le choix de la position revient à l'infirmière. L'aide des parents peut être sollicitée pour tenir l'enfant lors de la procédure. Un enfant qui collabore facilement peut être mis en position assise, un enfant plus agité en décubitus dorsal ou ventral, ses bras maintenus en extension le long de sa tête par un parent. L'infirmière se penche au-dessus de l'enfant pour l'examiner.

Une autre méthode efficace pour immobiliser le nourrisson ou le jeune enfant consiste à l'asseoir de côté sur les genoux du parent. Le bras qui touche au parent sera positionné et immobilisé sous le bras du parent tandis que l'autre bras sera allongé le long du corps. L'oreille à examiner est face à l'infirmière. Le parent tient la tête de l'enfant et son bras afin de l'empêcher de bouger (voir la figure 19.34).

Observations courantes

Normalement, la couleur du tympan varie de grisâtre à rose pâle. Si l'enfant pleure ou présente des signes de fièvre, le tympan sera rougi bilatéralement. L'accumulation de cérumen dans le conduit auditif de l'enfant ne permet pas toujours à l'infirmière de bien voir les structures internes. Le tympan du nouveau-né n'est pas visible à cause du vernix caseosa accumulé dans cette cavité. Cet enduit disparaît au bout de quelques jours.

Particularités

Dans la plupart des cas, les signes cliniques de l'otite chez le nourrisson et chez l'enfant sont les mêmes que chez l'adulte, c'est-à-dire rougeur, œdème et tympan bombé. Chez l'enfant, la mastoïdite aiguë est une complication de l'otite. Elle est caractérisée par de la rougeur, de l'œdème et de la sensibilité à l'apophyse mastoïde. La présence d'un écoulement purulent est associée à l'otite moyenne perforée, la présence de sang à un traumatisme.

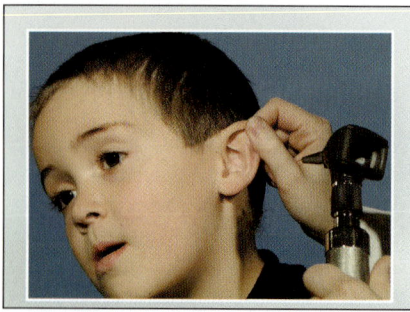

Figure 19.33 Examen des oreilles d'un enfant

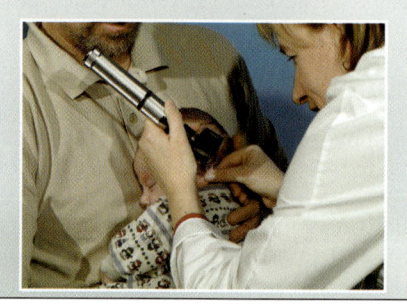

Figure 19.34 La position du bébé lors de l'examen des oreilles

Acuité auditive

Pendant la période postnatale, les parents apprennent à connaître leur bébé. Leur opinion sur l'acuité auditive du nourrisson est primordiale. Ce sont eux, en effet, qui connaissent le mieux l'enfant.

L'audition du nourrisson doit être évaluée. L'infirmière procédera à cet examen en utilisant le réflexe de clignement des paupières au bruit. Elle produit un bruit sec à environ 30 cm des oreilles du bébé en claquant des doigts, en tapant des mains ou à l'aide d'un objet bruyant.

Les tests servant à évaluer l'acuité auditive d'un enfant peuvent être réalisés simplement à l'aide de jeux. Par exemple, l'infirmière chuchote des mots à environ 2,5 m de l'enfant et lui demande de les répéter. Elle peut aussi lui poser des questions. Pour que l'enfant ne puisse lire sur les lèvres de l'infirmière et fausser ainsi les résultats, l'infirmière doit les cacher lorsqu'elle parle.

L'adolescent doit être examiné comme l'adulte.

Observations courantes

Le nourrisson a une réponse positive s'il cligne des paupières après avoir entendu le bruit. Une réponse positive indique que le bébé entend. Ce test n'est pas d'une validité absolue. Ce réflexe disparaît parfois au bout d'un certain temps ou lorsqu'il a été produit à répétition.

Normalement, l'enfant peut répéter les mots chuchotés par l'infirmière.

Dès la naissance, les bébés répondent aux sons de basse fréquence, tels que les battements cardiaques ou une berceuse, en devenant plus calme. L'enfant réagit généralement de façon très forte à un bruit à haute fréquence. Le nourrisson et l'enfant tournent la tête en direction des bruits qu'ils entendent. À partir de 2 semaines de vie, le nouveau-né réagit à un bruit soudain en présentant le réflexe de Moro (voir le tableau 19.19).

Particularités

Une réponse négative au test n'implique pas nécessairement que le nourrisson souffre de surdité. Cependant, une recherche doit être faite dans ce sens.

Des tests approfondis comme un examen audiométrique devraient être effectués chez les enfants présentant des signes d'une diminution de l'audition, un retard de langage ou des troubles de la parole.

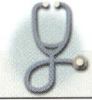

Nez

L'infirmière note l'apparence du nez, la présence de sécrétions ou d'un saignement. L'examen du nez d'un enfant se fait comme celui d'un adulte.

Observations courantes

Le nouveau-né respire par le nez. Il est capable d'éternuer s'il en ressent le besoin. Son odorat est développé : il perçoit les odeurs dès que le liquide amniotique est retiré de ses cavités nasales. Son nez est petit, étroit et centré par rapport à ses yeux et à sa bouche. La muqueuse nasale est rosée, humide et ne présente pas d'écoulement.

Particularités

L'arête du nez peut sembler plus large et aplatie chez les enfants atteints de trisomie 21. Le nouveau-né peut souffrir de difficulté respiratoire à la suite d'une obstruction nasale congénitale comme l'atrésie des choanes, situées entre les fosses nasales et le pharynx. Une muqueuse nasale pâle et congestionnée est associée à la rhinite allergique. Des polypes nasaux peuvent être observés lors de cette affection mais surtout chez un enfant atteint de la fibrose kystique.

Perméabilité des fosses nasales

La perméabilité des fosses nasales doit être vérifiée chez un nouveau-né. L'infirmière bouche alternativement chaque narine et vérifie l'échange d'air. La bouche de l'enfant doit être fermée pendant la procédure. Un grand nombre de nourrissons n'aiment pas beaucoup respirer par la bouche, certains en sont même incapables.

Observations courantes

Normalement, les narines du nouveau-né sont perméables.

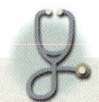

Bouche

L'examen de la bouche et du pharynx se déroulera plus facilement si le nouveau-né pleure, car il ouvrira la bouche. Il est important d'inspecter les structures externes et internes de la bouche pour pouvoir détecter une anomalie congénitale. L'infirmière observe l'absence ou la présence d'une fissure labiale (de la lèvre supérieure). Elle insère un doigt à l'intérieur de la bouche du nouveau-né et palpe la voûte palatine et le voile du palais afin de déceler une fente palatine. Chez l'enfant, cet examen se fera à l'aide d'un abaisse-langue et d'une lumière. L'infirmière pourra demander à l'enfant d'ouvrir la bouche, de sortir la langue et de dire « Ah » (voir la figure 19.35).

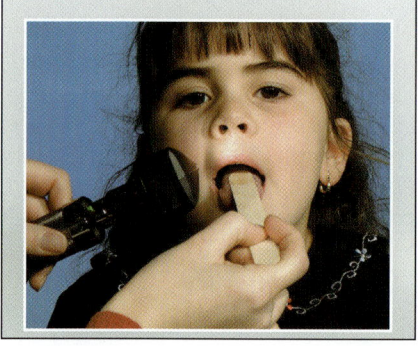

Figure 19.35 Examen des structures de la bouche

Observations courantes

Normalement, les lèvres du nouveau-né sont douces, symétriques, rosées et le réflexe de succion est présent. Le bébé produit peu de salive au cours des trois premiers mois. Les parents pourront s'apercevoir qu'il commence à sécréter davantage de salive quand ils le verront baver. Les papilles gustatives du bébé fonctionnent à la naissance : il peut goûter ce qui est sucré et amer.

Le palais est intact et en forme de dôme.

Particularités

Des lèvres sèches peuvent indiquer un état de déshydratation ou une respiration buccale. Une grande quantité de salive n'est pas nécessairement associée à l'éruption des dents. Une fistule trachéo-œsophagienne est possible chez un enfant qui produit une grande quantité de salive.

Le muguet (candidose buccale) peut aussi être observé dans la bouche du nourrisson. Cette affection se présente sous la forme de plaques semblables à du lait caillé collées sur la muqueuse buccale. Ces plaques se décollent difficilement et des saignements apparaissent si elles sont grattées. Le muguet survient fréquemment chez les bébés immunosupprimés, chez ceux qui reçoivent une antibiothérapie, ainsi que lors de l'accouchement par une mère infectée par *Candida albicans*.

L'infirmière doit rechercher le signe de Koplik, associé à la rougeole, chez un enfant présentant de la fièvre et un écoulement nasal. Cette affection se manifeste par l'apparition sur la muqueuse de la joue de petits points blancs disposés par plaques. La quantité des lésions est variable et s'accompagne généralement d'éruptions cutanées maculopapuleuses sur tout le corps.

L'absence de cri caractérise généralement les bébés atteints d'un retard mental. Les cris aigus et stridents se rencontrent chez un enfant souffrant d'hypertension intracrânienne ; tandis qu'un stridor est associé à une atteinte laryngée ou à une trachéomalacie.

L'examen direct de la gorge d'un enfant présentant des signes d'épiglottite aiguë peut conduire à un spasme laryngé et provoquer une obstruction complète. L'infirmière doit être consciente du danger et éviter d'examiner la gorge ou de provoquer le réflexe nauséeux chez un enfant présentant une toux croupale accompagnée d'une forte fièvre, d'une hypersalivation, de difficulté à avaler et de problèmes respiratoires se situant dans la partie supérieure. L'examen de la gorge se fera donc en présence de professionnels capables, si nécessaire, d'intuber rapidement.

La présence d'une fissure labiale ou d'une fente palatine est anormale. Ces particularités sont illustrées à la figure 19.36.

Figure 19.36 Fissure labiale et fente palatine

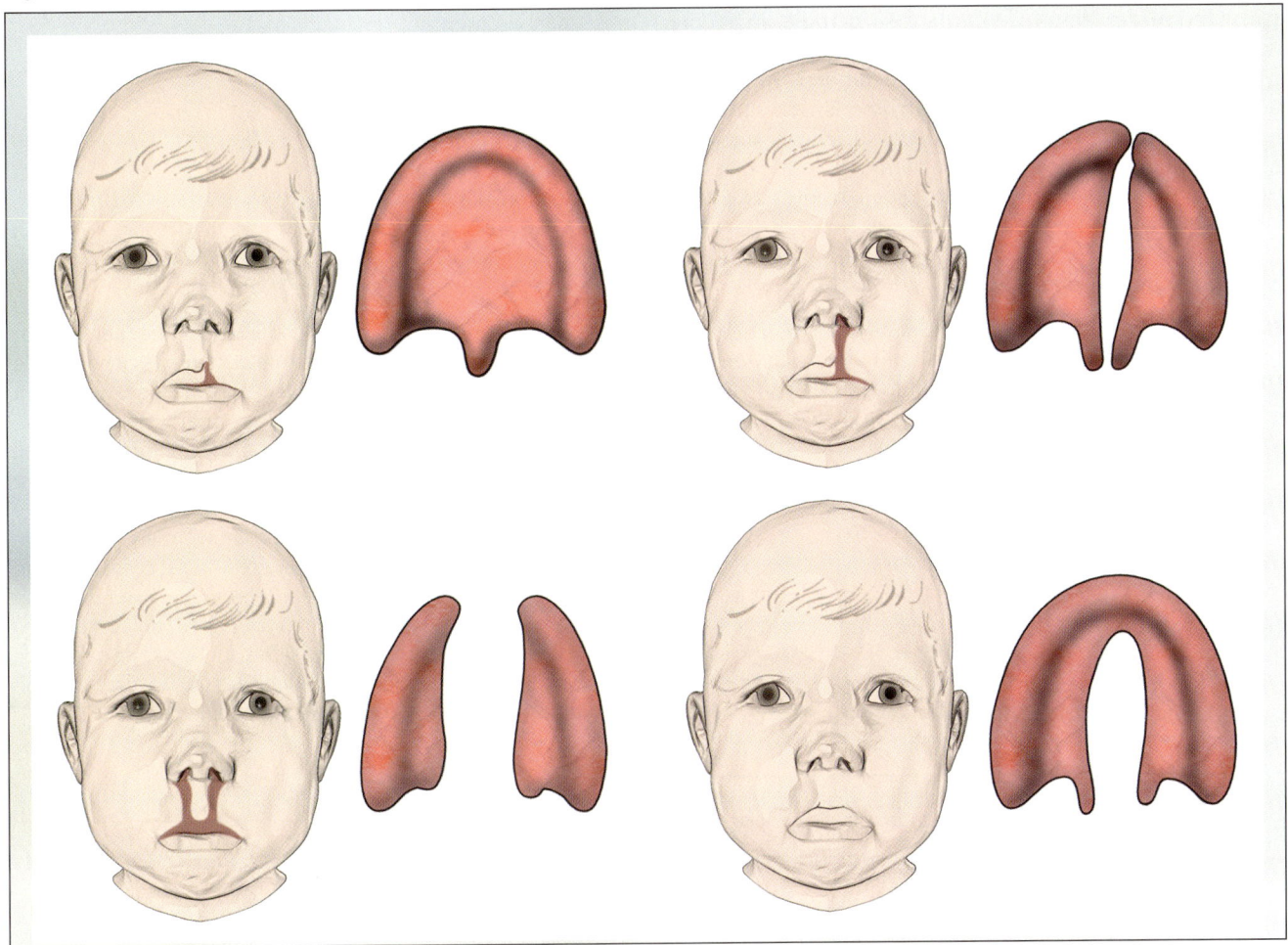

Gencives et langue

L'infirmière examine l'aspect des gencives et de la langue pendant que le nourrisson ou l'enfant a la bouche ouverte. Elle visualisera les structures en les éclairant à l'aide de la lumière de l'oto-ophtalmoscope.

Observations courantes

Les gencives sont roses et lisses. Des kystes blanchâtres et luisants, de la grosseur d'une tête d'épingle, appelés perles d'Epstein, peuvent être observés sur les gencives et le palais. Sans conséquence, les perles d'Epstein disparaissent d'elles-mêmes en quelques semaines. Chez le nouveau-né à la peau foncée, des taches brunâtres peuvent être retrouvées sur les gencives.

La langue est située au milieu de la bouche. Elle est normalement rose, rugueuse et mobile. Sa grosseur doit correspondre à la grandeur de la bouche. Le frein de la langue est de consistance et de longueur variables.

Le réflexe de succion doit concorder avec le réflexe de déglutition. L'enfant doit présenter le réflexe nauséeux.

Particularités

Chez les enfants, une langue framboisée est associée à la scarlatine tandis qu'une langue lisse caractérise l'avitaminose. Une langue trop grosse par rapport à la bouche peut indiquer une affection congénitale comme le syndrome de Down ou l'hypothyroïdie. L'infirmière peut s'apercevoir que le frein de la langue, anormalement court, donne au bout de la langue une forme de cœur. Cette affection se nomme ankyloglosse. Elle empêche les mouvements de protrusion mais n'affecte pas l'alimentation ou l'apprentissage du langage.

Une langue qui n'est pas centrée peut être associée à une lésion du nerf crânien XII.

Dents

L'inspection des dents d'un enfant se déroule en même temps que l'examen des autres structures internes de la bouche. L'infirmière demande à l'enfant d'ouvrir sa bouche. Elle utilise une lumière afin d'éclairer l'intérieur de la bouche et a parfois recours à un abaisse-langue ou à ses doigts pour examiner les dents. Lors de l'examen des dents du nourrisson et de l'enfant, l'infirmière note leur quantité, leurs caractéristiques, leur position et leur occlusion. La figure 19.37 présente le moment d'apparition des dents et leur position dans la bouche. L'hygiène dentaire doit aussi être observée.

Observations courantes

Le nouveau-né naît généralement sans dent. Il arrive cependant que des dents précoces soient présentes à la naissance ou apparaissent peu de temps après. Ces dents sont molles et faciles à enlever. Elles doivent être retirées afin d'éviter qu'elles ne tombent et que le bébé s'étouffe en les avalant.

Particularités

Les caries dentaires sont fréquentes chez les enfants. Une mauvaise hygiène buccale ou une alimentation inadéquate peuvent en être la cause. Une hygiène dentaire déficiente peut aussi endommager l'émail des dents. Des taches d'un noir verdâtre peuvent apparaître sur les dents à la suite d'une ingestion de fer, mais elles disparaissent quand celle-ci est cessée. L'administration de tétracycline à un enfant de moins de 8 ans peut provoquer des plaques grisâtres sur l'émail de ses dents. Si l'apparition des dents est retardée d'un an, il faut en chercher la cause.

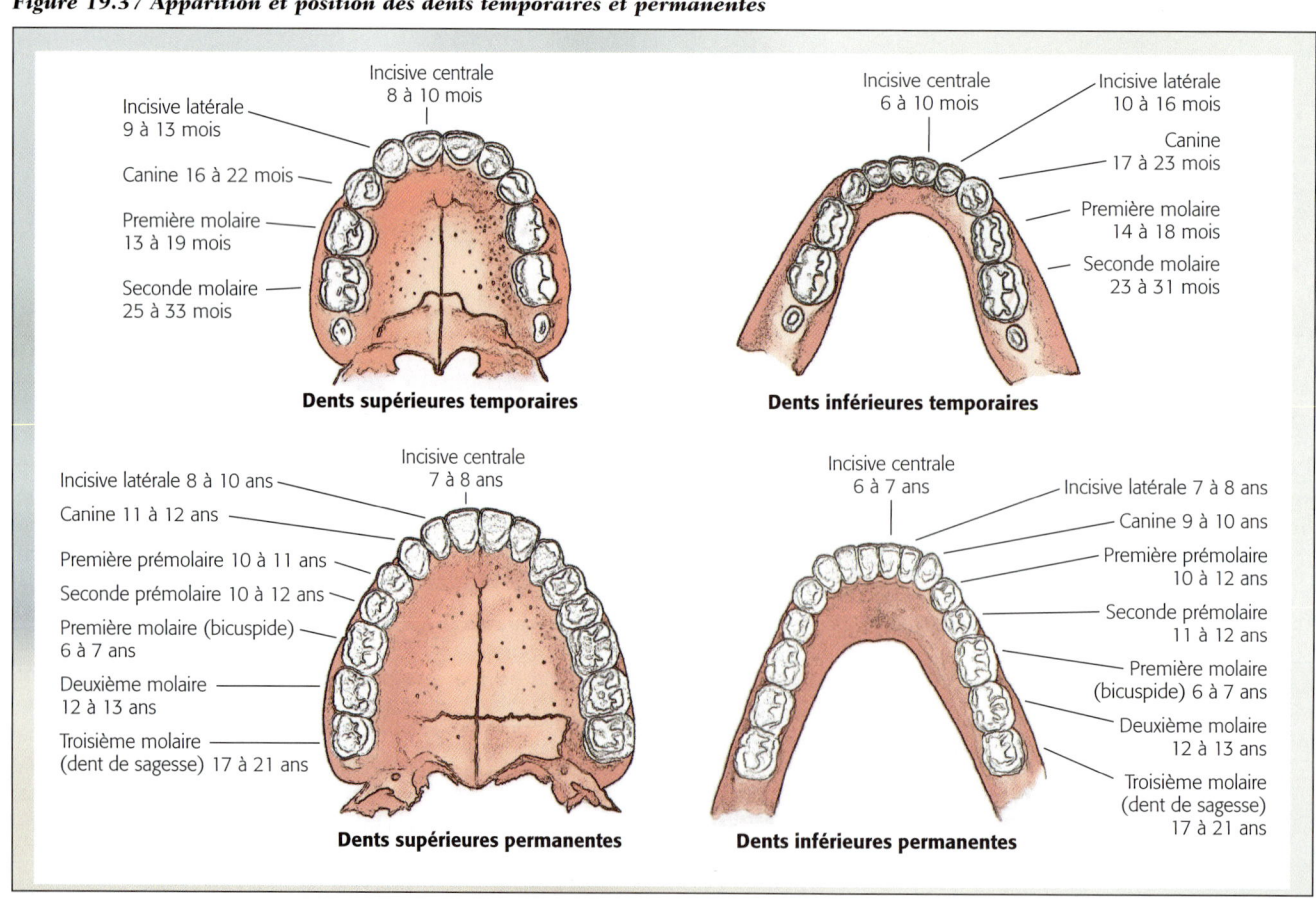

Figure 19.37 Apparition et position des dents temporaires et permanentes

Notes au dossier

Muqueuses roses, humides et intactes, exemptes de nodules et de lésions.

Muqueuses buccales présentant des plaques blanchâtres sur les gencives, la langue et les joues avec base érythémateuse.

Lèvres d'apparence normale, langue centrée de taille proportionnée, dentition absente, amygdales et pharynx sans particularités.

Sinus, amygdales et adénoïdes

L'examen des sinus par transillumination se déroule comme chez l'adulte. La palpation des sinus ne se pratique généralement pas chez le nourrisson ni chez le trottineur, parce que les sinus de ce groupe d'âge sont encore peu développés (voir la figure 19.38). Les sinus doivent par contre être palpés chez l'enfant ou chez l'adolescent, de la même façon que chez l'adulte, lorsqu'une sinusite est soupçonnée.

L'infirmière examine les amygdales de l'enfant à l'aide d'un abaisse-langue et d'une lumière. Elle demande à l'enfant de sortir sa langue et de dire « Ah » pendant qu'elle visualise les structures.

Les amygdales pharyngées seront visibles seulement si elles sont hypertrophiées. On les nomme alors végétations adénoïdes. Leur taille peut être évaluée par l'examen direct ou par palpation.

Observations courantes

Lors de la transillumination, les sinus de l'enfant ou de l'adolescent sont clairs et ne présentent pas d'opacité. Ils sont indolores à la palpation.

Normalement, il n'est pas possible de voir les amygdales du nouveau-né. Par contre, celles de l'enfant sont particulièrement grosses. Après l'âge de 12 ans, elles s'atrophient jusqu'à la fin de l'adolescence, pour ensuite atteindre une taille stable.

Particularités

Il n'y a pas de lueur à la transillumination en cas de sinusite.

Lors d'une amygdalite, les amygdales présentent une inflammation et un écoulement purulent. Elles causent de la douleur à l'enfant lorsqu'il avale et de l'inconfort lorsqu'il respire.

L'enfant atteint d'adénoïdite présentera des signes de reniflement nasal et de nasonnement vocal. Une sensibilité au toucher sera ressentie lors de la palpation.

Figure 19.38 Développement des sinus

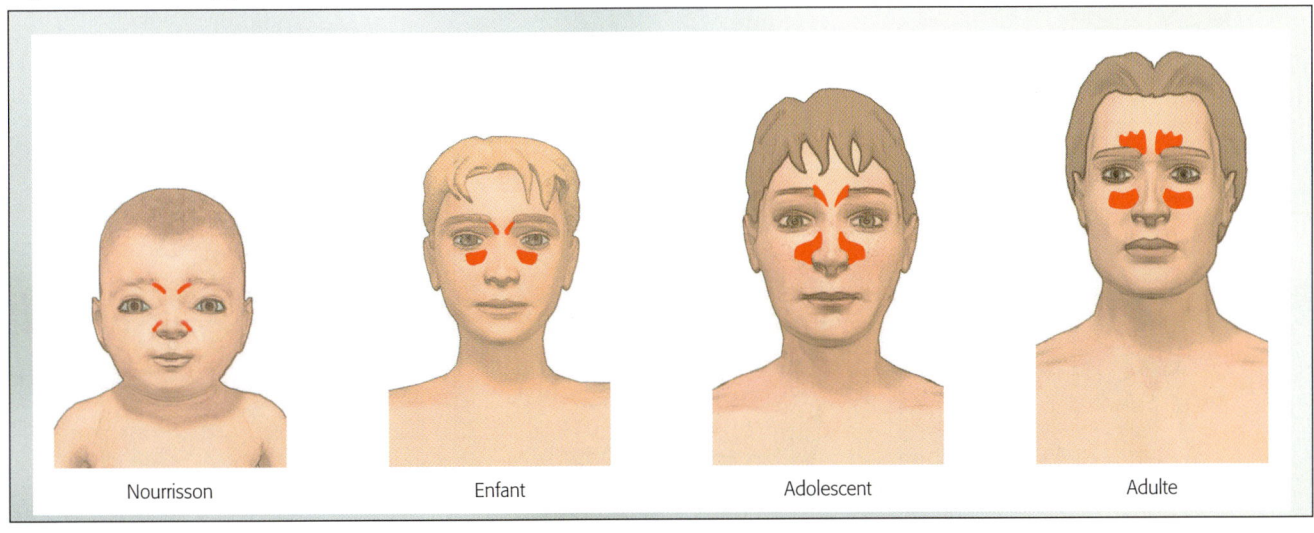

Nourrisson — Enfant — Adolescent — Adulte

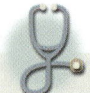

Fonction pulmonaire

L'infirmière évalue d'abord la fréquence, le rythme et l'amplitude de la respiration. Puisqu'il est nécessaire que le bébé soit calme, elle pourrait procéder à cet examen pendant son sommeil. Ensuite, elle le déshabille afin de parfaire son évaluation et de procéder à l'auscultation. La respiration doit être observée afin de vérifier les mouvements de l'abdomen et du thorax

L'examen des poumons exige de l'infirmière la maîtrise des techniques d'inspection, de palpation, de percussion et d'auscultation. Il est préférable d'ausculter le nourrisson et le jeune enfant avec un stéthoscope pédiatrique ou d'ajouter un adaptateur spécial à un stéthoscope standard (voir la figure 19.21). L'auscultation du nourrisson se fait aux faces antérieure et postérieure. Le procédé expliqué pour l'adulte s'applique pour l'enfant (voir les figures 19.39 et 19.40).

Le jeune enfant qui ne sait pas ce qu'est un stéthoscope peut en avoir peur. L'infirmière devrait lui permettre de manipuler le stéthoscope et d'écouter les bruits de son cœur ou de ses poumons afin de diminuer ses craintes. Si l'enfant appréhende beaucoup d'être ausculté, l'infirmière peut mimer l'examen à l'aide d'une poupée ou en le faisant au parent. Généralement, l'enfant prend plaisir à participer à cet examen qui n'est pas douloureux.

La percussion du thorax de l'enfant se fait comme chez l'adulte. Le thorax du nourrisson peut être percuté directement par un doigt sur la peau ou indirectement doigt sur doigt. Toutefois, cette technique n'est pas pratiquée de façon usuelle.

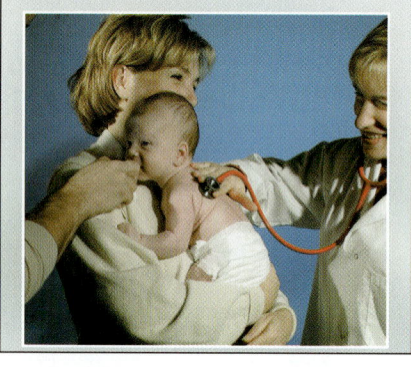

Figure 19.39 Position possible du nourrisson lors de l'auscultation pulmonaire

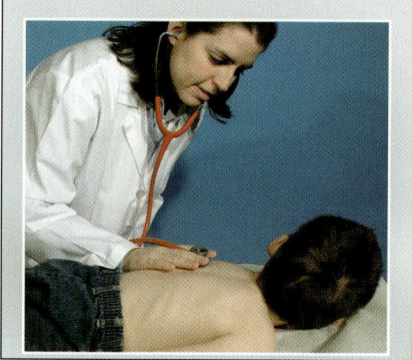
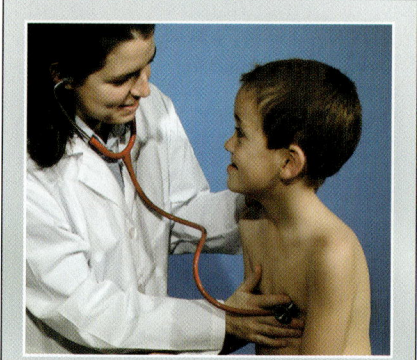

Figure 19.40 Positions possibles de l'enfant lors de l'auscultation pulmonaire : a) face postérieure b) face antérieure

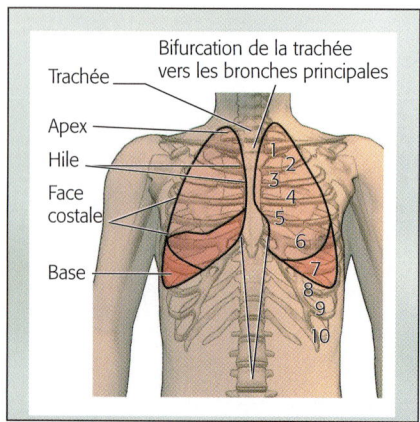
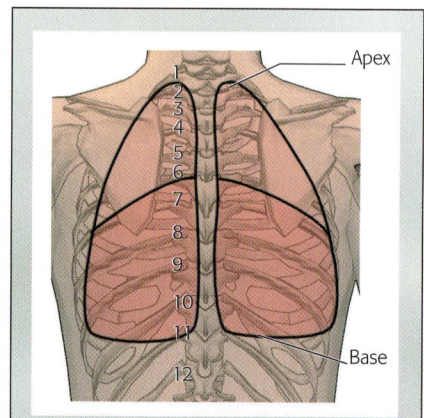
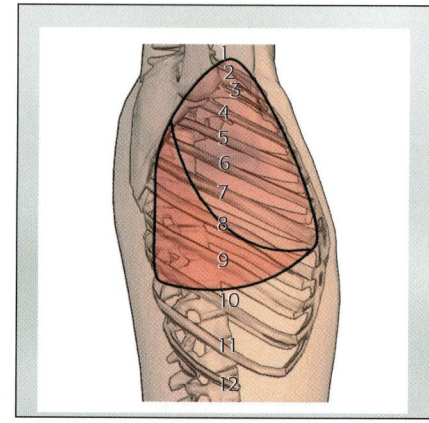

Figure 19.41 Structures anatomiques du thorax de l'enfant : a) vue de face   b) vue de dos   c) vue de profil

La transmission des vibrations vocales chez le nourrisson se fait pendant qu'il pleure. Pour la transmission tactile, l'infirmière place toute la superficie de sa main sur la cage thoracique antérieure, postérieure et latérale. Elle sentira la transmission des sons à travers sa main.

Observations courantes

Le thorax du nouveau-né est arrondi, mince, peu musclé et ses côtes sont flexibles. L'appendice xiphoïde est visible sous la peau du nouveau-né, car le tissu adipeux est pratiquement inexistant. Il forme une saillie à l'extrémité inférieure du sternum. La figure 19.41 présente les structures anatomiques du thorax de l'enfant. La respiration diaphragmatique du nourrisson et du trotineur est caractérisée par le soulèvement de l'abdomen à l'inspiration et son abaissement à l'expiration. Le nourrisson et le trotineur respirent davantage à l'aide du diaphragme que des muscles thoraciques. Le thorax et l'abdomen doivent se soulever et s'abaisser en même temps lors des respirations abdominale et thoracique.

La fréquence respiratoire des nouveau-nés et des bébés prématurés est irrégulière. Elle fluctue de rapide à lente. Elle devient plus régulière durant l'enfance.

Le murmure vésiculaire est entendu plus facilement chez le nourrisson et l'enfant que chez l'adulte. Il est fort et sec, car l'auscultation se fait plus près des bruits respiratoires. Les pleurs du bébé empêchent généralement l'infirmière de bien entendre. La respiration du nouveau-né peut être bruyante au cours des premières heures de sa vie, mais cette situation se résorbe quand le liquide pulmonaire est évacué des poumons du bébé.

De légers ronchi et des crépitants fins expiratoires tardifs peuvent être entendus normalement chez certains nourrissons.

Particularités

Les signes de détresse respiratoire comme les battements des ailes du nez, la tachypnée et le tirage costal sont toujours des signes cliniques d'un problème pulmonaire. Une respiration thoracique chez le nourrisson et le jeune enfant devrait faire présager une affection entravant les mouvements du diaphragme, tandis que l'augmentation de la respiration abdominale est caractéristique d'une affection pulmonaire.

Le thorax en entonnoir (*pectus excavatum*) et le thorax en carène (*pectus carinatum*) sont anormaux chez le nourrisson et l'enfant.

Certains nourrissons présentent des épisodes d'apnée, pause respiratoire de plus de 20 secondes, qui s'observent généralement avec de la bradycardie. Ces bébés doivent être examinés et surveillés, car ils sont susceptibles d'être victimes de la mort subite du nourrisson et d'affections touchant les fonctions cardiaque et neurologique.

Les structures de l'arbre respiratoire de l'enfant sont de petit diamètre. C'est pourquoi l'enfant éprouve des difficultés respiratoires dès qu'il présente de l'œdème et des sécrétions. Les sibilants auscultés fréquemment chez le nourrisson et l'enfant pendant l'inspiration sont associés aux affections touchant la partie supérieure de l'arbre respiratoire, tandis que les sibilants entendus lors de l'expiration caractérisent une obstruction des bronchioles.

Notes au dossier

La trachée est centrée, le thorax a une apparence normale, la respiration est abdominale et irrégulière, la palpation et la percussion ne présentent aucune particularité. L'auscultation révèle des murmures vésiculaires symétriques.

La trachée est centrée, le thorax a une apparence normale, wheezing audible à l'effort, sibilants à l'auscultation.

Seins

L'examen des seins se fait en position assise chez l'enfant et l'adolescent. La position couchée peut être un bon choix chez les nourrissons. L'infirmière évalue la dimension ainsi que la symétrie des seins et des mamelons. Elle note la présence de mamelons surnuméraires et la présence d'écoulement.

Observations courantes

Les seins des nourrissons et des enfants sont plats, les mamelons sont symétriques. Un engorgement mammaire peut survenir chez les nouveau-nés quelques jours après la naissance. Certains bébés sécrètent un liquide blanchâtre dû aux hormones maternelles. L'engorgement disparaît en une ou deux semaines. L'infirmière recommandera aux parents de ne pas masser les seins du bébé, car cela pourrait provoquer un abcès.

La puberté se traduit par le développement des seins chez la fille après l'âge de 8 ans. Normalement, la croissance des seins se fait de façon asymétrique mais cette situation se corrige naturellement quand le développement des seins est terminé. Le développement des seins est représenté par les cinq stades de maturation sexuelle du sein selon Tanner (voir la figure 15.6 dans le chapitre 15, « Seins et aisselles chez la femme et chez l'homme »).

Les enfants obèses peuvent donner l'impression d'avoir un développement des tissus mammaires mais cette situation est provoquée par l'accumulation de tissus adipeux.

Particularités

L'infirmière inspecte les seins du nouveau-né à la recherche de mamelons surnuméraires, petites taches rondes et surélevées, habituellement situées sous les seins. Les mamelons surnuméraires sont anodins et ne disparaissent pas avec le temps. Ils deviennent généralement plus foncés pendant l'adolescence.

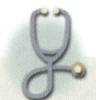

Fonction cardiovasculaire

Circulation fœtale et néonatale

Plusieurs différences existent entre la circulation fœtale et la circulation néonatale. Comme les poumons du fœtus ne sont pas fonctionnels, le sang est oxygéné dans le placenta et la circulation artérielle retourne vers le côté droit du cœur. Par la suite, le sang est pulsé à travers le foramen ovale et le canal artériel et se dirige vers le côté gauche du cœur puis ressort par l'aorte. Lors de la naissance du nouveau-né normal, le débit sanguin augmente au cours des premières respirations, ce qui transforme la circulation fœtale en circulation néonatale (voir la figure 19.42). Lors de l'adaptation cardiorespiratoire, de grands changements se produisent, notamment la fermeture du foramen ovale, habituellement au cours des deux premières heures de vie, et du canal artériel, habituellement au cours des 15 premières heures de vie.

Figure 19.42 Circulation néonatale

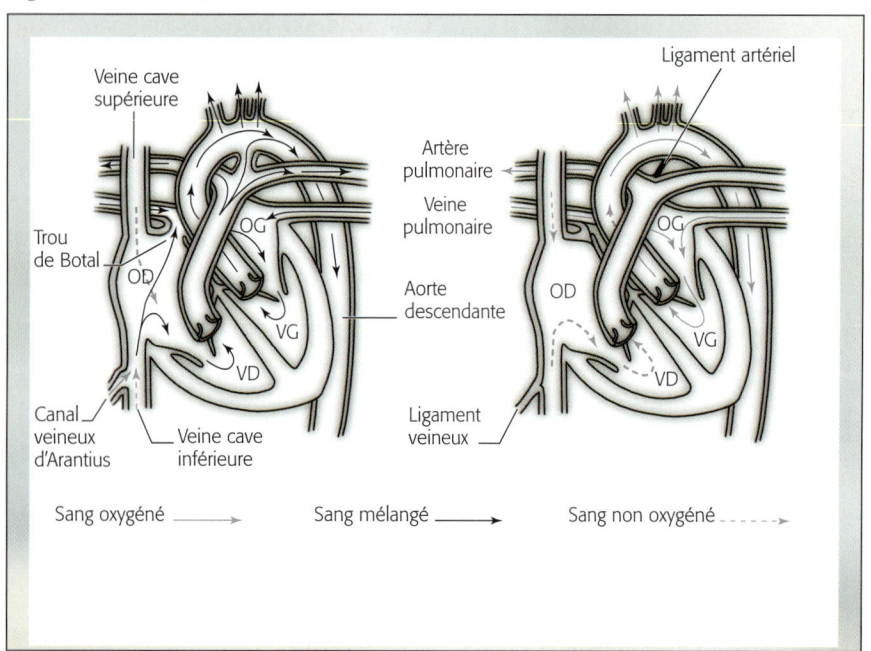

Cardiopathies congénitales

Lorsque le canal artériel ne se referme pas complètement après la naissance du nouveau-né, ce dernier souffre de persistance du canal artériel (voir la figure 19.43). Cette situation perdure parfois plusieurs semaines avant la fermeture fonctionnelle du canal artériel.

La communication interauriculaire (voir la figure 19.44) est une cardiopathie non cyanogène causée par l'existence d'une ouverture anormale entre les deux oreillettes.

La communication interventriculaire (voir la figure 19.45) s'explique par la persistance d'un orifice anormal entre les deux ventricules. Cet orifice peut varier en taille, allant d'une tête d'épingle à une absence totale de septum qui fait en sorte que l'enfant n'a qu'un seul ventricule. Jusqu'à la fin de son premier mois de vie, le nouveau-né souffrant de cette cardiopathie congénitale non cyanogène est asymptomatique, à moins qu'un shunt suffisamment important ne cause un œdème pulmonaire.

Le nouveau-né, le nourrisson ou l'enfant souffrant d'une sténose localisée de l'aorte est atteint d'une coarctation de l'aorte (voir la figure 19.46). Cette cardiopathie se manifeste par un souffle systolique sous-claviculaire gauche irradiant dans le dos en dedans de l'omoplate. La coarctation de l'aorte peut être précanalaire, si la sténose est située en amont du canal artériel, ou postcanalaire si elle est située en aval.

La tétralogie de Fallot (voir la figure 19.47) est la cardiopathie congénitale cyanogène la plus fréquente chez le nouveau-né. Elle comporte habituellement quatre anomalies : une sténose de l'artère pulmonaire, une communication interventriculaire, un chevauchement de l'aorte et une hypertrophie du ventricule droit.

Lorsque le nourrisson souffre d'une transposition des gros vaisseaux (voir la figure 19.48), l'aorte est issue du ventricule droit alors que l'artère pulmonaire naît du ventricule gauche. Ainsi, le tronc bulbaire est divisé de façon linéaire.

Souffles cardiaques

Les souffles cardiaques sont causés par des turbulences dans la circulation sanguine. On peut les entendre chez beaucoup d'enfants sans déceler automatiquement une cardiopathie grave. En effet, plus de la moitié des enfants présentent des souffles anorganiques, de nature bénigne ou fonctionnelle. Toutefois, il faut signaler la présence de souffles cardiaques lors de l'examen. En effet, un enfant atteint d'une cardiopathie grave souffre généralement de souffles cardiaques. Il est donc très important de différencier les souffles organiques (grade 3 à 6) des souffles anorganiques (grade 1 à 3). L'échelle des grades des souffles cardiaques est décrite dans le chapitre 11, sur la fonction cardiaque.

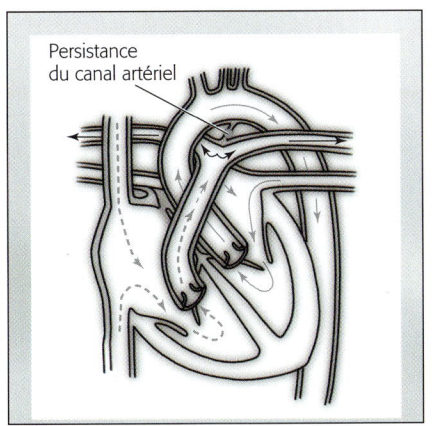

Figure 19.43 Persistance du canal artériel

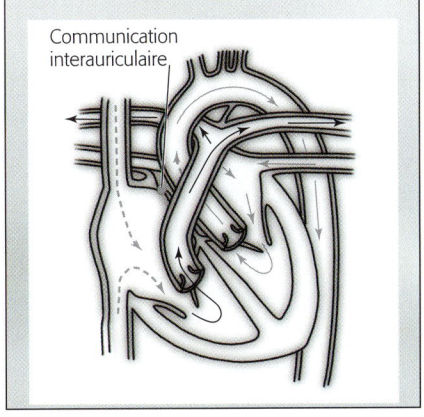

Figure 19.44 Communication interauriculaire

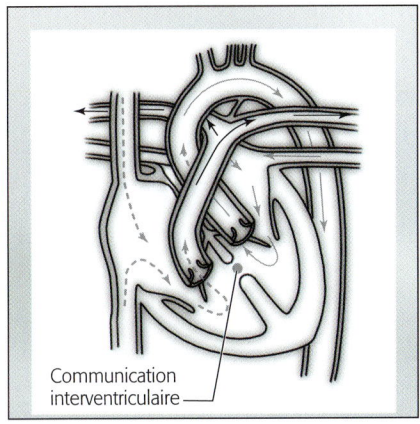

Figure 19.45 Communication interventriculaire

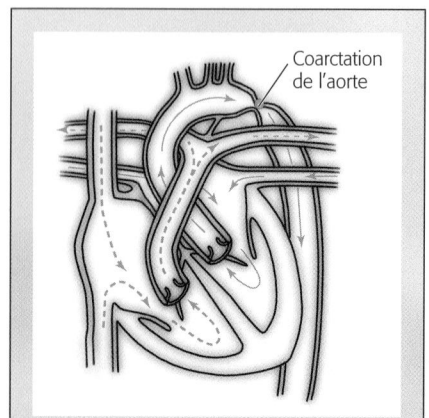

Figure 19.46 Coarctation de l'aorte

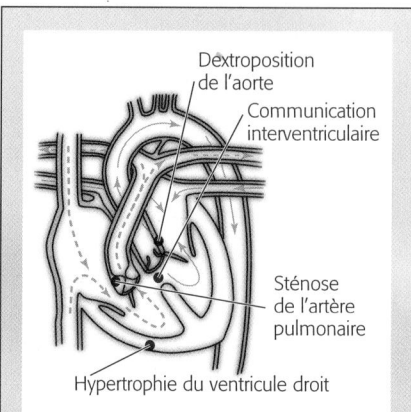

Figure 19.47 Tétralogie de Fallot

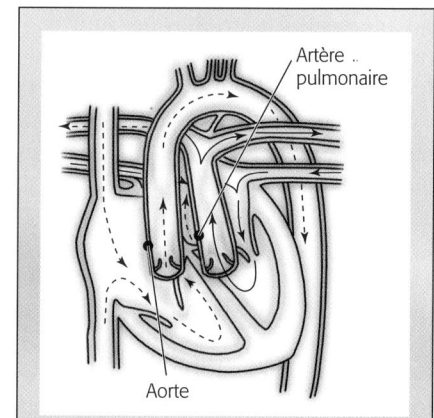

Figure 19.48 Transposition des gros vaisseaux

Les souffles cardiaques en pédiatrie peuvent être dus à différents phénomènes. Tout d'abord, chez le nouveau-né, un souffle transitoire peut demeurer jusqu'à la fermeture complète du canal artériel ou du foramen ovale. De plus, le nouveau-né ou l'enfant peut présenter une anomalie ou une sténose valvulaire causant un souffle cardiaque. Les souffles peuvent également être associés au débit sanguin plus grand au travers d'une valve tout à fait normale (grade : moins de 3) ou encore à la présence d'une communication interventriculaire ou interauriculaire (grade 1 à 3).

Le syndrome adéno-cutanéo-muqueux, aussi nommé maladie de Kawasaki, est une affection fébrile aiguë affectant principalement la fonction cardiovasculaire. Ce syndrome touche davantage le nourrisson et le jeune enfant. Au cours de la phase initiale, l'inflammation affecte particulièrement les artérioles, veinules et capillaires. Par la suite, cette inflammation attaque les principales artères coronaires, les grosses veines et le cœur. Dans le cas où la maladie entraîne la mort, elle est liée à une thrombose coronarienne ou à une importante lésion cicatricielle accompagnée d'une sténose d'une artère coronaire.

L'examen cardiovasculaire se déroulera plus harmonieusement dans un environnement calme et si l'enfant n'est pas agité. L'examen du cœur de la clientèle pédiatrique est très semblable à celui de l'adulte.

L'infirmière doit d'abord inspecter et palper le précordium de l'enfant, puis le rythme et la fréquence cardiaque, le choc apexien, l'intensité des bruits cardiaques, les souffles cardiaques et la cyanose. La fréquence cardiaque varie selon l'âge de l'enfant (voir le tableau 19.13). L'infirmière doit vérifier les pouls périphériques, en débutant par le pouls brachial, puis en palpant les pouls fémoral et pédieux. Lors de l'examen physique du nouveau-né, du nourrisson et de l'enfant, il est important de vérifier les pouls périphériques afin de déceler éventuellement des anomalies.

Observations courantes

La position du cœur dans le thorax varie selon l'âge, ce qui détermine l'endroit où sera perçu ou observé le choc apexien. Celui-ci se situe habituellement au niveau de la pointe du cœur, l'apex (voir la figure 19.20). En effet, le cœur du nourrisson se présentant davantage à l'horizontale, la pointe du cœur se retrouve placée plus haut dans le thorax, soit entre le

Particularités

Si un bombement ou un soulèvement systolique du précordium est décelé, il peut s'agir d'une hypertrophie du ventricule droit, ce qui signifie la possibilité de cardiopathie chez le nourrisson ou l'enfant.

Lors d'une déviation du choc apexien, il faut soupçonner la présence d'une hypertrophie ou d'une malposition du cœur, d'un pneumothorax, de la dextrocardie ou d'une hernie diaphragmatique. Dans ce cas, il est important de demander une évaluation cardiaque plus poussée.

3e et le 4e espace intercostal, et ce, jusqu'à ce que l'enfant atteigne l'âge d'environ 7 ans, où elle est alors située au niveau du 5e espace intercostal. De plus, chez le nourrisson, l'apex se trouve à gauche de la ligne médio-claviculaire. Vers l'âge de 4 ans, la pointe du cœur de l'enfant se déplace sur la ligne médio-claviculaire jusqu'à l'âge de 7 ans.

La paroi du thorax de l'enfant est plus mince que celle de l'adulte. C'est pourquoi les bruits cardiaques sont plus forts et plus éclatants chez l'enfant et qu'ils ont, d'autre part, une tonalité plus haute et une durée plus courte. Si on compare B1 et B2, on constate qu'à l'apex, B1 est plus éclatant. Par contre, au foyer pulmonaire, c'est B2 qui est plus éclatant. De plus, chez la majorité des enfants, le dédoublement de B2, qui augmente lors de l'inspiration, est perceptible à l'apex. Chez près du tiers des enfants, le B3 est un bruit cardiaque normal perçu à l'apex.

Chez le nourrisson, l'enfant et l'adolescent, les extrasystoles ventriculaires sont très courantes. De plus, l'arythmie sinusale, qui consiste en une fréquence cardiaque qui augmente durant l'inspiration et qui diminue durant l'expiration, touche presque la totalité d'entre eux.

Parmi les signes cliniques observables lors de l'examen clinique d'un nouveau-né souffrant de la persistance du canal artériel, figurent la présence d'un souffle continu au son rude, particulièrement audible au niveau de l'extrémité supérieure gauche du bord du sternum, juste sous la clavicule gauche. De plus, on note une augmentation de la tension différentielle, soit l'écart existant entre les tensions artérielles systolique et diastolique, ainsi qu'un pouls bondissant et de la tachycardie.

Au début, la communication interauriculaire est elle aussi souvent asymptomatique. Toutefois, la présence d'un souffle systolique entre le 2e et le 3e espace intercostal gauche en est le signe clinique principal. Si le shunt est important, l'infirmière note au niveau inférieur gauche du bord du sternum un roulement diastolique. Ce souffle cardiaque est moins rude que celui observé lors d'une communication interventriculaire.

Lorsque le nourrisson souffre d'une communication interventriculaire, l'infirmière détecte à l'auscultation, entre le 3e et le 4e espace intercostal, un long souffle systolique, intense et rude. Les autres manifestations cliniques sont une augmentation du débit sanguin pulmonaire, une hypertrophie du ventricule droit, de la tachypnée, un retard de croissance et des difficultés d'alimentation. Entre la sixième et la huitième semaine de vie, le nourrisson peut souffrir d'une insuffisance cardiaque coronarienne ou ventriculaire.

La diminution du pouls fémoral (voir la figure 19.49), lorsqu'il est comparé avec le pouls radial, ou l'absence de pouls fémoral, peut révéler chez le nourrisson ou le jeune enfant une coarctation de l'aorte.

Une pulsation visible et un frémissement palpable au niveau de la fourchette sternale peuvent accompagner le souffle cardiaque caractéristique de la coarctation de l'aorte. D'autres signes cliniques sont également présents, notamment une accélération des pouls brachiaux, des tensions artérielles des membres supérieurs et inférieurs différentes ainsi que les membres inférieurs plus froids que les membres supérieurs. La coarctation de l'aorte peut causer des crampes musculaires à l'enfant durant un exercice par suite de l'anoxie tissulaire. De plus, l'enfant peut également souffrir de de vertiges, de céphalées, d'évanouissements et d'épistaxis provoqués par l'hypertension.

La tétralogie de Fallot se manifeste par un souffle cardiaque mais aussi par de la cyanose, un retard staturo-pondéral et un hippocratisme digital. Si la cyanose n'est pas présente à la naissance, elle apparaît dans les premiers mois de vie du nourrisson et, tout comme la détresse respiratoire, elle s'aggrave lors des pleurs et des boires. Enfin, le nourrisson adopte une position genu-pectorale (voir la figure 19.50), et l'enfant a tendance à s'accroupir dans le but de soulager l'hypoxie chronique, qui peut notamment causer des étourdissements.

La présence d'une transposition des gros vaisseaux se manifeste par une cyanose à la naissance, ou au plus tard au cours des trois premiers jours de vie. Toutefois, la gravité de la cyanose dépend de la nature et de l'importance des anomalies qui y sont associées.

Lorsque le nourrisson ou l'enfant souffre d'une tétralogie de Fallot, il est parfois atteint d'un souffle cardiaque systolique de degré 3 à 5, davantage perceptible au niveau des 2e et 3e espaces intercostaux gauches et accompagné, à l'occasion, d'un frémissement vibratoire. Toutefois, certains nourrissons ne le présentent pas. Il en est de même pour le nourrisson atteint d'une transposition des gros vaisseaux.

Pour que le nourrisson ou l'enfant soit diagnostiqué comme souffrant du syndrome adéno-cutanéo-muqueux, il doit présenter cinq des six symptômes qui suivent, y compris la fièvre : (1) fièvre élevée durant un minimum de cinq jours, (2) congestion bilatérale de la conjonctive oculaire, (3) changements des muqueuses buccales (érythème, sécheresse, fissuration des lèvres et de l'oropharynx, langue rouge), (4) changements aux membres (œdème et érythème périphériques, desquamation de la paume des mains et de la plante des pieds ou autour des ongles), (5) éruptions cutanées polymorphes, principalement sur le thorax et (6) adénopathie cervicale.

Figure 19.49 Localisation du pouls fémoral

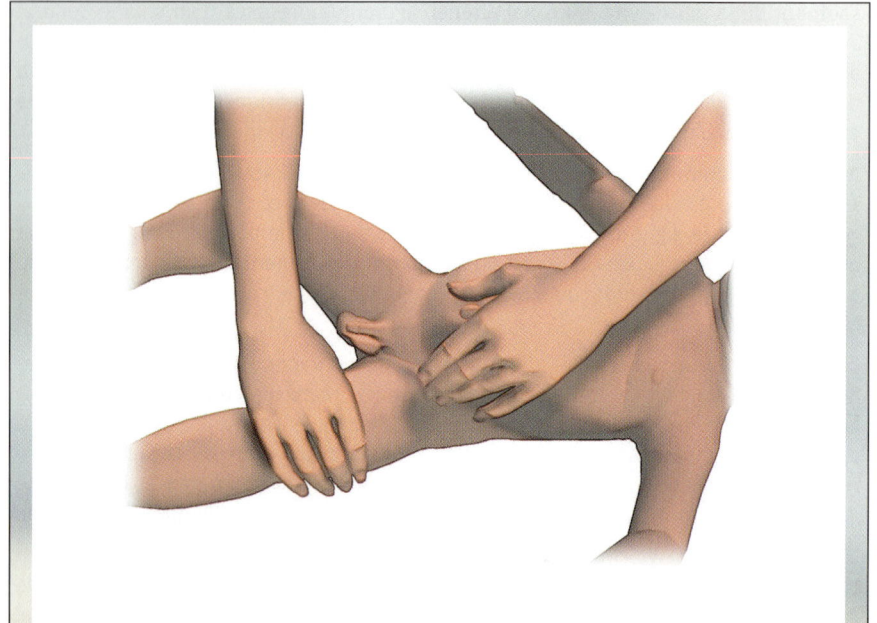

Figure 19.50 La position genu-pectorale

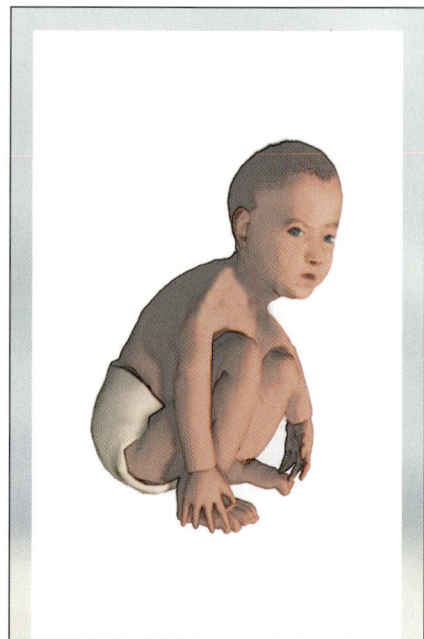

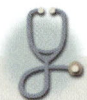

Abdomen

Lors de l'examen physique, l'infirmière se doit d'inspecter l'apparence, soit la forme et l'état de la peau, les mouvements de l'abdomen ainsi que l'aspect de l'ombilic. Elle doit également ausculter les bruits intestinaux.

L'auscultation de l'abdomen est préférablement effectuée avant la palpation (voir la figure 19.51), car cette technique peut stimuler le péristaltisme et par conséquent augmenter les bruits intestinaux.

Si le nourrisson pleure au moment de la palpation, on peut lui donner une sucette ou un biberon afin d'éviter le spasme et la contraction des muscles abdominaux. La technique de percussion est identique à celle utilisée chez l'adulte. Toutefois, il est important de tenir compte du fait que l'estomac et l'intestin du nourrisson contiennent une certaine quantité d'air, avalé lors des boires et des pleurs, et qu'il est donc normal de percevoir du tympanisme

Lors de la palpation, la sensation de chatouillement ressentie par l'enfant au premier contact de la main de l'infirmière avec sa paroi abdominale a habituellement tendance à disparaître, surtout si l'infirmière distrait l'enfant tout en immobilisant un moment sa main sur son abdomen (voir la figure 19.52). Une autre méthode également efficace pour diminuer l'appréhension de l'enfant et augmenter son relâchement musculaire consiste à placer sa main sous la main de l'infirmière pour effectuer la palpation.

La palpation de l'abdomen permet de détecter des régions sensibles, des ramollissements et des masses.

Tout comme chez le nourrisson, l'infirmière procède pour la percussion de l'abdomen de l'enfant et de l'adolescent de la même façon que chez l'adulte. Cette technique permet de mesurer la taille du foie de l'enfant. Le tableau 19.18 présente la taille moyenne du foie selon l'âge de l'enfant, en utilisant cette technique. La percussion s'effectue sur la ligne médio-claviculaire.

Figure 19.51 Examen de l'abdomen du nourrisson

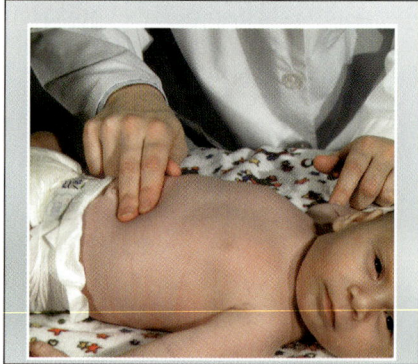

Figure 19.52 Examen de l'abdomen d'un enfant

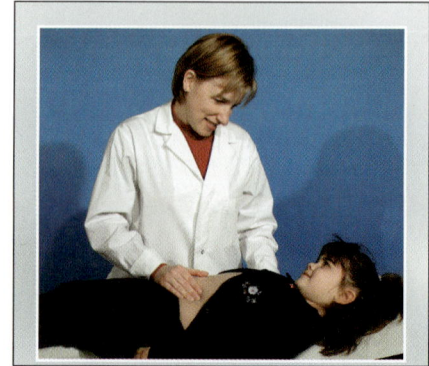

Tableau 19.18 La taille moyenne du foie selon l'âge de l'enfant, en utilisant la percussion

Âge de l'enfant	Taille moyenne (en cm) Garçons	Filles	Âge de l'enfant	Taille moyenne (en cm) Garçons	Filles
6 mois	2,4	2,8	8 ans	5,6	5,1
1 an	2,8	3,1	10 ans	6,1	5,4
2 ans	3,5	3,6	12 ans	6,5	5,6
3 ans	4,0	4,0	14 ans	6,8	5,8
4 ans	4,4	4,3	16 ans	7,1	6,0
5 ans	4,8	4,5	18 ans	7,4	6,1
6 ans	5,1	4,8	20 ans	7,7	6,3

Observations courantes

La forme de l'abdomen du nouveau-né, du nourrisson et de l'enfant diffère de celle de l'adulte. En effet, l'abdomen du nouveau-né est cylindrique et légèrement saillant. Cette légère proéminence chez le nourrisson est causée par une insuffisance du développement de la musculature abdominale. Les muscles abdominaux du nouveau-né sont quelque peu relâchés, mais l'abdomen n'est pas distendu. Habituellement, les vaisseaux sanguins de l'abdomen du nouveau-né ne sont pas apparents, sauf parfois un fin réseau veineux.

Tout comme chez le nouveau-né et le nourrisson, le ventre de l'enfant est de forme cylindrique. Cependant, lorsque l'enfant est en position couchée, son abdomen est plat. Lorsqu'il est debout, son abdomen est proéminent, à cause d'une lordose physiologique de la colonne vertébrale. L'abdomen des enfants de moins de 4 ans est plus large que leur thorax. Au cours de la croissance de l'enfant, la forme de son abdomen se modifie et elle prend sa forme adulte durant l'adolescence. Les veines superficielles sur la paroi abdominale de l'enfant sont habituellement visibles, et ce, jusqu'à la puberté. La peau de l'abdomen de l'enfant est tendue de façon uniforme et elle ne présente ni rides ni plis. On note parfois la présence de vergetures, stries blanchâtres ou argentées, sur la paroi abdominale de l'enfant ou de l'adolescent. Elles peuvent indiquer que la peau a été étirée, par exemple chez un enfant souffrant d'obésité.

La présence de vaisseaux sanguins engorgés est rarement observée.

La diastasis des grands droits s'observe couramment chez le nouveau-né et le nourrisson, et elle est encore plus fréquente chez les enfants de race noire. La diastasis peut refléter une distension abdominale chronique ou encore une variation du développement musculaire normal. Elle consiste en une saillie médiane entre l'appendice xiphoïde et l'ombilic ou la symphyse pubienne. Habituellement, la diastasis des grands droits disparaît au cours de la petite enfance. Tout comme la hernie ombilicale, la diastasis des grands droits est facilement décelable au moment des pleurs.

Le cordon ombilical est saillant chez le nouveau-né. Il contient deux artères et une veine, qui sont apparentes. Au moment de la naissance, l'infirmière doit systématiquement examiner le cordon ombilical pour vérifier la présence du nombre adéquat de vaisseaux sanguins. Diverses anomalies congénitales sont associées à la présence d'une seule artère ombilicale. À la naissance, le cordon ombilical est de couleur bleutée.

L'ombilic du nourrisson, de l'enfant et de l'adolescent est de couleur rose et ne présente pas d'écoulement, ni d'odeur, ni de rougeur, ni de hernie.

Les hernies ombilicales se produisent fréquemment chez les nouveau-nés et les nourrissons, principalement ceux de race noire. Chez les enfants de moins de deux ans, les petites hernies, dont la taille varie de 1 à 2 cm, sont observées couramment. Le hiatus de la paroi abdominale atteint parfois un diamètre

Particularités

Si un nouveau-né présente un abdomen de forme scaphoïde, soit creux et non proéminent, il peut souffrir d'une hernie diaphragmatique, avec le passage de certains viscères abdominaux dans la cavité thoracique ou encore une absence du contenu gastrique. S'il présente une distension abdominale, sa peau sera plus tendue et les vaisseaux engorgés seront alors apparents. Dans ce cas, il faut envisager la possibilité d'une infection ou d'une anomalie des voies gastro-intestinales, telle la maladie de Hirschsprung, car la distension abdominale est l'un des premiers signes de bon nombre de ces anomalies.

Chez l'enfant en position debout, un abdomen de forme scaphoïde peut signifier qu'il souffre de déshydratation ou de malnutrition.

Un réseau veineux en forme de «tête de méduse» à partir de l'ombilic peut être observé chez l'enfant atteint d'une hypertension portale (voir le chapitre 13).

Une rougeur ou un exsudat du cordon ombilical peut être le signe d'une infection. Un cordon ombilical de couleur jaune peut faire présager une maladie hémolytique, à moins que le liquide amniotique n'ait été teinté de méconium.

Un saignement dans la région du cordon peut être causé par une lésion accidentelle ou un clamp insuffisamment serré. Habituellement, un liquide nauséabond s'écoulant du cordon est le signe d'une infection, qui doit être rapidement traitée pour éviter tout risque de septicémie. Si de la moiteur ou un écoulement d'urine sont visibles à la base du cordon, il est possible qu'il y ait persistance de de 4 cm dans la région ombilicale. Lors de l'augmentation de la pression intra-abdominale, la hernie peut être saillante de 7 à 10 cm sur la paroi abdominale.

Lors de l'auscultation de l'abdomen du nouveau-né, du nourrisson et de l'enfant, un tintement métallique est entendu toutes les 10 à 30 secondes.

Les mouvements de l'abdomen et du thorax sont synchronisés. Les ondes péristaltiques peuvent être visibles chez les nourrissons et les enfants très minces, mais leur visualisation suggère une évaluation plus poussée (se reporter à la section « Test de détection de la sténose du pylore »).

Chez le nouveau-né, la première miction a lieu environ 3 heures après la naissance. Toutefois, il est également possible que l'enfant urine au moment de la naissance.

Lors de la palpation, la présence d'un renflement au flanc du nouveau-né peut indiquer qu'il souffre d'une hypertrophie des reins, d'une ascite ou encore d'une absence de muscles abdominaux.

Lors de l'examen physique du jeune enfant, une infirmière expérimentée pourra facilement sentir à la palpation l'extrémité droite du rein, particulièrement pendant l'inspiration. Le bord inférieur du foie du jeune enfant est palpable à environ 1 ou 2 cm sous le rebord costal droit. Le foie a une consistance molle et il est tranchant. Lorsqu'il est repoussé vers le haut au moment de l'inspiration, il remonte facilement. Lorsque le foie palpé à plus de 2 cm sous le rebord costal présente un bord arrondi et ferme, cela signifie que l'enfant présente une hypertrophie anormale du foie. La percussion est plus utile pour délimiter la taille du foie.

Le foie du nouveau-né est palpable de 0,5 à 2,5 cm sous le rebord costal droit. Chez le nourrisson, le foie est palpable environ 1 ou 2 cm sous le rebord costal droit et la rate environ 1 ou 2 cm sous le rebord costal gauche. En suivant la technique qu'elle utilise normalement chez l'adulte, l'infirmière sera en mesure de palper le bord inférieur du foie, la pointe de la rate et les deux reins (voir la figure 19.53). En ayant recours à la palpation et à la percussion dans la région de l'ombilic, il lui sera également possible de localiser la vessie, située de 1 à 4 cm au-dessus de la symphyse pubienne. De plus, dans le quadrant inférieur gauche de l'abdomen du nourrisson, le côlon gauche, masse en forme de boudin, est également palpable.

La rate du jeune enfant se présente comme un prolongement, ou une languette, palpable environ 1 ou 2 cm sous le rebord costal gauche. Elle a une consistance molle et un bord tranchant. Contrairement au foie, facilement palpable chez l'enfant et l'adolescent, la rate est un organe que l'on ne peut habituellement pas sentir à la palpation chez l'enfant plus vieux et l'adolescent.

Figure 19.53 Examen des reins chez un nourrisson

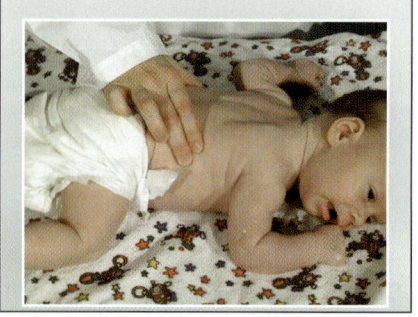

la perméabilité de l'ouraque (cordon fibreux), ce qui signifie qu'il existe une communication anormale entre la vessie et l'ombilic.

Une infection de l'ombilic se manifeste par de l'inflammation, un écoulement et de la rougeur.

Contrairement aux hernies ombilicales, les hernies inguinales et fémorales, ou crurales, ne sont pas normales chez le nouveau-né, le nourrisson et l'enfant. Il est plus facile de palper les hernies inguinales lorsque l'enfant est en position debout. L'infirmière procédera de la même manière que chez l'adulte. On peut mettre une hernie en évidence en demandant à l'enfant de tenir un objet lourd. Pour éviter d'extérioriser une hernie réduite, l'infirmière doit demander à l'enfant de ne pas tousser trop fort.

Si, au moment de l'auscultation, l'infirmière entend des bruits à la tonalité plus haute ou à la fréquence plus élevée caractéristiques d'un hyperpéristaltisme, elle doit suspecter une occlusion intestinale, surtout si l'enfant n'a pas déféqué depuis plusieurs jours. Par contre, si ces bruits diminuent de façon considérable, elle doit envisager la présence d'un iléus. Un bruit veineux entendu de façon continue peut indiquer de l'hypertension portale. Enfin, la présence de bruits intestinaux audibles au niveau du thorax fait suspecter une hernie diaphragmatique.

Chez la nouveau-née souffrant d'une exstrophie vésicale, l'infirmière note que la muqueuse vésicale est visible.

La palpation d'une masse sus-pubienne médiane formée par le rectosigmoïde rempli de matières fécales peut indiquer la présence de la maladie de Hirschsprung, le mégacôlon congénital.

Que ce soit chez le nouveau-né, le nourrisson ou l'enfant, une hypertrophie de la rate, du foie, des reins ou de la vessie peut indiquer la présence d'une affection. Comme l'épiploon est moins développé chez le jeune enfant, il est plus difficile de détecter chez lui une inflammation ou une infection intra-abdominale par la palpation que chez le grand enfant ou l'adolescent.

En cas d'affection intra-abdominale, la contraction des muscles abdominaux est diffuse chez l'enfant ou l'adolescent. Par conséquent, en présence d'un tel cas, il faut suspecter une péritonite généralisée.

Pour observer de façon objective une douleur abdominale chez un enfant, l'infirmière lui demandera de se mettre sur la pointe des pieds puis de se laisser tomber sur les talons (test de l'ébranlement abdominal). Toute douleur abdominale, ou autre, sera mise en évidence par les vibrations. Lorsque l'infirmière soupçonne une appendicite, elle doit demander à l'enfant, qui est couché sur le dos, de s'asseoir, mais simultanément elle doit exercer une pression manuelle sur le front de l'enfant comme si elle voulait l'en empêcher. L'enfant souffrant d'une appendicite, dont l'appendice est situé en antérieur, se plaindra d'une douleur dans le quadrant inférieur droit. Si l'appendice est rétro-cæcal, des signes d'irritation seront perceptibles au contact des muscles obturateur et psoas.

Notes au dossier

Abdomen protubérant en position debout, bruits intestinaux présents, veines superficielles visibles, absence de masse, de kyste et de région sensible, aucune particularité à la palpation et percussion.

Abdomen protubérant en position couchée, bruits intestinaux diminués, dilatation des veines visibles sur l'abdomen, inconfort à la palpation, absence de selles depuis six jours.

Ombilic rose, absence d'écoulement, d'odeur, de rougeur et de hernie.

Présence de rougeur au pourtour de l'ombilic, écoulement jaunâtre et purulent, odeur nauséabonde, absence de hernie.

Test de détection de la sténose du pylore

Chez le nourrisson présentant une sténose du pylore, les ondes péristaltiques seront visibles à travers la paroi abdominale. Lorsqu'une sténose du pylore est suspectée, l'infirmière doit faire le test de détection de la façon suivante. Tout d'abord, elle couche le nourrisson en décubitus dorsal sur la table d'examen après l'avoir déshabillé. Elle doit se positionner au pied de la table et se préparer à diriger une lumière vive vers l'abdomen du nourrisson. Ensuite, l'infirmière donne un biberon au bébé. Pendant qu'il boit, le faisceau lumineux situé à la hauteur de la table doit être dirigé de façon perpendiculaire vers l'abdomen du nourrisson en partant de la droite.

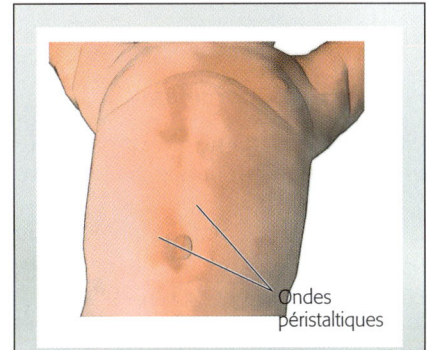

Figure 19.54 Ondes péristaltiques lors de la sténose du pylore

Observations courantes

Aucune onde péristaltique n'est visible durant le boire et aucune masse pylorique n'est palpable.

Particularités

Si le nourrisson souffre d'une sténose du pylore, des ondes péristaltiques traversant la partie supérieure de l'abdomen de gauche à droite seront visibles pendant qu'il boit (voir la figure 19.54). Plus le boire se prolonge, plus les ondes deviennent fréquentes et importantes. Finalement, le nourrisson vomira en jet. À ce moment-là, l'infirmière pourra palper une masse pylorique de la taille d'une olive dans le quadrant supérieur droit avec le médius étendu. Pour ce faire, il sera peut-être plus facile de palper l'enfant en décubitus ventral.

Organes génitaux externes et rectum

Organes génitaux externes masculins

Chez le nourrisson, l'enfant ou l'adolescent de sexe masculin, l'infirmière doit inspecter l'apparence des organes génitaux externes en vérifiant la position du méat urinaire et en examinant l'aspect du gland, du prépuce, du corps du pénis, du scrotum et du périnée. Elle doit, de plus, noter tout signe d'écoulement ou d'inflammation du méat. Par la suite, elle doit faire la palpation du scrotum pour en évaluer la grosseur et la symétrie, ainsi que pour s'assurer de la présence des testicules et de l'absence de masse.

Pour vérifier la présence des deux testicules chez le nourrisson, l'infirmière bloque le canal inguinal avec les doigts de sa main non dominante et palpe le scrotum avec son autre main. Si elle sent leur présence dans le scrotum, elle doit considérer que les testicules sont descendus, même s'ils se rétractent rapidement dans le canal inguinal. En effet, à cause du réflexe crémastérien, les testicules des nourrissons et des enfants de moins de 4 ans sont très rétractiles. Ils sont fréquemment localisés non pas dans le scrotum, mais dans le canal inguinal. Le réflexe crémastérien s'explique par la présence du muscle crémaster, muscle rattaché à l'abdomen et descendant le long de la face interne de la cuisse, qui enveloppe les testicules et les bourses. La stimulation de ce muscle par le froid, le toucher, les réactions émotives ou l'exercice provoque le plissement de la peau du scrotum et l'ascension des testicules dans la cavité pelvienne.

Pour éviter la rétraction éventuelle des testicules chez le nourrisson au contact du froid, l'infirmière devrait bloquer le canal inguinal avant de lui retirer sa couche et palper le scrotum tout de suite après. Afin de supprimer la rétractilité des testicules chez le jeune garçon, l'infirmière doit demander auparavant à l'enfant de s'asseoir en tailleur (voir la figure 19.55). Comme le contact du froid sur la peau pourrait déclencher le réflexe crémastérien, l'infirmière ne devrait pas effectuer l'examen les mains froides.

Il est essentiel, lors de l'examen des organes génitaux de l'enfant et de l'adolescent, de tenir compte du stade de développement pubère selon l'échelle de Tanner (voir la figure 17.6).

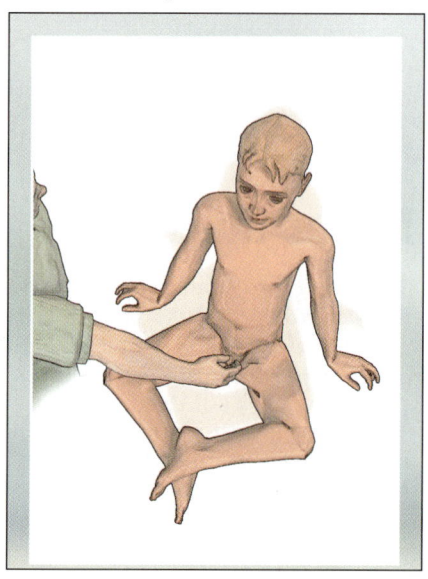

Figure 19.55 Position de l'enfant afin de contrer le réflexe crémastérien

Pénis

Observations courantes

Chez le nouveau-né de sexe masculin, le pénis paraît mince. Sa longueur à la naissance varie de 2 à 4 cm, sa largeur est de 1 cm. Le prépuce du pénis adhère au gland en le recouvrant complètement. Toutefois, chez le nourrisson circoncis, le gland est entièrement exposé. Le méat urinaire, situé au centre de l'extrémité du gland, doit être apparent. Chez le nouveau-né non circoncis, toute rétraction du prépuce est déconseillée. Au cours des trois premiers mois de vie, le prépuce devient de moins en moins étroit, ce qui permet sa rétraction. La rétraction complète du prépuce du nourrisson sera possible vers l'âge d'un an.

Particularités

La microcaulie, soit la petitesse du pénis, est une anomalie congénitale pouvant toucher le nouveau-né.

L'hypospadias se caractérise par l'ouverture de l'urètre sur la face antérieure du pénis et l'épispadias par l'ouverture de l'urètre sur la face postérieure du pénis. L'atrésie méatique est une occlusion complète ou partielle de l'orifice urinaire. Des signes d'inflammation apparents à l'ouverture urétrale démontrent une urétrite. De plus, une infection ou une inflammation du méat urinaire peut provoquer une ulcération du méat.

Un nourrisson non circoncis de plus de trois mois dont le prépuce demeure toujours étroit souffre de phimosis, étroitesse anormale congénitale ou accidentelle de l'anneau préputial empêchant le gland d'être découvert.

Chez l'enfant à la puberté précoce, on note une augmentation prématurée de la taille du pénis. Généralement, l'augmentation de la taille du pénis est accompagnée d'autres signes de maturité sexuelle, soit le développement des poils pubiens et axillaires, la croissance des testicules, une poussée de croissance, l'augmentation de la masse musculaire, un hirsutisme et une voix grave. La puberté précoce est associée à un hyperandrogénisme d'origine testiculaire ou surrénalienne, qui survient lors de la présence de tumeurs testiculaire, surrénalienne ou hypophysaire.

Chez les enfants obèses, la couche de graisse recouvrant la symphyse pubienne peut entièrement cacher le pénis.

De sévères signes d'inflammation de la peau du corps du pénis du nourrisson sont parfois associés à la présence d'un érythème fessier. La présence de rougeur, de lacérations et d'écoulement au niveau du pénis du nourrisson ou de l'enfant peut être un signe de sévices sexuels ou d'une infection. Chez l'adolescent, un écoulement peut caractériser une maladie transmissible sexuellement, une infection ou une irritation.

Scrotum et testicules

Observations courantes

La peau du scrotum, enveloppe cutanée des bourses du garçon, est de la même couleur que le reste de la peau du nourrisson. Toutefois la pigmentation mélanique du scrotum est plus intense chez le nourrisson à la peau foncée. La présence d'œdème et d'ecchymoses ainsi qu'une décoloration de la peau du scrotum s'observent fréquemment chez les nouveau-nés lors d'une présentation du siège. Jusqu'à l'adolescence, l'apparence du scrotum de l'enfant est semblable à celle du nourrisson. Toutefois, au début de l'adolescence, l'aspect du scrotum se modifie : il devient plus rouge et plus rude.

Les testicules se développent dans l'abdomen au cours de la période prénatale et descendent dans le scrotum vers le huitième mois de grossesse. Ainsi, les testicules du nouveau-né dont le temps de gestation est inférieur à 36 semaines seront palpables dans le canal inguinal, alors que ceux d'un bébé né à 36 semaines et plus seront palpables dans le scrotum. Entre 36 et 38 semaines de grossesse, les testicules sont davantage localisés dans la partie supérieure du scrotum. La partie antérieure du scrotum, pour sa part, présente alors quelques plis. Habituellement, les testicules du bébé né à terme sont complètement descendus dans le scrotum, et ce dernier est pendant et très plissé. Chacun des testicules du nouveau-né mesure environ 1,5 à 2 cm de long et 1 cm de large. Ils sont de consistance molle. Généralement, le testicule gauche est plus bas que le droit.

Particularités

Si la peau du scrotum est rouge et brillante, il faut suspecter une orchite, une inflammation aiguë ou chronique du testicule.

La présence d'un scrotum plus gros que la normale peut caractériser un hydrocèle, accumulation de liquide autour des testicules fréquente chez le nourrisson, ou encore une hernie scrotale. La hernie scrotale est habituellement indirectement causée par une hernie inguinale descendue dans le scrotum. La transillumination permet de faire la distinction entre l'hydrocèle (transillumination positive) et la hernie (transillumination négative).

La présence d'une masse indolore aux testicules fait suspecter une tumeur.

Le nouveau-né qui présente de petits testicules peut être atteint du syndrome de Klinefelter ou d'une hyperplasie surrénale.

La cryptorchidie est la descente incomplète d'un testicule (crytorchidie unilatérale) ou des deux testicules (cryptorchidie bilatérale). Dans ce cas, les testicules se trouvent dans l'abdomen ou dans le canal inguinal.

Organes génitaux externes féminins

Chez la nouveau-née, le nourrisson de sexe féminin, la fillette et l'adolescente, l'infirmière vérifie l'apparence des grandes et des petites lèvres, du clitoris, de l'écoulement vaginal (le cas échéant), ainsi que la position du méat urinaire et de l'orifice vaginal. Tout signe de fusion ou toute présence d'une masse doivent être pris en note. La plupart du temps, les glandes de Skene et de Bartholin ne sont ni visibles ni palpables ; toutefois, des kystes et des lésions vénériennes peuvent être observés. Pour l'examen du nourrisson, l'infirmière couche le bébé sur le dos, genoux fléchis et séparés, si possible sur les genoux d'un de ses parents. Pour examiner les organes génitaux externes, elle écarte les grandes lèvres à l'aide de son pouce et de son index. Chez la fillette, l'examen peut se faire en collaboration avec elle, en lui demandant d'écarter les grandes lèvres avec ses mains (voir la figure 19.56).

Tout comme chez le garçon, il est important lors de l'examen des organes génitaux de l'enfant et de l'adolescente de tenir compte du stade de développement pubère suivant l'échelle de Tanner (voir la figure 16.5).

La technique périnéorectale n'est pas utilisée d'ordinaire pour l'examen des structures pelviennes ni pour l'observation directe du vagin de la clientèle pédiatrique. Elle est toutefois recommandée pour les nouveau-nées ou

Figure 19.56 Examen des organes génitaux externes chez la fille

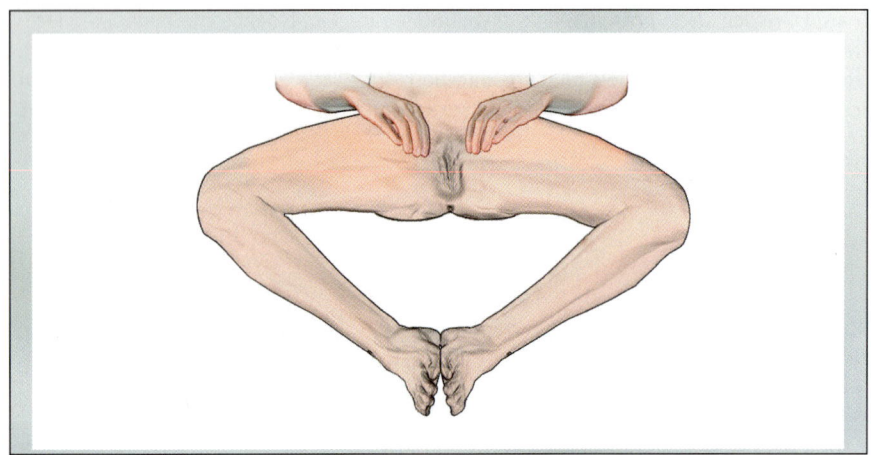

nourrissons qui peuvent être atteintes d'une anomalie intravaginale, notamment de la fissure rectovaginale. Dans ce cas, il suffit à l'infirmière d'écarter d'une main les lèvres du nourrisson à l'aide de son pouce et son index, et avec l'extrémité d'un des doigts de l'autre main placée dans le rectum, de pousser en avant et vers le bas. Ainsi, les structures périnéales, le méat urinaire, l'hymen et les muqueuses vaginales pourront être inspectés.

Enfin, l'examen vaginal est nécessaire seulement si on craint qu'une enfant soit, ou ait été, victime de sévices sexuels ou chez l'adolescente active sexuellement, ainsi que chez celle désirant avoir recours à une méthode de contraception. Chez l'enfant, l'infirmière utilise l'otoscope équipé d'un spéculum vaginal.

Observations courantes

À la naissance, les petites et les grandes lèvres du bébé de sexe féminin sont très proéminentes. Elles s'atrophient rapidement et retrouvent leur taille normale dans un délai d'environ 2 à 3 semaines. Les petites lèvres demeurent petites, elles sont presque invisibles jusqu'à la puberté. Les lèvres sont roses et humides.

Selon le nombre de semaines de grossesse, les organes génitaux externes du nouveau-né de sexe féminin se modifient. De la 30e à la 32e semaine de gestation, le clitoris est proéminent, les grandes lèvres sont petites et très écartées, les petites lèvres dépassent la taille des grandes lèvres. Plus la grossesse avance, plus les grandes lèvres grossissent. Ainsi, de la 36e à la 40e semaine de grossesse, elles recouvrent partiellement le clitoris. Les petites lèvres ainsi que le clitoris sont complètement recouverts par les grandes lèvres chez la nouveau-née de plus de 40 semaines de gestation.

Dans le cas d'une présentation du siège, la nouveau-née peut souffrir pendant plusieurs jours d'œdème et d'ecchymoses dans la région des organes génitaux externes.

Chez la nouveau-née, la taille du clitoris, qui varie de 0,3 à 0,5 cm, est plus grande par rapport aux autres organes génitaux.

Au cours de la première semaine de vie, il est fréquent de voir un écoulement vaginal composé de mucus épais de couleur blanchâtre, parfois teinté de sang. Ces « pseudomenstruations » sont dues à l'influence des hormones maternelles, les œstrogènes, sur le col et la muqueuse vaginale de la nouveau-née.

Chez la nouveau-née, les lèvres cachent fréquemment du smegma, substance blanche à consistance molle.

Particularités

L'hypertrophie du clitoris fait envisager la possibilité que le nourrisson soit hermaphrodite.

La présence d'un saignement vaginal excessif chez la nouveau-née peut signaler un trouble de la coagulation.

Chez la clientèle pédiatrique, l'écoulement de pertes nauséabondes fait soupçonner une infection.

La présence de rougeur, d'œdème, de lacérations sur les lèvres, d'un écoulement provenant du méat urinaire ou de l'orifice vaginal, d'un orifice vaginal anormalement gros chez le nourrisson, l'enfant ou l'adolescente peut être caractéristique de sévices sexuels, d'infection ou de l'insertion d'un corps étranger. Chez l'adolescente, un écoulement vaginal peut être un signe d'une maladie transmissible sexuellement, d'une infection ou d'une irritation.

Au cours de l'enfance, les organes génitaux externes de la fillette ne se modifient pratiquement pas. D'autre part, il n'est pas rare d'observer une fusion des petites lèvres chez l'enfant. Cette fusion peut être partielle, la partie postérieure n'étant pas touchée, ou complète.

Les premières menstruations, la ménarche, débutent vers le milieu de la puberté après la thélarche et le développement des poils pubiens. Le cycle menstruel des adolescentes est généralement irrégulier les deux premières années, à cause de l'anovulation. Il importe de souligner que la thélarche et le développement des poils pubiens débutent souvent plus tôt chez les jeunes filles de race noire.

Anus et rectum

Pour l'examen physique de l'anus et du rectum, l'enfant doit être installé en décubitus dorsal ou en position debout. Une fois l'enfant installé, il suffit que l'infirmière lui écarte les fesses, avec les mains gantées, et note l'aspect de l'orifice anal, la présence de lésions ou de fissures ainsi que l'aspect et la couleur de la peau périanale.

Chez le nouveau-né, il est important de noter le moment de l'émission du premier méconium.

Chez la clientèle pédiatrique, l'inspection de l'anus et du rectum permet de vérifier s'ils sont exempts d'hémorroïde, de lésion, de déchirure, de fissure anale, de saignement ou d'écoulement.

Observations courantes

À l'examen de la région anale, l'orifice anal est apparent, perméable, non fissuré et humide. La peau périanale est d'apparence lisse.

Particularités

L'absence de l'émission du premier méconium au cours des 24 premières heures de vie peut être le signe d'une obstruction par atrésie des voies gastro-intestinales ou d'un iléus méconial.

La présence d'hémorroïdes chez le nourrisson ou l'enfant peut signaler que ce dernier souffre de constipation. Un saignement accompagné de douleur fait soupçonner une déchirure ou une fissure anale. La présence de lacérations et d'un écoulement purulent peut laisser présager que l'enfant est victime de sévices sexuels.

Une imperforation de l'anus ou du rectum chez le nouveau-né fait suspecter une anomalie gastro-intestinale congénitale.

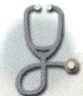

Fonction locomotrice

Lors de l'examen physique chez la clientèle pédiatrique, l'infirmière vérifie l'apparence, la symétrie, la forme et le positionnement des membres, l'amplitude des mouvements, les articulations ainsi que le tonus musculaire. Chez le nouveau-né, l'évaluation de l'amplitude des mouvements est un aspect important de l'examen clinique.

Observations courantes

Les membres du nouveau-né normal bougent de façon symétrique; ils sont flexibles mais leur extension complète est impossible. Ils semblent généralement courts par rapport au reste du corps et ils sont fléchis. Lors de l'examen des articulations, l'amplitude des mouvements, l'œdème, la rougeur et la sensibilité doivent être évalués. Toutes les articulations bougent de façon spontanée, même chez le nouveau-né.

Le nourrisson a un bon tonus musculaire de type fléchisseur pendant les deux premiers mois de sa vie.

Particularités

Lorsqu'un nouveau-né présente des mouvements non symétriques, unilatéraux ou inexistants, on peut soupçonner une atteinte de la moelle épinière. De plus, un nouveau-né souffrant d'un trouble de la fonction nerveuse centrale, d'hypoglycémie ou d'anoxie gardera sa position fœtale ou aura les membres flasques.

Des articulations démontrant une amplitude limitée des mouvements ainsi que la présence d'œdème, de rougeur et de sensibilité peuvent être associées à diverses affections, allant d'une blessure mineure à une maladie grave, telle que l'arthrite rhumatoïde.

La spasticité dans les mouvements d'extension du nouveau-né fait envisager la possibilité que ce dernier souffre de paralysie cérébrale, d'une insuffisance de tonus musculaire ou encore du syndrome du « bébé flasque ».

Membres supérieurs

Lors de l'examen des membres supérieurs de l'enfant, l'infirmière considère avec attention les bras selon les critères nommés précédemment pour l'examen clinique des membres. De plus, elle doit observer l'aspect des mains et des doigts et vérifier si les plis palmaires sont présents.

Observations courantes

À la naissance, les bras du nouveau-né sont d'égale longueur, fléchis au repos, et présentent des mouvements bilatéraux. Il faut vérifier si les mains sont de taille normale et si leurs paumes ont tous leurs plis. De plus, il est important de compter le nombre de doigts et de s'assurer qu'ils sont séparés les uns des autres.

Particularités

Le nouveau-né souffrant de phocomélie ou d'amélie a un ou plusieurs membres manquants ou atrophiés. Chez les enfants atteints de phocomélie, les deux segments moyens des membres se sont atrophiés et les mains et les pieds s'attachent directement sur le tronc. Cette malformation a été observée chez les enfants des mères ayant pris de la thalidomide pendant leur grossesse. L'amélie est une difformité congénitale caractérisée par l'absence des quatre membres.

L'absence de mouvements bilatéraux des bras du nouveau-né peut notamment être liée à une faiblesse musculaire, à une fracture de la clavicule ou à une paralysie brachiale. Lors d'un accouchement difficile, le bébé est parfois victime d'un traumatisme du plexus brachial, pouvant causer une paralysie brachiale partielle ou totale de diverses parties du bras de l'enfant. La partie atteinte du bras dépend du lieu de la lésion nerveuse. La plus fréquente de ces paralysies est la paralysie de Duchenne-Erb, qui touche la partie supérieure du bras, *via* une atteinte du cinquième et du sixième nerfs crâniens. Le bras du nouveau-né est alors inerte, le coude est en extension et l'avant-bras en pronation. Le nouveau-né ne peut lever le bras et le réflexe de Moro n'est pas présent du côté atteint. Si la lésion nerveuse touche les racines du neuvième nerf thoracique, les racines du huitième nerf crânien et la partie inférieure du plexus, le nouveau-né présentera une paralysie brachiale de l'avant-bras. Dans ce cas, sa main et son poignet seront paralysés. Lorsque le traumatisme a causé une lésion de tout le plexus, le nouveau-né souffrira d'une paralysie totale du bras.

Un nouveau-né aux doigts courts et aux mains larges peut être atteint du syndrome de Hurler, affection congénitale souvent héréditaire. Certains nouveau-nés naîtront avec des doigts ou des orteils surnuméraires. Cette malformation des mains ou des pieds, appelée polydactylie, touche davantage les nouveau-nés de race noire. Elle peut être un signe de maladie génétique, mais seulement si les parents en sont également atteints. Lorsque les doigts ou les orteils d'un nouveau-né sont fusionnés, on dit qu'il souffre de syndactylie. Si la syndactylie touche seulement un membre, il s'agit d'une anomalie de développement. Toutefois, si elle touche les deux membres, il faut soupçonner un trouble de nature génétique.

Chez un nouveau-né souffrant du syndrome de Down, la trisomie 21, un seul pli palmaire, soit le pli simien, peut être présent (voir la figure 19.57).

Figure 19.57
a) Plis palmaires normaux

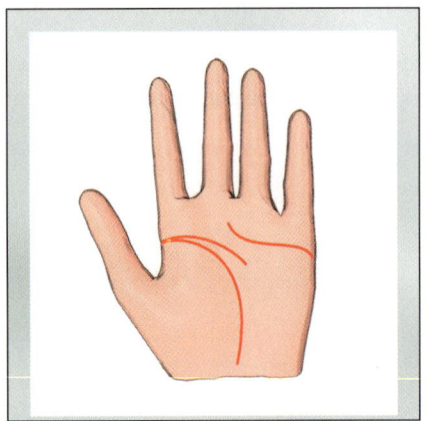

b) Pli simien lors de la trisomie 21

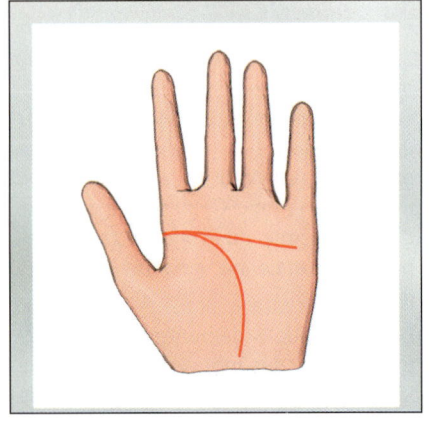

Membres inférieurs

Les jambes de l'enfant sont évaluées selon les mêmes critères que les bras. De plus, l'infirmière note l'aspect des orteils, vérifie si les pieds sont en ligne droite et si les coussins adipeux ainsi que les plis sont présents sur la plante des pieds. Lors de l'examen des membres inférieurs de l'enfant, il est important d'évaluer sa démarche. Par exemple, l'infirmière pourra observer la démarche de l'enfant lorsqu'il entre dans la salle d'examen, ou en lui demandant de se promener dans la salle en direction de ses parents. L'examen sera facilité si l'enfant est pieds nus.

Différents tests existent pour permettre l'examen des membres inférieurs, dont la manœuvre de Barlow, la manœuvre d'Ortolani et le signe de Trendelenburg. Ces techniques sont décrites un peu plus loin dans le présent chapitre.

Observations courantes

Les membres inférieurs sont normalement mobiles et de longueur égale. À la naissance, ils sont plus courts que les bras.

Chez le nourrisson et l'enfant, on observe couramment une incurvation des os des jambes. Ainsi, jusqu'à l'âge d'environ 18 mois, le positionnement des membres inférieurs du nourrisson démontre un *genu varum*. Par la suite, débute une transition du positionnement vers le *genu valgum*, présent chez l'enfant de 2 à 7 ans (voir la figure 19.58).

Comme les jambes du nourrisson sont largement écartées en position debout, son poids est supporté par l'intérieur de son pied. Ainsi, lorsque le nourrisson commence à marcher, il possède pendant un ou deux ans un large polygone de sustentation, qui lui permet de maintenir son équilibre. Par conséquent, lorsqu'on observe le nourrisson ou l'enfant de dos, une incurvation du tendon d'Achille et une pronation du pied, mouvement de rotation du pied la plante dirigée vers l'extérieur, sont visibles.

Les hanches du nouveau-né et du nourrisson ne doivent démontrer aucun signe d'instabilité et le mouvement d'abduction doit être de plus de 160°. De plus, les plis sous-fessiers et inguinaux doivent être symétriques.

À la suite de leur position intra-utérine, les pieds de certains nouveau-nés peuvent sembler déformés et être tournés vers l'intérieur ou vers l'extérieur. Si une simple manipulation permet de replacer les pieds en ligne droite, l'enfant présente une malformation transitoire. Dans ce cas, aucun traitement n'est nécessaire. Le nouveau-né, le nourrisson et le trottineur ont généralement les pieds plats. Cette malformation s'explique par la présence des coussins de tissus adipeux et par la pronation du pied.

Particularités

Lorsque la taille, la forme et le mouvement des membres inférieurs sont asymétriques, l'enfant peut souffrir d'une affection de la hanche ou d'une scoliose. Si les mouvements des jambes du nouveau-né, du nourrisson, de l'enfant ou de l'adolescent ont une ampleur insuffisante, il faut suspecter une fracture ou une atteinte de la moelle épinière.

La persistance du *genu varum* chez l'enfant de plus de 2 ans fait soupçonner un rachitisme, qui aurait causé un affaiblissement des os. De son côté, la persistance du *genu valgum* résulte de plusieurs maladies, dont le rachitisme.

Certains nouveau-nés et nourrissons présentent une torsion de l'axe longitudinal des tibias (voir la figure 19.59), qui consiste en une rotation anormale du tibia de l'intérieur vers l'extérieur. Cette torsion peut être liée à la position intra-utérine ; généralement, l'axe redevient adéquat au cours de la deuxième année de vie. Pour détecter une telle torsion, l'infirmière installe le nourrisson en décubitus dorsal en lui fléchissant les hanches et les genoux. Les pieds doivent demeurer à plat sur la table d'examen. L'infirmière trace ensuite une ligne imaginaire entre la tubérosité du tibia et un point situé exactement au milieu des deux malléoles. Si les deux lignes ne sont pas parallèles, cela indique qu'il y a une torsion.

Lorsque les pieds sont déformés et tournés vers l'intérieur ou vers l'extérieur et que leur réalignement est difficile, voire impossible, le nouveau-né souffre d'une véritable malformation. Il est donc important de vérifier la position de l'avant-pied par rapport à l'arrière-pied pour détecter ainsi une inversion des

Figure 19.58 Positionnement des membres inférieurs :
a) **Genu Varum**   *b)* **Genu Valgum**

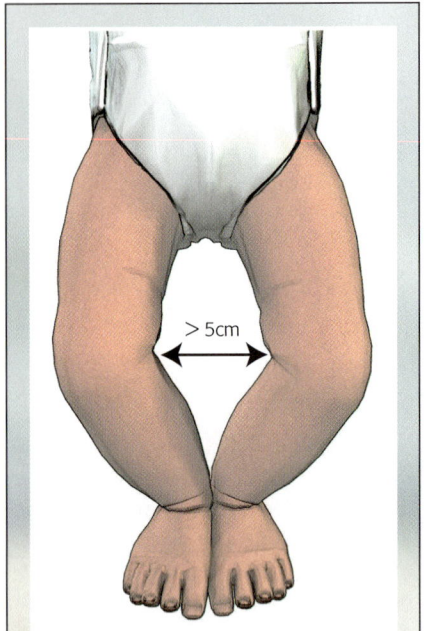
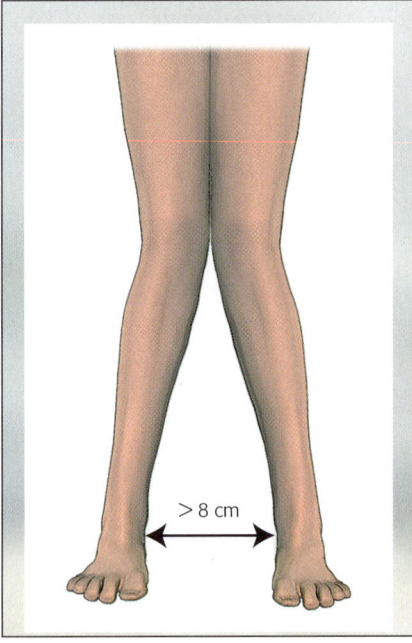

Figure 19.59 Torsion de l'axe longitudinal des tibias

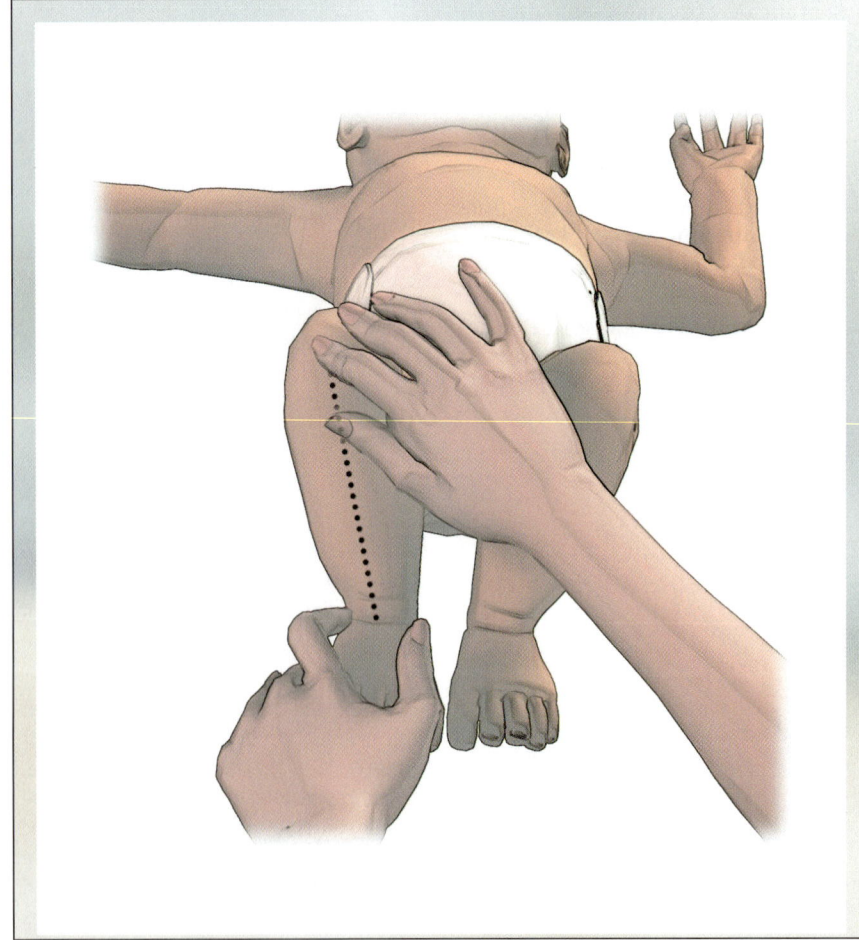

pieds. Parmi les malformations non transitoires figure le *metatarsus varus,* torsion de l'avant-pied vers l'intérieur, sur l'axe longitudinal, jumelée à une adduction de l'avant-pied. Le nouveau-né dont un pied est en adduction par rapport à la ligne tarsométatarsienne et qui présente une inversion complète du pied souffre d'un pied bot varus, autre malformation non transitoire. Enfin, si en plus de l'adduction de l'avant-pied et de l'inversion complète du pied, le nouveau-né présente également une flexion plantaire complète, on parle alors de pied bot varus équin (voir la figure 19.60).

La présence de mouvements anormaux ou saccadés au niveau des hanches caractérise une luxation de la hanche. De plus, chez le nourrisson, la diminution de l'abduction des jambes au niveau des hanches est le principal signe de la luxation de la hanche. Une asymétrie des plis sous-fessiers et inguinaux est également associée à ce déplacement (voir la figure 19.61).

L'enfant présentant une boiterie peut être atteint de diverses affections, dont la dysplasie de la hanche, la synovite ou la scoliose. L'enfant atteint de paralysie cérébrale démontre plusieurs problèmes de démarche.

Figure 19.60 Malposition des pieds : pied bot varus équin bilatéral

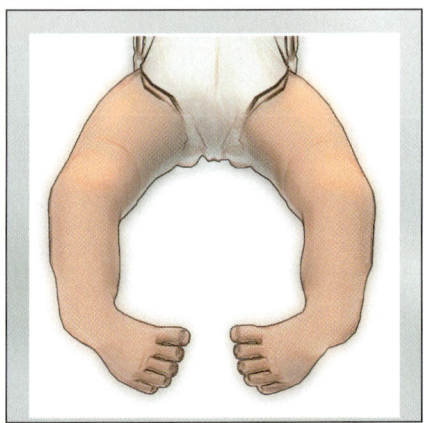

Figure 19.61 Examen de la symétrie des plis cutanés de la région inguinale et des fesses
a) symétrie   b) asymétrie

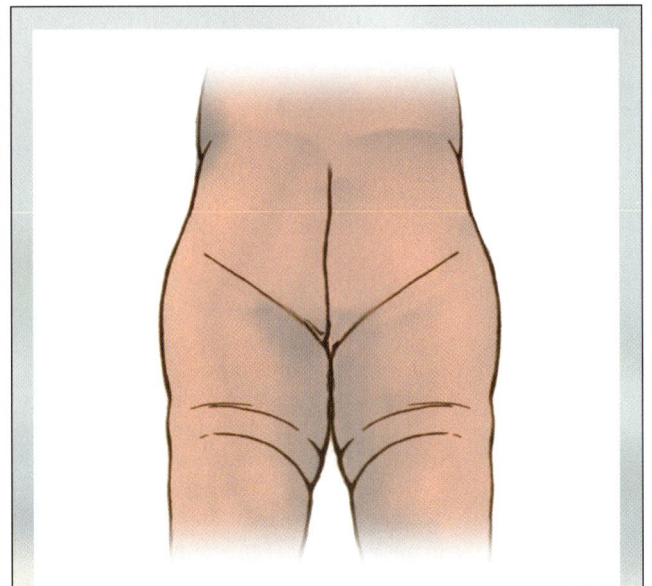
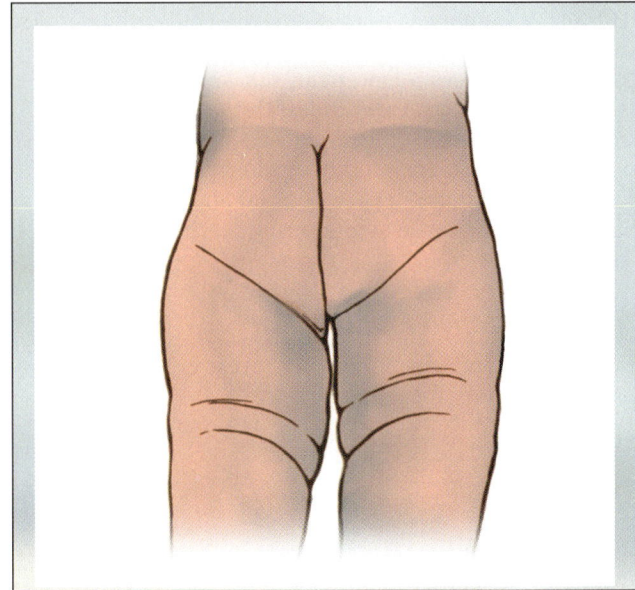

Manœuvre de Barlow

La manœuvre de Barlow sert à dépister l'instabilité de la hanche. L'instabilité de la hanche chez un nouveau-né ne signifie pas qu'il souffre d'une luxation de la hanche mais qu'il est susceptible d'en développer une. Pour effectuer ce test, l'infirmière doit mettre le bébé en décubitus dorsal avec les genoux fléchis. Puis elle place le pouce sur la face interne de la cuisse du nouveau-né et l'index sur la face externe de la cuisse entre le genou et la tête du fémur. L'infirmière pousse ensuite vers l'extérieur. Elle ne doit pas percevoir de déplacement de la tête externe du fémur en opposant une certaine résistance. Par la suite, l'infirmière appuie avec son index plus haut sur la face externe de la cuisse, sur le grand trochanter. Elle ne doit pas percevoir un déplacement brusque de la tête fémorale vers l'intérieur lors du mouvement.

Observations courantes

Aucun déplacement n'est perçu par l'infirmière.

Particularités

La présence des deux déplacements lors de cette manœuvre constitue le signe de Barlow, qui indique la vulnérabilité de la hanche à subir une luxation (voir la figure 19.62).

Figure 19.62 Signe de Barlow

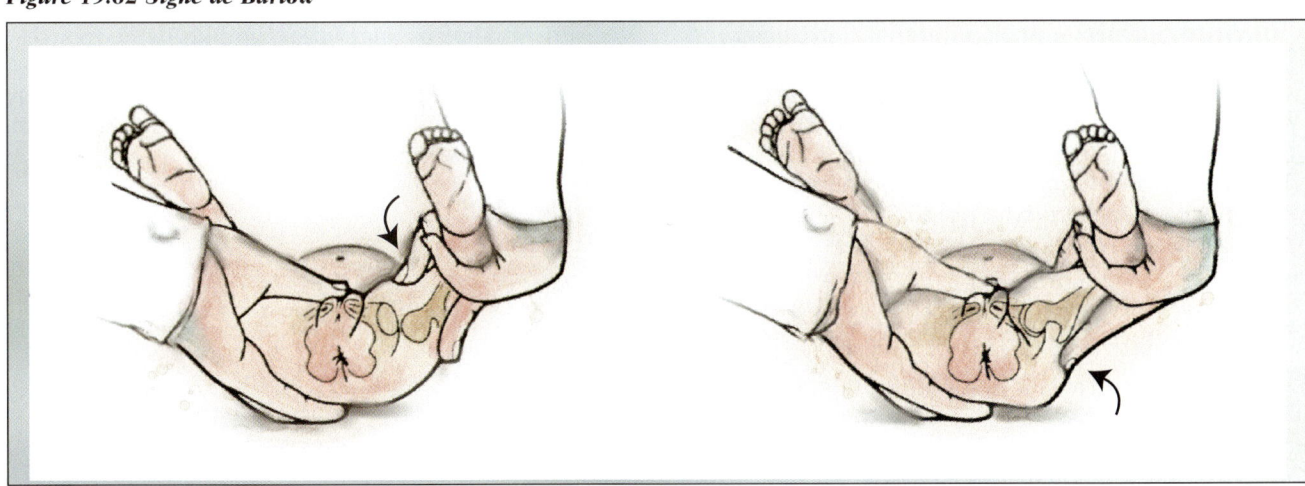

Manœuvre d'Ortolani

Pour détecter une luxation de la hanche, l'infirmière effectue la manœuvre d'Ortolani. Le nouveau-né est installé en décubitus dorsal, les jambes dirigées vers l'infirmière. L'infirmière fléchit les hanches et les genoux à angle droit en plaçant ses pouces à l'intérieur, soit sur la face interne de chaque cuisse, sur le petit trochanter, et son index sur la face externe de la cuisse, sur le grand trochanter du bébé, du genou jusqu'à la tête du fémur. La position des doigts peut être légèrement modifiée selon la taille du bébé (voir la figure 19.63). Par la suite, elle met les hanches en abduction et pousse délicatement vers le bas jusqu'à ce que la face externe de chaque genou touche presque la table d'examen.

Observations courantes

Lors de la manœuvre, aucun son n'est entendu ni aucun ressaut n'est perçu par l'infirmière.

Particularités

Un ressaut entendu ou ressenti sous un des index au cours de la manœuvre d'Ortolani (voir la figure 19.63) signifie que le nouveau-né présente une luxation de la hanche. C'est ce qu'on appelle le signe d'Ortolani. Chez le nourrisson, après la période néonatale, le signe d'Ortolani est plus difficile à obtenir car la musculature de la hanche est plus développée et plus vigoureuse.

Figure 19.63 Manœuvre d'Ortolani
a) position des doigts

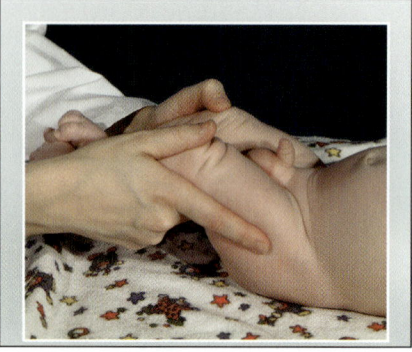

b) flexion des genoux et des hanches à angle droit

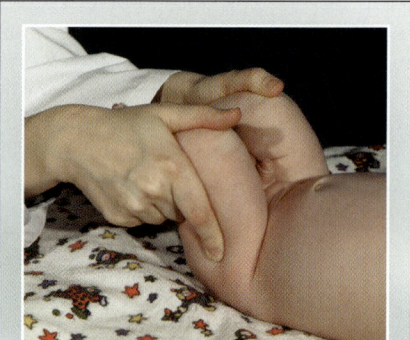

c) rotation vers l'extérieur en poussant les hanches vers la table d'examen

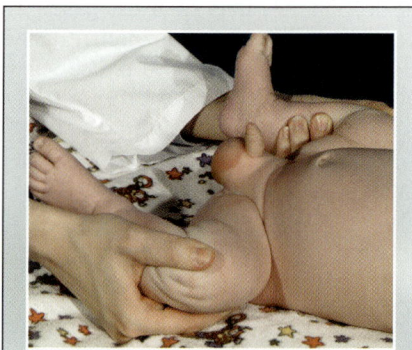

Notes au dossier

Absence de déformation et d'anomalie aux membres inférieurs, aucune douleur lors de l'examen, les articulations ont une amplitude et une symétrie dans les limites de la normale, mouvement d'abduction de plus de 160 degrés, aucun signe d'instabilité. Manœuvres d'Ortolani et de Barlow sans particularité, plis sous-fessiers symétriques.

Plis sous-fessiers asymétriques, amplitude de mouvement limitée du côté gauche, mouvement d'abduction d'environ 120 degrés, présence d'instabilité à la mobilisation du côté gauche, présence des signes d'Ortolani et de Barlow.

Signe de Trendelenburg

Lorsqu'on observe l'enfant qui a le dos tourné et dont le poids est porté en alternance sur une jambe puis sur l'autre, on peut détecter une atteinte des abducteurs de la hanche ainsi qu'une insuffisance du muscle moyen fessier, muscle associé à l'altération des abducteurs.

Observations courantes

Lorsque l'enfant porte son poids sur une jambe et que son bassin demeure à l'horizontale, on dit que le signe de Trendelenburg est négatif et que la hanche est saine.

Particularités

Si la hanche est atteinte, l'infirmière notera qu'au moment où l'enfant porte son poids sur une jambe, le bassin s'incline de l'autre côté (du côté sain), démontrant un signe de Trendelenburg positif (voir la figure 19.64).

Figure 19.64 Position du bassin lors du signe de Trendelenburg :
a) négatif   b) positif

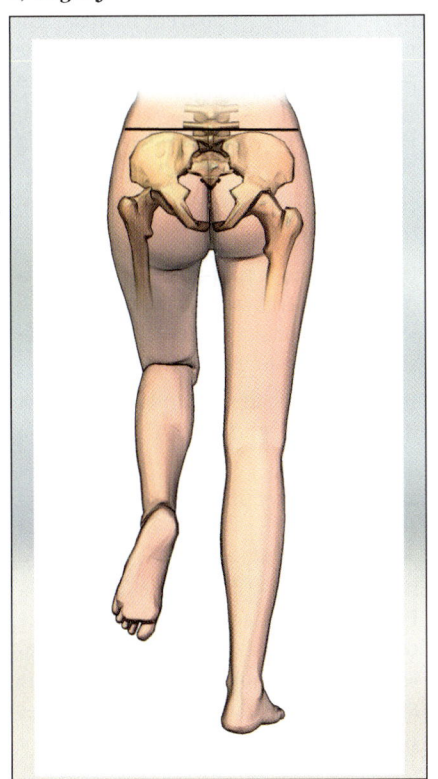
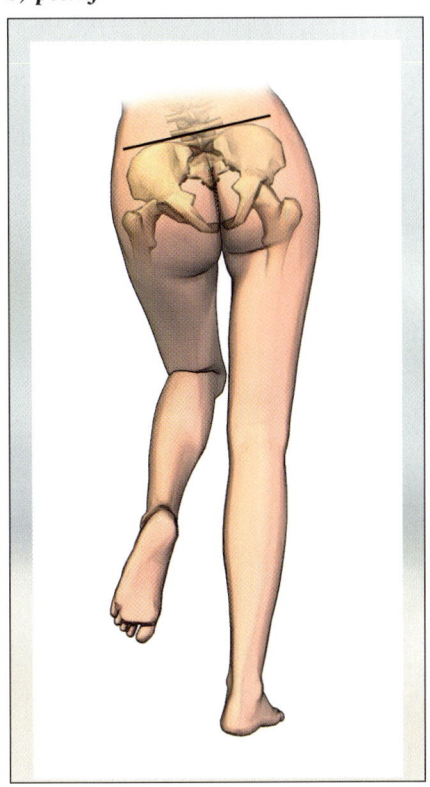

Colonne vertébrale

Au moment de l'examen de la colonne vertébrale, le nouveau-né et le nourrisson doivent être en décubitus ventral. Lors de l'inspection de la colonne du nouveau-né et du nourrisson, l'infirmière doit tout d'abord noter sa forme ou sa courbure. À l'examen, elle observe une légère lordose lombaire et une absence de lanugo sur au moins la moitié du dos. De plus, la colonne doit être exempte de touffes de poils, de taches pigmentaires et d'anomalies de la peau, principalement dans la région lombo-sacrée. À la palpation, qui doit être faite délicatement, la colonne vertébrale ne doit pas présenter de déformations telles que des masses, renflements ou fossettes coccygiennes profondes.

Il est préférable que l'examen de la colonne vertébrale de l'enfant ou de l'adolescent soit effectué en position debout. L'infirmière doit vérifier la courbure de la colonne vertébrale de l'enfant. Tout comme chez le nouveau-né et le nourrisson, elle doit s'assurer que la colonne vertébrale de l'enfant ou de l'adolescent ne présente aucune déformation.

Observations courantes

La colonne vertébrale du nouveau-né est facile à fléchir. Lorsque le nouveau-né à terme est en suspension ventrale, il tiendra sa tête à un angle de 45 degrés et son dos droit.

Particularités

La présence d'un sinus dermique, fossette coccygienne profonde, dénote un défaut de fermeture du tube neural. Cette fistule n'est pas observée couramment chez le nouveau-né. Une touffe de

Les courbes de la colonne vertébrale du nouveau-né sont différentes de celles de l'adulte. Ainsi, sa colonne vertébrale doit être plane et droite en position ventrale. En effet, à la naissance, la colonne vertébrale a la forme d'un « C ». La courbe antérieure de la région cervicale apparaît lorsque le nourrisson est vraiment capable de lever la tête, soit vers l'âge de 3 ou 4 mois. Enfin, de 12 à 18 mois, au moment où l'enfant commence à se tenir droit et à marcher, la courbe antérieure de la région lombaire se développe.

Chez l'enfant et l'adolescent, il est important de vérifier la courbure de la colonne vertébrale, qui doit avoir la forme d'un « S » sur un plan sagittal (voir la figure 14.13). Pour ce faire, l'infirmière doit regarder la face latérale droite de la colonne. On observe parfois chez le trottineur une concavité lombaire plus grande ainsi qu'une convexité thoracique du rachis plus petite. Dans de tels cas, plusieurs de ces enfants présentent une lordose, habituellement asymptomatique. Chez les enfants plus vieux et les adolescents, les caractéristiques de la colonne vertébrale sont semblables à celles de l'adulte.

poils à la base de la colonne vertébrale fait suspecter un spina-bifida occulta. La myéloméningocèle (voir la figure 19.65), variété de spina-bifida, apparaît sous la forme d'une tumeur médiane chez le nouveau-né et est très évidente à la naissance. Plusieurs troubles nerveux l'accompagnent et elle est souvent mortelle. Un nouveau-né avec une myéloméningocèle présente une hernie de la moelle et d'une partie des méninges. On note également l'absence de la dure-mère et de l'arachnoïde.

La présence d'un dos flasque évoque un trouble neurologique.

Un problème neuromusculaire, telle la paralysie cérébrale, s'avère possible lorsqu'un trottineur ou un enfant présente une posture anormale.

Une asymétrie au niveau des épaules et des hanches est l'un des signes de la scoliose.

La scoliose, courbure latérale de la colonne vertébrale, est une affection généralement idiopathique particulièrement fréquente chez les adolescentes. Pour détecter une scoliose, l'infirmière observe le dos de l'enfant ou de l'adolescent en position debout ainsi que la symétrie des épaules et des hanches (voir la figure 19.66).

Figure 19.65 Myéloméningocèle

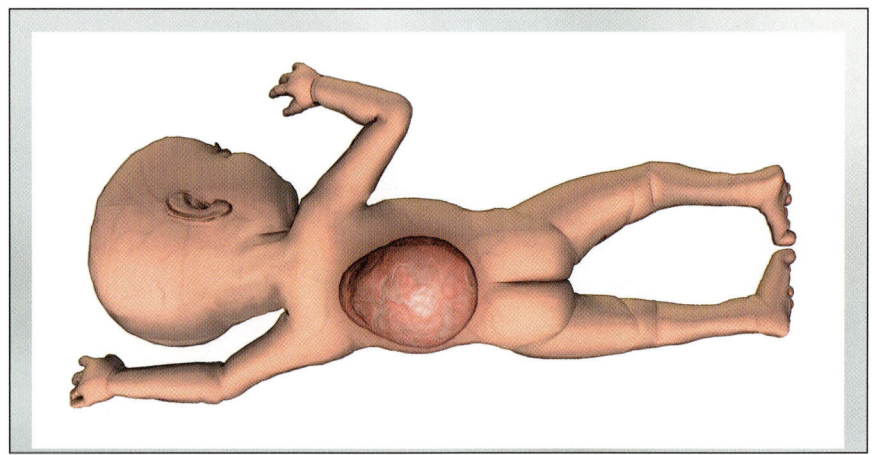

Figure 19.66 Position de la colonne vertébrale
a) normale   b) scoliose légère   c) scoliose sévère

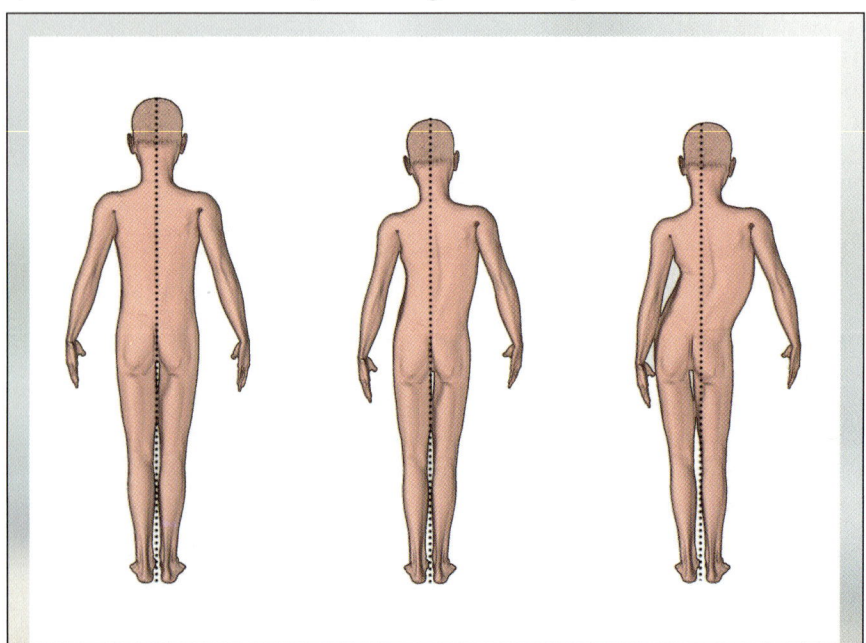

Test de dépistage de la scoliose (a)

L'une des techniques de dépistage de la scoliose consiste à demander à l'enfant de se pencher vers l'avant et à faire des marques à l'aide d'un crayon feutre sur les apophyses épineuses. On demande ensuite à l'enfant de se relever.

Observations courantes

En l'absence d'une scoliose, les points de crayons seront placés vis-à-vis.

Particularités

Si l'enfant ou l'adolescent souffre de scoliose, les points de crayon présenteront une incurvation lorsque l'enfant se relèvera.

Test de dépistage de la scoliose (b)

Lorsque l'enfant est penché vers l'avant, l'infirmière peut également l'observer de côté pour noter la symétrie et l'aspect de la cage thoracique.

Observations courantes

Si l'enfant ne souffre pas de scoliose, sa cage thoracique est symétrique et aucune proéminence n'est apparente.

Particularités

La présence d'une asymétrie ou d'une proéminence au niveau de la cage thoracique caractérise également une scoliose.

Caractéristiques neuromusculaires

Chez la clientèle pédiatrique normale, les mouvements, le tonus et la force de tous les membres sont symétriques. Par ailleurs, les mouvements saccadés ou les secousses musculaires sont courants chez le nouveau-né.

Quel que soit le groupe d'âge, il est important de s'assurer que les mouvements, le tonus et la force musculaire sont symétriques et conformes à l'âge. L'examen se fait comme chez l'adulte. L'infirmière doit observer l'enfant pendant qu'il marche, court et saute, et également lorsqu'il passe de la position couchée à la position debout.

Observations courantes

Le nouveau-né ne doit pas être capable de fléchir sa tête vers l'arrière de plus de 45°. Il doit d'autre part posséder une maîtrise suffisante de son cou pour pouvoir tenir sa tête droite pendant un court moment.

Particularités

Un enfant présentant de la flaccidité ou une hypertonie des membres peut souffrir d'un trouble de la fonction nerveuse centrale, d'une infection, de déshydratation ou d'une fracture. Des asymétries peuvent indiquer une affection grave de la fonction nerveuse centrale. Le signe d'opisthotonos (voir la figure 19.67), qui consiste en une hyperextension de la tête accompagnée d'une raideur de la nuque et d'une extension des membres, peut être l'indice d'une méningite ou d'une hémorragie intracrânienne.

Un nouveau-né atteint de tremblements peut souffrir d'hypoglycémie, d'une infection ou d'une lésion neurologique.

Une flexion vers l'arrière de plus de 45° dénote un retard ou une anomalie du développement. Elle est observée chez le prématuré ou chez le nouveau-né souffrant d'une atteinte neurologique. De plus, le nouveau-né qui ne peut maintenir sa tête droite pendant quelques secondes présente de l'asymétrie sur le plan du tonus et de la force.

Une faiblesse des muscles du cou, du tronc et des membres fait craindre la dystrophie musculaire. Les mouvements caractéristiques de cette affection sont présentés à la figure 19.68.

Figure 19.67 Signe d'opisthotonos

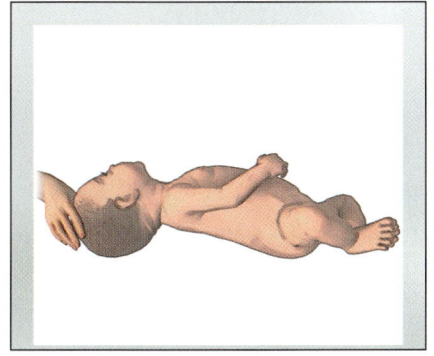

Figure 19.68 Mouvements caractéristiques des enfants atteints de la dystrophie musculaire

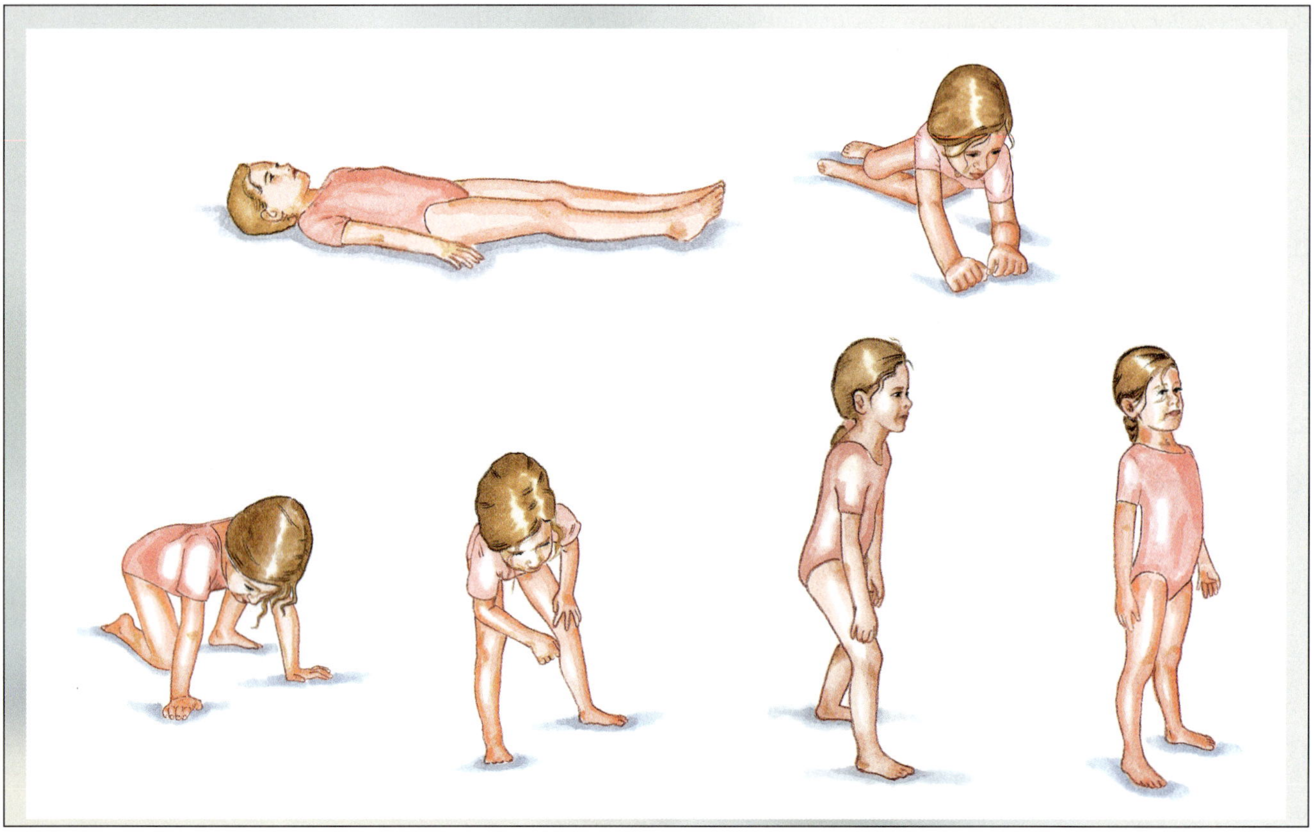

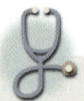

Fonction neurologique

L'examen neurologique du nouveau-né et du nourrisson est différent de celui de l'enfant ou de l'adulte. Chez le nouveau-né, l'examen neurologique devrait comprendre l'observation de l'aspect général, de l'attitude, de la position du corps au repos et en activité, des pleurs, des cris et des réponses aux stimulations parentales et environnementales. L'infirmière évalue aussi la présence des réflexes archaïques et de certains autres réflexes. Ces réflexes et leurs caractéristiques sont présentés au tableau 19.19. Pour chaque réflexe, la méthode de recherche, la normalité, la signification des particularités ainsi que le moment de son apparition et de sa disparition sont indiqués.

Il sera difficile pour l'infirmière de procéder à certaines évaluations comme l'orientation spatiale, la stéréognosie et l'identification numérique chez un enfant âgé de moins de 5 ans. L'infirmière doit adapter les procédures relatives à l'adulte selon la croissance et le développement de l'enfant.

L'évaluation des nerfs crâniens et des réflexes rachidiens se compare à celle de l'adulte. Cependant, l'examen de chaque nerf peut être fait chez l'enfant sous forme de jeu.

Réflexes

Observations courantes

Les réflexes archaïques sont présents à la maison mais au fur et à mesure que le contrôle volontaire et les fonctions cérébrales progressent, à la suite de la myélinisation et de l'augmentation du nombre de neurones, ces réflexes

Particularités

L'absence des réflexes présentés au tableau 19.19 ou leur manifestation tardive peut évoquer une altération de la fonction neurologique.

diminuent jusqu'à leur disparition complète. L'examen clinique du nourrisson ne permet pas à l'infirmière de dépister les troubles spécifiques de la fonction neurologique mais plutôt des problèmes causés par des lésions plus étendues.

Dès qu'il naît, l'être humain a un mouvement de recul normal en présence de la douleur. Le nourrisson a un seuil de sensibilité plus élevé que l'adulte mais possède un temps de réponse plus long. Les réflexes cutanés abdominaux, expliqués chez l'adulte, sont présents à partir de 6 mois tandis que le réflexe anal se manifeste dès la naissance.

Les pleurs du bébé sont normalement forts et vigoureux. Les tremblements, les mouvements saccadés ou les secousses musculaires, qui surviennent fréquemment chez le nouveau-né, ne sont pas nécessairement liés à une affection de la fonction neurologique.

Lors de l'examen neurologique, une sensation diminuée ou, au contraire, excessive, est anormale et sa cause doit être recherchée. L'absence de pleurs ou des pleurs de faible intensité requièrent une évaluation plus poussée. Ils indiquent généralement une perturbation de la fonction neurologique. L'incapacité de calmer un nouveau-né et une diminution de ses interactions avec autrui peuvent révéler la consommation de cocaïne durant la grossesse.

Tableau 19.19 Les principaux réflexes du nouveau-né et du nourrisson

Réflexes	Photos	Causes/particularités	Apparition	Disparition
1 Réflexe de clignement Les paupières se fermeront en réaction à une lumière de forte intensité		L'absence de réponse peut être causée par une lésion à un nerf crânien ou être associée à la cécité	Naissance	Après 1 an
2 Réflexe pupillaire Les pupilles se contractent en réaction à une lumière de forte intensité		Une réponse asymétrique pourrait être causée par une tumeur cérébrale ou différents syndromes	Naissance	Présent tout au long de la vie
3 Réflexe de succion La présence d'une sucette ou d'un mamelon dans la bouche du bébé l'incite à téter		Une faible réponse ou l'absence de réponse peut être causée par la prématurité, une atteinte neurologique, la consommation de drogues durant la grossesse ou l'allaitement par une mère toxicomane	Naissance	Vers 10-12 mois
4 Réflexe des points cardinaux Lorsqu'on touche la bouche ou la joue du bébé, il tourne sa tête vers le côté stimulé		Une absence de réponse évoque une atteinte du système nerveux central ou une maladie génétique	Naissance	Entre l'âge de 3 à 7 mois, plus longtemps lorsque l'enfant dort

Tableau 19.19 Les principaux réflexes du nouveau-né et du nourrisson (suite)

Réflexes	Photos	Causes/particularités	Apparition	Disparition
5 Réflexe de préhension palmaire Lorsqu'on pose un doigt sur la paume de la main du bébé, celui-ci agrippe le doigt présenté		La préhension peut être diminuée chez les prématurés. Une réponse asymétrique peut indiquer une fracture de l'humérus. L'absence de réponse ou la persistance du réflexe après 4 mois évoque une atteinte neurologique	Naissance	Vers 3-4 mois
6 Réflexe de préhension plantaire Lorsqu'on pose un doigt sur la plante du pied du bébé, celui-ci replie ses orteils vers l'intérieur		La prématurité peut être associée à une diminution de la réponse tandis que l'absence de celle-ci évoque une atteinte de la partie inférieure de la colonne vertébrale	Naissance	Vers 8-10 mois
7 Réflexe d'incurvation du tronc Lorsqu'on effleure un côté de la colonne vertébrale, le bébé réagit en tournant son bassin du côté stimulé		Une absence de réflexe peut indiquer une lésion médullaire	Naissance	Vers 2 ans
8 Marche automatique Lorsqu'on le tient en position debout et qu'un de ses pieds touche une surface plane, le bébé aura la réaction de mettre un pied devant l'autre		Une réponse asymétrique indique une atteinte à la jambe présentant l'anomalie ou une atteinte du système nerveux central	Naissance	Temps variable, avant l'âge de 5 mois
9 Réflexe tonique du cou Lorsque la tête du bébé est maintenue tournée d'un côté, les membres de ce côté seront en extension alors que les membres du côté opposé seront fléchis		L'absence de réaction après l'âge de 1 mois, l'asymétrie de la réponse ou la persistance de ce réflexe au-delà du temps prévu peuvent indiquer des lésions cérébrales	Peut être présent à la naissance	Présent de 2 mois à 6 mois

Tableau 19.19 Les principaux réflexes du nouveau-né et du nourrisson (suite)

Réflexes	Photos	Causes/particularités	Apparition	Disparition
10 Réflexe de Babinski Lors de la stimulation de la région externe de la plante du pied du bébé (du talon aux orteils), les orteils s'écartent en forme d'éventail et se placent en extension. La réponse doit être symétrique et bilatérale		L'absence de réponse évoque une atteinte de la partie inférieure de la colonne vertébrale	Naissance	Avant 2 ans
11 Réflexe de Moro Le réflexe de Moro peut être obtenu de 3 façons différentes : A) soutenir le corps du bébé en décubitus dorsal et l'abaisser brusquement d'environ 60 cm B) soulever la tête du bébé de 30 cm et la laisser tomber brusquement en la rattrapant avant qu'elle ne frappe la table C) émettre un bruit fort de chaque côté de la tête du bébé La réponse normale est l'abduction et l'extension des membres supérieurs, l'ouverture des mains et l'extension des doigts, une légère flexion des membres inférieurs et les pleurs du bébé		L'asymétrie des réponses peut être causée par une fracture de la clavicule ou une lésion du plexus brachial. L'absence de la réponse ou sa persistance après 6 mois évoque une atteinte du système nerveux central	Naissance	Entre l'âge de 3 et 6 mois

Développement de l'enfant

Le « Denver Developmental Screening Test » (DDST), révisé et renommé le test de Denver II, est efficace pour évaluer les retards de développement après la période néonatale. Ce test est séparé en quatre sections relatives au développement : la relation socio-personnelle, la motricité fine, le langage et la motricité globale. Durant ce test, l'infirmière doit interroger l'enfant pour évaluer son langage et son orientation spatiotemporelle. Elle lui fait faire des calculs numériques afin de tester son développement cognitif. Différentes actions peuvent être demandées à l'enfant comme lacer ses souliers, boutonner sa chemise ou écrire, afin d'observer ses capacités motrices.

Cette méthode d'évaluation applicable chez les enfants de 0 à 6 ans présente l'avantage d'être facile et rapide à utiliser. Il est à noter que le test de Denver II n'est pas une mesure du quotient intellectuel, mais une mesure du développement de l'enfant dans les quatre champs mentionnés précédemment. Si l'infirmière a des doutes sur le quotient intellectuel de l'enfant, elle pourra utiliser différents tests comme le test du Bonhomme de Goodenough, le test de Bender ou le test de Durrell. L'infirmière doit interpréter les résultats de ces tests avec discernement. L'infirmière désireuse d'utiliser le test de Denver II peut se référer à un ouvrage spécialisé en pédiatrie.

AFFECTIONS COURANTES

Le tableau 19.20 présente quatre affections courantes en pédiatrie en relation avec l'examen physique : la bronchiolite, la varicelle, la fibrose kystique et la gastro-entérite.

Tableau 19.20 Affections courantes en pédiatrie

	Bronchiolite	**Varicelle**
Définition et étiologie	Inflammation aiguë des dernières ramifications bronchiques. Cette infection virale respiratoire épidémique est saisonnière. En effet, elle est principalement présente au cours de l'hiver. La bronchiolite est très contagieuse. Elle se transmet par contact direct avec des sécrétions infectées ou par voie aéroportée. Un lavage adéquat des mains réduit les risques de propagation. Le virus respiratoire syncytial est le principal agent responsable de la bronchiolite. Toutefois, la bronchiolite peut également être due à l'adénovirus, au virus influenza ou au virus para-influenza. Facteurs favorisant la bronchiolite : prématurité, jeune âge, anomalie préexistante du système respiratoire, antécédents parentaux d'asthme, tabagisme passif, contact avec des personnes souffrant d'infections des voies respiratoires. Des signes de détresse respiratoire grave sont plus importants chez le nourrisson de moins de 6 semaines. La bronchiolite touche principalement les enfants de moins de 2 ans. Chez l'enfant plus vieux, il s'agit souvent d'asthme. Incidence importante dans la première année de vie.	Maladie infectieuse et contagieuse, ordinairement bénigne, caractérisée par une éruption de vésicules, qui s'assèchent au bout de quelques jours. Se transmet sans doute à la suite d'une exposition des muqueuses aux gouttelettes provenant du système respiratoire d'une personne infectée par le virus *Herpesviridae* ainsi que par un contact avec le liquide des lésions. Transmission par contact direct ou par voie aéroportée. La personne atteinte de zona peut transmettre la varicelle. Dans la majorité des cas, on ne peut pas faire une deuxième varicelle. La période d'incubation varie entre 10 et 21 jours (moyenne de 14 jours). L'enfant est contagieux 2 jours avant l'apparition de l'éruption, jusqu'à ce que les lésions soient sèches et forment des croûtes. Le bébé dont la mère a développé la varicelle entre 5 jours avant et 2 jours après l'accouchement est susceptible de contracter une varicelle grave, voire mortelle. Plus de 98 % des personnes atteintes de la varicelle sont âgées de moins de 18 ans. La majorité des enfants sont atteints de la varicelle entre l'âge de 5 et 10 ans.
Histoire	Débute à la suite d'une infection des voies respiratoires supérieures. Peut présenter ou non de la fièvre. Diminution de l'appétit. Apparition rapide d'une détresse respiratoire avec tachypnée et tachycardie. Les signes de la bronchiolite durent entre 8 et 10 jours. La toux peut toutefois persister une quinzaine de jours.	Débute par de la fièvre, un malaise général et de l'anorexie. Suivra, environ 24 à 48 heures après, l'apparition d'une éruption sur le corps accompagnée de prurit. Tout d'abord, il y aura apparition de petites macules érythémateuses se transformant en vésicules caractéristiques par la suite. À la suite de l'apparition des premières vésicules, l'éruption de nouvelles vésicules dure de 3 à 4 jours. Finalement, les lésions s'assèchent dans un délai de 2 à 12 jours (moyenne 6 jours). Une croûte se forme ensuite sur les lésions. L'enfant peut également présenter des céphalées, de la toux, une rhinite, un mal de gorge. Les symptômes durent entre 2 et 3 jours, à l'exception du prurit, qui persiste entre 3 et 5 jours. La guérison complète prend entre 7 et 34 jours (moyenne de 16 jours). La gravité de la varicelle et le nombre de vésicules augmentent avec l'âge.

Fibrose kystique ou mucoviscidose	**Gastro-entérite**
Dysfonctionnement des glandes exocrines qui affecte les systèmes respiratoire et digestif. Affection incurable jusqu'à ce jour. Affection héréditaire à transmission autosomique récessive. Augmentation de la concentration des électrolytes de la sueur (test de sudation positif). Occlusion des canaux pancréatiques. Absence des enzymes dans le duodénum. 1 cas sur 2000 chez les personnes de race blanche.	Inflammation de l'estomac et des intestins accompagnée de vomissements et de diarrhée. Toutes les parties du tractus gastro-intestinal peuvent être atteintes. Affection contagieuse causée par un virus, une bactérie ou un parasite.
Iléus méconial ou ictère cholestatique à la naissance. Selles molles, abondantes, nauséabondes et écumeuses, et prolapsus rectal. Appétit vorace (début de la maladie). Anorexie lorsque l'état de l'enfant se détériore. Carences en vitamines A, D, E et K.	Nausées et vomissements, diarrhée, fièvre, anorexie, crampes abdominales, irritabilité.

Tableau 19.20 Affections courantes en pédiatrie (suite)

	Bronchiolite	Varicelle
Inspection	Écoulement nasal clair ou séreux. Toux sèche, quinteuse et paroxystique non productive. Tachypnée. Dyspnée. Wheezing. Tirage sous-costal et intercostal. Battement des ailes du nez. Cyanose péribuccale. Asthénie. Tachycardie. La respiration superficielle et inefficace est un signe de détérioration avancée aboutissant à une acidose respiratoire. L'enfant peut alors présenter de la cyanose, de l'anxiété, de l'épuisement et des épisodes d'apnée.	Éruptions maculaires et/ou vésiculaires. Étendue variable, peut toucher tout le corps. Les lésions apparaissent au tronc, puis s'étendent sur le visage, le cuir chevelu, les bras et finalement les jambes. Des lésions peuvent également être présentes au niveau des muqueuses, dont l'oropharynx, les voies respiratoires hautes, les organes génitaux, le rectum et la conjonctive palpébrale.
Palpation	Frémissement bronchique important relié à l'encombrement bronchique.	N/A
Percussion	Hypersonorité à la percussion.	N/A
Auscultation	Ronchi. Sibilants. Crépitants fins inspiratoires. Crépitants rudes expiratoires chez le nourrisson. Allongement du temps expiratoire. Un bruit respiratoire absent à l'auscultation, surtout d'un seul côté, dénote une bronchiolite grave (obstruction complète).	N/A
Approche thérapeutique médicale et infirmière	Habituellement, guérison spontanée. Oxygène, humidité froide, repos et maintien de l'hydratation satisfaisant les besoins de base ainsi qu'une bonne alimentation. Nourrisson couché en position dorsale à un angle de 30 degrés. Physiothérapie respiratoire. Instillation de sérum physiologique dans chaque narine et aspiration des sécrétions, principalement avant les repas. Fractionner les repas et nourrir l'enfant plus souvent. Une dyspnée importante peut avoir pour conséquence un arrêt temporaire de l'alimentation orale et le début d'une perfusion intraveineuse ou d'une alimentation parentérale. Antibiothérapie seulement si une surinfection bactérienne est suspectée. **À la maison**, le parent doit bien hydrater son enfant. Pour s'assurer que l'alimentation et l'hydratation sont maximales, le parent peut fractionner les biberons et les repas de l'enfant. Aspirer les sécrétions de l'enfant avant les repas, à l'aide d'une « poire d'aspiration » (instrument permettant l'aspiration des sécrétions). Le parent peut également faire l'instillation de sérum physiologique dans les narines de l'enfant, ce qui permettra de liquéfier les sécrétions. L'enfant doit être installé en position semi-assise à un angle de 30 degrés. Une aération adéquate de la chambre de l'enfant est nécessaire. **Quand consulter :** Enfant de 6 semaines ou moins : léthargie ; augmentation de la fréquence respiratoire ; respiration de plus en plus difficile ; refus de boire et/ou de manger ; vomissements.	Vaccin varicelle-zoster. Prophylaxie d'immunoglobuline antivaricelleuse-antizostérienne. Celle-ci est administrée après un contact, principalement chez les enfants immuno-supprimés et les nouveau-nés. Si les signes de la varicelle apparaissent, on peut ajouter un antiviral. De nombreux enfants ne reçoivent pas de traitement spécifique. Traitement non spécifique : antihistaminique, application de lotion calmante. Il ne faut pas administrer de l'acide acétylsalicylique (aspirine) vu les risques de développer le syndrome de Reye. **À la maison**, le parent peut faire prendre un bain à l'enfant en y ajoutant du bicarbonate de soude, de la fécule de maïs ou une préparation à l'avoine (gruau ou AVEENO). Faire des compresses d'eau froide sur les lésions. Donner un antihistaminique si le prurit est sévère. Pour ce qui est de l'application de lotion calmante (calamine), il est important de changer souvent de tampon d'ouate et de l'appliquer en tamponnant et non en frottant, et ce, dans le but de réduire les risques d'infection. D'ailleurs, certains médecins vont même jusqu'à déconseiller l'application de lotion. Maintenir une bonne alimentation. Si des lésions buccales nuisent à l'alimentation de l'enfant, il sera important de nourrir l'enfant d'aliments en purée et de l'hydrater suffisamment avec des liquides froids. Pour éviter les risques d'infections dues au grattage, il est préférable que les ongles des enfants soient gardés courts. Le parent peut également mettre des mitaines au nourrisson ou au jeune enfant, surtout pour la nuit. **Quand consulter :** Présence de signes d'infection : forte fièvre persistante, céphalée et/ou vomissements importants, léthargie et/ou confusion.

Fibrose kystique ou mucoviscidose	Gastro-entérite
Toux sèche, persistante et non productive. Mucus épais, respiration sifflante. Lorsque l'état de l'enfant se détériore : cyanose, hippocratisme digital, thorax en tonneau, emphysème, retard de croissance.	Selles nombreuses. Vomissements. Vérifier les signes de déshydratation : léthargie, pâleur, diminution de l'élasticité de la peau, persistance du pli cutané, muqueuses sèches, tachycardie, yeux creux, fontanelles affaissées, absence de larmes, diminution du débit urinaire, état de choc. Érythème périanal.
Une distension abdominale peut être présente.	Dépression des fontanelles. Persistance du pli cutané.
Hypersonorité si distension abdominale.	Beaucoup de tympanisme si les gaz intestinaux sont abondants.
Problèmes respiratoires variables et progressifs : dyspnée, sibilants, crépitants, ronchi.	Bruits intestinaux augmentés.
Aucun traitement ne guérit cette affection, mais certaines interventions aident à améliorer la qualité et l'espérance de vie : enzymes pancréatiques, suppléments de vitamines A, D, E et K, suppléments alimentaires, drainage postural, percussion et vibration, exercices respiratoires, régime alimentaire riche en protéines et en calories, bronchodilatateurs et médicaments aidant à diminuer la viscosité des sécrétions. Transplantation pulmonaire. **À la maison** : Apporter du soutien à l'enfant et à ses proches lors de l'annonce du diagnostic et des soins à prodiguer. Faire de l'enseignement à l'enfant et à ses proches concernant les soins à administrer. **Quand consulter** : Toute détérioration inhabituelle de la fonction pulmonaire et/ou digestive.	Réhydratation orale avec une solution de glucose et d'électrolytes (par exemple Pédialyte ou Oralyte). Perfusion intraveineuse si la déshydratation est sévère. Éviter les jus de fruits et les boissons gazeuses mais favoriser l'allaitement maternel. Encourager le lavage des mains afin de réduire les risques de transmission. **À la maison** : Recette d'une solution de réhydratation orale maison : 360 mL (12 oz) de jus d'orange non sucré, 600 mL (20 oz) d'eau bouillie à la température ambiante, 2,5 mL (1/2 c. thé) sel, bien mélanger ces ingrédients. Donner la solution maison ou une solution vendue en pharmacie en petite quantité à la fois après chaque selle ou vomissement, selon la tolérance. Nettoyer la région périanale en tamponnant pour éviter l'irritation et bien assécher pour prévenir l'infection fongique. Application d'une crème barrière sur la région périanale. **Quand consulter** : Augmentation soudaine du nombre de selles. S'il s'agit d'un nourrisson, consulter très rapidement, au maximum 24 heures après le début des symptômes. Si l'enfant présente les signes suivants : apparence toxique, ne s'hydrate plus, muqueuse buccale sèche, absence de larmes, cernes autour des yeux, chaleur excessive.

La personne âgée

par Philippe Voyer

Objectifs du chapitre 20

À la fin de ce chapitre, vous serez en mesure :

De comprendre les modifications anatomiques et physiologiques qui surviennent lors du vieillissement primaire ;

De comprendre l'influence de la génétique, du climat, de l'activité physique et de l'usage des médicaments chez l'aîné ;

D'énumérer les motifs de consultation les plus fréquents chez l'aîné et de poser les questions appropriées à la situation ;

De décrire l'examen physique, les résultats normalement observés et les particularités chez l'aîné ;

De distinguer les types de démences réversibles et irréversibles ;

De consigner au dossier les résultats pertinents de l'examen clinique.

INTRODUCTION

Avant d'entreprendre un chapitre portant sur l'examen clinique de l'aîné, il s'avère primordial de souligner certains points. Tout d'abord, il faut reconnaître que le vieillissement ne se réalise pas de la même manière chez toutes les personnes. On ne peut déterminer encore le « chef d'orchestre » du vieillissement de l'organisme. Cependant, on suppose que les changements génétiques et hormonaux qui s'opèrent durant la dernière période de la vie semblent être associés au vieillissement ou en être responsables. Toutefois, l'état des connaissances actuelles ne permet pas de déterminer l'élément déclencheur du vieillissement. En outre, on constate de plus en plus que l'environnement, notamment le stress, le climat, la qualité de l'eau et de l'air, le réseau social et les habitudes de vie (alimentation, exercice physique) agissent de façon significative sur le vieillissement d'un individu. Par conséquent, les effets du vieillissement sur les organes varient beaucoup d'une personne à l'autre. Enfin, l'ensemble des organes d'une même personne ne vieillissent pas au même rythme.

Ce préambule apparaît nécessaire afin d'éviter que l'infirmière ne considère les aînés comme un groupe homogène. De nos jours, la gérontologie distingue trois groupes de personnes âgées en raison des grandes différences qui prévalent entre elles selon la décennie à laquelle elles appartiennent : les *jeunes-vieux* de 65 à 75 ans, les *vieux-vieux* de 76 à 85 ans et les *très vieux* de 86 ans et plus. Les descriptions des vieillissements contenues dans le chapitre doivent donc être considérées comme l'état des modifications normalement présentes ou usuelles chez l'aîné, quoiqu'elles ne soient pas universelles. Toutefois, lorsque l'auteur déclare que des modifications proviennent du vieillissement primaire, cela signifie que l'état actuel des connaissances permet de considérer que les changements décrits se présentent chez tous les aînés.

En ce qui a trait à l'examen clinique, il est important pour l'infirmière de connaître les limites réelles qu'entraîne le vieillissement primaire. Elle doit pouvoir bien distinguer les symptômes et les signes qui appartiennent à la maladie de ceux qui sont propres au vieillissement primaire. La compétence de l'infirmière à évaluer l'aîné se trouve justement dans la reconnaissance de cette frontière. Une connaissance approfondie du vieillissement primaire permet d'y parvenir.

EXAMEN CLINIQUE

DÉTERMINANTS DE SANTÉ

Facteurs biologiques

LA FAIBLE IMPORTANCE DE LA GÉNÉTIQUE CHEZ L'AÎNÉ Jusqu'à quel âge pensez-vous vivre ? Pour répondre à cette question, vous allez probablement comme beaucoup de gens analyser l'âge auquel sont décédés vos parents, vos grands-parents et même vos arrière-grands-parents. Toutefois, sachez que la longévité de vos ancêtres vous aidera très peu à prédire votre propre longévité.

En effet, la durée de vie d'une personne dépend beaucoup plus de ses habitudes de vie et de son environnement que de son code génétique. Si, avant l'âge de la quarantaine, le développement des cancers, des maladies cardiaques, respiratoires, vasculaires et cérébrales tire souvent son origine de problèmes de santé innés, en revanche, chez la personne âgée, ces maladies découleraient davantage des habitudes de vie et de l'environnement. Les résultats des recherches sont maintenant clairs : si la nature vous a permis de parvenir à la cinquantaine, sachez que pour les cinquante prochaines années, votre santé dépendra davantage de vous. La qualité de l'alimentation et la pratique de l'exercice physique jouent un rôle déterminant dans la longévité d'une personne âgée. Voici quelques exemples de cette relation inversement proportionnelle entre l'âge et le déterminisme génétique. Le développement d'un taux de cholestérol élevé chez une personne de 35 ans provient généralement d'un problème de santé inné ; chez une personne de 70 ans, il est totalement dépendant de ses habitudes de vie. Des capacités cardiaques ou pulmonaires très réduites chez le jeune adulte proviennent généralement d'une autre affection innée, alors que chez l'aîné ce sont les habitudes de vie qui déterminent davantage la santé de la fonction cardiorespiratoire. La pression artérielle systolique s'élève normalement jusqu'à l'âge de 60 ans ; cependant, après cet âge, l'alimentation et l'exercice physique jouent un rôle déterminant dans l'hypertension.

L'infirmière doit donc saisir les subtiles distinctions entre les changements causés par le vieillissement primaire et les changements associés aux habitudes de vie de la personne âgée. Il est bien sûr impossible d'éviter le vieillissement primaire ; il est par contre possible d'en contrecarrer énormément les effets sur l'organisme par de saines habitudes de vie. Par exemple, des problèmes sont souvent associés à la personne âgée tels que l'hypertension artérielle, l'hyperglycémie, l'hypercholestérolémie, le diabète de type II, l'embonpoint, parce que plus prévalents dans ce groupe d'âge, mais, dans les faits, ils peuvent être évités par de saines habitudes de vie. Même les cancers, les infarctus du myocarde et les accidents vasculaires cérébraux, des affections parmi les plus mortelles, peuvent être retardés ou contrés chez l'aîné par de saines habitudes de vie et un environnement adéquat. Comme quoi la promotion de saines habitudes de vie a sa place auprès de l'aîné.

Environnement

CLIMAT : FROID HIVERNAL ET CANICULES, DES PÉRIODES À HAUT RISQUE Les changements qui s'installent lors du vieillissement primaire réduisent considérablement les aptitudes physiques de l'aîné à s'adapter à un environnement hostile. Ainsi, le froid hivernal et les canicules affectent particulièrement les personnes âgées, qui n'ont plus la capacité de surmonter facilement les variations climatiques extrêmes.

La période hivernale apporte avec elle des températures très basses et un risque d'infection élevé. Les modifications du système thermorégulateur permettent de comprendre pourquoi les aînés risquent d'être victimes d'hypothermie. D'autre part, les changements qui se produisent dans leur système immunitaire expliquent l'augmentation du risque d'infection.

En ce qui concerne l'hypothermie, le vieillissement primaire modifie la capacité de l'organisme à détecter et répondre aux variations de température ainsi qu'à produire, à maintenir et à diffuser la chaleur. L'aîné a besoin d'un plus grand écart de température qu'un jeune adulte pour détecter le changement. Les chercheurs soulignent que l'organisme de l'aîné exige une modification de 2 à 5 °C de la température ambiante avant de pouvoir réagir, soit le double ou cinq fois plus que l'organisme du jeune adulte. L'hypothalamus permet de détecter les modifications de température : l'hypothalamus antérieur détecte le réchauffement, l'hypothalamus postérieur reconnaît le refroidissement de l'organisme. Chez l'aîné, le seuil pour déclencher la série de réactions qui conduisent à recouvrer l'homéostasie est plus élevé. Cela signifie qu'une personne âgée peut souffrir d'hypothermie légère et ne pas en être consciente.

L'aîné produit plus difficilement de la chaleur. Le métabolisme basal de l'aîné est ralenti ; de plus, comme sa masse musculaire se réduit avec le vieillissement, il dispose de moins de muscles pour produire de la chaleur. C'est pourquoi, lorsque l'organisme subit une baisse de la température, l'hypothalamus antérieur alerte le système nerveux sympathique qui déclenche, par l'entremise de catécholamines, une cascade d'actions. Les muscles lisses sont excités afin de produire plus de chaleur, la fréquence respiratoire et cardiaque est accélérée, les vaisseaux périphériques et superficiels réalisent une vasoconstriction afin de conserver la chaleur et, enfin, le frisson survient. Chez l'aîné, en raison de la réduction de la masse musculaire, les muscles lisses ne produisent pas autant de chaleur et le frisson, non seulement survient plus tardivement que chez le jeune adulte, mais il est moins efficace. Il faut donc beaucoup plus de temps à l'aîné pour retrouver l'homéostasie.

L'aîné requiert donc un délai plus long pour réinstaurer son équilibre thermique. De plus, si la production de chaleur de son organisme est diminuée, la chaleur qu'il crée se conserve difficilement. L'hypoderme de l'aîné perd de son tissu adipeux, isolation naturelle de l'organisme. De plus, avec le vieillissement, les catécholamines perdent de leur efficacité à provoquer la vasoconstriction des vaisseaux. Chez l'aîné, il faut deux fois plus de noradrénaline et d'adrénaline pour obtenir une réaction. La perte d'efficacité des récepteurs bêta expliquerait la nécessité de ces concentrations plus élevées. En somme, l'aîné est vulnérable à l'hypothermie.

D'autre part, le fait de vivre dans des logements inadaptés accroît davantage la chute des capacités de l'organisme âgé à combattre le froid. On rencontre encore au Canada, malgré l'instauration d'un régime de rente pour les aînés, des personnes qui habitent dans des logements mal isolés et mal chauffés. L'infirmière devrait questionner la personne âgée sur la qualité de son milieu de vie pour évaluer le risque d'hypothermie.

Tel que précédemment souligné, le risque d'infection augmente au cours de l'hiver. L'influenza arrive durant cette saison et comme un plus grand nombre de gens sont atteints d'infections des voies respiratoires, la contagion est très forte durant cette période. Or, les capacités immunitaires de l'aîné sont affaiblies ; ainsi, en hiver, le risque d'être victime d'une infection augmente.

Le vieillissement primaire réduit effectivement la capacité de l'organisme à résister aux attaques endogènes (celles causées par les cellules cancéreuses par exemple) et aux attaques exogènes causées par les bactéries, les virus, les parasites et les champignons. Les altérations débutent très tôt dans la vie d'une personne : chez le jeune adulte, le thymus perd déjà de son efficacité. Toutefois, il faut attendre de nombreuses années avant de voir apparaître les autres effets néfastes du vieillissement sur le système immunitaire. La diminution de sa vitalité associée au vieillissement a été nommée l'immunosénescense.

La personne âgée risque davantage que l'adulte d'être atteinte d'une infection virale ou bactérienne pour plusieurs raisons. Comme l'organisme de l'aîné met davantage de temps à réagir à un agent pathogène, la réponse immunitaire survient tardivement. Il reconnaît moins bien la présence d'un agent pathogène extérieur et il identifie moins rapidement un agent pathogène par lequel il a déjà été infecté. Cette réponse tardive s'expliquerait par une reconnaissance moins efficace des antigènes déjà rencontrés par les cellules T à mémoire, et à une perte d'efficacité des macrophages à reconnaître des agents pathogènes et à les présenter aux lymphocytes T. La réduction de la production de cytokines par les macrophages et les lymphocytes T expliquerait aussi le délai plus long de la réponse, la présence de cytokines étant nécessaire à la prolifération lymphocytaire. La réduction de la production de l'interleukine II par les lymphocytes T expliquerait aussi la perte d'efficacité du système immunitaire. L'interleukine II est nécessaire à l'amorce de la prolifération lymphocytaire et au choix des lymphocytes à produire, entre les lymphocytes T à mémoire, T tueurs ou T naïfs. L'aîné, en plus d'identifier tardivement l'agent pathogène, requiert plus de temps pour le combattre car sa production de lymphocytes est ralentie. C'est ce qu'on appelle l'expansion clonale. De plus, il produit davantage de lymphocytes à mémoire que de lymphocytes naïfs, ces derniers étant plus efficaces en réponse à une infection car ils répondent beaucoup mieux à la prolifération lymphocytaire. Pour leur part, les lymphocytes tueurs diminueraient en nombre ou en efficacité, mais la recherche à ce sujet n'est pas encore concluante. Enfin, les macrophages et les neutrophiles perdent leur efficacité phagocytaire. À noter que les macrophages diminuent également leur production de facteurs nécessaires à la nécrose de cellules cancéreuses.

D'autre part, la réponse immunitaire humorale ne serait pas plus efficace. Les cellules B produisent moins d'anticorps lorsqu'elles sont stimulées. Par exemple, lorsque l'aîné souffre d'une infection, l'armée d'anticorps est moins considérable en nombre, ce qui diminue nettement sa puissance. Qui plus est, la capacité des anticorps de l'aîné à neutraliser l'antigène est moins bonne. Enfin, les cellules B effectuent de plus en plus d'erreurs dans la reconnaissance des antigènes et identifient des tissus ou cellules saines du corps humain comme étant des antigènes. Ainsi, la production d'auto-anticorps est plus élevée.

En somme, l'aîné réagit tardivement à l'invasion, produit une plus petite armée pour combattre l'ennemi et cette armée est moins efficace. Le problème du système immunitaire vieillissant tient surtout à la déficience de la communication en raison de la baisse de la production des cytokines, et particulièrement de l'interleukine II.

Ces modifications expliquent donc la plus grande vulnérabilité des personnes âgées aux infections. C'est pourquoi l'infirmière devrait inciter toute personne âgée à se faire vacciner contre l'influenza et la pneumonie. De plus, il s'avère crucial qu'elle applique les règles élémentaires d'asepsie lorsqu'elle donne des soins à une personne âgée dans un établissement hospitalier.

À l'opposé de l'hiver, l'été s'accompagne parfois de chaleurs extrêmes : les canicules. Or, l'aîné est également prédisposé à l'hyperthermie. Son organisme ne détecte pas efficacement l'élévation de la température ; c'est pourquoi ses mécanismes naturels de thermorégulation débuteront plus tard que dans un organisme au stade adulte. Exposé à une élévation de la température, l'aîné aura plus de difficulté à dissiper la chaleur. Le seul moyen dont dispose l'organisme pour la dissiper repose sur une vasodilatation des vaisseaux périphériques afin d'utiliser la transpiration pour évacuer la chaleur. Or, les glandes sudoripares diminuent en nombre et perdent de leur efficacité avec le vieillissement primaire. Il devient alors plus ardu pour l'organisme âgé de perdre sa chaleur. Par conséquent, l'aîné est également vulnérable à la chaleur.

L'aîné possède donc moins de mécanismes homéostatiques pour réduire sa température. On sait que même l'utilisation d'un ventilateur n'est pas toujours efficace pour rafraîchir l'air ambiant en raison du taux d'humidité parfois très élevé. De surcroît, même si l'aîné possédait des glandes sudoripares suffisamment efficaces pour permettre le refroidissement de sa peau, son organisme ne compenserait pas adéquatement les pertes liquidiennes. Ainsi, le risque de déshydratation est grand chez l'aîné lors de canicules. C'est pourquoi l'infirmière doit, lors de ces périodes dangereuses, enseigner à la personne âgée qu'il faut boire suffisamment et rechercher les endroits où sont installés des appareils à air conditionné.

Les modifications de la fonction rénale de l'aîné le prédisposent à souffrir de déshydratation. L'hypophyse, glande responsable de la sécrétion de l'hormone antidiurétique (ADH), détecte bien les modifications de la viscosité du sang et sécrète adéquatement l'hormone antidiurétique. Toutefois, il est plus difficile de savoir pour quelles raisons les tubules des reins ne réagissent pas aussi efficacement à l'ADH que chez un sujet jeune. Quoi qu'il en soit, il en résulte une moins grande capacité des reins à conserver l'eau dans l'organisme. De plus, en cas de déshydratation, la sensation de soif est beaucoup moins ressentie chez l'aîné. Enfin, des déséquilibres électrolytiques peuvent facilement apparaître dans ces situations puisque la concentration de rénine active dans le sang est diminuée, ainsi que la concentration d'aldostérone ; les reins de l'aîné laissent donc passer trop de sel dans le filtrat et le rendent vulnérable à l'hyponatrémie. Enfin, les reins réagissent tardivement à une perte de sodium. Le problème viendrait surtout d'une réponse inadéquate de la rénine. Ce même système conduit à un équilibre plus fragile du taux de potassium dans le sang. En somme, l'infirmière doit être très vigilante dans les soins à dispenser à un aîné souffrant d'hypothermie ou d'hyperthermie.

Habitudes de vie

ACTIVITÉ PHYSIQUE CHEZ L'AÎNÉ L'activité physique représente la source de santé qui s'apparente le plus à la fontaine de jouvence. Pratiquer une activité physique trois fois par semaine pendant des séances d'environ 45 minutes est très bénéfique pour la santé de l'aîné. D'abord, l'activité physique retarde l'apparition des effets délétères du vieillissement et en réduit la portée. Ensuite, l'aîné actif se protège contre les affections cardiaques, les affections vasculaires, les affections vasculaires cérébrales, l'hypertension, le diabète de type II, l'hyperglycémie, l'hypercholestérolémie, certains cancers (cancer du côlon ou du sein par exemple), l'ostéoporose, la dépression, les chutes, l'insomnie et l'embonpoint. De plus, si une personne est atteinte de l'une de ces affections, l'activité physique va en diminuer les effets négatifs et peut même renverser complètement la situation. Plus encore, l'activité physique chez la personne âgée souffrant de problèmes chroniques, tels que la bronchopneumopathie obstructive chronique, l'insuffisance cardiaque et l'arthrite, améliore l'autonomie et le bien-être. Par ailleurs, des études récentes démontrent que l'aîné actif se remet mieux de certaines maladies, qu'il consomme moins de médicaments, qu'il survit davantage à des opérations majeures, qu'il est hospitalisé moins longtemps et qu'il coûte beaucoup moins cher au système de santé. Mais surtout, sa qualité de vie est meilleure et sa longévité est plus grande.

Dans ces circonstances, il est judicieux pour l'infirmière de tenter de comprendre pourquoi les aînés font peu d'activité physique. Plusieurs raisons peuvent être avancées. La culture de ce groupe d'âge, l'accessibilité à des activités sportives ou à des moyens de transport pour s'y rendre, le coût de ces activités, l'absence d'activités physiques intéressantes dans son environnement en sont des exemples. De plus, même si la maladie ne constitue aucunement un obstacle à la pratique de l'activité physique, un certain pourcentage d'aînés croit toujours qu'il faut être en bonne condition physique pour entreprendre la pratique de l'exercice. Beaucoup de travail reste à faire pour promouvoir l'activité physique auprès des aînés ; l'infirmière joue un grand rôle dans ce domaine car elle est l'un des professionnels de la santé qui côtoie le plus les personnes de ce groupe d'âge. Dans tous les établissements de soins de santé où œuvre l'infirmière, la clientèle âgée est surreprésentée. Il incombe donc à l'infirmière de prendre une part active pour promouvoir l'activité physique chez l'aîné (voir la figure 20.1).

SOMMEIL Le sommeil fait partie des habitudes de vie que l'infirmière doit évaluer. L'évaluation devrait permettre de distinguer un problème réel de sommeil, qui nuit à la qualité de vie de l'aîné, des modifications normales du sommeil associées à la sénescence.

Le sommeil de l'aîné se modifie normalement avec le vieillissement primaire. Il est normal d'observer chez l'aîné un allongement du temps d'endormissement, une augmentation du nombre et de la durée d'éveils nocturnes, ainsi qu'une distribution différente des heures de sommeil sur 24 heures. Par conséquent, l'aîné peut dormir moins d'heures consécutives la nuit et faire une sieste pendant la journée. Toutefois, le nombre total d'heures de sommeil sur 24 heures demeure à peu près le même qu'à l'âge adulte. Ces changements s'expliquent par l'augmentation de la proportion du stade 1 et par la réduction du stade 4 et parfois du stade 3 du cycle du sommeil de l'aîné. Ces changements apparaissent normalement avec le vieillissement primaire en raison, entre autres, des modifications des neurotransmetteurs dont l'acétylcholine, la noradrénaline, l'adrénaline, la sérotonine, la dopamine et la mélatonine.

Il est, par contre, anormal qu'un aîné soit toujours somnolent et épuisé. De plus, une latence d'endormissement de plus d'une heure et des éveils nocturnes de plusieurs heures requièrent aussi une attention spéciale. Il est donc recommandé à l'infirmière de questionner l'aîné pour savoir si ses préoccupations par rapport à son sommeil proviennent d'une mauvaise connaissance des changements normaux de son organisme. L'infirmière examine la présence d'habitudes de vie qui nuisent au sommeil comme la consommation d'alcool, de chocolat, de thé et de café. Elle prend note également de la présence d'affections qui peuvent expliquer le problème de sommeil. La dépression, la démence de type Alzheimer, le delirium, l'arthrite peuvent entraîner des troubles du sommeil. D'autre part, l'infirmière évaluera plus objectivement le sommeil à l'aide d'une échelle. Ce moyen lui permettra de faire un suivi rigoureux de la qualité du sommeil de l'aîné. Des échelles de mesure permettent d'évaluer la qualité du sommeil, dont la traduction française du Pittsburgh Sleep Index (O'Connor, Bélanger, Marchand, Dupuis, Elie, Boyer, 1995). Enfin, si l'insomnie persiste, l'infirmière dirigera l'aîné vers le professionnel approprié, par exemple, une infirmière clinicienne en gérontologie ou un gériatre, ou encore elle lui suggérera une consultation à un laboratoire d'évaluation du sommeil.

Figure 20.1
La femme âgée autant que l'homme âgé doivent être encouragés à faire de l'activité physique

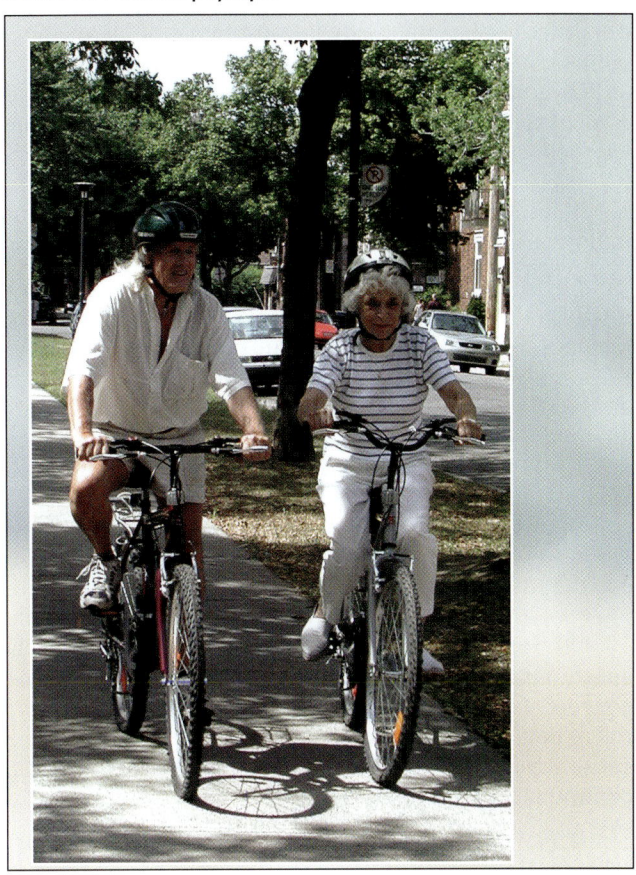

Soins

CONSOMMATION DE MÉDICAMENTS Il est fondamental d'aborder le phénomène de la consommation de médicaments, car 80 % des aînés en utilisent ; ils consomment en moyenne trois médicaments et ils font usage de médicaments en vente libre. Également, il faut reconnaître que les médicaments chez l'aîné ne sont pas toujours bénéfiques, car ils s'avèrent responsables de plus de 30 % des hospitalisations gériatriques et d'environ un décès sur mille dans ce groupe d'âge.

Les aînés sont donc plus vulnérables aux interactions médicamenteuses et aux effets secondaires des médicaments, car ils en consomment plus que les autres groupes d'âge. Les dernières enquêtes montrent que la proportion de personnes âgées qui ont recours aux médicaments augmente, alors en est-il ainsi de leurs risques ? Les prochaines études pourront répondre à cette question. Néanmoins, il est reconnu que plus une personne âgée consomme de médicaments, plus elle accroît ses risques. Dans ce sens, il est bon de savoir également qu'il existe plus de 20 000 médicaments sur le marché, plus de 30 000 interactions médicamenteuses et plus de 10 000 contre-indications. L'observation attentive de la consommation doit, dans ces circonstances, se réaliser de concert avec les autres professionnels de la santé. L'infirmière devrait toujours scruter à la loupe les médicaments consommés par l'aîné, en milieu hospitalier ou dans la communauté (voir la figure 20.2).

Il faut mettre en perspective que des changements normaux associés au vieillissement primaire, particulièrement au niveau du fonctionnement rénal, rendent l'aîné plus sensible que l'adulte aux effets secondaires des médicaments.

Le rein de l'aîné perd de son efficacité avec l'âge. D'abord, le rein diminue de volume, de taille et simultanément perd de sa masse. C'est la diminution du nombre de glomérules qui expliquerait surtout ce phénomène. Les glomérules se scléroseraient à la suite de la baisse du débit sanguin qui nourrit ce parenchyme. Dans ce même processus, des néphrons entiers deviennent inutilisables. À l'âge de 80 ans, de 30 à 40 % des néphrons ont disparu. De plus, les tubules distaux et proximaux des néphrons toujours en fonction raccourcissent, ce qui diminue la capacité des reins à excréter et à sécréter les substances. Les reins filtrent alors moins de sang puisqu'ils possèdent moins de néphrons. De plus, les néphrons ne parviennent pas à concentrer les urines aussi efficacement qu'auparavant. La baisse du nombre de glomérules et de tubules, et le raccourcissement de ces derniers, explique cette réduction de la capacité des reins à éliminer les déchets, dont les molécules des médicaments.

De plus, d'autres changements normaux du vieillissement accroissent les risques associés à la consommation de médicaments chez l'aîné. Ce sont la diminution du volume sanguin, la réduction du nombre de protéines plasmatiques – particulièrement l'albumine – le ralentis-

Figure 20.2
L'infirmier qui pratique dans la communauté devrait toujours examiner les médicaments consommés par l'aînée.

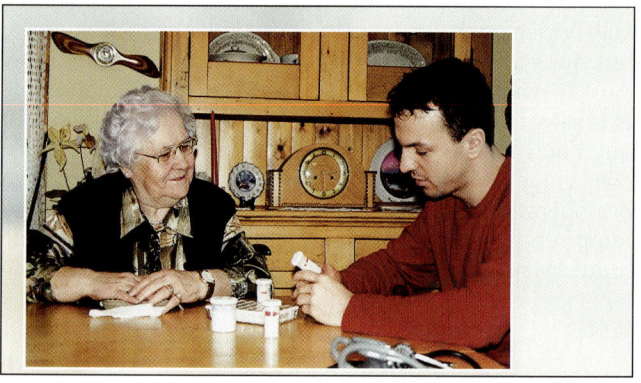

sement du métabolisme du foie et les modifications morphologiques de la proportion de tissus adipeux *versus* musculaires.

En plus de ces modifications qui touchent la majorité des aînés, l'infirmière doit tenir compte de la constitution particulière de l'aîné qu'elle évalue pour établir avec justesse le risque qu'il peut encourir. Un même dosage peut convenir à un aîné et ne pas convenir à un autre. Par exemple, en présence d'une personne âgée plus petite, donc qui possède un plus petit volume sanguin, l'infirmière doit être attentive aux molécules hydrosolubles, car la concentration sanguine du médicament augmentera. Par contre, en présence d'une personne souffrant d'embonpoint, elle prête attention aux molécules liposolubles, car l'augmentation du tissu adipeux allongera la demi-vie de ces médicaments et augmentera le risque de toxicité. Toutefois, même s'il faut tenir compte dans l'analyse du nombre de comprimés liposolubles (par exemple les benzodiazépines) ou hydrosolubles (par exemple le furosémide) consommés, encore faut-il que l'aîné ne souffre pas en plus d'insuffisance hépatique ou rénale.

Tous les médicaments peuvent provoquer des difficultés chez l'aîné. Les diurétiques peuvent par exemple entraîner un déséquilibre électrolytique qui se manifestera par de la faiblesse ou un delirium. L'hypotension orthostatique peut être causée par d'autres antihypertenseurs. Les bêtabloquants peuvent précipiter les troubles respiratoires chez l'asthmatique. Les psychotropes peuvent également entraîner de la faiblesse ou des perturbations de l'état de conscience. Les exemples sont multiples et les effets de ces médicaments exponentiels lorsqu'on tient compte, en plus, de l'état de santé de l'aîné.

Ainsi, pour identifier le problème vécu par un aîné qui présente différents signes et symptômes tels la confusion, les chutes, les vertiges, les problèmes respiratoires et l'hypertension, il peut être préférable d'analyser d'emblée sa liste de médicaments. La meilleure intervention après l'évaluation pourrait être l'enseignement à propos de l'observance du traitement ou une consultation avec le médecin afin de discuter d'un médicament dont fait usage la personne.

Dans ces circonstances, il est essentiel pour l'infirmière de posséder des connaissances sur les médicaments et de collaborer avec les autres professionnels de la santé afin d'augmenter les bienfaits de l'usage de médicaments. L'infirmière ne peut ignorer un phénomène qui touche au moins 80% de sa clientèle. D'ailleurs, une étude récente en Suède montre avec éloquence l'avantage du travail interdisciplinaire pour réduire les risques liés à la consommation de médicaments chez l'aîné.

MOTIFS COURANTS DE CONSULTATION (SYMPTÔMES)

Confusion

DÉFINITION

La confusion chez l'aîné, que l'on nomme également delirium ou syndrome confusionnel, se définit par la présence d'une altération de la conscience avec des fluctuations de l'état de veille et une perte sur le plan cognitif, notamment la mémoire, l'orientation et le langage. Ces modifications apparaissent généralement sur une courte période et proviennent d'un problème de santé sous-jacent réversible.

QUESTIONS

En raison de la nature de l'affection dont souffre la personne âgée, il s'avère essentiel de collaborer avec la famille pour obtenir des réponses valides.

P La personne consomme-t-elle un nouveau médicament prescrit ou en vente libre? Est-il survenu un événement important dans sa vie récemment, un déménagement ou un deuil par exemple? Est-ce que la personne a réussi à réduire son état confusionnel par un moyen particulier?

Q Demander à la famille de décrire les symptômes: est-ce que la personne a des hallucinations ou des illusions? Est-ce qu'elle est plus agitée que d'habitude ou plutôt renfermée? Quel résultat a-t-elle obtenu à l'examen cognitif de Folstein?

R Identifier la sphère cognitive touchée, c'est-à-dire le langage, la mémoire, l'orientation spatiale ou temporelle et la capacité d'attention.

S La personne s'est-elle plainte dernièrement de fièvre, de problèmes respiratoires, urinaires ou de constipation? Demander à la personne si elle souffre d'autres malaises ou demander à la famille s'ils l'ont vue se tenir la hanche, le ventre, la tête. La personne a-t-elle vomi?

T Depuis quand la personne présente-t-elle ces symptômes de confusion? Y a-t-il un moment de la journée où les symptômes sont plus apparents? Demander à la famille quand les signes de la confusion sont apparus? Y a-t-il eu des moments depuis le début de la situation où la personne n'a pas affiché de symptômes de confusion?

JUSTIFICATIONS

Plusieurs facteurs peuvent être responsables de la confusion. La confusion provient généralement d'un problème de santé sous-jacent, d'où la nécessité de questionner la famille pour connaître les causes potentielles de la détérioration de l'état cognitif de la personne. Les infections, un infarctus du myocarde, un déséquilibre électrolytique, des troubles métaboliques tels que ceux liés à la glycémie et à la glande thyroïde, des problèmes éliminatoires tels qu'une rétention urinaire ou une constipation constituent des exemples de causes à rechercher. Le sevrage des médicaments, leurs effets secondaires ou une intoxication médicamenteuse peuvent également entraîner de la confusion. Le fait de vivre des événements stressants importants, tels que le décès d'un proche ou un déménagement, peut également favoriser le développement d'un état confusionnel, particulièrement la désorientation. En définitive, comme plusieurs facteurs peuvent précipiter l'état confusionnel, l'infirmière découvrira plus facilement la nature de l'affection si elle recueille le plus d'informations possibles. Des états confusionnels ont été dépistés à la suite de fractures de la hanche, de traumatismes crâniens, d'infections au péritoine et même à la suite de plaies de pression.

L'infirmière doit s'efforcer de décrire le plus précisément possible les symptômes de l'aîné. Par exemple, les hallucinations, qui apparaissent sans la présence de stimuli dans l'environnement, se rencontrent plus fréquemment lors d'un delirium. Par contre, les illusions, qui se rapportent à une mauvaise interprétation de stimuli de l'environnement, notamment une ombre ou une patère, sont davantage associées aux démences, même si elles sont parfois présentes lors d'un delirium. De plus, le delirium touchant l'aîné, contrairement à celui touchant l'adulte, a tendance à se manifester également par le retrait et l'hypoactivité et par une diminution de la communication avec l'environnement. Par conséquent, il faut être aussi sensible à l'agitation qu'à une passivité marquée.

L'infirmière doit également tenir compte des symptômes et signes que présente l'aîné pour identifier avec une plus grande probabilité la cause sous-jacente de la confusion. Par exemple, la présence de fièvre et d'incontinence urinaire oriente vers une infection urinaire. D'autre part, des vomissements peuvent évoquer un traumatisme crânien ou une intoxication médicamenteuse.

L'élément déclencheur est plus facilement identifiable lorsqu'on connaît la durée d'installation de la confusion; cette information permet d'éliminer plusieurs causes possibles. En effet, une personne souffrant d'une démence de type Alzheimer ou fronto-temporale ou encore d'une encéphalopathie à pression normale subira des pertes cognitives au bout de plusieurs semaines ou mois, alors qu'une personne atteinte de delirium présentera des signes de confusion au bout de quelques heures ou de quelques jours.

Il faut par ailleurs déterminer si les signes de la confusion sont constants ou fluctuants. Le delirium est caractérisé par des périodes de confusion qui alternent avec des périodes de lucidité, alors que les démences, par exemple la maladie d'Alzheimer, ne présentent généralement pas de telles fluctuations.

De plus, il peut être utile de savoir si l'état confusionnel est plus accentué par moments, afin d'intervenir d'une manière adéquate ultérieurement. Par exemple, le syndrome vespéral, qui se reconnaît par des périodes d'agitation ou d'errance en fin de journée, est une caractéristique présente surtout chez l'aîné dément ou, plus rarement, chez celui souffrant de delirium uniquement. À noter que selon certains chercheurs, il peut s'agir également d'un symptôme de delirium chez le dément.

En somme, plusieurs facteurs peuvent causer l'état confusionnel, qui se manifeste chez l'aîné autant par de l'agitation que par de l'hypoactivité. De plus, la présence d'une démence chez l'aîné viendra complexifier la situation, en rendant plus difficile la distinction entre les signes de confusion et ceux d'une démence.

Douleurs abdominales

DÉFINITION

Les douleurs abdominales sont des sensations désagréables ou des malaises pénibles, localisés au niveau abdominal, qui entraînent de l'inconfort.

QUESTIONS

P Existe-t-il un facteur déclencheur de la douleur : lors d'un mouvement, au toucher, au coucher, à la suite d'un repas ? Consommez-vous un nouveau médicament prescrit ou en vente libre ? Qu'est-ce qui vous soulage ? Êtes-vous soulagée de la douleur abdominale par la prise d'un antiacide ou d'un repas, par la position debout, par la chaleur locale ?

Q Pouvez-vous déterminer sur une échelle de 1 à 10 l'intensité de votre douleur ? Pouvez-vous décrire votre douleur (élancement, pincement, diffusion) ? Existe-t-il des variations dans l'intensité de la douleur ?

R Pouvez-vous préciser l'endroit exact de votre douleur ? Éprouvez-vous de la douleur ailleurs ?

S Avez-vous eu des vomissements ? Avez-vous noté un changement dans l'apparence de votre abdomen ? Souffrez-vous de constipation ou de diarrhée ? Y a-t-il du sang dans vos selles ? Transpirez-vous ? Avez-vous des étourdissements ?

T Depuis quand ressentez-vous cette douleur ? Avez-vous déjà ressenti une douleur similaire auparavant ? La douleur apparaît-elle ou disparaît-elle deux heures après les repas ?

JUSTIFICATIONS

Il est utile de savoir si la douleur est plus intense au toucher pour déterminer s'il s'agit d'un problème de santé circonscrit. De même, l'endroit où apparaît la douleur peut aider à déterminer l'origine du problème. Par exemple, une douleur provenant de l'appendice se situe habituellement au quadrant inférieur droit, alors qu'une douleur émanant d'un ulcère gastrique se manifestera au niveau de la région épigastrique.

Des médicaments peuvent aussi être responsables de douleurs abdominales. Les anti-inflammatoires non stéroïdiens peuvent favoriser le développement d'un ulcère gastrique et un antihypertenseur peut susciter la rétention urinaire et la formation d'un globe vésical. Le diazépam peut réduire la tonicité du cardia et favoriser un reflux gastro-œsophagien et les neuroleptiques peuvent faciliter indirectement la formation de fécalome par leur effet sur la motilité intestinale. De plus, tous les médicaments peuvent, en théorie, provoquer des réactions allergiques, l'une des manifestations possibles étant la douleur abdominale.

La douleur abdominale aiguë est une situation de santé toujours très sérieuse, voire urgente, car elle peut révéler un anévrisme aortique disséquant, une péritonite, un infarctus du myocarde, une hernie étranglée ou une pyélonéphrite aiguë. D'autre part, il faut attacher autant d'importance à la douleur abdominale diffuse et moins intense. La personne âgée tarde souvent à consulter lors de douleurs abdominales. Les recherches montrent en effet que c'est la raison pour laquelle les problèmes sous-jacents à ce symptôme se compliquent fréquemment dans ce groupe d'âge.

L'irradiation de la douleur doit être évaluée, car elle peut laisser supposer une appendicite, une hernie étranglée ou une douleur angineuse. On attribue fréquemment à une douleur gastrique une origine cardiaque, mais l'inverse demeure possible.

La présence de vomissements associés aux douleurs abdominales peut évoquer un trouble de reflux gastro-œsophagien, une hernie hiatale, une intoxication alimentaire ou une occlusion de l'intestin grêle. La présence d'un ventre plat peut évoquer une occlusion de l'intestin grêle tandis qu'un ventre gonflé suppose davantage une occlusion du gros intestin. L'évocation d'un problème de constipation et de diarrhée doit être évaluée, car ce symptôme pourrait révéler un problème intestinal ou même constituer la cause des douleurs dans le cas du fécalome. La présence de sang dans les selles pourrait permettre d'identifier l'affection. La présence de sang noir suggère un ulcère du duodénum, un saignement rouge vif évoque plutôt un problème d'hémorroïdes mais aussi possiblement la présence d'une tumeur. Les symptômes tels que les étourdissements et la transpiration ne peuvent être négligés, puisqu'ils peuvent s'avérer nécessaires à l'identification de la cause de l'affection.

Tableau 20.1 Manifestation de la douleur abdominale et son origine possible chez l'aîné

Manifestation de la douleur	Origine possible
Diminue en position debout	Problème au niveau du cardia
Augmente en position couchée	Hernie hiatale
Augmente à la suite d'un repas	Reflux gastro-œsophagien
Apparition de la douleur deux heures après un repas	Problème au niveau gastro-duodénal
	Ulcère duodénal
Disparition de la douleur deux heures après un repas ou par la prise d'un antiacide	Problème au niveau gastrique
	Ulcère gastrique

Il est important de savoir depuis quand la personne âgée souffre d'une douleur abdominale. Par exemple, il pourra être possible de faire un lien avec la prise d'un nouveau médicament ou encore avec un repas récent qui aurait entraîné une intoxication alimentaire. Par ailleurs, le moment où apparaît la douleur peut être un bon indicateur. Le tableau 20.1 présente quelques points de repère. La durée de la douleur, c'est-à-dire depuis quand l'aîné ressent cette douleur, permet de déterminer si le problème est récent ou s'il s'agit d'une exacerbation d'un problème récurrent.

Perte de poids

DÉFINITION
La perte de poids correspond à un amaigrissement égal ou supérieur à 5 % sur une période de 6 à 12 mois.

QUESTIONS

P Avez-vous récemment perdu un être cher ou avez-vous déménagé ? Avez-vous des difficultés à vous procurer de la nourriture ? Avez-vous du mal à avaler ? Vous étouffez-vous régulièrement en mangeant ? Avez-vous consommé de nouveaux médicaments ? Avez-vous essayé de trouver des moyens d'empêcher la perte de poids ? Portez-vous des prothèses dentaires ? Ont-elles été examinées par un professionnel des soins dentaires dernièrement ?

Q Vous inquiétez-vous de cette perte de poids ?

R Y a-t-il une région où la perte de poids est plus évidente ?

S Avez-vous des étourdissements ? Vous sentez-vous faible, fatiguée, épuisée ? Votre teint est-il plus pâle que d'habitude ? Avez-vous de l'appétit ? Avez-vous noté des modifications de votre vision la nuit ? Avez-vous noté des changements dans l'apparence de vos yeux, de votre peau, des plis de vos mains et des coins de votre bouche ?

T Avez-vous remarqué que vous maigrissiez ? Maigrissez-vous continuellement ou votre poids s'est-il stabilisé ?

JUSTIFICATIONS

La perte d'un être cher ou tout autre facteur qui pourrait entraîner chez l'aîné la dépression peut provoquer une perte d'appétit qui causera une perte de poids. D'autre part, la mort du conjoint ou de la conjointe peut faire en sorte que l'aîné n'a plus le soutien adéquat pour ses déplacements et, ainsi, n'est plus en mesure de faire ses emplettes. Par ailleurs, il est important d'évaluer l'état des prothèses dentaires, car celles-ci s'avèrent trop souvent inadéquates et peuvent provoquer indirectement une réduction de l'apport alimentaire. La dysphagie est également associée à la perte de poids.

Les médicaments peuvent aussi expliquer une perte de poids. Les digitalines, les inhibiteurs sélectifs du recaptage de la sérotonine, les anti-inflammatoires non stéroïdiens, par exemple, réduisent l'appétit. Les diurétiques peuvent entraîner la perte de minéraux et favoriser la déshydratation, ce qui contribue indirectement à une perte de poids. De la même façon, les antidépresseurs tricycliques, les antihistaminiques et les neuroleptiques peuvent favoriser la xérostomie (sécheresse de la bouche), associée indirectement à l'amaigrissement ; les antibiotiques et la cortisone peuvent entraîner des difficultés de déglutition consécutives au développement d'une candidose. Enfin, pour documenter davantage la situation de santé de l'aîné, il peut être adéquat de noter les résultats des examens complémentaires.

L'infirmière doit rechercher des indices qui vont faciliter la description et la précision du problème ainsi que les causes possibles. Par exemple, si la personne a toujours faim, elle pourrait souffrir d'hyperthyroïdie ou de difficultés d'absorption. Les étourdissements, un teint et des conjonctives pâles, des plis cutanés rouges aux mains peuvent évoquer une anémie. La fatigue et l'épuisement orientent vers une alimentation pauvre en protéines ; des fissures sur la langue laissent supposer un déficit en niacine ; des coins de la bouche fissurés et des gencives qui saignent font penser à une carence en vitamine C ; une réduction de la vision nocturne indique une carence en vitamine A. Ces symptômes sont importants, même s'ils ne sont pas spécifiques à une seule affection.

Il est important de savoir depuis combien de temps la personne a remarqué qu'elle perdait du poids. Si elle a perdu du poids dans un court laps de temps, par exemple deux mois, la situation ne sera pas jugée de la même manière que si l'amaigrissement s'est étalé sur une plus longue période, telle que deux ans. On sait que l'aîné perd sensiblement de sa masse jusqu'à l'âge de 70 ans; il faut donc tenir compte de ce facteur dans l'évaluation. Néanmoins, cette perte de poids associée au vieillissement n'explique jamais une chute de 5 % du poids d'un aîné sur une période s'étalant de 6 à 12 mois. Si le poids diminue rapidement, il peut s'agir d'un problème de santé actif, tel qu'une infection, une hyperthyroïdie, une colite, un ulcère, un cancer. Par contre, si la réduction de poids s'étale sur une plus longue période, il pourrait davantage s'agir d'un problème psychosocial comme la pauvreté, la perte de soutien social, l'isolement, l'alcoolisme, la dépression ou encore un problème chronique de santé, notamment une bronchopneumopathie obstructive chronique, une insuffisance cardiaque, une démence, de la dysphagie et de la xérostomie.

Dépression

DÉFINITION

La dépression est un trouble de l'humeur caractérisé par une grande souffrance psychique qui enlève joie, plaisir et sens à la vie.

QUESTIONS

P Est-ce que vous avez perdu un être cher récemment? Comment expliquez-vous votre tristesse, votre isolement, votre fatigue, votre baisse d'intérêt et d'énergie ainsi que vos pleurs? Aimeriez-vous me parler d'un événement particulier? Est-ce que la vie vous semble plus difficile aujourd'hui qu'autrefois? Pourquoi? Vous sentez-vous plus triste à certains moments de la journée? Comment s'est passé l'hiver? Prenez-vous de nouveaux médicaments? Est-ce qu'on vous a diagnostiqué un nouveau problème de santé? Est-ce que vous connaissez des moyens pour soulager votre souffrance?

Q Avez-vous déjà pensé au suicide?

S Lors de périodes plus difficiles, avez-vous remarqué d'autres manifestations de votre tristesse? Est-ce que vous dormez bien? Avez-vous de l'appétit? Avez-vous l'impression d'avoir moins de mémoire ou moins de capacité de concentration?

T Depuis quand vous sentez-vous triste, fatigué, en manque d'énergie? Cette sensation est-elle constante? Est-elle liée à une période particulière (saison, période de Noël)?

JUSTIFICATIONS

Il faut chercher à identifier un élément déclencheur des symptômes de dépression. Toutefois, il faut être prudent, car il n'existe pas toujours chez l'aîné un événement stressant majeur qui se distingue des autres. Un cumul de difficultés explique parfois mieux les symptômes vécus par la personne. Lorsque l'aîné parle ouvertement de ses préoccupations, il est crucial de lui demander d'identifier selon lui le facteur d'importance dans la situation. Toutefois, la personne âgée a parfois du mal à discuter de ses problèmes émotifs en raison de la stigmatisation entourant les problèmes psychiques et, parfois, parce qu'elle estime qu'ils font partie du vieillissement normal. Ainsi s'avère-t-il souvent nécessaire d'interroger et d'observer la personne pour identifier le problème. Il faut éliminer d'emblée la dépression saisonnière, qui se manifeste surtout en janvier et en février et disparaît les mois d'été. De plus, certains médicaments comme les barbituriques, la digoxine, les antihypertenseurs, les narcotiques, la lévodopa, les benzodiazépines, ainsi que des problèmes de santé comme les troubles hormonaux, les démences, la maladie de Parkinson, les problèmes cardiaques et les cancers, peuvent favoriser et même causer des états dépressifs chez l'aîné. C'est pourquoi l'analyse de ces différents éléments doit être effectuée en tout premier lieu.

Malgré la connaissance de facteurs qui entraînent la dépression, celle-ci est probablement l'un des problèmes les moins bien reconnus chez l'aîné. Des recherches montrent que 80 à 90 % des aînés dépressifs ne sont pas identifiés dans les hôpitaux généraux et que, de façon

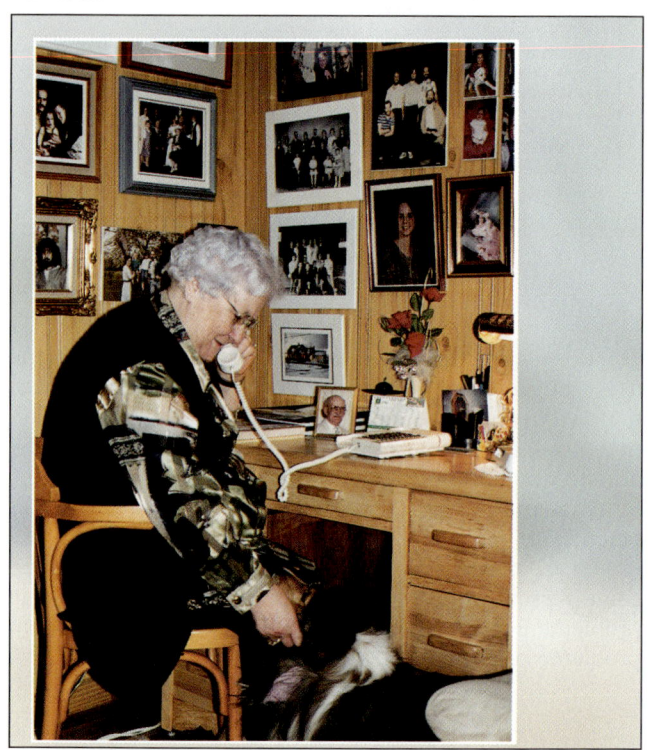

Figure 20.3
Il est crucial de vérifier la qualité du réseau social de l'aînée. Sa famille et ses amis, en plus d'influer sur son état psychologique, s'avèrent des alliés importants de l'infirmière dans la collecte de données.

générale, 66% des aînés dépressifs ne sont pas identifiés par les professionnels de la santé. L'infirmière doit donc se montrer très vigilante pour découvrir ce problème chez l'aîné.

Par ailleurs, il faut être sensible à l'isolement, au repli sur soi, à la réduction des activités sociales, au désir d'arrêter de prendre ses médicaments ou au fait de sauter des repas, car ces signes peuvent supposer que l'aîné souhaite se laisser aller lentement vers la mort. L'utilisation d'une échelle de dépression gériatrique s'avère très utile pour quantifier l'état de l'humeur (voir le tableau 20.5). Le suicide chez l'aîné est possible, et ce dernier requiert moins de tentatives pour réussir son suicide que les jeunes. Le dépistage est donc d'autant plus important que 75% des aînés qui se suicident ont consulté un professionnel de la santé un mois avant de passer à l'acte.

Le très mauvais bilan concernant le dépistage de la dépression s'explique en partie par les manifestations particulières de ce trouble de l'humeur chez l'aîné. Par exemple, la personne âgée dépressive perd généralement du poids plutôt que d'exprimer des sentiments de culpabilité ou une baisse de l'estime de soi. Cependant, elle pourra aussi faire de l'hypersomnie et prendre du poids ou, à l'inverse, perdre du poids et souffrir d'insomnie. La dépression chez l'aîné est peu stéréotypée. Elle présente toutefois une particularité, puisqu'elle s'accompagne beaucoup plus fréquemment de pertes cognitives que chez l'adulte.

Le moment où sont apparus les symptômes de dépression de l'aîné devrait être déterminé. Cette information pourra peut-être permettre de faire un lien avec un événement stressant important survenu dans la vie de l'aîné.

Chutes

DÉFINITION
Une chute est le fait de tomber par terre sans le vouloir.

QUESTIONS

P Qu'avez-vous ressenti juste avant de tomber? Quelle activité faisiez-vous au moment de votre chute? Avez-vous fait un mouvement particulier, de la tête ou des épaules par exemple, avant de tomber par terre? Est-ce la première fois que vous tombez? Avez-vous consommé de nouveaux médicaments? Avez-vous trébuché sur un objet? Est-ce que la pièce était bien éclairée? Que faites-vous pour prévenir les chutes?

Q Pouvez-vous me décrire en détail la chute: avant, pendant et après?

R Avez-vous de la douleur à un endroit en particulier? Comment vous sentez-vous maintenant? Comment envisagez-vous le retour à la maison? Craignez-vous de tomber de nouveau?

S Avez-vous eu un problème de santé récemment, notamment une grippe, une pneumonie, une infection urinaire, des douleurs arthritiques, des problèmes cardiaques? Est-ce que la personne souffre d'un déficit cognitif ou moteur, comme la maladie d'Alzheimer ou de Parkinson?

T À quel moment de la journée êtes-vous tombé? À quel endroit et à quelle heure a eu lieu la chute?

JUSTIFICATIONS

Les causes potentielles d'une chute chez l'aîné sont multiples; c'est pourquoi il faut permettre à la personne de décrire l'événement en détail. Pour faciliter l'évaluation et obtenir une bonne description, il est préférable de séparer l'événement en trois temps (avant, pendant et après la chute) et de diviser les facteurs possibles en deux catégories: les causes intrinsèques, qui se rapportent à l'individu, et les causes extrinsèques, qui se rapportent à l'environnement.

Certains médicaments (benzodiazépines, sédatifs-hypnotiques, neuroleptiques, antihistaminiques) peuvent être à l'origine de chutes de par leur effet sédatif. Des médicaments agissant sur la tension artérielle peuvent aussi être associés aux chutes: nitrates, antihypertenseurs, antiarythmiques ou autres médicaments comme les diurétiques et les anti-inflammatoires non stéroïdiens.

On est en mesure de mieux comprendre l'origine de la chute si on fait décrire par la personne ce qui s'est passé au moment de la chute et après la chute. Par exemple, si la personne est tombée pendant la nuit, il est possible que ce soit à cause d'une confusion provenant d'une hypoxémie due à l'affaissement des bronchioles. Si la personne ne se souvient pas du moment de la chute ni de ce qui l'a suivi, cela oriente plus vers un problème neurologique ou une affection organique avec séquelles neurologiques, par exemple une confusion provenant d'un déséquilibre électrolytique.

Il faut également vérifier si la personne est affaiblie par un problème de santé, tel qu'une infection, ou atteinte d'une déficience en vitamine B_{12}, d'une hydrocéphalie à pression normale ou d'un problème neurologique, comme la maladie d'Alzheimer, qui aurait augmenté le risque de chute.

Il peut être utile d'effectuer des tests de l'équilibre afin de déterminer si l'affection serait d'origine vestibulaire ou musculaire, ou associée à un trouble de la proprioception ou de l'intégration. Les sens devraient être également soigneusement évalués, en particulier la vision (capacité d'accommodation, présence d'une cataracte ou d'un glaucome) et le toucher, surtout le sens vibratoire.

Il faut aussi tenir compte de l'environnement. En effet, la moitié des chutes proviennent de l'interaction de l'individu avec son environnement. Ainsi, les planchers, la baignoire, les escaliers sont des endroits à analyser car ils sont fréquemment un facteur de l'événement. De plus, si la chute s'est produite dans un lieu non familier pour la personne, il est probable que l'environnement a joué un rôle déterminant dans la chute. Toutefois, cela laisse supposer que la personne souffre de déficits, par exemple d'un déficit visuel, dans sa capacité d'adaptation à un nouvel environnement.

Par ailleurs, les chutes entraînent des conséquences psychologiques. L'infirmière devrait analyser le niveau de confiance de la personne dans ses capacités physiques. En effet, il faut éviter que l'aîné ne réduise par la suite ses activités sociales, ne s'isole et ne perde de son autonomie par peur de tomber de nouveau.

La personne doit décrire les symptômes qu'elle a ressentis juste avant de tomber. La présence d'étourdissements ou de vertiges pourrait être due à un trouble de la tension artérielle, comme l'hypotension orthostatique ou postprandiale, à l'arythmie, à la non-observance de la médication, à une faiblesse due à une affection sous-jacente, telle que l'infection urinaire, la pneumonie, l'ulcère gastrique avec saignement et l'infarctus du myocarde. De plus, une perturbation de l'homéostasie causée par la déshydratation, un déséquilibre électrolytique ou acidobasique, l'hyperglycémie et l'hypoglycémie peuvent augmenter l'incidence des chutes. Une affection telle qu'une anémie et une hypothyroïdie ainsi qu'un problème vestibulaire peuvent entraîner une chute. La présence de douleur suggère davantage une affection de type locomoteur comme l'arthrite ou l'arthrose ou encore un problème aux pieds, tel que des cors, ainsi que des déformations des pieds. La perte de conscience peut révéler un problème d'ordre cardiovasculaire, par exemple une hypotension ou une syncope. Faire décrire à l'aîné ce qui s'est passé permet de poser des questions plus précises, par exemple le type de mouvement effectué juste avant la chute. Un mouvement brusque de la tête sans perte de conscience oriente vers la possibilité d'un dérobement soudain des jambes alors que le fait de passer d'une position couchée à la position debout suppose l'hypotension orthostatique.

En se renseignant sur le moment où la chute est survenue, l'infirmière peut apprendre qu'elle s'est produite au cours des soins quotidiens, par exemple lors du bain. Si la personne est tombée pendant la nuit, il est possible que ce soit à cause de la difficulté de l'œil à s'adapter à la noirceur. Le moment de la chute est souvent une donnée pertinente qui aidera à établir la cause de la chute.

Faiblesse

La faiblesse est le symptôme le plus fréquemment rapporté par l'aîné qui souffre d'un problème de santé. Elle peut en être le symptôme central, mais elle est souvent un symptôme associé. Comme elle est omniprésente dans plusieurs affections, on a parfois tendance à la laisser de côté. Or, il est nécessaire de questionner l'aîné sur ce symptôme pour déterminer le moment où il survient, sa durée et son intensité, et ainsi identifier la cause possible. D'abord, il faut savoir que la faiblesse n'est pas le résultat du vieillissement primaire. Même si l'aîné perd de sa masse musculaire, de sa force et de sa capacité de déployer de l'énergie, la faiblesse ne fait pas partie du processus normal de sénescence. Il ne faut donc pas ignorer ce symptôme important, car les interventions ultérieures seront nécessairement modifiées en sa présence.

DÉFINITION

La faiblesse ne possède pas de définition propre dans la littérature médicale. Elle est associée à la présence des signes suivants : fatigue, épuisement, perte d'autonomie, inactivité, perte de poids, dénutrition et état de vulnérabilité ou de fragilité.

QUESTIONS

P Est-ce que vous avez souffert d'une maladie récemment ? Êtes-vous atteint d'une maladie ? Quels médicaments consommez-vous et en prenez-vous de nouveaux ? Avez-vous vécu une perte récemment ou avez-vous déménagé ? Avez-vous besoin d'aide pour manger, pour préparer les repas, pour faire les courses ? Avez-vous les ressources financières et le soutien social nécessaires pour satisfaire à vos besoins ? Vous sentez-vous toujours faible ? même au repos ? seulement à l'effort ? lorsque vous marchez ? Qu'est-ce qui vous soulage ? Y a-t-il présence de négligence, de violence dans votre milieu ? La personne est-elle atteinte d'un problème neurologique ou pourrait-elle en être atteinte ?

Q Pourriez-vous décrire votre faiblesse ? Avez-vous envie de marcher ?

R À quel niveau se situe votre faiblesse ? au niveau musculaire (quand vous êtes assis, debout, quand vous marchez, quand vous préparez vos repas) ? dans votre capacité de concentration (par exemple quand vous lisez ou regardez la télévision, ou quand vous suivez une conversation) ? Y a-t-il une partie de votre corps qui est plus faible ?

S Est-ce que vous avez des étourdissements ? des vertiges ? des troubles de la mémoire ? la nausée ? des vomissements ? des tremblements ? des crampes ? des frissons ? des douleurs à la poitrine ? des palpitations ? une perte d'appétit ? Est-ce que vous avez perdu ou gagné du poids ? Est-ce que vous vous sentez essoufflé ? Avez-vous des sécrétions ? Est-ce que vous toussez ? Faites-vous de la fièvre ? Urinez-vous normalement ? Allez-vous à la selle normalement ? Vous êtes-vous trouvée dans des températures extrêmes récemment ? Avez-vous des plaies sur la peau ?

T Depuis quand vous sentez-vous faible ? Est-ce qu'il y a des moments d'accalmie depuis l'apparition de votre problème ?

JUSTIFICATIONS

La découverte du problème sous-jacent à la faiblesse constitue un vrai travail d'enquête ; il faut vérifier le plus d'hypothèses possibles. Dans un premier temps, il faut s'assurer que la personne ne souffre pas d'une affection majeure qui expliquerait à elle seule la faiblesse. La présence d'un cancer, d'une insuffisance coronarienne et cardiaque, d'un accident vasculaire cérébral récent et plusieurs autres problèmes de santé peuvent occasionner de la faiblesse chez l'aîné en raison de la diminution de ses réserves énergétiques. Un problème de santé chronique (arthrite rhumatoïde, diabète de type II, démence de type Alzheimer, maladie de Parkinson) ainsi qu'un problème de santé aigu (infection, infarctus du myocarde, delirium) peuvent également provoquer la faiblesse. Il faut également connaître les médicaments utilisés par la personne. Plusieurs médicaments peuvent entraîner la faiblesse chez l'aîné. Le tableau 20.2 présente une liste non exhaustive de médicaments qui peuvent favoriser l'apparition de ce symptôme.

Il faut chercher à savoir par la suite si un événement stressant pourrait avoir conduit la personne vers la dépression et l'anxiété. Les problèmes psychologiques sont étroitement associés à l'isolement, à la perte d'appétit, à l'insomnie, à la sédentarité et à la mauvaise alimentation. Cet amalgame de signes et de comportements peut se traduire par une sensation générale de faiblesse. Un déménagement dans un nouvel environnement provoque fréquemment chez l'aîné une perte de poids se manifestant souvent par une sensation de faiblesse.

Il faut vérifier également que l'aîné ne souffre pas de pertes cognitives. Ces pertes pourraient être reliées à plusieurs problèmes qui peuvent expliquer l'état de faiblesse. Si l'aîné présente de toute évidence des troubles cognitifs, il faut alors chercher à connaître la nature de ses limites fonctionnelles. A-t-il besoin d'aide pour la préparation des repas ou pour manger, souffre-t-il de dysphagie ? Il faut déterminer la limite fonctionnelle de l'aîné et évaluer si le réseau social peut satisfaire ses besoins. Le réseau social doit donc faire l'objet d'une analyse, c'est-à-dire qu'on doit évaluer si les individus le composant sont épuisés. Un réseau social épuisé peut négliger les soins. Ainsi, la qualité de l'alimentation de l'aîné peut être diminuée, ce qui se manifestera par des carences en vitamines, minéraux et protéines, facteurs qui peuvent favoriser la faiblesse. De plus, il ne faut pas négliger ni sous-estimer le réel problème de violence et de négligence envers les aînés. Il faut être sensible à toutes les formes de violence (verbale, psychologique, sexuelle, physique) et de négligence dans la satisfaction des besoins de l'aîné.

La qualification de la faiblesse par l'aîné peut permettre de déduire que le problème est musculaire. Par exemple, si la faiblesse se présente surtout à l'effort. D'autre part, il peut ressortir que l'aîné montre peu d'enthousiasme pour la marche ou pour tout effort physique, ce qui peut évoquer un manque de motivation découlant d'une dépression. Dans le même sens, si l'aîné montre de la difficulté à se concentrer, cela pourrait appuyer la thèse de la dépression ou alors révéler un problème cognitif relié à la médication, par exemple des sédatifs ou des benzodiazépines.

La présence d'autres symptômes dans le tableau clinique peut orienter les questions sur d'autres pistes pouvant expliquer la faiblesse. Par exemple, la présence d'étourdissements et de vertiges peut faire penser à un problème associé à la médication, par exemple à un antihypertenseur ou à un bêtabloquant. De plus, cela peut laisser supposer un problème d'hypertension, d'hypotension, d'hypotension orthostatique ou postprandiale, de déshydratation, de déséquilibre électrolytique ou d'hypoglycémie. En plus des symptômes d'étourdissements et de vertiges, l'infirmière examine attentivement les déterminants de santé : médication, affections, climat où vit l'aîné et passé récent, par exemple une infection qui aurait favorisé la déshydratation. Il faut considérer l'ensemble des facteurs possibles pour établir une hypothèse valable.

La présence de troubles de la mémoire doit être investiguée et objectivée par l'examen de Folstein, qui sera traité dans ce chapitre. Les signes d'une démence, d'un traumatisme crânien, d'une déficience vitaminique, d'un delirium, d'un accident vasculaire cérébral, d'une dépression doivent être recherchés. La consommation d'alcool doit aussi être évaluée. Les symptômes de sevrage de l'alcool, des psychotropes, des antidépresseurs et des drogues illicites doivent faire partie de l'évaluation, surtout si l'aîné se plaint de nausées et de vomissements. Avec la faiblesse, ces deux derniers symptômes peuvent aussi être présents lors d'une intoxication par les médicaments ou le monoxyde de carbone.

Les tremblements et les crampes suggèrent un déséquilibre électrolytique. Mais des crampes peuvent aussi

Tableau 20.2 Rôle potentiel de certains médicaments sur l'occurrence de la faiblesse

Médicaments	Effets possibles
Psychotropes incluant neuroleptiques, antidépresseurs, sédatifs-hypnotiques	Ralentissement psychomoteur, anorexie, perte d'appétit, intoxication
Benzodiazépines	Ralentissement psychomoteur, anorexie, perte d'appétit, intoxication
Narcotiques	Sensation de faiblesse
Inhibiteurs du recaptage de la sérotonine	Anorexie
Digoxine	Intoxication (delirium)
Bêtabloquants	Hypotension orthostatique
Diurétiques inhibiteurs de l'enzyme de conversion de l'angiotensine	Hyponatrémie, hypokaliémie, déshydratation, hypotension orthostatique
Laxatifs	Problèmes intestinaux (diarrhée, déshydratation)

être associées à la faiblesse chez l'aîné souffrant d'hypothyroïdie. Ce problème devient plus probable s'il y a présence de frissons et d'un gain de poids. Cependant, il faut savoir que ces signes caractéristiques de l'hypothyroïdie (sensation de froid, paresthésie, gain de poids et crampes) ne sont pas toujours présents chez l'aîné.

Généralement, une douleur rétrosternale (DRS) accompagnée d'une sensation de palpitations facilite l'orientation du questionnement vers la fonction cardiovasculaire. Il faut cependant demeurer vigilant en l'absence de ces symptômes chez l'aîné, car une fois sur cinq l'infarctus du myocarde se manifeste dans ce groupe d'âge par la faiblesse principalement. En fait, les trois signes classiques de l'infarctus : la DRS, les modifications de l'électrocardiogramme et l'élévation des enzymes cardiaques sont tous les trois présents en même temps lors d'un infarctus chez environ un aîné sur quatre.

La présence d'essoufflement, de sécrétions et de toux laisse supposer que la faiblesse a pour origine un problème respiratoire. Toutefois, la pneumonie chez l'aîné ne s'accompagne pas toujours d'essoufflement, ni de sécrétions, ni même de toux. Il faut donc demeurer vigilant, même en l'absence de signes clairs d'un problème respiratoire. Parfois, seule la radiographie pulmonaire permet à l'équipe de soins d'apprendre l'existence d'une maladie pulmonaire telle qu'une pneumonie, une tumeur ou une tuberculose. La fièvre ne représente pas non plus un signe fiable chez l'aîné. Il ne faut pas éliminer la possibilité d'une infection en l'absence d'hyperthermie. La fièvre peut être absente et la faiblesse présente chez un aîné souffrant d'une infection des poumons, des voies biliaires ou des voies urinaires.

La présence de diarrhée et de constipation doit être recherchée, car elle peut permettre de mieux comprendre la situation. La diarrhée associée à la faiblesse peut évoquer un certain nombre de troubles comme la déshydratation, un déséquilibre électrolytique, une intoxication médicamenteuse, des problèmes intestinaux. La constipation laisse supposer la présence d'un fécalome ou d'une occlusion intestinale, surtout si la personne consomme des narcotiques.

Lorsque la faiblesse s'accompagne d'une perte d'appétit, il faut également rechercher toutes les causes d'une perte de poids abordées dans ce chapitre. Il faut insister sur l'importance d'une évaluation globale de la qualité de vie de la personne et de son réseau social. La présence de plaies de pression et de faiblesse souligne l'importance de l'examen du réseau social. La perte de poids peut provenir d'une décision de la personne de se laisser aller, de se suicider, parce qu'elle croit que rien ne peut mettre fin à la négligence ou à la violence. Pourtant, les exemples d'un revirement de situation à la suite de la découverte de ce type de problème chez les aînés sont loin d'être rares.

Enfin, si l'aîné souffre depuis peu de temps de faiblesse, il est plus probable que le facteur déclencheur soit apparu au courant de la dernière semaine. À l'opposé, si l'aîné indique qu'il a remarqué perdre de l'énergie au courant de la dernière année, la faiblesse a possiblement comme origine un problème de santé chronique ou est une conséquence sociale, par exemple la dénutrition en raison d'un soutien social déficient.

On constate que de nombreuses affections peuvent entraîner un problème de faiblesse chez l'aîné. Plusieurs autres questions peuvent être posées selon les circonstances. Une série de questions vous a été proposée ici uniquement pour démontrer la complexité de l'interrogatoire de l'aîné souffrant de faiblesse. Un point essentiel à retenir toutefois ; il ne faut aucunement prendre ce symptôme à la légère car il est associé à des taux de morbidité et de mortalité très élevés. Des études démontrent en effet que 50 % des aînés qui présentent de la faiblesse et une perte de poids meurent dans l'année, alors que dans 60 % des cas la situation était rectifiable.

EXAMEN PHYSIQUE (SIGNES)

Matériel, installation de la personne et autres considérations

Cette partie du chapitre poursuit deux objectifs. Tout d'abord, des recommandations générales sont faites afin de favoriser une évaluation globale de la situation de santé et une communication harmonieuse entre l'infirmière et l'aîné. Ensuite, chaque partie de l'examen physique est revue en différenciant les particularités de l'aîné considérées comme normales, c'est-à-dire celles qui proviennent du vieillissement primaire, de celles qui s'avèrent plutôt l'évocation d'un problème sous-jacent. Seuls les tests pour lesquels des connaissances scientifiques existent sur le sujet ont été rapportés. Les scientifiques n'offrent actuellement que des données fragmentaires en ce qui a trait aux effets du vieillissement primaire sur l'examen physique. Par ailleurs, pour les tests qui ne sont pas décrits dans ce chapitre, le lecteur doit se reporter au chapitre traitant de la fonction pertinente afin de connaître la procédure de chacun d'eux.

RECOMMANDATIONS GÉNÉRALES POUR L'ÉVALUATION DE L'AÎNÉ

La première partie du chapitre a décrit un certain nombre de changements produits chez l'aîné par le vieillissement primaire. Pour parvenir à une évaluation efficace, l'infirmière doit tenir compte de ces changements, d'autant plus que la personne âgée est souvent atteinte de plusieurs affections, qu'elle consomme davantage de médicaments et que ses comportements et ses habitudes de santé diffèrent généralement de ceux des autres groupes d'âge. Enfin, l'autonomie fonctionnelle de l'aîné doit également être évaluée. Ainsi, sa capacité d'effectuer ses activités de la vie quotidienne et domestique doit être examinée. En effet, deux aînés peuvent souffrir de la même affection et ne pas voir leur autonomie atteinte au même degré.

La politesse, le vouvoiement et la courtoisie constituent les prémisses d'une communication efficace et agréable avec la personne âgée. Il est important d'insister sur l'application de ces règles, car malgré une dénonciation de l'infantilisation des personnes âgées depuis des décennies, l'expérience clinique montre que le phénomène n'est malheureusement pas encore résolu. Il faut éviter d'adopter une attitude d'âgisme envers les personnes âgées dans le domaine de la santé. Rowe et Kahn (1998) ont fait ressortir avec beaucoup d'éloquence les différents mythes entourant ce groupe d'âge. Il en existe une dizaine entraînant des conséquences négatives indéniables sur la qualité de l'évaluation de l'aîné. Cependant, un des mythes les plus importants, dans le contexte d'une évaluation clinique, prend racine dans les connaissances limitées du vieillissement primaire. En effet, il se manifeste des deux façons suivantes : a) croire en la présence d'un « problème » qui est en fait un phénomène normal du vieillissement primaire, ou b) ne pas reconnaître un problème de santé parce qu'on l'associe à tort à un phénomène normal du vieillissement. Une connaissance approfondie du processus de sénescence réduit les risques d'âgisme.

Par ailleurs, l'aîné vit des pertes sur le plan cognitif : diminution de la mémoire à court terme, de la vitesse d'encodage et de récupération, de la capacité de concentration, et perte d'efficacité en situation de stress. Il subit également des pertes sur le plan auditif (baisse de l'acuité et de la capacité à discriminer les sons) et sur les plans locomoteur et thermorégulateur. Ces changements significatifs devraient inciter l'infirmière à adapter son approche lors de l'examen. Elle devrait s'assurer d'abord de la qualité auditive de l'aîné et réaliser l'évaluation dans un endroit bien éclairé et le plus calme possible. D'autre part, l'infirmière devrait se placer devant la personne, établir un contact visuel, s'exprimer clairement et lui laisser davantage de temps pour répondre aux questions. Si elle doit donner un enseignement, elle devrait le faire en présence d'une personne significative et fournir des aides mnémotechniques. Elle pourra aussi scinder l'évaluation et l'enseignement si elle constate que l'aîné est moins concentré ou qu'il semble fatigué. En outre, lors de l'examen, elle s'assurera de ne pas découvrir inutilement des parties du corps de l'aîné afin d'éviter l'hypothermie. En effet, l'aîné peut souffrir d'hypothermie légère même dans une température ambiante confortable. Enfin, il peut être de mise d'aider l'aîné à se déplacer, et particulièrement à monter sur la table d'examen, si celle-ci est très haute. En effet, la table d'examen classique utilisée pour l'adulte est jugée très inconfortable par les aînés. Elle est donc considérée par plusieurs praticiens en gériatrie comme étant non adaptée. Un lit muni d'un dispositif électrique permettant d'en adapter la hauteur et recouvert d'un matelas confortable semble beaucoup plus adéquat. En outre, une infirmière qui évalue fréquemment des aînés devrait remanier les étapes de l'examen clinique afin de réduire les déplacements et les changements de position.

L'infirmière doit scrupuleusement suivre les recommandations ci-dessus lorsqu'elle effectue l'examen clinique d'un aîné souffrant de démence. De plus, elle devra lui expliquer au fur et à mesure chaque étape de l'examen, chacun des mouvements qu'elle lui fera faire et les sensations qu'il éprouvera, afin de réduire toute anxiété et d'éviter ainsi le risque d'agitation. Une personne démente non préparée peut avoir une impression d'insécurité en ressentant la compression de son bras par le brassard du sphygmomanomètre gonflé à 180 mm Hg.

La plupart des aînés vivent avec plusieurs problèmes de santé (hypertension, arthrite, diabète de type II, hypothyroïdie, insomnie, troubles cardiaques, auditifs) qui entraînent inéluctablement des conséquences sur leur organisme. Ces conséquences se répercuteront certainement sur les résultats de l'examen clinique. C'est pourquoi les affections dont souffre l'aîné doivent être minutieusement notées dans son dossier.

Pour se soigner, l'aîné consomme des médicaments. Toutefois, la médication n'est pas sans effet ; il est donc très important pour l'infirmière de noter la médication pour éclairer l'examen clinique. Il faut insister sur la nécessité de recueillir ces données. Si l'infirmière éprouve des difficultés à avoir la liste complète des médicaments, elle est fortement encouragée à faire appel à une personne significative, au pharmacien et au médecin de famille, pour obtenir tous ces renseignements. Par la même occasion, si l'aîné ne se souvient pas s'il a été vacciné récemment, elle cherchera à savoir, auprès de professionnels en santé publique, s'il a reçu les vaccins contre la grippe, la pneumonie et le tétanos.

Par la suite, l'infirmière questionne l'aîné sur ses habitudes de vie, dont la pratique d'une activité physique. La partie du chapitre traitant des déterminants de la santé fait ressortir clairement les avantages de l'activité physique chez l'aîné et l'importance des effets de cette saine habitude de vie sur l'évolution du vieillissement. En outre, l'infirmière essaiera de connaître les habitudes alimentaires de la personne. La dénutrition est un problème majeur dans ce groupe d'âge, d'où la nécessité d'évaluer la qualité de l'alimentation à l'aide des quatre groupes alimentaires. En cas de perte de poids, il faut questionner le bien-fondé de régimes spéciaux de type réduit en sel, en gras, en sucre. En effet, maigrir s'avère souvent plus dommageable pour l'aîné que la présence de ces substances dans son alimentation.

L'autonomie dans la réalisation des activités de la vie quotidienne et domestique doit être examinée attentivement afin de déceler toute dépendance qui pourrait entraîner des conséquences néfastes pour la santé de l'aîné. Par exemple, il est possible que l'infirmière ne trouve aucun problème significatif à l'examen physique, mais elle pourrait noter, lors de l'évaluation de l'autonomie fonctionnelle, une dépendance dans la satisfaction du besoin de s'alimenter ou de se laver. Or, toute limitation dans la préparation des repas peut favoriser la dénutrition ; de même toute limitation dans la capacité de se laver peut favoriser une infection urinaire. Il faut donc évaluer ces aspects puisqu'ils peuvent entraîner à eux seuls une série de problèmes. Une infection urinaire chez l'aîné affaibli peut entraîner un delirium qui peut être indirectement fatal à moyen terme en raison de l'immobilité, de la déshydratation, des interactions médicamenteuses et de l'épuisement. L'infirmière doit toujours être soucieuse d'éviter l'effet domino. Par conséquent, les activités de la vie quotidienne (AVQ) de l'aîné (capacité à s'alimenter, à se laver, à éliminer, à s'habiller, à se déplacer) et les activité de la vie domestique (AVD) (capacité à « gérer » ses médicaments et ses finances, entretenir la maison, utiliser le téléphone et les moyens de transports, faire ses repas, ses courses et sa lessive) doivent être évaluées en détail. Des échelles de mesure existent pour faciliter l'évaluation des activités de la vie quotidienne et domestique. Le système de mesure de l'autonomie fonctionnelle (SMAF) en est un exemple. L'utilisation d'un modèle conceptuel infirmier comme celui de Henderson, de Roy ou de Orem, peut aussi soutenir l'évaluation de l'autonomie de l'aîné. Au domicile de la personne, l'infirmière pourrait lui demander de vaquer à ses occupations en sa présence pour mieux apprécier ses habiletés physiques. Dans un hôpital ou dans une clinique, l'infirmière devrait observer la qualité de la démarche de l'aîné ainsi que sa tenue vestimentaire quand il entre dans le bureau, et son habileté à monter sur le pèse-personne et à maintenir son équilibre lors de la pesée. Ces détails aideront parfois à procéder plus rapidement à l'évaluation fonctionnelle ou, à l'inverse, à y mettre davantage l'accent. Enfin, l'évaluation de la dynamique familiale et du soutien social est très appropriée dans ce groupe d'âge.

Fonction tégumentaire

Modifications anatomo-physiologiques

Les cheveux de l'aîné, homme et femme, diminuent en nombre et deviennent plus fins. Ces modifications apparaissent rapidement chez l'homme à la suite de la réduction de la testostérone et du bagage génétique individuel. Chez la femme, le ratio androgènes-œstrogènes se modifie à l'avantage des androgènes, ce qui explique les changements au niveau de ses cheveux. De plus, si le ratio s'accentue en faveur des androgènes, une légère pilosité peut apparaître au menton et sous le nez de la femme âgée. Enfin, la proportion de cheveux blancs augmente à la suite de la baisse de la production de mélanine des mélanocytes de l'épiderme, tant chez la femme que chez l'homme.

Les ongles de l'aîné croissent plus lentement et deviennent habituellement plus minces aux doigts et plus épais aux orteils. Ils présentent aussi des stries longitudinales et ils sont parfois jaunis aux orteils. Ces modifications proviennent principalement d'une réduction de l'apport sanguin.

La peau, formée de l'épiderme, du derme et de l'hypoderme, s'amincit, perd de sa sensibilité, se fragilise, devient translucide et se montre sensible à la sécheresse. De plus, elle est plus froide en surface, produit moins de vitamine D_3, résiste moins aux infections et aux rayons du soleil et se cicatrise plus lentement. L'épiderme perd de ses cellules, notamment les kératinocytes, les mélanocytes et les cellules de Langerhans, et la surface de sa couche basale diminue. Ces modifications expliquent la sensibilité de la peau au soleil et aux infections, sa baisse de production de la vitamine D_3 et sa cicatrisation plus lente. La réduction du nombre de kératinocytes contribuerait aussi à la sécheresse de la peau. Le derme perd aussi de ses cellules telles que les fibroblastes et les mastocytes, de ses terminaisons nerveuses comme les corpuscules de Meissner et de Pacini, de ses glandes sébacées et sudoripares, et sa circulation sanguine diminue. Cela explique la perte de flexibilité de la peau, sa moins grande capacité à combattre l'infection et l'élévation du seuil de la douleur. Les modifications du derme rendent aussi la peau plus sensible à la sécheresse et diminuent l'habileté de l'organisme à diffuser la chaleur. De son côté, l'hypoderme voit ses tissus adipeux s'amincir et perdre ainsi plus facilement la chaleur. Enfin, l'ensemble de ces changements normaux rend la peau plus transparente.

Par ailleurs, l'effet conjugué du vieillissement primaire et des radiations solaires sur la peau entraîne des mutations qui se manifestent par le développement du lentigo sénile, variété de taches de couleur ocre jaune apparaissant surtout au visage et aux mains des personnes âgées. La figure 20.4 présente une lésion de type lentigo sénile. L'acrochordon se caractérise par des petites

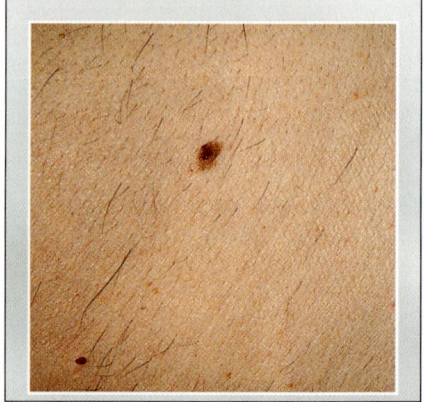

Figure 20.4 Lentigo sénile

cloches de couleur peau siégeant au cou, aux aisselles et au tronc. La kératose séborrhéique est une lésion légèrement surélevée brune ou grisâtre touchant surtout le tronc et parfois le visage. L'adénome sébacé est une hyperplasie des glandes sébacées qui se caractérise par des papules jaunes avec une dépression centrale se situant surtout aux tempes, au nez et au menton.

De plus, la perte de vaisseaux sanguins et la fragilisation des tissus peuvent faire apparaître des angiomes séniles, petites perles rouge vif (voir la figure 20.5), et des étoiles vasculaires, points rouges saillants entourés de petits vaisseaux sanguins.

Particularités

Le carcinome des cellules basales est l'affection de la peau la plus courante chez l'aîné. Il peut siéger sur le nez, sur le cuir chevelu, sur l'oreille, à la figure et au cou. Certains médicaments comme la théophylline, la prednisone, la digoxine et le ducosate de sodium peuvent également provoquer des réactions cutanées.

Sécheresse de la peau

Observations courantes

L'examen du turgor cutané s'effectue au sternum ou au front chez l'aîné. En effet, la peau des bras et de l'abdomen est modifiée par le vieillissement et ces parties du corps ne représentent pas une mesure fiable de la déshydratation. La probabilité d'une déshydratation augmente lorsque la peau de l'aîné au sternum ou au front garde le pli à la pression du pouce et de l'index (voir la figure 20.6).

Figure 20.5 Angiome sénile

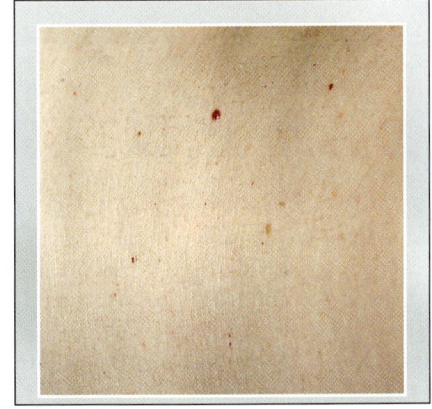

Figure 20.6 L'infirmière évalue le niveau d'hydratation au sternum

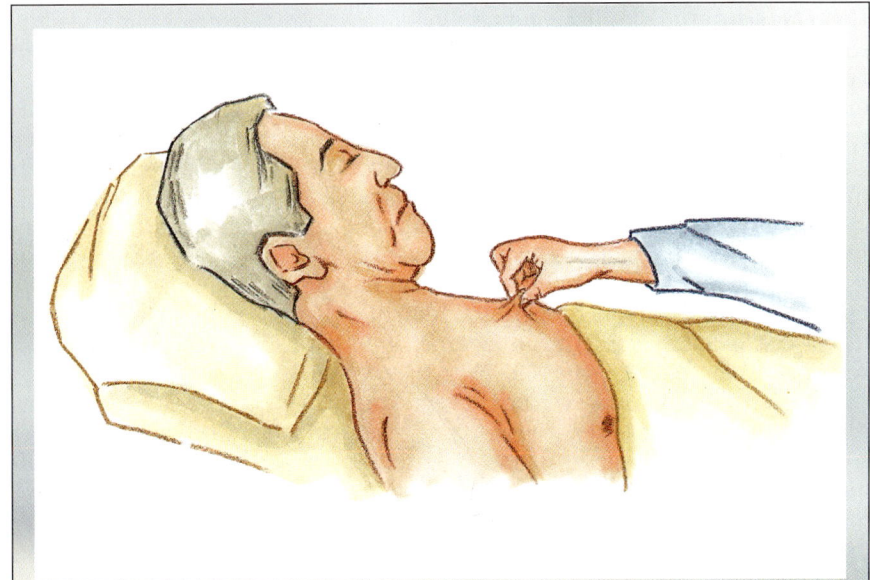

Tête et cou

Œil

Observations courantes

D'un point de vue anatomique et physiologique, les paupières perdent 30 à 50 % de leurs cils. D'autre part, les muscles se relâchent et peuvent provoquer un abaissement des paupières qui se nomme pseudoptosis. De façon générale, les glandes lacrymales d'une personne âgée produisent moins de larmes, l'œil s'enfonce davantage dans l'orbite par suite d'une atrophie du tissu adipeux, la cornée s'épaissit, jaunit et perd de sa sensibilité, le diamètre de la pupille diminue et sa réaction à l'obscurité et à la lumière vive ralentit. Pour sa part, le cristallin jaunit et perd de sa flexibilité, ce qui entraîne, entre autres, une

Particularités

Les affections les plus fréquentes chez l'aîné sont l'entropion, l'ectropion, la cataracte et le glaucome. Des photos de l'entropion et de l'ectropion se trouvent au chapitre 8, sur la tête et le cou. Une sensation d'éblouissement et une vision floue sont des symptômes de la cataracte. Le glaucome se caractérise par une diminution de l'appréciation du bleu et du violet. La gelée du corps vitré devient plus liquide et, par conséquent, libère des petits agrégats à base de collagène qui s'accumulent dans le corps vitré; la personne peut noter leur présence. Les vaisseaux de la rétine raccourcissent et pâlissent. Des druses, petites excroissances blanchâtres, se déposent parfois sur la rétine. La rétine jaunit et perd également une partie de ses cellules nerveuses, particulièrement les bâtonnets qui jouent un rôle clé dans la vision nocturne.

Ces modifications entraînent une perte d'acuité visuelle, une diminution de l'appréciation de profondeur, une diminution de la vision nocturne, une perte de la vision centrale et périphérique, une diminution du réflexe aux objets étrangers et une sécheresse de l'œil.

Des modifications non pathologiques apparaissent fréquemment dans l'œil de l'aîné. Par exemple, des arcs grisâtres formés de lipides et situés au limbe scléro-cornéen sont appelés arcs séniles (voir le chapitre 8, *La tête et le cou*). Des pinguéculas, nodules jaunâtres créés par l'effet du vent et du soleil, se forment, pour leur part, sur la conjonctive. Des xanthélasmas, plaques de tissus jaunâtres formés de cholestérol, se placent sur la paupière supérieure du côté intérieur de l'orbite. De plus, il faut savoir que, lors de l'examen du fond de l'œil, la modification de la couleur et de la transparence du cristallin rend parfois moins évidente l'appréciation de la couleur rouge de la rétine.

perte de la vision périphérique et l'impression de voir un halo autour des points lumineux. Par ailleurs, la dégénérescence de la macula de la rétine accentue la perte de la visibilité centrale. Une dégénérescence maculaire majeure résulte en une perte totale de la vision centrale.

Oreille

Observations courantes

L'apparence de l'oreille, ainsi que ses fonctions, s'avèrent altérées par le vieillissement primaire. Le pavillon de l'oreille externe devient plus rigide en raison du durcissement de son cartilage. Une pilosité dispersée peut se développer à la sortie du conduit auditif externe. Les poils à l'intérieur du conduit deviennent plus sporadiques et plus rigides. La production de cérumen, par l'effort concerté des glandes sébacées, apocrines et cérumineuses, est ralentie dans le conduit auditif, ce qui le rend plus sec. La sécrétion plus faible des glandes sébacées diminue la lubrification du canal auditif et nuit donc au déplacement du cérumen. Le tympan de l'aîné est plus opaque et il s'épaissit à la suite du développement d'un tissu fibreux dû aux multiples agressions qu'il a subies au cours de son existence. Les osselets de l'oreille moyenne perdent de leur sensibilité à la suite d'une légère calcification. Dans l'oreille interne, il y a perte de cellules sensitives à l'entrée de l'appareil de Corti dans la cochlée, ce qui diminue la perception des sons à haute fréquence. La cochlée peut aussi perdre des neurones, ce qui réduira sa capacité de transmission des sons au cerveau. Ce dernier voit aussi diminuer son habileté à interpréter les informations provenant du nerf auditif. Ces modifications entraînent une difficulté de l'aîné à différencier les sons et à identifier leur provenance spatiale. Enfin, le vestibule perd aussi de son efficacité par dégénérescence de ses cellules nerveuses et en raison d'une insuffisance vasculaire.

La presbyacousie est le résultat de ces nombreux changements. Lorsque cet affaiblissement de l'ouïe survient à la suite d'une dégénérescence des cellules sensitives à l'entrée de l'appareil de Corti, ce qui se produit dans la plupart des cas, elle est appelée presbyacousie sensitive. Si elle provient de la perte de neurones dans la cochlée, on la nomme presbyacousie neuronale. L'évolution de la presbyacousie est à peu près similaire sous ses deux formes. Il y a perte progressive, bilatérale, symétrique et irréversible de l'audition. L'aîné identifie plus difficilement les sons à haute fréquence que ceux à basse fréquence puisque les cellules à haute fréquence se trouvent dans la première partie de l'appareil de Corti.

Particularités

Les troubles fréquents de l'oreille chez l'aîné sont le bouchon de cérumen et le mauvais dépistage des troubles auditifs et son corollaire, l'isolement et la dépression. Le bouchon de cérumen se détecte facilement à l'examen otoscopique du canal auditif (voir la figure 20.7). Cette substance visqueuse est brune et asséchée en raison de son oxydation. Le mauvais dépistage des troubles auditifs résulte en fait d'une prise en charge inadéquate de ce déficit. Il est fréquemment détecté mais rarement résolu. La presbyacousie est certes liée au vieillissement primaire, mais son traitement au moyen d'appareils auditifs n'en demeure pas moins très efficace. Il s'avère donc très important de favoriser la résolution de ce problème, car il se trouve associé à l'isolement et à la dépression chez l'aîné, signes précurseurs significatifs de morbidité. Les épreuves de la voix, de Weber et de Rinne servent à dépister les problèmes d'audition. Ils sont expliqués au chapitre 8, *La tête et le cou*.

Figure 20.7

L'infirmier reconnaît le bouchon de cérumen à son apparence brunâtre.

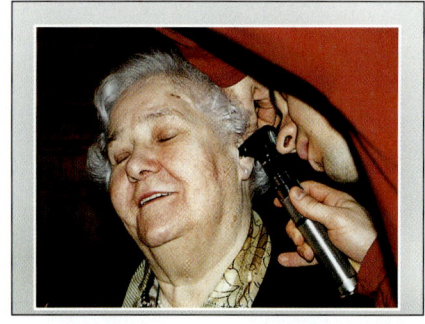

Toutefois, l'évolution de la presbyacousie entraînera avec le temps une perte de sensibilité des sons à basse fréquence. Il faut souligner que la perte de ces sons se produit plus rapidement dans la presbyacousie sensitive. Il est important de tenir compte de ces modifications lors de l'examen. Par exemple, l'aîné aura plus de mal que l'adulte à entendre les mots chuchotés à l'oreille.

Nez

Observations courantes

Le nez subit des modifications mineures avec le vieillissement primaire. Son cartilage tend à s'affaisser un peu avec l'âge. La pilosité du nez devient plus sporadique et les poils plus rigides. De plus, le visage perd de ses tissus adipeux, ce qui rend parfois le nez plus proéminent. On sait que la personne âgée subit une diminution des neurones du nerf olfactif et, par conséquent, une élévation du seuil de stimulation. L'aîné voit sa capacité à identifier les odeurs diminuée, ces dernières devant donc être plus concentrées dans l'air pour qu'il puisse les percevoir.

Les affections du nez sont plutôt rares chez l'aîné. Toutefois, la réduction de la sensibilité de l'olfaction peut placer l'aîné dans une situation de risque d'incendie, en particulier s'il ne détecte pas la présence de fumée ou d'essence.

Particularités

Il ne faut pas négliger d'observer la peau du nez. Des cellules cancéreuses peuvent être découvertes près des narines. L'apparition de nodules translucides et ulcérés nécessite un examen approfondi par un spécialiste afin d'éliminer la présence d'un cancer.

Bouche

Observations courantes

Les lèvres de l'aîné diminuent de grosseur en raison de l'atrophie du tissu adipeux. Le tissu de la cavité buccale est plus mince et moins vascularisé, ce qui le prédispose aux infections. Les dents de l'aîné présentent une couleur plus terne et elles sont, à leur base, plus sujettes à la carie en raison de l'affaissement de la gencive. La langue garde la même apparence et on n'observe aucune atrophie des papilles gustatives ou diminution de leur nombre. Le goût provenant des papilles s'avère toutefois quelque peu altéré. La perte de l'odorat explique davantage la perte du « goût » chez l'aîné. La sécrétion salivaire et sa composition ne sont pas altérées par le processus de sénescence. L'aîné produit la même quantité de salive malgré des glandes salivaires atrophiées. En effet, la xérostomie, sécheresse de la bouche dont il souffre plus fréquemment, n'est pas due au vieillissement primaire, mais au manque d'hydratation ou à la consommation de certains médicaments. De plus, la présence d'amylase, de protéines et d'électrolytes dans la salive diminuerait, mais ces éléments sont très sensibles à la qualité de l'alimentation. Or, les connaissances actuelles ne peuvent soutenir l'hypothèse de réels changements sur les plans de la sécrétion et de la qualité de la salive chez l'aîné. La mastication et la déglutition perdent de leur efficacité en raison des modifications neuromusculaires. Malgré ces changements, lorsqu'un problème de santé atteint l'aîné au niveau de la bouche, il provient davantage de l'effet concomitant d'une maladie ou de facteurs exogènes tels l'alcool, la cigarette et les médicaments que du vieillissement primaire.

Particularités

Chez la personne âgée, les affections les plus courantes de la cavité buccale sont la xérostomie, la candidose, la carie, la gingivite et une affection due à des prothèses dentaires mal ajustées. De plus, la dysphagie est souvent identifiée chez une personne âgée souffrant de démence ou victime d'un accident vasculaire cérébral. La xérostomie, qui se manifeste par la sécheresse de la muqueuse buccale, est souvent due à la déshydratation et aux effets secondaires de certains médicaments. Plus d'une centaine de médicaments présentent cet effet secondaire.

La candidose se manifeste par l'apparition de plaques blanchâtres sur la muqueuse buccale. Cette sécrétion blanchâtre peut être enlevée avec un coton-tige. Elle laisse alors apparaître des plaques rouges. La faiblesse et la fragilité de la muqueuse buccale ainsi que la prise d'antibiotiques et de corticostéroïdes en aérosol favorisent l'apparition de la candidose. Il n'est pas rare que les plaques se logent sous la prothèse dentaire.

Habituellement, la carie se manifeste d'abord par une douleur et une modification de la couleur à la surface de la dent. Il faut noter que, chez l'aîné atteint de démence, la carie peut provoquer une perte d'appétit ou le refus de manger. Pour sa part, la gingivite se caractérise par de l'œdème, de la rougeur, de la douleur et des saignements de la gencive. L'ajustement des prothèses doit également être vérifié. En effet, des prothèses mal ajustées peuvent blesser la gencive et favoriser, indirectement, la dénutrition. Enfin, chez l'aîné souffrant de démence ou d'une affection neurologique, il est capital d'évaluer la capacité de déglutition pour éviter les risques de pneumonie d'aspiration. La dysphagie se caractérise par de la difficulté à avaler, de l'étouffement, la présence de nourriture dans la bouche après l'effort d'avaler, la présence d'aliments qui s'écoulent de la bouche et par un problème de mastication.

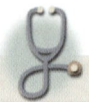

Fonction neurologique

Modifications anatomo-physiologiques

D'abord, morphologiquement, la taille même du cerveau de l'aîné diminuera, ce qui peut s'expliquer par la perte des cellules nerveuses qui se produit dès l'âge adulte. Cette diminution du nombre de neurones conduit à une diminution nette de la masse du cerveau. Dans ces circonstances, l'apport sanguin est lui aussi réduit, car il y a moins de tissus nerveux à nourrir. Toutefois, on ne sait pas si c'est la réduction de la perfusion du sang dans le cerveau qui conduit à la mort des neurones et à la perte de masse, ou, à l'inverse, si c'est la mort des neurones qui entraîne une diminution de l'apport sanguin au cerveau.

Le cerveau ne se modifie pas anatomiquement, même s'il perd de son volume. Par contre, les neurones subissent des changements. Les neurones, cellules postmitotiques – elles ne peuvent se dupliquer –, subissent les conséquences de toutes les activités de l'organisme et accumulent les déchets, dont les lipofuscines. Ces dernières, en s'accumulant, diminuent l'efficacité de la cellule nerveuse. Par ailleurs, les radicaux libres, qui altèrent continuellement la paroi des cellules, diminuent la capacité d'une cellule à communiquer avec les autres cellules, mais surtout lui rendent de plus en plus difficile de se nourrir. En ce qui a trait à la communication intercellulaire, les synapses perdent aussi de leur efficacité. Les neurotransmetteurs étant généralement moins nombreux, la communication au niveau intersynaptique perd de son efficacité et ralentit. Le vieillissement conduit également à la démyélinisation des fibres nerveuses, ce qui réduit la vitesse de la transmission de l'influx nerveux.

Ces modifications anatomiques et physiologiques entraînent probablement des modifications dans les capacités du cerveau de l'aîné à interagir aussi efficacement que par le passé avec son environnement. Les capacités cérébrales les plus altérées sont la capacité d'encodage et de récupération des informations dans la mémoire ; la capacité de se concentrer sur une activité pendant une longue période et en présence de plusieurs stimuli de l'environnement ; la capacité de réaliser une activité intellectuelle sous pression, de résoudre de nouveaux problèmes ; une réduction de la capacité visuo-spatiale et de la vitesse d'exécution des mouvements et, enfin, un temps de réaction ralenti. Le degré d'atteinte varie toutefois d'un aîné à l'autre.

État cognitif

Les capacités cognitives prennent une place significative dans l'évaluation clinique de l'aîné. Les aînés sont souvent préoccupés par des pertes de mémoire subjectives et parfois objectives. L'examen cognitif comporte différents éléments. Toutefois, nous n'aborderons que les thèmes les plus appropriés à ce groupe d'âge, c'est-à-dire la mémoire à court terme, le traitement des données, l'orientation, la capacité d'attention et les examens qui évaluent les sphères cognitives.

Mémoire à court terme et traitement des données. En raison d'une diminution de l'efficacité de la mémoire à court terme et d'un traitement des données ralenti, il est possible qu'une personne cherche un mot et qu'elle soit incapable de le dire sur-le-champ comme le ferait un adulte. Par contre, ce trou de mémoire ne correspond pas à un trouble de langage ni à un trouble cognitif.

Orientation : Orientation dans le temps, dans l'espace et identification des personnes. La personne peut donner le jour de la semaine, le mois ou la saison. Une seule réponse est suffisante pour établir qu'elle n'est pas désorientée dans le temps. De plus, il est possible que l'aîné éprouve de la difficulté à se souvenir de la date de la journée en raison d'un déménagement récent ou de l'isolement. Il peut arriver aussi chez l'aîné, comme il arrive fréquemment chez l'adulte en vacances, de ne pas savoir tout simplement la date. L'aîné ne présente toutefois aucune difficulté à s'orienter dans l'espace et à reconnaître les personnes.

Capacité d'attention. Lors de l'examen cognitif, il est possible d'observer une plus faible capacité d'attention. La personne demande à l'infirmière de répéter la question. En outre, elle répond plus difficilement aux questions à mesure que l'entrevue se prolonge. L'aîné peut avoir plus de difficulté à distinguer les informations significatives des informations non significatives. Cela signifie qu'il faut présenter le contenu d'un enseignement dans un ordre séquentiel et non de manière décousue. Néanmoins, la capacité d'attention de la personne âgée n'est pas altérée au point de fausser les résultats d'un examen cognitif.

Évaluation cognitive. Trois types d'évaluation cognitive sont décrits. La première évaluation cherche à élucider rapidement la présence de pertes cognitives dues par exemple à un traumatisme. Cette évaluation n'est pas sensible aux petites altérations de l'état cognitif. Elle offre par contre une vision rapide de l'ensemble. L'aîné doit répondre correctement à chacune des questions qui figurent dans le tableau 20.3.

La deuxième façon de réaliser un test rapide de l'état cognitif consiste à exécuter le test de l'horloge. Ce test, en plus d'être rapide, donne une meilleure appréciation de l'état cognitif. Il touche à des sphères comme la mémoire, le langage, les capacités visuo-spatiales et de construction. Ce test permet d'identifier 70 % des cas de démence. Une note de 3 et moins est jugée normale, alors qu'une note de 4 suggère la présence d'une démence. La procédure est simple. Un cercle de 10 centimètres de diamètre est dessiné sur une feuille. L'infirmière demande à l'aîné d'inscrire les chiffres à l'intérieur de ce cercle à l'image d'une horloge. Puis l'infirmière forme 4 quadrants (voir la figure 20.8a). Il faut que l'aîné écrive 3 chiffres par quadrant, ni plus, ni moins. Ainsi, l'infirmière note pour chacun des quadrants s'il y a plus ou moins de trois chiffres. Si c'est le cas, l'infirmière donne un point. Un score de 0 à 3 ne dénote pas de problèmes cognitifs, alors qu'une note de 4 et plus nécessite une investigation approfondie (voir la figure 20.8b).

Le troisième test constitue un examen plus élaboré des sphères cognitives. Il dure de 10 à 20 minutes et se réalise à l'aide de l'examen cognitif de type Folstein. Un extrait de l'examen de type Folstein est présenté dans le tableau 20.4. Il existe plusieurs échelles pour réaliser des tests cognitifs plus approfondis. L'examen cognitif de Folstein a été retenu en raison de ses qualités psychométriques satisfaisantes et de son accessibilité dans presque tous les milieux de soins.

L'examen de Folstein donne un meilleur aperçu des capacités cognitives de l'aîné, car il permet de révéler avec plus d'efficacité la présence de troubles cognitifs et de suivre l'état cognitif de l'aîné. On estime qu'un score de 27 et plus sur 30 démontre un état cognitif normal, et qu'un score d'environ 23 ou 24 dénote un déficit cognitif significatif tel que la pseudo-démence dépressive. Un score inférieur à 20 est rapporté chez les aînés souffrant de delirium ou de démence. Toutefois, cet examen ne constitue aucunement un outil diagnostique.

Figure 20.8 Test de l'horloge
L'infirmière trace deux lignes pour former les quatre quadrants. Elle évalue par la suite le nombre de chiffres par quadrant.
a) *Score : 0/4*

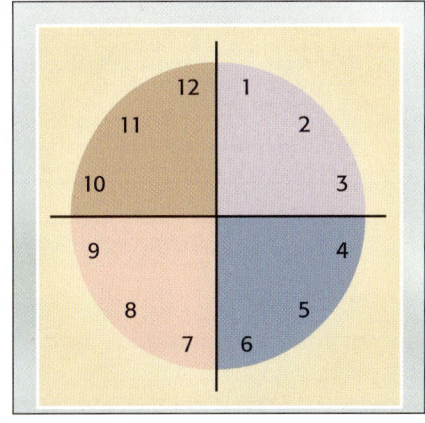

b) *Score : 4/4*

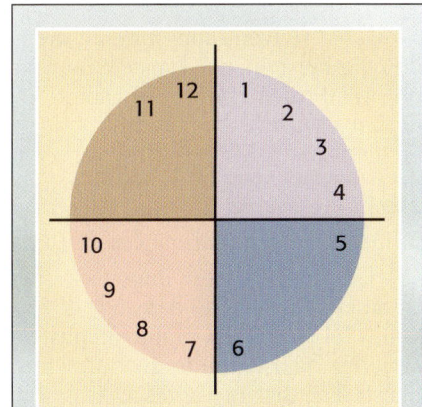

Tableau 20.3 Évaluation rapide des sphères cognitives

Sphères cognitives	Questions
Identification de la personne	Quel est votre nom ?
Orientation dans le temps	Quelle date ou quel mois sommes-nous ?
Orientation dans l'espace	À quel endroit sommes-nous ?
Mémoire à court terme	Qu'avez-vous mangé au dîner ?
Mémoire à long terme	Dans quelle ville êtes-vous né ?
Jugement	Savez-vous ce que vous faites ici [hôpital] ?
Capacité de concentration et capacité des sphères cognitives supérieures	Demander à l'aîné de compter de 100 à 90 ou d'épeler à l'envers le mot monde

Tableau 20.4 Extrait de l'examen cognitif de Folstein

Nom, prénom :		Âge	Date	
A. Orientation			**Cote max**	**Cote sujet**
1. Quel est : l'année ☐☐☐☐ le mois ☐☐ le jour ☐☐ le jour de la semaine L M M J V S D La saison : printemps ☐ été ☐ automne ☐ hiver ☐			5	
B. Apprentissage				
3. Dire à haute voix UN des groupes de mots suivants : [cigare, fleur, porte] ou [citron, clé, ballon] ou [chemise, bleu, honnête] Nombre d'essais _____ Prendre une seconde pour prononcer chaque mot Demander de répéter les 3 mots choisis (Donner 1 point pour chaque bonne réponse au premier essai) (Répéter l'exercice jusqu'à ce que le sujet retienne les 3 mots) (Compter le nombre d'essais et le noter ; pour information seulement)			3	
E. Langage				
6. Montrer au sujet un crayon ( ) une montre ( ) et demander de nommer l'objet			2	
9. Lire et faire **FERMEZ LES YEUX**			1	

Source : Reproduit avec la permission spéciale de l'éditeur, Psychological Assessment Resources inc, 16204 North Florida Avenue, Lutz, Florida, 33549, à partir du Mini Mental State Examination, de Marshal Folstein et Susan Folstein, copyright 1975, 1998 by Mini Mental LLC inc, publié en 2001 par Psychological Assessment Resources inc. Toute reproduction ultérieure est interdite sans la permission de PAR inc. On peut se procurer la version anglaise du MMSE auprès de PAR inc. au (800) 331-8378 ou au (813) 968-3003.

Il est souvent approprié de préparer psychologiquement l'aîné à l'examen de type Folstein, car l'anxiété pourrait diminuer la qualité de ses réponses. De plus, l'infirmière doit tenir compte du niveau de scolarité, de la culture et du capital social de la personne. Ces facteurs peuvent influer sur les résultats du test. Une personne peu scolarisée peut obtenir des résultats négatifs à la suite de difficultés de lecture ou de calcul. La nervosité, l'anxiété, la dépression, la douleur, la maladie et des problèmes visuels et auditifs peuvent également influer sur les performances de l'aîné.

De plus, il s'avère important que l'infirmière explique à l'aîné la nature de l'examen et qu'elle lui demande de répondre à toutes les questions, même si certaines lui paraissent plutôt simplistes et insignifiantes. Il faut l'aviser que vous aimeriez qu'il réponde quand même à toutes ces questions et qu'il vous fera plaisir d'en discuter après avoir terminé l'administration complète du questionnaire. Si l'aîné souffre de déficits cognitifs évidents, l'infirmière doit être prête à faire face à ses émotions et à celles de sa famille.

L'infirmière doit lire les questions lentement et clairement. Elle doit effectuer cet examen dans un endroit calme et bien éclairé. L'aîné ne doit pas éprouver de douleur ou être sous médication sédative. L'objectif est d'obtenir des réponses qui reflètent le plus fidèlement possible les capacités cognitives de l'aîné. Un extrait de l'examen cognitif de Folstein est présenté au tableau 20.4. En somme, l'infirmière doit éviter la présence de stimuli environnementaux ou d'éléments associés à elle ou à l'aîné qui pourraient altérer la qualité de l'administration et des résultats de l'examen.

État émotif

Les aînés ne souffrent pas davantage de problèmes émotifs que les personnes des autres groupes d'âge. L'importante consommation de psychotropes pourrait laisser supposer le contraire. Or, la prévalence de la dépression majeure, des troubles anxieux et de la détresse psychologique est en fait moins élevée chez l'aîné que chez l'adulte. La dépression et l'anxiété sont les deux problèmes de santé mentale qui sont étudiés dans ce chapitre.

Dans un premier temps, il faut savoir que la manifestation de signes de dépression et d'anxiété est plus fréquente chez l'aîné. La présence dans la vie de plusieurs événements stressants (perte du conjoint, éloignement des enfants, maladie, déménagement) induit inévitablement la manifestation fréquente de ces signes et de ces symptômes. Les pertes viennent effectivement obscurcir temporairement la qualité de vie de l'aîné et celui-ci peut donc manifester, avec raison, une diminution du plaisir de vivre. Les affections telles que des problèmes cardiaques ou de l'arthrite peuvent aussi détériorer la qualité de la vie affective et sexuelle d'un aîné. Certains médicaments favorisent aussi l'impuissance érectile, la perte d'appétit et l'insomnie. Or, ces signes figurent également parmi les critères diagnostiques de la dépression. Ainsi, le travail de l'infirmière consiste à distinguer le symptôme qui appartient à un effet secondaire d'un médicament ou d'une affection, de celui qui provient plutôt d'une dépression majeure. À l'opposé, l'infirmière ne doit pas exclure la possibilité d'une dépression majeure, malgré la présence de plusieurs facteurs expliquant les symptômes rapportés par l'aîné.

Évaluation de la dépression. L'évaluation de la dépression débute par une analyse des événements récents survenus dans la vie de la personne, ses affections et ses médicaments. Il faut essayer de connaître les antécédents de l'aîné, de savoir s'il a déjà souffert dans le passé d'une dépression et quels moyens il avait pris pour s'en sortir. Par la suite, l'infirmière laisse le plus possible l'aîné parler de son vécu, de son quotidien, de ses désirs. Elle en profitera aussi pour évaluer le risque de suicide par des questions directes, particulièrement chez une personne âgée qui affirme ne plus avoir de qualité de vie et qui demande « au bon Dieu » de venir la chercher.

L'infirmière doit essayer d'identifier les critères diagnostiques de la **dépression majeure** chez l'aîné : *humeur dépressive, baisse d'intérêt et de plaisir, perte ou gain de poids, insomnie ou hypersomnie, ralentissement psychomoteur ou agitation, épuisement, fatigue et perte d'énergie, sentiment de culpabilité, baisse de l'estime de soi, baisse de la capacité d'attention et idées suicidaires.* Au moins cinq de ces symptômes doivent être présents de façon continue depuis au moins deux semaines pour appuyer le diagnostic de la dépression. Comme on peut le constater, chacun des critères diagnostiques peut potentiellement s'expliquer par un problème de santé physique, d'où la nécessité d'avoir un jugement clinique judicieux. Pour aider l'infirmière, des échelles de mesure permettant de quantifier l'humeur dépressive de la personne âgée ont été élaborées. L'échelle de dépression gériatrique en est un exemple (voir le tableau 20.5). Ces échelles ne sont certes pas des outils diagnostiques, mais elles appuient rigoureusement le jugement de l'infirmière. Pour chacune des réponses affirmatives, l'infirmière attribue un point. Un score de 5 à 10 est considéré comme normal, un score de 15 à 20 suppose une dépression modérée et, enfin, tout score au-dessus de 23 augmente la probabilité que l'aîné souffre d'une dépression.

Évaluation de l'anxiété. Les troubles anxieux, c'est-à-dire l'anxiété, la crise de panique, l'agoraphobie, la phobie, l'obsession, la compulsion, sont moins fréquents chez l'aîné. Le diagnostic de **l'anxiété** s'établit à partir de la présence des symptômes suivants : *la personne ne peut contrôler adéquatement ses inquiétudes ou son anxiété et elle dit souffrir d'au moins trois de ces manifestations : elle est agitée, elle a peu d'endurance physique, elle éprouve un problème de concentration, elle est irritable, elle a des problèmes de sommeil et elle est tendue.* Ces derniers symptômes doivent avoir été présents pendant plus de la moitié du temps durant les six derniers mois pour confirmer le problème d'anxiété.

Nerfs crâniens

Le tableau 20.6 rapporte les observations que l'infirmière notera normalement lors de l'examen des nerfs crâniens chez l'aîné.

Des modifications particulières non pathologiques peuvent être observées lors de l'examen des nerfs crâniens. Par exemple, les tremblements séniles associés au vieillissement chez certains aînés peuvent se manifester par de légers

Tableau 20.5 Échelle de dépression gériatrique

	Oui	Non		Oui	Non
1. * Êtes-vous fondamentalement satisfait(e) de la vie que vous menez?			15. * Pensez-vous qu'il est merveilleux de vivre à l'époque actuelle?		
2. Avez-vous abandonné un grand nombre d'activités et d'intérêts?			16. Vous sentez-vous souvent triste et déprimé(e)?		
3. Est-ce que vous sentez un vide dans votre vie?			17. Vous sentez-vous plutôt inutile dans votre état actuel?		
4. Vous ennuyez-vous souvent?			18. Le passé vous préoccupe-t-il beaucoup?		
5. * Êtes-vous optimiste quand vous pensez à l'avenir?			19. * Trouvez-vous la vie excitante?		
6. Êtes-vous préoccupé(e) par des pensées dont vous n'arrivez pas à vous défaire?			20. Avez-vous de la difficulté à entreprendre de nouveaux projets?		
7. * Avez-vous la plupart du temps un bon moral?			21. * Vous sentez-vous plein(e) d'énergie?		
8. Craignez-vous qu'il vous arrive quelque chose de grave?			22. Avez-vous l'impression que votre situation est désespérée?		
9. * Êtes-vous heureux/heureuse la plupart du temps?			23. Pensez-vous que la plupart des gens vivent mieux que vous?		
10. Éprouvez-vous souvent un sentiment d'impuissance?			24. Vous mettez-vous souvent en colère pour des riens?		
11. Vous arrive-t-il souvent de ne pas tenir en place, de vous impatienter?			25. Avez-vous souvent envie de pleurer?		
			26. Avez-vous de la difficulté à vous concentrer?		
12. Préférez-vous rester chez vous au lieu de sortir pour faire de nouvelles activités?			27. * Êtes-vous heureux/heureuse de vous lever le matin?		
13. Êtes-vous souvent inquiet(ète) au sujet de l'avenir?			28. Préférez-vous éviter les rencontres sociales?		
14. Avez-vous l'impression d'avoir plus de problèmes de mémoire que la majorité des gens?			29. * Prenez-vous facilement des décisions?		
			30. * Vos pensées sont-elles aussi claires que par le passé?		

Calculer un point à chaque réponse positive sauf pour les items marqués d'un astérisque (*) où la cotation doit être inversée.

Source : P. Bourque, L. Blanchard et J. Vézina (1990). « Étude psychométrique de l'échelle de dépression gériatrique », *Revue canadienne du vieillissement*, 9, 348-355.

Tableau 20.6 Particularités observées lors de l'examen des nerfs crâniens chez l'aîné

Nerf crânien	Observations
I	Diminution de l'odorat
II	Réduction de l'acuité visuelle et périphérique
III	Diminution de l'amplitude des mouvements de l'œil
	Réduction de la capacité d'évaluation des profondeurs
	Ralentissement du réflexe constricteur de la pupille (voir la figure 20.9)
IV	Diminution de l'amplitude des mouvements de l'œil
V	Diminution de la sensation du toucher et du réflexe cornéen
VI	Diminution de l'amplitude des mouvements de l'œil
VII	Réduction possible du goût
	Légère diminution de l'amplitude des mouvements du visage
VIII	Perte de l'acuité auditive, particulièrement des sons à haute fréquence
IX	Réduction possible du goût
X	Réduction possible du goût
XI	Diminution de l'amplitude des mouvements de la tête
XII	À noter que le nerf crânien XII subit les mêmes pertes sur le plan des neurones que les autres nerfs. Par contre, les effets de ces pertes sur la langue sont inconnus.

Figure 20.9
L'infirmier notera que le réflexe constricteur de la pupille est ralenti chez l'aînée.

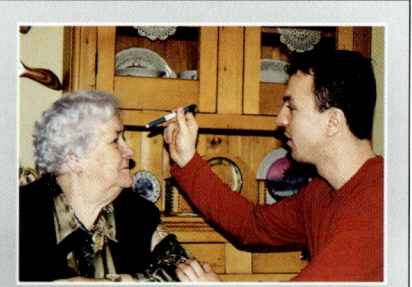

hochements de tête, des tremblements des mains et une protrusion de la langue. Toutefois, il ne faut pas confondre ces symptômes avec ceux qui sont associés à la dyskinésie tardive apparaissant après une consommation prolongée de neuroleptiques.

Fonction motrice

La fonction motrice de l'aîné est réduite en raison des modifications neurologiques et locomotrices.

Coordination : test du talon sur le tibia

Il est fréquent que l'aîné ne puisse réaliser cet exercice en raison d'un problème de santé tel que l'arthrite, ou en raison des pertes normales associées au vieillissement primaire.

Démarche

Observations courantes

La démarche de l'aîné est modifiée. Il marche avec aisance ; toutefois, ses pas sont plus lents et courts et il élargit parfois sa base d'appui. De plus, ses bras présentent un balancement plus modéré. L'aîné perd également, quoique modestement, la notion de son corps dans l'espace à la suite d'une diminution de l'efficacité de sa proprioception. De plus, à cause de modifications articulaires et neurologiques, dont une légère cyphose et un ralentissement des réflexes, son centre de gravité est légèrement déplacé vers l'avant, ce qui accroît le risque de pertes d'équilibre et de leur corollaire, les chutes. L'évaluation de l'équilibre et de la démarche est présentée au tableau 20.7.

Particularités

Les observations peuvent suggérer la nécessité d'intervenir pour réduire la possibilité de chute. Des problèmes neurologiques comme la maladie de Parkinson ou les séquelles d'un accident vasculaire cérébral peuvent également expliquer une démarche chancelante, des bras rigides et des pas irréguliers.

Équilibre

Observations courantes

Il existe trois tests d'évaluation de l'équilibre, mais l'infirmière ne peut en effectuer que deux chez l'aîné. En effet, le test d'équilibre sur une jambe est rarement pratiqué chez l'aîné en raison du risque de chute. Les tests suivants doivent toujours être faits avec précaution chez l'aîné.

Marche talon-orteils. L'infirmière demande à l'aîné de marcher talon-orteils en ligne droite sur deux mètres. Un aîné en bonne santé échoue fréquemment à ce test.

Test de Romberg. Ce test peut être effectué aussi bien en clinique qu'au domicile de l'aîné. L'infirmière demande à l'aîné de se tenir debout les pieds joints, les bras le long du corps et les yeux fermés. Ce test est décrit en détail au chapitre 9, sur la fonction neurologique.

Particularités

La maladie de Parkinson, qui provient d'un déficit en dopamine, débute généralement par des tremblements unilatéraux de la main, particulièrement du pouce et de l'index. L'aîné se plaint simultanément de picotements et d'engourdissement dans les extrémités. Ces tremblements deviennent bilatéraux par la suite. Le visage de l'aîné perd de son expression en raison de l'augmentation de la rigidité et il souffre fréquemment d'hypersalivation. Sa démarche devient plus rigide, il marche à petits pas, le tronc courbé vers l'avant. On note l'absence du balancement des bras. Les muscles perdent de leur flexibilité et l'aîné se plaint de faiblesses. Le risque de chute est important dans ce type de maladie.

Tableau 20.7 Particularités de l'examen de la démarche chez l'aîné
Évaluation de l'équilibre et de la démarche

Instructions à la personne	Observations	Particularités	Problèmes possibles
Se lever d'un fauteuil, marcher sur trois mètres à une allure normale, faire demi-tour, revenir vers le fauteuil et s'asseoir	Lever Retour	– Incapacité – Appui sur les bras du fauteuil	– Mobilité articulaire aux membres inférieurs – Faiblesse du bassin ou des membres inférieurs
	Lancement et arrêt	– Difficulté, hésitations, multiples tentatives infructueuses	– Déconditionnement physique – Trouble neuromusculaire – Maladie de Parkinson

Tableau 20.7 Particularités de l'examen de la démarche chez l'aîné
Évaluation de l'équilibre et de la démarche (suite)

Instructions à la personne	Observations	Particularités	Problèmes possibles
Matériel : – fauteuil : siège à la hauteur du creux poplité (environ 45 cm) – aides usuelles : canne, quadripode, marchette, marchette à roulettes – chaussures appropriées ou pieds nus – lunettes, prothèse auditive	Posture	– Dos courbé, regard sur les pieds, rigidité du tronc, marche sur les orteils	– Médicaments : anticholinergiques, neuroleptiques, antidépresseurs
	Demi-tour	– Très grand arc – Pas discontinus	
	Allure	– Petits pas rapides, mais progression lente (moins de 0,5 m/s)	
	Longueur du pas	– Talon posé en deçà de l'orteil du pied opposé	
	Mouvements des hanches	– Ballottement symétrique (typique de la femme) – Ballottement asymétrique	– Faiblesse du bassin ou des membres inférieurs – Troubles articulaires
	Équilibre	– Trébuchement ou glissement non lié à l'environnement – Balancement marqué du tronc – Balancement asymétrique des bras – Bras élevés pour maintenir l'équilibre – Besoin (réel ou perçu) d'assistance	– Déficits sensoriels – Troubles du système nerveux central – Peur de tomber, dépression, angoisse
	Base d'appui	– Pieds séparés de plus de 20 cm (base large) – Chevilles ou talons se touchant (base étroite)	– Ataxie cérébelleuse (AVC, maladie démyélinisante, démence, tumeur, éthylisme) – Troubles vestibulaires
	Symétrie des pas	– Asymétrie des pas : longueur, hauteur, vitesse	
	Parcours	– Appuis sur le mur, la rampe, les meubles – Nombreux détours inutiles	
	Coordination Hauteur des pas	– Jambe ou pied qui traîne et/ou, du même côté, mouvement prononcé d'abduction ou d'élévation de la hanche pour éviter que l'orteil ne touche le sol	– Lésion du cortex cérébral (AVC, tumeur, démyélinisation, hématome) – Contracture musculaire ou ankylose articulaire
		– Jambe ou pied qui traîne et/ou, du même côté, mouvement prononcé de flexion du genou pour éviter que l'orteil ne touche le sol – Claquement lorsque le pied heurte le sol	– Neuropathie périphérique unilatérale (lésion de la moelle épinière, des nerfs du membre inférieur) – Contracture musculaire ou ankylose articulaire
Monter et descendre l'escalier	Équilibre	– Incapacité ou instabilité – Trébuchement non lié à l'environnement	– Manque de force, déconditionnement physique – Déficits sensoriels, neuropathie périphérique
	Respiration, pouls	– Rythme	– Troubles respiratoires ou cardiaques

Adapté de : S. Lauzon et E. Adam (dir.) (1996). *La personne âgée et ses besoins, Interventions infirmières*, Saint-Laurent, Éditions du Renouveau Pédagogique.

Observations courantes

Une légère oscillation peut apparaître, mais l'aîné ne devrait pas perdre l'équilibre. L'infirmière doit toujours s'attendre à un risque de chute (voir la figure 20.10). C'est pourquoi elle doit aviser la personne d'ouvrir les yeux dès qu'elle a des étourdissements ou qu'elle sent qu'elle va perdre l'équilibre.

Fonction sensitive

Observations courantes

Lors de l'examen du toucher, l'infirmière notera que l'aîné perçoit plus difficilement le toucher léger tel que l'effleurage de la peau. L'aîné requiert en effet davantage de pression sur sa peau pour ressentir le toucher. De plus, le seuil de la douleur est plus élevé chez l'aîné, ce qui signifie que le stimulus doit être de plus grande intensité pour provoquer une douleur.

Examen du sens vibratoire

Observations courantes

Lors de l'examen du sens vibratoire de l'aîné, l'infirmière notera qu'il ne ressent généralement pas la vibration provoquée par le diapason, de l'orteil jusqu'au niveau de la malléole externe de la cheville. Normalement, le sens vibratoire est ressenti au niveau du genou et de la hanche (voir la figure 20.11).

Proprioception

Observations courantes

L'infirmière notera que l'aîné situe difficilement la position de son orteil les yeux fermés. Certains aînés en bonne santé n'arrivent pas à déterminer la position de l'orteil.

Particularités

Une perte d'équilibre survenant les yeux fermés suggère un trouble de proprioception, alors qu'une perte d'équilibre les yeux ouverts pourrait révéler une problème provenant du cervelet.

Particularités

Il est plus difficile pour l'aîné de faire une distinction entre les différents degrés de température de l'eau.

Particularités

Une absence du sens vibratoire au niveau du genou nécessite un examen plus approfondi pour éliminer la présence d'une neuropathie périphérique secondaire au diabète de type II ou à l'insuffisance artérielle périphérique.

Figure 20.10
Lorsque l'infirmier réalise le test de Romberg, il reste à proximité de l'aînée pour prévenir une chute.

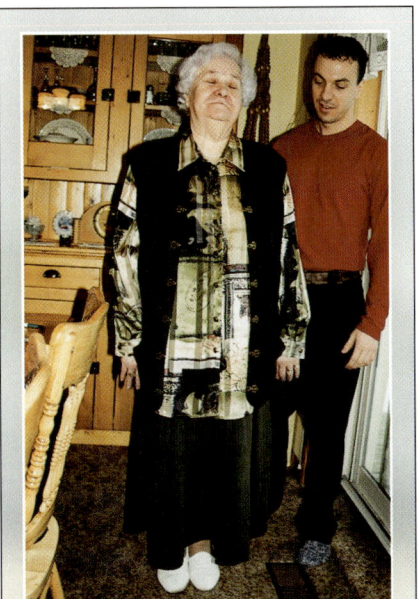

Figure 20.11
Il est fréquent que l'aînée ne ressente pas les vibrations lors de l'examen avec le diapason au niveau de la malléole externe de la cheville.

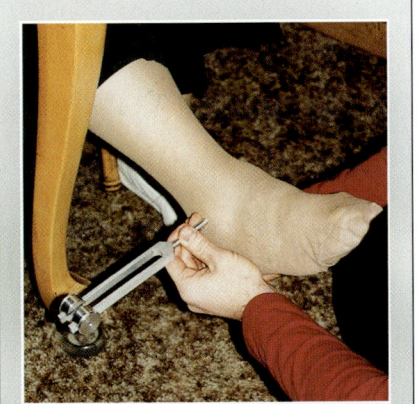

Réflexes

Observations courantes

Les réflexes sont altérés chez l'aîné. Ils sont généralement moins rapides et plus difficiles à déclencher. Néanmoins, chez l'aîné en bonne santé, les réflexes de la partie plus proximale de l'organisme, par exemple le biceps, le triceps et le rotulien, s'avèrent seulement un peu moins vifs.

Les réflexes cutanés abdominaux se trouvent généralement diminués et peuvent parfois être absents. Les réflexes achilléen et plantaire peuvent aussi être absents sans qu'il n'y ait d'affection sous-jacente.

Particularités

L'absence des réflexes justifie une exploration neurologique supplémentaire.

Conclusion sur l'examen neurologique

L'infirmière ne doit surtout pas mettre sur le compte du vieillissement primaire les particularités observées. Elle doit faire preuve de rigueur dans sa façon d'interpréter les résultats des différents tests. Lorsque les résultats lui semblent suspects, elle devrait en discuter avec des collègues ou demander, lorsque le contexte s'y prête, un deuxième avis. Enfin, la fonction neurologique peut être altérée par plusieurs problèmes de santé. La confusion et les démences sont des situations de santé qui donnent des résultats anormaux à l'évaluation. Dans la même lignée, une personne souffrant de la maladie de Parkinson présentera à l'examen de la fonction neurologique quelques résultats anormaux qui varieront selon le stade de sa maladie.

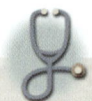

Fonction respiratoire

Modifications anatomo-physiologiques

Dans un premier temps, les structures anatomiques qui entourent les poumons se modifient. La décalcification des vertèbres thoraciques, la déshydratation des disques intervertébraux, la calcification des muscles intercostaux et la cyphose qui s'ensuit, réduisent la capacité de la cage thoracique à faire pénétrer l'air dans les poumons. De plus, le diaphragme perd 25 % de sa force, ainsi que les muscles intercostaux et accessoires nécessaires à la respiration, ce qui diminue considérablement l'efficacité de la toux. Enfin, le parenchyme pulmonaire, tissu qui tapisse les alvéoles, perd de son élasticité, ce qui a pour conséquence de réduire la capacité du poumon à se vider, et de diminuer la surface alvéolaire permettant les échanges gazeux.

Les capacités pulmonaires de l'aîné se trouvent donc diminuées. La capacité d'inspiration maximale est réduite, ainsi que la capacité d'inspiration vitale, c'est-à-dire l'air que l'aîné fait pénétrer et qui est disponible pour l'échange gazeux. Le volume résiduel, c'est-à-dire l'air qui reste dans les poumons à la suite d'une expiration maximale, augmente, alors que la capacité résiduelle s'accroît, ce qui signifie qu'il reste plus d'air dans les poumons à la suite d'une expiration. Parallèlement, la capacité d'expiration maximale diminue, ce qui favorise un affaissement des petites bronchioles et, donc, la qualité des échanges gazeux se détériore. On estime que les deux poumons d'une personne âgée de 80 ans en bonne santé ont la capacité pulmonaire d'un seul poumon du jeune adulte.

Par ailleurs, les poumons réagissent tardivement à des modifications de la teneur en oxygène ou en gaz carbonique dans le sang. Le seuil des chémorécepteurs serait plus élevé chez l'aîné; c'est pourquoi il est nécessaire d'atteindre une limite plus basse pour la P_{O_2} ou plus élevée pour la P_{CO_2} avant de voir la respiration s'accélérer. D'autre part, comme on l'a souligné, la toux perd de son efficacité et, par conséquent, dégage plus difficilement les lobes inférieurs des poumons. De plus, elle se déclenche plus difficilement en raison d'une perte de sensibilité. Or, les cils vibratiles restants ainsi que le système immunitaire, par l'entremise notamment des macrophages et des neutrophiles, s'avèrent généralement moins efficaces. La combinaison de ces éléments rend l'aîné plus vulnérable aux infections pulmonaires.

Ces changements, qui sont dus au vieillissement primaire, ne constituent toutefois pas des embûches au bon fonctionnement des poumons. L'aîné continue de vaquer à ses activités de la vie quotidienne et domestique. Par contre, les poumons s'avèrent moins efficaces lors de l'exercice physique. Cependant, on pense que les poumons sont plus aptes à l'exercice qu'on pourrait le croire et que ce seraient plutôt la capacité cardiaque et l'endurance musculaire qui expliqueraient les limites de l'aîné en ce qui concerne l'activité physique.

Auscultation

Observations courantes

Il est recommandé à l'infirmière de débuter l'auscultation de la fonction pulmonaire par les lobes inférieurs afin de déceler des signes d'une atélectasie, un affaissement alvéolaire. Plus l'aîné prendra de grandes inspirations, plus il ventilera ses alvéoles des lobes inférieurs et réduira ainsi la possibilité que l'infirmière entende les bruits typiques de l'atélectasie, soit les crépitants fins. Enfin, l'infirmière doit être soucieuse d'éviter les étourdissements et la fatigue provoqués chez l'aîné par l'hyperventilation.

Particularités

Les problèmes de santé les plus fréquents touchant les poumons sont la modification de la cage thoracique due à une bronchopneumopathie obstructive chronique, la pneumonie et la tuberculose.

La modification de la cage thoracique se traduit d'abord par l'augmentation du diamètre antéropostérieur du thorax. Le thorax en tonneau est illustré au tableau 10.2. L'augmentation du diamètre antéropostérieur peut être palpée au niveau de l'angle costal. L'infirmière notera un angle plus prononcé entre les côtes et le sternum. Le thorax en forme de tonneau est surtout associé à l'emphysème, la forme la plus fréquente des maladies pulmonaires obstructives chroniques.

La pneumonie se manifeste souvent de façon atypique chez l'aîné. La fièvre, les sécrétions, la toux, la dyspnée, la tachycardie et la tachypnée ne caractérisent pas toujours cette affection. La pneumonie est parfois associée chez la personne âgée à des signes de faiblesse, à une perte de poids, à un delirium ou à une perte d'autonomie fonctionnelle. La tuberculose peut également se présenter de façon différente chez l'aîné, l'hémoptysie, la toux, la fièvre nocturne et la perte de poids pouvant être absents du tableau clinique. Par contre, le delirium, une faible fièvre persistante, l'anorexie, une perte d'autonomie et l'épuisement peuvent être les signes révélateurs de la tuberculose chez l'aîné.

Fonction cardiovasculaire

Modifications anatomo-physiologiques

Le vieillissement primaire altère les capacités de la fonction cardiovasculaire. Les changements structurels au niveau du cœur, des vaisseaux sanguins ainsi que la réaction homéostasique du système cardiovasculaire à l'effort font partie des trois modifications qui seront abordées.

La taille du cœur augmente progressivement avec le vieillissement. La description des modifications anatomiques du cœur et des vaisseaux permettra de comprendre les raisons de cet accroissement. Le cœur est constitué de cellules musculaires myocardiques de type postmitotique. Par conséquent, le cœur perd au cours de son existence des cellules musculaires nécessaires à son bon fonctionnement et celles qui restent doivent travailler en présence de lipofuscine. Cette molécule s'accumule au fur et à mesure que la personne vieillit et elle vient perturber le fonctionnement des cellules. De plus, l'infiltration progressive de composants lipidiques, de collagène et de tissus conjonctifs aura pour conséquence d'altérer la capacité contractile du myocarde. Les cellules myocardiques fonctionnelles devront progressivement s'hypertrophier afin de compenser cette perte et de préserver la fonction cardiaque. Il a été démontré que le ventricule gauche pouvait s'hypertrophier de 25 % entre l'âge de 30 et 80 ans. Le processus d'hypertrophie du myocarde est également accéléré par le phénomène du durcissement progressif des artères, l'artériosclérose, qui crée d'abord une élévation des résistances opposées à l'éjection du ventricule gauche, puis une augmentation nécessaire de la force du myocarde pour assurer un débit cardiaque qui puisse répondre aux besoins de l'organisme. En effet, lors du vieillissement, les artères s'avèrent de moins en moins élastiques à la suite de la diminution de l'élastine, qui favorise leur élasticité, et de l'augmentation du collagène, qui favorise leur durcissement. De plus, l'élastine se lie au calcium, ce qui contribue à la perte d'efficacité. Enfin, le processus d'athérosclérose associé aux dyslipidémies aura pour effet de réduire le diamètre des artères et de contribuer à leur durcissement. La combinaison des processus d'artériosclérose, d'athérosclérose et d'hypertrophie cardiaque se traduira par l'élévation progressive de la pression sanguine. Cette élévation de la tension artérielle demeure cependant dans les limites de la normale et il faut savoir qu'elle n'est pas inéluctable ni irréversible.

Les valvules cardiaques sont également altérées par le processus de vieillissement et par la légère élévation de la tension artérielle. Le développement de fibrose, l'apparition de calcifications, l'accumulation lipidique ainsi qu'une dégénérescence du collagène provoquent un durcissement et un épaississement des valvules. Ces anomalies valvulaires, touchant particulièrement les valvules mitrale et aortique, créent un obstacle et réduisent l'écoulement du sang d'une cavité cardiaque à l'autre.

Le vieillissement modifie également le système de conduction électrique auriculo-ventriculaire. Ce système composé de cellules nodales est responsable de la stimulation de la fréquence cardiaque ainsi que de l'activation de la contraction du myocarde. On observe une diminution du nombre de ces cellules dans les nœuds sinusal et auriculo-ventriculaire ainsi que dans le faisceau de His, ce qui peut causer un ralentissement de la fréquence cardiaque.

Ces changements observés chez l'aîné se répercutent sur sa fonction cardiaque. D'abord, le vieillissement primaire altère de façon minimale la fonction cardiaque au repos. Il peut être judicieux de noter que les recherches démontrent que, chez l'aîné au repos, le rythme cardiaque diminue, et que le ventricule gauche met plus de temps à se remplir.

Lorsque l'aîné change de position, en passant de la position assise à la position debout par exemple, son cœur réagit plus tardivement aux modifications de la tension artérielle. Les barorécepteurs qui les détectent perdent de leur efficacité avec le vieillissement. C'est pourquoi la fréquence cardiaque ainsi que la vasoconstriction périphérique tarderont à augmenter pour favoriser le retour veineux. Toutefois, malgré ce délai de réponse à un changement de position, l'aîné en bonne santé ne ressentira pas d'étourdissement ou de vertige.

La fonction cardiovasculaire ressent l'effet du vieillissement surtout lors d'une activité physique intense. En effet, même chez l'aîné athlétique, des modifications apparaissent dans la réponse de l'organisme à l'exercice. Lors de la pratique d'un même exercice de même intensité, l'aîné éprouve plus de difficulté que le jeune pour répondre à l'effort. Les capacités de l'aîné, par rapport à celles du jeune adulte, sont réduites de 50 % en ce qui a trait au transport de l'oxygène, et de 75 % en ce qui a trait à l'accroissement de la fréquence cardiaque. De plus, la contractilité du cœur est réduite de 15 %, ce qui diminue le volume d'éjection lors de chaque systole. Malgré les tentatives de compensation homéostasique de l'organisme grâce à la stimulation des catécholamines telles l'adrénaline et la noradrénaline, les tissus musculaires de l'aîné répondent avec moins d'intensité aux stimulants adrénergiques. Ainsi, l'aîné possède moins d'endurance à l'exercice que le jeune.

Fréquence cardiaque

Observations courantes

De façon générale, la fréquence cardiaque de l'aîné diminue légèrement, en raison d'une perte de cellules nodales au niveau du nœud sinusal, du nœud auriculo-ventriculaire et du système de conduction, ayant pour effet de ralentir la vitesse de stimulation de l'activité électrique. Il est donc courant d'observer une fréquence cardiaque de 60 battements par minute chez l'aîné de 75 ans et plus.

Tension artérielle

Observations courantes

La tension artérielle augmente aussi quelque peu par l'effet combiné de l'hypertrophie du ventricule gauche et de l'artériosclérose. Les bornes supérieures et inférieures de la tension artérielle sont les mêmes que chez l'adulte, même si, chez l'aîné, une tension artérielle de 140 mm Hg sur 85 est fréquemment observée. Ces valeurs de tension requièrent un traitement, pharmacologique ou non, pour réduire les risques de complications circulatoires.

L'infirmière doit être attentive à l'apparition d'un trou auscultatoire qui pourrait laisser croire à la présence d'une hypertension diastolique ou qui sous-estimerait une hypertension systolique. L'utilisation d'une bonne technique de mesure de la tension artérielle (décrite au chapitre 11, sur la fonction cardiaque) permet d'éviter de commettre cette erreur. Par ailleurs, l'utilisation d'un brassard de taille inadéquate peut être une source importante d'erreur.

À l'inverse, la pseudo-hypertension, comme son nom l'indique, peut faire soupçonner à tort la présence d'hypertension. La pseudo-hypertension s'explique par la rigidité excessive des artères de l'aîné.

Particularités

Lors de la prise de la tension artérielle, il faut savoir qu'un certain nombre de facteurs peuvent faire monter celle-ci artificiellement, notamment la personne qui prend la pression – ce que certains nomment le syndrome du sarrau blanc – la digestion, la posture, les changements de position, une vessie pleine et la cigarette.

L'hypotension postprandiale survient dans l'heure qui suit un repas et se caractérise par une chute de 20 mm Hg de la tension artérielle.

L'hypotension orthostatique apparaît lorsque l'on passe de la position couchée ou assise à la position debout (voir la figure 20.12). Elle est constatée par une chute de 20 mm Hg de la tension artérielle systolique. À noter que l'hypotension orthostatique, donc la chute de tension, apparaît chez certains aînés après plus de 20 minutes en position debout.

Figure 20.12
L'infirmier prend la tension artérielle de l'aînée assise puis demande à celle-ci de se lever et effectue une deuxième mesure de la tension. Il note l'ampleur de la modification de la tension artérielle.

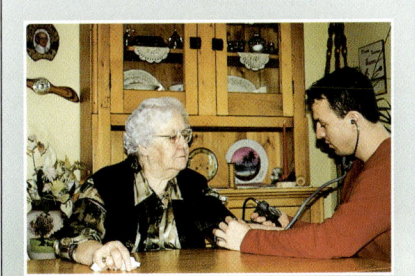
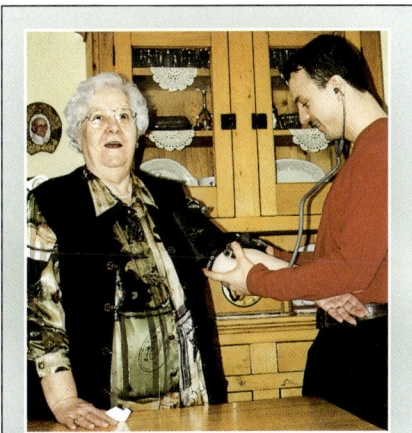

Palpation

Observations courantes

Il peut être difficile de palper le choc apexien par suite d'un accroissement important du diamètre antéropostérieur du thorax causé par une cyphose significative.

Auscultation

Observations courantes

B1 et B2 : L'augmentation du diamètre du thorax éloigne le cœur de la paroi thoracique, ce qui peut diminuer l'intensité des bruits cardiaques B1 et B2.

Dédoublement des bruits cardiaques : la perte du synchronisme auriculo-ventriculaire, ou encore la calcification de la valvule aortique, pourrait également produire un dédoublement du B2.

Particularités

Les problèmes cardiaques abordés dans cette section sont l'arythmie, l'hypertension, l'angine de poitrine, l'infarctus du myocarde et l'insuffisance cardiaque.

Les altérations structurelles du nœud sinusal ou du système de conduction provoquent parfois des arythmies isolées ou passagères. De plus, il est parfois considéré comme normal d'observer à l'électrocardiogramme un allongement des segments P-R et Q-T, sans modification du QRS. L'observation de bradycardie, d'un rythme régulier avec une pause, d'un rythme « fréquemment » irrégulier ou l'apparition de battements prématurés dans le rythme pourraient indiquer la présence d'arythmie. Il serait alors judicieux d'effectuer un électrocardiogramme afin d'en préciser la nature et le degré de gravité.

B4 ou bruit de galop auriculaire : ce bruit cardiaque se manifeste à la fin de la diastole par suite de la brusque distension du ventricule gauche incapable de s'étirer normalement lors du remplissage. Chez l'aîné, ce phénomène est essentiellement lié à une hypertrophie du myocarde sans affection cardiaque primaire.

Le durcissement des valvules causé par la fibrose et la calcification explique l'apparition de souffles entendus à l'auscultation. Le durcissement de la valvule mitrale s'accompagne d'un souffle diastolique ausculté à l'apex. Le durcissement de la valvule aortique s'accompagne d'un souffle systolique ausculté dans l'aire aortique. À noter que la dilatation et l'épaississement de l'aorte peuvent aussi favoriser l'apparition d'un léger souffle systolique.

L'hypertension chez la personne âgée est considérée comme une affection. Elle se reconnaît par l'augmentation de la tension artérielle systolique, diastolique ou les deux à la fois. Les élévations de la tension décrites dans la classification du niveau de tension artérielle s'appliquent chez l'aîné. Pour chaque type d'augmentation, des interventions doivent être réalisées. L'infirmière peut consulter les recommandations de l'Association canadienne sur l'hypertension pour choisir les interventions appropriées. Ces recommandations sont présentées au chapitre 11, sur la fonction cardiaque.

Les douleurs de l'angine de poitrine peuvent se présenter de façon atypique chez l'aîné avec des symptômes de dyspnée, de palpitations et de syncope à l'effort, de toux persistante et même, dans certains cas, par de la confusion.

L'infarctus du myocarde peut également présenter chez l'aîné un tableau clinique moins commun. Devant l'absence d'une douleur rétro-sternale classique, la syncope, la faiblesse, une sensation de fatigue extrême ou encore l'apparition soudaine d'une dyspnée très importante, accompagnée ou non d'expectorations mousseuses, sont fréquemment observées lors de cette affection. De plus, une sensation d'acidité gastrique, de la confusion, une douleur abdominale diffuse, des vomissements, de la toux, des vertiges, de la diaphorèse et une chute sont tous des symptômes possibles de l'infarctus chez l'aîné.

Enfin, l'insuffisance cardiaque se manifeste généralement chez l'aîné par un amalgame des symptômes classiques tels que le souffle court, l'œdème périphérique, l'orthopnée, de la fatigue ou une intolérance progressive à l'effort, et par la présence de signes atypiques tels que la faiblesse, la léthargie, la perte d'autonomie, la confusion, les nausées, les vomissements et l'insomnie.

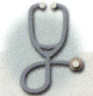

Abdomen

Modifications anatomo-physiologiques

Les modifications au niveau de l'œsophage, de l'estomac, du foie, du pancréas, de l'intestin grêle et de la capacité d'élimination fécale de l'aîné sont les thèmes abordés dans cette section.

En ce qui concerne l'œsophage, il semble que le transit du bol alimentaire de la cavité buccale à l'estomac est ralenti. La diminution de la qualité et de la force du péristaltisme expliquerait ce phénomène. D'autre part, l'estomac sécrète en quantité plus petite la pepsine (enzyme nécessaire à la digestion de protéines), le bicarbonate et le sodium. Par contre, la sécrétion de l'acide gastrique ne serait pas modifiée. Le mucus de l'estomac s'avère moins résistant et réagit tardivement à l'ingestion de substances acides ou d'autres substances irritantes, notamment les anti-inflammatoires non stéroïdiens. En outre, l'estomac a plus de difficulté à réparer une altération de sa muqueuse. Enfin, les prostaglandines dans le mucus diminuent et rendent ainsi la muqueuse de l'estomac plus vulnérable aux infections, notamment à *Helicobacter pylori*.

La masse du foie diminue, ainsi que le nombre d'hépatocytes qu'il contient. Par conséquent, le foie ne peut recevoir et traiter autant de sang (réduction de 30 à 40 %). Ce phénomène se traduit, entre autres, par les allongements de la demi-vie des médicaments chez l'aîné. Dans le même sens, le foie produit et sécrète moins de bile dans le duodénum. L'aîné digérera donc moins bien un repas riche en lipides. Enfin, la vésicule biliaire de l'aîné, et particulièrement de la femme âgée, se vide plus difficilement, ce qui expliquerait une plus forte prévalence de cholélithiase dans ce groupe d'âge. En ce qui a trait au pancréas, sa taille diminue à mesure que la personne vieillit. Toutefois, les données actuelles suggèrent que le pancréas continue à fonctionner normalement malgré ce changement. Dans sa fonction endocrine, le pancréas réagit adéquatement aux modifications de la glycémie. Il semble cependant que la réponse à une élévation de la glycémie serait moins rapide chez les aînés que chez les jeunes. Par contre, le changement morphologique du pancréas n'explique aucunement la prévalence plus élevée du diabète de type II. La sédentarité, la qualité de l'alimentation, la consommation d'alcool et l'embonpoint sont les signes prédictifs privilégiés de cette affection. Dans sa fonction exocrine, le pancréas sécrète ses enzymes digestives efficacement. Il s'adapterait aux différents régimes, mais il mettrait davantage de temps à s'ajuster aux repas riches en lipides et en glucides. La combinaison de la réduction de la sécrétion biliaire et de la lenteur du pancréas à s'adapter à un repas riche en lipides permet de comprendre la plus grande intolérance de l'aîné aux repas riches en matières grasses.

L'intestin grêle de l'aîné est peu affecté par le vieillissement primaire. Sur le plan de l'absorption des nutriments, des recherches laissent entendre que l'absorption de vitamine D, de vitamine B_{12}, d'acide folique, de cuivre, de zinc, de calcium, de cholestérol et de lipides est réduite, mais pas suffisamment pour entraîner des carences alimentaires. Ce sont les changements opérés par le vieillissement primaire, associés à une mauvaise alimentation, qui provoquent ces dernières. Quant à la capacité de l'intestin grêle à faire progresser le chyme vers le côlon, il semble que le transit intestinal ne soit pas ralenti malgré que les muscles lisses des intestins soient moins vigoureux. Dans un travail de recherche, il a même été démontré que le transit intestinal est plus rapide chez l'homme âgé que chez l'adulte. Néanmoins, son intestin se montre plus sensible que celui de l'adulte aux mauvaises habitudes de vie telles que la déshydratation, un régime faible en fibres et la sédentarité.

L'élimination fécale de l'aîné est peu altérée par le vieillissement primaire. L'aîné peut habituellement éliminer normalement et sans difficulté. Toutefois, certains changements anatomiques et physiologiques rendent l'élimination plus sensible à la constipation ou à l'incontinence fécale. Les muscles du côlon perdent de leur force ; d'autre part, il semble que la paroi du côlon perde de sa capacité à s'étirer en raison d'une augmentation de collagène modifié. Ainsi, l'aîné possède moins de puissance musculaire, notamment au niveau abdominal, et en même temps il doit produire davantage de pression pour évacuer les fèces. De plus, le plexus myentérique, chef d'orchestre de la motilité intestinale, perdrait de sa capacité à faire fonctionner harmonieusement les muscles circulaires et longitudinaux, ce qui réduirait la coordination des mouvements segmentaires et péristaltiques. Ces changements n'ont toutefois pas été démontrés dans toutes les recherches. D'autre part, le sphincter interne de l'anus devient moins résistant et réduit ainsi sa capacité de rétention. Ce phénomène touche davantage la femme à la suite de la baisse d'œstrogènes qui entraîne une diminution de la résistance du plancher pelvien à l'étirement. Chez la femme âgée, la force de contraction anale se trouve également encore plus réduite.

Inspection

Observations courantes

L'abdomen de l'aîné présente normalement une plus grande masse graisseuse et les fosses iliaques s'avèrent fréquemment proéminentes en raison des modifications morphologiques dans la distribution des tissus musculaires et adipeux. L'abdomen de l'aîné demeure symétrique.

Particularités

Lors de l'examen de l'abdomen, la présence d'asymétrie peut suggérer une occlusion intestinale, une hernie, une tumeur, un globe vésical et un problème de constipation. La recherche des autres symptômes et signes tels que la perte d'appétit, la douleur, un saignement, l'incontinence de rétention et la présentation de l'asymétrie permettra d'orienter le questionnement vers un problème de santé précis. Par exemple, un abdomen distendu, douloureux, présentant plusieurs bruits intestinaux, peut caractériser l'occlusion intestinale.

Une légère pulsation abdominale latérale ou un murmure peut suggérer la présence d'un anévrisme aortique.

Auscultation

Observations courantes

La fréquence des bruits intestinaux peut être diminuée.

Particularités

Il est considéré comme anormal de ne pas entendre de bruits intestinaux pendant cinq minutes. Il peut s'agir de problèmes intestinaux mécaniques ou vasculaires, notamment de l'occlusion intestinale.

Palpation

Observations courantes

L'atrophie du tissu musculaire rend l'abdomen plus flasque et facilement palpable. Toutefois, l'embonpoint viendra obscurcir cet avantage et rendra difficile la palpation de l'abdomen. Il est d'ailleurs fréquent, lorsque la personne est obèse, de devoir mettre davantage de pression pour bien palper les tissus profonds, pour provoquer de la douleur et pour évaluer le rebond abdominal afin d'élucider la possibilité d'une inflammation du péritoine.

Particularités

La fermeté et la rigidité de l'abdomen chez l'aîné ne sont pas des signes aussi révélateurs que chez l'adulte. Par exemple, même en présence d'un abdomen flasque, la rupture d'un anévrisme est possible. Dans le même ordre d'idées, l'aîné peut présenter un abdomen rigide sans éprouver de douleur.

Percussion

Observations courantes

La diminution de la taille du foie peut être observée. Le foie peut aussi s'abaisser d'un à deux centimètres sous la marge costale à l'inspiration.

Particularités

Cet abaissement du foie se produit fréquemment lors d'un changement de la structure de la cage thoracique associé généralement à des bronchopneumopathies obstructives chroniques, notamment l'emphysème.

Affections courantes

Les problèmes de santé les plus fréquemment observés chez l'aîné à l'examen de l'abdomen sont l'ulcère gastrique, la diverticulose, le cancer du côlon et la constipation. Une douleur persistant depuis quelques jours et se manifestant sous la forme de brûlures d'estomac après les repas et pendant la nuit, constitue un symptôme observé la plupart du temps chez un aîné souffrant d'un ulcère gastrique. Des vomissements et de la nausée peuvent s'y adjoindre. Un ulcère gastrique qui dure depuis des semaines chez un aîné peut être accompagné d'une perte de poids et d'anémie.

L'aîné qui souffre d'une diverticulite a des symptômes plus légers que l'adulte. La douleur est moins subite et moins intense au début du problème. Ce dernier peut même s'installer sur plus d'une journée. L'aîné ne souffre pas toujours de fièvre. À la palpation, l'abdomen n'est pas forcément tendu et il peut aussi être difficile de sentir une masse dans le quadrant inférieur gauche. Toutefois, tout comme l'adulte, l'aîné présente parfois une alternance de constipation et de diarrhée ainsi que de la difficulté à uriner. Enfin, il est possible d'observer du sang dans les selles. À noter que, même si l'ensemble des indices se trouvent présents pour confirmer la diverticulite, il faut se préoccuper de vérifier qu'il ne s'agit pas d'un cancer du côlon. En effet, la moitié des victimes de ce cancer souffrent de diverticules. D'autre part, le saignement constitue l'un des premiers signes du cancer du côlon. Ainsi, l'infirmière doit être soucieuse d'évaluer la présence de saignement dans les selles. De plus, le cancer du côlon se manifeste aussi par un problème de constipation. Il peut être possible de sentir la tumeur à la palpation, mais ce sont uniquement les examens plus approfondis qui la confirmeront. Enfin, la constipation se manifeste généralement par un malaise abdominal clairement exprimé par l'aîné. Il faut trouver la cause du problème, notamment certains médicaments, l'alimentation, l'hydratation, la dépression. Toutefois, il n'est pas toujours facile de découvrir la présence de constipation chez l'aîné souffrant de démence. Or, ce dernier présente un risque en raison de la sédentarité, de la déshydratation fréquente et de la prise de neuroleptiques. Il peut donc afficher une détérioration de l'état général s'il souffre d'un fécalome. C'est pourquoi, en l'absence de données probantes de la part du personnel ou de la famille sur la qualité de la dernière selle, le toucher rectal sera le seul examen permettant d'éliminer la possibilité d'un fécalome dans l'ampoule rectale.

Fonction locomotrice

Modifications anatomo-physiologiques

Le vieillissement primaire altère les muscles et les os de l'aîné et, par conséquent, les qualités fonctionnelles de son corps. Les muscles de l'aîné s'atrophient et perdent de leur force à la suite de la diminution du nombre et de la taille des fibres musculaires. À mesure que la personne vieillit, on note également une diminution du nombre des axones, nécessaires à l'innervation des fibres musculaires. Cette baisse amène l'organisme à faire des ajustements morphologiques pour favoriser l'innervation du muscle. Il semble que, lors de cette opération, des regroupements se forment entre les différentes fibres musculaires, les fibres rapides et lentes, ce qui entraîne une réinnervation sélective des fibres lentes. Ainsi, le muscle perd non seulement un certain nombre de fibres musculaires mais surtout celles de type rapide, ce qui provoque un ralentissement de sa vitesse de contractilité. De plus, la présence d'un nombre moindre d'axones réduit la possibilité de libérer de l'acétylcholine, neurotransmetteur essentiel à l'amorce de la contraction musculaire. Enfin, le sarcolemme de la fibre présente moins de récepteurs pour accueillir ce neurotransmetteur. D'autre part, les mitochondries perdent de leur efficacité à produire de l'énergie en raison de mutations résultant de l'effet continu des radicaux libres.

Ces modifications anatomiques et physiologiques provoquent chez l'aîné une perte de la masse musculaire, une perte de vitesse de contractilité vis-à-vis de l'influx nerveux ainsi qu'une perte d'endurance et de force musculaire.

Les ligaments et les tendons de l'aîné subissent aussi les effets délétères du processus de sénescence. La perte d'eau par ces tissus et les modifications de la structure du collagène entraînent une perte de résistance, de l'étirement et une réduction de l'amplitude articulaire. Le cartilage des articulations souffre aussi d'une déshydratation et de modifications morphologiques du collagène. Il faut ajouter à ces deux éléments que le calcium s'incruste dans ce tissu et contribue à la perte d'amplitude des mouvements des articulations.

Enfin, les os de l'aîné se fragilisent, s'amincissent. Leur masse diminue et, par conséquent, leur résistance aux chocs et à la pression devient moins forte. L'effet continu des ostéoclastes sur le tissu osseux est responsable de cette résorption osseuse. Le processus qui enclenche ce phénomène demeure incertain. Néanmoins, il est reconnu que la hausse de la sécrétion de la parathormone dans le sang expliquerait la stimulation des ostéoclastes, et que l'absorption par l'intestin d'une quantité plus petite de calcium serait la cause de la baisse de calcium dans l'organisme. Toutefois, ces deux facteurs n'offrent qu'une réponse partielle à la perte des minéraux des os de l'aîné. La baisse de l'absorption et de la production de la vitamine D par la peau joue également un rôle dans ce phénomène. De plus, chez la femme, la ménopause vient accélérer le phénomène de résorption osseuse par l'effet additionnel de la baisse en œstrogènes.

Indice de masse corporelle : IMC

Pour calculer l'indice de masse corporelle d'un aîné, il est nécessaire de connaître sa taille et son poids. L'IMC permet d'évaluer les risques pour la santé que court une personne par rapport à sa constitution. Il se calcule en divisant le poids en kilogrammes par la taille en mètres au carré. Une description détaillée de l'IMC est présentée au chapitre 5, *La nutrition et l'évaluation clinique nutritionnelle*.

On estime qu'un IMC inférieur à 18,5 et supérieur à 27 augmente les risques pour la santé de la personne. Toutefois, il faut interpréter ces scores avec prudence chez l'aîné ; en effet, ces barèmes ont été établis chez des individus de 60 ans et moins. Il est suggéré de hausser la borne supérieure chez l'aîné. Ainsi, un indice de 30 chez une personne âgée de 80 ans signifie peut-être une bonne nouvelle. Par contre, si une personne du même âge présente un indice de 20, l'infirmière devra insister sur la nécessité d'éviter une chute de poids.

De plus, l'infirmière doit considérer l'alimentation, l'activité physique, les problèmes de santé de la personne, ainsi que sa consommation de médicaments, pour juger avec discernement d'un IMC. Enfin, une modification abrupte de l'IMC chez l'aîné doit être prise au sérieux.

Estimation de la taille

La taille est un paramètre important de la formule de l'IMC et elle doit être mesurée avec la plus grande attention. Toutefois, l'infirmière peut avoir du mal à mesurer la taille d'un aîné qui ne peut se tenir debout ou qui souffre d'une cyphose majeure. Il s'avère adéquat, dans ce cas, d'estimer la taille à partir de la hauteur du genou.

L'aîné a les pieds nus au sol. L'infirmière fait la moyenne de la hauteur des deux genoux avec le sol (Chumlea, Roche, & Steinbauch, 1985). À partir de cette hauteur moyenne, elle effectue la conversion à l'aide de la formule appropriée selon les caractéristiques de l'aîné. Elle obtient ainsi la taille estimée. Le tableau 20.8 indique les conversions à réaliser.

Tableau 20.8 Estimation de la taille par la hauteur des genoux

	Race blanche	Race noire
Femmes	Taille estimée (TE) = [hauteur moyenne du genou en cm (HGM) × 1,91] − [âge en année × 0,17] + 75	TE = [HGM × 1,96] + 58,72
Hommes	TE = [HGM × 2,08] + 59,01	TE = [HGM × 1,37] + 95,79

Par exemple, si la hauteur moyenne du genou de l'aîné de race blanche est de 50 cm, vous multipliez 50 par 2,08 et vous additionnez à ce résultat 59,01 pour obtenir la taille estimée. La taille estimée de cet homme est donc de 1,63 m. Pour connaître l'indice de masse corporelle, on divise le poids de cet homme (68 kg) par 1,63 m au carré. Ainsi, son indice de masse corporelle est de 25,5.

Amplitude des mouvements

Observations courantes

Lors de l'examen clinique de la fonction locomotrice, l'infirmière notera une légère perte d'amplitude des mouvements.

Particularités

L'infirmière ne devrait pas observer de douleurs, de rigidité accrue ni de perte d'amplitude majeure. Les troubles qui peuvent réduire de façon exagérée l'amplitude des mouvements sont l'arthrite, l'arthrose, l'ostéoporose et des troubles neurologiques comme la maladie de Parkinson et un accident vasculaire cérébral.

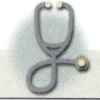

Seins

Chez l'homme âgé

Observations courantes

Les seins de l'homme ne subissent pas de modifications importantes puisqu'ils ne sont pas développés. Ils peuvent augmenter parfois en dimension et perdre de leur tonus en raison de l'infiltration de tissus adipeux et de l'atrophie des muscles pectoraux.

Particularités

Les affections des seins sont rares chez l'homme âgé. Cependant, 1% des cancers du sein atteint les hommes. Ces cancers se dépistent de la même façon que chez les femmes. L'aîné peut souffrir de gynécomastie, une hypertrophie des tissus glandulaires mammaires chez l'homme. Un déficit en testostérone et les effets secondaires de certains médicaments, comme la cimétidine, le diazépam, les corticostéroïdes, la digoxine, les antidépresseurs tricycliques, peuvent provoquer cette affection.

Chez la femme âgée
Modifications anatomo-physiologiques

Les seins de la femme subissent des changements significatifs en raison de la baisse des œstrogènes et de la progestérone. Les glandes mammaires s'atrophient et du tissu adipeux prend la place des tissus glandulaires. Toutefois, le sein perd globalement de sa masse graisseuse. De plus, les ligaments suspenseurs se relâchent, les conduits et les sinus lactifères durcissent en raison de leur calcification et deviennent plus fibreux. Ces changements altèrent l'apparence des seins de la femme âgée. Ils deviennent plus relâchés, abaissés et affaissés et perdent de leur tonus. La cyphose accentuera la perception de l'abaissement des seins. La présentation des mamelons peut changer et devenir plate, convexe ou concave.

Palpation
Observations courantes

Les modifications de la proportion des différents tissus du sein le rendent plus facilement palpable et il s'avère plus facile de sentir ses structures internes. Toutefois, l'infirmière doit être attentive à bien identifier les tissus qu'elle touche. À l'exception des sinus et conduits lactifères plus facilement palpables en raison de leur durcissement, la présence de nodules dans le sein ne doit aucunement être considérée comme normale.

Particularités

Chez la femme âgée, le cancer du sein est l'affection la plus courante. En effet, presque la moitié des cancers du sein surviennent dans ce groupe d'âge. Le processus de dépistage est le même chez la femme âgée que chez la femme adulte. À noter que la prise d'œstrogènes réduit les risques du cancer du col de l'utérus et des problèmes cardiaques, mais accentue les risques du cancer du sein.

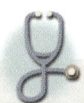

Organes génitaux féminins

Modifications anatomo-physiologiques

Le vieillissement primaire des organes génitaux débute rapidement avec l'arrivée de la ménopause. Cette dernière apparaît consécutivement à la diminution de la sécrétion d'œstrogènes et de progestérone. La femme âgée, donc post-ménopausée vit, déjà, depuis 10 ou 20 ans sans l'apport de ces hormones. Cette réduction hormonale entraîne des modifications importantes chez la femme.

Observations courantes

Sur la partie extérieure, l'infirmière note une diminution de la pilosité, un mont de vénus et des lèvres atrophiés en raison de la perte de tissus adipeux. Elle observe aussi une diminution de la taille du clitoris et de l'entrée du vagin. Ce dernier est d'ailleurs plus court et plus étroit et l'épithélium de sa muqueuse est plus mince, plus fragile, plus pâle, moins bien lubrifié et moins flexible. La perte de lubrification entraîne un pH de la muqueuse vaginale plus alcalin, ce qui favorise la vaginite. Le col de l'utérus peut être moins facilement palpable par suite d'une légère atrophie de l'utérus, qui efface le col de la partie supérieure du vagin. Le col s'avère aussi plus pâle. L'atrophie de l'utérus et le relâchement des ligaments, c'est-à-dire le mesometrium, ligament cervical transverse, les ligaments utéro-sacrés, les ligaments fibreux et ronds, rendent l'utérus plus exposé à la rétroversion et au prolapsus. Les ovaires de l'aînée s'atrophient et ils sont normalement impossibles à palper. Les muscles du plancher pelvien perdent aussi de leur tonus en raison, entre autres, de la diminution des œstrogènes. Ces modifications n'empêchent pas la femme d'avoir des relations sexuelles avec pénétration. Toutefois, l'utilisation de lubrifiant peut s'avérer nécessaire.

Particularités

Le cancer du col de l'utérus constitue le problème de santé majeur chez la femme âgée. Le test de Papanicolaou, qui doit être effectué annuellement, permet de détecter la présence de ce type de cancer. Les signes cliniques associés à cette maladie que l'infirmière pourra noter sont les saignements, les leucorrhées et un sentiment diffus de pression abdominale. Le prolapsus utérin chez la femme âgée se manifeste par une lourdeur dans le bas du ventre et de l'irritation à la marche ou à l'exercice. L'aînée peut ressentir l'irritation comme la présence d'une masse dans le vagin.

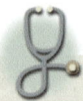

Organes génitaux masculins

Modifications anatomo-physiologiques

Les organes génitaux de l'homme âgé se modifient également en raison du processus de sénescence. La réduction de la production de testostérone, le relâchement du septum du scrotum et la diminution du tonus des muscles, dont le crémaster, expliquent les modifications anatomiques et physiologiques que l'infirmière observera.

Observations courantes

La pilosité du pubis diminue, le scrotum se distend, la taille du pénis décroît. D'autre part, les testicules diminuent en taille et en fermeté. Ils sécrètent moins de testostérone et produisent moins de sperme, mais continuent à produire des spermatozoïdes viables. Les vésicules séminales réduisent leur sécrétion de liquide séminal, ce qui contribue à la diminution de la quantité de sperme. Pour sa part, la prostate a plutôt tendance à s'hypertrophier. L'homme âgé continue à avoir une vie sexuelle normale.

Particularités

Les deux affections les plus fréquemment identifiées chez l'aîné sont l'hypertrophie bénigne de la prostate et le cancer de la prostate. L'aîné qui souffre de l'hypertrophie bénigne de la prostate présente habituellement une dysurie, un jet urinaire affaibli, une miction entrecoupée, une pollakiurie et une nycturie. Il a de plus l'impression de ne pas vider totalement sa vessie. Il est possible de constater au toucher rectal l'hypertrophie de la prostate. Le cancer de la prostate est souvent asymptomatique mais, dans les premiers stades, il peut se caractériser par les symptômes mentionnés ci-dessus s'il obstrue l'urètre prostatique. De plus, il peut être associé à l'hématurie, à l'incontinence urinaire, à l'impuissance et à une douleur au niveau du plancher pelvien. Au toucher rectal, le cancer de la prostate peut être palpable sous forme de nodules, si ces derniers sont situés sur la face postérieure de la prostate. D'autre part, la présence de phosphatases acides et d'antigènes prostatiques spécifiques dans le sang aident au diagnostic du cancer. La biopsie confirmera le diagnostic.

Le tableau 20.9 présente un récapitulatif des manifestations provenant du vieillissement primaire, ainsi que les affections fréquentes relatives aux fonctions de l'examen clinique chez l'aîné.

Tableau 20.9 Aide-mémoire des principales modifications normales et des affections fréquentes

Éléments examinés	Manifestations provenant du vieillissement primaire	Affections fréquentes
Fonction tégumentaire	Peau – diminution – Flexibilité – Vascularisation – Chaleur – Épaisseur Lentigo sénile Acrochordon Kératose séborrhéique Adénome sébacé Angiome sénile Étoile vasculaire	Carcinome des cellules basales

Tableau 20.9 Aide-mémoire des principales modifications normales et des affections fréquentes

Éléments examinés	Manifestations provenant du vieillissement primaire	Affections fréquentes

Tête et cou	Yeux
	  Arc sénile
	  Pinguécula
	  Xanthélasma
	  Diminution
	    – Acuité visuelle
	    – Vision centrale et périphérique
	    – Évaluation de la profondeur
	    – Vision nocturne
	    – Réflexe cornéen
	    – Sécrétion des larmes
		Yeux
		  Entropion
		  Ectropion
		  Cataracte
		  Glaucome

	Oreilles
	  Assèchement du cérumen
	  Presbyacousie
	  Diminution de la discrimination des sons
		Oreilles
		  Bouchon de cérumen
		  Presbyacousie non traitée

	Nez
	  Augmentation du seuil de stimulation
	  Diminution de la reconnaissance des odeurs
		Nez
		  Carcinome des cellules basales

	Bouche
	  Muqueuse buccale amincie
	  Goût diminué
	  Affaissement de la gencive
	  Diminution de l'efficacité de la mastication et de la déglutition
		Bouche
		  Xérostomie
		  Candidose
		  Carie et gingivite
		  Prothèse inadéquate
		  Dysphagie

Fonction neurologique	État cognitif
	  Diminution
	    – Mémoire à court terme
	    – Concentration
	    – Vitesse de réaction
		État cognitif
		  Démences
		  Delirium
		  Dépression
		  Traumatismes crâniens

	État émotif
	Les maladies, les deuils et les pertes sont fréquents chez l'aîné, mais pas nécessairement la dépression ni l'anxiété.
		État émotif
		  Dépression
		  Anxiété

	Diminution
	  – Réponse à l'examen des nerfs crâniens
	  – Amplitude des réflexes et absence de certains
	  – Proprioception
	  – Équilibre
	Modification de la démarche
	Possibilité
	  – Tremblements séniles
		Carence en folates et en vitamine B_{12}
		Delirium
		Traumatisme crânien
		Accident vasculaire cérébral

	Diminution de sensation
	  – Vibratoire
	  – Douleur
	  – Toucher léger
	  – Thermique
		Maladie de Parkinson
		Démence de type Alzheimer
		Hydrocéphalie à pression normale
		Neuropathie périphérique secondaire au diabète de type II

Tableau 20.9 Aide-mémoire des principales modifications normales et des affections fréquentes *(suite)*

Éléments examinés	Manifestations provenant du vieillissement primaire	Affections fréquentes
Fonction respiratoire	Diminution – Capacité respiratoire – Réflexe de la toux Augmentation du seuil des chémorécepteurs	BPOC Pneumonie Tuberculose
Fonction cardiovasculaire	Faible augmentation de la pression artérielle Faible diminution de la fréquence cardiaque Diminution de la réponse du système à l'effort Possibilités : – Auscultation d'un B4 – Murmure systolique – Choc apexien non palpable – Arythmie isolée	Hypertension Hypotension orthostatique et post-prandiale Angine Infarctus du myocarde Insuffisance cardiaque
Abdomen	Augmentation des tissus adipeux Diminution – Bruits intestinaux – Réflexes abdominaux – Taille du foie	Ulcère gastrique Diverticulose Cancer du colon Constipation
Fonction locomotrice	Cyphose légère Modification de la démarche et de l'équilibre Diminution – Amplitude des mouvements – Force musculaire	Cyphose majeure Démences Maladie de Parkinson Arthrite Arthrose Ostéoporose Accident vasculaire cérébral
Seins	Seins de la femme – Abaissés – Mamelons plats Seins de l'homme – Aucun changement	Cancer du sein Gynécomastie
Organes génitaux féminins	Diminution – Pilosité – Taille des lèvres – Tonus du plancher pelvien – Taille du vagin – Sécrétions vaginales Ovaires non palpables	Prolapsus utérin Cancer du col de l'utérus
Organes génitaux masculins	Diminution – Pilosité – Taille du pénis – Taille et fermeté des testicules Relâchement du scrotum	Hypertrophie bénigne de la prostate Cancer de la prostate

AFFECTION COURANTE

Démences

Avant d'entreprendre cette section, il est opportun, dans un premier temps, de préciser les connotations particulières du terme *démence*. Selon les dictionnaires, ce mot fait référence à des conduites insensées et à la bizarrerie. Or, il appert que cela ne correspond pas à la réalité des personnes atteintes. Ces personnes rapportent subir des préjudices et parfois même une certaine discrimination lorsque ce terme est utilisé pour décrire l'affection dont elles souffrent. Les personnes et leurs familles se disent particulièrement choquées par l'utilisation du terme *démence*. En raison du malaise qu'il engendre, certaines infirmières évitent donc l'emploi de ce terme dans leur communication avec la personne et sa famille. Par ailleurs, le mot *démence* occulte manifestement tout le potentiel subsistant de la personne atteinte. Il est donc suggéré à l'infirmière d'utiliser de façon restrictive le terme démence c'est-à-dire de le réserver pour les discussions avec les autres professionnels de la santé. Les individus qui sont atteints à un stade précoce d'une démence nous suggèrent d'ailleurs l'emploi d'autres termes (maladie d'Alzheimer, maladie à corps de Lewy, etc.) pour communiquer avec eux.

Les démences font partie des affections qui provoquent chez l'aîné des difficultés cognitives graves telles que des troubles de la mémoire, de l'aphasie, de l'agnosie et de l'apraxie. Ces modifications font perdre à la personne ses capacités à échanger avec son environnement. L'aîné atteint d'une démence ne présente pas d'altération de la vigilance. Il n'existe pas qu'un seul type de démence. En effet, la démence peut être causée par plusieurs affections biologiques et ses manifestations varient selon l'étiologie.

Cette partie du chapitre vise à cibler les éléments de connaissance nécessaires pour évaluer adéquatement une personne qui souffre potentiellement d'une démence. L'infirmière doit être en mesure d'identifier une démence. Elle doit donc pouvoir délimiter ce qui appartient à une démence, à un delirium, à une pseudo-démence dépressive et à une démence vasculaire.

L'infirmière doit reconnaître avec discernement les symptômes et les signes que présente l'aîné et formuler les questions qui l'aideront à mieux identifier l'affection dont souffre la personne. Elle doit posséder suffisamment de connaissances dans le domaine pour ne pas dramatiser ni minimiser une situation, et savoir orienter rapidement la personne vers les ressources appropriées.

Le premier élément d'information à rechercher est une description élaborée des symptômes ressentis par la personne et de la façon dont ils sont perçus par la famille. Par la suite, différentes sphères de la cognition doivent être évaluées : orientation, apprentissage, attention, calcul, mémoire immédiate et de rappel, langage, praxies constructives, niveau de conscience de la personne (est-elle alerte ou somnolente) et humeur. L'utilisation de l'échelle de dépression gériatrique et l'examen de Folstein permettent d'aborder presque l'ensemble de ces sphères. De plus, l'apparence de la personne doit être observée, ainsi que son niveau d'autonomie dans la réalisation de ses activités de la vie quotidienne et de la vie domestique.

Le deuxième élément important à identifier est le moment d'apparition des pertes cognitives de la personne. Il faut savoir par exemple si les pertes de mémoire sont apparues du jour au lendemain ou si elles ont mis des heures, des semaines ou même des années à s'installer. On peut ainsi écarter la possibilité de certains problèmes. Par exemple, une apparition soudaine, en quelques heures et en quelques jours, de troubles cognitifs tels que la désorientation et la perte de la mémoire et de la capacité d'abstraction oriente l'infirmière vers un delirium. Un développement rapide peut aussi laisser supposer des troubles vasculaires cérébraux tels qu'un accident vasculaire cérébral hémorragique ou ischémique, une ischémie cérébrale transitoire (ICT) ou un traumatisme crânien.

Le troisième élément d'information porte sur la progression des pertes cognitives. L'infirmière doit connaître, le cas échéant, l'évolution des pertes cognitives. Les troubles de la mémoire sont transitoires, stables, se détériorent par plateau ou montrent une involution lente.

Le quatrième élément porte sur la recherche de symptômes particuliers qui permettront de présumer la présence d'un type de démence plutôt qu'un autre, ou de suggérer la possibilité d'un delirium ou d'une pseudo-démence dépressive. Une connaissance approfondie des types de démence est nécessaire pour identifier des symptômes particuliers. Une description de chacun des troubles cognitifs va au-delà des objectifs de cette section. Toutefois, des indices sont apportés afin d'aider l'infirmière à reconnaître les troubles cognitifs.

À l'aide de la description détaillée des symptômes, l'infirmière cherchera à savoir si la personne présente une fluctuation de l'état de conscience, des hallucinations, de l'agitation, particulièrement la nuit, pour vérifier la possibilité d'un delirium. Elle examinera également si la personne présente les facteurs susceptibles de provoquer la démence vasculaire tels que l'hypertension artérielle, le diabète de type II, l'athérosclérose et certains signes tels que des troubles de la marche, de l'incontinence, de l'aphasie, des troubles réflexes et sensitifs. Enfin, elle s'informera auprès de la personne ou de sa famille sur la survenue récente d'un traumatisme crânien, à la suite d'une chute ou d'un accident d'automobile par exemple.

Une détérioration des capacités cognitives évoluant depuis quelques semaines à quelques mois suggère une pseudo-démence dépressive, une hydrocéphalie à pression normale ou la maladie de Creutzfeldt-Jacob. La présence d'une humeur dépressive associée à un score élevé à l'échelle de dépression gériatrique évoque une pseudo-démence dépressive. Néanmoins, au début de la maladie d'Alzheimer, la dépression chez l'aîné est très fréquente – elle touche 20 à 40 % des personnes souffrant de cette affection. L'infirmière cherchera donc des antécédents de dépression, la présence d'une détresse psychologique élevée, une apparition soudaine des pertes cognitives et une détérioration rapide de ces capacités ; tous ces symptômes devraient permettre de distinguer la démence de type Alzheimer de la pseudo-démence dépressive. De plus, l'aîné souffrant de pseudo-démence dépressive se plaint souvent davantage de troubles de la mémoire. Par ailleurs, la présence de troubles de l'équilibre et d'incontinence urinaire évoque plutôt une hydrocéphalie à pression normale. Cette dernière peut aussi s'accompagner de céphalées et de vomissements. Tous ces symptômes peuvent néanmoins se manifester lors d'une tumeur cérébrale. Il est par contre plus difficile de détecter la maladie de Creutzfeldt-Jacob. Une évolution rapide des troubles cognitifs, la présence de myoclonies et le fait d'être âgé de 60 à 70 ans sont des indicateurs de cette maladie.

Enfin, une involution des capacités cognitives qui se mesure en années oriente l'infirmière vers la démence d'Alzheimer, la démence fronto-temporale, la démence à corps de Lewy et la maladie de Parkinson. La démence d'Alzheimer débute habituellement par des troubles de la mémoire, suivis d'une diminution des capacités d'abstraction, de désorientation, d'agnosie, d'apraxie, d'aphasie et de troubles moteurs. Au niveau fonctionnel, l'aîné qui souffre de cette maladie aura d'abord de la difficulté à trouver ses mots, à se rappeler l'emplacement d'objets, par exemple ses clefs; puis, il aura du mal à s'orienter dans des endroits inconnus; plus tard il aura du mal à gérer ses finances, à faire l'épicerie, à choisir ses vêtements, à s'habiller, en raison d'une incapacité intellectuelle mais non motrice. Il perdra par la suite les capacités motrices lui permettant de réaliser ses activités de la vie personnelle et, enfin, son état se détériorera au point où il ne sera plus capable d'interagir avec son environnement.

Pour sa part, la démence fronto-temporale débute sensiblement comme la maladie d'Alzheimer, mais les aînés qui souffrent de cette démence voient leur mémoire et leurs capacités visuo-spatiales moins atteintes. Cette démence se caractérise aussi dans son involution par un changement plus important et plus précoce de la personnalité associé à une fréquence plus élevée de désinhibition des comportements.

La démence à corps de Lewy se caractérise par les mêmes pertes cognitives, mais ces pertes cognitives fluctuent davantage dans leur évolution. Cette démence présente aussi une plus grande prévalence d'hallucinations de types auditif et visuel et de signes extrapyramidaux. Enfin, la démence qui apparaît chez l'aîné souffrant de la maladie de Parkinson se distingue facilement, car elle arrive tardivement dans l'évolution de la maladie. Le tableau 20.10 présente un résumé des différentes caractéristiques des troubles cognitifs.

Tableau 20.10 Caractéristiques des troubles cognitifs

Problème de santé	Apparition des signes	État de conscience	Évolution des symptômes	Pertes cognitives	Particularités à rechercher
Delirium	Heures et jours	Instable	Fluctuation sur 24 heures	Réversibles	Hallucinations Perturbation de l'état de veille et de sommeil
Pseudo-démence dépressive	Semaines et mois	Stable	Stable	Réversibles	Antécédents de dépression Humeur dépressive
Démences vasculaires	Heures, jours et semaines	Stable	Évolution par plateau	Irréversibles	Facteurs de risque de troubles vasculaires Trouble de la marche Aphasie Labilité émotionnelle
Hydrocéphalie à pression normale	Jours et semaines	Stable	Involution si non traité	Réversibles	Céphalée Troubles de l'équilibre Incontinence urinaire
Démence de type Alzheimer	Mois et années	Stable	Involution lente	Irréversibles	Troubles de la mémoire Agnosie Désorientation
Démence de type fronto-temporal	Mois et années	Stable	Involution lente	Irréversibles	Troubles de la mémoire Modification de la personnalité Hyperoralité
Démence à corps de Lewy	Mois et années	Stable	Involution lente, mais fluctuation des pertes cognitives	Irréversibles	Hallucinations auditives et visuelles Rigidité des membres Sensibilité accrue aux neuroleptiques (signes extrapyramidaux)

Bibliographie

Bibliographie générale

Barkauska, V., L. Baumann et C.S. Darlilng-Fisher (2002). *Health & Physical Assessment*. Philadelphia : Mosby.

Bates, B., L. Bickley et R.A. Hoekelman (2001). *Guide de l'examen clinique*. 4e éd., Paris : Arnette.

Berkow, R., et A.J. Fletcher (1999). *Le Manuel Merck de thérapeutique*. Paris : Éditions d'après.

Blétry, O., J. Cosserat et R. Laraki (1995). *Redécouvrir l'examen clinique. Clé du diagnostic*, Paris : Doins éditeurs.

Cahill, M. (1995). *Vade-Mecum de l'infirmière praticienne*. Paris : Éditions Maloine.

Epstein, O., G.D. Perkin, D.P. de Bono et J. Cookson (2000). *Examen clinique, Éléments de sémiologie médicale*. Bruxelles : DeBoeck Université.

Fattorusso, V., et O. Ritter, (1998). *Vademecum clinique du diagnostic au traitement*. Paris : Masson.

Fuller, J., et J. Schaller-Ayers (1994). *Health Assessment. A nursing approach*. 2e éd., Philadelphia : J.B. Lippincott-Raven publishers.

Hackley, J.O., et D. C. Baughman (1998). *Brunner-Suddarth : Guide de soins infirmiers, médecine et chirurgie*. Saint-Laurent : Éditions du Renouveau Pédagogique.

Hogstel, M.O., et R. Keen-Payne (1995). *Mémento de l'infirmière. Évaluation clinique du patient*. Paris : Éditions Maloine.

Jarvis, C. (2000). *Physical Examination and Health Assessment*, 2e éd., Philadelphia : W.B. Saunders Company.

Lumley, J.S.P. (1990). *Surface Anatomy. The Anatomical Bases of Clinical examination*. 2e éd., New York : Churchill Livingstone.

Marieb, E.N. (1999). *Anatomie et physiologie humaines*, 2e éd., Saint-Laurent : Éditions du Renouveau Pédagogique.

Moore, K.L., et A.F. Daley (2001). *Anatomie médicale*. Bruxelles : De Boeck Université.

Mosby (1997). *Expert 10 minute Physical Examinations*. Philadelphia : Mosby.

Netter, F., et S. Colacino (1998). *Atlas of human anatomy*. Summit : CIBA-Geigy Corporation.

Novey, D.W. (1999). *Guide de l'examen physique*. Paris : Maloine.

Sims, L.K., D. D'Amico, J.K. Stiesmeyer et J.A. Webster (1995). *Health assessment in nursing*. Addison-Wesley.

Smeltzer, S., et B. Bare (1994). *Brunner-Suddarth Soins infirmiers. Médecine et chirurgie*. 3e éd., Saint-Laurent : Éditions du Renouveau Pédagogique.

Springhouse (1997). *Assessment. Made Incredibly Easy!* Springhouse Corporation.

Springhouse (1997). *Professional Guide to Signs and Symptoms*, 2e éd., Springhouse Corporation.

Swartz, M.H. (1991). *Manuel de diagnostic clinique. Anamnèse et examen*. Saint-Hyacinthe : Edisem.

Tortora, G.J., et S. Reynolds Grabowski (2001). *Principes d'anatomie et de physiologie*. Saint-Laurent : Éditions du Renouveau Pédagogique.

Wilson, S.F., et J.F. Giddens (2001). *Health Assessment for Nursing Practice*, Philadelphia : Mosby.

Weber, J., et J. Kelley (1998). *Health Assessment in Nursing*, Philadelphia : Lippincott.

Chapitre 1

Association des hôpitaux du Québec (AHQ) (1995). *La réadaptation : tendances et perspectives. Synthèse d'une recension des écrits*. La reconfiguration du réseau. Montréal.

Association des hôpitaux du Québec (AHQ) (1997). *Modèles d'organisation des services ambulatoires dans un centre hospitalier*. La reconfiguration du réseau. Montréal.

Baumgart, A.J., et J. Larsen (1992). *Canadian Nurses Face the Future*. 2e éd., Toronto : Mosby.

Barr, O. (1997). Interdisciplinary teamwork : Consideration of the challenges. *Clinical Management*, 6(17), 1005-1010.

Comité des spécialistes en formation infirmière. Projet de formation infirmière intégrée. Rapport du comité des spécialistes soumis au Comité directeur sur la formation infirmière intégrée. Ministère de l'éducation du Québec, décembre 2000.

D'Amour, D. (1997). *Structuration de la collaboration interprofessionnelle dans les services de santé de première ligne au Québec*. Thèse de doctorat inédite. Montréal : Université de Montréal.

De Coninck, P. (1996). De la disciplinarité à la transdisciplinarité : À la recherche d'une panacée ou d'une attitude ? *Info-Stopper*, 4(1), 3-7.

Dussault, G. (1986). La collaboration interprofessionnelle. Une utopie ? *Artère*, 4(3), 17-18.

Evans, J.A. (1994). The role of the nurse manager in creating an environment for collaborative practice. *Holistic Nurse Practice*, 8(3), 22-31.

Garnier & Delamare (1995). *Dictionnaire des termes de médecine*, 24e éd., Paris : Maloine.

Gasse, J.M., et L. Guay (1997). *Des modèles conceptuels en soins infirmiers*., 2e éd., Cap-Rouge : Les Presses Inter Universitaires.

Gazette officielle du Québec (1973). *Loi sur le Code des professions du Québec*. L.R.Q., c. I-8.

Gazette officielle du Québec (1973). *Loi sur les infirmières et infirmiers du Québec*. L.R.Q, c. C-26.

Guyonnet, M., et E. Adam (1992). L'infirmière dans l'équipe pluridisciplinaire. *L'infirmière canadienne*, 88, 41-44.

Haas, S., et D.P. Hackbarth (1997). The role of the nurse manager in ambulatory care: Results of a national survey. *Nursing Economics*, 15(4), 191-203.

Hébert, R. (1987). Équipe multidisciplinaire et interdisciplinarité. Dans M. Arcand et R. Hébert (dir.) (1987). *Précis pratique de gériatrie*. (chap. 61, p. 823-830). Saint-Hyacinthe: Édisem.

Hébert, R. (1997). Définition du concept de l'interdisciplinarité. [Communication] *Colloque: «De la multidisciplinarité à l'interdisciplinarité»*. Québec, 4-5 avril.

Ignatavicius, D.D., et K.A. Hausman (1995). *Clinical pathways for collaborative practice*. Philadelphia: W.B. Saunders Company.

Ireson, C.L. (1997). Critical pathways: Effectiveness in achieving patient outcomes. *JONA*, 27(6), 16-23.

Käppeli, S. (1995). Interprofessional cooperation: Why is partnership so difficult? *Patient Education and Counseling*, 26, 251-256.

Kerfoot, K. (1989). Nurse/physician collaboration: a cost/quality issue for the nurse manager. *Nursing Economics*, 7(6), 335-336, 338.

Kérouac, S., J. Pépin, F. Ducharme et A. Duquette (1994). *La pensée infirmière*. Laval: Études vivantes.

Lassen, A.A., D.M. Fosbinder, S. Minten et M.M. Robins (1997). Nurse/physician collaborative practice: Improving health care quality while decreasing cost. *Nursing Economics*, 15(2), 87-91-104.

Lefebvre, H., et M. Brûlé (1997). L'examen physique: où en sommes-nous? *L'infirmière du Québec*, Juillet/août, 4(6), 40-42.

Lefebvre, M., et A. Dupuis (1993). *Le jugement clinique en soins infirmiers*. Saint-Laurent: Éditions du Renouveau Pédagogique.

Lévesque, M. (1992). La demande d'enquête sur la compétence d'une infirmière. *Nursing-Québec*, 12(6).

Mariano, C. (1989). The case for interdisciplinary collaboration. *Nursing Outlook*, 37(6), 285-288.

Ministère de la Santé et des Services sociaux (1990). *Une Réforme axée sur le citoyen*.

McHugh, M., P. West, C. Assatly, L. Duprat, L. Howard, J. Niloff, K. Waldo, J. Wandel et J. Clifford (1996). Establishing an interdisciplinary patient care team. *JONA*, 26(4), 21-32.

Meleis, AI. (1991). *Theoretical Nursing*. 2e éd., Philadelphia: J.B. Lippincott.

Nadon, M., et C. Thibault (1993). *Suivi systématique de clientèles*. Montréal: Ordre des infirmières et infirmiers du Québec.

Nightingale, F. (1992). *Notes on nursing*. Philadelphia: J.B. Lippincott.

Orem, D. (1987). *Soins infirmiers: Les concepts et la pratique* (traduction de D. Gosselin). Montréal: Décarie.

Ordre des infirmières et infirmiers du Québec. (1985). *Normes et critères de compétence pour les infirmières et les infirmiers. Extrait de l'évaluation de la compétence professionnelle de l'infirmière et de l'infirmier au Québec*, mars.

Ordre des infirmières et infirmiers du Québec (1995). *75 ans d'engagement professionnel*, Cahier spécial, 1er trimestre.

Ordre des infirmières et infirmiers du Québec (1995). *Les infirmières de colonie*. Direction des communications. Collection Rétrospective, numéro 2 de 6.

Ordre des infirmières et infirmiers du Québec (1995). *Les infirmières en santé communautaire*. Direction des communications. Collection Rétrospective, numéro 4 de 6.

Ordre des infirmières et infirmiers du Québec (1996). *Perspectives de l'exercice de la profession d'infirmière*. Direction de la qualité de l'exercice, mars 1996.

Ordre des infirmières et infirmiers du Québec (1996). *L'exercice infirmier en soins critiques*. Direction de la qualité de l'exercice, octobre 1996.

Ordre des infirmières et infirmiers du Québec (1999). *L'exercice infirmier en santé communautaire. Les services de santé courants et Info-Santé*, Direction de la qualité de l'exercice, juin 1999.

Rubenfeld, M. Gaie et B.K. Scheffer (1999). *Raisonnement critique en soins infirmiers. Guide d'apprentissage*. Bruxelles: DeBoeck Université.

Riopelle, L., L. Grondin et M. Phaneuf (1984). *Soins infirmiers: un modèle centré sur la personne*. Montréal: McGraw-Hill Éditeurs.

Roux, C. (1996). L'interdisciplinarité au service de la personne âgée. Dans S. Lauzon et E. Adam (dir.) (1996). *La personne âgée et ses besoins. Interventions infirmières*. (chap. 19, p. 739-759). Saint-Laurent: Editions du Renouveau Pédagogique.

Voyer, P. (1998). L'interdisciplinarité. Un défi à relever pour les professionnels de la santé. *Dire*, 17-19.

Watson, J. (1995). *Le Caring. Philosophie et science des soins infirmiers*. Paris: Éditions Seli Arslan.

Weiss, S.J. (1985). The influence of discourse on collaboration among nurses, physicians, and consumers. *Research in Nursing and Health*, 8, 49-59.

Wojner, A.W. (1997). Outcomes management: From theory to practice. *Critical Care Nurse Quarterly*, 19(4), 1-15.

Wojner, A.W., et D. Kite-Powell (1997). Outcomes manager: A role for the advanced practice nurse. *Critical Care Nurse Quarterly*, 19(4), 16-24.

Zander, K. (1985). Second generation primary nursing. *Journal of Nursing Administration*, 15, 18-24.

Chapitre 2

Andrews, M.M. (1995). *Transcultural Concepts In Nursing Care*, 2e éd., Philadelphia: J.B. Lippincott Company.

Burrell, L.O. (1992). *Adult Nursing in Hospital and Community Settings*, Connecticut: Appleton and Lange.

Davidhizar, R.E., et J.N. Giger (1998). *Canadian Transcultural Nursing. Assessment and Intervention,* Philadelphia: Mosby.

Duhamel, F. (1995). *La Santé et la Famille. Une approche systémique en soins infirmiers,* Boucherville: Gaëtan Morin éditeur.

Newman Giger, J., et R.E. Davidhizar (1991). *Soins infirmiers interculturels,* Boucherville: Gaëtan Morin éditeur.

Rubenfeld, M.G. (1999). *Critical thinking in nursing: an interactive approach,* 2ᵉ éd., Philadelphia: Lippincott Williams and Wilkins.

Waingnier, C., et L. Caas (1998). *Le Caring,* Paris: Éditions Seli Arslan.

Watson, J. (1999). *Postmodern Nursing and Beyond,* London: Churchill Livingstone.

Wright, L.M., et M. Leahey (1999). *Nurses and Families. A Guide to Family Assessment and Intervention,* 3ᵉ éd., Philadelphia: F.A. Davis Company.

Chapitre 3

Beauchemin, C., J. Blondeau-Lachapelle, M. Desnoyers et J. Dubrule (1987). *Jusqu'à l'agression,* Document audiovisuel, Montréal: Hôpital Louis-H. Lafontaine.

Boettcher, E. G. (1983). Preventing violent behavior: an integrated theoretical model for nursing, *Perspectives in Psychiatric Care* 21(2), p. 54-58.

Doty, B. (1997). Arrêter de crier pour mieux se faire entendre, *Colère et agressivité,* France: Dangles.

Feinstein, R., et R. Plutchik (1990). Violence and suicide risk assessment in the psychiatric emergency room, *Comprehensive Psychiatry,* 31(4), p. 337-343.

Leclerc, C. (1992). Gérer l'agressivité et les troubles mentaux, *Nursing Québec,* 12(2), p. 22-28.

Morrison, E. F. (1990). The tradition of toughness: a study of nonprofessional nursing care in psychiatric settings, *Image, the Journal of Nursing Scholarship,* 22(1), p. 32-38.

Sheridan, M., R. Henrion, L. Robinson et V. Baxter (1990). Precipitants of violence in a psychiatric inpatient setting, *Hospital and Community Psychiatry,* 41(7), p. 776-780.

Chapitre 4

Breathnach, A.S., D.R. Jenkins et S. J. Pedler (1992). Stethoscopes as possible vectors of infection by staphylococci, *British Medical Journal* 305: 1573-1574.

Evans, R.G., M.L. Barer et T.R. Marmor (1996). *Être ou ne pas être en bonne santé; biologie et déterminants sociaux de la maladie,* Montréal: Les presses de l'Université de Montréal.

Lambright, Eckler (1997). Combating infection, Stethoscope safety tips, *Nursing* 1997, p. 20.

Lefebvre, H., et M. Brûlé (1997). L'examen physique: Où en sommes-nous?, *L'infirmière du Québec,* juillet/août, p. 40-42.

Olds, S.B., M.L. London et P.A. Wieland Ladewing (2000). *Maternal-Newborn Nursing a Family and Community – Bases Approach,* 6ᵉ éd., Upper Sadde River: Prentice-Hall Health.

Renaud, M. (1994). Expliquer l'inexpliqué: l'environnement social comme facteur clé de la santé, *Interface,* mars-avril, p. 15-25.

Smith, M.A., J.J. Mathewson, I.A. Ulert, E.G. Scerpella, C.D. Ericsson (1996). Contaminated Stethoscopes Revisited, *Archive of Internal Medecine,* 156(1), p. 82-84.

Wilkinson, R.G. (1992). Income distribution and life expectancy, *British Medical Journal,* 304, p. 165-168.

Wright, L.M., et M. Leahey (2001). *L'infirmière et la famille. Guide d'évaluation et d'intervention,* 2ᵉ éd., adaptation française de L. Campagna, Saint-Laurent: Éditions du Renouveau Pédagogique.

Chapitre 5

Bernier, P., et coll. (1996). *Le dépistage et le traitement de la malnutrition en centre hospitalier de courte durée: Un investissement rentable.* Ordre professionnel des diététistes du Québec (OPDQ).

Chagnon Decelles, D., M. Daigneault Gélinas, L. Lavallée Côté et coll. (1998). *Manuel de nutrition clinique.* 3ᵉ éd., Guy Connolly, Ordre professionnel des diététistes du Québec.

Chumlea, W.C. (1988). *Nutritional Assessment of the Elderly Through Anthropometry.* Laboratoires Ross (The Ross Medical Nutritional System).

Gaudreault, M., et M. Sanscartier (1996). L'évaluation nutritionnelle, dans: Cot, F. et coll., *La dysphagie oropharyngée chez l'adulte.* Saint-Hyacinthe: Edisem.

Gibson, R.S. (1990). *Principles of Nutritional Assessment.* New York: Oxford University Press.

Gibson, R.S. (1993). *Nutritional Assessment, A Laboratory Manual.* Oxford University Press.

Guide Alimentaire Canadien. Manger Sainement (1992). Santé et Bien-être social Canada.

Guyton, A.C. (1995). *Textbook of Medical Physiology.* Toronto: Hartcourt Brace Canada.

Hummeli, A.C., A.S. Bloch, P. Maclannis et coll. (1996). *Clinical Indicator Workbook for Nutrition Care Systems.* Chicago: The American Dietetic Association.

Locong, A., D. Ruel et V. Tessier (1998). *Guide des interactions médicaments nutriments.* Québec: Les presses de l'Université Laval.

McLaren, D. S. (1981). *A Colour Atlas of Nutritional Disorders.* London: Wolf Medical Publications Ltd.

Payette, H., R. Cyr, K. Gray-Donald (1994). *Évaluation de l'efficacité d'un questionnaire pour dépister le risque de malnutrition chez les personnes âgées bénéficiaires des services d'aide à domicile.* Centre de recherche en gérontologie et gériatrie, Hôpital d'Youville de Sherbrooke.

Pronsky, Z.M. (1997). *Food medication interactions.* 10ᵉ éd., Pottstown : Powers and Moore's Ed.

Rapport d'un groupe d'experts des normes pondérales constitué par la Direction de la promotion de la santé, Direction générale des services et de la promotion de la santé (1988). *Niveaux de poids associés à la santé : lignes directrices canadiennes,* Santé et Bien-être social Canada.

Shils, M. E., J.A. Olson, M. Shike et coll. (1999). *Modern nutrition in health and disease.* 9ᵉ éd., Philadelphia : Lea and Febiger Editors.

Chapitre 6

American Psychiatric Association (1994). *Diagnostic and Statistical Manual of Mental Disorders.* 4ᵉ éd. (DSM-IV), Washington : American Psychiatric Association.

Beck, C.K., R.P. Rawlins et S.R. Williams (1992). *Mental Health-Psychiatric Nursing,* 3ᵉ éd. St-Louis : Mosby.

Bickley, L.S., et R.A. Hoekelman (1999). *Bates Guide to Physical Examination and History Taking,* 7ᵉ éd., Philadelphia : Lippincott.

Cleghorn, J.M., et B.L. Lee (1991). *Les maladies mentales,* Montréal : Éditions du Jour, p. 49-81.

Cyr, M., J. Toupin et A.D. Lesage (1993). Évaluation des habiletés de vie autonome chez les personnes psychotiques, *Santé Mentale au Québec, 18*(2), p.135-154.

Gouvernement du Québec, MSSS (2000). *Bilan d'implantation de la Politique de santé mentale,* Québec.

Gouvernement du Québec, MSSS (1997). *Orientations pour la transformation des services de santé mentale,* Québec.

Hatfield, A.B., et H.P. Lefley (1993). *Surviving Mental Illness,* New York : Guilford Press.

Lalonde, P. (1995). *Démystifier les maladies mentales : La schizophrénie,* Boucherville : Gaëtan Morin.

Lalonde, P., J. Aubut et F. Grunberg (1999). *Psychiatrie clinique : approche bio-psycho-sociale,* Boucherville : Gaëtan Morin.

Leclerc, C., A. Lesage et N. Ricard (1997). L'évolution du paradigme Stress-coping et sa pertinence pour la réadaptation des personnes atteintes de schizophrénie, *Revue Santé Mentale au Québec, 22*(2), p. 233-256.

Lecomte, T., M. Cyr, A.D. Lesage, J. Wilde, C. Leclerc et N. Ricard (1999). Efficacy of a Self-esteem Module in the Empowerment of Individuals with Chronic Schizophrenia, *Journal of Nervous and Mental Diseases,* juillet.

Liberman, R.P. (1988). *Coping with Chronic Mental Disorders : A Framework for Hope,* dans R.P. Liberman (dir.) *Psychiatric Rehabilitation of Chronic Mental Patients,* Washington : American Psychiatric Press, p. 1-28.

McGlashan, T. H., et J. O. Johannessen (1996). Early detection and intervention with schizophrenia : rationale, *Schizophrenia Bulletin, 22*(2), p. 201-222.

Mueser K.T., et N. Tarrier (1998). *Handbook of Social Functioning in Schizophrenia,* Needham Heights : Allyn and Bacon.

Rosenberg, M. (1965). *Society and the Adolescent Self-Image,* New Jersey : Princeton University Press.

Selye, H. (1956). *The Stress of Life,* Toronto : McGraw-Hill.

Sheitman, B. B., H. Lee, R. Strauss et J. A. Lieberman (1997). The evaluation and treatment of first-episode psychosis, *Schizophrenia Bulletin, 23*(4), p. 653-661.

Townsend, M. C. (2000). *Psychiatric Mental Health Nursing : Concepts of Care,* 3ᵉ éd., Philadelphia : F.A. Davis.

Vallières, E. F., et R. J. Vallerand (1990). Traduction et validation canadienne-française de l'échelle de l'estime de soi de Rosenberg. *International Journal of Psychology,* 25, 1990, p. 305-316.

Wolbert-Burgess, A. (1997). *Advanced Practice : Psychiatric Nursing,* Standford : Appleton & Range.

Chapitre 7

Barton, P., et N. Parslow (1996). *Soins des plaies,* Don Mills : Saint Elizabeth Health Care.

Benner, P., et J. Wrubel (1989). *The primacy of caring,* Menlo Park : Addison-Wesley Publishing Company.

Booth, I.W., et E.R. Wozniak (1984). *Atlas de poche : pédiatrie,* Paris : Medsi.

Carrougher, G.J. (1998). *Burn care and therapy,* St-Louis : Mosby.

Clark, R.A.F. (1996). *Wound repair : overview and general considerations,* The molecular and cellular biology of wound repair, New York : Plenium Press.

Claveau, J. (1998). Mon grain de beauté a changé : est-ce dangereux ?, *Le médecin du Québec, 33*(8), 27-33.

Chartier, S., A. Larocque et J. Tousignant (1998). Purpura : signe cutané sérieux ou non ?, *Le clinicien, 13*(6), 93-104.

Davis, M.H., R.M. Harden, J.M. Laidlaw et D. Romney-Alexander (1993). *The wound handbook,* London : Dundee University.

Dossey, L. (1991). *Meaning & Medecine,* New York : Bantam Books.

Guyton et Hall (1996). *Textbook of medical physiology,* Philadelphia : W.B. Saunders Company.

Hamilton, J.B. (1951). Patterned loss of hair in man : types and incidents, *Annals New York Academy of Sciences,* 53, 708-728.

Hould, R. (1983). *Histologie descriptive et éléments d'histopathologie,* Montréal : Décarie.

Isselbacher, K.J., E. Braunwald, J.D. Wilson, J.B. Martin, A.S. Fauci et D.L. Kasper (1994). *Harrison : Médecine interne.* Paris : Arnette.

Lommel, L.L, et P.L. Jackson (1997). *Assessing & Managing common signs & symptoms,* San Francisco : UCSF Nursing Press.

McCance, K., et S.E. Huether (1994). *Pathophysiology : the biologic basis for disease in adults and children,* St-Louis : Mosby.

Rosenthal, D. (1997). Dx and Rx « pearls » for 10 skin disorders, *Patient care Canada, 8*(4), 27-61.

Rubin, E., et J.L. Farber (1988). *Pathology*, Philadelphia : J.B. Lippincott Company.

Watson, J. (1988). *Nursing : Human science and human care*, New York : National League for Nursing.

West Davis, C. (1984). *Skin*, New York : Ed. Torstar Books, coll. « The human body ».

Chapitre 8

Association des ophtalmologistes du Québec (1999). *Les yeux rouges*, dépliant, Montréal : l'association.

Bayer Inc. (1998). *Au pays des microbes, Traitement des infections courantes en contexte de soins primaires*, CD-Rom, Canada.

Boulet, L.P. (1997). *L'asthme, notion de base, éducation, intervention*, Québec : Presses de l'Université Laval.

Boutin, J.-M., et M. Verdy (1997). Nodules thyroïdiens : l'importance du diagnostic, *Le clinicien,* juin, vol. 12, n° 6, p. 133-140.

Charachon, R. (1995). *Les otites aiguës et chroniques de l'enfant et de l'adulte*, Grenoble : Université Joseph Fournier, Faculté de médecine.

Carignan, R. (1995). L'examen de l'œil traumatisé, *Le médecin du Québec*, décembre.

Deschênes, J., et M. Roy (1997). L'œil rouge : sauriez-vous poser le bon diagnostic ?, *Le clinicien*, mai, vol. 12, n° 5.

Duchesne, R. (1992). Le diagnostic de l'œil rouge, *Le clinicien*, janvier, vol. 7, n° 1, p. 30-41.

Durr, D.G., et M.Y. Desrosiers (1997). Votre patient souffre-t-il vraiment d'une sinusite chronique ?, *Le clinicien*, octobre, vol. 12, n° 10.

Examination of the Head and the Neck (1998). The Bobby R. Alford department of Otorhinolaryngology and Communicatives Sciences, Baylor College of Medecine, bcm.tmc.edu/oto/studs/exam.html. 98-12-02.

Hawke, M. (1993). *Pocket Atlas of Diseases of the Nose an Paranasal Sinuses*, Astra Pharmateck.

Hawke, M., et A. McCombe (1995). *Diseases of the Ear, a Pocket Atlas*, Manitore Communication inc.

Krondl, M. (1990). *S'accommoder des pertes sensorielles : le goût et l'odorat*, Ottawa : Conseil consultatif du troisième âge, gouvernement du Canada.

Lagacé, J.-P. (1992). *La vision et le dépistage visuel pour les infirmières en milieu scolaire*, 3ᵉ éd., Association des Optométristes du Québec, avril.

Lagacé, J-P. (1995). Anatomie de l'œil et des voies optiques : revue générale, *Info-Vision*, vol. 1, n° 3, janvier/février, Association des optométristes du Québec, Montréal.

Lai, S., (1990). *S'accommoder des pertes sensorielles : l'ouïe*, Ottawa : Conseil consultatif du troisième âge, gouvernement du Canada.

Marshall, K. G. (1999). Diagnostic physique du système nerveux central, les nerfs crâniens, partie 4, les nerfs crâniens III, IV et VI, le strabisme et l'évaluation des mouvements extraoculaires, *L'Omnipraticien*, p. 27-31.

Marshall, K.G. (1999). Physical Diagnostic, the central nervous system : Cranial nerves IX-XII : Phonation, articulation an pseudobulbar palsy, *Patient Care Canada*, vol. 10, n° 5, mai.

Milot, J. (1991). Les yeux rouges propres à l'enfance, *Le clinicien*, novembre, 6(11), p. 141-155.

Milette, A. (1997). J'ai les yeux secs, *Coup d'œil*, Ordre des opticiens d'ordonnances du Québec, mai-juin, p. 28-30.

Monier, S., S. Teman, S. Brunett, Ribeaudeau-Saindelle et J.-L. Dufier (1997). *Soins infirmiers aux personnes atteintes d'infections oto-rhino-laryngologiques, stomalogiques, ophtalmologiques*, Nouveaux cahiers de l'infirmière, 23, Paris : Masson.

Naeyaert, K. (1990). *S'accommoder des pertes sensorielles : la vue*, Ottawa : Conseil consultatif du troisième âge, gouvernement du Canada.

Peters, T., et al. (1994). *Affections courantes des voies nasales, Human anatomy Board Books*, Gladstone, N.J.

Schering Canada inc. (1986). *Affections inflammatoires de l'œil, guide diagnostique et thérapeutique*, Pointe Claire (OPH-281-E/F-CA/86).

Walsh, R., A. Bath, M. Hawke, J. Rutka (1999). Acute Otitis Media : Four Out Of Five Kids, *The Canadian Journal of Diagnosis*, février, 16(2).

Welch Allyn inc. (1982). *Guide pour l'utilisation d'instruments de diagnostic concernant les examens de l'œil, l'oreille, le nez la gorge*.

Chapitre 9

Baker, D.M. (1993). Assessment and management of impairments in swallowing. *Nursing Clinics of North America*, 28(4), p. 793-805.

Barker, E., et K. Moore (1992). Neurological assessment. *RN*, 55(4) :28-34.

Barraquer-Bordas, L. (1998). Que nous offre le signe de Babinski cent ans après sa description ?. *Rev Neurol*, 154(1), p. 22-27.

Crigger, N., et W. Forbes (1997). Assessing neurologic function in older patients : guidelines to help you distinguish normal effects of aging from disease. *AJN*, 97(3), p. 37-40.

Darovic, G. (1997). Assessing pupillary responses. *Nursing*, 27(2) :49.

Haerer, A. F. (1992). *DeJong's : The neurologic examination*. Philadelphia : Lippincott-Raven Publishers.

Hickey, J. V. (1997). *The clinical practice of neurological and neurosurgical nursing*. Philadelphia : Lippincott.

Kaufman, J. (1990). Assessing the 12 cranial nerves. *Nursing 90*, 20(6), p. 56-58.

Lower, J. S. (1992). Rapid neuro assessment. *AJN*, 92(6), p. 38-48.

Lowry, M. (1999). The Glasgow Coma Scale in clinical practice : a critique. *Nursing Times,* 95(22) :40-2

Nolan, M.F. (1995). *Introduction to the neurologic examination*. Philadelphia : F.A. Davis.

Ross, S. E., C. Leipold, C. Terregino et K. O'Malley (1998). Efficacy of the motor component of the Glasgow coma scale in trauma triage, *Journal of Trauma*, 45(1), p. 42-44.

Shah, S. (1999). Neurological assessment. *Nursing Standard*, 13(22):49-54.

Shpritz, D.W. (1995). Understanding neurological assessment. *Journal Anesth Nursing*, 10(4):216-219.

Stenger, K. M. (1993). Surveillance of spinal cord motor and sensory function. *Neuroscience Nursing*, 28(4), p. 783-791.

Stewart, N. (1996). Neurological observations. *Professionnal Nurse*, 11(6):377-378.

Woodward, S. (1997). Neurological observations-1 Glasgow Coma Scale. *Nursing Times*, 93(45).

Chapitre 10

Allison, F. (1998). Le suivi à domicile du patient atteint de maladie pulmonaire obstructive chronique, *Le clinicien*, 13, p. 64-75.

Ambrose, M. S. (1998). Chronic Dyspnea. Controlling a Perplexing Symptom, *Nursing 98*, p. 41-47.

Beaumont, J.-L. (1991). *L'examen clinique respiratoire*, Boucherville: Gaëtan Morin éditeur.

Blank-Reid, C. A., et P. C. Reid (1999). Taking the tension out of traumatic pneumothoraxs, *Nursing 99*, p. 41-47.

Boulet, L.-P. (1997). *Notions de base, éducation et intervention*, 2e éd., Québec: Presses de l'Université Laval.

Comité de révision canadien en pneumologie (1998). *Lignes directrices pour le traitement de la maladie pulmonaire obstructive chronique (MPOC)*, Medication Use Management Services.

Day, M. W. (1998). Caring for patients with Pleural effusion, *Nursing 98*, p. 56-57.

Lefebvre, H., et M. Brûlé (1997). L'examen physique: Où en sommes-nous?, *L'infirmière du Québec*, 4(6), p. 40-42.

Millar, M. M. *et al.* (1998). Malignant Cough Equivalent Asthma: Definition Case Reports, *Annals of Allergy, Asthma, & Immunology*, 80, p. 345-351.

O'Hanlon-Nichols, T. (1998). Basic Assessment Series. The Adult Pulmonary System, *American Journal of Nursing*, 98(2), p. 39-45.

Owen, A. (1998). Respiratory Assessment Revisited », *Nursing 98*, p. 48-49.

Pasterkamp, H., S.S. Keaman et G.R. Wodicka (1997). Respiratory Sounds. Advances beyond the Stethoscope », *American Journal of Respiratory and Critical Medicine*, 156, p. 974-987.

Postiaux, G. (1990). *Kinésithérapie respiratoire et auscultation pulmonaire*, Bruxelles: De Boeck Université. Un livre et une cassette audio.

Shelton, B. K. (1998). Mounting an Offense Against Lobar Pneumonia, *Nursing 98*, p. 42-47.

Thiadens, H.A. *et al.* (1998). General pratice. Identifying asthma and chronic obstructive pulmonary disease in patients with persistent cough presenting to general practitioners: descriptive study, *British Medical Journal*, 316, p. 1286-1290.

Références des tableaux 10.14 et 10.18

Atlas de soins, Soins respiratoires (1981). Paris: Éditions Vigot.

ATS (American Thoracic Society), Ad Hoc Commitee on Pulmonary Nomenclature (1977). *Updated nomenclature for membership reaction*. ATS, News Fall; 3: 5-6, traduit dans un document audio et écrit de 3M Littmann, division des produits et services pour soins de santé Canada, *L'auscultation pulmonaire, Guide de l'étudiant*.

Bates, B. (1992). *Guide de l'examen clinique*, 3e éd., Paris: Arnette.

Beaumont, J.-L. (1991). *L'examen clinique respiratoire*, Boucherville: Gaëtan Morin.

Blétry, O. (1995). *Redécouvrir l'examen clinique – Clé du diagnostic*, Paris: Doin éditeur.

Brunner-Suddarth (1994). *Soins infirmiers en médecine et en chirurgie, Appareil respiratoire*, Suzanne Smeltzer et Brenda Bare. Saint-Laurent: Éditions du Renouveau Pédagogique.

Cahill, M. (1995). *Vade-Maecum de l'infirmière praticienne*, Paris: Maloine.

Epstein, O., G. D. Perkin, D.P. de Bono et J. Cookson (1994). *Examen clinique*, Bruxelles: De Boeck Université.

GPS. Groupe pluridisciplinaire stéthoacoustique. Voir dans Postiaux, G. (1990). *Kinésithérapie respiratoire et auscultation pulmonaire*. Bruxelles: De Boeck Université.

Hogstel, M. O., et R. Keen-Payne (1995). *Mémento de l'infirmière – Évaluation clinique du patient*, Paris: Maloine.

Laënnec, R. T. H. *De l'auscultation médiate ou traité du diagnostic des maladies des poumons et du cœur*. J.-A. Brosson et J.-S. Chaudé, Libraires (dans Rep. Culture et Civilisations, Bruxelles, 1968; 2 vol.).

Potter, A., et A. G. Perry (1989). *Soins infirmiers – Théorie et pratique*, Montréal: Éditions du Renouveau Pédagogique.

Swartz, M. H. (1991). *Manuel de diagnostic clinique, Anamnèse et examen*, Saint-Hyacinthe: Édisem.

SCISR. Société québécoise des infirmières en santé respiratoire de l'Association pulmonaire du Québec (1989). *Évaluation clinique de l'état respiratoire*.

Chapitre 11

Alexander, R.W., R.C. Schlant et V. Fuster (1998). *Hurst's The Heart, Arteries and Veins*. 9e éd. New York: McGraw-Hill.

Boucher, M.M. (1990). La tension artérielle idéale: un concept nouveau pour le Québec. *Tension artérielle Québec* 2(1), 4-5.

Butman, S.M., G.A. Ewy, J.R. Standen, K.B. Kern et E. Hahn (1993). Bedside Cardiovascular Examination in Patients With Severe Chronic Heart Failure: Importance of Rest or Inducible Jugular Venous Distension. *JACC*, 22(4), 968-974.

Handerhan, B. (1987). How to measure Jugular Venous Distension, *Nursing 87*, 1748-1749.

Coalition canadienne pour la prévention et le contrôle de l'hypertension artérielle (1994). *Directives pour la mesure et la surveillance de la tension artérielle ainsi que pour les interventions sur le mode de vie*, Fondation des maladies du cœur du Canada, Ottawa.

Dennison, R. (1986). Cardiopulmonary Assessment. How to do it better in 15 easy steps. *Nursing 86*, 16(4), 34-39.

Garnier et Delamare (1995). *Dictionnaire des termes de médecine*. 24e édition, Paris: Maloine.

Guérin, F. (1997). *Cardiologie. Sémiologie clinique. Démarches diagnostiques. Cardiopathies*. Paris: Doin Éditeurs.

Guidelines Subcommittee (1999). 1999 World Health Organization/International Society of Hypertension guidelines for the management of hypertension. *J Hypertension*, (11), 905-918.

Issel Bacher, K.J., E. Braunwald, J.D. Wilson, J.B. Martin, A.S. Fanci et D.L. Kasper (1994). *Harrisson's Principles of Internal Medecine*. 13e éd. New York: McGraw-Hill.

Marino, P.L. (1996). *Le livre des soins intensifs*. Paris: Éditions Pradel.

McConnell, E.A. (1998). Clinical Do's & Don'ts: Assessing jugular venous pressure. *Nursing 98*, 28.

O'Hanlon-Nichols, T. (1997). The Adult Cardiovascular System. *American Journal of Nursing*, 97(12), 34-40.

Sepulveda, S., X. Sauvageon, J.P. Jedrec, J.C. Salamagne, F. Richter, C. Fuilla, B. Tabuteau et H. Julien (1995). *Guide pratique de médecine d'urgence préhospitalière*. 2e éd. Paris: Doin Éditeurs.

Thelan, L.A., J.K. Davie, L.D. Urden et M.E. Lough (1994). *Critical Care Nursing. Diagnosis and Management*. 2e éd., St-Louis: Mosby.

Woods, S.L., E. Sivarajan Froelicher et S. Underhill Motzer (2000). *Cardiac Nursing*. 4e éd. Philadelphia: J.B. Lippincott Co.

Chapitre 12

Anand, S.S., A. Kundi, J. Eikelboom et S. Yusuf (1999). Low rates of preventive practices in patients with peripheral vascular disease, *Canadian Journal of Cardiology*, 15(11), novembre, p. 1259-1263.

Ashby, D. (1990). The patient with peripheral vascular disease, *Journal of post Anesthesia Nursing*, 5(2), avril, p. 112-114.

Baum, P. L. (1985). Heed the early warning signs of peripheral vascular disease, *Nursing*, 15, p. 50-57.

Bauman, H.C., et H. M. Arthur (1997). Relationship between functional exercise capacity and general quality of life in nonsurgical patients with lower-extremity peripheral arterial disease, *Journal of Vascular Disease*, 15(1), mars, p. 21-28.

Cahall, E., et R. K. Spence (1995). Practical nursing measures for vascular compromise in the lower leg, *Ostomy Wound Management*, 41(9), octobre, p. 16-18, 20, 22 passim.

Carpentier, P. H. (1998). Definition and epidemiology of vascular acrosyndromes (review), *Revue du Praticien*, 48(15), octobre, p. 1641-1646.

Castaigne, A. et M. Scherrer-Crosby (1993). *Le livre de l'interne-cardiologie*, Paris: Flammarion Médecine-Sciences.

Colburn, M. D., et W. S. Moore (1993). Buerger's disease, *Heart Disease and Stroke*, A. H. A., 2, p. 424-432.

Federman, D. G., J. T. Trent, C. W. Froelich, D. Demirovic et R. S. Kirsner (1998). Epidemiology of peripheral vascular disease: a predictor of systemic vascular disease (review), *Ostomy Wound Management*, 44(5), mai, p. 58-62, 64, 66 passim.

Lam, J. (1989). Maladie coronarienne: implication d'un traitement antiplaquettaire, *Le Clinicien*, 4, p. 28.

Murray, S. (1997). A nurse-led clinic for patients with peripheral vascular disease, *British Journal of Nursing*, 6(13), 10-23 juillet, p. 726-728, 730, 732 passim.

Powell, J. T. (1998). Vascular damage from smoking: disease mechanisms at the arterial wall (review), *Vascular Medicine*, 3(1), p. 21-28.

Rubano, J.J., et M.D. Kerstein (1998). Arterial insufficiency and vasculitides (review), *Journal of wound, ostomy and continence nursing*, 25(3), mai, p. 147-157.

Smith, F.B., G.D. Lowe, A.J. Lee, A. Rumley, G.C. Leng et F.G. Fowkes (1998). Smoking, hemorheologic factors and progression of peripheral arterial disease in patients with claudication, *Journal of Vascular Surgery*, 28(1), juillet, p. 129-135.

Spence, A., et E. Mason (1993). *Anatomie et physiologie: une approche intégrée*, Montréal: Éditions du Renouveau Pédagogique.

Taylor, C. M., et S. M. Sparks (1993). *Diagnostics infirmiers – Guide pour le plan de soins*, Montréal: Décarie éditeur inc.

Ulrich, M., et M. Chagnon-Lamarche (1994). *Soins d'urgence – Perspective infirmière*, Montréal: Éditions du Renouveau Pédagogique.

Chapitre 13

Berg, D. (1999). *Advanced Clinical Skills*. Malden: Blackwell Science, Inc.

Collège des médecins du Québec (1999). L'appendicite chez l'enfant: un défi diagnostique, *Bulletin officiel Le Collège*, vol. XXXIX, no 1, avril, p. 9-10.

Frexinos, J. (1992). *Hépato-gastro-entérologie clinique*. Paris: Simep.

Kirton, C. A. (1997). Assessing for Bladder Distension, *Nursing 97*, 27, p. 64.

Kirton, C. A. (1997). Assessing Bowel Sounds, *Nursing 97*, 27, p. 64.

Loogman, E.A. (1992). Nutritional Assessment in Nursing, *Gastroenterology Nursing*. 14(4), p. 189-194.

McConnel, E.A. (1996). Investigating Epigastric Pain, *Nursing 96*, 26, p. 32.

McNeely, D.J., M. Sutjita et H.L. Dupont (2000). Acute Infectious Diarrhea in Adults, *Patient Care Canada*, II, p. 99-106.

Meissner, J.E. (1997). Caring for Patients with Pancreatitis, *Nursing 97*, 27, p. 50-51.

O'Toole, M.T. (1990). Advanced Assessment of the Abdomen and Gastrointestinal Problems, *Nursing Clinics of North America*, 25(4), p. 771-776.

Ross, T.M., J. Hamilton, P.M. Rao et J.M. Wagner (1999). Appendicitis : Unmasking the Great Masquerader, *Patient Care*, 10(3), mars, p. 50-63.

Schein, M. (2000). *Schein's Common Sense Emergency Abdominal Surgery*. New York : Springer, p. 21-22.

Seller, R. H. (2000). *Differential Diagnosis of Common Complaints*, 4e éd., Philadelphia : W. B. Saunders.

Silen, W. (1996). *Cope's Early Diagnosis of the Acute Abdomen*, 19e éd., New York : Oxford University Press.

Town, J. (1997). Bringing Acute Abdomen into Focus, *Nursing 97*, 27, p. 52-57.

Trahan, J. (2000). Peut-on prévenir le cancer du côlon par la nutrition ?, *Le Clinicien*, 15 (3), p. 63.

Chapitre 14

Acute Low Back Problems in Adults (1994). *Clinical practice guideline*, no 14. U.S. Department of Health and Human Services, Rockville, Maryland.

Béliveau, P. (1992). L'entorse et la dysfonction sacro-iliaque. *L'Actualité Médicale*, Médecine Sport, juin, 4-5.

Béliveau, P. (1997). Lésions de l'appareil locomoteur. *L'Omnipraticien*, octobre, 5-7.

Dupuis-Leclaire (1986). *Pathologie médicale de l'appareil locomoteur*. 2e tirage, Saint-Hyacinthe : Edisem.

Hoppenfeld, S. (1984). *Examen clinique des membres et du rachis*. Paris : Masson.

Jodoin, A., *et al.* (1995). *Orthopédie et Traumatologie*. Montréal : Décarie-Maloine.

Marshall, K. (1997). The prolapsed disc : Anatomy, diagnosis. *Patient Care Canada*. 8(2), s1-s8.

Patry, L., *et al.* (1997). La Ténosynovite de De Quervain. *Guide pour le diagnostic*. Montréal : Éditions Multimondes.

Patry, L., *et al.* (1997). Le Syndrome du Canal Carpien. *Guide pour le diagnostic*. Montréal : Éditions Multimondes.

Rahway Buchanan, W., et F.C. Smith. (1995). Investigating low back pain. *Canadian Journal of CME*, février, 29-44.

Schenck, R.C. jr, et J.D. Heckman (1993). Injuries of the knee. *Clinical Symposia*, 45(1), Ciba Pharmaceuticals Division, Ciba-Geigy Corporation.

Spitzer, W.O., *et al.* (1995). *Redéfinir le whiplash et sa prise en charge*. Société de l'assurance automobile du Québec.

Stiell, I, *et al.* (1995). Multicentre trial to introduce the Ottawa ankle rules for use of radiography in acute ankle injuries. *BMJ*, 311, 594-597.

Chapitre 15

Ayeva-Derman, M., F. Perrotin, T. Lefrancq, F. Roy, J. Lansac et G. Body (1999). Mastite granulomateuse idiopathique. Revue de la littérature illustrée par quatre observations. *Journal de gynécologie, obstétrique et biologie de la reproduction*. 28(8), p. 800-807.

Brachet, C., J.P. Dufrane, M. Van De Casseye, M. Ost et L. Debusscher (2000). Masses mammaires bilatérales. *Revue médicale de Bruxelles*. 21(3), p. 165-169.

Chapados, C. (1999). L'examen clinique des seins. *L'infirmière du Québec*. 95(2), p. 38-43.

De Landtsheer, J.P., J.F. Delaloye, C. Hessler, P. De Grandi, F. Paccaud et F. Lévi (2000). *Revue médicale de la Suisse Romande*. 120(6), p. 501-510.

Desauw, C., E. Delaporte, E. Martin de Lasalle et M.H. Balquet (2000). Un diagnostic à fleur de peau. *Revue de médecine interne*. 21(4), p. 368-369.

Gach, O., J.L. Corhay, L. Lousberg et P. Bartsch (1999). Abcès mammaire et toxémie gravidique révélateurs d'une tuberculose multirésistante. *Revue des maladies respiratoires*. 16(5), p. 842-845.

Garnier, A., C. Exbrayat, J. Marron, D. Seigneurin, P. Winckel et M. Bolla (2000). Programme de dépistage simultané du cancer du sein, du col utérin et du côlon-rectum destiné aux femmes de 50 à 69 ans en Isère. *Santé publique (Vandœuvre-Les-Nancey)*, 12 spécial (nos 59-69).

Gaudet, R., M. Antoine, S. Sananes, P. Merviel, J. Salat-Baroux et S. Uzan (1999). Hyperplasie atypique mammaire : interprétation, stratégie thérapeutique et surveillance post-thérapeutique. *Contraception, fertilité, sexualité*. 27(3), p. 216-221.

Nos, C., P. Freneaux et K.B. Clough (2000). Détection du ganglion sentinelle dans les cancers du sein. *Journal de gynécologie, obstétrique et biologie de la reproduction*. 29(3), p. 251-253.

Pariente, J.L., F. Jacob, C. Demeniere, J.J. Ferriere et M. Le Guillou (1999). Gynécomasties. *Progrès en urologie*. 9(6), p. 1132-1135.

Royer, B., et J. Klijanienko (1999). Lésions inflammatoires du sein. *Annales de pathologie*. 19(5), p. 406-411.

Salvat, J., A. Vincent-Genod, G. Gallet, A. Martino et J.M. Lutz (1999). L'examen clinique systématique des seins féminins est-il toujours d'actualité ? *Journal de gynécologie, obstétrique et biologie de la reproduction*. 28(3), p. 212-215.

Sasco, A.J. (2000). Actualité dans le dépistage de cancers. *Bulletin du cancer*. 87(3), p. 239-243.

Tanner, J.M. (1962). *Growth at Adolescence*, 2ᵉ éd., Oxford, Royaume-Uni : Blackwell.

Tristant, H. (1999). Risque de cancer du sein chez les femmes avec kystes palpables. *Presse médicale*. 28(33), p. 1821-1822.

Tristant, H. (1999). Dépistage du cancer du sein : quatorze ans de surveillance. *Presse médicale*. 28(35), p. 1940.

Chapitre 16

Askienazy-Elbhar, M. (2000). Flore vaginale et infections génitales, *Gynécologie, obstétrique et fertilité*, 28(7-8), p. 502-508.

Aynaud, O., B. Asselain, C. Bergeron, I. Cartier, E. Martin, X. Sastre-Garau, M. Souques et K. Zummer (2000). Carcinomes intra-épithéliaux et carcinomes invasifs de la vulve, du vagin et du pénis en Ile-de-France, *Annales de dermatologie et de vénéréologie*, 127(5), p. 479-483.

Benchekroun, A., A. Lachkar, A. Soumana, M. H. Farih, Z. Belahnech, M. Marzouk et M. Faik (1998). Les fistules urétro-vaginales. À propos de 45 cas, *Annales d'urologie*, 32(5), p. 295-299.

Cisse, C. T., P. Dionne, A. Cathy, V. Mendes, F. Diadhiou et P.D. Ndiaye (1998). Lésions vaginales au cours du coït, *Daker Medical*, 43(2), p. 135-138.

De Belilovsky, C. (2000). Les vulvodynies, *Presse médicale*, 29(21), p. 1191-1196.

Erb-Gremillet, S., M. Gunther, F. Amiaux et R. M. Parache (1999). Carcinome vulvaire de type mammaire, *Annales de pathologie*, 19(2), p. 124-127.

Giacalone, P. L., C. Dumontier, P. Roger, F. Laffargue et P. Baldet (1998). Métastases vaginales d'un carcinome mammaire, *Journal de gynécologie, obstétrique et biologie de la reproduction*, 27(7), p. 714-717.

Kridelka, F. (1999). Le condylome, *Revue médicale de Liège*, 54(4), p. 283-288.

Labau, E., S. Henry, P. Bennet, P. Massip et G. Chabanon (1998). Diagnostic direct des infections génitales à *Chlamydia*, *Pathologie biologie*, 46(10), p. 813-818.

Lanta, S., et J. E. Mention (1999). Leucorrhée. Orientation diagnostique, *Revue du praticien*, 49(18), p. 2029-2033.

Logeart, I., H. Blondon et C. Caulin (1998). Ulcère aigu de la vulve au cours d'une primo-infection à virus Epstein-Barr, *Presse Médicale*, 27(3), p. 571-572.

Poilpre, M., G. Belleannee, H. Trouette, S. Lemaistre et A. De Mascarel (2000). Un nodule douloureux de la vulve, *Annales de pathologie*, 20(1), p. 79-81.

Tanner, J.M. (1962). *Growth at Adolescence*, 2ᵉ éd., Oxford, Royaume-Uni : Blackwell.

Chapitre 17

Benchekroun, A., A. Lachkar, A. Soumana, M. H. Farih, Z. Belahnech, M. Marzouk et M. Faik (1998). La rupture des corps caverneux. À propos de 50 cas, *Annales d'urologie*, 32(5), p. 315-319.

Bennani, S., M. Dakir, A. Debbagh, M. Hafiani, A. el Moussaoui, M. el Mrini et S. Benjelloun (1998). La rupture traumatique du corps caverneux, *Progrès en urologie*, 8(4), p. 548-552.

Bouchot, O., D. Prunet, N. Gaschignard et J.M. Buzelin (1999). Chirurgie de la varicocèle : résultats sur la mobilité et la morphologie des spermatozoïdes, *Progrès en urologie*, 9(4), p. 703-706.

Boui, M., S. Vignes, E. de Kervilher et D. Farges (1999). Cas pour diagnostic. Tuméfaction majeure de la verge, *Annales de dermatologie et de vénéréologie*, 126(4), p. 339-340.

Bouyssou-Gauthier, M. L., S. Boulinguez, J.P. Dumas, C. Bedane et J. M. Bonnetblanc (1999). Lichen scléreux génital masculin : étape de suivi, *Annales de dermatologie et de vénéréologie*, 126(11), p. 804-807.

Bugel, H., C. Pfister, A. Liard-Zmuda, B. Bachy et P. Mitrofanoff (1998). Intérêt de l'exploration et du traitement par coelioscopie des testicules impalpables : à propos d'une série de 48 cas, *Progrès en urologie*, 8(1), p. 78-82.

Chabannes, E., H. Wallerand, S. Bernardini, F. Debière, H. Allouc et H. Bittard (2000). Mélanome malin du pénis, *Progrès en urologie*, 10(1), p. 101-106.

Della Negra, E., M. Martin, S. Bernardini et H. Bittard (2000). Les torsions du cordon spermatique chez l'adulte, *Progrès en urologie*, 10(2), p. 265-270.

Flechon, A., et J.P. Droz (2000). Tumeurs germinales du testicule : actualités, *Cancer radiothérapie*, 4(1), p. 27-31.

Haab, F. (1999). Apport de l'étude de la relation pression-débit dans l'évaluation de l'hypertrophie bénigne de la prostate, *Progrès en urologie*, 9(1), p. 151-155.

Lejeune, H. (1999). Hypogonadismes d'origine testiculaire, *Revue du praticien*, 49(12), p. 1303-1308.

Moisan, J., J.P. Grégoire, M.G. Labrecque et Y. Fradet (2000). L'échelle internationale de cotation des symptômes prostatiques. Évaluation de la réactivité d'une adaptation française, *Canadian Family Physician*, 46, p. 1772-1776.

Oddo, F., P. Chevallier, C. Raffaelli, F. Ruitort, J. Baque et A. Grimaud (1998). La microlithiase testiculaire, affection bénigne à surveiller, *Presse Médicale*, 27(34), p. 1763.

Rammos, L., V. Kapralos, I. Gerzelis, D. Zagilas et G. Karidis (1999). Multiples abcès scrotaux récidivants et corps métalliques, *Progrès en urologie*, 9(3), p. 541-543.

Richaud, P., N. Salem, R. Gaston, L. Mauriac, B. Chacon et E. Bussières (1998). Évaluation clinique et biologique de la réponse à l'hormonothérapie néoadjuvante avant radiothérapie dans les cancers de la prostate non métastasiques, *Cancer radiothérapie*, 2(1), p. 27-33.

Roman, P., B. Cavalier-Balloy, F. Prigent et C. Martinet (2000). Une lésion pigmentée de la verge, *Annales de dermatologie et de vénéréologie*, 127(5), p. 519-520.

Saint, F., D. Legeais, X. Leroy, J. Biserte, B. Gosselin et E. Mazeman (2000). Prise en charge thérapeutique du carcinome épidermoïde du pénis : discussion anatomoclinique et revue de la littérature, *Progrès en urologie*, 10(1), p. 128-133.

Tanner, J.M. (1962). *Growth at Adolescence*, 2ᵉ éd., Oxford, Royaume-Uni : Blackwell.

Chapitre 18

Cunningham, F.G., P.C. Marc Donald, F.G. Norman, K.J. Leveno, L.C. Gilstrap, G.D.U. Hankins et S.L. Clark (1997). *Williams Obstetrics*, 20e éd., Stamford: Appleton and Lange.

Decherney, A. H., et M.L. Pernoll (1994). *Current Obstetric & Gynecologic Diagnosis & Treatment,* Norwalk: Appleton and Lange.

Ladewing, P.W., M.L. London, S.B. Olds (1992). *Soins infirmiers – Maternité et néonatalogie,* 2e éd., Montréal: Éditions du Renouveau Pédagogique.

Lansac, J., C. Berger et G. Magnin (1997). *Obstétrique pour le Praticien,* Paris: Masson.

Merkatz, I.R., J.E. Thompson, P.D. Muller et R. Goldenberg (1990). *New Perspectives on Prenatal Care,* New York: Elsevier.

Pilliteri, A. (1992). *Maternal and Child Health Nursing,* Philadelphia: Lippincott.

Rice Simpson, K., et P.A. Creehan (1996). *Perinatal Nursing,* AWHONN, Philadelphia: Lippincott.

Robins, L.N., et J.L. Mills (1992). Effects of in Utero Exposure to Street Drugs, *American Journal of Public Health,* 83 (suppl.), p. 9-32.

Scott, J.R., P.J. Disaia, C.B. Hammond et W.N. Spellacy (1994). *Danforth's Obstetrics and Gynecology,* 7e éd., Philadelphia: Lippincott.

Chapitre 19

Apgar, V. (1966). The Newborn scoring system, reflections and advices, *Pediatric Clinic, North Am,* 13(645).

Doré, N., et D. LeHénaff (2000). *Mieux vivre avec son enfant de la naissance à 2 ans,* 4e éd., Institut national de la santé publique du Québec.

Gillette, P.C. (1989). Dysrhythmias, dans Adams, F.H., G.C. Emmanouillides et T. A. Riemenschneider (dir.) *Moss' heart disease in infants, children and adolescents,* 4e éd., Baltimore: Williams and Wilkins.

Goldbloom, R. B. (1997). *Pediatric Clinical Skills.* Philadelphia: Churchill Livingstone.

Ladewing, P. W., M. L. London et S. B. Olds (1992). *Soins Infirmiers-Maternité et néonatalogie,* 2e éd., Montréal: Éditions du Renouveau Pédagogique.

Lowery, G.H. (1986). *Growth and development of children,* 8e éd., St-Louis: Mosby.

Roche, A.F. *et al.* (1987). Head circumference reference data: birth to 18 years, *Pediatrics,* 79(5), 706-712.

Whaley, L.F, et D.L. Wong (1986). *Soins infirmiers en pédiatrie,* Montréal: Éditions du Renouveau Pédagogique.

Wong, D.L. (1999). *Nursing Care of Infants and Children,* 6e éd., St-Louis: Mosby.

Chapitre 20

Abraham, I., T. Fulmer, K. Milisen (1998). Advances in Geriatric Nursing, *The Nursing Clinics of North-America,* 33(3), 387-569.

Andresen, G.P. (1998). Assessing the older patient, *RN,* 61(3), 46-66.

Ball. R. (1997). CE: Geriatric assessment of the patient over 65, *Journal of Emergency Medical Services,* 22(3), 96-109.

Birrer, R., U. Singh, D.N. Kumar (1999). Disability and dementia in the emergency department, *Ethical issues in clinical emergency medicine,* 17(2), 505-519.

Bourque, P., L. Blanchard et J. Vézina (1990). Étude psychométrique de l'échelle de dépression gériatrique, *Revue canadienne du vieillissement,* 9, 348-355.

Cassel, C.K., H.J. Cohen, E.B. Larson, D.E. Meier, N.M. Resnick, L.Z. Rubenstein, L.B. Sorensen (1997). *Geriatric Medicine,* 3e éd., New York: Springer.

Chew, W.M., D. Birnbaumer (1999). Evaluation of the elderly patient with weakness: an evidence based approach, *Emergency medicine clinics of North America,* 17(1), 265-278.

Chumlea, W.C., A.F. Roche, M.L. Steinbaugh (1985). Estimating stature from knee height for persons 60 to 90 years of age, *Journal of the Geriatric Society,* 33, 116-120.

Dubost, M., W.L. Scheider (2000). *La nutrition,* 2e éd., Montréal: Chenelière/McGraw-Hill.

Duthie, E.H., P.R. Katz (1998). *Practice of Geriatrics,* 3e éd., Montréal: Saunders.

Francis, J., S. Strong, D. Martin, W. Kapoor (1988). Delirium in elderly general medical patients: common, but not often recognized, *Clinical Research,* 36, 711.

Kannel, W.B. (1999). Historic perspectives on the relative contributions of diastolic and systolic blood pressure elevation to cardiovascular risk profile, *American Heart Journal,* 138, S205-S210.

Kiser, K.W., M.J. Vassar (1998). Emergency Department Diagnosis of Abdominal Disorders in the Elderly, *American Journal of Emergency Medicine,* 16, 357-362.

Lauzon, S., E. Adam (dir.) (1996). *La personne âgée et ses besoins, interventions infirmières,* Saint-Laurent: Éditions du Renouveau Pédagogique.

Maddens, M.E. (1994). Should Elderly Emergency Department Patients Be Screened for Dementia?, *Annals of Emergency Medicine,* 23, 873-874.

Naughton, B.J., M.B. Moran, H. Kadah, A.Y. Heman, J. Longano (1995). Delirium and other cognitive impairments in older adults in an emergency department, *Annals of Emergency Medicine,* 25, 751-755.

O'Connor, K., L. Bélanger, A. Marchand, G. Dupuis, R. Elie, R. Boyer (1995). *Psychological distress and adaptation problems experienced during discontinuation of benzodiazepines,* Rapport: RS-2314-093, Conseil québécois de la recherche sociale.

Phillips, J.R.N., J. Carroll, M. Ehsanullah (1999). Screening for acute myocardial infarction in elderly patients with collapse, confusion and falls, *International Journal of Clinical Practice, 53*(2), 93-95.

Reichel, W. (1995). *Care of the Elderly, Clinical Aspects of Aging*, 4ᵉ éd., Baltimore: Williams & Wilkins.

Rowe, J.W. et R.L. Kahn (1998). *Successful aging*, Toronto: Random House.

Signal, B.M., J.R. Hedges, E.W. Rousseau (1991). Prediction of electrolyte abnormalities in elderly emergency patients, *Annals in emergency medicine, 20,* 964-968.

Société québécoise d'hypertension artérielle (1999). *Hypertension artérielle, Guide thérapeutique*, Québec: Bibliothèque nationale du Québec.

Werfel, P.A. (1998). Geriatric Assessment and Specialized Pathology, *Journal of the Emergency Medical Service, 23*(11), 52-55.

Wofford, J.L., L.R. Loehr, E. Schwartz (1996). Acute cognitive impairment in elderly ED patients: Etiologies and Outcomes, *American Journal of Emergency Medicine, 14,* 649-653.

Wroblewski, M., P. Mikulowski, B. Steen (1986). Symptoms of myocardial infarction in old age: clinical cases, retrospective and prospective studies, *Age ageing, 15,* 99-104.

Wu, K.-L., S.-H. Liou, C.-S. Lay (2000). Drug-Induced Gastropathy in Elderly Taiwanese, *Hepato-Gastroenterology, 47,* 596-600.

Yoshikawa, T.T., D.C. Norman, D. Grahn (1985). Infections in the aging population, *Journal of the American Geriatric Society, 31,* 34-39

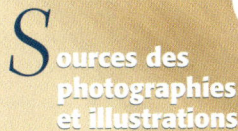

Sources des photographies et illustrations

Page 1 de couverture : Stone
Page 4 de couverture : Denis Gendron (Mario Brûlé) ; Université du Québec à Trois-Rivières, Service des ressources pédagogiques et des médias, Claude Demers (Lyne Cloutier et Odette Doyon)

Chapitre 1
Figures 1.1, 1.2 : Caractéra

Chapitre 2
Figure 2.1 : Caractéra

Chapitre 3
Figures 3.1, 3.2 : Caractéra

Chapitre 4
Figures 4.1, 4.2, 4.3 : Caractéra
Figures 4.4, 4.5, 4.6, 4.7, 4.9, 4.10, 4.11, 4.15, 4.16, 4.17 : Université du Québec à Trois-Rivières, Service des ressources pédagogiques et des médias, Claude Demers
Figures 4.8, 4.12, 4.13, 4.14 : Denis Gendron

Chapitre 5
Figures 5.1, 5.5, 5.6, 5.7, 5.8, 5.9, 5.10, 5.11, 5.12, 5.13, 5.14, 5.15 : Institut universitaire de gériatrie de Montréal
Figures 5.2, 5.3, 5.4 : Caractéra
Annexe 2 : Stéphane Bourrelle

Chapitre 6
Figure 6.1 : Caractéra

Chapitre 7
Figures 7.1, 7.2, 7.3 ; tableau 7.2 : Stéphane Bourrelle
Tableaux 7.4, 7.5, 7.6, 7.7, 7.8, 7.9, 7.10, 7.11 (sauf alopécie), 7.12, 7.13 ; figure 7.4 (photographie) : Galderma S.A. Librairie de diapositives DermQuest
Tableau 7.11 (alopécie) : Université du Québec à Trois-Rivières, Service des ressources pédagogiques et des médias, Claude Demers
Figure 7.4 (illustration) : Hélène Meunier

Chapitre 8
Figures 8.1, 8.2, 8.3, 8.4, 8.5, 8.7, 8.9, 8.11, 8.12, 8.13, 8.14, 8.15, 8.29, 8.35, 8.42 : Stéphane Bourrelle
Figures 8.6, 8.10, 8.16, 8.17, 8.18, 8.19, 8.20, 8.22, 8.27, 8.28, 8.34, 8.36, 8.37, 8.38, 8.39, 8.40, 8.41, 8.44, 8.45, 8.53, 8.54, 8.55, 8.58, 8.59, 8.60, 8.61, 8.62, 8.63 : Université du Québec à Trois-Rivières, Service des ressources pédagogiques et des médias, Claude Demers
Figure 8.8 : Caractéra
Figures 8.21, 8.25, 8.26 : Asif Kamal et J.C. Brocklehurst, *Atlas en couleurs de gériatrie,* © 1986, Edisem
Figures 8.23, 8.24, 8.30, 8.31 : Hélène Meunier
Figure 8.32 : *Affections inflammatoires de l'œil – Guide diagnostic et thérapeutique,* photographie de Pierre Kirouac
Figures 8.43, 8.46, 8.47, 8.48, 8.49, 8.50, 8.51, 8.56, 8.57 : Gracieuseté de Michael Hawke, M.D., professeur d'otolaryngologie, Université de Toronto

Chapitre 9
Figure 9.1 : Caractéra
Figures 9.2, 9.3, 9.4, 9.5, 9.6, 9.7, 9.8, 9.9, 9.10, 9.11, 9.22, 9.33, 9.34, 9.35, 9.36, 9.45 : Stéphane Bourrelle
Figures 9.12, 9.13, 9.14, 9.15, 9.16, 9.17, 9.18, 9.19, 9.20, 9.21, 9.23, 9.24, 9.25, 9.26, 9.27, 9.28, 9.29, 9.30, 9.31, 9.32, 9.37, 9.38, 9.40, 9.41, 9.42, 9.43, 9.44, 9.46, 9.47, 9.48, 9.49, 9.50, 9.51, 9.52, 9.53, 9.54, 9.55, 9.56, 9.57, 9.59, 9.60, 9.61 : Université du Québec à Trois-Rivières, Service des ressources pédagogiques et des médias, Claude Demers
Figures 9.39, 9.58 : Denis Gendron

Chapitre 10
Figures 10.1, 10.2, 10.3, 10.4, 10.5, 10.6, 10.7, 10.8, 10.9, 10.10, 10.11, 10.12, 10.13, 10.14, 10.27, 10.29, 10.30, 10.31, 10.32, 10.33, 10.35, 10.36, 10.37, 10.38, 10.39, 10.40, 10.41, 10.42, 10.43, 10.44, 10.45, 10.46 ; tableaux 10.2, 10.20 : Stéphane Bourrelle
Figures 10.15, 10.16, 10.17, 10.18, 10.22, 10.23, 10.24, 10.25, 10.26, 10.28, 10.34 : Université du Québec à Trois-Rivières, Service des ressources pédagogiques et des médias, Claude Demers
Figures 10.19, 10.20, 10.21 : Mario Brûlé

Chapitre 11
Figures 11.1, 11.2, 11.3, 11.4, 11.5, 11.6, 11.7, 11.8, 11.10, 11.12, 11.13, 11.14, 11.15, 11.16, 11.17, 11.20, 11.25, 11.27, 11.28, 11.32, 11.33, 11.36, 11.37 ; pages 334 à 338 : Stéphane Bourrelle

Figures 11.9, 11.11, 11.18, 11.19, 11.21, 11.22, 11.23, 11.24, 11.26, 11.29, 11.30, 11.31, 11.34, 11.35 : Université du Québec à Trois-Rivières, Service des ressources pédagogiques et des médias, Claude Demers

Chapitre 12

Figures 12.1, 12.2, 12.3, 12.4, 12.5, 12.6, 12.7, 12.8, 12.9, 12.10, 12.11, 12.12, 12.13, 12.14, 12.15, 12.20, 12.21, 12.22, 12.23, 12.24, 12.26, 12.34 ; tableau 12.3 : Stéphane Bourrelle

Figures 12.16, 12.17, 12.18, 12.19, 12.25, 12.27, 12.28, 12.29, 12.30, 12.31, 12.32, 12.33, 12.35, 12.36 : Université du Québec à Trois-Rivières, Service des ressources pédagogiques et des médias, Claude Demers

Chapitre 13

Figures 13.1, 13.2, 13.3, 13.4, 13.5, 13.6, 13.7, 13.8, 13.9, 13.10, 13.13, 13.14, 13.15, 13.18, 13.19, 13.21, 13.22, 13.23, 13.24, 13.25, 13.26, 13.27, 13.29, 13.31, 13.32, 13.33, 13.44, 13.45, 13.46, 13.47, 13.49, 13.51 : Stéphane Bourrelle

Figures 13.11, 13.20, 13.30, 13.34, 13.35, 13.36, 13.37, 13.38, 13.41, 13.43 : Université du Québec à Trois-Rivières, Service des ressources pédagogiques et des médias, Claude Demers

Figures 13.12, 13.16, 13.28, 13.39, 13.40, 13.42, 13.48, 13.50 : Denis Gendron

Figure 13.17 : Hélène Meunier

Chapitre 14

Figures 14.1, 14.4, 14.9, 14.10, 14.11, 14.12, 14.13, 14.14, 14.28, 14.29, 14.30, 14.31, 14.32, 14.33 : Stéphane Bourrelle

Figures 14.2, 14.3 : Université du Québec à Trois-Rivières, Service des ressources pédagogiques et des médias, Claude Demers

Figures 14.5, 14.6, 14.7, 14.8, 14.15, 14.16, 14.17, 14.18, 14.19, 14.20, 14.21, 14.22, 14.23, 14.26, 14.27 : Denis Gendron

Figures 14.24, 14.25 : Hélène Meunier

Chapitre 15

Figures 15.1, 15.2, 15.3, 15.4, 15.5, 15.6, 15.8, 15.9, 15.10, 15.11, 15.13, 15.27, 15.28, 15.29, 15.30, 15.35, 15.36, 15.37 : Stéphane Bourrelle

Figures 15.7, 15.12, 15.14, 15.15, 15.16, 15.17, 15.18, 15.19, 15.20, 15.21, 15.22, 15.23, 15.24, 15.25, 15.26, 15.31, 15.32, 15.33, 15.34 : Université du Québec à Trois-Rivières, Service des ressources pédagogiques et des médias, Claude Demers

Chapitre 16

Figures 16.1, 16.2, 16.3, 16.4, 16.5, 16.6, 16.7, 16.8, 16.9, 16.10, 16.11, 16.17, 16.18, 16.25, 16.26, 16.27, 16.28, 16.29, 16.30, 16.34, 16.36 : Stéphane Bourrelle

Figures 16.12, 16.13, 16.14, 16.15, 16.16, 16.19, 16.20, 16.21, 16.22, 16.23, 16.24, 16.31, 16.32, 16.33, 16.35 : Université du Québec à Trois-Rivières, Service des ressources pédagogiques et des médias, Claude Demers

Chapitre 17

Figures 17.1, 17.2, 17.3, 17.4, 17.5, 17.6, 17.7, 17.8, 17.9, 17.11, 17.12, 17.18, 17.19, 17.20, 17.21, 17.22, 17.23, 17.24, 17.25, 17.26, 17.27, 17.28, 17.29, 17.30, 17.32, 17.33, 17.35, 17.36, 17.29, 17.40 ; tableau 17.2 : Stéphane Bourrelle

Figures 17.10, 17.13, 17.14, 17.15, 17.16, 17.17, 17.31, 17.37, 17.38 : Université du Québec à Trois-Rivières, Service des ressources pédagogiques et des médias, Claude Demers

Figure 17.34 : Denis Gendron

Chapitre 18

Figures 18.1, 18.3, 18.4, 18.5, 18.7, 18.9b, 18.11, 18.12, 18.13, 18.16 (illustration), 18.17 (illustration), 18.19 (illustration), 18.20 (illustration) : Hélène Meunier

Figures 18.2, 18.14, 18.15 : Stéphane Bourrelle

Figures 18.8, 18.9a, 18.16 (photo), 18.17 (photo), 18.18, 18.19 (photo), 18.20 (photo) : Université du Québec à Trois-Rivières, Service des ressources pédagogiques et des médias, Claude Demers

Figure 18.10 : Lyne Cloutier

Chapitre 19

Figures 19.1, 19.22, 19.23, 19.24, 19.25, 19.26, 19.27, 19.28, 19.30, 19.36, 19.37, 19.38, 19.41, 19.42, 19.43, 19.44, 19.45, 19.46, 19.47, 19.48, 29.49, 19.50, 19.54, 19.55, 19.56, 19.57, 19.58, 19.59, 19.60, 19.61, 19.62, 19.64, 19.65, 19.66, 19.67 : Stéphane Bourrelle

Figures 19.2, 19.4, 19.5, 19.6, 19.10, 19.11, 19.12, 19.13, 19.15, 19.16, 19.17, 19.18, 19.19, 19.20, 19.21, 19.29, 19.31, 19.32, 19.33, 19.34, 19.35, 19.39, 19.40, 19.51, 19.52, 19.53, 19.63 ; tableau 19.19 : Université du Québec à Trois-Rivières, Service des ressources pédagogiques et des médias, Claude Demers

Figures 19.3, 19.9, 19.14 : Caractéra

Figure 19.68 : Hélène Meunier

Chapitre 20

Figure 20.1 : Françoise Lemoyne, Nuance photo

Figures 20.2, 20.3, 20.4, 20.5, 20.7, 20.9, 20.10, 20.11, 20.12 : François Voyer

Figure 20.6 : Hélène Meunier

Figure 20.8 : Caractéra

Index

AAP, 565, 568t
ABCD, 49, 50
Abdomen
    anatomie et physiologie, 384, 385f, 386f, 387f, 388f
    distensions ou protubérances, causes, 406, 407f
    douleur, 394, 642, *voir aussi* Douleurs abdominales
    examen, 44, 311, 389, 398, 400, 400f, 408, 546, 546f
        enfant, 610, 610f
        personne âgée, 665-667, 674t
    HIAPP, 400
    palpation, 419, 420, 547, 551-553
    percussion, 412-419
    personne âgée, 665-667, 674t
    profils, 406, 407f
    symptômes, 389
Abduction, 436, 436f
Acariens, 259
Accident(s), 46
    vasculaire cérébral (AVC), 229t, 235
Accommodation (yeux), 174, 175, 223
Accouchement, date prévue de l' (DPA), 543, 543t, 543f
Acétaminophène, 561
Achromatopsie, 181
Acide(s)
    acétylsalicylique (Aspirine), 561
    aminés, 59
Acné, 132t, 588
Acrocyanose, 586
Acromégalie, 162t
    -gigantisme, 137
Acte, passage à l', *voir* Passage à l'acte
Activation (courbe d'agressivité), 37, 38
Activité(s), 89
    chez la personne âgée, 638, 639f
    de l'équipe interdisciplinaire, contribution aux, 5
    électrique (cœur), conduction de l', 297, 298f
    enfant, 560, 560f
    réflexe, 21, 216f
Acuité
    auditive, 190, *voir aussi* Oreille
        enfants, 598, 599
    visuelle, *voir aussi* Œil
        abréviations courantes lors de l'examen, 167t
        de loin, 167
        de près, 168, 168t, 181
        enfants, 594, 595t
        test d', 156
Adaptation
    limitation dans la capacité d', 35
    maladie d', 93
Addison, maladie d', 137
Adduction, 436, 436f
Adénite cervicale, 592
Adénoïdes, 603
Adénome prostatique, 536t
Adénopathie(s), 165, 519
    cervicale, 592, 593
    métastatiques ou leucémiques (lymphomateuses), 165
Adénosine triphosphates (ATP), 58
Adolescent, 556t, 570, 571, *voir aussi* Fonctions
    croissance et développement, 573t
    entrevue avec un, 25
    examen physique, 571t
    recommandations de l'AAP, 569t
Aérateur tympanostomique, 187f
Aérosols-doseurs, 259
Affections, 46
    abdominales courantes chez l'aîné, 668
    acromio-claviculaire, 457t
    associées aux rougeurs oculaires, 155t
    cardiovasculaires, 339
    courantes
        artères, 378t, 380t
        bouche, personne âgées, 653
        col utérin, 510t
        cou, 205t, 206t, 445, 446t, 455, 456t, 457t
        biceps, 457t
        enfants, 630t, 631, 632t, 633
        follicules pileux et glandes sébacées, 132t, 133t
        fonction locomotrice, 455-463
        fonction respiratoire, 291t-294t
        genou, 460t
        pigmentation, 131t, 132t, 586, 593
        pulmonaires, 262t
        seins, 482, 483f, 483t
        tête, 205t, 206t
        veines, 379t, 381t
    papulosquameuses, 131t

Âge
    et sexe (facteurs statiques de risques de violence), 33
    groupes d', *voir* Enfants
Agitation (risque de violence imminente), 39, 39f
Agression (lors d'une entrevue)
    active, 31
    conseils pratiques, 32
    directe, 30
    indicateurs du risque imminent et à court terme, 37, 38, 39, 39f
    indirecte, 30
    passive, 31
    physique, 30
    proactive, 31
    réactive, 31
    symbolique, 31
    verbale, 30
Agressivité
    conseils pratiques, 31
    constructive ou destructive, 30
    développement de l', 37, 38f
    étapes de la courbe d', 37, 38
Aide, relation d', 19
Aine
    hernie à l', 530, 531f
    masse à l', 519
Aînés, *voir* Personnes âgées
Aire(s)
    d'auscultation, 328f, 329, 329t
        du cœur fœtal, 548, 548f, 549f
    de Broca, 210f
    de Kiesselbach, 150
    de Wernicke, 210f
    du cortex cérébral, 210, 210f
    pulsatile, 404, 405f
Airway, 49
Aisselles, 121, 465, 477, *voir aussi* Follicules pileux
Akathisie, 92
Akinésie, 91
Albinisme, 131t
Albumine, 66, 69
Alcool(isme), 115, 216, 229t, 234, 442, 559
Alimentation, 58, *voir aussi* Consommation
    entérale ou parentérale, 66

lactée de 0 à 24 mois, 559, 559t
solide de 0 à 44 mois, 559, 559t
Aliments, 58, 60t, *voir aussi* Alimentation
Allaitement, 469, *voir aussi* Alimentation
Allen, test d', 361, 362f
Allergies, 46, 153, 193, 193f, 259
  enfant, 557, 558
  test épicutané, 123
Alopécie, 122f, 133t
Alvéoles, 251
Amélie, 618
Aménorrhée, 491
American Academy of Pediatrics (AAP), 565, 568t
Amincissement de la peau, 113t
Amplitude thoracique, 271, 271f, 273f
Amygdales, 144, 203
  chez le nourrisson, 603
  linguales, 144, 144t
  palatines, 144, 144t
  pharyngées, 144, 144t, 150f
  tubulaires, 144, 144t
Amygdalites chroniques, 203
Anabolisme, 59
Analgésie, 236
Analyse, 7, 9f
  d'urine, 69
  de laboratoire (état nutritionnel), 68, 69, 69t
Anémie, 593
Anesthésie, 235
Anévrismes, 368, 368f
Angine de poitrine, 339, 655
Angiome(s)
  capillaire, 586
  caverneux, 133t
  plan, 133t, 586
  sénile, 651, 651f
  stellaires, 111, 133t, 136
  tubéreux, 587
Angle(s)
  manubrio-sternal, 252, 323
  rénaux, 418, 418f
Ankyloglosse, 601
Anorexie, 565
Anosmie, 222
Anoxie, 586
Antécédents liés à l'état de santé, 45
Antéflexion de l'utérus, 508f
Antépulsion, 436
Antéversion de l'utérus, 508f
Antisudorifiques, 110
Anus, 532, 532f, 533f, 534f, 617
  imperforation de l', 617

Anxiété, 93, 94t, 657
  facteur actuel de risque de violence, 34
Aorte, 404
  coarctation de l', 607, 608f
Apex, 325, 326, 326f, 330f, 331f, 332f, 581, 581f, *voir aussi* Choc apexien
Apgar, indice d', 566, 567t
Aphte, 160t, 198
Apnée, 269t, 605
  du sommeil, 259
Apophyse
  du marteau, 187
  mastoïde, 144
Appareil
  génital chez l'homme et rectum, 511
    anatomie et physiologie, 512, 512f, 513f, 514f, 515f
    examens clinique et physique, symptômes, *voir* Organes génitaux masculins
  génital chez la femme et rectum, 485
    anatomie et physiologie, 486, 486f, 487f
    examens clinique et physique, symptômes, *voir* Organes génitaux féminins
  lacrymal, 147
Apparence générale, 50
Appendice, 397t, 425, 425f
  xiphoïde, 25
Appendicite
  aiguë, 399t, 425, 425f, 432t
  enfant, 613
Approches linéaire et circulaire (technique d'examen), 47
Arbre bronchique, 251, 251f
Arc réflexe, 214, 216f
Arcade zygomatique, 144
Arches plantaires, 454, 455
  transverses normale ou affaissée, 454, 454f
Aréoles, 466, 474, 475, 474f
Arlequin, signe de l', 586
Art de questionner, 23
Artère(s)
  affections courantes, 378t, 380t
  aorte, 404
  carotide(s), 322t, 331, 331f, 376, 376f, 377, 377f
  comparaison avec les veines, 345t
  de la face, 343, 344f
  des membres supérieur et inférieur, 342, 342f, 343, 343f
  du cerveau, 343, 344f

  fémorales, 372
  tibiale postérieure, pouls de l', 370, 370f
  structures des, 346f
Artériosclérose oblitérante, 378t, 380t
Arthrite, 461, 462
Arthrose, 442, 446t, 456, 456t, 461, 462, 462f, 463t
Articulation(s), 438, 441, 444, 447f, 448f
  du poignet, 447, 447f
  enfants, 617, 618
  soutien de l', 442
  temporo-mandibulaire, palpation de l', 162f
Arythmie
  cardiaque, 665
  sinusale, 609
Ascite, 429, 429f
Assaut, risques d', *voir* Agression *et* Violence, indicateurs de risques
Astérixis, 231
Asthme, 262t, 263t, 291t, 558, 563
Astigmatisme, 175
Ataxie
  cérébelleuse, 216, 234
  sensitive, 233f
Athérosclérose, 343, 343t
ATP, 58
Atrophie
  cérébrale et cérébelleuse, 216
  musculaire, 229t, 230
Attention, 90
Attitude, tremblements d', 231
Audiogramme, 189, 190f
Audiométrie, 190, 220t, 226, 228t
Audition, 189, *voir aussi* Oreille
Auscultation, 44, 54, 56t, 279, 328, 331f, 332f
  aires d', 328f, 329, 329t
  B1, B2, B3, B4, souffle, 55t, 310t, *voir aussi* Bruits
  bruits biologiques, 55t, *voir aussi* Bruits
  combinaison des éléments de l', 339t
  du cœur, méthode, 329, 665
  facilitation de l', 55
  femme enceinte, 548
  foyers d', 328f, 329t
  optimisation de l', 279
  pulmonaire chez l'enfant, 604, 604f
  sites d', *voir* Sites d'auscultation
  techniques d', 279
Autocritique, 90
AVC, *voir* Accident vasculaire cérébral
Ayre, spatule de bois d', 504, 504f, 505f

B1, B2, B3 et B4, *voir* Bruits *ou* Auscultation
Babinski, réflexe de, 229t, 244, 244f, 629t
Bacille de Koch, 258
Baker, kystes de, *voir* Kystes synoviaux
Balances, 71f
Balanite, 524
Balanoposthite, 524
Bande vasculaire (tympan), 188f
Barbe, 121, *voir aussi* Follicules pileux
Barbituriques, intoxication par les, 229t
Barlow, signe et manœuvre de, 621, 621f
Bartholin, glandes de, 501, 501f
Bartholinite, 501
Battement des ailes du nez, 270, 605
Bell, paralysie de, 225, 225f
Besoins
    de santé d'une personne, détermination des, 4
    en glucides, 60
    en lipides, 60
    en protéines, 60
    en vitamines et minéraux, 60
    énergétiques, 60
    non comblés (facteurs actuels de risque de violence), 34
    nutritionnels, 59, 60, 60t
Bêtabloquants, 259
Biceps, affections, 457t
Bilan azoté, 69
Bile, 388
Binocularité, 175
Biopsie cutanée, 123
Biot, respiration de, 270t
Blennorragie, 521t
Bol alimentaire, 384
Bombement (espace intercostal), 270
Bosse sérosanguine, 590, 590f
Bouchard et Heberden, nodule de, 462, 462f
Bouche, 150, 151f, *voir aussi* Cavité buccale
    enfants, 600, 600f
    examen clinique, 77f, 153, 197
    lésions, 160t
    personnes âgées, 653
    plancher de la, 151
    soins, 154
    symptômes, 160
    ulcérations, 160, 161
Bouchon de cérumen, 652
Boulimie, 565
Bourgeon du goût, 151
BPOC, 258, 270t, 271, 275, 279, 406, 663

Bradycardie, 300, 586, 605
Bradypnée, 262t
Bras, *voir* Membre supérieur
Brassard, 317, 318f, 318t, 319f, 583
Breathing, 49
Broca, aire de, 210f
Bronches, 251
Bronchite, 264, 291t, *voir aussi* BPOC
Bronchiolite, 563, 630t, 622t
Bronchophonie, 289t
Bronchopneumopathie obstructive chronique, *voir* BPOC
Brudzinski, signe de, 246
Bruit(s)
    B1, B2, 56t, 300, 310t, 328-334, 339, 609, *voir aussi* Bruits cardiaques
    dédoublement physiologique du B2, 331
    modification de l'intensité du B1 et du B2, 331
    B3 et B4, 56t, 310t, 331, 332, 333, 334t, 609
    biologiques, 56t
    bronchiques (BB), 280, 281f, 282t
    bronchovésiculaires (BBV), 280, 281f, 282t
    cardiaques, 297, 300, 609, *voir aussi* Bruits, B1, B2, B3, B4
        intensité à l'apex et à l'aire aortique, 330f, 331
        normaux, 328, 328f, 330, 333t
        personne âgée, 665, 666
    continus, 284, 285t, 286t
    crépitants fins ou rudes, 283, 284t, 285f, 287t, 340, 605
    de galop auriculaire ou ventriculaire, 332, 332f, 333, 334t, 340
    de Korotkoff, 56t
    de succussion, 408, 410, 410f
    discontinus, 283, 284t
    extrapulmonaires, 286, 287t, 288t
    frottements péricardiques, *voir* Frottements péricardiques
    intestinaux, 408, 409t, 409f
    murmures vésiculaires (MV), 280, 281f, 282t, 605
    pathologiques, 331, 332
    péristaltisme intestinal, 56t
    respiratoires, 56t, 274
        anormaux (BBA), 282
        normaux, 280, 281f, 282t
        ronchi, 284, 286t, 605
        sibilants, 284, 285t, 285f, 287t, 605
    surajoutés, 283, 284t, 285f, 287t, 288t

    confusion terminologique au sujet des, 289
    continus, 284, 285t, 286t
    discontinus, 283, 284t
    terminologie révisée, 286, 287t, 288t
    surdité par le, 153
    trachéaux (BT), 280, 281f, 282t
    vasculaires abdominaux, 410, 411f, 412t
    vocaux, 288, 289t
    wheezing, 284, 285t
Brûlure(s)
    de la peau, 135, 135t
    douleur abdominale, 398
Brushfield, taches de, 594
Buerger, maladie de, 378t, 380t
Bulbe rachidien, 209
Bursite, 461t

Cage thoracique, 253f, 304f, *voir aussi* Thorax
Callosité, 454, 455
Calvitie, *voir* Alopécie
Canal(aux)
    artériel, persistance du, 607, 607f
    carpien, syndrome du, 443, 458t, 459t
    déférent, 512, 513f, 514f
    de Stenon, 198, 200
    de Wharton, 200
    endocervical, 486
    galactophores, 467
    inguinal, 513, 514f, 530, 531, 531f
    parotidien, 198
Cancer
    de la prostate, 536t, 672
    des testicules, 527
    du col de l'utérus, 671
    du côlon, 389, 668
    du nez, 653
    du sein, 469, 482, 483t, 483f, 671
Candida, *voir* Vaginites, Femme enceinte *ou* Bouche, enfant
Candidose, 128t, 160t
    enfants, 600
    personnes âgées, 653
Capillaire(s)
    de la peau, 110t
    drainage des liquides au niveau, 348f
    lymphatiques, 348, 348f
    structures des, 346f
    temps de remplissage des, 362
Capiton, 473
Capsulite de l'épaule, 457t
Capuchon du clitoris, 486

Carbone, monoxyde de, 115, 216
Carcinome, 197, 523
  des cellules basales, 651
  du col, 510t
  du pénis, 521t, 522f
Cardiopathies congénitales, 607, 607f, 608, 608f
Carène, thorax en, 257t, 605
Caries dentaires, 200, 602, 653
Carotide, *voir* Artère carotide *ou* Palpation
Carte
  de Snellen, 167, 595, 596
  E directionnel, 167, 168f, 595, 596
  morphoscopique, 167, 595
Catabolisme, 59
Cataracte, 172, 651
Cavité(s)
  buccale (orale), *voir aussi* Bouche
    coupe sagittale, 151f
    personnes âgées, 653
    signes de malnutrition, 77, 77f
  nasales, vestibules des, 150
Cellule(s)
  à épines, couches des, 108
  basales, carcinome des, 651
  de l'épiderme, 110t
  de Langerhans, 108, 110t
  musculaires, 435
Cellulite
  nécrosante, 126t
  orbitaire et périorbitaire, 126t
Céphalées, 217, 218t
Céphalhématome, 590, 590f
Cérumen, bouchon de, 652
Cerveau, 210
  artères du, 343, 344f
Cervelet, 209
  tumeur du, 229t
Cervicarthrose, 456t
Cervicite mucopurulente, 510t
Chadwick, signe de, 503, 538
Chaînes cervicales profonde, superficielle et postérieure, *voir* Ganglions lymphatiques, chaînes
Chambre pneumatique, 317, 318, 318f
Chalazion, 169, 169f
Champs visuels, 175, 176f, 177f, 222
  enfant, 597
Chancre syphilitique, 521t, 522f
Changements
  associés à une carence vitaminique ou minérale, 115t
  dans les contenus verbaux (violence imminente), 39f
  hormonaux, 538
  physiques à la grossesse, 538-542

Chéilite commissurale, 197
Cheveux, 121, *voir aussi* Alopécie, Follicules pileux, Cuir chevelu
  enfants, 588
  signes de malnutrition, 76
Cheville, 441, *voir aussi* Malléole
  amplitude articulaire, 453t
  éversion et inversion de la, 436, 437f
  examen physique, 453
    dorsiflexion et plantiflexion, 453f
Cheyne-Stokes, respiration de, 269t
Chimiorécepteurs, 258
Chirurgies, 46
Chloasma, 111, 132t
Choc apexien, 325, 326, 326f, 340, 608, 665, *voir aussi* Apex
Cholécystite aiguë, 399t, 432t
Cholestérol, 59, 69, 349
Chondrodermatite, 185
Chondromalacie rotulienne, 460t
Choroïde, 147
Chute(s)
  chez les personnes âgées, 645
  de pression, 136
Cicatrice(s), 114t
  chirurgicales courantes (abdomen), 403f, 406
Cicatrisation d'une plaie, phases de, 138
Cils, 169
CIM-10, 88
Cinquième maladie, 130t
Circonférence brachiale, 83
Circoncision, 614
Circularité, 20
  du processus de la démarche systématique, 8, 9f, 48
  et formulation d'hypothèses, 49
Circulation, 49
  artérielle, évaluation de la, 375
  fœtale et néonatale, 606, 606f
    troubles de la, 607-609, 607f, 608f
Circumvolution, 436, 438f, *voir aussi* Mouvements
Claquage, 455t
Classification
  fonctionnelle NYHA, 261t, 303t, 304, 340
  internationale des maladies, 88
  québécoise des troubles associés à l'entorse cervicale, 455
Clignement, réflexe de, 595, 627t
Clinique nutritionnelle, 57
Clitoris, 486, 486f, 487f
  capuchon du, 486
  examen, 499

Coagulation (plaie), 138
Coarctation de l'aorte, 607, 608f
Coccyx, 440, 440f
Cochléo-vestibulaire, nerf, *voir* Auditif
Cœur, 296, 296f, 296t, *voir aussi* Fonction cardiaque, Fonction cardiovasculaire
  conduction électrique, 297, 298f
  définition et configuration interne, 297, 297f
  enfant, 606-610, 606f, 607f, 608f
  examen clinique, 301, 310t
  femme enceinte, 546
  fœtal, 548, 548f, 549f, *voir aussi* Circulation fœtale
  personne âgée, 664-666
  pointe du, 582f, 608, 609
Coiffe des rotateurs, 438
Col utérin, 486, 487f, 503, 504, 504f, 506, 507
  cancer du, 671
  carcinome du, 510t
  cervicite mucopurulente, 510t
  polype du, 510t
  ramollissement du, 549, 550f
Colère, 32
Coliques, 398
  du nourrisson, 559
  néphrétiques, 399t, 432t
Collecte des données, 6, 9f
Côlon(s)
  cancer du, 389, 668
  distal et proximal, 388, 397t
Colonne vertébrale, 440, 440f, *voir aussi* Vertèbres, Lordose, Cyphose, Scoliose
  enfants, examen, 623, 624f, 625
Coloration de la peau, 117, 266, 267, 355, 363, 363f, *voir aussi* Pâleur, Rougeurs, Couleur de la peau
  tests de, 375, 376
Coma, 219
Comédons, 588
Commissures antérieure et postérieure (vulve), 486
Communautés culturelles et entrevue, 26
  particularités, 26
Communication, 16, 17f
  comportements verbal et non verbal, 18
  erreurs en, 20t
  expression corporelle, 18
  facteurs biologiques, psychologiques et socioculturels altérant la, 17, 18
  habiletés

de relation d'aide, 19
en, 16
humour et, 27
interauriculaire, 607, 607f
interventriculaire, 334, 337, 607, 607f, 609
position corporelle, 27
processus de la, 16
schéma de, 17f
silences et, 27
toucher en, 28
verbale et non verbale, 18, 27
Comportement(s), 50
adéquats, limitation dans la capacité de, 35
verbal ou non verbal, 18
Composante(s)
afférente sensitive et efférente motrice (système nerveux), 212
perceptuelle (vision), 175
Composés organiques, 58
Compression manuelle, test de, 374, 374f
Condensation, bruits bronchiques perceptibles au niveau d'une zone de, 282
Conduction de l'activité électrique (cœur), 297, 298f
Conduit
auditif externe (CAE), 148, 185, 186
lacrymaux, 170
Condylomes acuminés, 494, 495t, 496f, 523
Cône lumineux, 187
Confiance
réaliste, 98, 98f, 99
relation de, 19
Configuration des lésions de la peau, 120
Confusion, 216, 641
Congestion péricornéenne, 172f
Conjonctive, 146, 170
bulbaire, 147
palpébrale, 147
Conjonctivites, 171, 593
Conscience, état de, 219
Consommation alimentaire, fréquence de, 70t
Constipation, 393, 530
Consultation
motifs courants de, *voir* Symptômes
raisons de la, 44
Contenus verbaux, changements dans les (risque de violence imminente), 39f
Contexte, facteurs de risques de violence liés au, 35-37

Contraceptifs, 469
oraux, 349
Contractilité, 301, 340
Contraction et remodelage d'une plaie, 138
Contusion, 455t
Convergence des yeux, 175, 223
test de, 178, 178f
Convulsions, 217
fébriles, 561
Coopération, refus de, *voir* Refus de coopération
Coordination, 229t, 231, 231f
Cor, 454, 455
Cordon
ombilical, 611
spermatique, 512, 514f, 530, 530f
torsion, 530, 530f
Cornée, 147, 171, 172, *voir aussi* Reflet cornéen
réflexe, 595
ulcère de la, 172f
Cornets nasaux, 150
Coronaires, orifices des, 318f
Corps
ciliaire, 147
étranger aspiré par le nourrisson, 563
humain, éléments présents dans le, 58, 78
Corpuscules
de Meissner, 110t
de Pacini, 110t
de Ruffini, 110t
Cortex cérébral, 210, 210f
Cosmétiques, 115
Cou
affections courantes, 205t, 206t, 445, 446t, 455, 456t, 457t
anatomie et physiologie, 142, 144f, 145f, 541, 541f
examen clinique du, 152, 153
examen physique, 445, 446f, 446t, 545
enfants, 591
personnes âgées, 651, 673t
fonction locomotrice, 437
ganglions et drainage lymphatique, 145, 145f
inspection du, 163, 270, 311
mobilité du, 164f, 437
palpation du, 163
raideur du, *voir* Raideur
réflexe tonique du, 628t
repères anatomiques du, 438f
symptômes, 48t, 154
syndrome de tension du, 446t, 456t

troubles associés à la douleur cervicale, 457t
vaisseaux sanguins du, 347, 347f
Couche
basale, 108
claire, 108
cornée, 108
des cellules à épines, 108
granuleuse, 108
Coucher de soleil, signe du, 593
Coude, 438, 447, 456, 458t
Couleur(s), *voir aussi* Coloration, Pâleurs, Rougeurs *et* Peau
de la peau (nouveau-né), 586
des lésions de la peau, 120
test de la vision des, 181, 181f
Coupole diaphragmatique, 252
Courbe(s)
d'agressivité, 37, 38
de croissance
anormales, 66
enfants, 573, 574f-579f
intra-utérine, 566, 567f
Crampes, 398
Crâne
examen, nourrisson et nouveau-né, 589, 590
mesure et courbe du périmètre (enfant), 579, 579f
os du, 142f, 143f, 591, 591f
sutures et fontanelles, 556, 556f, 589, 590
Craniosténose, 589
Créatinine, 69
Cri, absence de, 600
Crise solaire, 398
Cristallin, 148, 171
Croissance
anormale, courbe de, 66
et développement des enfants, 571, 572t, 573t, 574f, 575f, 576f, 577f, 578f
intra-utérine, courbe de, 566, 567f
Croûtes
de la peau (sébum, pus, sang), 114t
de lait, 111
Chapeau, 111
Croyances culturelles, 26
Cryptorchidie, 526, 527, 528f, 615
Cuir chevelu, examen du, 121
Culpabilité, 97, 98t
risque de violence imminente, 39, 39f
Culs-de-sac antérieur, postérieur et latéraux (fornix), 486
Culture
microbiologique, 123
pédiatrie, 558

Cupule, 55, 55f, 329
Curare, utilisation du, 229t
Cushing
    maladie de, 162t
    syndrome de, 137
    triade de, 247
Cuticule, 109, 110f
Cyanose(s), 197, 586
    centrale et périphérique, 267
Cycle
    cardiaque, 298, 299f, 310t
    de Krebs, 58
    menstruel, 469, 488, 488f, 489
    respiratoire à l'auscultation, phases du, 288f
Cyphose, 257t
Cystocèle, 500, 500f
Cytobrosse, 504
Cytomégalovirus, 594

Daltonisme, 181
Darwin, tubercule de, 185
Date
    des dernières mentruations, *voir* DDM
    prévue de l'accouchement, *voir* DPA
DDM, 543, 543f
De Quervain, ténosynovite de, 458t
Débit
    cardiaque, 300, 301t, 310t
    sanguin, 298, 340
Déchirure
    des ligaments croisés, 460t
    méniscale, 460t
    musculaire, 455t
Décussation des pyramides, 210
Déficience
    entrevue avec une personne ayant une, 25
    intellectuelle et violence, 34
    nutritionnelle, *voir aussi* Dénutrition, Malnutrition
        signes cliniques, 75, 77t, 78t
Déficit, 50
Dégénérescence discale, *voir* Spondylose
De Graaf, follicule de, 488
Délires expansifs, paranoïdes ou rétractifs, 100
Démarche, 229, 232, *voir aussi* Marche
    d'une personne âgée, 233f, 659, 659t, 660t
    et équilibre, 50
    parkinsonienne, 233f, *voir aussi* Maladie de Parkinson

    particularités liées à des affections neurologiques, 233t, 233f
    systématique, 5-9, 9f, 39-42, 48
Démences (personne âgée), 674, 676t
Déni de la problématique, 35
Densité d'un organe, *voir* Organe
Dentelé, grand, 466
Dentition, 200
Dents, 152, 200
    enfant, 560, 602, 602f
    et poings serrés, 38
    personnes âgées, 653
    temporaires et permanentes, 602f
Dénutrition, 61, 62
    causes possibles, 62t
    conséquences, 62, 63t
    dépistage, 63, 64, 64f, 65f
Denver II, 629
Déodorants, 110
Dépendance, 98f, 99
Dépistage(s) des problèmes nutritionnels, 63, 63f, 64f, 65f
    types de, 64
Dépression, 96, 96t, 97
    gériatrique, 644, 657, 658t
    majeure, 657
Dermatomes, 212, 215f
Derme, 108
Dermites, 124, 124t, 125t
Désespoir, 96, 96t, 97, *voir aussi* Dépression gériatrique
Déshydratation, 561, 564, 566t, 588, 590, 600, 653
Désorientation (risque de violence imminente), 39f
Détresse respiratoire, 270, 545, 605
Développement
    de l'enfant et croissance, 571, 572t, 573t, 574f, 575f, 576f, 577f, 578f, 629
    de la personne, entrevue selon le stade de, 24-25
Déviations radiale et cubitale (poignet), 447f
Diabète, 137, 354
Diagnostic différentiel, 69
Diamètre aortique, détermination et mesure, 404, 405f
Diapasons, 190, 190f
Diaphragme d'un stéthoscope, 55f
Diarrhée, 391, 393t, 563
Diastasis des grands droits, 611
Diastole, 297, 298, 310t, 328f
Diastolique à zéro ou près de zéro, TA, 321
Diencéphale, 209
Difficultés respiratoires (enfants), 561

Digestion, *voir* Trajet digestif
Dilatation cardiaque, 327
Dipeptides, 59
Diplopie, 155
Disaccharides, 59
Discours, 50
    décousu et désorganisé (risque de violence imminente), 39, 39f
    hostile avec menaces, 38
Discrimination tactile, 230, 239f, 240f
Disque de Merkel, 110t
Distance(s)
    de Harmon, 181
    physiques, 18, 18t
Diurétiques, 69
Divergence, 175
Doigt(s), *voir aussi* Palpation
    à ressort, 458t, 459t
    abduction et adduction, 436, 436f
    mouvements alternatifs rapides des, 232, 232f
    sur le nez, épreuve du, 231, 231f
Données
    collecte des, 6, 9f
    objectives, 3, 6
    périnatales, 557, 558f
    subjectives (signes), 3
Dorsiflexion (cheville), 453
Dos, 440, 440f, 456, 459t, 541, 541f
    examen physique, 449, 449t, 450f, 545
Douleur(s), 51t, 236
    à la palpation profonde, 50, 276, 276f
    abdominales, 394, 493, 397f, 397t, 398
        affective, 398
        évaluation clinique des, 399t
        intensité, 398
        personnes âgées, 642, 643t
        sensorielle, 398
        viscérales, 395, 395f, 397t
    cervicale, 443, 457t
    dorsale, 443, 444t
    lombaire, 443, 456
    pariétale (péritoine), 396, 396f, 397t
    pleurétique, 276
    problèmes
        locomoteurs, 443, 444t
        vasculaires, 351
    référée, 396, 397t
    seins, 470
    superficielle à la palpation légère, 50
    thoraciques, 264, 304, 305f, 307t, 339
    viscérale, 395, 395f, 397t

Down, syndrome de (trisomie 21), 586, 590, 590t, 592, 593, 594, 601
DPA, 543, 543t, 543f
DPN, 259, 261t
Drainage des lésions cutanées, 121
Drogues, 34, 559
DSM-IV, 89
Duchenne-Erb, paralysie de, 618
Duodénum, 388
Dupuytren, maladie de, 136, 458t, 459t
Durée (T), 45t
Durillon, 454, 455
Dysfonctions artérielles et veineuses, 378t-381t
Dyskinésie, 92
Dysménorrhée, 491
Dyspareunie, 493
Dysphagie, 653
Dyspnée, 260, 261t, 262t, 270t, 304, 306, 340
    paroxystique nocturne (DPN), 259, 261t
Dystonie, 92
Dystrophie musculaire, 229t
    chez les enfants, 625, 626f
Dysurie, 517, 672

E directionnel, carte, 167, 168f, 595, 596
Ébranlement
    abdominal, 421, 422f
    des angles rénaux, 418, 418f
    hépatique, 416, 416f
Échelle
    d'évaluation de la force du mouvement articulaire, 444, 445t
    de coma de Glasgow, 219, 219t
    de l'estime de soi, 91
    de Rossono, 167
    des lettres de Monoyer, 167
Éclairage tangentiel, 323, 323f
Écocarte, 22
Écoulement(s)
    mamelonnaires, 471
    nasaux, 159, 159t, 193, 193f, 194t
    urétral, 518
    vaginaux, 492, 494, 494t, 495t
Écran
    cathodique, 153
    unilatéral, test de l', 180, 597, 597f
Ectropion, 169, 169f, 651
Eczémas, 124, 124t, 125t
Égophonie, 289t
Éjection systolique, *voir* Volume d'éjection systolique

Électrolytes, 69
Éléments présents dans le corps humain, 58, 78
Élimination, 89
    enfants, 560
Embolie pulmonaire, 262t, 263t
Embryon, 540
    position des organes chez l', 395f
Émotions, 90
Empan, 90
Emphysème pulmonaire, 258, 256t, 292t
Emplacement d'un organe, *voir* Organe
Encéphale, 210, 210f
Endotenon, 434
Endroit, entrevue selon l', *voir* Entrevue, lieu de
Énergie, sources d', 58
Enfant(s), *voir aussi* Nourrisson, Nouveau-né, Trottineur, AAP, Fonctions *et* Adolescent
    affections courantes chez l', 630t, 631, 632t, 633
    anatomie et physiologie, 556, 556f
    croissance et développement (groupes d'âge), 571, 572t, 573t, 574f-578f, 629
    d'âge préscolaire, 556t, 570
        croissance et développement, 572t
        entrevue avec un, 24
        examen physique, 571t
        recommandations de l'AAP, 568t
    d'âge scolaire, 556t, 570
        croissance et développement, 572t
        entrevue avec un, 25
        examen physique, 571t
        recommandations de l'AAP, 569t
    développement de l', 629
    examen clinique, 557, *voir aussi* Fonctions
        selon les groupes d'âge, 566
    examen physique, 565, *voir aussi* Fonctions
        selon les groupes d'âge, 571t
    groupes d'âge associés aux termes utilisés, 556t
    symptômes, 560
Engorgement mammaire, 606
Engourdissements (paresthésie), 351, 435
Enthésopathie, 455t
Entonnoir, thorax en, 257t, 605
Entorse
    cervicale, 446t, 456t, 455, 456f
    du genou, 460t
    lombaire, 456, 459t

Entrevue
    avec enfant d'âge scolaire ou préscolaire, 24, 25
    avec les parents d'un nourrisson, 24, 567, 567f
    communautés culturelles et, 26
    communication, 16
    directive, 22
    erreurs en, 20t
    lieu de, 24
    lignes directrices, 19
    non directive, 23
    phases de l', 21
    principes
        fondamentaux, 20
        généraux, 16
    selon
        l'endroit, 24
        le stade de développement de la personne, 24-25
    semi-directive, 23
    situations particulières en, 25
    types d', 22
Entropion, 169, 169f, 651
Environnement, 5
    facteurs de risques de violence liés à l', 35-37
    social et physique, 44, 46
Épaule, 438, 439f, 440f, 456, 457t, 457t
Épicanthus, 169
Épicondylite, 443, 458t
Épiderme, 108, 110t
Épididyme, 512, 514f, 527, 527f, 528f
Épididymite, 527, 528f
Épilepsie, 217
Épimysium, 434
Épine(s)
    couche des cellules à, 108
    de Lenoir, 461t
Épisclérite, 155
Épispadias, 524
Épistaxis, 150, 159t
Épithélioma basocellulaire ou spinocellulaire, 134t
Épitrochléite, 458t
Épreuve
    de la voix, 190
    de Rinne, 191, 191f, 192t, 652
    de Weber, 191, 191f
    du doigt sur le nez, 231, 231f
    du talon-genou, 232, 232f
Epstein, perles d', 601
Équilibre, 192
    démarche et, 50, 659, 659t, 660t
Équipe interdisciplinaire, contribution aux activités de l', 5

Érosion (peau), 113t
Érysipèle, 126t
Érythème
　allergique, 587
　infectieux, 130t
　noueux, 126t
　　lépreux, 129t
　polymorphe, 125t
Ésotropie, 175
Espace
　de Traube, 417, 417f
　physique, 18, 18t
Espérance de vie, 46
Espoir, 99
Estime de soi, échelle de l', 91
Estomac, 384, 397t, 540, 540f
État
　de conscience, 219
　de santé, *voir* Santé
　émotif chez l'aîné, 656
　mental, 87, *voir aussi* Santé mentale
　　fonctions neurologiques, 219
　　particularités associées à l', 93
　　symptômes, 48t
　nutritionnel, 50, 69, 69t, *voir aussi* Nutrition
Ethnie, pédiatrie, 558
Étirement, réflexe d', 229t, 241
Étourdissement, 217
Eupnée, 268t
Évaluation, 9f
　de l'aîné, 648
　des soins et traitements reçus lors du processus thérapeutique, 4
　nutritionnelle, 65, 69t
　questionnaire d', 39-42, 48
Éversion, 436
　de la cheville, 437f
　de la paupière, 170, 171f
Examen, *voir aussi* Fonctions, Organes, Enfants, Personnes âgées
　buts de l', 4
　centré sur un symptôme particulier, 10
　clinique, 1, 3,
　cognitif de Folstein, 656, 656t
　complémentaire, 3, 4f
　complet, 10
　composantes de l', 44
　de l'abdomen, 44
　de santé, 3, 4f
　du fond d'œil, 181, 181f, 183f, 594
　dénutrition, 74
　effectué dans une situation d'urgence, 10
　état mental, 89

　histoire de santé, 44
　otoscopique, 186
　partiel, 10
　périodiques, 46
　physique, 3, 4f, 44, 47, *voir aussi* Fonctions, organes, Enfants, Personnes âgées
　　approches linéaire et circulaire, 48, 49f
　　terminologie utilisée, 3
　　types d', 9
　　visuel, abréviations courantes lors de l', 167t
Excitation (risque de violence imminente), 39, 39f
Exercice infirmier au Québec, 11
Exocol, 486
Exotropie, 175
Expectorations, 264, 265t, 271
Exposition au soleil, 115
Expression(s)
　corporelle, 18
　faciales associées à des affections, 162t, 401
Extension, 436, 437f, 441f
　poignet, 447f
Extinction, 240
Extrasystoles ventriculaires, 609

Face, *voir aussi* Visage, Expression faciale *ou* Faciès
　artères de la, 343, 344f
　os de la, 142f
Facial, nerf, 220t, 224, 225, 228t
Faciès, inspection du, 311, *voir aussi* Expressions faciales, Visage
Facteurs
　d'altération de la communication, 17-18
　de risques de violence, 33, 35, 36
Faiblesse
　chez les personnes âgées, 646, 647t
　musculaire, 216
Faisceaux
　extrapyramidaux, 211
　moteurs, 214f
　musculaires, 434
　pyramidaux, 210
　sensitifs, 213f
Fallope, trompes de, 397t, 486, 487f
Fallot, tétralogie de, 607, 608f, 609
Famille, 20
Fasciculations, 231
Fatigue, 304, 309
　à l'effort, 340
Fécalome, 668

Fécalurie, 517
Féminisation, 136
Femme enceinte, 537, *voir aussi* Grossesse
　anatomie et physiologie, 538-542
　examen clinique, 542
　examen physique, 544-553, 544f, 546f, 547f, 548f, 549f, 550f, 551f, 552f, 553f
　symptômes, 543
Fente palatine, 600, 601f
Feuillets pariétal et viscéral, 252
Fibres musculaires, 435
Fibroadénome, 482, 483t, 483f
Fibromyalgie, 461, 461f
Fibrose kystique, 563, 631, 633
Fibrosité du tissu pulmonaire, 282
Fièvre (enfants), 560, 561
Fissure
　de la peau, 113t
　labiale, 600, 601f
Flexion, 436, 437f, 441f
　poignet, 447f
Focalisation, *voir* Accommodation
Fœtoscope, 544, 548, 548f
Foie, 414, 414f, 422, 422f, 423f
　enfant, 610, 611t, 612
Follicule de De Graaf, 488
Follicule pileux, *voir aussi* Poils
　affections des, 132t, 133t
　examen des, 121
Folliculite, 127t
Folstein, examen cognitif de, 656t
Fonction, *voir aussi* Classification fonctionnelle
　abdominale (enfant), 557, 610, 610f
　cardiaque, 48t, 295, *voir aussi* Cœur, Vaisseaux *ou* Fonction cardiovasculaire
　cardiovasculaire, *voir aussi* Cœur *ou* Vaisseaux
　　changements à la grossesse, 539
　　chez l'enfant, 606, 606f, *voir aussi* Cœur *ou* Circulation néonatale
　de la personne âgée, 663, 674t
　cérébelleuse, 229, 229t, 234t
　de reproduction, 538
　digestive, 48t
　endocrinienne, changements à la grossesse, 542
　gastro-intestinale, changements à la grossesse, 540, 540f
　génito-urinaire, 48t
　immunitaire, changements à la grossesse, 542

locomotrice, 48t, 433
    affections courantes, 455-463
    anatomie et physiologie, 434
    déterminants de santé, 442
    enfant, 557, 617
    examen clinique – plans
        anatomiques, 435, 436f
    examen clinique, 441
    examen physique, 444
    lésions de la, 455-463
    personne âgée, 659, 669, 674t
    symptômes, 443
motrice, 229, 229t, 234t
neurologique, 48t, 207
    enfant, 557, 626
    personne âgée, 654, 655f, 656t,
        662, 673t
neuromusculaire chez l'enfant, 625,
    625f, 626f
respiratoire, 48t, 249, 289, *voir aussi*
    Poumons *ou* Respiration
    enfant, 556, 562, 604, 604f
    examen clinique et affections
        courantes, 258, 290, 291t-
        294t
    examen physique, 266
    grossesse et, 538
    muscles de la, 255, 256t
    personne âgée, 662, 674t
sensitive (sensorielle), 235-240t,
    661, 661f
tégumentaire, 48t, 107, 110t, *voir
    aussi* Peau
    changements à la grossesse, 541
    enfant, 556
    personnes âgées, 650, 672t
urinaire, modification de la, 493,
    540
vasculaire, 341, *voir aussi* Vaisseaux,
    Fonction cardiovasculaire
    anatomie et physiologie, 342
    examen clinique, 349
    examen physique, 356
    symptômes, 48t, 350
    périphérique, 48t
Fond d'œil, examen du, 181, 182f,
    183f, 594
Fontanelles, 556, 556f, 589, 590
Fonte musculaire, 63f, 76f
Force musculaire, 229t, 230, 625
Fordyce, taches de, 198
Formulation d'hypothèses, 20, 21
    circularité et, 48, 49f
Fornix, 486
Fosses nasales, perméabilité des, 599
Fossette
    coccygienne, 623
    cutanée (capiton), 473

Fourchette sternale, 270
Fovea centralis, 148
Foyers d'auscultation, 328f, 329, 329t
Fractures, 456, 459
Frein
    de la langue, 200
    des lèvres, 151
Frémissement
    bronchique, 275, 275f
    pleural, 275, 276f
    vocal, 274, 275f, 276t
Fréquence
    cardiaque, 297, 300, 301, 310t, 312
        enfants, 582, 582t
        femme enceinte, 544
        personne âgée, 664
        tachycardie et bradycardie, 300,
            voir aussi Tachycardie,
            Bradycardie
    de consommation alimentaire,
        exemple de, 70t
    respiratoire, 268, 582t, 605
Froment, signe de, 448, 448f
Frottement(s)
    péricardiques, 56t, 338
    péritonéal, 408, 411, 412t
    pleural, 285f, 286, 287t, 288t
Frottis de Tzanck, 123
FSH, 488, 488f
Furoncle, 127t

GAC, *voir* Guide alimentaire canadien
Gaines synoviales, 434
Galop
    bruits de, *voir* Bruits de galop
    de sommation, 333
Ganglions lymphatiques, 145, 145f,
    146, 164, 165, 348
    amygdaliens, 145, 164
    chaînes ganglionnaires
        (lymphatiques), 145, 164
        cervicale postérieure, 146, 164
        cervicale profonde, 146, 165
        centro-axillaires, 467, 467f
        cervicaux superficiels, 146, 164
        du sein (aisselle), 467, 468f
        enfants, 592
        épitrochléens, 348, 361, 361f
        groupes pectoral, latéral et
            sous-scapulaire, 467
        inguinaux, 348, 371, 371f, 532
        occipitaux, 145, 164
        palpation, 165f, 592
        préauriculaires (parotidiens), 145,
            164
        rétro-auriculaires, 145, 164, 165f

        sous-claviculaires, 467
        sous-maxillaires, 146, 164, 165f
        sous-mentonniers, 146, 164, 165f
        sus-claviculaires, 146, 165, 165f,
            467
Gangrène, 380t
Garderies, 559
Gardnerella, vaginose à, 495f
Gastro-entérite, 631, 633
Gaz respiratoires, transport des, 258
Gencives, 152, 200, 601
Génogramme, 22, 46, 47f
Genou, 441, 441f *voir aussi*
    Talon-genou
    affections courantes, 460t
    entorse du, 460t
    examen physique, 451, 451f, 452f
Genu valgum et *varum*, 619, 620f
Glabelle, 144
    réflexe de la, 595
Gland du pénis, 512, 512f, 513f, 524,
    524f
Glande(s)
    apocrines, 110
    de Bartholin, 501, 501f
    de Meibomius, 147
    de Skene, 486, 500, 500f
    de Zeis, 147
    eccrines, 110
    lacrymales, 170
    mammaires, 467, 467f
    para-urétrales (de Skene), 486, 500,
        500f
    parotide, 152, 202
        palpation de la, 591
    salivaires, 151, 202
    sébacées, 110
        affections des, 132t, 133t
    sous-maxillaires, 202, voir aussi
        Ganglions
    sublinguale, 202
    sudoripares, 110, 110t
    sus-claviculaires, 165, *voir aussi*
        Ganglions
    thyroïde, 144, 145f
        palpation de la, 166, 166f
Glasgow, échelle de coma de, 219, 219t
Glaucome, 155, 173, 173f, 651
    à angle
        fermé, 205t, 206t
        ouvert ou étroit, 173
Globe oculaire, 147
Glosso-pharyngien, nerf, 220t, 226,
    228t
Glucides, 59, 60, 60t
Glucose, 69

Godet, œdème qui prend le, 350, 366, 366f
Goitre, 166f
Goldman, champ visuel normal de, 176f
Gonococcie, 494, 494t, 495t
Gonorrhée, 521t
Goodell, signe de, 549, 550f
Gorge, 197, 203, *voir aussi* Bouche
    enfants, 600
Goût, bourgeon du, 151
GPTAV, 46
Grand hypoglosse, nerf, 220t, 227, 228t
Granulation
    muscles, 435
    plaie, 138
Graphesthésie, 238, 239
Grattage hépatique, 415
Graves, *voir* Spéculum de Graves
Grippe, 444
Grossesse, 111, 413, 442, 469, 537, *voir aussi* Femme enceinte
    calendrier de, 543, 543f
    changements anatomiques et physiologiques associés à la, 538-542
    cytomégalovirus, 594
Groupes
    alimentaires et nutriments, 60t
    d'âge, *voir* Enfants
Guide alimentaire canadien (GAC), 59, 60, 60t, 61t
Gynécomastie, 482, 674t
Gyrus précentral et postcentral, 208f

Habiletés (de l'infirmière), 16
    à questionner, 23
    de relation d'aide, 19
    en communication, 16
Haleine fétide, 199t
Halitose, 199t
Hallucinations tactiles (ou kinesthésiques), visuelles, gustatives, olfactives et auditives, 100
Hallux valgus, 461t
Hamburger, maladie du, 564
Hanche(s)
    examen physique, 451, 451f
    luxation de la, 620, 622
    tour de (mesure), 73, 73f
Hansen, maladie de, 129t
Harmon, distance de, 181
Hausse du ton (risque de violence imminente), 39, 39f
Hauteur utérine, 539, 539f, 547, 547f

Hegar, signe de, 538, 539f, 550
Hémangiomes, 111, 133t
    du nouveau-né, 587
Hématomes (nouveau-né), 586
Hématurie, 518
Hémiparésie spastique, 233f
Hémisphères cérébraux, 208
Hémodynamisme, 298
Hémoglobine, 69
    diminution du taux d', 136
Hémorroïdes, 617
Hémothorax, 271
Hermaphrodisme, 616
Hernie(s)
    abdominale, 404, 519
    discales, 440, 446t, 456, 456t, 459t
    inguinale, 530, 531, 531f
    ombilicale, 611
    scrotale, 527, 528f, 529f, 615
Herpès, 131t, 197
    génital, 422f, 494, 495t, 496f, 521t
HIAPP, 400
Hidrosadénite, 128t
Hippocratisme digital, 136, 272, 272f, 357
Hirschberg, test de, 179, 596
Hirschsprung, maladie de, 611
Hirsutisme, 132t
Histoire
    de santé, 44, 50t, *voir aussi* Histoire médicale
    des problèmes de santé actuels, 45
    diététique, 69
    familiale, 44, 46
    médicale (nutrition), 68
    obstétricale, 46, 489
    pharmacologique (nutrition), 68
Hodgkin, maladie de, 593
Homan, signe de, 373, 373f
Homéostasie, 69, 310
Hoover, signe de, 270t
Horloge, test de l', 655, 655f
Hormones, *voir aussi* Fonction endocrinienne
    LH et FSH, 488
    prise d', 469
Hospitalisation(s), 46
    imposée, 35
Hostilité, 32
    attribution d', 35
Humérus, 438
Humeur, 90
Humour en communication, 27
Hydratation, 89
Hydrocéphalie, 162t, 593
Hydrocèle, 527, 528f, 615

Hydroxyde de potassium (KOH), 123
Hyperactivité (risque de violence imminente), 39f, 101, 101t, 102
Hyperalgie, 236
Hyperesthésie, 235
Hyperkinésie, 230
Hyperlipidémie, 349
Hypermétropie, 175, 222
Hyperparathyroïdie, 137
Hyperplasie prostatique, 536t
Hyperpnée, 269t
Hypersécrétion androgénique, 137
Hypersonorité, 278t
Hypertension, 320, 321, 349, 403, 544, 655
    artérielle labile, 321
    intracrânienne, 246, 589
Hyperthyroïdie, 162t
Hypertonicité, 229t
Hypertrichose, 132t
Hypertrophie
    cardiaque, 327
    du scrotum, 519, 528
    gingivale, 200
    musculaire, 230
Hyperventilation alvéolaire, 269t
Hyphéma, 155, 172, 172f
Hypoalgie, 236
Hypoderme, 108
Hypoesthésie, 235
Hypoglosse, *voir* Grand hypoglosse
Hypoglycémie, 586
Hyposmie, 222
Hypospadias, 524
Hypotension, 320, 544
    orthostatique, 320
Hypothèses, formulation d', 20, 21, 48, 49f
Hypothyroïdie, 586, 601
Hypotonicité, 229t
Hypoventilation, 269t

Ibuprofène, 561
Ictère, 136, 171
    physiologique (nouveau-né), 586, 594
Idées
    de grandeur, 100
    de référence, 100
Identité, 44
Iléus, 409
Illusions, 100
IMC, 72, 83, 669
Imminence d'assaut, symptômes avant-coureurs d', 38, 39, 39f
Immunisation, 46

Immunosénescence, 637
Imperforation de l'anus, 617
Impétigo, 126t
Impuissance, 520
Inadaptation au stress, 93
Incontinence, 517
Indicateurs du risque imminent et à court terme (agression, assaut, violence), 37, 38, 39, 39f
Indice
   d'Apgar, 566, 567t
   de masse corporelle (IMC), 72, 83, 669
Individu, facteurs de risque statiques et actuels de violence liés à l', 33, 34
Infarctus du myocarde, 339, 655
Infection(s)
   bactériennes de la peau, 126t, 127t
   conjonctivale, 172
   des voies respiratoires (IVRS), 562, 563
      récurrentes, 563
      périunguéales, 127t
   prévention des, 55
Infertilité masculine, 520
Infirmière, habiletés de l', 16
Inflammation
   muscle, 435
   plaie, 138
Influx nerveux, 210
Informations, collecte d' (santé mentale), 88
Inspection
   directe ou indirecte, 49, 49f
   questions et réflexions inhérentes à l', 50t
   techniques d' (examen physique), 49, 49f, 50
Insuffisance, *voir aussi* Régurgitation/insuffisance (valvules)
   artérielle, 363f, 363f
      aiguë et chronique, 378t, 380t
   cardiaque, 340, 262t, 655
      droite, 352t, 353t
      gauche, 264
   rénale, 162t
   veineuse, 352t, 353t, 363, 363f
      chronique, 379t, 381t
Intensité forte d'un son (percussion), 53
Intervention, 8, 9f
Intestins, gros et grêle, 388, 397t
Intimidation (courbe d'agressivité), 37, 38
Intoxication par les barbituriques ou l'alcool, 229t

Inversion, 436, 437f
Iris, 147, 171, 172, 172f
Irradiation (R), 45t
Ishihara, test d', 181, 181f
Isthme de l'utérus, 486, 487f, *voir aussi* Signe de Hegar
IVRS, 562, 563

Jambe, *voir* Membre inférieur
Jendrassik, manœuvre de, 241
Jouet miniature, test du, 595
Jugement, 90

Kaposi, sarcome de, 134t
Kawasaki, maladie de, 593
Kératinocytes, 108, 110t
Kernig, signe de, 246
Kiesselbach, aire de, 150
Klinefelter, syndrome de, 615
Klippel-Feil, syndrome de, 163
Koch, bacille de, 258
Koplik
   signe de, 600
   taches de, 198
Korotkoff, bruits de, 56t
Krebs, cycle de, 58
Kussmaul, respiration de, 269t
Kyste(s), 113t
   de Naboth, 503
   sébacés, 185, 499, 527, 528f
   synoviaux (ou de Baker), 458t, 459t, 460t

Laboratoire, analyse de, *voir* Analyse de laboratoire
Labyrinthe, 149
Lait maternel ou de vache, 559, 559t
Lame de verre, test de la, 121
Lampe à ultraviolets de 360 nm (de Wood), 123
Langages verbal et non verbal, 27
Langerhans, cellules de, 108, 110t
Langue, 151, 152f, 227, 201f, 201t
   enfants, 601
   frein de la, 151, 200
Lanugo, 111, 588
Larynx, 144, 202
Lasègue, test de, 450
LATR, 443
Lenoir, épine de, 461t
Lentigo sénile, 650, 650f
Léopold, manœuvres modifiées de, 551, 551f, 552, 552f, 553, 553f
Lèpre (maladie de Hansen), 129t
   lépromateuse, 129t

Lésion(s), 365
   cutanées, 110, 112t-114t, 116, 120, 124-135
      enfants, 586
      intentionnelles, 136, 137f
   de la bouche, 160t
   de la fonction locomotrice, 455, 455t, 456t
   de la langue, 201t
   enfants, 586
   génitales, 495t
   médullaire, 231t
   MTS, 492, 519
   pénis, 519, 521t
   travail répétitif (LATR), 443
Leucémie, 586, 593
Leucoplasie, 198
Lèvres, 150, 197
   frein des, 151
   fusion des petites, 617
   grandes et petites (vulve), 486, 498, 499, 617
   pincées, respiration avec les, 270t
LH, 488, 488f
Lichen
   plan, 131t, 198
   simplex, 125t
Lieu(x)
   de l'entrevue, *voir* Entrevue, lieu de
   physiques, sécurité des, *voir* Sécurité
Ligaments, 434, 460t
   suspenseurs du sein, 466
Lipides, 59, 60, 60t
Lipothymie, 308
Liquide(s)
   drainage au niveau capillaire, 348f
   pleural, 25
Lobe(s)
   de Riedel, 415, 415f
   mammaires, 466
   pariétal, frontal et occipital, 208f
Loi sur les infirmières et infirmiers du Québec, 11
Lombalgies, 459t
Lordose, 442, 449t, 541
Lunules, 109, 110f
Lupus érythémateux disséminé, 111, 125t
Luxation, 457t
   de la hanche, 620, 622
Lyell, syndrome de, 116
Lymphe, *voir* Réseau lymphatique
Lymphœdème, 352t, 353t, 358f, 379t, 381t
Lymphome, 593

Macrocéphalie, 162t
Macula, 148, 183
Macule, 112t
Maigreur, 66, 67t
Main(s), 438, 440, 456, 458t, 459t, *voir aussi* Doigts
  bon et mauvais état nutritionnel, 76f
  examen physique, 448, 448f
  mouvements alternatifs rapides des doigts et des, 232, 232f
  palpation à deux ou d'une seule, 51, 51f, 52f
  percussion à une ou deux, 53, 54, 53f, 54f
  pronation et supination, 437f
Malabsorption, 68
Maladie(s)
  cinquième, 130t
  classification internationale des, 88
  coronarienne, 349
  d'adaptation, 93
  d'Addison, 137
  de Buerger, 378t, 380t
  de Cushing, 162t
  de Dupuytren, 136, 458t, 459t
  de Hansen (lèpre), 129t
  de Hirschsprung, 611
  de Hodgkin, 593
  de Kawasaki, 593
  de Paget, 134t, 162t, 475
  de Parkinson, 68, 91-93, 162t, 211, 229t, 659
    voir aussi Syndrome parkinsonien, Démarche parkinsonienne
  de Raynaud, 357, 357f, 378t, 382t
  du hamburger, 564
  fibrokystique, 482, 483t, 483f
  transmissibles sexuellement, *voir* MTS
Malformation
  neurologique, 162t
  transitoire, 619
Malléole
  externe, 441, 661f
  interne, 365f, 441
Malnutrition, 61
  examen physique, 74
    matériel requis, 75, 75f
  facteurs exogènes conditionnant la, 62
  interprétation des signes cliniques, 75
  situations à risque de, 62
Mamelon(s), 466, 467, 468f
  compression du, 481, 482f
  écoulements, 471
  inspection des, 474, 474f, 475

palpation des, 479, 479f, 480f
  surnuméraires, 605, 606
Manipulation, 102, 103, 102t
Manœuvre(s)
  d'Ortolani, 622, 622f
  de Barlow, 621, 621f
  de Jendrassik, 241
  de Léopold (modifiées), 551, 551f, 552, 552f, 553, 553f
  de Romberg (ou test), 234, 234f, 659, 661f
Marche
  automatique, 628t
  talon-orteil, 232, 232f
Marteau, 187
  à réflexes, 241, 242f
  apophyse du, 187
Masse(s), *voir aussi* Hernie
  à l'aine, 519
  à la palpation mammaire, 480, 480f
  adipeuse, 73
  cervicale, 154
  corporelle, indice de (IMC), 66, 72
  MTS, 492
  perte de, 530, 545
  provenant d'une hernie ou du scrotum, 529f
Masséters, 223
Mastoïdite aiguë, 598
Matité
  cardiaque, 327
  franche, 278t
  quadrants abdominaux, 412, 413f
  test de mobilité de la, 430, 430f, 431f
Maturation sexuelle selon Tanner
  chez l'homme, 514, 515f, 522, 523, 526
  chez la femme, 468f, 488, 489f
Maux
  de dos, 449
  de tête, 216
McBurney, point de, 408, 409f
Méat urétral
  féminin, 486, 487f, 486f
    examen, 499
  masculin, 512, 513f, 524, 525f
Mécanorécepteurs, 258
Méconium, 617
Médication
  enfants, 560
  personnes âgées, consommation de médicaments, 640, 640f, 647f
  utilisée, 46
Méfiance, 97-100, 98f, 99t
  risque de violence imminente, 39f

Meibomius, glandes de, 147
Meissner, corpuscules de, 110t
Mélanine, 108
Mélanocytes, 108, 110t
Mélanome malin, 134t
Membrane, 54, 55
Membre(s)
  inférieur(s)
    anatomie et physiologie, 441
    artères du, 343, 343f
    enfants, examen, 619, 620f, 621f
    examen physique, 451
    extension et flexion, 437f
    ganglions lymphatiques du, 348f
    inspection, 272, 311, 363, 550
    mesures des, 372, 372f, 373f
    œdème des, 304, 309
    palpation, 366
    veines du, 345, 346f
  supérieur(s)
    abduction et adduction des, 436, 436f
    anatomie et physiologie, 438
    artères du, 342, 342f
    circumvolution, 438f
    enfants, examen, 618, 618f
    examen physique, 446, 447f, 448f, 550
    extension et flexion, 437
    ganglions lymphatiques du, 348f
    inspection, 272, 357
    palpation, 358
    veines du, 345, 346f
Mémoire, examen de la, 90
Menace(s)
  discours hostile avec, 38
  sentiment de, 34
Ménarche, 617
Méningite bactérienne, 246, 592, 625
Ménisques, 441
Ménométrorragie, 491
Ménopause, 469, 491
Ménorragie, 491
Menstruations, 488
  DDM, 543, 543f
Mercure, effets du, 216
Merkel, disque de, 110t
Mesures anthropométriques, 70, 80-82
Métabolisme des nutriments, modification du, 68
Métabolites, 69
Metatarsus varus, 620
Méthode PQRST, 45, 45t, 47
Microcaulie, 614
Microcéphalie, 162t, 589
Micrognathie, 590

Miction, 517, *voir aussi* Urines
Migraines, *voir* Céphalées
Miliaire, 587
Milieu
    de soins, facteurs de risques de violence liés au, 35, 36
    scolaire, 559
Milium, 111, 587
Minéraux, 59, 60, 60t
    carence en, 115t
Miocroorganismes entéropathogènes, 564
Misogynie, 34
Modelage, 590
Moelle épinière, 210
Monoamines, 59
Mononucléose, 165, 205t, 206t
Monosaccharides, 59
Monoxyde de carbone, 115, 216
Monoyer, échelle des lettres de, 167
Mont de Vénus, 486
Montgomery, tubercules de, 467
Moro, réflexe de, 629t
Morphologie des lésions de la peau, 120
Moteurs oculaires commun et externe, nerfs, 220t, 223, 228t
Motoneurones supérieurs et inférieurs, 211
Motricité
    fine ou grossière, 231
    oculaire, 177, 178f, 178t
Mouvement(s), 434, 435, 436, 435f, 436f, 437f
    amplitude chez la personne âgée, 670
    alternatifs rapides des doigts et mains, 232, 232f
    articulaire, échelle d'évaluation de la force du, 444, 445t
    de la hanche, 451, 451f
    involontaires, 229t, 230
    sens de la position et du, 238, 238f
    thoraciques, 273
MTS, 490, 492, 517, 519
Mucocèle, 197
Mucoviscidose, 563, 631, 633
Muguet, 600
Muqueuses (bouche), 198
Murmures vésiculaires (MV), 280, 281f, 282t, 605
    intensifiés, diminués, absents, unilatéralement ou bilatéralement, 280
Muscle(s)
    brachial, surface du, 83
    de l'abdomen, 384, 386f
    du nourrisson, croissance, 557
    érecteurs des poils, 110t
    extrinsèques (œil), 147
    malnutrition, 76
    piliers (valvule bicuspide), 297
    repères anatomiques des, 435, 435f
    respiratoires, noms et fonctions des, 255, 256t
    temporaux, 223, 223f
    volontaire, 434
Myalgie, 444
Mycoses, 128t
Mydriase, 173, 174t
Myéloméningocèle, 624, 624f
Myocarde, infarctus du, 339, 655
Myopie, 175, 222
Myosis, 173, 174t
Myxœdème, 162t

Naboth, kystes de, 503
Naegele, règle de (DPA), 543, 543t
Nævus, 133t, 586, 587
Nausées, 389, 530
Nécro-épidermolyse bulleuse aiguë staphylococcique, 127t
Nécrolyse épidermique toxique, 125t
Nerf(s)
    crâniens, 147f, 212, 213f, 220t, 221-228t
        évaluation chez le nouveau-né, 626
        examen chez l'aîné, 657, 658t
    rachidiens, 212, 214f
Neuropathies périphériques, 217
Neutralité, 20
New York Heart Association (NYHA), classification fonctionnelle de la, 261t, 303t, 304, 340
Nez, 149, 150f
    battement des ailes du, 270, 605
    cancer du, 653
    écoulements nasaux, 159, 159t
    enfants, 599
    épreuve du doigt sur le, 231, 231f
    examen clinique, 152, 153, 192
    personnes âgées, 653
    soins, 154
    symptômes, 158, 159
Nodule(s), 112t
    à la palpation mammaire, 480, 480f
    de Bouchard et d'Heberden, 462, 462f
    sur un testicule, 527, 528f
Nœuds lymphatiques, *voir* Ganglions lymphatiques
Nomenclature (troubles mentaux), 88, 89
Nourrisson, 556t, *voir aussi* Nouveau-né *ou* Enfant
    coliques, 559
    croissance et développement, 572t
    entrevue avec les parents du, 24, 567, 567f
    examen clinique du, 566, 567
    examen physique, 571t
    prise du pouls, 581, 581f
    recommandations de l'AAP, 568t
Nouveau-né, 556t, *voir aussi* Nourrisson *ou* Enfant
    classification du, 567t
    croissance et développement, 572t
    examen clinique, 566
    examen physique, 571t
    indice d'Apgar, 566, 567t
Numération lymphocytaire, 69
Nuque, raideur du cou ou de la, 246, 443, 592
Nutriments, 60t
    modification du métabolisme des, 68
Nutrition, *voir aussi* Dénutrition, État nutritionnel *ou* Malnutrition
    bases de la, 58
    dépistage de problèmes de, 63, 64, 64f, 65f
    science de la, 58
    symptômes justifiant une consultation en, 66
NYHA, 261t, 303t, 304, 340
Nystagmus, 178, 223, 179t, 593
    optocinétique, 178

Obésité, 61, 67
Observation
    examen mental, 88
    (examen physique), technique d', 44, 47
Obstruction veineuse, 352t, 353t
Obturateur, 426, 428, 428f
Odeur, 222
    inspection de la peau à l', 120
Œdème, 340, 350
    de Quincke, 197
    des membres inférieurs, 304, 309
    du scrotum, 527, 528f
    orthostatique, 350
    peau d'orange, 473
    périphérique, 350, 352t, 353t
    pulmonaire aigu, 292t
    qui prend le godet, 350, 366, 366f
    troubles vasculaires, 350
Œil (yeux), 146, 146f, 147f, 148f, *voir aussi* Motricité oculaire *ou* Acuité visuelle *ou* Vision
    convergence des, *voir* Convergence des yeux
    enfants, 593, 594f

examen clinique, 152, 153, 167
fond d', *voir* Fond d'œil
inspection et palpation, 169, 171f
nerf optique, *voir* Optique, nerf
personnes âgées, 651
rouge, 155, 155t, 156t
signes de malnutrition, 76, 77
soins, 154
symptômes, 155-157
Œsophage, 384
Œstrogènes, 486, 488, 488f
O.I.G.A/O.I.D.P., 548, 549f
Oiseaux, allergies, 259
Olfactif, nerf, 220t, 222, 222f, 228t
Ombilic, examen, 404
Omoplate, 438
Onde(s)
    de pulsation artérielle, 312f
    liquide, test de l', 429, 429f
    péristaltiques, 612, 613, 613f
Ongles, 109, 110f
    enfants, 589
    infection des, 127t
    inspection des, 122, 311, 357
    signes de malnutrition, 77
Onychomycose, 128t
Ophtalmoscope, 181, 182f, 182t, 184t
Opisthotonos, 625, 625f
Optique, nerf, 220t, 222, 228t
Orchite, 527, 528f
Oreille, 148, 149f, *voir aussi* Auditif, nerf, *ou* Audition
    enfants, 597, 597f, 598, 598f
    examen clinique, 152, 153, 184
    externe, 148, 149f
    interne, 149, 149f, 192
    moyenne, 148
    otalgies, 157, 158f
    pavillons d', 185
    personnes âgées, 652, 652f
    soins, 154
    symptômes, 157, 158
Oreillettes, 297, 297f, *voir aussi* Communication interauriculaire
Organe(s)
    de la cage thoracique, innervation des, 304f
    emplacement, densité et volume d'un, 50, 51t, 53
    génitaux chez les enfants, examen, 614, 614f, 615, 616f
    génitaux féminins, 486, 486f, 487f, *voir aussi* Grossesse, changements
        examen clinique, 489
        examen physique, 496, 496f, 497f, 549
        personne âgée, 671, 674t
        position médiane chez l'embryon, 395f
        symptômes, 491, 494
    génitaux masculins, 512, 512f, 513f, 514f, 515f
        examen clinique, 515
        examen physique, 522
        personne âgée, 672, 674t
        symptômes, 516, 521, 521t
Organisation
    facteurs de risques de violence liés à l', 35
    mondiale de la santé, 88
Orgelet, 169, 169f
Orientation
    dans le temps, 267
    fonction locomotrice, 435
    vérification du sens de l', 90
Oropharynx, 203
Orteil
    marche talon-, 232, 232f
    ulcère nécrotique à l', 365f
Orthostatisme, 352t, 353t
    mesure de la tension en, 320
Ortolani, manœuvre d', 622, 622f
Os
    de la tête, de la face et du crâne, 142f, 143f, 591, 591f
    du nourrisson, 557
    hyoïde, 143
Osgood-Schlatter, syndrome d', 451
Ostéo-arthrose, 463t
Ostéoporose, 462, 463t
Otalgies, 157, 158t
Otite(s)
    enfants, 598
    externe, 157
        aiguë, 158t, 186f
    moyenne aiguë, séreuse, séreuse moyenne, chronique, 158t, 188f, 205t, 206t
Otoscope, 186, 186f, 187f
Ovaires, 397t, 486, 487f, 506, 508, 508f, 538
Ovocyte, 488, 488f
Ovulation, 488
Ovules, 486
Oxygénation, 89
    diminution de l', 136
Oxygène, 58
    échange d', 258

Pacini, corpuscules de, 110t
Paget, maladie de, 134t, 162t, 475
Palais, 151
    dur ou mou, 199, 226
Pâleur, 197
    -cyanose, 136
    du visage (risque de violence imminente), 39, 39f
Pallesthésie, 237, 237f
Pallier (P), 45t
Palpation, 44, 50, 223f
    à deux mains, 51, 51f, *voir aussi* Utérus, Palpation abdominale
    abdominale, 419, 419f, 420, 421f
        femme enceinte, 551-553
    caractéristiques perceptibles à la, 51t
    d'une seule main, 51, 51f
    de l'artère carotide, 331, 331f, 377, 377f
    de l'épididyme, 527, 527f
    de la glande parotide, 591
    de la prostate, 535, 535f
    de la température, 52t
    de la tête, 162, 162f
    des ganglions lymphatiques
        des aisselles, 477, 478f
        des enfants, 592
        épitrochléens, 361f
        inguinaux, 371f
        préauriculaires, 165f
        sous-maxillaires, 165f
        sous-mentonniers, 165f
        sus-claviculaires, 165f
    des seins, *voir* Seins, examen physique, Tissu mammaire, Mamelons
    des testicules, 529, 529f
    douleur augmentée par la, 276, 276f
    du bout des doigts, 52t
    du cou, 163
    du cœur (choc apexien), 325, 326f
    du foie, *voir* Foie, Rebords hépatiques,
    du frémissement
        tactile, 52t
        vocal, 275, 275f
    du membre
        inférieur, 366
        supérieur, 358
    du pénis, 525
    du pouls, 52t, 315f, 360f, 368f, 369f, 370f, 371f
    du scrotum, 527, 527f
    du testicule, 527, 527f
    du thorax, 272, 273f
    légère, 51, 51f
    mammaire, 479, *voir aussi* Palpation des seins
    profonde, 51, 51f

questions et réflexions inhérentes à la, 52t
recto-vaginale, 509, 509f
Palpitations cardiaques, 304, 306
Pancréas, 563, 388, 397t
Pancréatite aiguë, 399t, 432t
Panique (courbe d'agressivité), 37, 38
Papanicolaou, test de, 504, 504f, 505f
Papille(s)
　de la langue (fongiformes, filiformes et calciformes), 151
　optique, 148, 183
Papillome intragalactophorique, 481
Papule, 112t
　ortiée, 112t
Paralysie, 162t
　brachiale, 618
　cérébrale, 618, 620, 624
　de Bell, 225, 225f
　de Duchenne-Erb, 618
　faciale, 590
Paranoïa, 98, 98f, 99
Paraphimosis, 524, 524f
Parasitoses, 129t
Parents
　d'un nourrisson, entrevue avec les, 24, 567, 567f
　-enfants, relation, 558
Parésie musculaire, 178t
Paresthésie, 235
Parkinson, maladie de, 68, 91-93, 162t, 211, 229t, *voir aussi* Syndrome parkinsonien, Démarche parkinsonienne
Pars tensa ou *flaccida*, 149
Particularités culturelles, 26
Passage à l'acte (courbe d'agressivité), 37, 38
Passivité, 99
Patella, 441, *voir aussi* Rotule
Pathétique, nerf, 220t, 223, 228t
Paupière(s)
　éversion de la, 170, 171f
　supérieure et inférieure, 148, 169
Pavillons d'oreilles, 185
Peau, 108, *voir aussi* Fonction tégumentaire, *ou* Pigmentation
　affections
　　courantes, 138
　　systémiques, 136
　amincissement de la, 113t
　brûlures de la, 135, 135t
　changements associés à une carence vitaminique ou minérale, 115t
　coloration (couleur) de la, 117, 266, 267, 355, 357, 363, 363f, 586, *voir aussi* Teinte de la peau, Pâleur, Rougeurs

　d'orange, 473
　examen
　　clinique, 111
　　enfants, 586-588, 588f
　　physique, 119
　inspection de la, 120, 357
　lésions de la, 110, 112t-114t, 116, 120, 124-135, 136, 137f, 586, 587
　malnutrition, 75
　modifications de la, 355
　nouveau-né, 556, 586
　palpation de la, 121
　pilosité de la, 355, 365, *voir aussi* Pilosité
　résumé des fonctions de la, 110t
　schéma de la, 109f
　sécheresse de la, 651, 651f
　symptômes courants, 116
　teinte de la, 112
　température de la, 121, 355
　tests spécifiques des téguments, 123
　texture de la, 50, 51t, 355, 587
　turgescence de la, 588, 588f
　ulcères, 355
Pectoral, grand, 466
Pectoriloquie aphone, 289t
Pectus excavatum et *carinatum*, 257t
Pedersen, *voir* Spéculums
Pédiculose, 129t, 498
Pemphigoïde bulleuse, 125t
Pemphigus, 125t
Pénis, 512, 512f, 513f
　inspection, 522, 523, 523f
　enfant, 614
　lésions, 519
Pensée, processus de la, 90
Perception
　que la personne a de sa situation de santé, 46
　sensorielle, 90
　surdité de, 189
Percussion, 44, 51, 53, 53f, 53t, 55t, 277, 277f, 278f, 278t, 327
　à une ou deux mains, 53, 53f, 54, 54f
　à deux doigts, 54, 54f
　abdominale, 412, 413f
　de l'espace de Traube, 417, 417f
　de la vessie, 417, 417f
　directe ou indirecte, 53
　sons, sonorité à la, 53t, 278, 278t
Perforation traumatique (tympan bleu), 188f
Perfusion systémique et périphérique, 310
Péricarde, 296

Périmètre crânien d'un enfant, mesure et courbe, 579, 579f
Périmysium, 434
Périnée, 486
　examen, 498
Péristaltisme intestinal, 56t, *voir aussi* Intestins
Péritenon, 434
Péritoine, 396
Péritonite, 401, 421, 421t
Perles d'Epstein, 601
Perméabilité des fosses nasales, 599
Péroné, 441
Persistance du canal artériel, 607, 607f
Personne(s), 5
　âgée(s), 635, *voir aussi* Fonctions
　　activité physique chez la, 638, 639f
　　affections courantes, 674
　　consommation de médicaments, 640, 640f
　　démarche d'une, 233f
　　déterminants de santé, 636
　　entrevue avec des, 25
　　évaluation de la, 648
　　examen clinique, 636
　　examen physique, 648
　　soins, 640
　　sommeil, 639
　　symptômes, 641
　　température, 637
　anxieuse, entrevue avec une, 26
　ayant une déficience, entrevue avec des, 25
　colérique, entrevue avec une, 25
　entrevue selon le stade de développement de la, 24-25
　inquiète, entrevue avec une, 26
　loquace, entrevue avec une, 25
Perspective conceptuelle infirmière, 6-8
Pesanteur
　absence de, 444
　douleurs, 398
Pétéchies, 136, 246, 586
Peur, 95, 95t
Phalen, signe de, 448, 448f
Phanères, 109
Pharyngites à streptocoque et virale, 203
Pharynx, 143, 143t, 226
Phimosis, 524, 524f, 614
Phocomélie, 618
Photophobie, 157, 246
Photosynthèse, 58
Pied
　affections courantes, 459, 461t
　bot, 620, 620f

creux, 454
examen physique, 454
insuffisance artérielle, 363f, 365f, 380t
normal, 454
plat, 454
Pigmentation, affections de la, 131t, 132t, 586, 593
Pilosité de la peau, 355, 365, *voir aussi* Poils
    aisselles, 469
    pubis féminin, 489f, 498
    pubis masculin, 512, 512f
        inspection, 522, 523
Pinguécula, 171
Pityriasis rose, 131t
Plagiocéphalie, 590
Plaie, 138
    de pression, signes et symptômes, 139t
    phases de cicatrisation, 138
Plan létal, 103
Plancher de la bouche, 151
Planification, 7, 9f
Plans anatomiques, 435, 436f
Plantiflexion (cheville), 453
Plaque(s)
    lésion primaire de la peau, 112t
    sclérose en, 231t
Pleurésie, 252
Plèvre(s), 252, 253f
Pli
    cutané, 73, 74f, 84, 85, 274, 588
    palmaire, 618f
    simien, 618f
    sous-fessiers et inguinaux, 619, 621f
Pneumaturie, 517
Pneumocytes, 252
Pneumonie lobaire, 293t, 663
Pneumothorax, 25, 262t, 263t, 271, 274, 293t
Podoscope, 454
Poids, 70, 81 *voir aussi* Mesures anthropométriques
    balances, 71f
    besoins en protéines par kg de, 60
    enfants, 573, 574f-578f
    gain non désiré de, 67
    perte non désirée de, 66, 67t, 643
Poignet, 438, 447, 456, 458t
    déviations radiale et cubitale, flexion, extension, 447f
    signes divers, 448f
Poils, 109, 110t, 355, 365, *voir aussi* Pilosité
    d'animaux, allergies, 259, 558
    enfants, 588

Poings et dents serrés, 38
Point(s)
    cardinaux, réflexe des, 627t
    de McBurney, 408, 409f
Poitrine, angine de, 339, 655
Poliomyélite, 231t
Pollakiurie, 517
    nycturie, 672
Polycythémie, 586
Polygone de Willis, 209, 209f
Polype(s)
    du col, 510t
    du nez, 194
Polypeptides, 59
Polypnée, 269t
Polysaccharides, 59
Pompe musculaire, 344, 345f
Portions alimentaires, 61, 61t
Position
    corporelle, 27
    de Sims, 532, 532f
    en/du tripode, 271, 592, 592f
    et du mouvement, sens de la, 238
    genu-pectorale, 609, 610f
    gynécologique, 497, 497fi
Post-charge, 301
Posture
    de travail, 153
    rigide (risque de violence imminente), 39, 39f
Potassium, hydroxyde de, 123
Pouls, 56t, 311, 359
    alternant, 314
    amplitudes du, 313-315, 340
    bigéminé, 314
    bisférien, 315
    bondissant, 315
    brachial, 360, 360f
    de l'artère tibiale postérieure, 370, 370f
    enfants, 581, 582
    faible, 314
    fémoral, 368, 368f, 609, 610f
    filant, 314
    morphologie du, 315, 316
    palpation, 315f
    paradoxal, 315
    pédieux, 370, 371f
    poplité, 369, 369f
    radial, 359, 360f
Poumons, 250, 250f, 251f, 604, *voir aussi* Fonction pulmonaire, Respiration
    examen clinique, 258
    examen physique, 266, 545
Poux, 129t

PQRST, méthode, 45, 45t, 47
Pratique(s)
    infirmière
        démarche systématique dans la, 5
        notion de prudence dans la, 11
        passé, présent et avenir dans la, 12, 13
    sexuelles, 115
Pré-charge, 300
Pré-éclampsie, 544
Préhension palmaire et plantaire, réflexes de, 628t
Préjugés sociaux, 34
Prépuce, 512, 513f, 523
Presbyacousie, 652
Presbytie, 175, 222
Pression
    artérielle, *voir aussi* Tension artérielle
        chute de, 136
    veineuse jugulaire, 310t, 321, 323, 323f, 340
Prise
    de risque, 99
    du pouls, *voir* Pouls
Problématique, déni de la, 35
Problèmes nutritionnels, dépistage, 63, 64, 64f, 65f
Processus
    circulaire de la démarche systémique, 8, 9f, 48, 49f
    de la pensée, 90
    linéaire, 8
Profils abdominaux, 406, 407f
Progestérone, 486, 488, 488f, 538, 544
Promotion de la santé, 48t
Pronation, 436, 437f
Propionibacterium acnes, 132t
Prostate, 512, 513f, 514, 514f, 532, 532f, 533f, 535, 535f, 536t, 672
    cancer de la, 536t, 672
Prostatite aiguë, 536t
Protéines, 59, 60, 60t
    par kg de poids, besoins de, 60
    sériques, 69
Provoquer (P), 45t
Prudence, 98, 98f
    dans la pratique infirmière, notion de, 11
Prurit, 118, 124t, 125t, 136, 137
    vaginal, 492
Pseudomenstruations, 616
Psoas, 426, 427f
Psoriasis, 131t
Ptérygion, 171
Ptôse, 169
Puberté précoce, 614

Pubis, 121, 498, 512
Pulsation, 50, 51t
   aortique, 404
   artérielle, 311, 312f
   direction de la, 404, 405f
Pupilles, 147, 173, 174t, *voir aussi* Mydriase, Réflexes pupillaires *ou* Myosis
   réponse à la réaction directe ou consensuelle (indirecte), 173
Pustule, 113t
Pylore, sténose du, 565, 566t, 613, 613f
Pyramides, décussation des, 210
Pyurie, 517

Qualité (Q), 45t
Quantité (Q), 45t
Questionnaire, 4f
   d'évaluation, 39-42, 48, 339, *voir aussi* Questions
Questions
   à éviter, 23, 24
   générales pour la méthode PQRST, 45t
   habiletés à poser des, 23
   ouvertes et fermées, 23
   systémiques, 24
Quincke, œdème de, 197

Racine du poil, 109
Raideur du cou, de la nuque, 246, 443, 592
Raisons de la consultation, 44
Rate, 416, 417, 417f, 612
Raynaud, maladie de, 357, 357f, 378t, 382t
Rayons UV, 153t
Réaction(s)
   cutanées, 651
   de stress, 93
   médicamenteuse (peau), 125t
   pupillaire(s), 173, 174t
Rebord hépatique, 414, 414f, 415f, 422, 422f, 423f
Rectocèle, 500, 500f
Rectum
   examen chez l'enfant, 614, 617
   féminin, 486, 487f
   masculin, 512, 513f, 532, 532f, 533f, 534
Récupération (courbe d'agressivité), 37, 38
Référence, idées de, 100
Reflet
   cornéen, 179, 596
   rouge orangé (rétine), 594

Réflexe(s), 214, 216f, 241
   abdominal (T8 à T12), 244, 244f,
   absence de, 245
   achilléen (S1 et S2), 243, 243f
   archaïques, 626
   bicipital (C5 et C6), 242, 242f
   cornéen, 595
   crémastérien (L1 et L2), 244, 614, 614f, 615
   cutané plantaire (L4 à S2), 244, 244f
   d'étirement, 231t, 241
   d'incurvation du tronc, 628t
   de Babinski, 244, 244f, 629t
   de clignement, 595, 627t
   de la glabelle, 595
   de la marche automatique, 628t
   de la personne âgée, 662
   de la toux, 258
   de Moro, 629t
   de préhensions plantaire et palmaire, 628t
   de succion, 601, 627t
   des points cardinaux, 627t
   diminution de, 245
   enfants, 595, 626, 627t, 628t, 629t
   hyperactifs, 245
   marteau à, 241, 242f
   nauséeux, 226
   ostéotendineux, 241
   photomoteurs directs et consensuels, 173, 223
   pupillaire à la vision de près (accommodation), 174, 223, 595, 627t, 658f
   renforcement des, 241, 241f
   rotulien (L2 à L4), 243, 243f
   spinaux, 626
   stylo-radial (C5 et C6), 243, 243f
   superficiels, 244
   tonique du cou, 628t
   tricipital (C6 à C8), 242, 242f
Reflux
   gastro-œsophagien, 540, 540f, 565, 566t
   hépato-jugulaire, 310t, 324, 325f, 340
Refus
   courbe d'agressivité, 37, 38
   de coopération (risque de violence imminente), 39, 39f
Regard paranoïde (risque de violence imminente), 39, 39f
Région (R), 45t
Règle(s), *voir aussi* Menstruations
   de Naegele (DPA), 543, 543t

Régurgitation/insuffisance, valvule
   aortique, 334, 335
   mitrale, 336
   pulmonaire, 335
   tricuspide, 336, 337
Reins, 418, 418f
   examen chez le nourrisson, 612, 612f
Relâchement pelvien, 500
Relation(s)
   d'aide, 19
   de confiance, 19
   parents-enfants, 558
Relevés alimentaires, 69
Religion, pédiatrie, 558
Remodelage
   d'un muscle, 435
   d'une plaie, 138
Remplissage
   capillaire, temps de, 362
   rétrograde, test de, 374
Renforcement des réflexes, techniques de, 241, 241f
Répartition des lésions de la peau, 120
Repos, 89
   tremblements de, 231
Reproduction, fonction de, 538
Réseau
   artériel, 342, *voir aussi* Artères
   lymphatique, 347
   veineux, 344, 364, *voir aussi* Veines
Réserves adipeuses et musculaires, 70
Respiration, *voir aussi* Fonction respiratoire, Poumons
   abdominale, 270t
   amplitude, 268
   ataxique, 270t
   avec les lèvres pincées, 270t
   de Biot, 270t
   de Cheyne-Stokes, 269t
   de Kussmaul, 269t
   enfants, 582, 604
      difficultés, 562
   femme enceinte, 544
   fréquence, 268
   interne et externe, 258
   obstructive, 270t
   paradoxale, 270t
   régulation, 258
   rythme de, 89, 268
   sifflante, 284
   signe de Hoover, 270t
   suspirieuse, 270t
   types de, 268, 268t, 269t, 270t
Ressort, doigt à, 458f, 459t
Retard mental, enfants, 600

Rétine, 147, 594
Retour capillaire, 267, 267f
Rétraction (seins), 473
Retrait, 100, 100t, 101
Rétroflexion de l'utérus, 508f
Rétropulsion, 436
Paresthésie, *voir* Engourdissements
Rétroversion de l'utérus, 508f
Revue des symptômes, voir Symptômes
Rhinite(s)
    allergiques, 153, 159t, 194
    infectieuse, 159t
    vasomotrice, 159t
Riedel, lobe de, 415, 415f
Rinne, test ou épreuve de, 191, 191t, 192f
Risque(s)
    de suicide, 104t
    de violence imminent et à court terme, indicateurs du, 37, 38, 39, 39f
    prise de, 99
Romberg, manœuvre ou tets de, 234, 234f, 659, 661f
Ronchi, 284, 285f, 288t, 605
Rosacée, 132t
Roséole, 130t
Rossono, échelle de, 167
Rotateurs, coiffe des, 438
Rotation, 436
Rotule, 441, 452f, 460t
Roue dentée, test de la, 92
Rougeole, 130t
Rougeur(s)
    de l'œil, 155, 155t, 156t
    du visage (risque de violence imminente), 39, 39f
Rubéole, 130t
Ruffini, corpuscules de, 110t
Rupture, tendineuse, 455t
Rythme
    cardiaque, 297, 312
        régularité ou irrégularité, 313
    respiration, 89, 268

Sacrum, 440, 440f
Saignement
    postménoposique, 491
    vaginal anormal, 491
Sang, débit du, *voir* Débit sanguin *ou* Débit cardiaque
Santé, 5
    à risque, état de (nutrition), 66
    antécédents liés à l'état de, *voir* Antécédents liés à l'état de santé
    besoins de, 4
    état
        de, 45, 568t
        nutritionnel, 50, *voir aussi* Nutrition
    examen de, 3, 4f
    déterminants de (nutrition), 65
    histoire de, *voir* Histoire de santé *ou* Histoire des problèmes de santé actuels
    mentale, 88, *voir aussi* État mental
    perception que la personne a de sa situation de, 46
    promotion de la, 48t
Sarcome de Kaposi, 134t
Saturation pulsatile en oxygène (SpO$_2$), 266
Scabiose, 129t
Scarlatine, 127t
Scissures interlobaires, 252
Sclérose
    amyotrophique latérale, 231t
    en plaques, 231t
Sclérotique, 147, 170, 171
Scoliose, 257t, 619, 624, 625
Scotome, 176
Scrotum, 512, 512f, 513f, 514f, 529f
    hypertrophie du, 519, 528
    inspection, 526, 526f, 527, 527f
        enfants, 615
Sébum, 110
Sécrétions (bronchite), 264
Sécurité de lieux physiques (pédiatrie), 558
Sédentarité, 349
Sein(s)
    affections courantes, 482, 483f, 483t
    anatomie et physiologie, 466, 466f, 467f, 468f
    cancer du, 469, 482, 483t, 483f, 671
    changements hormonaux (grossesse), 538, 539
    chez l'enfant, 605, 606
    chez la personne âgée, 670, 674t
    examen clinique, 469
    examen physique, 471
        femmes : inspection et palpation, 472, 472f, 473f, 475, 476f, 546, *voir aussi* Mamelons et Aréoles, *ou* Palpation des seins
        hommes, 482
    rétraction, 473
    symptômes, 48t, 470
    tumeur maligne, 482, 483t
Sels minéraux, excrétion des, 110t
Sens de la position et du mouvement, 238

Sensations extéroceptives, proprioceptives ou combinées, 235
Sensibilité de la peau, 121
Sentiment de menace, 34
Septicémie, 217
Séquence d'auscultation, 279
Série de 7, 90
Sexe
    éducation des enfants, 560
    et âge (facteurs statiques de risques de violence), 33
    pratiques sexuelles, 115, *voir aussi* MTS
SHU, 564
Sialolithiase, 202
Sibilants, 284, 285t, 285f, 287t, 605
Sida, 259
Signe(s), 3
    associés (S), 45t
    cliniques de déficiences nutritionnelles, 75, 77t, 78t
    de Barlow, 622, 622f
    de Brudzinski, 246
    de Chadwick, 503, 538
    de Froment, 448, 448f
    de Goodell, 549, 550f
    de Hegar, 538, 539f, 550
    de Homan, 373, 373f
    de Hoover, 270t
    de Kernig, 246
    de Koplik, 600
    de l'arlequin, 586
    de Phalen, 448, 448f
    de Tinel, 448, 448f
    de Trendelenburg, 622, 623f
    du coucher de soleil, 593
    extrapyramidaux, 92
    vitaux, 311
        enfants, 579
Silences, 23, 27
Sillons
    nasal, 193, 193f
    latéral et central (cerveau), 208f
Sims, position de, 532, 532f
Sinus
    enfants, 601, 603, 603f
    ethmoïdaux, 150, 195
    frontaux, 150, 195f
    maxillaires, 150, 195f, 196, 196f
    paranasaux, 150
    pilonidal, 533
    sphénoïdaux, 150, 195
Sinusite aiguë, 205t, 206t
Sites d'auscultation, 279, 328f
    voir aussi Auscultation, foyers d', aires d',

Situation, facteurs de risques de violence liés à la, 35, 36
Sjögren, syndrome de, 202
Skene, glandes de, 500, 500f
Smegma, 524, 616
Snellen, carte de, 167, 168f, 596, *voir aussi* Carte
Soi, estime de, *voir* Estime de soi
Soin, 5
    milieu de, *voir* Milieu de soin
Soleil, exposition au, 115
Sommation, galop de, 337
Sommeil
    apnée du, 259
    enfant, 560
    personne âgée, 639
Somnolence diurne, 259
Son(s), *voir aussi* Sonorité
    à la percussion
        caractéristiques des, 53t
        types de, 278, 278t
    audiogramme et exemples de, 190f
    intensité forte d'un, 53
Sonorité normale à la percussion, 278t
Souffle(s), 56t, 337, 372
    abdomen, 408, 411
    anorganique, 337
    cardiaque, 310t, 325
        chez le nouveau-né, 607, 608
    bronchique, 282
    intensité, irradiation et chronologie des, 337, 334, 338
    mitral, 339
    physiologique, 334, 338
Sourcils, 148, 169
Sous-culture de violence, 33
Spatule de bois d'Ayre, 504, 504f, 505f
Spéculums divers, ceux de Graves ou de Pedersen, 496, 501, 501f, 502f, 503f
Sphères cognitives, évaluation chez les aînés, 654, 655f
Sphygmomanomètre, 317, 324, 544, 583
Spina bifida, 589, 624
Spinal, nerf, 220t, 227, 228t
SPM, 488
SpO$_2$, 266
Spondylite, 450t
Spondylose, 456, 459t
Squame, 114t
Stabilisation (courbe d'agressivité), 37, 38
Stade de développement de la personne, entrevue selon le, 24-25
Statut socio-économique et sous-culture de violence, 33

Stenon, canal de, 198, 200
Sténose
    du pylore, 565, 566t, 613, 613f
    valvule
        aortique, 334, 335
        mitrale, 336
        pulmonaire, 335
        tricuspide, 336, 337
Stéréognosie, 238, 238
Stérilité
    féminine, 494
    masculine, 520
Stéroïdes, 59
Stéthoscope, 55, 55f, 56, 56f, 289, 319, 329, 544, 570f, 581, 582f
Stimulation simultanée, 240
Stomatite nicotinique, 199
Strabisme, 175, 180, 223, 596, 596f
Streptocoque, pharyngite à, 203
Stress, 93, 349
    inadaptation au, 93
    syndrome médio-tibial de, 460t
Stridor, 285f, 286, 287t, 288t
Structures
    cardiaques, état des, 301
    musculosquelettiques, changements à la grossesse, 541, 541f
Submatité, 278t
Succion, réflexe de, 601, 627t
Succussion, 408, 410, 410f
Suicide, 103, 104, 103t, 104t
Supinateur, 243f
Supination, 436, 437f
Suppléments alimentaires, 70
    enfants, 560
Surcharge pulmonaire, 340
Surdité
    de perception, 189
    de transmission, 189
    par le bruit, 153
Surveillance clinique, 4
Sus-épineux, tendinite du, 443, 457t
Suspicion, 98, 98f, 99
Sutures et fontanelles, 556, 556f, 589, 590
Symptôme(s), 3
    associés (S), 45t
    avant-coureurs ou imminence d'assaut, 38, 39, 39f
    effet sur la personne, 45
    extrapyramidaux, 224
    problèmes nutritionnels, 66
    revue des, 44, 47, 48t
Syncope, 304, 308
Syndrome(s)
    adéno-cutanéo-muqueux, 608, 609

    coronariens, 302
    d'Osgood-Schlatter, 451
    de Cushing, 137
    de Down (trisomie 21), 586, 590, 590t, 592, 593, 594, 601
    de Klinefelter, 615
    de Klippel-Feil, 163
    de Lyell, 116
    de Sjögren, 202
    de tension cervicale, 446t, 456t
    de Turner, 163, 185, 592
    du canal carpien, 443, 458t, 459t
    du tunnel ulnaire, 458t, 459t
    facettaire, 456, 459t
    hémolytique urémique (SHU), 564
    médio-tibial de stress, 460t
    parkinsonien, 229t, *voir aussi* Maladie de Parkinson, Démarche parkinsonienne
    patello-fémoral, 460t
    prémenstruel (SPM), 488
Synovite, 455t
Syphilis
    chancre, 521t, 522f
    primaire, 494, 495t, 496f
Système(s)
    de conduction électrique (cœur), 297, 298f
    nerveux
        central, 208, 208f, 210f
        parasympathique, 212
        périphérique, 208, 208f, 211
        sympathique, 212
Systole, 297, 298, 310t

TA pincée ou TA dont la diastolique est à zéro ou près de zéro, 321
Tabagisme, 115, 153, 259, 349, 442, 558, 559
Tache(s)
    aveugle, 176
    « café au lait », 587
    de Brushfield, 594
    de Fordyce, 198
    de Koplick, 198
    de naissance, 111
    de rubis, 111
    de vin, 586
    lésion primaire de la peau, 111, 112t
    mongoloïdes, 111, 586
Tachycardie, 300, 312, 340, 586
Tachypnée, 269t, 605
Tact superficiel, 236, 236f
Taille, 71, 71f, 72f, 79-81, *voir aussi* Mesures anthropométriques
    des lésions de la peau, 120

enfants, 573, 574f-578f
personne âgée, 670, 670t
tour de, 73, 73f
Talon
-genou, épreuve du, 232, 232f
-orteil, marche, 232, 232f
Tanner, maturation sexuelle selon, 468f, 488, 489f, 514, 515f
Tapis, 558
Tatouage, 115
Taux
d'hémoglobine, diminution du, 136
d'humidité (peau), 115
Techniques d'observation (examen physique), 44, 47
Téguments, *voir aussi* Peau *ou* Fonction tégumentaire
test spécifiques des, 123
Teinte de la peau, 112
Température, 50, 51t, 237, 237f
aînés, 637
auriculaire, 580
axillaire, 581
buccale, 580, 580f
de la peau, 121
modifications de la, 355
enfants, 579, 580, 580f, 580t, 581, 581f
grossesse, 544
rectale, 580, 581
tympanique, 581
Temporaux, muscles, 223, 223f
Temps (T), 45t
de remplissage capillaire, 362
Tendances suicidaires, 103-104t
Tendinites, 443, 455t, 457t, 458t, 461t
Tendinose, 455
Tendon(s), 434, 455t
du radius, 243f
Tennis elbow, 443
Ténosynovite de De Quervain, 458t
Tension
artérielle (TA), 310t, 340, *voir aussi* Pression artérielle, chute de
définition et classification du niveau de, 320, 320t
diastolique et systolique, 316, 317f, 319f, 583
différentielle, 317
enfants, 583
femme enceinte, 544
mesure de la, 316-319
orthostatisme, 320
personne âgée, 665, 665f
pression du brassard et, 319f
valeur selon les âges, 584t, 585t

cervicale, syndrome de, 446t, 456t
chute de, *voir* Chute de pression
veineuse centrale (TVC), 324, 324f
Terminaisons nerveuses libres, renflées et capsulées, 110t
Test
d'acuité visuelle, 156
d'Allen, 361, 362f
d'hippocratisme, 272, 272f
d'Ishihara, 181, 181f
de coloration, 375, 376
de compression manuelle, 374, 374f
de convergence (yeux), 178, 178f
de grattage hépatique, 415, 415f
de Hirschberg, 179, 596
de l'écran unilatéral ou alternatif, 180, 597, 597f
de l'évaluation de la motricité oculaire, 178f
de l'horloge, 655, 655f
de l'obturateur, 428, 428f
de l'onde liquide, 429, 429f
de la décompression brusque, 426
de la lame de verre, 121
de la roue dentée, 92
de la vision des couleurs, 181, 181f
de Lasègue, 450
de mobilité de la matité (abdomen), 430, 430f, 431f
de Papanicolaou (test Pap), 504, 504f, 505f
de remplissage rétrograde (ou de Trendelenburg), 374
de Rinne (épreuves), 191, 191t, 192f, 652
de Weber (épreuves), 191, 191f, 652
du jouet miniature, 595
du psoas, 426, 427f
épicutané d'allergie, 123
Pap, *voir* Test de Papanicolaou
Testicules, 512, 513f, 527, 527f, 528f, 529, 529f
examen chez l'enfant, 615
Testostérone, 486, 514
Tête
affections courantes, 205t, 206t
anatomie et physiologie, 142, 142f, 143f, 145f
enfant, 556, 556f, 589
examen
clinique, *voir* Nez, Œil, Bouche, Oreille
physique, 161, 545, 589
ganglions et drainage lymphatique, 147, 147f
inspection de la, 161, 161f, 270, *voir aussi* Tête, examen
maux de, 216

palpation de la, 162
particularités associées à la grosseur de la, 162t
personnes âgées, 651, 673t
position normale de la, 161f
symptômes, 48t, 154, *voir aussi* Nez, Œil, Bouche, Oreille
Tétralogie de Fallot, 607, 608f, 609
Texture
de la peau, 50, 51t
enfants, 587, 588
modification de la, 355
des lésions de la peau, 120, 121
Thélarche, 617
Thermomètres, 579, 579f
Thorax, 254, 254f, 255f, *voir aussi* Cage thoracique
amplitude du, 271, 271f, 273f
chez l'enfant, 604, 604f
inspection du, 271, 311, 545
palpation du, 272, 273f
types de, 255, 256t, 257t, 605
Thorus palatin, 199
Thromboangéite oblitérante, 378t, 382t
Thrombophlébite superficielle, 379t, 381t
Thrombose veineuse profonde, 379t, 381t
Thyroïde, *voir* Glande thyroïde
Tibia, 441, 620, 620f
Tic, 231
Tige du poil, 109
Tinea corporis, capitis ou *pedis*, 128t
Tinel, signe de, 448, 448f
Tirage
costal, 605
fourchette sternale, 270
Tissu
collagène, 434
glandulaire, 466
mammaire, palpation du, 479, 479f, 480f
pulmonaire
fibreux, 282
infiltration du, 282
Titillomanie, 115
Ton, hausse du, *voir* Hausse du ton
Tonneau, thorax en, 256t
Tonus musculaire, 231t, 230, 625
Tophi goutteux, 185
Torsion
de l'axe longitudinal des tibias, 620, 620f
du cordon spermatique, 530, 530f
Torticolis, 446t
aigu, 456t
congénital, 592

Toucher, 236
  en communication, 28
  rectal, 428, 617
Toux, 262
  réflexe de la, 258
  types de, 264t
Toxémie gravidique, 544
Trachée, 143, 250, 273, 276f, *voir aussi* Bruits trachéaux
  immobile, 275
Traitements
  reçus lors du processus thérapeutique, évaluation des, 4
  utilisés, 46
Trajet digestif, 384
Transferrine, 66, 69
Transillumination
  des os du crâne (nouveau-né), 591, 591f
  des sinus, 195, 195f, 196, 196f, 601, 603
Transmission, surdité de, 189
Transposition des gros vaisseaux, 607, 608f
Traube, espace de, 417, 417f
Traumatismes, 46
Travail, posture de, 153
Tremblements, 91, 231, 625
  d'attitude, 231
  de repos, 231
  intentionnels, 231
Trendelenburg, test ou signe de, 374, 622, 623f
Triade de Cushing, 247
Triangles antérieur et postérieur du cou, 143
Trichomonas, voir Vaginites
Triglycérides, 69
Trijumeau, nerf, 220t, 221f, 223, 223f, 224, 228t
Tripode, position en/du, 271, 592, 592f
Trisomie 21, 586, 590, 590t, 592, 593, 594, 601
Trompes de Fallope, 397t, 486, 487f
Tronc
  cérébral, 209
  réflexe d'incurvation du, 628t
Trottineur (enfant), 556t, 568, 568t, 570, 570f, 571t, 572t, *voir aussi* Enfant
Trou auscultatoire, 319f
Troubles
  cognitifs (personne âgée), 674, 676t
  médicaux (facteurs statiques de risques de violence), 33
  mentaux
    classification, 88

  examen clinique, 89
  médicaments et symptômes, 91
  nomenclature (ou taxinomie), 88, 89
Tubercule(s)
  de Darwin, 185
  de Montgomery, 467
Tuberculose, 294t
Tumeur(s), 217
  de la peau, 112t, 133t, 134t
  du cervelet, 231t
  maligne des seins, 482, 483t
  testiculaire, 527
Tunnel ulnaire, syndrome du, 458t, 459t
Turgescence
  de la peau (enfant), 588, 588f
  des veines jugulaires, 271, 340
Turner, syndrome de, 163, 185, 592
Tympan, 148, 187, 187f, 188t, 188f
Tympanisme, 278t, 412
Tzanck, frottis de, 123

Ulcérations (bouche), 160
Ulcère
  cornéen, 172, 172f
  de la malléole interne, 365f, 380t
  de la peau, 113t, 355
  gastro-duodénal perforé, 399t, 432t
  nécrotique à l'orteil, 365f, 380t
  veineux, 363f
Unités motrices, 434, 434f
Urée, 69
Uretères, 397t
Urètre, 486, 486f, 487f, 506
Urine, 69, 518, *voir aussi* Miction
  analyse d', 69
  incontinence, 517
Urolithiase, 399t, 432t
Utérus, 397t, 486, 487f, 506, 507, 539f, *voir aussi* Col utérin
  diverses positions de l', 508f
  gravide, 413, 539f, 540, 540f, 544, 544f, 547f

Vaccins (enfants), 560, 561t
Vagin, 486, 487f
  examen, 499, 501f, 505, 506
  modifications à la grossesse, 538
Vaginites, 494, 494t, 495t, 495f
Vaginose
  à *Gardnerella*, 495f
  non spécifique, 494, 494t, 495t
Vague, nerf, 220, 226, 228t

Vaisseaux
  lymphatiques, relations avec les vaisseaux sanguins, 342, 342f
  sanguins, *voir aussi* Artères, Artérioles, Veinules, Veines *ou* Capillaires
    de l'œil, aspect à l'ophtalmoscope, 184t
    du cou, 347, 347f
    examen clinique, 349
    examen physique, 356, *voir aussi* Fonction cardiovasculaire, enfants
    relations avec les vaisseaux lymphatiques, 342, 342f
    symptômes, 350
  transposition des gros, 607, 608f
Valves
  cardiaques, 297
  veineuses, 344
Valvule(s)
  aortique, anomalies, 334, 335
  cardiaques, 297, 300f, 301f
  mitrale, anomalies de la, 334, 336
  pulmonaire, anomalies de la, 334, 335
  tricuspide, anomalies de la, 334, 336, 337
  veineuses, compétence des, 374
Varicelle, 130t, 630t, 632t
Varices, 364, 379t, 381t
Varicocèle, 530, 530f
Veine(s)
  affections courantes, 379t, 381t
  cave inférieure et grossesse, 544, 544f
  comparaison avec les artères, 345t
  de la paroi abdominale, direction du sang dans les, 402, 402f, 403
  jugulaires, 347, 347f
    interne droite, examen de la, 321, 322f, 322t
    turgescence des, 271, 340
  principales
    de la jambe, 345, 346f
    du bras, 345, 346f
    du corps, 345f
    structures des, 346f
  variqueuses, 364, 364f
Ventilation pulmonaire, 258
Ventricules, 297, 297f, *voir aussi* Communication interventriculaire
Vernix caseosa, 111, 587
Verrue, 129t
Vertèbres
  cervicales, 143, 304f, 438, 438f, 440, 440f
  coccyx, 440, 440f

lombaires, 440, 440f
sacrum, 440, 440f
thoraciques, 304, 304f, 440, 440f
Vertiges, 216, 217
Vésicule
biliaire, 397t, 424, *voir aussi* Bile
-bulle, 113t
Vessie, 424, 486, 487f, 506
percussion de la, 417, 417f
Vestibule
appareil génital féminin, 486, 497f
cavités nasales, 150
Vibration(s)
à la percussion, 53
frémissement vocal, 274
pallesthésie, 237, 237
Vie, espérance de, 46
Vieillissement, 442
primaire, 637
VIH, 593
Violence, 30
démarche clinique, 37
enfant victime de, 586
facteurs de risque statiques et actuels liés
à l'individu, 33-35
à l'environnement ou au contexte, 35-37

sous-culture de, 33
symptômes avant-coureurs ou imminence d'assaut, 38, 39, 39f
Viroses, 129t-131t
Visage, pâleur, rougeur du, *voir* Pâleur *ou* Rougeur du visage *ou* Face
Vision, 156, *voir aussi* Œil, Acuité visuelle
centrale, 176
des couleurs, test de la, 181, 181f
physiopathologie de la, 175
Vitamines, 59, 60, 60t
carence en, 115t
enfants, 560
Vitiligo, 132t
Voies
afférentes sensitives, 208f, 210, 211f
efférentes motrices, 208f, 210, 212f
respiratoires (IVRS), infections des (enfants), 562
Volume
d'éjection systolique, 300, 301t
contractilité, état des structures, pré-charge, post-charge, 300, 301
d'un organe, détermination du
à la palpation, 50, 51t
à la percussion, 53

musculaire, 231t, 230
sanguin, réduction du, 136
Vomissements, 389, 530
enfants, 564, 565, 566t
Vulve, 486

Weber, test ou épreuve de, 191, 191f, 652
Wernicke, aire de, 208f
Wharton, canaux de, 202
Wheezing, 284, 285f, 288t
Whiplash, 446t, 456t
Willis, polygone de, 211, 211f
Wood, lampe de, 123

Xanthélasma, 137, 169

Yeux, *voir* Œil

Zeis, glandes de, 147
Zona, 131t
Zone
d'intimité, *voir* Espace physique
papillaire, 108
réticulaire, 108